H. G. Niemand · P. F. Suter

Praktikum der Hundeklinik

Sechste, völlig neubearbeitete Auflage, hrsg. von P. F. Suter

Hans G. Niemand · Peter F. Suter

Praktikum der Hundeklinik

Sechste, völlig neubearbeitete Auflage 1989
herausgegeben von Peter F. Suter

Mit Beiträgen von
Jürgen Arndt, Susanna Arnold, Beat Bigler, Winfried Drochner,
Hugo Gehring, Rudolf H. Gwalter, Gerhild Kása, Ferenc Kása,
Uwe Kersten, Hans G. Niemand, Solveig Niemand,
Wolf-Dieter Prieur, Christian Saar, Hans-Otto Schmidtke,
Roman Skarda, Peter Sterchi, Peter F. Suter, Christoph Uehlinger,
Ingo Walde

Mit 375 Abbildungen, davon 49 in Farbe, und 97 Tabellen

Verlag Paul Parey · Berlin und Hamburg

Die Veterinärmedizin ist eine Wissenschaft mit tätigem Wissenszuwachs. Forschung und Weiterentwicklung klinischer Verfahren erschließen auch gerade in der Pharmakotherapie veränderte Anwendungen. Die Verfasser dieses Werkes haben sich intensiv bemüht, für die verschiedenen Medikamente in den jeweiligen Anwendungen exakte Dosierungshinweise entsprechend dem aktuellen Wissensstand zu geben. Diese Dosierungshinweise entsprechen den Standardvorschriften der Hersteller. Verfasser und Verlag können eine Gewährleistung für die Richtigkeit von Dosierungsangaben dennoch nicht übernehmen. Dem Praktiker wird dringend empfohlen, in jedem Anwendungsfall die Produktinformationen der Hersteller hinsichtlich Dosierungen und Kontraindikationen entsprechend dem jeweiligen Zeitpunkt der Produktanwendung zu beachten.

Die Wiedergabe von Gebrauchsnamen, Warenbezeichnungen usw. in diesem Buch berechtigt auch ohne besondere Kennzeichnung nicht zu der Annahme, daß solche Namen im Sinne der Warenzeichen- und Markenschutz-Gesetzgebung als frei zu betrachten wären und daher von jedermann benutzt werden dürfen.

1. Auflage 1962

2. Auflage 1972
ISBN 3-489-55416-7

3. Auflage 1974
ISBN 3-489-55416-7

4. Auflage 1980
ISBN 3-489-62116-6

5. Auflage 1984
ISBN 3-489-76116-2

CIP-Titelaufnahme der Deutschen Bibliothek

Praktikum der Hundeklinik / Hans G. Niemand ; Peter F. Suter. Hrsg. von Peter F. Suter. Mit Beitr. von Jürgen Arndt . . . – 6., völlig neubearb. Aufl. – Berlin ; Hamburg : Parey, 1989
  ISBN 3-489-50816-5
NE: Niemand, Hans Georg [Mitverf.]; Suter, Peter F. [Hrsg.]

Einband: Atelier Jan Buchholz & Reni Hinsch, Grafik-Design, D-2000 Hamburg 73, unter Verwendung der Abbildung 26.2

© 1989 Verlag Paul Parey, Berlin und Hamburg
Anschriften: Lindenstr. 44–47, D-1000 Berlin 61; Spitalerstraße 12, D-2000 Hamburg 1

ISBN 3-489-50816-5 · Printed in Germany

Gesetzt aus der Borgis Times Roman
(Lichtsatzsystem Linotron 202)
Satz und Druck: Saladruck Steinkopf & Sohn, D-1000 Berlin 36
Lithographie: repro-team gmbh, D-7987 Weingarten und
Carl Schütte & C. Behling, D-1000 Berlin 42
Bindung: Lüderitz & Bauer Buchgewerbe GmbH, D-1000 Berlin 61

Vorwort zur 6. Auflage

Ein Hauptanliegen des Herausgebers bei der Gestaltung der 6. Auflage des »Praktikums der Hundeklinik« war, am von HANS G. NIEMAND erarbeiteten Grundkonzept eines Nachschlagewerkes für die Praxis nach Möglichkeit festzuhalten.

Die Realisierung einer derartigen aktuellen »Gesamtschau« auf einer begrenzten Seitenzahl gestaltet sich aber immer schwieriger. Die steigenden Ansprüche des Interessentenkreises und die zunehmende Spezialisierung und Aufsplitterung auf den Gebieten der Kleintierchirurgie und Inneren Medizin haben zu einer massiven Zunahme des Fachwissens geführt. Bei der Gestaltung ihrer Beiträge haben Mitautoren und Herausgeber sich bemüht, Unwesentliches und Spezialwissen zugunsten von Grundlegendem und Wesentlichem herauszuarbeiten und damit den weit gefächerten Bedürfnissen der Allgemeinpraktiker und Studenten Rechnung zu tragen.

In den Kapiteln über die Organkrankheiten wurden die einleitenden Angaben zu den diagnostischen Methoden stark erweitert, eingedenk einer vom ehemaligen Zürcher Ordinarius, OTTO NÄGELI, geprägten deutschen Fassung einer alten Ärzteregel »Vor die Therapie haben die Götter die Diagnose gesetzt«. Zum besseren Verständnis der Therapiegrundsätze wurde auch vermehrt auf die Pathomechanismen der Krankheiten eingegangen.

Im weiteren wurde versucht, ausgehend von Leitsymptomen und den Ergebnissen von Suchprofilen den Leser an die möglichen Diagnosen heranzuführen. Bei den Behandlungsempfehlungen bemühten wir uns, mit einer möglichst geringen Zahl von Medikamenten auszukommen. Bei der Auslese der Arzneimittel konzentrierten wir uns auf solche, deren Wirkung durch kritische Untersuchung belegt worden ist. Medikamente von unbewiesenem oder fraglichem Wert blieben weitgehend unberücksichtigt, eingedenk der Tatsache, daß unerwünschte Arzneimittelnebenwirkungen im Zunehmen begriffen sind.

Allen Mitautoren, insbesondere Herrn Dr. H. G. NIEMAND, gilt mein besonderer Dank für ihre Bereitwilligkeit, an diesem Buch mitzuwirken. Danken möchte ich auch meinen Mitarbeitern, insbesondere PD Dr. H. LUTZ, Dr. P. ARNOLD und Dr. M. FLÜCKIGER, die mich mit Klinikmaterial und Ratschlägen bei der Abfassung der Kapitel unterstützt haben. Ganz besonderer Dank gebührt meiner früheren Sekretärin, Frau G. SCHMID, die mit flinken Fingern und großer Geduld einen Großteil der Beiträge getippt hat.

Zürich, im Herbst 1988

PETER F. SUTER

Vorwort zur fünften Auflage

Nachdem in gut 3 Jahren die vierte Auflage verkauft wurde, genügt es meines Erachtens, die fünfte Auflage als durchgesehen und verbessert herauszubringen. Neuere Erkenntnisse, besonders bei Virusinfektionen, wurden umfangreicher eingearbeitet.

Ich danke meinen Mitautoren, die sicherlich zum guten Ankommen bei den praktizierenden Tierärzten beigetragen haben.

Mannheim, im Herbst 1983   HANS G. NIEMAND

Vorwort zur vierten Auflage

Die in den letzten Jahren gewonnenen Erkenntnisse in der Medizin und Veterinärmedizin verlangten, ebenso wie bei der zweiten Auflage, eine gründliche Um- und Neubearbeitung dieses Buches. Es wurde Rücksicht darauf genommen, daß einige therapeutische Maßnahmen als bisher häufig alleinige Domäne des Fachtierarztes jetzt auch vom Allround-Praktiker durchgeführt werden. Deshalb wurden viele Hinweise, auch Arbeitsanleitungen für die Durchführung von Laborarbeiten, die von den entsprechenden Firmen meist mitgeliefert werden, fortgelassen.

Die Fortschritte in der Hundeklinik bewirken, daß ein einzelner das gesamte Fachgebiet nur schwer überschauen kann. Deshalb und der Kontinuität des Buches wegen wurden weitere, meist jüngere Mitarbeiter, denen für die geleistete Arbeit und das Eingehen auf meine Wünsche, so in bezug auf knappe und gedrängte Darstellung, mein ganz besonderer Dank gilt, hinzugezogen. Herrn Prof. E. HENSCHEL danke ich für die intensive Überarbeitung im Hinblick auf die neue veterinäranatomische Nomenklatur.

Die Fortschritte der Gelenk- und Knochenchirurgie verlangten eine großzügigere Ausarbeitung dieses Kapitels. Die Verfeinerung der Röntgentechnik wiederum ließ eine mehr ins Detail gehende Schilderung von Veränderungen im Bereich des Thorax und der Wirbelsäule ratsam erscheinen. Die Autoimmunopathien werden in absehbarer Zeit einen breiteren Raum in bezug auf Erkennung und Therapie auch in der Kleintierpraxis einnehmen, deshalb ihre gesonderte Bearbeitung. Bei den Vergiftungen wurden die Namen der Handelspräparate – sie ändern sich häufig – fortgelassen, dafür aber, wie auch vor anderen Kapiteln, auf ausführliche Spezial-Literatur hingewiesen. Für alle Handelspräparate, die nicht mehrere chemische Inhaltsstoffe enthalten, erfolgte die Anführung des generic name, um besonders Tierärzten aus dem nichtdeutschen Raum die Wahl des entsprechenden Arzneimittels in ihrem Land zu erleichtern.

Um die Verwendung des »Praktikum« zum schnellen Nachschlagen während der Praxis noch weiter zu verbessern, wurde das Kapitel »Schmerzausschaltung« zusätzlich mit Tabellen versehen. Darüber hinaus wurden in ausführlicher tabellarischer Anordnung die Arzneimittel mit Angaben der Dosierung und Kontraindikation sowie die Antibiotika mit Dosierung, Wirksamkeit auf Erregertypen, Verabreichungsart, Organspezifität und -toxizität und der jeweiligen Kreuzresistenz aufgeführt.

691 Einzeldarstellungen in 465 Abbildungen sowie 62 Tabellen im Text und die neu aufgenommene vierte Farbtafel dienen gleichfalls einer noch besseren Übersichtlichkeit.

Mannheim, im Frühjahr 1980   HANS G. NIEMAND

Aus dem Vorwort zur zweiten Auflage

Die in den letzten 10 Jahren erzielten Fortschritte in Medizin und Veterinärmedizin machten es erforderlich, das »Praktikum der Hundeklinik« für die zweite Auflage gründlich umzuarbeiten und einige neue Kapitel einzufügen. Für die Spezialpraxis mußten vor allem die diagnostischen Untersuchungsmethoden, die Möglichkeiten des Erkennens von Organkrankheiten und ihrer Behandlung – insbesondere der Leber, der blutbildenden Organe, des Herzens, der endokrinen Drüsen und der Knochen – und auch die Schmerzausschaltung neu erarbeitet werden. Die Zunahme der Verletzungen von Knochen und Gelenken sowie die verbesserten und vereinfachten Methoden zur Osteosynthese bedingten eine eingehendere Schilderung dieses Teilgebietes. Außerdem wurden Krankheiten aufgenommen, die im Ausland relativ häufig, in Deutschland dagegen noch nicht oder nur selten zu beobachten sind, mit deren gehäuftem Auftreten wegen des zunehmenden Touristenverkehrs jedoch gerechnet werden muß. Ferner werden Krankheiten neu angeführt, die infolge verbesserter Diagnostik in Zukunft leichter und somit häufiger diagnostiziert werden können. Um dem jungen Tierarzt Einrichtung und Aufbau seiner Praxis in bezug auf Lage, Zweckmäßigkeit, Vereinfachung und Verbilligung zu erleichtern, wurde dieses in Lehrbüchern sonst fehlende Kapitel ebenfalls ausgebaut.

Die knappe und gedrängte Form der Darstellung ist aus den bereits im Vorwort zur ersten Auflage genannten Gründen beibehalten worden; nur dadurch war es möglich, zusätzlich Raum für weitere Informationen zu gewinnen. Auf Spezialliteratur und Erstarbeiten wird in den betreffenden Kapiteln hingewiesen, und im Literaturverzeichnis sind die Originalarbeiten aufgeführt.

Der schnelleren Orientierung und Übersichtlichkeit wegen werden nur wenige Arzneispezialitäten (oder ihr »generic name«) angeführt, und zwar allein solche, die sich in eigener Praxis am besten bewährt haben. Bei häufig verwendeten Handelspräparaten ist der »generic name« außerdem auch im Text erwähnt.

Bringt eine Abbildung genügend Hinweise auf vorliegende Veränderungen oder auf – beispielsweise – Methoden zur Ausführung von Operationen, wurde auf ausführliche Schilderungen im Text verzichtet. Aus Gründen besonderer Übersichtlichkeit wurde die Zahl der Tabellen von 21 auf 49, die der Schwarzweiß-Abbildungen von 345 auf 499 erhöht und eine dritte Farbtafel zusätzlich aufgenommen.

Wegen starker Zunahme der Bedeutung des Elektrokardiogrammes in der Herzdiagnostik erschien es ratsam, in einem gesonderten Kapitel eine Einweisung hierfür zu bringen.

Um die Neuauflage als Nachschlagewerk nicht unnötig anschwellen und damit unhandlich werden zu lassen, wurde ein größeres Seitenformat gewählt.

Mein Dank gilt allen, die mich bei meinen Vorhaben unterstützten:

Herrn Dr. KERSTEN für die Bearbeitung des Kapitels »Elektrokardiogramm«;

den Herren Prof. Dr. BRASS, Dr. FLASSHOFF, Drs. KÁSA, Prof. Dr. L. F. MÜLLER, Dr. PRIEUR, Prof. Dr. SCHEBITZ, Drs. SCHMIDTKE für das Überlassen von Abbildungen;

Herrn Dr. BARTELS, Frau Prof. Dr. LETTOW sowie den Herren Dr. SCHMITT-NÜRNBERG, Prof. Dr. SAAR und Dr. ÜHLINGER für wichtige Hinweise und Ratschläge;

Frau Boos und meiner Frau für die Übernahme der umfangreichen Schreibarbeiten;

dem Verlag für gute Zusammenarbeit und verständnisvolles Eingehen auf meine Wünsche.

Mannheim, im September 1971 HANS G. NIEMAND

Verzeichnis der Mitarbeiter

PETER F. SUTER, Dr. med. vet., Prof., Direktor der Veterinär-Medizinischen Klinik der Universität Zürich, Winterthurer Straße 260, CH-8057 Zürich

JÜRGEN ARNDT, Dr. med. vet., Fachtierarzt für Kleintiere, Weinligstraße 13, D-2100 Hamburg 90

SUSANNA ARNOLD, Dr. med. vet., Oberassistentin, Klinik für Geburtshilfe und Gynäkologie der Haustiere mit Ambulatorium der Universität Zürich, Winterthurerstraße 260, CH-8057 Zürich

BEAT BIGLER, Dr. med. vet., Spezialtierarzt FVH für Kleintiere, Laupenstraße 33, CH-3008 Bern

WINFRIED DROCHNER, Dr. med. vet., Dr. agr., Dipl.-Landwirt, Fachtierarzt für Tierernährung und Diätetik, Prof. an der Tierärztlichen Hochschule Hannover, Institut für Tierernährung, Bischofsholer Damm 15, D-3000 Hannover

HUGO GEHRING, Dr. med. vet., Fachtierarzt für Kleintiere, Haussmannstraße 214, D-7000 Stuttgart 1

RUDOLF H. GWALTER, Dr. med. vet., Spezialtierarzt FVH für Kleintiere, Sonnenbergstraße 35, CH-8645 Jona

FERENC KÁSA, Dr. med. vet., Fachtierarzt für Kleintiere, Bahnhofstraße 11, D-7850 Lörrach

GERHILDE KÁSA, Dr. med. vet., Fachtierärztin für Kleintiere, Bahnhofstraße 11, D-7850 Lörrach

UWE KERSTEN, Dr. med. vet., Fachtierarzt für Kleintiere, Akad. Oberrat an der Tierärztlichen Hochschule Hannover, Klinik für kleine Haustiere, Bischofsholer Damm 15, D-3000 Hannover

HANS G. NIEMAND, Dr. med. vet., Fachtierarzt für Kleintierkrankheiten, Seckenheimer Straße 22, D-6800 Mannheim

SOLVEIG NIEMAND, Dr. med. vet., Fachtierärztin für kleine Haustiere, Seckenheimer Straße 22, D-6800 Mannheim

WOLF-DIETER PRIEUR, Dr. vet. med., Adj. Prof. für orthopädische Chirurgie, Veterinary College, University of Minnesota, Fachtierarzt für Kleintierkrankheiten, Leiter des AO VET-Zentrums, Institut Straumann AG, CH-4437 Waldenburg

CHRISTIAN SAAR, Dr. med. vet., Prof., Fachtierarzt für kleine Haustiere, Eickhoffweg 25, D-2000 Hamburg 70

HANS-OTTO SCHMIDTKE, Dr. med. vet., Fachtierarzt für Kleintiere, Am See 6, D-2381 Havetoft

ROMAN T. SKARDA, Dr. med. vet., Ph. D., D. A. C. V. A., Associate Professor, Department of Veterinary, Clinical Sciences, College of Veterinary Medicine, Veterinary Hospital, Ohio State University, 1935 Coffey Road, Columbus, Ohio, 43210-1089, U. S. A.

PETER STERCHI, Dr. med. vet., Seftigenstraße 10 b, CH-3007 Bern

CHRISTOPH UEHLINGER, Dr. med. vet., Reinacherstraße 20, CH-4142 Münchenstein

INGO WALDE, Dr. med. vet., Univ.-Doz. für Chirurgie und Augenheilkunde, Leiter der Augenstation an der Klinik für Chirurgie und Augenheilkunde der Veterinär-Medizinischen Universität Wien, Linke Bahngasse 11, A-1030 Wien

Inhaltsverzeichnis

Spezieller Teil – Allgemeinerkrankungen und Traumata

11   Hautkrankheiten (B. Bigler) **253**

14 Respirationserkrankungen (P. F. Suter) 339

15   Zirkulationsapparat (U. Kersten · P. F. Suter) **393**

16   Anämien, hämorrhagische Diathesen (P. F. Suter) **432**

17 Störungen des weißen Blutbildes und des leukopoetischen Systems (P. F. Suter · Ch. Saar) 456

18 Verdauungsapparat (P. F. Suter · H.-O. Schmidtke · Ch. Uehlinger) 476

19   Leber- und Gallengangerkrankungen, Aszites (P. F. Suter) 544

20   Peritonitis, Bauchfellentzündung, Pankreatitis (P. F. Suter) 566

21   Harnapparat (P. F. Suter) 574

Allgemeiner Teil

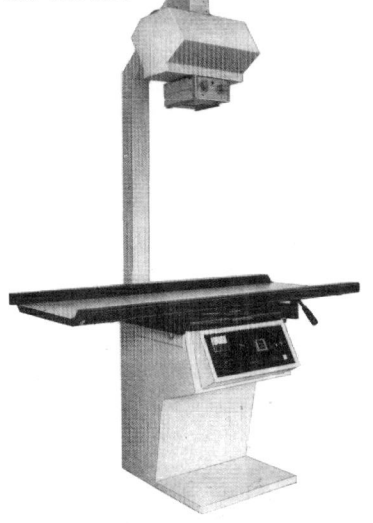
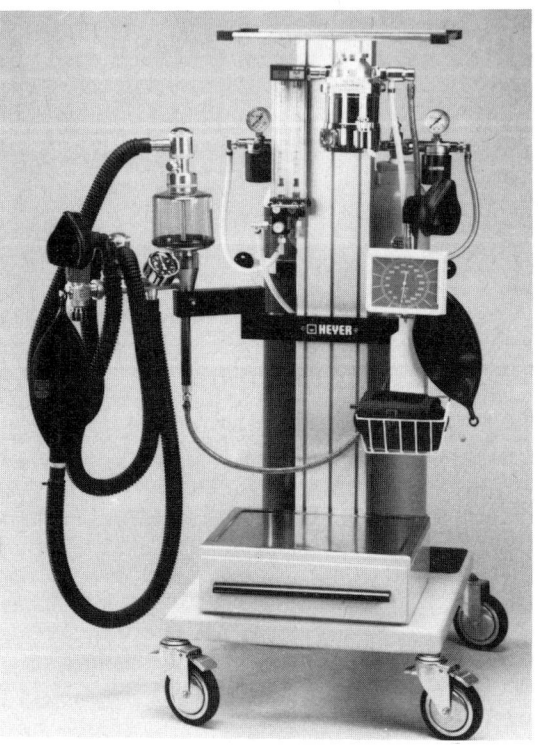
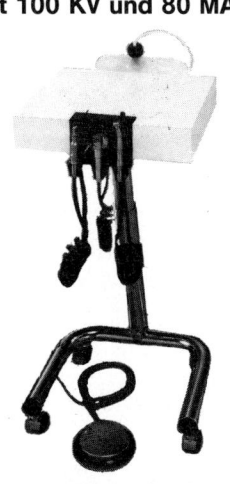
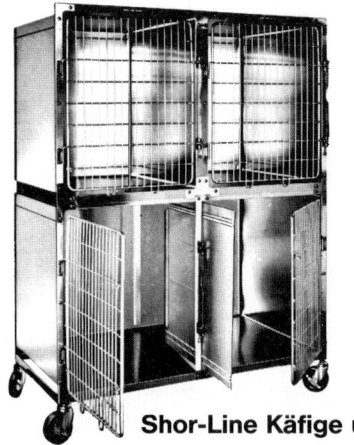

1 Praxis und Klinik

H. G. Niemand

1.1 Einrichtung

1.1.1 Lage

Heute, im Zeichen der Motorisierung, ist es nicht mehr nötig, daß die Praxis möglichst zentral liegt. Ausreichende Parkmöglichkeiten sind wichtiger. Öffentliche Verkehrsmittel in der Nähe sind vorteilhaft.

Die zusätzliche Einrichtung einer Klinik wird vielerorts nicht zu umgehen sein. Daher wird sich der Trend entwickeln, eine Praxis mit Klinik an die Peripherie, möglichst an die Ausfallstraße größerer Städte, zu verlegen.

Vorteile: 1. geringe Lärmbelästigung für die Nachbarn durch den Klinikbetrieb; 2. keine Parkplatzknappheit; 3. erschwingliche Baupreise.

1.1.2 Räumliche Planung

Zusätzlich zum Praxisschild sollte man ein Steckschild mit auswechselbaren Buchstaben für den eingerichteten Not- und Feiertagsdienst anbringen. Bei Gefährdungsmöglichkeit des diensthabenden Tierarztes: Installation einer Außenkamera mit Sichtgerät im Haus.

Um unabhängig vom Vermieter zu sein, bietet sich der Kauf von Eigentumswohnungen an. Wenn möglich, noch vor Baubeginn kaufen, damit Wünsche bezüglich der Raumeinteilung und sanitären Anlagen berücksichtigt werden können. Der Kauf von Eigentumswohnungen (besser Einfamilienhäusern) ist deshalb ratsam, weil die allgemeine Tendenz dahin geht, Mehrraumpraxen einzurichten (z. B. 2 Wartezimmer; Abtrennung bellender Hunde oder von solchen mit Infektionskrankheiten möglich; Behandlungsräume, Operationsraum, Röntgenzimmer mit Dunkelkammer, Laborraum, Apothekenraum und Raum für kurz- oder langfristig einzustellende Hunde). Kauft man ein oder zwei Eigentumsetagen (zwei, um ein größeres Mitspracherecht zu haben), so kann man in einer abgeschlossenen Kellerpartie einen Klinikraum schalldicht einbauen lassen, außerdem einen hygienischen, d. h. einen gut zu säubernden »Toilettenraum« für die in der Klinik eingestellten Hunde einrichten (an notarielle Absicherung denken).

Bei der Planung einer Klinik berücksichtige man stets, daß die Heiltendenz bei Hunden, die sehr an ihrem Besitzer hängen, zu Hause in der gewohnten Umgebung und bei ihren »Herrchen und Frauchen« größer ist als in einer fremden und ungewohnten Klinik. Man muß bei der Einstellung des Patienten immer abwägen, was für ihn besser ist und im gegebenen Fall den Ausschlag gibt: die intensive Heilbehandlung von seiten des Tierarztes oder die Vermeidung eines gewissen seelischen Schocks durch die Trennung vom Besitzer.

Bei der Neueinrichtung einer »Kleintierpraxis« sind Mehrraumpraxen auch deshalb von Vorteil, weil sich in absehbarer Zeit zunehmend Gemeinschaftspraxen herausbilden werden. Der eine wird sich dann mehr für die Chirurgie, der andere mehr für die Innere Medizin interessieren und darin weiterbilden. Dieser Trend wird unumgänglich sein, weil schon heute unser Fachgebiet der Krankheiten der kleinen Haustiere in bezug auf Tierarten und Krankheiten von einem einzelnen kaum mehr überschaubar ist. Schon jetzt kommt es vor, daß in einer sehr gut und großzügig eingerichteten Praxis der Praxisinhaber die vorhandenen Arzneimittel, Instrumente, Laborgeräte und Hilfsmittel aller Art nur noch schwer überblicken kann. Selbst mit einem Assistenten, der ja meist nur kurzfristig bleibt, wird der Praxisinhaber nicht mehr alle in einer Praxis anfallenden Tätigkeiten zur vollen Zufriedenheit ausführen können.

Die *Untersuchungs- und Behandlungsräume* sollen möglichst zu ebener Erde und in der Nähe des Hauseingangs liegen, damit die Rüden nicht an zu vielen Ecken vorbeilaufen müssen. In gewissem Ausmaß kann man das Urinieren der Rüden an vorspringenden Ecken unterbinden, indem man diese von Zeit zu Zeit mit für Hunde unangenehmen Duftstoffen einsprüht, die man auch verwendet, um Rüden von läufigen Hündinnen fernzuhalten. Im Freien liegende Ecken kann man auch mit Senföl anspritzen, das intensiver wirkt und länger anhält. Vor dem Aufwischen verunreinigter Stellen diese mit Maskomal® (Shell) einsprühen (ein Mittel, das die Geruchsbildung unterbindet und beseitigt, und nicht, wie andere Desodorantien, überdeckt). Nach Reinigung nochmals mit Maskomal® einsprühen. Vor Eingangstüren schmutzschluckende Spezialfußmatten legen. Sie sind auch im Tauschdienst erhältlich.

Vorteile □ 1. Flur- und Wartezimmer bleiben sauber, 2. Arbeitsersparnis.

Will man eine *Praxis oberhalb der 1. Etage* einrichten, muß ein Fahrstuhl vorhanden sein. Die Klingel ist so zu schalten, daß sie während der Sprechzeiten nur im Empfangsraum zu hören ist. Im Behandlungszimmer empfiehlt sich eine Gongklingel, damit die Hunde nur wenig zum Bellen angeregt werden. Das Schloß der Wohnungstür kann mit Hilfe einer Türöffnungsanlage so geschaltet werden, daß sich die Tür 2–3 Sekunden nach Druck auf den Klingelknopf automatisch öffnet. Nach Ende der Sprechstundenzeit kann die Automatik abgestellt werden, und die Tür wird wieder manuell geöffnet.

Vorteile □ 1. keine Abstellung einer Hilfsperson zur Türbedienung; 2. die Verzögerung von 2–3 Sekunden hat den psychologischen Effekt, daß der Besucher den Eindruck persönlicher Bedienung gewinnt.

Die Klinik kann man, wie schon gesagt, bei einem Neubau im Keller – auch in dicht besiedelten Stadtteilen – möglichst schalldicht einrichten. Dorthin gehört auch der »Toilettenraum«, an den sich Hunde schnell gewöhnen, weil er für sie verführerisch riecht. Dieser Raum muß gut zu säubern und zu desinfizieren sein und außerdem eine gute Entlüftungsanlage besitzen. Ein derartiger »Toilettenraum« ist auch bei Einfamilienhäusern außerhalb der Stadt ratsam. Dieser Raum darf fensterlos sein. Der Klinikraum sollte aber aus optischen Gründen Fenster aufweisen. Es müssen lärmschluckende Spezialfenster sein, damit zum einen der Hund wenig Reizlärm von außen wahrnimmt und zum anderen geräuschempfindliche Menschen wenig von der Klinik hören.

Auf Grund der heute verwendeten, fabrikmäßig aus nichtrostendem Stahl in Serie hergestellten Tierboxen, die wenig Platz beanspruchen, kann bei Ventilationsmöglichkeiten der Klinikraum

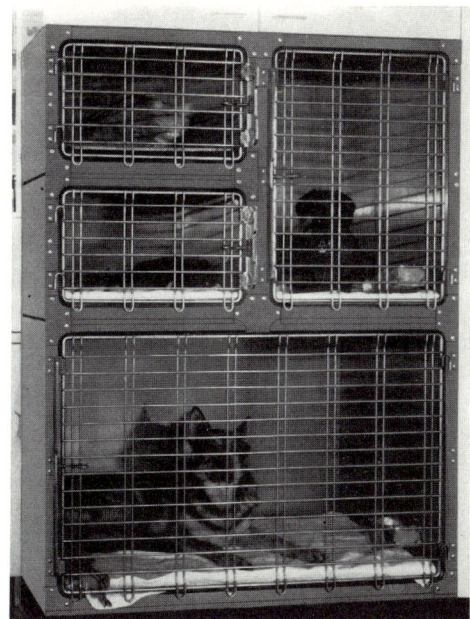

Abb. 1.1. Tierboxen aus Edelstahl, die in 7 verschiedenen Größen hergestellt werden. Die abgebildete Kombination läßt sich auch in eine Schrankwand einbauen. Durch geeignete Böden können keine Krallen beschädigt werden (Fa. Zeuna-Stärker)

kleingehalten werden *(Abb. 1.1).*

Tierboxen sollte man an gegenüberliegenden Wänden aufstellen: 1. man spart Platz; 2. die Hunde haben Abwechslung und können ihr »Gegenüber« beobachten. Für die »Stänkerer«, die ihr »Gegenüber« dauernd anbellen, muß man ein bis zwei Käfige gesondert aufstellen lassen, unter Umständen sogar in einem abgesonderten Raum.

1.1.3   Die Innenausstattung

1.1.3.1   Wartezimmer, Empfangs-, Untersuchungs-, Behandlungs- und Apothekenraum

Das *Wartezimmer* soll eine entsprechend der Anzahl der während der Sprechzeiten zu erwartenden Patienten angemessene Größe haben. Um eine freundliche und aufgelockerte Atmosphäre zu schaffen, sorge man für *Decken und Sitzmöglichkeiten.*

Farbpsychologie einsetzen: Lindgrün beruhigt, Gelb heitert auf, Oliv tranquilliert. Praktisch ist eine Rauhfasertapete mit schnell zu erneuerndem Kunstharzanstrich. Ein Aquarium oder ein Käfig mit bunten, bewegungsfreudigen oder auch singenden Vögeln kann zur Ablenkung der Patientenbesitzer beitragen. Ausschmücken der Wände mit Bildern ist ratsam. Bei kleinen Wartezimmern sind durchgehende Bänke entlang der Wände die beste

Lösung, weil sie raumsparend sind. Fest in die Wand verankerte Sitzreihen bieten mehr Sitzmöglichkeiten. In stark frequentierten Praxen kann es für einen reibungslosen Ablauf ohne zusätzlichen Zeitverlust für den Tierarzt von Vorteil sein, wenn das Heraussuchen der Karteikarte bzw. das Ausfüllen einer neuen vor dem Behandlungszimmer erfolgt. Dies kann durch Aufstellen des Karteischrankes und eines Arbeitstisches vor dem Wartezimmer oder Behandlungsraum in einem Durchgang geschehen. Geeigneter ist ein *Empfangsraum* mit Theke oder großem Durchreichefenster. Die Karteikarten können anfangs in Behältern oder in den Seitenfächern des Schreibtisches untergebracht werden. Bei expandierender Praxis sind Karteikästen, die sich elektrisch steuern lassen und seitlich neben dem Schreibtischstuhl stehen, zu empfehlen. Müssen die Karteigeräte etwas entfernt vom Empfangsschreibtisch stehen, sollten zur Wegersparnis für die »laufende« Kartei gesonderte Karteikästen aufgestellt werden. Eine elektrische Frankiermaschine, ein elektrischer Brieföffner sowie ein kleiner Taschenrechner bewirken weitere Arbeitsersparnis. Im Empfangs- und Behandlungs- sowie vor dem Operationsraum empfiehlt sich die Anbringung weißer Magnettafeln zum Beschriften und Festhalten von Schriftstücken. Schreibtisch-Kopierer bedeuten Weg- und damit Zeitersparnis.

Bei einem Neubau empfiehlt sich im Wartezimmer eine Fußbodenheizung.

Vorteile □ 1. Erwärmung kleiner, kurzhaariger Hunde; 2. schnelles Trocknen nasser Hunde. Man sorge auch für eine gute Schallisolierung zwischen Warte- und Untersuchungsraum, zwischen Zimmerdecke und den zur Straße gelegenen Fenstern. Nach Süden und Westen gelegene Fenster sollten wärmeisolierend sein. In den zur eigenen Praxis gehörenden Räumen müssen an allen Wänden zahlreiche Anschlußstellen für Elektrizität installiert werden. Disponieren Sie diesbezüglich unbedingt großzügig! Der *Apothekenraum* (ohne Apotheke keine Ausbildung von Tierarzthelferinnen erlaubt!) darf als zusätzlicher Behandlungsraum genutzt werden.

Räume, die nur künstlich beleuchtet werden können, sind ungeeignet, weil Farbabweichungen, wie sie z. B. zu Beginn eines Ikterus auftreten, nicht immer zu erkennen sind.

Wenn möglich, plaziere man die Untersuchungstische ans Fenster und in der Nähe des Waschbeckens. An jedes Waschbecken, das zum Behandlungsraum oder Labor gehört, sollte eine Wasserstrahlpumpe (kein Ersatz für starke Vakuumpumpe) zum Absaugen von Sekret, Eiter oder zur Bedienung der Lavabox (z. B. Fa. Martin) und eine Wasserstrahlreinigungspistole = aquajet (z. B. Martin) sowie ein Behälter für Einmalhandtücher mit Ablegekorb (letzteres auch auf der Toilette) angebracht werden.

Der Helligkeit wegen ist ein heller Anstrich des Untersuchungsraumes und die Ausleuchtung mit Leuchtstoffröhren (stromsparend bei größerer Lichtausbeute und geringe Wärmeausstrahlung) vorteilhaft. Die *Wände* sollen möglichst bis zu einer Höhe von 2 m abwaschbar sein; im Wartezimmer genügt eine Höhe von 1 m. Geeignet sind Latex-Farben, Kunststofftapeten oder Kachelung des unteren Bereichs der Wände.

Der *Fußboden* muß gut zu säubern und zu desinfizieren, gleichzeitig aber griffig sein, damit die Hunde nicht rutschen. Neben geriffelten Kacheln und geeigneten Ziegelsteinen haben sich verschweißte Kunststoffplatten bewährt. Sie haben außerdem noch den unschätzbaren Vorteil, daß sie weder gebohnert noch in anderer Weise gepflegt zu werden brauchen: Abwischen mit Seifenlauge genügt. In Neubauten ist die Beschichtung des Bodens mit »Zweikomponentenharz« zu erwägen. Ausfegen mit Balgomm®-Besen (Friseurbedarf), weil dieser Spezialbesen Haare am besten aufnimmt. Die *Beleuchtung des Tisches*, auf dem in räumlich eingeschränkten Praxen in der Regel auch operiert wird, soll möglichst zwei Forderungen erfüllen:

1. ausreichende Helligkeit,
2. weitgehende Schattenfreiheit.

Beides wird durch lange Leuchtstoffröhren (möglichst vier an der Zahl) erreicht. Sie sollten weit auseinanderstehen (Breitenabstand der beiden äußeren: mindestens 0,75 m); ihre Länge soll möglichst 1 m betragen.

Für Augenuntersuchungen mit einem Augenspiegel oder Hautuntersuchungen mit der Woodschen Lampe genügt eine normale Verdunkelung. Falls Durchleuchtungen geplant sind, die jedoch wegen der Strahlenbelastung weitgehend eingeschränkt werden sollten, ist die beste Verdunkelungsvorrichtung im Röntgenraum die in Schienen laufende Spezialjalousie. Falls gut abdunkelnde Jalousien vorhanden sind, bringt man zusätzlich zuziehbare Vorhänge aus Kunststoff an, die außen schwarz und innen hell gefärbt sind.

Sind mehrere Behandlungsräume oder -tische vorgesehen, so gilt die von FRANK-SCHMITT aufgestellte Forderung der »5 A«: »**A**lle **A**rbeitsmittel **A**n **A**llen **A**rbeitsplätzen«.

Häufig benutzte Geräte sollte man am Behandlungstisch fest anbringen, oder in seiner Nähe sogenannte »stumme Diener« bzw. kleine Tischchen hinstellen, oder an der Wand Regale befestigen, damit die hauptsächlich verwendeten Instrumente, Medikamente, Untersuchungsgeräte, auch Verbandmaterial, wegsparend und griffbereit untergebracht sind. Ein Sondergestell für geöffnete Ampullen und kleine Durchstechflaschen (Ampullenständer = Ampurak®) ist ratsam. Außerdem an der Wand Plastikbehälter anbringen:

a) kleine Klappbehälter für Einmalkanülen verschiedener Größe;
b) größere Klappbehälter für Einmalspritzen (bevorzugt 2 und 5 ml) und einen Ampullenöffner (Cupfix® = Fa. Haeberle-Fachhandel) mit Auffangkorb für abgeschnittene Ampullenspitzen.

Ferner gehört auf jeden Behandlungstisch ein elektronisches Fieberthermometer.

Im Behandlungsraum müssen in einem Schrank aus Gründen der Zeitersparnis auch die hauptsächlich verwendeten Arzneimittel stehen. Dieser Schrank kann aus Ersparnisgründen auch ein neutraler, weißlackierter Kleiderschrank sein. Es gibt auch sogenannte Einbauküchen, die den gleichen Zweck erfüllen. In ihnen befindet sich zugleich der Kühlschrank, der in das Behandlungszimmer oder in die einzelnen abgeschlossenen Behandlungskabinen gehört, damit die benötigten Seren und Impfstoffe schnell zur Hand sind. Die Anbringung einer Informationstafel (Wytebord-Tafel) zum Beschriften mit Spezialfilzstiften (Fachhandel) als Erinnerungsstütze ist ratsam.

In klimatisch warmen Gegenden ist der Einbau einer Klimaanlage in Warte-, Untersuchungs- und Operationsraum zu empfehlen. Der Röntgenfilmbetrachter gehört auch ins Untersuchungszimmer.

1.1.3.2 Operationsraum – Operationstrakt

Falls das Operieren in der Praxis keinen allzu großen Raum beansprucht, reicht auch heute noch der Tisch im Behandlungszimmer – genügende Desinfektion vorausgesetzt – aus. Günstiger ist natürlich ein OP-Tisch, am besten in einem gesonderten Raum. Wünschenswert ist ein Operationstrakt, bestehend aus einem, zwei oder (ideal) drei OP-Räumen (einer für Osteosynthese), einem Vorbereitungsraum (auch als zusätzlicher Behandlungsraum verwendbar) mit Sprechanlage zum Vorbereitungsraum, und einem Wirtschaftsraum.

Im *Baderaum* kann die Badewanne zum Einweihen der OP-Mäntel und schmutziger OP-Wäsche benutzt werden. Auch der Haarauffangbehälter des Staubsaugers zum Entfernen der »rasierten« Haare aus dem Vorbereitungsraum gehört hier hinein. Die Klosettschüssel darf nur zum Ausschütten schmutzigen Wassers oder zur Entleerung abgesaugter Flüssigkeiten benutzt werden. Die Fußböden können aus demselben Material wie in den Praxisräumen bestehen, nur im OP-Raum muß der Fußboden elektrisch leitend sein. Vor den OP-Raum Staubfang-Matten (z. B. Fa. Kager) legen, die nur aufgewischt zu werden brauchen. Die Wände sollten gekachelt oder besser noch – und auch billiger – mit Teflon-beschichteten Kunststoff-Tapeten versehen werden. Eine verhältnismäßig preisgünstige Raumdesinfektion kann durch Spezial-UV-Strahlen = Unisol® (Fa. Hanau) oder UV-Steril (Fa. IFB) in allen zum OP-Trakt gehörenden Räumen erfolgen. Staub im OP kann man mit Hilfe eines elektrostatischen Luftfilters entfernen. Tür zum OP geschlossen halten!

Im eigenen Haus oder bei Eigentumsetagen (Erlaubnis einholen) ist die Installierung einer zentralen Versorgungsanlage besonders zu empfehlen. Sie sollte – am besten doppelt – enthalten:

1. Sauerstoffzufuhr,
2. Lachgaszufuhr,
3. Druckluftzufuhr,
4. Vakuumanlage,
5. Narkosegasabsaugvorrichtung.

Die Entnahmestellen befinden sich entweder in der Wand oder in Deckenkuppeln. Die Sauerstoff- und Lachgasflaschen möglichst im Hof (für Lieferanten gut erreichbar im Extraschuppen) lagern, die Druckluft- und die Vakuumanlage sind dagegen im Keller unterzubringen (Geräuschbelästigung).

Der *Operationsraum* soll möglichst nach Norden liegen. Ist das nicht möglich und dringt direktes Sonnenlicht ein, muß man mit lichtdurchlässigen Jalousien oder spezialbeschichteten Fensterscheiben, jetzt auch als nachträglich aufzuklebende Folie im Handel, das Sonnenlicht zurückstrahlen oder zerstreuen lassen. In den OP, sonst in den Vorbereitungsraum, gehören große Waschbecken mit hochgelegenen Mischbatterien, die man mit den Ellenbogen bedienen kann. *Operationsleuchten* sind zu empfehlen. Andernfalls muß man sich mit Leuchtstoffröhren begnügen. Kann man den OP-Trakt vor Baubeginn planen, sind Wandschränke mit Glastüren wohl am praktischsten, sonst gehören die Schränke mit den Instrumenten in den Vorbereitungsraum. Wenn möglich, Durchreicheschränke installieren.

In den folgenden Kapiteln muß für OP bei einem Operationstrakt immer an den entsprechend dafür zugehörigen Raum gedacht werden.

In dem OP wird man – aber nur aus Platzgründen – die Sterilisatoren unterbringen. Ausreichend sind Heißluftsterilisatoren, weil man heute schon preiswerte sterile Einmalartikel aus Plastik oder Gummi erwerben kann. Trotzdem ist die Anschaffung eines Autoklaven und zusätzlich eines Sterilisators für Äthylenoxyd, besonders zum Keimfreimachen von Textilien, Gummi- und Plastikgeräten, zu überlegen.

Aus Gründen der Weg- und Zeitersparnis sollte ein fahrbarer Instrumententisch mit Ablage und ein fahrbares Schränkchen ebenfalls zum Inventar gehören. Auf oder in ihm sind die zur Erstversorgung des operierten Hundes nötigen Arzneimittel, Verbandmaterialien und Instrumente unterzubringen, weiterhin die zur Schmerzausschaltung und bei Narkosezwischenfällen benötigten Medikamente (Kap. 9.1). In den OP gehört ein fahrbarer, mindestens aber ein an einem Tisch anklemmbarer

Ständer für Infusionen.

In einer Praxis mit häufig vorkommender Knochenchirurgie ist die Anschaffung eines *fahrbaren Röntgengeräts* mit Bildverstärker zu erwägen. Ist eine automatische Entwicklungsanlage vorhanden, kann ein fahrbares oder an der Wand angebrachtes, schwenkbares kleines Röntgengerät den Bildverstärker ersetzen. Als *Operationstisch* ist ein höhenverstellbarer und schwenkbarer Tisch zu bevorzugen. Verschiedenartig ausgeführte Modelle werden von Admi-Fuchs mit röntgenstrahlendurchlässiger Tischplatte geliefert. Ebenfalls erhältlich: System-Tier-OP-Tisch sowie als humanmedizinischer Endoskopie-Tisch von Fa. IFB, sonst im Veterinärhandel von: Eisenhut-D-Herten, CH-Basel, Hauptner-Solingen, Opladen-Hamburg, Vogel-Stuttgart.

Man kann den OP-Tisch billiger erwerben, indem man z. B. die Platte des Stuttgarter Modells auf den Fuß eines gebrauchten Zahnarztstuhls schrauben läßt. Tischaufsätze zur besseren Lagerung des Hundes während der Operation gibt es in verschiedenen Ausführungen.

In den OP gehören des weiteren das *Narkosegerät* und Beatmungsgeräte, die meist mit größeren Narkosegeräten verbunden sind (6.4), weiterhin *Absauggeräte,* eine elektrisch betriebene Vakuumpumpe, besser noch die an eine zentrale Vakuumanlage angeschlossenen Vakuumbehälter (Fa. Dräger). Besonders letztere Möglichkeit erleichtert schnelles und übersichtliches Operieren in blutreichen Gebieten durch dauerndes Absaugen anstelle des Abtupfens. Befinden sich mehrere OP-Tische in einem Raum, installiere man die OP-Leuchten in der Weise, daß die Arme so weit reichen, daß möglichst alle Leuchten auch auf nur einen OP-Tisch gerichtet werden können.

Optimal sind zwei OP-Räume (einer für Knochen-, Gelenk-, Brusthöhlen-Chirurgie mit einem OP-Tisch, ein anderer auch mit zwei Tischen für die übrigen operativen Maßnahmen), die unter leichtem atmosphärischen Überdruck stehen, um eine Kontamination mit der Außenluft zu mindern. Ein Bildverstärker mit Monitor, OP-Leuchten für die Operationstische, UV-Sterilisation, eingebaute Röntgenfilmbetrachtungskästen sollten vorhanden sein. Für jeden OP-Tisch sind entsprechende Entnahmestellen einer zentralen Versorgungsanlage obligatorisch: Sauerstoff, Lachgas, Druckluft, Vakuum, Narkosegasabsaugung. In jeden OP-Raum gehören: ein fahrbares Narkosegerät oder die zur Narkose benötigten Geräte an Wandschienen, Instrumentenfahrtische (je einen pro OP-Raum) oder auch je einen pro OP-Tisch. Ich bevorzuge fahrbare Wagen aus nichtrostendem Stahl mit 2 Etagen = Servierwagen in Krankenhäusern zum Transport des Essens für Patienten: obere Etage für Instrumente; mittlere Etage für Elektrokoagulationsgerät, EKG-Gerät mit Oszillograph, Herzschlagmonitor = QRS-Monitor und Atemmonitor; untere Etage als Gestell für die Flachspulen der verschiedenen Nahtmaterialien.

Falls man eine kleine Etagenwohnung zum OP-Trakt umbaut, wird der Wirtschaftsraum wahrscheinlich die Küche sein. In ihn gehören: Sterilisatoren (Heißluft, am besten zwei: ein Autoklav, ein Gerät für Äthylenoxyd), ein Reinigungsgerät mit Ultraschall für die benutzten OP-Instrumente, ein Schrank für die Instrumente, ein Kühlschrank für aufzubewahrende Arzneimittel, ein kleiner Brutschrank zum Erwärmen von Infusionen oder zur Vorratshaltung schon erwärmter Infusionen, Waschmaschine, Wäscheschleuder, elektrischer Wäsche-Trockenautomat. An die Wand wird eine Schiene für die Endotrachealkatheter mit den passenden Verbindungsstücken zum Schlauch des Narkosegerätes angebracht, ferner ein Schränkchen mit unterschiedlich weiten Folienschläuchen zur Einzelsterilisation von Instrumenten und Geräten für Äthylenoxyd.

Viele der benötigten Geräte kann man gebraucht billiger erwerben (z. B. anläßlich von Um- oder Neubauten von Krankenhäusern, Aufgabe von Arzt-, Tierarzt- oder Zahnarztpraxen).

Die von den Besitzern mitgebrachten Decken möglichst nicht mit in den OP bringen.

1.1.3.3   Röntgenraum

Vorbedingung der Aufnahme eines »Röntgenbetriebes« ist ein mindestens vierteljähriger Kurs an einem Röntgeninstitut oder einer guten Fachpraxis mit größerem Röntgenbetrieb.

Bei Errichtung eines Röntgenraumes sind die neuen gesetzlichen Bestimmungen über Strahlenschutz, insbesondere diejenigen über den Abstand des Gerätes von der Wand und »Ausbleien« der Wände zu beachten. Verlangte Bleiwerte durch Röntgenfirma ausarbeiten lassen! Das Röntgengerät soll so stark sein, daß auch Aufnahmen sich bewegender Organe mit kurzen Belichtungszeiten durchgeführt werden können ($\frac{1}{30}$–$\frac{1}{20}$ sec) *(Abb. 1.2)*. Gebrauchte Human-Geräte sollten nur von einer renommierten Firma erworben werden. Leistungsstarke Apparate, z. B. Vierventiler, sind gebraucht häufig preiswert. Möglichst Tisch mit Buckyblende verwenden. Das Schaltpult muß in einer mit Blei abgeschirmten Kabine stehen; befindet sich dieses außerhalb des Raumes, muß eine mit Bleiglas gesicherte Öffnung vorhanden sein, die eine akustische Verständigungsmöglichkeit mit dem Röntgenraum ermöglicht.

Durchleuchtung wegen der hohen Strahlenbelastung ist weitestgehend zu vermeiden. Bildverstärker verwenden!

In einem Schrank oder Regal werden Bleihandschuhe, Bleiplatten zur Abdeckung der Kassetten, um auf einen Film zwei oder mehr Aufnahmen unterzubringen, Bleibuchstaben für »rechts« und »links«, wobei das »L« auch für lateral gilt, und schließlich Sandsäcke, auch Gummiunterlagen mit Rinne zur guten Lagerung des Hundes für Spezialaufnahmen aufbewahrt. An die Wand gehören

Abb. 1.2. Tiefenblende zum Ausleuchten der Röntgenstrahlen bei Aufnahmen (Strahlenschutz!) (Fa. Siemens)

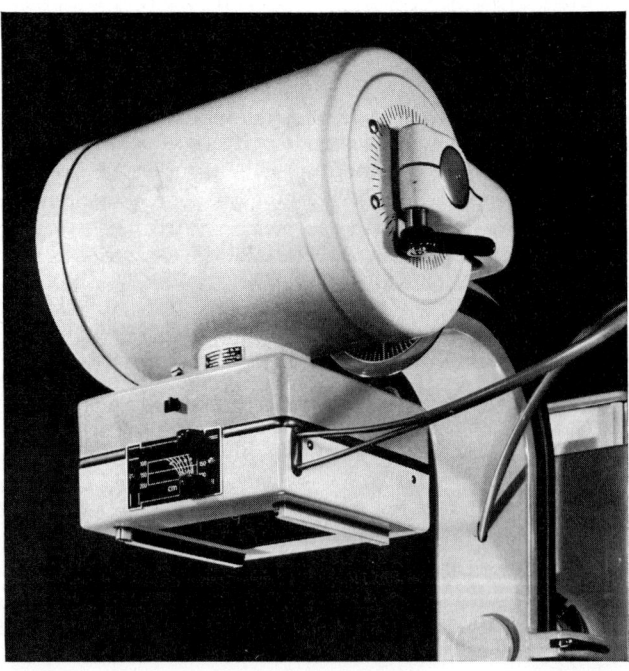

Spezialhaken zum schnellen Aufhängen der Blei-
schürzen.

1.1.3.4   Dunkelkammer
Dieser Raum soll über Wasseranschluß verfügen
(Badezimmer, Toilette). In der Toilette wird man
Filme und Kassetten der Raumersparnis wegen am
besten auf einem Wandklappbrett wechseln. Hier
wird verdunkelt, wie unter »Praxisraum« beschrieben.

In einem Baderaum hat ein die Arbeit sehr
erleichternder *Entwicklungsautomat* Platz. Hand-
entwicklungströge sind mit einem Thermostaten
sowie einer Kühleinrichtung zu versehen. Sie sollen am besten als stabile verbundene Entwick-
lungseinheit eingerichtet werden. Auf Einhaltung
der richtigen Temperatur des Entwicklers ist zu
achten. Eine Entwicklungsmaschine ist schon bei 4
bis 6 Aufnahmen pro Tag empfehlenswert. Die
Abflußrohre sollten aus Plastik bestehen, damit
keine Korrosion durch abfließende Fotochemika-
lien erfolgen kann. Gebrauchte Fixiersalzlösungen
sind aufzufangen und an entsprechende Firmen
(Silber) zu verkaufen. Filme trocken, kühl und
immer stehend aufbewahren!

Zur *Beleuchtung* muß man sowohl helles wie
auch abgedunkeltes Licht zur Verfügung haben.
Für letzteres gibt es Halterungen mit Normalbir-
nen, jedoch mit Spezialfilterglas. Empfehlenswer-
ter ist das Arbeiten mit sehr viel helleren Quecksil-
berdampf-Hochdrucklampen (Fachhandel).

An der Wand werden, falls man keinen Ent-
wicklungsautomaten besitzt, Halterungen mit
Doppelarmen, jeweils eine für die entsprechenden
Filmrahmen, angebracht, damit man auch im Dun-
keln die richtige Rahmengröße greift.

Falls helles Licht auch von außen angestellt wer-
den kann, muß in der Dunkelkammer ein Trenn-
schalter angebracht werden, damit für die Zeit des
Filmwechsels und des Einbringens des Films in die
Tröge zum Entwickeln, des Zwischenwässerns und
Fixierens kein Unbefugter die Normalbeleuchtung
einstellen kann. Man verwende immer gleiche
Verstärkerfolien und Filme, um gut vergleichbare
Ergebnisse zu erhalten. Verstärkerfolien sind re-
gelmäßig mit Spezialpräparaten zu reinigen.

Beschriften: Beschriftungsstreifen, z. B. Dymo-
Präger, auch Klebstreifen, die mit der Hand beschriftet werden. Die eleganteste Lösung: Spezial-
streifen mit Schreibmaschine und in der Dunkelkammer mit Spezialgeräten den belichteten, aber
noch nicht entwickelten Film beschriften.

1.1.3.5   Labor
Vorteilhaft ist ein eigener Raum für das Labor,
möglichst unmittelbar neben dem Untersuchungsraum (Kap. 4.1). Sollte zwischen Labor und Unter-

suchungsraum keine direkte Verbindung bestehen,
ist die Installierung einer wechselseitigen Sprechanlage ratsam. Praktiziert man in einem Haus oder
in einer ganzen Etage, so ist die Küche der geeignetste Raum.

Vor der Einrichtung sollte man sich gegebenenfalls durch den Inhaber des nächstgelegenen Spe-
zial-Fachhandelsgeschäftes beraten lassen, der
dann auch die notwendigen Reparaturen durchführen muß. Ein doppeltes Spülbecken ist ratsam.
In einem großen Untersuchungsraum kann man
sich aber gut eine Laborecke einrichten. Wenn
man »kleines« und »mittleres« Labor durchführen
will, sollte man wegen der Übersichtlichkeit und
Reinlichkeit zwei getrennte Tische haben. In eigenen Räumen können an den Wänden eingebaute
Bretter als Tische vorteilhaft sein. Der eine Tisch
ist vorgesehen für Kot-, Urin-, Blut- und ähnliche
Untersuchungen, der andere bleibt allein dem
Photolabor vorbehalten.

Zur Laboreinrichtung gehören außer den Glas-
utensilien, Reinigungsgeräten, Chemikalien noch
unbedingt:
Propanglasflasche mit Brenner;
Zentrifuge für Urin-, Blut-, Körperflüssigkeits-
und Kotuntersuchungen, besser mehrere Zentrifu-
gen mit zwischengeschalteten Zeituhren, die sich
nach vorprogrammierter Zeit automatisch abschalten;
Mikroskop, auch hier besser zwei, eines für Kot-
und Urinuntersuchungen, das andere für Differentialblutbild und Zellbestimmungen.

Des weiteren: ein Demineralisierungsgerät für
Wasser oder ein Destillationsapparat, damit man
destilliertes Wasser nicht in Flaschen kaufen muß.
Vor allem benötigt man es deshalb, weil alle Ge-
rätschaften mit destilliertem oder demineralisier-
tem Wasser gereinigt werden müssen. Das Demineralisierungsgerät hat gegenüber dem Destillier-
apparat den Vorteil, daß es hochgradig entsalzt, in
der Zeiteinheit mehr Wasser liefert und billiger ist.
Dafür ist es anfälliger für organische Verschmut-
zungen und nicht keimfrei. Diese Gefahren sind
dadurch zu umgehen, daß man am Wasserablauf
einen Filter zwischenschaltet, der Bakterien und
organische Verunreinigungen abfängt, aber stündlich nur etwa einen Liter Wasser liefert. Besser ist
das Vorschalten von ein oder zwei Filtereinrich-
tungen der Fa. Schumacher-Filter.

Sie fangen Schmutz und Bakterien des Leitungs-
wassers ab, ohne die Leistungsfähigkeit des Demi-
neralisierungsgeräts zu mindern. Die Filter brauchen nur alle 3 bis 6 Jahre ausgewechselt zu
werden.

Ein zusätzliches Destilliergerät, und zwar ein
kleines mit gleichzeitiger Ultraviolettbestrahlung,
kann nützlich sein, wenn man für die Praxis eigene
Elektrolytlösungen herstellen will, die steril und
pyrogenfrei sein sollen.

1.1.3.6 Apothekenraum

Ohne einen Raum für eine Apotheke ist die Ausbildung von Tierarzthelferinnen nicht mehr erlaubt.

Der Gesetzgeber hat zwar verlangt, daß dieser Raum abgesondert sein soll, aber man darf ihn noch als zusätzlichen Behandlungsraum benutzen. Bei beschränkten Raumverhältnissen wird man außer den Schränken und Regalen für Arzneimittel, den abschließbaren Schrank (am besten wohl ein in der Wand verankerter Kleintresor) für Betäubungsmittel und Gifte, noch ein bis zwei Untersuchungstische unterbringen. Hier kann man dann, falls in den Untersuchungskabinen oder im Großraum-Behandlungszimmer nur offene Kabinen vorhanden sind, Hunde ohne Geräuschbelästigung auskultieren, ferner Infusionen, EKG-Untersuchungen, Entfernung von Zahnstein und nach Verdunklung Untersuchungen des Auges, auch solche mit der Woodschen Lampe auf Mykosen vornehmen. Hier kann man auch die Patientenbesitzer mit ihren Tieren ohne störende Geräusche auf den Eintritt der Betäubung warten lassen.

Ebenfalls können hier Kurzwellen- und Mikrowellenbestrahlungs- oder auch Magnetfeld- und Ultraschalldiagnostikgeräte aufgestellt werden.

Unter Umständen empfiehlt es sich, dieses Extrazimmer für kleine »septische Operationen« zu verwenden, wenn die abzugebenden Arzneimittel fabrikmäßig verpackt sind. In einem solchen Fall ist der zusätzliche Einbau einer kleinen OP-Lampe und eines Heißluftsterilisators ratsam.

In den Apotheken- oder Röntgenraum kann auch eine Balkenwaage mit Laufgewicht zum Feststellen des genauen Gewichts der zu narkotisierenden Patienten aufgestellt werden.

1.1.3.7 Apparate, Geräte und Instrumente

Ein Teil der notwendigen Apparate und Geräte ist unter 1.1.3.1 beschrieben. Es werden nur die meines Erachtens wichtigsten, wesentlichen oder praktischsten angeführt:

Accumatgriff mit Lampenträger (Abb. 1.3): auch als Batteriegriff mit auswechselbaren Batterien; dazu vielleicht aufladbare Batterien mit Aufladegerät verwenden;

Anrufbeantworter zur Durchsage des Sonn- und Feiertagsdienstes; auch bei Personalmangel oder Unabkömmlichkeit (infolge Operationen oder ähnlicher Verrichtungen), um anrufenden Patientenbesitzern die Zeit der Erreichbarkeit durchzugeben; möglichst mit auswechselbaren, vorgesprochenen Kassetten;

Aquajet-Martin: siehe *Wasserstrahlreinigungspistole (Abb. 1.4);*

Atemmonitor (Fa. Eickemeyer), Ausführung wie Herz-(QRS)-Monitor (s. dort);

Aufladegerät für aufladbare Batterien; dazu

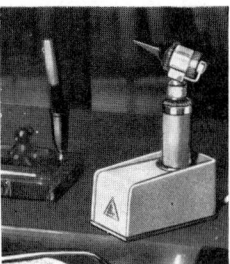

Abb. 1.3. Accumat-Griff mit Lampenträger zum selbständigen Aufladen

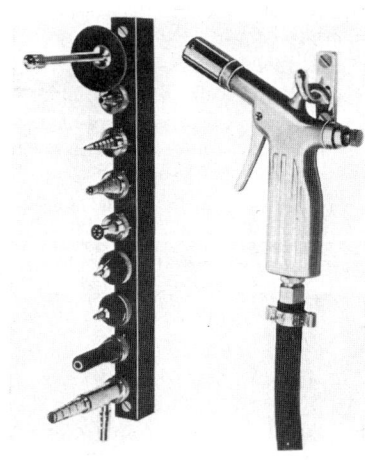

Abb. 1.4. Wasserstrahlreinigungspistole mit verschiedenen Aufsatzgeräten, besonders geeignet für Kanülen, Katheter und Reagenzgläser (aquajet) (Fa. Martin)

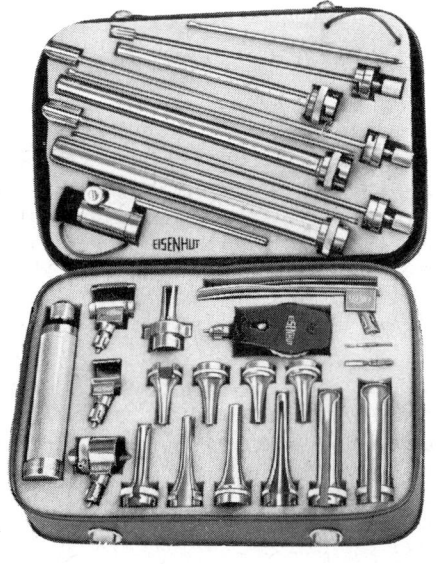

Abb. 1.5. Endoskopiegerät mit Zusatzgeräten für Ohren-, Augen-, Kehlkopf-, Vagina- und Rektumuntersuchung (Fa. Eisenhut)

auch Prüfgerät für Spannung;

Bronchoskop (Fa. Eickemeyer, Omnia pro Medico, Wolf-R. Wolf): für Praxen mit großer Patientenzahl ist die Anschaffung zu empfehlen; in einem Großteil der Fälle reicht das Vaginoskop als Ansatz zum Otoskop der Fa. Heine aus;

Brutschrank (klein und preiswert: z. B. Fa. Labora, Fa. Neuberger) ist zu empfehlen zur Resistenzbestimmung (Antibiogramm), zum Anwärmen von Infusionen und zum Trocknen von Geräten);

Brutkasten für Neugeborene (Inkubator): besonders geeignet für kleine Hunde nach Unfällen, nach Unterkühlung, bei Pneumothorax oder Zwerchfellriß, dient auch als Sauerstoffbox;

Endoskopiegeräte: Bronchoskop, Laparoskop, Rekto- bzw. Vaginoskop *(Abb. 1.5);*

Haarschneidemaschine: am geeignetsten von Aesculap mit 1/10 mm und 1/20 mm Scherkamm; auch batteriebetriebenes Kleingerät zum schnellen Freischeren kleiner Stellen (Injektionsstellen, kleine Trichome, Inzisionsstelle bei Abszessen und an den Augenlidern) (Fa. Eisenhut oder Friseurhandel); im Veterinär-Fachhandel auch Schermaschinen mit gleichzeitiger Absaugvorrichtung;

Herzmonitor *(Abb. 1.6,* Fa. Eickemeyer und Fa. Albrecht);

Hochfrequenzgerät: besonders geeignet zur Operation von Tumoren des Zahnfleisches, zur Blutstillung und kleinen Chirurgie; es wird außerdem ein Spezialgerät zur Elektrochirurgie des Auges hergestellt (Fa. Martin, Aesculap, Erbotom);

Inkubator: siehe Brutkasten;

Instrumentenreiniger mittels Ultraschall;

Kaustikgerät: möglichst mit hoher Wattzahl *(Abb. 1.7);* auch Geräte von Kaufhäusern und Eisenhandlungen mit verkleinerten Spezialsteckern erhältlich; sehr praktisch zur Verschorfung kleiner Blutungen, zum Blutstillen durch Brennen der blutenden Gefäße nach Kupieren von Rute und Ohr, Entfernen kleiner Warzen, Brennen von Ulcera und Verkochen von Furunkeln, Abszessen, Fisteln und ähnlich umschriebenen Infektionen von Haut und Unterhaut; zur Epilation bei Distiachiasis oder Trichiasis benötigt man ein Spezialgerät oder dünnste Spezialnadeln oder wie oben erwähnt das Elektrochirurgiegerät;

Lavabox (Fa. Martin) zum automatischen *Pipettensäubern* (Leuko- und Erythrozyten-Pipetten) *(Abb. 1.8);*

Mixgerät: 1. zum Verrühren des Röntgenkontrastbreies vor Eingabe, 2. zum Verrühren des Kotes (Anreicherungsverfahren – Parasiteneier);

QRS-Monitor: siehe Herzmonitor;

Sprechanlage: möglichst in allen Räumen, ohne Rückantworttaste im Wartezimmer;

Thermometer: elektrisch betrieben und sofort ablesbar *(Abb. 1.9);* viele Modelle;

Trittfix®: bleibt bei Betreten der Trittfläche fest

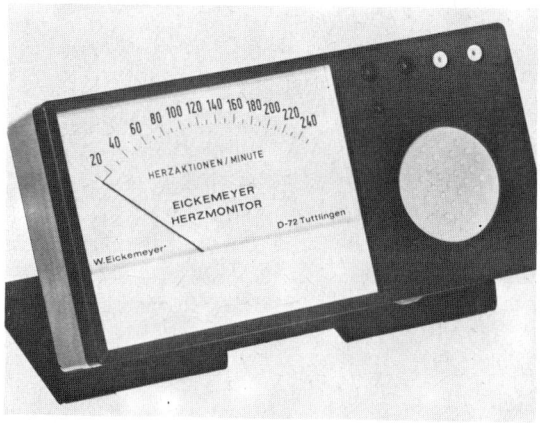

Abb. 1.6. Herzmonitor (Fa. Eickemeyer)

stehen, sonst leicht rollend; möglichst in allen Räumen mit hohen Schränken;

Waage: möglichst Balkenwaage mit Laufgewicht zur genauen Gewichtsfeststellung kleiner Hunde oder Katzen (Narkose, genaue Dosierung von Arzneimitteln); Wiegen: einmal Besitzer mit Tier, einmal ohne; betretbare Lauflächenwaage mit Digitalanzeige (Labomed);

Woodsche Lampe: Koffergerät der Analysen-Quarzlampe, auch als Handstab oder Fluotest 404 WA (beide Fachhandel); die beiden letzteren sind handlicher;

Zahnbohrmaschine: »Technikermaschinen« sind gleich gut, aber billiger als Geräte für den Zahnarzt; geeignet für: Plombieren der Zähne, Ab-

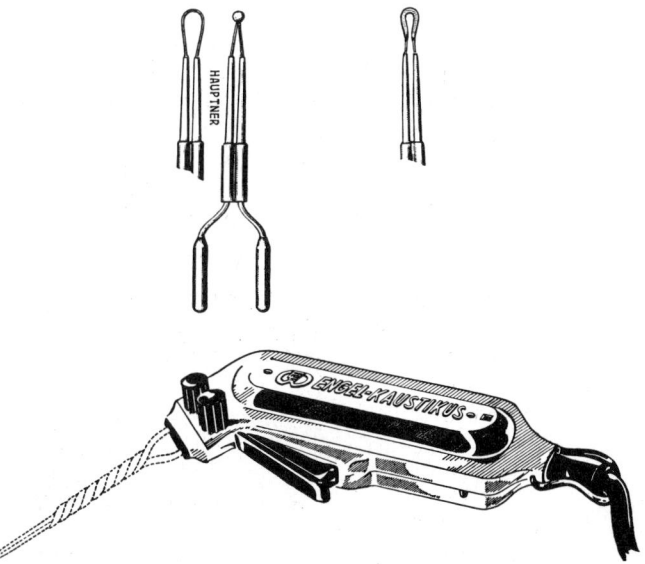

Abb. 1.7. Kaustikgerät mit Brennern (Geräte mit hoher Wattzahl kaufen!) (Fa. Hauptner)

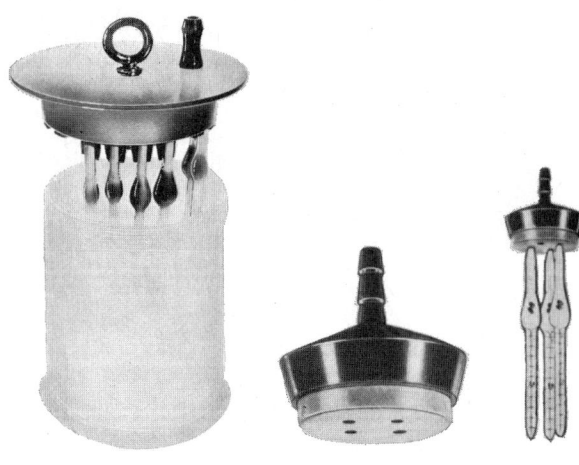

Abb. 1.8. Lavabox zum automatischen Durchspülen von Blutzählpipetten mit destilliertem Wasser und Anschluß an Wasserstrahlpumpe (Fa. Martin)

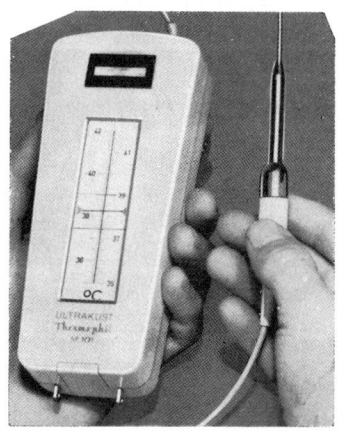

Abb. 1.9. Thermophil M 101. Elektronisches Fieberthermometer zum kurzzeitigen Aufnehmen der Körpertemperatur (Fa. Ultrakust)

Abb. 1.10. Ultraschallgerät – CAVITRON zum Entfernen von Zahnstein. *a* = Gerät; *b* = Handstück mit Wasserzuleitung (Fa. De Trey)

schleifen von Zahnspitzen, Querdurchsägen wurzelgesunder Zähne (P 4 und M 1 im Oberkiefer und M 1 im Unterkiefer), zur leichteren Extraktion; hier Diamantschneider geeigneter als Caparound-Scheibe; weiterhin schnelles Durchbohren des Unterkiefers bei Fraktur zur Stabilisation mit Draht; außerdem Abschleifen von scharfen Stellen nach Durchtrennung von Knochennägeln oder Kirschnerdrähten;

Zahnsteinentfernungsgerät (Abb. 1.10): (Fa. De Trey, Eurovet von Fa. Eisenhut, Sonadent von Fa. Bandelin);

Zeituhren: mehrere zur genauen Ablesung (Röntgen, Labor usw.); Skalen mit 7 bis 10 Minuten und solchen bis zu 60 Minuten; Stoppuhren sind fürs Photolabor notwendig; Federschaltuhren zum Zwischenschalten für elektrische Kabel zum automatischen Abstellen der Stromzufuhr nach der eingeschalteten Zeit; bei elektrischen Geräten ohne eigene Schaltuhr benötigt; *Wanduhren* mit umlaufendem Sekundenzeiger für jeden Untersuchungs- und Operationsraum; am billigsten und ganggenau Quartz-Küchenuhren; auch Zeitschaltuhren mit Drucktaste, die sich immer nach der jeweils eingestellten Zeit selbständig abschalten, besonders wichtig beim Ausschleudern von Urin, um immer vergleichbare Untersuchungsergebnisse zu erhalten.

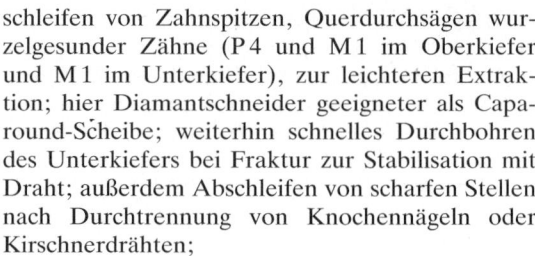

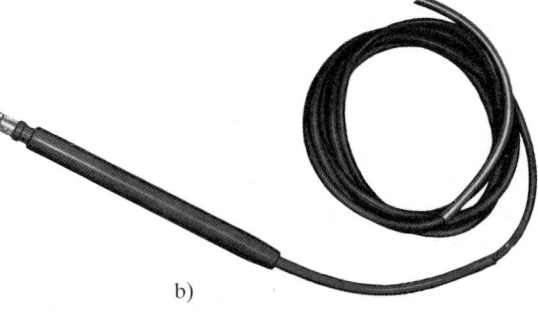

b)

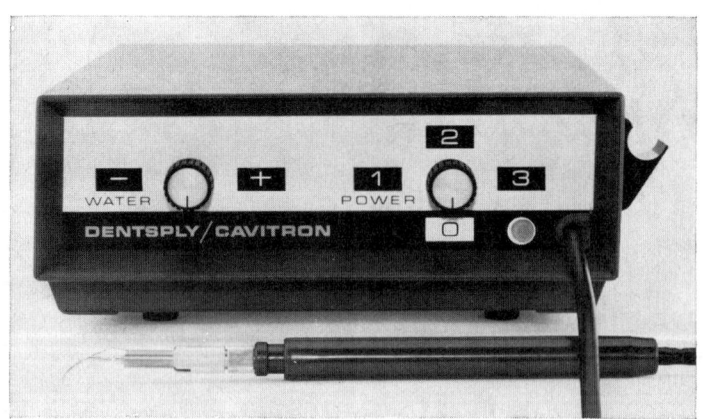

a)

1.1.3.8   Instrumente

Analbeutelkanüle (Abb. 1.11);

Beinscher Hebel, siehe Wurzelheber nach Bein *(Abb. 1.12);*

Beißrohr aus Holz nach Ullrich *(Abb. 1.13 bis 1-15);*

Geburtszange, modifiziert nach NIEMAND; auch gut geeignet zum Entfernen von Koprostasen *(Abb. 1.16);*

Hornhautschaber nach KUHNT *(Abb. 1.17)* = »Hockeymesser«;

Katheter: Rüde – Ureter-Katheter nach RÜSCH *(Abb. 1.18);* Hündin = starre Katheter mit vorn etwas abgebogener Spitze, hinten mit Rekordansatz und geschlitzter Tubus nach KUSCHER *(Abb. 1.19);*

Krallenzange: verschiedene Modelle;

Kugelzange nach STADTLER zum Entfernen von Fremdkörpern aus dem Ösophagus *(Abb. 1.20);*

Laryngoskop: verschiedene Modelle, Aufsatz für Heine-Othoskop *(Abb. 1.21);*

Leberpunktionsnadel (Biopsienadel nach MENGHINI), auch als Einmalbesteck;

Ligaturschere nach SPENCER *(Abb. 1.22),* verschiedene Größen;

Lupe oder Lupenbrille für feine Operationen z. B. am Auge und Brennen von Wimpern bei Distichiasis usw.;

Magensonden aus Gummi oder Plastik mit seitlichen Öffnungen und schattengebender Spitze;

Manovac zum Absaugen von Seromen in verschiedenen Größen *(Abb. 1.23);*

Mukosamesser z. B. nach FREER *(Abb. 1.24)* für Kippohroperationen;

Mundsperrer aus Holz, Holzröhrchen *(Abb. 1.13 bis 1-15)* oder aus Metall mit Feder *(Abb. 1.25);*

Nadelhalter für normale und solche für feine Nähte, für Einmannoperationen, solche, die gleichzeitig den Faden abschneiden, z. B. nach HEGAR-OLSEN *(Abb. 1.26)* oder nach GILLIES, die einzelnen Halter auf Handlichkeit und Eignung mit oder ohne Sperre prüfen; ratsam sind solche mit gehärtetem Spezialmetall auf der Haltefläche;

Ohrpolypenzange zum Entfernen von Fremdkörpern aus dem Ohr *(Abb. 1.27);*

Redondrain zum Absaugen von Seromen (Fa. Protec);

Scheidenspekulum mit Tubus nach KUSCHER *(Abb. 1.19),* mit langen Schenkeln *(Abb. 1.28);*

Scheren (verschiedene Modelle): am empfehlenswertesten solche nach METZENBAUM, weil beim Operieren weniger leicht Gefäße angeschnitten werden; Ligaturschere nach SPENCER *(Abb. 1.22);*

Schienen, verstellbare Alu-Schienen *(Abb. 1.29);*

Sternal-Punktionskanülen nach KLIMA-ROSEGGER, 1,3–1,6 mm), Submukosamesser nach FREER *(Abb. 1.24);*

Trachealkanülen z. B. nach LUER mit verschiedenen Durchmessern; *Tränennasenkanal-Kanüle*

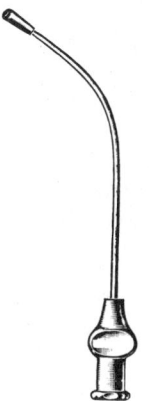

Abb. 1.11. Kanüle zum Spülen der Analbeutel (Fa. Hauptner)

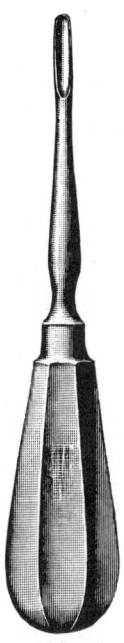

Abb. 1.12. Wurzelheber nach Bein

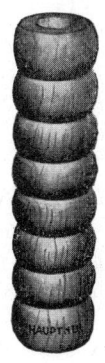

Abb. 1.13. Beißrohr nach Ullrich (Fa. Hauptner)

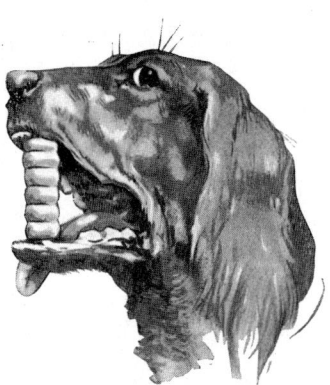

Abb. 1.14. Beißrohr in Eckzähnen als Mundspanner. Fang beim Arbeiten zuhalten, weil Röhrchen gelegentlich herausfallen kann

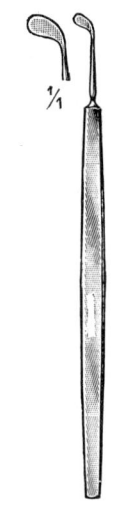

Abb. 1.17. Hornhautschaber nach KUHNT

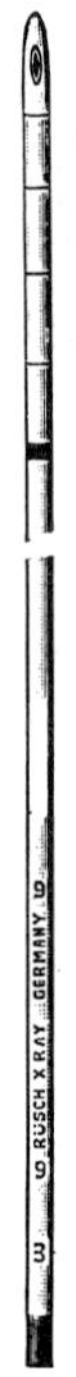

Abb. 1.18. Harnkatheter für Rüden (humaner Ureter-Katheter nach RÜSCH)

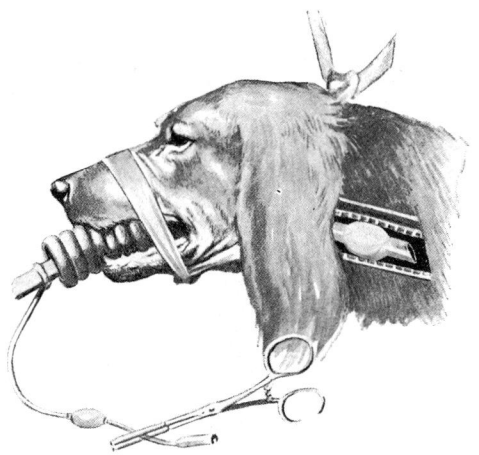

Abb. 1.15. Beißrohr (durch Schnauzenband fixiert) mit Endotrachealtubus

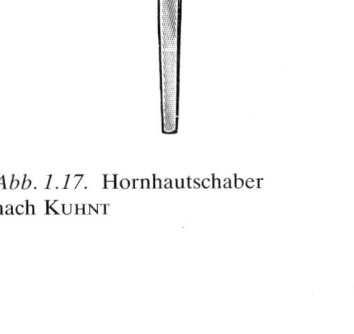

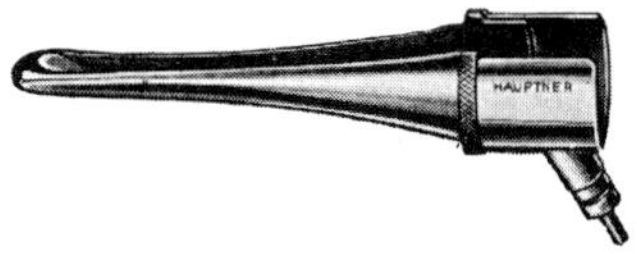

Abb. 1.19. Geschlitzter Tubus nach KUSCHER zum Katherisieren von Hündinnen im Stehen

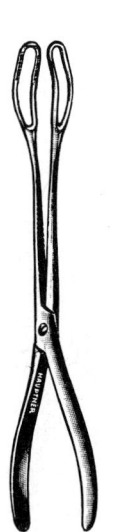

Abb. 1.16. Geburtszange, modifiziert nach NIEMAND. Sehr geeignet zum Ausräumen von Koprostasen

unterschiedlicher Ausführungen (Fachhandel);
    Trokar z. B. nach CURSCHMANN mit seitlichen Öffnungen oder Trokarsystem *(Abb. 1.30 a, b);*
    Tubuseinführer für Endotrachealkatheter;
    Vakuum-Blutentnahmesysteme mit Gerinnungshemmern, auch zur Bluttransfusion;
    Venenkatheter, auch als Verweilkatheter (z. B. von Abbott, Braun oder Vygon);
    Wurzelheber nach BEIN, verschiedene Größen *(Abb. 1.12);*
    Zahnzangen, von mir bevorzugt Wurzelzangen *(Abb. 1.31);*
    Zungenspatel, beleuchtet als Zusatzgerät zum Lampenträger nach HEINE *(Abb. 1.21);*
    Zungenzange z. B. nach YOUNG *(Abb. 1.32).*

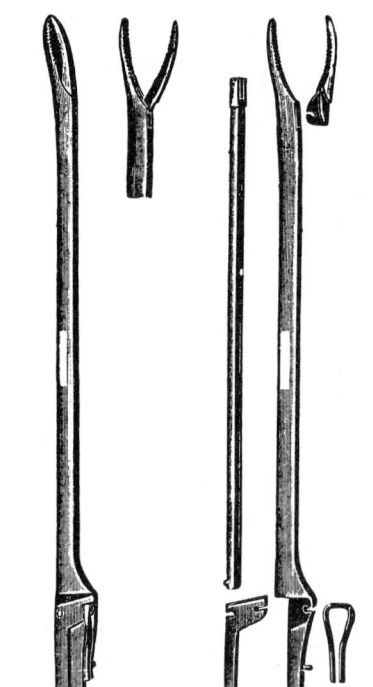

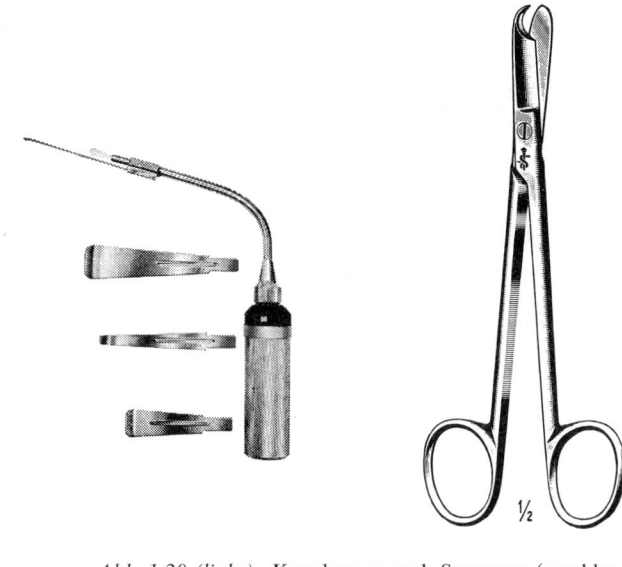

Abb. 1.20 (links). Kugelzange nach Stadtler (geschlossen und auseinandergenommen)

Abb. 1.21 (Mitte). Auswechselbarer, beleuchteter Zungenspatel, auch als Laryngoskop geeignet (Fa. Eisenhut)

Abb. 1.22 (rechts). Ligaturschere nach Spencer. Durch abgerundete Spitze weitestgehend gefahrloses Entfernen von Hautnähten (Fa. Aesculap)

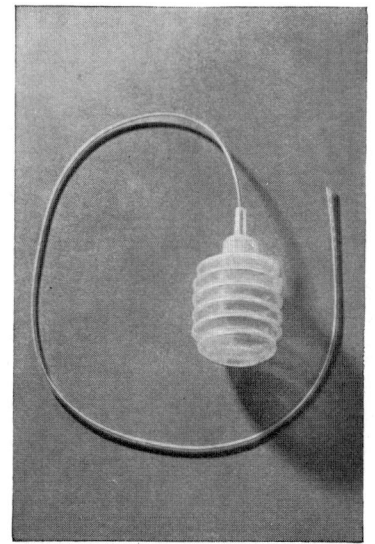

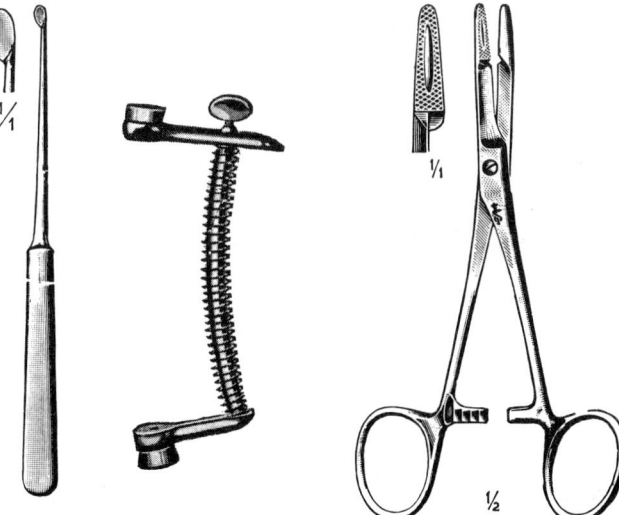

Abb. 1.23 (links). Manovac zum Einlegen in seromgefährdete Wunden. Das zusammengedrückte Plastikgefäß erzeugt ausreichendes Vakuum (Fa. Protec)

Abb. 1.24 (rechts). Mukosamesser nach Freer zur Kippohroperation

Abb. 1.25 (links). Mundsperrer (2 Größen) (Fa. Hauptner)

Abb. 1.26 (rechts). Nadelhalter nach Hegar-Olsen mit Schneidevorrichtung (Fa. Aesculap)

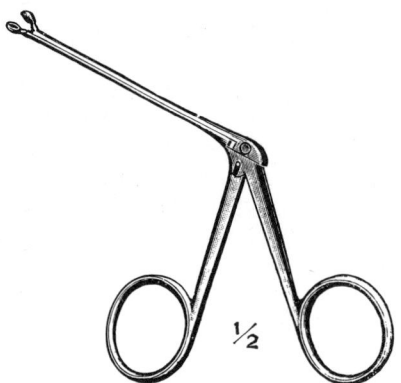

Abb. 1.27. Ohrenpolypenzange nach Hartmann zum Entfernen von Grannen aus dem Gehörgang, mit spitzem Mundstück zum Entfernen von Fremdkörpern aus Fisteln (Fa. Hauptner)

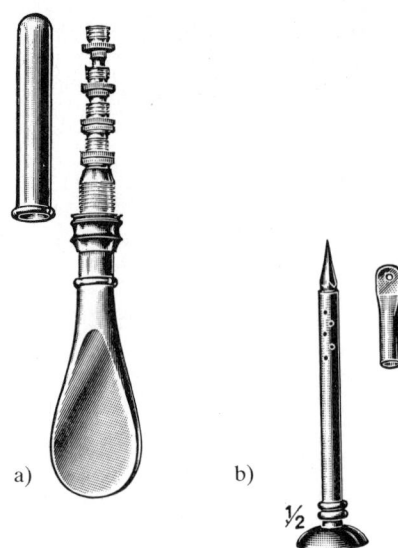

a)   b)

Abb. 1.30. a = Trokarsystem verschiedener Größen; b = Nach Curschmann gefenstert (Fa. Eisenhut)

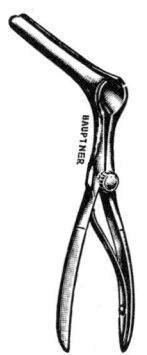

Abb. 1.28. Scheidenspekulum mit langen Schenkeln zum Katheterisieren von Hündinnen im Liegen (Fa. Hauptner)

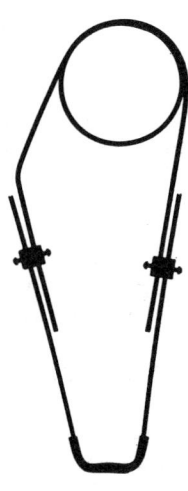

Abb. 1.29. Verstellbare »Alu-Schiene«, verschiedene Größen (Fa. Vogel)

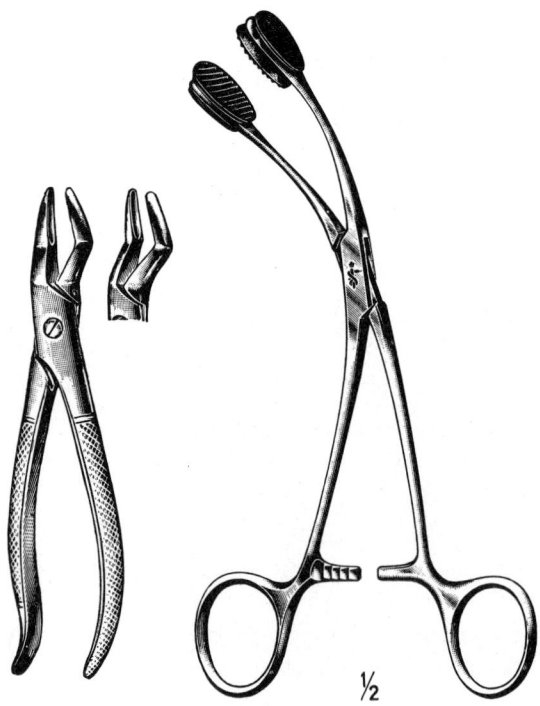

Abb. 1.31 (links). Zahnzange, Wurzelzange, auch geeignet zum Zahnsteinentfernen (Fa. Hauptner)
Abb. 1.32 (rechts). Zungenzange nach Young (Fa. Aesculap)

1.2   Anregungen für Verrichtungen in der Praxis

1.2.1   Geruchsbeseitigung

Maskomal® (Fa. Shell) zerstört die den Gestank verursachenden Bakterien. Aufstäuben erfolgt mit Zerstäuberflaschen auf Kot, Analbeutelsekret, Urin und ähnliches. Für den Raum verwende man Sprays nach eigener Wahl. Anschließend unbedingt lüften.

1.2.2   Sterilisation

1.2.2.1   Feuchte Hitze
Zur Erzeugung feuchter Hitze verwende man vorwiegend den Autoklaven. Er gewährleistet billigste und beste Sterilisation für Gummi, Textilien, Tupfer, bestimmte Instrumente, wie z. B. den Kopf der elektrischen Bohrmaschine oder die Druckluftbohrmaschine. Sterilisieren von Gegenständen, die man in Schlauchfolien aufheben kann, ist mit diesem Gerät gleichfalls möglich. Ein Druckdampftopf (Haushalt) ist nur billiger Autoklavenersatz in Ausnahmefällen. Hier soll das Sterilisationsgut mit Klebestreifen, die einen Kontrollstrich für stattgefundene Sterilisation enthalten, verschlossen werden.

1.2.2.2   Trockene Hitze
Sterilisation durch infrarote Wärmestrahlen ist heute am gebräuchlichsten und praktischsten. Instrumente, insbesondere Glassachen, müssen einwandfrei gesäubert sein, weil sonst Schmutz oder Salze festbrennen können. Wenn keine eingebaute Zeituhr, verwende man eine Federschaltung zur automatischen Abschaltung.

1.2.2.3   Gassterilisation
Mit Äthylenoxyd (Amprolene®) bietet sich die einzige Möglichkeit, thermolabile, insbesondere temperaturempfindliche Kunststoffe zu sterilisieren. Auch elektrische Bohrmaschinen können gefahrlos sterilisiert werden.

Tupfer werden vorwiegend mit feuchter oder trockener Hitze sterilisiert und können im Infrarotsterilisator, in Sterilisationsbüchsen im Autoklav eingeschweißt in Schlauchfolie oder kurzfristig auch in Einschlagtüchern sterilisiert bereitgehalten werden. In jedes Paket unten große, oben kleine Tupfer legen.

1.2.3   Abdecktücher

Am geeignetsten sind grün oder blau eingefärbte Leinentücher.

Fließstoffe als Einmalartikel, ebenfalls grün eingefärbt (Fa. Eickemeyer, Opladen, Vogel), sind billig und in verschiedenen Größen erhältlich. Sie sind sterilisierbar wie Tupfer. Plastik ist sterilisierbar mit Äthylenoxyd. Praktischer sind bereits vorsterilisierte selbstklebende Folien. Sie werden auf das zuvor mit Leukospray® vorbereitete Operationsfeld angeklebt (Fa. Beiersdorf, Braun, Lohmann, 3 M, Parke Davis).

1.2.4   Verbände und Verbandmaterial

Watte ☐ Möglichst wenig verwenden, weil sie bei Verbänden das darunter befindliche Gewebe stark erwärmt und bei nicht völlig sterilen Wunden leicht zu Eiterungen führt. Hauptanwendung für Watte sind Verbände mit hyperämisierenden Salben, z. B. bei Kontusionen und Distorsionen.

Zellstoff: Bevorzugtes Verbandmittel, weil preiswerter als Watte und nicht so wärmeerzeugend. Es empfiehlt sich der Kauf in 50 kg-Ballen. Man erhält Zellstoff ungebleicht und gebleicht.

Gaze: Zum Abdecken von Wunden; als Tupfer zur Operation möglichst in 2 Größen verfügbar halten; vorwiegend als Einmaltupfer erhältlich, z. B. Johnson & Johnson. Imprägnierte (Paraffin), nichtklebende Gaze zum Abdecken großflächiger Wundflächen verwenden, auch kleinflächige Wunden an den Extremitäten werden mit Gaze versorgt, z. B. Fucidine®-Gaze, Sofra-Tüll® oder Brandolind®, damit der Verbandswechsel ohne Schmerzen vorgenommen werden und die Wundfläche reizloser heilen kann.

Binden ☐ Papierbinden sind besonders geeignet, um eine leichte Versteifung des Verbandes zu erreichen (z. B. bei Kopf- und Extremitätenverbänden).

Mullbinden gibt es in verschiedener Größe und Länge, sie eignen sich zu allen Verbänden als Grundlage oder Abschluß, selbst solche mit geringer Elastizität.

Appretur-Gazebinden (Stärke) dienen zur Versteifung von Verbänden (Fraktur, Distorsion und anderes), ohne den Verband selbst schwer zu machen (wie z. B. Gips); Anfertigung von Schalen: Siehe unter Gips.

Gipsbinden werden immer seltener angewendet, sie sind durch Appretur-Gazebinden ersetzt (in eigener Praxis seit 33 Jahren nicht mehr verwendet). Die Ausnahme bildet die Anfertigung von Schalen. Das heißt, man fertigt einen gepolsterten Gipsverband an, der nach Erhärtung von vorn bis hinten durchgesägt wird, so daß man jederzeit zur

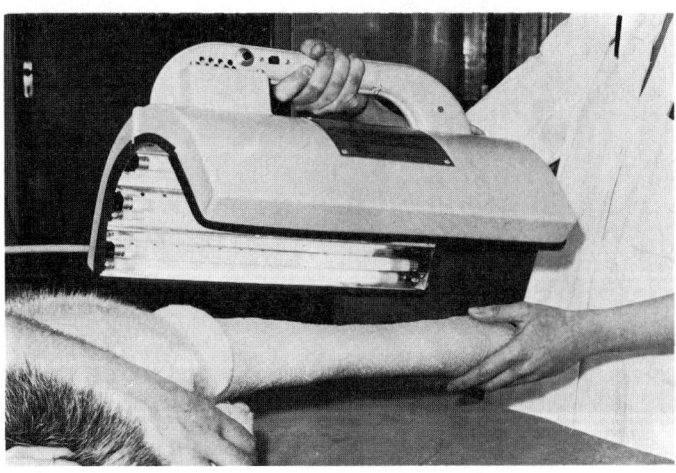

Abb. 1.33. Handlampe des Lightcast-Systems (MATIS)

Kontrolle die Schalen abnehmen und sie nachher wieder um die Extremitäten herumlegen kann. Das gleiche ist aber auch mit Appretur-Gazebinden und Kunstharzbinden möglich. Gipsbinden werden mehr und mehr durch Kunstharz-Gipsbinden oder Kunstharzbinden ersetzt, z. B. Cellamin®-Lohmann.

Kunstharzbinden werden bei Behandlungen mit warmem Wasser weich und erhärten nach Abkühlung, z. B. Hexcelite® (Fa. Albrecht), oder durch ultraviolettes Licht härtende Verbände, z. B. der Lightcast®-Verband *(Abb. 1.33).* Ohne zusätzliche Geräte: Baycast® (Fa. Bayer).

Elastische Binden nur in besonderen Fällen verwenden, weil ihre Schnürwirkung häufig nicht voll zu übersehen ist.

Schlauchbinden verschiedener Größe sind als Schutz gegen Lecken am Körper (4 Löcher für die Beine einschneiden!), besonders auch für Pfotenverbände geeignet. Ähnliche Fabrikate mit dazugehörigen Gestellen von Hartmann (Stülpa®) oder Lohmann (»tg«).

Klebstoffbinden, z. B. Hansa-, Leuko-, Poly-, Traumaplast; Coban® (3 M), Fixomull®, Gazofix® (Beiersdorf), Haftelass® (Lohmann) sind luftdurchlässig und kleben nur auf sich selbst, aber nicht auf Haaren, anderen Binden oder auf dem Körper. *Klebstoffe* gibt es zum Ankleben von Binden, Mull oder Gaze an den Körper, z. B. Mastofix®, Leuko®-Spray (Beiersdorf), auch Ankleben mit handelsüblichen Klebern wie z. B. Uhu® ist denkbar.

Gegen Abreißen Verbände mit Geruchsstoffen verwenden, die für Hunde unangenehm sind (sogenannte »Antiläufigkeit-Sprays«), Formalin oder unangenehme Geschmacksstoffe wie Nikotinsäureester enthaltende Präparate (Hautreizung, Wärmetherapie, z. B. Finalgon®) einsetzen. Auch Um-

wickeln mit dünnen Klebstoffstreifen möglich, wobei stets die Luftdurchlässigkeit des Verbandes erhalten bleiben muß.

Versteifen von Verbänden erzielt man auch durch Überkleben von Leisten aus Kunststoffhartsubstanzen aus der Zahnmedizin, z. B. Technovit® oder Palavit®. Zum schnelleren Versteifen Verbände aus Stärke oder Gips mit Heißluftduschen (Fön®) trocknen.

Über kleine Wunden Kunststoffe (z. B. Nobekutan®) streichen oder aufsprayen. Hansaplast® z. B. klebt besser, wenn es vorher leicht mit Äther betupft wurde.

1.2.5   Praktische Winke für das Anlegen von Verbänden

1.2.5.1   Kopfverbände
Durch Verwenden von Papierbinden versteifen; einzelne Touren des Verbandes durch Einschnitte in die Binde und Durchstecken der Ohren fixieren; bei häufigem Verbandwechsel zuerst bleibender, gepolsterter Verband um den Hals, das ein Abrutschen des zweiten, um den Kopf gelegten Verbandes verhindert. Später nur Kopfverband wechseln.

1.2.5.2   Hochkleben der Ohren
Nach Kupieren, Otitis-Operation sowie zum Unterbinden des Ohrschüttelns *(Abb. 1.34 bis 1.40).*

1.2.5.3   Pfotenverbände
Zwischenzehenräume sind stets zu polstern (Daumenkralle nicht vergessen). Bei schlechtem Wetter streift man ein Plastiktütchen über die Verbände, sorge für Befestigung gegen Abreißen, z. B. durch Leukoplast®-Streifen, die man zuerst dorsoplantar, dann als 3 Ringtouren im 1. und 2. Drittel und

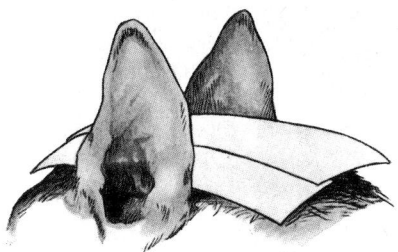

Abb. 1.34. Ohrklebeverband: 2 etwas zusammengekleb-te Hansaplaststreifen (5 cm) liegen auf Stirn und Nacken

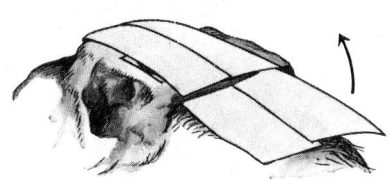

Abb. 1.38. Beide Ohren werden mit Hilfe des Doppel-streifens fest verklebt

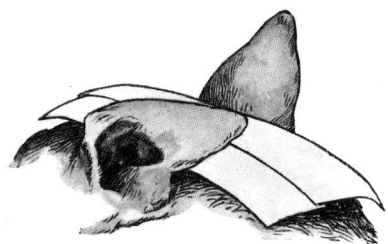

Abb. 1.35. Ein Ohr ist fixiert

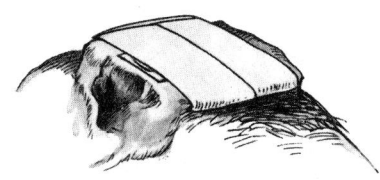

Abb. 1.39. Endzustand des Ohrklebeverbandes

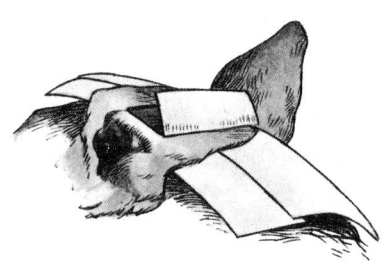

Abb. 1.36. Die Hälfte der Klebefläche eines neuen Han-saplaststreifens (5 cm) wird auf das fixierte Ohr geklebt

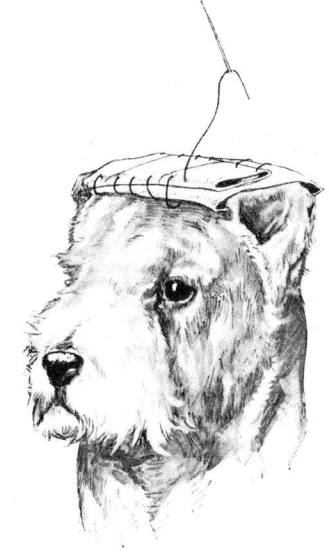

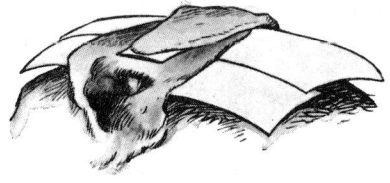

Abb. 1.37. Das zweite Ohr wird fixiert

Abb. 1.40. Ohrklebeverband: beide Ohren werden ein-zeln verklebt, die Ohren übereinandergelegt und die vorderen und hinteren Kanten des Hansaplaststreifens vernäht

am oberen Rand um den Verband führt. Den Knoten möglichst auch mit Leukoplast® verdek-ken. Falls der Verband nicht besonders festzusit-zen braucht und bei dem betreffenden Hund keine

Neigung zum Abreißen des Verbandes besteht, verwende man Schlauchverbände (Hartmann oder Lohmann), weil sie am schnellsten und ohne Pol-sterung anzulegen sind.

1.2.5.4 Extremitätenverbände

Diese müssen zum besseren Halt auch über den Körper geführt werden.

1.2.5.5 Rutenverbände

Sie sind nur dünn zu polstern, damit sie nicht zu schwer werden. Außerdem müssen sie, um ein Abstreifen zu verhindern, an den Haaren festgeklebt werden. Haare entweder mit Mastofix® einreiben oder Leukospray® einsprühen oder Leukoplast®-Streifen in Längsrichtung falten, nicht klebende Flächen aufeinanderlegen und Klebeflächen in langen Zirkeltouren um die Rute und darüber den Verband legen. Dann klebt eine Seite an den Haaren, die andere am Verband.

1.2.5.6 Streckverbände

Bei Appretur-Gazebinden über Bindenende mehrere Touren einer Mullbinde über den Verband wickeln, auch bei Gips-, Gips/Kunstharz- und Kunstharzbinden zum Erzielen eines schnellen Erhärtens mit Heißluftdusche (z. B. Fön®) trocknen. Falls unter dem Verband Verletzungen bestehen oder die Zehen mit in den Verband hineinkommen, um deren Blutversorgung man infolge Schwellung nach Anlegen des Verbandes Sorge hat, sägt man den Verband nach der Erhärtung an zwei gegenüberliegenden Stellen auf und hat somit Schalen, die ständig verwendet werden können. Dadurch werden notwendige häufigere therapeutische Maßnahmen und Kontrollen erleichtert.

1.2.5.7 Wundverbände

Man legt nicht klebende, gitterförmige, wundsekretdurchlässige, zum Teil mit granulationsfördernden oder antibakteriellen Stoffen beschickte Kompressen auf die Wunde, z. B. Brandolind®-Hartmann, Fucidine®-Gaze-Thomae, Lomatuell®-Lohmann, Sofra-Tüll®-Albert-Roussel; darüber wird Zellstoff gelegt und das Ganze mit Binden befestigt.

1.2.6 Nähte und Nahtmaterial

Die Dicke des Materials ist der jeweiligen Beanspruchung anzupassen.

1.2.6.1 Nichtresorbierbares Nahtmaterial

Seide (gedreht oder geflochten);

Kunststoff, auch Teflon®-beschichtet = Synthofil®-Braun. Die Neigung zu Fisteln ist bei Kunststoff häufig ein Problem der Dicke oder der verwendeten Fäden;

Stahldraht (rostfrei, mono- oder polyfil) für äu-

ßere und versenkte Nähte;

Metallklammern zum Schließen kleiner Operations- oder artefizieller Wunden während ambulanter Behandlung;

Clips (z. B. Ethicon) zum schnellen Schließen besonders schwer erreichbarer Gefäße im Körperinnern. Auch Ethibinder®.

1.2.6.2 Resorbierbares Nahtmaterial

Katgut, trocken unbegrenzt haltbar; in Flüssigkeit ist die Haltbarkeitsdauer begrenzt; chromiertes Katgut für Stellen starker Beanspruchung, heute meist ersetzt durch synthetisches Material wie Dexon® oder Vicryl® = sehr langsam resorbierbar zum Verschluß von Laparotomiewunden; (immer beim Chow-Chow verwenden und wegen dessen kurzen, ruckartigen Bellens noch einige zusätzliche Einstülpnähte legen); besonders auch für infiziertes Gewebe geeignet. Nicht rutschfestes Material (z. B. Vicryl®) immer dreimal knoten.

1.2.6.3 Atraumatisches Nahtmaterial

Mit der Nadel verschweißtes Nahtmaterial (verschiedene Firmen), besonders bei Operationen am Auge, an den Gefäßen bzw. Nerven, aber auch an Urethra und Blase, am Darm und bei ähnlichen Erfordernissen verwenden.

1.2.7 Nahttechniken

Nach Darmöffnung erfolgt Verschluß durch Knopfnähte mit schwer (Dexon, Vicryl) oder nicht resorbierbarem Material. Wenn das Gewebe schlecht ernährt und dadurch die Tendenz besteht, daß Nähte ausreißen, dann verwende man fortlaufende Naht nach Schmieden (Abb. 1.41): Die erste Naht wird durch Serosa und Muskulatur geführt und verknotet, dann verläuft sie durch Serosa, Muskulatur und Schleimhaut; auf der anderen Seite verfährt man ebenso. Dadurch stülpt sich die Naht ein. Die letzte Naht legt man nur durch Serosa und Muskulatur und verknotet sie. Darüber kommen einzelne Knopfnähte. Darmnaht soll immer mit Netz bedeckt werden.

Darmverschluß durch Tabaksbeutelnaht = Abbildungen 1.42 und 1.43, durch fortlaufende Naht *= Abbildungen 1.44 bis 1.46,* bei Seit-zu-Seit-Anastomose *= Abbildungen 1.47 bis 1.50.* Der Darmverschluß wird zur Seit-zu-Seit-Anastomose benötigt.

Fortlaufende Naht als erste Naht auch zum Verschluß der Linea alba, des Magens und der Blase.

Bei Eröffnung der Bauchhöhle von der Seite = beide Nähte fortlaufend. Bei der Eröffnung in der Linea alba auch Achternaht *(Abb. 1.51)* legen.

Bei der *Hautnaht,* besonders bei Einmannopera-

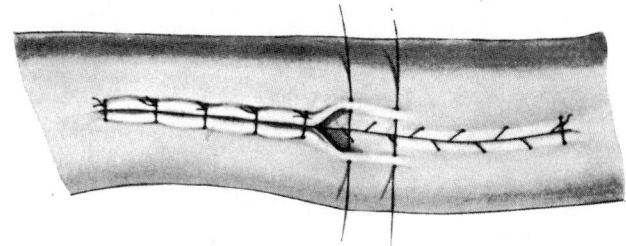

Abb. 1.41. Darmnaht nach Schmieden (fortlaufend). Darüber einzelne einstülpende Serosanähte

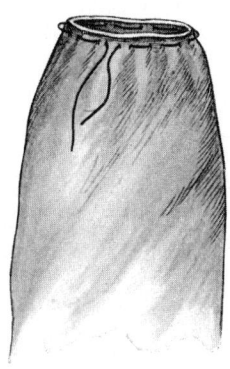

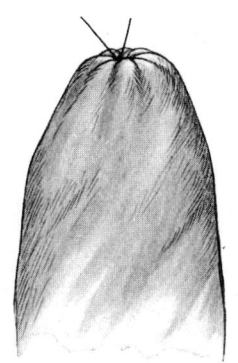

Abb. 1.42. Darmverschluß durch Tabaksbeutelnaht, angelegte Naht

Abb. 1.43. Darmverschluß durch Tabaksbeutelnaht, Naht angezogen und verknotet

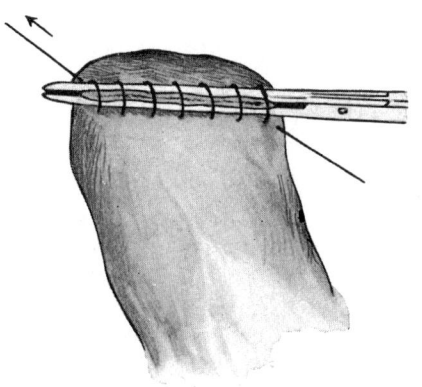

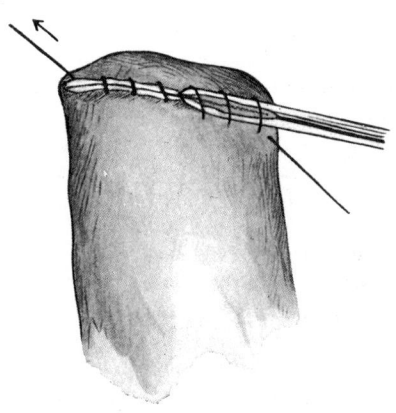

Abb. 1.44. Darmverschluß durch fortlaufende Naht, Naht über Darmklemme

Abb. 1.45. Darmverschluß durch fortlaufende Naht, Herausziehen der Darmklemme

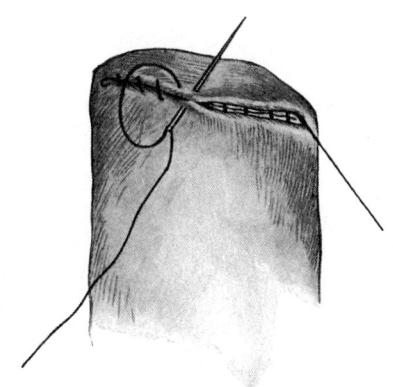

Abb. 1.46. Darmverschluß durch fortlaufende Naht. Zweite fortlaufende, die Darmserosa einstülpende Naht. Zum Abschluß beide Enden verknoten

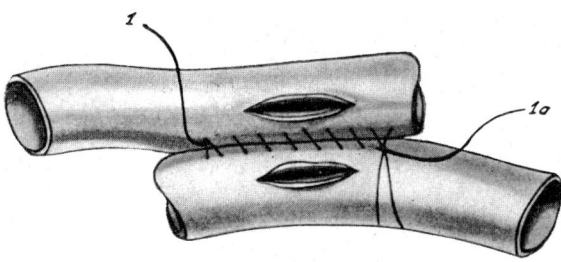

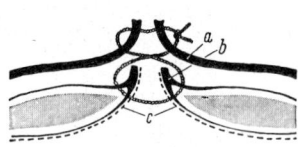

Abb. 1.47. Seit-zu-Seit-Anastomose nach Darmresektion. 1. fortlaufende Naht der Serosa

Abb. 1.51. Achternaht (gleichzeitiger Verschluß von Serosa, Muskulatur bzw. Linea alba und Haut; zeitsparend). *a* = Haut; *b* = Bauchwand (Linea alba); *c* = . Peritonaeum (Berge/Westhues)

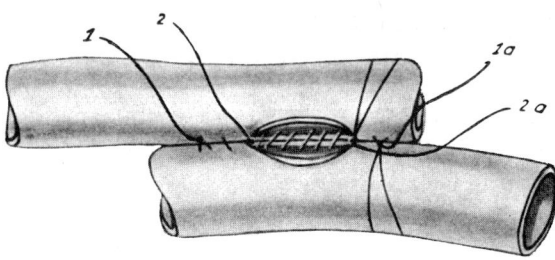

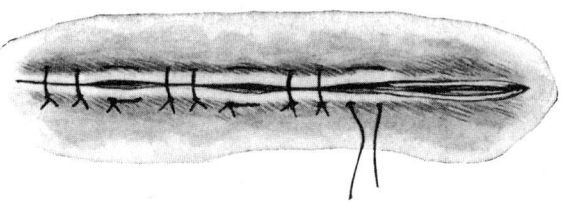

Abb. 1.48. Seit-zu-Seit-Anastomose nach Darmresektion. 1. fortlaufende Naht der Darmöffnung

Abb. 1.52. Rückläufige Naht (horizontale Naht heute häufig auch durch vertikale ersetzt) (Wolf), dazwischen einfache Knopfnähte. Praktische Nahtmethode bei Operationen ohne Assistenz

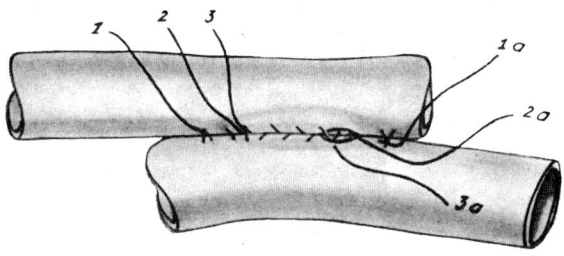

Abb. 1.49. Seit-zu-Seit-Anastomose nach Darmresektion. 2. fortlaufende Naht der Darmöffnung. Verknoten von 2 und 3 und 2a und 3a

tionen, jede erste, dritte, fünfte usw. als rückläufige Naht legen (Wolfsche Naht – *Abb. 1.52*). Dies hat den Vorteil, daß sich von selbst ein Kamm bildet und die Hunde die einzelnen Nähte nicht oder nur schwer herauslecken oder herausziehen können. Zum Abdecken der Hautnaht = Klebestreifen oder Hautfaltendecknaht *(Abb. 1.53)*.

1.2.7.1 Praktische Winke für Nähte

Um Nahtmaterial zu sparen, knüpfe man Knoten mit Nadelhalter. Gute Knüpftechnik gewährleistet schnelles Operieren und dadurch geringe Auskühlung und Sekundärinfektion. Nadelhalter mit Schneidevorrichtung verwenden. (S. auch Leonhard, 1969.)

Um ein Herausgleiten von dünnem Nahtmaterial, besonders synthetischem, aus dem Nadelöhr zu verhindern, befestigt man es mit einfachem Knoten an der Nadel oder bringt am Ende einen Knoten in den Faden ein. Der Schifferknoten ist der allgemein übliche Knoten in der Chirurgie. Er besteht aus zwei übereinandergelegten Schlingen, von denen die zweite entgegengesetzt zur ersten zeigt. Er stellt die Grundform für den chirurgischen Knoten dar. Das Nähen dreizipfliger Wunden zeigen die *Abbildungen 1.54* und *1.55*.

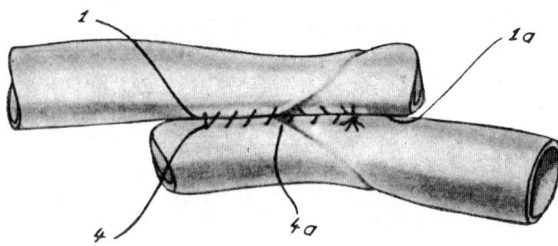

Abb. 1.50. Seit-zu-Seit-Anastomose nach Darmresektion. 2. fortlaufende Naht der Serosa. Verknoten von 1 und 4 und 1a und 4a

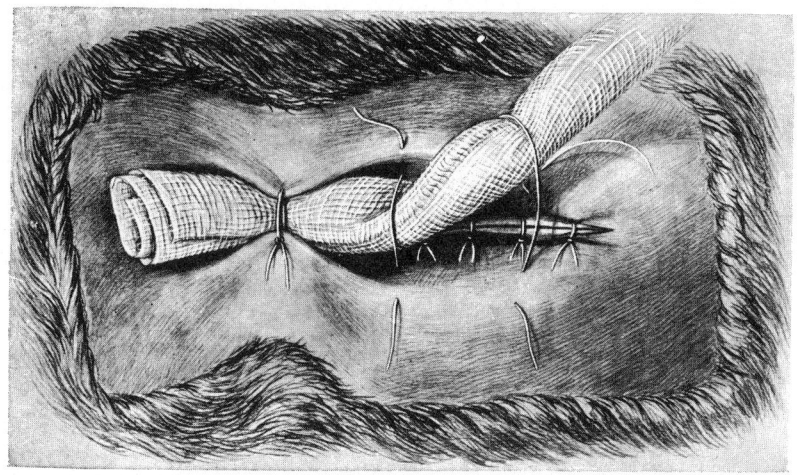

Abb. 1.53. Hautfaltendecknaht, anstelle eines Verbandes (Berge/Westhues)

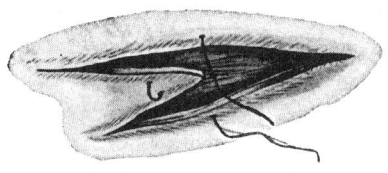

Abb. 1.54. Knüpfen der ersten Naht, Anlegen einer Situationsnaht

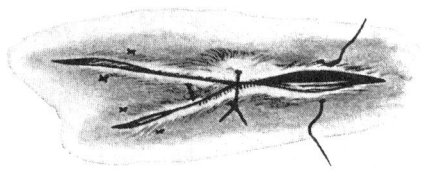

Abb. 1.55. Naht einer dreizipfligen Wunde

1.2.8 Applikation von Arzneimitteln

1.2.8.1 Eingeben von Dragees, Kapseln, Tabletten

Mit den Fingern über die Zunge schieben, Hand schnell zurückziehen und Fang leicht zuhalten. Erst wenn der Hund die Zungenspitze etwas zwischen den Zähnen vorschiebt, hat er das Mittel abgeschluckt. Gegebenenfalls auch mit Wasser verrühren und wie Flüssigkeit seitlich zwischen Zähne und Backe eingeben.

Falls Hunde gut essen und das Arzneimittel nicht schlecht schmeckt, auch zerkleinert ins Futter mischen.

Arzneimittel, die leicht erbrochen werden (zum Beispiel Digitalispräparate), ebenfalls in zerkleinertem Zustand mit breiigem Futter aufnehmen lassen oder füttern.

1.2.8.2 Eingeben von Flüssigkeiten

Stets in die seitliche Backentasche eingeben, Kopf in einem Winkel von ungefähr 60° halten. Falls der Hund nicht schlucken will, Sonde zwischen die Zähne führen und leicht auf die Zunge drücken. Der Hund schiebt die Zunge dann vor, die Flüssigkeit fließt nach hinten, und er muß schlucken. Auch Druck auf den Kehlkopf oder Zuhalten der Nase können zum Erzwingen des Abschluckens versucht werden. Falls auf diese Weise die Einnahme nicht erzwungen werden kann, Beißröhrchen zwischen die Schneidezähne stecken, Magensonde einführen und mit Trichtern Flüssigkeit einführen.

1.2.8.3 Rektale Applikation

Zäpfchen mit den Fingern einführen und mit Hilfe eines Thermometers nachschieben. Den Hund einige Zeit auf dem Schoß oder der Sitzgelegenheit halten und Rute gegen den After drücken.

Zum Abführen Mikroklistiere geben, wie z. B. Babylax®, Microklist®, Glycerin- oder Seifenzäpfchen, Lecicarbon® (Kohlensäureentwickler), Laxoval®; es kann auch stark verdünntes Seifenwasser, Glyzerin oder flüssiges Paraffin verabfolgt werden. Bei kleinen Hunden Zäpfchen entweder teilen oder Kinderzäpfchen verwenden.

1.2.8.4 Perkutane/transkutane Applikation

Betreffendes Arzneimittel am besten in die wenig behaarte Inguinalgegend einreiben.

1.2.8.5 Intrapalpebrale Applikation

Abziehen des Unterlides und Einträufeln der Flüssigkeit (nicht mehr als 1 Tropfen, da kaum für einen Tropfen Platz vorhanden) oder Aufbringen der Salbe aus den heute üblichen Spezialtuben, sonst Einbringen mit feinem Glasstäbchen oder Sonde.

1.2.9 Injektionstechniken

Subkutane (s.c.) Injektion □ Vornehmlich an seitlicher Hals-, Brust- oder Bauchhaut. Bei Hunden Daumen gehaltene Hautfalte; während der Injektion muß eine dunkel schimmernde Quaddel sichtbar werden.

Subkutane (s. c.) Injection □ Vornehmlich an seitlicher Hals-, Brust- oder Bauchhaut. Bei Hunden können fast alle in der Humanmedizin intramuskulär zu verabreichenden Injektionen s.c. injiziert werden. Man kann reizende Arzneimittel zur besseren Verträglichkeit mit destilliertem Wasser oder, wenn sie nicht ausfallen, mit Anästhetika verdünnen. Bei Pudeln fallen nach s.c.-Injektionen von Arzneimitteln in Kristallform (wahrscheinlich nur Glukokortikoidwirkung) gelegentlich die Haare aus, bzw. die Haare ergrauen. Letzteres tritt bei dieser Rasse auch nach Anästhesie der Krallen mit einem Sperrkörper ein.

Subkonjunktivale Injektion □ Von der Haut aus oder unter die Lidbindehaut *(Abb. 1.56)*.

Intramuskuläre (i.m.) Injektion □ Lateral in die Mitte der Oberschenkelmuskulatur, ungefähr 1–2 cm tief.

Intravenöse (i.v.) Injektion □ Stauen mit Gummischlauch oder Staubinde *(Abb. 1.57)*; gegebenenfalls Staugummi mit Arterienklemme festklemmen. Möglichst Spritzen nach LOEB, d. h. mit exzentrischem Konus verwenden. Immer Spritze mit aufgesetztem Konus zum Auffinden der Vene benutzen. Dadurch wird gewährleistet:
a) bessere und elegante Führung der Kanüle,
b) kein Verschmutzen der Haut mit Blut, wie beim Aufsuchen der Vene allein mit der Nadel.
Vorderbein: Vena cephalica antebrachii dorsal und medial; am geeignetsten, falls nur Besitzer den Hund hält *(Abb. 1.58)*, Vena jugularis ext. (vornehmlich für große Blutentnahmen). Anstauen der Vene durch Hilfspersonal mittels Fingerdruck vor der Brustapertur des liegenden Hundes.
Hinterbein: Vena saphena, Ramus cranialis *(Abb. 1.59)*. Falls Venen kollabieren (Schock): Versuch der Injektion oder Infusion in die Zungenvene.

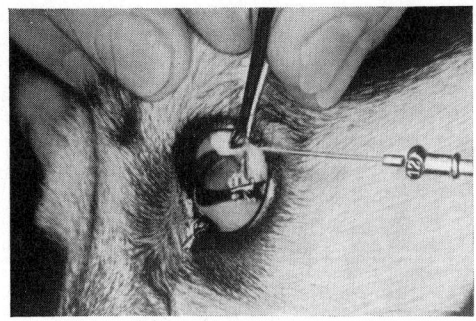

Abb. 1.56. Injektion unter die Lidbindehaut (GRÜNBERG)

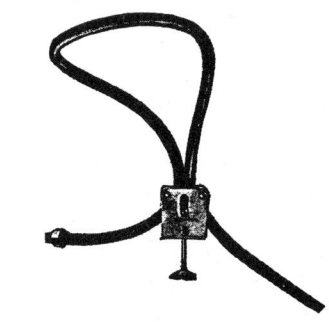

Abb. 1.57. Schnellstauer für Venen aus Gummi (Firmen Vogel und Eisenhut)

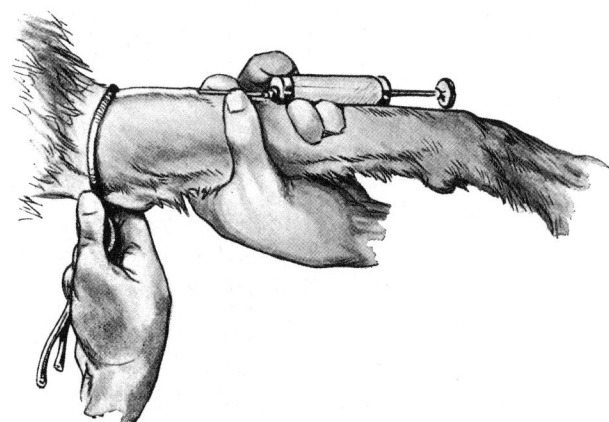

Abb. 1.58. Intravenöse Injektion (Vorderbein). Eine Hand fixiert und hält Spritze und Kanüle. Spritze nach LOEB = exzentrischer Konus

Intraartikuläre Injektionen □ Schultergelenk: bei angewinkeltem Oberarm *(Abb. 1.60)*; Ellenbogengelenk: von vorn lateral zwischen Kondylen von Ober- und Unterarm *(Abb. 1.61)*; wegen des engen Spalts feine Kanüle verwenden; Fußwurzelgelenke: von dorsal; Hüftgelenk: kranial oder kaudal

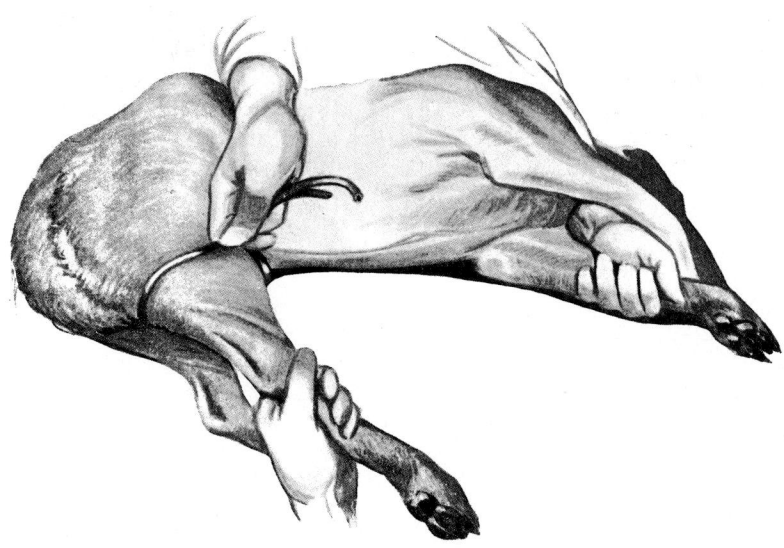

Abb. 1.59. Halten zur intravenösen Injektion am Hinterbein. Bei sehr unruhigen Hunden muß durch die Assistenz auch das untere Hinterbein gehalten werden. Staubinde wird dann mit einer Arterienklemme festgehalten

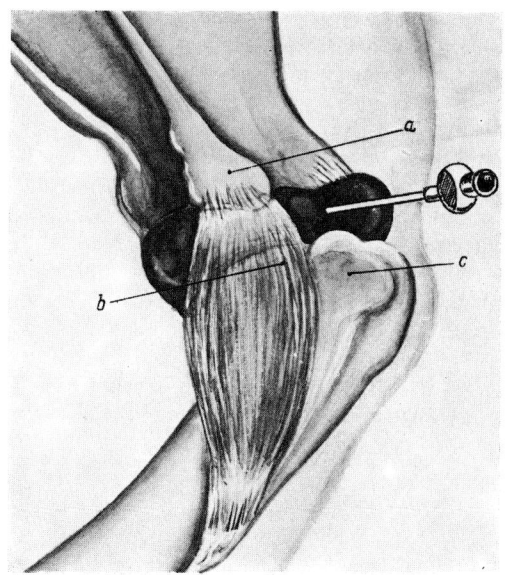

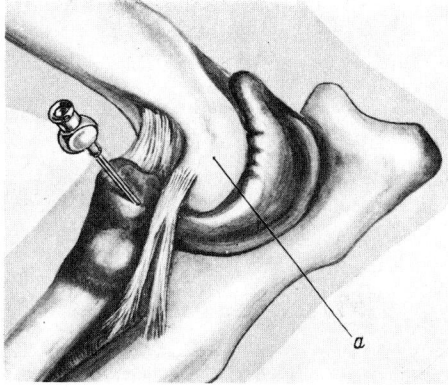

Abb. 1.61. Intraartikuläre Injektion, Ellenbogen. *a* = Condylus lat. humeri (Westhues/Fritsch)

Abb. 1.60. Intraartikuläre Injektion, Schulter. *a* = Acromion; *b* = M. deltoideus; *c* = Epicondylus lat. humeri (Westhues/Fritsch)

vom Trochanter major in die Tiefe gehen *(Abb. 1.62);* Kniegelenk: seitlich unter das Patellarband *(Abb. 1.63).*

Intraabdominale (intraperitoneale) Injektion □ Einstechen, Nadel etwas zurückziehen und aspirieren, ob Blut oder Flüssigkeit (Blase) kommt.

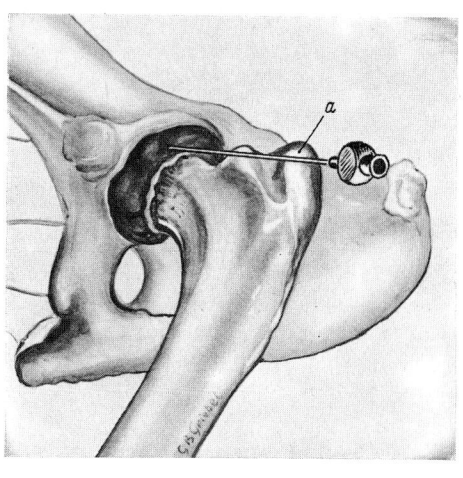

Abb. 1.62. Intraartikuläre Injektion, Hüfte. *a* = Trochanter major (Westhues/Fritsch)

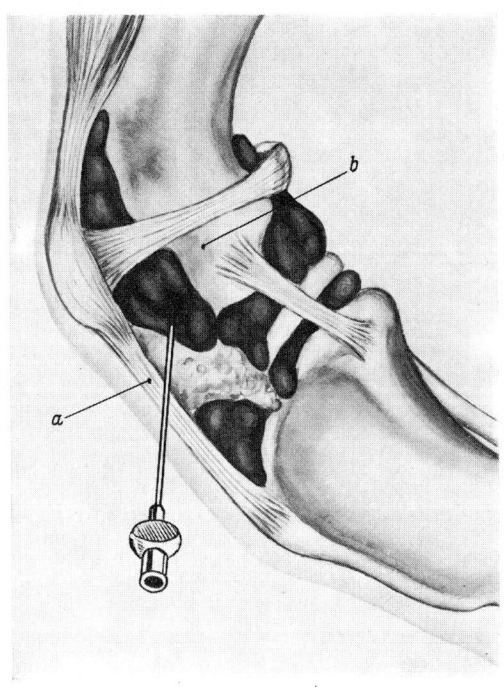

Abb. 1.63. Intraartikuläre Injektion, Knie. Auch in Pfeilrichtung. *a* = Patellarband; *b* = Epicondylus med. femoris (WESTHUES/FRITSCH)

Intrathorakale (intrapleurale) Injektion ☐ Nur anzuraten bei Unmöglichkeit, i.v. zu injizieren, und falls schnellstmögliche Resorption erreicht werden soll.

Intrakardiale Injektion ☐ Bei Kreislaufkollaps (Adrenalin – nicht nach Vorgabe von Phenothiazinderivaten – oder Nor-Adrenalin); auch zur Euthanasie (Chloroform oder Magnesium sulfuricum nach vorheriger Neuroleptanalgesie).

Intrathekale Injektion ☐ In der Regel subokzipital, um Arzneimittel oder Röntgenkontrollkontrastmittel einzubringen. In der Gegend der Lendenwirbel ist das Einführen der Nadel in den Rückenmarkraum schwierig.

Intralinguale Injektion ☐ Nur indiziert, falls keine Injektion in Venen möglich ist *(Abb. 1.64).*

Leitungsanästhesien von Nerven ☐ Siehe Schmerzausschaltung (Kap. 6.3).

Zur Injektion von Arzneimitteln in die Bauchhöhle kann man Kanülen mit seitlicher Öffnung und vorn geschlossener Spitze verwenden, um zu verhindern, daß ins Fett des Netzes injiziert wird und damit keine Wirkung erreicht wird. Falls i.v. Injektion nicht möglich und die Resorption des Mittels schnell erfolgen soll, kann man Hyaluronidase (Kinetin®) aufgelöst in einem Lokalanästhetikum ohne Sperrkörper vorinjizieren (Kanüle muß liegenbleiben) und nach ½ Minute das jeweilige Arzneimittel nachinjizieren.

Zum besseren Auffinden der gestauten Vene ist in der Regel das Abschneiden der Haare unnötig, bei Hunden mit langen Haaren, z. B. Afghanen, Puli u. a., möglichst vermeiden; es genügt, die Haare mit seifigen oder entspannenden Desinfektionslösungen anzufeuchten.

Bei *paravenösen Injektionen* von reizenden Arzneimitteln, die zu Nekrosen führen können, z. B. Thiogenal, Kalzium (ausgenommen Calcium gluconicum), sofort Hyaluronidase (Kinetin®) und anschließend physiologische Kochsalzlösung mit Lokalanästhetikum ohne Sperrkörper nachinjizieren.

Vor Injektion schmerzhafter Arzneimittel (z. B.

Abb. 1.64. Intralinguale Injektion (HAPKE)

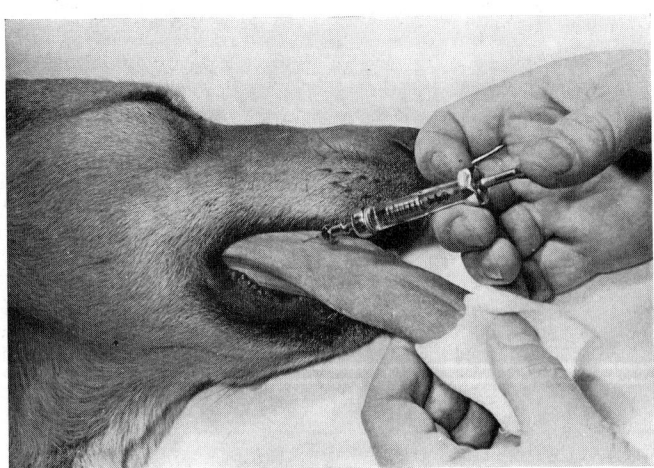

Vitamin B$_1$ oder B$_6$, Noramidopyrin-Novalgin®, Phenylbutazon u. a.) Anästhetika, z. B. Butanilicain (Hostacain®), Lidocain (Xylocain®) vorinji-

zieren, Kanüle liegenlassen, nach 30 Sekunden Arzneimittel nachinjizieren.

1.3   Praktische Winke

1.3.1   Allgemeines

Stuhl am Thermometer schleimig, glasig und zähanhaftend, zudem Erbrechen → meist Ileus.

Oben beschriebener Stuhl am Thermometer und Erbrechen auch nach Eingabe von Kontrastbrei → sicherlich Ileus, unbedingt Probelaparotomie anraten.

Beim Tragen von Welpen nicht die Finger zwischen Körper und Oberarm legen → diese Trageweise kann zu »losen Schultern« führen.

Zur Orientierung über Anatomie → Knochen von Kopf und Extremitäten präparieren lassen.

Klebpflaster in Rollenform (Polyplast®) möglichst weiß (sieht besser aus) und breit (5 cm) kaufen, damit man sich die Streifen in entsprechender Breite selbst herrichten kann (bequemer und billiger als Vorratshaltung verschiedener Breiten). Zum Spalten von Abszessen oder ähnlichem → Starmesser verwenden → am wenigsten schmerzhaft.

Arzneimittel, die leicht erbrochen werden, zerstampfen und mit Futter vermischt eingeben.

Zecken entfernen → mit Fingerkuppe auf der Zecke drehende Bewegungen ausführen; je vollgesogener die Zecke, desto schnelleres Abfallen.

Fliegenmaden lassen sich aus Hunden verhältnismäßig leicht entfernen, wenn man sie mit Tetrachlorkohlenstoff betupft.

Nägel der Saugwelpen beschneiden oder feilen. Hündin verwehrt das Säugen nicht wegen der spitzen Welpenzähne (um diese legt sich die Zunge), sondern wegen der spitzen Krallen an den Vorderpfoten.

Stubenreinheit erreicht man sehr schnell, wenn man den Welpen jedesmal sofort nach der Fütterung ins Freie bringt.

Spülen von Kanülen (Analbeutel, Tränennasenkanal), kleinlumigen Schläuchen, Katheter → Aquajet (Fa. Martin) *(Abb. 1.4 und 1.8).*

Einmalspritzen nach Entnahme aus mit Gummistopfen verschlossenen größeren Flaschen nach Gebrauch wieder auf diese Flaschen stecken bzw. einen Spezialdauerverschluß zur häufigen Entnahme anbringen; nach beendeter Sprechstunde fortwerfen.

Bei unterkühlten Hunden → Inkubator, Kurzwelle oder Wärmekissen.

1.3.2   Verhalten des Hundes

Apathie und Sträuben der Rückenhaare sind meist Zeichen des bald eintretenden Todes.

Nach Ausführen oder Aufwachen: kein »Sich-Schütteln« → Anzeichen schlechten Gesundheitszustands.

1.3.3   Verhindern des Leckens

Halskragen aus Plastik (Fachhandel), sonst Maulkorb verwenden; sind die Zwischenräume der Lederriemen zu weit, außen Vorderteil eines Strumpfes überziehen und festnähen; Pappkragen um den Hals *(Abb. 1.65 und 1.66);* aus Plastikeimer oder

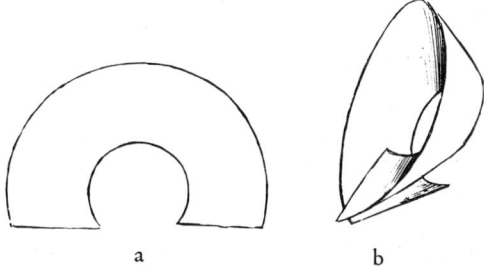

a   b

Abb. 1.65. Pappkragen für den Hals, um das Lecken zu verhindern. *a* = aus einer Pappscheibe geschnitten, plan; *b* = tütenförmig zusammengeschoben

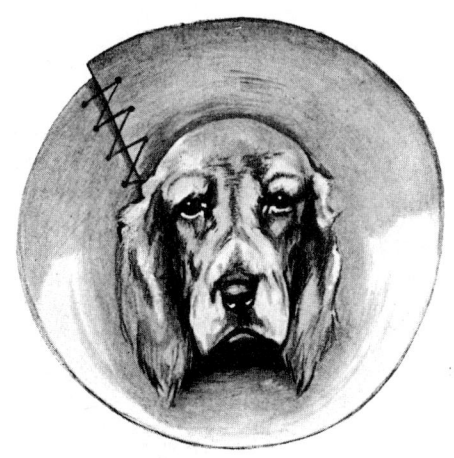

Abb. 1.66. Tütenförmiger Pappkragen am Hundehals

bei kleinen Hunden aus Spielzeugeimer oder Blu-
men-Plastikübertopf den Boden herausschneiden,
im Uhrzeigersinn bei 12, 3, 6 und 9 Uhr ein Loch
hineinbohren, durch diese Löcher Schnüre führen,
die am Halsband befestigt werden. Zum Vorführen und besseren Verständnis für den Besitzer an
einem kleinen Stoffhund einen solcherart nachge-
bildeten Eimer aus Pappe als Modell vorführen.

Weitere mögliche Maßnahmen: Frottierhand-
tuch oder Frottierlaken um Hals und Leib;
Schlauchbinde überziehen; Einsprühen mit Duftstoffen, die dem Hund unangenehm sind; Haut
einreiben mit Albothyl® oder Lotagen® (= Meta-
kresonsulfonsäure und Formaldehyd).

Anzug aus Leinen nähen, auch Strampelhös-
chen mit abgeschnittenen Fußteilen. Umwickeln
zum Beispiel mit Leukoplast®, das vielen Hunden
unangenehm ist.

1.3.4 Chirurgie

Säubern von Instrumenten mittels Ultraschallgerät, z. B. Sonorex (Fa. Bandelin), sonst heiße Inci-
din®-Lösung, gleichfalls für Reinigung von Instru-
mentenschalen geeignet.

Bei längeren Operationen Wärmekissen unter
die Hunde legen. Anstelle des Rasierens: Schere
mit Schermaschine von Aesculap und ¹/₁₀ oder
¹/₂₀ mm Scherkopf verwenden. Haare sofort mit
Staubsauger absaugen. Separate Scherköpfe verwenden: a) für Operationen, b) für Ekzeme, c) für
eitrige Stellen.

Bei Freischeren von frischen Wunden: Scherkamm in Paraffinum liquidum tauchen → Haare
bleiben dann an der Schere haften und fallen nicht
in die Wunde.

Anstatt Abdecktücher am Wundrand festzu-
klemmen oder diese mit Wundklammern zu fixieren, sollte man Plastikeinmaltücher an der Haut
festkleben, damit keine Berührung innerer Organe
mit der Haut erfolgen kann. Bei Gelenk- und
Knochenoperationen empfehlenswert: selbstklebende Tücher (z. B. 3 M, Hartmann, Parke Davis),
sie kleben besser, wenn Operationsstelle vorher
mit Äther abgerieben und anschließend mit Leu-
kospray® besprüht wurde.

Nähte in Höhlen zwischen Muskulatur, Faszien
und Haut, besonders Inguinal- und Halsgebiet,
immer aus Dexon® oder Vicryl®, weil wegen
schlechterer Resorption gegenüber Katgut weniger
Serome entstehen. Bei Seromgefahr durchlöcher-
ten Kunststoffschlauch (Redondrain) mit Absau-
ger einlegen (Abb. 1.23).

Vor und nach Operationen in Körperhöhlen:
Tupfer und Instrumente zählen!

Bei Operationen in der Analgegend: Anus zur
Vermeidung einer Defäkation während der Operation mit Tabaksbeutelnaht verschließen. Entfer-

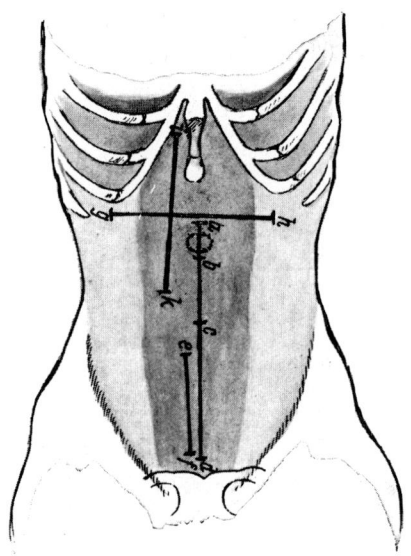

Abb. 1.67. Schnittführung bei Bauchoperationen von
ventral. a–b = Nabelbruch; b–c = Kastration, Fremdkörper, Trächtigkeitsunterbrechung; b–d = Hysterektomie,
Sectio caesarea; c–d = Blasenoperation (Hündin), Rektopexie; e–f = Blasen- und Prostataoperation (Rüde);
g–h und i–k = Operation an Leber oder Zwerchfell

nen nicht vergessen!

Zum Nähen der Haut ohne Assistenz: Nadelhalter mit Schneidevorrichtung (Abb. 1.26); jede
3. Naht rückläufig.

In stark blutenden Gebieten Scheren nach Metzenbaum verwenden.

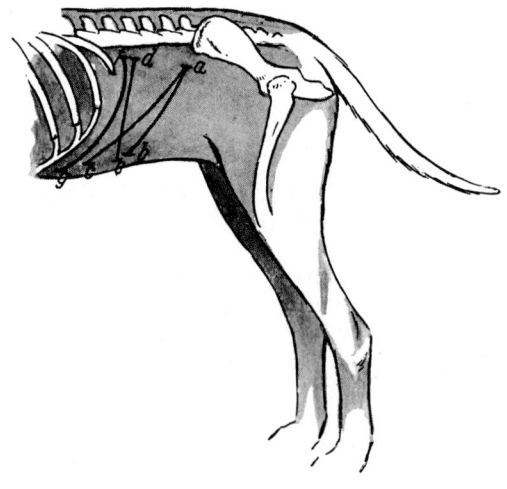

Abb. 1.68. Schnittführung bei Bauchoperationen von lateral. a–b = Sectio caesarea, Kastration, Fremdkörper,
Rektopexie, kleine Tumoren; a–c = Gastrotomie, Lebertumoren, große Tumoren, Nephrektomie; d–e = Nephrektomie, Epinephrektomie; f–g = Operationen am
Zwerchfell

Blutstillung mit Hochfrequenz-Chirurgiegeräten → sehr große Zeitersparnis.

Blutstillung flächenhafter, z. B. parenchymatöser, *Blutungen* oder solchen in Höhlen: s. 16.3.

Gewebekleber, z. B. auf Butyl-2-cyanacrylat-Basis = Histoacryl® N (Braun), haben sich in der Parenchym- und Wiederherstellungschirurgie bewährt.

Zur Speziallagerung bei Operationen nach allen Richtungen biegsames Kissen verwenden, das nach Abziehen der Luft (Vakuumpumpe) unverformbar fest und nach Beheben des Vakuums wieder biegsam wird, z. B. VAC-PAC Kissen (Fa. Eickemeyer).

Farbiges Nahtmaterial verwenden, wenn zwischen einzelnen Fäden unterschieden werden muß.

Wenn atraumatische Nadeln ratsam, möglichst solche mit eingeschweißten Nähten verwenden.

Bei fortlaufender Naht hält der Assistent den durch das Gewebe geführten Faden mit Péan und zieht ihn jedesmal fest. Eine Garnitur von »Clips«, z. B. Ligaclip® (Fa. Ethicon), sterilisiert bereithalten, damit Blutstillung in tiefen oder unübersichtlichen Gebieten erleichtert wird. Hierzu auch Ethibinder (Fa. Ethicon) ratsam.

Auf Drahtende bei Naht in der Mundhöhle Paladur®- oder Technovit®-Kügelchen stecken, um Mundschleimhautverletzungen zu vermeiden.

Dünnes Schaumgummi um die Rutenspitze verhindert Aufschlagen der Rute.

Zu jedem Sterilisationsgut zwei Gästehandtücher zum Abtrocknen der zur Operation gewaschenen Hände bereitlegen, auch bei Vorhandensein eines Sterilisationsbehälters mit Einmaltüchern (Fa. Martin).

Bei Allergie gegen OP-Handschuhe = Puritex-Spezial-Handschuhe (Fa. Medimex). Auch vorheriges Anziehen sterilisierter Plastik- oder Stoffhandschuhe.

Falls Kipptisch vorhanden (z. B. bei Operationen von Hernia perinealis und Rektumdivertikel): Tisch kippen und Hund mit Kopf nach unten hängen lassen; so hängt die Leistengegend über der Kante, die Hinterbeine hängen nach der anderen Seite, dadurch Operation ohne Vorfall von Netz oder Darm in die Operationswunde möglich.

Vorschläge zur Schnittführung von Bauchoperationen: *Abb. 1.67* und *1.68.*

Literatur

Kealy, K., 1981: Röntgendiagnostik bei Hund und Katze. Stuttgart: Ferdinand Enke.

Leonhard, E. P., 1969: Praktikum der Kleintierchirurgie. Berlin/Hamburg: Paul Parey.

2 Fütterung

W. DROCHNER

2.1 Bedarfswerte

Karnivoren in freier Wildbahn verzehren ihre Beutetiere mehr oder weniger vollständig. Neben der Muskulatur nehmen sie also auch Organe, Magen-Darminhalt, Knochen und Haut auf. Vor allem der Magen-Darminhalt ist schwerverdaulich und überwiegend pflanzlicher Herkunft; er ist somit eine natürliche Quelle für Ballaststoffe.

Der *Nährstoffbedarf* der Fleischfresser kann in groben Zügen von der Zusammensetzung der Nahrung wildlebender Karnivoren abgeleitet werden. Im Vergleich zu landwirtschaftlichen Nutztieren ist vor allem der hohe Proteinbedarf besonders hervorstechend. Die wichtigsten Bedarfsnormen werden in *Abbildung 2.1* (Energie) und *Abbildung 2.2* (Protein) aufgeführt.

Für die Energiezufuhr eignen sich Kohlenhydrate und Fette gleichermaßen. Die Verträglichkeit größerer Mengen an bestimmten Kohlenhydraten ist freilich begrenzt. Die Stärkeanteile sollten 50–60 %, die von Zucker etwa 18 % der Ration nicht überschreiten (bezogen auf die Trockensubstanz). Stärke sollte erhitzt (dextrinisiert) sein.

Fette werden – auch bei hoher Dosierung (20–40 % der Trockensubstanz) – sehr gut verdaut. Fette tierischer Herkunft erhöhen in der Regel die

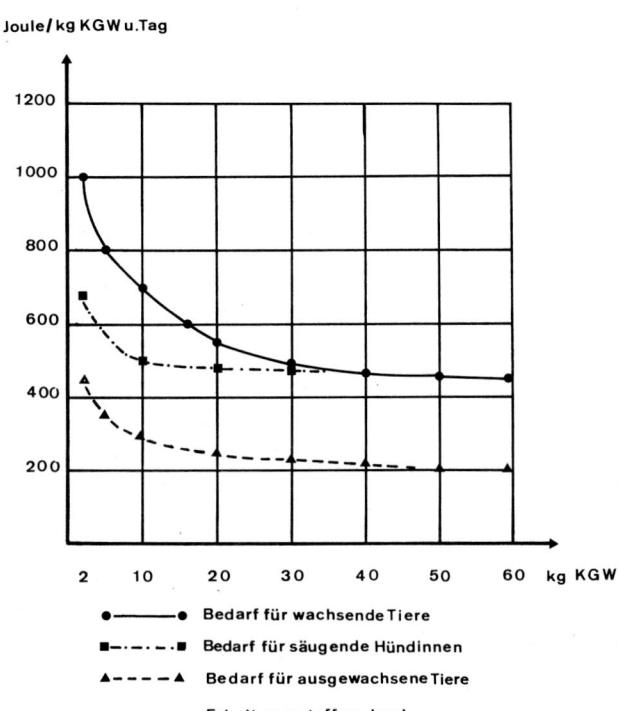

Abb. 2.1. Energiebedarf in Abhängigkeit vom Körpergewicht

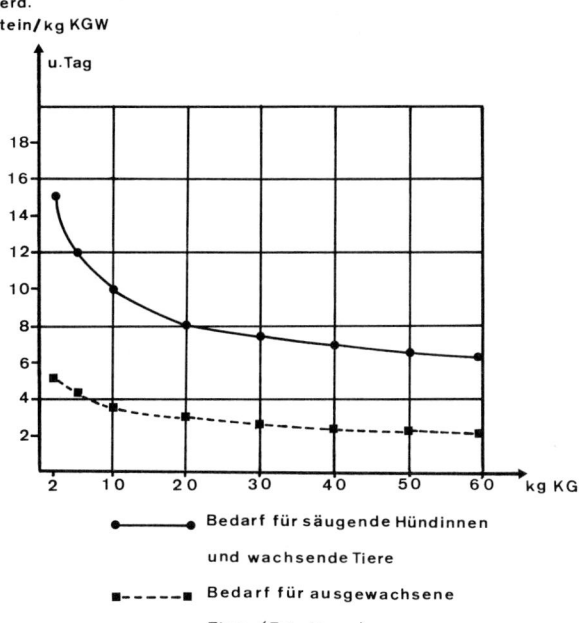

g verd.
Protein/kg KGW

u.Tag

●————● Bedarf für säugende Hündinnen
und wachsende Tiere

■- - - -■ Bedarf für ausgewachsene
Tiere (Erhaltung)

Abb. 2.2. Proteinbedarf

Akzeptanz des Futters und sollten nicht weniger als 5 % der Trockensubstanz ausmachen.

Neben den Proteinen tierischer Herkunft können auch pflanzliche Proteinträger sachgerecht verwendet werden (wie etwa Sojaschrot), freilich ist die Akzeptanz solcher Produkte in der Regel niedriger.

Der Mineralien-, Spurenelement- und Vitaminbedarf des Hundes zeigt eine weitgehend lineare Abhängigkeit vom Körpergewicht. Die Daten sind in *Tabelle 2.1* dargestellt. Überschlägig ist die Zufuhr bei laktierenden und wachsenden Hunden gegenüber ausgewachsenen zu verdoppeln.

Die *Mineraliengabe* bei Eigenmischungen hat sich an den bereits in der Mischung vorhandenen Gehalten zu orientieren: in der Regel reichen

3–5 % der Trockensubstanz. Eine geeignete Mineralien- und Wirkstoffmischung, die zu einer Vielzahl von Futtermischungen paßt, ist in *Tabelle 2.2* aufgeführt.

Die *Tagesdosis* verschiedener im Handel befindlicher *Mineralstoffvormischungen* liegt für einen 10 kg schweren Hund zwischen etwa 2 und 20 g (Welpi-Sal®: 2,5 g/kg Körpergewicht, Davinova®, Parke-Davis: 5 g, Vitakalk®, Chem. Fabr. Marienfelde: 5 g, Korvimin® H, WDT: 10 g). Kalziumtabletten sind ungeeignet, da in der Regel zu wenig Ca zugeführt wird. Viphoskal® zeichnet sich durch viel Ca sowie ein weites (1,8 : 1) Ca/P-Verhältnis aus. Zur Vitamin-B-Versorgung sind Bierhefeanteile zugemischt. Davinova® enthält neben den allgemein üblichen auch seltene Spurenelemente wie Nickel und Arsen. Korvimin® ist reich an Na, Spurenelementen, und durch Bierhefe und Lebermehl ergänzt.

Fertigfutter und sogenannte Eigenmischungen sind, sofern sie sachgerecht zusammengestellt sind, als *Nährstoffträger* durchaus gleichwertig. In *Tabelle 2.3* sind die wichtigsten Futtermittel mit ihren Nährstoffgehalten aufgeführt.

Als Energieträger sind *Fette* gut geeignet und hochverdaulich, dies gilt auch für Rindertalg; pflanzliche Öle können gelegentlich Ursache für Akzeptanzprobleme sein.

Tab. 2.2. Zusammensetzung eines vitaminisierten Mineralfutters für Hunde (Angaben pro kg Mischung)

Kalzium	200 g	Vitamin A	i. E.	225 000
Phosphor	150 g	Vitamin D	i. E.	22 500
Kalium	50 g	Vitamin E	i. E.	2 250
Natrium	50 g	Thiamin	mg	100
Magnesium	20 g	Riboflavin	mg	200
Eisen	3 g	Vitamin B_6	mg	125
Zink	3 g	Pantothensäure	mg	1 100
Jod	0,1 g	Nikotinsäure	mg	1 200
Mangan	0,25 g	Vitamin B_{12}	mg	5
Kupfer	0,3 g			

Tab. 2.1. Bedarf an Mineralstoffen, Spurenelementen und Vitaminen

		ausgew.	wachsende			ausgew.	wachsende
		pro kg Körpergewicht und Tag				pro kg Körpergewicht und Tag	
Kalzium	mg	120	260	Jod	μg	40	80
Phosphor	mg	100	200	Vitamin A	I. E.	110	220
Kalium	mg	130	260	Vitamin D	I. E.	11	22
Natrium	mg	80	150	Vitamin E	I. E.	1,1	2,2
Magnesium	mg	10	20	Thiamin	μg	20	40
Eisen	mg	1,3	2,3	Riboflavin	μg	45	90
Kupfer	mg	0,16	0,32	Vitamin B_6	μg	20	50
Mangan	mg	0,11	0,22	Panthothensäure	μg	220	440
Zink	mg	1,10	2,20	Nikotinsäure	μg	250	500
Linolsäure ca. 2 % des Kalorienbedarfes				Vitamin B_{12}	μg	0,5	1,0

Tab. 2.3. Nähr- und Mineralstoffgehalte einiger Futtermittel (in 100 g)

Futtermittel	TrS %	V-Q (org. Subst.) %	Rft g	Rp g	berechnete verd. Energie kJ	kcal	Ca mg	P mg	Na mg
Haferflocken	91	86	6,6	13,8	1472	352	70	410	3–30
Reis, poliert	89	85	0,6	7,0	1147	346	10	120	30
Mais	89	88	2,8	8,9	1454	348	20	260	40
Kartoffeln, gek.	22	94	0,1	2,0	342	82	10	50	3
Schweinefleisch fett	56	94	42,0	11,7	1782	426	10	40	50
Herz, Schw. Rd.	23	93	4,8	16,9	576	138	10	110	70
Leber, Rd.	25	95	3,1	19,7	588	141	10	330	100
Pansen	22	92	6,9	11,6	553	132	70	90	120
Euter	24	90	8,9	12,5	640	153	140	210	100
Lunge	19	88	1,6	14,7	399	95	4	150	140
Knochen, frisch	50	70	15,0	12,0	737	176	9000	3800	330
Luzernegrün- mehl	93	40	3,2	18,0	996	239	1400	260	100
Quark	22	–	0,6	17,2	368	88	71	189	36
Hartkäse	40	–	8,6	26,4	837	200	530	280	1280
Schellfisch	20	–	0,1	17,9	335	80	18	176	116

TrS = Trocken-Substanz, V-Q = Verdauungs-Quotient, Rft = Roh-Fett, Rp = Roh-Protein, J = Joule, cal = Kalorie, Ca/P/Na = Kalzium/Phosphor/Natrium

Die Verdaulichkeit der *Kohlenhydrate* liegt zumeist über 80%. Ausnahmen bilden einige schwerverdauliche Stärken; besonders gut verträglich sind gekochter Reis, Maisprodukte und Hafer (geschält). Laktosereiche Produkte können Durchfall hervorrufen (Frischmilch, Magermilch, entspr. Trockenprodukte, Molkenpulver). Ausweichen auf laktosearme Produkte wie Quark oder Käse ist dann angezeigt.

Werden Fleisch und knochenarme Schlachtabfälle nicht ausreichend mit Mineralien ergänzt (vor allem mit Kalzium), so resultiert eine *fortschreitende Entkalkung* der Knochen (Osteoporose, sekundärer Hyperparathyreoidismus).

Eine Diskrepanz zwischen Wüchsigkeit und Skelettmineralisierung ist vor allem bei Junghunden der großen Rassen (Doggen, Bernhardiner) zu beobachten, wenn die Energiezufuhr in den ersten Lebenswochen zu intensiv erfolgt.

Mangelnde Strukturanteile in der Diät (Trockenfleisch, Bindegewebe) und eventuelle Hitzeschädigung des Proteins können *Durchfälle* verursachen. Milz und Lunge mit ihrem hohen Bindegewebsanteil schaffen häufig eine Disposition für Durchfälle. Leber und rohes Pferdefleisch sind ähnlich durchfallfördernd einzustufen. Eigenmischungen sollten eine ausreichende *Akzeptanz* gewährleisten. Reine Fleischdiäten werden zumeist sehr gern gefressen. Nach bisher vorliegenden Erkenntnissen werden allgemein die Feuchtfutter besser aufgenommen als die Trockenfutter, pelletierte besser als mehlförmige, fett- und proteinreiche besser als kohlenhydrat- und rohfaserreiche. Manche Mineralienvormischungen werden nur ungern gefressen, wohl bedingt durch Geruchsqualitäten der Vitaminträger. Ungewöhnliche Geruchseigenschaften mindern auch die Akzeptanz von Tiermehl, Fleischmehl, Federmehl und eventuell auch von Sojaschrot.

Bei ausgewachsenen, gesunden Tieren reicht eine *einmalige Fütterung* pro Tag aus. Junghunde und Hunderassen, die zu Magendrehung neigen, ggf. auch laktierende Hündinnen, sind mehrmals pro Tag zu füttern. Die *Wasseraufnahme* des Hundes ist vergleichsweise niedrig. Frisches Wasser sollte jedoch stets in ausreichender Menge zur Verfügung stehen. Der Bedarf liegt zwischen 40 und 70 ml/kg Lebendmasse/d.

2.2   Alleinfutter, Ergänzungsfutter

2.2.1   Alleinfutter

Sie sind langfristig als alleinige Nahrungsquelle geeignet, ohne daß Mangelschäden zu befürchten wären. Folgende Typen können unterschieden werden:

Trockenfutter ☐ (Ts-Gehalt um 88 %, nur bei besonderer Konservierung unter 80 %.) Bestandteile: Getrocknetes Frisch- oder Gefrierfleisch, Blut, Geflügelschlachtabfälle, aber auch vorgetrocknete Futtermittel tierischer Herkunft, wie Tiermehl etc. Mischfuttermittel sind stets mit einer Mineralien- und Wirkstoffmischung supplementiert.

Zusammensetzung

Trockensubstanz:	über 87 %;	Ca:	1 %
Rohprotein:	18–30 %;	P:	0,8 %
Rohfett:	5–10 %;	Na:	0,2–0,4 %
Energie (verd.):	13 MJ (3100 kcal)/kg, ggf. höher (bis 18 MJ)		

Halbfeuchtes Futter (Soft-Futter, semimoist diet) ☐ Bestandteile: Wie Trockenfutter, zusätzlich zur Konservierung und Wasserbindung besondere Bestandteile wie Glykole, Zucker, organische Säuren.

Zusammensetzung

Trockensubstanz:	60–75 %;	Ca:	1 %
Rohprotein:	über 20 %;	P:	0,8 %
Rohfett:	ca. 10 %;	Na:	0,2–0,4 %
Energie (verd.):	13 MJ (3100 kcal)/kg, ggf. höher		

2.3   Welpenaufzucht

Bedarfswerte für Welpen siehe *Tabelle 2.1* sowie *Abbildungen 2.1* und *2.2*. Die *Zufütterung* sollte möglichst früh beginnen (2.–3. Lebenswoche). Von der 5. Lebenswoche an nehmen die Welpen schon bemerkenswerte Mengen an Fleisch auf. Die Ansprüche an Verdaulichkeit und biologische Wertigkeit sind in diesen ersten Wochen sehr hoch. Fleisch sollte in kleinen Portionen mehrmals am Tag frisch gefüttert werden. Eine frühe Gewöhnung an wenige Mahlzeiten ist möglich. Schon im Alter von 12 Wochen kann auf dreimalige, mit 9 Monaten auf einmalige Fütterung pro Tag umgestellt werden.

Die *künstliche Aufzucht* von Welpen ist arbeitsaufwendig. Die Gabe von Milchersatzpräparaten wird immer dann notwendig, wenn die Hündin aus den verschiedensten Gründen nicht säugen kann

Feuchtfutter (Dosenfutter) ☐ Bestandteile: Fleisch, Innereien, Geflügelschlachtabfälle, Blut, Zerealien; manche Produkte sind rein tierischer Herkunft. In der Regel sind diese Produkte mit Mineralien und Vitaminen supplementiert. Die »Vergällung« erfolgt zumeist mit grobem Knochenschrot (rechtlich nicht mehr vorgeschrieben).

Zusammensetzung

Trockensubstanz:	20–25 %; selten bis 30 %
Rohfett:	4 %;
Rohprotein:	8–12 %;
Energie (verd.):	3,5–5 MJ (840–1200 kcal)/kg)

2.2.2   Ergänzungsfuttermittel

Eiweißreiche ☐ Zur Ergänzung kohlenhydratreicher Nahrung (Getreide etc.); bis zu 80 % der Trockensubstanz dieser Futtermittel besteht aus Protein.

Kohlenhydratreiche ☐ Zur Streckung von proteinreichen Futtermitteln (früher Hundekuchen); gut geeignet zur Ergänzung von Schlachtabfällen, Organen, Muskelfleisch, wenig im Handel.

Mineralstoffmischungen ☐ Zur Aufwertung von mineralienarmen Futtermitteln.
Allgemein sind Ergänzungsfuttermittel mit Mineralstoffen angereichert und vitaminisiert. Die Höhe der Supplementierung ist von Fall zu Fall zu prüfen und bei der Rationsgestaltung zu berücksichtigen. Auf keinen Fall sollen Futtermittel mit überhöhten Mineralstoffgaben versehen werden.

und keine Hundeamme zur Verfügung steht. Schon die Verträglichkeit dieser Ersatzpräparate ist begrenzt. *Hundemilch* ist laktosearm und fettreich (3,3 % Laktose, 9,5 % Fett), Kuhmilch dagegen laktosereich (5,0 % Laktose, 4,0 % Fett). Handelsübliche Präparate sind deshalb oft zu reich an Laktose. Dies gilt auch für übliche Eigenmischungen aus ¾ Kuhmilch und ¼ Kondensmilch. Erfahrungsgemäß lassen sich Quarkprodukte gut verwenden, da ein Teil der Laktose vergoren ist. Bei Auftreten von Durchfall ist umgehend zu reagieren: Futterentzug, Tee, Bariumsulfat p.o., Elektrolytlösungen mit Glukose, Karottensaft, Pektine; zur Kräftigung Boviserin®. In den ersten beiden Lebenswochen ist unbedingt für eine zusätzliche Wärmequelle zu sorgen.

2.4   Diätfuttermittel

2.4.1   Adipositas

Übermäßiges Gewicht ist korreliert mit verminderter Lebenserwartung. Prädispositionen bestehen für Erkrankungen des Bewegungsapparates und für Störungen im Intermediärstoffwechsel (erhöhte Frequenz von Diabetes mellitus). Sekundär ist eine verminderte Bewegungsaktivität festzustellen mit resultierendem geringen Trainingseffekt für den Organismus. Infektions- und Narkoserisiken sind erhöht, der Wärmehaushalt kann nicht mehr effizient reguliert werden. Etwa 30 % aller Hunde in Westeuropa sind als adipös einzustufen.

Allgemein sollte man bei 10 % Übergewicht von beginnender, bei 20 % von manifester Adipositas sprechen. Die übermäßige Fetteinlagerung ist mit einer Reduktion des Körperwassergehaltes verbunden. Die Dynamik der Verfettung verläuft zweistufig:

1. Fettakkumulation durch Energieüberschuß (dynamische Phase);
2. Erhaltung des Verfettungsgrades durch Bewegungsarmut und verstärkte Hautisolation.

Übliche Durchschnittsgewichte der verschiedenen Hunderassen sind den üblichen Lehrbüchern und den »Standards« der Zuchtverbände zu entnehmen.

Eine *ausreichende Gewichtsabnahme durch verminderte Nährstoffzufuhr* ist zu erreichen, wenn 50 % des Erhaltungsbedarfs – bezogen auf das Normalgewicht – verabreicht werden. Ein Trockenfertigfutter mit einem Energiegehalt von 1670 KJ verd. Energie pro 100 g ist dann in Mengen zu füttern, die in *Tabelle 2.4* aufgeführt sind.

Beim Selbstmischen sind energiearme Futtermittel mit ausreichender Akzeptanz auszuwählen. *Proteinträger:* mageres Muskelfleisch, Lunge, Soja, Magermilch, Magerquark;
Ballaststoffe: Kleie, Nachmehl, Trockenschnitzel, Grünmehl und verschiedene Gemüse.

Solcherart zusammengestellte Diäten müssen häufig zunächst »verschnitten« verfüttert werden, da die Akzeptanz meist nicht voll befriedigt. Eine Beispielration ist in *Tabelle 2.5* aufgeführt. Außerdem stehen kommerzielle Diäten als Dosenfutter zur Verfügung.

Die Mineralienversorgung kann mit einer Mischung, wie sie in *Tabelle 2.2* aufgeführt wurde, erfolgen. Ggf. kann der Ca-Anteil niedriger liegen (16 % Ca und 8 % P). Der Linolsäurebedarf kann leicht durch Gaben von Sonnenblumenöl o. ä. abgedeckt werden (max. 50 g pro Woche bei einem mittelgroßen Hund). Als Alternativmaßnahme kann der vollständige Nahrungsentzug durchgeführt werden, wobei die erreichbare Gewichtsre-

Tab. 2.4. Energiezufuhr bei Adipositas

Normal-gewicht	Bedarf normalgewichtig		adipös		Futtermenge bei Übergewicht pro Tag
2 kg	1 000 kJoule =	240 kcal	500 kJoule =	120 kcal	30 g
5 kg	1 880 kJoule =	450 kcal	940 kJoule =	225 kcal	55 g
10 kg	3 135 kJoule =	750 kcal	1 570 kJoule =	375 kcal	95 g
20 kg	5 225 kJoule =	1 250 kcal	2 612 kJoule =	625 kcal	155 g
30 kg	7 170 kJoule =	1 710 kcal	3 585 kJoule =	855 kcal	212 g
50 kg	10 450 kJoule =	2 500 kcal	5 225 kJoule =	1 250 kcal	312 g

Tab. 2.5. Beispiel selbstgemischter Futterration

	Frisch-substanz Menge	Rohprot. g	Rohfett g	Energie kJoule (kcal)	Ca g	P g	Na g
Bedarf		75		6877 (1640)	3,6	3,0	2,4
Bedarf 50 %		75		3439 (820)	3,6	3,0	2,4
Pansen	450 g	52	31	2251 (540)	0,3	0,4	0,6
Haferflocken	50 g	7	3,5	709 (170)	0,1	0,2	–
Luzernegrünmehl	50 g	9	2,0	500 (120)	0,7	0,1	0,1
Mineralien	20 g				3,2	1,6	1,0
Summe	570 g	68	36,5	3463 (830)	4,3	3,3	1,7

duktion bei 4—7% der Lebendmasse pro Woche liegt. Die »Nulldiät« sollte nur unter tierärztlicher Kontrolle durchgeführt werden. Ein Versuch, den Energieverbrauch durch forcierte Bewegung zu erhöhen, ist nur bei wirklich belastbaren Tieren angezeigt. Die zusätzlich durch intensive Bewegung erzielbaren Gewichtsabnahmen sind gering (ein Hund von 10 kg Körpergewicht verbraucht im Schritt auf 1000 m nur etwa 25 kJ (max. bis 50). Die Werte liegen freilich bei schnelleren Gangarten wesentlich höher.

2.4.2   Verdauungsstörungen

Sie äußern sich in Beeinträchtigungen der enzymatischen Spaltung, Minderung der Absorption von Nährstoffen und Veränderungen der Kotausscheidung (Kotkonsistenzveränderungen).

Störungen der Magenverdauung können sich in Fehlgärungen, Dilatation, Tympanie oder Erbrechen äußern. Für Fehlgärungen können Fehler in der Futterzusammensetzung oder Fütterungshygiene verantwortlich sein, es kann aber auch eine insuffiziente Magenverdauung vorliegen (z. B. Anazidie). Die Aufgasung und Dilatation des Magens als Folge erhöhten Keimbesatzes oder hoher Zuckeranteile in der Diät ist vor allem bei Doggen gefürchtet (Torsionsgefahr).

Durchfallerkrankungen als Folge von Fütterungsfehlern (18.8) sind beim Hund häufig anzutreffen (MEYER, 1984).

Eine wichtige ursächliche Rolle spielen: Überfütterung, plötzlicher Futterwechsel, längere Nahrungskarenz, gefolgt von anschließender übermäßiger Futteraufnahme, zu hoher Milchzuckergehalt des Futters (Normzufuhr: pro kg Körpergewicht und Tag nicht über 1,2 g), zu hohe Rohrzuckergehalte (Norm: nicht über 6—8 g), Futter mit schwerverdaulichen Kohlenhydraten (nicht aufgeschlossene Stärke, kristalline Stärke) und Proteine (Milz, Sehnen). Unter den geschilderten Bedingungen erfolgt eine verminderte Dünndarmverdauung, gefolgt von einer Dysbakteriose und intensiven Vergärung nicht verdauter Nährstoffe im Dickdarm, was zu Gärungs-, aber auch zu Fäulnisdyspepsie (niedriger resp. hoher pH-Wert), Reizung und osmotischem Durchfall mit wäßrigem bis fauligem, übelriechendem Kot führen kann.

Obstipationen sind in der Hundehaltung gefürchtet. Zumeist sind sie Folge großer Mengen an Knochen, die aufgenommen wurden. Eine Disposition spielt ebenfalls eine Rolle. Es schoppen sich knochenhaltige Kotanteile zu Konglobaten zusammen, die nur mit Mühe im Darm weitertransportiert und abgesetzt werden können.

Die Durchfallprophylaxe sollte in ausreichender Adaptation und sachgerechter Auswahl der Futtermittel bestehen. Obstipationen sind durch Verwendung von darmregulierenden Komponenten (Kleie, Trockengemüse, Grünmehl) und Meiden zu hoher Knochenmengen zu verhindern. Diätetische Wirkungen bei Verdauungsstörungen haben Reisschleim, gekochte Kartoffeln, hochwertiges Muskelfleisch und Quark (evtl. gekochte Eier).

2.4.3   Futterallergien

Futterallergien können sich beim Hund als Hautkrankheiten (Kap. 11.5.3), Nesselfieber, rezidivierende Durchfälle und, in seltenen Fällen, auch als Respirations- oder neurologische Krankheiten äußern. Futterallergien können angeboren oder erworben sein. Letztere können plötzlich und unerwartet auftreten, selbst mit Futter, das die Hunde vorher jahrelang anstandslos vertragen hatten. Hautallergien sind mit mäßigem bis starkem Juckreiz verbunden und können durch Glukokortikoide unterdrückt, aber nicht geheilt werden. Zwei- bis dreitägiges Fasten kann Besserung bringen.

Die Diagnosesicherung hat mit Hilfe einer *hypoallergenen Eliminationsdiät* zu erfolgen und ist zeitraubend und arbeitsaufwendig. Man beginnt mit einer Reis-Quark-, Reis-Hühnerfleisch- oder Reis-Schaffleischdiät und gibt dann alle 5 Tage eine andere Eiweiß- bzw. Fleischsorte zu. Bei negativem Ausfall auf Eiweiße prüft man sodann auf Getreideallergien bzw. Unverträglichkeit (Gluten-Enteropathie), indem man nacheinander verschiedene Getreidearten (Haferflocken, Teigwaren, Brot) ausprobiert. Der Besitzer darf während der Testperiode keine Hundekuchen, Mineralstoffmischungen oder Dosenfutter verabreichen, da diese ebenfalls Allergien hervorrufen können. Es ist zu beachten, daß Stabilisatoren, Antioxydantien oder »Moisturizers« in Fertigfuttern ebenfalls als Allergene wirken können.

2.4.4   Chronische exokrine Pankreasinsuffizienz

Sie steht von den organisch bedingten Verdauungsstörungen weitgehend im Vordergrund (Kap. 18.11). Die Leistung des Pankreas muß auf ca. 10 % abgesunken sein, ehe Kotveränderungen zu erkennen sind, da der Hund natürlicherweise mit einem hohen Überschuß an Verdauungsfermenten ausgestattet ist. In der Insuffizienzphase sind Trypsin, Chymotrypsin, Lipasen und Amylasen in variierendem Ausmaß vermindert, der Kot ist heller als normal und pastös. Er kann unverdaute Nahrungsbestandteile enthalten, teils zeigt er schaumige Gärung. Der Fettgehalt ist überproportional hoch (Steatorrhoe), die Tiere zeigen Hyperphagie, bei Jungtieren fehlen die Gewichtszunahmen, adulte Tiere magern evtl. extrem ab.

Die zugeführte Nahrung muß also leichtverdaulich, wenn möglich bereits aufgeschlossen sein. Sie sollte gute puffernde Eigenschaften besitzen, da bei verminderter Fermentausschüttung durch das Pankreas auch eine reduzierte Bikarbonat-Sekretion stattfindet. Proteinbruchstücke und Disaccharide können durch Enzyme der Darmwand in der Regel noch gut gespalten werden. Lipide und Stärke sollten stets in leichtverdaulicher Form angeboten werden (teilhydrolysiert, Lipide als Gemisch von Mono-, Di- und Triglyceriden). Die mangelnde Ausschüttung von Bikarbonat kann teilweise durch orale Zufuhr und/oder Antazidum plus Magensekrethemmer kompensiert werden. In Untersuchungen zur extrakorporalen Andauung von Fleisch und Organen hat sich der Einsatz von Pankreasgewebe (Schlachthofmaterial) oder Pankreatin® durchaus bewährt. Die *Tabelle 2.6* wurde von MEYER (1983) zusammengestellt.

Die Dosierung für Pankreatin liegt also bei 3 g pro 100 g Futtertrockensubstanz. Eine direkte Zufütterung von Enzympräparaten ist der extrakorporalen Andauung deutlich unterlegen, da bei der Passage der Enzyme durch den Magen-Darmtrakt ein beträchtlicher Anteil der Enzyme inaktiviert wird.

Eine effektivere Wirkung der Enzympräparate wird erreicht, wenn sie bereits *vor* der Fütterung den Futtermitteln zugesetzt werden und damit eine Vorverdauung insbesondere der Proteine und Fette eingeleitet wird. Durch Einmischen von 1,5–3 g Trockenenzympräparaten pro 100 g Futtertrockensubstanz (bei Trockenprodukten unter Zusatz von Wasser, so daß ein Futterbrei mit 80 % Wasser entsteht) und Haltung des Futterbreies für 2–3 Stunden bei 37 °C, für 4 Stunden bei Raumtemperaturen oder für 24 Stunden bei Kühlschranktemperaturen (4 °C), kann das enthaltene Protein zu ⅔, das Fett zu ⅓ aufgeschlossen werden. Für den Erfolg der Vorverdauung ist ein pH-Wert von etwa 7,8 notwendig, der durch Zulage von Natriumbikarbonat eingestellt wird (*Tab. 2.6*, Ration II).

2.4.5 Lebererkrankungen

Eine Therapie kann durch günstige Nahrungsauswahl wirkungsvoll unterstützt werden. Die Diätmaßnahmen haben sich an den Symptomen zu orientieren.

Bei verminderter Galleproduktion ist der Einsatz emulsionsfördernder Stoffe angezeigt, bei Mangel an sogenannten lipotropen Substanzen kann die Zufuhr von Cholin versucht werden. Bei Stauungsleber, Aszites und Zirrhose ist ein Einsatz Na-armer Diäten indiziert. Bei Störungen des Proteinhaushaltes (unzureichende Harnstoffsynthese, Hyperammoniämie, Hepatho-Enzephalopathie) sind biologisch hochwertige, jedoch proteinarme Diäten, sowie Maßnahmen zur »Ansäuerung« des Koloninhaltes indiziert (Kap. 19.6). MEYER (1983) weist ferner darauf hin, daß durch Zugabe schwerverdaulicher Kohlenhydrate, die im Dickdarm bakteriell gespalten werden können, eine Ansäuerung des Dickdarmmilieus erreicht wird, die eine reduzierte Absorption des Ammoniaks bewirkt. Zulagen von etwa 5 % Trockensubstanz an Ballaststoffen (Zellulose, Lignin, evtl. teilweise auch Keratin) beschleunigen die Dickdarmpassage.

2.4.6 Nierenerkrankungen

Ein großer Teil der älteren Hunde (über 10 Jahre) weist chronische Nierenveränderungen auf. Diätetische Maßnahmen können in diesem Rahmen vielfältig eingesetzt werden. Schweregrad und Auswirkung des Schadens bilden die Basis für die zu treffenden diätetischen Maßnahmen. Je nach Erkrankungsform kann die Filtration, Rückresorption oder Ausscheidung gestört sein (Kap. 21.1.4).

In der Regel stehen die *Polyurie* und die *Retention* harnpflichtiger Stoffe im Vordergrund (Harnstoff, Kreatinin, P, evtl. auch K, Mg sowie Sulfat). Die Na-Zufuhr ist vor allem bei Nephrose, die Kaliumversorgung bei chronischer und akuter Nie-

Tab. 2.6. Extrakorporale Andauung von Futtermitteln*)

Komponenten		I	II
Speisequark, mager		50	59
Vollei		12,5	
Eigelb			3
Zucker (Saccharose)		5	
Pankreas, frisch[1])		7	
Weizenflocken		12,5	
Hefe		5	
Maiskeimöl		4	10
Traubenzucker			13,5
Na-Bikarbonat		2,0	2,6
Cholinchlorid			0,1
Wasser			10,7
Pankreatin®[2])			1,1
Kochsalz			0,3
vitam. Mineralfutter		2,0	0,4
in 100 g FS sind enthalten:			
verd. Energie	MJ	0,80	0,91
verd. Rohprotein	g	13,0	9,3
g verd. Rohprotein pro 1 MJ verd. Energie		16,3	10,2
Rohfett	g	6,8	11,3

*) Aus MEYER, H., 1983: Ernährung des Hundes. Stuttgart: Eugen Ulmer.
[1]) vom Rind, gekuttert } schon vor dem Füttern
[2]) Firma Merck   } zusetzen.

reninsuffizienz zu überprüfen.

Ein unkritischer Einsatz natriumarmer Diäten – vor allem bei interstitiellen Nephritiden – sollte unterbleiben. Im engeren Sinne wird dann der Einsatz der Na-armen Diät auf Fälle des nephrotischen Syndroms (bei Na-Retention) und Hypertension beschränkt bleiben.

Im Vordergrund aller diätetischer Maßnahmen wird – außer bei starken Eiweißverlusten – die *Reduktion der Eiweiß-, Phosphat-* und ggf. der *Sulfat-Zufuhr* stehen. Hunde können bei knapper Eiweißversorgung (Mindestwert von 1,5–1,8 g/kg Stoffwechselgewicht) auch langfristig bei guter Gesundheit gehalten werden, sofern die Eiweiße hochwertig sind. Durch kolonal abbaubare Komponenten – wie Pektine und Laktose – kann versucht werden, den pH-Wert im Dickdarm moderat zu senken, damit eine geringere Absorption von Ammoniak erfolgt. Geeignete Futtermittel sind: Milchprodukte, Eiprodukte, hochwertiges Muskelfleisch – alles in knapper Dosierung, Fette und pflanzliche Strukturstoffe *(Tab. 2.3)*.

Proteinarme Nierendiäten mit 14–17 % Rohprotein (bezogen auf die Trockensubstanz), teilweise auch darunter, werden oftmals nur ungern gefressen. Eine geduldige Adaptation an die Diät spielt eine maßgebliche Rolle für einen langfristigen Erfolg.

Zusätzliche Faktoren wie etwa Proteinurie, Phosphatämie, renaler Verlust von wasserlöslichen Vitaminen, Azidoseneigung, Anämie und auch eine eventuelle Insuffizienz der renalen Umwandlung von Vitamin D in die aktive Form des 1,25 Hydroxycholecalciferols sollten beachtet werden. Es ist – wie bei fast allen Diätformen – auf eine Verteilung der Mahlzeiten über den Tag zu achten.

2.4.7 Fütterung bei chronischer Herzinsuffizienz

Unter bestimmten Umständen (Minderung des Herzminutenvolumens, Retention von Natrium) können diätetische Maßnahmen die Therapie unterstützen. Bei verminderter Herzleistung ist die Blutversorgung der Niere in der Regel ebenfalls reduziert. Der Organismus versucht zu kompensieren durch erhöhte Reninausschüttung, die über die Reaktionskette Angiotensin I und Angiotensin II eine Konstriktion der renalen Blutgefäße bewirkt. Hierdurch wird trotz verminderter Herzförderleistung eine effiziente Filtration in den Nieren aufrechterhalten. Gleichzeitig wird die Aldosteronausschüttung erhöht. In der Folge wird Natrium retiniert. Da gleichzeitig auch Adiuretin verstärkt ausgeschüttet wird, gehen Filtrationsmenge und Wasserausscheidung zurück. Im Serum sinkt der

Tab. 2.7. Natriumgehalt verschiedener Futtermittel (Angaben in mg/kg Futtermittel) (Basis Trockensubstanz)

Na-Gehalt niedrig		Na-Gehalt hoch	
Erdnußschrot	400–800	Rindernieren	35 000
Haferschrot	500–800	Speck, gesalzen	20 000
Luzernegrünmehl	800	Brühwürstchen	20 000
			oder mehr
Soja	100–300	Trockenfutter	4000–6000
Blättermagen	3300	Salzgebäck bis	25 000
Dosenfutter nicht			
supplementiert	7000		

Proteingehalt und damit der onkotische Druck, das Na »versackt« im Interstitium und in den serösen Höhlen.

Eine *limitierte Na-Zufuhr* um 300 mg/kg Trockensubstanz kann als »streng Na-arme Diät« angesprochen werden (Drochner et al., 1976). Die Natriumrestriktion wird stets nur zu einer sehr langsamen »Ausschleusung« des Natriums führen können, da die Na-Rückresorption in der Niere sehr effektiv ist. Bei schwerer Herzinsuffizienz steht die Diuretikaanwendung im Vordergrund. Die Na-armen Diäten sind eine begleitende Maßnahme, welche eine rasche Reakkumulation von Na verhindern sollen.

Na-arme Diäten weisen in der Regel eine ausreichende Akzeptanz auf. In der *Tabelle 2.7* ist der Natriumgehalt ausgewählter Futtermittel aufgeführt, die für die Zusammenstellung einer Na-armen Diät geeignet sind. In Ergänzung wurden einige Na-reiche Futtermittel mitaufgenommen, die gemieden werden müssen. Im übrigen sei auf die Na-Angaben in *Tabelle 2.2* hingewiesen.

Hinsichtlich des Natriumversorgungsniveaus wird im humanmedizinischen Bereich zwischen einer kochsalzarmen und einer streng kochsalzarmen Diät unterschieden. Im ersten Fall werden 16 mg Natrium pro kg Körpergewicht und Tag empfohlen, bei einer strengen Limitierung nur 5,3 mg.

Eigene Untersuchungen zeigen freilich, daß Hunde bei einer täglichen Natriumzufuhr von 3,5 mg/kg Körpergewicht bereits Exsikkose aufweisen. Für eine ausgeglichene Na-Bilanz sollten jedoch 5 mg/kg Körpergewicht und Tag auch unter Berücksichtigung individueller Unterschiede ausreichen. Eine Diät mit mäßiger Natriumrestriktion ist in *Tabelle 2.8* aufgeführt.

Diese Ration kann durch Reduktion des Pansenanteils, Einsatz von gewässertem Muskelfleisch etc. leicht auf noch niedrigere Na-Werte eingestellt werden. Als Mineralstoff- und Wirkstoffmischung bewährte sich eine Zusammensetzung wie in *Tabelle 2.3* angegeben, freilich unter Weglassen der Natriumkomponente.

Tab. 2.8. Diät für herzkranke Hunde, mäßige Natriumrestriktion (Angaben in g pro Tag für einen Hund mit 15 kg Körpergewicht)

	g Frisch-	g Trocken-Substanz	kJ verd. Energie	verd. g Rohprot.	Na mg
Bedarf			4500	35	240
Pansen, gewaschen	100	23	505	10	130
Haferflocken	150	135	1913	17	50
Maisschrot	100	87	1500	10	10
Soja	50	45	833	26	10
Mineralien und Wirkstoffe	6	6			
Summe	406	296	4751	63	200

2.5   Sonstige Diätmaßnahmen

Hauterkrankungen □ Sie können in begrenztem Umfang Ansatzpunkte für diätetische Maßnahmen bieten (Kap. 11.8). Ursachen für Hauterkrankungen können Mangelerscheinungen (schwefelhaltige Aminosäuren, Linolsäure, Vitamine A, B_2, B_6, Nikotinsäure und eventuell auch Biotin) sein. Die Bedeutung des letzteren Vitamins ist freilich umstritten. Zinkmangel, der in extremer Form zu schweren Hautveränderungen führt, dürfte unter Praxisbedingungen nur bei genetischer Prädisposition auftreten. An Kupfer- und Jodmangel sollte nur bei Vorliegen einseitiger Ernährung differentialdiagnostisch zu denken sein.

Diabetes mellitus □ Ein bedeutender Anteil der älteren Hunde hat Diabetes mellitus. Diätetische Maßnahmen sind bei dieser Erkrankung relativ gut zu treffen, da Hunde an fett- und proteinreiche Nahrung gut adaptiert sind. Auch bei sehr hohen Fettgaben besteht keine Ketosegefahr wie etwa bei Wiederkäuern. Eine Reduktion des Gehaltes an Stärke und Zucker unter 45 % der Trockensubstanz in der täglichen Ration sind leicht zu erreichen. Wesentlich wichtiger als die alleinige Reduktion ist die konstante Energiezufuhr, um optimale Therapiemaßnahmen darauf einstellen zu können.

Fieber □ Als Folge unterschiedlichster Kausalbefunde sollte Fieber bei diätetischen Maßnahmen ebenfalls berücksichtigt werden. Für die zu treffenden Maßnahmen sind Kausalbefund, die Anorexie und natürlich Ausmaß und Dauer der Temperaturerhöhung entscheidend. Erhöhten Bedarfswerten durch den Grundumsatzanstieg sollte durch vermehrtes Angebot an Kohlenhydraten begegnet werden; ebenso sind erhöhte Vitaminbedarfswerte zu berücksichtigen (Zufuhr von Vitamin A und von Vitaminen der »B-Reihe« sind zu verdoppeln, eine zusätzliche Zufuhr von Vitamin C hat sich bewährt).

Rationen vor und *nach Operationen* sollten eine hohe Akzeptanz, gute Verdaulichkeit bei ausreichendem Strukturanteil (Obstipationsrisiko!) aufweisen. Genügend hochwertiges Protein und großzügige Versorgung mit Vitaminen stärken in der Regel die Abwehr- und Selbstheilungstendenzen. Geeignete Futtermittel sind also: gehacktes Fleisch, Quark, Schmalz/Fett, Kasein, Zucker (Saccharose, Dextrose) sowie Futtermittel mit einem gewissen Anteil an pflanzlichen Strukturstoffen. Stets sollte auch ein gut vitaminisiertes Mineralfutter zugelegt werden.

Ernährung des gesunden, alten Hundes □ Sie erfordert einige wenige diätetische Anpassungen an die veränderten Lebensgewohnheiten und Stoffwechselvorgänge. Eine plötzliche Umstellung ist kontraindiziert, da besonders alte Hunde oft eine ausgeprägte Vorliebe für ihr gewohntes Futter haben. Infolge des Alterns und der meist reduzierten Bewegungslust besteht immer Neigung zu Fettsucht, welcher durch restriktive Fütterung begegnet werden soll. Alte Hunde haben signifikant höhere Serumspiegel von Cholesterol, P und alkalischer Phosphatase, und das Konzentrierungs- und Ausscheidungsvermögen ihrer Nieren ist vermindert. Alte Hunde sollen daher immer genügend frisches Trinkwasser zur Verfügung haben. Im Gegensatz zum alten Menschen sind weder Skelettentkalkung noch ein Abfall der Nahrungsauswertung nachweisbar (SHEFFY et al., 1985). Eine Anhebung der konsumierten Menge und Verdaulichkeit der Proteine ist nicht gegeben und kann sich in Form eines Serumharnstoffanstieges sogar negativ auswirken. Eine etwas verringerte Proteinaufnahme, verbunden mit Erhöhung ihrer Wertigkeit, könnte sich jedoch günstig auswirken. Vermehrte Vitamin- und Mineralstoffzusätze und

Kochsalzrestriktion scheinen bei gesunden Hunden nicht notwendig zu sein.

Literatur

Anonym, 1974: Nutrient requirements of domestic animals. 8. Nutrient requirements of dogs. Washington D. C.: National Academy of Sciences.

Drochner, W., U. Kersten & H. Meyer, 1976: Auswirkungen einer Na-Depletion und anschließenden Repletion auf den Stoffwechsel von Beaglehunden. Zbl. Vet. Med. A, **23:** 739–753.

Meyer, H., 1983: Ernährung des Hundes. Stuttgart: Eugen Ulmer.

Sheffy, B. E., et al., 1985: Nutrition and metabolism of the geriatric dog. Cornell Vet. **75:** 324–347.

3 Untersuchung des Hundes

H. G. Niemand

3.1 Umgang mit Hunden

Beim Hinaufheben auf den Untersuchungstisch Kopf des Hundes durch den Besitzer halten lassen! Sollen stehende Hunde weiterhin stehen bleiben, darf man nicht an die Hinterbeine fassen, weil sie sich dann meist hinsetzen.

Während der Untersuchung möglichst mit dem Hund sprechen (Stille macht ihn unruhig und mißtrauisch) und mit Körper, Arm oder Hand *(Abb. 3.1)* zum Hund Verbindung halten. Keine Angst zeigen. Zögerndes und ängstliches Untersuchen macht Hunde mißtrauisch, widerspenstig und angriffsbereit. Hunde immer spielerisch, nie ohne Grund mit Muskelkraft festhalten. Während der Untersuchung, insbesondere bei Palpation des Bauches und Untersuchung der Gelenke auf Schmerzhaftigkeit, umfaßt die Begleitperson mit

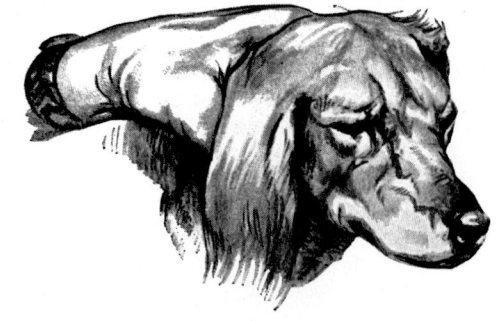

Abb. 3.1. Kontakthalten mit dem Hund

einem Arm den Hals des Hundes und krault mit der Hand des anderen Armes den Kopf. Die Haltung des Kopfes zur Untersuchung von Ohr, Auge, Zähne u. a. zeigt *Abbildung 3.2.* Der Fang kann bei ruhigen Hunden durch Umfassen des Oberkiefers mit der einen Hand und Herunterdrücken des Unterkiefers durch den Druck auf die Vorderzähne, sonst wie in *Abbildung 3.3* und *3.4* veranschaulicht, geöffnet werden. Bei sehr aggressiven Hunden anschließend den Mundsperrer einsetzen.

Bei Möglichkeit von Schmerzen während der Palpation mit der linken Hand kurz vor dem Hinterkopf lose zwischen Zeigefinger und Daumen halten *(Abb. 3.1)*, mit rechter Hand den Bauch palpieren.

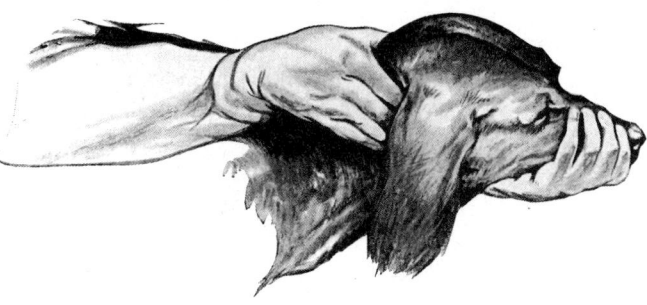

Abb. 3.2. Fixieren des Kopfes

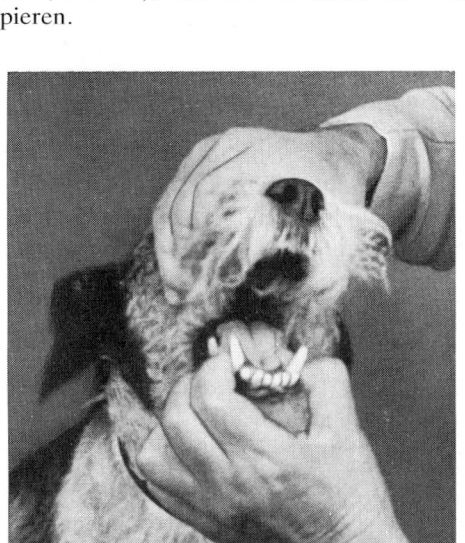

Abb. 3.3. Öffnen des Fanges mit den Händen (MÜLLER/ REINHARDT)

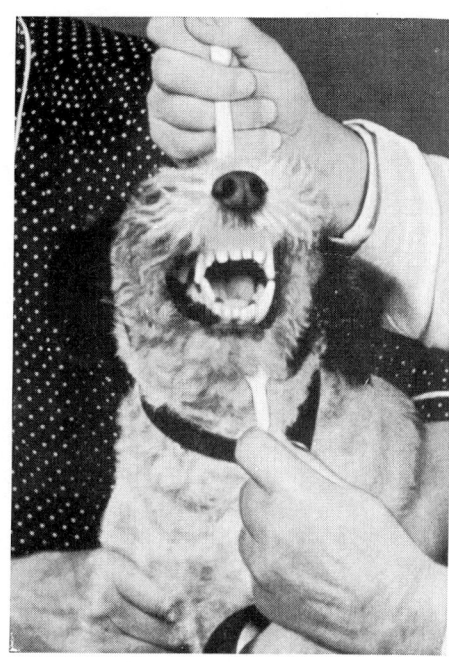

Abb. 3.4. Öffnen des Fanges mit Bändern (MÜLLER/ REINHARDT)

Bei bissigen Hunden bewährt sich ein Schnauzenband besser als ein Maulkorb, weil es dem Hund ungewohnt ist *(Abb. 3.5)*. Wenn möglich, Kopf des Hundes von hinten mit beiden Händen halten, von vorn Band überwerfen *(Abb. 3.6)*. Bissigkeit aus Mißtrauen besonders häufig bei Chow-Chow und Skye-Terrier, aus Ängstlichkeit (Angstbeißer) bei wesensschwachen Schäferhunden, aus Schärfe bei Rottweiler und Dobermann. Umsichbeißende Hunde *ohne* Maulkorb in Ermangelung anderer Möglichkeiten mit Halsband über Türklinke hochziehen. Durch Türwand und Türklinke ist der Kopf dann soweit fixiert, daß jetzt ein Schnauzenband umgelegt werden kann *(Abb. 3.7)*. Gelegentlich gelingt Übersteigen des Hundes bei an der Leine hochgehaltenem Kopf, Festklemmen des Halses mit Oberschenkeln und dann Anlegen des

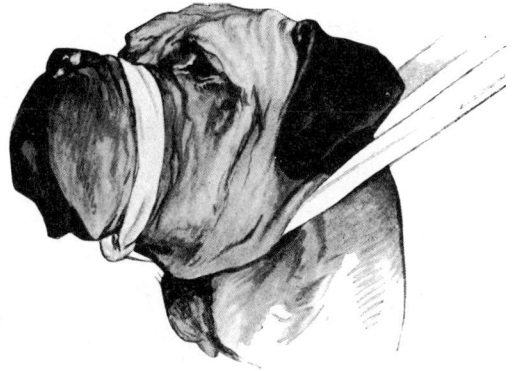

Abb. 3.5. Anlegen eines Schnauzenbandes. Einfacher Knoten unter dem Fang, Bänder vertauschen, kurz hinter den Ohren entlangführen, festziehen und verknoten

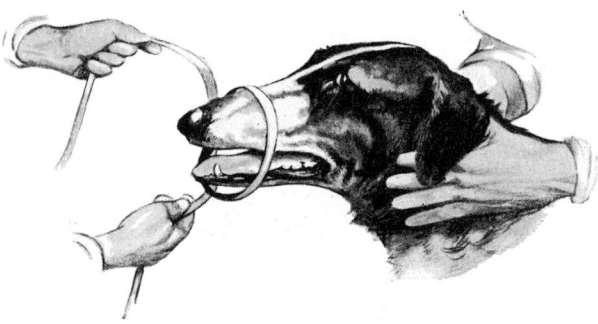

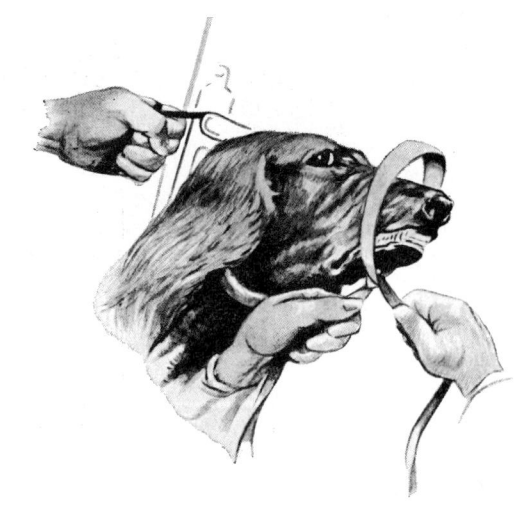

Abb. 3.6. Überwerfen eines Schnauzenbandes

Abb. 3.7 (rechts). Hund mit Hilfe von Halsband und Leine an Türklinke festgezogen, Überwerfen des Schnauzenbandes

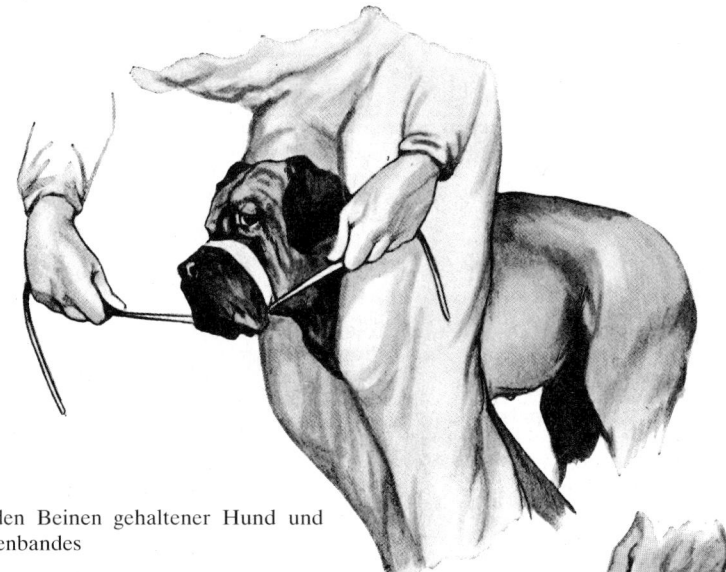

Abb. 3.8. Zwischen den Beinen gehaltener Hund und Anlegen des Schnauzenbandes

Abb. 3.9 (unten). Am Halsband fixierter und am Leib hochgehobener Hund

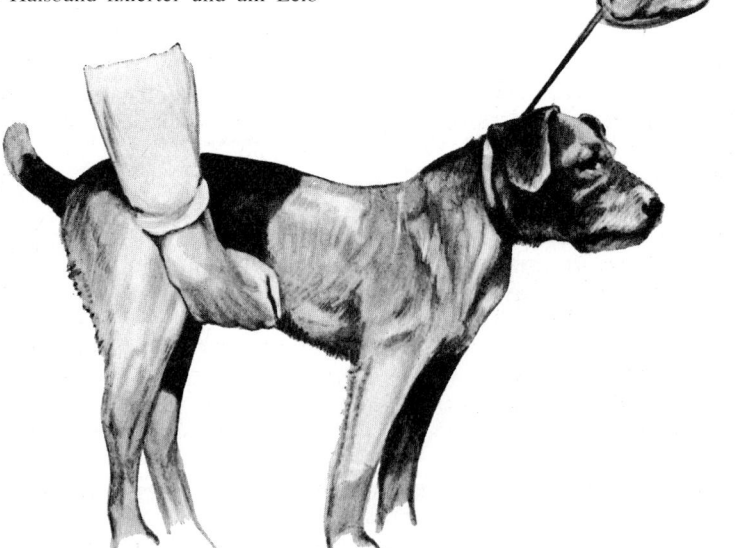

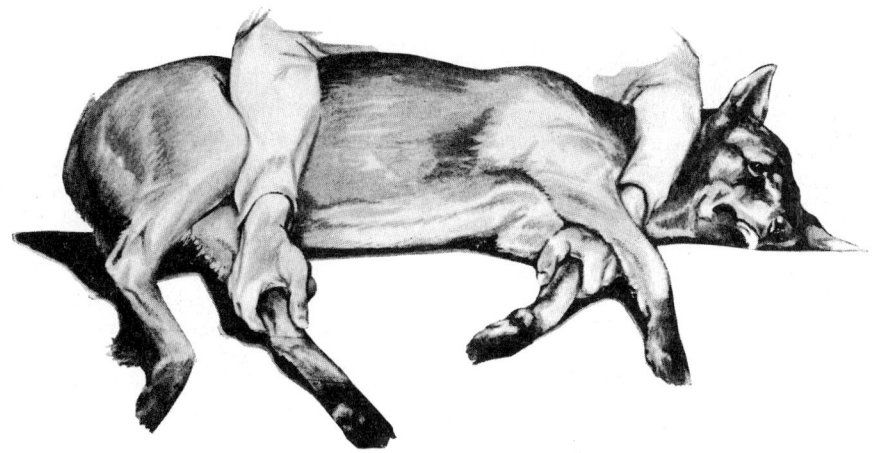

Abb. 3.10. Halten eines liegenden Hundes. Der linke Unterarm fixiert den Hals, die linke Hand hält das unten liegende Vorderbein. Der rechte Unterarm fixiert den Leib, die rechte Hand das unten liegende Hinterbein. Der Hund wird zum besseren Fixieren möglichst an den Körper gezogen

Schnauzenbandes *(Abb. 3.8)*. Kleine bissige Hunde an der Leine mit Geschirr oder mit ausreichend engem Halsband hochheben *(Abb. 3.9)*. Das Fest-

halten des liegenden Hundes zeigt *Abbildung 3.10.*

Einmaliges Durchsetzen gegenüber dem Hund genügt in der Regel. Beim zweiten Mal pariert er meist ohne Zwangsmittel. Wenn Ruhe und Entspanntheit für Untersuchung notwendig sind, vorher Tranquillizer, z. B. Prothipendyl (Dominal®), Diazepam (Valium®), vom Besitzer schon zu Hause eingeben lassen oder in der Praxis Propionyl-Promazin (Combelen®) oder Dominal® injizieren. Falls Muskelentspannung erwünscht: Valium® i.m.

3.2   Untersuchungsgang

3.2.1   Der Hund im Praxisraum

Es ist ratsam, den Hundebesitzer zuerst einmal nur von weitem und kurz zu begrüßen, um das Augenmerk weitgehend auf den Patienten richten zu können. Häufig lassen sich bei dieser Inaugenscheinnahme schon verschiedene krankhafte Symptome feststellen.

3.2.1.1   Lahmheit
Vorwiegend in der Bewegung läßt sich nachweisen, auf welcher Extremität ein Hund lahmt. Bei einzelnen Hunderassen treten häufig spezielle Gelenkveränderungen auf. Sofern ein Schäferhund auf einer der vorderen Extremitäten lahmt, kann es sich beispielsweise um eine Absprengung des Processus anconaeus handeln; eine Lahmheit auf einem der Hinterbeine beruht oft auf einer Hüftgelenksdysplasie oder einer durch diese Erkrankung bedingten Koxarthrose. Beim Boxer wird das Lahmen auf einer der Hintergliedmaßen meist durch eine Erkrankung des Knies (Meniskusschaden oder Ruptur der gekreuzten Bänder) hervorgerufen. Das Auftreten einer Lahmheit an einer der hinteren Extremitäten bei Pudel, Pekinese oder Spitz ist möglicherweise durch eine Patellarluxation bedingt.

3.2.1.2   Parese, Paralyse
Sofern Teckel, Pudel, Pekinesen, Spaniels oder Französische Bulldoggen Lähmungserscheinungen oder volle Lähmung zeigen, ist damit zu rechnen, daß diese Schwäche durch einen Bandscheibenprolaps, zu dem diese chondrodystrophischen Hunderassen besonders neigen, verursacht worden ist.

Weist ein alter Schäferhund einen latschenden Gang auf, bei dem die Krallen des nicht belasteten Hinterbeines, vielleicht sogar einige Zehenglieder mit der dorsalen Seite leicht über den Boden schleifen, kann es sich um eine schwere, röntgenologisch einwandfrei nachweisbare Koxarthrose oder um Spondylopathie, Diskospondylitis, Osteomyelitis der Wirbelkörper oder spinale Myelopathie handeln.

3.2.1.3   Ohrschütteln, Schiefhalten
          des Kopfes
Diese Symptome deuten immer auf eine Erkrankung des Ohres hin. Sofern diese beim Bellen auftreten und keine Rötung des Gehörgangs nachweisbar ist, besteht möglicherweise ein Katarrh der Tuba Eustachii (T. auditiva). Bei von Händlern angekauften Junghunden oder bei Hunden, die in Gemeinschaft mit Katzen leben, sowie bei Hunden von Jägern liegt meist eine Otitis parasita-

ria vor. Das plötzliche Schiefhalten des Kopfes nach einem Spaziergang im Sommer wird fast immer durch eine im Gehörgang festsitzende Granne hervorgerufen.

3.2.1.4 Atmung (erschwert, beschleunigt)

Sofern die Außentemperatur nicht besonders hoch ist bzw. kein Anlaß für eine erhöhte Erregung des Hundes vorliegt, ist das Hauptaugenmerk auf folgende Organe bzw. krankhafte Zustände zu richten:

Herzinsuffizienz und deren Folgezustände; Lunge, z. B. Stauungslunge, Bronchopneumonie, Tumoren und Lungenödem, Ergüsse in der Brusthöhle; Anämie; Herz- und Kreislaufschwäche; Urämie; fortgeschrittener Diabetes mellitus.

3.2.1.5 Husten

Kann durch das Ziehen am Halsband ausgelöst werden. Im übrigen sind Erkrankungen im Rachenraum einschließlich des Kehlkopfes und der Luftröhre sowie der Lungen und des Herzens in Betracht zu ziehen. Plötzlich auftretender, starker, kaum zu unterdrückender Husten kann durch einen Fremdkörper in der Luftröhre ausgelöst werden.

3.2.1.6 Abdomen (aufgetrieben)

Bei der Trächtigkeit handelt es sich um einen normal-physiologischen Zustand. Besteht keine Adipositas, so sind differentialdiagnostisch Tumoren, Aszites oder eine Pyometra in Betracht zu ziehen. Ein in kürzester Zeit (Stunden) unverhältnismäßig stark aufgetriebener Leib wird in der Regel durch eine Magendrehung hervorgerufen; in kurzer Zeit (1–3 Tage) auftretende, verhältnismäßig starke Umfangsvermehrung beruht meist auf Tumorruptur, hier vorwiegend Milz – blutiger Aszites.

3.2.1.7 Kachektischer Ernährungszustand

Er kann auf einer Vernachlässigung des Hundes beruhen. Sonst sind vordringlich der Verdauungstrakt sowie Nieren, Leber und Herz zu untersuchen. Dieser Zustand kann aber auch durch Erkrankungen des Gehirns und seiner Häute sowie durch Altersabbau (= Marasmus) bedingt sein.

3.2.1.8 Fell (struppig, glanzlos, haarlose Stellen, Trichome)

Diese Veränderungen des Haarkleides werden hervorgerufen durch Vernachlässigung des Hundes, Marasmus, Stoffwechselstörungen, pathologische Zustände des Darmes, der Leber, der Nieren und der endokrinen Drüsen.

3.2.1.9 Tränenstraße

Sie entsteht vornehmlich durch Konjunktivitis, Keratitis, Distichiasis, Trichiasis, Ek- und Entropium, Verstopfung des Tränen-Nasenkanals. Sie kann sich aber auch durch einen Fremdkörper, besonders im Sommer durch eine unter dem 3. Augenlid sitzende Granne, entwickeln.

3.2.1.10 Apathie

Sie macht die Messung der Körperinnentemperatur erforderlich. Hauptursachen sind in der Regel Infektionskrankheiten, bakterielle Infektionen einzelner Organe, vornehmlich der Tonsillen, lokale Infektionen mit starker Allgemeinreaktion, Entzündungen, Anämie, Urämie, Diabetes mellitus, Kachexie oder Herz- und Kreislaufschwäche.

3.2.1.11 Speicheln

Dieses Symptom wird besonders durch Erkrankungen der Mund- und Rachenhöhle hervorgerufen. Sofern der Hund sich gleichzeitig am Kopf kratzt, besteht der Verdacht auf einen oralen Fremdkörper. Das Speicheln kann auch durch Vergiftung (Aufnahme von Alkylphosphaten) bedingt sein.

3.2.2 Der Hund auf dem Untersuchungstisch

Zur Vermeidung unnötiger Aufregung lasse man einen kleinen, leichten Hund von dem Besitzer allein auf den Tisch heben. Einen großen und schweren Hund hebe man gemeinsam mit dem Besitzer auf den Tisch; dabei soll der Besitzer möglichst in der Nähe des Kopfes des Patienten bleiben.

3.2.2.1 Anamnese

Auf die Anamnese wird im Speziellen Teil dieses Werkes näher eingegangen; siehe insbesondere Kapitel-Einleitungen.

3.2.2.2 Thermometrieren

Schon während der Aufnahme der Anamnese kann ohne Zeitverlust die Körperinnentemperatur gemessen werden. Diese wird bei der Untersuchung im Praxisraum infolge der Erregung des Hundes immer etwas höher liegen als in seiner normalen Umgebung. Aufgrund meiner von vielen Kollegen bestätigten Erfahrung liegt die Höchstgrenze der normalen Innentemperatur bei 38,6 °C bis 38,7 °C. Eine Körperinnentemperatur zwischen 38,7 °C und 39,0 °C deutet meist auf den Beginn eines pathologischen Prozesses hin. Bei dem am

Thermometer haftenden Stuhl kann festgestellt werden:

a) *Konsistenz* (glasiger, festanhaftender Schleim, vergesellschaftet mit Erbrechen, deutet auf einen obturierenden Fremdkörper oder Ileus hin);

b) *Geruch* (abnorm bei bakteriell bedingter Zersetzung);

c) *Endoparasitenbefall* bei jungen, von Händlern gekauften Hunden, bei denen rezidivierender Durchfall auftritt; hierfür wird ein mit Kalilauge verdünntes Quetschpräparat auf Spulwurm-, Haken- und Peitschenwurmeier, außerdem auf Kokzidien untersucht (erste grobe Voruntersuchung);

d) *grauer, fettiger, voluminöser Stuhl* deutet auf Pankreasinsuffizienz hin.

Beim Einführen des Thermometers kann man gelegentlich auf Knochenkot stoßen, der auf eine Koprostase zurückzuführen ist.

3.2.2.3   Auskultation und Perkussion

Sie sollte immer bei jedem neu vorgestellten Hund vorgenommen werden. Die Untersuchung, bei der das Herz auf beiden Seiten und jede Lunge an mehreren Stellen auf beiden Seiten auskultiert wird, nimmt, sofern keine krankhaften Veränderungen vorliegen, nur wenig Zeit in Anspruch.

Gleichzeitig kann man den Puls fühlen und seine Quantität und Qualität (Kap. 15.1) sowie ein eventuell bestehendes Pulsdefizit feststellen.

Im Rahmen dieser Untersuchung können wir auch kurz die Bug- und Halslymphknoten palpieren (Lymphadenose).

Perkutiert wird nur bei Verdacht auf Veränderung.

Die perkutierbare hintere Lungengrenze verläuft schräg nach vorn vom 12. bis zum 6. Zwischenrippenraum. Vorn wird sie durch das Schulterblatt, oben durch die Rückenmuskulatur begrenzt. Das Perkussionsfeld kann nach kranial durch die abgebeugte, nach vorn gezogene Extremität vergrößert werden.

Vor Kauf eines Phonendoskops verschiedene Exemplare erproben; möglichst eines mit zwei verschiedenen Durchmessern des Bruststückes kaufen; darauf achten, daß Oliven richtig im Ohr sitzen; bei eigener Schwerhörigkeit ein solches mit Verstärker kaufen.

Bei schnellem Herzklopfen kann eine Verlangsamung durch Druck auf die Augäpfel (10–15 Sekunden) erreicht werden.

Zum besseren Abhören bei starken Atemgeräuschen kurzfristig Nase zuhalten.

3.2.2.4   Schleimhäute (Lidbindehaut und Mundschleimhaut)

Die unterschiedlichen Farben und Farbnuancen der Augenschleimhaut vermitteln zahlreiche Hinweise:

a) *blaß-rosafarben:* Anämie; Kreislaufschwäche; Schock; Verblutungsgefahr.

b) *rot:* bei Entzündung der Konjunktiva; bei gleichzeitiger Verfärbung der Sklera können Erkrankungen der Hornhaut und des Augeninneren sowie Erkrankungen innerer Organe bestehen; bei gleichzeitigem Vorliegen einer Nephritis an Leptospirose denken; treten zusätzlich die Sklera-Gefäße deutlich in Erscheinung, ist die Untersuchung auf Glaukom angezeigt; zyanotische Verfärbung wird durch Sauerstoffmangel bedingt und kann auf eine Herz-Lungen-Erkrankung hindeuten.

c) *gelblich:* Erkrankung der Leber oder des Gallensystems; hämolytischer Ikterus; Lorchelvergiftung.

3.2.2.5   Ohr

Bei jedem Hund sollte man eine Untersuchung des Gehörganges mit dem Ohrenspiegel vornehmen, andernfalls eine Erkrankung des Gehörganges nicht einwandfrei zu diagnostizieren ist. Bei Verdacht auf eine Otitis parasitaria, d. h. wenn keine Ohrmilben beobachtet werden können, ist das Zerumen mikroskopisch zu untersuchen. Dunkles Zerumen deutet auf Milbenbefall hin. Zur Betrachtung des Trommelfells benutze man einen Ohrtrichter mit einem sehr langen Schenkel.

3.2.2.6   Abnormer Körpergeruch

Falls der Besitzer nicht schon auf das »Riechen« des Patienten aufmerksam gemacht hat, wird man selbst bei der Untersuchung des Hundes einen abnormen Geruch feststellen können. Während beim Spaniel dieser penetrante Geruch oft durch ein Ekzem der Lefzenfalte am Unterkiefer hervorgerufen wird, ist dieser abnorme Geruch bei anderen Hunden in der Regel auf starken Zahnsteinansatz einschließlich der Stomatitis ulcerosa, auf zerfallende Tumoren, Nekrosen oder Fremdkörper im Mund- und Rachenraum zurückzuführen. Schlechter Geruch vom Magen her – wie die Besitzer meist vermuten – ist selten; er kann, da der Magen durch die Kardia verschlossen ist, nur nach Efflation wahrgenommen werden.

Die eitrige Otitis, insbesondere die stark vernachlässigte, verbreitet oft gleichfalls einen sehr unangenehmen Geruch.

Die *Urämie* schweren Grades und der fortgeschrittene Diabetes mellitus zeichnen sich unter anderem durch eine spezifische Geruchsqualität aus.

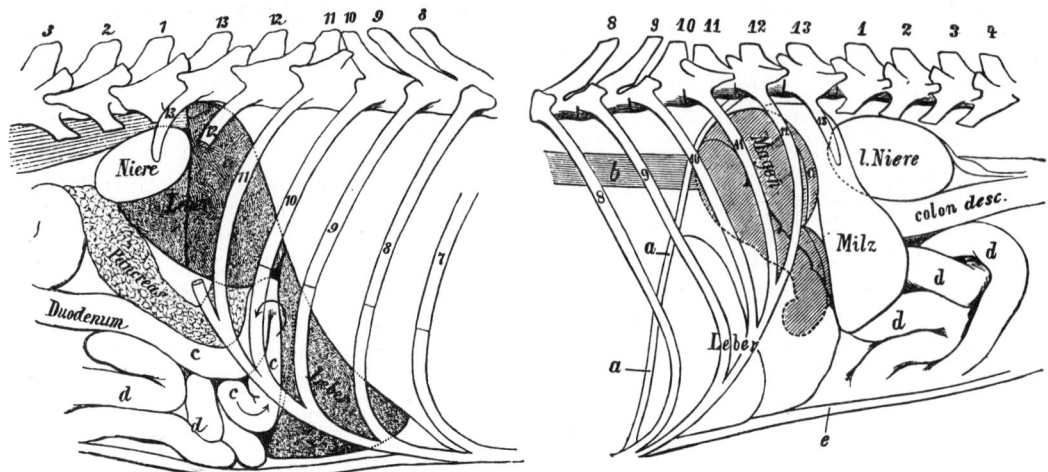

Abb. 3.11. Lage von Leber, Pankreas, Niere bei leerem Magen (rechte Seite) (MÜLLER/REINHARDT)

Abb. 3.12. Lage von Leber, Magen, Milz und Niere bei leerem Magen (linke Seite) (MÜLLER/REINHARDT)

Manche Ekzeme, vornehmlich schwere ausgebreitete Hautveränderungen infolge öliger Seborrhoe oder Demodikose, riechen stark, typisch und unangenehm.

Hunde mit Parvovirose verbreiten ebenfalls einen typischen Geruch.

Verwahrloste Hunde mit Trichomen und die – bei uns aus diesem Grunde selten – durch Nichtscherenlassen zu »Schnürenpudeln und Schnürenpulis« getrimmten Pudel und Puli verbreiten ebenfalls einen unangenehmen Geruch, besonders bei feuchtem Wetter.

3.2.2.7   Zähne, Rachenraum, Tonsillen

Es ist ratsam, die Zähne einer kurzen Untersuchung zu unterziehen. Zahnsteinbelag ist zu entfernen. Falls der Hund klinisch nicht gesund erscheint, sollten auch der Rachenraum und die Tonsillen in die Untersuchung mit einbezogen werden. Dies ist besonders bei einer Ankaufsuntersuchung wichtig, da bei Pudeln, aber auch bei anderen Kleintierrassen, vereinzelt Rachenspalten vorkommen.

Falls bei einem bissigen Hund auf eine Untersuchung des Rachenraumes nicht verzichtet werden darf, sind folgende Hilfsmaßnahmen möglich:

a) Mittels um Ober- und Unterkiefer geschlungener Bänder wird die Mundhöhle geöffnet und mit einem Mundsperrer gesichert (Abb. 3.4).
b) Der Hund wird je nach Grad der Bissigkeit mit einem Neuroleptikum oder zusammen mit einem Analgetikum (Neuroleptanalgesie) sediert.

3.2.2.8   Haut

Juckreiz s. Kap. 11.

Rückendermatitis wie auch hormonell bedingte (Hoden, Eierstock, Schilddrüse, Nebenniere) symmetrische Alopezien kann man ohne Hinweise des Besitzers selbst erkennen.

Haarlose, lichte Stellen, bei adoleszenten kurzhaarigen Hunden besonders am Kopf, deuten auf Demodikose hin. Hautgeschabsel an veränderten Stellen bei Mykosen (hier auch Haare ausziehen), Demodikose und bei Sarkoptesverdacht am verdickten Ohrrand durchführen, bis sich etwas Blut zeigt.

3.2.2.9   Palpation

Die ein- oder beidhändig durchzuführende Palpation (gelegentlich muß der Hund zu diesem Zweck an den Vorderbeinen hochgehalten werden) muß immer dann vorgenommen werden, wenn Verdacht auf krankhafte Veränderungen im Abdomen besteht oder eine Umfangsvermehrung des Leibes bei gleichzeitiger »Abmagerung« der Rückenpartie vorliegt (Abb. 3.11 bis 3.13).

Mit Hilfe der Palpation lassen sich feststellen: Tumoren, Milz- oder Lebervergrößerungen, Fremdkörper im Darm, Darminvagination oder ein auf einer Schnur aufgereihter Darm, Pyometra, Endometritis, Trächtigkeit (am besten zwischen dem 20. und 30. Tag diagnostizierbar), Prostata-Vergrößerungen, Blasensteine und Hypertrophie der Blasenwand. Bei sehr ängstlichen Hunden und solchen, die auf eine Palpation mit Bauchpressen reagieren, ist eine vorangehende Sedie-

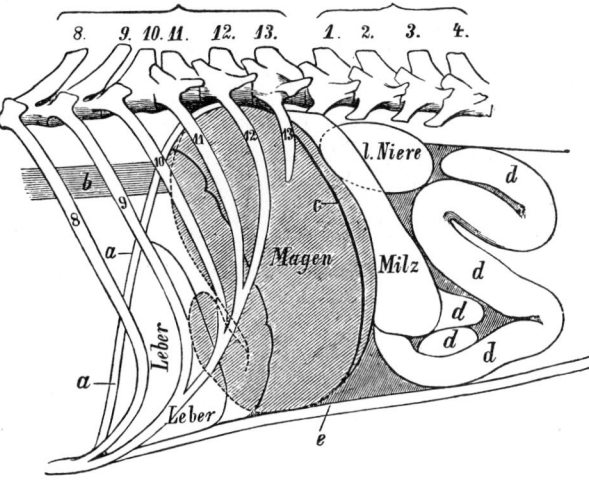

Abb. 3.13. Lage von Leber, Magen, Milz und Niere bei gefülltem Magen (linke Seite) (Müller/Reinhardt)

rung anzuraten. Wegen der muskelentspannenden Wirkung ist Diazepam (Valium®) vorteilhaft.

3.2.2.10 Auge

Schleimhäute möglichst bei Tageslicht prüfen (Entzündung, Gelbsucht) und am Augapfel auf Rötung und Gefäßinjektion achten.

Eine Untersuchung des Auges auf Nystagmus muß bei Gehirnerschütterung und nervalen, zentralbedingten Erkrankungen vorgenommen werden. Ein geringgradiger Nystagmus läßt sich leichter durch Betrachtung des Augenhintergrundes als des äußeren Augapfels diagnostizieren. Zur Untersuchung des Augeninneren reicht zur Not als Instrument ein Otoskop aus, von dem der Ohrtrichter und Lupe entfernt wurden.

Aus Gründen der Genauigkeit ist die Untersuchung möglichst bei verdunkeltem Zimmer vorzunehmen. Zum Nachweis von Substanzverlusten der Hornhaut: Aufträufeln von Fluorescein-Na.

3.2.2.11 Urin

Von verschiedenen Firmen wurden zur Vereinfachung der chemischen Harnuntersuchung Indikatorenpapiere entwickelt (Kap. 4.6). Sofern man sich das Katheterisieren einer Hündin oder eine Blasenpunktion mangels Übung nicht zutraut, sollte man den Besitzer veranlassen, den Urin des Hundes aufzufangen (Mittelstrahl mit Schale auffangen) und mitzubringen (nicht älter als 3 Stunden).

Katheterisieren des Rüden am praktischsten mit humanem Ureter-Katheter (Rüsch 5 oder 8, *Abb. 1.18*), der Hündin im Liegen mit langschenkeligem Spekulum *(Abb. 1.28* und *3.14)*, im Stehen mit Spekulum nach Kuscher *(Abb. 1.19* und *3-15)*.

Eine *Harnuntersuchung* muß vorgenommen werden bei Harndrang, vermehrtem Durst, Erbrechen, Durchfall, gespanntem Gang, Schwäche der Nachhand, allgemeiner Mattigkeit, Flüssigkeitsergüssen in Körperhöhlen und Unterhaut, nicht zahnsteinbedingtem Mundgeruch und zur Beurteilung des Heilungsverlaufes bei Leptospirose.

3.2.2.12 Blut

Zur Untersuchung des Blutes unterhält man am zweckmäßigsten ein Labor (Kap. 4.2), aber auch ohne dieses lassen sich einfache, orientierende Untersuchungen durchführen.

Mit Hilfe der Blutsenkung im Westergreen-Röhrchen kann man feststellen:
a) die *Senkungsgeschwindigkeit,* bei Schrägstellung auch eine verlangsamte Blutsenkungsgeschwindigkeit;
b) nach Ablauf von 24 Stunden:

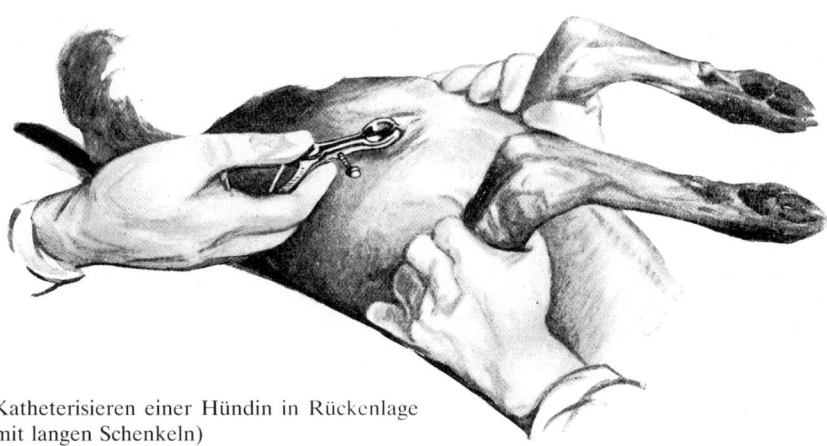

Abb. 3.14. Katheterisieren einer Hündin in Rückenlage (Spekulum mit langen Schenkeln)

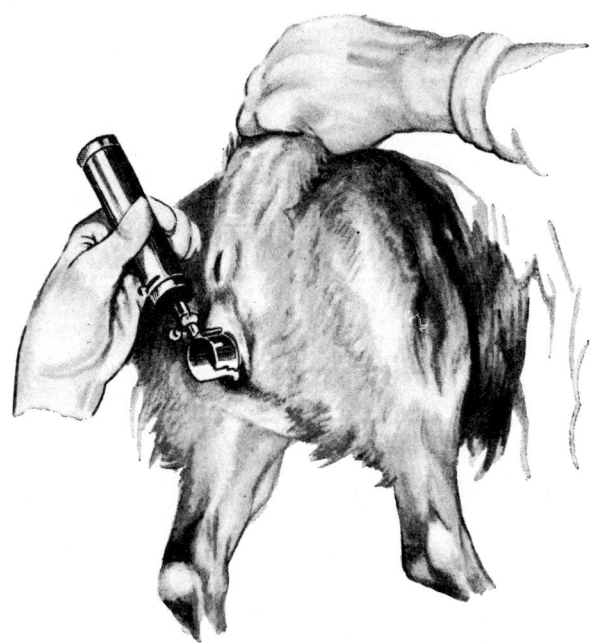

Abb. 3.15. Katheterisieren einer Hündin im Stehen (geschlitzter Tubus nach Kuscher)

▷ die ungefähre *Zahl der Leukozyten,* die sich bei Senkrechtstellen (Zurückkippen nach 10 min) als weiße Schicht über den Erythrozyten abgesetzt haben (wichtig bei Pyometra);

▷ eine *eventuell bestehende Anämie* (gemessen an der Höhe der Erythrozytensäule);

▷ ein *Ikterus* (nachweisbar an der Gelbfärbung des Plasmas); *Trübung durch Vermehrung des Fettgehalts = Hyperlipämie.*

Feststellbar ist mit einem Tropfen Blut bei Verwendung von

Merckognost® eine *Erhöhung des Harnstoffes* (Azotämie),

Haemo-Glucotest® eine *Erhöhung des Blutzuckers* und somit ein bestehender Diabetes mellitus, Reflaton® = 8 Blutwerte in 32 µl.

3.2.2.13 Digitale, rektale und vaginale Untersuchung

Diese Untersuchung ist erforderlich zur

a) Diagnose von Prostatavergrößerung bzw. Tumor, Beckenbruch, Knochenkot;

b) Differentialdiagnose zwischen Rektumdivertikel, Perinealhernie;

c) Feststellung der lichten Weite des Beckens zwecks Zuchttauglichkeit;

d) Diagnose von Tumoren oder Strikturen der Vagina.

3.2.2.14 Röntgenaufnahme/ Durchleuchtung

Durchleuchtet wird wegen Strahlenbelastung heute nur noch mit Hilfe eines Bildverstärkers.

3.2.2.15 Palpation bestimmter erkrankter Bezirke

Sie ergibt sich aus dem Vorbericht.

Die Palpation von Gelenken und Muskulatur ist stets vorsichtig und nur bis zum Einsetzen der ersten Schmerzäußerungen durchzuführen; immer bei den Zehen des erkrankten Beines beginnen und bis zur Schulter und Hüfte palpieren. Kontrolluntersuchungen der gesunden Extremitäten sind mit einzubeziehen.

3.2.2.16 Durchgängigkeit der Nase

Sie wird mit Wattefusseln, die vor die jeweilige Nasenöffnung gehalten werden, geprüft.

4 Laboratoriumsuntersuchungen

R. H. Gwalter

4.1 Das Praxislabor

In einer modernen Kleintierpraxis ist ein Minimum an Laboreinrichtungen, die je nach Bedürfnissen zu einem mittelgroßen bis größeren Praxislabor ausgebaut werden können, unerläßlich. Diagnostische Laboruntersuchungen helfen, die klinischen Befunde zu objektivieren und zu ergänzen, und die Diagnosen zu verfeinern. Viele Diagnosen sind ohne Labor überhaupt nicht sicher zu stellen. Ein eigenes Praxislabor erleichtert die Entscheidung, ob und wie weit Laboratoriumsuntersuchungen durchgeführt werden sollen. Es bereichert die tägliche Tätigkeit, macht Freude, ergibt rasch greifba-

re Resultate und stimuliert den Drang nach vertief-
tem Wissen und neuen Erkenntnissen. Laborresultate gewinnen an Aussagewert und Zuverlässigkeit, wenn man mit den methodischen Fehlern,
Schwächen oder Stärken der Methoden vertraut
ist. Nicht zuletzt können im eigenen Praxislabor
durchgeführte Untersuchungen finanziell interes-
sant sein. Allerdings muß im Hinblick auf Billigan-
gebote von sogenannten Klinikprofilen durch au-
tomatisierte, kommerzielle Labors die Rendite
sorgfältig kalkuliert werden.

Im folgenden Kapitel werden diejenigen Labormethoden, die im Praxislabor gut durchführbar
sind, in Form von Gebrauchsanleitungen aufgeführt. Die Technik der Probeentnahme wird beschrieben, auf Fremduntersuchungsmöglichkeiten
wird hingewiesen. Spezielle Untersuchungen für
ein bestimmtes Organ (sogenanntes Organprofil)
werden in der Regel in den Kapiteln der betreffenden Organe besprochen.

4.1.1 Voraussetzungen für die Einrichtung eines eigenen Laboratoriums

Gute und zuverlässige Laborresultate lassen sich
nur an einem genügend großen Arbeitsplatz mit
guter Beleuchtung und zweckmäßigen Einrichtungen und Installationen erzielen. Man spare nicht,
wenn es um die Schaffung je eines Trockenarbeits-
platzes (ca. 1–2 m Breite) und eines separaten
Feuchtarbeitsplatzes (ca. 1–2 m Breite) geht. Eine
einfache Kapelle mit Abzug (60 cm Breite) für
übelriechende Untersuchungen kann sehr zweckmäßig sein. Es lohnt sich, eine ausgebildete Labor-
kraft einzustellen, die je nach Kenntnissen entweder nur einfachere oder auch kompliziertere Untersuchungen selbständig vornehmen kann. Verschiedene Möglichkeiten des Anstellungsverhält-
nisses sind möglich: ganztags, halbtags oder stun-
denweise, sowie teilweise oder volle Beschäftigung
im Labor.

Bei der Planung des Labors gehe man von folgenden Fragen zum Leistungsumfang aus:
▷ Welche Untersuchungen werden vorteilhafterweise mit welcher Testmethode im eigenen Labor durchgeführt?
▷ Mit wieviel Proben pro Tag (Woche) kann man
  rechnen?
▷ Welche Untersuchungen sollen Speziallabors
  überlassen werden?
▷ Wie rasch soll das Ergebnis verfügbar sein?
▷ Welche Genauigkeit ist erforderlich? (Die ge-
  wünschte Genauigkeit ist mitbestimmend für
  die Wahl der Testmethode. Man hüte sich vor
  falsch verstandener Genauigkeit).
▷ Lohnt es sich, teure Apparaturen anzuschaf-

fen? Rentabilitätsberechnung vornehmen.
(Kap. 4.5.6).

4.1.2 Minimalausrüstung des kleinen Labors

▷ Ansaugschlauch für Erythrozyten (Ec) und
  Leukozyten (Lc)
▷ Azetonschreiber
▷ Blutsenkungsgestell (nach Westergreen, evtl.
  zum Einmalgebrauch)
▷ Deckgläser
▷ Deckgläser, geschliffen, als Reserve für Zähl-
  kammer
▷ Erythrozyten-Pipetten
▷ Färbebank mit Pinzette
▷ Filterpapier (rund, ca. 10 cm ∅)
▷ 3 Glasschalen mit Deckel mit zugehörigem Ob-
  jektträgerhalter für Diff-Quick-Färbungen (As-
  sistent®)
▷ Glastrichter (5–9 cm ∅)
▷ Holzspatel
▷ Immersionsöl
▷ Ionentauscher (Ministil®, Firma Christ, CH-
  4147 Aesch) oder Distilliergerät (Bakterienfil-
  ter vorschalten)
▷ Laborjournal
▷ Leukozyten-Pipetten
▷ Meßpipetten (1, 2, 5, 10 ml)
▷ Mikrohämatokrit-Zentrifuge (Compur
  M1101®, Compur Electronic, München)
▷ Mikropipetten (Einmalgebrauch)
▷ Objektträger (gebrauchsfertig, gereinigt und
  entfettet)
▷ Parafilm M® (American Can Company)
▷ Pasteurpipetten
▷ 2 Petrischalen
▷ Pipettenschüttler / Pipetten-Rüttler für 2, evtl.
  4 Pipetten
▷ 2 Plastikspritzflaschen (1 × 250 ml für Aqua
  dest., 1 × 500 ml für Kot-Aufschwemmlösung)
▷ Plastiktrichter (7,5 cm ∅)
▷ Putzbürstchen für Glasröhrchen (1,5–2 cm ∅)
▷ Reagenzien und Schnelltests je nach Testsorti-
  ment
▷ Reinigungsmittel für Glaswaren (Hämasol®,
  Merz + Dade, CH-3018 Bern)
▷ Refraktometer (für Serumgesamtprotein und
  spezifisches Gewicht des Harns)
▷ Röhrchenhalter
▷ Serumröhrchen (10–20 ml) mind. 10 Stück
▷ Stoppuhr (wasserdicht)
▷ Taschenrechner
▷ Uhrglasschalen
▷ Urinsedimentröhrchen (10–20 ml)
  mind. 4 Stück
▷ Urometer (Areometer), falls kein Refrakto-
  meter

▷ Wärmeschrank (2–8 l Inhalt)
▷ Weckeruhr
▷ Zählkammer für Blutkörperchen (Neubauer, getönt)
▷ Zellstofftupfer
▷ Zentrifuge (–4000–9000 U/min, evtl. kombiniert mit Hämatokrit-Zentrifuge)

4.1.3 Ausbau auf mittelgroßes Praxislabor

▷ Eppendorf-Pipette
▷ Häkchen oder Kippröhrchen (je nach Quickmethode)
▷ Photometer/Reflexionsphotometer
▷ Präzisionspipettor (Seripettor® Clinicon International GmbH)
▷ Wasserbad mit Thermostat inkl. Röhrchenhalter

4.2 Blutuntersuchung, Blutstatus

Für hämatologische und blutchemische Untersuchungen wird mit Ausnahme weniger Spezialuntersuchungen Venenblut entnommen. Falls Serum oder Plasma benötigt wird, wird drei- bis fünfmal soviel Blut entnommen, als zur Untersuchung notwendig ist.

Serumgewinnung
1. Blut ohne gerinnungshemmenden Zusatz erschütterungsfrei gerinnen lassen;
2. Blutkuchen am Glasrand mit Glas- oder Plastikstab vorsichtig ablösen;
3. schonend (zuerst langsam, dann schnell) zentrifugieren;
4. Serum (Überstand) abpipettieren oder vorsichtig abgießen.

Plasmagewinnung
1. Blut mit einem geeigneten Antikoagulans ungerinnbar machen;
2. zentrifugieren (ca. 5 min bei ca. 3000 U/min).

Statt Antikoagulanzien zuzusetzen, wird das Blut vorzugsweise in einem mit gerinnungshemmenden Substanzen beschichteten Spezialröhrchen aufgefangen (EDTA, Heparin, Natriumfluorid). Die bei der Plasmagewinnung verwendeten Antikoagulanzien dürfen die geplante Laboruntersuchung nicht beeinträchtigen.

4.2.1 Blutentnahme

Stauung nie länger als eine Minute belassen und Aufregung des Patienten möglichst vermeiden. Beides kann sowohl Zellzahlen als auch Enzymwerte verändern.

Vorgehen □ Vene punktieren und Blut direkt in EDTA-Röhrchen einfließen lassen. Mit etwas Übung lassen sich beim Stechen Kanüle und Röhrchen mit derselben Hand halten, so daß kein Tropfen Blut verlorengeht. Sind mehrere Röhrchen

Blut zu entnehmen, so wird das zuerst ausfließende Blut für die hämatologischen Untersuchungen verwendet. Röhrchen mit Antikoagulanzien werden sofort nach dem Füllen verschlossen und einige Male gekippt (nicht geschüttelt) zur Durchmischung mit dem Antikoagulans.

Kanülen □ Für die Venopunktion sind neue Einwegkanülen je nach Hundegröße 0,9 mm oder 1,2 mm ∅ am geeignetsten. Ausnahmsweise lassen sich kleine Blutmengen über kleinlumige Kanülen (0,5 mm) gewinnen.

Auffanggefäße □ Glasröhrchen (10–20 ml) sauber, entfettet (Entfetten: 10 min in Alkohol-Äther).
Kunststoffröhrchen mit Antikoagulans beschichtet (2,5–5,0 ml, EDTA, Heparin). Das Antikoagulans muß in trockener Form vorliegen, da sonst durch Volumenveränderungen der Probe Fehler entstehen können.

Blutentnahmesysteme/-sets □ Mit oder ohne Vakuum ermöglichen auch dem Ungeübten eine tropfenfreie Blutentnahme.
Vorteile: kein Blutverlust und keine Besudelung mit Blut; Nachteile: Preis. Bei Systemen mit Vakuum besteht die Gefahr eines Venenkollapses bei kleinen Venen und schlechter Venenfüllung, daher kleinlumige Kanülen verwenden (0,7 mm).

Entnahmeorte (für Rechtshänder)
Vena cephalica antebrachii dexter □ Eine sich links vom Hund befindende Hilfsperson umarmt den Hals des Hundes mit dem linken Arm von unten *(Abb. 4.1)*. Die rechte Hand greift über den Hund hinweg, umfaßt von hinten den distalen Humerus und streckt die Extremität. Hierdurch wird die Vene gestrafft und ein Wegrollen verhindert. Stauung: Mit Stauschlauch und Klemme, mit Schnellstauer *(Abb. 1.57)* oder mit Daumen oder Zeigefinger der rechten Hand der Hilfsperson.

Vena saphena lateralis dexter □ Besonders geeignet an unruhigen Tieren. Der Patient wird in linker Seitenlage durch eine Hilfsperson fixiert. Eine zweite Hilfsperson streckt mit der linken Hand das rechte Knie durch. Auf diese Weise wird die Vene gestrafft und ein Wegrollen verhindert. Mit der rechten Hand wird durch Druck in die Kniekehle die V. saphena lateralis dexter gestaut. Durch Verwenden eines Stauschlauches kann man sich unter Umständen eine der beiden Hilfspersonen ersparen *(Abb. 1.59, 3.10)*. Bei ungenügendem Hervortreten der V. saphena am lateralen Umschlag über der distalen Tibia ist die Stauung ungenügend.

Vena jugularis sinister □ Eine Hilfsperson umarmt den Hals des Hundes mit dem linken Arm von unten und drückt mit dem Ellenbogen die Schnauze hoch *(Abb. 4.1)*. Gleichzeitig wird der Hund mit dem rechten Arm an die Hilfsperson gedrückt, während sie mit der rechten Hand den Oberarm des Hundes fixiert. Der behandelnde Tierarzt staut die Vena jugularis selbst, oder eine weitere Hilfsperson hilft ihm dabei.

Hinweis □ Bei unruhigen Tieren oder bei Tieren mit dichtem Fell soll die Punktionsstelle rasiert werden. Für das Setzen eines Verweilkatheters und bei Venen, die sich schlecht darstellen lassen (z.B. Schock), empfiehlt sich: 1. Rasur, 2. Desinfektion, 3. Venaesectio = kurzer Hautschnitt (2–3 mm) und Freilegen der Vene.

4.2.2 Erythrozyten-Zählung

Anzahl Erythrozyten (Ec) pro Liter (l) (G/l) Vollblut (alte Einheit: Ec pro μl oder mm^3). Probenentnahme entweder direkt ab Punktionskanüle oder aus Röhrchen, wobei jede *Probe vor der Entnahme gut zu mischen* ist (Sedimentation der Ec).

Mit der trockenen Ec-Pipette Blut bis zur Marke 0,5 aufziehen und Pipette außen reinigen. Bis zur Marke 101 Hayem'sche Lösung luftblasenfrei aufziehen. Pipette an den Enden mit Daumen und Mittelfinger verschließen und während mindestens 3 min von Hand oder mit Pipettenschüttler schütteln.

Vorbereiten der Zählkammer (NEUBAUER, TÜRK u. a.) □ Seitenstege der Zählkammer mit feuchtem Finger bestreichen. Trockenes, geschliffenes Deckglas so auflegen, daß auf den Seitenstegen Newtonsche Farbringe entstehen. Das Zählfeld muß dabei trocken und sauber bleiben.

Füllen der Zählkammer □ Mit dem Zeigefinger oberes Ende der Erythrozytenpipette verschließen, damit das Herausfließen des Blutgemisches dosiert werden kann. Die ersten fünf ausfließenden Tropfen verwerfen. Pipettenspitze schräg zwischen Deckglas und mittlerer Glasschiene (mit Zählnetz) aufsetzen. Blutgemisch durchziehen lassen bis zur vollständigen Füllung des Kammerteils.

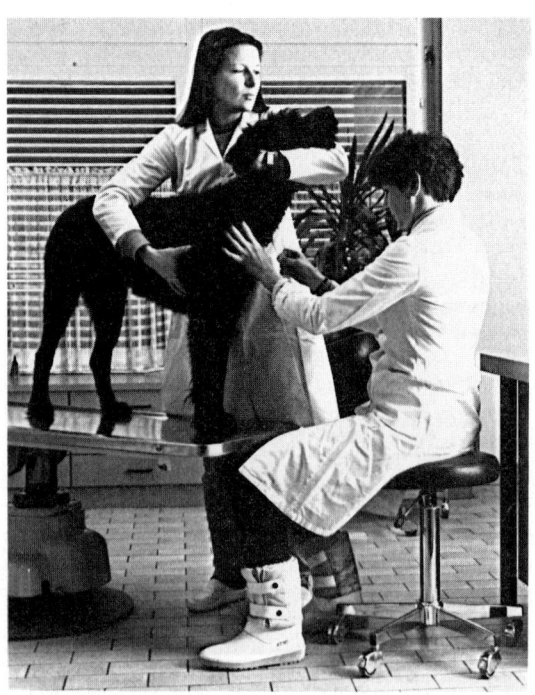

Abb. 4.1. Blutentnahme aus Vena jugularis sinister

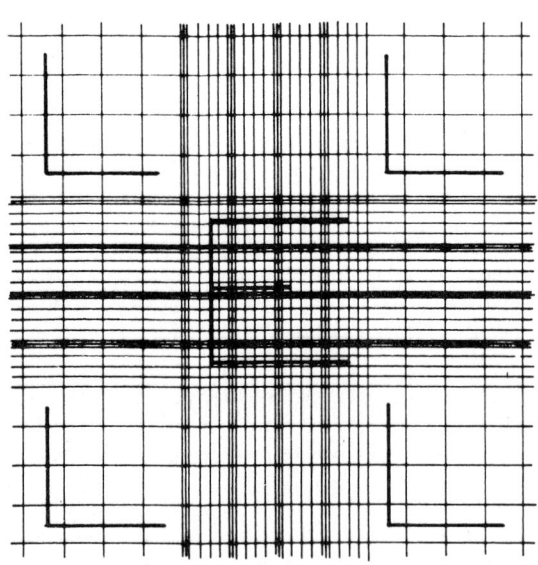

Abb. 4.2. Ältere Neubauer-Zählkammer. E = Erythrozytenfeld; L = Leukozytenfeld

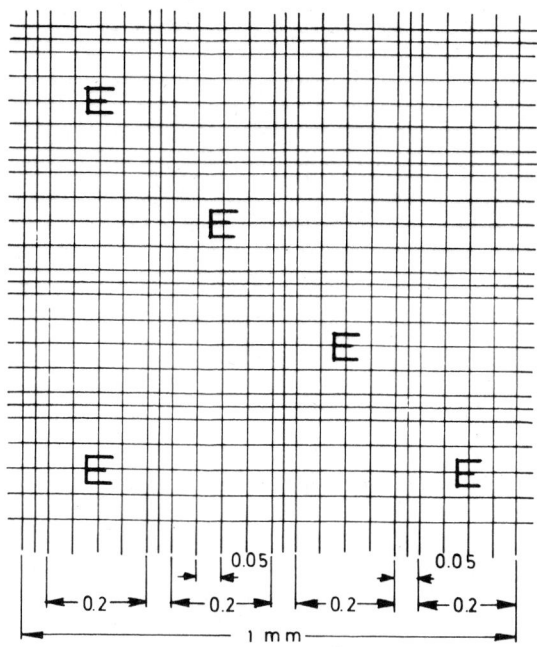

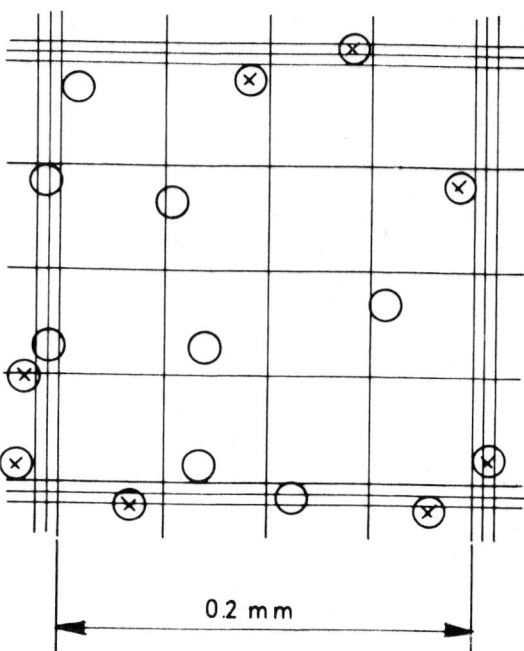

Abb. 4.3. Erythrozytenfeld (vgl. *Abb. 4.2*). Mitte der Kammer der älteren Neubauer-Zählkammer. Die mit *E* bezeichneten Gruppenquadrate werden zur Ec-Zählung herangezogen

Abb. 4.4. Ältere Neubauer-Zählkammer, Gruppenquadrat zur Ec-Zählung. Alle die innere Linie der linken und unteren Dreifachlinien berührenden und die innerhalb des Gruppenquadrates liegenden Zellen werden gezählt (○). Nicht berücksichtigt werden die innere obere und rechte Linie berührenden oder außerhalb liegenden Zellen (⊗)

Nicht überfüllen. Gleiches Vorgehen auf der anderen Kammerhälfte. 3–5 min sedimentieren lassen.

Zählung □ 300–400fache Vergrößerung. Die Ec werden in fünf Quadraten E gezählt *(Abb. 4.2* und *4.3)*. Jedes kleine Quadrat besteht aus 16 Kleinstquadraten und ist durch dreifache Linien begrenzt. Man achte darauf, daß die Ec weder doppelt gezählt noch übergangen werden. Bei der Auszählung der Quadrate nur die vom linken und unteren Rand geschnittenen Ec zu den im Inneren liegenden hinzuzählen *(Abb. 4.4)*.

Anzahl Ec pro l Blut □ Aus der Verdünnung der Blutprobe 1:200, Höhe der Zählkammer 0,1 mm, ergibt sich, daß die Zahl der registrierten Ec mit 10^{10} multipliziert werden muß, um die Ec-Zahl pro l Blut zu erhalten.

4.2.3   Hämatokrit (Hkt. oder PCV)

Prozentualer Anteil zelliger Bestandteile (v. a. Ec) am Gesamtblut, SI-Einheit: Ec-Volumen pro l Blut; alte Einheit: Vol.%. Zwei Mikrokapillaren zum Einmalgebrauch füllen sich beim schrägen Eintauchen ins Blut ohne Ansaugen durch Kapillarkräfte. Je nach Zentrifuge peripher einzulegendes Ende der Kapillaren mit Kitt verschließen und in einer speziellen Mikrohämatokritzentrifuge

zwei Minuten zentrifugieren. Da die meisten Mikrohämatokritröhrchen mit Gerinnungshemmer versehen sind, können die zwei Kapillaren direkt am Entnahmeort gefüllt werden, oder man verwendet antikoaguliertes Blut.

Berechnung: Der prozentuale Anteil der Ec wird von beiden Kapillaren ausgemessen und das arithmetische Mittel genommen.

Beurteilung der Plasmafärbung und der Leukozytenschicht (»Speckschicht«, Buffy coat) oberhalb der Ec mit der Lupe (normale Dicke 0,5 bis 1,3 Hkt.-Prozent).

4.2.4   Hämoglobin

SI-Einheit = mmol Hämoglobin pro l Blut; alte Einheit = g/100 ml. Bestimmung photometrisch, Methode und Blutbedarf variieren je nach Photometer (4.5.5), Alternative: Spencer-Hämoglobinometer.

4.2.5 Blutsenkungsreaktion (Blutsenkungsgeschwindigkeit, BSG)

Ec sedimentieren in ungerinnbar gemachtem Blut. Die Sedimentationsrate (mm/h) wird ausgewertet für: grobe Ec-Zahlschätzung, Schätzung der Leukozytenvermehrung, Hinweise auf Verschiebung des Albumin-Globulin-Verhältnisses und der Plasmaeiweiße gegen die grob dispersen Phasen. Ermöglicht Abschätzung von Bilirubingehalt und Lipämie im Plasma. Die BSG wird von vielen Faktoren beeinflußt, Veränderungen sind daher unspezifisch. Sie ist jedoch genügend empfindlich, um qualitative Aussagen über das Vorliegen von entzündlichen Prozessen und Gewebezerfall zu ermöglichen. Eine normale BSG schließt Krankheiten nicht aus. Von Vorteil ist ihre leichte Durchführbarkeit und ihr geringer Preis.

Durchführung: in 2 ml-Spritze werden zuerst 0,4 ml 3,8%ige Natriumzitratlösung, dann 1,6 ml Blut aufgezogen, mehrmals gekippt, ohne Schaumbildung in ein Gläschen gespritzt, in eine Westergren-Pipette bis zur Marke Null aufgesaugt und in ein Sedimentiergestell gebracht. Abgelesen wird nach einer, zwei und 24 Stunden. Wird die Westergren-Blutsenkungspipette um 60° geneigt, beschleunigt sich die Ec-Sedimentation, und es kann nach 1, 10 und 20 min abgelesen werden, wobei die Ablesegenauigkeit jedoch etwas leidet.

Normale BSG beim Hund nach einer Stunde: 1–2 mm, nach zwei Stunden: 2–4 mm, nach 24 Stunden: 8–15 mm.

4.2.6 Leukozytenzählung

Interpretation der Werte s. 17.1. Anzahl Leukozyten (SI-Einheit = Lc pro l Vollblut, alte Einheit = Lc/μl). Probenentnahme entweder direkt ab Punktionskanüle oder aus Röhrchen mit Gerinnungshemmer, wobei die *Probe vor der Entnahme gut zu mischen* ist (Sedimentation der Lc). Mit der trockenen Lc-Pipette Blut bis zur Marke 0,5 aufziehen und Pipette außen reinigen. Bis Marke 11 mit Türk-Reagens füllen. Pipette an den Enden mit Daumen und Mittelfinger verschließen und mindestens 3 min schütteln (Pipettenschüttler) zur Durchmischung und Hämolyse der Ec.

Vorbereiten und Füllen der Zählkammer □ Wie bei Ec-Bestimmung (4.2.2).

Zählung □ Mindestens zwei, besser vier Eckquadrate der Zählkammer bei 140–200facher Vergrößerung auszählen *(Abb. 4.2)*. Die vier großen Eckquadrate enthalten jeweils 16 Kleinquadrate, die meanderförmig ausgezählt werden. Zellzahlen der Kleinquadrate addieren.

Berechnung □ Lc-Zahl pro l Blut: Multiplikation der Zellen in vier Quadraten mit $50 \cdot 10^6$. (Ein Quadrat enthält 0,1 mm³ des 1 : 20 verdünnten Blutes). Zählt man nur zwei Quadrate aus, wird mit $100 \cdot 10^6$ multipliziert (schneller, jedoch ungenauer).

Elektronische Zellzählmaschinen sind nur ab ca. 15 Proben täglich, also nur in mittleren bis großen Laboratorien wirtschaftlich. Zur Rentabilitätsberechnung vgl. Kap. 4.5.6.

4.2.7 Differentialblutbild

Prozentualer Anteil der einzelnen Leukozytenarten am Gesamtanteil der Lc. Für Bedeutung und Interpretation s. Kap. 17.1.

Vorgehen □ Objektträgerausstrich anfertigen, wobei ein kleiner Tropfen Vollblut direkt aus Entnahmekanüle oder aus Blutröhrchen gut durchmischt auf das äußere Drittel eines entfetteten Objektträgers fallengelassen wird. Ein entfettetes Deckglas oder ein weiterer Objektträger wird im Winkel von 60° zum Objektträger an den Bluttropfen herangeführt. Das Blut verteilt sich entlang der Deckglaskante. Nun wird das Deckglas über den Objektträger geschoben und damit das anhängende Blut gleichmäßig ausgestrichen. Der Ausstrich soll im zweiten, spätestens dritten Drittel des Objektträgers auslaufen. Bei zu großem Bluttropfen wird durch ein- bis zweimaliges Aufsetzen des Deckglases vor dem Ausstreichen die anhaftende Blutmenge verringert, so daß der Ausstrich ausläuft *(Abb. 4.5)*.

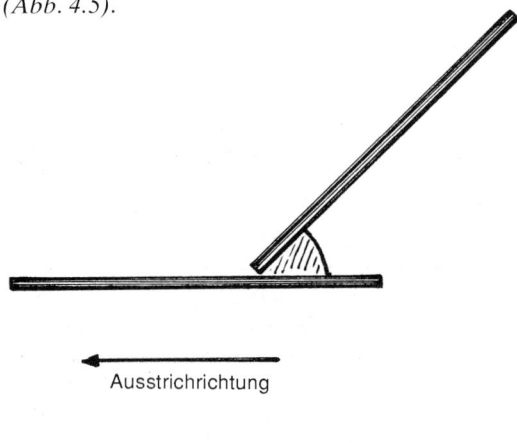

Ausstrichrichtung

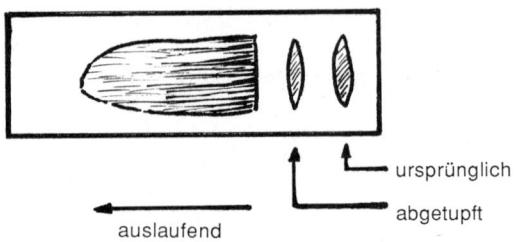

auslaufend   ursprünglich   abgetupft

Abb. 4.5. Herstellen von Blutausstrichen

Die Ausstriche bei Zimmertemperatur an der Luft trocknen lassen. Niemals an die Sonne legen oder künstlich erwärmen. Die im Handel erhältlichen Deckgläser und Objektträger sind in der Regel schon entfettet.

Färbemethoden

M + D Diff-Quik® (Firma Merz + Dade) □ Rationelle, einfache und schnelle Färbung, die gute Resultate liefert.

Testsimplets® □ Dies sind Objektträger (Firma Boehringer, Mannheim), die bereits mit Färbelösungen beschichtet sind. Damit entfällt der Färbevorgang. Es genügt, darauf einen Blutausstrich anzufertigen und eine gewisse Zeit abzuwarten (s. Gebrauchsanleitung). Die Haltbarkeit dieser Präparate ist begrenzt. Die Differenzierung der Zellen ist jedoch gut möglich.

Panoptische Färbung nach Pappenheim, May-Grünwald-Giemsa-Färbung □ Dies war bis vor einigen Jahren die Methode der Wahl und ergibt durchaus gute Resultate. Sie ist aber zeitraubend und zu umständlich für die Praxis.

Differenzierung □ *(Abb. 4.6 bis 4.11):* Die Zellen eines gefärbten Blutausstriches werden morphologisch differenziert, d. h. eingestuft nach Merkmalen und Formen, und ausgezählt. Das gefärbte Präparat wird zunächst mit geringer Vergrößerung durchgemustert, um sich über die Farbqualität und gleichmäßige Verteilung der Blutkörperchen zu orientieren. Bei dicken Ausstrichen mit zu intensiver Färbung sind die einzelnen Zellen nicht mehr genügend beurteilbar. Es sollen daher nur solche Ausstriche resp. an solchen Stellen des Ausstriches ausgezählt werden, wo die Ec dicht nebeneinander, jedoch nicht übereinanderliegen. Zur Differenzierung eines Blutausstriches sollten mindestens 200 Lc mit der Ölimmersion ausgezählt werden. Um eine wiederholte Durchmusterung desselben Gesichtsfeldes zu vermeiden, verschiebt man den Objektträger in regelmäßiger Zickzacklinie (Meander). Bei der Beurteilung des Ausstriches sollen auch Form- und Größenveränderung, das färberische Verhalten der Ec, sowie das Verhältnis von Ec- zu Thrombozytenzahlen berücksichtigt werden. Differenzierung der Lc braucht erhebliche Erfahrung. Fehlt diese, so ist es sicherer und zeitsparend, einen luftgetrockneten Blutausstrich an ein Untersuchungslabor zwecks Differenzierung zu senden.

4.2.8 Retikulozyten und Normoblasten

Die *Retikulozyten* stellen kernlose, jugendliche polychromate, große Ec mit färbbaren Resten des ursprünglichen Blutzellprotoplasmas dar (Durchgangsform in der Reifung der Ec).

Die Retikulozytenzahlen erlauben die Aktivität des roten Knochenmarks abzuschätzen (regenerative oder nicht regenerative Anämien, Kap. 16.2).

Vitalfärbung nach Wolfer (Brilliantcresylblau-Methode) □ Mit einem Glasstab gesättigte 5%ige alkalische Brilliantcresylblaulösung auf einen Objektträger auftragen, eintrocknen lassen und mit einem Seidenlappen fein verreiben. Dann 4–5 Tropfen Vollblut auf Objektträger geben und mit einem zweiten Objektträger (Schichtseite auf Schichtseite) das Blut gut vermischen, durch mehrmaliges Abheben und ausschließendes Zudecken. Nach 1–2 Minuten ist die Färbung vollzogen. Mit dem abgehobenen Objektträger wird das Blut zusammengewischt, und auf sauberen Objektträgern werden Ausstriche angefertigt. Die Auszählung erfolgt auf dem dünnsten und schönsten Ausstrich mit Ölimmersion. Die Ec weisen eine hellgrüne Farbe auf, und die Reticulozyten sind an dem in ihnen enthaltenen dunkelblauen Netzwerk (Substantia granulofilamentosa) erkennbar. Es werden 1000 Ec gezählt. Die Retikulozytenzahl wird in Promillen oder Prozenten angegeben.

Normoblasten sind kernhaltige Ec, die bei der Leukozytendifferenzierung getrennt gezählt werden müssen (Kap. 16.2).

4.2.9 Erythrozytenindizes

a) *Färbekoeffizient MCH.* Der Färbekoeffizient gibt den durchschnittlichen Hämoglobingehalt pro Einzel-Ec in Picogramm (pg, alte Einheit) an. MCH = mittlerer Hämoglobingehalt eines Ec oder »**m**ean **c**orpuscular **h**emoglobin«.

$$MCH = \frac{\text{Hämoglobin (g/l)}}{\text{Erythrozytenzahl (T/l)}}$$

SI-Einheit für MCH ist das Femtomol (fmol).

b) *Mittlere Hämoglobinkonzentration der Erythrozytenmasse = MCHC*
»**m**ean **c**ell **h**emoglobin **c**oncentration"

$$MCHC = \frac{\text{Hämoglobin (g/l oder mmol/l)}}{\text{Hämatokrit (l/l)}}$$

Alte Einheit = g/100 ml, SI-Einheit = g/l oder mmol/l.

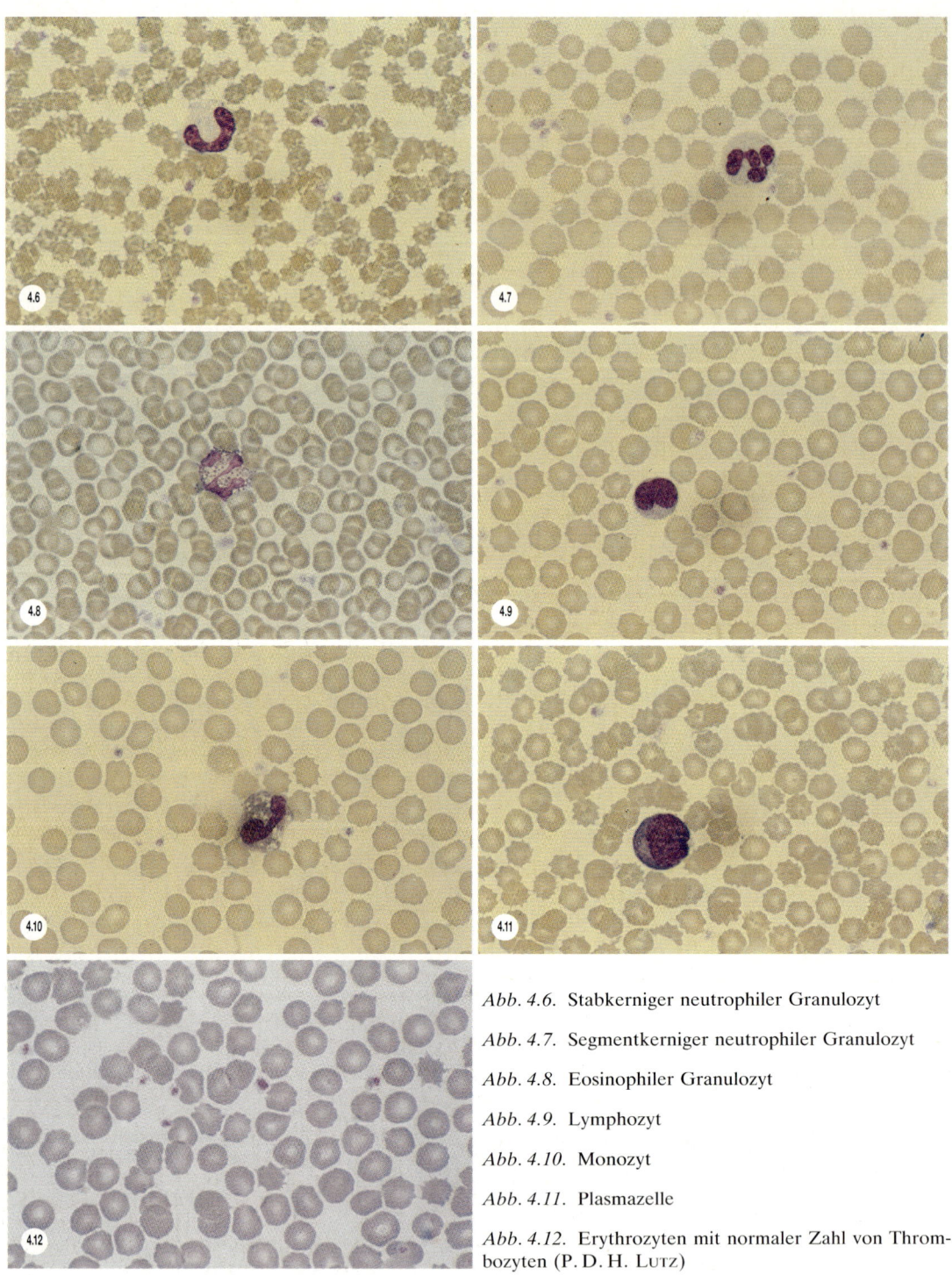

Abb. 4.6. Stabkerniger neutrophiler Granulozyt

Abb. 4.7. Segmentkerniger neutrophiler Granulozyt

Abb. 4.8. Eosinophiler Granulozyt

Abb. 4.9. Lymphozyt

Abb. 4.10. Monozyt

Abb. 4.11. Plasmazelle

Abb. 4.12. Erythrozyten mit normaler Zahl von Thrombozyten (P. D. H. Lutz)

c) *Mittleres Erythrozyteneinzelvolumen = MCV*
MCV = Mittleres korpuskuläres Volumen »mean cell volume«

$$MCV = \frac{\text{Hämatokrit} \quad (l/l)}{\text{Erythrozytenzahl (T/l)}}$$

Alte Einheit und SI-Einheit sind dieselben = Femtoliter (fl).

4.3   Gerinnungsstatus

4.3.1   Thrombozyten, Blut-
            plättchen

Als grobe Orientierung kann das Verhältnis der
Anzahl Blutplättchen zu der Anzahl Ec im Routi-
neblutausstrich dienen. Normalerweise sollten auf
100 Ec mindestens 5 Thrombozyten kommen
(Abb. 4.12). *Thrombozytenzählung:* In Leukozytenpipette bis Marke 0,5 EDTA-Blut aufziehen,
dann Procain-Nilblausulfat-Lösung oder Plaxan®-
Lösung bis Marke 11 aufziehen und 5 min schütteln. Zählkammer füllen und in Feuchtkammer ca.
30 min sedimentieren lassen. Fünf Ec-Felder (80
Kleinstquadrate) auszählen. Ergibt Thrombozyten
in Giga pro Liter (G/l). Die Thrombozytenzählung
kann auch mit elektronischen Zellzählgeräten erfolgen.

4.3.2   Prothrombinzeit nach Quick
            (Gerinnungsvalenz, PT)

Zitratplasma wird mit einem Überschuß an Gewe-
bethrombokinase und Kalziumionen versetzt und
die Zeit bis zur Nachweisbarkeit des ersten Fibrin-
fadens gemessen. Diese Zeit ist in erster Linie ein
Maß für die Aktivität der Gerinnungsfaktoren I,
II, V, VII, X und testet das Extrinsic-System (exogenes Gerinnungssystem). *Bestimmung:* Quickröhrchen oder 5 ml-Spritze mit 0,5 ml 0,1-molarer
Natriumoxalat oder 0,1-molarer Natriumzitratlösung beschicken, mit Vollblut direkt ab Kanüle
genau bis zur Marke 5 ml auffüllen, sofort mischen
und anschließend zentrifugieren. Falls die Bestimmung nicht sogleich ausgeführt werden kann, muß
das von den Ec abpipettierte Zitratplasma im
Kühlschrank bei 4°C aufbewahrt werden. Die Bestimmung ist auf jeden Fall innerhalb von 3 Stunden im Doppel auszuführen. In zwei auf 37°C
vorgewärmte (Wasserbad) Quickröhrchen wird je
0,1 ml vorgewärmtes Zitratplasma pipettiert. Nach
20 Sekunden gibt man 0,2 ml vorgewärmte Kal-
ziumthromboplastinlösung hinzu, setzt die Stoppuhr in Gang und beobachtet mit der Häkchentech-
technik den Ablauf der Gerinnung. An Stelle von
Häkchen kann mit Kippröhrchen gearbeitet werden. Die in zwei Röhrchen bis zum Auftreten der
ersten Fibrinfäden (Koagula) gemessene Zeit muß
auf 0,5 sec genau übereinstimmen. Der Mittelwert
wird anhand der Eichgeraden oder anhand einer
Tabelle in Prozenten der normalen Aktivität ausgedrückt und ergibt somit den Quickwert. Je nach
Herkunft und Aktivität des verwendeten Throm-
boplastins, der Methode und der Reaktionszeit des
Untersuchers kann der 100%ige Quickwert zwischen 11 und 16 sec liegen.

Herstellen der Eichkurve □ Es wird von frischem
Oxalat- bzw. Zitratmischplasma mehrerer Gesunder (ca. 6) ausgegangen. Durch Verdünnen dieses
Plasmas mit 0,9%iger Kochsalzlösung im Verhältnis 1:2 resultiert der 50%-Standard, im Verhältnis
1:4 resultiert der 25%-Standard, im Verhältnis
1:8 resultiert der 12,5%-Standard. Werden die
Prozentwerte auf der Ordinate in linearem Abstand ihrer reziproken Werte, die zugehörigen Se-
kundenwerte auf der Abszisse des Koordinatensy-
stems aufgetragen, so erhält man eine Eichgerade,
an der die Auswertung vorgenommen wird.

4.3.3   Partielle Thromboplastinzeit
            (PTT)

Gruppentest für die Funktion der plasmatischen
Gerinnungsfaktoren, d. h. des Intrinsic system:
Gerinnungsfaktoren I, II, V, VIII bis XII. Die
PTT ist Thrombozyten- und Ca-unabhängig. Be-
stimmung: 0,1 ml Zitratplasma (Kap. 4.3.2) plus
0,1 ml Kaolinaufschwemmung in 0,5% Trispuffer
pH 7,2 werden 6 min bei 37°C inkubiert. PTT-
Reagens nach Gebrauchsanleitung zusetzen und
Zeit bis zum Gerinnungseintritt wie bei Quickbe-
stimmung ermitteln.

4.3.4   Thrombinzeit (TT),
            Plasmathrombinzeit,
            Plasma-
            thrombingerinnungszeit

Phasentest für die 2. Phase der Blutgerinnung,
d. h. Faktoren II, V und X. Bestimmung: 0,2 ml
Zitratplasma (4.3.2) 5 min in Quickröhrchen auf
37°C erwärmen, 0,2 ml Thrombinlösung (37°C)
zugeben und die Zeit bis zum Gerinnungseintritt
wie bei Quick ermitteln.

4.3.5   Fibrinogenbestimmung

Phasentest für die 3. Gerinnungsphase, d. h. Blut-
gerinnungsfaktor I. Bestimmung photometrisch
aus mindestens 0,5 ml Plasma oder durch selektive
Ausfällung mit anschließender Refraktometrie.

Methode nach Schalm □ Benötigt werden zwei
Mikrohämatokritröhrchen voll Vollblut nach Zen-
trifugieren und Ablesen des Hämatokritwertes.
Ein Röhrchen wird nach Schwächung mit einer
Ampullenfeile am Ec-Plasmaübergang entzweit
und mit einem Refraktometer das Totalprotein des
Plasmas ermittelt. Das zweite Röhrchen wird un-
verändert während einer Minute in ein 56–58°C-

Wasserbad gestellt und anschließend erneut für etwa 5 min zentrifugiert. Das Röhrchen wird an der Präzipitatlösungsgrenze entzweit und das in Lösung verbleibende Totalprotein refraktometrisch gemessen. Die Differenz zwischen Total-protein aus Röhrchen I und dem Restprotein aus Röhrchen II entspricht dem Plasmafibrinogen (90 %) plus anderer Hitzepräzipitate (ca. 10 %). Diese einfache Methode ist für Praxisverhältnisse genügend genau.

4.4   Knochenmark

Die Auswertung von Knochenmarkausstrichen bedarf großer Übung und Erfahrung. Es empfiehlt sich, Knochenmarkausstriche an ein entsprechend qualifiziertes Laboratorium einzusenden.

Knochenmarkgewinnung □ Femur: Knochenmark kann aus der Fossa trochanterica des proximalen Femurs gewonnen werden. Der Hund liegt mit der Entnahmeseite nach oben. Nach chirurgischer Vorbereitung der Punktionsstelle und einem kleinen Hautschnitt über der Fossa trochanterica gerade medial vom höchsten Punkt des Trochanter major wird die Knochenmarkpunktionskanüle medial zum Trochanter major in Richtung der Fossa trochanterica eingeführt, wobei die Achse der Nadel parallel zum Femurschaft verlaufen muß. Unter Druck und mit drehenden Bewegungen wird die Kanüle etwa einen Zentrimeter in das proxima-le Femurende vorgetrieben. Dann wird der Mandrin entfernt und mit einer 10 ml-Spritze, die einen Tropfen Heparinlösung enthält, das Knochenmark aufgezogen. Eine Vermischung mit Blut kann auftreten bei starker Muskelblutung an der Biopsiestelle, wenn beim Aufziehen zu großes Vakuum angewendet wird oder wenn eine zu große Probe entnommen wird. Es ist unumgänglich, gleichzeitig einen Blutstatus und einen normalen Blutausstrich zum Vergleich mit dem Knochenmarkausstrich anzufertigen. Die Knochenmarkprobe wird vorsichtig auf mehrere Objektträger verteilt und sofort ausgestrichen.

Färbung □ Als Standardfärbung empfiehlt sich die Färbung mit M + D Diff-Quik, Testsimplets oder nach Pappenheim. Weitere Ausstriche für Spezialfärbungen behalte man in Reserve.

4.5   Blutchemische Untersuchungen

4.5.1   Serumharnstoffbestimmung

Verschiedene Teststreifen (Urastrat®, Gödecke u. a.) erlauben es, aus Vollblut, Serum oder Ergüssen den Harnstoff mit zufriedenstellender Genauigkeit zu bestimmen.

Funktionsmechanismus □ Durch die auf einem Filterpapier befindliche Urease wird der Harnstoff gespalten. Die entstehende Ammoniakmenge wird durch Farbindikatorreaktion gemessen. Bei »Überlaufen des Teststreifens«, d. h. bei Werten über 26,8 mmol/l muß das Serum mit Aqua dest. verdünnt und das erzielte Resultat um den Verdünnungsfaktor korrigiert werden. *Merke:* Genauer mit *Photometer*, schneller mit Reflexionsphotometer (Kap. 4.5.5).

4.5.2   Blutglukosebestimmung

Verschiedene im Handel erhältliche Teststreifen erlauben, die Blutglukose direkt aus Vollblut oder aus Serum zu bestimmen. Diese Teststreifen sind für die Praxis bestens geeignet. Alternative: Photometer (Kap. 4.5.5).

4.5.3   Serumprotein, Plasmatotal-   proteinbestimmung

Refraktometer: Einfache, preiswerte, schnelle und befriedigend genaue Methode für Serumgesamtproteinbestimmung. Genauere Methode: Photometrie (Kap. 4.5.5).

4.5.4   Bromsulphalein-(BSP)-Test

Wichtiger Leberfunktionstest. Falls kein Photometer vorhanden ist, kann das Ergebnis auch geschätzt werden. Bromsulphalein wird nach intravenöser Injektion fast ausschließlich durch die Leber eliminiert. Der BSP-Test ist leberspezifisch, zeigt aber vor allem fortgeschrittene exkretorische oder zirkulatorische Leberschäden an. Der Bromsulphaleintest ist kontraindiziert bei erhöhten Bilirubinwerten. Bei Hypoalbuminämie ist die Ausscheidungsdauer verkürzt. Die Bromsulphaleinelimination ist bei Kreislaufinsuffizienz und portokavalen Shunts gehemmt. Testausführung:
1. Blutentnahme ca. 2 ml (je nach Photometer Küvetten-Inhalt) ohne Antikoagulans = Leerprobe;

2. 5 mg/kg KG Bromsulphalein innerhalb 15 Sek. streng i.v. injizieren;
3. nach 2 min mit neuer Kanüle aus einer Vene der gegenüberliegenden Körperseite zweite Probe entnehmen;
4. nach 30 min mit neuer Kanüle dritte Probe entnehmen.

Photometrische Auswertung □ Extinktionen von zweiter und dritter Probe gegen Leerprobe ergibt prozentuale Sulphaleinretention (normal: unter 5 %).

Retentionsschätzung □ Der dritten Probe einige Tropfen 10%ige Natronlauge zugeben. Pathologisch ist eine erkennbare Violettfärbung.

4.5.5   *Photometrische Untersuchungen*

Ein Photometer oder Reflexionsphotometer bereichert die Arbeitsmöglichkeiten im Praxislabor ganz wesentlich, lassen sich doch wichtige Enzymwerte und chemische Parameter des Blutes nur photometrisch messen. Gegen die Anschaffung sprechen der Preis des Gerätes und die laufenden Kosten, wie Reagenzien, Wartung, Personal etc. Es gilt genau abzuschätzen, ob es wirtschaftlicher ist, die Bestimmungen selbst oder von einem Fremdlabor durchführen zu lassen. Von wenigen Ausnahmen abgesehen, sind mit dem eigenen Photometer erzielte Resultate rascher verfügbar als solche eines Fremdlabors. Bis zu welchem Maß diese Zeitersparnis anfallende höhere Unkosten aufwiegt, muß von jedem Praktiker individuell ent-

schieden werden. Ein Photometer lohnt sich sicher, wenn die Eigenkosten pro Probe gleich hoch oder niedriger sind als die Kosten am Fremdlabor.

Photometer aus zweiter Hand (Ärzte, Krankenhäuser, Fachhandel) sind preisgünstig und leisten genauso zuverlässige Dienste wie neue. Man vergewissere sich vor dem Kauf über den Betriebszustand und die Verfügbarkeit von Ersatzteilen. Bei alten Photometern sind oft relativ komplizierte Probenbearbeitungen, Messungen und Umrechnungen notwendig, wogegen die neuen Photometer in der Handhabung problemloser sind und rationelleres und einfacheres Arbeiten erlauben. Alle neuen Photometer sind auf die Bedürfnisse der Humanmedizin abgestimmt und können bei gewissen Untersuchungen in der Tiermedizin versagen. Man erkundige sich vor dem Kauf beim Lieferanten und bei veterinärmedizinischen Laboratorien nach der Brauchbarkeit des Gerätes für tierärztliche Untersuchungen.

Eine neue Generation von Photometern stellen die Reflexionsphotometer wie das Reflotron® von Boehringer, Mannheim, dar. Reflexionsphotometer messen mittels Licht von genau definierter Wellenlänge reflexionsphotometrisch die Intensitätsänderung von trockenchemischen Reagenzträgern (Teststreifen). Durch die Anwendung der Mikroprozessortechnologie werden Bedienungsschritte und Kalibrierungsvorgänge verblüffend stark vereinfacht oder entfallen gänzlich. Für die meisten Parameter, die für die Praxis von Bedeutung sind, wird es in absehbarer Zeit Teststreifen geben, die eine einfache, zeitsparende und kostengünstige reflometerische Bestimmung im Praxislabor ermöglichen.

4.5.6   *Rentabilitätsberechnung für Laborgeräte*

Berechnungsformel	***Legende***

Berechnungsformel

1. Gerätebedingte Kosten pro Arbeitstag:

$$c_1 = \frac{A}{100} \cdot \frac{p\% + q\% + r\% + 1\%}{N}$$

2. Kosten von Reagenzien und Verbrauchsmaterial für die Reinigung und den Leerwert:

$$c_2 = V_{ein} + V_{aus}$$

3. Personalkosten für das Ein- und Ausschalten und die Reinigung des Gerätes:

$$c_3 = \frac{PK}{N} \cdot \frac{t_{ein} + t_{aus}}{M}$$

4. Kosten von Reagenzien und Verbrauchsmaterial in Abhängigkeit von der Probenmenge:

$$c_4 = v_s \cdot s$$

Legende

A = Anschaffungskosten des Gerätes

p % = Prozentuale jährliche Abschreibung. Richtwert: 20 %

q % = Prozentuale jährliche Wartungskosten

r % = Versicherungskosten in % pro Jahr. Richtwert: 0,5 %

1 % = Jährliche Zinskosten. Richtwert: 5 %

N = Anzahl Arbeitstage pro Jahr. Richtwert: 220

M = Arbeitsminuten pro Tag. Richtwert 8 · 60

$\left. V_{ein} \atop V_{aus} \right\}$ = Kosten von Reagenzien und Verbrauchsmaterial beim Ein-/Ausschalten des Gerätes. Richtwerte: beim Lieferanten erfragen

PK = Personalkosten inklusive Nebenkosten pro Jahr. Richtwert Fr. 37 000,–

$\left. t_{ein} \atop t_{aus} \right\}$ = Arbeitszeit für das Ein-/Ausschalten und die Reinigung des Gerätes. Richtwert: beim Lieferanten erhältlich

5. Personalkosten in Abhängigkeit von der Probenmenge:

$$c_5 = \frac{PK}{N} \cdot \frac{t_s}{M} \cdot s$$

6. Gesamtkosten pro Probe setzen sich wie folgt zusammen:

$$c = \frac{c_1 + c_2 + c_3 + c_4 + c_5}{s}$$

v_s = Reagenzien und Verbrauchsmaterial pro Probe. Richtwert: beim Lieferanten erhältlich
s = Anzahl Proben pro Tag
t_s = Meßzeit für eine Probe. Richtzeit: beim Lieferanten erhältlich, unbedingt selbst nachprüfen

NB: Die aufgeführten Richtwerte gelten für die Schweiz, sie sind in jedem Fall zu überprüfen.

4.5.7   Fremdlabor

Bei kleinem bis mittlerem Probenanfall ist es wirtschaftlicher, die blutchemischen Untersuchungen von einem Fremdlabor ausführen zu lassen. Jedoch spielt es eine Rolle, ob die gewünschten Bestimmungen notfallmäßig, also sofort, benötigt werden, oder ob man ein bis zwei Tage bis zum Eintreffen des Untersuchungsresultates warten kann. Notfalluntersuchungen, wie z. B. Amylase- oder Bilirubinbestimmungen, können oft beim nächstgelegenen allgemeinen Krankenhaus-Labor oder bei einem Arzt mit gut ausgebautem Labor in Auftrag gegeben werden. Alle anderen Untersuchungen werden von automatisierten kommerziellen Großlaboratorien einzeln oder als Chemogramme zu günstigen Konditionen angeboten, manchmal unter Gewährung bedeutender Rabatte für Tierärzte. Da die Methoden der Großlaboratorien auf Humanseren (evtl. Humanzellen) abgestimmt sind, ist Vorsicht geboten bei der Interpretation von Parametern, deren Normalwerte für das Tier von jenen des Menschen differieren, z. B. T_3, T_4, Cortisol, Amylase, Ec (Zellgrößen), Leukozytenmorphologie. Eine vorgängige Kontaktaufnahme hinsichtlich Kosten, Untersuchungsmethoden, Notfalldienst, Normalwerten und Einflüssen des Transportes auf die Resultate ist unbedingt angezeigt und im beidseitigen Interesse.

Versand der Proben □ Außer für Spezialuntersuchungen ist Serum am geeignetsten. Jede Probe soll separat beschriftet werden.

4.6 · Harnuntersuchung

4.6.1   Harnentnahme

Spontanharn
Auffangen von Spontanurin birgt für den Patienten keinerlei Risiken und genügt für viele Untersuchungen. Allerdings lassen nicht alle Hunde zu, daß mit einem Gefäß Urin aufgefangen wird.

Blasenpunktion (Zystozentese)
Wegen der minimalen Kontaminationsgefahr ist die Blasenpunktion v.a. für Hündinnen risikoärmer als die Katheterisierung. Der Urin bleibt unbeeinflußt durch Veränderungen in den distalen Harnwegen und eignet sich vorzüglich für bakteriologische Untersuchungen.

Technik □ Punktionsstelle am ventralen Hypogastrium rasieren und desinfizieren. Die Blase wird mit der linken Hand (Rechtshänder) fixiert. Die Nadel (0,9 mm ⌀) mit aufgesetzter Spritze wird in der Linea alba in einem Winkel von 45° in kaudodorsaler Richtung eingestochen, so daß sie die Blase wenig kaudal vom »Äquator« penetriert.

Katheterharngewinnung
(Abb. 3.14, 3.15) Katheterharn ist durch Bakterien aus den ableitenden Harnwegen kontaminiert. Beim Katheterisieren ist das Risiko einer iatrogenen Blaseninfektion vor allem bei Hündinnen unvermeidbar. Für die meisten Hundebesitzer erscheint das Katheterisieren aber weniger dramatisch als die Blasenpunktion.

4.6.2   Untersuchung nach erster Wahrnehmung

Der frisch gewonnene Harn ist auf Farbe, Durchsichtigkeit und Geruch zu beurteilen.

4.6.3   Chemische Untersuchungen
Bilirubin, Glukose, Hämoglobin, Keton, Nitrit, pH, Protein, Urobilinogen
Die von verschiedenen Firmen angebotenen Harn-Teststreifen bieten äußerst vielfältige Untersuchungsmöglichkeiten, die in der Regel für die Praxis genügen. Der u. U. teurere, qualitativ einwandfreie und für den Gebrauch am Hundeurin

gut dokumentierte Teststreifen ist dem billigeren, schlecht dokumentierten vorzuziehen. Ein Teststreifen, der möglichst viele Parameter in einem einzigen Untersuchungsgang ergibt (z. B. Combur 8® Boehringer), bietet zahlreiche Vorteile gegenüber Teststreifen für einzelne Untersuchungen. Einige auf Teststreifen vorhandenen Parameter sind jedoch für Hundeurin ungeeignet: z. B. ist bei N-Multistix® (Ames, Miles, Bayer, Zürich) die Angabe des spezifischen Gewichts ungenau. Bei Combur 9® (Boehringer, Mannheim) ist die Leukozytenzahlangabe wegen des bei Hund und Mensch unterschiedlichen Leukozytenenzymmusters unzuverlässig (falsch negative Resultate). Bei alkalischem pH (über 8) sind Eiweißgehaltsangaben unzuverlässig (falsch positiv).

Metaldehydnachweis ☐ Er ist aus Urin gut möglich; zu diesem Zweck 2 ml Harn an Speziallabor einsenden.

Thalliumnachweis ☐ Zu 1 ml Harn werden 0,2 ml konzentrierte Salzsäure und 1 ml 10%ige wäßrige Sulfanilsäure-Lösung gegeben. Filtrieren, falls eine Eiweißausflockung auftritt. Dann 0,5 ml gesättigtes Bromwasser, 0,1 ml Methylviolettlösung (0,05 %, wäßrig) und 1 ml Benzol zugeben und kräftig schütteln. Je nach Thalliumkonzentration beobachtet man hell- bis dunkelblaue Färbung der Benzolschicht.

4.6.4   Spezifisches Gewicht

Refraktometer ☐ Ziemlich genau, in der Anschaffung wesentlich teurer als Urometer, bietet aber den Vorteil, daß nur 1–2 Tropfen Urin benötigt werden.

Urometer/Aräometer ☐ Billig in der Anschaffung, einfach in der Durchführung, benötigt aber relativ viel Urin (5–20 ml).

4.6.5   Harnsediment

Die mikroskopische Untersuchung des Urinsediments gehört zur routinemäßigen Harnuntersuchung. Beim Zentrifugieren von unfiltriertem Harn sammelt sich das Urinsediment, das aus zellulären und nicht zellulären Bestandteilen besteht, an der Spitze des Zentrifugenröhrchens. Da sich die zellulären Bestandteile beim Stehen des Harns rasch verändern, ist es unerläßlich, möglichst frischen Urin zu verarbeiten. Urin mit Glasstab gut durchmischen, Zentrifugenröhrchen (spitzer Boden) mit Urin füllen, ca. 5 min bei 1500–2000 U/min zentrifugieren. Überstehende Flüssigkeit vom Bodensatz dekantieren und mit einer Glaskapillare

einen mittelgroßen Tropfen des Urinsedimentes auf einen sauberen Objektträger bringen. Der Urintropfen wird mit einem Deckglas bedeckt, wobei das Deckglas nicht schwimmen darf. Luftblasen sind zu vermeiden. Grundsätzlich sollen von jeder Urinprobe zwei bis drei Präparate angefertigt und beurteilt werden (Betrachtung von ca. 20 Gesichtsfeldern), wobei sorgfältig und systematisch (z. B. Meandermuster) vorzugehen ist. Färben des Sedimentes erübrigt sich häufig.

Zelluläre Harnbestandteile

Leukozyten ☐ Unterschiedlich große runde Zellen, größer als die Erythrozyten, mit Kernstruktur und Granulation. Sie haben eine gräuliche Tönung, leuchten beim Drehen der Mikrometerschraube nicht auf und haben keine scharfen Konturen.

Erythrozyten ☐ Glatte runde eingedellte Scheiben, mit schwach gelblichem Farbton. Sie leuchten beim Drehen der Mikrometerschraube auf und sind kleiner als Leukozyten. Im hypertonischen Urin werden sie stechapfelförmig. Erythrozytenschatten sind blaß und farblos, weil der Blutfarbstoff ausgelaugt wurde. Sie dürfen nicht mit Fett-Tropfen oder Hefezellen verwechselt werden.

Fett-Tropfen ☐ Sie sind von ungleicher Größe und stark lichtbrechend.

Hefezellen ☐ Sie sind oft zu zweien, dreien oder kettenförmig angeordnet und weisen Sprossungen von unterschiedlicher Größe auf.

Epithelzellen ☐ Zellen aus Vagina, Vulva oder Präputium sind größer als alle anderen Zellen.

Plattenepithelien ☐ Zellen aus Blase, Urether und Nieren sind unterschiedlich groß, haben einen verhältnismäßig kleinen Kern von der Größe eines Leukozyten und einen breiten Protoplasmasaum.

Rundepithelien ☐ Zellen haben einen zur Zellgröße verhältnismäßig großen Zellkern und stammen überwiegend aus den Nieren.

Kleine Plattenepithelien ☐ Zellen haben einen relativ kleinen, oft vielgestaltigen Kern. Sie stammen vornehmlich aus der obersten Schicht der ableitenden Harnwege.

Geschwänzte Epithelien ☐ Kleine runde oder poligonale Epithelzellen (Nierenepithelien) sind etwas größer als Leukozyten und haben einen bläschenförmigen großen Kern (Abb. 4.13).

Harnzylinder ☐ Mit Ausnahme vereinzelter hyali-

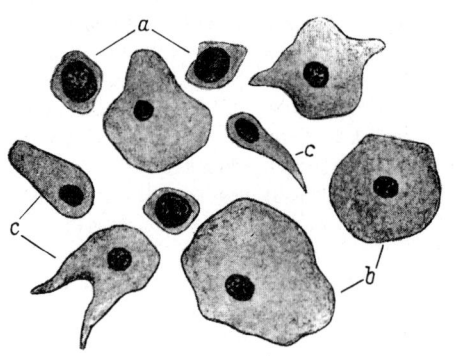

Abb. 4.13. Harnsediment, Epithelien. a = runde Epithelien; b = Plattenepithelien; c = geschwänzte Epithelien

ner Zylinder gibt es normalerweise im Urinsediment keine Zylinder *(Abb. 4.14)*.

Granulierte Zylinder haben eine feine oder grob-
körnige Oberfläche. Sie bestehen aus Detritus von
Nierenepithelien.

Hyaline Zylinder sind durchsichtig und werden
leicht übersehen. Sie sind nur bei scharfer Einstellung des Gesichtsfeldes und starkem Abblenden
sichtbar. Gut erkennbar im Phasenkontrastmikro-
skop.

Erythrozyten- oder Leukozytenzylinder bestehen
aus aufgelagerten Erythrozyten oder Leukozyten.

Hämoglobinzylinder weisen Auflagerungen von
bräunlichem Methämoglobin auf.

Epithelzylinder enthalten Epithelzellen der
Harnkanälchen (Nierenepithelien).

Im weiteren finden sich im Sediment Spermien,
Bakterien und Verunreinigungen.

Kristallisierte und amorphe Bestandteile □ Wenn

Abb. 4.14. Harnsediment, Zylinder. a = hyaline Zylinder; b = Epithelzylinder; c = granulierte Zylinder;
d = Zylindroide

unter dem Mikroskop eine Kristallform nicht deutlich zu erkennen ist, spricht man von amorphen
Bestandteilen. Abhängig von Konzentration, pH-
Gehalt und kolloidalem Zustand des Urins sind
anorganische Bestandteile im Urin vorhanden. Sie
sind meist ohne diagnostische Bedeutung.

Urate □ Moosartig gelagerte, amorphe Haufen,
kleinste Körnchen. Löslich bei Erwärmen und in
Säuren *(Abb. 4.15)*.

Kalziumoxalat □ Stark lichtbrechende, scharfkantige Oktaeder in Briefumschlagform, seltener
Prismen mit pyramidalen Endflächen. Runde und
sanduhr-ähnliche Kristalle kommen vor. Unlöslich
beim Erwärmen und in Essigsäure, löslich in Salzsäure *(Abb. 4.16)*.

**Struvit, Magnesium-Ammoniumphosphat (Tripel-
phosphate)** □ Prismen in Sargdeckelform (sehr
typisch), seltener in Farnkrautform. Löslich in Essigsäure im Gegensatz zu dem verwechselbaren
Kalziumoxalat.

Kalziumkarbonat □ Kleine, feine amorphe Körnchen und Körner, z. T. zu Haufen vereinigt, auch
Kugeln, z. T. Hantel-, Biskuit- und Brombeer-
form. Unter Aufbrausen in Essigsäure löslich. Nur
in alkalischem Harn *(Abb. 4.17)*.

Färbung des Urinsediments
Sie verbessert die Darstellung von Zylindern, Leukozyten und Epithelzellen.

Färbung mit Lugolscher Lösung □ Auf einen
Objektträger gibt man einen kleinen Tropfen Sediment, fügt einen Tropfen Lugolsche Lösung hinzu,
mischt mit einem Glasstab und deckt mit einem
Deckglas. Die zellulären Bestandteile färben sich
leicht gelblich, die Kristalle und hyalinen Zylinder
bleiben unverfärbt.

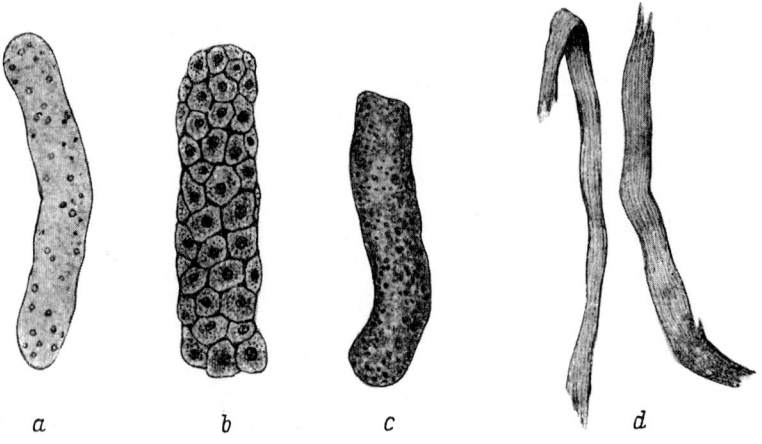

a   b   c   d

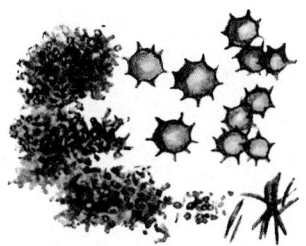

Abb. 4.15. Ammoniumurat

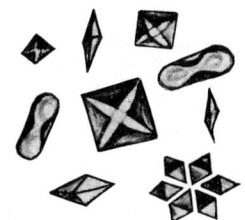

Abb. 4.16. Kalziumoxalat

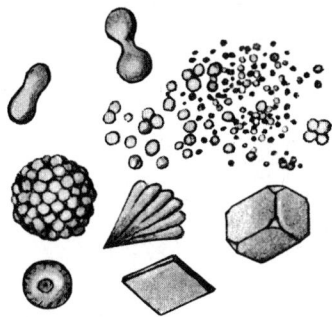

Abb. 4.17. Kalziumkarbonat

Färbung mit Gentianaviolett □ Objektträger über einer Bunsenflamme leicht erwärmen und auf ein Filterpapier legen. Einen kleinen Tropfen konzentrierter Gentianaviolettlösung auf den Objektträger bringen und mit der Kante eines zweiten Objektträgers einen ganz dünnen Ausstrich herstellen und trocknen lassen. Daraufhin einen Tropfen Sediment auf den gefärbten Objektträger geben und Deckglas aufsetzen. Die zellulären Bestandteile mit Ausnahme der Erythrozyten färben sich rotviolett (Ec bleiben unverfärbt).

**Färbung auf Testsimplets®
(Boehringer, Mannheim)**

Harnsteinanalyse
Obwohl Harnsteinanalysensets für das Praxislabor angeboten werden, ist es sicherer und wirtschaftlicher, Harnsteine an entsprechend eingerichtete Untersuchungslaboratorien zur Analyse einzusenden.

4.6.6 Bakteriologische Harnuntersuchung

Für eine bakteriologische Untersuchung eignet sich am besten Zystozenteseurin. Katheterurin gibt unter Umständen falsche Ergebnisse. Im Handel sind Eintauchmedien verschiedener Firmen (z. B. Urotube®, Hoffmann-La Roche, Basel) erhältlich. Sie eignen sich vorzüglich, um eine Bakteriurie festzustellen und die Keimzahl pro ml Urin abzuschätzen und damit auch deren Relevanz zu beurteilen. Diese Eintauchmedien sind unentbehrlich als Transportmedien für die Einsendung von Urinproben an bakteriologische Untersuchungslaboratorien zur Keimbestimmung und Erstellung eines Antibiogramms, da nur so der Status bei der Entnahme wiedergegeben wird.

4.7 Kotuntersuchungen

4.7.1 Endoparasiten

Zum Nachweis von Parasiten, Oozysten, Eiern und Larven sind grundsätzlich Anreicherungsverfahren anzuwenden. Nativausstriche sind unzuverlässig, weil nur positive Befunde verwertbar sind. Gewisse Untersuchungen wie z. B. der Nachweis von Giardien und Kryptosporidien lasse man von spezialisierten Untersuchungslabors durchführen, die auch die für diese Untersuchungen benötigten speziellen Fixationslösungen und Transportbehälter zur Verfügung stellen.

Flotationsverfahren □ Auf dem Markt sind verschiedene Parasiten-Diagnose-Systeme erhältlich,

die auf dem Prinzip der Flotation beruhen. Ihr Vorteil liegt in der einfachen Handhabung und der minimalen geruchlichen Belästigung. Der etwas höhere Preis gegenüber selbstzubereiteten Flotationssystemen macht sich durch die einfachere Handhabung der kommerziellen Systeme bezahlt (Fecalizer®, Albrecht, D-7960 Aulendorf; Ovatector®, Opopharma, Zürich; Ovassay®, Pitman-Moore Inc.). Mit Flotationsmethoden lassen sich nachweisen: Eier von Cestoden und Nematoden, Zysten, Oozysten und Sporozysten von Protozoen (ausgenommen Oozysten von Eimeria leucartii).

Auswanderungsverfahren □ (Trichterverfahren nach Baermann-Wetzel). Eine Kotprobe (5–20 g)

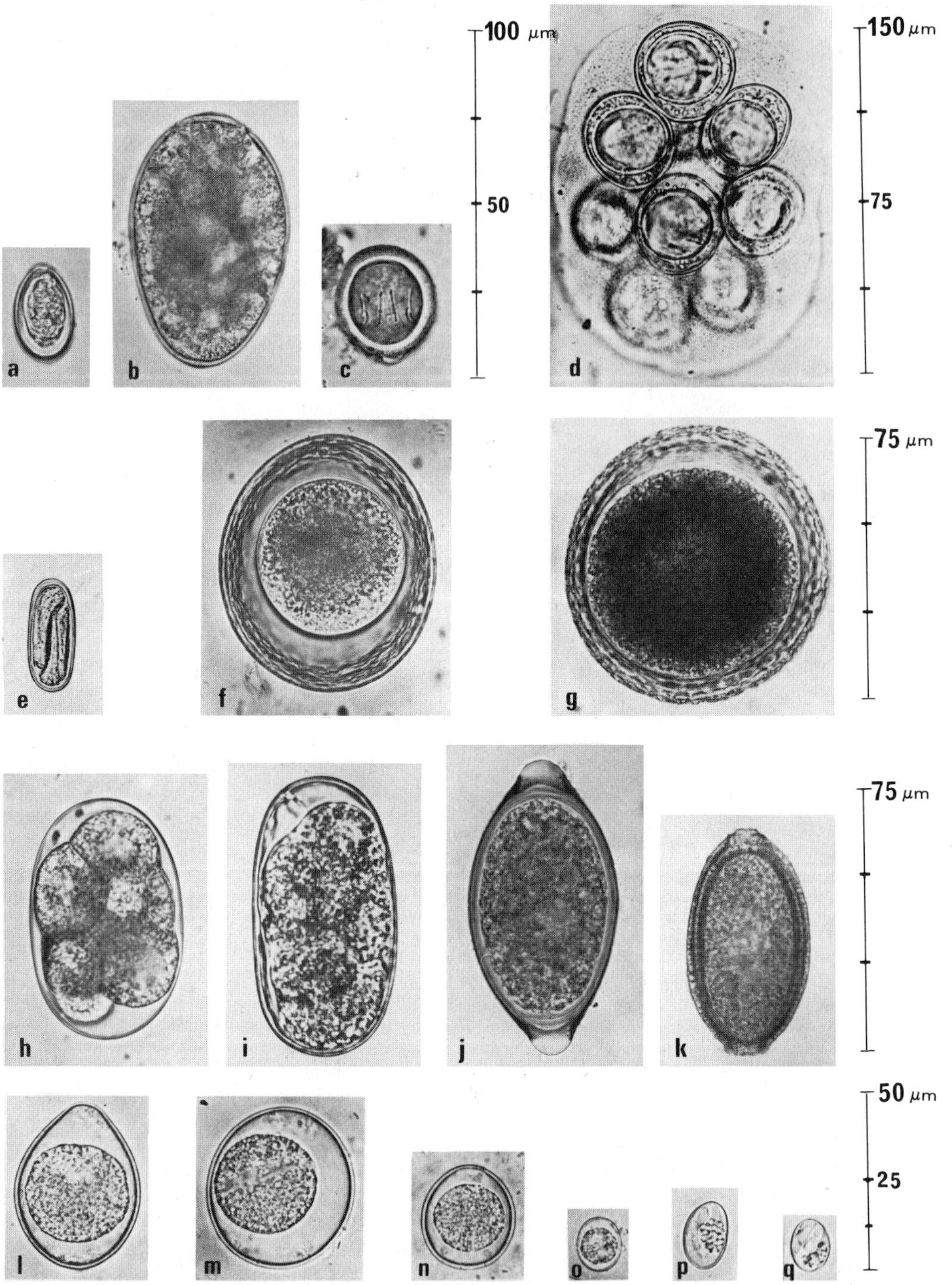

Abb. 4.18. Wurmeier sowie Kokzidienoozysten und -sporozysten im Kot von Fleischfressern. a = Opisthorchis; b = Diphyllobothrium; c = Taenia; d = Dipylidium; e = Spirocerca; f = Toxascaris; g = Toxocara; h = Ancylostoma; i = Uncinaria; j = Trichuris; k = Capillaria; l = Isospora felis; m = I. canis; n = Oozyste vom I. rivolta-Typ (I. rivolta, I. ohioensis und etwas kleiner I. burrowsi); o = Oozyste vom Toxoplasma-Typ (T. gondii, Hammondia hammondi oder H. heydorni); p = Sarcocystis sp. (Hundekot); q = Sarcocystis sp. (Katzenkot)

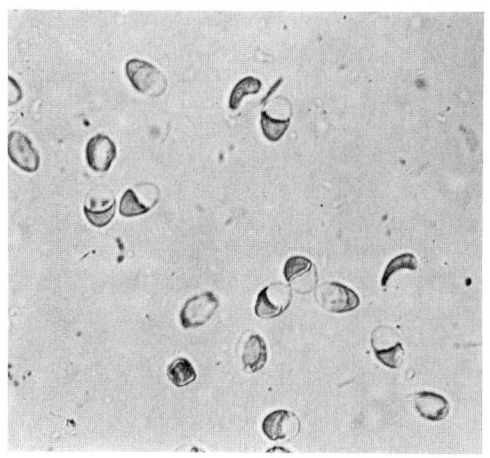

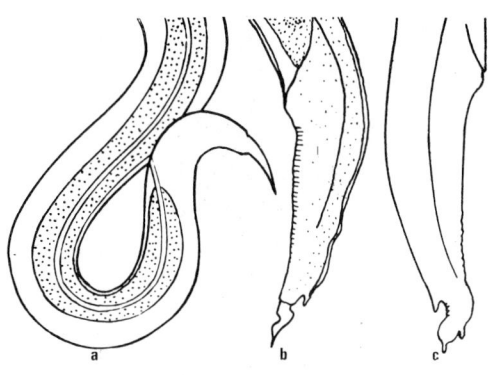

Abb. 4.19. Zysten von Giardia canis aus Hundekot (600 × vergr.) (Formen durch die Anreicherungsflüssigkeit etwas verändert)

Abb. 4.20. Larven (Hinterenden) von Lungenwürmern der Fleischfresser (1300 × vergr.) (aus: BOCH/SUPPERER, 3. Aufl.). *a* = Crenosoma vulpis; *b* = Angiostrongylus vasorum; *c* = Aelurostrongylus abstrusus

wird in ein Sieb gegeben oder in Gaze eingehüllt und in einem mit einem Schlauch verlängerten und mit einer Klemme verschlossenen Trichter gehängt, der mit so viel Wasser gefüllt wird, daß die Kotprobe bis zur Hälfte ins Wasser eintaucht. Die im Kot vorhandenen Wurmlarven wandern in die Flüssigkeit aus und sinken allmählich bis zur Schlauchklemme ab. Wenn diese kurz geöffnet wird, können die ersten Tropfen in eine linierte Petrischale oder auf eine Glasplatte abgelassen und die darin vorkommenden Larven mikroskopisch nachgewiesen werden. Die besten Ergebnis-

se werden bei einer Temperatur von 25 °C nach einer Auswanderungszeit von ca. 12 Stunden erzielt.

Klebstreifenmethode zum Nachweis von Bandwurmeiern □
Ein durchsichtiger Klebstreifen (z. B. ca. 4 × 1 cm) wird mit der Klebeschicht auf die Analregion gedrückt, abgezogen, glatt auf einen Objektträger gepreßt und mikroskopisch untersucht *(Abb. 4.18 bis 4.23).*

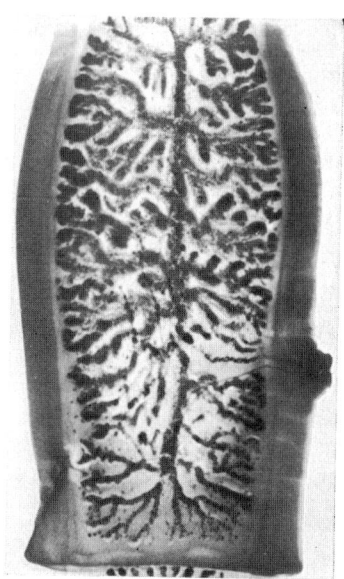

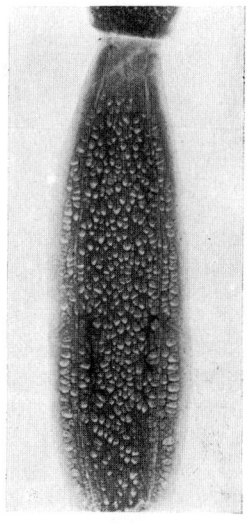

Abb. 4.21. Taenia pisiformis (10 × vergr.), gravides Glied

Abb. 4.22. Dipylidium caninum (7 × vergr.), gravides Glied

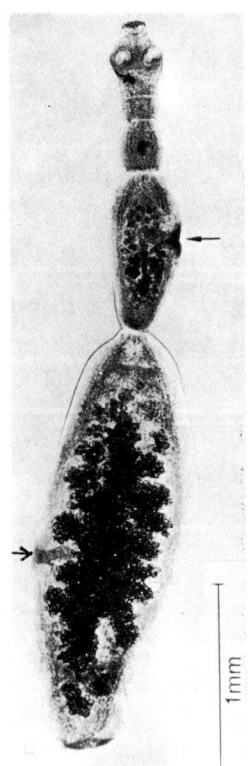

Abb. 4.23. Echinococcus granulosus

4.7.2 Kotuntersuchungen auf Malabsorption, Maldigestion, Blut und Keimgehalt

Die nachfolgenden Methoden liefern nur qualitative Resultate, und es ist sowohl mit falsch positiven als auch falsch negativen Resultaten zu rechnen.

Stärkenachweis ☐ Eine Holzstäbchenspitze voll Kot oder Stuhlaufschwemmung wird auf dem Objektträger ausgestrichen, mit 2–3 Tropfen Lugolscher Lösung versetzt, vermischt und mit einem Deckglas bedeckt. Nicht verdaute Stärkekörner färben sich blauviolett. Bewertung: keine, wenig, mäßig, viel Stärkekörner nachweisbar.

Fettnachweis ☐ Eine Holzstäbchenspitze voll Kot wird auf einem Objektträger ausgestrichen, mit 2–3 Tropfen Sudan III-Lösung versetzt, vermischt und mit einem Deckglas bedeckt. Das Präparat wird über der Stichflamme des Bunsenbrenners erwärmt und mikroskopiert. Im noch warmen Präparat erscheinen Fette als rote Tropfen. Beim Abkühlen kristallisieren gesättigte Fettsäuren als orange-rote Nadeln aus.

Bewertung ☐ Kein, wenig, mäßig, viel Neutralfett; keine, wenige, mäßig, viele Fettsäurenadeln. Das reichliche Vorkommen von Fettsäurenadeln kann Malabsorption anzeigen.

Der *kombinierte Stärke- und Lipidnachweis* ist möglich, setzt aber Erfahrung in der Beurteilung voraus. Das beschriebene getrennte Verfahren braucht wenig länger, ist aber einfacher in der Beurteilung und Auswertung.

Muskelfasernachweis ☐ Normalerweise lassen sich im Stuhl nur Muskelfasern auffinden, die durch Trypsin angedaut wurden. Die Enden dieser Muskelfasern sind abgerundet, die Zellkerne verschwunden, die Querstreifung kann noch vorhanden sein oder bei weiter fortgeschrittener Verdauung fehlen. Das Auftreten von zahlreichen unveränderten Muskelfasern mit unregelmäßigen Enden und Zellkernen kann auf Maldigestion hindeuten. Muskelfasern sind normalerweise durch Sterkobilin gelb-braun gefärbt und können mit den oft ähnlich aussehenden pflanzlichen Fasern verwechselt werden. Die Streifung von pflanzlichen Fasern ist unregelmäßiger als diejenige von Muskelfasern; Zellkerne fehlen.

Bewertung ☐ Unverdaute Muskelfasern nicht nachweisbar, nachweisbar, in großer Zahl vorhanden.

Trypsin- und Chymotrypsinnachweis / Filmstreifentest ☐ 1 ml Kot mit 9 ml 5%iger Natriumkarbonatlösung mischen. Davon einen Tropfen auf einen nichtentwickelten Röntgenfilmstreifen geben und in einer Petrischale 2½ Stunden bei Zimmertemperatur inkubieren. Dann Kot abspülen. Löst die Kotsuspension die Gelatineschicht auf, d. h. wird der Film durchsichtig, so ist Trypsin in der Kotsuspension vorhanden. Falls keine Aufhellung des Filmes erfolgt, ist der Test nicht aussagekräftig. Der Filmstreifentest ist einfach und preiswert, aber von geringer Zuverlässigkeit. Einen quantitativen Anhaltspunkt über Trypsin und Chymotrypsinspiegel im Kot ergibt deren Bestimmung in Speziallaboratorien.

Blutnachweis ☐ Ein zuverlässiger Blutnachweis ist erst nach zweitägiger fleischloser Fütterung möglich. Verschiedene Tests, die im Praxislaboratorium durchaus durchführbar sind, sind im Handel erhältlich (hemo FEC®, Boehringer, Mannheim).

Bakterien ☐ Einsenden einer Kotprobe an ein bakteriologisches Institut.

4.8   Untersuchung von Ergüssen

Ergüsse sind häufig steril, können aber bei unsachgemäßer Behandlung kontaminiert werden. Zur Untersuchung von Ergüssen ist deshalb eine sterile Entnahmetechnik unabdingbar (14.7.1). Kanüle 0,9–1,2 mm $\emptyset$, Ansaugspritze je nach zu erwartendem Volumen 2–20 ml.

4.8.1   Transsudat

In der Regel durchsichtig, gelblich serös, selten blutig. Spez. Gewicht zwischen 1006–1018. Eiweißgehalt in der Regel unter 25 g/l, Rivaltaprobe negativ (4.8.6). Im Sediment finden sich vereinzelt Zellen ($< 300/\mu$l). Transsudate sind steril.

4.8.2   Exsudat

Exsudate können serös, serös-eitrig, blutig oder jauchig sein. Das spez. Gewicht ist größer als 1018, der Eiweißgehalt i. d. R. über 30 g/l, und die Rivaltaprobe positiv. Das Sediment enthält flockige Fibringerinnsel, reichlich Lymphozyten oder neutrophile Granulozyten, meist vereinzelte Erythrozyten, große Epithelzellen, oft mit Fett-Tropfen gefüllt, und gelegentlich Serosaepithelzellen mit Kernteilungsfiguren.

4.8.3   Blutige Ergüsse

Blut ist meist schon makroskopisch zu erkennen, Untersuchungen von Hämatokrit, Ausstrichen und des Ergußsedimentes geben weitere Aufschlüsse. Spezifisches Gewicht von reinem Blut > 1030.

4.8.4   Urinhaltige Ergüsse

Sie sind meist schon am Geruch und Aussehen zu erkennen. Im weiteren kann mit einem Schnelltest Harnstoff nachgewiesen werden. Wird bei der Punktion des Abdomens Urin gewonnen, so muß auch daran gedacht werden, daß allenfalls die Harnblase angestochen worden ist.

4.8.5   Chylöse Ergüsse

Dieser wird beim Hund im allgemeinen nur aus dem Thorax (Chylothorax) gewonnen. Chylus ist milchigtrüb bis rein milchig. Differenzierung zu Pseudochylus:

1. Fügt man Äther zum Punktat, kommt es bei echtem Chylus zum Aufklaren. Pseudochylus bleibt trüb.
2. Gibt man Sudan-III- oder Nilblau-Lösung zum Punktat, färben sich die Chylomikronen rot. Ist keine Rotfärbung feststellbar, so liegt Pseudochylus vor.

4.8.6   Untersuchungsmethoden

Spezifisches Gewicht □ Urometer, Refraktometer.

Eiweißgehalt
a) Bestimmung mit Refraktometer ergibt quantitatives Ergebnis.
b) Bestimmung durch *Rivaltaprobe:* In einem Meßzylinder werden 100 ml Aqua dest. mit 1–2 Tropfen Eisessig versetzt und durch Kippen gut gemischt. In diese stark verdünnte Essigsäure läßt man 1–2 Tropfen der zu untersuchenden Flüssigkeit hineinfallen. Die Beurteilung im Moment des Eintropfens muß gegen einen dunklen Hintergrund bei guter Beleuchtung erfolgen. *Rivalta positiv:* zigarettenrauchähnliche Schleierbildung bedeutet Eiweißgehalt über 25 g/l. *Rivalta negativ:* durchsichtige Schlierenbildung ohne Trübung.

Ausstriche □ Sie sollten in jedem Fall angefertigt werden. Je nach Zellgehalt Ausstrich eines Tropfens der Nativprobe oder eines Tropfens Sedimentes nach ca. 5 Min. Zentrifugieren bei 4000–6000 U/min.

Färbungen □ a) Diff-Quik®, Testsimplets®, Giemsa; b) Sudan III für Fett-Tropfen; c) Gramfärbung.
Von großer Wichtigkeit ist der mikroskopische Nachweis von intra- oder extrazellulären Bakterien, da bei der Kultur Bakterien möglicherweise nicht wachsen und damit ein steriles Exsudat vorgetäuscht werden kann.

Bakteriologische Untersuchungen □ Im Speziallabor, Einsenden eines Tupfers in speziellem Transportmedium oder eines angebrüteten Eintauchmediums.

4.9   Liquoruntersuchung

4.9.1   Entnahme

Die bevorzugte Liquorentnahmestelle beim Hund ist die Cysterna magna in der atlanto-okzipitalen Region. Eine Vollnarkose ist dazu unerläßlich (kurzwirkende Barbiturate oder Inhalationsnarkose). Man hüte sich vor Prämedikation mit Azepromazin oder anderen Phonothiazinabkömmlingen, da damit die Reizschwelle für epileptiforme Anfälle herabgesetzt wird. Die Einstichstelle wird rasiert und gründlich desinfiziert. Für Rechtshänder wird das Tier in linke Seitenlage mit dem Kopf an das Tischende gebracht. Der Kopf wird nach ventral abgebeugt und von einer Hilfsperson fixiert, so daß der Nasenrücken zur Körperachse einen rechten Winkel bildet. Die Einstichstelle ist palpatorisch meistens als Delle spürbar. Sie befindet sich im Zentrum eines Dreiecks, das durch die beiden lateralen Ränder der Atlasflügel und der Protuberantia occipitalis gebildet wird. Eine 0,9–1,2 mm-Spinalnadel mit Stilett (Länge 3,5–10 cm) wird im rechten Winkel zur Nackenoberfläche eingeführt. Während des Einstechens spürt man einen kleinen Widerstand, gerade bevor man mit der Nadel die Dura mater durchstößt. Bei mangelnder Erfahrung verlasse man sich nicht auf diesen Widerstand, sondern halte beim Einstechen immer wieder inne und entferne das Stilett, um festzustellen, ob sich die Nadelspitze bereits in der Cysterna befindet. Stößt die Nadelspitze auf Knochen, so kann sie tastend nach kaudal und/oder kranial bis zum Erreichen des Foramen occipitale verschoben werden. Sobald Zerebrospinalflüssigkeit am Konus der Nadel erscheint, fängt man sie in einem Serumröhrchen auf. Es sind je nach Hundegröße 1 bis 10 ml entnehmbar. Tritt Blut aus, *bevor* die Cysterna magna erreicht ist, wiederhole man das ganze Prozedere mit einer neuen sterilen Nadel. Vermutlich wurde ein Ast des Plexus venosus vertebralis angestochen. Enthält die Cerebrospinalflüssigkeit frisches Blut, so darf die Punktion frühestens nach 24 Stunden wiederholt werden.

4.9.2   Untersuchung

Liquor soll stets unverzüglich untersucht werden.

Adspektion zur Feststellung von Farbe, Durchsichtigkeit oder eventuellen Trübungen.

Eiweißbestimmung □ Für die quantitative *Liquoreiweißbestimmung* empfiehlt es sich, den Liquor in ein klinisch-chemisches Laboratorium zu senden (normal: < 40 mg/ml). Die quantitative Probe nach Pandy hat ihre Berechtigung, wenn es darum geht, rasch und einfach abzuklären, ob ein erhöhter Liquoreiweißgehalt vorliegt. Vorgehen: Nach dem sorgfältigen Überschichten von 2–3 Tropfen Liquor zu 3 ml Pandy-Reagens tritt eine Trübung auf, die spätestens nach einigen Sekunden ruhigen Stehens an der Berührungszone sichtbar wird. Das Ausbleiben einer Trübung spricht für eine normale Eiweißkonzentration. Die Beurteilung hat gegen einen schwarzen Hintergrund bei guter Beleuchtung zu erfolgen. Überaltertes Pandy-Reagens kann einen erhöhten Eiweißgehalt vortäuschen. Pandy-Reagens ist im Handel erhältlich.

Zellzählung □ Leukozytenpipette bis zur **Marke 1** mit Samson'scher Lösung füllen, Liquor bis zur **Marke 11** aufziehen. Ca. 5 Minuten schütteln, die ersten fünf Tropfen verwerfen, *Fuchs-Rosenthal-Kammer* füllen, ca. 5 Minuten sedimentieren lassen. Die ganze Zählkammer wird ausgezählt. Der Inhalt der Zählkammer beträgt 3 mm^3. Die Angabe des Resultates erfolgt in Zellzahl pro 3 mm^3.

Zelldifferenzierung □ Dazu empfiehlt es sich, den Liquor nach Konservierung an ein geeignetes Untersuchungslaboratorium einzusenden. *Konservierung:* Etwa 5 Tropfen Liquor in 1 ml 40%igen Alkohol erlauben eine Zelldifferenzierung bis 36 Stunden nach Entnahme.

Herrn Dr. P. Bichsel danken wir für die Durchsicht des Kapitels »Liquoruntersuchung«.

4.10   Vaginalabstriche

Vaginalabstriche geben wesentliche Hinweise auf stattgehabten Koitus, Zyklusstatus und Erkrankungen.

Entnahme von kranial nach kaudal im kranialen Scheidengewölbe mit sterilem Wattestäbchen. Material auf Objektträger *abrollen*.

Färbung □ Spermien können bis 36 Stunden post coitum mit Testsimplets®, M + D, Diff-Quik® oder Giemsafärbung dargestellt werden. Der Zyklusstatus läßt sich mit Testsimplets®, M + D Diff-Quik®, und am besten mit der kombinierten Färbung nach Papanicolaou-Schorr feststellen.

Färbung nach Papanicolaou-Schorr:
I Färbereagenzien:
1. Merckofix-Fixationsspray (Merck Art. 3970);
2. Äthanol 50 %;

3. Hämatoxylinlösung Harris (Merck Art. 9253);
4. Äthanol 70 %;
5. Ammoniak 3 %;
6. Schorrsche Farblösung (Merck Art. 9275);
7. Äthanol 95 %;
8. Xylol

II Färbetechnik:
1. Ausstriche 3–4 × aus ca. 20 cm Entfernung mit Fixationsspray fixieren;
2. 2–3 × in 50 % Äthanol tauchen oder mit 50 % Äthanol sorgfältig abspülen;
3. 6 min mit Hämatoxylinlösung Harris färben;

4. mit Leitungswasser vorsichtig abspülen;
5. 1 min in 70 % Äthanol + 3 % Ammoniak tauchen (27 ml 70 % Äthanol + 3 ml NH$_4$);
6. 2 min mit Schorrscher Farblösung färben;
7. fünfmal in zwei Gläsern mit je 70 % Äthanol eintauchen oder mit 70 % Äthanol vorsichtig und gründlich abspülen;
8. fünfmal in zwei Gläsern mit je 95 % Äthanol eintauchen oder mit 95 % Äthanol vorsichtig und gründlich abspülen;
9. ca. 1–2 min in Xylol stehen lassen oder auf Färbebank mit Xylol bedecken.

4.11   Versand von Proben an Fremdlabors

Alle Proben, die eingesendet werden, sollten möglichst frisch und rasch das Untersuchungslaboratorium erreichen. In der Regel genügt jedoch normaler Postversand. Für blutchemische Untersuchungen sind verschiedenste Reagenzien (Boehringer, Mannheim) im Handel erhältlich, die Blut-, Serum- oder Plasmaproben länger haltbar machen. Für bakteriologische Untersuchungen werden in der Regel von den entsprechenden Laboratorien Versandbehälter mit Transportmedien gratis zur Verfügung gestellt.

Histopathologische Einsendungen □ Außer für Spezialuntersuchungen sind Biopsien und andere zu untersuchende Proben in 10%iger neutralisierter Formalinlösung zu fixieren. Das zu untersuchende Stück soll *sofort* nach der Entnahme in Formalinlösung gebracht und vor dem Versand erneut in frische Lösung eingelegt werden. Ein Volumenverhältnis von Formalinlösung zu Probenstück von 10 : 1 ergibt eine einwandfreie Fixation.

Es empfiehlt sich, offene Fragen vor der Entnahme einer Probe beim betreffenden Untersuchungslaboratorium zu klären, z. B.:

Was und wieviel davon ist einzusenden?

Wie muß die Probe in der Praxis für den Versand vorbereitet werden?

Sind spezielle Transportmedien erforderlich?

Kühl/dunkel transportieren?

Postversand: Expreß? Normalpost?

Exakte Adresse?

Antragsformulare?

Kosten der Untersuchung?

Literatur

Boch, J., & R. Supperer, 1983: Veterinärmedizinische Parasitologie. Berlin/Hamburg: Paul Parey.

Kraft, W., & U. M. Dürr, 1981: Kompendium der klinischen Laboratoriumsdiagnostik bei Hund, Katze und Pferd. 2. erw. Auflage. Hannover: M. & H. Schaper.

Keller, P., & U. Freudiger, 1983: Atlas zur Hämatologie von Hund und Katze. Berlin/Hamburg: Paul Parey.

Schmiddl, M., & von Forstner, 1985: Veterinärmedizinische Laboruntersuchungen für die Diagnose und Verlaufskontrolle, 3. Auflage. Mannheim: Boehringer.

5 Tierärztliche Schriftstücke, Krankengeschichte und tierärztliche Urkunden

P. F. SUTER

Die tierärztliche Tätigkeit ist mit dem Erstellen von Schriftstücken verschiedenster Art verbunden. Ein Teil dieser Schriftstücke hat vorwiegend beruflichen Charakter (z. B. Krankengeschichten oder Protokolle). Andere werden in Ausübung beruflicher, amtlicher oder dienstlicher Befugnisse ausgestellt und als *Urkunden* bezeichnet. Darunter fallen tierärztliche Bescheinigungen, Atteste, tierärztliche Zeugnisse und amtliche (offizielle) Protokolle. Schließlich gibt es noch die Schriftstücke, die aus der Tätigkeit als Sachverständiger oder Experte hervorgehen, und die man als Gutachten oder Arbitrium bezeichnet. Es handelt sich dabei um Schriftstücke, die von Privatpersonen, Zuchtverbänden oder Versicherungen in Auftrag gegeben werden, oder um eine Tätigkeit im Rahmen des Zivil- oder Vertragsrechtes: ZGB und Obligationenrecht (Schweiz), BGB (Bundesrepublik Deutschland), ABGB und StPO (Österreich), ferner im Rahmen spezieller Veterinärgesetze (Tierseuchengesetzgebung) oder des Strafrechtes (Tierschutzgesetze, Strafgesetzbuch). Für detaillierte Informationen sei auf Lehrbücher (GRÜNBAUM, 1986; KÖHLER & KRAFT, 1984) und Publikationen (KÖHLER, 1983) hingewiesen.

5.1 Krankengeschichte

Keinem der Schriftstücke kommt eine ähnlich große Bedeutung im tierärztlichen Alltag zu wie der Krankengeschichte (KG). Die KG ist zugleich Grundlage für die übrigen Schriftstücke, wie Urkunden und Gutachten, für die Kunden- und Patientenbetreuung und für die Buchhaltung. Eine sorgfältig geführte KG spiegelt die Qualität der tierärztlichen Behandlung und Praxis wider. Leider wird ihr aus verschiedenen Gründen nicht immer die Aufmerksamkeit geschenkt, die ihr gebührt. Die Kenntnisse der Öffentlichkeit über die Tätigkeit des Tierarztes oder der Glaube, darüber Bescheid zu wissen, sowie die zunehmende Bereitwilligkeit gewisser Tiereigentümer, Rechtsansprüche auf Schadenersatz für wirkliche oder vermeintliche Schäden geltend zu machen, erfordern in zunehmendem Maße gut geführte KG. Nur eine gut geführte KG erlaubt es dem Tierarzt, über seine Tätigkeit Rechenschaft abzulegen, ungerechtfertigte Ansprüche abzuweisen und sich wirkungsvoll zur Wehr zu setzen.

Je spezialisierter die Praxis, je höher die Ansprüche der Kundschaft an die fachlichen Qualifikationen der Tierärzte sind, und je mehr Fachkräfte in einer Praxis zusammenarbeiten, um so bedeutungsvoller wird die Dokumentation der Daten in einer KG. Diese dient den nachfolgenden Zwecken:

1. Basis und Dokumentation der Diagnostik und Behandlung eines Falles,
2. Gedächtnisstütze bei langwierigen und wiederholten Behandlungen, bei späteren erneuten Erkrankungen und bei Auskunfterteilung,
3. Kommunikationsmittel zwischen Tierärzten (Assistentenwechsel) oder zwischen Tierärzten und Pflegern (Behandlungsanweisungen, Patientenbeobachtung),
4. Dokumentation von Kundendienstleistungen wie Impfungen und Entwurmungen, Bissigkeit oder Futter- und Medikamentenüberempfindlichkeit,
5. Speicherung der Daten für Belange der Buchführung wie Verrechnung der erbrachten Leistungen und der verbrauchten oder abgegebenen Medikamente,
6. Basis für die Erstellung von Urkunden oder Schriftstücken wie Zeugnisse, Überweisungsberichte und Gutachten,
7. Ablegung von Rechenschaft über erbrachte Leistungen bei Zahlungsproblemen mit den Klienten.

Eine gut geführte KG besitzt nicht nur dokumentarischen Wert, sondern hat auch eine organisierende Funktion im Hinblick auf Diagnose, Prognose und Behandlung, die mit der Vermehrung der festgehaltenen Informationen immer wichtiger wird. Sie dient damit auch der Aus- und Weiterbildung und sollte zur Bearbeitung einfacher klinischer Forschungsaufgaben verwendbar sein. Die Wahl des KG-Systems hängt von der Größe der Praxis und der Anzahl der Mitarbeiter ab. KG können durch chronologische Einträge der Fakten (Agendaführung), nach Herkunft der Besitzer (Kundenkarten) oder nach Problemen (Symptomen, Befunden) strukturiert werden. Unabhängig von der einmal gewählten Strukturierung sollten die folgenden, teilweise von der American Animal Hospital Association (AAHA) vorgeschlagenen Minimalanforderungen durch die KG erfüllt werden (Barnes, 1985):

1. Für jeden Patienten sollte eine eigene KG angelegt werden.
2. Wichtige bzw. behandelte Probleme (Symptome, Krankheit) sollten auch für den Außenstehenden ersichtlich sein.

3. KG soll übersichtlich geführt und gut lesbar sein.
4. KG soll jederzeit verfügbar sein.
5. Alle bestehenden Probleme sollten aufgelistet werden, auch solche, die der Eigentümer nicht behandelt haben will.
6. KG soll eine vollständige Impfanamnese enthalten.
7. KG soll eine Kurz- und Langzeitanamnese enthalten.
8. Die Hauptbefunde der klinischen Untersuchung, des Röntgens und Labors, ferner die Ergebnisse von Spezialuntersuchungen (Biopsien, usw.) sollen eingetragen werden.
9. Die Behandlungsentscheide, die Beurteilung des Falles (Prognose) und Aufklärung des Besitzers sollte erkennbar sein, eventuelle Konsulentenberichte sollen in KG abgelegt oder zusammengefaßt werden.
10. Medikamente und Behandlung der Probleme und das Ansprechen oder Nichtansprechen des Patienten sind chronologisch aufzuführen. Ebenso empfiehlt es sich, rezeptierte Medikamente, Behandlungsanweisungen an den Eigentümer oder Halter und Bestelldaten für Kontrollen oder Nachbehandlungen zu vermerken.
11. Anästhesien, Operationen, Operationsberichte und Zahnbehandlungen sind einzutragen.
12. Ausgang des Falles, d. h. Heilung, Euthanasie oder Sektionsbefund, muß ebenfalls ersichtlich sein.

5.1.1   Problemorientierte Krankengeschichte

Weed (1971) hat ein problemorientiertes KG-System (Weed-System) geschaffen, das wegen seiner Vielseitigkeit und Anpassungsmöglichkeiten eine große Verbreitung in den USA gefunden hat. Es entspricht den technischen Anforderungen der Systemanalyse und hat in zahlreichen Abwandlungen auch Eingang in die Veterinärmedizin gefunden (Saidla, 1983). Es bietet den Vorteil, daß jeder Fall logisch, systematisch und chronologisch aufgearbeitet wird und daß in immer gleicher Weise vorgegangen wird. Statt rein empirisch werden die Probleme deduktiv wissenschaftlich angegangen. Das System hat den Nachteil, daß es für jede Praxis individuell angepaßt werden muß und im Anfang einen etwas größeren Zeitaufwand erfordert. Es muß ferner einfach genug konzipiert sein, damit es auch Praxishilfskräfte verstehen und damit arbeiten können.

Das wichtigste an der Krankengeschichte ist nicht die Fülle der Daten, sondern die Organisation der Dateneinträge. Die Komponenten der *problemorientierten KG* sind:

1. *Datenbasis* (Sammlung der Informationen über den Fall),
2. *Problemliste* (Entscheidung, was dem Hund fehlt),
3. *Pläne,* betreffend diagnostisches und therapeutisches Vorgehen (Analyse der Daten und Probleme, um zu Diagnose, Behandlung und Prognose zu gelangen), und
4. *Dokumentation des Krankheitsverlaufes* (Aufzeichnung über Ausführung der Pläne und fortlaufende Neubewertung des Falles). Zur Orientierung dienen die *Tabellen 5.1* und *5.2.*

Die *Datenbasis* enthält Signalement, Herkunft, Anamnese und die Resultate aller durchgeführten klinischen, Labor- und Röntgenuntersuchungen. Datenbasen müssen den Bedürfnissen des Falles und der Praxis angepaßt werden. Ein chronischer oder schwerer Fall erfordert eine umfangreichere Datenbasis als ein Routinefall. Aus diesem Grunde unterscheidet man eine *minimale Datenbasis* für einfache Fälle, eine *erweiterte Datenbasis* für schwerere und komplizierte Fälle und eine *umfassende Datenbasis* mit den Ergebnissen von Spezialuntersuchungen. Damit in der Datenbasis nichts vergessen wird, sollte sie vorgedruckt sein, wobei man für gewisse Organe wie z. B. Haut gesonderte Datenerhebungszettel verwenden kann (Kap. 11). Eine gedruckte Notfalldatenbasis kann besonders hilfreich sein. Diese rohen Daten werden dann analysiert und aufgearbeitet nach Bedeutung, Subjektivität, Objektivität und Herkunft und zu einer *ursprünglichen Problemliste* verarbeitet. Als Probleme wird alles eingestuft, was:

1. das Wohlbefinden des Hundes beeinträchtigt,
2. den Eigentümer am Hund stört (Kratzen, Flatulenz),
3. Klärung oder Behandlung erfordert.

Probleme umfassen somit alle Arten von Störungen von einem isolierten Symptom bis zu einer ätiologischen Diagnose (Krankheit). Das Bestreben des Tierarztes besteht darin, die Probleme möglichst spezifisch zu definieren, sie in Haupt- und geringfügige Probleme zu unterteilen und nach Bedeutung zu ordnen. Hauptprobleme bedrohen das Leben oder beeinflussen die Lebens- oder Nutzungsqualität (Jagdhunde, Wachhunde) in hohem Maße. Geringfügige oder Nebenprobleme sind solche, die temporär auftreten und/oder von selbst abheilen. Die Probleme müssen aufgrund des diagnostischen Planes bearbeitet werden, bis man sie möglichst genau definiert hat. Mehrere Probleme können dann letzten Endes zu einer einzigen Diagnose (Abschlußdiagnose), welche die einzelnen Probleme erklärt, zusammengefaßt werden. Dadurch entsteht nach 24–72 Stunden aus der ursprünglichen die endgültige oder Hauptproblemliste. Probleme müssen auch im Hinblick auf die Behandlung (symptomatisch, ätiologisch oder palliativ) bearbeitet werden. Es ist das Bestreben, am Schluß der Behandlung möglichst alle Probleme erklärt bzw. gelöst zu haben.

Sobald eine ursprüngliche Problemliste vorliegt, kann man für jedes Hauptproblem einen *diagnostischen und therapeutischen Grundplan* aufstellen. Dieser Plan dient dazu, durch gezielte diagnostische Maßnahmen Wissenslücken zu schließen, dem Besitzer eine Prognose und einen Behandlungsvorschlag zu unterbreiten und die Probleme nach Dringlichkeit zu behandeln.

Die Durchführung dieses Grundplanes wird chronologisch in die KG eingetragen als Verlaufsaufzeichnung (progress report). Im Verlaufe der Krankheit werden sich Daten, Probleme, Pläne und Behandlung ändern, was Anpassungen aufgrund der täglichen Beobachtungen und der objek-

Tab. 5.1. Komponenten der problemorientierten KG

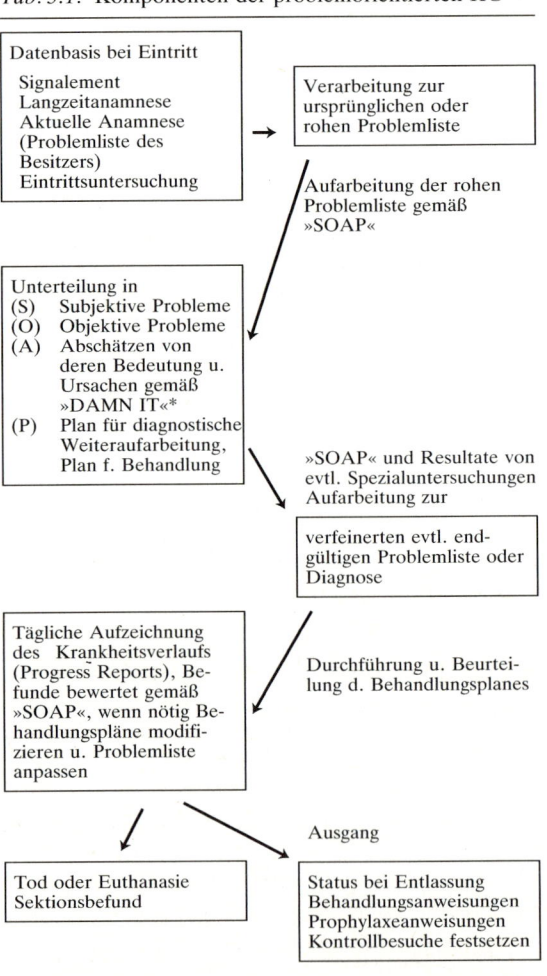

---

* »DAMN IT« Akronym für Ursachen: (D) **d**egenerativ, (A) **a**ngeboren, **a**utoimmun, (M) **m**etabolisch, (N) **n**eoplastisch, **n**utritiv, (I) **i**nflammatorisch, **i**nfektiös, **i**atrogen, **i**mmunbedingt, **i**diopathisch, (T) **t**oxisch, **t**raumatisch.

Tab. 5.2. Schema einer problemorientierten Krankengeschichte

A

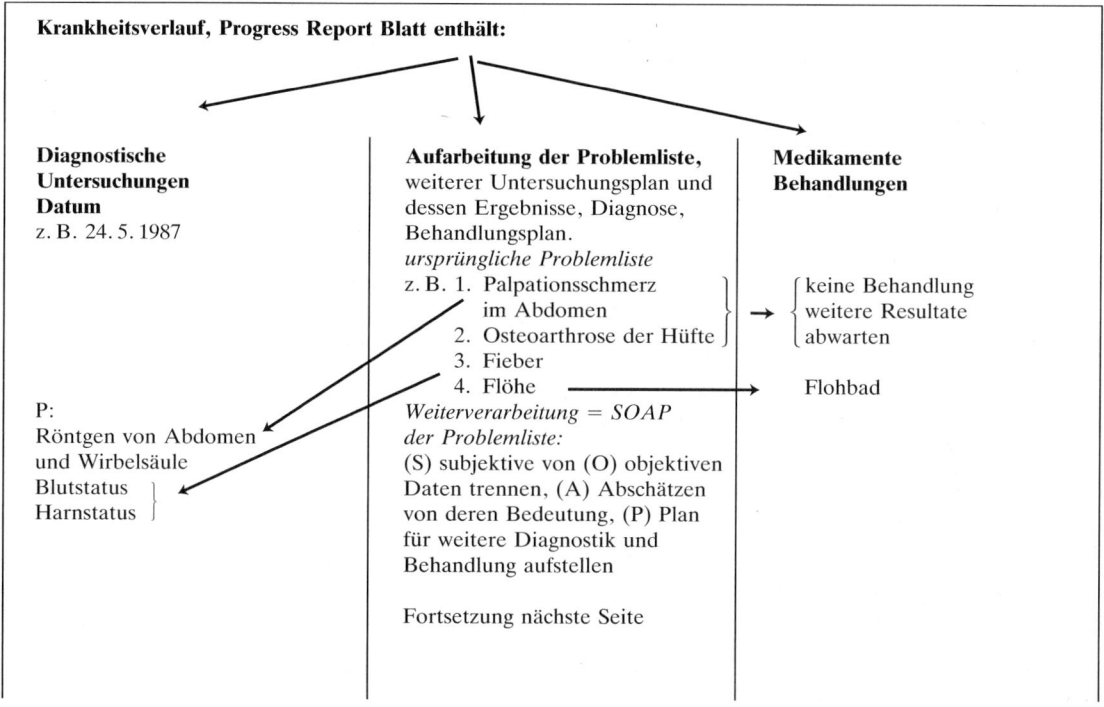

Anamnese- und Eintrittsuntersuchungs-Blatt

DATENBASIS

Enthält:
a) Signalement, Besitzerdaten
b) Impfanamnese, Fütterungsangaben
c) Langzeitanamnese, z. B. Hüftgelenksdysplasie
d) Aktuelle Anamnese ergibt aktuelle Problemliste nach Besitzer

    z. B. 1. Schmerzen im Abdomen
           2. Bewegungsunlust
           3. Fieber 39,7 °C
           4. Anorexie

e) Befunde der Eintrittsuntersuchung Puls, Atmung, Körpertemperatur usw.

B

Krankheitsverlauf, Progress Report Blatt enthält:

Diagnostische Untersuchungen Datum	**Aufarbeitung der Problemliste,**	**Medikamente Behandlungen**
z. B. 24. 5. 1987	weiterer Untersuchungsplan und dessen Ergebnisse, Diagnose, Behandlungsplan. *ursprüngliche Problemliste* z. B. 1. Palpationsschmerz im Abdomen 2. Osteoarthrose der Hüfte 3. Fieber 4. Flöhe	keine Behandlung weitere Resultate abwarten
		Flohbad
P: Röntgen von Abdomen und Wirbelsäule Blutstatus Harnstatus	*Weiterverarbeitung = SOAP der Problemliste:* (S) subjektive von (O) objektiven Daten trennen, (A) Abschätzen von deren Bedeutung, (P) Plan für weitere Diagnostik und Behandlung aufstellen Fortsetzung nächste Seite	

tiven Daten, wie Laborbefunde und andere Meßwerte, erfordert. Durch die Eintragungen wird die Lösung anstehender Probleme und das Auftauchen neuer Probleme festgehalten. Es dient der Übersichtlichkeit, die täglichen Einträge der Daten geordnet nach dem Akronym SOAP, englische Abkürzung für *subjektive Daten,* **o***bjektive Daten,* **a**ssessment = *Beurteilung* und **P***lan* einzutragen. Für Notfälle oder zur Verfolgung von Trends wie Fieberkurven, Laborwerten, usw. können auch graphische Eintragungen vorgenommen werden, die die Übersichtlichkeit erhöhen.

Zu den Verlaufsaufzeichnungen gehören Vorschriften zur Nachbehandlung durch die Eigentümer sowie Angaben über abgegebene Medikamente und Rezepte. Auch Anweisungen, wann der Besitzer das Tier wieder vorführen soll, oder Bemerkungen betreffend Überweisungen sollen eingetragen werden. Vermerke über den Ausgang des Falles (Entlassungsstatus, Euthanasie, Tod, Sektionsergebnisse) dürfen keinesfalls unterlassen werden.

Tab. 5.2 (Fortsetzung): Schema einer problemorientierten Krankengeschichte (Blatt B)

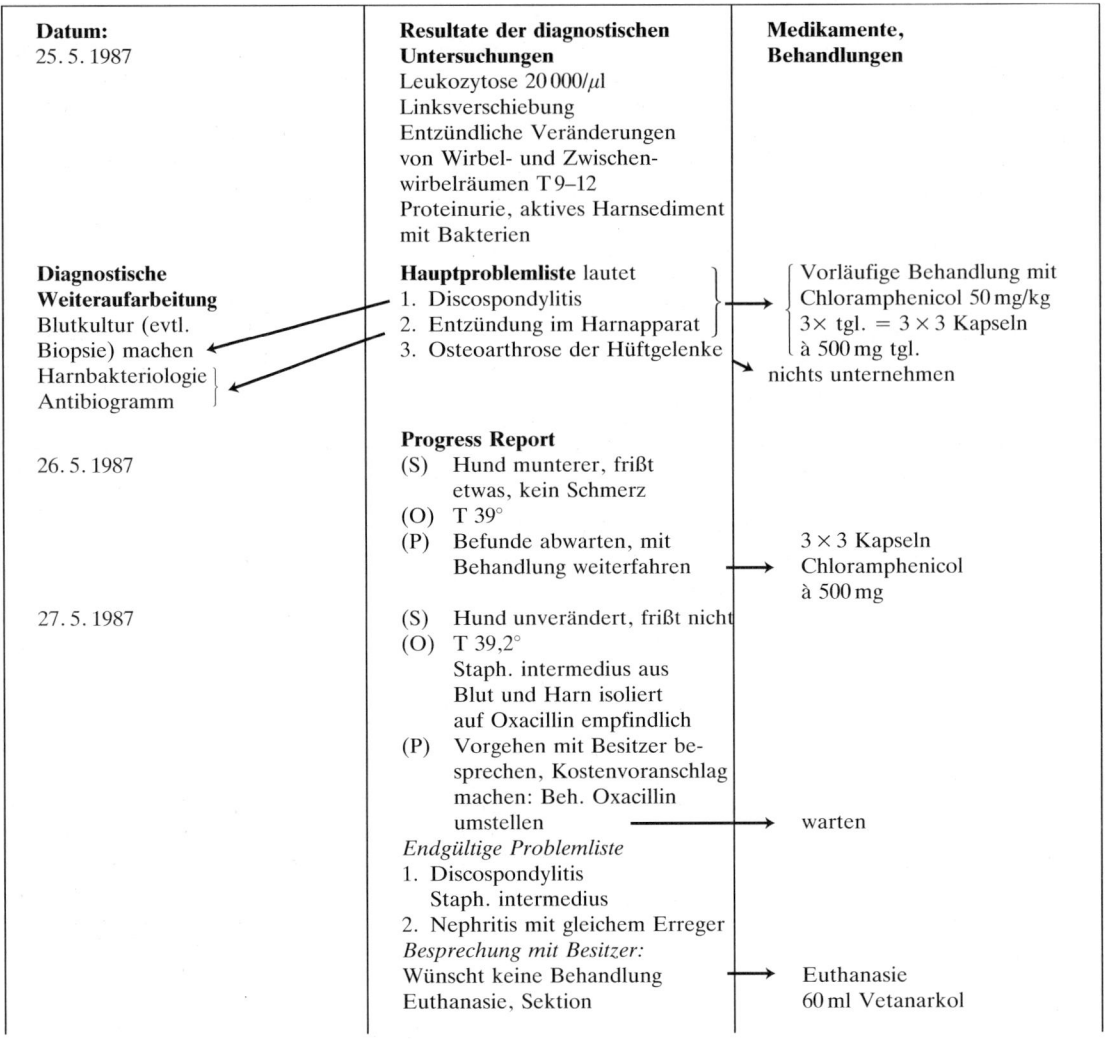

Datum: 25.5.1987	Resultate der diagnostischen Untersuchungen Leukozytose 20000/µl Linksverschiebung Entzündliche Veränderungen von Wirbel- und Zwischen- wirbelräumen T 9–12 Proteinurie, aktives Harnsediment mit Bakterien	Medikamente, Behandlungen
Diagnostische Weiteraufarbeitung Blutkultur (evtl. Biopsie) machen Harnbakteriologie Antibiogramm	Hauptproblemliste lautet 1. Discospondylitis 2. Entzündung im Harnapparat 3. Osteoarthrose der Hüftgelenke	Vorläufige Behandlung mit Chloramphenicol 50 mg/kg 3× tgl. = 3 × 3 Kapseln à 500 mg tgl. nichts unternehmen

26.5.1987	Progress Report
	(S) Hund munterer, frißt
	       etwas, kein Schmerz
	(O) T 39°
	(P) Befunde abwarten, mit
	       Behandlung weiterfahren
		3 × 3 Kapseln
		Chloramphenicol
		à 500 mg

27.5.1987	(S) Hund unverändert, frißt nicht
	(O) T 39,2°
	       Staph. intermedius aus
	       Blut und Harn isoliert
	       auf Oxacillin empfindlich
	(P) Vorgehen mit Besitzer be-
	       sprechen, Kostenvoranschlag
	       machen: Beh. Oxacillin
	       umstellen
	Endgültige Problemliste
	1. Discospondylitis
	   Staph. intermedius
	2. Nephritis mit gleichem Erreger
	Besprechung mit Besitzer:
	Wünscht keine Behandlung
	Euthanasie, Sektion
		warten
		
		Euthanasie
		60 ml Vetanarkol

5.1.2 Ablage der KG

Die Ablage der KG stellt ein weiteres Problem dar, welches gelöst werden muß, damit jederzeit Zugriff besteht zu den in den KG gespeicherten Informationen. Das Ablegesystem kann alphabetisch, nach Nummern, Datum, Tierart und Rasse oder Kodierung für Krankheiten erfolgen. Das Problem läßt sich lösen, indem die Datenerfassung computerisiert wird unter Verwendung eines bewährten Softwareprogramms. Weitere Möglichkeiten der KG-Ablage sind: Ordnen nach Datum (täglich geführte Agenda), alphabetisch nach Besitzerinitialen, oder nach KG-Nummern (fortlaufend oder Telephonnummer). Dabei wird auf alphabetisch

eingereihten Indexkarten mit den Besitzernamen ein Verzeichnis der KG-Nummern geführt, wodurch sich die numerisch abgelegten KG leicht auffinden lassen. Das Auffinden der KG soll erleichtert werden durch Farbcodes oder -reiter, die zugleich helfen, Verwechslungen bzw. falsche Einreihung zu vermeiden.

Lochkartensysteme können Verwendung finden, falls die Daten nach mehreren Gesichtspunkten abrufbar sein sollen. Es lohnt sich, für das Ablegesystem erfahrene Kollegen oder Fachleute als Berater beizuziehen.

5.2   Tierärztliche Urkunden und Berichte

Bei der beruflichen Erstellung von Schriftstücken oder in seiner Stellung als Sachverständiger sollte sich der Tierarzt im klaren sein, welche rechtlichen Konsequenzen dieses Unterfangen nach sich ziehen kann. Ferner sollte Klarheit darüber herrschen, welche Form des Schriftstücks für eine bestimmte Funktion zu wählen ist, und wie das Schriftstück gestaltet werden soll. Köhler (1983, 1984) hat diese Aspekte in allgemeingültiger Form für den deutschen Sprachraum zusammengefaßt, wenn auch die Namen der Schriftstücke in den einzelnen Ländern etwas variieren.

5.2.1   Tierärztlicher Bericht, Protokollaufnahmen

Tierärztliche Berichte und Protokollaufnahmen verfolgen den Zweck, einen Sachverhalt (Untersuchungsbefund, Sektionsbericht) schriftlich festzuhalten, ohne daß daraus im Bericht Schlußfolgerungen durch den Ersteller gezogen werden. Der Sachverhalt soll möglichst objektiv und klar festgehalten werden. Beim Entscheid über Vollständigkeit, Länge und Formulierung des Berichts muß man den Auftraggeber, Adressaten und Zweck des Berichts in Betracht ziehen. Vor allem soll man bedenken, daß es dem Auftraggeber möglich sein soll, selbst die notwendigen Schlußfolgerungen aus dem Bericht zu entnehmen. Dies ist nur möglich, wenn Berichte in einer für den Adressaten verständlichen Sprache geschrieben sind. Berichte dienen oft der Aufklärung Außenstehender und sollen mit größter Sorgfalt gestaltet werden, um Mißverständnissen vorzubeugen. Falls erforderlich, z. B. bei Ankaufsuntersuchungen, gerichtlich angeforderten Protokollen usw., kann es von Nutzen sein, bei der Untersuchung anwesende Zeugen zu nennen. Das Protokoll muß neben dem Sachverhalt enthalten: Ort, Datum (evtl. Zeit), eine möglichst eindeutige Beschreibung des Untersuchungsgegenstandes (Signalement, möglichst objektive Daten wie Messungen, Gewichte, Photographien), Tiereigentümer, den Grund der Aufzeichnung; am Schluß muß es mit der Unterschrift des Erstellers versehen sein.

5.2.2   Zeugnis, Attest, Bescheinigung, Testimonium

Das Zeugnis stellt eine durch eine Unterschrift bezeugte Feststellung dar betreffend Vorhandensein oder Fehlen einer Eigenschaft, eines Mangels oder Zustandes (Seuchenlage). Es wird weder angegeben, auf welchen Einzelbefunden oder Daten die Feststellung beruht, noch wird auf das bei der Gewinnung dieser Information gewonnene Vorgehen oder Begründungen eingegangen. Damit fehlt dem Zeugnis die gerichtliche Beweiskraft. Im übrigen enthalten Zeugnisse dieselben grundsätzlichen Angaben wie Protokolle, aber ohne Sachverhaltsangaben. Gerade wegen ihrer scheinbaren Anspruchslosigkeit werden Zeugnisse gelegentlich unbedacht (Gefälligkeitszeugnisse) ausgestellt, was unangenehme Folgen nach sich ziehen kann. Eine wissentlich unrichtige Angabe kann den Tatbestand der Urkundenfälschung erfüllen und strafrechtliche Folgen haben. Es ist somit genau auf die gemachte Aussage und ihre Formulierung zu achten. Es soll nicht etwa die Gesundheit eines Hundes, sondern das Nichtvorhandensein von Anzeichen einer Krankheit bescheinigt werden. Die Aussagekraft eines Zeugnisses wird durch Zeugen oder das Vorhandensein einer Krankengeschichte, auf die es abgestützt wird, erhöht.

5.2.3   Gutachten, Arbitrium, Parere

Sie werden von Tierärzten, die als Sachverständige fungieren, für Privatpersonen, Versicherungen und v. a. für die Regelung von Rechtsansprüchen durch Gerichte erstellt. Die in gerichtlichem Auftrag zu erstellenden Gutachten verlangen häufig vom Tierarzt die Beantwortung mehr oder weniger präzise gestellter Fragen, wodurch der Rahmen des Schriftstücks von vornherein festgelegt wird. Bei Versicherungs- und Privatgutachten hingegen hat der Tierarzt mehr Gestaltungsfreiheit und kann sich gelegentlich auch zu Rechtsfragen äußern, was bei Gerichtsgutachten unbedingt zu unterlassen ist. Ein Gutachten kann zeitaufwendig sein und sollte grundsätzlich nur übernommen werden, wenn man über das erforderliche tierärztliche und rechtliche Fachwissen und die nötige Zeit und Erfahrung verfügt. Ferner sollten keine Zweifel an der zu begutachtenden Sache bestehen (Köhler, 1983).

Zusätzlich zu den in Protokoll und Zeugnis erwähnten Angaben müssen im Gutachten Vorgeschichte und Auftrag aufgeführt werden. Im weiteren gehören Untersuchungsvorgang, Untersuchungsergebnis, Stellungnahme (Tenor) und deren Begründung zum Gutachten. Vielfach müssen Gutachten aufgrund von übergebenen Akten, Protokollen usw. (Aktengutachten) erstellt werden. Die Stellungnahme des Gutachters muß wissenschaftlich begründbar und so formuliert sein, daß sowohl Richter, tierärztliche Laien als auch andere Tierärzte den Feststellungen folgen können. Für weitere Aspekte der Gutachtertätigkeit sei auf die im Literaturverzeichnis erwähnten Quellen verwiesen.

5.3 Algorithmus

Definition Algorithmus/Algorithmen (A) □ Ein detaillierter Plan, der angibt, wie man mit einer beschränkten Anzahl von logischen Entscheidungen ein Problem lösen kann. A können mit großem Erfolg als Instrumente zum Lösen von spezifischen Aufgaben oder Problemen aller Art herangezogen werden. A lassen sich graphisch als ein sich verzweigendes Netzwerk von miteinander verbundenen Entscheidungspunkten darstellen. A eignen sich daher vorzüglich, um komplexe und auf konventionelle Art schwierig zu beschreibende Entscheidungsprozesse übersichtlich darzustellen. Sie werden erfolgreich zu Instruktionszwecken verwendet, weil ihre Übersichtlichkeit die Kommunikation erleichtert. Ihre Verwendbarkeit für die Aufarbeitung komplexer klinischer Probleme und Notfälle ist unbestritten. Mit A lassen sich Zeit und Geld sparen, weil sie es erlauben, diagnostische Untersuchungen gezielter einzusetzen und unnötige Tests zu vermeiden. Im weiteren können Tierärzte oder Studenten mit Hilfe von A, die durch Spezialisten aufgestellt wurden, schwierige diagnostische und therapeutische klinische Probleme angehen und Entscheidungen treffen, die sonst ein Spezialwissen erfordern und deshalb Spezialkliniken vorbehalten waren.

A vermögen aber nur dann zufriedenstellend zu funktionieren, wenn die Datenbasen, die für die Entscheidungen herangezogen werden, wie Beobachtungen, Laborbefunde und Anamnese, stimmen und richtig interpretiert werden. Da viele Entscheidungen aufgrund von Wahrscheinlichkeiten gefällt werden müssen, bedarf es klinischer Erfahrung, um die A in der Praxis erfolgreich einzusetzen. Eine der offensichtlichen Schwächen der A liegt darin, daß sie überhaupt nicht oder nicht mehr unbesehen übernommen werden können, falls es zu einer Interaktion von zwei oder mehr Krankheiten gekommen ist. A dürfen ferner nicht unbesehen und stur auf konkrete Fälle angewandt werden, sondern müssen immer wieder auf das sich ändernde klinische Bild abgestimmt werden.

In der tierärztlichen Fachliteratur findet man zahlreiche, v. a. in den angelsächsischen Ländern entwickelte A. Beispiele für A finden sich auch in Kap. 11 und 21.

Aufbau und Funktion des A seien an einem Beispiel kurz erörtert *(Tab. 5.3)*.

Durch konsequente Weiterverfolgung der diagnostischen Entscheidungen gelangt man zu einer Diagnose oder zu einer stark verkürzten Liste möglicher Diagnosen. In vielen Fällen kann daraufhin eine Prognose gestellt, eine therapeutische Entscheidung getroffen und schließlich behandelt werden. In anderen Fällen lassen sich diagnostische und therapeutische Entscheidungen kombinieren, indem man wählt zwischen chirurgischem Vorgehen und beobachtendem Abwarten, z.B. bei einem akuten Abdomen.

Auch wenn der erfahrene Kliniker sich bei seiner diagnostischen und therapeutischen Tätigkeit nicht offensichtlich an einen A hält, so bleibt für sein Tun doch die Logik des A bestimmend. Aus

Tab. 5.3. Aufbau des Algorithmus

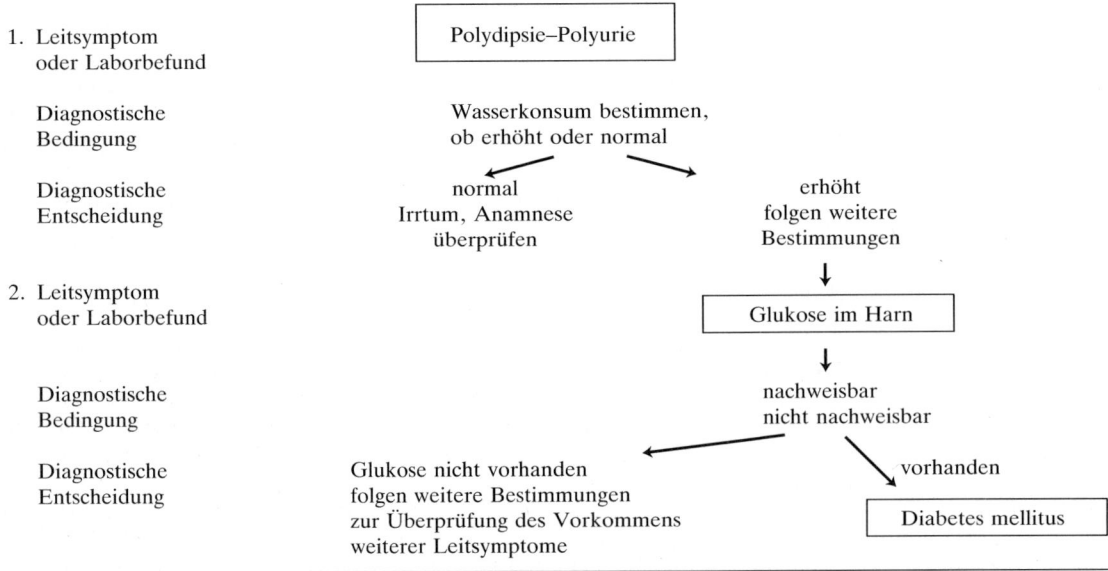

diesen Überlegungen heraus wird den Benützern des vorliegenden Textbuches empfohlen, die aufgeführten A zu studieren und als Denkschemata für ein besseres Verständnis und zur Lösung komplexer klinischer Probleme zu verwenden.

Literatur

Barnes, J., 1985: From the field. AAHA Trends. Aug. 12.

Grünbaum, E.-G., 1986: Rechtsgrundlagen der veterinär-medizinischen Kleintierbetreuung. In: Freudiger, U., et al.: Klinik der Hundekrankheiten. Stuttgart: Gustav Fischer.

Klausner, J. S., & C. A. Osborne, 1981: The urinary tract: Minimum and problem-specific data bases. Vet. Clin. North. Am. 11: 523.

Köhler, H., 1983: Der Tierarzt als Gutachter. Tierärztl. Praxis 11: 287.

Köhler, H., & H. Kraft, 1984: Gerichtliche Veterinärmedizin. Stuttgart: Ferdinand Enke.

Margolis, C. A., 1983: Uses of clinical algorithms. J. Amer. Med. Assoc. 249: 627.

Saidla, J. E., 1983: Problem-oriented veterinary medical record. In: Ettinger, St. J.: Textbook of Veterinary Internal Medicine. Philadelphia: W. B. Saunders.

Suter, P. F., 1982: Klinik der Erkrankungen des Verdauungstraktes. Referatensammlung Schweiz. Verein. Kleintiermed.: 41.

Weed, L. L., 1971: Medical Records, Medical Education and Patient Care. Chicago: Yearbook Medical Publishers.

6 Schmerzausschaltung, Sedation, Narkose

R. Skarda

6.1 Allgemeine Übersicht

Die Ausschaltung der Schmerzempfindung an einem Teil des Körpers (Lokalanästhesie) oder am ganzen Körper (Allgemein-Anästhesie) durch ein oder mehrere peripher oder zentral angreifende Pharmaka muß in der Kleintierpraxis häufig vorgenommen werden. Von ebenso großer Bedeutung sind Immobilisierung oder Eliminierung von Angst oder Aggressivität des Patienten.

6.1.1 Örtliche Schmerzausschaltung

Die gebräuchlichsten Verfahren zur *örtlichen Schmerzausschaltung* sind:
1. *Terminale Anästhesie:* Direkte Einwirkung des Anästhetikums auf die Nervenendigungen (Kälte-, Oberflächen-, Infiltrations- und intravenöse Regional-Anästhesie).
2. *Leitungsanästhesie:* Endo- oder perineurale Applikation des Anästhetikums (Leitungsanästhesie der Kopfnerven und des Plexus brachialis).

3. *Rückenmarksanästhesie:* Injektion des Anästhetikums in den Wirbelkanal außerhalb der Dura mater spinalis (epi- oder extradurale Anästhesie).

6.1.2   Allgemeine Schmerzausschaltung

Die gebräuchlichsten *allgemeinen Schmerzausschaltungen* sind:

1. *Injektionsanästhesie* mit Neuroleptanalgetika, Ketamin-Neuroleptanästhetika, Metomidat-Neuroleptanästhetika und Barbituraten.
2. *Inhalationsanästhesie* mit Äther, Halothan, Methoxyfluran, Enfluran, Isofluran und Stickoxydul.
3. *Kombinationsanästhesien:* Vertiefung der Neuroleptanalgesie (NLA) mit Ketamin, Lokal- oder Inhalations-Anästhesie, Kombinationsformen von Neuroplegika (Tranquilizer, Neuroleptika, Psychosedativa) mit Analgetika, Barbituraten und Inhalationsanästhetika.

Dem Tierarzt steht heute eine große Auswahl von Pharmaka zur Verfügung. Von der Vielzahl der angebotenen Präparate und Techniken sind hier vor allem jene berücksichtigt, die sich in der Praxis hinlänglich bewährt haben.

Die Wahl der bestgeeigneten Schmerzausschaltung sollte sich vor allem nach dem Operationsgebiet, dem physischen Zustand und der Rasse des Hundes und dem Anästhesierisiko richten. Im weiteren sind Operationstechnik, voraussichtliche Dauer des Eingriffes, Vorhandensein der Anästhesieapparaturen, Anzahl der zu operierenden Hunde, Hilfspersonal und nicht zuletzt auch Wissen, Einstellung und persönliche Erfahrung des Tierarztes für die Wahl des Anästhesieverfahrens maßgebend. Es gibt weder sichere Anästhetika noch sichere Anästhesietechniken, es gibt nur »sichere Anästhesisten«. Die Beschränkung auf wenige Standardpräparate und Standardtechniken erlaubt es, die nötigen Erfahrungen zu sammeln.

6.1.3   Vorbereitung des Patienten

Intra- und postoperative Todesfälle sind letzten Endes auf Nachlässigkeit, d. h. fehlende oder nicht genügende Voruntersuchung, fehlende exakte Gewichtsermittlung, schlechte Bedienung der Anästhesiegeräte und nicht schnellem und intensivem Eingreifen bei Herzstörungen zurückzuführen (Niemand & Niemand, 1978).

Wichtige *präoperative Grundregeln* sind folgende:

▷ Eine klinische Allgemeinuntersuchung ist bei allen Patienten erforderlich, insbesondere achte man auf Anzeichen von Fieber, Gelbsucht, Anämie und Urämie.

▷ Röntgenbilder von Thorax und/oder Abdomen bei Unfallpatienten zum Ausschluß von Lungenkontusion, Pneumothorax, Zwerchfellriß, Blasenruptur, freiem Gas oder Flüssigkeit im Abdomen.

▷ Laboruntersuchungen nach Bedarf. Minimaldaten bei alten und kranken Hunden: Hämatokrit, Harnstatus und Serumharnstoff.

▷ Futterentzug während 8–12 Stunden, Wasser ad libitum.

▷ Korrektur oder Kompensation einer Azidose, Anämie, Herz-, Atmungs-, Nieren- oder Leberfunktionsstörung.

▷ Flüssigkeits- und Elektrolytersatz bei Austrocknung.

▷ Besondere Anordnungen wie Reinigungsklistier und Parazentesis.

▷ Legen eines Dauervenenkatheters bei allen Risikopatienten.

▷ Bereithalten eines vollständigen »Notfallbestecks«.

Kreislaufdiagnostische und prognostische Bedeutung haben: Allgemeinbefinden, Futteraufnahme, Körpertemperatur, Atem- und Pulsfrequenz, Pulsqualität, Hämatokrit und Hämoglobingehalt, Serumprotein-Konzentration, Serumharnstoff, weißes Blutbild, Blutkörperchen-Senkungsreaktion, spezifisches Gewicht und Eiweiß-, Glukose- und Bilirubinkonzentration des Harnes (Horstmann, 1968).

6.2   Lokalanästhesie, örtliche Schmerzausschaltung

Die Lokalanästhesie ist die schonendste, gefahrloseste und oft preisgünstigste Methode, Schmerzfreiheit ohne Bewußtseinsverlust zu erreichen.

Die lokale Schmerzausschaltung sollte möglichst oft und v. a. dann durchgeführt werden, wenn das Hilfspersonal für die technische Durchführung vorhanden ist, wenn sich die Hunde den jeweiligen operativen Eingriff ohne wesentliche Zwangsmaß-

nahmen gefallen lassen und wenn das Risiko einer Allgemeinnarkose zu groß ist. Beim alten Hund (> 8 Jahre) hat die Lokalanästhesie einen besonderen Stellenwert. Ängstliche oder widersetzliche Tiere müssen mit einem Sedativum und/oder Analgetikum prämediziert werden. Psychisch bedingte Herz-Kreislaufbelastungen sollen vermieden, der Operateur vor Abwehrbewegungen und Bissen geschützt und der Operationserfolg sichergestellt werden. Eingriffe, bei denen die Asepsis durch Unruhe des Patienten gefährdet wird, sind besser in Allgemeinanästhesie durchzuführen. Lokalanästhesie und oberflächliche Allgemeinanästhesie können kombiniert werden.

6.2.1 Oberflächenanästhesie

Bei der Oberflächenanästhesie werden die sensiblen Nervenendigungen in der Haut oder Schleimhaut an Nase, Konjunktiven, Genitalien, etc. unempfindlich gemacht.

Eine der ältesten Anästhesieformen ist die *Kälteanästhesie* mit Chlorethan (Chloraethyl-Medice®, Medice). Zur Hautanästhesie (Spaltung von Abszessen, Punktionen) wird ein Chlorethanstrahl aus etwa 20 cm Entfernung während 2–5 s auf die Haut gesprüht. Die durch den Verdunstungsvorgang bewirkte Abkühlung ($<4\,°C$) unterbricht die Leitfähigkeit der sensiblen Nervenfasern. Nachteilig sind: Schmerz bei Beginn der Anwendung, kurze analgetische Wirkungsdauer (<3 min) und Explosionsgefahr der Äthyldämpfe bei offener Flamme und elektrischen Funken (Elektrokauterisation).

Verschiedene *Lokalanästhetika*, z. B. Lidocain (Xylocain® Astra), Mepivacain (Scandicain® Astra), Prilocain (Xylonest® Astra), Butanilicain (Hostacain®, Hoechst), eignen sich in Form von Lösungen, Sprays, Salben oder Puder zur Oberflächenanästhesie von Schleimhäuten und Wundflächen. Wegen der relativ großen Absorption, insbesondere im Bronchialbaum, und um toxische Reaktionen zu vermeiden, ist die niedrigste wirksame Dosierung zu verwenden. Am Auge kommen Lösungen mit Kokain 1–4 %, Tetracain (Pantocain®, Hoechst) 0,5–1%ig und Augentropfen (Conjuncain®, Mann, Ophtocain®, Dr. Wintzer, Oxybuprocain (Novesin® 0,4 % Dispersa) als Oberflächenanästhetika zur Anwendung.

Zur Anästhesie und Relaxation der Eierstockbänder bzw. Samenstränge (bei oberflächlicher Allgemeinanästhesie) genügen 1–3%ige Lösungen von Lidocain, Mepivacain oder 0,5–1%ige Lösungen von Cinchocain (Novotrix®, Mepha), die mittels eines Tupfers, Pinsels oder Watteträgers auf die Serosa aufgetragen werden.

Anästhesiesprays (Gingicain®, Hoechst, Xylocaine®, Astra) erzielen innerhalb 1–2 min eine etwa 15–20 min anhaltende, in eine Tiefe von etwa 2 mm reichende Oberflächenanästhesie der Maulschleimhaut. Das schwenkbare Spraymundstück erleichtert den Zugang zum Anwendungsgebiet. Das Dosierventil gibt bei jedem Hinunterdrücken eine definierte Menge Wirkstoff frei: z. B. 10 mg Lidocain aus einer 10%igen Xylocaine®-Spraybüchse.

6.2.2 Infiltrationsanästhesie

Das Lokalanästhetikum, z. B. Procain (Novocain, Hoechst), Lidocain, Mepivacain, wird unter ständiger Aspirationskontrolle um und unter die Operationsstelle gespritzt. Die Injektion soll langsam und gleichmäßig während des Zurückziehens der Kanüle erfolgen. Grundsätzlich soll die kleinstmögliche Menge und Konzentration (0,5–1%ig) verwendet werden, um zentralnervös bedingte Erregungserscheinungen infolge Überdosierung auszuschließen. Für großflächige Operationsgebiete ist das Anästhetikum mit 0,9 % NaCl-Lösung (nicht mit Aqua dest.) auf eine 0,25%ige Lösung zu verdünnen. Als Richtdosis können unbedenklich entweder etwa 1–2 mg/kg KG Procain, Lidocain oder Mepivacain ohne Adrenalin oder 3–4 mg/ kg KG mit Adrenalin gegeben werden. Bei alten Hunden (>8 Jahre) und Patienten mit reduziertem Allgemeinbefinden muß die Dosis verringert werden.

Der Zusatz eines *Sperrkörpers* wie Adrenalin (Suprarenin®, Hoechst) oder Noradrenalin (Arterenol®, Hoechst) 1 : 50 000 (1 mg in 50 cm³ Lösung) bis 1 : 200 000 (1 mg in 200 cm³) zum Anästhetikum bewirkt eine örtliche Gefäßverengung und damit (1) Resorptionsverzögerung des Lokalanästhetikums, (2) Toxizitätsverminderung, (3) Erhöhung der analgetischen Wirkungsdauer (2- bis 3fach), (4) Erhöhung der analgetischen Intensität, aber auch eine lokale Nekrosegefahr bei empfindlichen, fein- und dunkelhäutigen Hunderassen (Pudel). Adrenalinzusatz erhöht das Risiko für Herzdysrhythmien (Tachykardie, Kammerflimmern eines durch Halothan sensibilisierten Herzmuskels).

Subfasziale und intraarterielle Injektionen müssen vermieden werden.

Die Zugabe von 500 VRE Hyaluronidase (Hyason®, Organon, Kinetin®, Schering) zu 100 ml Lokalanästhetikum erhöht die Permeabilität des Bindegewebes und bewirkt (1) einen schnelleren Wirkungseintritt, (2) eine breitere Ausdehnung, (3) eine verkürzte Wirkungsdauer und (4) eine geringere Analgesie. Hyaluronidasezusatz ist kein Ersatz für eine gezielte Injektionstechnik. Faszien sind undurchdringbare Sperren für Hyaluronidase.

Indikationen □ Operationen an Pfoten, Exzisionen von oberflächlichen Tumoren, Wunddrainagen, Abszeßspaltung, Hämatomdrainage. Als Ergänzung zur unterschwelligen Neuroleptanalgesie (niedrige Dosierung der Sedativa und/oder Analgetika) beim Risikopatienten, zusätzlich vor Einsetzen einer Allgemeinanästhesie, um schneller mit der Operation beginnen zu können, und bei vorzeitigem Nachlassen der Analgesie mit nicht steuerbaren Allgemeinanästhetika (Niemand & Niemand, 1978).

Kontraindikation □ Nekrosen, Phlegmonen, Infektionen, Indurationen im Injektionsgebiet und bei Gefahr von ischämischen Nekrosen (Lappenwunde).

6.2.3 Intravenöse Regionalanästhesie der Vordergliedmaße

Indikation □ Alle chirurgischen Eingriffe im oder distal vom Ellbogengelenk.

Technik □ Am sedierten Hund wird mit einem proximal des Olekranons angelegten Gummischlauches die arterielle Blutversorgung während 60 bis 120 min unterbrochen (Küpper, 1977). Die am weitesten distal hervortretende Vene (V. superf. dors. metacarp.) des Pfotenrückens wird punktiert und die Gliedmaße durch manuelle

Kompression der gestauten Vene entblutet. Dann wird Lidocain 1 % (0,5–1 cm³/kg KG) in die distale Pfotenrückenvene injiziert. Das Auffinden einer geeigneten Vene kann bei dickhäutigen Hunden schwierig sein. Paralyse und Anästhesie der Gliedmaße treten innerhalb von 3–5 min ein und dauern, solange der Abbindeschlauch hält.

Vorteile □ Geringer technischer Aufwand, optimale Anästhesie, Muskelrelaxation und Blutleere der OP-Stelle, keine Ödematisierung der Wunde durch Infiltrationsanästhesie, keine hämodynamischen oder neurologischen Symptome während und nach einer zweistündigen Blutsperre.

Kontraindikation □ Vorbestehende Durchblutungsstörungen (Phlegmone, Gangrän, ausgedehnte Weichteilverletzungen der Gliedmaße), starke Allgemeinstörungen.

6.3   Leitungsanästhesien

Unterbrechung der Nervenleitfähigkeit durch perineurale Injektion eines Lokalanästhetikums. Die Leitungsanästhesie führt im Falle motorischer Nerven zu Lähmung. Es werden 1–2 cm³ einer 1–2%igen Lösung von Procain, Lidocain oder Mepivacain verwendet. Die Wirkung tritt innerhalb von 5–10 min ein und dauert 1–2 h. Um Abwehrbewegungen während der Injektion und des chirurgischen Eingriffes auszuschließen, müssen die meisten Hunde sediert oder oberflächlich anästhesiert werden.

6.3.1 Leitungsanästhesien am Kopf (Barth, 1948)

Anästhesie des N. maxillaris in der Fossa pterygopalatina
Technik □ Die Kanüle wird am ventralen Rand des Jochbogens etwa 0,5 cm kaudal vom lateralen Augenwinkel eingestochen und senkrecht zur Oberfläche mit geringer Dorsalneigung bis auf den knöchernen Grund der Fossa vorgeschoben (Abb. 6.1). Injektion nach Zurückziehen der Kanüle um einige 2–3 mm.

Anästhesiegebiet □ Oberkiefer mit Zähnen, Zahnfleisch, Alveolarperiost, Nasenrücken, harter und weicher Gaumen, Haut der Nase und Oberlippe.

Anästhesie der Augennerven (Nn. zygomaticus, lacrimalis, ophthalmicus) an der Fissura orbitalis
Technik □ Die Kanüle wird direkt unter dem ventralen Rand des Jochbogens etwa 0,5 cm kranial vom rostralen Rande des Unterkieferastes eingestochen und medial am Unterkieferast vorbei kaudomedial vorgeschoben (Abb. 6.1).

Anästhesiegebiet □ Bulbus, Haut und Bindehaut der Augenlider, Tränendrüse.

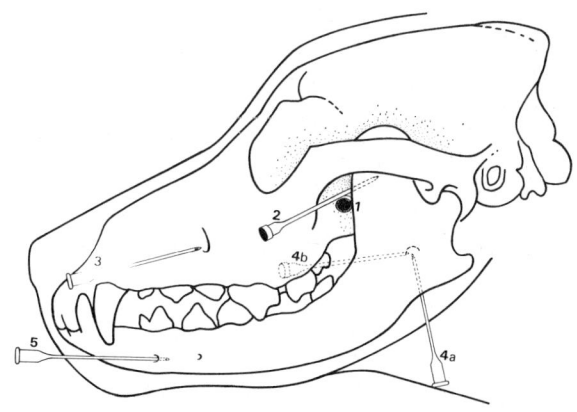

Abb. 6.1. Leitungsanästhesien am Kopf des Hundes. Lage der Kanüle zur Anästhesie. 1 = N. maxillaris; 2 = Nn. zygomaticus, lacrimalis und ophthalmicus; 3 = N. infraorbitalis; 4a = N. mandibularis, extraorale Technik; 4b = N. mandibularis, intraorale Technik; 5 = N. alveolaris mandibularis

Anästhesie des N. infraorbitalis am Foramen infraorbitale

Technik □ Die Kanüle wird intra- oder extraoral etwa 1 cm kranial der knöchernen Mulde in der Mitte der Verbindungslinie zwischen dem dorsalen Rand des Jochbogens und dem Gingivasaum des Caninus eingestochen und bis zum Foramen infraorbitalis vorgeschoben *(Abb. 6.1)*.

Anästhesiegebiet □ Incisivi, Caninus, Prämolaren, Haut des Naseneinganges und Oberlippe.

Anästhesie des Unterkiefers am Foramen mandibulae

Extraorale Technik □ Die Kanüle wird auf Höhe der Inzisur des Margo ventralis eingestochen und an der medialen Unterkieferfläche entlang senkrecht zum Unterkieferrand bis etwas über die Mitte der Verbindungslinie zwischen dem letzten Backenzahn und dem Processus angularis vorgeschoben *(Abb. 6.1)*.

Intraorale Technik □ Die Kanüle wird kaudal vom letzten Backenzahn eingestochen und dem Knochen entlang in Richtung Processus angularis bis zur palpierbaren Mulde des Foramen mandibulae vorgeschoben *(Abb. 6.1)*.

Anästhesiegebiet □ Unterkiefer mit Zähnen, Zahnfleisch, Alveolarperiost, Unterlippe und sublinguale Schleimhaut.

Anästhesie des N. alveolaris mandibularis am Foramen mentale

Technik □ Die Kanüle wird intraoral kranial vom weiten mittleren Foramen mentale auf Höhe des 2. Prämolaren (P 2) eingestochen und dem Unterkieferkörper entlang etwa 0,5 cm in das Foramen mentale vorgeschoben *(Abb. 6.1)*.

Anästhesiegebiet □ Unterlippe, Incisivi und Caninus.

6.3.2 Anästhesie des Plexus brachialis

Indikation □ Alle chirurgischen Eingriffe im oder distal vom Ellbogengelenk.

Technik □ Eine 5–8 cm lange Kanüle wird beim Hund in Seitenlage und unter Normallage des Vorderbeines in der Grube zwischen M. sternomandibularis und Schulterblatt eingestochen und medial am Schultergelenk vorbei bis zur Knorpel-Knochen-Verbindung der ersten Rippe vorgeschoben *(Abb. 6.2)*. Lidocain 1–2 % mit Adrenalin (1 : 100 000) 5–15 cm³ je nach Größe des Hundes wird während des Zurückziehens der Kanüle bis

etwa 1 cm kranial der ersten Rippe gespritzt (Tuf-vesson, 1951).

Anästhesiegebiet □ Distale Gliedmaße, Eintritt innerhalb von 20 min, Dauer 1–2 h.

Vorteile □ Selektive Anästhesie und vollständige Muskelentspannung, schonende Anästhesie bei organgeschädigten und alten Hunden.

6.3.3 Extradurale Leitungs-anästhesie

Indikation □ Chirurgische Eingriffe kaudal vom Rippenbogen.

Technik □ Erfordert Hilfspersonal und ausreichende Erfahrung. Die Punktion des Epiduralraumes kann am wachen, von einer Hilfsperson leicht fixierten Hund durchgeführt werden. Unruhige Hunde sind wie bei i.v.-Injektionen üblich zu fixieren oder durch Neuroleptanalgesie ruhigzustellen. Am stehenden oder am Tier in Brustlage bei nach kranial angewinkelter Beckengliedmaße wird die Injektionsstelle (Spatium lumbosacrale) als grubige Vertiefung zwischen beiden Darmbeinhöckern (Spina ilica dors. cran.) in der Medianlinie der Wirbelsäule ertastet. Nach Rasur und Desinfektion wird eine sterile Spinalkanüle mit Mandrin (zum Einmalgebrauch, $\varnothing$ 0,9 mm, Länge 9 cm, Becton, Dickinson) vorerst senkrecht durch die Haut und dann in kranioventraler Richtung im Winkel von 45° zur Hautoberfläche durch das Foramen lumbosacrale in den Extraduralraum eingeführt *(Abb. 6.3)*. Nach dem Entfernen des Mandrins ist zu prüfen, ob Blut (Punktion des Vertebralsinus) oder Liquor cerebrospinalis (Punktion des Duralsackes) vom Kanülenkonus abfließt oder aspiriert werden kann. Wenn dies der Fall ist, darf nicht injiziert werden. Richtdosis für die meisten abdominalen Eingriffe: 1 cm³ / 10 cm Scheitelsteißlänge von einer 1–2%igen körperwarmen Lidocain- oder Mepivacain-Lösung mit oder ohne Adrenalin (1 : 200 000) oder Lidocain 3–6 mg/kg KG bzw. Mepivacain 3–4 mg/kg KG (Klide, 1971; Nolte et al., 1983). Die Injektion soll ohne merklichen Widerstand erfolgen und etwa 30–60 s dauern. Zieht der Hund während der Injektion die Rute hoch, droht Kollapsgefahr (Niemand & Niemand, 1978). Die Injektion ist dann abzubrechen. Starkes Beklopfen der seitlichen Thoraxwand mit der flachen Hand kann eine kurzfristig auftretende Apnoe und Bradypnoe beheben. Als Kreislaufmittel sind nach der Gabe von Neuroleptika Noradrenalin, Norfenefrin (Novadral und Depot-Novadral) wirksam. Bei Erfolglosigkeit dieser Maßnahmen soll intubiert, beatmet und müssen weitere Wiederbelebungsmaßnahmen durchgeführt wer-

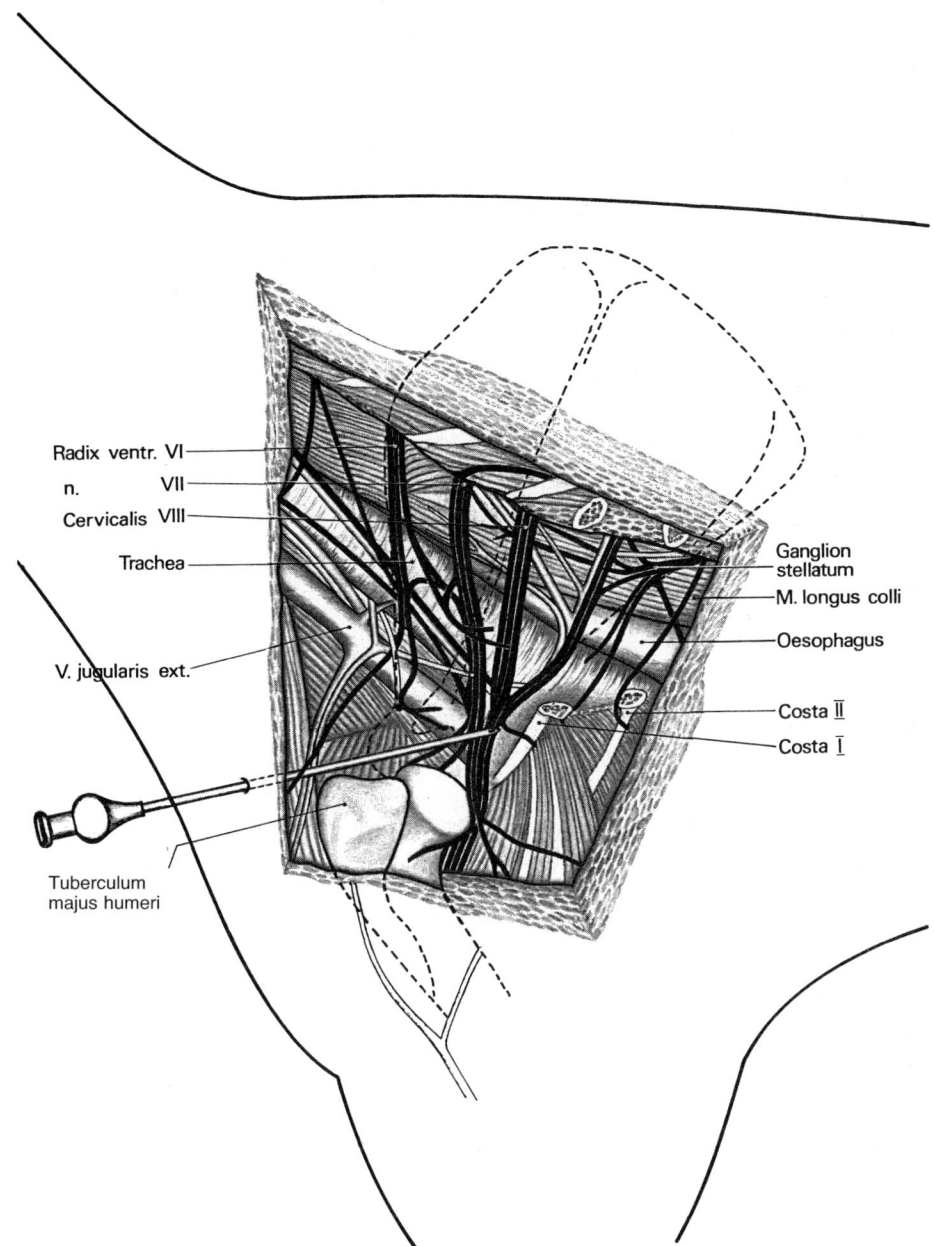

Radix ventr. VI
n.   VII
Cervicalis VIII
Trachea
V. jugularis ext.
Tuberculum
majus humeri

Ganglion
stellatum
M. longus colli
Oesophagus
Costa II
Costa I

Abb. 6.2. Topographie und Lage der Kanüle zur Infiltration des Plexus brachialis, linke laterale Ansicht

den (Kap. 6.5). Nach der Epiduralinjektion ist die Anästhesieausbreitung über 10 min zu kontrollieren. Erst nach Feststellen von Anästhesie, Nachhandparalyse (Fischrobbenstellung), ungestörter Atmung und Kreislauf soll der Hund zur Operation ausgebunden werden. Bei Bedarf kann zusätzlich eine Infiltrations- oder Oberflächenanästhesie angelegt werden.

Anästhesie □ Blockade sensibler, motorischer, sympathischer und parasympathischer Fasern der Spinalnerven kaudal des letzten Lenden-(L-7)- und ersten Sakral-(S-1)-Wirbels, innerhalb von 5–10 min. Dann Anästhesie der kranial von L-7 und S-1 abgehenden Spinalnerven in Abhängigkeit von: Menge (Volumen und Konzentration) des Anästhetikums, Injektionsgeschwindigkeit, Alter und Lagerung des Hundes, anatomischen Verhältnissen (extradurales Fett- und Bindegewebe, Lymph- und Blutgefäße). Falls sich das Anästhetikum genügend weit kranial ausbreitet (Blockade präganglionischer thorakaler sympathischer Fasern), erfolgt Bradykardie und Blutdruckabfall. Die Blockade sakraler parasympathischer Fasern bewirkt Relaxation der glatten Muskulatur von Rektum, Blase und Geschlechtsorganen.

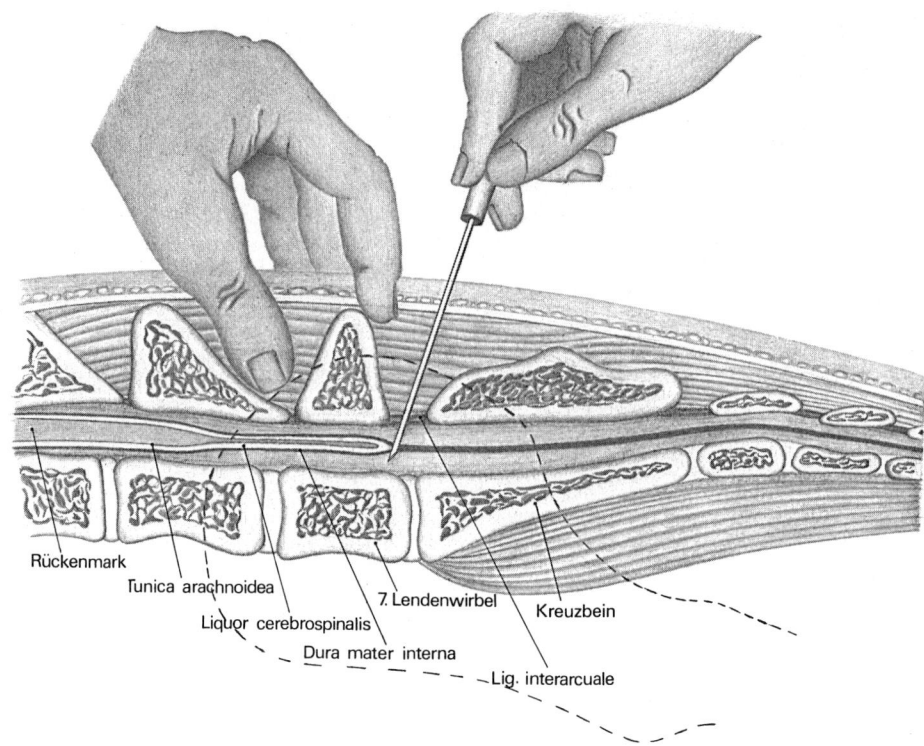

Abb. 6.3. Topographie und Lage der Kanüle für die lumbosakrale Extraduralanästhesie. Daumen und Mittelfinger des Anästhesisten liegen auf den beiden Hüfthökkern, der Zeigefinger ertastet die Delle über dem Spatium lumbosacrale

Anästhesiedauer □ 60–90 min (ohne Sperrkörper) bzw. 90–120 min (mit Sperrkörper). Eine extradurale Langzeitanästhesie >3 h wird mit Bupivacain 0,5 % (3–4 cm³ Carbostesin® Astra / 10–15 kg KG) erreicht. Eine extradurale Langzeitanalgesie >22 h wird mit Morphinum hydrochloricum (1 mg Morphinum HCl-Merck / 10–15 kg KG) erreicht, ohne Atmung und Kreislauf wesentlich zu beeinflussen (Bonath et al., 1983). Das Lokalanästhetikum oder Morphin kann beim Hund über einen extraduralen Dauerkatheter wiederholt injiziert und so die Schmerzfreiheit für Tage aufrechterhalten werden (Gerlach et al., 1983).

Vorteile □ Bei geburtshilflichen Eingriffen wird Schädigung der Welpen durch Narkosemittel vermieden und sofortige Annahme der Welpen durch die Hündin nach Kaiserschnitten erreicht; gute Muskelrelaxation bei konservativen und operativen Luxations- und Frakturbehandlungen, schonende Anästhesie für Problem- und Notfallpatienten; chronische, posttraumatische und postoperative Schmerzzustände lassen sich ohne Beeinflussung des Allgemeinbefindens durch Analgetika behandeln.

Komplikationen □ Erbrechen, Zittern, Blutdruckabfall, Konvulsionen und Paralyse nach Injektion des Anästhetikums in den Sinus vertebralis oder Subarachnoidalraum; Bradykardie, Hypotension und Zwerchfellähmung bei Überdosierung des Anästhetikums.

Kontraindikationen □ Infektion im Injektionsbereich, Schock, hochgradige Anämie oder Kreislaufschwäche sind zu behandeln, bevor eine Epiduralanästhesie vorgenommen wird.

6.4 Allgemeinanästhesie/Narkose: Sedation, Hypnose, Hyporeflexie, Analgesie

6.4.1 Neuroleptanalgesie (NLA)

Bei der klassischen NLA wird mittels Kombination eines Neuroleptikums mit einem zentralen Analgetikum durch i.m.- oder durch i.v.-Applikation ein analgetischer Dämmerschlaf bewirkt, der auch große Eingriffe, wie z. B. Knochenchirurgie, ermöglicht. Das zentrale Analgetikum kann mit dem Neuroleptikum in einer Mischspritze gegeben werden oder wird zur Vertiefung des Schlafzustandes 10–15 min nach dem Neuroleptikum verabreicht. Gebräuchliche Neuroleptika und zentrale Analgetika sind in *Tabelle 6.1* aufgeführt.

An *Mischpräparaten stehen zur Verfügung:* 10 mg Fluanison + 0,2 mg Fentanyl pro ml (Hypnorm®), 20 mg Dehydrobenzperidol (DBP) + 0,4 mg Fentanyl pro ml (Innovar Vet®), 2,5 mg DBP + 0,05 mg Fentanyl pro ml (Thalamonal®), 2,5 mg Polamidon® + 0,125 mg des atropinartig wirkenden Körpers Fenpipramid pro ml (Polamivet®).

Ad-hoc-zusammengestellte Kombinationen sind in *Tabelle 6.2* aufgeführt.

Hunde während der Einschlaf- und Aufwachphase in einem ruhigen Raum halten. Sie schlafen schneller ein und zeigen eine geringere motorische Unruhe. Die Dosierungen richten sich nach Alter und Allgemeinzustand des Hundes. Die angegebenen Mengen müssen bei kranken, geschwächten, alten oder im Schock befindlichen Hunden auf 10–30 % reduziert werden. Todesfälle sind bei niedriger Dosierung und Warmhaltung des Patienten selten (ERHARDT et al., 1978). Völlige Schmerzausschaltung und Muskelrelaxation können durch zusätzliche Leitungs- oder Inhalationsanästhesie erreicht werden.

Vorteile ☐ Einfache Applikationsart, Personaleinsparung, Schutz gegen Erbrechen, gute kardiovaskuläre Stabilität, große Sicherheitsbreite, jederzeitige Reversibilität des zentralen Analgetikums durch spezifische Morphin-Antagonisten (Kap. 6.5).

Nachteile ☐ Empfindlichkeit oder Schreckhaftigkeit gegenüber akustischen Reizen (Hyperakusie), Kot- und Harnabsatz, keine volle motorische Reflexfreiheit und Muskelentspannung, Atmungsdepression, Hecheln, Störung der Wärmeregulation (Unterkühlung), überlange Wirkung bei Niereninsuffizienz, individuell stark unterschiedliche Reaktionen bei gleicher Dosierung der Substanzen, inverse Reaktionen bei nervösen und präoperativ erregten Hunden (Chow-Chow), keine Vertiefung der Analgesie, Anästhesie oder Relaxation nach Überschreiten einer optimalen Dosis durch eine Dosiserhöhung, Wirkungslosigkeit, ja sogar Umkehrwirkung von vielen Kreislaufmitteln, Nor-

Tab. 6.1. Intramuskuläre Dosierung der gebräuchlichen Neuroleptika und Analgetika beim Hund

Wirkstoff	Wichtigste Verteiler Präparatname	Konz. %	Dosierung mg/kg	Wirkungs- eintritt (min)	Wirkungs- dauer (h)	Nach- schlaf (h)
Propionyl- Promazin	Combelen (Bayer)	1	0,1–0,5	10–20	1–2	2–6
Acepromazin	Vetranquil (Lathévet)	1	0,3–1	10–20	½–1½	2–6
Prothipendyl	Dominal (Boehringer)	5	4–8	5–10	1½–3	–
Triflupromazin	Psyquil (Squibb, Heyden)	1	0,5–2	10–30	...	...
Diazepam	Valium (Hoffmann-La Roche)	0,5	0,05–0,25	10–20	...	...
Xylazin	Rompun (Bayer)	2	0,5–2	5–15	½–1	1–2
Morphin	Amphiole-Morphinum HCl (Merck)	1	0,2–2	5	½	...
l-Methadon	Polamidon (Hoechst)	0,25	0,2–1,25	10–20	–	
Dextromoramid	(Jetrium, Hels, Palfium, Janssen)	5	2	2–3	1	
Fentanyl	Fentanil (Janssen)	0,005	0,05–0,2	5–10	½	...
Fertige Mischpräparate	Innovar Vet (Pitman-Moore)		0,1 cm³/kg KG	10–15	½	
	Thalamonal (Janssen)		0,4–0,8 cm³/kg KG	5–10	½	
	Hypnorm (Janssen)		0,5 cm³/kg KG			
	+ Atropin		0,1 mg/kg	10–15	1	

adrenalin (Novadral) ausgenommen; darüber hinaus hoher Verwaltungsaufwand (Vorschriften des Betäubungsmittelgesetzes).

Kontraindikation der Neuroleptika der Phenothiazingruppe □ Schwer kreislaufgeschädigte und unterkühlte Patienten. Bei Tendenz zu epileptischen Anfällen (Vergiftungen, Myelographie) soll Diazepam (Valium) verwendet werden.

6.4.2 Neuroleptanalgesie (NLA) mit Diazepam – Xylazin – Ketamin (dissoziative Anästhesie)

Diazepam (Valium®) 0,05–0,25 mg/kg KG i.v.
Es besitzt sedierende, antikonvulsive, antiarrhythmische und muskelrelaxierende Eigenschaften, die bei Steigerung der Dosis zu Hypnose und Ataxie führen. Diazepam wirkt muskelentspannend bei zentral oder peripher bedingten Krämpfen und unterdrückt z. T. das Heulen während der NLA.

Xylazin (Rompun®) 0,5–2 mg/kg KG i.m.
Es bewirkt einen schlafähnlichen Zustand, mittelstarke Analgesie und gute Muskelrelaxation. Orthopädische Eingriffe bedürfen einer zusätzlichen Lokal- oder Allgemeinanästhesie.

Nachteile □ Brechreiz, der durch 12–24stündiges Hungern gemindert oder durch Vorgabe von Triflupromazin (Psyquil®) bzw. in der Mischspritze mit 1-Methadon (Polamivet®) verhindert werden kann *(Tab. 6.2)*.

Ketamin (Ketanest®, Vetalar®) 10–30 mg/kg KG i.m.
Es bewirkt Analgesie, Anästhesie und Katalepsie (d. h. akinetischer Zustand mit erhöhtem Muskeltonus unter Verlust des Stellreflexes). Ketamin ist ratsam bei Augenoperationen, weil der Bulbus nicht wegrollt. In einer Dosis von 2–3 mg/kg KG i.m. verhindert Ketamin Heulen und Unruhe der Hunde während der NLA oder nach der Allgemeinanästhesie. Die Schutzreflexe (z. B. Larynx, Pharynx, Lidschlag, Husten) bleiben erhalten.

Nachteile □ Blutdrucksteigerung, Bradypnoe, gelegentlich Speicheln und Konvulsionen. In Kombination mit Xylazin, Acepromazin oder Diazepam ist Ketamin gut brauchbar. Mit Xylazin (0,22–2,2 mg/kg i.m.) und nach 15–20 min Ketamin (5,5–22 mg/kg i.m.) wird beim Hund eine chirurgische Toleranz erreicht, die 25–60 min anhält.

Die Kombination von intramuskulär injiziertem Diazepam (0,6 mg/kg) und 10 min später verabreichtem Xylazin (1 mg/kg), in Verbindung mit 10–20 mg/kg s.c. appliziertem Ketamin bewirkt gute Muskelrelaxation, verhindert Konvulsionen und

---

Tab. 6.2. *Kombinationsmöglichkeiten* von l-Methadon mit Propionyl- oder Acepromazin, Prothipendyl, Ketamin und Xylazin (Kombination mit Triflupromazin zur Erbrechenverhinderung, mit Diazepam zur Muskelentspannung) (Dosis = i.m.)

l-Methadon l-Polamivet® 0,25%, 1 ml = 2,5 mg nicht über 25 ml	Propionyl-Promazin, Combelen® 1%, 1 ml = 10 mg Acepromazin = Vetranquil 1%, 1 ml = 10 mg	Prothipendyl Dominal® 5%, 1 ml = 50 mg	Ketamin Ketanest® 1%, 5% Vetalar® 10% = 1 ml = 100 mg, 5%, 1 ml = 50 mg 1%, 1 ml = 10 mg	Xylazin Rompun® 2%, 1 ml = 20 mg	Triflupromazin Psyquil® 1%, 1 ml = 10 mg Erbrechen-verhinderung	Diazepam Valium® 0,5%, 1 ml = 5 mg Muskel-entspannung – Entkrampfung
0,2–0,4 ml/kg	0,03–0,04 ml/kg – 0,02–0,03 ml/kg	– 0,05–0,2 ml/kg 0,03–0,1 ml/kg	– – –	– – –		
	0,02–0,03 ml/kg	– –	– 3–5 mg/kg 2–3 mg/kg	0,05–0,1 ml/kg – 0,05–0,1 ml/kg	0,1 ml/kg falls nötig	0,025 bis 0,05 ml/kg falls nötig
0,2–0,3 ml/kg		0,05–0,1 ml/kg	– 3–5 mg/kg 2–3 mg/kg	0,05–0,1 ml/kg – 0,05–0,1 ml/kg		
	0,02–0,03 ml/kg	0,03–0,05 ml/kg	– 3–5 mg/kg 2–3 mg/kg	0,05–0,1 ml/kg – 0,02–0,04 ml/kg		

setzt die Hautsensibilität stark herab (MÜLLER, 1976). Xylazin und Diazepam sollen möglichst nicht i.v. oder in der Mischspritze verabreicht werden. Andere Kombinationsmöglichkeiten sind in *Tabelle 6.2* angegeben.

Vorteile von Ketamin-Xylazin-Kombinationen □ Tiefere Analgesie als bei der klassischen NLA, ausgeprägte Muskelrelaxation im Toleranzstadium, Schutzreflexe bleiben erhalten, Fehlen von Hyperakusie (wichtig bei Ultraschall-Zahnsteinentfernung, Bohren, Meißeln), im Verhältnis zur klassischen NLA kürzere Aufwachzeiten.

Nachteile □ Verwendung dreier verschiedener Pharmaka und damit verbundene höhere Kosten, Notwendigkeit der Überwachung der Atmung, Schmerzhaftigkeit der Ketamininjektion, Neigung zur diffusen Blutung im Operationsfeld.

Kontraindikation □ Hoher Blutdruck.

6.4.3   Vertiefung und Verlängerung der NLA mit Metomidat

Metomidat = Methoxymol (Hypnodil®, Janssen)

Ein Hypnotikum, dient zur Vertiefung der NLA, Ketaminanalgesie oder Inhalationsanästhesie (ERHARDT et al., 1978). Sofort nach Metomidat sind die Hunde völlig entspannt und schlafen reflexlos 20–60 min. Eine Nachinjektion von Metomidat hält ungefähr ½ h an. Je nach der gewünschten Dauer des Toleranzstadiums werden verschiedene Prämedikationen angewendet (FRANCZUSKI, 1978):

a) *Toleranzstadium 20 min* (Nachschlaf bis 80 min): DBP-Fentanyl (Thalamonal®) 0,4 ml/kg KG i.m., 10 min später Metomidat 5 mg/kg KG i.v.
Fluanison-Fentanyl (Hypnorm®) 0,2 ml/kg KG i.m., 15 min später Metomidat 4 mg/kg KG i.v.

b) *Toleranzstadium 40 min* (Nachschlaf bis 120 min): Propionyl-Promazin (0,05 ml / 10 kg KG i.m.) + 1-Methadon (0,5 ml/kg KG i.m.), 15 min später Metomidat 4 mg/kg KG i.v.

c) *Toleranzstadium 60 min* (Nachschlaf bis 90 min): Chlorpromazin (2 mg/kg KG i.m.), 15–20 min später Metomidat 10 mg/kg KG i.v.

Vorteile □ Im Vergleich zur Vertiefung mit Barbituraten ist

1. Metomidat-Dosierungsbreite größer (bis zu 7–8 mg/kg KG),
2. Nachschlaf kürzer,
3. das Toleranzstadium rascher erreicht (< 60 sec) und
4. besteht Möglichkeit für eine Anästhesie von

kurzer Dauer (20 min) mit entsprechend kurzer Überwachungszeit.

Nachteile □ Atmungsdepression, Temperaturabfall (1,5–2 °C), gelegentlich Myoklonien der Extremitäten und Hyperakusie.

6.4.4   Barbituratanästhesien

Indikationen

1. Sedierung bei paradoxen Morphin-Reagenten (z. B. Windhunde);
2. Monoanästhesie (Pentobarbital);
3. Einleitung der Inhalationsanästhesie und für kurze Eingriffe oder Röntgen (Thiobarbiturate);
4. Vertiefung und Verlängerung von NLA;
5. funktionelle Antagonisten bei Vergiftungen oder Überdosierung von Lokalanästhetika;
6. Antiepileptika (Phenobarbital, Pentobarbital);
7. Euthanasie.

Barbituratmonoanästhesie nur bei gesunden, nüchternen und ausreichend hydrierten Hunden anwenden.

1. *Ultrakurzwirkende Barbiturate* (15 min): Thiobarbiturate, Thiopental 20–30 mg/kg KG (Pentothal®, Trapanal®); Methitural 30–60 mg/kg KG (Thiogenal®, Thiamylal 10–20 mg/kg KG (Surital®).
2. *Kurzwirkende Barbiturate* (45 min): N-methylierte Barbiturate, Hexobarbital 20–50 mg/kg KG (Evipan®), Methohexital (10–15 mg/kg KG (Brevimytal®).
3. *Mittellangwirkende Barbiturate* (4–6 h): Pentobarbital 15–35 mg/kg KG (Nembutal®, Narcoren®, Vetanarcol®).

Eine Prämedikation mit Neuroleptika oder Analgetika ist angezeigt, um prä- oder postanästhetische Exzitationen abzuschwächen oder zu verhindern *(Tab. 6.1)*. Nach Prämedikation sind Barbituratdosen auf 50–70 % zu reduzieren. Bei eingetretener Überdosierung soll intubiert und künstlich beatmet werden (Kap. 6.4.5). Mit Chlorpromazin (2,5 mg/kg KG i.m.) und 5 min später Pentobarbital (16,2 mg/kg KG i.v.) wird eine 2 bis 2,5 h anhaltende Allgemeinanästhesie mit etwa 6 h Nachschlaf erzielt (BRUNOVSKY, 1983).

Nachteile von Pentobarbital □ Kreislauf- und Atmungsdepression, langer Nachschlaf, verlangsamter Abbau bei Windhunden, Unterkühlung, Exzitation während der Einleitungs- und Aufwachphase, nicht steuerbar, nicht reversibel, daher Dosierung nach Wirkung, d. h. etwa ⅓ bis ½ der berechneten Dosis wird zügig i.v. gespritzt, der Rest langsam und nach Effekt, bzw. bis zum Nickhautvorfall über die Hälfte der Kornea, oder bis Ohrreflex erlischt. Der volle Effekt tritt erst 3–5 min nach der Injektion ein.

Nachteile der Thiobarbiturate □ Atmungsdepression, Salivation, blutdruckabhängige Herzdysrhythmien (ventrikuläre Extrasystolen, Bigeminie, Tachykardien), Gewebenekrosen nach paravenöser Injektion von Konzentrationen > 2,5 %. Die Herzdysrhythmien sind in der Regel temporär und können durch Phenothiazinderivate (z. B. Acepromazin 1 mg/kg KG i.v. oder Chlorpromazin 2 mg/kg KG) (Wiersig et al., 1975) oder Lokalanästhetika (z. B. Lidocain 8,8 mg/kg KG i.v.) (Bjorling & Rawlings, 1984) vermieden werden. Die Gewebenekrosen werden durch lokale Infiltration mit Lokalanästhetikum (z. B. Procain-HCl-Lösung) ohne Sperrkörper mit oder ohne Hyaluronidase (Kinetin) vermieden (Kap. 6.2.2).

Kontraindikationen der Barbiturate □ Porphyrie, Kreislaufkrankheiten, Hypovolämie, Schock, schwere Leber- und Nierenschäden, Kaiserschnitt beim Lhasa-Apso, ausgedehnte Lungenkrankheiten, Atemhindernisse. O_2-Defizite können durch 5 min O_2-Atmung vermindert werden.

6.4.5   Inhalationsanästhesien

Die Inhalationsanästhesie findet wegen ihrer guten Steuerbarkeit und relativ geringen Belastung für den Organismus immer häufigere Verwendung in der Kleintierpraxis. Mit einer guten apparativen Ausstattung, intratrachealer Intubation und geschultem Personal können intrathorakale Eingriffe, langdauernde Operationen und Operationen bei Risikopatienten (alte und geschwächte Hunde) relativ sicher durchgeführt werden.

6.4.5.1   Prämedikation
Für die zentraldämpfende, antiemetische und antiarrhythmische Prämedikation haben sich am Hund Neuroleptika (z. B. Acepromazin, Droperidol) bewährt. Sie erlauben, die Dosis gefährlicher Barbiturate oder teurer Inhalationsanästhetika erheblich herabzusetzen. Nachteilig sind aber eine periphere Gefäßerweiterung, Blutdruckabfall und Verlust an Körperwärme. Die analgetische Prämedikation oder postoperative Verabreichung von Morphin bzw. Morphinderivaten, mit Ausnahme von 1-Polamivet, bewirkt eine unerwünschte Depression der Atemtätigkeit, Blutdrucksenkung und Bradykardie, gelegentlich Erbrechen, Harn- und Kotabsatz, Exzitationen und selten Hypothermie oder Muskelsteifheit. Diese Nebenwirkungen können durch die gleichzeitige Verabreichung eines Neuroleptikums (NLA) vermindert werden.

Atropin □ (Atropin. sulfuric., Thilo® Ampullen) 0,05–0,2 mg/kg KG i.m. oder s.c. oder Glykopyrrolat (Robinul-V®, Robinul®) 0,001–0,01 mg/kg KG i.m. oder s.c. dämpfen vagale Reflexmechanismen wie Laryngo- und Bronchospasmus und verhindern oder beheben die Speichel- und Bronchialsekretion sowie Bradykardie (Herzschlagfrequenz < 80/min). Atropin wird für die Äther-, Ketamin- und Thiobarbiturat-Anästhesie empfohlen.

Nebenwirkungen □ Erhöhter myokardialer O_2-Verbrauch, verminderte Reizschwelle für Kammerflimmern und Neigung zu sympathisch bedingten Herzrhythmusstörungen (Tachykardie). Glykopyrrolat hat geringere Nebeneffekte, wirkt länger (> 1,5 h) vagusblockierend, passiert die Hirn-Blutschranke und Plazenta nicht und disponiert weniger zur Tachykardie als Atropin (Herzschlagfrequenz > 180/min) (Proakis & Harris, 1978).

6.4.5.2   Inhalationsanästhetika
Hier bieten sich Äther (Aether pro narcosi), Halothan (Halothan®, Fluothane®), Methoxyfluran (Metofane®, Penthrane®), Enfluran (Ethrane®), Isofluran (Forane®, AErrane®) und Stickoxydul (Lachgas, N_2O) an.

Zur Vertiefung und Verlängerung von Barbituratanästhesien oder NLA können Anästhetika wie Äther mit einer Maske verabreicht werden. Die eingeatmeten Dampfkonzentrationen sind unbekannt und der Verbrauch ist groß (offenes System). Es sollen daher nur Äther oder Methoxyfluran während kurzer Perioden Verwendung finden.

Für die Inhalationsanästhesie des Hundes stehen humanmedizinische Geräte oder spezielle Modelle für Kleintiere (Apparat CONNEL 201 Pitman-Moore, USA Cilag-Chemie; OXY-VET I, II, III Penlon Ltd. oder Dameca A/S, Großbritannien; Narkosegerät Eisenhut; Vet-Anest 1, Provet, Schweiz; Narkosegerät B 1-Albrecht, Bundesrepublik Deutschland) zur Verfügung.

Als Trägergase werden Sauerstoff (O_2), O_2-angereicherte Luft oder O_2-N_2O-Gemische verwendet.

6.4.5.3   Halboffene Narkosesysteme
(Kinder-Anästhesiebesteck nach Ayres-T [*Abb. 6.4 B*], Magill oder Kuhn, Apparat CONNEL 201, Oxy-Vet I) eignen sich für Kleinhunde (< 8 kg) mit einem Atemvolumen von < 1500 cm³/min. Eine konstante Gasflußmenge von minimal 3 × Atemminutenvolumen, d. h. 3 × (KG in kg × 100–180 ml), wird durch eine das Anästhetikum enthaltende Sprudelflasche oder einen Präzisionsverdunster (Fluotec Rhein-Pharma, Penlon OMV

Tab. 6.3. Inhalationsanästhetika beim Hund

Wichtige Vertreter	Präparat- namen	Dosis (Konz. Vol.%) Einleit. Unterhalt	MAC Werte*	Muskel- relaxation**	Wichtigste Vorteile	Nachteile	Besondere Hinweise
Diäthyläther	Aether »reinst«	10–40 3–12	3	++	Analgesie	Schleimhaut- reizung	mit O_2-Explo- sions- gefahr
Stickoxydul	N₂O, Lachgas	50–66 188–200	0		Hypnose Analgesie schnelle Einleitung	Diffusions- Hypoxie	mindestens 20 Vol.% O_2-Versorgung
Halothan	Halothan Fluothane	1–4 0,5–2	0,87		Rasche Einleitung und Erholung	Schwache Analgesie Blutdruck- abfall	keine Adreno- oder Sympa- thiko- mimetika
Methoxy- fluran	Metofane Penthrane	bis zu 3 0,2–1	0,23	+++	Analgesie und Muskel- entspannung	Atmungs- depression Lange Erholungszeit	keine Tetra- zykline
Enfluran	Ethrane	3–7 1–3	2,1	++	Analgesie und Muskel- entspannung Schnelle Erholung	Atmungs- depression Blutdruck- abfall Muskel- zuckungen	nur geringe Herz- sensibilisierung gegen Adrenomime- tika
Isofluran	Forane AErrane	2–5 1–3	1,5	++	Analgesie und Muskel- entspannung Schnelle Einleitung und Erholung	Atmungs- depression	nur geringe Herz- sensibilisierung gegen Adrenomime- tika

  * Minimale alveoläre Konzentration (Vol.%)
    = mittlere anästhetische Konzentration
    = oberflächliche Narkose, 50% der Hunde reagieren nicht auf schmerzhafte Eingriffe
 ** + = schwach, ++ = stark, +++ = sehr stark

50 Penlon Ltd., Vapor 19.1 Dräger) geleitet und mittels Gesichtsmaske, abgedichteter Maske mit Ventilen oder Endotrachealtubus dem Patienten angeboten. Bei genügend hoher Frischgaszufuhr (3 × Atemminutenvolumen) wird das Exspirationsgasgemisch nicht mehr rückgeatmet.

Vorteile □ Minimaler Atmungswiderstand, keine Kohlendioxyd- und Anästhetikumakkumulation im Anästhesiesystem.

Nachteile □ Hoher Verbrauch von O_2, N₂O, Anästhetikum und Raumluftverschmutzung mit Anästhetika.

6.4.5.4 Halbgeschlossene Verfahren im Pendel- oder Kreis-System
Der größte Teil der Exspirationsluft wird nach Passage durch CO_2-Absorber (Atemkalk) in Atembeutel zurückgeatmet, während ein Gasüberschuß durch ein Exspirationsventil entweicht. Diese Systeme eignen sich für Hunde mit einem KG von > 8 kg, weil der größere apparative Totraum

(Y-Stück) und Atmungswiderstand leicht überwunden werden können *(Abb. 6.4 A)*.

Um Gesundheitsschäden des Personals bei offenen und halbgeschlossenen Systemen vorzubeugen, sollte eine Vakuumanlage die überschüssigen Anästhetikumdämpfe absaugen und aus dem Operationsraum leiten (Manley & McDonell, 1980).

6.4.5.5 Geschlossene Systeme
Durch Schließen des Druckreduzierventils des Anästhesiegerätes wird das halbgeschlossene System in ein geschlossenes System verwandelt. Die Grundausrüstung des Kreissystems ist schematisch dargestellt *(Abb. 6.4 A)*. Druckmanometer, Sauerstoffbypass, Respirometer, Sekretabsaugeinrichtung, Ableitung von Überschußgasen und Veterinärmasken sind Zubehör.

Vorteile □ O_2 und Anästhetikumverbrauch sind gering, keine Raumluftverschmutzung.

Nachteile □ Zu hohe Anästhetikumkonzentration, CO_2-Anreicherung, Kosten, Personal.

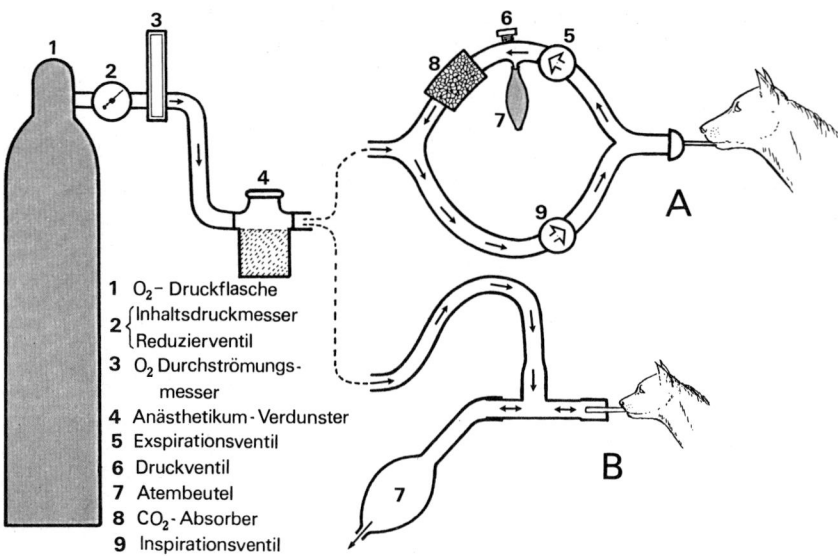

1 O₂- Druckflasche
2 {Inhaltsdruckmesser
   {Reduzierventil
3 O₂ Durchströmungs-
   messer
4 Anästhetikum-Verdunster
5 Exspirationsventil
6 Druckventil
7 Atembeutel
8 CO₂-Absorber
9 Inspirationsventil

Abb. 6.4. Schema des Anästhesie-Kreis-Systems *(A)* und Ayres-T-Systems *(B)*

6.4.5.6   Narkosemaske (Eisenhut, Albrecht)

Sie wird während kurzer Perioden angewendet, in denen keine Komplikationen erwartet werden. Eine hohe Frischgaszufuhr ($> 1\,l/min$) ist bei Verwendung der Maske am halboffenen System wichtig, um das abgeatmete CO_2 zu eliminieren.

Nachteile □ Vergrößerter Totraum mit Gefahr der CO_2-Anhäufung (respiratorische Azidose), Gefahr von Aspiration (Speichel, Vomitus), fehlende Möglichkeit für assistierte und kontrollierte Beatmung, Verdecken des Operationsfeldes (z. B. Mund, Rachen, Nase).

6.4.5.7   Endotracheale Intubation

Sie gewährleistet offene Atemwege des anästhesierten Hundes, ermöglicht jederzeit eine Unterstützung oder Aufrechterhaltung der Atmung und verhindert eine Aspiration von Speichel oder Vomitus *(Abb. 6.5)*. Alle zur Intubation benötigten Instrumente sind vor der Anästhesieeinleitung bereitzustellen: geeigneter Trachealtubus mit Verbindungsstück zum Anästhesiesystem, steriles Gleitmittel (mit Lokalanästhetikum), Maulöffner oder Beißröhrchen, Isolierband oder Schnauzenband zur Tubusfixation, Spritze, um Manschette aufzublasen, Gefäßklemme (gummiüberzogen), Laryngoskop (gebogen: McIntosh, Oxford; gerade: Miller, Güdel) mit verschiedenen Spatelgrößen oder Spatel mit Beleuchtung (Eisenhut) zur Erleichterung der Intubation. Je nach Größe des Hundes werden für die Intubation Trachealtuben

mit einem Innendurchmesser von 3–16 mm verwendet. Verschiedenartige Trachealtuben aus Gummi oder Kunststoff (Rüsch-, Magill-, Murphy-Typ), meist mit aufblasbarer Manschette mit Verschlußstopfen der Zuleitung, werden eingesetzt. Der konisch geformte, manschettenlose Cole-Tubus mit Innendurchmesser 1,5–4 mm eignet sich besonders für Welpen. Intubation erfolgt

1. nach NLA- oder Thiobarbiturateinleitung,
2. nach Zufuhr des Inhalationsnarkotikums mit Maske und Oberflächenanästhesie des Larynx (Spray),
3. in Oberflächen-Allgemeinanästhesie nach Injektion eines 2–5 min lang wirkenden Muskelrelaxans (z. B. Succinylcholin 1–2 mg/kg KG i.v. oder Atracurium = Tracrium® Burroughs Wellcome 0,05 mg/kg KG i.v.).

Die *Intubation* erfolgt beim Hund am besten in Brustlage, bei maximal geöffnetem Maul, gestrecktem Kopf, hervorgezogener Zunge, bei nach vorn und unten gedrücktem Kehldeckel. Unter Sichtkontrolle (evtl. mit Laryngoskop) wird die mit dem anästhetischen Gleitmittel befeuchtete Tubusspitze zwischen die Aryknorpeln und geöffneter Glottis hindurch soweit in die Trachea eingeführt, bis die Tubusspitze zwischen Larynx und Carina liegt *(Abb. 6.5)*. Der Tubusballon soll nur soweit aufgeblasen werden, bis eine Beatmung mit 15–25 cm H_2O möglich ist.

Intubationsfehler

Am häufigsten sind:

1. Wahl eines zu englumigen Tubus, d. h. hoher Atmungswiderstand, CO_2-Akkumulation, respiratorische Azidose,
2. ungenügendes Aufblasen des Tubusballons, d. h. keine Beatmungsmöglichkeit oder Aufwa-

chen während der Inhalationsanästhesie infolge Entweichen oder Verdünnung des Anästhetikums mit Raumluft,

3. Wahl eines zu langen Tubus, d. h. entweder CO_2-Akkumulation infolge Vergrößerung des mechanischen Totraumes oder Ventilation nur einer Lungenhälfte infolge Blockade eines Hauptbronchus,

4. übermäßiges Aufblasen des Tubusballons (Schleimhautnekrose, postoperatives Husten).

6.4.5.8 Verabreichung der Inhalationsanästhetika

Alle *Inhalationsanästhetika* wirken je nach Dosis mehr oder weniger atmungs- und kreislaufdepressiv. Für die Einleitung soll die Höchstkonzentration von 4 Vol.% Halothan, 3 Vol.% Methoxyfluran, 7 Vol.% Enfluran, 5 Vol.% Isofluran oder 12 Vol.% Äther nicht überschritten werden. Nach Einleitung kurzwirkender Barbiturate sind die Dosierungen um 50 % zu reduzieren. Die Anflutungszeit bis zum Erreichen des Toleranzstadiums ist ca. 10 min bei Halothan, kürzer mit Enfluran und Isofluran, hingegen länger mit Äther und Methoxyfluran. Die für den Narkoseunterhalt erforderlichen Anästhetikakonzentrationen am prämedizierten Hund liegen bei 0,5–2 Vol.% Halothan, 0,2–1 Vol.% Methoxyfluran, 1–3 Vol.% Enfluran, 1–3 Vol.% Isofluran bzw. 3–12 Vol.% Äther.

Die Beschleunigung der Einleitungsphase und Vertiefung der Anästhesie erfolgt durch

1. eine höhere Konzentration des Inhalationsnarkotikums,
2. eine größere Gasflußmenge (O_2 oder N_2O + O_2),
3. eine assistierte oder kontrollierte Beatmung des Hundes,
4. Erschöpfung des Atemkalkes.

Umgekehrt wird die Aufwachphase verkürzt bzw. die Anästhesie flacher bei

1. Abstellen des Verdampfers,
2. Aufdrehen der O_2-Zufuhr,
3. Ventilation des Patienten nach Abstellen des Verdampfers,
4. undichtem Kreissystem.

Halothan hat im Vergleich zu den anderen Inhalationsanästhetika eine relativ schwache analgetische und muskelrelaxierende Wirkung *(Tab. 6.3)*. Nachteilig ist die starke Sensibilitätssteigerung des Herzens gegen Katecholamine. Jede Injektion von Adrenalin (auch als Sperrkörper bei Lokalanästhetika) oder eine endogene Adrenalinausschüttung, induziert durch eine zu oberflächliche Anästhesie, kann Kammerflimmern auslösen. Eine Prämedikation mit Adrenolytika (z. B. Acepromazin 1 mg/kg KG i.v.) ist daher zur Vermeidung von Katecholamin-induzierten Dysrhythmien angezeigt (WIERSIG et al., 1974).

Die Aufwachphase ist relativ kurz nach Absetzen von Halothan, außerordentlich kurz nach Enfluran und Isofluran, hingegen sehr lang (einige h)

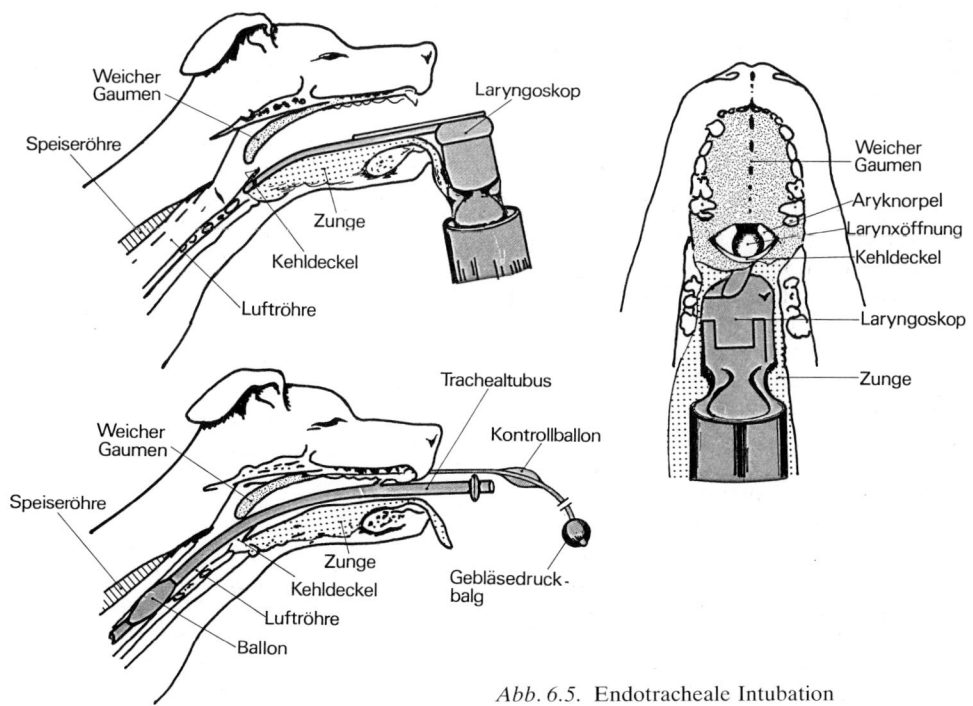

Abb. 6.5. Endotracheale Intubation

nach Äther und Methoxyfluran (Steffey, 1982).

Stickoxydul (N₂O) wirkt beim Hund nur in Konzentrationen über 50 Vol.% analgetisch. N_2O-Konzentrationen von 50–66 Vol.% ($N_2O:O_2$ = 1:1 bis 2:1) verkürzen die Anästhesie-Einleitung infolge Steigerung von Ventilation und alveolärer Konzentration des Inhalationsanästhetikums. N_2O erlaubt die Konzentration der Anästhetika um ca. ⅓ herabzusetzen, ohne die Anästhesietiefe zu vermindern. Die O_2-Konzentration im Einatmungsgemisch soll mindestens 30 Vol.% betragen. Bei Verwendung von N_2O in geschlossenen Kreissystemen ist die laufende Überwachung der O_2-Konzentration mittels O_2-Monitor (Datex Oxygen Monitor oder Roche-Bioelectrics, Carbamed) notwendig.

Zur Verhütung einer Diffusionshypoxie in der Aufwachphase muß nach Absetzen der N_2O-Zufuhr während einiger Minuten reiner O_2 eingeatmet werden. Bei Pneumothorax darf kein N_2O verabreicht werden, da es wegen seiner relativ schlechten Blutlöslichkeit schneller in den Brustraum diffundiert, als Luft abweichen kann. Dadurch wird der intrathorakale Druck erhöht bzw. die Lunge komprimiert.

6.4.5.9 Muskelrelaxantien

Alcuronium (Alloferin®) 0,2 mg/kg i.v., Pancuronium (Pavulon®) 0,06 mg/kg i.v., d-Tubocurarin (Curarin-Astra®) 0,1 mg/kg i.v. oder Atracurium (Tracrium®) 0,2 mg/kg i.v. werden gelegentlich für eine zusätzliche Muskelrelaxation während der Allgemeinanästhesie (z.B. bei Frakturbehandlung) oder für die Unterdrückung der Spontanatmung (z.B. bei Thorakotomie) und für Einsparung der Inhalationsanästhetika gespritzt. Die Wirkung dieser Curare-Relaxantien kann durch Neostigmin (Prostigmin®) 0,04 mg/kg KG i.v. in Kombination mit Atropin 0,04 mg/kg KG i.v. aufgehoben werden. Je nach vorheriger Curare-Dosis und Größe des Hundes darf Neostigmin und Atropin in derselben Dosierung max. 2 × nachgespritzt werden.

6.5 Narkosezwischenfälle, Vorbeugung und Therapie

Durch Stabilisierung des Hundes vor der Anästhesie (Schockprophylaxe), Vermeidung von Streß (Prämedikation), fachgerechte Intubation, genügende Ventilation, Oberflächen-Anästhesie, sorgfältige Anästhesieüberwachung, sorgfältige chirurgische Manipulation, prä- und intraoperativer Blut-, Flüssigkeits- und Elektrolytersatz und Aufrechterhaltung der normalen Körpertemperatur kann Anästhesiezwischenfällen vorgebeugt werden.

6.5.1 Narkoseüberwachung

Anästhesietiefe, Herz, Kreislauf und Atmung müssen sorgfältig überwacht werden. Die Herztöne und Atmungsgeräusche können mit dem Oesophagusstethoskop (Fa. Braun) auskultiert oder mit einem Atemkontroll- und QRS-Monitor (Fa. Albrecht oder Eickemeyer) akustisch überwacht werden. Die wichtigsten Herzfunktionsstörungen (Bradykardie, Tachykardie, Kammerflimmern, Asystole) werden am EKG-Oszilloskop erkannt oder sind bei Thorakotomien direkt sichtbar. Der Blutdruck kann indirekt und nichtinvasiv mit dem Sphygmomanometer (Dinamap, Critikon, Hilekes Med.) gemessen werden (Hamlin et al., 1982).

Komplikationen ☐ Die meisten Anästhesiezwischenfälle beruhen auf einer absoluten oder relativen ungenügenden Ventilation und Herz-Kreislaufstörungen. Alarmierende Warnzeichen sind Änderungen im Atmungstyp, Zyanose beim nichtanämischen Hund, Dunkelfärbung des Blutes, Sistierung der kapillären Blutung im Operationsgebiet, verlängerte kapilläre Füllungszeit (>2 s), schwacher und/oder unregelmäßiger Puls, verminderte Urinausscheidung (<1,3 ml/kg/h) und progressive Dysrhythmie (Bradykardie, Tachykardie).

Faktoren, die häufig zu Atemdepression (Bradypnoe) und Atemstillstand (Apnoe) führen, sind:

1. Überdosierungen von Anästhetika (besonders nach Anwendung von Xylazin, Ketamin, Morphinderivaten und Halothan),
2. Luftwegsverlegungen (z.B. verlagerter Endotrachealtubus, endobronchiale Intubation, Tubusabknickung im Larynx bei Halsbeuge oder auf Höhe der Schneidezähne, Laryngospasmus),
3. ungenügende O_2-Zufuhr,
4. reduzierte CO_2-Spannung,
5. fehlende chirurgische Stimulation,
6. vorbestehende Muskelschwäche und
7. Hypothermie.

Bei Zwischenfällen müssen folgende Maßnahmen getroffen werden:

1. Freilegung der Luftwege (Kopfstrecken, orotracheale Intubation),
2. Reduzierung oder Abstellen der Inhalationsanästhetika (häufiges Entleeren des Atembeutels über offenes Druckventil des Anästhesiegerätes),

3. Erhöhung der O$_2$-Konzentration im Einatmungsgemisch,
4. optimale Beatmung und
5. Wärmetherapie.

Optimale Beatmung

Sie kann manuell mit Ambu-Beutel, Atembeutel des Anästhesiegerätes bei geschlossenem Überdruckventil, oder mit Respirator (Bird-Mark 2, 3 oder 7-Eisenhut, Pulmonat, Dräger) erfolgen. Die einzuhaltenden Daten (Werte) sind: Atmungsfrequenz = 6–15/min, Atemzugsvolumen = 10–20 cm^3/kg, Inspirationszeit = 0,5–1,5 s, endinspiratorischer Druck = 15–20 cm H$_2$O beim geschlossenen Thorax bzw. 20–25 cm H$_2$O beim offenen Thorax. Eine *Überbeatmung* soll möglichst vermieden werden, um im Plasma eine Abnahme von CO$_2$ (Hypokapnie), Bikarbonat (HCO$_3^-$), Wasserstoff-(H$^+$)-Ionen (respiratorische Alkalose) und Kalium-(K$^+$)-Ionen (Hypokaliämie) zu vermeiden. Mit dem vermehrten Abatmen von CO$_2$ entfällt der Anreiz für das Atemzentrum zur Spontanatmung. Die Tachykardie während einer Überbeatmung bedeutet eine Kompensation für behinderten venösen Blutrückfluß zum Herzen, vermindertes Herzminutenvolumen und Blutdruck. Bei Umstellung von Spontanatmung auf künstliche Beatmung muß die Konzentration der Inhalationsanästhetika reduziert werden, um eine Überdosierung zu verhindern.

Eine *Verminderung* der alveolären Ventilation (Hypoventilation) andererseits führt zu einem Anstieg von Plasma-CO$_2$ (Hyperkapnie), zu respiratorischer Azidose, Hyperkaliämie, Bradykardie und Dämpfung des zentralen Nervensystems. Eine periodische Lungeninflation (d. h. Seufzeratmung) soll während der Inhalationsanästhesie mit Spontanatmung alle 10–15 min erfolgen, um Hypoxämie infolge Lungenatelektasen und Rechts-Links-Shunt zu vermeiden.

6.5.2   Antagonisten

Barbituratantagonisten □ Künstliche Beatmung, Doxapram (Dopram®) 2–4 mg/kg i.v., Alkalinisierung des Plasmas mit Natrium-Bikarbonatlösung 8,4 % 1 mmol/kg i.v., Bemegrid (Megimid®) 5–10 mg/kg, wiederholt bis total 25 mg/kg, Prehtcyamid (Respirot®), 1 Tropfen/kg parenteral oder auf Zunge. Die Atemanaleptika stimulieren das Atemzentrum, verstärken den Gasaustausch und verkürzen die Barbiturat-Schlafzeit (Klemm, 1966).

Curareantagonisten □ Physostigmin (Prostigmin®) 0,04 mg/kg i.v. bzw. 0,3–1,5 mg i.v. je nach vorheriger Curare-Dosis und Größe des Hundes,

vorher Atropin 0,04 mg/kg i.v.; Pyridostigmin (Mestinon®) 0,1 mg/kg i.v. mit Atropin 0,08 mg/kg.

Morphinantagonisten □ Levalorphan (Lorfan®): $^1/_{10}$ der Polamivet-Dosis, 1 cm^3 je 0,2–0,4 cm^3 des verwendeten Palfiums i.v. oder i.m., 1 mg je 50 mg verwendeten Morphins. Nalorphan (Nalline®): $^1/_{10}$ der Polamivet-Dosis, kaiserschnittentbundene Welpen 0,1 ml = 0,1 mg i.p. Naloxon (Narcan®) 0,001–0,003 mg/kg i.v. antagonisiert die Morphinwirkung von Polamivet und Fentanyl für ca. 30 min ohne Nebenwirkungen. Bei Langzeitanästhesie mit hohen Morphindosen muß Naloxon nachinjiziert werden.

Nebenwirkungen □ Wundschmerz und frühe Mobilisierung bei frisch operierten Hunden.

Xylazinantagonisten □ Yohimbin (Sigma Chemical) 0,2–0,4 mg/kg i.v. oder Tolazolin (Priscoline®, Ciba) 5 mg/kg i.v. antagonisiert eine durch Xylazin (2,2–11 mg/kg i.m.) bedingte Immobilisierung, Atem- und Kreislaufdepression des Hundes.

Nebenwirkungen □ Pilierektion im Rückenbereich, minimale Sedation und Ataxie. Kein Rückfall in Xylazinschlaf (Hsu et al., 1985).

4-Aminopyridin (Sigma Chemical) 0,6 mg/kg i.v. und Doxapram 0,5 mg/kg i.v. □ Wirken als äquipotente, aber unspezifische Xylazinantidote.

Nebenwirkungen □ Muskelzittern, Krämpfe, Aggression, Rückfall in Xylazinschlaf erfordert wiederholte Injektionen (Hatch et al., 1985).

Benzodiazepinantagonist □ Ro 15 – 1788 Hoffmann-La Roche 0,03–0,05 mg/kg i.v. hebt die Wirkungen von Diazepam und Climazolam sofort und nachhaltig auf (Haefely et al., 1983).

6.5.3   Hypothermie (30–35 °C)

Sie tritt besonders häufig bei Kleinsthunden und nach längerer Abdomen- und Thoraxöffnung auf. Komplikationen äußern sich als verlängerte Aufwachphase infolge Hypometabolismus und verminderter Ventilation (auch bei Hypoxie und Hyperkapnie), Ileus, Kältezittern und Bradykardie. Der Bedarf an Anästhetikum ist bei Untertemperatur reduziert. Aufwärmung erfolgt durch Infusionen körperwarmer Flüssigkeit, Verwendung einer Matte mit zirkulierendem Warmwasser (38–42 °C) oder Plastikflaschen (Bettflaschen) mit warmem Wasser (40–50 °C, nie höher), Bestrahlung mit einer 250 W Infrarotlampe (75 cm Minimaldistanz zur Haut) oder Einrollen des Hundes in Zeitungspapier, Wolldecken oder Baumwolltücher.

6.5.4   Herz-Kreislauf-Komplikationen

Hier treten häufig Bradykardie, gelegentlich supraventrikuläre und ventrikuläre Tachykardien und selten Kammerflimmern, kardiovaskulärer Kollaps und Herzstillstand (Asystole) auf.

6.5.4.1   Bradykardie

Sie kann durch eine Vagusreizung (z. B. Intubation), Unterkühlung, übermäßige positive Druckbeatmung, Elektrolytabnormität (Kalium-, Kalzium-Ionenüberschuß, Natriumionenmangel) oder Medikamente (Xylazin, Morphin, Thiobarbiturate, hohe Konzentrationen der Inhalationsanästhetika) bedingt sein. Bradykardie verschwindet meistens spontan nach Beheben der Ursache oder auch nach intravenöser Verabreichung eines Parasympathikolytikums (Atropin 0,1 mg/kg, Glycopyrrolat 0,01 mg/kg) oder Sympathikomimetikums Orciprenalin = Alupent® 0,1–0,4 μg/kg/min oder Dopamin- (Dopamin®, Nattermann) 50–200 mg verdünnt in 500 cm³ einer 5%igen Dextrose-Lösung nach Wirkung, d. h. 2–10 μg/kg/min.

6.5.4.2   Tachykardien

Sie treten am häufigsten bei zu oberflächlicher Anästhesie, bei Schmerzen, Angst, Fieber, Volumenmangel, akutem Blutverlust, Kaliummangel, Hypoxie und nach gewissen Pharmaka (z. B. Ketamin) auf. Akute Blutverluste über 20 % des Blutvolumens (> 15–20 cm³/kg KG) können vorerst mit 3facher Menge isotonischer kristalliner Infusionslösungen gedeckt werden. Bei Blutverdünnung (Hämatokrit < 15–20 %, Totaleiweiß < 35 g/l, Albumin < 15 g/l) muß Vollblut verabreicht werden. Die Flüssigkeitsdosierung erfolgt anhand klinischer Kriterien (Herzschlagfrequenz, Pulsqualität, Hautturgor, Schleimhautfarbe, kapillare Füllungszeit, Urinproduktion). Herzinsuffizienz und Lungenödem infolge Überdosierung von Flüssigkeit müssen vermieden werden. Bei Infusionsmengen > 20 cm³/kg/h sollte ein zentralvenöser Druckkatheter gelegt werden. Ein Druckanstieg von über 5 cm H₂O erfordert Infusionsunterbrechung und während der folgenden Minuten eine Überprüfung der klinischen Kriterien.

Tachykardien sind wegen der Verminderung des Herzminutenvolumens und der Koronadurchblutung schwerwiegend. Die akute Sinustachykardie kann intravenös mit Fentanyl (0,002 mg/kg), Propanolol (Dociton®, Rhein-Pharma) 0,2 mg/kg, Procainamid (Novocamid®) 10 mg/kg unter EKG-

Überwachung korrigiert werden. Ventrikuläre Extrasystolen und Tachykardien sind Zeichen einer ernstzunehmenden Myokardschädigung, die zu Kammerflimmern überleiten können. Sie werden mit Lidocain (2 mg/kg i.v. und 40–60 μg [= 138–208 nmol] kg/min Dauertropfinfusion) behandelt.

6.5.4.3   Herz-Atmungsstillstand

Bei definitivem Herz-Atmungsstillstand (Bewußtlosigkeit, wenn nicht anästhesiert, Apnoe oder Schnappatmung, Fehlen von Herzschlag, Puls und Herztönen; offene Pupillen, wenn nicht atropinisiert; Fehlen von Blutung an Schnittflächen, EKG-Beweis einer fatalen Dysrhythmie) müssen sofort Wiederbelebungsmaßnahmen unternommen werden: »A« – Atemwege freimachen (Intubation, Absaugen von Flüssigkeit), »B« – Beatmung (Ambu-Beutel, O₂-Inhalation), »C« – (Cardiac) Herzmassage (60–80 Thoraxkompressionen/min), »D« – Diagnose der bestehenden Störung und Medikation. Bei Asystole: Adrenalin (Suprarenin®) 1 : 10 mit isotonischer Kochsalzlösung verdünnen, davon 0,1–0,5 cm³ in linken Ventrikel intrakardial oder i.v. injizieren. Korrektur der Azidose mit Natriumbikarbonatlösung 8,4 % 1 cm³/kg i.v. oder intrakardial, Kalziumchloridlösung (CaCl₂) 10 % 1 cm³/ 10 kg KG i.v. oder intrakardial. Bei Kammerflimmern: Herzmassage, externe Defibrillation mit elektrischem Defibrillator (z. B. Defiport SCP 840, Hellige) 60–440 Ws oder versuchen, Kammerflimmern mit Kaliumchlorid 7–10 mmol intrakardial in Asystole überzuführen, dann CaCl₂ 1 cm³/10 kg intrakardial. Schocktherapie mit Kortikosteroiden (Hirnödem), Dexamethason 0,1–2 mg/kg i.v.; Anregung der Urinproduktion mit genügendem Flüssigkeitsangebot (Infusion), Dopamin 3–10 μg/kg/min und Furosemid (Lasix®) 2–5 mg/kg i.v.

Literatur

Barth, P., 1948: Die Leitungsanästhesie am Kopf des Hundes. Zürich: Univ., Vet.-Med. Fak., Diss.

Berette, C., R. Faustini & G. Gallina, 1973: Analeptic medication in domestic animals. Vet. Rec. **92:** 217.

Bjorling, D. E., & C. A. Rawlings, 1984: Induction of Anesthesia with Thiopental-Lidocaine Combination in Dogs with Cardiopulmonary Disease. J. Amer. Anim. Hosp. Assoc. **20:** 445.

Bonath, K., K. Gerlach, Z. Ristic-Djuric, S. Knorr & K. Failing, 1983: Einfluß der extraduralen Langzeitanästhesie mit Bupivacain und Langzeitanalgesie mit Morphin auf Kreislauf und Atmung des Hundes. Fortschritte der Veterinärmedizin, Heft 37: 15. Kongreßbericht: 237. Berlin/Hamburg: Paul Parey.

Brunovsky, J., 1983: Allgemeinnarkose des Hundes mit Pentobarbital (CSPOFA). Mh. Vet.-Med. **38:** 72.

Erhardt, W., G. Neumann, D. Pfeiffer, D. Stenger & G. Blümel, 1978: Die Fluanison-Fentanyl- (Hypnorm®), Metomidate- (Hypnodil®) Narkose beim Hund. Kleintier-Praxis, **23:** 363.

Franczuski, D., 1978: Die Metomidat-Narkose des Hundes, unter Berücksichtigung unterschiedlicher Prämedikation. München: Univ., Vet.-med. Fak., Diss.

Gerlach, K., K. Bonath, Z. Ristic-Djuric & S. Knorr, 1983: Möglichkeiten der Langzeitanästhesie mit Bupivacaine und Langzeitanästhesie mit Morphin beim Hund mit Hilfe eines extraduralen Katheters. Fortschritte der Veterinärmedizin, Heft 37: 15. Kongreßbericht: 231. Berlin/Hamburg: Paul Parey.

Haefely, W., P. Polic, L. Pieri, R. Schaffmer & J. P. Laurent, 1983: Neuropharmacology of benzodiazepines. In: Costa, E. (Ed.): The Benzodiazepines. New York: Raven Press.

Hamlin, R. L., M. D. Kittleson, D. Rice, G. Knowlen & R. Seyffert, 1982: Noninvasive measurement of systemic arterial pressure in dogs by automatic sphygmomanometry. Am. J. Vet. Res., 43: 1271.

Hatch, R. C., J. V. Kitzman & J. M. Zahner, 1985: Antagonism of xylazine sedation with yohimbine, 4-aminopyridine, and doxapram in dogs. Am. J. Vet. Res. 46: 371.

Horstmann, W., 1968: Zur prä- und postoperativen Kreislaufüberwachung beim Hund. Hannover: Univ., Vet.-med. Fak., Diss.

Hsu, W. H., Lu Zheng-Xing & B. Hembrough, 1985: Effect of xylazine on heart rate and arterial blood pressure in conscious dogs, as influenced by atropine, 4-aminopyridine, doxapram, and yohimbine. J. A. V. M. A. 186: 153.

Klemm, W. R., 1966: Evaluation of effectiveness of doxapram and various analeptic combination in dogs. J. A. V. M. A. 148: 894.

Klide, A. M. & R. L. Soma, 1968: Epidural Analgesia in the Dog and Cat. J. A. V. M. A. 153: 165.

Küpper, W., 1977: Die intravenöse Regionalanästhesie (BIER) beim Hund. Zbl. Vet. Med. A 24: 287.

Manley, S. V., & W. N. McDonell, 1980: Anesthetic Pollution and Disease. J. A. V. M. A. 176: 515.

Müller, R., 1976: Die Narkose des Hundes mit Ketamin-Xylazin-Diazepam unter besonderer Berücksichtigung der Beeinflussung von Atmung und Kreislauf. München: Univ., Vet.-med. Fak., Diss.

Niemand, S., & H. G. Niemand, 1978: Möglichkeiten der Schmerzausschaltung beim Hund. Kleintier-Praxis. 23: 371.

Nolte, I. G., C. G. Watney & L. W. Hall, 1983: Cardiovascular effects of epidural blocks in dogs. J. Small Animal Pract. 24: 17.

Proakis, A. G., & G. B. Harris, 1978: Comparative penetration of glycopyrrolate and atropine across the blood-brain and placental barriers in anesthetized dogs. Anesthesiology, 48: 339.

Steffey, E. P., 1982: Circulatory effects of inhalation anaesthetics in dogs and horses. Cambridge: 1st International Congress of Veterinary Anaesthesia, Proceedings: 82.

Tufvesson, G., 1951: Anästhesie des Plexus brachialis. Nord. Vet. Med. 3: 183.

Wiersig, D. O., R. H. Davis & M. Szabuniewicz, 1974: Prevention of Induced Ventricular Fibrillation in Dogs Anesthetized with Ultrashort Acting Barbiturates and Halothane. J. Amer. Vet. Med. Assoc. 165: 341.

Spezieller Teil
Allgemeinerkrankungen und Traumata

7 Erbkrankheiten und Krankheitsdispositionen

S. NIEMAND

7.1 Erbkrankheiten und erblich bedingte Dispositionen bei Hunderassen

Erbkrankheiten der Augen: Siehe Kap. 13.

Afghane □ Ellenbogengelenkluxation, juveniler Katarakt, Korneadystrophie, Osteochondrosis dissecans; Myelopathie.

Airedale-Terrier □ Zerebrale Ataxie, Duraverknöcherung, Entropium, Hauttumoren, Hodentumoren, Leukämie, Spondylopathia deformans.

Appenzeller □ Hüftgelenksdysplasie.

Barsoi □ Magendrehung.

Basset □ Bandscheibenvorfall, Distractio cubiti, Ektropium (nicht bei Artesienne) erwünschtes (!) Zuchtziel, Ellbogengelenksdysplasie, Ellbogengelenkluxation, Entropium, Glaukom, Korneadermoide, Panostitis, Porphyrie (Artesienne), Thrombasthenie, Trachealstenose, Zystinurie.

Beagle □ Bandscheibenvorfall, Ductus Botalli persistens, Epilepsie, Glaukom, Globoidzellenleukodystrophie, Glykoproteinose, grauer Star, Hämophilie A und B, Hermaphroditismus, Hydrozephalus, Hypothyreose, Membrana pupillaris persistens, Nierenagenesie, Nierenrindenhypoplasie, Pulmonalstenose, Pylorusstenose, Zystenniere.

Bedlingtonterrier □ Entropium, Hüftgelenksdysplasie, Kupfertoxikose, Netzhautablösung, Osteogenesis imperfecta, Trachealstenose.

Berner Sennenhund □ Hüftgelenksdysplasie.

Bernhardiner □ Duraverknöcherung, Ellenbogengelenksdysplasie, Hämophilie B, Halothanempfindlichkeit, Hüftgelenksdysplasie, Hydrozephalus, Korneadermoide, Magendrehung, Nachhandlähmung idiopathisch, Osteochondrosis dissecans, Parese der Nachhand (Neuronenstörung im Lumbalmark).

Bluthund □ Ektropium, Entropium.

Bobtail □ Hernia umbilicalis.

Border-Collie □ Brachygnathia inferior.

Bostonterrier □ Zerebelläre Ataxie, Cushing-Syndrom, Ellenbogengelenkluxation, Gaumenspalt, angeborener grauer Star, Keilwirbel, Keratitis ulcerativa, Leukämie, Mastozytom, Pylorusstenose, Spina bifida.

Boxer ☐ Aortenstenose, Cushing-Syndrom, Dermoid (Stirn), Ductus Botalli persistens, Duraverknöcherung, Ektropium, Epilepsie, Epulis, Foramen ovale persistens, Hodentumoren, Hüftgelenksdysplasie, Hypothyreose, Kalkgichtknoten, Keratitis ulcerativa, ulzerative und histiozytäre Kolitis, Kryptorchismus, Leukämie, Magendrehung, Mastozytom, Osteochondrosis dissecans, Osteogenesis imperfecta, Osteosarkom, Polydontie, Pulmonalstenose, Pylorusstenose, Tumoren der Haut, Zystinurie.

Bulldogge (Englische) ☐ Ductus Botalli persistens, Ektropium, Ellenbogengelenkluxation, Entropium, Hüftgelenksdysplasie, Hydrozephalus, Hypothyreose, Pulmonalstenose, Rektum-Harnweg-Fistel, Spina bifida.

Bulldogge (Französische) ☐ Bandscheibenvorfälle, Chondrodystrophie, Ellenbogengelenksdysplasie, Ellenbogengelenkluxation, Hämophilie A und B, Hüftgelenksdysplasie, Hydrozephalus, Keilwirbel, Knopf- oder Knotenrute (angeborene Knickstelle), Mastozytom, Membrana pupillaris persistens, Pulmonalstenose, Spina bifida.

Bullmastiff ☐ Ektropium, Entropium.

Bullterrier ☐ Entropium, Foramen ovale persistens, Hernia umbilicalis, Hüftgelenksdysplasie, Kalkgichtknoten, Osteochondrosis dissecans, Pulmonalstenose, Taubheit (weißer Bullterrier).

Cairnterrier ☐ Entropium, Glaukom, Globoidzellenleukodystrophie, Hämophilie B, Kniescheibenluxation, kraniomandibuläre Osteopathie, Retinaatrophie, Zystinurie.

Chihuahua ☐ Diabetes mellitus, Ductus Botalli persistens, Fontanellenpersistenz, Hämophilie A, Hydrozephalie, Kniescheibenluxation, Kryptorchismus, Perthes-Krankheit, Pulmonalstenose, Spina bifida, Zeroidlipofuszinose.

Chow-Chow ☐ Albinismus, Entropium, Hernia umbilicalis, Hüftgelenksdysplasie, Myotonie-Muskelhypertrophie-Syndrom.

Collie ☐ Albinismus, Collie-Ektasie-Syndrom, Ductus Botalli persistens, Ellenbogengelenksdysplasie, Ellenbogengelenkluxation, Epilepsie, angeborener grauer Star, Grau-Gen (zyklische Neutropenie, Thrombozytopenie, keine Immunitätsbildung, keine Synthese des Vitamin K), Gray-Collie-Syndrom (silber-graue Farbaufhellung), Hernia umbilicalis, Hodentumor, Hüftgelenksdysplasie, M-Gen-Merlefaktor (Mikrophthalmus, Heterochromie, Sehnervenanomalien), Myasthenia gravis, Osteogenesis imperfecta, Porphyrie, Retina-

dysplasie, Spina bifida, Taubheit und Sehschwäche (Hypoplasie der Sehnerven), häufig gekoppelt, Überbeißer.

Dalmatiner ☐ Ekzeme durch zu hohen Harnsäurespiegel, Entropium, Harnsäuresteine, Heterochromia iridis, Hüftgelenksdysplasie, Leukodystrophie, Myasthenia gravis, Spina bifida, Syringomyelie, Taubheit und Sehschwäche (gekoppelt).

Deutsch-Kurzhaar-Drahthaar ☐ Amaurosis gekoppelt mit Idiotie (nur bei Rüden), Duraverknöcherung (auch Langhaar), Hypothyreose, Osteochondrosis dissecans (Langhaar), Thrombasthenie, Zehennekrose (Kurzhaar).

Dobermann-Pinscher ☐ Hüftgelenksdysplasie, Hypothyreose, kraniomandibulare Osteopathie, Narkolepsie, Nierenrindenhypoplasie, Osteogenesis imperfecta, Perthes-Krankheit, Spina bifida, Zeroidlipofuszinose.

Dogge ☐ Diabetes mellitus, Ductus Botalli persistens, Duraverknöcherung, Ellenbogengelenksdysplasie, Hüftgelenksdysplasie, Hydrozephalus, Hypothyreose, Magendrehung, Osteochondrosis dissecans, Osteogenesis imperfecta, Osteosarkom, Panostitis, Parese der Nachhand (idiopathisch), Pulmonalstenose, Tagblindheit.

Drahthaarterrier ☐ Zerebellare Ataxie, Diabetes mellitus, Entropium, Epilepsie, Epulis, Glaukom, angeborener grauer Star, Harnsteine, Hauttumoren, Hodentumor, Kryptorchismus, Linsenluxation (Glaukom), Perthes-Krankheit, Pulmonalstenose, Retinaatrophie (PRA), Taubheit, Thrombasthenie.

Fuchshund ☐ Taubheit und Sehschwäche (auch gekoppelt).

Glatthaarterrier ☐ Zerebellare Ataxie.

Golden Retriever ☐ Ellenbogengelenksdysplasie, Entropium, angeborener grauer Star, Hüftgelenksdysplasie, Hypothyreose, Korneadystrophie, Myasthenia gravis, Osteochondrosis dissecans, Porphyrie, zentrale progressive Retinaatrophie, Thrombasthenie.

Greyhound ☐ Zerebellare Ataxie, Ellenbogengelenksdysplasie, Gaumenspalt, Hämophilie A, Halothanempfindlichkeit, Kalkgichtknoten, Kryptorchismus, Osteochondrosis dissecans, Trachealstenose.

Hovawart ☐ Hüftgelenksdysplasie.

Husky ☐ Hämophilie A, Harnleiterverlagerung.

Irischer Terrier ☐ Entropium, Myopathie-Myotonie, Zystinurie.

Irischer Wolfshund ☐ Nachhandlähmung-idiopathisch, Kalkgichtknoten.

Kerry-Blue-Terrier ☐ Zerebellare Ataxie, Entropium, Hauttumoren, knotige Hyperkeratose der Ballen, Mikrophthalmus.

Labrador-Retriever ☐ Chondrodysplasie, Ellenbogengelenksdysplasie, Entropium, angeborener grauer Star, Hämophilie A, Harnleiterverlagerung, Hüftgelenksdysplasie, Kalkgichtknoten, Myasthenia gravis, Myotonie-Muskelatrophie, Osteochondrosis dissecans, kraniomandibulare Osteopathie, Retinaablösung.

Leonberger ☐ Duraverknöcherung, Hüftgelenksdysplasie, Kehlkopfverengung, Osteochondrosis dissecans.

Lhasa-Apso ☐ Bandscheibenvorfall, Nierenrindenhypoplasie.

Malteser ☐ Harnsteine, Kryptorchismus.

Manchester-Terrier ☐ Entropium.

Mastiff ☐ Duraverknöcherung, Entropium, Ektropium.

Mops ☐ Grauer Star, Keilwirbel, Trachealstenose, Zystinurie.

Münsterländer ☐ Kieferklemme (Kieferarthritis und Ankylose des Gelenks).

Neufundländer ☐ Aortenstenose, Duraverknöcherung, Ellenbogengelenksdysplasie, Hüftgelenksdysplasie, Korneadermoid, Osteochondrosis dissecans, Polydontie.

Peking-Palasthund (Pekinese, Pekingese) ☐ Bandscheibenvorfall, Chondrodystrophie, Ellenbogengelenkluxation, Epilepsie, Harnsteine, Hodentumor, Hüftgelenksdysplasie, Hydrozephalus, Keilwirbel, Keratitis pigmentosa, Kniescheibenluxation, rezidivierende Ulzeration der Kornea, Kryptorchismus, Perthes-Krankheit, Rachen-Gaumenspalt, Taubheit.

Pinscher (Zwerg) ☐ Brachygnathia inferior, Harnsteine, Perthes-Krankheit, Pulmonalstenose, Zwergwuchs.

Pointer ☐ Angeborener grauer Star, Halothanempfindlichkeit, Hüftgelenksdysplasie, Hypothyreose, Kalkgichtknoten, Myasthenia gravis, Osteochondrosis dissecans, progressive Retinaatrophie (PRA).

Pudel (vorwiegend Zwerg- und Kleinpudel) ☐ Albinismus, Aortenstenose, Bandscheibenvorfall, Chondrodystrophie, Cushing-Syndrom, Diabetes insipidus, Diabetes mellitus, Distichiasis, Ductus Botalli persistens, Duraverknöcherung, Ellbogengelenkluxation, Epilepsie, Epulis, Gaumenspalt, Glaukom, Globoidzellenleukodystrophie, angeborener grauer Star, Hämophilie A, Harnleiterverlagerung, Hernia umbilicalis, Hüftgelenksdysplasie, Hydrozephalus, Hypothyreose, Kniescheibenluxation, Korneadystrophie, Kryptorchismus, Leukämie, Narkolepsie, Perthes-Krankheit, Pulmonalstenose, zentrale progressive Retinaatrophie, Spondylopathia deformans, Tagblindheit, Taubheit, Zystinurie.

Pyrenäenhund ☐ Duraverknöcherung, Ellbogengelenksdysplasie, Hüftgelenksdysplasie.

Rennhund ☐ Siehe Windhund.

Rhodesian Ridgeback ☐ Dermoid, Osteochondrosis dissecans.

Rottweiler ☐ Diabetes mellitus, Ellbogengelenksdysplasie, Entropium, Hüftgelenksdysplasie, Polydontie.

Schäferhund (Deutscher) ☐ Albinismus, persistierender rechter Aortenbogen, Aortenstenose, Ductus Botalli persistens, Duraverknöcherung, Ellenbogengelenksdysplasie, Epilepsie, Glykogenose, Hämophilie A, Hauttumoren, Hernia umbilicalis, Hodentumoren, Hüftgelenksdysplasie, Hypothyreose, Kalkgichtknoten, Keratitis pigmentosa, Korneadermoide, Korneadystrophie, Kryptorchismus, Leukämie, Magendrehung, Myasthenia gravis, eosinophile Myositis, Osteochondrosis dissecans, Osteogenesis imperfecta, kraniomandibulare Osteopathie, Pankreasatrophie, Panostitis, Pulmonalstenose, zentrale progressive Retinaatrophie, grauer Star, Thrombasthenie, Zwergwuchs, Zystinurie.

Samoyede ☐ Albinismus, Hüftgelenksdysplasie, Hämophilie A.

Shi-Tzu ☐ Bandscheibenvorfall.

Schnauzer ☐ Brachygnathia inferior, Duraverknöcherung, Hämophilie A, Harnsteine vorwiegend Struvit (Zwerg), Hauttumoren, Hypothyreose, Nierenrindenhypoplasie, Perthes-Krankheit, Polydontie (Riesen-), Pulmonalstenose, angeborener grauer Star.

Schottischer Terrier ☐ Harnsteine, Hodentumor, Hüftgelenksdysplasie, Leukämie, Melanome, Osteochondrosis dissecans, kraniomandibulare Osteopathie, Panostitis, Schottenkrampf, Taubheit.

Sealyham Terrier ☐ Kalkgichtknoten, Linsenluxation, Retinaablösung, Retinaatrophie, Taubheit.

Setter ☐ Amaurosis gekoppelt mit Idiotie (English), persistierender rechter Aortenbogen, zerebellare Ataxie, Duraverknöcherung, Entropium, Ektropium, Hämophilie A, Hodentumor, Hüftgelenksdysplasie, Hypothyreose, Lipoidose (English), Magendrehung, Mastozytom, Osteochondrosis dissecans, Osteogenesis imperfecta, Zeroidlipofuszinose (English).

Sheltie (Shetland Sheepdog) ☐ Ductus Botalli persistens, Ektasie-Syndrom, Ellenbogengelenkluxation, Entropium, Hüftgelenksdysplasie, Korneadystrophie, zentrale progressive Netzhautatrophie, Osteogenesis imperfecta, Porphyrie, Thrombasthenie.

Skye-Terrier ☐ Verengung und Verkleinerung des Kehlkopfes.

Spaniel (Cocker) ☐ Albinismus, Brachygnathia inferior, Bandscheibenvorfall, abartiger Beiß- und Verteidigungstrieb, Diabetes mellitus, Distichiasis, Ductus Botalli persistens, Duraverknöcherung, Ektropium, Ellenbogengelenkluxation, Epulis, Gaumenspalt, Glaukom, Hämophilie B, Harnsteine, Hauttumor, Hermaphroditismus, Hernia umbilicalis, Hodentumor, eosinophile ulzerative Kolitis, Leukodystrophie, Linsenluxation, Lipoidose, Melanome, Membrana pupillaris persistens, spinale Muskelatrophie (English), Myasthenia gravis (Springer), zentrale progressive Netzhautatrophie (Springer), Nierenrindenhypoplasie, Osteochondrosis dissecans, Pankreasatrophie, Perthes-Krankheit, Retinaablösung, Spondolopathia deformans, angeborener grauer Star, Taubheit, Zeroidlipofuszinose.

Teckel, Dackel ☐ Acanthosis nigricans, Bandscheibenprolaps, Brachygnathia inferior, Chondrodystrophie, Cushing-Syndrom, Diabetes insipi-

dus, Diabetes mellitus, Duraverknöcherung, Ellbogengelenksdysplasie, Ellbogengelenkluxation, Epilepsie, Epulis, Glaukom, Harnsteine, Hauttumoren, Hernia umbilicalis, Keratitis pigmentosa, Korneadermoid, Korneadystrophie, Melanome, Myokardiopathien, Narkolepsie, Nierenrindenhypoplasie, Osteoporose, Pylorusstenose, periphere progressive Retinaatrophie (PRA), Spondylopathia deformans, Zystinsteine (Rüden).

Tibet-Terrier ☐ Aspermie, Retinaatrophie (PRA).

Vizsla ☐ Hämophilie A, Osteochondrosis dissecans, Thrombasthenie.

Vorstehhund ☐ Siehe Deutsch-Kurzhaar.

Wachtelhund ☐ Hüftgelenksdysplasie, Retinaatrophie.

Weimaraner ☐ Persistierender rechter Aortenbogen, Ellenbogengelenksdysplasie, Hämophilie A, Hernia diaphragmatica, Umschlagen der Nickhaut, Syringomyelie.

Welsh-Corgi ☐ Bandscheibenvorfall, Hüftgelenksdysplasie, Kniescheibenluxation, Korneadermoid, Kryptorchismus, Narkolepsie, zentrale progressive Retinaatrophie (PRA).

West-Highland-White Terrier ☐ Globoidzellenleukodystrophie, Harnleiterverlagerung, kraniomandibulare Osteopathie, Myotonie-Muskelhypertrophie-Syndrom, Taubheit.

Whippet ☐ Fanconi-Syndrom, Kryptorchismus, Osteochondrosis dissecans.

Windhund ☐ Verzögertes Eintreten der Geschlechtsreife, Osteogenesis imperfecta, Polydontie.

Yorkshire Terrier ☐ Ellenbogengelenkluxation, Fontanellenpersistenz, Hydrozephalus, Keratitis sicca, Kniescheibenluxation, Kryptorchismus, Nierenrindenhypoplasie, Perthes-Krankheit, Retinaablösung, Retinaatrophie, Trachealkollaps.

7.2 Vorwiegend geschlechtsgebundene Krankheiten

7.2.1 Rüde

Abartiger Beiß- und Verteidigungstrieb, Epilepsie, Hämophilie, Harnblasenruptur nach Unfällen, Hauttumoren, Hernia perinealis, isolierter Processus anconaeus – Ellenbogengelenksdysplasie, Knochenaufreibung distal der Tibia und des Radius, Mitralisinsuffizienz, Nachhandlähmung bei großen Hunderassen, Osteochondrosis dissecans, Osteorenales Syndrom, Panostitis, Plasmozytom, Rek-

tumdivertikel, Schottenkrankheit (Schottenkrampf), Sehnervenatrophie, »Sitzschwiele« (dorsale Rutenseite), Tumores ani, Venerisches Sarkom, Zystinsteine (Teckel).

7.2.2 Hündin

Diabetes mellitus, Hernia inguinalis, Linsenluxation, Zystitis.

7.3 Vorwiegend altersabhängige Krankheiten

7.3.1 Junger Hund (meist jünger als 3 Jahre)

Bronchopneumonie, Perthes-Krankheit, Darminvagination, Demodikose (kurzhaarige Rassen),
Distichiasis und Trichiasis, Entropium und Ektropium, Hüftgelenksdysplasie, Humeruskopfnekro-
se, Hydrozephalus, isolierter Processus anconaeus,
Kalkgichtknoten, Kieferklemme der Münsterländer, ulzerative histiozytäre Kolitis, Kropf-(Struma)-Jodmangel, hypertrophe Osteodystrophie,
Osteochondrosis dissecans, Osteodystrophia fibrosa, Pankreasatrophie (Schäferhund), Panostitis der
Schäferhunde, Patellaluxation, Rektumprolaps,
Retinaatrophie, Schottenkrankheit (Schottenkrampf), Spulwurmbefall (Altersresistenz), Zehennekrose.

7.3.2 Alter Hund (meist älter als 5 Jahre)

Akropachie, Diabetes mellitus, Diskopathie, endokrin bedingte Alopezie, Glaukom, Herzklap-
peninsuffizienz, Harnsteinbildung, Leukämie (selten auch bei jungen Hunden, dann aber sogar bei
solchen unterhalb eines Jahres), Linsenluxation,
Lungenemphysem, Meliceris und Ranula, Nachhandlähmung (große Hunderassen), osteorenales
Syndrom, Otitis verrucosa, Perinealhernie, Prostatahypertrophie, Pyometra-Endometritis, Rektumdivertikel, chron. interstitielle Nephritis, »Sitzschwiele« an der Rute, Stomatitis ulcerosa des
Pudels, Struma, Tumoren, Tumor testis bei Kryptorchiden (etwa: 8. Lebensjahr).

Literatur

Heinen, H., 1976: Untersuchungen über Häufigkeit und
  Vorkommen von Erbkrankheiten und Krankheiten mit
  erblich bedingter Disposition. Vet. med. Diss. Gießen.
Wegener, W., 1979: Kleine Kynologie. Konstanz: Terra-
  Verlag.
Wiesner, E., & S. Willer, 1983: Lexikon der Genetik
  der Hundekrankheiten. Basel: S. Karger.

8 Immunsystemerkrankungen, Immunopathien

P. F. Suter

Erkrankungen des Immunsystems sind keineswegs neue Erkrankungen. Sie haben jedoch in den letzten Jahrzehnten ständig an Bedeutung gewonnen, weil sie einerseits absolut und relativ häufiger auftreten als früher (Rückgang der Infektions- und Mangelkrankheiten) und andererseits durch moderne Medikamente behandelbar geworden sind. Immunsystemstörungen können

1. als pathologisch gesteigerte immunologische

Prozesse = Allergien,
2. als gegen eigene Körperzellen gerichtete Prozesse = Autoimmunopathien, und
3. als verminderte Schutzfunktion = Immundefizite

klinisch in Erscheinung treten.

Zum besseren Verständnis der Immunsystemerkrankungen sollen einige Erläuterungen über Aufbau und Funktionen des normalen Immunsystems vorangestellt werden. Die klassische Funktion des Immunsystems ist der Schutz des Organismus gegen Mikroorganismen und Fremdstoffe mit Hilfe von erregerspezifischen Mechanismen (Immunglobulinen) und unspezifischen Schutzfunktionen. Letztere beruhen auf dem Einsatz von zellulären Elementen wie den Mikrophagen (Neutrophile Granulozyten), den Makrophagen (Monozyten, Histiozyten) und den sessilen Zellen des RES sowie der Wirkung der humoralen Faktoren wie der Komplementproteine und der Interferone.

Mikro- und Makrophagen (Freßzellen) entfalten ihre Wirkung durch Phagozytose, Abtötung und Verdauung von Mikroorganismen. Sie werden dabei durch humorale Faktoren wie Opsonine, den Komplex von mindestens 15 Komplementfaktoren (C_1 bis C_9), und durch Properdine unterstützt. Makro- oder Mikrophagenmangel sind lebensgefährdende Ereignisse.

Die Makrophagen schaffen durch die Phagozytose von Antigenen die Voraussetzungen zur spezifischen Abwehr durch Antikörper (Immunglobuline). Die Immunglobuline werden durch das lymphatische Immunsystem produziert. Dieses bildet ein Netzwerk, das auf verschiedene Körperregionen verteilt ist und aus primären (zentralen) lymphoiden Organen (Thymus, Knochenmark) und sekundären (peripheren) Organen (Milz, Lymphknoten, Tonsillen, Darmmukosa, Peyerschen Plaques, Bronchialmukosa) besteht. Dieses verstreute Netzwerk wird durch die Blut- und Lymphbahnen zur funktionellen Einheit zusammengeschlossen. Die Zellpopulation des Immunsystems (Immunzellen) besteht aus den Makrophagen, den B- und T-Lymphozyten, Plasmazellen und den Ziel- oder Effektorzellen (Mastzellen, basophile und eosinophile Granulozyten), aus denen die Entzündungsmediatoren freigesetzt werden.

Für jede Immunfunktion oder Aktivierung einer Zelle des Immunsystems bedarf es der Zusammenarbeit verschiedener Kategorien von Immunzellen, wobei die Aktivierung über eine Kaskade von intra- und extrazellulären Interaktionen zustande kommt. Durch diese komplexen stimulierenden und bremsenden Interaktionen zwischen den Immunzellen (T-Helferlymphozyten, T-Suppressorlymphozyten, B-Lymphozyten) werden die Funktionen des Immunsystems und die Antikörperbildung auf das richtige Maß, d. h. auf die Bedürfnisse des Gesamtorganismus einreguliert. Immunregulatorische und immunsuppressive Interaktionen mit den sogenannten T-Regulatorzellen dienen zur Aufrechterhaltung des natürlichen Immuntoleranzzustandes, d. h. der Unterdrückung der Antikörperbildung gegen körpereigene Antigene oder den Fötus. Man weiß auch, daß in jedem Organismus bereits normalerweise autoreaktive B- und T-Zellen (autoimmunantikörperbildende Zellen) vorhanden sind. Diese sind jedoch supprimiert und können deshalb normalerweise keine Autoantikörperbildung auslösen.

Zusätzlich zur Immunglobulinproduktion durch die B-Lymphozyten und Plasmazellen ist das lymphozytäre System auch an der zellgebundenen Abwehr beteiligt. Von den Makrophagen und T-Zellen werden Stoffe wie die Lymphokine und Interleukine gebildet, welche als Mediatoren bei der Entzündung und zellvermittelten Immunantwort sowie als Faktoren der Zellproliferation, Mobilität und Zellaktivierung eine große Rolle spielen. Die zytotoxischen oder Killer-T-Lymphozyten sind die Effektorzellen bei der antikörperabhängigen zellvermittelten Toxizität. Sogenannte natürliche Killerzellen vermögen Tumorzellen zu vernichten und üben daher auch bei der Verhinderung der Entstehung und Ausbreitung von Geschwülsten im Körper eine wichtige Überwachungsfunktion aus. Andere Effektorzellen spielen eine Rolle bei der verzögerten Immunantwort (Tuberkulintyp) und bei der Immunität gegenüber Pilzen, Viren, Protozoen und gewissen Bakterien wie Mykobakterien. Die durch die lymphatischen Effektorzellen hervorgerufenen Reaktionen werden durch das Komplementsystem verstärkt.

8.1 Immunerkrankungen, immunpathologische Mechanismen, Untersuchungsmethoden und -Tests

8.1.1 Immunerkrankungen, Immunopathien

Unter gewissen Umständen kommt es zu Entgleisungen der Immunfunktionen, die sich in einer großen Anzahl von Krankheiten (Immunopathien) äußern können. In diesen Fällen schädigt die Immunreaktion die körpereigenen Zellen. Zum Teil sind diese Erkrankungen primär, zum Teil sekundär bedingt. Der Unterschied zwischen den beiden Arten vom Immunopathien besteht darin, daß bei *primären Immunopathien* keine die pathologische Immunantwort auslösende Grundkrankheit bzw. kein verantwortliches Antigen gefunden werden kann. Bei *sekundären Immunopathien* hingegen besteht immer eine gleichzeitige infektiöse, parasitäre oder neoplastische Erkrankung, oder es wurde ein Antigen oder Medikament verabreicht, gegen das sich die Immunreaktion primär richtet. Bei primären Immunkrankheiten richtet sich also die

Immunreaktion direkt gegen ein körpereigenes Antigen, was einer Autoimmunopathie entspricht.

Schließlich ist das Immunsystem auch die Bildungsstätte der großen Gewebslymphozyten und der kleinen Lymphozyten (Gedächtniszellen = memory cells) vom B- und T-Zelltyp. Das Vorhandensein von Gedächtniszellen ermöglicht die *sekundäre Immunantwort,* d. h. bei erneut zugeführten identischen Antigenen erfolgt die Immunantwort innerhalb kürzester Zeit, und es werden von den B-Zellen sofort Antikörper vom IgG-Typ statt der sonst bei der primären Immunantwort zuerst gebildeten IgM gebildet. Auch in diesem Fall ist eine Kooperation der B-Zellen mit T-Helferzellen erforderlich.

Immunglobuline

Immunglobuline wandern in der Elektrophorese zum größten Teil mit der Gammaglobulinfraktion. Die Immunelektrophorese und andere Spezialmethoden dienen zur Auftrennung der Immunglobuline (Ig) in die Gruppen IgA, IgM, IgG und IgE. Die Immunglobulingrundgerüste setzen sich aus 2 schweren und 2 leichten Polypeptidketten zusammen. Die variablen Regionen der Immunglobulinmoleküle dienen als Antigenbindungsstellen. Die Immunglobuline enthalten ferner sogenannte konstante Regionen, welche die Klasse der Immunglobuline definieren. Den Immunglobulinklassen kommen die nachfolgenden Besonderheiten zu:

IgA   Dominierendes Immunglobulin in den Schleimhautsekreten. Sie sind für die lokale humorale Abwehr in den Luftwegen, ableitenden Harnwegen und im Darm verant-

wortlich.

IgM   Verantwortlich für die frühe Antigenantwort.

IgG   Sie bilden die Masse der im Blut zirkulierenden Antikörper und werden nach den IgM gebildet, außer bei der sekundären Immunantwort, wo sie von Anfang an gebildet werden.

IgE   Sie kommen im Plasma vor; sie können sich an die Oberfläche von Mastzellen und Basophilen binden und lösen dabei die Sofortreaktion von Typ I (Anaphylaxien) aus.

Die *Tabelle 8.1* soll einen – keineswegs Anspruch auf Vollständigkeit erhebenden – Überblick über die Arten von Immunopathien beim Hund vermitteln.

8.1.2   Immunpathologische Mechanismen

Bei den funktionellen Immunsystementgleisungen handelt es sich entweder um *Überempfindlichkeitserscheinungen* (Allergien) oder im *Immunkomplexerkrankungen.* Bei Allergien wird die Reaktionslage durch eine vorangehende Sensibilisierung (Immunisierung) derart verändert, daß es bei einem erneuten Antigenkontakt zu einer pathologisch gesteigerten Antigen-Antikörperreaktion kommt. Die Folgen sind Schock, schockähnliche Erscheinungen oder/und entzündliche Gewebeveränderungen oder Gewebenekrosen. Die Stoffe, die durch die Antigen-Antikörper-Reaktion freigesetzt werden und Gewebeschäden hervorrufen,

Tab. 8.1. Immunopathien des Hundes

Körpersystem	Immunopathien
Bindegewebesystem	Lupus erythematodes, Sjögren-Syndrom
Haut	Pemphiguskomplex, Dermatomyositis, diskoider Lupus erythematodes, Kontaktallergie, Urtikaria, Flohstichallergie
Blut- und Blutbildungssystem	Autoimmunhämolytische Anämie, Thrombozytopenie, nicht regenerative Anämie, immunbedingte Neutropenie
Magen-Darmkanal	Glutenenteropathie, allergische Gastroenteritis, Megaösophagus, Nahrungsmittelallergien der Haut
Nieren	Immun-Glomerulonephritis
Respirationsapparat	Allergische Bronchitis und Rhinitis, Pneumonitis, Alveolitis
Endokrinsystem	Hypothyreose (Thyreoiditis), Addisonsche Krankheit
Auge	Verschiedene Arten von Uveitis, Korneatrübung nach H. C. C.-Impfung
Gefäßsystem	Vaskulitis durch Immunkomplexe
Muskulatur	Myasthenia gravis, Polymyositis, Eosinophile Myositis
Gelenke	Nichterosive Polyarthritis, rheumatoide Polyarthritis
Nervensystem	Enzephalopathie alter Hunde

werden Mediatoren genannt. Die Zellen, an denen sich die Wirkung der Mediatoren entfaltet, werden als Effektorzellen bezeichnet. Abläufe, die ähnlich wie allergische Reaktionen aussehen, bei denen die Mediatorwirkung durch eine nicht antigene Substanz (z. B. Atropin) ausgelöst wird, bezeichnet man als *pseudoallergische Reaktion*. Als *Atopie* wird eine angeborene, ungewöhnlich heftige Reaktionsweise der Immunantwort von gewissen Patienten (Atopikern) bezeichnet, welche diejenige von normalen Personen bei gleicher Allergenexposition (Substanzen aus der Umwelt) deutlich übersteigt.

Die allergischen und Immunkomplexreaktionen werden meistens nach GELL und COOMBS aufgrund der Auslösemechanismen in 4 Typen eingeteilt (BUSCHMANN, 1982):

8.1.2.1   Typ-I-Reaktionen

Sie erfolgen, wenn gewisse freie Antigene (z. B. Allergene) sich an spezifische Antikörper binden (IgE, sogenannte Reagine), die in den Membranen von Mastzellen oder Basophilen (Zielzellen) vorhanden sind. Von den Zielzellen und anderen betroffenen Zellen werden Mediatoren wie Histamin, Leukotriene, Prostaglandine, Bradykinin und ein die Eosinophilen anlockender Faktor freigesetzt. Von den Typ-I-Reaktionen werden vor allem atopische Individuen betroffen, weil diese vermehrt IgE produzieren. Die klinischen Symptome hängen davon ab, wie, an welchem Ort und in welcher Menge die Antigene in den Körper gelangten (Kap. 8.2).

8.1.2.2   Typ-II-Reaktionen

Es sind zytotoxische, antikörpervermittelte Immunreaktionen. Sie finden statt, wenn IgG oder IgM mit einem Antigen an der Oberfläche von Körperzellen, wie beispielsweise Erythrozyten, mit myoneuralen Rezeptoren oder mit körpereigenen Substanzen, wie beispielsweise Zwischenzellsubstanzen, reagieren. Durch die Antigen-Antikörperreaktion wird Komplement aktiviert und an die Zellen angelagert. Durch das Komplement werden Phagozyten angelockt, welche versuchen, durch proteolytische und lysosomale Enzyme das Komplement abzubauen. Dabei werden die Körperzellen, an deren Oberfläche die Typ-II-Reaktion stattgefunden hatte, zerstört. Typ-II-Reaktionen sind bei vielen Autoimmunopathien (Kap. 8.3) beteiligt.

8.1.2.3   Typ-III-Reaktionen (Immun-komplexreaktionen)

Der Pathomechanismus dieser Immunreaktionen beruht auf der Bildung von Komplementsystem-aktivierenden, frei zirkulierenden Antigen-Antikörperkomplexen, die sich in Gefäßwänden oder Organen ablagern können. Bei Typ-III-Reaktionen spielt ein Antigenüberschuß eine wichtige Rolle. Voraussetzungen zum Eintreten von Typ-III-Reaktionen sind:

1. anhaltende Zufuhr von Antigen,
2. fortlaufende Antikörperproduktion,
3. Erreichen einer kritischen Konzentration von Antigen und Antikörper,
4. mangelhafter Abbau der Antigen-Antikörperkomplexe.

Große Immunkomplexe werden i. d. R. durch das R. E. S. phagozytiert; kleine Komplexe können durch Membranen hindurchdiffundieren, und die mittelgroßen Immunkomplexe bleiben in den Gefäßwänden stecken. Durch Komplement, das sich an die Immunkomplexe bindet, werden Neutrophile angezogen, welche sie durch proteolytische und lysosomale Enzyme abzubauen versuchen. Die damit verbundene Entzündungsreaktion schädigt die Gefäßwände und das umliegende Gewebe (Kap. 8.2). Eine Typ-III-Reaktion mit Antikörperüberschuß und lokaler Bildung von Immunkomplexen, z. B. nach Antigeninjektion, wird als *Arthus-Reaktion* bezeichnet.

8.1.2.4   Typ-IV-Reaktionen (zellgebundener Reaktionstyp)

Durch die Interaktion von sensibilisierten T-Lymphozyten mit einem spezifischen Antigen tritt entweder eine direkte zytotoxische Reaktion auf oder es werden Lymphokine abgegeben, welche zum Beispiel Makrophagen aktivieren, die ihrerseits das Antigen phagozytieren und dabei das umliegende Gewebe schädigen.

Immunopathien, bei denen Typ-IV-Reaktionen mitwirken, sind die Tuberkulinreaktion, Transplantatabstoßung, Kontaktdermatitiden und die zu Granulomen Anlaß gebenden Infektionen.

Bei zahlreichen Immunopathien sind gleichzeitig mehrere Immunreaktionstypen beteiligt.

8.1.3   Diagnostik der Immunopathien

Eine Reihe von generalisierten Immunopathien, wie Anaphylaxien, oder solche, welche nur ein Organsystem betreffen, wie z. B. Gelenke oder Haut, können klinisch diagnostiziert oder zumindest vermutet werden. Falls mehrere Organe betroffen sind sowie bei systemischen chronischen Immunerkrankungen kann die Diagnose beträchtliche Schwierigkeiten bereiten, da die Symptome ähnlich sind wie bei chronischen infektiösen oder toxischen Erkrankungen. Gelegentlich verbergen sich hinter dem klinischen Bild des »Fiebers unbekannter Genese« Immunopathien. In einigen Fällen gibt das rasche Ansprechen auf eine Glukokortikoidbehandlung einen indirekten Hinweis auf eine Immunopathie. Eine Reihe von Immunopathien kann mit auslösenden infektiösen oder neoplastischen Grundkrankheiten verbunden sein.

Bei der *Diagnosesicherung* einiger Immunopathien ist man je nach Schwerpunkt der Symptome auf eine ausgedehnte Labordatenbasis (Blut- und Harnstatus, Blutchemieprofil, Elektrophorese, Gelenkspunktate und/oder Gewebebiopsien) angewiesen. Zusätzliche, speziell bei *Immunopathien indizierte Tests* sind:

Coombs-Antiglobulintest □ Dieser direkte Test dient zum Nachweis von nicht agglutinierenden Typen von Erythrozytenantikörpern. Benötigt wird gekühlt eingesandtes EDTA-Vollblut. *Positiver Ausfall:* Autoimmunhämolytische Anämie, z. T. parasitär bedingte Hämolysen, autoimmunbedingte Thrombozytopenien und nach Bluttransfusionen entnommene Proben. *Falsch negativer Ausfall:* Nach Ansprechen der Immunopathie auf Glukokortikoidtherapie.

Indirekter Coombs-Antiglobulintest □ Es wird Serum statt Vollblut benötigt. Die Resultate sind weniger zuverlässig als beim direkten Coombs-Test.

ANA-Test (Antinukleärer-Antikörper-Test □ Dient zum Nachweis von Antikörpern, die sich an Zellkernmaterial zu binden vermögen. Benötigt wird 0,5 ml Serum. *Positiver Ausfall* in 75–90 % der systemischen Lupus erythematodes-Fälle; eine Reihe anderer Immunopathien wie autoimmunhämolytische Anämie, Thrombozytopenie und Neutropenie.

L. E.-Zellennachweis (Lupus erythematodes-Nachweis) □ Test zum Nachweis neutrophiler Granulozyten, die in ihrem Zytoplasma Reste von phagozytierten Zellkernen aufweisen. Benötigt werden 5–10 ml ganz frisches heparinisiertes Vollblut. *Positiver Ausfall:* Es liegt ein Prozeß mit

Antikörperbildung gegen Kerneiweißkörper wie z. B. systemischer Lupus erythematodes vor. Ein negativer Test spricht nicht gegen Lupus.

Rheumafaktor-Test (Waaler-Rose-Test) □ Mit diesem Test sollen Autoantikörper gegen hundeeigene IgG nachgewiesen werden. Benötigt wird Serum. *Positiver Ausfall:* In 40–70 % der Hunde mit rheumatoider Polyarthritis.

Serumelektrophorese □ Da die meisten Immunglobuline mit den Gammaglobulinen wandern, können quantitative Abweichungen nach unten und oben erfaßt werden. Für den Nachweis der monoklonalen Antikörperproduktion bei Plasmazelltumoren soll eine Elektrophorese durchgeführt werden. Als weitere Spezialuntersuchung ist die Immunelektrophorese in Gebrauch.

Direkte *Gewebeimmunofluoreszenzbestimmungen* in Biopsien spielen bei Immunkomplex- und Hauterkrankungen eine wichtige Rolle. Für Details wende man sich an Speziallabors.

8.1.4   Grundsätze für die Behandlung von Immunopathien

Aufgrund der pathogenetischen Abläufe ergeben sich die folgenden Behandlungsmöglichkeiten:

a) *Eliminierung des Antigens* (Allergens) oder Behandlung der Grundkrankheit.
b) *Immunregulantien, insbesondere Immunsuppressoren:* hohe Dosen von Prednisolon 2–4 mg/kg KG, Zytostatika, Cyclosporin A (T-Zellen-bedingte Reaktionen).
c) *Hemmer der Freisetzung von Mediatoren:* Beta$_2$-Mimetika (Terbutalin) und Sympathomimetika (Adrenalin), finden v. a. bei Betroffensein der Lunge Verwendung.
d) *Hemmung der freigesetzten Mediatoren* wie Histamin usw.: Antihistaminika haben bei Hunden, außer bei prophylaktischer Gabe, eine unbefriedigende Wirkung. Symptomatisch wirken Glukokortikoide auch auf dieser Stufe, indem sie die Effekte der Mediatoren reduzieren.

8.2   Erkrankungen im Zusammenhang mit immunologischen Prozessen

Bei Hunden werden zuweilen Erkrankungen beobachtet, die durch wiederholte Kontakte mit i. d. R. nichttoxischen Substanzen ausgelöst werden. Diese Überempfindlichkeiten werden als Anaphylaxien, Allergien oder Immunkomplexerkrankungen bezeichnet.

8.2.1 Anaphylaxien, Allergien vom Soforttyp (Typ-I-Reaktionen)

Definition □ Spezifische Überempfindlichkeitsreaktion vom Soforttyp aufgrund einer Antigen-Antikörper-Reaktion. Die anaphylaktischen Reaktionen können lokal bei intrakutaner Gabe des Allergens oder generalisiert bei dessen intravenöser Verabreichung auftreten.

8.2.1.1 Systemische Anaphylaxie, anaphylaktischer Schock

Voraussetzung ist die erneute Applikation einer Substanz, gegen welche die Tiere bereits sensibilisiert sind. Mit Ausnahme von Insektenstichen handelt es sich dabei um vom Tierarzt verabreichte Substanzen wie Seren, Vakzinen, Hormone, Röntgenkontrastmittel, Antibiotika und andere Medikamente. Der Hauptangriffspunkt der durch den Ablauf der Überempfindlichkeitsreaktion freigesetzten Mediatoren sind die Lebergefäße. Diese verengen sich, wodurch das Blut in den Splanchnikusvenen zurückgehalten wird. Es kommt zum Verteilungs- bzw. Entspannungsschock und zu Plasmaverlusten aus dem geschädigten Gefäßsystem. Zusätzlich verengen sich Bronchien und Lungengefäße.

Symptome □ Charakteristisch ist der Eintritt der Symptome, kurz nachdem ein Medikament verabreicht wurde. Klinisch bemerkt man Unruhe, evtl. Kotabsatz, Erbrechen, Salivation, exspiratorische Atemnot gefolgt von Hyponie, Kreislaufkollaps, Bewußtseinsverlust oder epileptiformen Krämpfen. Der Tod kann, falls keine Gegenmaßnahmen getroffen werden, sehr rasch eintreten.

Behandlung □ Siehe Kapitel 9.2.

8.2.1.2 Urticaria, Nesselfieber, Angioödeme

Flüchtige, stark juckende, unerwartet auftretende Quaddeln oder teigige Schwellungen sind milde Manifestationen einer systemischen allergischen Reaktion (Kap. 11.5).

8.2.1.3 Allergische Rhinitis bei Atopikern

Gelegentliche hyperergische Reaktion nach dem Einatmen von Pollen oder anderen Allergenen, die durch starken serösen Nasenausfluß und Niesen gekennzeichnet ist. Die allergische Genese wird durch den Nachweis von Eosinophilen im Nasenausfluß bestätigt. Allergische Rhinitis und evtl. Konjunktivitis können als Begleitsymptome in bis zu 50 % der Fälle von atopischer Dermatitis auftreten.

Allergische Bronchitis
Siehe Kapitel 14.4.1.

Allergische Alveolitis und PIE-Syndrom
Siehe Kapitel 14.5.3.

8.2.1.4 Allergische Gastroenteritiden
Darmkrankheit mit Infiltration der Lamine propria mit eosinophilen Granulozyten

Die allergische Natur wird vermutet aufgrund von Bluteosinophilie und wegen des meist guten Ansprechens auf Glukokortikoide und/oder Eliminationsdiät (Reis und Schaffleisch). Die allergische Gastroenteritis ist nicht identisch mit der idiopathischen eosinophilen Gastroenteritis.

Gluten = klebereiweißinduzierte Enteropathie
Bei Verfütterung von Weizenproduktion kommt es zu (immunologisch bedingten?) zöliakieähnlichen Zottenatrophien bei jüngeren Tieren (Irish Setter) und Sprue-ähnlichen Durchfällen bei adulten Hunden (BATT et al., 1984).

Futterallergien von Typ-I-, evtl. auch Typ-III- und -IV-Reaktionen
Sie sind als Ursachen für Hauteffloreszenzen verschiedentlich beschrieben worden (MULLER et al., 1983). Erbrechen, Durchfall und Kolik begleiten in etwa 10–15 % die Hautallergien (Kap. 11.5).

Symptome □ Erbrechen auf leeren Magen (evtl. Galle erbrechen). Fäzes sind weicher als normal, z. T. besteht periodischer Durchfall, der blutig sein kann. Es wird von einem »empfindlichen« Darm gesprochen. Der Appetit ist meistens normal. Trotzdem magert ein Teil der Hunde ab. Maldigestion oder Malabsorption standen im Vordergrund bei den von BATT et al. (1984) beobachteten Glutenenteropathien.

Diagnosesicherung □ Sie muß mittels hypoallergener Eliminationsdiät (Kap. 11.5) erfolgen. Parasitenbefall, Pankreasatrophie, andere Malabsorptionsformen und Milchunverträglichkeit sind auszuschließen.

Differentialdiagnosen □ In einigen Fällen von Kolitis mit Blutbeimengungen wird ebenfalls eine allergische Ursache vermutet.

Behandlung □ 1. Diätfütterung (Prescription Diät d/d); 2. Glukokortikoide 1 mg/kg KG 2 × tgl. bei allergischer Gastroenteritis; 0,5 mg/kg KG 2 × tgl. bei Glutenenteropathie, und 3. reichliche Vitaminversorgung, besonders B-Vitamine.

8.2.1.5   Atopische Dermatitis

Sie ist vermutlich eine der häufigsten allergischen Hundeerkrankungen (Kap. 11.5) und beruht auf der Einatmung von natürlichen Allergenen aus der Umgebung.

8.2.2   Immunkomplexerkrankungen

Definition □ Immunkomplexerkrankungen (IK) sind durch Ablagerung von im Serum zirkulierenden, löslichen Antigen-Antikörperkomplexen in Geweben (v. a. in deren Blutgefäßen) in Gang gesetzte Krankheitsprozesse. Grundsätzlich ist die Bildung von Immunkomplexen ein physiologischer Abwehrmechanismus. Wird jedoch durch einen mangelnden Immunkomplexabbau oder eine anhaltende Antigenstimulation und die damit verbundene dauernde Immunkomplexbildung eine gewisse kritische Serumkonzentration an Antigen-Antikörperkomplexen überschritten, so beginnen sich diese in den Geweben abzulagern und rufen Entzündungen hervor.

Die Entzündungen äußern sich klinisch besonders häufig als Glomerulonephritis, Polyarthritis, Hauteruptionen und Vaskulitiden. Die als Antigene wirkenden Substanzen können:

a) von außen zugeführt werden (Antisera, Hormone, Medikamente, eingeatmete Stoffe);
b) im Verlaufe von parasitären oder mikrobiellen Infektionen entstehen;
c) im Körper selbst vorhanden sein (autologe Antigene bei Autoimmunopathien);
d) in Tumoren gebildet werden.

In vielen Fällen kann die Antigenquelle nicht ermittelt werden (idiopathische = primäre IK). Oft handelt es sich um vermutete Autoimmunopathien. In anderen Fällen ist das Antigen oder die Grundkrankheit bekannt (sekundäre IK).

Als Grundkrankheiten kommen in Betracht:

1. Chronische, geringfügige Infektionen mit Bakterien, Parasiten, Pilzen, Viren oder Protozoen.
2. Medikamentenüberempfindlichkeit v. a. gegen Lincomycin, Erythromycin, Sulfonamid-Trimethoprim, Hormone, usw. Medikamente wirken als Haptene (müssen sich mit körpereigenen Stoffen verbinden, um Antikörperbildung zu induzieren) oder lösen die Bildung von Autoantikörpern aus.

Genetische Faktoren spielen bei IK ebenfalls eine begünstigende Rolle.

Symptome □ Immunkomplexablagerungen erfolgen bevorzugt in Haut-, Gelenk- und Nierengefäßen (Glomeruli). Bei unklaren, v. a. chronischen Erkrankungen dieser Organe, die nicht auf eine übliche Behandlung angesprochen haben, sollte an IK gedacht werden. Auch bei Thrombozytopenien oder hämolytischen Anämien können Immunkomplexe beteiligt sein.

Die Symptome treten nach der Zufuhr von exogenen Antigenen frühestens Stunden, häufiger jedoch erst Tage oder Wochen nach dem Antigenkontakt auf. Die Symptome können selbstlimitierend sein, falls die Antigenzufuhr stoppt. Gelegentlich werden die Symptome der IK durch die Grundkrankheit verdeckt oder fälschlicherweise dieser selbst zugeschrieben.

8.2.2.1   Glomerulonephritis

Die subendo- und subepitheliale Immunkomplexablagerung in der Glomerulumbasalmembran ist eine der häufigsten IK (Details s. Kap. 21.5).

8.2.2.2   Amyloidose

Obwohl die Amyloidose keine typische IK ist, wird sie doch gelegentlich unter diesen aufgeführt. Amyloid enthält leichte Ketten von Immunglobulinen, ist ein Protein-Polysaccharid-Komplex, der, extrazellulär abgelagert, nicht mehr enzymatisch abgebaut werden kann. Amyloid entsteht bei Prozessen, die mit stark gestiegener Produktion und vermehrtem Abbau von Immunglobulinen einhergehen. Amyloidose kann mit chronischen Entzündungen, Tumoren und monoklonalen Gammopathien verbunden sein und schränkt die Organfunktion infolge Ablagerung v. a. in Nieren (bei Nephrose häufig), Leber, Milz und Nebennieren ein. Die Diagnose kann nur anhand einer Biopsie erfolgen.

Prognose □ Sie ist unbestimmt, selbst wenn es gelingt, die Primärkrankheit zum Stillstand zu bringen.

Behandlung □ Nur Behandlung der Grundkrankheit möglich.

Komplikationen □ Eine stark erhöhte Gerinnungsneigung bei Nierenamyloidose gibt Anlaß zu Lungenthrombose (Kap. 14.6.3).

8.2.2.3   Allergische Alveolitis, Hypersensitivitätsreaktion der Lunge (Pneumonitis)

Es handelt sich um eine bei Hunden selten beobachtete PIE-ähnliche Lungenerkrankung (Kap. 14.5.3), welche durch Ablagerung von Immunkomplexen bedingt ist. Die allergisierenden organischen Substanzen (Pferdestaub, Strohstaub) werden inhaliert, und die damit ausgelöste Typ-III-Reaktion bewirkt starke Atemnot, Husten,

Fieber, Leukozytose und evtl. Eosinophilie. Bei der Tracheallavage findet man reichlich Eosinophile. Mit Glukokortikoiden kann eine rasche Besserung erzielt werden.

8.2.2.4 Vaskulitiden (Hypersensibilitäts-Vaskulitiden)

Man nimmt an, daß die meisten Vaskulitiden durch die Ablagerung von Immunkomplexen ausgelöst werden. Durch Schwellungen und Entzündungen des Endothels kommt es infolge Thrombosierung zu Gefäßverschlüssen (Kap. 15.10.3).

8.2.2.5 Iridozyklitis, Uveitis, Kerato-Uveitis (Uveokeratitis)

Entzündungen der Iris und des Ziliarkörpers können endogen durch allergische Reaktionen zustande kommen. Die in der Genesungsphase von Hepatitis contagiosa canis und in bis zu 1 % der mit lebendem CAV-1-Virus geimpften Hunde auftretende milchige Korneatrübung (»blue eye phenomenon«) beruht auf einer lokalen IK (Curtis & Barnet, 1983). Es liegt ihr eine Arthus-Reaktion von Serumantikörpern mit Zellen des Ziliarkörpers, die noch Virus enthalten, zugrunde. Auch die Iridocyclitis toxoplasmatica besitzt eine immunologische Basis.

Prognose □ Günstig, oft Spontanheilung.

Behandlung □ Atropin- und Glukokortikoidpräparate (Kap. 13.5).

Prophylaxe □ Keine lebenden CAV-1-Impfstoffe verwenden.

8.3 Autoimmunopathien, Autoaggressionskrankheiten (Kollagenkrankheiten)

Definition Erkrankungen, die durch Immunreaktionen gegen körpereigene Substanzen (Zellen, Gewebeanteile) verursacht werden. Bei den Autoimmunopathien (AI) ist der Immuntoleranzzustand (immunologische Nichtreaktivität), in dem sich der Körper normalerweise seinen Zellen und Geweben gegenüber befindet, aufgehoben. Die AI kommen durch Autoimmunisierung, d. h. durch eine Antikörperbildung (= Autoantikörperbildung) oder die Bildung von spezifisch sensibilisierten Lymphozyten gegen körpereigene Substanzen, zustande. Bei den AI besteht somit eine Art von Hypersensibilität, bei der durch Typ-II- oder Typ-III-Reaktionen (Kap. 8.1) Krankheitserscheinungen und Organschädigungen eingeleitet und unterhalten werden. Die Autoantikörper zirkulieren und sind entweder gegen ein einziges Organ (organspezifisch) oder gegen mehrere Organe zugleich, z. B. gegen ihre DNS und RNS oder ihre Gefäße, gerichtet.

AI können *organspezifisch* oder *multisystemisch*, d. h. gegen mehrere Organe gerichtet, ablaufen. Organspezifische AI sind gewisse Fälle von Myasthenia gravis, Myositis, Hypothyreose, Diabetes mellitus, Autoimmunozytopenie (Knochenmarkschäden), Glomerulonephritis, sowie Hautkrankheiten (z. B. Pemphiguskomplex).

Multisystemische AI sind z. B. der Lupus erythematodes visceralis und die Vaskulitiden. Bezüglich der Pathogenese der primären AI ist man auf Hypothesen angewiesen. Es könnte sich um einen Verlust der Immunkontrolle, d. h. der Kontrolle über die Autoantikörperbildung, und gewisse T-Lymphozytenaktivitäten handeln. Es ist bekannt, daß bereits im Normalzustand in jedem Organismus autoreaktive B- und T-Lymphozyten (sogenannte forbidden clones) vorkommen, die ein verborgenes Potential für Autoimmunopathien darstellen (s. Einleitung dieses Kapitels).

Ferner vermögen Viren, Medikamente und vermutlich auch Tumoren der lymphatischen Gewebe insbesondere die T-Lymphozyten zu schädigen und damit die Immunregulation aus dem Gleichgewicht zu bringen. Bei den meisten von AI befallenen Tieren besteht ferner eine erbliche Prädisposition für Immunsystemstörungen jeglicher Art. Bezeichnenderweise sind derartige Tiere gleichzeitig für mehrere AI, Immunschwäche und z. T. auch für Tumoren des Immunsystems und für Gammopathien (pathologische Veränderungen der Immunglobuline) vermehrt anfällig.

AI kommen aber auch sekundär durch Veränderungen an den Körperzellen oder Gewebesubstanzen zustande. So können im Verlaufe der Alterung oder durch Oberflächenveränderungen an den Zellmembranen neue Antigene exponiert werden, d. h. Antigene, die während der Embryonalzeit keinen Kontakt mit dem Immunsystem hatten. Im weiteren können mikrobielle Proteine oder Medikamente antigenetische Gemeinsamkeiten mit Körperzellen besitzen. Werden nun Antikörper gegen die ersteren gebildet, so können die Körperzellen durch diese Antikörper geschädigt werden (Kreuzreaktionen). Schließlich vermögen gewisse Mikroorganismen, welche Körperzellen befallen, die gegen sie gerichtete Immunreaktion von sich abzulenken und statt dessen auf die körpereigenen Zellen zu konzentrieren (Hämobartonellen leiten Immunreaktion auf die körpereigenen Erythrozyten um). Damit werden die Körperzellen statt der Parasiten vernichtet.

Verschiedentlich wird zur Kennzeichnung immunpathologischer systemischer Erkrankungen die Bezeichnung »Kollagenosen« (amerikanisch auch Hyalinose) verwendet. Die immunpathologischen Prozesse laufen bei diesen ätiologisch verschiedenen AI (rheumatoide Polyarthritis, Vaskulitis) in den kollagenen Geweben ab. Die verantwortlichen Antigene, die im einzelnen unbekannt sind, werden hämatogen zugeführt.

8.3.1   Lupus erythematodes visceralis, systemischer Lupus

Definition □ Autoimmunopathie, bei der die Veränderungen vor allem durch Autoimmun-Autoantigenkomplexe zustande kommen. Besonders häufig lassen sich antinukleäre Antikörper, d. h. gegen die eigene DNS und RNS gerichtete Autoantikörper nachweisen. Es kommen aber auch Antikörper gegen Erythrozyten, Thrombozyten, Lymphozyten, Immunglobuline (z. B. Rheumafaktor) oder Thyreoglobuline vor. Bemerkenswert ist, daß vorwiegend nichtkastrierte Hündinnen erkranken.

Symptome □ Bei systemischem Lupus erythematodes (SLE) können sowohl multisystemische als auch organspezifische Symptome, also eine verwirrende Vielfalt von Symptomen auftreten. Ein Verdacht auf SLE ist beim Vorliegen der nachfolgend aufgeführten Allgemein- und Organsymptome, die einzeln oder multipel auftreten können, gerechtfertigt.

Allgemeinsymptome □ Chronisches Fieber unbekannter Genese, das durch Antibiotika unbeeinflußt bleibt, Abgeschlagenheit, Anorexie, Gewichtsverlust und Milzvergrößerung. Zusätzlich können die folgenden Symptome oder *Organveränderungen* bestehen:

1. *Nichterosive Polyarthritis* (in ca. 90 % der Fälle) mit steifen, geschwollenen warmen Gelenken (besonders Carpus und Tarsus);
2. *Veränderungen der Haut und mukokutanen Übergänge* (30–40 %) mit seborrhoischen, ödematösen und erythematösen Nasenrückenveränderungen (»Solardermatitis« infolge Exazerbation der Entzündung durch Sonnenlicht), Otitis externa, Vesikeln und Plaques um Mund, Vulva und Pfotenballen herum und mit eventuellen mukösen Läsionen in der Mundhöhle (Kap. 11.6.6);

3. *Membranöse und/oder proliferative Glomerulonephritis* mit Proteinurie, Azotämie und evtl. Nephrose (Kap. 21.5);
4. *Hämolytische Anämie* (Kap. 16.5);
5. *Thrombozytopenie* evtl. verbunden mit Petechien (Kap. 16.10).

In seltenen Fällen treten Polymyositis mit Muskelatrophie, Kieferschmerzen und Kreatinkinaseanstieg, Myokarditis, Pleuritis, interstitielle Pneumonie oder Angiopathien in Form von Vaskulitiden und Arterienverschlüssen auf.

Laborbefunde □ Der ANA-Test ist in bis zu 90 % und der Lupuszellentest in bis zu 70–80 % der Fälle positiv. Bei Anämien kann ein positiver Coombs-Test, bei Polyarthritiden ein positiver Rheumafaktortest auftreten. Im Elektrophoretogramm sind die Gammaglobuline vermehrt. Weitere abnorme Laborbefunde finden sich entsprechend den vorherrschenden Organschädigungen.

Diagnosesicherung □ Sie erfolgt anhand des ANA- und Lupuszelltests, ferner durch Ausschluß der nachfolgenden Differentialdiagnosen (DRAZNER, 1980): Primäre rheumatoide Arthritis, Hautkrankheiten des Pemphiguskomplexes (Hautbiopsien und Immunfluoreszenzuntersuchungen vornehmen), septische Polyarthritis (Bakterien in Gelenkpunktat), Medikamentenunverträglichkeit, Toxoplasmose, Bruzellose und Lupus erythematodes discoides. Der letztere wird von vielen als eine auf die Haut beschränkte relativ gutartige Lupusform angesehen.

Prognose □ Glomerulonephritis oder eine den Verlauf komplizierende Sepsis bedingen eine schlechte Prognose. Arthritis, Myositis und mukokutane Störungen sprechen vorübergehend gut auf die Therapie an. Hämolytische Anämien und Thrombozytopenien reagieren weniger gut auf eine Behandlung.

Behandlung □ Glukokortikoide führen in ca. 40 % zur Besserung (DRAZNER, 1980). Anfangsdosis Prednisolon 1,5–3 mg/kg KG auf 2 Gaben verteilt (kleine Hunde erhalten die höhere Dosis) über ca. 10 Tage. Dann Dosis halbieren (nur am Morgen geben) für 1 Monat. Falls Patient angesprochen hat, versucht man ihn nur noch jeden 2. Tag zu behandeln (mit niedrigster Dosis ohne Rückfall). Bei Nichtansprechen von Prednisolon auf Zytostatika übergehen (Dosierungen s. Kap. 16.3.3). Bei hämolytischen Anämien muß evtl. Splenektomie vorgenommen werden. Polyarthritis und Myositis sprechen teilweise auf Azetylsalizylsäurepräparate an.

8.3.2   Myasthenia gravis

Definition □ Gesteigerte rasche Ermüdbarkeit, Schwäche und Zusammensacken infolge neuromuskulärer Reizübermittlungsstörung, welche durch eine Prostigmininjektion sofort, durch Ruhe innerhalb kurzer Zeit reversibel ist. Die Reizübermittlungsstörung wird durch gegen die Azetylcholinrezeptoren gerichtete Antikörper hervorgerufen. Dadurch wird die Interaktion zwischen Azetylcholin und den Rezeptormolekülen an der postsynaptischen motorischen Endplatte herabgesetzt, und die Muskelkontraktion unterbleibt. In seltenen Fällen kommen angeborene Myasthenien und durch Krankheiten oder Medikamente ausgelöste symptomatische Myasthenien vor. Myasthenie tritt bevorzugt bei Deutschen Schäferhunden, Deutsch Drahthaar und anderen großen Rassen zwischen 2 und 4 Jahren auf (SCHÜTT & KERSTEN, 1986).

Symptome □ Nach kurzer Beanspruchung werden die Schritte kürzer, die Bewegungen hasenartig hüpfend, die Gliedmaßen scheinen steifer, der Rücken ist aufgekrümmt, Muskelzittern tritt auf, und die Hunde sacken in der Nachhand zusammen. Die Bewegungsstörungen verschwinden nach einigen Minuten Ruhe und kehren nach erneuter Belastung zurück. Die spinalen Reflexe sind unauffällig. In der Hälfte der Fälle bestehen Schluckbeschwerden, Speicheln, Regurgitieren, Husten und Verschluckpneumonie infolge Megaösophagus und/oder eines Thymoms (Röntgenschatten kranioventral des Herzens feststellbar).

Diagnosesicherung □ Wird Edrophonium (Tensilon®) 2 mg oder Pyridostigmin (Mestinon®) 0,1–1 mg pro mittelgroßen Hund nach dem Zusammensacken i.v. verabreicht, so verschwindet die Muskelschwäche spätestens nach 1 min. Die Hunde bewegen sich für 1–2 min normal.

Die Diagnose Myasthenie kann ferner in Spezialkliniken mit Elektromyographie oder durch Nachweis von Serumantikörpern gegen Acetylcholinrezeptoren abgesichert werden.

Differentialdiagnosen □ Hypoglykämien (z. B. Betazell-Tumoren des Pankreas), Polymyositis (Kreatinin-Kinase erhöht), Nebennierenrindeninsuffizienz (Erbrechen, Kalium- und Harnstoffanstieg), Hypoglykämie (Durchfälle), Herzarrhythmien und Herzinsuffizienz.

Prognose □ Vorsichtig bis ungünstig in allen Fällen mit Megaösophagus und Thymusvergrößerung. Spontane Erholung nach mehreren Wochen ist bekannt.

Behandlung □ Symptomatische Behandlung mit Cholinesterasehemmern wie Neostigmin (Prostigmin®), Tagesdosis von 12–45 mg für große Hunde, 1,5–7,5 mg für kleine Hunde auf 2–3 Gaben verteilt p.o. Nach Wirkung bzw. Nebenwirkungen wie Speicheln, Durchfall, Bradykardie, Miosis) dosieren. Nebenwirkungen mit Atropin 0,5–1,5 mg 2 × tgl. s.c. unterdrücken. Bei unbefriedigender Wirkung versuchsweise Azathioprin (Imurek®) 1–2 mg/kg zugeben oder Prednisolon 1–2 mg/kg KG verabreichen (nicht geben, solange Aspirationspneumonie nicht unter Kontrolle ist).

8.3.3   Andere Autoimmunerkrankungen

Die Liste der Autoimmunopathien wird ständig durch neue Krankheiten verlängert. Aus differentialdiagnostischen Erwägungen heraus wurden die nachfolgend aufgeführten Autoimmunopathien in den jeweiligen Kapiteln der Organerkrankungen aufgeführt. *Primäre chronische Polyarthritis = rheumatoide Polyarthritis* (Kap. 25.3).

8.3.3.1   Autoimmunthyreoiditis (subakute lymphozytäre-plasmazelluläre Entzündung)

Pathogenetisch sollen sowohl humorale (Typ-II)-, als auch zellvermittelte (Typ-IV)-Autoimmunreaktionen beteiligt sein. Bei gleichzeitigem Vorliegen von Hypothyreoseerscheinungen und Polymyositis, Polyarthritis, Addisonscher Krankheit oder Azotämie soll an eine Immunkomplexkrankheit gedacht werden. Näheres siehe Kapitel 24.

8.3.3.2   Autoimmunhämolytische Anämie und Thrombozytopenie

Dies sind zwei der häufigsten Typ-II-Immunopathien (näheres s. Kap. 16.5 bzw. 16.10). Die Erythrozytenaplasie des Knochenmarks, bei der selektiv die Erythrozytenvorläufer beeinträchtigt werden, kann ebenfalls auf einer Typ-II-Immunreaktion beruhen.

8.3.3.3   Pemphiguskomplex (P. vulgaris, P. foliaceus, bullöses Pemphigoid)

Diese Hauterkrankungen werden in Kapitel 11.6 behandelt.

8.3.3.4   Neurologische Autoimmunopathien

Es wurde v. a. von VANDEVELDE & FANKHAUSER (1983) darauf hingewiesen, daß Immunopathien des Nervensystems, obgleich bedeutungsvoll, in der Literatur nur kursorisch erwähnt werden.

Spontane akute Polyneuritis, allergische Neuritis

Obgleich die Pathogenese der akuten Polyneuritis außer bei der Coonhound-Paralyse nicht bekannt ist, so bestehen doch Anhaltspunkte dafür, daß eine zellvermittelte Immunopathie gegen Antigene des peripheren Nervensystems beteiligt sein könnten.

Allergische Enzephalitiden

Obgleich Hirnmaterial-enthaltende Vakzinen heute kaum mehr verwendet werden, können nach Schutzimpfungen mit modifiziertem Tollwutvirus oder Staupevirus trotzdem Enzephalitiden, bei denen kein Virus nachweisbar ist, auftreten (Vandevelde & Fankhauser, 1983). Eine evtl. allergische Genese wäre möglich.

Die Entmarkung bei nervöser Hundestaupe soll teils antiviralen, teils autoimmunen Charakter gegen Myelinkomponenten aufweisen.

8.4   Immundefekte, Immundefizite (Immunmangelkrankheiten)

Definition □ Bei den Immundefekten (ID) handelt es sich um eine angeborene oder erworbene Unfähigkeit, auf einen immunogenen Reiz mit einer voll ausgeprägten Immunantwort zu reagieren.

ID führen zu einer erhöhten Anfälligkeit für Infektionskrankheiten, zu Impfzwischenfällen mit modifizierten Lebendvakzinen und/oder mangelndem Ansprechen auf Behandlung. ID sind bei einer Reihe von Hundekrankheiten von Bedeutung, weshalb der Praktiker über die wichtigsten klinischen Anzeichen und die Entstehung von ID unterrichtet sein sollte.

8.4.1   Angeborene (primäre) Immundefekte

Sie sind die Folge von Störungen in der Entwicklung des Immunsystems und können auch mit einem erhöhten Risiko für Autoimmunstörungen oder malignen Tumoren verbunden sein. Primäre ID äußern sich erstmalig bei Welpen oder Junghunden und treten, weil sie vererbt sein können, in gewissen Familien oder bei gewissen Rassen gehäuft auf.

8.4.2   Erworbene (sekundäre) Immundefekte

Diese treten bei Hunden auf, die ursprünglich ein normales Immunsystem besaßen. Das Immunsystem wurde jedoch infolge durchgemachter Krankheiten (Virusinfektionen), durch Mangelzustände, Verbrennungen, Tumoren (v. a. lymphoproliferative Neoplasmen) oder Verabreichung immunsuppressiver (Glukokortikoide) oder knochenmarkschädigender Medikamente (Östrogene) oder durch Toxine geschädigt.

Die Unterscheidung von primären und sekundären ID ist prognostisch und für die Auswahl der Behandlung oder anderer Maßnahmen wie Ausschluß von der Zucht von Bedeutung.

Symptome □ Symptome, welche grundsätzlich das Vorliegen einer ID vermuten lassen: Allgemein fällt eine erhöhte Anfälligkeit für Infektionskrankheiten auf. Diese verlaufen besonders schwer, sprechen oft schlecht auf die üblicherweise wirksamen Behandlungen an oder rezidivieren immer wieder, ohne daß es in der Zwischenzeit zu einer Abheilung kommt. Bei den durchgeführten bakteriologischen Untersuchungen werden vermehrt opportunistische Keime, d. h. auf Schleimhäuten und in der Umgebung regelmäßig vorkommende, wenig oder nicht pathogene Keime eruiert. Bei Welpen mit primären ID tritt Kümmern auf, und/oder nach Verimpfung einer modifizierten Lebendvakzine erkranken die Impflinge. Hohe Aufzuchtverluste können durch ID bedingt sein.

Verdacht auf erworbene ID □ Hier ist die Erhebung einer sorgfältigen Anamnese von großer Bedeutung. Es muß nach durchgemachten Virusinfektionen (können Depletion = Entleerung der Lymphknoten von B- und T-Zellen verursachen) oder nach der Verabreichung immunsuppressiver Medikamente gefragt werden. In der nachfolgenden *Tabelle 8.2* sind einige häufige Ursachen für ID aufgelistet.

Der Verdacht auf Immundefekte kann aufgrund von bestimmten Organerkrankungen bestärkt werden. Gehäufte spontane multiple Hautfurunkel- und Abszeßbildung, Otitis media, Gingivitis oder eine Tendenz zu Staphylokokkenseptikämien, Osteomyelitis oder Infektionen mit Enterobakterien erwecken den Verdacht auf eine Störung im Phagozytosesystem (Neutrophile oder Komplementsystem).

Anfälligkeit für Rhinitis oder obere Atemweginfektionen bei geimpften Hunden, häufige Enteritiden und/oder urogenitale Infektionen, bei denen immer wieder andere Erreger vorkommen, lassen bei Junghunden einen angeborenen Mangel an Immunglobulinen, v. a. IgA vermuten. Ein Verdacht auf das Vorliegen eines ID ist aber erst

Tab. 8.2. Einige Ursachen für die Auslösung von erworbenen ID-Zuständen

Mangelnde Kolostrumaufnahme der Neugeborenen	Staupe
Verbrennungen	Parvovirose
Mangelernährung	Demodicosis
Vitamin-E-Mangel	Invasive Aspergillose
Zinkmangel	Ehrlichiose
Diabetes mellitus	Lupus erythematodes visceralis
Cushing-Syndrom	Neoplasien
Schwere Traumata	Pathologische Immun-
Toxine, Gifte, Anästhetika	globulinveränderungen
Medikamente: Glukokortikoide, Zytostatika, Östrogene, Phenylbutazone, Sulfonamide, Chloramphenicol, Griseofulvin	= Gammopathien wie Plasmozytom
Splenektomie	Lymphoproliferative Krankheiten
Lymphangiektasie	Hohes Alter
Urämie, Nephrose	

gerechtfertigt, nachdem andere prädisponierende Momente wie das Fehlen der Milz oder Vorliegen von Harn- und Atemwegsobstruktionen ausgeschlossen werden konnten.

Ebenfalls für ID verdächtig sind persistierende oder rezidivierende Stomatitiden, Periodontitis, infektiös bedingte Wundheilungsstörungen, systemische Aspergillen- und andere Pilz- oder Algeninfektionen, ferner subklinische Infektionen verbunden mit persistierender Milz- und Lymphknotenvergrößerung.

Diagnosesicherung ☐ Unter Praxisbedingungen läßt sich in den meisten Fällen nur der Verdacht auf einen ID aussprechen. Am ehesten ist dies möglich bei erworbenen ID anhand einer sorgfältigen Anamnese. Die Ergebnisse einiger routinemäßig durchgeführter oder kommerziell angebotener *Labortests* können ebenfalls Hinweise auf ID liefern. Persistierende Lymphopenie (dauernd < 1000/µl), zyklische Neutropenie, eine persistierende hohe Leukozytenzahl mit Linksverschiebung und Hypersegmentierung der Neutrophilen, ein verminderter (< 30 g/l) oder stark erhöhter Globulinspiegel (Verdacht auf B-Zellproblem) oder eine Verminderung der Gamma- und Betafraktionen im Elektrophoretogramm sprechen für ID. Ein normales Differentialblutbild oder Elektrophoretogramm schließt das Bestehen eines ID jedoch nicht aus.

Eine Ermittlung der spezifischen Störung, d. h. die ID-Lokalisierung in einer der 4 Grundkomponenten des Immunsystems (Phagozytosesystemstörung, Komplementsystemdefekt, humorale B-Zellstörung mit mangelnder Antikörperbildung oder Störung der zellvermittelten Abwehr = T-Zelldefekte), ist mit z. T. teuren, aufwendigen und meistens Speziallaboratorien vorbehaltenen Tests möglich.

Spezielle Tests, die zur Klärung von ID-Zuständen (Immunstatus) dienen, umfassen: Quantitative Immunklassenbestimmung (IgA, IgG, usw.), postvakzinale Antikörpertiterbestimmungen gegen Viren oder Bakterientoxine, Bestimmung der rosettenbildenden T-Lymphozyten, Stimulierbarkeit der peripheren Lymphozyten durch Mitogene (Lymphozytentransformationstests), Mitogenintrakutantest und verschiedene Tests, welche die Phagozytosetätigkeit bewerten (Näheres bei SCHULTZ, 1977; FELSBURG, 1986).

Behandlungsmöglichkeiten ☐ Diese hängen davon ab, ob es sich um einen primären oder sekundären ID handelt und welcher Klasse der ID angehört (humoraler, zellulärer, Komplement- oder Phagozytosedefekt). Einige ID heilen spontan. Es geht in solchen Fällen darum, mit symptomatischen Maßnahmen die Dauer des Immundefizits zu verkürzen oder diese Periode zu überbrücken. Bei erworbenen ID sollen die den ID auslösende Grundkrankheit behandelt und immunsuppressive Medikamente oder Toxine eliminiert werden.

Symptomatische Maßnahmen:
1. Kalorisch ausreichende, Protein- und vitaminreiche Fütterung. Bei Demodicosis hat eine 5malige tägliche Verabreichung von 200 mg Vitamin E gute Ergebnisse gezeigt (Näheres s. DEGEN et al., 1986).
2. Vermeidung von Streß, Verminderung von Infektionsrisiken, und sofortige rigorose Behandlung geringfügiger Verletzungen oder Infektionen in den Anfangsstadien. Im weiteren sind Vakzinationen mit lebenden attenuierten Viren zu unterlassen.
3. Antibiotika sind aufgrund von Antibiogrammen auszuwählen. Es werden bevorzugt bakterizide Antibiotika eingesetzt.

4. Bei humoralen ID (außer IgA-Mangel) oder Mangel an maternalen Antikörpern (Hypogammaglobulinämie) bei Welpen können Gammaglobulinpräparate (Stagloban® P, Hoechst Veterinär GmbH) oder Plasmatransfusionen erfolgreich eingesetzt werden (Vorsicht bei Wiederholungen, da allergische Reaktionen möglich).

5. Bei ID infolge verminderter Granulozytenzahl kann Lithiumcarbonat 150–300 mg 2 × tgl. oder Lithiumcitrat 12 mg/kg 2 × tgl. p.o. zur Knochenmarkstimulation eingesetzt werden (CAMPBELL, 1985).

Unspezifische Immunstimulantien, von denen man sich eine Restaurierung des Immunsystems erhofft, sind:

1. Bakterielle Produkte wie Muramyldipeptid aus Bacillus Calmette-Guerin (teuer, T-Lymphozytenstimulans).
2. Phagen-lysierte Staphylokokkenkulturen (Staphage Lysate, Delmont Lab, Swarthmore, USA) werden bei Pyodermien eingesetzt. 0,1–0,25 ml in 1. Wo. s.c.; dann wird Dosis wöchentlich um 0,1 bzw. 0,25 ml gesteigert bis zu einer Erhaltungsdosis von 0,5–2 ml/Wo., die evtl. lebenslänglich verabreicht werden muß.
3. Biologische Paramunitätsinducer. Paramunisierung mit Typ I-Inducern ist nach MAYR (1984) für die Verhinderung von streßbedingten Abwehrschwächen, bei konstitutioneller und dispositioneller Abwehrschwäche angezeigt. Multipotente Paramunitätsinducer wie z. B. Cadimun® Pind (WDT), PIND-ORF oder Duphapind® haben sich als geeignet erwiesen.
4. Levamisol (Citarin®, Bayer) 2,2 mg/kg 3 × wöchentlich steigert T-Zellenaktivität und Phagozytose, hat aber auch mögliche Nebenwirkungen (Neurotoxizität, Agranulozytose).
5. Mediatoren des Immunsystems wie Interferone werden vermutlich in naher Zukunft Verwendung finden.

Knochenmarktransplantation ist eine sehr komplexe, experimentell erprobte Methode, die sich bei gewissen ID als erfolgreich erwiesen hat (HARRIS & GASPE, 1986).

Prophylaktische Maßnahmen □ Träger von vererbbaren ID sollten von der Zucht ausgeschlossen werden.

8.4.3 Spezifische primäre Immundefektzustände

8.4.3.1 Immundefekte des lymphozytären Systems

Schweres kombiniertes Immundefekt-Syndrom
Diese Krankheit ist durch einen Defekt der humoralen und der zellbedingten Immunreaktion gekennzeichnet. Sie ist mit einer Thymusdysplasie und einer Hypoplasie von Milz und Lymphknoten verbunden. Diese ID wurde bei Bassethound-Rüden und vermutlich auch bei Dackeln beobachtet. Bei Weimaranern kommt ein ID mit Thymusaplasie vor.

Symptome □ Je nach Schweregrad des ID treten die Symptome ab 3. Lebenswoche oder nach Verschwinden der maternalen Antikörper auf. Die Welpen gedeihen nicht, haben Gingivitis, Stomatitis, Pyodermie und Otitis, die auf die Behandlung nicht ansprechen oder sterben an einer Impfstaupe.

Laborbefunde □ Schwere Lymphopenie und Hypoglobulinämie.

Prognose □ Ungünstig.

Selektiver IgA-Mangel
Es besteht ein verminderter Immunglobulin-A-Spiegel im Serum (< 5 mg IgA/100 ml) und/oder IgA-Mangel in den Körpersekreten. Es handelt sich um den häufigsten ID, der bis zu 1 % aller Welpen betreffen soll. Besonders häufig kommt er beim Beagle und bei Hündinnen vor.

Symptome □ Das klinische Bild reicht von völliger Symptomlosigkeit bis zu gehäuften leichteren Verlaufsformen von Bordetelleninfektionen der oberen Atemwege, chronischen Pyodermien und Otitiden, z. T. auch Giardiasis. Die oberen Atemweginfektionen treten trotz rechtzeitig erfolgter Vakzination auf. Die Welpen von IgA-Mangel-Hündinnen weisen eine erhöhte Infektionsanfälligkeit des Respirations- und Gastrointestinaltraktes auf. Es wird vermutet, daß Hunde mit IgA-Mangel im späteren Leben ein erhöhtes Risiko für Autoimmunkrankheiten entwickeln.

Prognose □ Günstig.

Verzögert einsetzende Immunglobulinproduktion
Dieser ID (vorübergehende Hypogammaglobulinämie) wurde bei Welpen der Spitzrasse beobachtet.

Symptome □ Nach dem Verschwinden der maternalen Antikörper im Alter von 2–3 Monaten tritt vorübergehend eine erhöhte Anfälligkeit für Atemweg- und Hautinfektionen auf, die sich im Alter von 6–7 Monaten spontan wieder verliert.

Laborbefunde ☐ Im Vergleich zu gleichaltrigen Welpen sind die Gammaglobulinspiegel erniedrigt.

8.4.3.2   Störungen des Phagozytosesystems
Diese betreffen primär die Zahl und Funktion der Neutrophilen, Makrophagen und RES-Zellen. Da jedoch die T-Zellen vermittels Mediatoren (Lymphokine) die Makrophagentätigkeit regeln, beeinflussen sie auch die Phagozytosetätigkeit. Ebenfalls eine Rolle spielt das Komplementsystem.

Zyklische Neutropenie des grauen Collies (zyklische Hämatopoese)
Bei diesem Erbleiden kommt es in Abständen von 13 ± 1 Tagen zu 2–4tägigen granulozytopenischen Phasen, die mit einer erhöhten Infektanfälligkeit verbunden sind (Kap. 17.1).

Behandlung ☐ Lithiumcarbonat 150–300 mg 2 × tgl. oder Lithiumcitrat 12 mg/kg 2 × tgl. p.o. über mehrere Monate.

Prognose ☐ Zweifelhaft.

Granulozytopathiesyndrom
Diesem autosomal rezessiv vererbten ID des Irish Setters liegt ein Funktionsausfall der Granulozyten zugrunde. Die Granulozyten vermögen die phagozytierten Bakterien nicht abzutöten. Ein ähnliches Problem existiert ferner bei Dobermann-Pinschern.

Symptome ☐ Vermehrte episodische Welpeninfektionen (Omphalophlebitis, Pyodermien, Gingivitis, Osteomyelitis) mit pyogenen Bakterien, die auf die Behandlung schlecht ansprechen. Die Lymphknoten sind chronisch vergrößert.

Laborbefunde ☐ Persistierende Leukozytose mit Linksverschiebung und Hypersegmentierung der Kerne der Granulozyten. Die Gammaglobulinspiegel sind erhöht, und es besteht eine Anämie.

Komplementmangel (vererbter C₃-Mangel)
Dieser wurde bei Brittany Spaniels gefunden. Symptome bestanden keine.

Literatur
Buschmann, H., 1982: Allergien und durch Überempfindlichkeitsreaktionen bedingte Krankheiten beim Haustier. Tierärztl. Praxis, **10**: 281.

Campbell, K. L., 1985: Canine cyclic hematopoiesis. Comp. Cont. Educ. **7**: 57.

Curtis, R., & K. C. Barnett, 1983: The »blue eye phenomenon«. Vet. Rec. **112**: 347.

Degen, M. A., & E. B. Breitschwerdt, 1986: Canine and feline immunodeficiency – Part I. Comp. Cont. Educ. **8**: 313.

Drazner, H., 1980: Systemic Lupus erythematosus in the dog. Comp. Cont. Educ. **2**: 243.

Felsburg, P. J., 1986: Immunodeficiency. In: Kirk, R. W.: Current Veterinary Therapy IX. Philadelphia: W. B. Saunders.

Harris, C. K., & P. W. Gasper, 1986: Bone marrow transplantation in the dog. Comp. Cont. Education **8**: 337.

Mayr, A., G. Eissner & B. Mayr-Bibrack, 1984: Handbuch der Schutzimpfungen in der Tiermedizin. Berlin/Hamburg: Paul Parey.

Muller, G. H., R. W. Kirk & D. W. Scott, 1983: Small Animal Dermatology. 3rd Ed. Philadelphia: W. B. Saunders.

Schütt, I., & U. Kersten, 1986: Myasthenia gravis – eine Übersicht über den Krankheitsverlauf bei 23 Hunden. Kleintierpraxis **31**: 121.

Schultz, R. D., 1977: Laboratory diagnosis of immunologic disorders. In: Kirk, R. W.: Current Veterinary Therapy VII. Philadelphia: W. B. Saunders.

Vandevelde, M., & R. Fankhauser, 1983: Neuroimmunologische Krankheiten bei Haustieren. D. T. W. **90**: 310.

9 Unfallhund

P. F. SUTER · J. ARNDT · W. D. PRIEUR · G. KÁSA · F. KÁSA

Nur diejenige Notfallbetreuung, welche unter akutem Zeitdruck die komplexen Unfallprobleme systematisch zu erfassen, richtig zu interpretieren und planmäßig anzugehen vermag, kann die gestiegenen Erfolgsansprüche der Hundebesitzer befriedigen.

Das Vorgehen bei Unfällen gliedert sich in folgende Phasen:

1. Notfallanamnese erheben
2. Erst- oder Notfalluntersuchung auf lebensbedrohliche Traumata (Triage)
3. Lebensrettende Sofortmaßnahmen
4. Monitoring oder Überwachung
5. Allgemein- und Spezialuntersuchungen
6. Endgültige Behandlung der Verletzungen

9.1 Notfalluntersuchung, Notfallbehandlung

P. F. Suter

9.1.1 Notfallausrüstung, Notfallecke

Es ist vorteilhaft, die für Unfälle und Notfälle benötigten Instrumente, Medikamente und Apparate möglichst zusammen in einem für die Notfallbehandlung geeigneten Bereich der Praxis aufzubewahren (Tab. 9.1).

Medikamentennotfallkoffer
Spritzen, Kanülen, Butterflykanülen, Dosierungstabelle für Notfallmedikamente. Anwendungsvorschriften für die Dauertropfherstellung (Tab. 9.1).

9.1.2 Notfallanamnese, Notfalluntersuchung

Die Notfalluntersuchung muß rasch, zielgerichtet und systematisch durchgeführt werden, damit nichts Wesentliches übersehen wird. Mißachtung der anerkannten Regeln kann zum Verlust des Patienten oder zu vermeidbaren Komplikationen führen.

Unfallanamnese □ Angaben über Unfallhergang, Dauer der Verletzung und erhaltene Medikamente erhöhen die Aussagekraft und Verläßlichkeit der Untersuchungsergebnisse.

Erstuntersuchung, Triage □ Diese hat zum Ziel, in Minutenfrist mit klinischen Untersuchungsmethoden zu erkennen, ob

a) vitale Gefährdung (lebensbedrohliche Verletzung) besteht;
b) eine spezifische lebenserhaltende Sofortbehandlung erforderlich ist;
c) Euthanasie infolge irreparabler Verletzung vorgeschlagen werden soll;
d) Zeit bleibt für eine gründliche Allgemeinuntersuchung.

Atmungs- und Zirkulationsapparat stehen an erster Stelle, weil nach 3–5minütiger Anoxie mit irreversiblen Hirnschäden zu rechnen ist und bei Todesfällen Thoraxverletzungen und Schock als Ursachen an erster Stellen stehen.

Man beurteile in nachfolgender Sequenz (**A**tmung = A, **B**lutzirkulation = B und ZNS = **CNS** = C; Brasmer, 1987):

1. Atmung, Atemapparat
2. Kapilläre Füllungszeit
3. Schleimhautfarbe
4. Puls
5. Herz
6. Gehirn und Rückenmark
7. Schwere blutende Weichteil- und Skelett-Traumata

1. *Atemapparatbeurteilung.* Bei Atemnot, Erstickungsanzeichen oder Apnose muß sofort die Durchgängigkeit der Atemwege überprüft werden. Dann beurteilt man Atemfrequenz, Atembewegung und ob offene Brustwandverletzungen oder multiple Rippenfrakturen vorliegen.
2. *Kapilläre Füllungszeit* der Maulschleimhaut soll 2 s nicht übersteigen.
3. Die *Schleimhautfarbe* darf weder zyanotisch

Tab. 9.1. Unfallausrüstung

*Medikamentennotfallkoffer**
Adrenalin 1 : 10 000
Aminophyllin, Theophyllin
Antibiotika, z. B. Ampicillin, kristallines Penicillin,
  Trimetoprim-Sulfonamidpräparat
Apomorphin
Atropin. sulfuric.
Calciumgluconat 10 %
Diazepam (Injektionslösung)
Digitalispräparat
Dopamin
Dobutamin (Dobutrex®)
Doxapram (Dopram®)
Furosemid (Lasix®, Dimazon®)

Glukokortikoide, wasserlösliches Dexamethason und
  Prednisolonsuccinat
Heparin
Lidocain (Xylocain®) ohne Sperrkörper
Noradrenalin
Nitrate (Isoket®)
Pentobarbital
Phenobarbital
Procainamid (Pronestyl®)
Propranolol (Inderal®)
Thenalidin (Sandosten-Ca®) = Antihistaminikum
Xylazin (Rompun®)
Vitamin K (Konakion®)

Infusions- oder Vorratlösungen
Mischinfusion (0,45 % NaCl, 2,5 % Glucose)
Ringerlactatlösung
Kochsalzlösung 0,9 %
Plasmaexpander wie Gelatine-Dextran-70- oder
Hydroxyäthylstärke-Lösungen (HÄS)
Mannitol 20 %

Infusionszusätze:
Natriumbicarbonatlösung 8,4 % (1 mmol/ml)
Glucoselösung 50 %
Kaliumchloridlösung 15 % (2 mmol/ml)
ACD-Lösung für Blutkonservenherstellung

Anästhetika und Schmerzmittel
Lokalanästhetikum mit Sperrkörper
Fentanyl, Pethidin
Dextromoramid (Jetrium®, Palfium®)
Morphin. hydrochloric.

Ketamin (Ketanest®, Vetalar®)
Naloxon (Narcan®)
Oberflächenanästhetikum (Spray)
Bemegrid (Megimid®)

Narkose und Überwachungshilfsmittel
Endotrachealtuben mit Ansätzen (3 mm–15 mm)
Stilette für Tuben
Gesichtsmasken
Laryngoskop
Kathetergleitmittel
Mundspatel
Mundsperrer
Stabtaschenlampe
Ambu-Beutel
Absaugegerät
Narkosegerät
Ösophagus-Stethoskop
Gazerollen
Klebebänder
Tracheotuben (3 Größen)
Heimlich-Ventile
2 Arterienklemmen

Venenverweilkatheter (G16–24)
Butterflynadeln (G20–23)
Harnkatheter
Absaugekatheter
Magensonden
Peritonealdialysekatheter
Thermometer
Wärmekissen, Decken oder Gummiwärmflaschen
EKG-Apparat
Inkubator, O_2-Käfig
Thorax-Katheter (SUTURE rib®)
Verbindungsstücke von Katheter zu Spritzen
3-Weg-Hahnen

Notfallbestecke mit Nahtmaterial
Handschuhe, sterile fertige Bestecke mit Abdecktüchern für verschiedene Zwecke wie Thorakozentese und
Wundverschluß.

Notfall-Laborausrüstung
Mikrohämatokritzentrifuge (Compur M1100)
Mikrohämatokritkapillaren
Refraktometer für spez. Gewicht des Harnes
  und Plasmaproteinkonzentration
Harnteststreifen (Combur 8)
Diff-Quik-Kit (Merz & Dade) und Objektträger
  für Blut- und Punktatausstriche
Mikroskop

Serumharnstoff-Test (Merckognost® oder Azostix®)
Glukose-Teststreifen (Hämo-Glukotest 80–800)
Probenröhrchen für verschiedene Untersuchungen
Probenröhrchen (EDTA, Heparin, Fluorid, etc.)
Na-citratlösung 3,65 %

* Die Medikamentenliste kann gemäß den besonderen Praxisanforderungen beliebig ergänzt oder gekürzt werden.

(Hypoxämie) noch blaß mit dünnen Gefäßen sein (hypovolämischer Schock). Bei Hypercarbie (CO_2-Retention) können die Schleimhäute unverändert sein. Beim Bestehen einer Anämie tritt keine Zyanose mehr auf.

4. *Puls.* Anstieg der Frequenz, verbunden mit pochender Pulsqualität, ist nach Verlust von ca. 30 % der zirkulierenden Blutmenge zu erwarten. Ein schwacher (fadenförmiger) Puls bedeutet, daß der Blutdruck um 70 mm Hg schwankt. Beträgt der Blutdruck 60 mm Hg oder weniger, wird der Puls unfühlbar.

5. *Herz.* Man achte auf Tachykardie, Bradykardie, Arrhythmien, Abschwächung von Herzspitzenstoß und Herztönen, sowie auf Klappengeräusche. *Anzeichen von akutem Herzversagen* sind: Bewußtseinsstörungen; initial vermehrte, dann abnorme, verlangsamte Atmung, Schnappatmung oder Apnoe; blasse, trockene oder zyanotische Schleimhäute; verlängerte Kapillarfüllungszeit; weite reaktionslose Pupillen (1 min nach Herzstillstand), fadenförmiger oder unfühlbarer Puls; kollabierte Venen und kalte Extremitäten.

6. *Gehirn und Rückenmark.* Die Beurteilung umfaßt (s. auch Kap. 9.5): 1. Bewußtseinszustand (Apathie, Stupor, Koma); 2. Atemrhythmusbeurteilung (Kap. 9.3, Cheyne-Stokes-Atmung, neurogene Hyperventilation, Schnappatmung, Biot-Atmung, ataktische Atmung deuten auf Hirnstammläsionen oder Schock hin); 3. Größe und Reaktion der Pupillen; 4. Augenbewegungen und Augenstellung; 5. Muskelfunktion und Reflexe.

Ferner ist zu entscheiden, ob die zentralnervösen Ausfallerscheinungen primär (Gehirntrauma) oder sekundär (Schock, Hypoxie) sind.

Bewußtseinsstörungen: Kommen bei allen Arten von Hirntraumata vor. Besorgniserregend sind Bewußtlosigkeit oder eine zunehmende Verschlechterung des Bewußtseinszustandes.

Beidseitige *Miose, einseitige Mydriase* oder *beidseitige Mydriase* mit Pupillenstarre sowie abnorme Augenbewegungen deuten auf schwere Hirnstammschäden hin.

Enthirnungsstarre (Bewußtlosigkeit, Opisthotonus und Streckkrampf aller Gliedmaßen) deutet auf schwere Hirnstammläsion, hat ungünstige Prognose.

Dezerebellierte Starre sieht mit Ausnahme der Hintergliedmaßen, deren Zustand zwischen Flexion und Extension variiert, gleich aus wie Enthirnungsstarre, hat aber eine etwas günstigere Prognose.

Übersteigerte Streckreaktion ist als ungünstiges Zeichen anzusehen.

Palpation des Schädels auf Frakturen: Frakturen sind in 70–80 % der schweren Hirntraumata zu erwarten.

Beurteilung des Rückenmarks: (Vorsicht, da Hunde unverhofft beißen können) umfaßt: 1. Gehvermögen, 2. Wirbelsäulenanatomie, 3. Tiefensensibilität, 4. Reflexe, 5. Korrekturreaktionen und 6. Schmerz (Kap. 27.1).

Tetraplegie oder *Paraplegie* mit Hyperreflexie und fehlendem Tiefenschmerz kaudal der vermuteten Läsion deuten auf Querschnittläsion hin. Allerdings kann ein spinaler Schock mit totalem Funktionsausfall während der ersten 45–60 min nach dem Unfall den Untersuchungsbefund fälschlicherweise als ungünstig erscheinen lassen.

Ein isoliertes *Schiff-Sherrington-Syndrom* (Extensorenrigidität der Vordergliedmaßen und Paralyse der Nachhand infolge Trauma zwischen T_2 und L_4) sollte nicht a priori als ungünstig angesehen werden. Dasselbe gilt für die überkreuzten Extensorenreflexe.

7. *Weichteil- und Skelettbeurteilung* konzentrieren sich v. a. auf arterielle Blutungen, Körperhöhlenverletzungen, offene Frakturen und perforierende Gelenkwunden.

9.1.3 Lebensrettende Sofortmaßnahmen, Notfallbehandlung

Man soll sich im klaren sein, ob sich eine solche Behandlung lohnt (v. a. bei polytraumatisierten Hunden), ob Eigentümer oder Überbringer eine Behandlung wünschen und ob sie bereit sind, die entstehenden Kosten zu übernehmen. Lebensrettung um den Preis eines bleibenden schweren Defektes wird nur ausnahmsweise als Erfolg angesehen. Die Reihenfolge der lebensrettenden Maßnahmen kann man sich mit der Eselsleiter »A CRASH« merken.

A – Atemwege freilegen

C – Zirkulation stabilisieren

R – Respiration gewährleisten

A – Arterielle Blutung stillen

S – Schock behandeln (Kap. 9.2)

H – Hirn- und Rückenmarktraumata behandeln

Sobald sich im Verlauf der Notfallbehandlung die Gelegenheit ergibt, soll man Blut- und Harnproben entnehmen, damit man von den Behandlungsmaßnahmen unbeeinträchtigte Ausgangswerte erhält.

1. *Atemwege freihalten und Respiration gewährleisten*

a) Blut, Schleim und Erbrochenes aus Mund,

Pharynx und Trachea absaugen. Bei bewußtlosen Hunden Zunge vorziehen und Kopf strecken oder endotracheal intubieren.

b) O_2 via Nasenkatheter, Maske oder direkt in Trachea durch einen Venenkatheter oder Tubus zuführen (s. Kap. 14.1.2).

c) Tracheotomie durchführen, falls Ödeme oder Hämatome die oberen Atemwege komprimieren.

d) Offene Thoraxwunden abdecken.

e) Spannungspneumothorax oder schweren Pneumothorax punktieren (Thorakozentese).

f) Intratracheal intubieren und beatmen, falls vorangegangene Maßnahmen ungenügend oder erfolglos blieben.

2. *Zirkulation stabilisieren und arterielle Blutung stillen*

a) Venenkatheter legen.

b) Kristalloide oder kolloide Infusionslösungen verabreichen, bis Puls und kapilläre Füllung sich verbessert haben; bei einem Hämatokrit < 20 % Bluttransfusion einsetzen (Schockbehandlung, Kap. 9.2).

c) Arterielle Blutstillung. Blutende Arterien mit Klemme fassen und abbinden oder Blutung stillen mit festem Druckverband, der über eine dicke Kompresse gelegt wird, dann Verletzung hoch und Kopf tief lagern. Nur falls Blutung nicht steht, Esmarch-Stauschlauch ca. eine halbe Handbreite von der Wunde herzwärts anlegen und maximal 2 h liegen lassen. Innere Blutungen im Bauch: Kap. 9.4, im Thorax: Kap. 9.3.

3. *Behandlung von Herzschwäche, Kammerflimmern, Perikardtamponade, Asystolie*

Die häufigsten Gründe für kardiale Probleme sind Ventilationsstörungen (Hypoxie, Hyperkarbie), Azidose, Schock, vagovagale Reflexe, Arzneimittel-Überempfindlichkeitsreaktionen (auf Adrenalinzusatz in Lokalanästhetika), akute Perikardtamponade (perikardiale Blutung) und Narkosezwischenfälle (Kap. 6.5).

a) 1. Phase (unabhängig von der Ursache). *Hirn- vor O_2-Mangel schützen.* Falls Hund nicht atmet, wird intubiert oder tracheotomiert und manuell 20–40 ×/min mit 100 % O_2 beatmet; falls Herzschlag fehlt, extrathorakale Herzmassage einleiten (Thoraxkompression 40 ×/min = große Hunde, 80 ×/min = kleine Hunde). Falls Herzstillstand kurz vorher erfolgte, kann man zuerst einen präkordialen Schlag versetzen, um evtl. Herz in Gang zu bringen.

b) Baldmöglichst *Venenkatheter legen* und Mischinfusion, der man pro 500 ml 15–20 mmol $NaHCO_3$ Lösung zugefügt hat,

rasch einfließen lassen. Falls Ringerlösung infundiert wird, muß Na-Bikarbonatlösung separat gegeben werden.

c) 2. Phase = *Restitution der Herzaktion.* Ohne EKG ist die Einleitung spezifischer therapeutischer Maßnahmen unmöglich. Bei *Kammerflimmern* muß defibrilliert werden. Direkte elektrische Defibrillierung: Hunde < 7 kg KG mit 2 watt-s/kg, 7–40 kg KG mit 5 watt-s/kg KG, evtl. bis 10 watt-s/kg KG. *Chemische Defibrillierung:* Kaliumchlorid 1 mmol/kg KG mit Acetylcholin 6 mg/kg gefolgt von 2 ml Calciumgluconat 10 % pro 10 kg KG oder $CaCl_2$ 10 % 0,05–0,1 ml/kg intrakardial verabreichen. In Fällen ohne Kammerflimmern 0,5–1 ml Adrenalin 1 : 10 000 mit 10 ml NaCl verdünnen und in Tracheotubus spritzen oder die unverdünnte Menge in die linke Herzkammer injizieren. Mit Massage weiterfahren, bis Herzaktion genügend ist.

d) Bei *zu langsamer Herzaktion* trotz Adrenalingabe kann 1 mg Isoproterenol 500 ml Glukose 5 % zugesetzt und mit einer Geschwindigkeit von 1 Tropfen/kg KG/min eines Mikrotropfensystems (0,01 µg/kg KG/min) infundiert werden.

e) Nach Restitution der Herzaktion mit Infusion von 10 mmol $NaHCO_3$ in 500 ml Infusionslösung weiterfahren. Zusätzlich kann zur Verbesserung der Herzaktion in einer separaten Infusion Dobutamin 2,5 µg/kg KG/min verabreicht werden.

4. *Hirn- und Rückenmarkstraumata*

Möglichst keine Schmerzmittel verabreichen, bevor der Neurostatus durchgeführt wurde. Im Verlaufe der Beatmung, O_2-Therapie und Schockbehandlung wird oft eine spontane Besserung des neurologischen Zustandes beobachtet. Ein isoliertes Schädeltrauma ruft nur ausnahmsweise Anzeichen einer Hypovolämie hervor, sondern bewirkt häufiger Blutdruckanstieg. Halbwache, psychomotorisch unruhige Hunde werden mit Diazepam (Valium®) 10 mg Anfangsdosis sediert.

Bei *Hirnödem oder Herniationsverdacht* wird (falls nicht bereits zur Schockbekämpfung verabreicht) Dexamethason 2–4 mg/kg KG alle 8 h für 2–3 d gegeben und zusätzlich Mannitollösung 20 %, 10 ml/kg KG (2 g/kg KG) 2–3 × im Abstand von 6 h rasch infundiert. Bei intrakranialen Blutungen soll kein Mannitol verabreicht werden. Bei Verdacht auf Herniation wird der Patient zusätzlich mit O_2 hyperventiliert. Es ist auch bei Hunden mit Hirnödem notwendig, Flüssigkeit zu verabreichen, um den Patienten nicht austrocknen zu lassen. Vermutet man aufgrund einer kontinuierlichen Verschlechterung des Neurostatus eine extra- oder subdurale Blutung, so kann man den Patienten notfallmäßig an eine Spezialklinik überweisen zur Vornahme einer Dekompression mit Bohrlöchern in der Fossa temporalis. Wunden sollen abgedeckt und ins Hirn verlagerte Schädelknochenstücke in Inhalationsnarkose möglichst bald reponiert werden.

Bei *Rückenmarksverletzungen* sollen die Hunde auf einer gepolsterten Unterlage (Sperrholzplatte, Brett) immobilisiert werden. Damit wird das Risiko reduziert, daß durch Aufstehversuche Dislokationen verstärkt und Rückenmarkstraumata verschlimmert werden. Viele Neurologen behandeln routinemäßig mit Dexamethason 2–4 mg/kg, evtl. auch mit Mannitol bei Vermutung auf Hirn- oder Rückenmarktraumata. Für weitere Maßnahmen Kap. 9.5.

5. Zuletzt werden größere *Wunden* versorgt und *Frakturen* temporär ruhiggestellt, am besten mit einem Robert-Jones-Verband. Damit sollen zusätzliche Weichteilschäden, Wundinfektionen, Zirkulationsschäden und die Entstehung einer offenen aus einer geschlossenen Fraktur vermieden werden. Antibiotika sind schon vor Wundbehandlung zu verabreichen.

6. Sobald sich die lebenswichtigen Parameter stabilisiert haben, wird man sich überlegen, ob man *Risikopatienten* sofort an eine Spezialklinik überweisen soll oder ob man die klinische Untersuchung zu Ende führen will.

Mit Hilfe der Eselsleiter »A CRASH PLAN« kann man sich den weiteren Untersuchungsgang merken:

A – Atemwege

C – Zirkulation   **P** – Pelvis
R – Respiration   (Rektalbefund)
A – Abdomen   **L** – »Limbs«
S – WirbelSäule   (Extremitäten)
H – Hirn, Haut   **A** – Arterien und Venen
                           N – Periphere Nerven

Traumapatienten bedürfen nach erfolgter Notfalltherapie einer kontinuierlichen Überwachung.

Überwachung (Monitoring), Trendbeobachtung

Die Trendbeobachtung ermöglicht es, Komplikationen zu verhindern oder frühzeitig zu behandeln. Die Patientenüberwachung soll anhand eines Planes erfolgen, der je nach Patient (Alter, Rasse), verletzter Körperregion, Praxisbedingungen und den zu erwartenden Komplikationen und damit verbundenen Kosten aufgestellt wird.

Elementare klinische Daten wie Rektaltemperatur (Vermeidung von Unterkühlung), Puls, Atmung, Pupillenveränderungen, Schleimhautzustand, Austrocknungsgrad, Bewußtseinszustand usw. sind zu ergänzen durch Laborwerte wie Hämatokrit, Plasmaproteinkonzentration, Harnstatus und Harnmenge, Säure-Basen-, O_2-, und CO_2-Bestimmungen, Harnstoff- und Elektrolytwerte und Blutdruckmessungen (zentralvervöser Druck, arterieller Blutdruck).

9.2   Schock und Schockfolgen, allgemeine Grundsätze der Therapie bei Traumata und anderen Notfällen

P. F. Suter

Definition □ Schock ist ein Syndrom, das durch eine akute Verminderung der nutritiven Gewebedurchblutung gekennzeichnet ist. Dabei entsteht ein Mißverhältnis zwischen Sauerstoffangebot und Sauerstoffbedarf. Die im Gewebe anfallenden sauren Stoffwechselprodukte werden ungenügend oder gar nicht mehr abtransportiert. Ischämie, Hypoxie und Azidose bedingen funktionelle und strukturelle Veränderungen des gesamten Organismus. Schock ist ein phasisch ablaufendes Geschehen, das die einzelnen Organe zu verschiedenen Zeiten erfaßt.

Je nach den im Vordergrund stehenden Pathomechanismen werden 4 grundsätzliche Arten des Schocks unterschieden:

Hypovolämischer, kardiogener, vasogener, *obstruktiver Schock und Mischformen.*

Die im Verlaufe des Schocks ablaufenden Gegenregulationsmechanismen, pathophysiologischen und metabolischen Geschehnisse sind weitgehend identisch, unabhängig davon, wie das Schockgeschehen ausgelöst wurde. Die Gewichtung der einzelnen Mechanismen verändert sich jedoch mit der Schockursache. Je nach Schockart tritt die eine oder andere Organ- oder Gewebeveränderung bzw. der eine oder andere Mechanismus stärker in den Vordergrund.

Schockablauf und auslösende Ursachen des Schocks

Sie bestimmen die klinischen Symptome. Aufgrund der klinischen Untersuchung und eines soliden Grundwissens über das Schockgeschehen lassen sich somit in einem aktuellen Fall wichtige Einblicke gewinnen, welche für die Prognose und eine erfolgreiche Behandlung unentbehrlich sind.

Schockablauf und Schockfolgen

Im Ablauf lassen sich 3 ineinanderfließende Phasen beobachten:

a) eine *1. Phase* mit *Auslösung des Schocks, Gegenregulation* und *Erholung* oder
b) *Überleitung zur 2. Phase,* eine Phase mit *verstärkter Gegenregulation,* die zu mikrozirkulatorisch ausgelösten Gewebeschäden und sekundären Organveränderungen führt, und
c) eine *3. Phase* (therapierefraktäre Phase), in der es zu *endgültigen Funktionsausfällen* und zum *Exitus* kommt.

1. Phase □ Abfall des zirkulierenden Blutvolumens, der Herzpumpleistung oder des Gefäßtonus, oder ein reduzierter Blutrückfluß zum Herzen rufen Blutdrucksenkung und eine Reizung der Volumen- und Druckrezeptoren (Barorezeptoren) hervor.

Diese Reize beantwortet der Körper mit einer nervalen und hormonellen (Katecholaminausschüttung) Gegenregulation, der sogenannten *sympathikoadrenalen Reaktion.* Diese bewirkt eine periphere Vasokonstriktion, das Einströmen von interstitieller Flüssigkeit ins Gefäßsystem und die Mobilisierung der Blutreserven aus den Kapazitätsgefäßen. In leichten Fällen kann damit der Kreislauf stabilisiert werden.

2. Phase □ Falls die Schockursache weiterwirkt und die Stabilisierung des Kreislaufs durch die spontane Gegenregulation und eine allfällige Behandlung unwirksam bleiben, verstärkt sich die Gegenregulation. Die Herzschlagfrequenz erhöht sich, die Durchblutung von Haut, Muskulatur, Nieren und des Splanchnikusgebietes wird zugunsten der lebenswichtigen Organe wie Herz, Gehirn, Lunge und Nebenniere verringert (Umverteilung des Blutes, sog. *Zentralisation des Kreislaufes*). Als Folge der Minderdurchblutung der Kapillargebiete von Nieren, Leber, Darm und Muskulatur wird vorerst deren Funktion herabgesetzt, und später werden, bei längerem Bestehenbleiben, deren Gewebe und Gefäße zunehmend geschädigt. Die stagnierende Gewebezirkulation bewirkt Hypoxie, metabolische Azidose, erhöhte Gefäßpermeabilität, Freisetzung von sauren Metaboliten wie Milchsäure und Aktivierung von Enzymen, Prostaglandinen, vasoaktiven Substanzen und Gerinnungsfaktoren. Teilweise erreichen freigesetzte toxische Gewebeprodukte via verbleibende Zirkulation lebenswichtige Organe wie das Herz, wo sie eine schädigende Wirkung entfalten. In der Körperperipherie werden mit dem Austritt von Plasma

aus den Gefäßen, der Erythrozytenaggregation und Hyperkoagulabilität und der Mikrothrombenbildung die Schäden immer schwerer und letztlich irreversibel.

3. Phase □ Durch die überall im Körper auftretenden Schädigungen erschöpft sich die Gegenregulation. Es kommt zur *Dezentralisation* des Kreislaufes mit Herzinsuffizienz, Gefäßhypotonie, Azidose, Hypoxämie und Verbrauchskoagulopathie, die rasch zum Exitus führen.

9.2.1 Schockformen und ihre Behandlung

9.2.1.1 Hypovolämischer Schock

Er wird ausgelöst durch:

1. *Blutverluste* nach innen (in Körperhöhlen oder Gewebe hinein) oder nach außen (Verletzungen). In der Mehrheit der Fälle bestehen zusätzliche, mehr oder weniger ausgedehnte Gewebeverletzungen und Plasmaverluste. Man spricht daher vom *hämorrhagischen* oder *traumatischen Schock*, evtl. vom *Operationsschock.*
2. *Austrocknung, Dehydratationsschock* infolge Wasser- und Elektrolytverlusten nach außen (gastrointestinale Störungen) oder innen z. B. in den Darm oder als Ergüsse in Körperhöhlen (Verluste in den sogenannten 3. Raum bei Ileus bzw. Aszites).
3. *Verbrennungsschock*, geht mit schweren Plasma-, Wasser- und Elektrolytverlusten und Gewebeschädigungen durch toxische Resorptionsprodukte einher.

Symptome □ *Schocksymptome* treten akut, gelegentlich auch subakut auf. Verluste von bis zu 20 ml Blut pro kg KG oder 6–8 % Körperflüssigkeit werden meistens symptomlos kompensiert.

Frühsymptome nach Übersteigen der obigen *Blutverlustmengen* sind: leicht beschleunigter, kleiner, aber gut fühlbarer Puls, blasse Schleimhäute, eine leicht verlängerte Kapillarfüllungszeit (>2 s), eine beschleunigte, vertiefte Atmung, leichte Untertemperatur, kühle Ohren und Gliedmaßenperipherie und evtl. ein verändertes Verhalten (ruhiger als normal oder ängstlich und unruhig). Mit einer Verzögerung von etwa 6 h beginnen Hämatokrit (PCV) und Plasmaproteine zu fallen. Die Harnproduktion sinkt auf oder unter 0,4–0,6 ml/kg/h. Das spezifische Gewicht ist hoch und der Serumharnstoff zunächst normal. Die Leukozytenzahlen steigen.

Die *Symptome bei Flüssigkeitsverlusten* zwischen 6 und 8 % des KG sind ähnlich wie bei Blutverlusten. Zusätzlich sind Haut- und Schleimhautturgor vermindert und PCV und Plasmaproteine sofort durch Hämokonzentration erhöht. Daneben beste-hen Symptome der Grundkrankheit.

Ausgeprägte Schocksymptome sind bei über 30–40 ml Blutverlust pro kg KG oder einer Aus-trocknung von über 10 % zu erwarten. Sie umfas-sen: Allgemeine Schwäche, Benommenheit, evtl. Koma oder Kollaps, evtl. weite Pupillen, deutlich vermehrte Atmung, verzögerte Kapillarfüllungs-zeit (> 2 s); Puls beschleunigt, weich oder fehlend (arterieller Blutdruck < 60 mm Hg), Herzschlag vorerst pochend, später schwach, kalte Körper-oberfläche und Untertemperatur. Die Harnpro-duktion sistiert (Blase nicht fühlbar). Bei Schock durch Blutverlust sind die Schleimhäute weiß, bei Austrocknung sind sie trocken, und die Hautfalten bleiben bestehen. Die Augen sind glanzlos und eingesunken.

Thoraxröntgenbild □ Herz klein und »spitz« (Pfahlherz), dunkles evtl. überdehntes Lungenfeld mit dünnen Gefäßen und kleiner Hohlvene.

Laborbefunde □ Bei Blutverlusten sind PCV und Plasmaproteine reduziert oder zeigen eine sinken-de Tendenz. Bei Austrocknung hingegen sind PCV und meistens auch die Plasmaproteine deutlich erhöht. Schock kann ferner mit Leukopenie, Harnstoffanstieg, Azidose (Kalium- und Laktatan-stieg), Hypoglykämie und hohem spezifischen Ge-wicht des Harns einhergehen.

Schockbehandlung

a) *O_2-Versorgung sicherstellen,* evtl. beatmen,
b) *Volumensubstitution durchführen,* d. h. Kreis-lauf auffüllen,
c) *Schockursache beseitigen,* z. B. Blutung stillen. Alle Medikamente müssen i. v. verabreicht wer-den, *Volumensubstitution* (s. *Tab. 9.2, 9.3* und *9.4*).

1. **Akute schwere Blutverluste.** Sofortmaßnahme: Elektrolytlösungen wie NaCl 0,9 % **und** Ringer-laktatlösungen infundieren in einer Menge von bis zum dreifachen geschätzten Flüssigkeits-bzw. Blutverlust. Einfließgeschwindigkeit je nach Schweregrad der Hypovolämie 50–100 ml/ kg/h; notfalls können in den ersten 20 min bis 60 ml gegeben werden, da innerhalb 20 min ein Großteil davon ins Interstitium abdiffundiert.

Tab. 9.2. Flüssigkeitsverluste und Infusionslösungen zum Flüssigkeitersatz

Art des primären Flüssigkeitsverlustes	Folge des Verlustes	Bevorzugte Substitution
Wasserverluste: Hund trinkt nicht, Fieber, heißes Wetter, Polyurie	*Hypertonie,* geringe oder keine Elektrolytverluste	Mischinfusion 0,45 % NaCl und 2,5 % Glukose oder 5 % Glukose, evtl. verdünnte Ringerlösung
Wasser- und Elektrolytverluste: An-orexie, postoperative Behandlung, Durchfälle, gewisse Fälle v. Polyurie (Cushing-Syndrom, Niereninsuffi-zienz)	*Isotonische Austrocknung,* meistens mit deutlichen Na^+- und K^+-Verlu-sten und Tendenz zu metabolischer Azidose	Vollelektrolytlösungen wie Ringer-laktatlösungen (Hartmannsche Lö-sung); zusätzl. K^+ substituieren, falls Nierenfunktion intakt
Präpylorisches Erbrechen (Verlust von Magensekreten), Hepatoence-phalopathie	Verlust von H^+, Cl^-, K^+ und Na^+. Tendenz zu *metabolischer Alkalose*	0,9 % NaCl-Lösung gefolgt von Rin-gerlösung oder Glukosezusatz; evtl. K^+-Substitution
Blutverluste, Schwere Traumata u. schwere entzündliche oder septik-ämische Prozesse, Schock	*Oligämie, Hypovolämie* mit Blutzel-len-, Eiweiß- und Elektrolytverlu-sten. In allen schweren Fällen *Azido-se* u. v. a. K^+-Verluste	Notfallmaßnahme und leichte Fälle: Ringerlaktat evtl. 0.9 % NaCl. Schwere Verluste: Bluttransfusion, Gelatine- oder Stärkelösung u. Rin-gerlaktatlösung, evtl. $NaCO_3^-$ u. K^+-Zusatz
Störung der Mikrozirkulation		Dextranlösungen, z. B. Rheo-makrodex
Diabetes mellitus	*hypertone Dehydration* mit metaboli-scher Azidose	Mit 0,9 % NaCl beginnen, dann Rin-gerlaktat oder Mischinfusion mit K^+-Zusatz
Addison-Krise	*Na-Defizit*	0,9 % NaCl-Lösung
Kongestive Herzerkrankung	*Na- und Wasserretention*	5 % Glukoselösung

Tab. 9.3. Zusammensetzung der Körperflüssigkeiten und Elektrolytlösungen

Flüssigkeiten	Zusammensetzung in mmol/l			
Extrazelluläre Flüssigkeit	Na^+	143	Cl^-	106
	K^+	4	HCO_3^-	20
	Ca^{2+}	5	and. Anionen	29
	Mg^{2+}	3	Glukose	4,4
Darmsekrete	Na^+	135–155	Cl^-	70–90
	K^+	5–10	HCO_3^-	70–100
Magensekrete abhängig, ob in Ruhe od. stimuliertem Zustand	Na^+	10–90		
	H^+	22–130	Cl^-	125–165
	je n. pH			
	K^+	7–20		
	Ca^{2+}	4		
0,9 % NaCl	Na^+	154	Cl^-	154
			pH	5,4
0,9 % NaCl + 5 % Glukose	N^+	154	Cl^-	154
			Glukose	277
			pH	6,6
Ringerlösung	Na^+	147	Cl^-	155
	K^+	4		
	Ca^{2+}	4	pH	5,5
Ringer-Laktatlösung (Hartmannsche Lösung)	Na^+	130	Cl^-	109
	K^+	4	Laktat	28
	Ca^{2+}	2	$(= HCO_3^-)$	28
			pH	6,6
14,9 % KCl-Ergänzungslösung	K^+	2000 (2 mmol/ml)	Cl^-	2000
8,4 % Na-Bikarbonatlösung	Na^+	1000 (1 mmol/ml)	HCO_3^-	1000

Bluttransfusion (Kap. 16.3) ansetzen bei Blutverlusten über 30 ml/kg oder PCV < 20 %.

Dosierung: 10–30 ml/kg oder ca. 20 % des normalen Blutvolumens (ca. 1,5–3 % des normalen Körpergewichtes), mit 20–60 Tropfen pro min einfließen lassen. Höhere Tropfenfolge am Anfang, im Verlauf langsamer werden. Notfalls vorerst Plasma oder Plasmaexpander 20 ml/kg KG bis zur Menge des vermuteten Verlustes verwenden (s. unter Punkt 2).

2. **Subakute oder chronische, große Blutverluste** (PCV < 20–25 %, Hb < 5 g/dl). Elektrolytlösungen ergänzen durch Bluttransfusion (Kap. 16.3) mit Frischblut oder Blutkonserven 10–20 ml/kg KG.
Bei Plasmaeiweißwerten < 35 g/l sollen Blutplasma oder Plasmaexpander (Dextrane, z. B. Makrodex®) 10 ml/kg i.v. oder Hydroxyäthylstärke-Lösung (Haes-steril® 10 %) 10 ml/kg i.v. infundiert werden.
Verweildauer in Plasma: Makrodex bis 2 d Halbwertzeit = T½ = 6 h); Gelatinepräparate

bis 1 d (T½ = 4–5 h), Rheomakrodex < 1 d (T½ = 3 h). Blutplasma verweilt bis zu 10mal länger im Gefäßsystem als synthetische Kolloide. Rheomakrodex hat eine kürzere Verweildauer im Gefäßsystem als Makrodex, wirkt aber der Erythrozytenaggregation in den Kapillargebieten entgegen und verbessert damit die Mikrozirkulation (Maximaldosis 10 ml/kg). Verboten sind Präparate auf Polyvinylpyrolidonbasis (Periston®-N, Subtosan®) (NIEMAND, 1984).

3. **PCV > 50 % und Anzeichen von Austrocknung** (Hämokonzentration, *hypertone Dehydratation). Ersatz von Wasser steht im Vordergrund.* Deshalb zuerst Mischinfusion (0,45 % NaCl mit 2,5 % Glukose), dann Vollelektrolytlösungen wie Ringerlaktat in Mengen von bis zu 50–150 ml/kg/24 h verabreichen. Zuerst rasch, dann langsamer infundieren. Die erforderliche Minimalmenge des Flüssigkeitsersatzes wird anhand des Hautturgors oder Hämatokrits geschätzt. Falls Hautfalte bestehenbleibt, bedeu-

Tab. 9.4. Übersicht über Dosierungen und Einlaufgeschwindigkeit von Volumenersatz- und Elektrolytlösungen

Klinische Probleme	Dosierung der Infusions- bzw. Ersatzlösungen und Einlaufgeschwindigkeiten
Wassser- und Elektrolytverluste (Iso- und hypertonische Dehydratation)	*a)* **KG × geschätzter Austrocknungsgrad + andauernde Verluste/d + 40–60 ml/kg Tagesbedarf = totale benötigte Menge** b) 50–150 ml/kg KG/24 h plus 40–60 ml/kg KG Tagesbedarf c) Einlaufgeschwindigkeit 50–100 ml/kg in 1 h; Rest in 24 h
Korrektur von Azidose mit Laktat- oder Na-Bikarbonatlösung	a) leichte Fälle: Ringerlaktat = Hartmannsche Lösung oder halbstündlich Na-Bikarbonat 1–2 mmol/kg KG i.v. b) mittelschwere Fälle (pH 7,3): Na-Bikarbonat 4–6 mmol/kg KG i.v. c) schwere Fälle (pH 7,2): Na-Bikarbonat 7–9 mmol/kg KG i.v. d) Na-Bikarbonat in mmol = $0,3 \times KG \times (25\text{-}NaHCO_3^-)$* * gemessen mit Blutgasapparat e) Einlaufgeschwindigkeit: 50 % der Dosis langsam direkt i.v., restliche 50 % der Dosis Infusionslösung beifügen
Korrektur von Alkalose	0,45–0,9 % $NaCl^-$ oder Ringerlösung, Menge nach Austrocknungsgrad; dazu Glukoselösung, und K^+ substituieren
Korrektur von Hypokaliämie ($K^+ < 3,5$ mmol/l)	a) Ohne Serum-K-Bestimmung, bei erhaltener Nierenfunktion KCl 20–35 mmol pro 1 l Infusionslösung, davon 40–60 ml/kg KG/24 h b) Aufgrund von K-Spiegelbestimmung *K⁺ Spiegel* (mmol/l) — *KCl mmol*/kg KG 3–3,5 — 2–3 2,5–3 — 3–5 unter 2,5 — 5–10 über 24 h in Infusionslösung verabreichen
Korrektur von Hyperkaliämie ($K^+ > 5,5$ mmol/l) (s. auch Kap. 21.3)	Na-Bikarbonat 1–2 mmol/kg KG, nach 1–2 h wiederholen, dazu Mischinfusion. Nach Fall dosieren, um Hyperhydratation zu vermeiden.
Blutverluste, hypovolämischer Schock	a) *Sofortmaßnahmen* Ringerlaktatlösung (Hartmannsche Lösung) evtl. 0,9 % NaCl-Lösung bis zum 3fachen geschätzten Blutverlust oder 90–200 ml/kg KG Einflußgeschwindigkeit 50–100 ml/kg KG in 1. h; Rest auf 12–24 h verteilen b) *Schwere Blutverluste* (> 30 ml/kg KG) oder Hämatokrit < 15–20 % Bluttransfusion 10–30 ml/kg KG Einlaufgeschwindigkeit 20–60 Tropfen/min (evtl. rascher zu Beginn) plus Flüssigkeit s. oben evtl. Plasmaexpander, falls Plasmaproteine < 35–40 g/l Hydroxyäthylstärke-Lösung 10 % 10 ml/kg KG Blutplasma 10–20 ml/kg KG Dextranpräparate 10 ml/kg KG

tet dies einen Flüssigkeitsverlust von über 8 % des KG. Für die ersten 24 h kommen dazu:
a) 40–60 ml/kg KG = Tagesbedarf und
b) die fortlaufenden Verluste (abschätzen!).
Bemerkung: Es dauert einige Stunden bis zur Hautturgornormalisierung.

4. Ergänzende Maßnahmen

a) Eine gute *Sauerstoffversorgung* und genügende Atmung sind von größter Bedeutung. Darum sorge man für die Freihaltung der Atemwege, Intubation von bewußtlosen Hunden oder Verbringen der Patienten in einen Sauerstoffkäfig.

b) *Wasserlösliche Glukokortikoide*: Predniso-
lone 20–30 mg/kg i.v. (Solu-Decortin®-H,
Ultracortenol®-H, Ciba), Dexamethason
4–6 mg/kg (Dexadreson®, Nobilis). Dosierungen können notfalls 2–3mal im Abstand
von 6 h wiederholt werden. *Glukokortikoide wirken nur, wenn sie zu Beginn des
Schocks verwendet werden.*

c) *Antibiotika* sind v.a. bei Patienten, die Glukokortikoide erhalten haben, indiziert.
Gentamycin (Vetagent®, Veterinaria; Par-
genta®) 2–4 mg alle 6 h i.m.; Kanamycin
10 mg/kg alle 6 h i.m. oder Ampicillin 10 mg/
kg alle 6 h i.v. Bei Darmperforation Metronidazol 10 mg/kg in einer Tropfinfusion gegen Anaerobeninfektion geben oder Clindamycin verwenden.

d) *Störungen des Säure-Basen-Gleichgewichtes
(SBG) und Hypoglykämien* spielen eine
Rolle bei schwerem Schock, bei subakutem
Schock oder bei Schock, der im Verlaufe
einer vorangehenden Krankheit auftritt.
Durch Verwendung von Ringerlaktatlösung
wird der Azidose entgegengewirkt. Bei Verdacht auf metabolische Azidose werden zu
Beginn und nachher halbstündliche
1–2 mmol/kg Bikarbonatlösung (1–2 ml der
8,4%igen Na-Bikarbonatlösung = Na-Hy-
drogenkarbonatlösung) langsam i.v. injiziert oder der Infusionslösung zugegeben
(Achtung: K-Mangel beachten!). Die benötigte Bikarbonatmenge kann anhand einer
Säure-Basenbestimmung berechnet werden:

$$NaHCO_3\text{-Bedarf in mmol} = 0,3 \times KG \times (25 - \text{gemess. Blut}NaHCO_3)$$

e) *Aufrechterhaltung einer genügenden Herztätigkeit.* Die auftretenden sekundären kardialen Störungen sind wie folgt zu behandeln: *Bradykardie*, Atropin. sulfuric.
0,01 mg/kg i.v. oder Glycopyrrolat (Robi-
nul®, A. H. Robins oder Brenner) 0,005 mg/
kg i.v. Bei *fehlendem Blutdruckanstieg* trotz
genügender Volumensubstitution (mangelnde kardiale Kontraktionskraft), Dopamin 3–10 µg/kg/min oder Dobutamin
3–15 µg/kg/min mit Infusionslösung infundieren.
*Persistierende Zentralisation = periphere
Vasokonstriktion* (kleiner Puls, blasse
Schleimhäute, kalte Extremitäten und mangelnde Harnproduktion) *trotz erfolgter Vo-
lumenauffüllung* mit Mannitol- und Lasix-
behandlung: Wasserlösliche Glukokortikoide vorgeben, dann *niedrige* Dosen Dopamin, 0,05–3 µg/kg/min infundieren *oder*
Acepromazine (Vetranquil®, Lathévet, Veterinaria) 0,05 mg/kg i.v. geben (Blockie-

rung von α-Rezeptoren), *oder* Isoproterenol, Isoprenalin (Isuprel®, Allendril®)
0,005–0,04 µg/kg/min i.v. (Stimulierung der
β_2-Rezeptoren) verabreichen.
Behandlung der Arrhythmien s. »Kardiogener Schock«.
Sinustachykardien werden durch Elektro-
lytnormalisierung günstig beeinflußt. Deshalb möglichst bald eventuellen K-Mangel
korrigieren, nachfolgend Digitalisierung
einleiten mit Digoxin (Lanicor®, Lano-
xin®), 0,01 mg/kg langsam i.v. geben und
2 × im Abstand von 8 h wiederholen (s.
»Kardiogener Schock«).

f) *Akutes Nierenversagen* mit Oligurie bzw.
Anurie nach erfolgter Schocktherapie ist
selten bei Hunden. Die Blase bleibt trotz
Volumenersatz klein, die Harnproduktion
liegt unter 0,5 ml/kg/h bei einem spez. Ge-
wicht von 1,015–1,018 oder darunter. Der
Harn enthält wenig Protein (+ − ++) und
Glukose (+). Vorgehen bei Behandlung s.
Kap. 21.3.

g) Beim Hund kommt es relativ häufig 12–48 h
nach schwerem Schock zu *hämorrhagischem
Durchfall*. Dieser ist prognostisch ungünstig
zu bewerten, da er die Folge einer Ischämie
und z. T. Abstoßung der Darmmukosa oder
Darmwandinfarzierung ist. Diese kommt
durch die Mangeldurchblutung während des
Schocks zustande. Die Därme sind z. T. gasig aufgetrieben und enthalten größere
Mengen exsudiertes Plasma, Blut und toxische Metaboliten. Die Behandlung ist symptomatisch mit parenteraler Flüssigkeit- und
Elektrolyt- oder evtl. Blutzufuhr. Parenterale Antibiotika und Glukokortikoide
in hohen Dosen sind ebenfalls indiziert. Anticholinergika wie Atropin oder Buscopan®
sind kontraindiziert.

h) *Gerinnungsstörungen* Kap. 16.9.2, DIC.

Überwachung des Therapieerfolges

a) Subjektiv durch Beurteilung von Schleimhäuten, Puls, Herztätigkeit, Körpertemperatur und
Atmung (s. auch Kap. 9.1).

b) Vermeidung von Flüssigkeitsüberladung bei
hohen Einfließgeschwindigkeiten durch Messung des zentralvenösen Druckes *(Abb. 9.1)*,
der 10 cm H_2O nicht übersteigen sollte. Allerdings werden vorübergehende zu hohe Infu-
sionsgeschwindigkeiten bei normaler Herztätigkeit und wieder einsetzender Harnproduktion
gut vertragen. Bei verminderter Harnproduktion ist jedoch größte Vorsicht geboten. Hunde
sollen zur Feststellung von Gewichtszunahmen
durch Überhydrierung wiederholt gewogen
werden. Des weiteren sind Serum K- und P-
Spiegel und – soweit möglich – der Säure-Ba-

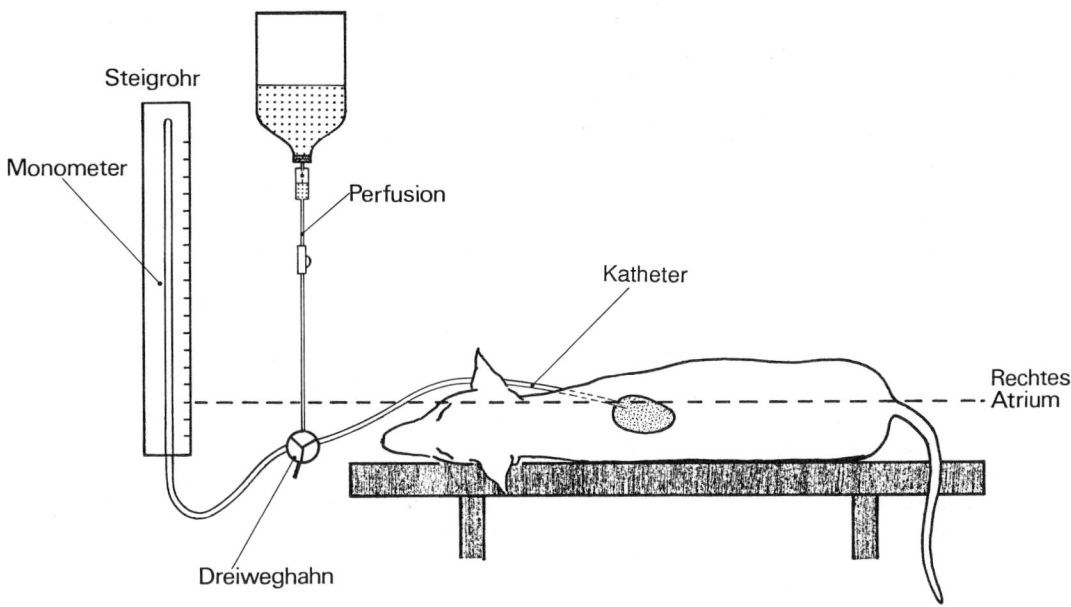

Steigrohr

Monometer

Perfusion

Katheter

Rechtes Atrium

Dreiweghahn

Abb. 9.1. Messung des zentralvenösen Drucks

senspiegel zu überwachen.

c) Das Wiedereinsetzen der Harnproduktion ist ein leicht zu beobachtendes Zeichen des Behandlungserfolges. Die Überwachung erfordert häufige Palpation der Blasenfüllung oder das Legen eines Blasenkatheters und Messung der produzierten Harnmenge.

d) Wiederholte arterielle Blutdruckmessungen sind äußerst wertvoll. Es sollte ein minimaler mittlerer arterieller *Blutdruck* von 70–80 mm Hg aufrechterhalten werden.

e) Bei kritischen Fällen sind folgende Laborwerte fortlaufend zu bestimmen: PCV, Plasmaproteine, Serumelektrolyte (K, P) und Harnstoff.

9.2.1.2   *Kardiogener Schock, akute Herzinsuffizienz*

Definition □ Akutes Absinken des Herzminutenvolumens, des arteriellen Blutdruckes und der Gewebedurchblutung infolge starker Verminderung der Herzförderleistung (Pumpleistung).

Ursachen □ Wir sprechen von sechs:
1. Akute Myokardschäden durch Toxine, Gifte, Neoplasmen, Ischämie (Gefäßverschlüsse, Schock, Hypoxämie), endokrine und metabolische Störungen (Hypo- oder Hyperkalämie [s. Hegglin-Syndrom, Kap. 15.7.3], Kalzium- oder Säure-Basen-Spiegelstörung), Traumata oder primäre Kardiomyopathien (s. Kap. 15.4);
2. Tachykardien, Bradykardien und schwere Arrhythmien;
3. Abriß von Chordae tendineae;
4. Sekundäre Kardiomyopathien (Tumoren, Ischämien);
5. Massive mechanische Überlastung (Leistungssteigerung bei untrainierten Hunden, Lungenthromboembolie);
6. Perikarderkrankungen (s. Abschnitt über obstruktiven Schock).

Symptome □ Diese können unerwartet oder bei Hunden mit bestehenden Herzkrankheiten auftreten. Oft werden sie ausgelöst durch eine vorausgegangene Belastung, Aufregung oder feuchte Hitze. Sie können aber auch unvermittelt u. a. nachts auftreten und werden durch Unruhe angezeigt. Die *Symptome* sind: Müdigkeit, Anstrengungsschwäche, Erschöpfung, Einknicken in Vor- oder Nachhand, Kollaps (Synkope), Bewußtlosigkeit oder epileptiforme Anfälle. Die Schleimhäute sind blaß oder aber zyanotisch, die kapilläre Füllungszeit ist verzögert (>3s), der Puls ist schwach, beschleunigt oder aber verlangsamt, evtl. unfühlbar. Schwere Pulsarrhythmien und -defizite sind charakteristisch für das sogenannte Adams-Stoke-Syndrom (akute Herzrhythmusstörung verursacht zerebrale Hypoxämie). Bei vorwiegender *Rechtsinsuffizienz* (RI) sind die Hals- und Gliedmaßenvenen und die Skleralgefäße gestaut. Bei vorherrschender *Linksinsuffizienz* (LI) ist die Atemfrequenz erhöht, die Atmung angestrengt und vertieft, und es wird evtl. rötlicher Schaum ausgehustet. Auskultatorisch hört man Rasselgeräusche.

Herzauskultation □ Herztöne abgeschwächt, arrhythmisch, bradykard (<60) oder tachykard (>160) je nach Ursache; häufig keine Herzgeräusche, dafür Galopprhythmus, d. h. 3. oder 4. Herzton hörbar bei Myokardinsuffizienz. *Palpation* von

Abdomen normal oder Leber vergrößert und dolent (RI) (Aszites bei chronischer RI).

EKG-Aufnahmen sind wichtig für Herzfrequenz- und Rhythmusbestimmung, ferner für Unterscheidung von Vorhof- und Kammerproblemen und zur Differenzierung primärer (z. B. Vorhofflimmern) von sekundären Ursachen (Hyperkaliämie) (Details in Kap. 15.2).

Röntgenaufnahmen □ Herzgröße ist in akuten Fällen von Herzinsuffizienz meist normal. Bei RI sind Lungengefäße klein und Lungendichte ist normal oder vermindert. Rechtes Herz und Lungenarterien können bei Lungenthrombose vergrößert sein. Die Hohlvenen und Leber sind oft vergrößert. Bei LI sind linkes Atrium und Lungenvenen dilatiert und evtl. die Lunge verdichtet (Lungenkongestion und/oder -ödem). Kleines Herz und kleine Lungengefäße deuten auf Hypovolämie und/oder Addison-Krise hin.

Laborbefunde □ Sie sind erforderlich zur Bestätigung oder Eliminierung von sekundär bedingtem Herzschock bzw. zum Ausschluß anderer Diagnosen (Hypoglykämien, Hyperkaliämien, Addison-Krise, Urämie).

Behandlung □ (Siehe auch Kap. 15.9.) Sie verfolgt vier Hauptziele:

1. Ursachen bzw. auslösende Momente eliminieren;
2. Herzminutenvolumen durch Normalisierung von Herzfrequenz und Rhythmus zu erhöhen;
3. Kontraktionskraft des Myokards zu erhöhen (inotroper Effekt);
4. Komplikationen zu bekämpfen.

1. *Streßsituation* mildern durch Ruhigstellung, kühle und gut belüftete Umgebung und O₂-Zufuhr in Sauerstoffkäfig mit 40–60 % O₂ für 24–48 h Ängstlichkeit durch Morphinsulfat 0,1–0,2 mg/kg s.c. oder Valium mildern.
2. *Arrhythmien bekämpfen. Bradykardien* (je nach Ursache): Atropinsulfat 0,01 bis 0,04 mg/kg i.m.; bei Hyperkaliämie Natriumbikarbonat 8,4%ige Lösung (1 mmol/ml) 0,5–1 ml/kg über 5 min infundieren; falls nötig, nach 10 min wiederholbar. Bei *AV-Block dritten Grades* Orciprenalin (Alupent®, Boehringer, Ingelheim) 0,01–0,04 mg/kg, s.c. oder i.m., 4–6 × tgl. versuchen oder evtl. Schrittmacher anwenden. *Tachykardien* (je nach Ursache und Herdlokalisation) behandeln. *Vorhoftachykardien:* Digitalisieren (Kap. 15.9.1), dann evtl. Propranolol (Dociton®, Inderal®) 0,04–0,06 mg/kg (langsam!) i.v. geben, 3–4 × tgl. *Kammerarrhythmien:* Zuerst Kontrolle, ob O₂-Versorgung optimal, dann Lidocain ohne Sperrkörper (Xylocain®, Astra) 1–2 mg/kg als Bolus über 2 min

i.v. injizieren oder 25–80 μg/kg/min infundieren bis zum Erfolg. Maximaldosis 8 mg/kg über 20 min. Dann auf Procainamid 4–8 mg/kg p.o. (evtl. i.m.) 4 × tgl. umstellen (s. auch Kap. 15.9).
3. *Digitalisierung:* Digoxin (Lanicor®, Lanoxin®) 0,006–0,011 mg/kg i.v. 2 × tgl. (Digitoxin 0,03 mg/kg/d bei Niereninsuffizienz), oder Metil-Digoxin (Lanitop®) 0,007 mg/kg i.v. 3 × tgl. Alternativbehandlung v.a. bei Kardiomyopathie: Dopamin 3–10 μg/kg/min i.v. in Infusionslösung. Herzentlastung durch Prä- oder Afterload Verminderung mit Nitratprodukten (Isoketsalbe®) 0,5–1,5 cm auf Schenkelinnenfläche auftragen, oder Hydralazin (Apresolin®, Ciba) 0,55–1 mg/kg p.o.; Prazosin (Minipress®, Pfizer) 1–2 mg/Hund p.o. 3 × tgl. oder Captopril (Lopirin®, Squibb) 1–2 mg/kg p.o. 3 × tgl.
4. *Komplikationen bekämpfen.* Eine relative Hypovolämie kann sich sekundär durch Streß, Durchfall, fehlende Wasseraufnahme, Diuretika- oder Vasopressorenangaben entwickeln. Daher ist Flüssigkeitserhaltungstherapie mit Ringerlösung oder 0,45 % NaCl mit 2,5 % Glukose (40–60 ml/kg/d) indiziert.

Bei *Lungenödem* (LI) Furosemid (Lasix®, Dimazon®) 2–4 mg/kg i.v. alle 4–12 h nach Effekt, dazu Bronchodilatatoren, v.a. Aminophyllin 6–11 mg/kg i.m. alle 6–8 h geben. Keine Glukokortikoide oder Antibiotikaanwendung, außer wenn Grundkrankheit antibakterielle Therapie erfordert.

9.2.1.3 Vasogener oder Verteilungsschock, peripheres Kreislaufversagen, »Versacken des Blutes in der Peripherie« (distributiver Schock)

Definition □ Störung der effektiven Organdurchblutung, v.a. der lebenswichtigen Organe, infolge Fehlregulierung des peripheren Widerstandes (zu hoher oder zu niedriger Gefäßtonus). Das Blutvolumen ist zumindest zu Beginn normal.

Man unterscheidet einen *hypodynamen* (high-resistance) und einen *hyperdynamen* (low-resistance) Schock.

Hypodynamer Schock

Es kommt zur Versackung (Sequestrierung) des Blutes in Gefäßbezirke. Infolge Erhöhung des peripheren Widerstandes tritt eine Umverteilung des verbleibenden *zirkulierenden* Blutvolumens ein zugunsten von ZNS, Herz und Lunge und zuungunsten der Abdominalorgane, Muskulatur und Haut.

Hypodyname Schockformen
Anaphylaktischer Schock

Die Antigen-Antikörper-Reaktion setzt u. a. Histamin, Serotonin, Bradykinin und »slow-reacting substance« (SRS-A) frei, die zur Sequestrierung des Blutes im Splanchnikusgebiet führen. *Symptome:* Zittern oder Unruhe, gefolgt von Schwäche, Atemnot, Zyanose, Kollaps, Puls schwach, Bradykardie, *Hautoberfläche warm.* Ferner bestehen Neutropenie, Thrombozytopenie und verlängerte Gerinnungszeit. Diagnose wird gestellt anhand der Anamnese und plötzlichen Eintritts, z. B. nach Injektionen von Arzneimitteln, Insektenstichen, Vakzinen, usw.

Behandlung □ 1. 100 % Sauerstoff verabreichen; 2. Adrenalin 1 : 10 000 0,5–5,0 ml/10 kg i. v.; 3. Wasserlösliche Glukokortikoide in denselben Dosierungen wie beim hypovolämischen Schock (Glukokortikoide ersetzen Adrenalin nicht, da ihre Wirkung erst nach Stunden eintritt); 4. Elektrolytlösungen i. v.; 5. Antihistaminika (Sandosten®-Calcium, Sandoz) 0,5–10 ml i. v. sind wenig wirksam, falls allein gegeben, außer zur Vorbeugung bei Urtikaria.

Endotoxinschock

Endotoxine aus der Wand von gramnegativen Keimen sowie Septikämien können einen hypodynamen Schock bewirken. Der Endotoxinschock gleicht mit seinen klinischen Symptomen dem anaphylaktischen Schock, außer daß hochfieberhafte Erkrankungen mit einer plötzlichen Verschlechterung des Allgemeinbefindens, Erbrechen und Durchfall den Schocksymptomen vorausgehen. Die Verschlechterung kann durch Antibiotikagaben ausgelöst werden (massenhaft Bakterien zerstört).

Laborbefunde □ Leukopenie, Thrombozytopenie, Hämatokrit erhöht, Plasmaproteine vermindert, Gerinnungsstörung, Hypoglykämie, Leberenzym- und Bilirubinanstieg.

Behandlung □ Sie verfolgt fünf Ziele:
1. Hohe Dosen NaCl 0,9 % und/oder Ringerlaktat, bis Blutdruck ansteigt, zusätzlich Plasma bzw. Vollblut 10 ml/kg/h;
2. Niedrig molekulare Dextrane (Rheomakrodex®) 10 ml/kg Maximaldosis;
3. Wasserlösliche Glukokortikoide i. v. (wiederholt); Flunixin meglumine (Finadyn®, Schering) 0,3–2,0 mg/kg s. c. 2 × tgl. ist möglicherweise vorzuziehen.
4. Natriumbikarbonat (8,4 %) 0,5–1 ml/kg langsam i. v., evtl. wiederholen;
5. Antibiotika i. v., v. a. Gentamicin, Kanamycin, Ampicillin oder Cefalothin® (Lilly).

Komplikationen □ Gerinnungsstörungen (s. »Verbrauchskoagulopathie«, Kap. 16.9.2)

Vergiftungen □ Behandlung wie Endotoxinschock, dazu spezifische Maßnahmen (Kap. 28.2).

Schock infolge Narkosemittelüberdosierung (Kap. 6.5).

Neurogener Schock, ZNS Trauma

Ein verminderter Gefäßtonus kann bei Epiduralanästhesie durch Ausschaltung des Sympathikus auftreten. Behandlung erfolgt mit Vasopressoren (Kap. 6.5). Schädel-Hirn-Traumata führen eher zur Blutdruckerhöhung als zum Blutdruckabfall. Durch Katecholaminfreisetzung kann es zu Lungenödem (neurogenem Ödem) kommen. Erst im Schlußstadium einer Compressio cerebri oder eines Hirnödems kommt es zu einem zentral bedingten Kreislaufzusammenbruch.

Da die Schocksymptome erst im Spätstadium von Hirntraumata auftreten, macht die Diagnose meistens keine Schwierigkeiten (Kap. 9.5).

Behandlung □ *Kap. 9.1 und Kap. 9.5*

Hyperdynamer Schock

Bei Septikämien und schweren abszedierenden Prozessen mit grampositiven und/oder gramnegativen Keimen (z. B. Mischinfektionen bei Peritonitis) kann sich in der Initialphase ein hyperdynamer Zustand entwickeln. Die Ursache sind arteriovenöse Kurzschlüsse (Anastomosen) im infizierten Gewebe. Gleichzeitig kommt es zu Kapillarspasmen in anderen Kreislaufabschnitten. Weil ein beträchtlicher Teil des Blutes in der Folge durch die arteriovenösen Anastomosen statt durch die Austauschgefäße fließt, vermindert sich insgesamt der periphere Widerstand, das Herzminutenvolumen erhöht sich, und die arteriovenöse Sauerstoffdifferenz wird reduziert. Im Endeffekt nimmt die Blutmenge, welche die Kapillargebiete von Niere, Abdominalorganen, Muskulatur und Haut durchströmt, ab, obgleich kein Volumenverlust stattgefunden hat. In einer zweiten Phase kann der hyperdyname in einem hypodynamen Schock und Tod übergehen. Ein hyperdynamer Schock kann auch bei traumatisch bedingten arteriovenösen Fisteln auftreten (Kap. 15.10).

Symptome □ Es bestehen immer Anhaltspunkte für eine schwere Lokal- oder Allgemeininfektion oder Abszedierung mit Fieber, Abgeschlagenheit, sowie Funktionsausfällen oder Schmerz im Entzündungsgebiet (Peritonitis, infizierte Gliedmaßenverletzungen, usw.). Das Sensorium kann getrübt sein. Die Körperoberfläche fühlt sich zunächst warm an, die Schleimhäute sind gerötet oder schmutzig bis livid, der Puls ist groß und hart, Puls-, Atmungs- und Herzfrequenz sind erhöht. Mit Eintritt des Schocks kommt es zu Hypotension mit Schwäche, kleiner Pulsamplitude, Tachykardie, Tachypnoe und Anurie.

Behandlung □ Sie verfolgt fünf Ziele:

1. Auf gute Sauerstoffversorgung achten (stark vermehrter O_2-Bedarf des Herzens);
2. Flüssigkeitszufuhr in Form von Blutplasma, Blut, Gelatine- oder Dextranlösungen (keine niedermolekularen Dextrane wie Rheomakrodex®). Ringerlaktatlösungen sind als Ersatz oder zusätzlich zu Blutplasma oder Blut geeignet;
3. Antibiotikakombinationen von Na- oder K-Penicilin-G 25 000 E/kg (alle 6 h) mit Gentamycin 2–4 mg/kg i.v. (alle 8 h), Trimethoprim-Sulfadiazin (Tribrissen®) 15–30 mg/kg oder Cephalosporine bei unbekannter Ursache verwenden. Bei Darmperforationen sind anstelle von Penicillin Clindamycin oder Metronidazol 10 mg/kg angezeigt;
4. Glukortikoidanwendung ist umstritten. Besser soll Flunixin Meglumine (Finadyn®, Schering) 0,3–1 mg/kg s.c. 1–2 × wirken;
5. Komplikationen wie sekundäre kardiale Störungen (Arrhythmien, Myokardschäden) oder Blutgerinnungsstörungen (Verbrauchskoagulopathien [Kap. 16.9]) sind häufig und erfordern sofortige aggressive Behandlung. Die Verabreichung von Opiatantagonisten wie Naloxon HCl (Narkan®) 0,3 mg/kg/h (Maximaldosis 5 mg/h) befindet sich im Versuchsstadium.

9.2.1.4 Obstruktiver Schock

Definition □ Unter obstruktivem Schock versteht man einen Zustand, in dem die effektive Gewebeperfusion infolge Obstruktion des Blutrückflusses zum Herzen oder Behinderung des Durchflusses durch das Herz nicht mehr gewährleistet ist. Das Blutvolumen ist zwar normal, aber das Herzminutenvolumen ist infolge verminderten Rückflusses zum Herzen stark herabgesetzt, wodurch es zu Hypotension, ungenügender Gewebedurchblutung und Schock kommt.

Symptome □ Obstruktiver Schock ist gekennzeichnet durch Anstrengungsschwäche, zirkulatorischen Kollaps mit Bewußtseinsverlust, kleinen, kaum spürbaren Puls und Atemnot. Anamnese und weitere Symptome richten sich nach den Ursachen der Obstruktion wie akute oder chronische *Herztamponade* (Kap. 15.5), Lungenthromboembolismus (Kap. 14.6) oder Thoraxtraumata mit Spannungspneumothorax oder Blutungen (Kap. 9.3). Obstruktiver Schock kann iatrogen durch längere unsachgemäße, intratracheale Beatmung bewußtloser oder anästhesierter Patienten mit zu hohem end-exspiratorischem Druck hervorgerufen werden.

Behandlung □ Therapie richtet sich nach der ermittelten Ursache.

9.3 Traumata des Thorax und der oberen Atemwege

P. F. Suter

Rasche Erkennung und Behandlung von Thoraxtraumata sind wichtig, weil der Thorax gleich zwei lebenswichtige Systeme – Atmungs- und Kreislaufsystem – beherbergt, ohne deren ununterbrochene Funktion das Überleben unmöglich wird. Thoraxtraumata sind für einen Großteil der nach Unfällen zu verzeichnenden akuten Todesfälle verantwortlich. Die Dringlichkeit einer rechtzeitigen Diagnose wird durch die Beobachtung GUTBRODS (1981) unterstrichen, daß bis zu einem Fünftel der Hunde mit Thoraxverletzungen vor Abschluß der Untersuchung starben. Besonders gefährdet sind Hunde mit multiplen Verletzungen.

Mehr als ein Drittel der Hunde mit Extremitäten- oder Beckenbrüchen weisen Thoraxtraumata auf, von denen viele keine offensichtlichen Symptome hervorrufen. Dyspnoe tritt häufig erst auf nach Verlust von ca. 70–75 % der Atemkapazität. Anästhesien zur Behandlung von Frakturen können bei nicht diagnostizierten Thoraxtraumata leicht zu Komplikationen oder gar Todesfällen führen.

Thoraxtraumata umfassen offene und geschlossene Verletzungen der Brustwand, Läsionen der Pleuralspalte wie Pneumo- oder Hämothorax und deren Komplikationen, Zwerchfellrisse, Läsionen von Trachea und Bronchien, Lungenparenchym- und kardiovaskuläre Traumata. Spätfolgen und Komplikationen sind die posttraumatische respiratorische Insuffizienz, Infektionen und kardiale Arrhythmien.

In der Anamneseerhebung darf man nicht vergessen, nach bereits vor dem Unfall bestehenden Herzerkrankungen zu fragen, da diese bei älteren Tieren relativ häufig sind. Diagnose, Therapie und Prognose können durch diese Zusatzinformation wesentlich geändert und Komplikationen auf diese Weise vermieden werden.

Nach der Notfalluntersuchung und Notfalltherapie beurteilt man:

1. Kopfhaltung (gestreckt bei Atemnot),
2. Lippen- und Nasenöffnungsbewegungen beim Atmen,
3. Brustwand- und Abdomenbewegung beim Atmen,
4. Atemgeräusche (mit Ohr nahe herangehen),
5. Hals und Thorax auf Schmerzen und auf Knistern (Unterhautemphysem),
6. Befunde von Auskultation und Perkussion.

Evtl. wird man eine Thorakozentese vornehmen, falls es für die Diagnosesicherung notwendig erscheint. Zur Vervollständigung der Untersuchung ist eine Thoraxröntgenaufnahme unerläßlich. Je nach Fall soll ein EKG, eine Blutentnahme zur Bestimmung des Hämatokrits und anderer, wichtig erscheinender Parameter vorgenommen werden.

Symptome □ Selbst schwere Thoraxtraumata gehen nur in etwa einem Drittel der Fälle mit offensichtlicher Atemnot oder gar Zyanose einher. Wesentlich häufiger sind leicht beschleunigte, oberflächliche, etwas angestrengte oder geräuschvolle Atmung und Veränderungen im Atemtyp. Derartige Störungen treten gerade bei jungen Hunden, welche die höchste Unfallhäufigkeit aller Altersstufen aufweisen, verzögert auf.

Grundsätzlich soll man zwischen zentralnervös oder metabolisch bedingten und respiratorisch induzierten Atemstörungen unterscheiden. *Zentralnervös bedingte Atemanomalien* (zerebral bedingte oder zentrogene Dyspnoe) zeichnen sich durch wiederholte, pathologische Atempausen aus. Die Atmung zwischen den Atempausen kann gekennzeichnet sein durch: tiefe gleichmäßige Atemzüge = *biotische Atmung*, tiefe Atemzüge, die flacher werden = *synkoptische Atmung* oder kleine Atemzüge, die zuerst tiefer und dann wieder flacher werden = *Cheyne-Stoke*sche Atmung. Gleichmäßig vertieftes Atmen, ohne vermehrte Atemgeräusche (Kußmaulsches Atmen) ist ein Zeichen von Azidose.

Merkmale zur Lokalisation von respiratorischen Atemstörungen
1. *Inspiratorische geräuschvolle Atmung* spricht für Obstruktion im Bereiche von Nase, Pharynx, Larynx und/oder Trachea. Nasenobstruktionen verschwinden bei Mundatmung.
2. *Oberflächliche, rasche, evtl. abdominal betonte Atmung* bei kleinem Thorax lassen Thoraxwandtraumata, Rippenfrakturen oder Zwerchfellhernien vermuten. Im letzteren Fall ist Abdomen »leer«.
3. *Angestrengte, schnelle und eher oberflächliche Atmung* lassen bei erweitertem Thorax Pneumothorax und Hämothorax, bei mäßig erweitertem oder normal großem Thorax Lungenkontusion mit oder ohne Pneumothorax vermuten. Im letzteren Fall sind In- sowie Exspiration erschwert.
4. *Überlauter Perkussionsschall dorsal* spricht für Pneumothorax oder/und Pneumomediastinum.
5. *Gedämpfter Perkussionsschall ventral* deutet auf Hämothorax.
6. *Subkutanes Knistern* im Halsbereich läßt Pneumomediastinum bzw. perforierende Trachea- oder Ösophagusverletzung vermuten.

7. *Knistern im Thoraxbereich* spricht für eine perforierende Brustwandverletzung.

9.3.1 Obere Atemwegsverletzungen (Nasengänge bis 1. Rippe)

9.3.1.1 Kopfverletzungen
Sie stehen nach den Verletzungen der Extremitäten in der Häufigkeit an 2. Stelle. Verlegung der Nasengänge infolge Nasenblutung, Schleimabsonderung, Schleimhautschwellung und evtl. Unterbrechung der Atemwege durch Knorpel oder Knochenfragmente treten bei Gesichtsschädeltraumata auf. Stirnhöhle und Recessus maxillaris sind häufig mitbetroffen.

Symptome □ Schwellungen, Asymmetrien, vermehrte Beweglichkeit im Oberkieferbereich und Epistaxis. Mit den Röntgenspezialaufnahmen (Kap. 14.2.2) zur Ermittlung der Frakturlinien soll gewartet werden, bis sich der Hund soweit erholt hat, daß er eine Sedation unbeschadet zu überstehen vermag.

Prognose □ Meistens gut.

Komplikationen □ Lebensbedrohliche Atemnot infolge Blutaspiration oder weil der vermehrte Atemwiderstand der Nase wegen Schmerz, Rippenfrakturen, Pneumothorax oder Lungenschädigung nicht mehr überwunden werden kann. In solchen Fällen ist Tracheotomie indiziert.

Knorpelverletzungen können später zu chronischer Rhinitis führen.

Behandlung □ Epistaxis kommt i. d. R. spontan zum Stehen. Käfigruhe, evtl. auch Sedation, falls es der Allgemeinzustand erlaubt. Ansonsten Blutung mit Tampons, die mit Adrenalin 1:10000 getränkt sind, oder mit Phenylephrin-Tropfen (Neo-Synephrin, Winthrop) zu stillen versuchen (s. auch Kap. 14.2 und 16.3.2).

9.3.1.2 Verlegung der Luftwege von Pharynx oder Larynx
Die häufigsten Verletzungen sind durch Bisse nach Raufereien und gelegentlich durch apportierte Stöcke, die in die Rachenwand eindringen (Kap. 18.4) bedingt. Selten sind stumpfe Traumata oder solche durch Zurückreißen von Hunden mit Dressurhalsband, die Pharynxtraumata oder Frakturen des Hyoidapparates hervorrufen können. Besonders gefährdet sind brachyzephale Rassen, bei denen bereits bei geringen Schwellungen schwere Atemnot, evtl. mit Erstickungsanfällen, auftreten kann.

Symptome □ Schnarchende Atemgeräusche, inspiratorisch verstärkte Atemnot, Würgebewegungen, Konturstörungen, Palpationsschmerzen, Abschluckstörungen und blutiges, evtl. schaumiges Speicheln. Selten sind subkutane Luftansammlungen. Eine Röntgenaufnahme kann bei der Abklärung des Umfanges der Verletzungen gelegentlich gute Dienste leisten.

Behandlung □ Lokale Abschwellung fördern durch kalte Packungen, resorptionsfördernde Salben oder Glukokortikoidinjektion. Tiefe Wunden müssen chirurgisch versorgt und drainiert werden. Bei hochgradiger Atemnot muß tracheotomiert werden.

9.3.1.3   Larynxverletzungen

Sie sind selten, hingegen kommt es bei Verletzungen in der Umgebung häufig zu Larynxödem, Verengung oder Verschluß der Glottis und zu Erstickungsanfällen.

Symptome □ Diese sind ähnlich wie bei Pharynxverletzungen, zusätzlich können quälender Husten, krächzende Geräusche und Stimmveränderung auftreten.

Diagnose □ Sie kann durch Laryngoskopie (vorher Atropin verabreichen) gesichert werden. Gelegentlich ist es aber schwierig, wegen Schwellungen in der Umgebung eine genügende Übersicht zu gewinnen. In diesen Fällen soll man eine Röntgenaufnahme machen.

9.3.2   Verletzungen der Trachea

Diese kommen fast ohne Ausnahme nur extrathorakal vor und werden durch Bisse oder Stiche, ausnahmsweise auch stumpfe Traumata, verursacht. Vereinzelt kommen totale Durchtrennungen vor. Die Verletzungen gehen mit Schleimhautschwellungen, Blutaspiration, Sekretstauungen infolge unterbrochener Zilientätigkeit, Deformation der Wundenden durch Schwellungen und Hämatomen einher.

Symptome □ Diese können vorerst erstaunlich gering sein, bevor ein Unterhautemphysem und Atemnot auftreten. Knistern beim Anfassen des Halses infolge Luftaustritt aus der Tracheaverletzung ist oft die nach Beißereien zuerst auffallende Veränderung. Selbst ausgedehnte Trachearupturen können in der Haut nur eine oder zwei durch die Canini verursachte, schwer erkennbare kleine Stichwunden hinterlassen. Weitere Symptome sind schmerzhafter Husten, teils mit blutigem Auswurf, Apathie, Anorexie (Quetschung des Ösophagus)

und v.a. inspiratorisch auftretende pfeifende Atemgeräusche (Stridor). Ausgedehnte Trachearupturen lassen sich manchmal palpieren.

Komplikationen □ Pneumomediastinum, generalisiertes Unterhautemphysem, Pneumothorax, gleichzeitige Verletzung des Ösophagus, des Nervus recurrens (Kehlkopflähmung) oder eines großen Gefäßes mit Blutungen ins Mediastinum oder in Thorax.

Diagnosesicherung □ Sie kann selbst nach chirurgischer Freilegung der Trachea schwierig sein. Evtl. kann man die Operationswunde mit steriler NaCl-Lösung auffüllen, um damit den Austritt von Luftblasen sichtbar zu machen. Die präoperative Diagnose mittels Bronchoskopie ist, außer wenn sie mit einem dünnen fiberoptischen Instrument durchgeführt wird, mit Risiken behaftet und nicht immer diagnostisch aufschlußreich. Am schonendsten ist die Röntgenuntersuchung. Falls Leeraufnahmen diagnostisch nicht ergiebig sind, kann versucht werden, durch intratracheale Instillation von 2–5 ml eines jodhaltigen nicht-ionischen Kontrastmittels (Kap. 27.2, Myelographie) die Perforationsstelle sichtbar zu machen.

Differentialdiagnose □ Man muß v.a. bei Pneumomediastinum auch Bronchienrupturen und bei Schluckstörungen Ösophagusperforationen in Betracht ziehen.

Behandlung □ Da Spontanheilungen unwahrscheinlich sind und man von außen den Umfang einer Trachealverletzung selten richtig abzuschätzen vermag, sollte die Bißstelle möglichst bald exploriert und versorgt werden.

Prognose □ Ungewiß, Heilung evtl. schlecht oder unter Stenosenbildung.

9.3.3   Brustwandtraumata

Stumpfe Thoraxtraumata
Sie sind durch Gewalteinwirkungen bedingt, die zu verdeckten Verletzungen des Brustkorbes und seiner Organe führen.

Perforierende Thoraxwandverletzungen
Wie z.B. durch Stiche, Schüsse und v.a. Bisse (großer Hund attackiert kleinen Hund) sind weniger häufig und oft mit perforierenden Verletzungen von Lunge, Herz oder Gefäßen und, bei kaudal gelegenen Läsionen, mit Rissen des Zwerchfells, der Leber, Milz oder Niere verbunden. Perforierende Verletzungen sind immer – stumpfe Thoraxtraumata häufig – mit Pneumo- und/oder Hämothorax vergesellschaftet. Bißverletzungen

und geschlossene Thoraxtraumata werden wegen ihrer verborgenen Natur in ihrer Bedeutung oft verkannt oder überhaupt erst beim Röntgen entdeckt. Von allen *perforierenden Thoraxwunden* unbekannter Ursache sollte eine Röntgenaufnahme mit Markierung der Hautverletzung gemacht werden, da es sich um Schuß- oder Bißverletzungen handeln kann, von denen der Besitzer keine Ahnung hat. Bei Beißereien stehen die kleinen Hautwunden oft in keinem Verhältnis zu den schweren Zerreißungen der Interkostalmuskeln und den Läsionen an den Thorax- oder Abdominalorganen.

Rippenfrakturen

Sie gehören zu den häufigsten Folgen von Brustwand- und Vordergliedmaßentraumata. Sie sind bei 20–25 % der Thoraxtraumata vorhanden. Die Rippen sind aber sehr elastisch und stark verformbar. Selbst nach einem Überrolltwerden des Thorax können die Rippen, ohne zu brechen, in ihre Ursprungslage zurückspringen.

Rippenfrakturen können einfach (im obersten Drittel) oder mehrfach sein, und die Frakturenden können die Brustwand, Interkostalarterien oder Pleura visceralis durchstechen. Im letzteren Fall wird auch die Lunge verletzt und es tritt Pneumothorax auf. Die schwersten Folgen haben Mehrfachfrakturen nebeneinander liegender Rippen. Es entsteht dadurch ein loses Brustwandsegment, das sich bei der Inspiration nach innen und bei der Exspiration nach außen bewegt (paradoxe Atembewegung). Frakturen sowie Luxationen des Sternums werden meistens erst zufällig bei Röntgenaufnahmen entdeckt.

Symptome ☐ Der intensive Schmerz bei Rippenfrakturen bewirkt Verspannung der Thoraxmuskulatur und eine oberflächliche rasche ineffiziente Atmung, die mit Stöhnen verbunden sein kann. Der Husten, der für die Förderung von Sekreten und Blut unentbehrlich ist, wird teilweise oder ganz unterdrückt. Dies begünstigt zusammen mit der reflektorisch hervorgerufenen vermehrten Schleimsekretion und Bronchospasmen die Entstehung von Bronchienobstruktionen. Das Zusammenwirken von Rippenfrakturen, Lungenverletzungen, Bronchienobstruktionen und Pneumothorax beeinträchtigt den Gasaustausch, erhöht die Atemarbeit und bewirkt Ermüdung und respiratorische Insuffizienz.

Diagnosesicherung ☐ Sie erfolgt aufgrund von Röntgenaufnahmen. Thoraxasymmetrie, Thoraxwandverdickung, Luftansammlung unter der Haut oder schwere Lungenkontusion sind Anlaß, intensiv nach Rippenfrakturen zu suchen.

Komplikationen ☐ Hämothorax, z. B. durch Verletzung der Rippenarterien, Spannungs- oder Ventilpneumothorax (Kap. 9.3), Zwerchfell- und Abdominalorganverletzungen, *Bilothorax* (Galleansammlung) nach Gallenblasenverletzungen und Fistelbildung in den Thorax hinein, und *parakostale Hernien* (Vorfall von Abdominalorganen in Wundhöhle außen am Thorax unter den M. obliquus abdominis externus durch kaudal gelegene interkostale Risse). Schwere Brusthöhleninfektionen (Empyeme) sind trotz der bei offenen Brustwandverletzungen eingetretenen Verschmutzung bei korrekter chirurgischer Versorgung erstaunlich selten.

Prognose ☐ Sie hängt von der Anzahl der Rippenfrakturen und von den damit verbundenen Herz-, Kreislauf- und Lungenschäden ab. Einzelne Rippenfrakturen heilen spontan.

Behandlung ☐ Bei einzelnen Rippenfrakturen genügen Käfigruhe, systemische Schmerzmittel oder eine Nervenblockade mit Bupivacain und ein elastischer Brustverband für 5 bis 6 Tage. In den Thorax hineinragende Rippenfragmente müssen möglichst bald chirurgisch reponiert werden. Offene Thoraxwunden sind sofort mit einem Povidon- bzw. Polyvidon-Iod-Tupfer und einem Verband mit Plastikeinlage provisorisch abzudecken. Ausnahmsweise kann sich nach dem Anlegen eines Verbandes mit dem Verschluß der Thoraxwunde ein Spannungspneumothorax ausbilden.

Je nach dem Ausmaß der Verletzungen wird nur die Thoraxwunde revidiert oder aber thorakotomiert, die Brusthöhle mit Polyvidon-Iod (Betadine®, Betaisodona®) 1 : 10 gespült, eventuelle Lungenverletzungen und die Interkostalmuskulatur werden genäht. Für Details verweisen wir auf Schebitz & Brass (1985).

Bei instabilem Thorax infolge Mehrfachfrakturen muß zwischen chirurgischer Versorgung und konservativer Behandlung gewählt werden. Zur Verminderung der paradoxen Bewegungen des instabilen Thoraxsegmentes wird der Hund sofort auf die verletzte Seite gelegt oder in Notfällen bis zur Anlegung eines stabilisierenden Verbandes oder einer Schienung das lose Segment mit einer Tuchklemme gefaßt und bei der Einatmung nach außen gezogen. Zur Schmerzausschaltung wird kaudal der Rippen eine Nervenblockade vorgenommen. Zur chirurgischen Stabilisierung des Brustkorbes, die Spezialkliniken vorbehalten bleiben sollte (Narkoserisiko), dienen Drahtligaturen, intramedulläre Bohrdrähte oder Kirschnerbohrdrähte verbunden mit Zuggurtung (Brasmer, 1975; Krahwinkel, 1975).

9.3.4   Mediastinale Veränderungen

Diese umfassen Verlagerungen und Verklebungen mit der Brustwand, Rupturen, Ödeme, Blutungen und Pneumomediastinum. Blutungen sind besonders häufig bei kleinen Rassen. Alle Mediastinalveränderungen außer Pneumomediastinum können nur röntgenologisch diagnostiziert werden und sind regelmäßig mit Lungen-, Thoraxwand- oder Herzveränderungen und Hämo- oder Pneumothorax vergesellschaftet, von denen sie sich klinisch nicht abgrenzen lassen.

Ein *Pneumomediastinum* (*Abb. 9.3* und *14.19*) entsteht meistens infolge einer Lungengewebe- oder Bronchienruptur nach momentaner massiver Drucksteigerung in der Lunge. Durch Ruptur der mediastinalen Pleura kann ein Pneumothorax entstehen. Normalerweise breitet sich die Luft nach kranial aus und führt zu lokalem (Hals und Kopf) oder generalisiertem Unterhautemphysem, das jedoch harmlos ist und nur ausnahmsweise eine Behandlung durch Absaugen der Luft erfordert (Kap. 14.7.5).

Ausnahmsweise gehen Mediastinalverletzungen bei perforierenden Thoraxverletzungen mit Ösophagusrupturen einher (Kap. 18.5). Weitere seltene Komplikationen von Mediastinaltraumata sind Recurrenslähmungen und Hornersyndron.

9.3.5   Hämothorax, Blutungen in die Brusthöhle

Blutungen in die Brusthöhle konnten nach stumpfem Thoraxtrauma in 51,5 % der Hunde diagnostiziert werden (Gutbrood, 1981). Hämothorax ist somit nach Pneumothorax die zweithäufigste Folge von Thoraxtraumata. Abgesehen vom Blutverlust kommt es bei Hämothorax zur Beeinträchtigung der Lungenentfaltung (Tamponadeeffekt) und Restriktion der Atmung. Hämothorax ist immer mit anderen Traumafolgen vergesellschaftet und findet sich oft bei Hunden mit tödlichem Unfallausgang. Hämothorax kommt hauptsächlich durch Verletzungen der Interkostalgefäße, Lunge, Mediastinalgefäße, des Zwerchfells und der bei Zwerchfellriß vorgefallenen Abdominalorgane (Leber, Milz) zustande. In die Pleuralhöhle gelangendes Blut gerinnt zunächst. Anschließend kommt es aber rasch zur Fibrinauflösung und damit zur Wiederverflüssigung des Blutes, wodurch dieses resorbiert und in das Gefäßsystem zurückgeführt werden kann. Aus dem Thorax abgesaugtes Blut kann auch durch ein mit Mikrofilter versehenes Transfusionsgerät zur Autotransfusion Verwendung finden.

Symptome □ Blutungen von weniger als 10 % des totalen Blutvolumens werden i. d. R. symptomlos vertragen. Blutmengen von 30 ml/kg KG oder dar-

über führen zu Tachykardie, pochendem, dann zunehmend kleinerem Puls, Schwäche, rascher und angestrengter Atmung, Atemnot und lividen Schleimhäuten. Auskultatorisch hört man Lungengeräusche nur dorsal, die Herztöne sind leise und der Perkussionsschall ist ventral gedämpft. Bei gleichzeitigem Vorliegen von Pneumothorax können Plätschergeräusche auskultierbar sein.

Röntgenuntersuchung □ Sie soll baldmöglichst nach der Notfallbehandlung mit O$_2$, Blut- und Flüssigkeitsersatz unternommen werden, um Klarheit über Menge und Blutverteilung im Thorax und zusätzliche Traumata wie Zwerchfellrisse usw. zu erhalten. Die Röntgenzeichen des Ergusses (Kap. 14.7.1) werden beim Hämothorax durch die Lungentraumata und durch Pneumothorax modifiziert. Eine Aufnahme mit horizontalem Strahlengang (mit Hund auf Sternum liegend) erlaubt eine zuverlässige Beurteilung der Blutmenge und den Nachweis von Luft im Pleuralraum (es tritt ein horizontaler Flüssigkeitsspiegel auf).

Diagnosesicherung □ In Zweifelsfällen ist eine Thorakozentese angezeigt. Sie muß evtl. beidseitig und nach Konsultation des Röntgenbefundes durchgeführt werden.

Differentialdiagnosen □ Ausgedehnte Lungenkontusionen, Zwerchfellrisse, große Mediastinalblutungen und Lungenlappentorsionen.

Prognose □ Menge, Geschwindigkeit und Ausgangspunkt der Blutung sind entscheidend. Eine ungewisse Prognose ist bei arteriellen Blutungen aus Gefäßen des großen Kreislaufs (Interkostal- oder Mediastinalgefäße) gegeben. Diese kommen spontan erst nach großen Blutverlusten oder gar nicht zum Stehen (Blutung aus Hochdrucksystem), da der Tamponadeeffekt des Hämothorax wirkungslos bleibt. Lungenblutungen und venöse Blutungen sistieren meistens spontan (niedriger Blutdruck, Tamponadeeffekt wirksam).

Behandlung □ In erster Linie muß der Kreislauf stabilisiert und durch O$_2$-Verabreichung und Absaugen des Blutes (evtl. Luft) eine ausreichende Atmung aufrechterhalten werden. Zur Aspiration des Blutes werden Nadel-Katheter-Kombinationen (Braunüle o. ä.) oder ein Trokarkatheter (Suture rib®, Mallinckrodt) verwendet (Kap. 14.7.1). Man soll nur gerade so viel Blut absaugen, daß die Atmung gewährleistet ist. Das zurückbleibende Blut wird rasch spontan resorbiert und wirkt als Autotransfusion. Füllt sich der Thorax wieder und werden ständig größere Mengen frischen, koagulierten Blutes gefördert, so muß zur Notfallthorakotomie geschritten werden.

9.3.6   Pneumothorax

Spontanpneumothorax siehe Kapitel 14.7.4.

Definition □ Ansammlung von Luft im Brustraum (Pleuralspalte). Die eingedrungene Luft behindert die Entfaltung der Lunge. Pneumothorax ist die häufigste Traumafolge im Thorax. Man unterscheidet einen *äußeren* oder *nach außen offenen traumatischen Pneumothorax* (P), bei dem die Luft infolge perforierender Thoraxwandtraumata (Stoß-, Beiß- oder Schußwunden) in die Pleuralspalte gelangte, und einen *inneren oder geschlossenen, traumatischen P*, bei dem die Thoraxwand unverletzt (stumpfes Thoraxtrauma) blieb. Beim inneren P gelangt die Luft durch Risse in der Pleura visceralis (Lungenrisse), durch Rupturen des Ösophagus oder Platzen eines luftgefüllten, prallen Mediastinums in die Pleuralspalte (Kap. 14.7). Lungen- und Bronchienrisse treten bei stumpfen Thoraxtraumata ein, wenn entweder die luftgefüllte Lunge plötzlich komprimiert und zwischen den Thoraxwänden eingeklemmt oder durch ein scharfes Rippenfragment perforiert wird.

Symptome □ Pneumothorax ist bei den meisten Hunden (im Gegensatz zum Menschen) beidseitig, da die beiden Pleuralhöhlen kommunizieren, Atembeschleunigung tritt bei Luftansammlungen, die etwa 30 % des Pleuralvolumens übersteigen, auf. Atemnot tritt erst auf, nachdem das Lungenvolumen auf 40 % oder weniger reduziert wurde. Große Luftmengen oder ein positiver Pleuraldruck (Spannungspneumothorax) führen zu hochgradiger Atemnot und Ersticken. Kleinere Luftmengen werden symptomlos ertragen. Der Schweregrad der Atemnot ist der Summationseffekt aller Thoraxtraumata. Bei P ist der Thoraxumfang vergrößert, es besteht dorsal ein tympanitischer Perkussionsschall, und die Atemgeräusche sind gedämpft.

Zu Schock und Erstickungstod kann es bei *Spannungs-P* kommen. Diese Komplikation, die bei allen P-Arten auftreten kann, wird durch einen Einwegventilmechanismus hervorgerufen. Durch die inspiratorische Dehnung der Lunge und den pleuralen Unterdruck wird Luft in den Pleuraraum eingesogen, welche exspiratorisch nicht mehr entweichen kann. Dadurch baut sich im Pleuraraum allmählich ein Überdruck auf, der die Lunge kollabiert, das Zwerchfell nach kaudal verlagert und den venösen Blutrückfluß zum Herzen behindert. Wird der Pleuraraum mit einer Nadel punktiert, so entweicht Luft, anstatt angesaugt zu werden.

Diagnosesicherung □ Außer bei schwerem P und bei Spannungs-P, die, weil leicht erkennbar, sofort punktiert und abgesaugt werden sollen, erfolgt die Diagnose röntgenologisch. Geringe Luftmengen im Pleuraraum sind auf in der Exspirationsphase gemachten oder im horizontalen Strahlengang exponierten Aufnahmen leichter zu erkennen als auf Routineaufnahmen. Typische Röntgenzeichen eines mittleren oder großen Pneumothorax sind: ein überexpandierter Thorax, ein flaches, nach kaudal verdrängtes Zwerchfall und eine vermehrte Thoraxschwärzung. Die Ränder der mehr oder weniger verdichteten Lungenlappen (abhängig vom Grad des Lungenkollapses und auftretenden Lungenblutungen) sind stellenweise oder generell durch aufgehellte (schwarze) und gefäßlose Säume oder Streifen von Thoraxwand und Zwerchfell abgehoben *(Abb. 14.2* und *14.3)*. Auf dem lateralen Bild ist auch das Herz vom Sternum abgehoben. Bei Spannungs-P sind die Veränderungen am ausgeprägtesten *(Abb. 9.2)*. Die Lunge ist klein, komprimiert und verdichtet, das Herz ist klein, das Zwerchfell abgeflacht, der Thorax vergrößert, und der phreniko-kostale Rezessus ausgeweitet. Eine kaudale Verschiebung der Schnittstelle des Zwerchfells mit der Wirbelsäule über den 13. Brustwirbel hinaus ist Ausdruck einer schweren respiratorischen Insuffizienz. Beim seltenen einseitigen P erscheinen Herz und Mediastinum auf dem dorso-ventralen Bild nach der normalen Seite hin verlagert.

Differentialdiagnosen □ Pneumomediastinum (Kap. 14.7, *Abb. 14.19)*, Lungenüberblähung, Lungenemphysem und Überlagerung des Thorax durch Hautfalten, welche eine Separierung der Lunge von der Thoraxwand vortäuschen können. Hautfalten sind daran zu erkennen, daß sie sich über die Brustwand hinaus verfolgen lassen.

Prognose □ Außer bei Spannungs-P günstig, v.a. nachdem die kritischen ersten 12 h überstanden sind, weil nach Verklebung der Ruptur innerhalb von 24–48 h Spontanresorption der Luft eintritt.

Behandlung □ Bei äußerem P siehe dazu Brustwandverletzung (Kap. 9.3.3). Ein kleiner innerer P, d. h. bei fehlender oder nur leichter Atemnot, erfordert außer Ruhigstellung keine Behandlung. Bei mittleren Schweregraden von P, insbesondere solchen mit zusätzlichen Lungen- oder Thoraxwandverletzungen, und bei schweren P-Fällen soll mit einer Spritze im 7. oder 8. Interkostalraum die Luft aus dem dorsalen Pleuralraum abgesogen werden. Schwerer und Spannungs-P erfordern O₂-Verabreichung und sofortige Thoraxaspiration. Es ist so lange Luft zu aspirieren, bis sich die Lunge ausdehnt und die Atmung deutlich besser wird. Entfaltet sich die Lunge ungenügend oder gar nicht (Offenbleiben des Lungenrisses), so wird eine Verweilkanüle oder ein Thorax-Trokar-Katheter eingelegt, an den ein »Heimlich«-Ventil

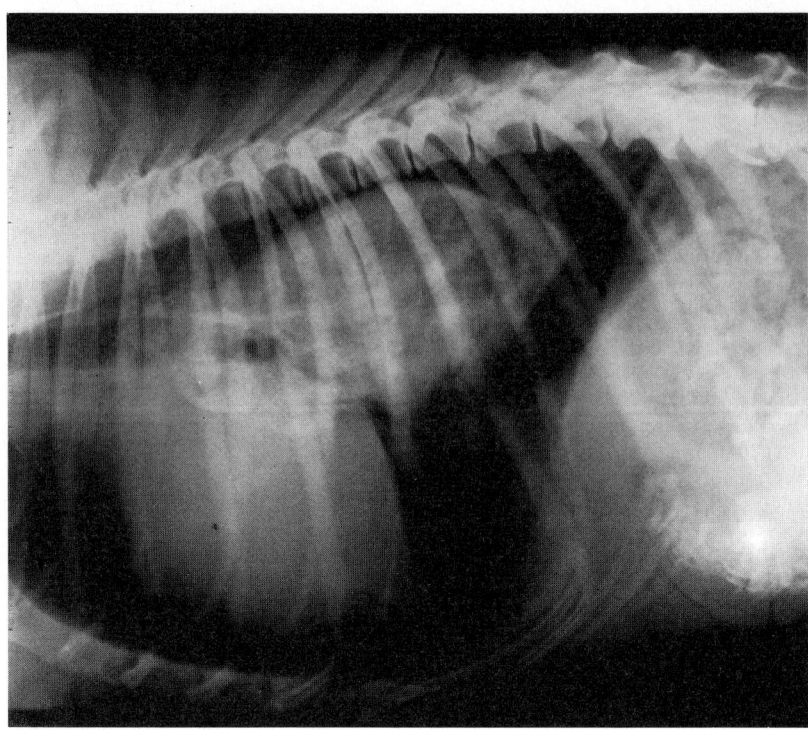

Abb. 9.2. Schwerer Pneumothorax nach Unfall. Die Lungenränder sind infolge der großen pleuralen Luftakkumulation weit von Thoraxwand und Zwerchfell entfernt. Die Dichtezunahme des Lungenparenchyms ist durch Kompressionsatelektase und vermutlich zusätzlich durch Lungenkontusion bedingt. Der Röntgenbefund spricht für einen Spannungspneumothorax

(Becton-Dickinson) angeschlossen werden kann. »Heimlich«-Ventile eignen sich nur für Hunde ab 25–30 kg KG. Nach dem Einlegen eines Dauerkatheters kann die Thoraxaspiration intermittierend manuell oder vermittels einer Pumpe oder eines Vakuumsystems, deren Sog 25–30 cm H_2O nicht übersteigen soll, vorgenommen werden.

Kollabiert die Lunge nach wiederholtem Absaugen in den nächsten 72 h immer wieder, so ist die Indikation für Thorakotomie und Verschluß des Pleurarisses oder Lobektomie gegeben. Auf einem kurz vor dem Eingriff aufgenommenen Röntgenbild ist der für den P verantwortliche Lappen oft am stärksten kollabiert und deutlich verschattet abgebildet.

9.3.7   Lungentraumata

GUTBROD (1981) konnte bei 23 % der stumpfen Thoraxtraumata, KOLATA et al. (1976) bei 58 % aller Unfallhunde Lungenläsionen nachweisen. Direkte Lungenverletzungen bei perforierenden Brustwandverletzungen sind relativ selten. Bei den stumpfen Thoraxtraumata kommt es durch Kompression oder plötzliche Beschleunigung und Abbremsung zur Entstehung von Druckwellen im Gewebe oder zur schlagartigen Kompression-Dekompression von Luftwegen und Lungenalveolen. Die hervorgerufenen Läsionen werden wie folgt bezeichnet: *Lungenkontusion* entspricht einer Quetschung oder Prellung und wird durch interstitielle und alveoläre Blutung und Ödembildung charakterisiert. Lungenkontusionen gehen mit Einrissen von Alveolarwänden, Luftwegobstruktionen und Atelektasen einher. Anatomisch sind sie an den Aufprallstellen (Mitnahme-Prellung) und dieser gegenüber (Contre-coup-Effekt) zu finden. *Lungenparenchymeinrisse* (Lungenrupturen) können die Pleura miteinbeziehen, wodurch sich ein Pneumothorax ausbildet. Tiefer gelegene Lungenrisse, die oft innerhalb von Kontusionen auftreten, können sich mit Luft füllen und werden als *traumatische Zysten* oder *Pneumatozelen* bezeichnet. Füllen sich derartige Rupturstellen mit Blut, so bildet sich ein *Hämatom*. Einrisse von Alveolarsepten und Luftwegen können ferner durch den Luftaustritt ins Lungeninterstitium ein *Pneumomediastinum* hervorrufen *(Abb. 9.3).*

Lungenatelektasen können durch Kompression, Aspiration von Blut oder Erbrochenem zustande kommen. Sie spielen eine große Rolle bei der Schocklunge. Zusätzlich zu den direkten mechanischen Lungenschäden führen die durch Thoraxwand-, Herz- oder Lungenschäden ausgelösten Reflexe und das Freiwerden von Mediatorsubstanzen zu indirekten Störungen wie Bronchospasmen, vermehrter Bronchosekretion und zum Verlust der Fähigkeit, die Lungenperfusion den regional veränderten Belüftungsverhältnissen anzupassen. Dadurch werden auch unbelüftete und traumatisierte Regionen voll durchblutet, was einen Abfall der O_2-Spannung im arteriellen Blut bewirkt. Bei Lungenkontusionen breiten sich die Gasaustauschstörungen auf die benachbarten unveränderten Regionen aus. Gleichzeitig treten reflektorisch ausgelöster Abfall des Herzminutenvolumens und Blutdruckes und evtl. auch Herzfrequenz- und Rhythmusveränderungen auf, welche die Effekte der Kontusion verstärken.

Symptome □ Durch Lungentraumata hervorgeru-

Abb. 9.3. Pneumothorax nach Autounfall. Der Thorax erscheint vergrößert und aufgehellt. Der Herzschatten ist vom Sternum abgehoben. Die normalerweise sichtbare Lungengefäßzeichnung im ventralen Thorax fehlt infolge Kollaps der Lungenlappen. Die vom Zwerchfell abgehobenen Ränder der Zwerchfellappen sind durch weiße Pfeile angedeutet. Die leichte, zentral im Zwerchfellappen sichtbare Verdichtung spricht für eine lokale traumatische Lungenkontusion (schwarze Pfeile). Die durch die Trachea hindurch sichtbare Aortenaufzweigung deutet auf das Vorhandensein von Luft im Mediastinum (Pneumomediastinum) hin

fene Symptome sind oft unspezifisch und in den meisten Fällen mit Befunden vergesellschaftet, die durch extrapulmonale Schäden wie Hämothorax, Rippenfrakturen oder Blutverluste verursacht werden. Schwere und v.a. mehrere Lungenlappen betreffende Kontusionen führen neben Tachypnoe und Dyspnoe zu kraftlosem schmerzhaften Husten, blutig-schäumigem Auswurf, ferner zu abnormalen Auskultationsbefunden wie verstärktem inspiratorischen und exspiratorischen Bronchovesikuläratmen, zu Rasselgeräuschen, Giemen oder Knistern. Über ausgedehnten Atelektase- oder Kontusionsbezirken ist mit Bronchialatmen oder Fehlen von Atemgeräuschen zu rechnen.

Röntgenuntersuchung □ Sie ist für die Diagnose der Lungentraumata unentbehrlich (SUTER & LORD, 1984). Lungenkontusionen, Blutaspirationen und Blutungen erscheinen als wolkige, schlecht abgegrenzte Verschattungen, die Luftbronchogramme, und in seltenen Fällen, zystenartige Gebilde (Pneumatozelen) enthalten können. Die volle Ausdehnung der Kontusionen ist frühestens 6 h nach dem Unfall ersichtlich. Es können aber noch bis zu 48 h später zusätzliche Verschattungen auftreten. Lungenhämatome, die auch Luft enthalten können, sind als Rundherde von bis maximal 3–4 cm Durchmesser erkennbar und fast immer mit Pneumothorax vergesellschaftet. Sie verschwinden spontan im Verlaufe von 3–6 Wochen.

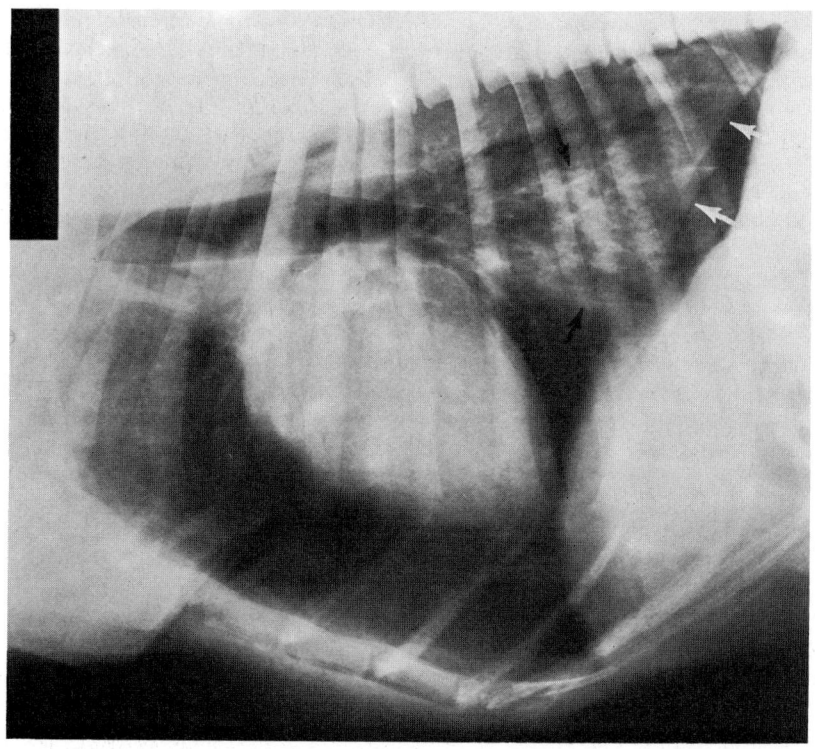

Differentialdiagnosen □ Aspiration von erbrochenem Mageninhalt oder Blut aus den oberen Atemwegen, Lungenenthromboembolien, Lungenödem nach Hyperinfusion kristalloider Infusionslösungen.

Prognose □ Im allgemeinen verschwinden Kontusionen spontan nach 48–72 h. Bleiben sie 5 d oder länger bestehen, so muß man mit Komplikationen wie Nekrosen oder Infektionen rechnen.

Behandlung □ Lungentraumata werden v.a. symptomatisch und unterstützend behandelt mit Ruhe, vorübergehender O₂-Anreicherung und Befeuchtung der Atemluft, mit Schmerzmitteln und durch Kreislaufstabilisierung. Kristalloide Lösungen sollen zurückhaltend dosiert werden, da das Entstehungsrisiko eines Lungenödems vergrößert ist. Die Anwendung von Glukokortikoiden ist umstritten, sollte aber immer nur für kurze Zeit erfolgen und mit Antibiotikagaben kombiniert werden. Anstelle von Glukokortikoiden wird auch Flunixin meglumine (Finadyn®, Schering) 0,3–2 mg/kg KG i.v. empfohlen. Aminophyllin oder Theophyllin sind ebenfalls indiziert.

Das Absaugen von Blut, Sekreten und Erbrochenem aus den Atemwegen soll vermittels eines weichen Katheters erfolgen, den man ohne zu saugen etwa bis zur Trachealaufzweigung einführt. Erst beim Zurückziehen wird abgesogen. Vor dem Absaugen werden kritische Fälle für 2–3 min mit 100 % O₂ beatmet.

Schocklunge, akutes respiratorisches Distress-Syndrom (ARDS), akute posttraumatische Insuffizienz

In der Praxis nur selten diagnostizierte schwere respiratorische Insuffizienz, die beim Hund experimentell durch Erzeugen eines Schocks hervorgerufen werden kann. Die Lunge ist in diesen Fällen vom Trauma nicht direkt betroffen. Es kommt erst 48–72 h nach überstandenem Schock oder schwerem Trauma zu einer zunehmenden Dyspnoe infolge Ödematisierung, Lungenkollaps und Versteifung der Lunge. Die respiratorische Insuffizienz ist bedingt durch Obstruktion der kleinen Bronchien, Mikrothrombenbildung, Lungenatelektase und alveoläres Ödem. ARDS kann auch bei DIC (Verbrauchskoagulopathie), Sepsis, Aspiration von Erbrochenem, Atelektase, Einschwemmung von Emboli in die Lungenstrombahn, Endotoxämie und nach Hyperinfusion von Flüssigkeiten auftreten oder dadurch ausgelöst werden.

Symptome □ Auftreten von rascher oberflächlicher Atmung 48–72 h nach Unfall oder Schock und Atemnot, die auch durch Verbringen in eine O₂-angereicherte Atmosphäre nicht beeinflußbar ist. Trockener Husten, Tachykardie und abnorme

Auskultationsbefunde (Giemen, Knistern) können ebenfalls vorkommen. Das Röntgenbild ist anfänglich normal, später ergibt sich eine disseminierte wolkige Lungenfeld-Verschattung.

Prognose □ Ungünstig.

Behandlung □ Ursachen bekämpfen, O₂-Therapie, evtl. Tracheotomie vornehmen und beatmen; normale Hydrierung aufrechterhalten.

9.3.8   Herz- und Kreislaufprobleme bei Thoraxtraumata

Die Bedeutung von direkten traumatischen Herzschäden wird unterschätzt, weil angenommen wird, das Herz sei durch Toraxwand und Lunge hinlänglich gegen stumpfe Gewalteinflüsse geschützt. Bis zu 15 % der Hunde, die ein stumpfes Thoraxtrauma erlitten haben, können Funktionsstörungen, v.a. Arrhythmien haben. Auch einige der »ungeklärten« Todesfälle bei nach einem Unfall narkotisierten Hunden, dürften auf vorbestehende, unerkannt gebliebene, traumatische kardiale Schäden zurückzuführen sein. Andererseits können selbst massive Thoraxtraumata ohne offensichtliche klinische Störungen verlaufen. Erschwerend kommt hinzu, daß man im Röntgenbild oder bei der Sektion oft keine grob anatomisch oder histologisch definierbaren Veränderungen findet.

Perikard- und Herzverletzungen

Sie sind selten und fast ausschließlich bei Biß- oder Schußverletzungen anzutreffen. Bei Blutungen aus den Koronararterien, Atrien oder der linken Herzkammer, die nicht durch Perikardrisse in die Pleuralhöhle abfließen können, bewirken bereits geringe Blutmengen (100–150 ml) Perikardtamponade und obstruktiven Schock. Kleine Verletzungen des rechten Ventrikels haben oft keine nachteiligen Effekte. KÖHLER (1969) schloß aus seinen Beobachtungen, daß tödlich verlaufende Gefäßrupturen häufiger sind als Herzrupturen selbst.

Stumpfe Herztraumata

Diese kommen durch Kompression des Herzens zwischen den Thoraxwänden, abrupte Beschleunigung oder Aufschlagen des Herzens auf der Brustwand oder dem Sternum zustande. Die sichtbaren Läsionen bestehen in peri-, epi- oder endokardialen Rissen oder Blutungen, kapillären Durchblutungsstörungen und Myokardkontusionen (traumatische Kardiomyopathie). Klappenschäden, Muskelnekrosen oder Atriumrupturen sind sehr selten. Kleine Perikardergüsse sind fast immer vorhanden. Traumatische Perikardrupturen mit Inkarzeration der Kammermuskulatur in der Rupturstelle oder Pneumoperikardium sind sehr selten.

Symptome □ Nur in wenigen Fällen beobachtet man Sofortstörungen. Häufiger bemerkt man 14–48 h nach einem stumpfen Trauma eine erhöhte oder verminderte Pulsrate, unregelmäßigen Puls oder Pulsdefizite. Auch Herzgeräusche können auftreten. Mit den Arrhythmien sind verbunden: Apathie, verzögerte Erholung vom Trauma trotz Behandlung, Komplikationen bei Narkosen (tödliche Arrhythmien), Schmerzen bei der Thoraxpalpation und Pulsschwäche. Die bei gleichzeitigen Lungenverletzungen bestehende Hypoxämie verschlimmert die Arrhythmien. Akute Herzinsuffizienz ist ausgesprochen selten. Der experimentell wiederholt beschriebene temporäre Abfall des Herzminutenvolumens nach stumpfen Thoraxtraumata ist vermutlich reflektorisch oder/und durch Flüssigkeitsverluste bedingt.

Diagnosesicherung □ EKG anfertigen, auf T-Zakken- und ST-Segmentveränderungen und Extrasystolen achten. Bei allen zur Operation kommenden Hunden mit Thoraxtraumata soll vor einer Narkoseeinleitung der Herzrhythmus kontrolliert werden. Auf dem Röntgenbild erscheint das Herz normal, aber andere sichtbare schwere Traumata machen eine Kontusion wahrscheinlich.

Prognose □ Diese ist günstig, es sei denn, daß eine Anästhesie für eine Notoperation durchgeführt werden muß.

Behandlung □ Die meisten Störungen verschwinden spontan, falls die Tiere nicht belastet werden und für gute O_2-Versorgung gesorgt wird (O_2-Mangel sensibilisiert das Myokard für Arrhythmien). Bradykardien werden mit Atropin 0,040 mg/kg i.v., Extrasystolen mit Lidocain 2 mg/kg i.v., gefolgt von einer Dauerinfusion von 50 μg/kg/min oder Procainamid (Pronestyl®) 10–12 mg/kg p.o. 4 × tgl. behandelt. Bei lebensbedrohlichen Tachykardien evtl. Propranolol 0,04 mg/kg i.v. gefolgt von 0,2–1 mg/kg p.o. 3 × tgl. verabreichen.

Perikardergüsse

Sie sind baldmöglichst zu punktieren, da nur eine rasche Druckentlastung therapeutisch wirksam ist.

9.3.9 *Zwerchfellrisse, Zwerchfellhernien*

Siehe Kapitel 14.8.2.

9.4   *Abdominale Traumata*

P. F. Suter

Abdominale Traumata sind etwas weniger häufig als thorakale Traumata und wurden von Kolata et al. (1975) in etwa 10 % der Unfallpatienten angetroffen. Thorakale Traumata rufen häufig Störungen hervor, die klinisch oder röntgenologisch gut erkennbar sind, hingegen können abdominale Traumata wie Leber- oder Milzrupturen von außen nur schwer verifizierbar sein und bleiben daher bei Hunden, die überleben, unbeachtet.

An der Spitze der geschädigten Organe stehen Leber und ableitende Harnwege, die zusammen in etwa zwei Dritteln der Fälle beobachtet wurden (Kolata et al., 1975). In das restliche Drittel teilen sich mit abnehmender Häufigkeit Traumata der Niere, der Milz, des Magendarmtraktes und der Abdominalwand (Hernien). Neben den thorakalen Traumata sind es v.a. abdominale Verletzungen, die zu Todesfällen oder Euthanasie führten. Bei allen Lendenwirbel-, Becken- und Nachhandfrakturen muß mit Bauchtraumata gerechnet werden. Abdominale Traumata lassen sich in *perforierende* (Schußverletzungen, Bisse) und *stumpfe Traumata* (Autounfälle, Fußtritte, usw.) unterteilen, wobei die letzteren eindeutig häufiger sind. Stumpfe und perforierende Gewalteinwirkung führen zu:

1. *abdominalen Blutungen* infolge Verletzungen der parenchymatösen Organe oder Abriß der Organe von den Blutgefäßen,
2. *Peritonitis* infolge Ruptur von Hohlorganen (Harnblase, Gallenblase),
3. *Hernienbildung* und *Verlagerung von Organen* z. B. in den Thorax (Zwerchfellriß),
4. reflektorischer und/oder *hormoneller Beeinflussung der Darmtätigkeit* (Ileus),
5. zu *Fernwirkungen auf den Organismus* durch *Toxinresorption* oder *Sepsis.*

Im Unterschied zu den Organen des Thorax können abdominale Organe ihre Funktion vorübergehend einstellen, ohne daß dadurch ein Überleben sofort unmöglich wird. Damit verbunden ist in vielen Fällen das verzögerte Auftreten von Symptomen, weshalb für die Diagnosestellung statt weniger oft mehrere Stunden oder gar Tage zur Verfügung stehen können. Röntgen- und die übrigen Spezialuntersuchungen werden durch die Rücksichtnahme auf lebensbedrohliche Zustände weniger behindert, als dies beim Thorax der Fall ist.

Bei vielen abdominalen Traumata, insbesondere wenn eine Eingeweideperforation vermutet wird, ist die Laparotomie eine wichtige diagnostische, auch lebensrettende therapeutische Maßnahme. Eine Hinauszögerung oder Unterlassung der Laparotomie kann den Verlust des Patienten bedeuten. Die Entscheidung, ob man operieren soll oder die weitere Entwicklung der Ereignisse abwarten darf, erhält damit Priorität gegenüber der Stellung einer definitiven Diagnose. Das vorliegende progrediente Abdominalsyndrom, das dringend der Behandlung bedarf, wird gern mit der Globaldiagnose (catch-all-Diagnose) »akutes chirurgisches oder akutes medizinisches Abdomen« belegt, je nachdem ob eine chirurgische oder medizinische Behandlung indiziert erscheint.

Als akutes Abdomen wird ganz allgemein ein Komplex von Symptomen bezeichnet, die auf eine bedrohliche Situation infolge einer akuten Erkrankung eines Abdominalorgans hinweisen (LOEFFLER, 1986). Der Gebrauch dieses Begriffes bei Traumata wird gerechtfertigt durch die diagnostische Unzulänglichkeit aus Zeitnot, durch die Tatsache, daß häufig mehrere Organe geschädigt sind, und durch die Dringlichkeit der Behandlung. Die mit dem akuten Abdomen verbundenen Symptome sind plötzlich aufgetretener Abdominalschmerz, Erbrechen, Umfangsvermehrung des Abdomens, Durchfall und evtl. Schocksymptome. Die Mehrzahl dieser Symptome werden durch Peritonitis oder Toxinresorption hervorgerufen.

9.4.1 Untersuchungsgang bei abdominalen Traumata

Die abdominale Untersuchung erfolgt nach derjenigen des Thorax und umfaßt in der ersten Phase: Adspektion, Palpation, Perkussion und Auskultation des Abdomens. In einer zweiten Phase werden Röntgenleeraufnahmen, Kontrastmitteluntersuchungen, Bauchhöhlenpunktion, Abdominallavage und evtl. notwendig erscheinende und nicht bereits vorher angeordnete Laboruntersuchungen (Blutstatus, Harnstatus) durchgeführt. In einer dritten Phase folgen invasive diagnostische Methoden wie Laparoskopie oder Laparotomie. Intensive Beobachtung und wiederholte klinische Untersuchungen sind oft aufschlußreicher als Spezialuntersuchungen.

Besonders wichtig sind zuverlässige anamnestische Angaben über Kot- und Harnabsatz, über Kot- und Harnbeschaffenheit (insbesondere Blutbeimengungen), über die letztmalige Futteraufnahme und das Vorkommen oder Fehlen von Erbrechen. Blutiger Kotabsatz erregt den Verdacht auf Darmquetschung oder -perforation. Erbrechen, Sistieren des Kotabsatzes oder Retention des Futters im Magen 6–12 h über den Unfall hinaus können Ileus anzeigen. Kein, spärlicher und/oder blutiger Harnabsatz erfordern ein Inbetrachtzie-

hen von Rupturen der Urethra oder Harnblase.

9.4.1.1 Klinische Untersuchung

Bei der Adspektion wird man auf Schürfungen, Verfärbungen der Haut, die eingenommene Stellung, Bauchumfangsvermehrung oder leer erscheinendes Abdomen, Atmung und Konturstörungen der Bauchwand (Hernien, Hämatome) achten. Ein aufgekrümmter Rücken, oberflächliche thorakal betonte Atmung und ein aufgezogenes Abdomen sind Anhaltspunkte für Schmerzen im Abdomen. Die Einnahme der »Gebetsstellung« (Thorax auf Boden, Hinterbeine stehend) kann Schmerzen im kranialen Abdomen andeuten. Gasige Auftreibung des Darmkonvolutes ist bei generalisiertem Ileus; ein schlaffes, v. a. ventral ausgeweitetes Abdomen bei Ergüssen zu beobachten. Mit der Palpation werden die Bauchdecken auf Verspannung und lokalen oder diffusen (Peritonitis) Schmerz (Beißversuche) geprüft. Ein »leeres« Abdomen kann eine Zwerchfellhernie andeuten. Die Beschaffenheit der Organabgrenzungen und die Konsistenz des Bauchinhalts werden auf das Vorhandensein von Blut (teigige Beschaffenheit) oder Flüssigkeit (Ballotement, Erzeugung einer Flüssigkeitswelle) abgetastet. Besonderes Augenmerk wird der Blasenfüllung und dem angrenzenden knöchernen Becken geschenkt, wozu rektal palpiert wird. Ferner versucht man, die Darmwand- und Darminhaltbeschaffenheit, sowie den Grad der Darmfüllung festzustellen.

Die Perkussion ergänzt die Palpation bei Verdacht auf übermäßige gasige Auftreibungen des Magendarmtraktes. Die Auskultation wird oft zu Unrecht unterlassen, klingende Darmgeräusche stammen aus gespannten Darmteilen. Um sicher zu gehen, daß die Darmgeräusche fehlen, z. B. bei Ileus oder Darmspasmen, muß man sich genügend Zeit nehmen und einige Minuten hinhören. Für sich allein betrachtet ist das Fehlen von Darmgeräuschen nicht pathologisch.

Die Röntgenuntersuchung des Abdomens soll in allen Fällen von perforierenden Traumata unternommen werden. Ein- und Austrittsöffnung sind bei Durchschüssen zu markieren. Das Abdomen wird bei allen Traumaarten nach Größe, Dichte und Kontrast der Bauchhöhle und dem Vorhandensein aller Organe beurteilt. Die Bauchwand soll von der Bauchhöhle abgrenzbar sein und kontinuierlich verlaufen. Eine Ausweitung und Verdichtung des Abdomens mit Verwischung der Organkonturen und Bauchwandabgrenzung tritt bei Blutungen, Peritonitis und bei geplatzter Blase auf. Je mehr Schlieren oder spinngewebeartige Verschattungen zwischen den Organen auftreten, um so wahrscheinlicher wird eine Blutung oder Peritonitis. Es ist äußerst wichtig, extraintestinale abdominale Gasansammlungen rechtzeitig zu erkennen, da diese auf eine Darm-, Bauchwand- oder evtl. Magen- oder Scheidenperforation hindeuten. Falls erforderlich, ist ein Bild mit horizontalem Strahlengang anzufertigen, um lokalisierte Gasansammlungen unter der Bauchwand oder unter dem Zwerchfell zu erfassen. *Das Fehlen von extraintestinalem Gas (freiem abdominalen Gas) schließt eine Darmperforation nicht aus. Isolierte Organverletzungen* stellen sich als verwischte Organkonturen und als lokalisierte Bauchhöhlenverschattungen dar. Diese Veränderungen sind jedoch bei mageren Hunden schwer erkennbar. Im weiteren soll man nach gasig dilatierten oder mit Flüssigkeit gefüllten Dünndarmschlingen, die über Stunden ihre Form kaum verändern, Ausschau halten, da diese Ileus anzeigen können. Die zu erwartenden Veränderungen bei Zwerchfellhernien werden in Kapitel 14.8.2 aufgeführt. Auf Kontrastuntersuchungen wird bei den spezifischen Organverletzungen näher eingegangen.

9.4.1.2   Bauchhöhlenpunktion (Parazentese) und Bauchhöhlenspülung (peritoneale Lavage)

Für die Erkennung lokaler und *diffuser Bauchhöhlenblutungen* oder *sekundärer Peritonitis* sind die Parazentese und die peritoneale Lavage die einfachsten, raschesten und erfolgversprechendsten Untersuchungsmethoden. CROWE & CRANE (1976) haben dieses Verfahren bei Kleintieren eingeführt und gezeigt, daß damit der Prozentsatz der falschen Diagnosen drastisch gesenkt werden kann.

Zur Parazentese wird der Hund in linke Seitenlage verbracht und eine kleine Fläche 2 cm kaudal des Nabels geschoren und anschließend antiseptisch vorbereitet. Stellte man bei der vorangehenden Palpation eine große Blase fest, sollte diese zuvor entleert werden. Je nach Patient, nach Verwendung einer Kanüle oder eines Katheters und nach voraussichtlicher Dauer wird der Eingriff ohne oder mit Lokalanästhesie ausgeführt. Will man einen etwas dickeren Katheter z. B. Peritonealdialysekatheter für die Lavage einführen, so sollte man mit einer spitzen Skalpellklinge zunächst einen ca. 3 mm langen Hautschnitt setzen.

Zur einfachen *Kanülenparazentese* wird eine 18- oder 20-G-Kanüle ohne Aufsetzen einer Spritze ins Abdomen eingeführt. Tropft Blut, trübe Flüssigkeit oder Harn von der Nadel, so ist die Diagnose eindeutig. Andernfalls wird eine Spritze aufgesetzt und versucht, unter sanfter Manipulation und Lageänderung der Kanüle Bauchhöhleninhalt zu aspirieren. Gelingt dies nicht und besteht starker Verdacht auf das Vorliegen von abnormaler Bauchhöhlenflüssigkeit, kann die Parazentese an anderen Stellen (in 4 Quadranden) wiederholt werden. Wird veränderte Flüssigkeit aspiriert, so ist der Befund eindeutig. Darminhalt oder Blut

kann bei unbeabsichtigtem Anstechen eines Organs, z. B. einer verlagerten Milz, gewonnen werden. Das Problem bei einfacher Kanülenparazentese ist jedoch der hohe Prozentsatz (bis 50 %) falsch negativer Ergebnisse (Fettgewebe oder Netz verhindern Ansaugen von vorhandener Flüssigkeit). Die *abdominale Lavage,* die in über 80 % das Vorkommen veränderter Bauchhöhlenflüssigkeit nachweisen läßt, wird daher wiederholten Punktionen vorgezogen.

Zur peritonealen Lavage *Bauchhöhlenlavage* benützt man eine Venenverweilkanüle (Braunüle® 2 mm), einen Peritonealdialysekatheter oder einen anderen Katheter mit zahlreichen Seitenlöchern, evtl. auch einen Curschmann-Trokar, welche via einen kurzen subkutanen Tunnel mehrere Zentimeter in die Bauchhöhle eingeführt werden. Es kann nunmehr nochmals versucht werden, mittels einer Spritze Bauchinhalt zu aspirieren, oder man läßt zuerst körperwarme Ringerlösung 50 bis 250 ml pro Hund aus einer Infusionsflasche in das Abdomen einlaufen. Nach einigen Minuten wird die Infusionsflasche auf den Boden abgesenkt und die Flüssigkeit ohne Saugen in derselben Flasche gesammelt. Durch Verschieben der Katheterspitze und Wenden des Hundes von Seite zu Seite können auch aus lokalisierten Flüssigkeitsansammlungen Proben gewonnen werden.

Interpretation des Lavageergebnisses

Die Lavageflüssigkeit wird vorerst grobsinnlich auf Farbe, Geruch und Beimengungen von Blut, Harn, Galle, Fibrin- oder Darminhalt geprüft. Dann werden Mikrohämatokrit, spezifisches Gewicht und Proteingehalt bestimmt und je nach Verdacht wird auf Gallefarbstoffe (Combur-Test), Harnstoff (Merckognost®) und/oder Zellenbeimengungen untersucht. Entweder wird die Zellzahl bestimmt oder nur das Sediment auf einem Objektträger ausgestrichen und mit einer Schnellfärbemethode M-D Diff-Quik (Merz & Dade) gefärbt. Erscheinen Punktat oder Lavageflüssigkeit hellrötlich, liegt vermutlich eine geringe traumatische Blutung oder eine Verletzung durch die Punktion selbst vor, und Abwarten, während der Hund unter Beobachtung bleibt, ist gerechtfertigt. Befindet sich Blut oder dunkelrote Flüssigkeit im Aspirationsschlauch, die das Ablesen der Spitzengraduierung durch den Schlauch hindurch schwierig oder unmöglich machen, so muß mit einer schweren Abdominalblutung gerechnet werden. Eine Leukozytenzahl von > 500/µl bedeutet Peritonitis.

Falsch negative Resultate bei Lavage sind bei retroperitonealen Traumata und Zwerchfellrissen zu erwarten. Aber auch bei einem scheinbar klaren Punktat lohnt es sich in gewissen Fällen, einen Sedimentausstrich auf das Vorkommen toxischer Neutrophiler, Bakterien oder Darminhalt zu durchmustern. Bei Vorliegen eines Kreatinin- oder

Harnstoffspiegels im Punktat, der den Serumspiegel übertrifft, soll zur Lokalisierung einer Ruptur in den Harnwegen entweder eine intravenöse Urographie oder eine retrograde Urethrographie-Zystographie durchgeführt werden.

Falls nicht bereits vor der Punktion vorgenommen, sollen Laboruntersuchungen nachgeholt oder wiederholt werden (Hämatokrit, weißes Blutbild, Plasmaproteine, Serum-Harnstoff und Kreatinin). Zusätzliche Untersuchungen bei Oberbauchtraumata sind Serumamylase- und Lipasebestimmungen. Diese Laboruntersuchungen unterstützen die Röntgenbild- und Parazenteseinterpretation und dienen zur laufenden Überwachung des Patienten.

9.4.1.3   Diagnostische Laparotomie

Sie ist eine wertvolle Methode, die gleichzeitig die Gelegenheit bietet, therapeutische Maßnahmen durchzuführen. *Indikationen* sind:

1. schwere unstillbare abdominale Blutungen;
2. Vorhandensein von freiem Gas in der Bauchhöhle;
3. Abpunktieren von Exsudat oder Punktat, das toxische Neutrophile, Bakterien oder Darminhaltsbestandteile im Sediment enthält;
4. persistierende Anorexie mit Anzeichen von Austrocknung und Ileus;
5. Verschlechterung des Allgemeinzustandes trotz konservativer Behandlung;
6. Fieber, Erbrechen und toxämische Erscheinungen mit blutigem, schmerzhaftem oder fehlendem Harn- oder Kotabsatz.

Ein negativer Befund der Röntgenuntersuchung und Parazentese bildet nur eine relative Kontraindikation für eine Laparotomie und berechtigt zur Weiterbehandlung mit aufgeschobener Dringlichkeit, bis Gewißheit besteht, daß keine chirurgisch zu versorgende Läsion vorliegt. Bevor man sich zur Laparotomie entschließt, soll man sich jedoch überlegen, ob man über die notwendige Assistenz verfügt, um auch komplizierte chirurgische Eingriffe erfolgreich zu Ende zu führen. Andernfalls ist eine sofortige Überweisung an eine Spezialklinik indiziert.

Im Verlauf der Laparotomie muß das ganze Abdomen systematisch nach Verletzungen abgesucht werden. Es ist vorteilhaft, einen Quadranten nach dem anderen im Uhrzeigersinn abzusuchen. V.a. soll vermieden werden, durch eine zu kleine Bauchwandinzision die Übersichtlichkeit zu beeinträchtigen.

Symptome ☐ Die Symptome bei abdominalen Traumata werden durch eine begrenzte Anzahl von Organläsionen und die dadurch ausgelösten Schädigungen, kompensatorischen Mechanismen

und Komplikationen hervorgerufen. Die Folgen sind Schmerz, Ileus, Bauchhöhlenblutung, peritoneale Reizung und Peritonitis, die Resorption toxischer Produkte und Kreislaufdestabilisierung.

Schmerz

Dieser wird v.a. durch Verletzung und Reizung des parietalen Peritoneums und Dehnung von Hohlorganen oder der Kapsel von Organen ausgelöst. Auch sublumbale Traumata und Knochenbrüche im Becken lösen abdominalen Schmerz aus. Organverletzungen selbst sind jedoch nicht schmerzhaft.

Ileus

Dies ist ein Darmverschluß infolge Obstruktion, Strangulation oder inadäquater bzw. fehlender Peristaltik. Vorübergehender Ileus von einigen Stunden Dauer wird bei Bauchtraumata mechanisch durch Reflexstimulation, hormonell durch Katecholaminfreisetzung oder durch chemische Irritation des Peritoneums (Darmruptur, Gallengangsruptur, etc.) ausgelöst. Ileus kann bei ausgedehnter bakterieller Peritonitis 24 h oder bis zum Tod bestehenbleiben. Ileus ruft Bauchumfangsvermehrung, Austrocknung, Erbrechen, Depression und fehlenden Kotabsatz hervor.

Abdominale Blutungen

Sie führen neben dem Volumenmangel zu einer Reizung des Bauchfells und zu Schmerzen. Bei Erhöhung des abdominalen Drucks kann es ferner zu einer Kompression der hinteren Hohlvene und vermindertem Blutrückfluß zum Herzen kommen (s. Schock, Kap. 9.2).

Die mit dem Austritt von Organinhalt wie Harn, Pankreassekret oder Galle verbundene *chemische Peritonitis* und die sekundäre *bakterielle Peritonitis* rufen Schmerzen und Ileus hervor. Wegen der guten Permeabilität und großen Oberfläche des Peritoneums (1,5mal gesamte Hautoberfläche) kann eine massive Resorption von Toxinen, Harnstoff, Bilirubin, usw. erfolgen, wodurch es zu den Erscheinungen des toxischen Schocks (Kap. 9.2) oder zur postrenalen Urämie kommt.

9.4.2   Bauchdeckentraumata

Bauchdeckentraumata können stumpf oder perforierend sein. Sie umfassen Quetschungen, Suffusionen, Stich-, Schuß-, Quetsch-, Riß- oder Bißwunden und Hämatome. Bei subkutanen Rissen in der Bauchmuskulatur entstehen Hernien oder Prolapsus, wenn innere Organe durch die Öffnung unter die Haut gelangen. Verletzungen von Abdominalorganen und intraabdominale Blutungen, welche häufig Bauchdeckentraumata begleiten, sollen röntgenologisch, durch Parazentese oder pe-

ritoneale Lavage ausgeschlossen werden. Ein rot-
blauer blutunterlaufener Kreis im Bereiche des
Nabels ist häufig mit Bauchhöhlenblutungen verbunden. Suffusionen im Flankenbereich sind meistens mit sublumbalen Blutungen, Lendenwirbel-
oder Beckenbrüchen verbunden.

Behandlung □ Quetschungen und Hämatome mit
Kompressen Hepathrombin®-, Hirudoid- oder
»Sportler-Salben« behandeln. Verbleibende Hämatome dürfen frühestens nach 8–10 d gespalten
werden, nachdem man sich überzeugt hat, daß
keine Hernie vorliegt.
    Bei perforierenden Bauchdeckenwunden muß
immer mit einem Bauchfellriß gerechnet werden.
Sondierungen sind aber zu unterlassen. Liegen
intraabdominale Blutungen oder Durchschüsse
vor, wird in der Linea alba laparotomiert, das
Abdomen auf Organverletzungen abgesucht und
gespült, die Wunden werden revidiert.

Organvorfälle

Vorgefallene Netzteile sollen etwas vorgezogen,
abgebunden, abgetragen und erst dann der Rest
reponiert werden. Vorgefallene Organteile sind
mit NaCl-Lösung 0,9 % oder 1 : 10 verdünnter Pro-
vidonelösung zu reinigen. Die Bauchhöhle ist zu
spülen und auf Organverletzungen abzusuchen,
bevor die Wunde verschlossen wird. Antibiotikaschutz mit Breitbandpenicillinen ist erforderlich.

Eingeweidebrüche (Hernien)

Siehe auch Kap. 18.14.7

Definition □ Heraustreten von Eingeweiden
durch normale Öffnungen oder Muskelrisse aus
der Bauchhöhle unter die Haut oder in die Brusthöhle hinein. Milde Traumata können bei endogener Herniendisposition eine Hernienbildung hervorrufen. Inguinalhernien finden sich bei Hündinnen am häufigsten. Bei Rüden sind die selten
anzutreffenden Inguinalhernien zugleich Skrotal-
hernien.

Bauchbrüche (Herniae ventrales)

Diese entstehen durch Muskeleinrisse der Bauchdecken (besonders nach Bißverletzungen). Bauch-
brüche müssen nicht sofort nach dem Unfall ersichtlich sein. Sie präsentieren sich als von Blutungen und Ödem begleitete schmerzhafte Vorwölbungen der Bauchwand. Die Bruchpforte ist im
akuten Stadium kaum palpierbar, weshalb Röntgenbilder, evtl. nach Applikation von Kontrastmitteln, angefertigt werden sollten (orale Bariumstudie durchführen oder jodhaltiges Kontrastmittel in
die Bauchhöhle spritzen).

Behandlung □ Stützverbände und lokale Kompression bei akuten Brüchen. Operativer Ver-

schluß der Bruchpforte soll erfolgen, sobald Hund
in operationsfähigem Zustand ist, weil sonst
schwer lösbare Verklebungen die Reposition der
vorgefallenen Organteile behindern.

Differentialdiagnosen □ Hämatome, Abszesse,
Fettnekrosen, Tumoren.

Komplikationen □ Selten Inkarzeration durch
entzündliche Schwellung des Bruchringes oder Zunahme des Bruchinhaltes (Kotanschoppung des
Darmes, Blasenfüllung).

9.4.3   Leberrupturen

Diese treten in Form multipler Kapselrisse, tiefer
Parenchymdurchtrennungen oder Abrissen von
Leberlappen auf und sind häufig mit thorakalen
Traumata vergesellschaftet (Rippenfrakturen). In
allen Fällen kommt es zu Abdominalblutungen,
die v.a. bei tiefen Rissen sehr umfangreich sein
können. Zusätzlich wird der Abfluß des Pfortaderblutes beeinträchtigt.

Symptome □ Schmerzen in kranialen Abdomen,
blasse Schleimhäute, oberflächliche Atmung und
evtl. hämorrhagischer Schock.

Diagnosesicherung □ Röntgenaufnahmen, peritoneale Lavage und Laparotomie in schweren
Fällen.

Prognose □ Kommt auf die Tiefe und Lage der
Risse und die Durchblutungsstörung an. Bei Par-
enchymverlusten bis zu 70 % ist Überleben möglich, falls Komplikationen (Galleperitonitis, Nekrosen) vermieden werden können.

Behandlung □ Durch Volumensubstitution den
Patienten stabilisieren. Bevor man eine Laparotomie, die unter diesen Umständen risikovoll ist,
unternimmt, soll man durch einen festen Bauchverband und intraabdominale Infusion von 20 ml/
kg warmer Ringerlaktatlösung Blutungen konservativ zu stoppen versuchen. Zur Stillung von Leberblutungen eignen sich ferner Norepinephrinlö-
sungen (Arterenol®, Hoechst), Dosierungen
(Kirk-Bistner, 1985): Hunde unter 10 kg KG
50 ml 5%ige Glukoselösung mit 2 mg Norepinephrin; bei 10–40 kg KG 100 ml 5%ige Glukoselösung mit 3 mg Norepinephrin, 40–80 kg KG
100–150 ml 5%ige Glukoselösung mit 4 mg Norepinephrin. Durch den Druck der Bandage wird die
Atmung beeinträchtigt, weshalb bei thorakalen
Traumata Vorsicht geboten ist.
    Kommt Blutung nicht zum Stehen, soll laparoto-
miert werden. Tiefe Risse anfrischen, blutende
Gefäße und Gallengänge ligieren, dann die Wun-

den mit Matratzennähten schließen oder mit Netz abdecken. Lobektomie von zerfetzten Lappen (Archibald & Catcott, 1984). Nach Leberoperationen muß eine Schlauchdrainage gelegt werden.

Verletzungen des Gallengangsystems oder der Gallenblase

Bei Austritt von Galle in die Bauchhöhle kommt es zu einer chemischen Peritonitis mit Bildung eines sekundären Ergusses. Eine Kontamination mit anaeroben Bakterien verwandelt die chemische in eine schwere septische Peritonitis.

Symptome □ Diese werden meistens erst einige Tage, evtl. Wochen nach dem Abklingen der akuten Traumasymptome als mangelnde Erholung, Abmagerung, Apathie, Anorexie, bräunlich-grüne bis blutige Flüssigkeitsansammlung im Abdomen, Ikterus, sowie anhand lehmfarbener Stühle erkennbar (Suter & Olsson, 1970). Austritt großer Gallemengen und das Vorhandensein von Bakterien beschleunigen das Auftreten der Symptome. Blutchemisch lassen sich erhöhte Bilirubin-, SALT- (SGPT) und alkalische Phosphatasespiegel nachweisen.

Diagnosesicherung □ Peritoneale Lavage oder Parazentese und Nachweis von Bilirubin in der ikterischen Waschflüssigkeit. Die Cholezystographie gibt keine verläßlichen Ergebnisse bei Gallengangsrupturen.

Prognose □ Ungewiß.

Behandlung □ Sie erfolgt zuerst symptomatisch, indem Bauchhöhle gespült und Galle entfernt wird. Da die Auffindung der Rupturstellen und ihr Verschluß mit atraumatischer Technik oder die Anlegung einer Cholecystoduodenostomie große Erfahrung erfordern, ist Überweisung an eine Spezialklinik empfehlenswert.

Differentialdiagnosen □ Ikterus infolge posttraumatischer Leberfunktionsstörung, Septikämie oder Transfusionszwischenfälle.

9.4.4   Milzrupturen

Traumata können entweder zu Kapselrupturen mit intraabdominaler Blutung oder bei Intakterhaltung der Kapsel zu subkapsulären Milzhämatomen führen. Bestehende Tumoren, Altersknoten und Hyperplasien können bereits bei geringfügigen Traumata bersten. Gelegentlich wird die Milz durch schwere Traumata in zwei oder mehrere Stücke zerrissen, die jedes für sich abheilen können. Milzblutungen können verzögert auftreten und sind in einem hohen Prozentsatz mit anderen

Organverletzungen, insbesondere von Leber oder Darm, vergesellschaftet.

Symptome □ Zusätzlich zu den Blutverlustsymptomen besteht Palpationsschmerz v.a. im linken kranialen Quadranten. Die Blutung verleiht dem Abdomen eine teigige Konsistenz. Milzhämatome lassen sich als Massen ertasten. Als Folge der einsetzenden Autotransfusion durch Resorption der abdominalen Blutung erholen sich viele Hunde spontan vom Schock. Häufig sind Milzrupturen mit vorübergehendem Ileus verbunden.

Diagnosesicherung □ Peritoneale Lavage (negativ bei Hämatomen) und röntgenologischer Nachweis der »spinngewebeartigen« Verschattungen in der Umgebung der Milz. Bei vielen Fällen wird man sich wegen des guten Ansprechens auf die Schockbehandlung mit einer Verdachtsdiagnose begnügen.

Prognose □ Günstig, außer bei multiplen Verletzungen.

Behandlung □ Stabilisierung des Patienten vornehmen, Antibiotika geben und versuchen, Blutung konservativ zu stillen (Kap. 9.4.3, Leberrupturen). Falls Hämatokrit weiter abfällt, muß laparotomiert, die Blutung chirurgisch gestillt oder die Milz entfernt werden.

Komplikationen und Spätfolgen □ Siehe Kapitel 17.

9.4.5   Pankreastraumata

Diese beschränken sich auf selten diagnostizierte Kontusionen mit Durchblutungsstörungen, lokaler Enzymfreisetzung und chemischer Peritonitis. Vermutlich werden Pankreastraumata nicht bemerkt, weil Seren und Lavageflüssigkeit selten auf Amylase- und Lipasebeimengung untersucht werden.

9.4.6   Nierentraumata, Rupturen der ableitenden Harnwege

Die häufigen Nierentraumata (bis zu 20 % der Unfallpatienten betroffen) sind einseitig und beschränken sich wegen der widerstandsfähigen Organkapsel und dem nachgebenden perirenalen Gewebe auf milde Symptome verursachende *Kontusionen* und *subkapsuläre Hämatome. Tiefe Nierenrupturen,* die zur Extravasation von Harn in den retroperitonealen Raum und zu Entzündungen führen, oder *Nierengefäßabrisse* sind sehr selten.

Symptome □ Sublumbale Schmerzen und Quetschungen, die aber auch von den häufig gleichzeitig erfolgenden Querfortsatz- oder Rippenfrakturen herrühren können. Hämaturie und Proteinurie
sind regelmäßig vorhanden. Da fast immer nur
eine Niere schwer betroffen ist, können Harnvolu-
menabfall und Serumharnstoffanstieg geringfügig
ausfallen. Die peritoneale Lavage läßt zwar häufig
auf eine abdominale Blutung schließen, aber der
Harnstoffnachweis wird, wegen des fehlenden
oder zunächst auf das Retroperitoneum beschränkten Harnaustritts, anfänglich negativ ausfallen.

Diagnosesicherung □ Sie ist nur bei dringendem
Verdacht auf schwere Nierenverletzung erforderlich. Sie wird mittels intravenöser Urographie
durchgeführt. Das Kontrastmittel soll hoch dosiert
(600–900 mg J pro kg) werden, darf aber erst nach
erfolgter Kreislaufstabilisierung gegeben werden
(Gefahr der Nierenschädigung). Prognostisch und
für die Planung der Behandlung ist der Nachweis,
daß eine Niere noch funktionsfähig ist, wichtiger
als der Nachweis der Nierenverletzung.

Prognose □ Meistens günstig.

Behandlung □ Volumenersatz zur Aufrechterhaltung einer minimalen Harnproduktion und Antibiotikaprophylaxe. Für Schockbehandlung und
Überwachung der Nierenfunktion s. Kapitel 9.1
und 9.2. Die selten erforderliche chirurgische Behandlung besteht in Anfrischung und Naht der
Nierenwunde oder partieller bzw. totaler Nephrektomie.

Komplikationen □ Nierenabszesse, Peritonitis,
Nierenatrophie, akutes Nierenversagen.

Ureterenrupturen
Sie sind selten. Am ehesten kommen Abrisse an
der Blase vor. Ureterenrupturen rufen durch die
Harnextravasation eine chemische retroperitoneale Entzündung und durch Harnstau eine Hydronephrose hervor.

Symptome □ Sind gleich wie bei Nierenrupturen.
Urämie fehlt bei einseitiger Ruptur.

Diagnosesicherung □ Erfolgt durch intravenöse
Urographie.

Prognose □ Günstig.

Behandlung □ Abbinden des distalen Ureter-
stumpfes an der Blase und Nephrektomie. Reana-
stomosierung ist Spezialisten vorbehalten.

Komplikationen □ Hydronephrose und Hydro-

ureter, retroperitoneale Abszesse, Pyelonephritis,
Peritonitis.

Harnblasen- und Urethrarupturen
Sie machen nur einen geringen Teil der Blasen-
traumata aus, da Quetschungen bei Beckenfrakturen fast unvermeidlich sind. Harnblasenrupturen
treten bei Hündinnen selten auf, sind aber bei
Rüden mit Beckentraumata so lange nicht auszuschließen, bis das Gegenteil bewiesen ist. Netz
kann sich über den Blasenriß legen und durch
Verklebung dessen teilweisen oder totalen Verschluß bewirken. Derart abgedeckte Risse erlauben dem Hund, Harn abzusetzen. Sie können aber
bei stärkerer Blasenfüllung Harn in die Bauchhöhle entweichen lassen.

Der ausgetretene Harn verursacht eine *chemi-
sche Peritonitis,* die bei vorbestehender infektiöser
Zystitis oder Prostatitis zur *septischen Peritonitis*
wird. Gleichzeitig stellen sich eine postrenale
Azotämie und Urämie, Elektrolytstörungen
(Kap. 21.2) und Hämokonzentration ein.

Symptome □ Diese sind nur bei ca. zwei Dritteln
der Patienten mit Blasenrupturen von Anfang an
mit typischen Symptomen wie Harnabsatzbe-
schwerden, fehlender Harnabsatz, Hämaturie,
Palpationsschmerz im kaudalen Abdomen und
Abwesenheit der Blasenfüllung nach erfolgter
Flüssigkeitstherapie verbunden. Hämaturie kann
auch auf Blasenepithelquetschung und Nierenkon-
tusion hinweisen. *Ein »normaler« Harnabsatz
schließt eine Harnröhren- oder Blasenruptur nicht
aus.* Jeder Traumapatient, insbesondere Rüde, der
sich nach einem Trauma (insbesondere nach Bek-
kenfrakturen) nicht erwartungsgemäß erholt,
Anorexie, Erbrechen, Austrocknung oder/und
Mattigkeit zeigt, sollte geröntgt werden. Bei fehlenden oder undeutlichen Blasenkonturen und Anzeichen von intraabdominaler Flüssigkeit soll mittels Parazentese oder Peritoneallavage und Kontraststudien der Verdacht bestätigt bzw. ausgeschlossen werden *(Abb. 9.4).*

Diagnosesicherung □ Serumharnstoff- und -krea-
tininanstieg sowie Nachweis eines hohen Harn-
stoff- oder Kreatininspiegels im Bauchhöhlen-
punktat. Mittels retrograder Zystographie oder intravenöser Urographie *(Abb. 9.5)* lassen sich die
Rupturstellen lokalisieren (Technik: s. Kap. 21).
Durch den Austritt positiven Kontrastmittels aus
der Urethra oder der Blase werden die Rupturstellen präziser angezeigt als mit negativen Kontrastmitteln wie Luft. Die Pneumozystographie liefert
wohl zuverlässige Resultate bei Blasenrupturen,
kann aber bei Urethrarupturen zu Unsicherheit
führen. Das Auftreten von Kontrastmittel oder
freiem Gas im Abdomen und die Nichtdarstellbar-
keit des Blasenvolumens sind für Blasenruptur be-

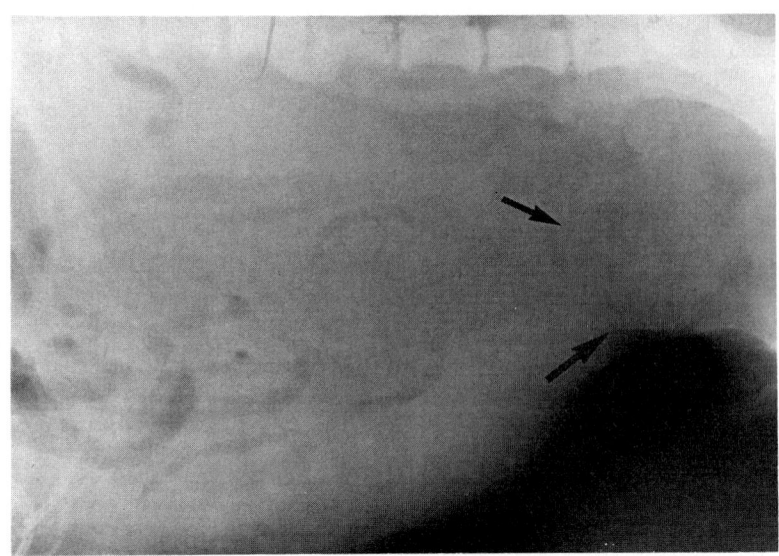

Abb. 9.4. Abdomenaufnahme eines Vorstehhunderü-
den, der 3 Tage zuvor einen Unfall erlitten hatte und
wegen Anorexie und Erbrechen eingewiesen wurde. Die
Organstrukturgrenzen im Abdomen sind verwischt, die
Dichte ist erhöht und trotz Infusionen und fehlendem
Harnabsatz läßt sich kein vergrößerter Blasenschatten
erkennen (Pfeile)

weisend. Abrisse der Ureteren lassen sich nur
durch intravenöse Urographie darstellen.

Prognose □ Sie ist günstig, außer bei verschleppten Fällen und vorbestehenden Nierenschädigungen.

Abb. 9.5. (Gleicher Fall wie 9.4). Die Zystographie mit
Urographin 15%ig und etwas Luft läßt das Ausfließen
des Kontrastmittels und der Luft in die Bauchhöhle
erkennen, wodurch die Verdachtsdiagnose Blasenruptur
bestätigt werden konnte

Behandlung □ Die häufig ausgetrockneten Hunde
sollen mit Infusionen auf die Laparotomie und
Naht der Rupturstelle vorbereitet werden. Hat
eine Harnperitonitis länger als 24 h bestanden, so
kann durch peritoneale Lavage mit Ringerlaktatlösung der Harnstoff- und Kreatininabfall beschleunigt und das Narkoserisiko vermindert werden.
Auch wenn große Teile der Blase zerfetzt sind, ist
die Prognose gut, da die reparierte Blasenwand
eine große Dehnungsfähigkeit besitzt.

Komplikationen □ Dysurie infolge Blasenwand-
verwachsungen und verkleinerter Blase, Diverti-
kelbildung nach partiellen Blasenwandrissen, Me-
gaureter, Hydronephrose, vesikoureteraler Reflux
von Harn infolge Läsionen im Bereich der Ureterenmündungen (begünstigt Entstehung von Pyelonephritis, Hydronephrose und Nierensteinbil-
dung), Prostataverletzungen durch scharfe Knochenfragmente bei Pubisfrakturen.

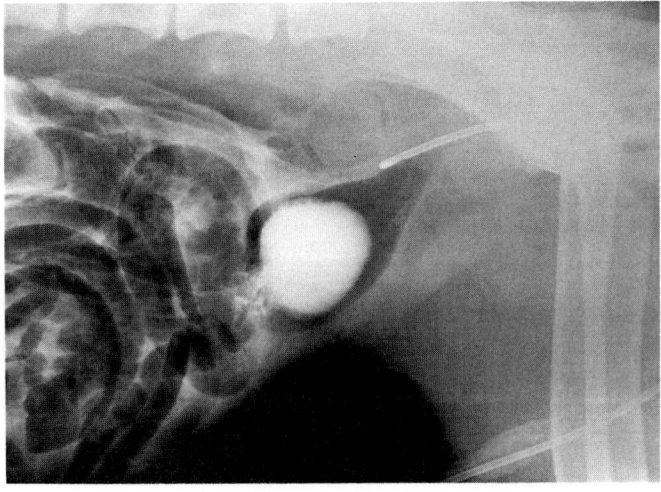

9.4.7 Darmrupturen, Gekröse-abrisse

Bei perforierenden Bauchdeckentraumata (Bissen, Schußverletzungen) muß mit einem hohen Prozentsatz von Darmrupturen gerechnet werden, im Gegensatz zu stumpfen Bauchtraumata, die relativ selten mit Darmquetschungen oder -berstungen oder Gekröseabrissen einhergehen. Bei gefüllten Därmen (in Verdauungsphase) ist das Risiko einer Darmberstung am höchsten. Betroffen werden v.a. das kaudale Jejunum und Ileum; Magen- oder Dickdarmberstungen werden selten beobachtet (PUNZET, 1971).

Darmberstungen, die sich während des Unfalls ereignen, führen zum sofortigen Austritt von Darminhalt und zu einer ausgebreiteten *septischen Peritonitis* mit Beteiligung von gramnegativen und anaeroben Darmkeimen. Sekundär kommt es dann zu Verklebungen mit Netz und Mesenterium. Bei Quetschungen oder Thrombose mit Ischämie nach Gekröseabrissen gehen Darmwandnekrose und damit verbundene Verklebungen der Ruptur voraus. Die hervorgerufene Peritonitis wird daher vorwiegend lokalisiert bleiben. Die meisten Darmrupturen sind mit Milz- und/oder Lebertraumata vergesellschaftet.

Symptome hängen davon ab, wie lange nach dem Unfall die Tiere vorgestellt werden. ÜBERREITER (1930) teilte den Verlauf nach Darmrupturen in 3 Früh- und eine Spätphase (Komplikationsphase) ein. Die Diagnose wird bei Darmrupturen manchmal einige Stunden nach dem Unfall, mitunter aber erst nach 3–4 d oder mehreren Wochen gestellt. Die verzögerte Diagnosestellung hängt u. a. damit zusammen, daß Hunde mit lokaler Peritonitis infolge Quetschungen, Gekröserissen und gedeckten Darmrupturen (Darm durch Netz oder Verklebung verschlossen) längere Zeit zu überleben vermögen (SUTER & OLSSON, 1970).

Symptome □ In der 1. Phase stehen vorerst Schmerzreaktionen (Druckschmerz, aufgekrümmter Rücken), Ileus, evtl. Schock durch abdominale Blutung im Vordergrund. Daraufhin erholen sich die Hunde scheinbar. Nach maximal 8 h (2. Phase) beobachtet man Apathie, Verkriechen, Anorexie, gelegentlich Erbrechen oder Absetzen blutigen Kotes. Die Atmung ist kostal, Peristaltikgeräusche fehlen; es besteht lokaler Druckschmerz, die Bauchdecken verspannen sich zunehmend und rektal läßt sich frisches Blut nachweisen. In einigen Fällen lassen sich Plätschergeräusche auslösen. In einer 3. Phase (20 h bis 3 d) nehmen die toxischen Symptome der sich ausbreitenden Peritonitis, wie Fieber, tachykarder schwacher Puls, allgemeine Schwäche, hellrote bis schmutzige Schleimhäute, brettharte Bauchdecken und Meteorismus, zunehmend überhand. Im Rektum findet sich teerartiger Stuhl. Kurz vor dem Tod sinkt die Rektaltemperatur auf subnormale Werte. Verbunden mit den toxischen Symptomen sind Neutrophilie, Linksverschiebung, relative Lympho- und Eosinopenie, prärenale Urämie und Anstieg der Leberenzyme. In wenigen Fällen überleben die Hunde länger und werden wegen Anorexie, Kachexie, Erbrechen und Bewegungsunlust erst nach mehreren Tagen vorgestellt.

Diagnosesicherung □ Am zuverlässigsten sind Parazentese und peritoneale Lavage (Exsudat, Darminhalt, Bakterien und Blut nachweisbar). In jedem Fall, in dem freies Gas im Abdomen röntgenologisch festgestellt wird, muß mit einer Darmruptur gerechnet werden. Das Fehlen von freiem (extraintestinalem) Gas schließt jedoch eine Darmruptur keinesfalls aus. Blutungen lassen sich röntgenologisch schlecht von Peritonitis abgrenzen, und Ileusschlingen sind auch bei anderen Traumata, z. B. Blasenrupturen, anzutreffen. Bleibt bei kurz nach dem Füttern erfolgten Unfällen der Mageninhalt für 6–12 h unverändert liegen, muß dies als verdächtig für Darmtraumata angesehen werden.

Prognose □ Vorsichtig bei Hunden, die in den ersten 2 Phasen diagnostiziert und operiert werden. Bei Hunden in der 3. Phase besteht wenig Aussicht auf Überleben.

Behandlung □ Nur die sofortige und zielgerichtete Stabilisierung des Zustandes mit Elektrolytlösungen, Blut, hohen Antibiotikagaben (Penicilline, Gentamycin, Clindamycin, Metronidazol) und Glukokortikoiden, gefolgt von Laparotomie und Korrektur der Darmverletzung, hat Aussicht auf Erfolg. Abdominale Lavage und Schlauchdrainage sind wertvolle zusätzliche Maßnahmen.

Komplikationen □ Abdrehung des Gekröses, chronische Ileussymptome und Abmagerung infolge massiver Darmverklebungen und Abknicken des Darmlumens.

Literatur

ARCHIBALD, J., & E. J. CATCOTT, 1984: Canine and Feline Surgery. Vol. I: Abdomen. Santa Barbara, California: Am. Veterinary Publications, Inc.

BRASMER, T. H., 1987: Der Notfallpatient in der Kleintierpraxis. Stuttgart: Ferdinand Enke.

CROWE, D. T., & ST. W. CRANE, 1976: Diagnostic abdominal paracentesis and lavage in the evaluation of abdominal injuries in dogs and cats: Clinical and experimental investigations. J.A.V.M.A. **168:** 700.

GUTBROD, F., 1981: Zum stumpfen Thoraxtrauma beim Hund. München: In. Diss.

Jahn, W., 1975: Der Straßenverkehrsunfall des Hundes in einer Großstadt aus der Sicht des Pathologen. Prakt. Tierarzt **56**: 351.

Krahwinkel, D., 1977: Lower respiratory tract trauma, in Current Veterinary Therapy VI. Kirk, R. W. (Ed.), Philadelphia: W. B. Saunders, 278.

Kirk, R. W., & S. I. Bistner, 1985: Handbook of Veterinary Procedures and Emergency Treatment. Philadelphia: W. B. Saunders.

Kolata, R. J., & D. E. Johnston, 1975: Motor vehicle accidents in urban dogs: A study of 600 cases. J.A.V.M.A. **167**: 938.

Löffler, K., 1986: Akutes Abdomen. Referatensamm-

lung der Schweiz. Vereinigung für Kleintiermedizin, 103.

Punzet, G., 1971: Stumpfe Verletzungen des Dünndarmes und des Mesenteriums beim Hund. Wien. tierärztl. Msch. **58**, 339.

Überreiter, O., 1930: zit. nach Punzet, 1971.

Schebitz, H., & W. Brass, 1985: Operationen an Hund und Katze. Berlin/Hamburg: Paul Parey.

Suter, P. F., & St.-E. Olsson, 1970: The diagnosis of injuries to the intestines, gallbladder and bile ducts in the dog. J. Small. Anim. Pract. **11**: 575.

Suter, P. F., & P. F. Lord, 1984: Thoracic Radiography. A Text Atlas of Thoracic Diseases of the Dog and Cat. Chapter 4. Wettswil: P. F. Suter.

9.5   Traumata des Nervensystems

J. Arndt

Kopftraumata rangieren in der Häufigkeit mit ca. 20 % an 2. oder 3. Stelle nach den Extremitätentraumata (60–65 %). Schädelfrakturen erfolgen jedoch nur in ca. 5 % und schwere Hirntraumata nur in ca. 2 % der Unfälle (Jahn, 1975; Kolata et al., 1975). Dies zeigt, daß das Hundehirn durch die Schädelknochen und die Kopfmuskeln gut geschützt ist. Wirbelfrakturen sind häufiger als Schädelfrakturen und kommen bei 10–11 % der Unfallhunde vor, wovon die Hälfte mit schweren Rückenmarkverletzungen einhergeht. Im Gegensatz zu thorakalen und abdominalen Traumata, mit denen sie oft vergesellschaftet sind, kommt es bei isolierten Traumata des Nervensystems selten zu akuten Todesfällen, dagegen müssen relativ viele Patienten wegen infauster Prognose euthanasiert werden.

9.5.1   Hirntraumata

Commotio cerebri
(Hirnerschütterung, engl. concussion)
Traumatisch bedingte reversible Schädigung des Gehirns ohne morphologisch sichtbare Veränderungen.

Symptome □ Benommenheit, Apathie, Bewußtlosigkeit, Ataxie, Atmungsstörungen und Pulsverlangsamung, Nystagmus, veränderte Pupillenreaktion.

Contusio cerebri
(Gehirnquetschung, Kontusion)
Umschriebene oder multiple Hirngewebeschädigungen (Blutungen, Quetschung), die u. a. bei stumpfen Schädeltraumata als Folge der Stoß- und Gegenstoßwirkung (Coup und Contre-coup) auftreten.

Contre-coup-Läsion
Schädigung durch momentanen Unterdruck an der der Gewalteinwirkung gegenüberliegenden Gehirnseite.

Symptome □ Ähnliche, aber oft schwerere Symptome als bei der Commotio.

Laceratio cerebri, Compressio cerebri
Intra- oder extrazerebrale (epidurale) Massenblutung oder Hämatome infolge von Gefäßrupturen führen zu intrakraniellem Druckanstieg und sekundären Hirngewebeschädigungen, die sich je nach Lokalisation und Schweregrad in einer Vielfalt von Symptomen manifestieren können. Der Druckanstieg bewirkt Zirkulationsstörungen, Mangeldurchblutung und Hypoxie, welche zu Hirnödem und weiterer Kompression führen. Damit wird ein Circulus vitiosus in Form von Kompression–Ödem–Mangeldurchblutung in Gang gesetzt.

Eine besondere dramatische Läsion ist die *Laceratio*, die penetrierende Verletzung des Gehirns und der Hirnhäute durch Eindringen von Knochensplittern oder Fremdkörpern durch offene Schädelfrakturen. Selten kommt es durch Reißen der Dura mater zu einer *Liquorfistel*.

Symptome □ Je nach Lokalisation und Ausmaß des Gewebeschadens: Bewußtseinsstörungen (Apathie, Stupor, Koma), Pupillenveränderungen, Anosmie (Verlust des Geruchssinnes), Erblindung, vestibuläre Störungen, Hemiparese, zentrale Sensibilitätsstörungen infolge Hirnatrophie und gelegentlich blutiger Liquor.

Posttraumatische Komplikationen
Ödeme treten häufig bereits bei einfacher Commotio auf. Der durch Ödembildung ausgelöste Circulus vitiosus von Ödem–Mangeldurchblutung–Ödem führt, da das Gehirn von einer knöchernen

Kapsel umschlossen ist, zur Herniation von Okzipitallappenanteilen unter dem Tentorium cerebelli hindurch. Dadurch wird der Hirnstamm komprimiert und es kommt zu Bewußtseinstrübungen, Ausfall von Kopfnerven, Tetraplegie und/oder Störung von Atmung und Kreislauf.

Das *akute Subduralhämatom* tritt i. d. R. als Kontusionsblutung auf (Liquor cerebrospinalis ist immer blutig). Selten tritt es erst Wochen nach einem Unfall auf. Der Liquor ist xanthochrom, der Liquordruck vermindert.

Thrombose eines venösen Sinus kann eine posttraumatische intrakranielle Druckerhöhung und Druckatrophie des Gehirns bewirken.

Posttraumatische epileptiforme Krämpfe sind immer das Zeichen eines schweren Schädel-Hirntraumas und treten entweder sofort im Anschluß an einen Unfall oder später als Folge eines chronischen Subduralhämatoms auf. Für weitere Folgen fokaler Hirnläsionen s. Krankheiten der kranialen Nerven (Kap. 26.10.1).

Untersuchungsgang ☐ Er unterscheidet sich bei Nervensystemtraumata in einigen Punkten vom im Kapitel 26.1 beschriebenen Vorgehen. Von größter Wichtigkeit ist die mehrmalige Wiederholung der in Kapitel 9.1 aufgeführten Untersuchungen, damit Verbesserungen oder Verschlechterungen, die eine aggressivere oder eine geänderte Behandlung erfordern, rechtzeitig erkannt werden können. Zusätzlich muß der Allgemeinzustand überwacht werden, da jede Destabilisierung eine Neurostatusverschlechterung bedingt. Bei Verdacht auf Schädelfrakturen soll geröntgt werden. Bei Liquorpunktion ist größte Vorsicht geboten, da ein plötzlicher Druckabfall eine subtentorielle Herniation auslösen kann. Andere Spezialuntersuchungen sind erst bei ausbleibender Erholung indiziert.

Symptome und topische Diagnose ☐ Bewußtseinsstörungen (Apathie, Delirium, Benommenheit, Stupor, Koma) sind bei leichten und schweren Arten von Hirnläsionen anzutreffen. In erster Linie muß man Hypoxämie durch respiratorische oder zirkulatorische Defizite und Schäden in der rostralen Formatio reticularis (Hirnstamm) in Betracht ziehen. Im weiteren ist an Großhirnschäden, Hirnödem und subtentorielle Herniation zu denken. Die Lokalisation wird durch Läsionen, welche mit Bewußtseinsverlust verbunden sind, angezeigt.

Pupillenfunktion, Augenbewegung und Lokalisation der Läsion
1. Bilaterale Miosis, Mydriasis oder asymmetrische Pupillen: Kontusion des Hirnstamms.
2. Bilaterale starre Pupillenerweiterung: Irreversible Mittelhirnverletzung.
3. Pupillenflattern (abwechselnd miotisch-mydria-

tisch): Progressive Hirnläsion durch Ödem oder Kompression.
4. Starre Pupillen in mittlerer Größe: Verletzung der Medulla.

Die Dauer der Normalisierung der Pupillarreaktion ist bedeutend für die Prognose.

Blindheit ohne Verletzung der orbitalen oder postorbitalen Region deutet auf Ödeme oder Kontusion des visuellen zerebralen Kortex hin.

Streckkrämpfe aller 4 Gliedmaßen und Opisthotonus deuten auf Hirnstammläsionen kaudal des Nucleus ruber.

Streckkrämpfe nur der Vordergliedmaßen und Opisthotonus deuten auf rostrale Kleinhirnverletzungen.

Gleichgewichtsstörungen, »Kopfnicken«, Überrollen, Nystagmus, Nacken- und Körperabbeugungen sprechen für periphere oder zentrale vestibuläre Störungen in Pons oder Medulla.

Atemstörungen: Cheyne-Stokes-Atmung kann bei Läsionen des Dienzaphalon auftreten.

Neurogene Hyperventilation: Läsionen des Mesenzephalon. Unregelmäßige ataktische Atmung mit zeitweisem Atemstillstand: Läsionen der Medulla oblongata.

Prognose ☐ Abhängig einerseits von der Ausdehnung und der Lokalisation des Traumas, andererseits von Geschwindigkeit der Erholung. Günstig bei der Commotio cerebri mit fehlenden oder geringgradigen neurologischen Ausfällen. Ungünstig bis infaust bei länger anhaltendem Koma (12 bis 24 h), bei Semikoma 24 h, weil rasch Komplikationen auftreten (Dekubitus, Blaseninfektionen).

Behandlung ☐ Sie verfolgt sechs Ziele:
a) Die initiale Behandlung (Kap. 9.1) soll konsequent weitergeführt oder, wenn nötig, ergänzt oder geändert werden.
b) *Monitoring:* Überwachung von Atmung, Herzaktion und Puls und neurologischem Zustand sind äußerst wichtig.
c) *Schmerzstillende Präparate:* Paracetamol (Eu-Med®, Tylenol® Suppositorien), Phenylbutazon (Irgapyrin®, Tomanol® Suppositorien), Acetylsalicylsäure (Aspirin® 10–25 mg/kg KGW alle 8 h).
d) Bei offenen Wunden sind Breitspektrumantibiotika, z. B. Chloramphenicol, indiziert.
e) *Intrakranielle Ödeme:* Die unter Notfalltherapie (s. 9.1) angegebenen Maßnahmen werden für 24–48 h beibehalten. Hypothermie des Kopfes mit Eisbeuteln oder Antifibrinolyse mit Epsilon-Aminocapronsäure 0,8–4 g langsam intravenös können versucht werden.
f) Die *chirurgische Behandlung* ist beschränkt auf Entfernung von Knochensplittern, Abdecken

von Dura-Verletzungen mit einem Dura-mater-Transplantat, Abdeckung offener Schädelwunden durch homologe Knochenspäne oder durch den »Kieler Span«. Trepanation soll nur in Spezialkliniken vorgenommen werden.

9.5.2   Rückenmarkstraumata

Jede Krafteinwirkung, die eine gewaltsame Beugung der Wirbelsäule verursacht, kann zu einer Schädigung der Wirbelsäule, des ligamentären Apparates, der Disci oder des Rückenmarkes führen.

Commotio spinalis
Erschütterung des Rückenmarks mit Querschnittssyndrom ohne anatomisch faßbare Substanz. Alsbaldige Restitution.

Contusio spinalis
Quetschung des Rückenmarks durch dislozierte Wirbelfragmente, Luxation oder Subluxation einzelner Wirbelkörper mit spinalen Ödemen, Hämorrhagie und Nekrose der Neuronen.

Compressio spinalis
Kompression durch disloziertes Diskusmaterial, Fremdkörper, Knochensplitter, epidurale Hämatome und Dislokation von Wirbeln, aber auch durch extravertebralen Druck. Die Kompression kann auch Nervenwurzeln betreffen, was Schmerz hervorruft. Ödembildung verstärkt die mechanische Kompression.

Querschnittssyndrom
Eine Läsion, die den ganzen Rückenmarksquerschnitt betrifft. Die Folge der Läsion sind:

a) direkte mechanische Schäden,
b) Blutungen, Anstieg der Katecholamine und Ischämie, wodurch Nekrose der grauen Substanz und Demyelinisierung in der weißen Substanz hervorgerufen wird,
c) venöse Abflußstörungen mit Ödembildung.

Ödeme ihrerseits bewirken eine Volumenzunahme und einen Druckanstieg im Bereich des bereits verengten Wirbelkanals, wodurch die vaskuläre Insuffizienz verstärkt wird. Kaudal der Läsion findet sich eine schlaffe Tetra- oder Paraplegie mit normalen oder verstärkten Reflexen und Darm- und Blasenlähmung.

Ruptura spinalis
Völliges Zerreißen des Rückenmarks.

Hämatomyelie
Zusammenhängende, meist über mehrere Wirbelsegmente in der Längsrichtung ausgedehnte Blutung in die Zentralregion des Rückenmarks. Bewirkt partielles Querschnittssyndrom. Der Liquor ist blutig bis xanthochrom.

Hämatorrhachis
Blutungen im Subarachnoidal-, Subdural- oder Epiduralraum. Bewirkt häufig totales Querschnittssyndrom. Liquor ist immer blutig.

Untersuchungsgang □ Ziel ist eine möglichst rasche Diagnose über Art, Ausdehnung und Lokalisation der Läsion zu erhalten. Alle unnötigen Manipulationen der Wirbelsäule müssen zur Verhinderung zusätzlicher Schäden und wegen der Schmerzen vermieden werden. Dies gilt auch für die Röntgenuntersuchung, bei der man zur Vermeidung von Umlagerungen der Patienten die Unterlage mit dem Patienten verschiebt und evtl. die Ventrodorsalaufnahmen horizontal schießt. Der neurologische Untersuchungsgang ist der gleiche wie bei anderen Rückenmarksläsionen (Kap. 27.1). Bei der Untersuchung der Korrekturreaktionen muß man auf den Zustand des Patienten Rücksicht nehmen. Myelographie oder *Liquoruntersuchung* sind in unklaren Fällen angezeigt.

Symptome □ Querschnittsläsionen verursachen Schmerzen im Bereiche der Läsion sowie kaudale Lähmung und Anästhesie. Alle spinalen Reflexe kaudal von der Läsion sind normal oder verstärkt. Paraplegie entsteht bei Schädigung im Brust- und Lendenwirbelbereich, Tetraplegie bei Schädigung des Halsmarks. Läsionen im kranialen Halsmark können Tod durch Atemlähmung bewirken. Bei Läsionen zwischen T_2 und L_4 kann ein *Schiff-Sherrington*-Syndrom auftreten (Kap. 9.1 und Kap. 26). Bei Schädigung des Lendenmarks finden sich zunächst spastische, bei fortschreitender Traumatisierung, Atrophie und Nekrose jedoch schlaffe Lähmung der Hintergliedmaßen. Harn- und Kotabsatzkontrolle fallen bei Läsionen oberhalb des Sakralmarks aus. Bei Läsionen im Sakralmark oder kaudal davon besteht Harninkontinenz, der Analtonus fehlt. Bei Traumata kann in den ersten 1–2 h danach schlaffe Lähmung mit erheblicher Verminderung der Eigenreflexe auftreten (*»spinaler Schock«*).

Differentialdiagnose □ Spontaner Diskusprolaps (Kap. 27). Verletzungen peripherer Nerven. Erkrankungen ohne neurologische Defizite wie Extremitäten- oder Beckenfrakturen, Gelenkluxationen, Bänderrisse und schwere Muskelquetschungen.

Prognose □ Die Prognose ist abhängig von der Art des Traumas, der Ausdehnung, der Lokalisation und der Dauer der Schädigung. Die Prognose ist im allgemeinen gut, wenn die Schädigung weniger als 24 h zurückliegt, der Hund gute Schmerzreaktion zeigt und sofort behandelt wird. Sie ist vorsichtig, wenn noch keine Schmerzantwort auslösbar ist und die Schädigung weniger als 4 h zurückliegt. Sie ist ungewiß bis schlecht, wenn die Schädigung länger als 4 h besteht, Anästhesie vorliegt und/oder eine massive Dislokation der Wirbel eingetreten ist.

Behandlung ☐ *Der akute spinale Unfall ist ein Notfall.* Lebenserhaltende Sofortmaßnahmen stehen im Vordergrund (Kap. 9.1). Die Flüssigkeitszufuhr ist zur Vermeidung der Vergrößerung spinaler Ödeme exakt zu kontrollieren. Wegen der schnell eintretenden Irreversibilität der Schäden sind schnellstmögliche antiödematöse Therapie, gefolgt von chirurgischer Dekompression und Stabilisierung wichtig: Mannitol 25 % 1–2 g/kg KG über 15–30 min infundieren und nach 4 h wiederholen. Dexamethason 2–4 mg/kg KG alle 6 h für 24–48 h. Evtl. Hypothermie der Wirbelsäule mit Eisbeuteln oder Eiswasser bis zur Operation (umstritten). Hyperventilation mit hohem O_2-Anteil. Antifibrinolyse mit Epsilon-Aminocapronsäure i.v. Nach experimentellen Untersuchungen soll eine intravenös applizierte Kombination von Epsilon-Aminocapronsäure (100 mg/kg KG) und Methylprednisolon-21-hydrogensuccinat = Urbason® (1 mg/kg KG) die Ausbildung von Ödemen verhindern. Wegen der raschen Katecholaminerhöhung in der traumatisierten Region empfiehlt sich nachstehende *Antikatecholamin-Therapie:* Reserpin 2,5–5 mg/kg KG innerhalb 15 min nach dem Unfall. Wiederholung nach 12 h (Serpasil®, Reserpin Saar®); Levodopa 75 mg/kg KG p.o. (Levodopa-Woelm®, Brocadopa®). Zur Vermeidung von Komplikationen durch Harnabsatzstörungen soll mindestens 2 × tgl. die Blase entleert werden. Regelmäßige Darmspülungen. Das Lager soll gut gepolstert und sauber gehalten werden.

Chirurgische Therapie ☐ Dekompression durch Laminektomie oder Hemilaminektomie oder Stabilisierung von Wirbelfrakturen (Schebitz & Brass, 1985).

9.5.3 Traumata des peripheren Nervensystems

Siehe »Erkrankungen des peripheren Nervensystems«, Kap. 26.10.

Literatur

Campbell, J. B., V. de Cressito, J. J. Tomasula, H. B. Demopoulas, E. S. Flamm, & B. D. Ortego, 1974: Effects of antifibrinolytic and steroid therapy on the contused spinal cord of cats. J. Neurosurg. **40**: 726.

Chrisman, C. L., 1982: Problems in Small Animal Neurology. Philadelphia: Lea & Febinger.

De Lahunta, A., 1983: Veterinary Neuroanatomy and Clinical Neurology. 2nd ed. Philadelphia: W. B. Saunders.

Griffiths, I. R., 1980: Trauma of the Spinal Cord. The Veterinary Clinics of North America: Small Animal Practice. Vol. **10**, Nr. 1.

Hoerlein, B. F., 1978: Canine Neurology. 3rd ed. Philadelphia: W. B. Saunders.

Oliver, J. E., & M. D. Lorenz, 1983: Handbook of Veterinary Neurologic Diagnosis. Philadelphia: W. B. Saunders.

Palmer, A. C., 1976: Introduction to Animal Neurology, 2nd ed. Oxford: Blackwell Scientific.

Parker, A. J., R. D. Park, & J. L. Stowater, 1973: Reduction of traumatic-induced edema of spinal cord in dogs given mannitol. Am. J. Vet. Res. **34**: 1355.

Schebitz, H., & W. Brass, 1985: Operationen an Hund und Katze. Berlin/Hamburg: Paul Parey.

Swaim, S. F., 1975: Thoracolumbar and sacral spine trauma. In: Bojrab, M. J. (ed.): Current Techniques in Small Animal Surgery. Philadelphia: Lea & Febiger.

9.6 Traumata des Bewegungsapparates

W. D. Prieur, G. Kása, F. Kása

9.6.1 Frakturen

Eine Fraktur ist eine Zusammenhangstrennung des Knochens mit Zerstörung seiner anatomischen Form, Schädigung des umgebenden Weichteilmantels und Verlust der Gliedmaßenfunktion.

Allgemeine und lokale Schäden bei Frakturen

Eine Fraktur entsteht, wenn die Energie des einwirkenden Traumas die Elastizität des Knochengewebes überschreitet. Der Frakturtyp ist abhängig von der Auftreffenergie, ihrer Einwirkungszeit, sowie der Größe und Form des Knochens und der Stabilität und Elastizität des Knochengewebes, wie auch von weiteren mechanischen Voraussetzungen, z. B. Länge der Hebelarme und Stärke der Muskelspannung, unter welcher der Knochen während der Traumaeinwirkung stand. Bei einem Sprung aus minimaler Höhe verursacht die geringe auf den ganzen Knochen innerhalb längerer Zeit einwirkende Energie unkompliziertere Frakturformen. Trifft, wie bei Geschoß- oder Stoßstangenverletzungen, hohe Energie in Millisekunden auf eine kleine Knochenfläche, kommt es zu einer förmlichen Explosion des Knochens. Steht dann

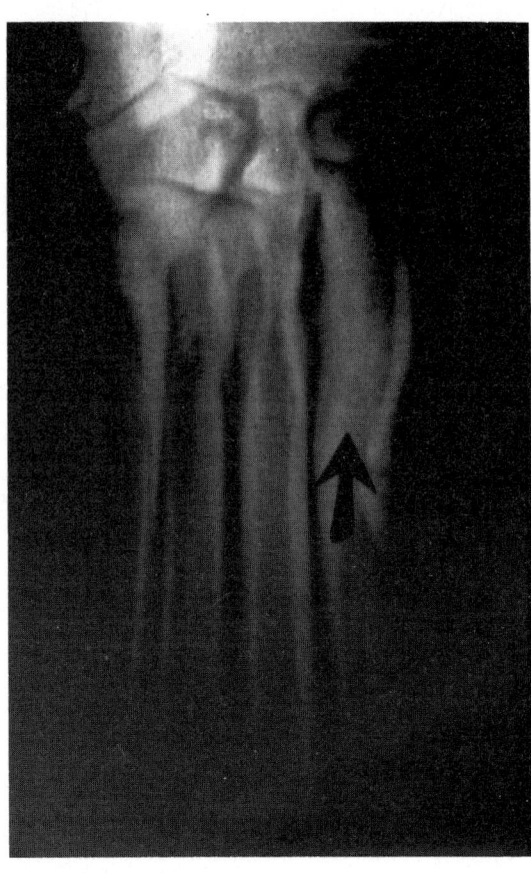

Abb. 9.6. Nach Hunderennen aufgetretene Ermüdungsfraktur von McII bei einem Greyhound (von JON DEE, DVM, Hollywood Animal Hospital, Hollywood, Florida)

der Knochen noch zusätzlich unter starker Muskelspannung, entstehen komplizierte Trümmerfrakturen. *Ermüdungsfrakturen (Abb. 9.6)* sind Folge einer kumulierten Energieaufnahme und treten vor allem bei Rennhunden, seltener bei Jagdhunden, überwiegend an Karpal- und Tarsalknochen auf.

Bei *pathologischen Frakturen* reicht bereits eine geringe Energieeinwirkung aus, um den durch Erkrankung in seiner natürlichen Festigkeit und Elastizität geschwächten Knochen zu brechen *(Abb. 9.7)*.

Das Trauma schädigt nicht nur den Knochen, sondern verletzt gleichfalls den umgebenden Weichteilmantel (Haut, Muskeln, Nerven, Sehnen, Gefäße) sowie bei Gelenkfrakturen Knorpel und Bänder.

Durch Trauma können neben den lokalen Verletzungen im Frakturbereich als Allgemeinschäden Schock (Kap. 9.2), Lungenkontusion, Blasenrup-

Abb. 9.7. Pathologische Fraktur (Spontanfraktur) des distalen Femurs bei einem Rottweiler infolge eines Osteosarkoms. *a* = medio-laterale Aufnahme; *b* = anterior-posterior Aufnahme

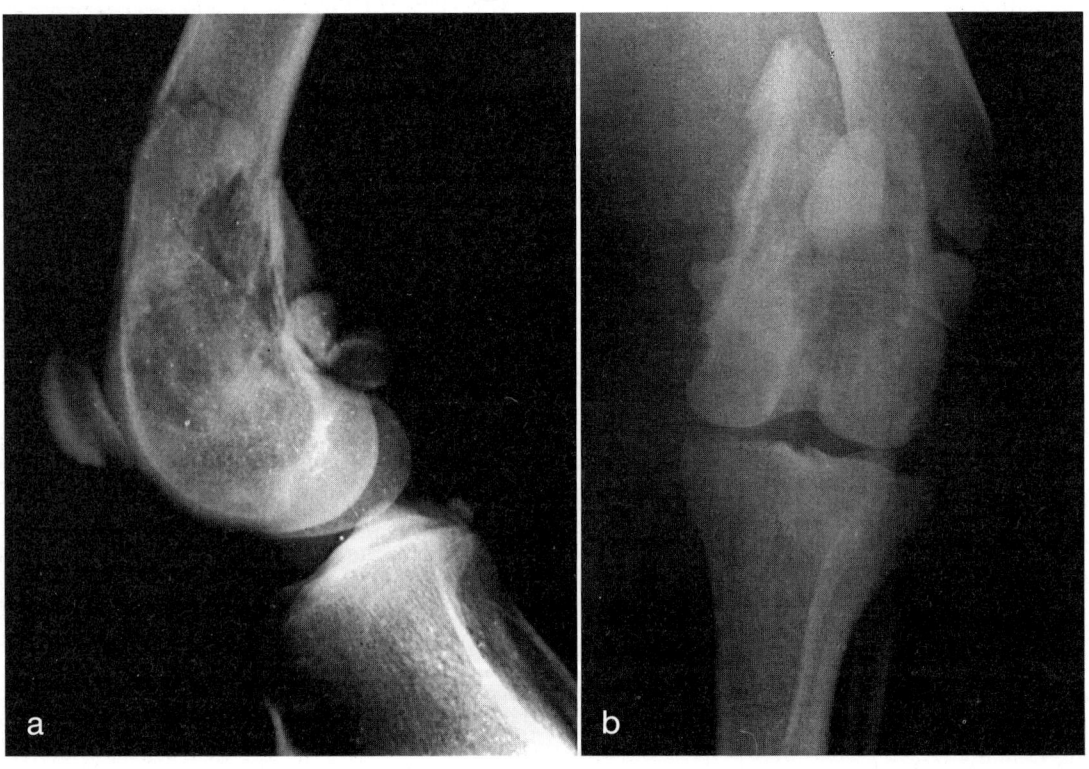

tur, Zwerchfellriß, Leberriß, Nierenquetschungen etc. auftreten. Bei jeder Fraktur, vor allem bei Beckenfrakturen, müssen diese Schäden, die bei einer Operation lebensbedrohliche Zwischenfälle verursachen können, erkannt werden.

Der Frakturpatient

Die Behandlung des Schocks und lebensbedrohlicher Verletzungen hat Vorrang vor jedem Eingriff am Knochen.

Kritische Frakturen, wie Schädel-, Wirbel- und offene Frakturen, verlangen sofortiges notfallmäßiges Eingreifen (Kap. 9.5).

Bei *problematischen Frakturen* wie Gelenkfrakturen, komplizierten Schaftfrakturen, gelenknahen Beckenfrakturen sind, wenn sie nicht innerhalb von 4–5 Tagen behandelt werden, Komplikationen zu erwarten. *Unproblematische Frakturen*, wie geschlossene, einfache Schaftfrakturen, Grünholzfrakturen, Skapulafrakturen, erlauben Aufschub der operativen Frakturversorgung bis zu 14 Tagen. Nach der Untersuchung des Frakturpatienten muß zuerst eine Notfallbehandlung durchgeführt werden (Kap. 9.1). Dann erst stellt sich die Frage:

Welche Schäden am Bewegungsapparat liegen vor?
▷ Knochen (Fraktur)
▷ Gelenke (Fraktur, Luxation, Distorsion)
▷ Muskeln (Zerreißung, Quetschung)
▷ periphere Nerven (Zerreißung, Quetschung, Zerrung)

Nur exakte klinische Untersuchung und Röntgenaufnahmen in mindestens zwei Ebenen erlauben eine korrekte Frakturdiagnose.

9.6.1.1 Frakturpathologie und Frakturheilung

Das Weichteilgewebe

Durch das Frakturtrauma entstehen an den Weichteilen Kontusionen, Quetschungen und Zerreißungen. Muskeln, Sehnen und Bänder können vom Knochen abgeschert werden. Das Zerreißen von Gefäßen führt zu Hämatomen und blutiger Durchtränkung des Gewebes. Nerven werden gequetscht oder zerrissen. Wird die traumatisierte Gliedmaße nicht sofort ruhiggestellt, können zusätzlich Weichteilschäden durch Einspießen von Knochenspitzen, Abschnüren unverletzter Gefäße beim Abknicken der Gliedmaße im Frakturbereich oder durch ungeschickte Manipulation an der Gliedmaße auftreten. Das Röntgenbild zeigt die Knochenverletzungen so eindrucksvoll, daß die oft viel schwereren Schäden der Weichteile übersehen oder nicht in die Beurteilung und Behandlung einbezogen werden.

Die nach Verletzung großer Gefäße entstehen-

den massiven Hämatome vermindern die zirkulierende Blutmenge und komprimieren durch hydrostatischen Druck noch erhaltene Gefäße. Dies beeinträchtigt die arterielle Blutzufuhr und den venösen Abfluß der distalen Gliedmaße oder führt durch Ischämie der Muskeln zur Muskelkontraktur (VOLKMANNsche Kontraktur). Dadurch bzw. durch den Verlust der Muskelspannung entstehen fibröse Veränderungen der Muskelfasern mit narbigen Schrumpfungen ganzer Muskelgruppen unter gleichzeitigem irreparablem Funktionsverlust. Die Haut wird durch Schürfung, Kontusion oder Zerreißung verletzt. Bei der Kontusion können die versorgenden Hautgefäße von der Unterlage abreißen oder durch das Frakturhämatom obliteriert werden, so daß größere Hautbezirke nekrotisch werden, was den Heilungsverlauf erheblich verzögert und kompliziert. Ist die Haut über der Fraktur durchtrennt, liegt eine offene Fraktur vor.

Zerreißungen der Nervenstränge sind selten. Bei Traumata im Schulterbereich können Nervenwurzeln des Plexus brachialis abreißen. Quetschungen und Zerrungen von Nerven durch Trauma, Interposition zwischen Knochenfragmente und unsachgemäße Manipulationen sind häufiger, dafür in der Prognose günstiger.

Neben den anatomischen Schäden treten im Weichteilgewebe pathologische Veränderungen durch Beeinträchtigung der Gewebeperfusion auf. Innerhalb der ersten Stunden nach dem Trauma kommt es im Frakturbereich und oft auch distal davon zu einer Hypoxämie mit Azidose, bedingt durch die Erhöhung des Kohlensäure-Gewebespiegels, sowie zu katabolem Stoffwechsel. Ödematöse Gewebeschwellungen und Hämatome vermindern in den folgenden 12–24 h zunehmend die Gewebeperfusion, unter Verstärkung der Hypoxämie. Dies hat einen anaeroben Glukosestoffwechsel mit Anhäufung saurer Stoffwechselprodukte, wie Milchsäure, Brenztraubensäure und Zitronensäure, mit zunehmender Gewebeazidose zur Folge. Azidotisches, sauerstoffarmes Gewebe hat eine verminderte Resistenz gegenüber bakteriellen Infektionen. Erst nach etwa 48–72 h bewirkt die Rekonvaleszenz der gequetschten Gefäße, die Kapillarerweiterung sowie die Bildung neuer Blutgefäße eine verbesserte Gewebeperfusion. Die verstärkte Sauerstoffzufuhr ermöglicht Umkehr zum aeroben Glukosestoffwechsel, Abtransport der sauren Stoffwechselprodukte und Normalisierung des Zellanabolismus (SCHWEIBERER, 1975).

Diese Gewebsschädigungen sind bei der Wund- und Frakturversorgung zu beachten. Auch die schonendste Gewebebehandlung während eines Eingriffs vermindert zusätzlich für einige Tage die Blutversorgung im Operationsgebiet. Deshalb muß ein Eingriff in traumatisiertes Gewebe zeitlich korrekt geplant und dann unter strikter Schonung der Vaskularisation durchgeführt werden.

Der Knochen

Entsprechend der Größe des Frakturgebiets und dem Frakturtyp wird die Blutversorgung der Knochenfragmente eingeschränkt oder zerstört. Diaphyse und Metaphyse werden primär durch Medullargefäße versorgt, welche ihrerseits das Blut durch die Aa. nutriciae erhalten. Bei Schaftfrakturen zerreißen in den meisten Fällen sämtliche Medullargefäße, so daß die Enden der Hauptfragmente sowie die Mehrzahl der losen Fragmente avaskulär werden. Erst nach Einrichten und Ruhigstellen der Fraktur heilen die Medullargefäße und verbinden die Fragmente wieder mit dem Blutkreislauf.

9.6.1.2   Die natürliche (indirekte) Knochenheilung

Das knöcherne Überwachsen des Frakturspalts durch Osteone und damit einhergehend die Frakturheilung erfolgen erst, wenn keine Bewegung mehr zwischen den Fragmenten möglich ist. Der Körper versucht nach einer Fraktur, die Fragmentbewegung durch Muskelkontraktur einzuschränken. Im und um den Frakturspalt bildet sich im Bereich des Frakturhämatoms Granulationsgewebe, welches die Fragmentenden verbindet und sich innerhalb weniger Tage in ein rigides, fribröses Gewebe umwandelt. Daraus entsteht im Laufe der folgenden Wochen durch Verdichtungen und Einlagerung von Faserknorpel festes Kallusgewebe, welches die Frakturenden verbindet und wie eine Manschette umhüllt. Diese Gewebsverfestigung schränkt die Fragmentbewegungen zunehmend ein. Mit dem Verkalken dieses Kallusgewebes (Primärkallus) werden die Fragmente endgültig ruhiggestellt. Erst jetzt überwachsen von den Fragmentenden aus Osteone den Frakturspalt und bauen ein neues Havers'sches System auf (Sekundärkallus). Mit zunehmender Erneuerung des Knochens wird die Kallusmanschette abgebaut. Fehlstellungen versucht der Körper in den nächsten Monaten durch Anbau von Knochen an der konkaven und Abbau an der konvexen Seite zu korrigieren.

Ist die Ruhigstellung der Fraktur mangelhaft, verstärkt sich die Kallusmanschette, um weiterhin bestehende Fragmentbewegungen einzuschränken. Eine erhebliche Dickenzunahme des Kallus – oft um ein Mehrfaches des Knochendurchmessers (Reizkallus) – ist ein Hinweis auf eine mangelhafte Ruhigstellung der Fragmente. Falls die Fragmentbewegungen trotz Kallusbildung persistieren, erlischt nach einiger Zeit die osteogene Potenz des Knochengewebes, und es entsteht eine Pseudarthrose.

Die Schnelligkeit der Knochenheilung ist altersabhängig. Die größere osteogene Potenz des Knochengewebes und die bessere Vaskularisation des Periosts beim wachsenden Tier beschleunigen Kallusbildung und Verknöcherung. Solange die Physen offen und nicht durch das Trauma geschädigt sind, korrigiert sich im beschränkten Ausmaß während der Knochenheilung eine durch mangelhafte Reposition oder Fixation der Fragmente bedingte Achsenfehlstellung. Ist die noch verbleibende Wachstumsperiode lang genug (4–5 Monate), gleichen sich Achsenfehlstellungen bis etwa 25 Grad aus. Mit fortschreitendem Wachstum vermindert sich diese Korrekturfähigkeit und erlischt beim Epiphysenschluß. Rotationsfehlstellungen korrigieren sich nicht (Karaharju, 1975).

Bei heranwachsenden Tieren gleicht sich häufig die Verkürzung eines der großen Röhrenknochen durch vermehrtes Längenwachstum der anderen Röhrenknochen der gleichen Gliedmaße aus.

Die Frakturheilung im spongiösen Knochen ist abhängig von der Breite des Frakturspaltes, der Fragmentbewegung und der Vaskularisation der Fragmente. Im Frakturspalt bildet sich aus Granulationsgewebe vorerst ein fibröses Fasergewebe, welches die Fragmentbewegung einschränkt. Die Frakturfläche beiderseits des Spaltes bildet eine kortikale knöcherne Deckschicht, die auf der Knochenseite durch Osteoklasten abgebaut und durch spongiöses Gewebe ersetzt wird, während sie auf der Spaltseite durch Osteoblasten aufgebaut wird. Dadurch verengt sich der Spalt fortlaufend, bis er durch beiderseitige Knochenapposition geschlossen ist. Ist nur ein Fragment vaskularisiert, verläuft die Heilung nur von seiten des durchbluteten Fragmentes. Starke Fragmentbewegung führt zur Resorption des nicht durchbluteten Fragmentes oder der Fragmentenden und damit zur atrophischen Pseudarthrose.

9.6.1.3   Frakturformen

Direkte Frakturen entstehen am Ort der Energieeinwirkung, indirekte Frakturen durch Hebelwirkung, wenn die Energie fern vom Frakturort einwirkt. Unter *Abrißfrakturen* versteht man Ausbrüche von Sehnen- und Bandansätzen oder Abbrechen von Knochenvorsprüngen. Frakturen sind *komplett*, wenn die Fragmente disloziert sind. Als *inkomplette Frakturen* gelten Risse im Knochen (Fissuren) oder *Grünholzfrakturen* bei jungen Tieren, bei denen die Fragmente durch das dicke Periost zusammengehalten werden und nicht disloziert sind. Die Fraktur verläuft bei Röhrenknochen entweder im Schaft (kortikales Knochengewebe), in der Epiphyse (spongiöses Gewebe) oder in der Physe (Epiphysenfuge). Bei anderen Knochen, wie Skapula, Becken, Schädel, Wirbel, wird die Frakturlokalisation entsprechend ihrer anatomischen Lage beschrieben. Bei *Gelenkfrakturen* verläuft die Frakturlinie ganz oder teilweise innerhalb der Gelenkkapsel, bei ihrer Sonderform, der

Tab. 9.5. Einteilung offener Frakturen

Grad I:	Eine Knochenspitze hat von innen nach außen die Haut durchstoßen (Behandlung innerhalb von 6–8 h nach Unfall ergibt Ergebnisse wie bei geschlossenen Frakturen).
Grad II:	Durch Trauma wurden die Weichteile von außen nach innen perforiert (Behandlung: möglichst sofort, gründliche Wundtoilette und stabile Fixation. Abstriche zur Keimbestimmung sind für spätere Antibiotikabehandlung von Nutzen).
Grad III:	Durch Trauma verursachte Kombination schwerer Weichteilschäden von Haut, Muskeln, Gefäßen und Nerven mit offenliegender Fraktur. (Therapie wie Grad II; zusätzlich Behandlung der schweren Weichteilschäden, Wundtoilette, offene Wundbehandlung bis zum Ausheilen der Infektion, wenn möglich, temporäre Stabilisation mit Fixateur Externe bis zur Weichteilheilung, später Plattenfixation, sonst primäre Plattenfixation).

artikulären Fraktur, über die Gelenkfläche. Bei *Physen (Epiphysenfugen-)Frakturen* liegen die Frakturlinien ganz oder teilweise in der Wachstumsfuge. Sie werden entsprechend der Salter-Harris-Klassifikation unterteilt (s. *Tab. 9.6* und *Abb. 9.25*).

Frakturen an den Knochenenden werden nach ihren anatomischen Besonderheiten beschrieben (Schenkelhalsfrakturen, Malleolarfrakturen etc.).

Der Verlauf der Frakturlinien und die Fragmentzahl sind weitere Klassifikationsmerkmale. Bei Zwei-Fragmentfrakturen wird der Verlauf der Frakturlinie zur Knochenachse zur Beschreibung herangezogen. *Quer = Transversalfrakturen,*

schräg = Schräg- oder Torsionsfrakturen, parallel = Längsfrakturen. Bei *Drei-Fragmentfrakturen* liegen entweder eine Fraktur mit *Ausbruchskeil* oder zwei Quer- bzw. kurze Schrägfrakturen, *Zwei-Etagenfrakturen,* vor. *Mehrfragmentfrakturen* haben mehr als 3 Fragmente. *Stückfrakturen* bestehen aus weniger großen Fragmenten, während *Trümmerfrakturen* zahlreiche große und kleine Fragmente aufweisen.

Als *geschlossene (gedeckte) Fraktur* bezeichnet man Knochenbrüche ohne Hautperforation. *Offene Frakturen* sind immer infiziert und können sehr problematisch werden *(Tab. 9.5).*

9.6.1.4 Frakturbehandlung

Ziel der Frakturbehandlung ist die Wiederherstellung der anatomischen Knochenform und der vollen Gliedmaßenfunktion. Ob eine konservative oder operative Technik der Frakturbehandlung gewählt wird, ist allein Frage der Indikation. Beide Methoden offerieren unterschiedliche Techniken, aus denen der Tierarzt die für den speziellen Fall geeignete wählt. Bei der Auswahl muß in Betracht gezogen werden, daß das Problem der Frakturbehandlung nicht in der Heilung des Knochengewebes – fast jeder Knochen wächst auch ohne Behandlung zusammen –, sondern im Wiederherstellen der Gliedmaßenfunktion liegt. Die durch Immobilisierung der Gliedmaße bei konservativer Behandlung möglicherweise auftretenden Schädigungen des Weichteilgewebes und der Gelenke sind unheilbar und rufen einen lebenslangen, teilweisen oder völligen Verlust der Gliedmaßenfunktion hervor. Deswegen hat die konservative Behandlung von dafür ungeeigneten Frakturtypen eine hohe Komplikationsrate. Häufig wird die Wahl einer ungeeigneten, konservativen Behandlung

Tab. 9.6. Salter-Harris-Klassifikation

Typ	Beschreibung	Prognose	Vorkommen	
I	Separation in der Physe	gut bei früher Reposition und Fixation	prox. dist. prox. dist.	Humerus Humerus Femur Femur
II	Separation in der Physe mit kleinem metaphys. Knochenkeil	gut bei früher Reposition und Fixation	prox. dist. prox.	Humerus Femur Tibia
III	Separation eines Teils der Physe mit Fraktur durch Epiphyse	gut bei anatomischer Reposition und Fixation, sonst schlecht	dist. dist.	Humerus Femur
IV	Fraktur durch Epiphyse und Metaphyse, Frakturlinie kreuzt die Physe	gut bei anatomischer Reposition und Fixation, sonst schlecht	dist. dist.	Humerus Femur
V	Kompressionsschädigung der ganzen oder eines Teils der Physe	schlecht (gibt Anlaß zu Wachstumsstörungen)	dist. dist. dist.	Ulna Radius Femur

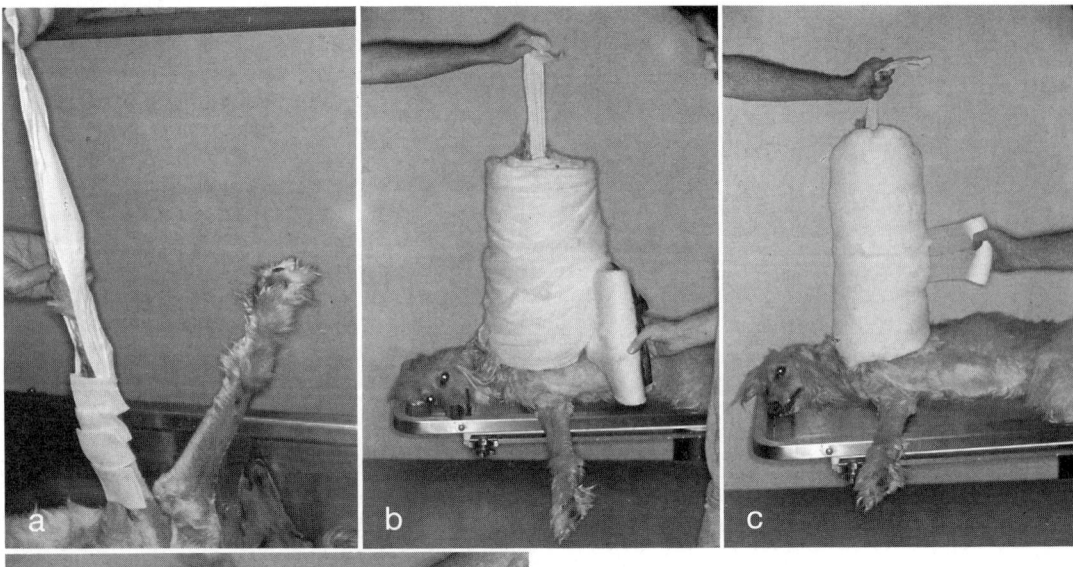

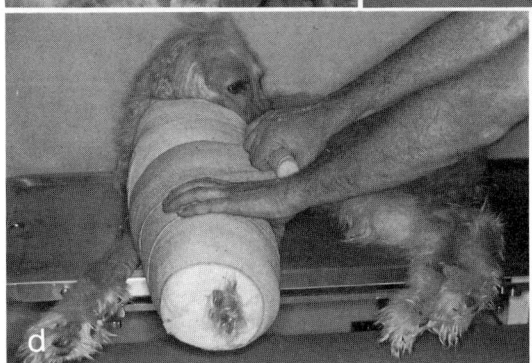

Abb. 9.8. Anlegen eines Robert-Jones-Verbandes:
a) Zwei lange Heftpflasterstreifen werden an beide Seiten der geschorenen Gliedmaße geklebt und diese dann
b) in ihrer ganzen Länge mit einer dicken Wattelage abgepolstert und
c) mit einer breiten Mullbinde unter Kompression der Wattelage fest umwickelt. Die Pflasterstreifen werden umgeschlagen und auf den Mullbindenverband geklebt und
d) der Verband mit einer elastischen Klebebinde abgedeckt.
(Foto: B. Hohn, DVM, Veterinary College, The Ohio State University, USA)

oder fehlerhaften, instabilen, primitiven Osteosynthese mit ökonomischen Gründen gerechtfertigt. In vielen Fällen übertreffen aber die Behandlungskosten iatrogen entstandener Komplikationen die einer korrekten, aber aufwendigeren Osteosynthese.

Wird aufgrund des Frakturtyps eine operative Behandlung geplant, liegt die günstigste Zeit dazu in den ersten »7 goldenen Stunden«. Ist wegen des Patientenzustandes die sofortige korrekte Frakturversorgung nach dem Unfall nicht möglich, wird die Fraktur temporär, am besten mit einem Robert-Jones-Verband *(Abb. 9.8)* ruhiggestellt. Dies vermeidet weitere Fragmentdislokationen, zusätzliche Weichteilschäden, Schmerzen, bakterielle Komplikationen, Ödeme und Zirkulationsschäden, und verhindert, daß aus einer geschlossenen Fraktur durch Hautperforation eine offene wird. Kann eine offene Fraktur nicht endgültig in der eigenen Praxis versorgt werden, sollte das Tier, sobald transportfähig, einem Spezialisten überwiesen werden.

9.6.1.5   Konservative Frakturbehandlung

Bei der konservativen Frakturbehandlung werden, nach geschlossener Reposition, die Fragmente einschließlich der den frakturierten Knochen begrenzenden Gelenke durch eine außen an der Gliedmaße angebrachte Vorrichtung bis zur Knochenheilung ruhiggestellt. Dies erfolgt mittels selbsthärtender Verbände (Gips, Lightcast usw.), Schienen, Thomasschienen oder Robert-Jones-Verband *(Abb. 9.8* und *9.9).*

Indikation □ Indiziert ist die konservative Behandlung bei gedeckten, einfachen Schaftfrakturen von Antebrachium, Tibia, Metakarpalia und Metatarsalia, vor allem bei jungen Hunden bis zu 6 Monaten, weil bei diesen, neben der besseren Heiltendenz des Knochens, die Gelenke gegen Ruhigstellung weniger empfindlich sind. Eingeschränkt indiziert ist die konservative Behandlung bei erwachsenen Tieren mit den oben erwähnten Frakturen, wobei neben Frakturtyp auch Temperament, Alter und Verwendungszweck des Tieres in Betracht gezogen werden müssen.

Kontraindikationen □ Mit konservativen Techniken ist es unmöglich, gelenknahe oder Gelenkbrüche korrekt zu versorgen oder bei langen Schräg- und Mehrfragmentfrakturen die Verkürzung des Knochens zu vermeiden. Die wegen der langen Heilungszeit nötige, langfristige Immobilisierung der Gliedmaße kann eine Anzahl irreversibler Schäden, die unter dem Begriff *Frakturkrankheit* zusammengefaßt werden, wie Muskelatrophie, Muskeldystrophie, Muskelscheidenverwachsung, intraartikuläre Verwachsungen, Kapselkontrakturen, Kapselfibrose, Schäden am hyalinen Knorpel sowie auch Osteoporose verursachen. Die konservative Behandlung von Humerus- und Femurfrakturen ist kontraindiziert, wenn die völlige Wiederherstellung der Gliedmaßenfunktion das Behandlungsziel ist. Keine der konservativen Methoden erlaubt beim Tier eine Ruhigstellung dieser Frakturen. Oft wird sogar durch den langen Hebelarm der gestreckten Gliedmaße und das Gewicht der Fixationsvorrichtung die Unruhe im Frakturbereich verstärkt, was zur Verzögerung der Frakturheilung und Pseudarthrose führen kann.

Zur konservativen Behandlung ist bei Verwendung von *selbsthärtenden Verbänden* der Gipsschienenverband den zirkulären Gipsverbänden vorzuziehen. Er verursacht weniger Durchblutungsstörungen, hat geringeres Gewicht und kann für die notwendigen Kontrollen leicht entfernt und erneut angelegt werden *(Abb. 9.9)*.

Bei der Verwendung von *Thomasschienen (Abb. 1.29)* sind die aus Aluminiumstäben selbst angefertigten den fertig gekauften verstellbaren Modellen vorzuziehen. Sie sind stabiler, und da sie den Patienten individuell angepaßt werden, unproblematischer als Fabrikmodelle. Ihr Anpassen verlangt allerdings neben handwerklichem Geschick biomechanisches Verständnis für die richtige Formgebung bei den unterschiedlichen Frakturtypen und Patienten. Für große, schwere Hunde mit langen Gliedmaßen ist die Thomasschiene ungeeignet, weil sie sich bei diesen leicht verbiegt und schnell lockert. Bei allen konservativen Techniken müssen die Gelenke in ihrem physiologischen Standwinkel fixiert werden, Überstreckungen bereitet Schmerzen, begünstigt Muskelkontraktur, und die dadurch entstandene überlange Gliedmaße behindert die Bewegung des Tieres. Eine korrekte konservative Behandlung verlangt zunächst halbwöchentliche, später wöchentliche Kontrollen.

9.6.1.6 Operative Frakturbehandlung
Das Prinzip
Das Ziel der operativen Frakturbehandlung besteht darin, Form und Stützfunktion des Knochens mit Hilfe von Implantaten wiederherzustellen, damit die Gliedmaße sofort oder möglichst bald bewegt und benützt werden kann. Das Tier bewegt oder belastet die Gliedmaße, während der Knochen heilt.

Die operative Frakturbehandlung bietet bessere Möglichkeiten, die anatomische Knochenform und die volle Gliedmaßenfunktion wiederherzustellen als jede konservative Technik. Dafür sind bei fehlerhafter Osteosynthese auftretende Komplikationen wesentlich problematischer, in manchen Fällen katastrophal. Wird der Entschluß gefaßt, die Fraktur operativ zu stabilisieren, hat dies mit der für diesen Fall optimalen Methodik und den richtigen Implantaten zu geschehen. Nachlässigkeiten und Fehler haben schwerwiegende Folgen. Der Eingriff muß unter strikt aseptischen Bedingungen durchgeführt und die Fraktur so stabil fixiert werden, daß die Gliedmaße nach dem Eingriff vom

Abb. 9.9. Gipsschiene. *a* = Die geschorene Gliedmaße wird gestreckt aufgehängt und aus Gipsbinden eine Longette von doppelter Länge des vorgesehenen Verbandes geformt, durchfeuchtet und der Gliedmaße angeformt; *b* = die Longette wird mit einer Mullbinde umwickelt und der Verband trocknen gelassen; *c* = U-förmig gebogener Aluminiumstab wird über dem Gliedmaßenende mit Heftpflaster am Gipsverband fixiert. Der ganze Verband wird mit Heftpflaster abgedeckt (Jacques Jenny, University of Pennsylvania, USA mit freundl. Genehmigung d. Fa. Johnson & Johnson)

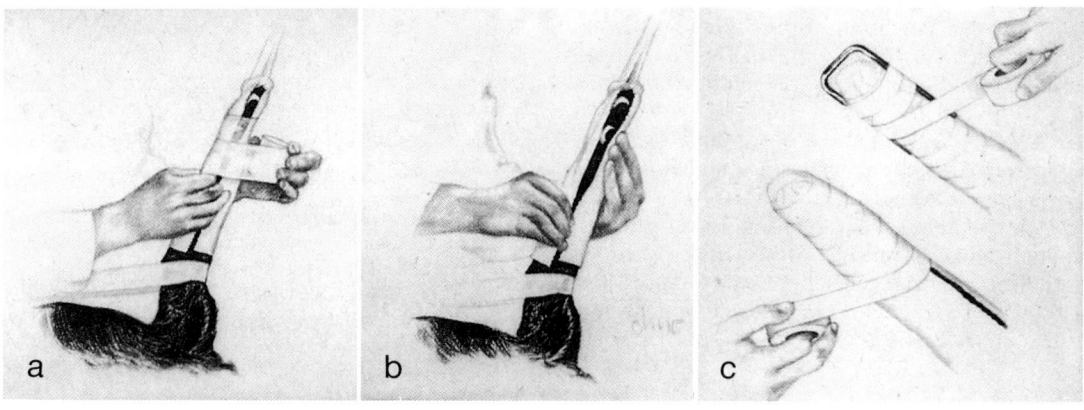

Patienten bewegt, wenn möglich, auch belastet werden kann. Kompromisse führen häufig zu Komplikationen. Besitzt der erstbehandelnde Tierarzt nicht die Einrichtung, das Instrumentarium sowie das nötige Wissen und die Erfahrung, um unter strikter Asepsis eine stabile Osteosynthese durchzuführen, sollte er den Patienten überweisen. Es ist aber vorteilhaft, wenn der überweisende Tierarzt über optimale Frakturversorgung informiert ist. Technische Mittel der stabilen Osteosynthese sind Verschraubung, Verplattung, Zuggurtung, Fixateur Externe und Marknagelung, wobei jede Technik ihre Indikation entsprechend Frakturlokalisation und Frakturtyp hat. Die besten Ergebnisse mit schneller Funktionswiederherstellung werden durch Verschraubung, Verplattung und durch die Zuggurtung erreicht.

Grundsätze der Osteosynthese

Aseptische und atraumatische Operationstechnik ist Grundbedingung für jede Osteosynthese. Asepsis kann niemals durch Antibiotika ersetzt werden. Korrekte Sterilisation von Instrumenten, Implantaten und Zubehör, ein geeigneter Raum, entsprechende Ausrüstung sowie Selbstdisziplin des Operationsteams in bezug auf Asepsis sind unabdingbare Voraussetzungen. Aseptische und atraumatische Operationstechnik ist nur durch entsprechende gründliche Schulung erlernbar. Eine zusätzliche, intraoperative Traumatisierung der Weichteile vermehrt die schon vorhandenen Gewebeschäden (Kap. 9.6.1.1). Daher ist besonders bei Traumapatienten eine gewebeschonende Operationstechnik Voraussetzung für den Erfolg.

Die anatomische Reposition

Diese ist der schwierigste Teil einer Osteosynthese. Die Form des Knochens soll exakt wiederhergestellt werden, ohne dabei das ohnehin geschädigte Weichteilgewebe zu traumatisieren und ohne die erhalten gebliebene Vaskularisation der Fragmente zu zerstören. Nachlässigkeit und schlechte Reposition und zusätzliche Traumatisierung verzögern die Heilung. Verbleibende Knochendefekte führen zur Instabilität durch Implantatlockerung oder Implantatbruch und damit zu einem Auseinanderbrechen der Osteosynthese. Defekte müssen daher mit autologer Spongiosa gefüllt werden.

Die stabile Fixation

Sie verhindert durch geeignete Implantate jede Bewegung zwischen den Fragmenten. Die verwendeten Implantate sollen die normale Gliedmaßenfunktion möglichst nicht behindern. Sie ist durch zwei Prinzipien zu erreichen: durch Kompressionsosteosynthese (Kap. 9.6.1.7) und stabile Knochenschienung (Kap. 9.6.1.8).

Die baldige, aktive Bewegung der verletzten Gliedmaße

Diese ermöglicht nach der Osteosynthese eine normale Funktion von Weichteilen und Gelenken. Nach korrekter Osteosynthese sind die Tiere rasch schmerzfrei und müssen davor bewahrt werden, die Gliedmaße übermäßig zu belasten. Je nach Frakturtyp und Fixationstechnik ist der Besitzer gründlich aufzuklären, welche Bewegungsfreiheit er seinem Hund geben darf. Das Erteilen unpräziser, dehnbarer Vorschriften ist zu vermeiden, denn kein Tierbesitzer weiß mit Anweisungen wie »das Tier schonen« oder »nicht springen lassen« etwas anzufangen. Normalerweise wird der Hund für 4–6 Wochen strikt an der Leine geführt und soll auch im Haus in seiner Bewegung beschränkt werden, um nicht durch Ausgleiten auf Treppen oder Sprung von Polstermöbeln die Osteosynthese zu überlasten. Wenn es Fixation und Heilungszustand erlauben, darf er unter Aufsicht frei laufen. Springen und Rennen müssen so lange vermieden werden, bis die Fraktur röntgenologisch geheilt erscheint. Beginnt ein Tier nicht innerhalb von 3 Wochen die Gliedmaße zu benützen, liegen Komplikationen vor.

9.6.1.7   Kompressionsosteosynthese

Bei der Kompressionsosteosynthese mit Zugschraube, Kompressionsplatte oder Drahtzuggurtung werden die Fragmente durch die Elastizität eines metallischen Implantats so zusammengepreßt, daß zwischen den Fragmenten keinerlei Mikrobewegung möglich ist. Dann können die Osteone den Frakturspalt direkt überwachsen, und die Fraktur wird ohne sichtbare Kallusbildung heilen (Abb. 9.16).

Die *Zugschraube* ist bei langen Schräg- und Mehrfragmentfrakturen der Diaphyse und bei Epiphysenfrakturen die Kompressionstechnik der Wahl (Abb. 9.10).

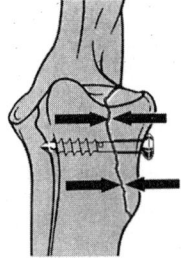

Abb. 9.10. Statische interfragmentäre Kompression mittels einer mit dem Gewinde im Gegenfragment fassenden und im kopfnahen Fragment gleitenden Zugschraube. Beim Anziehen der Schraube drückt der Schraubenkopf beide Fragmente zusammen und verengt den Frakturspalt (aus: Brinker, W. O., B. Hohn, & W. D. Prieur, 1984: Manual of Internal Fixation in Small Animals. Heidelberg: Springer)

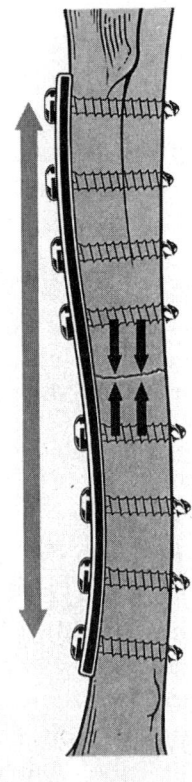

Abb. 9.11. Statische interfragmentäre Kompression durch Kompressionsplatte, axiales Zusammenpressen der Fragmente durch die Metallelastizität. Die erhöhte Reibung zwischen den Fragmenten verhindert Mikrobewegungen im Frakturspalt (aus: BRINKER, W. O., B. HOHN & W. D. PRIEUR, 1984: Manual of Internal Fixation in Small Animals. Heidelberg: Springer)

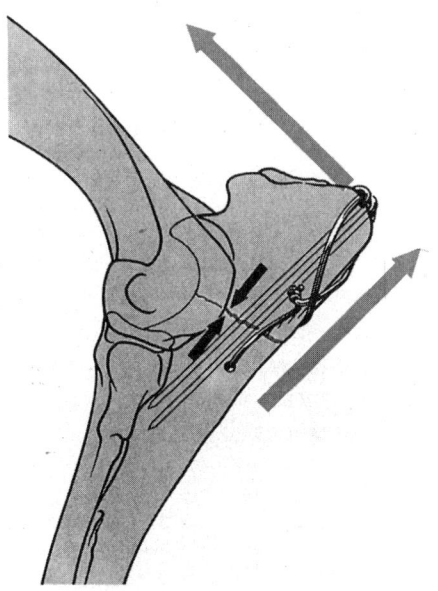

Die *Kompressionsplatte* wird bei Quer- und kurzen Schrägfrakturen der Diaphyse verwendet. Platten mit speziell geformten Plattenlöchern (Dynamische Kompressionsplatte, DCP) werden beim Anziehen der Plattenschrauben unter elastischen Zug gebracht, komprimieren den Frakturspalt und ermöglichen eine primäre Frakturheilung, weil zwischen den Fragmenten keine Rotations- und Scherkräfte auftreten können *(Abb. 9.11)*.

Die *Drahtzuggurtung* ist nur bei Abrißfrakturen von Knochenfortsätzen (Olekranon, Kalkaneus usw.) anwendbar. Die Zugkräfte des am Knochenvorsprung ansetzenden Bandes oder der Muskeln werden durch Zuggurtungsdraht in Druckkräfte umgewandelt, die eine interfragmentäre Kompression hervorrufen *(Abb. 9.12)*.

9.6.1.8 Knochenschienung

Bei der Knochenschienung werden das distale mit dem proximalen Hauptfragment des gebrochenen Knochens durch ein Implantat verbunden, welches die bei der Gliedmaßenbewegung und -belastung auftretenden Kräfte über das Frakturgebiet hinwegleitet *(Abb. 9.13)*. Die durch Knochenschienung erreichte Stabilität hängt von der Steifheit des Implantats gegen Verbiegung und Bruch und seiner Verankerung im Knochen ab. Die ausschließliche Knochenschienung ist der Kompressionsosteosynthese in bezug auf Stabilität unterlegen. Sie wird bei Frakturtypen, bei denen eine Kompressionsosteosynthese nicht möglich ist, wie z. B. Mehrfragmentfrakturen, angewendet. Ihre Anwendung bei Zweifragmentfrakturen ist kontraindiziert, weil sich durch fehlende Fragmentkompression auftretende Fragmentbewegungen auf einen einzigen Frakturspalt konzentrieren, statt sich wie bei Mehrfragmentfrakturen auf eine größere Frakturzone zu verteilen.

Die *Drahtzuggurtung* ist nur bei Abrißfrakturen von Knochenfortsätzen (Olekranon, Kalkaneus unter-, und Steifheit und Verankerungen der Implantate im Knochen überschätzt. Die stets vorhandenen minimalen Bewegungen zwischen Implantat und Knochen, bedingt durch unterschiedliche Materialelastizität, führen zwangsläufig zur Implantatlockerung. Jede Osteosynthese ist ein Wettlauf zwischen Implantatlockerung und Knochenheilung. Wenn gegen eine oder beide Voraussetzungen, stabiles Implantat und sichere Veran-

Abb. 9.12. Dynamische interfragmentäre Kompression durch Drahtzuggurtung. Die Metallelastizität des angespannten Drahtes wandelt die Zugkräfte der Muskeln oder Bänder in Kompressionskräfte um, welche den Frakturspalt zusammenpressen (aus: BRINKER, W. O., B. HOHN & W. D. PRIEUR, 1984: Manual of Internal Fixation in Small Animals. Heidelberg: Springer)

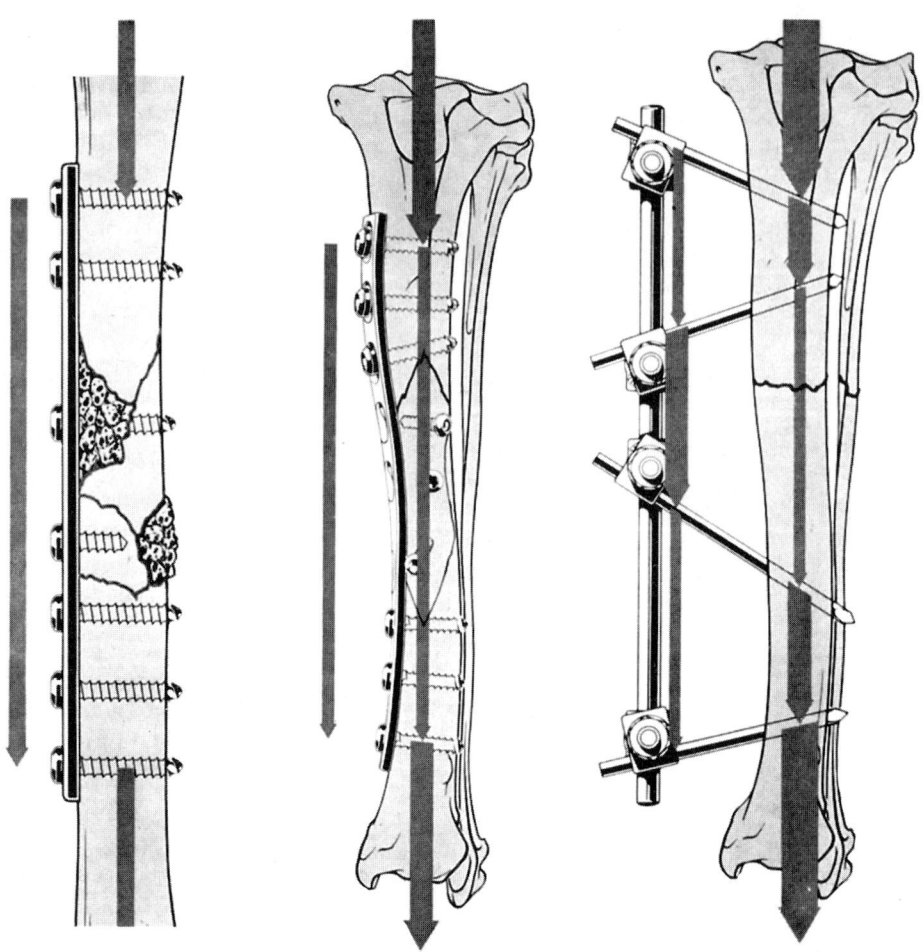

Abb. 9.13 (links). Knochenschienung durch Abstützplatte bei Mehrfragmentfrakturen, deren Fragmente zu klein sind, um durch Zugschrauben gefaßt zu werden. Die Platte überträgt Druck-, Biege- und Torsionskräfte vom distalen zum proximalen Hauptfragment unter Überbrückung des Frakturgebiets. Eventuelle Spalten und Knochendefekte müssen mit autologen Spongiosatransplantaten aufgefüllt werden (aus: Brinker, W. O., B. Hohn & W. D. Prieur, 1984: Manual of Internal Fixation in Small Animals. Heidelberg: Springer)

Abb. 9.14 (Mitte). Knochenschienung durch Neutralisationsplatte zur Absicherung von Zugschraubenosteosynthesen am Schaft gegen schädliche Scher-, Biege- und Torsionskräfte (aus: Brinker, W. O., B. Hohn & W. D. Prieur, 1984: Manual of Internal Fixation in Small Animals. Heidelberg: Springer)

Abb. 9.15 (rechts). Knochenschienung durch Fixateur Externe, welcher einwirkende Kräfte vom distalen zum proximalen Hauptfragment überträgt. Ausreichende interfragmentäre Kompression ist dabei nur selten möglich (aus: Brinker, W. O., B. Hohn & W. D. Prieur, 1984: Manual of Internal Fixation in Small Animals. Heidelberg: Springer)

kerung im Knochen, verstoßen wird, bricht die Osteosynthese zusammen, falls der Knochen nicht zwischenzeitlich geheilt ist. Implantatlockerungen werden auf Kontrollröntgenaufnahmen durch deutliche Aufhellungen des Knochengewebes um das Implantat, Bildung von Reizkallus oder Verbreiterung des Frakturspalts erkennbar. Vom Ausmaß dieser Zeichen und ihrem Vergleich mit solchen, die auf eine Knochenheilung hinweisen, läßt sich beurteilen, ob mit vermehrter Ruhigstellung des Patienten eine problemlose Frakturheilung noch möglich ist, oder ob eine Reoperation in Betracht gezogen werden muß. Diese muß vor dem Zusammenbruch der Osteosynthese erfolgen. Ist dieser bereits eingetreten, wird auch die partiell erfolgte Knochenheilung zerstört, und die osteogene Potenz kann sich erschöpfen.

Das geeignetste Implantat zur Knochenschienung ist bei Kleintieren die Platte, weil sie mit Schrauben fest im Knochen verankert wird. Eine Platte zur alleinigen Knochenschienung wird Abstützplatte genannt. Sie muß bei einem Hund gleicher Größe und gleichen Gewichts wesentlich rigider sein als eine Kompressionsplatte, weil die auftretenden Biege-, Scher- und Rotationskräfte allein durch die Platte von einem Fragment auf das andere übertragen werden. Die Abstützplatte wird bei diaphysären Mehrfragmentfrakturen angewendet, bei denen die einzelnen Fragmente zu klein sind, um sie durch Zugschraube zu fixieren *(Abb. 9.13)*.

Bei 3-Fragmentfrakturen und bei Mehrfragmentfrakturen mit großen Nebenfragmenten werden die Fragmente anatomisch reponiert, durch Zugschrauben komprimiert und damit die Knochenform wiederhergestellt. Um den rekonstruierten Knochen vor einem Zusammenbrechen durch übermäßige Belastung zu schützen, wird er mittels Knochenschienung zusätzlich stabilisiert. Diese Plattenfunktion wird als *Neutralisationsplatte* bezeichnet und findet vor allem bei diaphysären Schräg- und Ausbruchskeilfrakturen Anwendung *(Abb. 9.14)*.

Der *Fixateur Externe (Abb. 9.15)* wird bei vielen Frakturtypen, besonders bei offenen Mehrfragmentfrakturen, eingesetzt und ergibt eine ausgezeichnete Knochenschienung. Trotz der sehr einfach scheinenden Fixationstechnik bedarf es großer Erfahrung, um eine korrekte Rekonstruktion der Knochenform zu erzielen. Die hautperforierenden Nägel erhöhen das Infektionsrisiko. Die Fixation kann beim Hängenbleiben an Möbeln, Geländern etc. ausreißen und den Knochen zersplittern. Bei offenen Frakturen schont der Fixateur Externe die Vaskularisation, und die traumatisierten Weichteile können leichter behandelt werden. Er besitzt nicht die Stabilität einer Plattenfixation.

Der *Marknagel* ist aufgrund der Architektur des Hundeknochens, bei dieser Tierart allein angewendet, ein wenig geeignetes Implantat. Da die Stabilität einer Marknagelfixation von der Größe der Kontaktfläche zwischen Nagel und Knochen abhängt, erlauben der weite Markraum, die dünne Kortikalis, die starke Krümmung der langen Röhrenknochen und der besonders beim erwachsenen Hund geringe Spongiosaanteil in den Knochenenden nur eine ungenügende Verklemmung des Nagels. Geeignet ist der Nagel nur bei Quer- oder kurzen Schrägfrakturen im mittleren Schaftbereich. Bei langen Schräg- oder Mehrfragmentfrakturen neigen die Fragmente zum Überreiten oder zum Kollabieren, was ein Zusammenbrechen der Montage zur Folge hat. Die Nagelfixation hat zudem eine geringe Rotationsstabilität. Die Nageleinschlagstelle nahe oder in den Gelenken vermehrt die Komplikationsmöglichkeiten.

9.6.1.9 Knochenheilung unter stabiler Osteosynthese

Wird eine Osteosynthese durch rigide Fixation der Fragmente und mittels Kompression des Fraktur-

spaltes erreicht, entfällt die Notwendigkeit, die Fraktur durch einen Kallus zu stabilisieren. Das Fehlen von Mikrobewegungen zwischen den Fragmenten ermöglicht das sofortige direkte Überwachsen des Frakturspaltes durch Osteone (Primärheilung). Diese direkte Frakturheilung erfolgt zum einen dort, wo die Fragmente Kontakt haben und die Osteone direkt in das Gegenfragment einwachsen können (Kontaktheilung). Bestehen feine Spalten (bis etwa 0,7 mm), werden diese von den eingewachsenen Kapillaren aus mit Lamellenknochen gefüllt. Dann können die Osteone den so gefüllten Spalt überwachsen (Spaltheilung). Bei der direkten Frakturheilung bilden sich in den Fragmentenden in Richtung Frakturspalt Gefäßschleifen. An ihren Enden treten Osteoklasten

Abb. 9.16. Direkte Frakturheilung (nach Schenk). Der Kontakt der plattennahen Kortices ermöglicht die direkte Überwachsung *(b, c)* des Frakturspalts durch Osteone. In den zwischen den plattenfernen Kortices verbleibenden feinen Spalt *(d, e)* sprossen Gefäße ein und bilden Lamellenknochen. Nach der Ausfüllung überwachsen die Osteone den Spalt *(f)*. Vergrößerung eines wachsenden Osteons. Die Osteoklasten *(c)* lösen den nekrotischen Knochen unter Bildung eines Resorptionskanals auf. Die aus dem Gefäß *(b)* austretenden Mesemchymzellen bilden als Osteoblasten Knochenmatrix. Nach Verkalkung der Matrix verbleiben sie als Osteocyten in den Howshipschen Lakunen (aus: Brinker, W. O., B. Hohn & W. D. Prieur, 1984: Manual of Internal Fixation in Small Animals. Heidelberg: Springer)

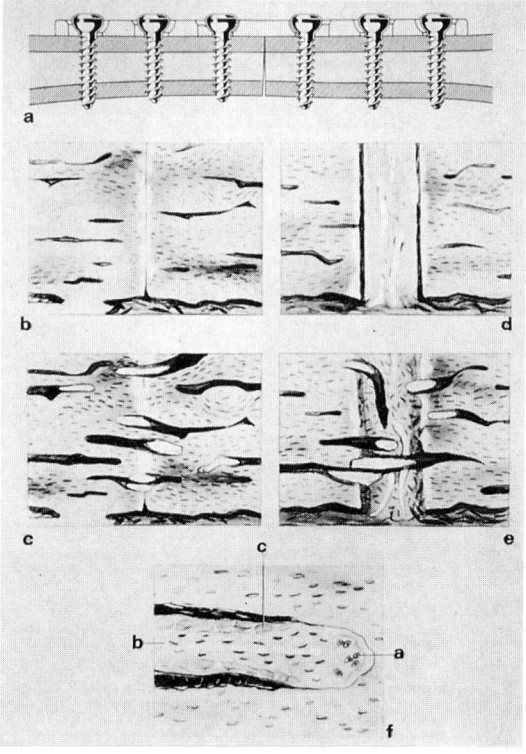

auf, welche das avaskuläre Knochengewebe resorbieren. Gleichzeitig lagern sich an ihrer Außenseite Osteoblasten ab, die eine neue Knochenmatrix und damit ein neues Osteon bilden. Diese Osteone überwachsen den Frakturspalt und dringen in das gegenüberliegende Fragment mit einer Geschwindigkeit von täglich etwa 70–100 µm ein (Abb. 9.16). Selbst absolut korrekte Fragmentreposition bzw. -kompression kann wegen der rauhen Frakturfläche das Vorkommen feiner Knochenspalten nicht verhindern. So heilt eine durch Kompressionsosteosynthese versorgte Fraktur etwa zu einem Drittel durch Kontakt- und zu zwei Dritteln durch Spaltheilung (Schenk, 1977).

Frakturspalten, die 1 mm und mehr messen, füllen sich nur mit Bindegewebe, welches sich wie bei der sekundären Knochenheilung langsam über die Stadien fibröses Gewebe und Faserknorpel in Knochen umbaut. Deswegen müssen bei Kompressionsosteosynthesen das Auftreten solcher Spalten verhindert oder, falls vorhanden, diese mit Spongiosa gefüllt werden. Damit wird eine sichere Knochenheilung erreicht, und Refrakturen werden vermieden.

Bei der Knochenschienung tritt sowohl primäre wie sekundäre Frakturheilung auf. Jede Instabilität am Frakturspalt veranlaßt den Körper an dieser Stelle zur Kallusbildung, der als »Reizkallus« ein frühzeitiges Zeichen von Instabilität darstellt. Spongiosagewebe heilt unter stabiler Fixation und engem Spalt ebenfalls primär, d. h. der Frakturspalt wird vom neu gebildeten Knochenbälkchen direkt überwachsen.

9.6.2 Behandlung spezieller Gliedmaßenfrakturen

9.6.2.1 Skapula
Geringfügig dislozierte Frakturen der Skapulaschaufel heilen durch Ruhigstellung aus. Sie sind aber sehr schmerzhaft, und zur Vermeidung späte-

rer Funktionseinbußen sollten sie besonders bei Jagd-, Renn- und auch Arbeitshunden verplattet werden. Gleiches gilt für Abrisse der Spina scapulae. Frakturen des Collum scapulae müssen operativ fixiert werden, andernfalls kann der über das Collum verlaufende N. suprascapularis eingeklemmt werden (Abb. 9.17).

Frakturen der Gelenkpfanne werden zur Vermeidung späterer Arthrosen sehr exakt operativ reponiert und fixiert. Abrißfrakturen des Akromions und des Tuberculum supraglenoidale werden durch Zugschraube oder Zuggurtung operativ fixiert.

9.6.2.2 Humerus
Vollständige anatomische Wiederherstellung von Form und Gliedmaßenfunktion sind nur durch Osteosynthese sicher erreichbar. Verplattung der Humerusschaftfrakturen ist die stabilste und sicherste Technik (Abb. 9.18). Sind besonders bei offenen Frakturen II. und III. Grades die Hauptfragmente lang genug, ist es möglich, einen Fixateur Externe zu verwenden. Frakturen von Kollum und Tuberculum majus sind durch Zugschrauben zu versorgen. Distale Humerusfrakturen werden, je nachdem, ob es sich um Abrisse des lateralen Kondylus, des medialen Kondylus oder um Y-Frakturen handelt, durch Zugschrauben oder Zugschrauben kombiniert mit Platten fixiert (Abb. 9.19).

Abb. 9.17. Links = Fraktur des Collum scapulae, der Scapulagelenkfläche und Fissur in der Fossa infraspinam bei einem Deutschen Schäferhund; Mitte = Osteosynthese: 2,7 mm DCP zur Stabilisierung der Fissur, Zugschraube zur Fixation des caudalen Gelenkanteiles, Mehrfragmentplatte und 2-Loch, 2,7 mm DCP zur Rekonstruktion des Scapulahalses, Zuggurtung zur Fixation des abgerissenen Tuber scapulae; rechts = Implantatentfernung 1 Jahr p.Op., Implantate z. T. belassen. Die Gelenkfläche ist frei von arthrotischen Veränderungen

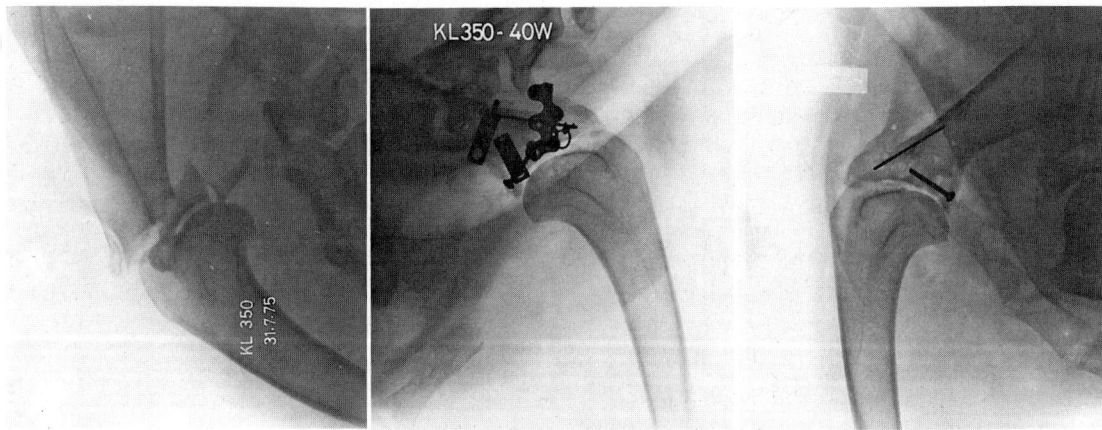

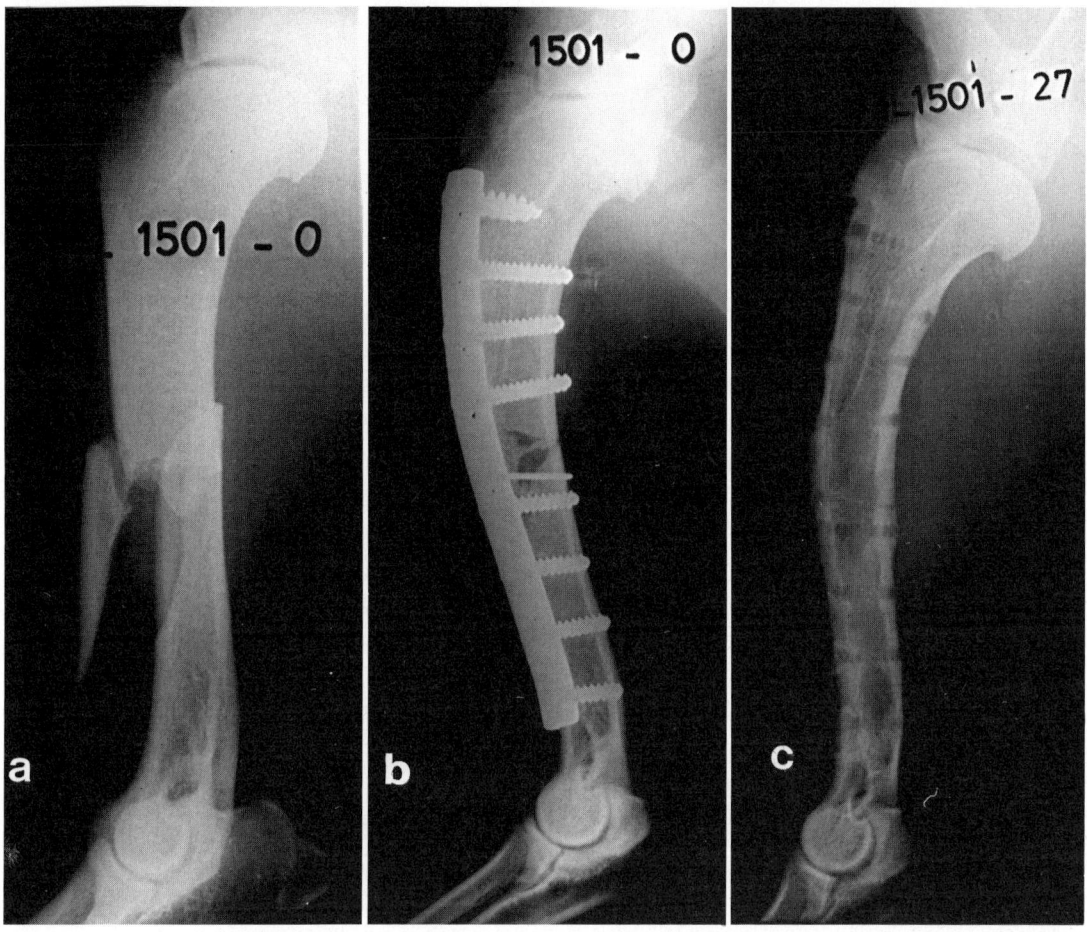

Abb. 9.18. *a* = Humerusfraktur mit Ausbruchskeil im mittleren Schaftbereich bei einem Husky; *b* = Kontrollaufnahme nach erfolgter Osteosynthese mit 2,7 mm Zugschraube zur Fixation des Ausbruchkeiles und einer 8-L-, 4,5 mm schmaler DC-Platte mit 7 Kortikalisschrauben und einer Spongiosaschraube; *c* = Kontrollaufnahme nach Implantatentfernung 27 Wochen nach der Osteosynthese

9.6.2.3   Radius Ulna

Frakturen des Radius und der Ulna können einen oder beide Knochen betreffen. Konservative Behandlung ist nur bei Frakturen junger Hunde bzw. bei einfachen Querfrakturen zu empfehlen. Eine Marknagelung des Radius ist wegen des engen Markraumes instabil, und ein Zugang ist nur durch das Radiokarpalgelenk möglich, was häufig zur atrophischen Pseudarthrose und zur Schädigung des Radiokarpalgelenks führt. Schaftfrakturen sollten durch Verplattung *(Abb. 9.20)* oder bei schlechten Weichteilverhältnissen durch einen Fixateur Externe versorgt werden. Einfache Olekranonfrakturen werden durch Zuggurtung, Mehr-

fragmentfrakturen durch Verplattung stabilisiert. Die Monteggiafraktur, eine Fraktur des Ulnaschaftes mit kranialer Luxation des Radiusköpfchens, wird verschraubt und/oder verplattet *(Abb. 9.30)*.

9.6.2.4   Becken

Die konservative Behandlung von Beckenfrakturen durch sechswöchige strikte Käfigruhe ist möglich, aber schwer durchführbar und gibt funktionell unsichere Ergebnisse, zumal bei Beckenbrüchen mindestens zwei Frakturlinien im Beckenring vorhanden sind. Alle Frakturen, die im Azetabulum, im Corpus ossis ilii und im Iliosakralgelenk verlaufen, sind möglichst durch Verplattung oder Verschraubung stabil zu fixieren *(Abb. 9.21)*. Frakturen des Sitzbeins, des Scham- und der Sitzbeinäste im Beckenboden werden durch Fixation von Ilium und Iliosakralgelenk ausreichend ruhiggestellt. Ischiumfrakturen müssen nur operiert werden, wenn der N. ischiadicus im Frakturbereich liegt. Separationen des Iliosakralgelenks sollen verschraubt werden, da sie für längere Zeit sehr schmerzhaft sind, zudem verbleibt eine Instabilität des Hemipelvis, wenn die andere Frakturlinie durch Beckenabschnitte kaudal des Azetabulums verläuft.

9.6.2.5   Femur

Femurschaftfrakturen sind aus anatomischen Gründen selten ausreichend ruhigzustellen. Zudem kommt es dabei häufig zu Kontrakturen und Dystrophien der Quadrizepsmuskulatur. Die Verplattung ist für alle Frakturtypen die geeignetste Technik. Die Marknagelung ist bei einfacher

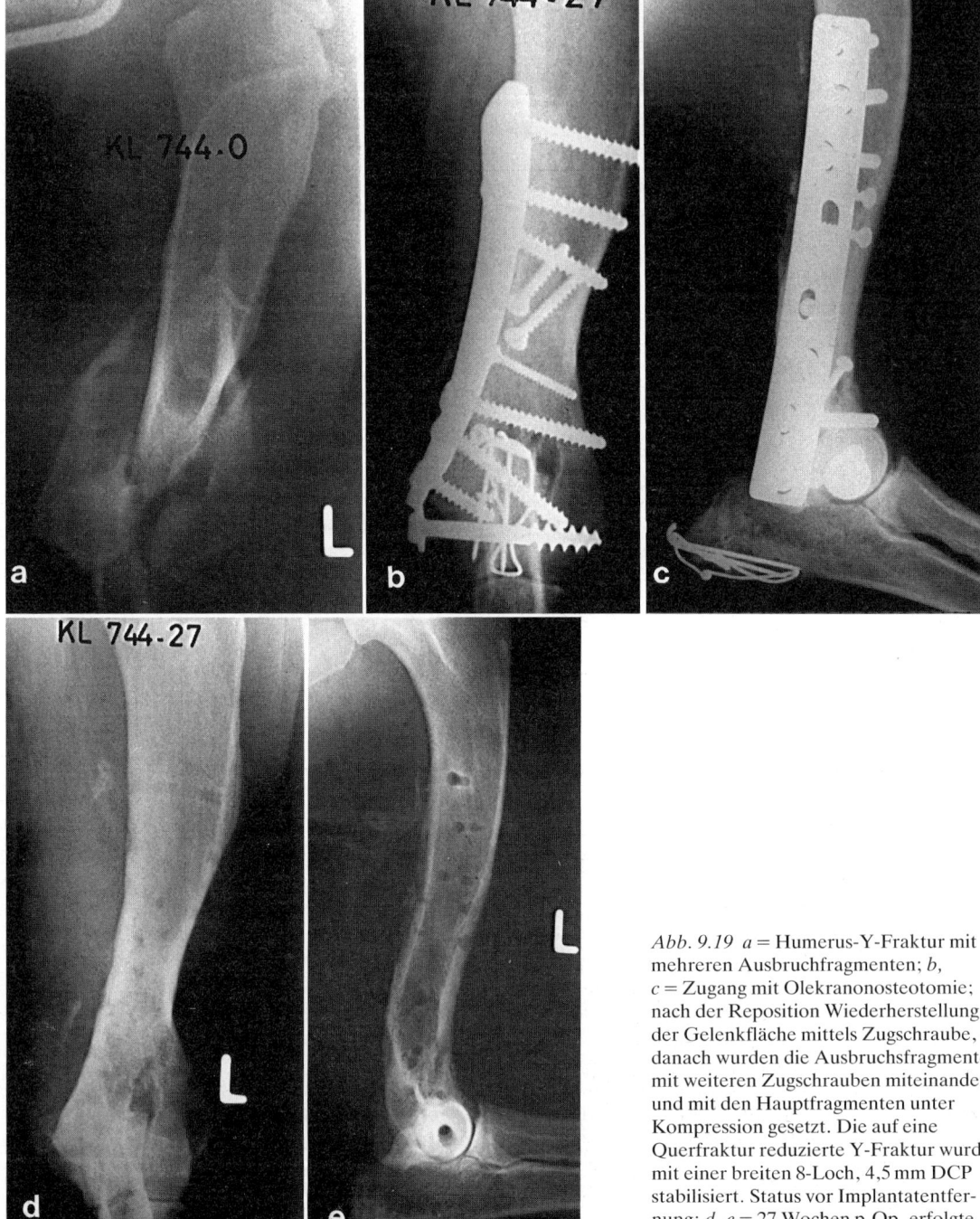

Abb. 9.19 *a* = Humerus-Y-Fraktur mit mehreren Ausbruchfragmenten; *b*, *c* = Zugang mit Olekranonosteotomie; nach der Reposition Wiederherstellung der Gelenkfläche mittels Zugschraube, danach wurden die Ausbruchsfragmente mit weiteren Zugschrauben miteinander und mit den Hauptfragmenten unter Kompression gesetzt. Die auf eine Querfraktur reduzierte Y-Fraktur wurde mit einer breiten 8-Loch, 4,5 mm DCP stabilisiert. Status vor Implantatentfernung; *d, e* = 27 Wochen p.Op. erfolgte die Implantatentfernung

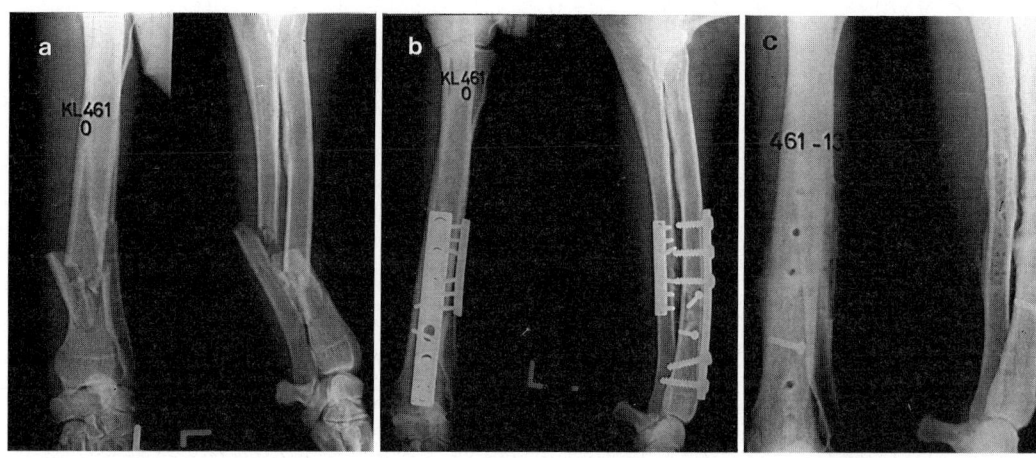

Abb. 9.20. a = Distale Radiustrümmerfraktur und Ulnaquerfraktur in der Schaftmitte; b = Plattenosteosynthese des Radius mit Zugschraubenverwendung zur Fixation der Fragmente und einer 6-Loch 4,5 mm DC-Platte. Ulnaosteosynthese mit 6-Loch 2,7 mm DC-Platte; c = Kontrollaufnahme nach Implantatentfernung. Eine der Zugschrauben wurde nicht entfernt

Quer- und kurzen Schrägfrakturen möglich, sie ist aber nicht rotationsstabil. Mehrfragmentfrakturen des Schaftes fixiert man am sichersten durch Zugschrauben, kombiniert mit Neutralisationsplatten. Der Fixateur Externe ist wenig geeignet, weil die Nägel die Bewegung der Muskulatur behindern. Gelenkfrakturen, wie Schenkelhalsfrakturen und Kondylusfrakturen (Abb. 9.24) werden mit Zugschrauben versorgt. Die distale Physenfraktur wird entweder durch Kreuzspickung oder durch zwei parallel durch den Schaft verlaufende Kirschnerdrähte fixiert (Abb. 9.26).

9.6.2.6   Patella
Patellafrakturen sind selten, sie werden durch über die Kranialseite verlaufende Drahtzuggurtung fixiert.

9.6.2.7   Tibia
Geschlossene Quer- und Schrägfrakturen im mittleren Drittel des Tibiaschaftes, ohne schwere Kontusionen des Weichteilmantels, können, besonders bei heranwachsenden Tieren, konservativ versorgt werden. Bei Marknagelung muß der Nagel den Markraum gut ausfüllen und sein proximales Ende darf das Kniegelenk nicht schädigen. Die Fixation ist rotationsinstabil. Am besten hat sich bei allen Frakturtypen der Diaphyse die Verplattung bewährt. Bei offenen Tibiafrakturen besteht meist eine Schädigung großer Blutgefäße, deswegen ist eine besonders sorgfältige Weichteilbehandlung und Stabilisation notwendig (Abb. 9.22). Bei offenen Trümmerfrakturen Grad II oder III (Tab. 9.1) ist der Fixateur Externe die geeignetste Technik, um zusätzliche Vaskularisationsschäden der dista-

Abb. 9.21. a = Azetabulumfraktur, Symphysensprengung und Lockerung des Iliosakralgelenkes; zusätzlich besteht eine gleichseitige Femurhalsfraktur; b = Zur Stabilisierung des Azetabulums wurde eine Rekonstruktionsplatte verwendet. Die Femurhalsfraktur wurde mit Bohrdrähten fixiert; c = Es wurden nur die Bohrdrähte entfernt. Die 2 Jahre nach der Osteosynthese ausgefertigte Kontrollaufnahme zeigt ein arthrosefreies Acetabulum

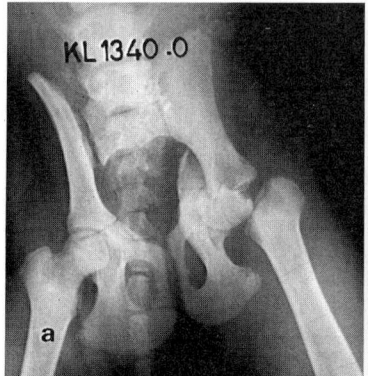
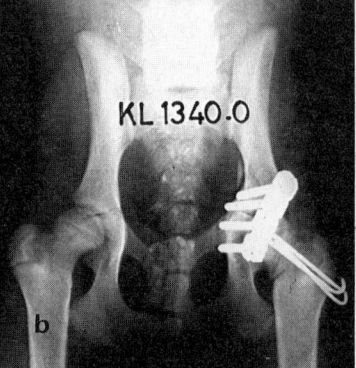
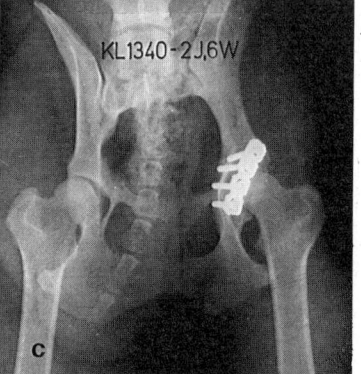

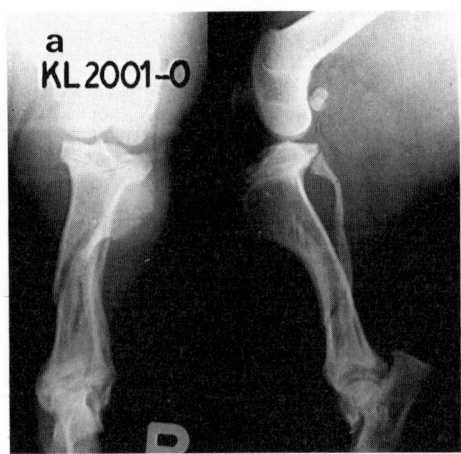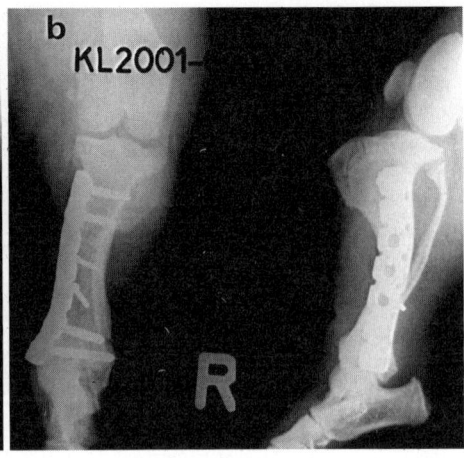

Abb. 9.22. a = Offene Tibiaspiralfraktur mit Metatarsus-
frakturen bei einem Teckel; *b* = Nach interfragmentärer
Kompression mit Zugschrauben wurde eine Rekonstruktionsplatte (diese kann auch seitlich gebogen werden)
angelegt. Durch Verwendung dieser Platte kann der physiologischen Krümmung der Tibia des Teckels Rechnung
getragen werden

len Tibia zu vermeiden. Andernfalls wird die Fraktur unter strikter Schonung aller Gefäße verplattet.

Malleolarfrakturen und Abrisse der Crista tibiae
werden durch Zuggurtung versorgt. Zur Stabilisierung von Physenfrakturen der proximalen Tibia
hat sich die Bohrdrahtosteosynthese bewährt
(Abb. 9.27).

Abb. 9.23. a = Kalkaneusfraktur bei einem 4 Monate alten Collie. Diese Fraktur kann nicht konservativ behandelt werden, weil damit das unter dem Zug der Achillessehne stehende Fragment nicht in reponierter Stellung
gehalten werden kann; *b* = Die Fixation erfolgte mit 2
Bohrdrähten und einer Drahtzuggurtung. In diesen Fällen muß die Implantatentfernung schon nach 6 Wochen
erfolgen, da sonst Wachstumsstörungen eintreten können; *c* = Kontrollaufnahme nach Implantatentfernung

9.6.2.8 Frakturen der distalen Gliedmaßenknochen

Die konservative Behandlung von Metakarpal-
und Metatarsalfrakturen ist eine sichere Behandlung. Frakturen von Karpal- und Tarsalknochen,
besonders von Arbeits-, Renn- und Ausstellungs-
hunden, müssen operativ versorgt werden. Osteosynthesen dieser zierlichen Knochen erfordern neben großer Erfahrung und Geschick auch spezielle
Implantate und Instrumente *(Abb. 9.23)*.

9.6.2.9 Frakturen an Kopf und Wirbel-säule

Frakturen der Mandibulasymphyse werden mit
Drahtschlingen fixiert. Frakturen der Mandibula-
körper werden verplattet oder durch Fixateur Externe stabilisiert. Dabei hat die korrekte Zahnok-
klusion Vorrang vor anatomischer Reposition.
Frakturen der vertikalen Mandibulaäste sind wegen des Zugangs und des sehr flachen Knochens
schwierig zu versorgen.

Wirbelsäulenfrakturen sollen so schnell wie
möglich vom Tierarzt mit entsprechender Ausbildung operiert werden. Für den Transport muß
dem Hund ein sicherer, stabilisierender Körper-

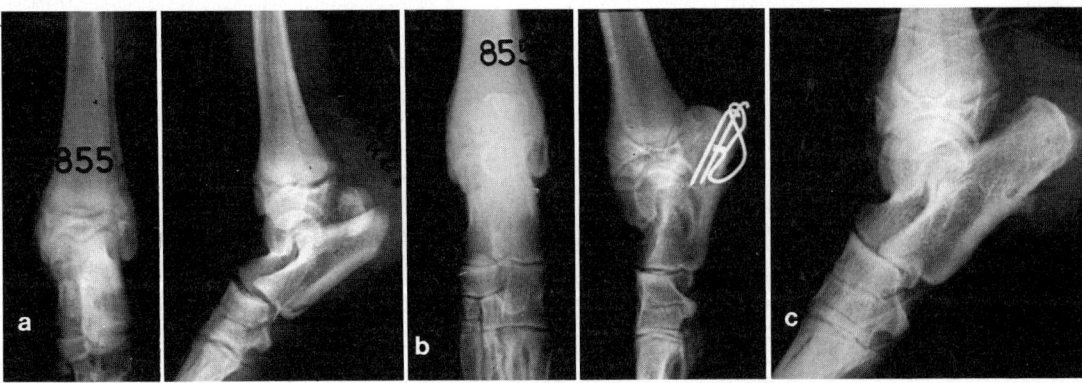

verband angelegt werden, um weitere Schädigungen des Rückenmarks zu verhindern.

9.6.3   Gelenktraumata

9.6.3.1   Gelenkanatomie, Physiologie, Pathophysiologie

Das Gelenk ist eine bewegliche, funktionelle Verbindung zwischen den Knochen. Die fibröse Gelenkkapsel bildet mit den Gelenkbändern zusammen den Gelenkhalteapparat, welcher die Knochen verbindet und nur die jedem Gelenk eigenen,
physiologischen Bewegungen erlaubt. Scheinbar
durch die Gelenkhöhle verlaufende Bänder, wie
z. B. beim Kniegelenk, liegen aber, da von Synovialis bedeckt, außerhalb der eigentlichen Gelenkhöhle.

Das innere Gelenk, bestehend aus hyalinem Gelenkknorpel, der Synovialis und der Synovia, bildet ein Organ mit einem eigenen, besonderen
Stoffwechsel. Der hyaline Gelenkknorpel setzt
sich aus den Chondrozyten und der diese umgebenden Matrix zusammen. Die Matrix besteht aus
einem arkadenförmig angeordneten Kollagenfasergerüst, welches mit hydrophilen Proteoglykanen und etwa 70 % Wasser ausgefüllt ist. Dieser
Aufbau gewährleistet die erstaunlichen mechanisch belastbaren, elastischen, gleitfähigen und
stoßdämpfenden Eigenschaften dieses Gewebes.
Kollagen und Proteoglykane werden von den
Chondrozyten gebildet, welche sich im Knorpel
des erwachsenen Hundes nicht mehr teilen.

Die die Gelenkhöhle auskleidende Synovialis ist
das Ernährungsgewebe des hyalinen Knorpels, das
diesem über die Synovia nur bestimmte Komponenten des Blutplasmas zuführt und die Stoffwechselprodukte der Chondrozyten aufnimmt und sie in
den Blutkreislauf abgibt. Die Zellen der Synovialis
erzeugen Hyaluronidate, welche der Synovia die
Schmierfähigkeit verleihen. Die Synovialis ist
gleichzeitig das Abwehrgewebe des Knorpels, der
toxische Stoffe, bestimmte Zell-, Blut- und Bakte-
rienenzyme nicht zu neutralisieren vermag und von
diesen angedaut wird. Die Synovia ist das Trans-
portvehikel, das den Chondrozyten die nötigen
Nährstoffe, vor allem Glukose, zuführt. Diese
wird in den Chondrozyten durch anaerobe Glyko-
lyse abgebaut und als Laktat wieder über die Synovia zur Synovialis abgeführt, was letztere zur
erneuten Glukoseabsonderung reizt. Um dieses
Regelsystem in Gang zu halten, ist sowohl Gelenkbewegung als auch Belastung notwendig, da der
Knorpel als Teil seiner stoßdämpfenden Wirkung
laktathaltiges Wasser während der Belastung aus-
preßt und während der Entlastung gleich einem
Schwamm mit Nährstoffen, primär mit Glukose,
versehenes Wasser aus der Synovia aufsaugt. Diese Nährstoffe befähigen die Chondrozyten, den

gesamten Proteoglykanbestand des Knorpels alle
14 Tage zu erneuern.

Ohne lebende Chondrozyten (nicht durch Mitose ersetzbar) ist die Erhaltung der biomechani-
schen Eigenschaften der Knorpelmatrix nicht gewährleistet. Werden die Chondrozyten durch
übermäßige mechanische Beanspruchung, Bakterientoxine oder mangelhafte Ernährung zerstört,
zerfällt die sie umgebende Knorpelmatrix. Diese
kann auch durch im Blut vorhandene, normalerweise von der Synovialis zurückgehaltene Zell-
enzyme aufgelöst werden. Die degenerative Zerstörung des Knorpelgewebes infolge Überbelastung, mangelnder Ernährung etc. sind die Hauptursachen der Arthrose. *Verletzungen* des Knorpels, Knorpeldefekte, die nicht bis zur subchondralen Knochenplatte reichen, verbleiben lebenslang. Wird die Knochenplatte mitverletzt, wachsen
Blutgefäße in den Defekt ein. Dieser wird hierauf
mit Granulationsgewebe, das sich in Faserknorpel
umwandelt, aufgefüllt. Der Faserknorpel weist
nicht annähernd die vorzüglichen mechanischen
Eigenschaften des hyalinen Knorpels auf (Mankin, 1981).

Partieller Ersatz des hyalinen Knorpels, wie er
bei gut reponierten und fixierten artikulären Frakturen eintritt, mindert die mechanischen Eigenschaften des Gelenkknorpels jedoch kaum.

9.6.3.2   Wunden und Wundinfektion des Gelenkes

Gelenkinfektionen entstehen durch eine Verletzung oder, sehr selten, hämatogen (Brucellose).
Gelenkschwellung und Schmerz weisen auf *akute
Arthritis* hin, im Punktat zeigen sich die typischen,
nachfolgend beschriebenen Synoviaveränderungen. Bei einer Gelenkentzündung reagiert nur die
Synovialis mit den üblichen Entzündungskriterien.
Der Gelenkknorpel, der nicht vaskularisiert ist
und weder über ein humorales noch ein zelluläres
Abwehrsystem verfügt, degeneriert und löst sich
auf.

Die gesunde Synovia ist ein klares Plasmadialy-
sat mit Hyaluronidaten und einem Gesamtprotein-
gehalt unter 1 g %, der v.a. aus Albumin und wenig Globulinen besteht. Enzyme, große Lipo- und
Glycoproteine sowie asymmetrische Proteine (Fibrin) werden ausgefiltert. Der Zellgehalt ist
100–1000 Zellen/µl und besteht vornehmlich aus
Lymphozyten und Markophagen (Newton, 1981).
Eine Entzündung der Synovialis führt zur vermehrten Flüssigkeitsabsonderung (Hydrarthros),
und große Eiweißmoleküle werden nicht mehr zurückgehalten. Das Gesamtprotein der Synovia
steigt bis auf 2–3 g %, in schweren septischen Fällen auf 5–6 g %. Der Zellgehalt (v.a. neutrophiler
Leukozyten) steigt auf 110000 Zellen/µl. Die Gly-
kolyse dieser Zellen senkt den Glukosespiegel der

Synovia und ihr Zerfall setzt lysosomale Enzyme frei, die den Knorpel andauen. Auch nach Abheilung einer akuten Entzündung kann die Zerstörung des Gelenkes durch veränderte Belastung und chronische Synovitis mit sporadischen Gelenkergüssen fortschreiten, so daß es oft Monate nach Verletzung oder einer intraartikulären Injektion zur Osteoarthrose kommen kann.

Die *Therapie von Gelenkwunden*, besteht im Debridement des nekrotischen Gewebes und Spülung der Gelenkhöhle mit einer neutralen (pH 7,4) isotonischen Lösung, z. B. Ringerlaktatlösung. Reizende Lösungen mit abweichendem pH, hohem osmotischen Druck, gewebeirritierenden Bestandteilen sind zu vermeiden. Erregerart und ihre Antibiotikaempfindlichkeit müssen sofort bestimmt werden. Das Gelenk wird ruhiggestellt, damit die infizierte Synovia nicht in den Knorpel gepreßt wird. Kälteapplikation vermindert Schmerz und übermäßige Synovialisreaktion. Weitere Therapie s. Kapitel 25.3.1.

9.6.3.3 Gelenkkontusionen, Distorsionen, Luxationen

Ein das Gelenk treffendes Trauma verursacht entsprechend seiner Energie und seiner Kraftrichtung Kontusion, Distorsion, Luxation, Luxationsfraktur oder Gelenkfraktur. Bei der *Kontusion* ist die auftreffende Energie gering. Es kommt zur Quetschung an der Auftreffstelle und zur Zerrung auf der Gegenseite. Dies führt zur lokalen Schwellung mit Blutergüssen in der fibrösen Kapsel und, falls die Synovialis verletzt ist, zu geringfügigen Blutungen in die Gelenkhöhle = Hämarthros. Bei einer *Kontusion* ist die Schädigung des Knorpelgewebes wegen dessen Verformbarkeit und wegen der anatomischen Gelenkwinkelung beim Hund meist unbedeutend. Ist die Kraft größer und ihre Einwirkungsrichtung ungünstiger (Rotation des Gelenkes), kommt es zur *Distorsion* (einer kurzfristigen Verschiebung oder übermäßigen Öffnung der Gelenkflächen) mit Überdehnung, Zerreißung und Blutungen im fibrösen Kapselgewebe und den Bändern. Zusätzliche Zerreißung der Synovialis führt zu einem Hämarthros. Die Behandlung bei Kontusionen und Distorsionen ist die Ruhigstellung des Gelenkes. Kälteapplikationen und Analgetika vermindern Schmerz und Schwellung. Besteht ein Hämarthros, muß das Gelenk gespült werden. Gerissene Seitenbänder sollten genäht oder durch Draht bis zur Ausheilung ersetzt werden.

Bewirkt das Trauma starke Überstreckung, Verschiebung oder Verdrehung der Knochen in eine unphysiologische Winkelstellung, kommt es zur *Luxation*, einer stationären Verlagerung der Knochenenden und ausgedehnten Kapsel- und Bänderrissen, u. U. mit Gelenkeröffnung sowie zur Blu-

tung in die Gelenkkapsel und Gelenkhöhle. Ist die Zeit bis zur Reposition kurz, spricht man von einer *akuten,* bei verzögerter Reposition von einer *chronischen Luxation.* Ist der Halteapparat stark geschädigt und kommt es nach der Reposition wiederholt zu Reluxationen durch plötzliche, unphysiologische Bewegungen, so spricht man von habitueller Luxation. Wird eine Luxation nicht reponiert, kann sich, insbesondere bei jungen Tieren, ein Falschgelenk, eine Nearthrose, bilden.

Bei *Luxationsfrakturen* reißt die knöcherne Anheftungsstelle eines Bandes (z. B. Malleolarfrakturen) oder die Kapsel im Knochen aus, dabei kommt es oft zur Gelenkseröffnung.

Luxationen müssen sofort reponiert werden, sonst tritt eine Knorpeldegeneration ein, weil der Knorpel nicht mehr durch die Synovia ernährt werden kann. Ein massiver Hämarthros führt zu intraartikulären, fibrotischen Verwachsungen. Jede Luxation ist vor der Reposition auf das Vorliegen einer Gelenkfraktur zu röntgen. Gelingt die geschlossene Reposition mit 3–4 Versuchen ohne übermäßigen Kraftaufwand nicht, was bei Interposition von Weichteilgewebe im Gelenkspalt oft der Fall ist, muß die Reposition operativ erfolgen. Wiederholte, erfolglose, geschlossene Repositionsversuche, insbesondere bei jungen Hunden, können den Gelenkknorpel mechanisch schädigen oder sogar abscheren. Nach gelungener Reposition mit Kontrollaufnahme überprüfen, ob die normale Gelenkanatomie wiederhergestellt wurde.

9.6.3.4 Gelenkfrakturen

Direkte Schäden bei Gelenkfrakturen sind Knochenbruch, Knorpelverletzungen, Kapselrisse, Bänderrisse, Hämarthros, Abrisse von Muskel- und Sehnenansätzen. Häufig sind Gelenkfrakturen offen und infiziert. Werden Gelenkfrakturen nicht innerhalb weniger Tage versorgt, entstehen zusätzlich *indirekte Schäden*, wie Kapselschrumpfung, Fibrosierung des Gelenkes durch Einwachsen von Bindegewebe, Synovitis, Infektion mit Osteitis und Zerstörung des Knorpels durch Bakterien und Granulozytenenzyme sowie Mangelernährung durch Synoviaverlust. Wird die Fraktur nicht rechtzeitig und korrekt versorgt, treten *Folgeschäden* durch die Nichtbelastung der Gliedmaße ein: Muskelatrophie, Muskeldystrophie, Muskelkontraktur, Inaktivitätsosteoporose sowie auch Schäden an anderen Gelenken derselben Gliedmaße durch deren mangelhafte Bewegung und Belastung (Kap. 9.6.1.3).

Eine konservative Behandlung von Gelenkfrakturen ist nur in vereinzelten Fällen bei sehr jungen Hunden (bis zu 3 Monaten) möglich, bei denen die Fragmente nicht disloziert sind.

Gelenkfrakturen müssen operativ versorgt werden, um indirekte Schäden und Folgeschäden zu

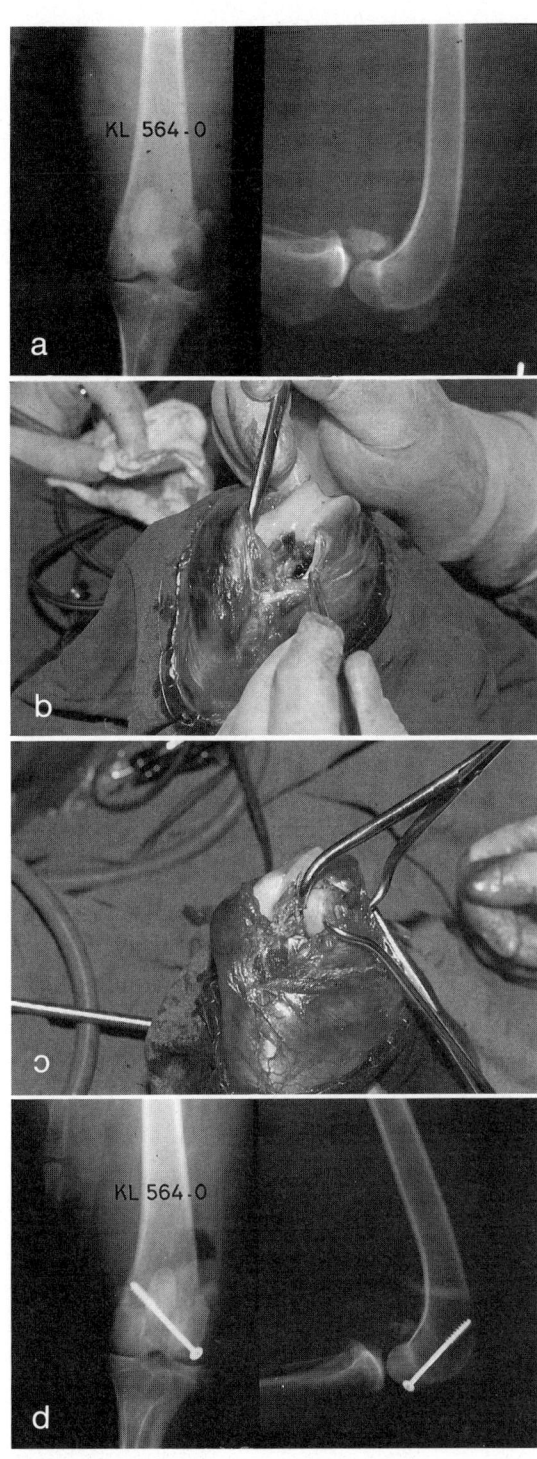

verhüten. Die korrekte Rekonstruktion der Gelenkfläche ist von größter Wichtigkeit *(Abb. 9.24)*. Treten Knochendefekte durch Verlust kleiner, nicht fixierbarer Fragmente auf, sind diese mit Spongiosatransplantaten auszufüllen. Die Fixation muß zumindest bewegungsstabil, wenn möglich belastungsstabil sein, da das Gelenk während der Heilung bewegt werden muß. Der Gelenkhalteapparat muß sorgfältig wiederhergestellt und die Gelenkhöhle mit reizloser Ringerlaktatlösung ausgespült werden, damit keine losen Knochen- oder Knorpelteile oder Fibrin- und Blutkoagula zurückbleiben. Eine saubere und exakte Operation kann die Gelenkfunktion auch bei komplizierten Frakturen wiederherstellen.

9.6.3.5 Frakturen der Physe (Epiphysenfuge oder -platte)

Bei wachsenden Hunden ist die Physe das schwächste Glied in der Kette: Knochen – Physe – Knochen – Band. Innerhalb der Physe ist die Matrix in der Zone der hypertrophen Knorpelzellen die mechanisch schwächste Stelle, weshalb die Frakturen gehäuft in dieser Schicht verlaufen.

Die Physenfrakturen werden nach SALTER und HARRIS klassifiziert *(Tab. 9.6, Abb. 9.25)*. Physenfrakturen heilen meist innerhalb von drei Wochen. Die konservative Behandlung ist wenig erfolgversprechend. Um ein korrektes Knochenwachstum zu gewährleisten, müssen diese Frakturen, besonders bei Tieren unter sechs Monaten, exakt reponiert werden. Da häufig Muskeln am epiphysären Fragment ansetzen, disloziert dieses sehr leicht. Es dürfen zur Fixation keine Implantate wie Schrauben und Platten verwendet werden, da diese das weitere Wachstum in der Physe hemmen würden. Deswegen ist eine einfache Adaptationsosteosynthese, welche die erneute Dislokation verhindert, die beste Therapie. Dazu werden bei SALTER-I- und -II-Frakturen Kirschnerdrähte benutzt. Die SALTER-III- und -IV-Frakturen können verschraubt werden, dabei darf die Schraube niemals die Physe kreuzen. Ist die Physe nicht durch ein Kompressionstrauma geschädigt, sind Wachstumsstörungen selten. SALTER-V-Schäden sind Stauchungsfrakturen. Sie führen regelmäßig zu Wachstumsstörungen, welche um so stärker ausgeprägt sind, je jünger das Tier beim Unfall war (Kap. 25.1.5). Diese Patienten müssen regelmäßig röntgenologisch untersucht werden, um gegebenenfalls durch temporäre Epiphyseodese die Fehlstellung auszugleichen *(Abb. 9.25, 9.26, 9.27)*.

9.6.4 Spezielle Gelenktraumata

9.6.4.1 Schulterluxationen

Ungefähr 75 % aller *Schulterluxationen* dislozieren komplett nach medial, etwa 25 % nach lateral und

Abb. 9.24. a = Abrißfraktur des lateralen Femurkondylus mit Verlagerung des Fragmentes in die Kniekehle bei einem 23 kg schweren Schäferhundbastard; *b* = Intraoperativaufnahme der Gelenkfraktur; *c* = Das reponierte Knochenfragment wird mit der Knochenfaßzange gehalten; *d* = Kontrollaufnahme nach der Fixation des Knochenfragmentes mit einer 4,0-mm-Spongiosazugschraube

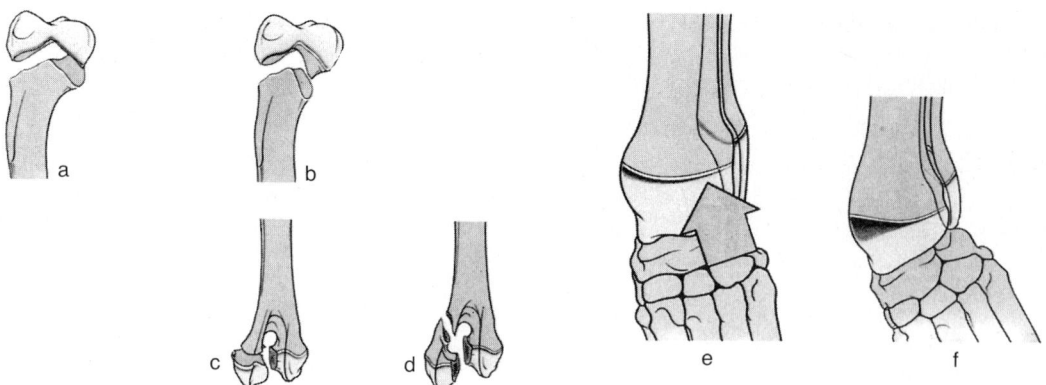

Abb. 9.25. Einteilung der Physenfrakturen nach SALTER & HARRIS. *a* = Typ I: Frakturlinie verläuft in der Physe (Fuge); *b* = Typ II: Frakturlinie partiell durch Physe und Metaphyse (Osteoepiphysiolyse); *c* = Typ III: Frakturlinie partiell durch Physe und Epiphyse; *d* = Typ IV: Frakturlinie durch Epiphyse und Metaphyse; *e* = Typ V:

Axiales Kompressionstrauma mit partieller oder kompletter Physenschädigung; *f* = Typ V: resultierende Wachstumsstörung etwa 1 Monat später (aus: BRINKER, W. O., B. HOHN & W. D. PRIEUR, 1984: Manual of Internal Fixation in Small Animals. Heidelberg: Springer)

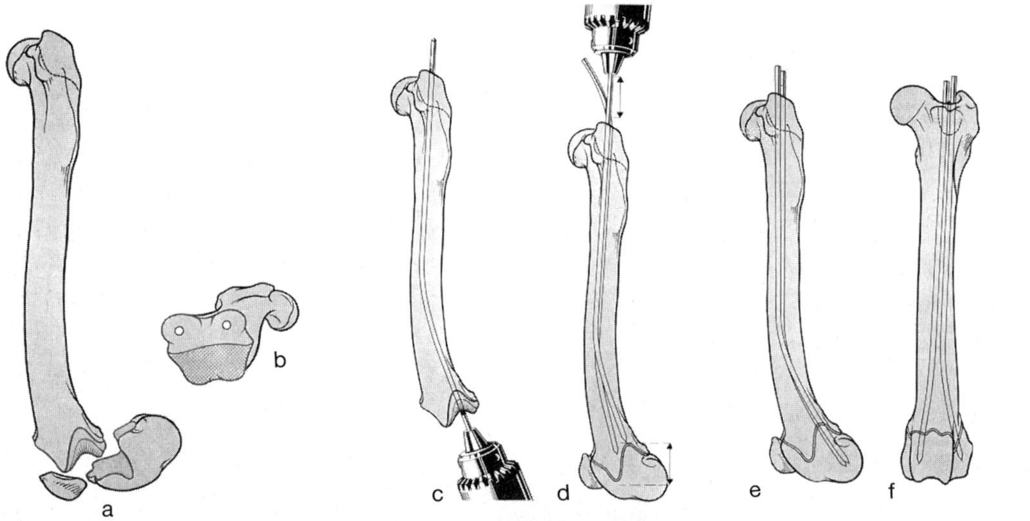

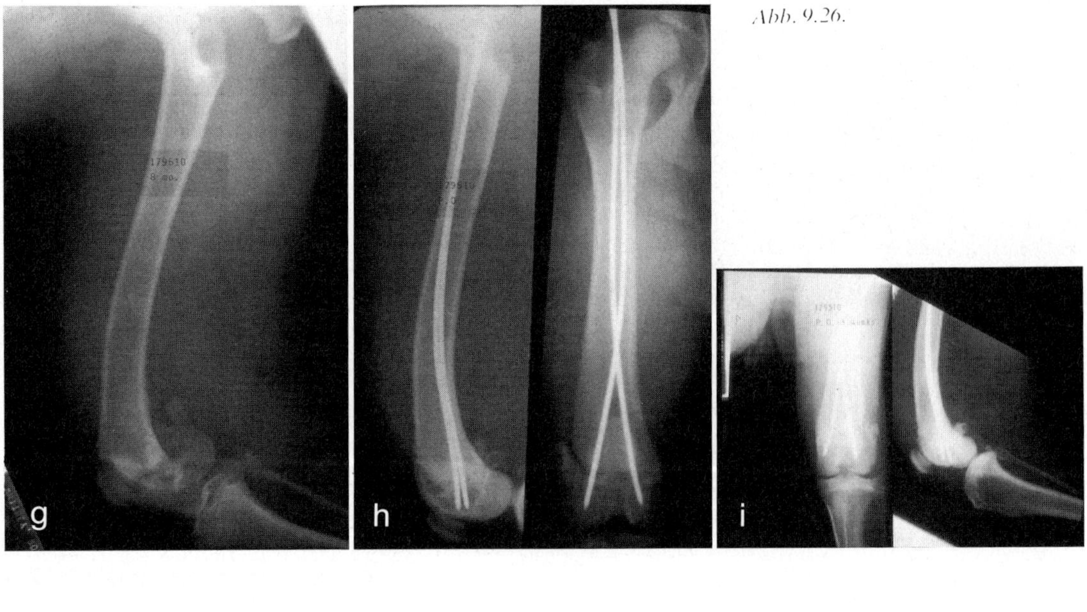

Abb. 9.26.

sehr wenige nach kranial oder kaudal. Bei angeborener Schulterinstabilität (Pudel, Shelties,
Kap. 25.1.1) erfolgen Luxationen ebenfalls nach
medial. Das Tier trägt die betroffene Gliedmaße
im Ellbogen gebeugt. Mit Hilfe des Akromions
und des Tuberculum majus humeri als Bezugs-

punkte kann die Richtung der Luxation palpatorisch bestimmt werden. Röntgenaufnahmen müssen die klinische Diagnose sichern und Gelenkfrakturen ausschließen. Akute Luxationen sind
leicht geschlossen zu reponieren und heilen, für 14
Tage in einer Velpeauschlinge ruhiggestellt, meist

Abb. 9.26. (linke Seite). Versorgung der Physenfraktur
am distalen Femur *(a)*, retrogrades Einbohren von zwei
Kirschnerdrähten mit nicht zu dickem Durchmesser *(b,
c)*, die Fraktur reponiert, wobei das Kniegelenk stark
überstreckt wird. Die Drähte werden retrograd nach
distal in die Epiphyse gebohrt. Diese Technik erlaubt die
Entfernung der Drähte nach etwa 3 Wochen, ohne die
Frakturgegend erneut zu eröffnen. Korrekte Fixation
(e–f). Distale Physenfraktur bei einem 5 Monate alten
Hund *(g)*; Postoperative Aufnahme *(h)*; Aufnahme 3
Wochen p. op. vor Entfernung der Drähte *(i)* (aus: Brin-
ker, W. O., B. Hohn & W. D. Prieur, 1984: Manual of
Internal Fixation in Small Animals, Heidelberg:
Springer)

Abb. 9.27. a, b = Osteoepiphyseolyse (Typ II) der proximalen Tibia eines 6 Monate alten Greyhounds; *c, d* = Mit
je 2 Bohrdrähten von medial und lateral und mit 3
Bohrdrähten zur Stabilisierung der Apophyse der Crista
tibiae wurde eine Adaptationsosteosynthese durchgeführt, die das Weiterwachsen der Tibia ermöglichte; *e,
f* = Röntgenaufnahmen nach der Implantatentfernung
lassen eine anatomische Wiederherstellung ohne Anzeichen einer Wachstumshemmung erkennen

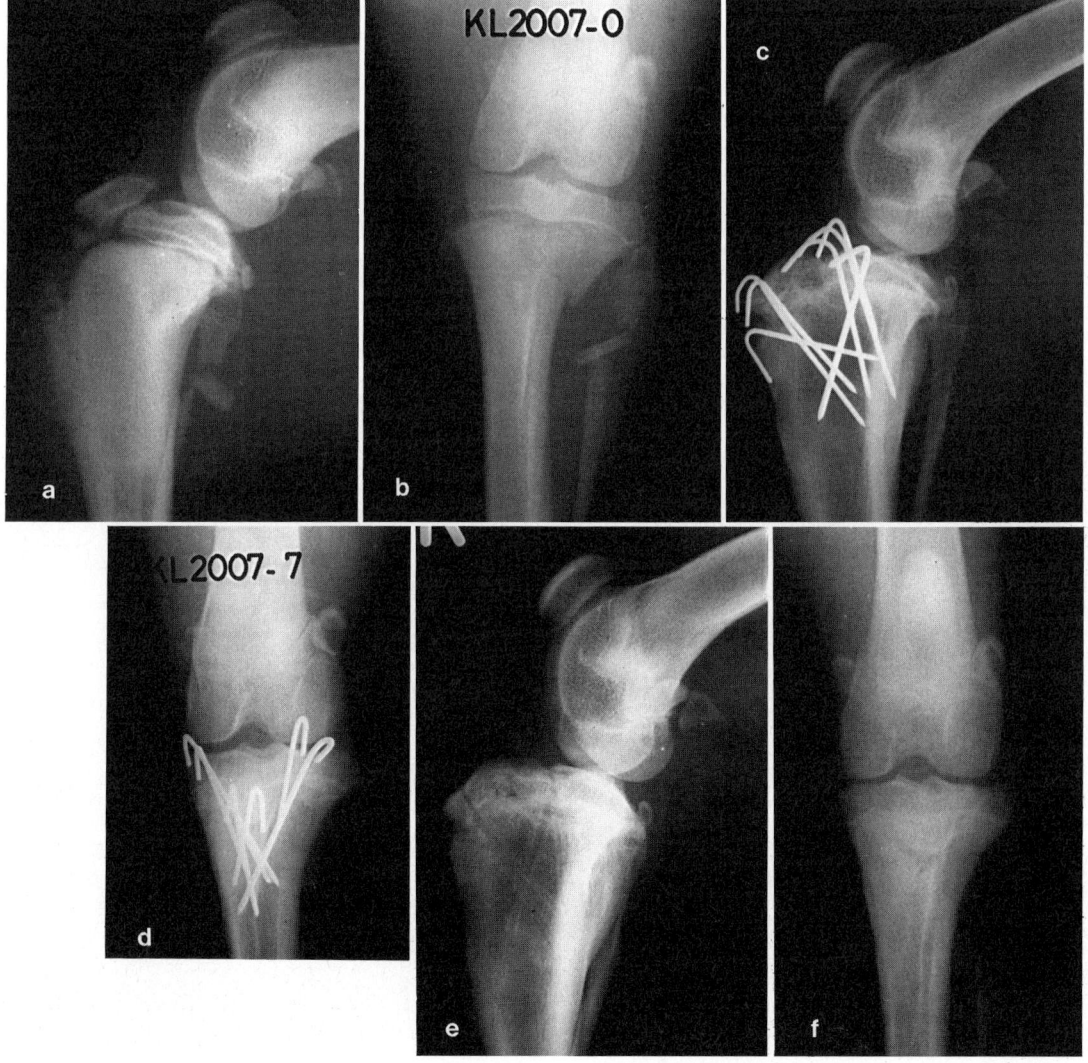

problemlos. Die chronische Schulterluxation ist meist eine habituelle Subluxation als Folge einer Schulterinstabilität *(Abb. 9.28)*. Dabei lahmt das Tier längere Zeit in unterschiedlicher Stärke. Die Diagnose der Luxationsrichtung wird palpatorisch oder durch gehaltene Röntgenaufnahmen gestellt. Die Fixation muß operativ erfolgen. Verschiedene Techniken werden für die Reparatur der medialen Luxation beschrieben. Die meisten verwenden zur Gelenkstabilisierung Hauttransplantate oder Kunststoffschlingen, andere die Transposition oder Fixation der proximalen Bicepssehne. *Gelenkinstabilität* entsteht auch durch den Riß der Bicepssehne (Kap. 9.6.4.3). *Frakturen des Schultergelenks* betreffen meist Hals oder Pfanne des Schulterblattes *(Abb. 9.17)* oder – seltener – den proximalen Humerus. Werden diese nicht möglichst bald entsprechend dem Frakturtyp unter exakter Wiederherstellung der Gelenkfläche operativ stabil fixiert, kommt es zur Arthrose. Beschwerdefreiheit bei fortgeschrittener Arthrose der Schulter läßt sich nur durch Arthrodese des Schultergelenks erreichen. Diese Operation macht das Tier schmerzfrei und behindert es nur wenig beim Aufstehen oder Abliegen, da die Hauptbewegung der Vordergliedmaße in der Sagittalebene primär in der Synsarkose zwischen Schulterblatt und Thorax stattfindet.

Differentialdiagnose ☐ Osteochondrosis dissecans, Tendovaginitis der Bicepssehne, Fibrose des M. infraspinatus, Fibrose des M. supraspinatus.

9.6.4.2   Ellbogengelenk
Eine Luxation des Ellbogengelenks ohne Zerreißung sämtlicher Gelenkbänder ist aus anatomischen Gründen nur nach lateral möglich *(Abb. 9.29)*. Das Tier trägt die im Ellbogengelenk blockierte Gliedmaße in diesem stark gebeugt bei abduziertem Antebrachium. Die gedeckte Reposition muß umgehend erfolgen, ehe sie durch Muskelkontrakturen erschwert oder unmöglich gemacht wird. In tiefer Narkose wird das Gelenk um mehr als 90 Grad gebeugt und das Antebrachium einwärts rotiert. Durch Druck auf das Olekranon wird der Proc. anconaeus in das Foramen supratrochleare gedrückt und das Ellbogengelenk lang-

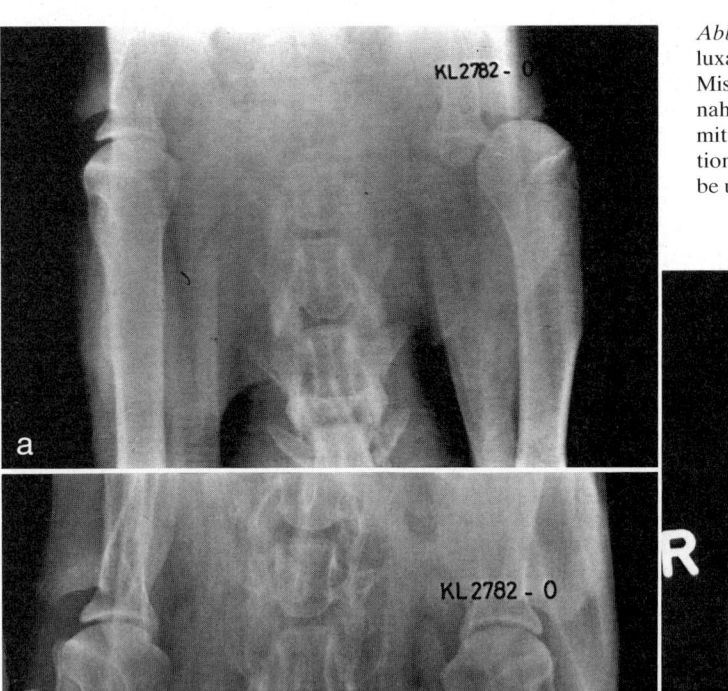

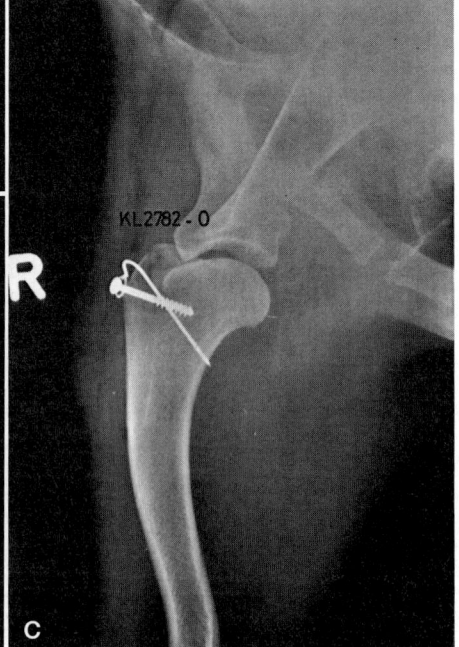

Abb. 9.28. a = Habituelle Schultergelenksluxation nach lateral bei einem 4 Jahre alten Mischling; *b* = Postoperative Kontrollaufnahmen nach Stabilisierung des Gelenkes mittels Bizepssehnenverlagerung und Fixation durch Zugschraube mit Unterlagscheibe und Bohrdraht

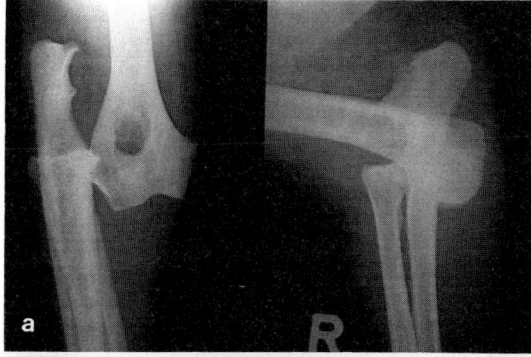

Abb. 9.29. a = Ellbogengelenkluxation = Radius und Ulna sind nach lateral luxiert; b = Ellbogengelenkluxation = Radius ist nach lateral luxiert

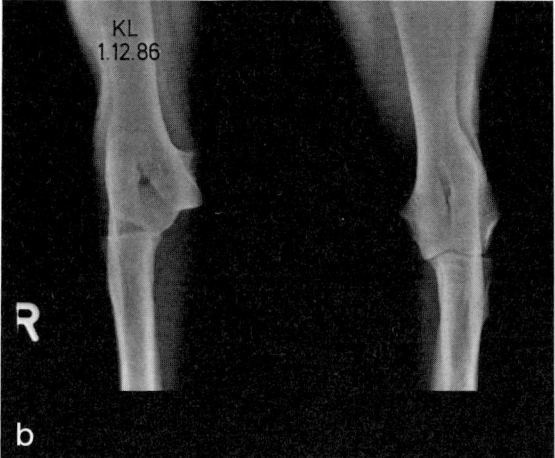

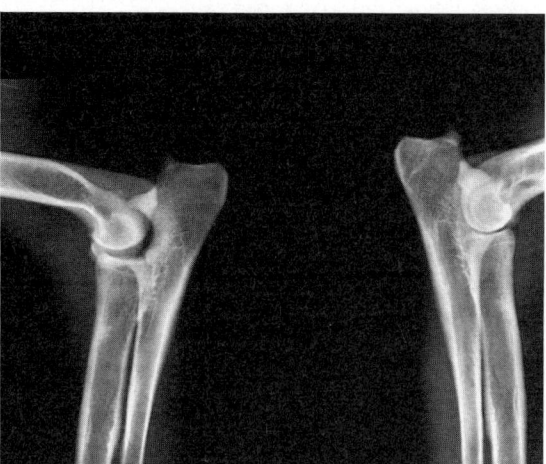

sam gestreckt. Dabei versucht die andere Hand durch Druck auf das Radiusköpfchen dieses nach medial über das Capitulum humeri zu schieben. Gelingt die Reposition nicht nach 1–2maliger Wiederholung, muß sie auf operativem Weg durchgeführt werden. Nach der Reposition wird die Gliedmaße für eine Woche in leicht gestreckter Form in einem Robert-Jones-Verband ruhiggestellt und danach mehrmals täglich für drei Wochen passiv gebeugt und gestreckt. Während dieser Zeit darf das Tier nur an der Leine geführt werden.

Der Zustand der Seitenbänder ist nach jedem Ellbogentrauma ohne Luxation oder Fraktur mit der Technik von CAMPELL (1971) zu überprüfen. Dazu werden Ellbogen und Karpus rechtwinklig gebeugt und die Pfote, mit dem Antebrachium als Rotationsachse, nach medial und lateral gedreht. Bei der Medialrotation weisen Rotationswinkel von 70 Grad und mehr auf partiellen oder völligen Riß des lateralen Bandes hin. Bei der Lateraldrehung sind Werte von mehr als 45 Grad signifikant für eine Schädigung des medialen Kollateralbandes. Sind die Bänder durch das Trauma gedehnt oder gerissen, müssen sie gerafft, genäht oder ersetzt werden, um das Gelenk zu stabilisieren.

Die meisten Frakturen des Ellbogengelenks betreffen den distalen Humerus und sind laterale Kondylusfrakturen (Capit. humeri-Fraktur), mediale Kondylusfrakturen oder Y-Frakturen *(Abb. 9.19)*. Seltener sind Frakturen des Olekranons oder Frakturen der proximalen Ulna mit Luxation der Radiusköpfchens (Monteggia-Fraktur, s. *Abb. 9.30*). Frakturen des Radiusköpfchens sind ausgesprochen selten. Häufig sind distale Humerusfrakturen bei heranwachsenden Hunden, sie können als Salter I, II oder IV-Frakturen auftreten. Am Radiuskopf werden Salter I und II und am Olekranon Salter I-Frakturen beobachtet. Alle Epiphysenfrakturen müssen als Gelenkfrakturen betrachtet und operativ behandelt werden. Bei sehr komplizierten Frakturen kann eine primäre Arthrodese des Gelenkes angezeigt sein. Bei schweren Arthrosen des Gelenkes macht eine Arthrodese das Tier schmerzfrei.

Differentialdiagnose □ Isolierter Proc. anconaeus, Osteochondrosis dissecans des distalen Humerus, isolierter Proc. coronoideus, Ellbogenarthrose.

9.6.4.3   Karpalgelenk
Die 15 Karpalgelenkknochen bilden untereinander straffe oder bewegliche Gelenke. Biomechanisch

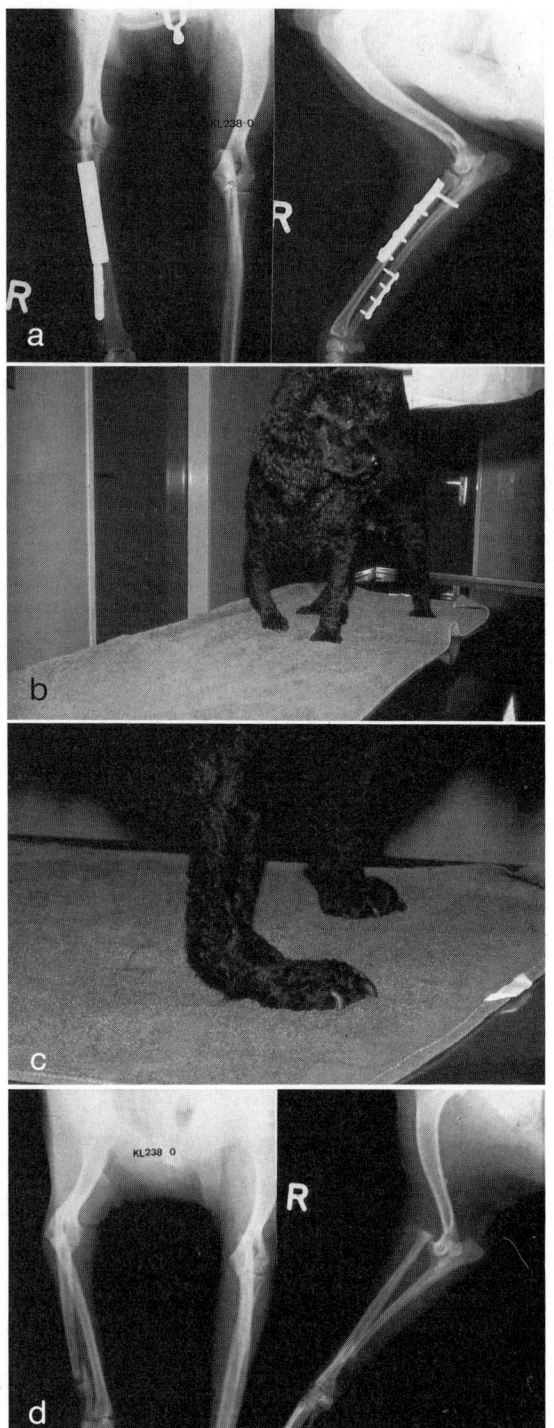

Abb. 9.30. a = Monteggiafraktur: luxiertes Radiusköpfchen mit frakturierter Ulna; b = Der Pudel hält die frak-
turierte Extremität im Ellbogen abgewinkelt; c = Bei Belastung tritt das Tier im Carpus durch; d = Zuerst wurde
die Radiusluxation behoben, was in diesem veralteten
Fall nur durch eine Verkürzungsosteotomie des Radius
möglich war. Danach erfolgte die Osteosynthese der
Ulna (4-Loch, 2,7 mm Platte). Anschließend wurde der

und orthopädisch von Bedeutung sind drei Teilgelenke, das Antebrachio-Karpal-(Radio-Karpal-)
Gelenk, das Interkarpalgelenk und das Karpo-
Metakarpalgelenk. Durch Traumata vor allem bei
Rennhunden und Jagdhunden entstehen unterschiedliche Kombinationen von Bänderrissen, Luxationen und Frakturen. Die häufigste Verletzung,
die nach Sturz und Sprung aus großer Höhe eintritt, ist das Hyperextensionssyndrom des Karpalgelenkes mit Zerreißung der kaudalen Bänder.
Entweder sind die Bänder nur von zwei oder allen
drei Gelenken zerrissen. Durch in Überstreckung
gehaltene laterale Röntgenaufnahmen (Streßaufnahmen) lassen sich das oder die geschädigten
Gelenke feststellen. Behandlung mit Stützverbänden führt nur in wenigen Fällen zur ausreichenden
Ankylosierung. Häufig kommt es zu chronischen
Schmerzen und arthrotischen Veränderungen. Anzuraten ist die Arthrodese der verletzten Gelenke.
Sind alle Gelenke betroffen, ist eine Panarthrode-
se (Arthrodese aller 3 Teilgelenke) die beste Lösung. Dies gilt auch bei Luxationen und Überstreckung des Antebrachio-Karpalgelenkes, da
nach einer Teilarthrodese dieses Gelenkes Inter-
karpal- und Karpometakarpalgelenk überbean-
sprucht werden, was zur schmerzhaften Arthrose
dieser Gelenke und somit zu ihrer späteren Versteifung führt. Hyperextension des Interkarpalge-
lenkes oder des Karpometakarpalgelenkes wird
durch Teilarthrodese dieser Gelenke behandelt,
wobei das für die Flexion des Karpus wichtigste
Gelenk, das Antebrachio-Karpalgelenk, funktionsfähig bleibt. Besonders häufig ist die Luxation
des Os carpi radiale, welche eine starke Lahmheit
verursacht, medial am Karpus palpierbar ist und
röntgenologisch gesichert werden kann. Zur Zeit
existiert keine generell empfehlenswerte Technik
für den Bandersatz beim Hyperextensionssyndrom.

Frakturen und Luxationen der Karpalgelenkknochen sind mannigfaltig. Luxationen durch Kol-
lateralbänderrisse und Abscherungen werden vor
allem am Antebrachio-Karpalgelenk gesehen und
durch Naht oder Ersatz dieses Gelenkbandes behandelt. Frakturen werden durch Schrauben,
Draht und Kirschnerdrähte mit dem Ziel fixiert,
die Gelenkfunktion wiederherzustellen.

9.6.4.4   Die Zehengelenke (Vorder- und Hinterextremität)

Die Behandlung der relativ häufigen Zehenge-
lenksfrakturen kann konservativ oder operativ
durchgeführt werden, je nach Frakturtyp und Ge-
brauchszweck des Patienten.

osteotomierte Radius durch eine Plattenosteosynthese
stabilisiert

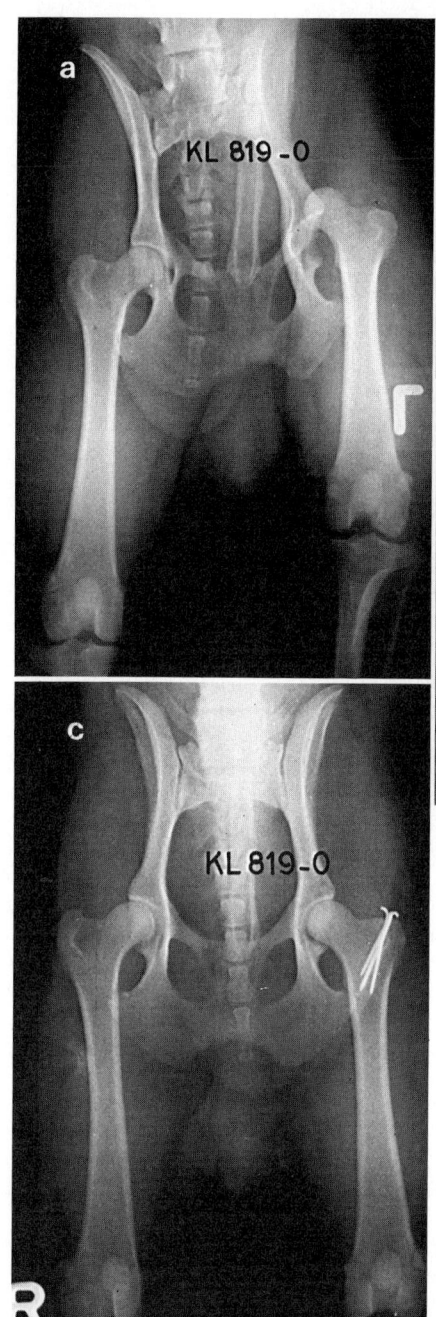

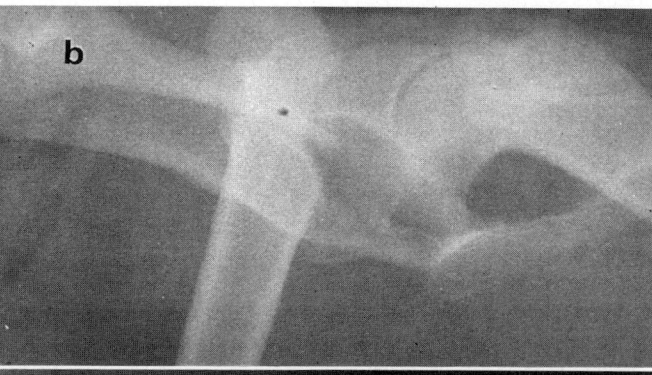

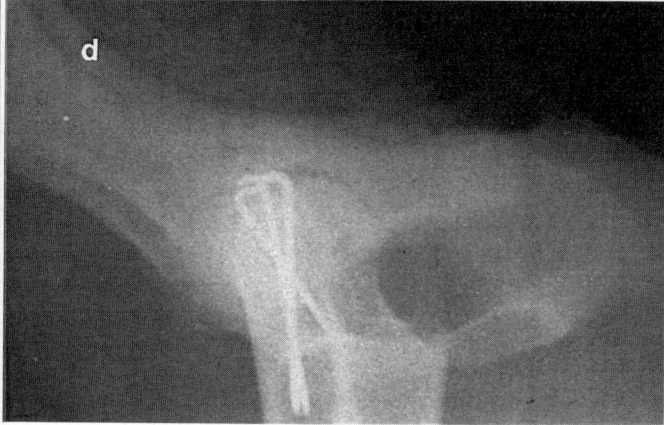

Abb. 9.31. a, b = Hüftgelenksluxation nach kraniodorsal, wobei man auf der Ventrodorsalaufnahme deutlich eine Verkürzung der linken Hinterextremität sehen kann; *c, d* = Da das Hüftgelenk nach einem Repositionsversuch reluxierte, wurde eine operative Reposition vorgenommen und eine dorsale Verankerungsnaht gesetzt. Auf den postoperativen Bildern sind die Spickdrähte zu sehen, mit denen die für den Zugang notwendige Trochanterosteotomie fixiert wurde

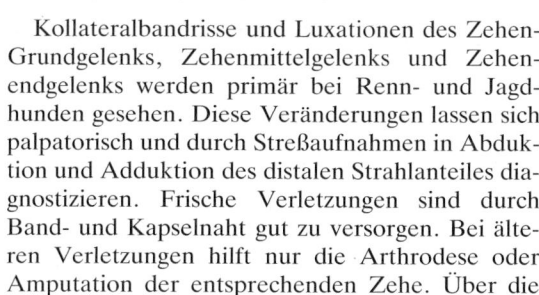

Gelenkfläche verlaufende Frakturen müssen operativ fixiert werden. Bei aktiven Rennhunden ist vor allem das Zehenmittelgelenk der 5. Zehe des linken Vorderlaufes durch chronische Zerrungen betroffen, weil dieses bei den gegen Uhrzeigersinn gelaufenen Rennen durch die starke Schräglage in den Kurven extrem belastet wird. Bleibt der Hund nach Amputation von Phalanx II und III oder Arthrodese dieses Gelenks im Rennbetrieb, kommt es später häufig zur Arthrose des gleichen Gelenkes an der 4. Zehe.

9.6.4.5 Hüftgelenk

Die Hüftgelenksluxation ist immer mit einer Zerreißung des Lig. capitis femoris und der Kapsel, vielfach auch mit Schädigungen der Weichteile, wie Kontusionen, Zerreißungen oder Abrissen periartikulärer Muskeln verbunden. Am häufigsten luxiert der Femurkopf nach kranio-dorsal *(Abb. 9.31).* Obwohl ventrale Luxationen verein-

Kollateralbandrisse und Luxationen des Zehen-Grundgelenks, Zehenmittelgelenks und Zehenendgelenks werden primär bei Renn- und Jagdhunden gesehen. Diese Veränderungen lassen sich palpatorisch und durch Streßaufnahmen in Abduktion und Adduktion des distalen Strahlanteiles diagnostizieren. Frische Verletzungen sind durch Band- und Kapselnaht gut zu versorgen. Bei älteren Verletzungen hilft nur die Arthrodese oder Amputation der entsprechenden Zehe. Über die

zelt spontan vorkommen, sind sie meistens Folge
ungeschickter Repositionsversuche. Bei der ebenfalls seltenen kaudo-dorsalen Luxation muß eine
Quetschung des N. ischiadicus in Betracht gezogen
werden. Die Diagnose der Luxation erfolgt durch
Palpation des Trochanters und Vergleich dessen
topographischer Lage mit dem der gesunden Seite,
ferner durch Längenvergleich beider Gliedmaßen.
Frakturen müssen durch Röntgenaufnahmen ausgeschlossen werden. Verzögert sich die geschlossene Reposition über 36 Stunden, wird diese durch
Muskelkontraktur und Auffüllen der Pfanne mit
fibrösem Gewebe erschwert bis unmöglich. Bei
manchen Luxationen schiebt sich Muskel- oder
Kapselgewebe zwischen Kopf und Pfanne, was
auch eine frühzeitige geschlossene Reposition verhindert.

Komplikationen bei Hüftgelenksluxationen sind
Abrisse des kranialen Pfannendachs und, beson-
ders bei jüngeren Hunden, Ausrißfrakturen der
Insertion des Lig. capitis femoris am Femurkopf.

Technik der geschlossenen Reposition bei kranio-dorsaler Luxation

Zur Reposition ist Allgemeinanästhesie mit guter
Relaxation oder Epiduralanästhesie erforderlich.
Der Patient liegt in Seitenlage, die luxierte Gliedmaße oben. Mit einem über Rücken und zwischen
den Schenkeln gelegten Handtuch oder starken
Schlauchverband wird die luxierte Gliedmaße am
Tisch fixiert. Die im Kniegelenk und Tarsalgelenk
leicht gebeugte Gliedmaße wird im Kniegelenk
gefaßt und in der Hüfte leicht gestreckt, um die
Hüftmuskeln zu entspannen. Dann wird die aus-
wärts rotierte Gliedmaße abduziert und nach distal
gezogen, während die andere Hand oder ein Assistent den Trochanter major nach kaudo-ventral
schiebt und damit den Femurkopf über den Pfannenrand drückt. Leichte Einwärtsrotation der
Gliedmaße und Beugen des Hüftgelenks lassen
den Femurkopf in die Pfanne gleiten. Bleibt der
Kopf in der Pfanne, nachdem kein Druck mehr auf
den Trochanter ausgeübt wird, bewegt man die
Gliedmaße in abduzierter Stellung mehrmals im
Hüftgelenk. Zur Nachbehandlung sollte das Tier
für einige Tage im Käfig verbleiben oder die Gliedmaße mit einer Ehmerschlinge ruhiggestellt werden. Es ist sinnlos zu versuchen, mit Druck- oder
Gipsverbänden den Kopf in der Pfanne zu halten!
Gleitet der Femurkopf nach 3–4 korrekt durchgeführten Repositionsversuchen nicht in die Pfanne,
muß die geschlossene Reposition aufgegeben werden. Weitere gewaltsame Versuche verursachen
nur unnötige Schäden an Gelenkknorpel und Muskulatur. Bei ventralen und kaudo-dorsalen Luxationen ist von geschlossenen Repositionen abzuraten. Wenn der Femurkopf in so extremen Positionen liegt, liegen Muskelabrisse vor. Bei den kaudo-dorsalen Luxationen würde bei geschlossenen

Repositionsversuchen der N. ischiadicus gefährdet. Die operative Reposition gibt nicht nur die
Möglichkeit, das fibrotische Gewebe aus der Pfanne zu entfernen und den Femurkopf, ohne ihn zu
schädigen, zu reponieren, sondern erlaubt es auch,
Muskel- und Kapselrisse zu nähen. Die Fixation
des Kopfes in der Pfanne durch Kapselnaht oder
durch extraartikuläre Fixation wird empfohlen, da
intraartikulär verwendete Fixationsmaterialien,
wie Drähte und Kunststoff-Fäden, Arthrosen hervorrufen können.

Abrisse des Pfannenrandes werden fixiert und
Reste des Lig. capitis femoris müssen aus der Pfanne entfernt werden. Luxationen bei bestehender
Hüftgelenkdysplasie haben eine vorsichtige Prognose.

Differentialdiagnose □ Es kommen in Betracht:
Frakturen am Hüftgelenk, Hüftgelenkdysplasie,
Legg-Perthes.

9.6.4.6 Kniegelenk

Die häufigsten Traumata des Kniegelenks sind infizierte Stich- und Bißverletzungen mit Kapseleröff-
nung oder Rissen des vorderen Kreuzbandes. Dieses Band begrenzt das Vorwärtsgleiten der Tibia,
es spannt sich vor allem in der Belastungsphase
beim Strecken des Gelenkes, wenn die Körper-
masse von der Hintergliedmaße nach vorn geschoben wird. Sehr selten reißt ein gesundes Kreuzband durch gewaltsames Überstrecken. Das Band
ist fast immer durch degenerative Veränderungen
der Kollagenfasern oder Mikrorisse vorgeschädigt,
so daß ein verhältnismäßig geringes Trauma einen
partiellen oder totalen Bandriß verursachen kann.
Die schmerzhafte Gelenkinstabilität führt zur
Lahmheit. In einer Vielzahl von Fällen reißt innerhalb Jahresfrist auch das kontralaterale Band.
Wird das Gelenk nicht operativ stabilisiert, führt
die einsetzende Kapselfibrose zu einer partiellen
Stabilisierung und damit zu einer Verringerung der
Lahmheit. Die weiter bestehende Instabilität schädigt dann vor allem den medialen Meniskus und
den Gelenkknorpel und führt zur Arthrose.
Schmerzstillende Medikamente veranlassen das
Tier, das geschädigte Gelenk vermehrt zu belasten, was den Gelenkschaden verstärkt. Vor intraartikulären Injektionen von kristallinen Glukokortikoiden wird ausdrücklich gewarnt. Zwar vermindern sie die Lahmheit, aber zerstören mit Sicherheit den hyalinen Knorpel.

Die Diagnose »Kreuzbandriß« wird durch Aus-
lösen des Schubladenphänomens, der anomalen
Verschiebbarkeit des Tibiaplateaus gegenüber den
Femurkondylen nach kranial gestellt *(Abb. 9.32)*.
Die Ausprägung dieses diagnostischen Zeichens ist
unterschiedlich, je nachdem, ob das kraniale
Kreuzband total oder partiell gerissen ist, oder ob

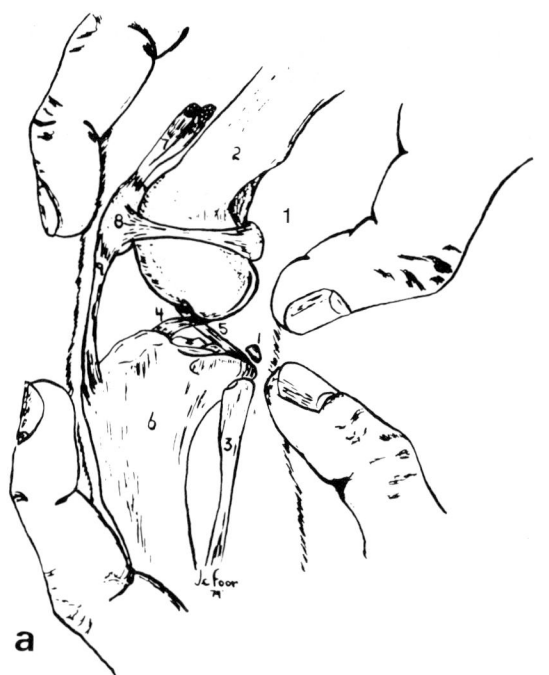

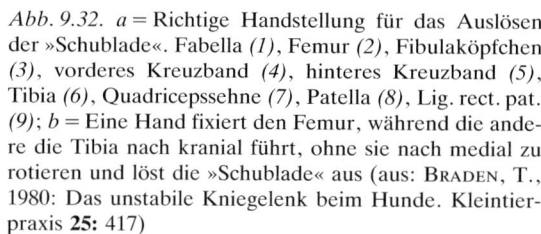

a

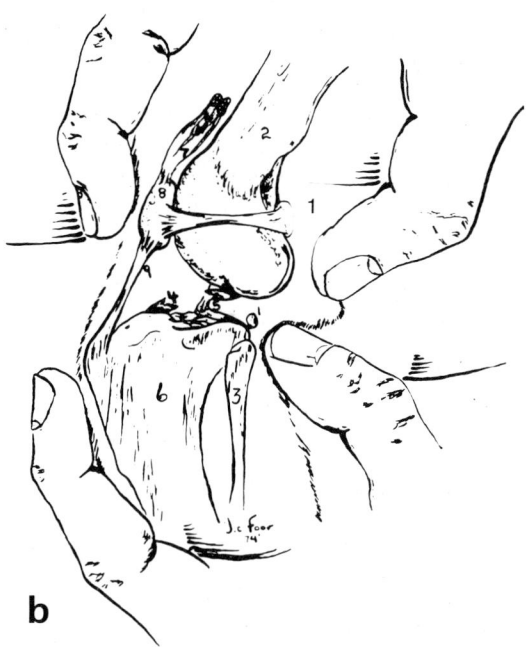

b

Abb. 9.32. a = Richtige Handstellung für das Auslösen der »Schublade«. Fabella *(1)*, Femur *(2)*, Fibulaköpfchen *(3)*, vorderes Kreuzband *(4)*, hinteres Kreuzband *(5)*, Tibia *(6)*, Quadricepssehne *(7)*, Patella *(8)*, Lig. rect. pat. *(9)*; *b* = Eine Hand fixiert den Femur, während die andere die Tibia nach kranial führt, ohne sie nach medial zu rotieren und löst die »Schublade« aus (aus: Braden, T., 1980: Das unstabile Kniegelenk beim Hunde. Kleintierpraxis **25**: 417)

der Riß sowohl das kraniale als auch das kaudale Band betrifft. Bei länger bestehender Ruptur vermindert eine Kapselfibrose die Verschiebbarkeit der Tibia.

Der zusätzliche Abriß des kaudalen Horns des medialen Meniskus erzeugt bei Auslösen der Schublade häufig ein schnappendes Geräusch, wenn sich der durch die gestörte Gelenkmechanik gefaltete Meniskus streckt.

Ziel der Behandlung des Kreuzbandrisses ist es, das Gelenk zu stabilisieren; dafür wurden bisher etwa 50 verschiedene Techniken und Modifikationen beschrieben. Sie lassen sich in drei Gruppen einteilen: *intraartikuläre Techniken, extraartikuläre Techniken* und *Techniken mit Änderung der Kniegelenkbiomechanik.*

Die *intraartikuläre Technik* versucht nach Entfernen der Bandreste und wenn nötig partieller oder totaler Meniscektomie durch Transplantation von Haut, Sehnen *(Abb. 9.33)*, Fascienstreifen oder Einsetzen von prothetischen Kunststoffbändern die Funktion des vorderen Kreuzbandes wiederherzustellen.

Bei den *extraartikulären Techniken* wird nach Inspektion und Revision des Gelenkes, wie oben beschrieben, durch Raffung der fibrösen Kapsel, Straffung des medialen und lateralen Retinakulums und Versetzen von Muskelansätzen das Gelenk stabilisiert.

Eine *weitere Möglichkeit der Gelenkstabilisierung* besteht darin, das kranialwärtige Gleiten der Tibia entweder durch kraniale Keilosteotomie der proximalen Tibia oder durch kraniales Versetzen des Fibulaköpfchens, wobei sich der Ansatz des lateralen Seitenbandes ändert, zu vermindern.

Die Entscheidung, welche Technik die geeignetste ist, beruht allein auf der Erfahrung des einzelnen Chirurgen, da bisher keine ausreichende, objektive Dokumentation die Ergebnisse der verschiedenen Techniken statistisch vergleicht. Grundsätzlich stellt keine der intraartikulären Techniken, gleich welches Material oder welche Methode benutzt wird, die komplizierte Anatomie und subtile Funktion des vorderen Kreuzbandes wieder her. Die Stabilität des Ersatzbandes bei intraartikulären Techniken läßt nach etwa einem halben Jahr nach, so daß die verbleibende Gelenkstabilität aus der Kapselfibrose und -schrumpfung resultiert. Somit erfüllt der intraartikuläre Bandersatz nur eine zeitweilige Funktion, bis die Kapsel ausreichend fibrosiert ist.

Bei der Wahl der Technik müssen folgende Punkte beachtet werden: Die angewendete Technik darf der Biomechanik des Gelenkes nicht zuwiderlaufen (z. B. das Ersatzband darf sich nicht während der Beugung straffen und während der Streckung lockern, wie dies bei einigen Techniken

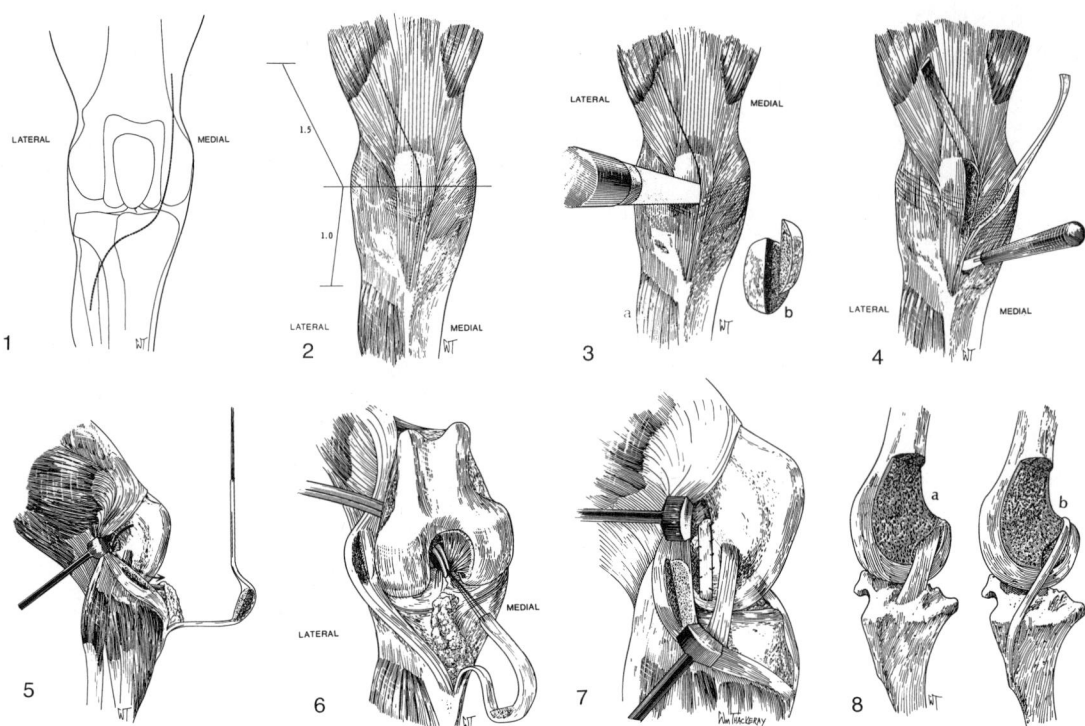

Abb. 9.33. »Over-the-top«-Technik zur intraartikulären Fixation des Kreuzbandrisses.

Bild 1: Vorderansicht des Knies: Verlauf des Hautschnitts. *Bild 2:* Vorderansicht des Knies: Verlauf des ersten Schnittes für die Transplantatgewinnung. Um ein ausreichend langes Transplantat zu erhalten, muß dessen Anteil oberhalb der Patella etwa 1,5mal länger sein als der Abstand zwischen Patella und Tuberositas tibiae. Um die Fascia lata einzubeziehen, verläuft der proximale Anteil des Schnitts nach lateral. *Bild 3:* a = Ansatz des Osteotoms zum Absetzen eines anteriomedialen Knochenkeiles der Patella; b = Die Vorderansicht der Patella veranschaulicht den Umfang der Osteotomie. Zu beachten ist, daß die Osteotomie nicht bis auf die Gelenkfläche der Patella reicht. *Bild 4:* Einschnitte in Gelenkkapsel, Quadrizepssehne und Fascia lata parallel zum ersten Schnitt lösen das Transplantat aus dem periartikulären Gewebe. *Bild 5:* Seitenansicht des Knies: Zur Darstellung des Condylus lateralis femoris und des Vesalischen Sesambeins sind Patella und Gewebeanteile nach lateral gezogen. Pfeile zeigen die Richtung für das Einführen der Arterienklemme über die Rundung des Condylus lat. fem. ins Gelenk an. *Bild 6:* Vorderansicht des abgebeugten Kniegelenks: die Spitze der Arterienklemme ist lateral des Lig. decussatum anterior sichtbar und faßt die am freien Ende des Transplantats befestigten Drahtzügel. *Bild 7:* Seitenansicht des Kniegelenks: das Transplantat wird durch das Gelenk über die Rundung des Condylus lat. fem. gezogen und dort vernäht. *Bild 8:* a = Verlauf des intakten Lig. decussatum posterior im Gelenk; b = Verlauf des Sehnen-Transplantates bei der »Over-the-Top«-Technik (aus: Arnosczky, S. P., & G. B. Tarvin, 1980: Die »Over-the-Top«-Technik zur Behandlung von Rissen des vorderen Kreuzbandes. Kleintierpraxis 25: 529)

der Fall ist). Es soll kein schädigendes Material in das Gelenk transplantiert werden. Je weniger und je kürzer im offenen Gelenk operiert wird, desto schneller belastet das Tier die Gliedmaße, vorausgesetzt das Gelenk wurde ausreichend stabilisiert. Um so geringer ist auch die Komplikationsrate.

Riß des kaudalen Kreuzbandes
Kaudales und kraniales Kreuzband reißen meistens gleichzeitig. Isolierte Risse des kaudalen Bandes sind seltener, müssen aber dann diagnostisch vom Riß des vorderen Kreuzbandes abgegrenzt werden, da die Operationstechnik eine andere ist. Beim Riß des kaudalen Kreuzbandes läßt sich die Tibia abnorm nach kaudal verschieben, was für den Ungeübten schwierig von der kranialen Schublade zu unterscheiden ist. Die Behandlung besteht in einer besonderen extraartikulären Gelenkstabilisierung.

Kollateralbandabriß
Überdehnung oder partielle Risse der Kollateralbänder sind schwer zu diagnostizieren, obwohl der Patient stark lahmt. Sie heilen aber unter Stützverbänden meist komplikationslos aus. Der vollständige Riß eines oder beider Kollateralbänder, meist als Folge von Autounfällen, ist eine schwere Gelenkschädigung, die fast immer mit Kreuzbandverletzungen einhergeht. Die Diagnose der Risse erfolgt mit Hilfe von Streß-Röntgenaufnahmen in Adduktion oder Abduktion. Die Therapie besteht in der Naht oder in zeitweiligem Ersatz des Bandes

durch Drahtfixation, bis es verheilt ist. Sind beide Kollateralbänder und die Kreuzbänder gerissen, besteht eine Luxation des Kniegelenkes. Es kann durch Bandersatz und Kapselraffung eine Stabilisation versucht werden. Meist kann nur durch eine Kniearthrodese die Funktion der Gliedmaße erhalten werden.

Meniskusverletzungen
Primäre isolierte Meniskusverletzungen wurden bisher nicht beschrieben. Sekundäre Meniskusverletzungen treten bei instabilem Kniegelenk als Folge von Kreuzbandrissen auf, wobei v.a. der mediale Meniskus geschädigt wird. Dieser ist wenig verschiebbar und kann den Dreh- und Scherbewegungen des instabilen Gelenkes nicht folgen. Meist besteht ein Abriß des kaudalen Horns, aber auch Längsrisse (Eimerhenkelriß) oder Querrisse kommen vor. Bei Kreuzbandoperationen müssen immer beide Menisci inspiziert und bei schwerer Schädigung ganz oder teilweise reseziert werden.

Abriß oder Luxation der proximalen Sehne des M. ext. digit. longus
Ein Ausriß der Insertion der proximalen Sehne des M. ext. digit. long. am lateralen Femurkondylus wird selten und nur bei heranwachsenden Hunden

Abb. 9.34. a = Tibiotarsalgelenkluxation nach lateral; *b =* Nach der Naht der zerrissenen Bänder erfolgte zusätzlich eine Stabilisierung durch Draht, der mit zwei Schrauben verankert wurde. Die Entfernung der Implantate erfolgte nach 2 Monaten, dabei konnte eine physiologische Gelenksfunktion erreicht werden

beobachtet. Die Tiere zeigen starke Lahmheit, und der Abriß führt, wenn nicht operiert wird, durch seine Lage in der Gelenkhöhle zur Hypertrophie des ausgerissenen Knochenteils, später zur Arthrose des Kniegelenks. Ist das Knochenstück groß genug, soll es bei frischen Fällen an der Ausrißstelle im lateralen Femurkondylus mit einer Schraube fixiert werden. Ist dies nicht möglich, weil es zu klein oder bereits hypertrophiert ist, wird es reseziert und die Sehne an der Tibia fixiert. Die sehr seltene Luxation dieser Sehne aus ihrem Sulkus in der Tibia führt hin und wieder zu Lahmheiten bei erwachsenen Hunden. Die Sehne wird dann im Sulkus mit einigen Heften fixiert.

Gonarthrose
Posttraumatische Arthrosen des Kniegelenks sind Folge von nicht erkannten oder erfolglos behandelter Gelenkverletzungen. Die Therapie ist symptomatisch (Aspirin, Butazolidin, Glukokortikoide etc.), solange das Tier darauf anspricht oder keine Nebenwirkungen zeigt. Andernfalls erreicht eine Arthrodese eine schmerzfreie Belastung und ausreichende Gliedmaßenfunktion (Kap. 25.3.1, 25.3.2).

9.6.4.7   Das Tarsalgelenk
Die Gelenkbewegung erfolgt fast ausschließlich im Talokrural-(Tibio-tarsal-)Gelenk zwischen Tibia-Fibula und Talus. Die anderen Gelenke sind straff und erlauben nur wenig Bewegung. *Luxationen* der Gelenke treten durch Bänderrisse, Abrißfrakturen oder häufig durch Abscheren der media-

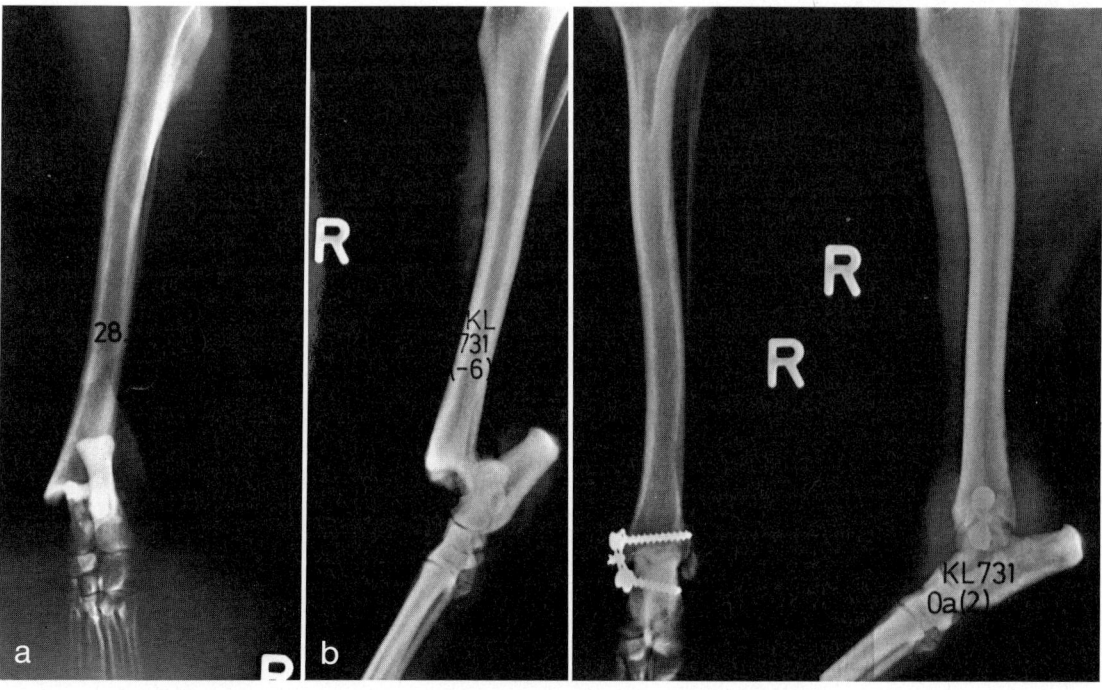

len oder lateralen Bandansätze mit teilweisem oder völligem Verlust der Kollateralbänder auf und werden entsprechend operativ behandelt *(Abb. 9.34)*. Konservative Therapie führt zu keinem befriedigenden Ergebnis. Bei sehr schwerer Traumatisierung muß eine Arthrodese durchgeführt werden.

Treten nach Überstreckung und Überbeugung Risse der sonst straffen Bänder der proximalen und distalen Intertarsalgelenke sowie der Tarsometatarsalgelenke auf, so ist die gezielte Arthrodese des geschädigten Gelenkes die geeignetste Therapie, die das Tier schmerzfrei macht und eine ausreichende Gliedmaßenfunktion wiederherstellt. Von der Instabilität der verschiedenen straffen Gelenke des Tarsus muß die fast ausschließlich bei Rennhunden auftretende Luxation des Os tarsi centrale abgegrenzt werden. Diese Verletzung kann nur durch die Verschraubung dieses Knochens mit dem Os tarsale quartum geheilt werden.

9.6.5   Traumata von Sehnen und Sehnenscheiden

9.6.5.1   Anatomie, Heilung und Naht von Sehnen

Sehnen bestehen aus parallel gelagerten Kollagenbündeln, die zusammen mit den Fibroblasten in eine Matrix aus Polysacchariden eingebettet sind. Sie werden entweder vom Muskel, vom benachbarten Gewebe oder von der Knocheninsertion her durchblutet. Nach einer Naht heilt eine Sehne durch Auffüllen des Defektes mit Granulationsgewebe und Fibroblasten, welche schon nach wenigen Tagen beginnen, Kollagen abzulagern. Nach 2½ bis 3 Wochen sind die neu gebildeten Kollagenfasern axial ausgerichtet und die Sehne ist nach 4–5 Wochen normal belastbar. Die Heilung ist abhän-

gig von der Größe des Defektes und von der Zugfestigkeit des neugebildeten Gewebes. Viele in der Humanmedizin bewährte Nahttechniken sind beim Hund wegen des geringen Durchmessers und oft sehr schmalen Profils der Sehnen nicht durchführbar. Zwei neue Nahttechniken haben sich bei Kleintieren bewährt. Die »three loop pulley pattern« und die »locking loop pattern«, von denen die erstere die größere Festigkeit aufweist *(Abb. 9.35)*. Sehnentransplantationen wurden erfolgreich mit auto- und homologen Transplantaten durchgeführt. Der für eine Einheilung wichtigste Faktor ist die Vaskularisation des Transplantats vom Transplantationsbett her. Sehnengewebe ist gegen Infektionen sehr empfindlich.

9.6.5.2   Sehnendurchschneidung, Sehnenrisse und Sehnenabrisse

Sehnenverletzungen werden primär an den Beugesehnen der distalen Gliedmaßen beobachtet. Zerreißungen oder Abrisse können alle Sehnen betreffen, werden aber fast ausnahmslos an der Achilles- und den proximalen Biceps-brachii-Sehnen gefunden. Sehnenverletzungen sollten möglichst in den ersten 4 Stunden genäht werden. Die Wunde muß ausgespült und ausgeschnitten werden, weil das wenig durchblutete Sehnengewebe besonders infektionsgefährdet ist. Bei Sehnen, die wegen der Begleittraumata oder Infektionen nicht sofort genäht werden können, sollten die Enden mit farbigem Nahtmaterial markiert werden, um ihr Auffinden bei der späteren Sehnennaht zu erleichtern. Die Verlängerung von Sehnen bei Muskelkontrakturen sind technisch möglich, aber riskant, weil wegen der Verkürzung und Spannung des Muskel-Sehnenkomplexes leicht eine Nahtdehiszenz auftritt. Genähte Sehnen verwachsen leicht mit dem umgebenden Gewebe, was bei Hunden aber kaum Auswirkungen auf den Bewegungsmechanismus hat. Beim Menschen beträgt die Bewegungsdistanz von Sehnen bis zu 5 cm, beim Kleintier etwa 0,5 cm bis höchstens 1 cm. Schwierigkeiten bereitet die Ruhigstellung der genähten Sehne. Sehnenausrisse aus dem Knochen werden mit der Insertionsstelle vernäht oder besser an diese angeschraubt.

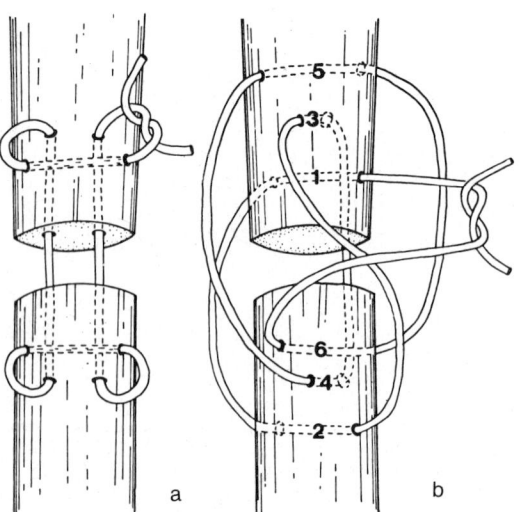

Abb. 9.35. a = Locking-Loop-Sehnennahttechnik. Die quer verlaufenden Stiche liegen über den längs verlaufenden Stichen; *b* = »Three-Loop-Pulley«-Flaschenzug-/ Sehnennahttechnik. Die ersten Stiche *(1 und 2)* werden in einem Segment nah, im anderen entfernt von den Sehnenenden gesetzt, die nächsten 2 Stiche *(3 und 4)* verlaufen um 120 Grad versetzt in der Mitte. Die letzten zwei Stiche, *5 und 6*, werden um weitere 120 Grad versetzt wieder entfernt und nah den Sehnenenden gesetzt (aus: BERG, & E. EGGER, 1986: Veterinary Surgery **15** [1]: 107)

Sehnenentzündung

Sie ist normalerweise die Folge einer Sehnenzerrung, d. h. partieller Zerreißung von Kollagenbündeln. Beobachtet werden sie vor allem bei Renn-

Abb. 9.36. Achillessehnenruptur. *a* = Typ I: Kompletter Riß beider Sehnen. Das Tier fußt bärentatzig mit plantigradem Fuß. Bei gestrecktem Knie ist das Tarsalgelenk ohne Flexionsspannung der Zehen maximal zu beugen; Typ II: inkomplette Sehnenrisse. Beim Stehen ist das Kniegelenk gestreckter und das Tarsalgelenk stärker als normal gebeugt. Bei gestrecktem Knie ist der Flexionswinkel des Tarsalgelenkes um 20–90 Grad vermehrt; *b* = Typ II A: Ausriß der Sehnenfeder aus dem Muskel mit lokaler Schwellung und subkutaner Blutung; *c* = Typ II B: Sehnenriß im Paratenon. An der Rißstelle ist nur ein dünner Strang fühlbar; *d, f* = Typ II C: Abriß der Gastrocnemius-Sehne am Kalkaneus bei intakter Sehne des M. digit. superfic. Flexion des Tarsalgelenkes bei gestrecktem Knie führt zur deutlichen Beugespannung der Zehen. Die Sehne ist im distalen Bereich verdickt; Typ III: Mikrorisse der Kollagenfasern in der Sehne rufen eine entzündliche Reaktion mit umschriebener Verdickung hervor (Tendinose). Die Stellung der Gliedmaße beim stehenden und liegenden Tier ist normal; *e* = Operative Immobilisation des Tarsalgelenkes nach der Sehnennaht durch eine Stellschraube erreicht (Abbildungen und Klassifikation FREEK MEUTSTEGE, DVM, Utrecht)

hunden und dort primär an den tiefen Beugesehnen der Zehen, am Ansatz der Sehne des M. flexor carpi ulnaris, am Os. carpi accessorium oder auch an der Achillessehne. Symptome sind Lahmheit, Verdickung und Schmerz der betroffenen Sehnenabschnitte. Die Therapie besteht vor allem in der Ruhigstellung für 2–3 Wochen.

9.6.5.3 Die häufigsten Sehnenverletzungen Abriß oder Riß der Biceps brachii-Sehne

Er tritt auf über dem Schultergelenk: Die Bicepssehne ist ein Teil des Stabilisierungsapparates des Schultergelenks. Kräfte, die beim heranwachsenden Hund den Ausriß des Tuber scapulae hervorrufen, führen beim ausgewachsenen Tier zum Abriß oder Riß der Sehne. Einziges diagnostisches Zeichen ist eine starke Lahmheit, der Riß selbst ist wegen der vorhandenen Schwellung nicht tastbar. Die Therapie besteht, wenn möglich, in der Naht der Sehne oder ihrer Fixation am Tuber scapulae. Ist dies nicht möglich, muß die Sehne am Tuberculum majus humeri fixiert werden.

Differentialdiagnose ☐ Bursitis.

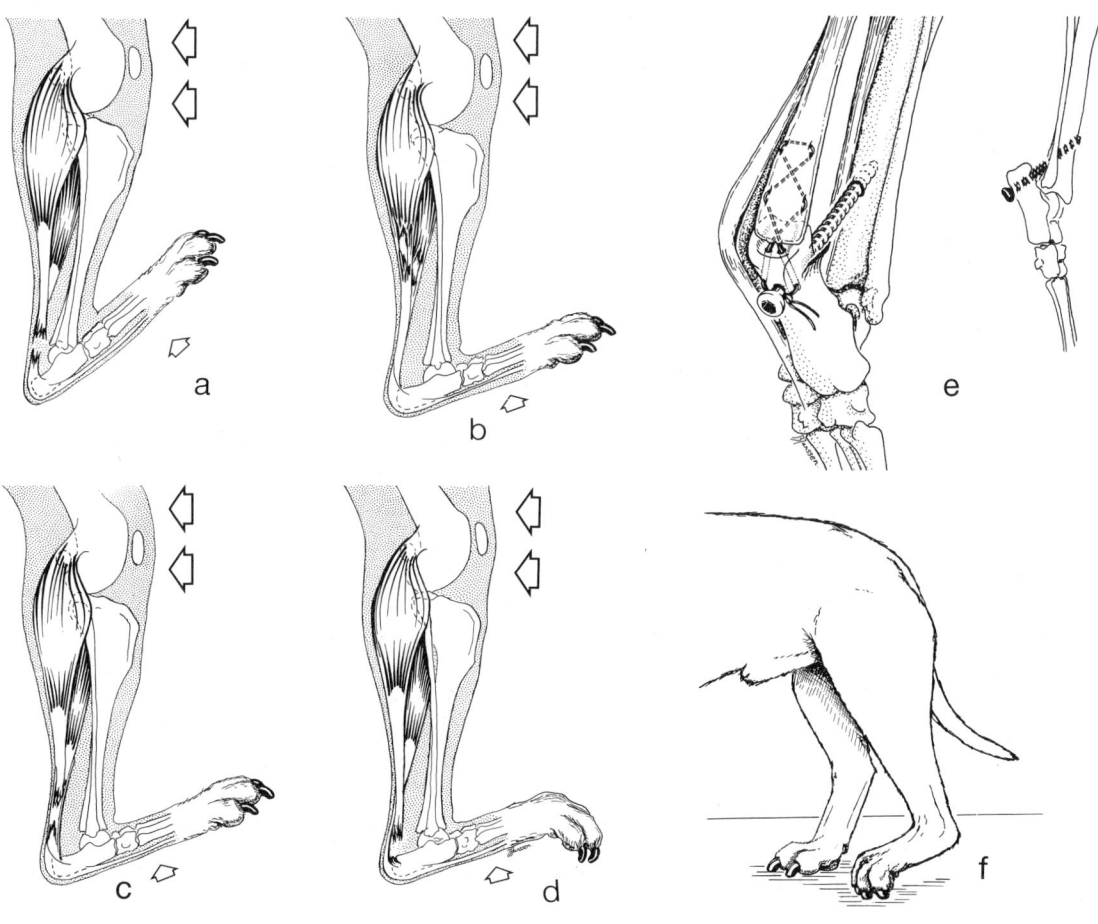

Abriß und Durchschneidung der Achillessehne

Die eigentliche Achillessehne entspringt dem M. gastrocnemius, windet sich lateral spiralig um die Sehne des M. flex. dig. ped. superf. und inseriert unterhalb dessen Sehnenkappe am Kalkaneus. Risse betreffen meist nur die Achillessehne. Entweder reißt die Sehne im Muskel aus oder – häufiger – vor oder im Ansatz am Kalkaneus. Schnittverletzungen, besonders nach Autounfällen, durchschneiden sowohl die Achillessehne als auch die Sehne des oberflächlichen Zehenstreckers. Die Therapie besteht in der Naht der Sehne und Ruhigstellung des Tarsalgelenkes in gestreckter, aber nicht überstreckter Stellung *(Abb. 9.36)*.

Literatur

Brinker, W. O., B. Hohn, & W. D. Prieur, 1984: Manual of Internal Fixation in Small Animals. Heidelberg: Springer.

Brinker, W. O., D. Piermattei, & G. Flo, 1983: Handbook of Small Animal Orthopedics and Fracture Treatment. Philadelphia: W. B. Saunders.

Campell, J. R., 1971: Luxation and ligamentous injuries of the ellbow in the dog. Vet. Clin., No. Am. 1: 429.

Karajarju, E. O., S. A. Ryöppy, & R. J. Mäkinen, 1976: Remodelling by asymmetrical epiphyseal growth. J. Bone Joint Surgery 58: 122.

Kása, F., & G. Kása, 1986: Versorgung von distalen Radius-Ulnafrakturen bei Kleinsthunden. Kleintierpraxis 31: 109.

Mankin, H. J., 1981: Cartilage healing. In: Bojrab, M. J. (Ed.): Pathophysiology in Small Animal Surgery. Philadelphia: Lea & Febiger.

Newton, Ch., 1981: Traumatic arthritis. In: Bojrab, M. J. (Ed.): Pathophysiology in Small Animal Surgery. Philadelphia: Lea & Febiger.

Pond, M. J., 1971: Normal joint tissues and their reaction to injury. Vet. Clin. No. Am. 1: 523.

Schenk, R. K., 1977: Histologie der Frakturheilung und der Pseudoarthrosen. Bern: November AO-Bulletin.

Schweiberer, L., 1975: Weichteilschäden beim Knochenbruch. Langenbeck Arch. Chir.: Kongreßband.

10 Infektionskrankheiten

P. F. Suter

10.1 Infektionsgeschehen

Unter Infektionskrankheiten verstehen wir Auseinandersetzungen zwischen dem Makroorganismus und den durch Epithel- oder Schleimhautpforten eingedrungenen Mikroorganismen. Je nach Empfänglichkeit, natürlicher Resistenz oder erworbener Immunität des Makroorganismus einerseits und der Virulenz und Zahl der eingedrungenen Mikroorganismen andererseits kommt es zur *manifesten* Erkrankung, zu abortiven (abgekürzt verlaufenden) oder stummen Infektionen (ohne Krankheitserscheinungen).

Infektionskrankheiten können nach klinischen Gesichtspunkten, wie organspezifischen Symptomen, oder nach ätiologischen Gesichtspunkten (Art der beteiligten Mikroorganismen, Viren, Bakterien, Mykoplasmen, Pilzen und Protozoen) klassifiziert werden. Man unterscheidet *spezifische* und *unspezifische Infektionen. Spezifische Infektionen* werden durch obligat pathogene Mikroorganismen wie Tollwutviren oder Brucellen, die einen bestimmten Organ- oder Systemtropismus haben, verursacht. *Unspezifische Infektionen* werden durch fakultativ pathogene, oft ubiquitär oder im Körper normalerweise vorhandene Mikroorganismen (Bakterienflora von Darm, Schleimhäuten und Haut) hervorgerufen. Besonders bei unspezifischen Infektionen spielen gestörte Abwehrlage des Tieres und/oder günstige Voraussetzungen für den Erreger an der Eintrittspforte eine ausschlaggebende Rolle. Unspezifische Infektionen werden häufig zu Sekundär- oder Begleitinfektionen von spezifischen Infektionen, nachdem Primärerreger, z. B. Viren, die Widerstandskraft des Makroorganismus geschwächt haben (Bordetellen bei Staupepneumonie). Viele Primärkrankheiten, wie Parvovirose oder Coronaenteritis, verlaufen milde, ohne bakterielle Sekundärinfektionen. Im vorliegenden Textbuch finden sich die meisten unspezifischen Infektionskrankheiten in den Kapiteln über Organkrankheiten; die spezifischen und systemischen Infektionskrankheiten (mehrere Organe betroffen), bei denen die Epidemiologie besonders wichtig ist, wurden in Kapitel 10 zusammengefaßt. Letztere werden nach ihren häufigsten und schwer-

sten Organmanifestationen aufgeführt.

Die Symptome aller Infektionskrankheiten sind ähnlich und rufen eine Akutphasenreaktion mit Fieber, Hyperpnoe und/oder Tachypnoe, Tachykardie, kalte Körperoberfläche, vermehrten Flüssigkeitsverlust (Polydipsie), Abgeschlagenheit, Depression oder Aufregungszustände, Anorexie bei vermehrtem Energiebedarf, Abmagerung, Müdigkeit, Muskelzittern, Muskelschmerz und Muskelschwund, eine initiale sympatikotone und später parasympatikotone Einstellung des vegetativen Nervensystems und eine Reihe organischer Störungen wie Erbrechen, Durchfall, Milzvergrößerung und evtl. Ikterus hervor. Je nach Ausdehnung, Intensität und Dauer des Infektionsgeschehens und der Zeit, die bis zur Immunantwort verstreicht (oder Fehlen derselben), kann es zu Gerinnungsstörungen, Petechien, Verbrauchskoagulopathie (disseminierter intravaskulärer Gerinnung), Anämie, Säurebasenstörungen, Schock sowie Organausfällen und letzten Endes Tod kommen.

Bei den Laborbefunden verzeichnet man: Absinken des Hämatokrits und Anämie, die durch Hämokonzentration verdeckt werden können, beschleunigte Erythrozytensenkungsreaktion (Kap.4); Fibrinogenanstieg und Thrombozytenabfall. Im Blutbild folgt auf eine nicht immer vorhandene Neutropenie meist Neutrophilie mit Linksverschiebung. Die initiale Lymphopenie, die sowohl durch Streß als auch eine direkte Schädigung der lymphatischen Organe bedingt sein kann, schlägt häufig in Lymphozytose um. Monozytose ist vor allem in der Überwindungsphase häufig (Kap. 17.1).

Blutchemisch kann es zu Harnstoff- und Kreatininanstieg (Ausdruck kataboler Stoffwechsellage und/oder verminderter Nierendurchblutung), Hypoglykämie (Sepsis) und Serumeisenabfall kommen.

Beim *Harnstatus* verzeichnet man oft ein hohes spezifisches Gewicht, eine dunkle Harnfarbe und Bilirubinurie, eine leichte bis mäßige Proteinurie und evtl. leichte Hämaturie.

Je nach Infektionsschwerpunkt gesellen sich zu den unspezifischen Blut- und Harnabnormitäten noch organspezifische Veränderungen wie Bilirubinämie, Leberenzymanstieg, Muskelenzyman-stieg, Liquorveränderungen, usw.

Die aufgeführten Veränderungen sind Ausdruck eines sich rasch und fortwährend ändernden Abwehrgeschehens, das sich nicht nur bei Infektionen, sondern ganz allgemein auch bei Entzündungsvorgängen, Verbrennungen und etwas weniger ausgeprägt bei Organschädigungen und Neoplasmen findet. Diese »acute-phase response« (APR) oder Akutphasenantwort genannte Reaktion wird durch Interleukin-I eingeleitet, das durch Phagozyten (v. a. Monozyten, Gewebemakrophagen, Leber- und Milz-RES-Zellen) abgegeben wird. Interleukin-I, bei dem es sich um ein Polypeptid handelt, hat eine hormonähnliche, äußerst vielseitige Wirkung, die früher einer ganzen Reihe von Einzelsubstanzen zugeschrieben worden ist. Interleukin-I bewirkt: Prostaglandinbildung im Hypothalamus und Temperaturanstieg, Anorexie und verminderte Magenmotilität; Knochenmarkstimulation zur Neutrophilie und Linksverschiebung; Sequestrierung von Eisen, wodurch dieses für die Bakterienvermehrung wichtige Element dem Serum entzogen wird; via Prostaglandinfreisetzung wird Muskeleiweißkatabolismus eingeleitet, und zentral, d. h. in der Leber, wird Neubildung großer Mengen von Akutphasen-Proteinen angeregt. Letztere sind bei zahlreichen Abwehr- und Immunreaktionen beteiligt und bewirken beschleunigte Erythrozytensenkung und stimulieren die Vermehrung von B- und T-Lymphozyten. Lokal wirkt Interleukin chemotaktisch, indem es zusammen mit Komplementfaktor C5a Neutrophile, Monozyten und Lymphozyten an den Ort der Gewebeschädigung heranzieht.

Für die unspezifische Behandlung von Entzündungen ist es von Bedeutung, daß die Produktion von Interleukin-I durch Glukokortikoide generell gehemmt wird. Salizylsäurepräparate (Aspirin), Pyrazolonderivate (Novaminosulfon) und andere nichtsteroide entzündungshemmende Mittel haben keine Wirkung auf die Produktion von Interleukin-I, hingegen hemmen sie die Prostaglandinsynthese und dadurch das Fieber und den Muskeleiweißabbau. Wegen der zentralen, im Abwehrgeschehen unentbehrlichen Wirkung von Interleukin-I sind Glukokortikoide nur mit Vorbehalt anzuwenden. Dagegen sollen Prostaglandinhemmer therapeutisch eingesetzt werden bei überschießender Abwehrreaktion wie Fieber über 41,5 °C. Die Mittel der Wahl sind Acidum acetosalicylicum (Aspirin) 70–100 mg/kg auf 2–3 Dosen verteilt oder Metamizol-Na, Novaminosulfonpräparate (Novalgin®, Höchst) 0,25–3,0 ml i. v. oder i. m. oder 0,25–1,0 g 1–3 × tgl. p. o. Fieber unter 41,0 °C sollte wegen seiner vielfach für die Abwehr günstigen Wirkungen so lange wie möglich nicht medikamentös gesenkt werden.

10.2   Vakzination und Immunisierungsprogramme

Man unterscheidet:
a) Die *aktive Immunisierung* durch Bildung von spezifischen sekretorischen, humoralen und/oder zellulären Schutzstoffen gegen Infektionskrankheiten;
b) die *passive Immunisierung* mittels Zufuhr von Antikörpern oder Immunzellen,
c) die *unspezifische Immunprophylaxe, Präexpositions-Immunpotenzierung* oder *Paramunisierung* durch Zufuhr unspezifischer Antigene oder Paramunitätsinducern.

Mit der Paramunisierung wird ein erregerunspezifischer Schutz angestrebt. Immunotherapie bezweckt eine postinfektiöse Immunitätssteigerung.

Die *passive Immunisierung* ist eine Notmaßnahme, um

1. Welpen, die kein Kolostrum aufgenommen haben, vorübergehend vor Infektionskrankheiten zu schützen, da modifizierte Lebendvirusvakzinen im Alter von 2–3 Wochen Krankheiten auslösen können. Auf Totvakzinen kann die Immunantwort in diesem Alter ungenügend sein;

2. vorübergehenden Schutz von adulten Hunden mit Immundepressionsproblemen zu geben, und
3. therapeutisch die virämische Phase bei bereits infizierten Tieren zu verkürzen (nach Organbesiedlung nutzlos) oder Toxine zu neutralisieren.

Die *Nachteile der passiven Immunisierung* sind: Risiko allergischer Reaktionen, passiver Schutz von kurzer Dauer (ca. 2–3 Wochen), evtl. können Krankheiten durch Immunseren übertragen werden, und die Immunantwort gegen eine aktive Immunisierung kann abgeschwächt oder verhindert werden.

Maternale Antikörper □ Sie verleihen eine natürliche passive Immunität, die es dem wenig kompetenten Welpenimmunsystem erlauben soll, unter ihrem Schutz voll funktionsfähig zu werden. Vorausgesetzt, daß die Welpen in den ersten 3 Lebenstagen Kolostrum aufnehmen, können die maternalen Antikörpertiter annähernd die Höhe der Antikörpertiter der Mutter erreichen. Die Abnahme (Halbwertszeit) der Antikörpertiter ist für jede Art von Immunkörper charakteristisch und bestimmt, zusammen mit der anfänglichen Titerhöhe, die Dauer des passiven Schutzes und damit die Refraktärzeit für die aktive Schutzimpfung.

Refraktärzeit für eine bestimmte Impfung □ Sie dauert etwas länger als der Schutz durch maternale Antikörper gegen die entsprechende Spontaninfektion. Dadurch ergibt sich eine Periode, in der die Tiere für eine Spontankrankheit zwar anfällig sind, aber sich noch nicht immunisieren lassen. Diese Risikoreiche, individuell stark variierende Periode liegt für Hundestaupe ungefähr bei 6–10 Wochen, für die Parvovirose bei 10–18 Wochen. Antikörpertiterbestimmungen zur Bestimmung des idealen Impfzeitpunktes wären möglich, sind aber unpraktisch. Falls das Risiko des Zuwartens mit den Impfungen in z. B. mit Parvo- und Staupevirus verseuchten Zuchtbetrieben zu hoch ist, kann man:

a) alle 3–4 Wochen, ab der 6. bis zur 18. Woche mit Kombinationsvakzine (Staupe, H.c.c., Leptospirose, Parvovirose) impfen (falls Welpen kein Kolostrum erhielten, bereits ab 3.–4. Woche), dazu in 8. und 12. Woche monovalenten Parvoimpfstoff verabreichen,

b) mit adaptiertem menschlichen Masernvirus im Alter von 6 Wochen gegen Staupe impfen (Staupeantikörper neutralisieren Masernvirus nicht, wohl aber schützen Masernantikörper gegen Staupe), oder

c) ab der 6. Woche wöchentlich Paraimmunitätsinducer verabreichen.

Bei Zwingern mit Parvoviroseproblemen wurde auch empfohlen, die Welpen im Alter von 6–7 Wochen 4 × mit einem Totimpfstoff, nämlich in 1, 3 und 7 Tagen Abstand nach der Erstimpfung zu vakzinieren (STETTNER, 1985). Hündinnen sollen in der 4. Trächtigkeitswoche mit Totimpfstoff geboostert werden.

Aktive Immunisierung □ Sie bewirkt die Bildung von sekretorischen, humoralen und zellulären Abwehrstoffen. Man soll zwischen 2 unterschiedlichen Impfzielen unterscheiden:

a) dem *Schutz gegen Infektion,*
b) dem *Schutz vor Krankheit.*

Im ersten Fall erstreckt sich der Schutz auf die potentielle Eintrittspforte und die Ausbreitung der Mikroorganismen im Körper, im zweiten beschränkt er sich auf die Verhinderung der Ausbreitung der Mikroorganismen im Körper und der Organbesiedlung sowie schwerer Krankheitssymptome. Lokal auf Schleimhäuten (Darm, Atemwege) applizierte Lebendvakzinen induzieren lokale hochwirksame zellgebundene und sekretorische Antikörper (IgA), die aber infolge der ständigen Schleimhauterneuerung bald verschwinden und

bei mangelnder Serokonversion das Risiko einer systemischen Ausbreitung der Erreger und Erkrankungen nicht immer zu verhindern vermögen. Parenteral verabreichte Vakzinen hingegen schützen durch *Serokonversion* (Bildung neutralisierender Antikörper) vor Bakteriämie oder Virämie, verhindern aber eine lokale Infektion oft nicht.

Ein grundlegender Unterschied betrifft die Beschaffenheit des Impfantigens, nämlich *Lebend-* oder *Totvakzine. Totvakzinen* haben den Vorteil, daß Ausscheidung und Übertragung von Erregern auf nicht geimpfte Tiere und Virulenzsteigerungen ausgeschlossen sind. Es entfällt das Risiko, daß ein zufällig vorhandenes »wildes« Virus eine Immundepression hervorruft und damit eine Impfvirus-Krankheit ermöglicht. Der größte Nachteil der Totvakzinen besteht darin, daß sich die Antigenmenge im Impfling nicht vermehrt und daher eine entsprechend große Antigenmenge verimpft werden muß. Totimpfstoffe verlangen eine mindestens zweimalige Impfung. Ihr Impfschutz erscheint frühestens nach 8–10 Tagen und hält oft weniger lange als derjenige nach Lebendimpfstoffen. Die anamnestische Reaktion ist schwächer. Eine Schutzwirkung bei lokaler Anwendung, z. B. Schleimhäuten, fehlt meistens. Es wird empfohlen, die nachfolgend aufgeführten Impfprogramme (siehe Vakzinierungsplan der *Tab. 10.1*) zu befolgen.

Alle Hunde sollen gegen Staupe, Hepatitis und Leptospirose, ebenso gegen Tollwut (gesetzliche Bestimmungen befolgen) geimpft werden. Zuchthündinnen und Hunde, die Kontakte mit vielen Artgenossen haben (in Ferienheimen, bei Ausstellungen, Militär, usw.), sollen regelmäßig auch gegen den sogenannten Zwingerhustenkomplex und Parvovirose geimpft werden (für viele Hundeferienheime obligatorisch). Kombinationsimpfstoffe vereinfachen und verbilligen den Impfmodus bei der Boosterung und sind voll wirksam. Tollwutkombinationsimpfstoffe sind nicht in allen Ländern (z. B. Schweiz) zugelassen. Wegen der unterschiedlich lange vorhandenen maternalen Antikörper zieht der Verfasser es vor, für Erstimpfungen keine Staupe-Parvokombinationsimpfstoffe zu verwenden.

Alle Vakzinationen außer gegen Tollwut (gesetzliche Bestimmungen beachten) verlangen eine zweimalige Grundimmunisierung im Abstand von 3–4 Wochen. Eine jährliche Auffrischungsimpfung (Booster) wird für gefährdete Hunde bei Staupe, Leptospirose und Zwingerhusten empfohlen, da der Impfschutz mit der Zeit nachläßt. Später genügt es, alle 2 Jahre zu boostern. Ob es notwendig ist, die Parvoimpfung jährlich zu wiederholen, hängt von der Seuchenlage ab und davon, ob Lebend- oder Totimpfstoff verwendet wird. Kranke und verwurmte Hunde sollten nicht geimpft werden, um Komplikationen oder eine ungenügende

Tab. 10.1. Routine-Vakzinierungsplan für Hunde[1]

Impfzeitpunkt	8.–11. Wo.	12.–15. Wo.	16.–18. Wo.	5.–6. Mo.	nach 1 Jahr	nach 3 Jahren
Staupe	+ 1. GI	+ 2. GI			+	+
Hepatitis	+ 1. GI	+ 2. GI			+	+
Leptospirose	+ 1. GI	+ 2. GI			±	+
Zwingerhusten	± 1. GI	± 2. GI			±	±
Parvovirose		+ 1. GI	+ 2. GI		±	±
Tollwut*				+*	+*	

[1] Vet.-Med. Klinik der Universität Zürich
1. GI = 1. Grundimmunisierung;
2. GI = 2. Grundimmunisierung

* amtliche Bestimmungen befolgen
+ unerläßliche Impfungen
± empfohlene Impfungen

Impfschutzbildung zu vermeiden. In Ausnahmefällen wie bei der Aufnahme in einer Tierklinik muß der Tierarzt entscheiden, ob eine Impfung zu verantworten ist. Zuchthündinnen sollen vor dem Decken regelmäßig geboostet werden. Für Problemzwinger müssen besondere Programme aufgestellt werden.

10.2.1 Impfkomplikationen

Obgleich Impfkomplikationen nur in einem verschwindend kleinen Prozentsatz auftreten, wiegen sie im Einzelfall schwer, weil es sich um ein vorher gesundes Tier handelt und die Relation Ursache-Wirkung für den Besitzer auf der Hand liegt. Die meisten Impfkomplikationen sind hingegen komplexe Ereignisse. Die beteiligten Einflüsse von Impfling, Umwelt, Impfstoff und Impfakt sind oft schwer gegeneinander abgrenzbar. Die *wichtigsten Komplikationen* sind: übermäßige Lokalreaktionen, Impfabszesse, Allergien, Fieber, Aborte, Mißbildungen von Föten (Lebendimpfstoffe), Aktivierung subklinischer Krankheiten, Verschleppung von pathogenen Keimen durch Impfakt oder Wartezimmer, Erkrankungen durch verimpfte Erreger bei immunologisch geschwächten oder zu jung geimpften Welpen; Störung der Immunisierung durch zufällig vorhandenes Wildvirus; Ansteckung ungeimpfter Hunde durch vom Impfling ausgeschiedenes Impfvirus sowie Impfdurchbrüche (mangelnder oder zu kurz dauernder Impfschutz). Zwar sind viele Impfkomplikationen nicht vorhersehbar, jedoch können manche vermieden werden durch sorgfältige klinische Untersuchung des Impflings auf vorhandene Infektionen, Anamneseerhebung betreffend Entwurmung und epidemiologische Lage, sowie durch Befolgung der im Impfstoffprospekt aufgeführten Empfehlungen. Sachliche Aufklärung des Besitzers vor der Impfung und Offenlegen möglicher Risiken dienen dazu, ungerechtfertigte Erwartungen des Besitzers zu berichtigen.

10.2.2 Versagen der Impfungen, Impfdurchbrüche

Die häufigsten Ursachen für eine fehlende Impfschutzbildung sind: *Tierärztliche Fehler, Störungen beim Impfling, Unwirksamkeit der Vakzinen oder Fehlverhalten des Besitzers.* Im Einzelfall ist es mitunter schwierig, Impfdurchbrüche zu erklären. Meistens sind mehrere Faktoren beteiligt. Untersuchungen von Mayr et al. (1984) und an unserer Klinik (Glardon et al., 1985) haben gezeigt, daß Impftierärzte, ihre Angestellten und die Besitzer häufiges Versagen und Impfdurchbrüche verschuldeten durch Faktoren wie: Impfzeitpunkt zu früh gewählt (Impfstoffe unwirksam infolge persistierender maternaler Antikörper); einmalige statt zweimalige Impfung; Impfabstände bis zur 2. Grundimpfung zu kurz (weniger als 2 Wochen); verschiedene Vakzinen werden statt simultan oder in 3–5wöchigem Abstand in 1–5tägigen Intervallen verabreicht (kann Blockierung der Zweitvakzination durch erste bewirken); zu lange Impfintervalle bis zur Boosterung (erhöhtes Infektionsrisiko); Unterlassen der klinischen Untersuchung des Impflings vor der Vakzination (Impfung kranker, nicht entwurmter Tiere oder in der Inkubationszeit); Impfungen 1–2 Wochen nach Verabreichung von Immunseren oder Transfusion von Plasma oder Blut immuner Hunde; Kontakte von Vakzinen mit Desinfektionsmitteln (Verwendung von Spritzen, die Desinfektionsmittelreste enthalten); Mischung oder Verdünnung von Vakzinen mit anderen als den gelieferten Verdünnungsmitteln (Inaktivierung der Vakzinen, z. B. durch Mischung von Lebend- mit Totvakzinen); subkutane oder intrafasziale statt intramuskuläre Injektion von Impfstoffen wie Tollwut oder Masernimpfstoffe; unsachgemäße Lagerung von Impfstoffen, z. B. unter Wärme oder Sonnenlicht (im Auto!).

Durch *Vakzinehersteller* oder *Vakzine bedingte Unwirksamkeit der Impfstoffe:* Herstellungsfehler; ungenügende Stabilisierung; zu geringe Antigenmenge; Antigenstämme nicht denjenigen angepaßt, die in der Impfregion vorherrschen, oder Stämme, die geringe Antigenwirkung entfalten; je mehr Antigenarten pro Impfstoff, um so größer können Stabilisierungs- und Produktionsprobleme werden; Kombinationen von Antigenen, die durch Immundepression im Impfling Antikörperreaktion vermindern.

Selbst im günstigsten Fall bildet sich bei einwandfreier Vakzinierung in 95 %, in weniger günstigen Fällen sogar nur in 65 % der Impflinge ein voll tragfähiger Impfschutz aus.

Ungünstige Voraussetzungen beim Impfling: Angeborene oder erworbene Immundefekte (Staupe, Parvovirose, Leukose, Parasitosen, Mangelzustände, s. auch Kap. 8.4); hohe Umwelttemperaturen, welche die Körpertemperatur anheben; überlang persistierende maternale Antikörper; mangelhafte

Antikörperbildung bei Welpen unter 3 Wochen (selbst wenn sie kein Kolostrum erhalten haben); Risiko von Impfkrankheiten durch Lebendvakzinen bei Welpen jünger als 3–4 Wochen; schlechtere Antikörperbildung bei alten Hunden; während der Trächtigkeit sollten Lebendvakzinen möglichst nicht verabreicht werden; Erstvakzination nach Glukokortikoidbehandlung verschlechtert Impfschutz. Für zusätzliche Informationen über Impfungen sei auf Mayr et al. (1984) verwiesen.

10.2.3 Infektionskrankheiten

Soweit nicht speziell vermerkt, stammen viele aufgeführte Informationen aus Rolle & Mayr (1984) oder Greene (1984).

10.3   Hundestaupe (Carrésche Krankheit, Canine Distemper)

Panorganotrope Infektionskrankheit der Caniden mit einem Paramyxovirus (RNA-Virus), dem »canine distemper virus« (CDV), das mit dem menschlichen Masern- und dem Rinderpestvirus verwandt ist und dessen Biotypen sich in Organtropismus und Pathogenität, nicht aber antigenetisch unterscheiden. Die Hundestaupe ist spätestens seit dem 18. Jahrhundert bekannt, ihre Virusätiologie wurde 1905 von Carré bewiesen. Erst seitdem die Staupeinfektion an gnotobiotischen Hunden studiert werden konnte, ließen sich die durch das CDV verursachten von den durch Sekundärinfektionen eintretenden Organveränderungen differenzieren. Das CDV zerstört lymphatisches Gewebe und verursacht bei einem Teil der Hunde Depopulation (Depletion) von Lymphknoten und Thymusatrophie, welche ihrerseits eine teils tödliche, teils mehrere Wochen anhaltende Immundepression hervorruft.

Das CDV kann im Sonnenlicht bis zu 14 h, in Räumen und an Kleidern einige Tage überleben. Zur Desinfektion eignen sich 2%ige Natronlauge und viele kommerzielle Desinfektionsmittel, u. a. auch solche auf der Basis von quartärnären Ammoniumbasen. Hitze inaktiviert das CDV rasch, nicht jedoch Kälte und Trockenheit.

Ansteckung □ (Appel, 1969) Oral und aerogen durch Sekrete oder Exkrete von kranken Hunden oder klinisch gesunden Dauerausscheidern. Indirekte Übertragung (Hände, Kleider, Freßgeschirre) ebenfalls möglich, aber von geringerer Bedeutung. Die Inkubationszeit beträgt 3–6 d. Das CDV vermehrt sich zunächst 1–2 d im lymphatischen Gewebe des Rachenringes und der Bronchiallymphknoten. Es wird dann zwischen dem 3. und

6. Tag durch Lymphozyten und Makrophagen ins Knochenmark, Lymphgewebe und zwischen dem 7. und 9. Tag in die Lamina propria der Schleimhäute, insbesondere des Respirations-, Verdauungs- und Urogenitalapparates verschleppt und vermehrt sich in den Geweben. Aus den Blutgefäßen des Nervensystems gelangt das CDV in die perivaskulären Räume, befreit sich von den Lymphozyten und besiedelt ab dem 9. Tag das Nervengewebe. Eine in-utero-Infektion ist möglich und kann beim Welpen nach Verschwinden der maternalen Antikörper nach 4–6 Wochen zu Staupe führen.

Virausausscheidung □ Ab dem 8. Tag nach natürlicher Infektion (Organbesiedlung) durch alle Sekrete und Exkrete. Sie dauert bis zu 8 Wochen je nach Schädigung des Immunsystems, kann aber auch periodisch oder unbegrenzt erfolgen. Das Virus kann als inkomplettes Virus im Nervengewebe und Auge (Uvea) persistieren und Altersenzephalitis hervorrufen.

Symptome □ Sie hängen von Individuum, Alter, Organtropismus des CDV, Immunkompetenz, der Art der Sekundärerreger und dem Vorhandensein anderer Viren, insbesondere Adeno-, Parvo- und Coronaviren, ab. Ein erster Fieberschub wird durch die virämische Phase ausgelöst. Die Phase kann unbemerkt verlaufen oder leichte Allgemeinstörungen, Anorexie, Durchfall und Konjunktivitis zeigen. Hohes Fieber oder Todesfälle sind selten.

Nach Organbesiedlung und -schädigung kommt es zu Sekundärinfektionen und einem zweiten Temperaturanstieg. Diese zweigipflige Fieberkurve mit 2- bis 7tägigem fieberfreien Intervall und allgemeiner Besserung galt früher als typisch, ist aber heute selten ausgeprägt. Zu Beginn der Organlokalisation beobachtet man erneut Mattigkeit, Anorexie und Konjunktivitis, eitrigen Augenausfluß, Tonsillitis, Pharyngitis und eitrigen Nasenausfluß.

Laborbefunde □ Die Lymphopenie in der Virämie- und Organbesiedlungsphase kann ausgeprägt und anhaltend sein. Sie ist Ausdruck des Schweregrades der Lymphgewebeschädigung. Bei Sekundärinfektionen kommt es zu einer mäßigen Leukozytose mit Linksverschiebung, die später von Monozytose und Lymphozytose begleitet sein kann. Proteinurie kommt vor, Bilirubinurie ist eher selten.

Die Organbesiedlung unterbleibt oder verläuft abortiv bei Hunden, in deren Blut nach 7 d Antikörper nachweisbar sind. Hunde, die keine Antikörper zu bilden vermögen, sterben in den ersten Tagen. Ungenügende und verzögerte Antikörperbildung führt zur klinischen Erkrankung durch Virusbesiedlung und Sekundärinfektionen der epithelialen Organe, welche nacheinander oder gleichzeitig erfaßt werden können. Manifeste Spontanerkrankungen sind vorwiegend im Alter von 3–6 Monaten (Zahnwechsel) bei geschwächten, gestreßten, ungeimpften oder gelegentlich alten Hunden mit nachlassender Immunität zu erwarten. Das canine Parvovirus kann jedoch die Morbidität und Mortalität von Spontaninfektionen bis nahezu 100 % ansteigen lassen.

Obgleich immer wieder eine rassebedingte Anfälligkeit für Irish Setter, Langhaardackel, Cocker Spaniels und Groenendale postuliert wurde, läßt sich eine solche nicht beweisen (FREUDIGER, 1986). Überstehen der Staupe verleiht lebenslängliche Immunität.

Die *schweren Organmanifestationen* rufen die klassischen Staupeformen hervor, die selten geworden sind:

Gastrointestinale Form
Erbrechen, Durchfall (katarrhalisch), Austrocknung und rasche Abmagerung. Durchfalleintritt vor oder mit respiratorischen Symptomen ist immer für Staupe verdächtig. Erkrankung während der Zahnschmelzbildung der permanenten Zähne verursacht permanente Schmelzdefekte (Staupegebiß).

Respiratorische Form
Eitrige Sekrete verkrusteten Nasenöffnungen, Rhinitis erschwert Atmung. Dazu besteht Bronchopneumonie mit anfangs trockenem, dann feuchtem Husten und evtl. hochgradiger Atemnot mit Kreislaufkollaps. Bordetellen, Staphylokokken, Klebsiellen, Pasteurellen und Streptokokken sind die häufigsten Sekundärerreger.

Augenveränderungen
Häufig Lichtscheu, Uveitis und Retina-Degeneration, dazu Keratitiden mit Ulzerabildung. Evtl. Hornhautperforationen und Erblindung bei schweren Fällen. Nach Abklingen der ersten Erscheinungen ist »Brillenbildung« möglich.

Hautform
Vesikel- oder Pustelbildung mit hochgradigen Hautrötungen v. a. am Unterbauch, an Schenkel- und Ohrinnenflächen. Otitis externa ist ebenfalls möglich. Staupe kann Demodikose begünstigen.

Nervöse Staupe
Sie tritt meistens nach dem Abklingen der respiratorischen Form, selten gleichzeitig mit ihr auf. Es kann aber auch vorerst zur vorübergehenden Genesung kommen, die Tage, Wochen, selbst Monate dauern kann. Die nichteitrige Enzephalomyelitis und Neuritis geht mit Malazie und Demyelinisierung einher und führt zu einem praktisch unbegrenzten Spektrum von Ausfällen je nach dem Schwerpunkt der Schädigung (epileptische Anfälle, Kieferkrämpfe, psychische Störungen, Verblödung, Manegebewegung, Myoklonien, Tics, Ataxien, Paresen, Paralysen und Automutilationen infolge von Anästhesien und Hyperästhesien).

Hartballenform (Hard pad disease)
Seltene, während oder nach der 2. Erkrankungswoche eintretende Hyperkeratose des Nasenspiegels und der Zehenballen, die anschließend an gastrointestinale Störung und oft mit nervösen Störungen gepaart auftreten kann. Diese oft protrahiert verlaufende Form hat eine hohe Mortalität.

Trächtige Hündinnen können abortieren.

Diagnosesicherung □ In wenig typischen Fällen und bei unklarer Vakzinationsanamnese durch Nachweis von zytoplasmatischen Einschlußkörperchen mit dem Immunfluoreszenztest während folgender Perioden: In Lymphozyten der »Speckschicht« in den ersten 4–7 Tagen, Konjunktival-, Genital- und Tonsillenabstriche in der 1. bis zur 3. Woche (ACKERMANN, 1981). Impfvirus sollte mit diesem Test bis zu 6 d in Lymphozyten oder Lymphgewebe nachweisbar sein. Es ist nicht von wildem Virus unterscheidbar. Antikörpernachweis möglich mit ELISA.

Differentialdiagnosen □ *Respiratorische Form:* Adenovirus II oder Zwingerhustenkomplex, Parasitosen, Toxoplasmose, Tularämie. *Durchfallform:* Parvovirose, Leptospirose, ansteckende Hepatitis, Parasitosen, bakteriell bedingte Durchfälle. *Nervöse Form:* v.a. Toxoplasmose, Tollwut (keine Respirationsstörung), primäre und sekundäre Epilepsien, Hepatoenzephalopathie. Man sollte ferner an simultane Infektionen mit Staupe- und Parvovirose oder Adenoviren, und an *durch Staupe-Immunsuppression ausgelöste Toxoplasmose* denken.

Prognose □ Vorsichtig bei respiratorischer und gastrointestinaler Form, ungewiß bei nervösen Formen ohne Fieber und ungünstig bei schweren pneumonischen und fieberhaften nervösen Formen.

Behandlung □ Nur unterstützend und symptomatisch, muß sich wegen Immundepression v. a. gegen Sekundärerreger richten. Erfolg durch Immunlobulinkonzentrat (Stagloban®) 0,1–0,2 ml/kg ist nur in der Virämiephase zu erwarten. Breitspektrumantibiotika (Vorsicht: Tetrazykline! Zähne) oder Sulfonamid-Trimethoprim sollen immer in hohen Dosen bis 3 d über Entfieberung hinaus verabreicht werden. Bei Bronchopneumonie Senfspirituseinreibungen oder Wickel, Inhalationen nebst den Maßnahmen in Kapitel 14.1 anwenden. Die Zufuhr von Elektrolytlösungen und Vitaminpräparaten ist bei der gastroenteralen und respiratorischen Form geboten. Glukokortikoide sind nicht angezeigt. Lokale Behandlung von Rhinitis und Augenveränderungen (Ulkusgefahr) sind äußerst wichtig. Falls nervöse Formen behandelt werden sollen, sind die im Kapitel 26 aufgeführten symptomatischen Maßnahmen nebst hohen Dosen der Vitamine B_{12}, B_1 und E angezeigt. Die günstige Wirkung von Vitaminen ist allerdings nicht bewiesen. Behandlung mit Domon-L, ein Bakterienextrakt von Bazillus Achromobacter, wurde von japanischen Tierärzten empfohlen (Chang, 1985).

Prophylaxe □ Mit konsequenter Impfung kann Staupe kontrolliert werden. Welpen frühestens im Alter von 8 Wochen mit einem Impfstoff ohne Parvovirus, und 3–4 Wochen später mit einem kombinierten Impfstoff, der Parvo- und andere Virusantigene enthalten kann, impfen (Kap. 10.4.2). Die Staupeimpfung muß nach einem Jahr wiederholt werden. Hunde mit unsicherer Impfanamnese können wirkungsvoll geschützt werden, wenn sie sofort beim Eintritt in eine staupeverseuchte Umgebung geimpft werden (Notimpfung). Damit wird dem Impfvirus ein Vorsprung von mindestens 48 h gewährt. Welpen unter 7 Wochen oder solche in einer mit Staupe- oder Parvovirus verseuchten Umgebung sollen eine Erstimpfung mit Masernvirusimpfstoff erhalten.

Bemerkung □ Die Hypothese, daß Hundestaupevirus bei der multiplen Sklerose des Menschen eine Rolle spiele, ist unhaltbar.

10.4   Virale respiratorische Erkrankungen, infektiöse Tracheo-Bronchitis, »Zwingerhusten-Komplex« (Kennel Cough)

Der sogenannte Zwingerhusten ist ein ätiologisch uneinheitlicher Komplex von primär viralen und sekundären bakteriellen Infektionen der oberen Atemwege. Da die Infektionen sich nicht auf Zwingerhunde beschränken, sollte man besser vom *infektiösen Laryngotracheobronchitiskomplex* (ITBK) sprechen. Im Gegensatz zu Hundestaupe und Hepatitis contagiosa canis verlaufen die Infektionen des ITBK milder, ohne Fieber und ohne multiple Organbesiedlung und Immundepression. Die beteiligten Virusarten sind von Land zu Land, von Ausbruch zu Ausbruch verschieden und hängen mit der Art der Hundehaltung (Einzelhaltung, Massenhaltung von Hunden) zusammen. In Mitteleuropa ist mit Beteiligung von einem oder mehreren der nachfolgenden Viren zu rechnen (Bibrack et al., 1975): Parainfluenza-2-Viren (SV 5), ’Reoviren 3 (evtl. 1 und 2), humane Influenzaviren Typ A 2, Canines Adenovirus 2 (CAV 2, Laryngotracheitisvirus) und Canines Herpesvirus. Sie schädigen die lokalen Abwehrmechanismen der Luftwege und rufen Rhinitis, Bronchitis und evtl. Bronchiolitis hervor, welche durch Sekundärerreger (Bordetella bronchiseptica, Strepto- und Staphylokokken, Pasteurellen, Klebsiellen, Mycoplasmen und anderen Mikroorganismen) kompliziert wird. Die Isolierung von B. bronchiseptica kann in gewissen Regionen so häufig sein, daß man Bordetellen sogar als Primärerreger angesehen hat.

Privat und einzeln gehaltene Hunde zeigen den geringsten Prozentsatz positiver Serumtiter gegen die vorgenannten Viren des ITBK. In vielen Hundezwingern dagegen besitzt ein hoher Prozentsatz (40–90 %) der Hunde positive Titer gegen ein oder zwei Virusarten (z. B. SV-5 oder Influenza Typ A 2). Die Rolle des Hundes bei der Verbreitung menschlicher A 2-Influenzaviren ist ungeklärt, vermutlich steckt der Mensch den Hund an.

Ansteckung □ Sie erfolgt aerogen (Tröpfeninfektion) und erfaßt schlagartig eine ganze Hundepopulation. Da es sich überwiegend um schwach pathogene und lokale Entzündung hervorrufende Erreger handelt, kommt es kaum zur Virämie und nicht bzw. nur vereinzelt zur Bildung von hohen Serumantikörpertitern. Die Inkubationszeit kann je nach Virus 2 bis 30 (!) d betragen.

Die aerogene Virusausscheidung, die auch bei gesunden Hunden auftritt, kann massiv sein und zur rapiden Seuchenausbreitung führen. Die Virusausscheidung dauert unterschiedlich lange je nach Virus (CAV 2 ca. 8 d). Desinfektionsmaßnahmen spielen im Vergleich zur Regelung der Luftumwälzung und zu Impfmaßnahmen eine untergeordnete Rolle.

Symptome und Verlauf □ Sie werden multifaktoriell geprägt (Zusammenwirken mikrobieller-, Umwelt und individueller Faktoren). Die ITBK ist eine typische Faktorenseuche, die saisonal auftritt. Inapparente Infektionen bei nicht gestreßten Tieren erzeugen lokale kurzdauernde Immunität. Bei klinisch apparenten unkomplizierten Infektionen stehen der paroxysmale trockene Husten ohne oder mit unbedeutenden Allgemeinstörungen, der seröse Nasenausfluß und Tonsillitis im Vordergrund. In der Anamnese wird meistens eine vorangehende Ausstellung oder Hundeprüfung, ein Aufenthalt in einem Ferienheim oder eine individuelle Streßsituation (Besitzerwechsel, Transporte) erwähnt. Bei apparent verlaufendem ITBK bleibt oft eine länger anhaltende Immunität zurück.

Bei kompliziertem Verlauf des ITBK findet man zusätzlich noch Fieber, Allgemeinstörungen und Anzeichen von Pneumonie (Röntgen, Auskultation). Für einen schweren Verlauf prädisponierende Faktoren sind:

1. Provenienz aus Beständen mit ständig wechselndem Tierbesatz (Händlerställe, Tierheime);
2. Mehrfachinfektionen, möglicherweise mit Beteiligung immunsuppressiver Viren (Staupe, Parvovirose oder H. C. C.);
3. ungeimpfte, mangelhaft geimpfte, stark verwurmte und gestreßte Junghunde;
4. überwältigende Sekundärinfektionen;
5. vorbestehende Anomalien des Respirationstraktes (kollabierte oder hypoplastische Trachea).

In allen Fällen, in denen eine ITBK-Erkrankung nicht innerhalb von 4–5 Tagen auf die Behandlung angesprochen hat, soll ein Thoraxröntgenbild zur Feststellung von Komplikationen gemacht werden.

Laborbefunde □ Blutstaten sind nur bei kompliziertem Verlauf zu machen, wenn es darum geht, Staupe, H. C. C. oder Parvovirose auszuschließen.

Diagnosesicherung □ Hierzu genügen der typi-

sche Krankheitsverlauf und die allgemeine und Impfanamnese. Bei kompliziertem Verlauf ist zur Feststellung der dominierenden Sekundärinfektion eine bakterielle Untersuchung mit Antibiotika-Resistenztest von aspiriertem Trachealschleim angezeigt. In allen Fällen ist auf begünstigende Faktoren zu achten.

Prognose □ Sie ist günstig, da nach 7–14 d Spontanheilung eintritt, außer bei geschwächten Junghunden aus Händlerbeständen, bei denen Komplikationen eingetreten sind. Vereinzelte Todesfälle, lange Erholungszeiten oder bleibende Schäden (Bronchiektasen, Abszesse, Empyeme, Emphyseme) sind in derartigen Fällen möglich. SV 5-Virus kann bei geschwächten Welpen Enzephalitis verursachen.

Differentialdiagnose □ Staupe, Aerosolinfektion mit wenig pathogenen CAV-1-Stämmen, parasitäre Bronchitiden, allergische Bronchitis, Trachealkollaps und chronische Herzinsuffizienz.

Behandlung □ Sie muß primär die Ausschaltung der plurikausalen auslösenden Momente und die Verhinderung von Komplikationen in Angriff nehmen. Ruhe, warme, aber nicht zu trockene Luft und Isolierung von anderen Hunden sind wichtig. Soweit eine Behandlung bei hartnäckigen oder komplizierten Fällen erforderlich ist, konzentriert sie sich auf:

a) die Verabreichung von Antibiotika (Chloramphenicol, Gentamycin, Tetrazykline) oder Sulfonamiden (Sulfonamid-Trimethoprim-Kombinationen) zur Kontrolle der Sekundärinfektionen; auch Aerosole mit Kanamycin, Gentamicin oder Polymyxin-B sind verwendbar;
b) die Stillung übermäßigen Hustens (Kap. 14.1);
c) die Verabreichung von Bronchodilatatoren;
d) Förderung der Exspektoration.

Prophylaxe □ Grundimmunisierung und jährliche Boosterung mit sogenannten »funktionell synergistischen Kombinationsvakzinen« (Mayr et al., 1984), welche das Erregerspektrum in der betroffenen Region berücksichtigen. In Problemzwingern und Händlerställen ist Verwendung von Bordetellenvakzinen angezeigt. Die frisch eingestellten Tiere sollen sofort mit einem Paramunitätsinducer behandelt und nach 4–5 d geimpft werden. Mit der Impfung soll nochmals paramunisiert werden (Mayr et al., 1984).

10.5 Hepatitis contagiosa canis (H. c. c.), ansteckende Leberentzündung, Rubarthsche Krankheit (Infectious Canine Hepatitis = ICH)

H. c. c. ist eine durch canines Adenovirus I (CAV-1) hervorgerufene Leberentzündung, die vor dem Nachweis ihrer Identität mit Fuchsenzephalitis durch RUBARTH (1947) meist mit Staupe oder toxischen Hepatiden verwechselt wurde. CAV-1 und CAV-2 sind antigenverwandt, besitzen aber verschiedene Organtropismen. CAV-2 ruft Laryngotracheitis hervor. Allerdings können CAV-1-Viren bei Inhalation respiratorische Symptome erzeugen. Beim Menschen sind inapparente Infektionen bekannt.

Ansteckung □ Nach oronasaler Aufnahme vermehrt sich das Virus in den Tonsillen und regionalen Lymphknoten. Ab dem 4. Tag tritt eine 4–8 d dauernde Virämie auf, in deren Verlauf es zu Fieber und Organbesiedlung und zytotoxischen Effekten, v. a. in Leber, Niere und Augen kommt. Die Inkubationszeit wird mit 2–5 d angegeben.

Virusausscheidung □ Sie erfolgt mit der Organbesiedlung ab dem 5. Tag über Speichel, Harn und Fäzes und kann im Harn bis 6 Monate bestehenbleiben. Inapparente Infektionen können ebenfalls Dauerausscheidung bewirken. In einem pH-Bereich von 3–9 kann CAV-1 bei kaltem Wetter (< 4 °C) in der Umwelt bis zu 9 Monaten infektiös bleiben. Selbst bei Raumtemperatur kann CAV-1 3–11 Tage überleben (z. B. an Injektionskanülen). Zur Desinfektion eignen sich Abdampfen, Chlorkalk 5 %, Natriumhydroxyd oder Jodpräparate; Formalin oder Phenole sind nur langsam wirksam.

Symptome □ Da bei serologischen Untersuchungen in ungeimpften Hundepopulationen bei 45–73 % der Tiere H. c. c.-Titer bestanden, darf angenommen werden, daß ein Großteil der Hunde die Infektion stumm durchmacht. Die manifesten Erkrankungen werden durch den Reticulo- und Endotheliotropismus des CAV-1 bestimmt und treten überwiegend bei Junghunden, manchmal mit Staupe vergesellschaftet, auf.

Perakuter Verlauf □ Falls es in der Virämiephase nicht zur raschen humoralen Antikörperbildung kommt, sterben die Hunde innerhalb weniger Stunden, ohne für den Besitzer wahrnehmbare Symptome zu zeigen (perakuter Verlauf). Die Besitzer vermuten daher häufig eine Vergiftung. Die *akut verlaufende H. c. c.* ist wegen der vielfältigen Symptome klinisch schwer von anderen Infektionskrankheiten, insbesondere akuter Staupe, abzugrenzen. Die Fieberkurve kann zweigipflig sein.

Verdächtig für H. c. c. sind: Tonsillitis mit schmerzhafter Lymphknotenschwellung und subkutanen Ödemen an Kopf, Hals und Unterbrust; Petechien und Ekchymosen; Blutungen in Maulhöhle und vorderer Augenkammer; blutige Ergüsse in Körperhöhlen; ausgeprägter abdominaler Palpationsschmerz mit Leber- und Milzvergrößerung; Bronchopneumonie, ZNS-Störungen und Durchfall. Bei trächtigen Hündinnen kann Abort eintreten. Der *subakute oder chronische Verlauf* geht mit subklinischen oder unspezifischen Störungen einher. In der Heilungsphase können graue avaskuläre Hornhauttrübungen (Leukome), Uveitis und Ödeme auftreten (Hypersensibilitätsreaktion vom Arthus-Typ).

Laborbefunde □ Im Blutbild sind bei perakutem und akutem Verlauf (ab 2. Tag) Leukopenie (200–4000/μl) und Thrombopenie zu erwarten, die ab etwa 7. Tag von Leukozytose und evtl. Normoblastenvermehrung abgelöst werden. Die Leberenzyme sind oft erhöht, es tritt aber kaum Bilirubinämie auf. Infolge der auftretenden Verbrauchskoagulopathie können die Blutgerinnungswerte deutlich verlängert sein. Meistens bestehen Proteinurie und Bilirubinurie.

Diagnosesicherung □ Sie erfolgt nur selten intra vitam. Sie kann durch Einschlußkörperchennachweis, Erregerisolierung aus dem Blut oder nach 1–2 Wochen serologisch (Komplementbindungsreaktion) erfolgen.

Differentialdiagnose □ Vergiftungen, Staupe, Parvovirose, Leptospirose.

Komplikationen □ Chronisch aktive Hepatitis bei Persistieren von CAV-1 in der Leber. Erhöhte Anfälligkeit für Pyelonephritis nach CAV-1-Besiedlung der Nieren.

Prognose □ Sie hängt vom Alter des Patienten und Verlaufsform ab. Bei akutem Verlauf kann Mortalität bei Welpen 100 % erreichen. Bei adultem Hund sinkt sie auf 10–50 %.

Behandlung □ Bei akuten Fällen Nahrungskarenz und Infusionen von Glukose- und Elektrolytlösungen zur Aufrechterhaltung der Homöostase. Analgetika sind bei starken Bauchschmerzen angezeigt. Bei Verbrauchskoagulopathie wird der Infusionslösung 50 IE/kg/h Heparin zugesetzt. Breitspektrumantibiotika sind zur Infektionsprophylaxe angezeigt. Vom Einsatz von Glukokortikoiden wird abgeraten, da sie Replikation und Ausschleusung von Viren fördern. Keine Glukokortikoid-Augensalben verwenden bei Korneatrübung.

Prophylaxe □ Attenuierte Lebendvakzinen

(CAV-1 bzw. CAV-2) oder inaktivierte Vakzinen. Durch die Verwendung von heterologen attenuierten CAV-2-Impfstoffen oder Totvakzinen können die gelegentlich bei CAV-1-Vakzinen nach 1–2 Wochen auftretenden Korneatrübungen (blue eye phenomenon) vermieden werden.

10.6   Enterale Viruserkrankungen

Viele Viruserkrankungen können von intestinalen Störungen begleitet werden (Staupe, Hepatitis). Dieses Unterkapitel beschränkt sich auf diejenigen, welche nahezu ausschließlich Darmerkrankungen hervorrufen, nämlich Hundeparvovirose, Coronaviruserkrankung und Infektionen mit caninem Rotavirus (Carmichael et al., 1981). In Hundeseren gelang es ferner, Antikörper gegen humane Enteroviren wie »Echo«-, Polio-, Reo- und Coxsackiviren nachzuweisen. Vorübergehend ließen sich aus dem Hundedarm Astro-Viren, andere Parvoviren als das canine Parvovirus (CPV), Herpes- und Reoviren isolieren. Allen diesen Viren wird vorderhand nur fragliche krankheitsfördernde Wirkung zugeschrieben. Fraglich pathogen für Welpen sind Caliciviren (Evermann et al., 1985). Canines Parvovirus (CPV), canines Coronavirus (CCV) und Rotaviren verursachen einzeln oder in unterschiedlichen Kombinationen ähnliche enterale Symptome. Im Einzelfall hängt die Schwere des Verlaufes vom Alter des Hundes, den Umgebungsfaktoren, Streßfaktoren, Darmbakterien- und Parasitenbesiedlung ab. Bei in Österreich infolge Enteritiden sezierten Hunden konnte Pfeil (1983) in 30 % CPV, in 2 % CCV und in 2,66 % Staupevirus nachweisen. Arens et al. (1980) isolierten in der BR Deutschland aus Kot von 669 Hunden mit Gastroenteritis in 8 % CCV, in 0,3 % Rotavirus und in 0,6 % Mischinfektionen von CCV und CPV.

10.6.1   Corona- und Rotavirus- enteritiden

CCV-Enteritiden wurden erstmals 1971 von Binn et al. (1975) in der BR Deutschland nachgewiesen. CCV erzeugt neutralisierende Antikörper gegen TGEV, obgleich CCV, TGEV (Schweinecoronavirus) und felines CV sonst keine serologischen Kreuzreaktionen zeigen. TGEV kann den Hundedarm besiedeln. Erst nach mehreren Passagen kann auch Durchfall auftreten. CCV-Enteritis kommt weltweit vor.

Ansteckung □ Fäkal-oral. Rasche Ausbreitung in nicht immunen Populationen. Die experimentell festgestellte Inkubationszeit beträgt nur 24–36 h,

die natürliche Inkubationszeit 1–4 d. Das Virus zerstört die apikalen Teile der Darmzotten und vermag in Lymphknoten, Leber und Milz vorzudringen, verursacht aber keine eigentliche Virämie.

Virusausscheidungsdauer □ Sie beträgt im Kot 3–14 d, evtl. länger. Die Tenazität des Virus ist relativ hoch, v. a. im Winter. CCV ist säureresistent (geht unbeschädigt durch Magen hindurch). Hypochlorit- und andere Virusdesinfektionsmittel sind gut wirksam.

Symptome □ (Benary et al., 1981) Wegen der hohen Kontagiosität findet man Coronavirusinfektionen häufig in Zwingern (60–70 %), selten bei einzeln gehaltenen Hunden. Stumme Infektionen sind häufig. Chronische Durchfälle bei adulten Hunden sind möglich. Manifeste Infektionen sind überwiegend bei Junghunden ab der 4. Lebenswoche zu verzeichnen. Beobachtet werden Abgeschlagenheit, Anorexie, evtl. 1–2 d Erbrechen, geringes (39,2 °C) oder kein Fieber, nie Untertemperatur; zuerst breiiger, dann schleimig bis wäßriger, übelriechender, grünlicher bis orangegelber (etwas Blut) Durchfall und z. T. starke Austrocknung. Der Durchfall kann 8–14 d oder länger anhalten, wobei Schwere und Dauer von Parasitosen und Sekundärinfektionen abhängen. Ein schwerer Verlauf ist immer verdächtig für Doppelinfektionen mit CPV. Es kommt im Blutbild nicht zu Leuko- und selten zu Lymphopenien. Die Mortalität ist gering und beschränkt sich auf Welpen. Maternale Antikörper sind nur kurze Zeit in Welpen nachweisbar.

Diagnosesicherung □ Elektronenmikroskopisch im Kot, Immunelektronenmikroskopie, Immunfluoreszenz in gefrorenem Darm, Serumantikörper ab 9. Tag.

Differentialdiagnose □ Rota- oder Parvovirose, Staupe, Parasitosen, Kokzidien-, Giardien- oder Campylobacterbefall (s. auch *Tab. 18.5*, Kap. 18.9).

Behandlung □ Da Maldigestion und Malabsorption infolge Darmzottenatrophie auftreten, kommt der Nahrungskarenz bei guter Flüssigkeitsversorgung (Elektrolyte, Traubenzucker) besondere Bedeutung zu. Wichtig ist, Junghunde warm zu halten. Antibiotika erübrigen sich, außer in schweren Fällen (Sekundärinfektionen).

Prophylaxe □ Erste Impfversuche führten zu Immunstörungen gegenüber Staupe. In der Zwischenzeit sind neue Vakzinen entwickelt worden, deren Bewährung abgewartet werden muß.

10.6.2 Canine Parvovirusinfektion, Hundeparvovirose, »Hundeseuche«

Infektion mit einem DNS-Virus aus der Familie der Parvoviridae, den kleinsten animalen Viren. Zur Replikation ist das *canine Parvovirus* (CPV) auf Zellen mit hohen Mitoseraten angewiesen und bevorzugt daher Darmkryptenzellen, Jugendstadien von Erythrozyten und Granulozyten, lymphopoetisches Gewebe (Peyersche Platten, Lymphknoten, Thymus und Milz) und, solange sie sich noch teilen, die Myokardzellen. Dabei ruft es Nekrosen hervor. Neben dem pathogenen CPV gibt es noch apathogene CPV. CPV unterscheidet sich vom felinen Parvovirus (Panleukopenievirus) nur in wenigen DNS-Basensequenzen, ist aber nur für Caniden pathogen. Parvovirose wurde erstmals 1978 fast gleichzeitig in Europa, Nordamerika und Australien beschrieben. In vor 1976 entnommenen Serumproben lassen sich keine CPV-Antikörper nachweisen.

CPV zeichnet sich durch eine sehr hohe Tenazität aus. Es kann einen pH-Bereich von 3 bis 11 und 30 min bei 70 °C überleben. Bei Raumtemperatur bleibt CPV im Kot mindestens 6 Monate ansteckungsfähig. *Desinfektion* gegen CPV erfordert 2%ige Natronlauge, 0,2%ige Peressigsäure, 1%iges Glutaraldehyd oder Venno-FF® Super/II (Venno GmbH, Norderstedt).

Ansteckung □ Fäkal-oral durch mit Kot beschmutztes Futter, durch am Fell von genesenen Hunden, an Gegenständen oder Kleidern anhaftendes Virus. Vom Zeitpunkt des Kontaktes mit einem erkrankten Hund bis zum klinischen Krankheitsausbruch verstreichen ca. 7–14 d. Die Inkubationszeit beträgt 2–3 d bis zur Virämie und 4–7 d bis zum Auftreten klinischer Symptome (Ansiedlung und Virusvermehrung in Geweben).

Virusausscheidung □ Im Kot beginnt 3–5 d nach peroraler Infektion und dauert ca. 12 d, selten 25 d. Andere Körperausscheidungen können ebenfalls infektiös sein. Dauerausscheider scheinen nicht vorzukommen, jedoch kann es bei mangel-

hafter IgA-Bildung zu periodischer Virusausscheidung kommen.

Symptome □ Entgegen dem Eindruck beim erstmaligen Auftreten der Krankheit 1979/80 erkranken nur ca. 10 % einer spontan dem CPV ausgesetzten Hundepopulation, die übrigen machen eine stumme Immunisierung durch. Die Mortalität bewegt sich zwischen 1 und 10 % und betrifft überwiegend 6 Wochen bis 6 Monate alte Hunde. Der *enterischen Form* liegt eine katarrhalische bis hämorrhagische Jejunitis-Ileitis (nicht Gastritis!) zugrunde. In abnehmender Häufigkeit treten auf (s. auch *Tab. 18.5,* sowie POLLOCK, 1984): Durchfall (5 bis100 %), Erbrechen (80 %), Untertemperatur oder Fieber bis 41,5 °C (50 %), Leukopenie am 2. bis 5. Krankheitstag bei einmaligem Untersuchen in ca. 35 %, Leukopenie bei wiederholtem Untersuchen in 85–100 %, Anorexie, Abgeschlagenheit und z. T. massive Austrocknung (50 %), Bauchschmerzen ca. 15–20 %. Selten sind kardiale Symptome. Die Symptome werden stark vom Alter, vom Vorhandensein von Parasiten, Art der Sekundärerreger und dem Grade der Immundepression geprägt. Eine frühzeitige Antikörperproduktion ist mit einem milden Verlauf verbunden. Die meisten Tiere sterben zwischen dem 2. und 4. Krankheitstag. Ab 4.–5. Krankheitstag nehmen die Überlebenschancen deutlich zu. Die Krankheitsdauer beträgt 1–2 Wochen.

Die *kardiale Form* kommt nur bei Welpen im Alter von 4–10 Wochen vor. Voraussetzungen sind:

1. das Fehlen maternaler Antikörper,
2. eine perinatale Infektion (5 Tage vor bis 5 Tage nach Geburt).

Die Parvomyokarditis ist selten geworden, seitdem die Hündinnen entweder geimpft wurden oder eine Parvovirose durchgemacht haben. Die kardiale Form führt bei einigen Welpen zu plötzlichen, unerwarteten Todesfällen, bevorzugt um die Fütterungszeit herum. Andere Welpen sterben infolge Lungenödem, Pleuraerguß oder/und Aszites, nachdem Atemnot, Zyanose, geräuschvolle Atmung, Würgen, Fieber und evtl. schaumiger Nasenausfluß aufgetreten sind. Bei nicht klinisch erkrankten Welpen können EKG-Abnormitäten, nichteitrige Myokardnekrosen und später fibröse Narben nachgewiesen werden.

Laboruntersuchungen □ Zur Objektivierung des Austrocknungsgrades dienen Hämatokrit (bis 65 %) und Gesamtproteinbestimmung. Bedeutungsvoll für Diagnosesicherung und Prognose ist das weiße Blutbild. Vom 2. bis 5. Erkrankungstag findet man bei 30–90 % der *schwerkranken* Hunde einen kurzzeitigen Leukozytenbefall auf 6000/µl und darunter (bis 400/µl). Experimentelle Infektionen führen vom 3.–7. Tag post infectionem regelmäßig zu Lymphopenie (POLLOCK, 1982). Auch die Monozyten sind oft signifikant erniedrigt. Nach 2–3 Tagen treten in den meisten günstig verlaufenden Fällen Linksverschiebung und Leukozytose auf, die bis 50 000/μl erreichen kann. Auch eine ausgeprägte Monozytose am 4./5. Krankheitstag kommt vor. Prognostisch ungünstig sind anhaltende Leukopenien und Werte < 2000/μl. Solche Hunde können anderen Viruskrankheiten oder Sekundärinfektionen (Pneumonien, Pleuritis, multiplen Abszessen) zum Opfer fallen.

Diagnosesicherung □ Typische klinische Symptome zusammen mit einer deutlichen Leukopenie (< 3000/μl) machen Parvovirose hochwahrscheinlich. Das Fehlen von Leukopenie schließt Parvovirose jedoch nicht aus. Gesichert wird die Ätiologie durch Virusnachweis im Kot mit dem Hämagglutinations-, Latexpartikel- (ANI™ Parvotest®) oder ELISA-Test oder elektronenmikroskopisch. Spezifische Serumantikörper sind ab 5. bis 6. Tag mit dem Hämagglutinationshemmtest nachweisbar.

Differentialdiagnose □ (s. auch *Tab. 18.5*):

Coronavirusenteritis
Hämorrhagische
 Gastroenteritis
Staupeenteritis
Hepatitis
starke Verwurmung
Giardiasis
Kokzidiose
Salmonellose
Campylobakterenteritis
Colitiden

Diätfehler
Darmobstruktionen
 (Fremdkörper, etc.)
Verdorbenes Futter
Vergiftungen
Pankreatitis
Leber- oder Nieren-
 insuffizienz
Addisonsche Krise
Immunerkrankungen

Behandlungsgrundsätze □ (Details s. Kap. 18.9)
1. Rehydrierung, Austrocknung korrigieren und Erhaltungsbedarf von 50–60 ml/kg plus Verluste ersetzen.
2. Azidose bekämpfen mit Na-Bikarbonatlösung (s. Tab. 9.4).
3. 24–48 h völliger Futterentzug, gefolgt von Diät, verordnen, da infolge der Darmzottenzerstörung sekundäre Malabsorption und Maldigestion bestehen.
4. Sowohl Trinkwasser als auch Elektrolytlösungen mit Glukose (Normolytoral®, Gebro, Fieberbrunn, Österreich) anbieten.

5. Nach 48–72 h auf den Tag verteilt kleine Mengen Teigwaren oder Reis mit Magerquark, Hüttenkäse oder wenig gehacktem, mageren Hühnerfleisch anbieten.
6. Systemische Antibiotika (Aminoglycoside) oder Sulfonamide (5–7 d) geben.
7. Antidiarrhoika wie Loperamid (Imodium®), Diphenoxylat (Reasec®) oder Anticholinergica (Buscopan compositum®), letzteres nur in niedrigen Dosen (0,3–0,4 ml / 10 kg KG zur Vermeidung von paralytischem Ileus).
9. Darmabdeckende Mittel und Absorbentien (Kohle) werden oft erbrochen und sind von zweifelhaftem Wert. Gleiches gilt für orale Antibiotika.
10. Glukokortikoide in hohen Dosen können bei Schockzuständen initial 1–2mal i. v. verabreicht werden. In der Heilungsphase kann Appetit mit 1–2maligen kleinen Dosen von Glukokortikoiden (0,2 mg/kg Prednisolon) angeregt werden.

Prophylaxe □ Inaktivierte oder Totvakzinen verhindern zwar die Krankheit, führen aber nicht immer zur Resistenz gegen die Infektion. Voraussetzung für eine gute Wirksamkeit ist eine hohe Antigenkonzentration in den Impfstoffen. Inaktivierte Impfstoffe können zu einem kürzeren Impfschutz führen als attenuierte Lebendimpfstoffe, welche sowohl in bezug auf Dauer als auch Stärke des Impfschutzes am besten abschneiden. Attenuierte Lebendimpfstoffe führen i. d. R. vom 3.–7. Tag zur Virusausscheidung im Kot. Antikörper sind ab dem 3. Tag nach der Impfung nachweisbar. Lebendimpfstoffe sind in gewissen Ländern (z. B. Schweiz) nicht zugelassen. Vakzinen mit attenuiertem, lebendem, felinem Parvovirus sind den Vakzinen mit caninem Parvovirus wegen geringerer Virusvermehrung im Impfling unterlegen. Maternale Antikörper, die manchmal bis zum Alter von 14–18 Wochen nachweisbar sind, können eine Immunisierung unterbinden. Es gibt somit eine Periode, in der Welpen für wildes Virus bereits empfänglich, aber mit Vakzinen (besonders Totvakzinen) noch nicht immunisierbar sind. In unverseuchter Umgebung sollen Welpen mit 8–9 Wochen gegen Staupe, mit 12–14 Wochen erstmals gegen Parvovirose und mit 16–18 Wochen erneut gegen Parvovirose geimpft werden. Eine alljährliche Wiederholung der Impfung ist empfehlenswert. Empfehlungen für Welpen in verseuchter Umgebung s. Kap. 10.2.

10.7   *Tollwut, Lyssa (Rabies)*

Meist tödlich verlaufende, anzeigepflichtige, epizootische, v. a. durch Bisse übertragene virale Enzephalomyelitis der Säugetiere, Vögel und des Menschen. Es handelt sich um eine der am längsten bekannten, durch Tiere, v. a. Hunde und Wild, verbreitete Anthropozoonosen. Seit der Einführung der Hundeimpfungen sind verschiedene Wildtiere, z. B. Raubwild, zu den Hauptreservoiren geworden (sylvatische Wut). Weltweit kommen vereinzelt antigene Varianten des Tollwutvirus vor. Die tierartliche Empfindlichkeit variiert stark und ist z. B. für Füchse, Dachse und Kaninchen größer als für Hunde. Menschen sind weniger empfindlich als Hunde. Katzen sind gegen Wildvirus resistenter als Hunde, aber empfindlicher gegen Impfvirus.

Ansteckung □ Sie erfolgt meistens direkt durch im Speichel tollwütiger Tiere ausgeschiedenes Virus, das über Bißwunden oder Hautschürfungen in die Muskulatur gelangt. Nicht jeder Biß führt zur Ansteckung. Nach nur 24stündiger lokaler Vermehrung dringt Virus via Muskelendplatten und neurotendinale Spindeln in Nervenfasern ein. In den Nerven wandert das Virus mit einer Geschwindigkeit von maximal 7 cm/d in Richtung Rückenmark oder Gehirn (Minimum 18 Tage). Ausnahmsweise kann das Virus via Blut das Gehirn erreichen. V. a. im Gehirn erfolgt eine rasche Virusvermehrung und Ausbreitung von Zelle zu Zelle, gefolgt von einer generellen zentrifugalen Ausbreitung via Nerven in *alle* Organe, besonders aber Speicheldrüsen und Auge. Indirekte Übertragungen sind wegen der langen Viruspersistenz in gekühlten Kadavern (bis 90 Tage) und in der Umwelt (kaltem Wetter, Sonnenschutz) möglich, spielen aber selten eine Rolle.

Infektionen durch Einatmung von in Exkreten angetrocknetem und mit Staub aufgewirbeltem Virus sind sehr selten. Die Virusaufnahme mit Futter kann selten zur manifesten Tollwut oder aber zu Titeranstieg ohne Krankheit führen. Die *Inkubationszeit* beträgt 14–60 Tage, kann aber in einzelnen Fällen 6–12 Monate erreichen.

Virusausscheidung □ Sie kann außer im Speichel kranker Tiere in kleinen Mengen auch via Harn, Fäzes und Ausatmungsluft erfolgen. Bedeutungsvoll ist, daß Virusausscheidung evtl. schon 1–13 Tage vor dem Auftreten von Symptomen erfolgen kann (FEKADU et al., 1982) und daß Shunks und experimentell infizierte Hunde zu latenten Ausscheidern werden können.

Desinfektion □ Hierzu sollen die in den jeweiligen seuchenpolizeilichen Verordnungen vorgeschriebenen Mittel verwendet werden. Sowohl saure Desinfektionsmittel als auch Seife, Natronlauge, Phenole, Halogene und Formalin sind gut wirksam.

Symptome □ Sie sind Ausdruck der neuralen Schädigungen der peripheren motorischen Neurone (lower motor neurone, Lähmungen) und des limbischen Systems (Verhaltensstörungen). Die klassische Auffassung, daß Tollwut immer tödlich und in 3 Phasen unaufhaltsam progressiv verlaufe, ist nur bedingt richtig. Atypische Verlaufsformen sind relativ häufig geworden und werden damit zu einer diagnostischen Crux.

Das Fehlen der Leitsymptome des klassischen Tollwutverlaufes und das Auftreten einer verwirrenden Vielfalt von abweichenden Formen und Symptomen haben dazu geführt, daß man in verseuchten Gegenden Tollwut bei allen Hunden mit neurologischen Symptomen in die Differentialdiagnose einbeziehen muß.

Klassischer Dreiphasenverlauf

Prodromalstadium □ Wesensänderungen (Dauer wenige h bis 4 d), Hunde launenhaft, überfreundlich bis abweisend, ängstlich, unruhig, suchen zu entweichen, bellen oder beißen unmotiviert, evtl. kommen Fliegenschnappen und Pruritus an Bißstelle dazu.

Exzitationsstadium □ Gekennzeichnet durch Aggressivität und Drangwandern (»rasende Wut«) (Dauer 1 bis 4 d). Steigerung der Unruhe und Launenhaftigkeit, Anorexie, Zerbeißen von Fremdkörpern, Speichelfluß, langgezogenes Bellen, Raserei und Entweichen, stures Herumirren und Angreifen von anderen Hunden; evtl. Inkoordination und epileptische Anfälle.

Paralyse- oder Depressionsstadium □ Dauer bis zum Tod 3–4 d; Unruhe geht zunehmend in Erschöpfung und Lähmungszustände über (Bulbärparalyse, Kehlkopflähmung usw.).

»Stille Wut«

Ohne vorangehendes Exzitationsstadium dauert diese Form ca. 2–4 d und ist zu einem häufigen, in gewissen Gebieten sogar zum ausschließlichen Tollwutverlauf geworden.

Symptome □ Ausdrucksloser, stupider Blick, Hund sitzt herum, ohne an Umgebung teilzunehmen, Speicheln, Unterkieferlähmung, heisere Stimme, Unmöglichkeit der Futteraufnahme, Nickhautvorfall, ungleiche Pupillengrößen, Schielen, schließlich Rumpf- und Gliedmaßenlähmungen und Tod.

»Atypische Wut«

Dieser chronische, bis 3 Monate oder länger dauernde, subklinische Verlauf ist möglicherweise Ausdruck einer suboptimalen Antikörperbildung, welche die intrazellulären Viren nicht zu neutralisieren vermag.

Symptome □ Durchfälle oder evtl. Darmlähmung zu Beginn, dann Hyperästhesien, Paresen, Motilitätsstörungen, Depressionen, gefolgt von vorübergehender oder dauernder Besserung. Diagnose kann nur am toten Tier bestätigt werden.

Diagnosesicherung □ Sie erfolgt auf dem Ausschlußweg anhand der Anamnese und der klinischen Symptome (tierseuchenpolizeiliche Vorschriften befolgen) und durch Spezialuntersuchungen von Gehirn oder evtl. Haut. Der histologische Nachweis von Negrikörperchen ist gegenüber den Immunfluoreszenzmethoden, die schneller und treffsicherer (98 %!) sind, in den Hintergrund getreten.

Differentialdiagnose □ Fremdkörper im Maul, Enzephalitis durch Aujeszky- oder Staupeviren; Toxoplasmose, Enzephalopathien bei Urämie,

Trigeminusparese, Leberleiden, Leptospirose; epileptische Anfälle, nicht organisch bedingte Wesensänderungen (Bissigkeit).

Prophylaxe □ Durch einen Immunitätsgrad von 70 % einer Hundepopulation gelingt es, die Seuchenausbreitung zu verhindern. Die gesetzlich geregelten Vakzinierungsprogramme haben sich weltweit bewährt. Attenuierte Lebend- und inaktivierte Tollwutimpfstoffe stehen zur Immunisierung zur Verfügung. Die Bemühungen zur Tilgung der silvatischen Tollwut durch Vakzinierung des Raubwildes sind in der Schweiz bis zum Berichtszeitpunkt erfolgreich verlaufen.

Bekämpfung □ Siehe Tierseuchengesetzgebung.

10.8   Pseudowut, Aujeszkysche Krankheit, Juckpest, infektiöse Bulbärparalyse (Pseudorabies)

Akute, tödlich verlaufende Virusinfektion (Herpesvirus suis), v. a. von Hirnstamm und Kernen der Hirnnerven. Zunehmende Häufigkeit in Norddeutschland (APELT, 1983), in der Schweiz getilgt. Besonders gefährdet sind Hunde, die Kontakt mit Schweinen (auch gesunden) haben. Gelegentlich wird eine latent verseuchte Schweineherde erst durch Erkrankung des Hofhundes entdeckt (Anzeigepflicht!).

Das Herpesvirus kann latente Infektionen durch Inkooperation in das Wirtszellengenom hervorrufen. Beim Menschen kann das Virus zu harmlosen Wundinfektionen führen. Hunde sind für die Seuchenverbreitung ohne Bedeutung.

Ansteckung □ Sie erfolgt oral durch Fressen von virushaltigen, nicht erhitzten Innereien oder Schweinefleisch. Aerogene Infektionen durch Nasen-, Augen- und Lungensekrete von Schweinen ist umstritten. Nach der p.o.-Virusaufnahme erfolgt vorerst eine Vermehrung in lymphatischen Geweben (v. a. im Rachenring). Daran schließt sich ein zentripetaler Virusaufstieg aus Tonsillen und Maulschleimhaut via 9. und 10. Gehirnnerven zu den Ganglien- und Gliazellen des Hirnstammes an. Durch Virusvermehrung entstehen degenerative Nervenveränderungen. Die Inkubationszeit beträgt 2–9 Tage.

Virusausscheidung □ Diese und eine direkte Ansteckung von Hund zu Hund spielen keine Rolle. Das Virus kann aber in der Umwelt bei 25 °C bis zu 40 Tagen überleben. Erhitzung über 55 °C und Desinfektionsmittel auf Chlor-, Ammonium- und

Formalinbasis inaktivieren das Virus rasch (Alkohol und Phenole unwirksam).

Symptome □ Zu Beginn beobachtet man Ruhelosigkeit mit Hinlegen und Wiederaufstehen oder Apathie und Mattigkeit. Auch Anorexie, Erbrechen, Tachypnoe (60–80) und Fieber (41 °C) kommen vor. Rasch einsetzendes, starkes Speicheln infolge Schluckbeschwerden (Bulbärparalyse), schwankender Gang, Ataxien und ein ängstlicher Gesichtsausdruck rufen bei Besitzern zunächst den Eindruck einer Vergiftung hervor. Manche Hunde haben Tobsuchtsanfälle oder winseln und jaulen, als ob sie Schmerzen hätten. Pathognomonisch ist der starke Juckreiz (Hyperästhesie), der an Ohren und Nase beginnen kann. Infolge Beißen und Kratzen treten bei bis zu 50 % der Hunde Automutilationen auf. Innerhalb von 24 bis zu max. 48 h kommt es zu Bewußtseinstrübungen, fibrillären und klonischen Krämpfen, Lähmungen und schließlich zum Tod.

Diagnosesicherung □ Parästhesien und Hyperästhesien im Verein mit Tachypnoe, Fieber und raschem tödlichen Verlauf und Kontaktmöglichkeiten mit Schweinen sind charakteristisch. Diagnose kann auch histologisch gesichert werden.

Differentialdiagnose □ Tollwut, verläuft langsamer und ohne übersteigerten Juckreiz; Toxoplasmose, bakterielle Infektionen und sekundäre Enzephalopathien wie Urämie verlaufen langsamer; Hautallergien mit Juckreiz sprechen i. d. R. auf Glukokortikoide an.

Prognose □ Immer tödlicher Verlauf, keine Behandlung möglich.

Prophylaxe □ Sie ist auf hygienische Maßnahmen beschränkt.

10.9   Herpesvirusinfektion

Das canine Herpesvirus (CHV) ist spezifisch für Hunde, wurde 1965 erstmals beschrieben (Carmichael et al., 1965) und neigt wie die Herpesviren der übrigen Tiere zur Entwicklung latenter und persistierender Infektionen. Antikörper gegen das CHV finden sich in der Schweiz bei ca. 6 % der adulten, einzeln gehaltenen Hunde (Engels et al., 1980) und bei annähernd 100 % der Hunde in infizierten Zwingern. Das CHV wird i. d. R. direkt übertragen. Welpen können intrauterin, in den Geburtswegen oder durch andere Welpen, adulte Hunde naso-oral oder beim Geschlechtsverkehr angesteckt werden.

Inkubationszeit □ Sie beträgt ca. 1 Woche. Das Virus ist gegen die üblichen Desinfektionsmittel und Hitze empfindlich, kann aber in der Kälte lange Zeit infektiös bleiben.

Symptome □ Das CHV kann lokale (genitale, respiratorische und/oder zentralnervöse) oder systemische Krankheitssymptome verursachen. Je nach Alter, Infektionsmodus und den vorherrschenden Umständen verläuft die Infektion abortiv, subklinisch oder mit schweren Symptomen. Schwere Symptome wie gelbgrüner bis blutiger Durchfall, bei vorerst erhaltener Sauglust, gefolgt von Erbrechen, Würgen, Wimmern, petechialen Haut- und Schleimhautblutungen und Tod nach 1–2 Tagen findet man nur sporadisch bei Welpen im Alter von 2–3 Wochen. Welpen, welche die akute Infektion überstehen, können später zentralnervöse Störungen zeigen (evtl. Kleinhirn- und Augenmißbildungen). Ältere Welpen zeigen u. U. respiratorische Symptome. Genesende Welpen scheiden für 2–3 Wochen Virus aus.

Bei adulten Hündinnen äußert sich eine lokale vaginale Infektion in Form von Bläschen oder lymphofollikulärer Hyperplasie. Des weiteren werden Sterilität, kleine Würfe und Totgeburten verzeichnet. Rüden können lokale Entzündungen des Penis und der Vorhaut aufweisen. Bei nasaler Ansteckung können adulte Hunde milde obere Respirationstraktsymptome aufweisen, die durch andere Viren oder durch Bakterien verstärkt werden (CHV gehört zu den Viren des Zwingerhustenkomplexes).

Laborbefunde □ Bei Welpen selten erhoben, es besteht Thrombozytopenie und SALT-Erhöhung.

Diagnosesicherung □ Sie erfolgt meistens erst bei der Sektion oder aufgrund des Alters und der Symptome. Im Gewebe lassen sich evtl. intranukleäre Einschlußkörperchen nachweisen.

Differentialdiagnose □ Bei Welpen kommen Haltungsprobleme, (Unterkühlung) und Hungern, bei adulten Hunden andere Genitalinfektionen in Frage.

Prognose □ Bei Welpen immer ungünstig; bei adulten Hunden gut. Es muß zeitlebens mit Reaktivierung des Virus durch Streß oder Glukokortikoide gerechnet werden.

Behandlung □ Bei Welpen keine wirksame Behandlung bekannt außer Hochimmunserum, Elektrolytlösungen und warmer Umgebung (minimal 38,4 °C). Neue antivirale Medikamente noch ungenügend erprobt.

Prophylaxe □ Artgerechte Haltung der Welpen. Vakzinen haben sich wegen des relativ seltenen Vorkommens von Erkrankungen und der Risiken einer Schaffung von latenten Ausscheidern durch modifizierte Lebendvakzinen nicht durchsetzen können. Trächtige Hündinnen und Welpen in infizierten Zuchtbetrieben können mit Paramunitätsinducern behandelt werden (Mayr, 1984).

10.10   Unspezifische Infektionen

10.10.1 Staphylokokkeninfektionen

Staphylokokken (St.) oder Mikrokokken sind ubiquitäre, grampositive Kokkenarten, die sich durch biochemische Tests und Lysotipie in Biotypen und pathogene, wenig pathogene und saprophytäre Arten unterteilen lassen. St. machen einen Teil der normalen Haut- und Schleimhautflora aus. St. vermögen selbst unter ungünstigen Verhältnissen lange Zeit in der Umwelt zu überleben, und gewisse Stämme sind auch gegen Desinfektionsmittel und Antibiotika verhältnismäßig resistent, wodurch sich ihre häufige Beteiligung bei Hospitalismus und nosokomialen Infektionen erklärt. Die pathogenen St., insbesondere St. intermedius, sind häufige Erreger von unspezifischen Infektionen. Die opportunistischen St. wie St. epidermidis findet man in Gewebeläsionen, wenn durch traumatische, thermische, chemische, konstitutionelle, virologische, mykotische oder parasitäre Schädigungen Eintrittspforten und eine verminderte örtliche oder systemische Resistenz geschaffen wurde. Viele St.-Infektionen gehen von der tiereigenen Flora aus (s. auch Nicolet, 1985).

Die Pathogenität von St. basiert auf Exotoxinen wie Koagulasen (Plasmakoagulation), Hämolysinen, Entero- und anderen Toxinen, die z. B. die Haut schädigen (Epidermolyse) oder Gerinnsel auflösen. Mukopeptide in der Zellwand der St. erschweren ihre Vernichtung durch Körperabwehrmechanismen. Ein Zellwandprotein (Protein A) reagiert unspezifisch mit Immunglobulinen des Körpers und ruft auf allergischer Basis Entzündungen und hyperergische Reaktionen hervor. Die letzteren potenzieren die Exotoxinschäden.

St. sind häufige Begleitbakterien bei Infektionen mit Streptokokken, Pasteurellen, E. coli, Actinomyceten und zahlreichen anderen Bakterienarten.

Symptome ☐ St. rufen Entzündungen von Haut (Pyodermie) und Schleimhäuten hervor, ferner kommt es zu Angina, Rhinitis, Sinusitis, Zystitis sowie zu Wundeiterungen, Phlegmonen und Abszessen. Auf dem Blut- und/oder Lymphweg können sie in das Körperinnere gelangen, wo sie herdförmige Eiterungen und septische Thromboembolien in einem oder mehreren Organen, Empyeme in Körperhöhlen oder granulomatöse Auflagerungen (Herzklappen) hervorrufen können. Sie können ferner durch Bakteriämien oder Septikämien infolge multipler Organbesiedlung und Toxinwirkung zum Tode führen. St. sind die häufigsten aeroben Erreger von Bakteriämien bei kardiovaskulären Erkrankungen und Diskospondylitis (Calvert et al., 1984). St. vermögen aber auch lange Zeit latent im Körper zu verweilen, um bei sich bietender Gelegenheit wie Streß oder Glukokortikoidtherapie zu akuten Septikämien zu führen. St. können infolge ihres Allergisierungsvermögens zu Antigen-Antikörperkomplexerkrankungen, wie Polyarthritis oder Amyloidose, führen.

St. spielen auch eine beträchtliche Rolle als Sekundärerreger nach Virusinfektionen der Atemwege (Pneumonien, Lungenabszesse) und bei nosokomialen Infektionen (Hospitalismus). St.-Infektionen werden häufig durch kleine oder größere Traumata bei Operationen (Wundinfektionen) oder bei unsterilen Manipulationen durch Instrumente, Kanülen oder Katheter von Hund zu Hund und in Organe oder Körperhöhlen eingeschleppt. Aerogene Infektionen oder Schmierinfektion spielen ebenfalls eine wesentliche Rolle.

Die ungehemmte und vielfach unkritische Antibiotika- und Sulfonamid-Anwendung hat stellenweise zur Selektion resistenter Stämme geführt, die sich gerade bei kranken, geschwächten, gestreßten oder unter immunsuppressiver Therapie befindlichen Hunden als therapieresistente oder rezidivierende Infektionen besonders der Haut, der Ohren oder des Respirationsapparates manifestieren.

Diagnose ☐ Die Diagnose der St.-Infektionen kann Schwierigkeiten bereiten, weil man wegen ihrer häufigen Isolierung oft im unklaren ist, welche Bedeutung ihnen am Krankheitsgeschehen zukommt.

Behandlung ☐ Die Wahl des geeignetsten Chemotherapeutikums muß sich nach der Lokalisation der Infektion, nach den Praxisverhältnissen, dem Ergebnis von Vorbehandlungen und dem Antibiotikumpreis richten. Es ist unumgänglich, die Antibiotika-Resistenzsituation in jeder Praxis von Zeit zu Zeit zu testen. Ferner ist es notwendig, die Dosierungen nach dem befallenen Gewebe bzw. Organ zu richten. Genügend hohe Dosierungen und ausreichend lange Therapie sind unumgänglich. Zur äußerlichen Behandlung soll nach Möglichkeit auf Antibiotika verzichtet und auf Desinfektionsmittel ausgewichen werden.

Antibiotika-Selektionsliste
1. Wahl: Chloramphenicol, Lincomycin, Erythromycin, Oxacillin, Cloxacillin, Gentamycin, Kanamycin, Cephalosporine, Augmentin bzw. Synulox®.
2. Wahl: Trimethoprim-Sulfakombinationen, Streptomycin + Penicillin (getrennt anwenden).
3. Wahl (außer wenn keine Resistenzprobleme): Penicillin G, Ampicillin, Tetrazykline (außer bei Knochen, dort Tetrazykline 2. Wahl).

Ausnahmen von vorgehender Liste für 1. Wahl:
a) Prostata: Trimethoprim-Sulfonamid-Präparate, Lincomycin, Erythromycin oder Chloramphenicol.
b) Ableitende Harnwege: Penicillin G und Ampicillin.
c) Zentralnervensystem: Penicillin, Ampicillin, Trimethoprim, Erythromycin, Minocyclin, Chloramphenicol.

Prophylaxe ☐ Hygienische und Desinfektionsmaßnahmen und der schonende Umgang mit den Geweben sind entscheidender für die Eindämmung der Häufigkeit von St.-Infektionen als die prophylaktische und therapeutische Anwendung von Antibiotika. Man sollte bei allen septischen Prozessen die Hände durch Handschuhe vor Kontamination schützen, damit Keime nicht weiterverbreitet werden.

10.10.2 Streptokokkeninfektionen

Streptokokken (Str.) sind grampositive Kokken, die in Ketten oder paarweise gelagert vorkommen. Sie sind obligate Kommensalen oder Parasiten, die außerhalb des Tierkörpers nur begrenzte Zeit überleben können. Die große Zahl der Streptokokkenarten werden anhand ihres unterschiedlichen Kulturverhaltens, insbesondere des Hämolysetyps (Beta-Hämolyse, Vergrünung), ihres Verhaltens gegen Hemmfaktoren (NaCl, Antibiotika, Hitze) und aufgrund der Zugehörigkeit zu den Lancefield-Serotypen A-T unterschieden. Str., v. a. Str. canis, bewohnen die Schleimhautoberflächen, wobei sie bei sich bietender Gelegenheit (Schleimhautbeschädigung, Abwehrschwäche) in den Körper eindringen und sich ausbreiten können. Virulente Str. wie die A-Typen produzieren Streptolysine, Streptokinasen, Desoxyribonukleasen, Hyaluronidasen und andere Exotoxine, die Erythrozyten und Leukozyten lysieren und gefäßkontrahierende, neuro- oder kardiotoxische Wirkungen entfalten können. Im weiteren ermöglichen ihnen spezielle Zellwandproteine das Haften auf Schleimhäuten.

Str. werden v. a. durch Tröpfchen und direkten Kontakt übertragen, weshalb die Haltung vieler Tiere auf engem Raum das Angehen von Str.-Infektionen begünstigt. Die bloße Isolierung von Str. von einer Schleimhautoberfläche beweist noch keine Pathogenität.

Symptome □ Schleimhautentzündungen, Hypersensibilisierung, Wundinfektionen und Abszesse werden häufig durch Str. bedingt. Str. canis kann Vaginitis und Metritis, ferner Septikämie, Nabelentzündungen oder Polyarthritis bei Welpen verursachen (Greene, 1984). Str. equisimilis wurde bei Pyometra, Rhinitis und Konjunktivitis isoliert. Beta-hämolytische Str. können bei Schleimhautentzündungen, Otitiden, Pneumonien (Str. pneumoniae), Panaritien, Gingivitis und Harnweginfektionen eine Rolle spielen. Gerade im letzteren Fall muß man nach dem Vorliegen begünstigender anatomischer Momente wie Divertikel, Obstruktionen, Harnsteine oder Neoplasmen suchen. Septikämische Prozesse oder Endokarditis valvularis werden eher durch Staphylokokken als Str. verursacht. Str. können eine Partialimmunität bewirken. Str. sind häufige Begleitbakterien bei Pleuritis und Peritonitis.

Behandlung □ Sie ist einfacher als bei Staphylokokkeninfektionen, weil die Antibiotikaresistenz nur eine geringe Rolle spielt. Die Großzahl der Str. ist gegen Penicilline oder Erythromycin sensibel. Sulfonamide sind suboptimal. Einzig Enterokokken (Str. faecalis, D-Str.) sind wenig penicillinempfindlich, daher ist entweder Kombination mit Aminoglykosiden oder Ampicillin angezeigt.

Prophylaxe □ Diese beschränkt sich auf hygienische Maßnahmen.

10.11 Leptospirosen, Stuttgarter Hundeseuche und Weilsche Krankheit

Leptospirosen sind weltweit vorkommende Zoonosen, die durch teilweise wirtspezifische Serotypen von Leptospiren (L) (Spirochäten) hervorgerufen werden (s. auch Freudiger, 1986). Das Fortbestehen der Leptospirosen wird durch Reservoirs bei wilden und domestizierten Tieren (Rind, Schwein) und das Überleben der Leptospiren in Gewässern und feuchtem Boden gewährleistet. Der Mensch kann durch Harn oder Blut von Tieren (v. a. Ratten [L. icterohaemorrhagiae], seltener von Hunden [L. canicola]) angesteckt werden. Er selbst verbreitet die Krankheit nicht. Sogar geimpfte Hunde können Menschen (v. a. Kinder) anstecken. Die Serotypen der Leptospiren haben eine unterschiedliche Tierpathogenität. L. canicola (heute selten vorkommend) und L. icterohämorrhagiae können beim Hund schwerste Symptome hervorrufen, wohingegen andere Serotypen wie die in den letzten Jahren häufiger auftretende L. grippotyphosa, L. australis oder L. pomona, ohne Krankheitserscheinungen hervorzurufen, zur Dauerausscheidung führen können.

Ansteckung □ Erfolgt primär durch direkten Kontakt mit Harn kranker Hunde oder Dauerausscheidern, die L. im Harn, z. T. Speichel, oft monate- oder jahrelang intermittierend ausscheiden. Sekundäre Ansteckung durch Fleisch oder kontaminierte Umgebung (Vegetation, Boden, Wasser, Ratten, Mäuse, Insekten [?], Liegeplätze) ist möglich. Ohne eine lokale Reaktion hervorzurufen, durchdringen die L. die Schleimhäute des Verdauungs- oder Genitalapparates, die Konjunktiven oder Hautläsionen, vermehren sich am Ort und verursachen eine Septikämie, deren Höhepunkt zwischen dem 4. und 12. Tag erreicht wird. Mit der Septikämie und nachfolgenden Organbesiedlung treten infolge Toxinfreisetzung die klinischen Symptome auf.

Inkubationszeit □ Sie beträgt 4–12 Tage. Die L-Ausscheidung beginnt nach ca. 7 d und kann bis zu 4 Jahren dauern.

Verlaufsformen und Symptome □ Sie variieren stark:

1. *Serokonversion* und evtl. *intermittierende L-Ausscheidung* treten ohne oder nach milden unspezifischen Symptomen auf. Bei in Wohnungen gehaltenen Hunden ist Serokonversion selten; bei streunenden Hunden und auf dem Lande treten Titer bei bis zu 40 % der Hunde auf.
2. *Leichte, atypische Formen* (abortiver Verlauf) gehen mit Fieber, Allgemeinstörungen und Schwäche, aber ohne Organmanifestationen oder Ikterus einher.
3. *Akuter, schwerer Verlauf* kann durch Gefäßschädigung, Nephritis, Thrombosen, hämorrhagische Diathesen (Petechienbildung) und Verbrauchskoagulopathie innerhalb 48–72 Std. zum Tod führen. L. icterohämorrhagiae verursacht besonders schwere Hämolysen und Lebernekrosen mit oder ohne Ikterus, während L. canicola eher Nierenbesiedlung, Nierenversagen und gastrointestinale Störungen bewirkt. Ein Teil der Hunde genesen, bei anderen entwickelt sich eine chronische Form.
4. *Chronische Formen* können zum einen durch irreversible Schäden aus akuten Formen hervorgehen oder entstehen durch Persistieren von L. in den Nierentubuli (L. werden dort von Serumantikörpern nicht erreicht, vermehren sich dort, ohne Serumantikörper zu induzieren) oder in der Leber (L. grippotyphosa). Im letzteren Fall kommt es zu chron. aktiven Hepatitis. Chron. Nierenerkrankungen können nach 1–3 Jahren zu Nierenversagen führen.

Symptome □ Sie variieren nach Alter, Immunstatus, Virulenz des L-Serotyps und nach Ausmaß der im Vordergrund stehenden Organschäden. Da praktisch alle Organsysteme einzeln oder gemeinsam schwer geschädigt werden können, wird Leptospirose sowohl über- als auch unterdiagnostiziert. Zu den üblichen Anzeichen von Infektionskrankheiten (Kap. 10.1) können sich gesellen: Unstillbares Erbrechen, Oligurie und Durchfall (evtl. mit Blut), Gastroenteritis, Tonsillitis, Stomatitis, Nierenversagen, Austrocknung, Hämolyse, evtl. gefolgt von Ikterus (Leberversagen); seltener sind Parese, ZNS-Störungen (Meningitis), Kreislaufversagen (Myokarditis), Atemnot (Pleuraverkalkungen, Pneumonie), Sehstörungen, Lichtscheu (Uveitis, Retinitis).

Laborbefunde □ *Hämatologie:* initiale Leukopenie (evtl. übersehen), gefolgt von Leukozytose mit Linksverschiebung. Thrombopenie (Koagulopathie); stark erhöhte Erythrozytensenkungsgeschwindigkeit und Fibrinogenvermehrung. *Harnstatus:* initial erhöhte Dunkelfärbung, später vermindertes spez. Gewicht, Proteinurie, Bilirubinurie; Erythrozyten, Leukozyten und granulierte Zylinder im Sediment. *Blutchemie:* Anstieg von Harnstoff, Kreatinin, Bilirubin, CPK, Serumamylase und Leberenzymen (SALT, GPT, SAP, Cholestase!).

Diagnosesicherung □ Blut- (nur in 1. Krankheitswoche) und Harnkulturen zum L-Nachweis (ab 2. Wo.) sind aufwendig, und der Erfolg ist unsicher. Nachweis der Leptospiren im Dunkelfeldmikroskop ist unsicher, Serologie nur rückblickend von Interesse, da Titeranstieg (um 2 Stufen) auf 1 : 400 oder höher erst 8–14 d nach Infektion erfolgt. Impftiter können falsch positive Werte vortäuschen. Objektträgeragglutinationstest (TR Leptospiren-Antigen, Institut Pasteur) ergibt bei positivem Ausfall eine Zuverlässigkeitsrate (Sensitivität) von 47,8 %, bei negativem Ausfall (Spezifität) eine solche von 75,9 % (Brem & Weber, 1984).

Prognose □ Hängt vorwiegend von Schwere und Verlauf der Nieren- und Leberschädigungen ab (Harnstoffspiegel, Harnmenge, Bilirubin, Leberenzyme). Sterblichkeit bei schweren Fällen um 30 %.

Differentialdiagnose □ Alle schweren Krankheiten mit Durchfall, Ikterus und Ileus, wie z. B. Fremdkörper, Invagination, Pankreatitis, Hepatitis contagiosa canis, Nephritis, Staupe, Parvovirose.

Behandlung □ Symptomatische Behandlung gemäß vorherrschenden Organmanifestationen (Niere s. Kap. 21.3, Leber s. Kap. 19.2, Darm s. Kap. 18.9). Flüssigkeits- und Elektrolytersatz und Aufrechterhaltung der Nierenfunktion stehen im Vordergrund. Antibiotikatherapie (keine Sulfonamide!): Penicillin 20 000–90 000 E/kg KG (bei Azotämie niedrigere Dosis) i.m. oder 20 000 E/kg KG 3–4 × tgl. i.v. (bis zur Entfieberung) vermag Leptospirämie, nicht aber Nierenausscheidung von L zu beenden. Dihydrostreptomycin 2 × tgl., 10–20 mg/kg KG, für 5–14 d nach Besserung der Nierenfunktion verabreicht, stoppt die L-Ausscheidung. Tetrazykline und Chloramphenicol sind weniger wirksam. Bei Verbrauchskoagulopathie Heparin 50 E/kg KG/h infundieren (Gerinnungswertkontrolle erforderlich!).

Prophylaxe □ Änderung der Lebensgewohnheiten der Hunde wie Vermeidung von Kontakt mit Ratten oder Mäusen. Immunisierung nur gegen L. canicola und L. icterohaemorrhagiae i. d. R.

10.12   Tuberkulose und Infektionen mit anderen Mykobakterien

Die Hundetuberkulose ist eine inverse Zoonose, bei der Hunde durch Menschen, welche große Mengen Mycobakterium (M.) tuberculosis mit dem Sputum ausscheiden, angesteckt werden. Eine Ansteckung von Menschen durch Hunde ist bislang nicht zweifelsfrei dokumentiert worden. Die Möglichkeit der Ansteckung mit M. bovis wurde durch die Sanierung der Rinderbestände von Tuberkulose und die Verwendung von Fertigfuttern eliminiert. Ausführliche Details bei Freudiger (1986).

Ansteckung □ Sie kann aerogen durch infizierte Tröpfchen erfolgen, welche mit der Atemluft in die Lungenalveolen verbracht werden. Oropharyngeale oder enterale Infektionen benötigen große Mengen von Bakterien und sind selten. An Infektionspforte vermehren sich die M. und bilden ein Granulom (Primärherd), von dem aus sie die regionalen Lymphknoten besiedeln. Primärherd plus Lymphknotenreaktion werden als (vollständiger) Primärkomplex bezeichnet. Der unvollständige Primärkomplex, d. h. eine alleinige Reaktion des Lymphknotens ohne nachweisbaren Primärherd, ist bei Hunden selten. Gelingt es der initialen Immunreaktion nicht, die M. zu eliminieren, so vermehren sie sich im gebildeten Granulom. Anschließend oder erst nach einer weiteren Schwächung des Immunsystems kommt es zur raschen hämatogenen, intrakanalikulären oder lymphogenen Erregerausbreitung in die Lunge und/oder entfernte Organe (Frühgeneralisation). Eine vorerst auf die Lunge und ihre Lymphknoten beschränkte, langsame, von Remissionen unterbrochene Ausbreitung, die Monate in Anspruch nehmen kann, ist gleichwohl möglich. Diese anfänglich symptomlose Organausbreitung kann plötzlich in die Niederbruchsphase mit Pleuritis, Peritonitis und multipler Organbesiedlung übergehen (Spätgeneralisation).

Typische Symptome □ Diese fehlen in den Frühstadien oder auftretende atypische Störungen werden anderweitig erklärt. Mit zunehmender Ausbreitung der Tuberkulose in der Lunge treten mangelnde Ausdauer und Kurzatmigkeit auf, die oft mit Fieberschüben, mangelnder Vitalität, Freßunlust, eitrigblutigen Pleuraergüssen und Abmagerung verbunden sind. Die meistens stark vergrößerten Bronchiallymphknoten drücken auf die Stammbronchien und rufen therapieresistenten Husten und evtl. Schluckprobleme hervor. Auch Perikardergüsse sind häufig, verlaufen jedoch oft stumm. Mit dem Eintritt der Generalisation kommt es zu anhaltendem Fieber, Schwäche, Anorexie, Durchfall und/oder Erbrechen, hochgradiger Atemnot, Hämoptyse, Ikterus, Hämaturie und, falls die Hunde nicht euthanisiert werden, zum Tod. In seltenen Fällen kommt es zu alimentären Infektionen mit Durchfall, Anorexie und Abmagerung oder Geschwüren in der Halsgegend.

Röntgenuntersuchung □ Diese *(Abb. 10.1)* läßt in ca. 40–80 % der Hunde einen Pleuraerguß mit mehr oder weniger ausgeprägter Mediastinal- und Bronchiallymphknotenvergrößerung und Lungenverdichtungen erkennen. Miliäre Herde ohne Pleuraerguß, Verkalkungen und Kavernenbildungen sind selten. Auch Perikarditis mit Hepatomegalie *(Abb. 10.2)* und Peritonitis können auftreten. Gelegentlich wird hypertrophe Osteoarthropathie

Abb. 10.1. Tuberkulose, (miliare) Lunge (Teckel) mit kleinknotigen Herden

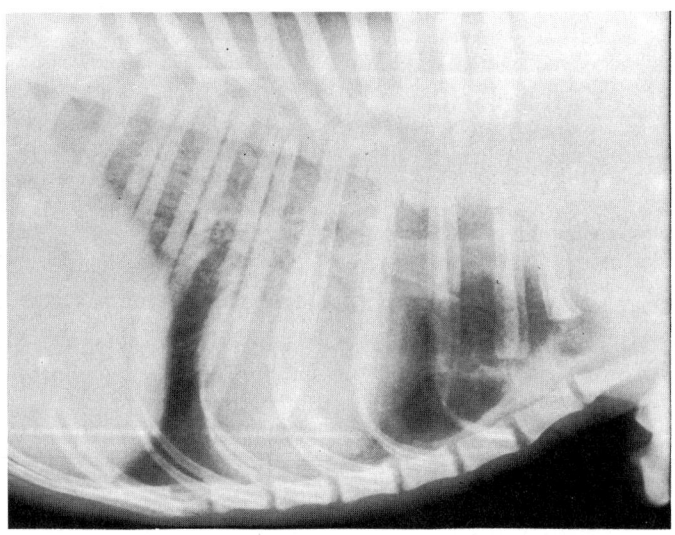

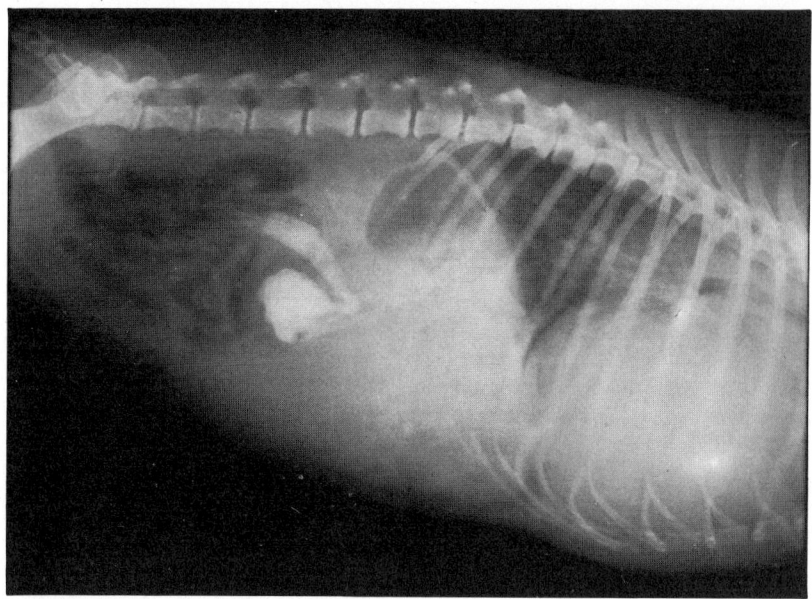

Abb. 10.2. Tuberkulose, Leber- und Herzvergrößerung (Drahthaar-Terrier) infolge Perikarderguß

(Osteopathia hypertrophicans) beobachtet (Suter & Lord, 1984).

Diagnosesicherung □ Sie erfolgt oft erst anläßlich der Sektion, wobei entscheidend ist, daß man überhaupt an Tuberkulose denkt. Ein Zusammenleben des Hundes mit einem älteren Menschen verstärkt den Tuberkuloseverdacht. Durch den Nachweis der spärlich vorkommenden Erreger in Ausstrichen und Kultur aus Bronchialabstrichen, Pleuraflüssigkeit und Organabstrichen oder Lymphknotengewebe wird die Diagnose gesichert. Die intradermalen und subkutanen allergischen Tuberkulintests sollen wegen der möglichen falsch positiven und falsch negativen Resultate vorsichtig interpretiert werden. Am zuverlässigsten soll nach Greene (1984) die Intrakutanprobe an der Oberschenkel- oder Ohrinnenseite sein, die nach 48–72 Std. zu einer Quaddel, zu hyperämischer Induration und evtl. nekrotischer Schwellung führt. *Subkutanprobe = Thermoreaktion* (Niemand, 1984): Fieberfreien Hunden 0,1 ml Tuberkulin »GT« mit 2 ml Aq. dest. morgens s.c. injizieren. Temperatur an 4 Tagen zuvor morgens und abends messen. Am Tage der Tuberkulinisierung morgens vor der Injektion und dann 12 h lang alle zwei Stunden messen. Positiv ist ein Temperaturanstieg um über 1 °C oder Untertemperatur mit bedrohlichen Allgemeinstörungen. Beide Tests können Kreuzreak-

tionen mit anderen Mykobakterien ergeben und sind in rund 80 % der Tuberkulosefälle positiv. Für die serologische Tuberkulose-Diagnose findet die KBR Verwendung (Freudiger, 1986).

Differentialdiagnose □ Infektionen mit anderen Mykobakterien, z. B. M. fortuitum, Aktinomykose, Nokardiose oder intrathorakale Neoplasmen wie Leukose.

Prognose □ Ungünstig, weil Diagnose mangels Erfahrung meistens erst spät oder im Stadium der Generalisation gestellt wird. Nach Niemand (1984) sind Frühfälle jedoch günstig zu beurteilen.

Therapie □ Sie soll im Hinblick auf das Ansteckungsrisiko von Menschen und Rinderbeständen und wegen der Behandlungskosten sorgfältig erwogen werden. In Frage kommen Isoniazid-, Rifampicin-, Streptomycin-, PAS- und Ethambutolkombinationen. Kombination von mindestens 2 Medikamenten, z. B. Isoniazid 5–8 mg/kg mit Rifampicin 10 mg/kg über 1 Jahr. Zu Beginn kann noch Streptomycin 2 Wochen bis 1 Monat 20 mg/kg, 3–4mal täglich, verabreicht werden. Erregungszustände und epileptische Anfälle sind nach Isoniazid beobachtet worden. Vitamin B_6 soll diese Störungen mindern.

Bemerkung □ Es ist unerläßlich, die ärztliche Untersuchung der ganzen Hausgemeinschaft zu veranlassen, damit die Ansteckungsquelle ermittelt werden kann.

10.13 Aktinomykose, Nokardiose

Die Aktinomykosen im weiteren Sinn oder *Strahlenpilzerkrankungen*, zu denen auch die Nokardiose gezählt wird, werden häufig als pilzähnliche Infektionen (Pseudomykosen) bezeichnet, obgleich sie nicht durch echte Pilze, sondern durch Fadenbakterien mit echten Verzweigungen der Gattungen Actinomyces und Nocardia hervorgerufen werden. Nokardiose wurde früher auch fälschlicherweise als »Streptotrichose« bezeichnet. Aktinomyzeten und Nokardien sind in der Umwelt und auf Schleimhäuten häufig vorkommende saprophytäre Fadenbakterien, die für gewisse Tiere und Menschen pathogen werden können. Aktinomykose- und Nokardioseeiter enthalten typische von Bakterienfäden gebildete Körnchen (Mikrokolonien), die als »Drusen« bezeichnet werden. Nokardiose wird durch N. asteroides, Aktinomykose durch A. isreali, A. bovis, A. viscosus oder A. baudetti hervorgerufen.

Ansteckung □ Sie erfolgt mit Fadenbakterien, und zwar nur unter gewissen begünstigenden Voraussetzungen wie ins Gewebe einwandernden Fremdkörpern (Pflanzenteile), bei Gelegenheitswunden von Haut und Schleimhäuten, beim Vorhandensein von Begleitbakterien, die geeignete anaerobe Verhältnisse schaffen, und bei einer lokalen oder systemischen Immunsupression.

Symptome □ Aktinomykose und Nokardiose verlaufen ähnlich, weshalb sie klinisch kaum unterscheidbar sind. In der älteren Veterinärliteratur wurden sie wegen der hervorgerufenen pyogranulomatösen Veränderungen auch als ein und dieselbe Krankheit betrachtet.
   Klinisch unterscheidet man:

a) eine **Haut- und Unterhautform** mit chronischeitriger Fistelung, Abszessen und/oder Granulombildung, die in seltenen Fällen auch in der Maulschleimhaut auftreten;
b) eine **kavitäre oder Serosaform,** die sich thorakal als blutig-eitrige bis jauchige Pleuritis, Pleuropneumonie, Lungenabszesse und Lymphadenitis oder abdominal als blutig-eitrige Peritonitis, Leberabszesse und Lymphadenitis äußert;
c) eine **systemische Form** mit Osteomyelitis oder Abszessen und Granulomen im Zentralnervensystem und anderen Organen. Im allgemeinen besteht nur die Tendenz zur örtlichen Ausbreitung und nicht zur Septikämie.

Die klinischen Symptome werden bei der serösen Form häufig erst spät bemerkt, nachdem große kavitäre Ergüsse oder Abszesse infolge Einengung der Lunge und Druck aufs Zwerchfell zu schwerer Dyspnoe Anlaß gegeben haben. Die Toxämie kann zu plötzlichem hohen Fieber und Kollaps bei Anstrengungen führen. In einigen Fällen treten Abmagerung, Appetitverlust, intermittierendes Fieber, Durchfall, Konditionsverlust und generalisierte Lymphadenopathie auf. Diese Symptome können über Wochen oder Monate bestehen. Neurologische Ausfälle und Lahmheit infolge Osteomyelitis sind selten.

Laborbefunde □ Blutneutrophilie, Monozytose, leichte Anämie und Proteinurie. *Röntgenaufnahmen* von Thorax und Abdomen sind notwendig bei den serösen Formen.

Diagnosesicherung □ Durch Thorako- oder Abdominozentese kann charakteristischer rötlichbrauner Eiter (»Tomatensuppe-ähnlich«!), der »Drusen« (»Schwefelkörner«) enthält, gewonnen werden. Die Drusen (Körnchen) werden zu Ausstrichen zerquetscht und gefärbt. In den Ausstrichen finden sich entweder grampositive, nichtsäurefeste, sich verzweigende Fäden oder Stäbchen (Aktinomyceten) oder grampositive, säurefeste, sich verzweigende Fäden oder Stäbchen mit Zerfallsporen (Nokardien). Die endgültige Differenzierung erfolgt kulturell und durch Typisierung.

Differentialdiagnosen □ Lungenstaupe bei Junghunden ähnelt der thorakalen Nokardiose; Staphylo- und Streptokokkeninfektionen der Unterhaut; Fremdkörper- oder Nahtfisteln; Thoraxergüsse infolge anderer Erreger wie M. tuberculosis (thorakale und abdominale Form), selten Maduromykose und andere systemische Mykosen.

Prognose □ Je nach Schwere der Symptome. Seröse Ergüsse erfordern teure, monatelange Therapie bei unsicherer Prognose.

Behandlung □ Thorakale Formen s. Kap. 14.7; abdominale Formen s. Kap. 20.1. Fisteln und Abszesse werden chirurgisch und mit Antibiotika behandelt.
   Nokardiose mit Sulfonamiden (Sulfadiazin 80 mg/kg KG alle 8 h p.o., oder Sulfonamidkombinationen) oder Ampicillin 20–40 mg/kg KG alle 6 h p.o. oder s.c. behandeln. Therapiedauer je nach Fall 2 Wochen bis 3 Monate.
   Aktinomykose behandeln mit Penicillin G 100 000 IE/kg KG alle 12 h s.c. zu Beginn, dann Penicillin-V 50 mg/kg KG alle 8 h p.o. über 2 Wochen bis 3 Monate, oder Doxycyclin 2 mg/kg KG 2 × d (evtl. später reduzieren auf 1 mg/kg KG). Alternative Antibiotika sind Erythromycin 10 mg/kg 3 × d, Chloramphenicol 50 mg/kg KG 3 × d oder Ampicillin 22 mg/kg KG 3 × d.

10.14 Salmonellosen

Salmonellen (S.) sind gramnegative, bewegliche stäbchenförmige Bakterien, die durch biochemische und serologische Methoden in mehrere hundert Spezies unterteilt werden können. Bei Hunden kommen in Europa S. typhimurium (ca. 45 %), S. dublin (ca. 6 %), S. infantis (ca. 6 %) und mit je ca. 3 % S. enteritidis, S. paratyphi B, S. heidelberg, S. thompson und S. panama vor (WEBER, 1982).

Die S. werden teils der normalen Darmflora zugeordnet, weil in der BR Deutschland ihre Nachweisrate bei gesunden Hunden zwischen 2 % und 18,9 % liegt (WEBER, 1982), teils müssen sie als fakultativ pathogene Bakterien (S. typhimurium) betrachtet werden. Im Gegensatz zu anderen Tierarten beherbegen Hunde keine artspezifischen Bioserotypen. Latent infizierte Hunde scheiden S. nur unregelmäßig und in kleinen Mengen aus (ca. 10^2 S. pro g Kot). Bei geeigneten Umweltverhältnissen (pH, Temperatur, Nährstoffgehalt) bleiben S. bis 150 d, in Flüssigmisten bei Kälte bis zu einem Jahr am Leben. In Schlamm können sich S. gar vermehren. Gegen Desinfektionsmittel sind S. gut empfindlich.

Infektionsquellen □ Für Hunde fungieren ungekochte Fleischabfälle, selten Trockenmischfutter, Abwässer (Fäkalkontamination) und Kot von Artgenossen oder anderen Lebewesen (Koprophagie). Durch Menschen kann Tierfutter mit S. infiziert werden (Vermehrungsmöglichkeit der S. im Futter!). In den meisten Fällen bleiben die Keimreservoire unbekannt.

Ansteckung □ Sie erfolgt p.o. Die Bedingungen für das Haften der S. sind: Hohe Keimzahlen (10^6–10^9 S), hohe Virulenz oder geschwächte lokale (neutrales Magen-pH, gestörte Darmflora) bzw. allgemeine Abwehrlage des Hundes. Die Haftung muß nicht mit Enteritis verbunden sein. Nach Kolonisierung v. a. der Zottenspitzen dringen S. aktiv in diese ein oder werden von Mukosazellen durch Endozytose aufgenommen. S. können sich in den Zotten des Ileums vermehren und gelangen in die Lymphknoten oder bei Abwehrschwäche durch hämatogene Absiedlung in Leber, Milz usw. Die Inkubationszeit beträgt 3–6 d. Es kommt vorerst zu einer ca. einwöchigen, u. U. längeren intermittierenden S-Ausscheidung. In der Mehrzahl der Fälle reißt die Infektkette ab (Hund ist Zufallswirt). Das Kapselantigen erlaubt es den S., über längere Zeit intrazellulär zu überleben, wodurch es zu einer latenten Reaktivierungsgefahr kommt.

Angehen oder Reaktivierung von Salmonellose kann durch eine Vielzahl von Faktoren ausgelöst werden: Diätfehler, Streß, Hospitalisierung, Überbelegung von Zwingern, chirurgische Eingriffe, Narkosen, Behandlungen mit Glukokortikoiden, Zytostatika oder *Antibiotika*, oder Erkrankungen (Staupe, Parvovirose, Leukose, Autoimmunerkrankungen).

Symptome □ S.-Endotoxine können zur Sequestrierung der Leuko-, Erythro- und Thrombozyten im Kapillargebiet und Aktivierung von Komplement führen; sie stimulieren Adenylzyklase im Darm, wodurch massive Flüssigkeitssekretion in den Darm (sekretorischer Durchfall) erfolgt; sie bewirken Ausschüttung von vasoaktiven Stoffen und können konsumtive Koagulopathie (DIC) auslösen. Die Verlaufsformen der Salmonellose sind:

a) *stumme Infektion* mit Immunisierung oder S.-Persistenz mit *Reaktivierungsrisiko;*
b) *Durchfall oder Brechdurchfall* (sekretorische bis hämorrhagische Enteritis) mit oder ohne Allgemeinsymptome;
c) *akute Sepsis oder Endotoxämie* mit schweren Allgemeinstörungen; Ileus und evtl. Tod im Schock;
d) *transitorische Enteritis* mit prolongierter Bakteriämie und Organausbreitung mit fokalen Nekrosen oder Abszessen, Polyarthritis, Pneumonie, zentralnervösen Störungen und evtl. Ikterus.

Die Art des Verlaufs wird durch die vorerwähnten resistenzmindernden Faktoren und die Virulenz und Keimzahl der S. bestimmt. Bei Hündinnen sind S.-Aborte, bei Welpen Lebensschwäche infolge Salmonellose beschrieben worden (REDWOOD, 1983).

Laborbefunde □ Initial kann bei akuten Infektionen Leukopenie vorhanden sein, die in Neutrophilie mit Linksverschiebung übergehen kann. Bei chronischer Infektion liegt Neutrophilie ohne Linksverschiebung vor.

Diagnosesicherung □ S.-Nachweis im Kot kann, muß aber nicht mit der Erkrankung zusammenhängen. Ein negativer Kotbefund schließt Salmonellose nicht aus. Kultureller S.-Nachweis aus Organen, Lymphknoten, Blut oder Sekreten bzw. Harn ist für Salmonellose beweisend. Serologische Untersuchungen dienen zur Abklärung der Epidemiologie.

Differentialdiagnose □ Staupe, Parvovirose, diätetische Durchfälle, hämorrhagische Gastroenteritis, Parasitosen.

Prognose □ Sie hängt von der Schwere der Symptome, vom Alter des Hundes und den Begleitkrankheiten ab.

Behandlung □ Diese soll vor allem symptomatisch erfolgen (siehe Unterkap. 18.9) und umfaßt Nahrungskarenz, parenterale und orale Elektrolytlösungen. Plasmainfusionen wurden empfohlen (Greene, 1984). Laktulose kann nach erfolgter Rehydrierung zur Ansäuerung des Darmmilieus (saurer pH ungünstig für S.) therapeutisch eingesetzt werden, verstärkt aber u. U. den Durchfall. Chloramphenicol, Trimethoprim-Sulfapräparate, evtl. synthetische Penicilline (je nach Ausfall des Resistenztests) sollen nur bei systemischen Infektionen und blutigem Durchfall Verwendung finden. Bei Versuchstieren können latente Infektionen durch antimikrobielle Behandlung aktiviert und die S.-Ausscheidung verlängert werden. Latente Träger sollen daher nur ausnahmsweise mit Antibiotika behandelt werden.

Hygienische und prophylaktische Maßnahmen □ Desinfektion von Stallungen, Futtergeschirren, Kleidung des Personals und des Hundefells (anhaftender Kot) und strikte Hygiene des Pflegepersonals ungeachtet des kleinen Ansteckungsrisikos für Erwachsene. Das Ansteckungsrisiko ist für Kinder oder geschwächte Personen am größten. In der BR Deutschland sind bei über 200 000 gemeldeten menschlichen Salmonellosen (1975–1980) nur 25 dokumentiert worden, die vermutlich durch Hunde verursacht wurden. In über 80 % der Fälle wird die Salmonellose des Menschen durch Lebensmittelinfektion hervorgerufen (Weber, 1983). Der Hundesalmonellose kommt somit eine relativ geringe Bedeutung als Zoonose zu. Sie kann auch als umgekehrte Zoonose auftreten (Greene, 1984).

Bemerkung □ Die jeweils gültigen gesetzlichen Vorschriften beachten!

10.15 Giardiasis, Trichomoniasis, Amöbiasis

10.15.1 Giardiasis, Lambliasis

Giardiasis ist eine durch einen weltweit verbreiteten, fakultativ pathogenen, birnenförmigen Darmflagellaten (Protozoen, Giardia canis) hervorgerufene Duodenitis und Jejunitis. Giardien (G.) sind zum Teil wirtsspezifisch und kommen einerseits als fragile, bewegliche Trophozoiten, die sich an die Darmzotten anheften, und anderseits als widerstandsfähige Zysten, die mit dem Kot abgehen, vor. G. sind seit dem 19. Jahrhundert bekannt und wurden ehedem als harmlose Kommensalen angesehen, fanden jedoch seit 1970 zunehmende Beachtung wegen ihrer möglichen Rolle bei Zoonosen. G. haben einen direkten Lebenszyklus ohne Zwischenwirt. Trophozoitenzahlen im Darm sollen sich unter günstigen Bedingungen in 5 h verdoppeln können (Kirkpatrick et al., 1982). Niedriges pH im Darm wirkt als Stimulus zur Umwandlung in die Zystenform und Abgehen im Kot. Die Ausscheidungsdauer kann bis zu 38 Monaten betragen (Pfeiffer et al., 1976; Kirkpatrick et al., 1982).

Die Zysten, welche Wochen oder Monate (bei Kälte, Feuchtigkeit) in der Umwelt zu überleben vermögen, bilden die Ansteckungsquelle der G. Ihre Übertragung erfolgt fäkal-oral und kann durch verschmutztes Trinkwasser (selbst chloriertes Wasser), das nur einige wenige G. enthält, erfolgen. Zysten widerstehen der Magensäure und entzystieren sich erst im Duodenum.

Verseuchungsgrad □ Der Verseuchungsgrad der Hunde mit G. ist vorwiegend altersabhängig. Bei Hunden unter 4–6 Wochen schwankt er in der Schweiz bzw. Österreich zwischen 20 % und 56 % (Seiler et al., 1983; Pfeiffer et al., 1976). Die Häufigkeitsangaben variieren je nachdem, ob sie bei gesunden oder an Durchfall erkrankten Hunden im Kot oder aber am Darm von Sektionsmaterial erhoben wurden.

Präpatenzzeit □ Sie beträgt etwa 6 Tage. G. dringen nicht in Darmschleimhaut ein, schädigen jedoch durch Oberflächenabrasion, Störung der Enzymtätigkeit und Nahrungsresorption (Malabsorption). Sie begünstigen u. U. sekundäre bakterielle Überwucherung des Darms.

Symptome □ Vorwiegend bei Jungtieren und geschwächten Hunden führt G. zu monatelang anhaltendem oder intermittierendem, auf übliche Medikamente kaum oder nicht ansprechenden Durchfall. Die Kotbeschaffenheit variiert von wäßrig mit Schleim-, evtl. Blutbeimengungen bis zu hell pastös infolge Fettausscheidung (Steatorrhoe). Die chronische Duodenitis und Jejunitis sind mit Abmagerung, trockenem struppigem Fell und mangelhaftem Gedeihen der Jungtiere bei zumeist erhaltenem Appetit verbunden. Selten sind Juckreiz und Hautallergien zu beobachten (eigene Beobachtung). Kolitiden treten sekundär zur Malabsorption auf und sind selten als primäre Folge einer G.-Besiedlung aufzufassen.

Die Krankheit heilt nach kürzerer oder längerer Zeit (mitunter Jahren!) spontan durch eine sich bildende zelluläre Immunität (Kirkpatrick et al., 1982). Außer einer möglichen Bluteosinophilie und einem niedrigen Plasmaeiweiß sind keine Laborbefund-Veränderungen zu erwarten.

Diagnosesicherung □ Sie erfolgt durch Zysten-
nachweis im Kot z. B. mittels geeigneter Flotationsmethoden (*Abb. 4.19*, Unterkap. 4.7), ausnahmsweise auch durch Beobachtung der G.-Tro-
phozoiten in Kotausstrichen. Für den Zystennach-
weis existieren spezielle Anreicherungsverfahren
(Wolff et al., 1979). Für Einsendungen an diagnostische Laboratorien sollen spezielle Einsende-
röhrchen mit Transportmedien benützt werden.
Infolge der stark wechselnden intermittierenden
G.-Ausscheidung sprechen erst drei oder mehr
negative Befunde gegen G.-Befall.

Differentialdiagnose □ Hier handelt es sich um
exokrine Pankreasinsuffizienz, bakterielle Darm-
überwucherung und Malabsorption infolge anderer Ursachen (Kap. 18).

Behandlung □ (Rhode, 1983): Metronidazol
50 mg/kg KG 2 × d p.o. für 8–10 d (Vorsicht bei
trächtigen Hündinnen wegen mutagener Wirkungen). Quinacrine 100 mg/kg KG, 3 × d p.o. über
5–6 d (Vorsicht, längere Behandlungsdauer kann
toxisch sein). Ornidazol (Tiberal®, Roche) 80 mg/
kg KG an zwei aufeinanderfolgenden Tagen; soll
zum Sistieren der G.-Ausscheidung führen. Milchprodukte und Glukokortikoide sind in allen Flächen zu vermeiden, da sie Durchfall verstärken
oder wieder auslösen können.

Bedeutung der Hundegiardiasis als Zoonose
wurde von der WHO studiert, weil G. zum häufigsten Darmparasiten des Menschen geworden sind
und man nach einem Reservoir der G. suchte.
Allerdings wurde bislang nur eine einzige Übertragung der G. vom Menschen auf den Hund (nicht
umgekehrt!) sichergestellt (Seiler et al., 1983).
Hunde können aber als potentielle Ansteckungsquelle für Menschen nicht sicher ausgeschlossen
werden.

10.15.2 Trichomoniasis

Pentatrichomonas hominis ist ein Flagellat, der im
Darm von Mensch, Hund, Katze und Nagern v. a.
in den Tropen vorkommt. Seine Rolle als Durch-
fallerreger ist unklar. Nach O'Donell (1954) soll
P. hominis bei Welpen oder geschwächten Hunden
Durchfall hervorrufen können.

10.15.3 Entamöbiose, Amöbiasis

Entamoeba histolytica ist ein Parasit des Menschen, der bei Tieren in den Tropen und Subtropen, v. a. beim Hund vorkommen kann. Raether
(1968) hat Amöbiasis in Deutschland beschrieben.
Die Trophozoiten besiedeln den Dickdarm und
werden gelegentlich bei Durchfall gefunden. Zysten werden selten ausgeschieden, weshalb Hunde
als Überträger keine Rolle spielen.

Symptome □ Dies sind diejenigen einer Kolitis,
evtl. mit Blutbeimengung infolge Ulcera. Amöbiasis kann akut oder chronisch intermittierend auftreten und zu Abmagerung oder gar Tod führen.
Hunde können Amöben beherbergen, ohne krank
zu sein. Bei geschwächten Hunden (Staupe, Parasitosen) ist eine Disseminierung vom geschädigten
Darm in die inneren Organe, v. a. die Leber, aber
auch die Lunge, möglich.

Diagnosesicherung □ Parasitennachweis im frischen (1 h) alten Kot, ELISA des Stuhles. Anreicherungsverfahren zerstören Amöben.

Behandlung □ Metronidazol (siehe Giardiasis),
evtl. Chloroquin 25 mg/kg gegen Generalisations-
gefahr.

10.16 Infektionen mit Clostridien (C.), Botulismus

10.16.1 Clostridien

Diese kommen im Boden und als Kommensalen
auf Haut, Maulschleimhaut, Magen, Milz, Leber,
Dünndarm und v. a. im Dickdarm vor. Eine Isolierung von C. bei kranken Hunden muß daher vorsichtig interpretiert werden. Man unterscheidet
nichtinvasive exotoxinbildende Clostridien (C. botulinum, C. tetani), und invasive C. (C. perfringens, C. novyi, C. septicum, C. sordelli und
C. chauvoei), die durch Einwandern in Gewebe
Gastroenteritis oder Gasgangrän hervorrufen können. Es ist bekannt, daß schon beim normalen
Hund C. ständig aus dem Darm auswandern, via

Pfortader in die Leber gelangen und sich dort in
geringer Zahl als »Leberflora« nachweisen lassen.
Wird die Leberblutzufuhr unterbunden, so kommt
es zu einer massiven C.-Vermehrung und Exoto-
xinfreisetzung in der Leber. Diese Eigenschaft,
sich in geschädigtem, schlecht durchblutetem Gewebe festzusetzen, ist charakteristisch für C.

Gasbildung (Gewebeknistern), Nekrosen und
übler Geruch in spontan entstandenen oder postoperativen ödematösen Wunden oder Gasbildung
in Abszessen, in den Gallengängen oder der Pfortader, in der Bauch- oder Brusthöhle (röntgenologisch feststellbar) können auf das Vorkommen von
C. hindeuten. Fehlende Gasbildung schließt C.

nicht aus. Aus Abszessen, Wunden, Otitiden, Blutkulturen oder bei Pyodermia wurden C. perfringens, C. novy (A), C. septicum, C. sordelli und C. chauvoei isoliert (BERG et al., 1979).

Diagnosesicherung □ Anaerobe Kultur von Exsudaten des nekrotischen Gewebes.

Differentialdiagnose □ Gasbildung z. B. in der Blasenwand kann durch Glucosefermentierung durch E. coli bei Diabetikern erfolgen.

Gastroenteritis durch C.: Vor allem bei Welpen, aber auch bei adulten Hunden, kann das Überhandnehmen von C. gewisser Typen (C. perfringens A, C. welchii) hämorrhagische oder rezidivierende schleimig-wäßrige Gastroenteritis hervorrufen (CARMAN, 1983). Es wurde vermutet, daß das Syndrom der hämorrhagischen Gastroenteritis durch C. verursacht werde (BERG et al., 1979). Flatulenz und gasige Auftreibung der Darmschlingen sollen häufig vorkommen. Bei Welpen können C. eine Corona- oder Parvovirusinfektion verschlimmern. Bei »stagnant loop«-Infektionen spielen C. ebenfalls eine Rolle.

Diagnosesicherung □ Ausschluß anderer Durchfallursachen und Nachweis von großen Zahlen von C. in Anaerobenkultur, Toxinnachweis in Fäzes oder noch besser in Blut. Die Schwierigkeit des Nachweises durch Fäzeskultur liegt darin, daß möglicherweise andere pathogene Erreger wie E. coli oder Campylobacter jejuni häufig gleichzeitig isoliert werden.

Behandlung □ Bei systemischen Infektionen Penicilline, Lincomycin, Chloramphenicol oder Cephalosporine in hohen Dosen verabreichen. Aminoglykoside wirken unzureichend. Bei Gastroenteritis Futterentzug, Diät und 10 d Metronidazol 20–30 mg/kg KG p. o.

10.16.2 Botulismus

C. botulinum-Arten produzieren Neurotoxine.

Hunde erkranken selten und fast ausschließlich im Sommer nach oraler Aufnahme von mit C-Toxin kontaminiertem Futter (Kadaver, Konserven, krankes oder verendetes Wassergeflügel). Die Inkubationszeit kann 6 h bis 6 d betragen. Das Toxin verhindert die präsynaptische (neurale) Freisetzung von Azetylcholin in den efferenten parasympathischen und motorischen Nerven. Die postsynaptische Muskelerregbarkeit bleibt erhalten.

Symptome □ Aufsteigende Ataxie, Nachhandschwäche (lower motor neuron defect), die sich zu Quadriparese (Rute kann jedoch bewegt werden) entwickelt. Später bewirkt das Toxin Megaösophagus, Augen-, Schluck- und Zungenlähmung. Schmerzempfindung und Sensorium bleiben erhalten. Tod durch Atemlähmung oder Komplikationen von seiten des Respirations- oder Harnapparates. Erkrankungsdauer ca. 2–3 Wochen; spontane Genesung ist möglich.

Diagnosesicherung □ Toxinnachweis in Futter oder Serum (Neutralisationsnachweis, Mäuseversuch, ELISA). Bakteriennachweis wenig zuverlässig wegen des ubiquitären Vorkommens des Erregers.

Differentialdiagnose □ Polyradiculoneuritis (Kap. 26.8), Addisonkrise, schwere Gastroenteritis, Myasthenia gravis (Kap. 8.3) und Phosphorsäureestervergiftungen.

Behandlung □ Zu Beginn Neostigmin und Abführmittel verabreichen und Einläufe durchführen. Falls erhältlich, kann auch Antitoxin C-Serum versuchsweise angewendet werden (Abfangen von Toxin in Blut *vor* Bindung an Nervengewebe). Später kann nur noch symptomatisch behandelt werden (Komplikationen verhindern). Prognose relativ günstig (KERSTEN et al., 1984). NIEMAND (1984) berichtet über günstiges Ansprechen auf Pyridostigmin (Mestinon®), Neostigmin (Prostigmin®), Vitamin B_{12} und Vit. B-Komplex in hohen Dosen.

10.17 Tetanus, Starrkrampf

Akute oder subakute, durch Tetanospasmin verursachte lokale oder generalisierte tonische Muskelspasmen nach lokaler Infektion mit Clostridium tetani. C. tetani ist ubiquitär und kommt v. a. in mit Stallmist und Fäzes (auch von Hunden) überdüngten Böden vor. Die Sporen überleben jahrelang in der Umwelt. Hunde erkranken relativ selten. Es gibt Regionen, in denen jahrelang oder nie Tetanusfälle vorzukommen scheinen.

Ansteckung □ Sie erfolgt mit C. tetani-Sporen bei Verunreinigung von Gelegenheits-, selten Operationswunden, in denen anaerobe Verhältnisse und/oder Mischinfektionen (Staphylokokken) vorkommen (Bisse, Quetschungen). Auch Darm und Uterus sind mögliche Eintrittspforten. Die Eintrittspforten sind klinisch selten offensichtlich. Bei der lokalen Keimvermehrung werden Exotoxine abgegeben (Tetanolepsin und Tetanospasmin). Nach

Bindung des Tetanospasmins an das Nervengewe-be der Muskelendplatte wandert es im motori-schen Nerven zentripetal zu den segmentalen Ner-venzellen und reichert sich in afferenten Synapsen der grauen Rückenmarksubstanz an. Besonders stark betroffen werden inhibitorische Neurone, wo das Toxin die Reizübermittlung blockiert und da-mit periphere tonische Muskelkrämpfe (Extenso-renrigidität) auslöst. Das Toxin steigt ferner im Rückenmark bis ins Gehirn (Hirnstamm) auf, bin-det sich an Ganglioside und verursacht Kopfmus-keltonisierung, Konvulsionen und evtl. Atemstill-stand. Tetanospasmin kann auch lymphohämato-gen zu den motorischen Nervenendigungen und ins Gehirn gelangen. Je nach Infektionsort und Aus-breitungsgeschwindigkeit des Toxins kommt es nach 5–14 Tagen zu Symptomen. Tetanospasmin wird sowohl durch feuchte (nicht trockene) Hitze und Magen- bzw. Darmsekrete inaktiviert. C. teta-ni selbst ist gegen Desinfektion wenig resistent. Seine Sporen hingegen widerstehen Hitze von 120 °C für 15–20 min und werden von Desinfek-tionsmitteln kaum abgetötet.

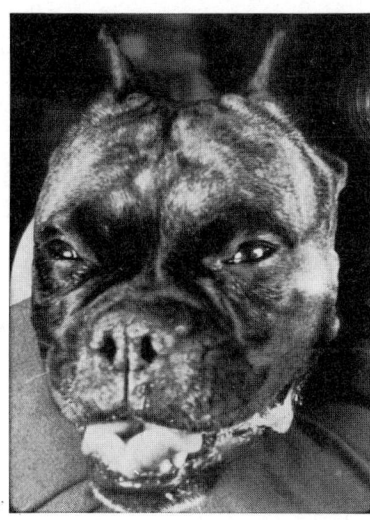

Abb. 10.3. Tetanus-Boxer. Längsfältelung der Stirnhaut, Engerstellung der Ohren, Mundwinkel nach rückwärts gezogen

Symptome □ Sie äußern sich als lokalisierte, durch äußere Einflüsse verstärkte Kopfmuskel- oder Ex-tremitätenspasmen oder als generalisierte Spas-men. Die oft initial auftretende *Kopfmuskelform* beginnt mit Temporalismuskelkrämpfen, die sich als Stirnfältelung (typisch!) und Annäherung der Ohrenansätze bzw. Ohrenspitzen, Speichelfluß und Verziehen der Maulwinkel nach kaudal (Risus sardonicus) äußern *(Abb. 10.3)*. Dazu können sich Lidspaltenverengung, Enophthalmus mit Nick-hautvorfall und Trismus (Kaumuskelspasmus mit Verhinderung von Kauen und Trinken) gesellen. Der Gesichtsausdruck erscheint merkwürdig ver-ändert (eigentümlich »verschlagener« Ausdruck). Schluckprobleme können sich auch durch Mega-ösophagus einstellen. Die aufsteigende Tetanus-form kann als Extensorenrigidität einer Gliedmaße beginnen.

Befall □ Bei *generalisiertem Befall* fallen auf: Fie-ber, steife Rute, gestreckter Hals und Beine (Säge-bockstellung), Unmöglichkeit, sich zu drehen, oder Aufstehschwierigkeiten und Konvulsionen. Als Manifestationen der präganglionären sympa-thischen Blockade bestehen: Tachykardie, peri-phere Vasokonstriktion, Herzarrhythmien und Schwitzen.

Diagnosesicherung □ Klinisches Bild ist meistens charakteristisch.

Differentialdiagnose □ Strichninvergiftung (schnel-lerer Verlauf), Eklampsie, Tollwut (Kieferläh-mung), Myositis.

Prognose □ Sie wird günstig nach Überleben der ersten Woche, bei Fehlen von Komplikationen und bei langsamem Verlauf. Bis zur Besserung können 3–4 Wochen vergehen. Schwere Fälle ha-ben ungewisse Prognose (Letalität: 40 % und hö-her, LÖFFLER et al., 1962).

Komplikationen □ Aspirationspneumonie (Re-flux), Laryngospasmus (Tracheotomie lebensret-tend). Hyperventilation, Dysurie, Konstipation, gasige Auftreibung des Abdomens, Frakturen und Atemstillstand.

Behandlung □ 15 000–30 000 IE/kg Penicillin 3 × täglich, parenteral, chirurgische Revision der Eintrittspforte (selten eruierbar) und Umspritzung mit Penicillin. Antiseren vermögen das noch nicht an Nervengewebe gebundene Toxin zu neutralisie-ren. Es kommen nur langsame i.v.-Verabreichung von 100–1000 E/kg (max. 20 000 E/Tier) und evtl. lokale Umspritzung der Eintrittspforte (1000 E) in Betracht. Nebenwirkungen bei i.v.-Therapie häu-fig, daher Testdosis von 0,1–0,5 ml s.c. geben, 30 min warten und Glukokortikoide bereithalten. In-trathekale Verabreichung ist zu risikoreich beim Hund.

Zur Hemmung der Übererregbarkeit: Diaze-pam (Valium®) alle 2–3 h 2–20 mg nach Wirkung oder 3–14 mg/kg Pentobarbital oder Phenobarbital bei Konvulsionen; Propionylpromazin (Cambe-len®), 0,2–0,3 mg/kg oder Chlorpromazin 2 mg/kg i.m. 2 × täglich. Wichtig sind: Weiches Lager, Ver-dunkelung und evtl. Fütterung mit Magensonde bei Abschluckproblemen. Pflege kann sehr auf-wendig werden.

Prophylaxe □ Impfungen erübrigen sich wegen der ausgesprochenen Seltenheit von Erkrankun- gen; nur in Gebieten mit hohem Risiko werden Impfungen durchgeführt.

10.18 Seltene bakterielle Infektionskrankheiten

10.18.1 Yersiniose, Pseudotuber- kulose (Saprozoonosen)

Yersiniosen werden zu den Saprozoonosen ge- zählt.

10.18.1.1 Yersinia pseudotuberculosis
Yersinia pseudotuberculosis ist weit verbreitet in freier Umgebung (auch in Hundekot)', fakultativ pathogen, gramnegativ und gehört zur Gruppe der Enterobakterien. Pseudotuberkulose ist v. a. eine Nagetierkrankheit und eher bei Katzen, kaum bei Hunden anzutreffen.

Symptome □ Fieber, Erbrechen, Durchfall oder Verstopfung, Abmagerung, Milz- und Leber- schwellung, Ikterus, Nephritis und Bronchopneu- monie.

Diagnosesicherung □ Kaum intra vitam möglich, da Pseudotuberkulose fast nie in Betracht gezogen wird. Für epidemiologische Untersuchungen wird Serologie verwendet.

Behandlung □ Aminoglykoside, Tetrazykline, Chloramphenicol oder Trimethoprim-Sulfapräpa- rate. Menschen werden v. a. durch Meerschwein- chen, Katzen und Kaninchen, evtl. Hunde (Biß!) angesteckt (Weber, 1983 b).

10.18.1.2 Yersinia enterocolitica
Sie ist ein fakultativ pathogenes Enterobakterium und hat Aufmerksamkeit erregt, weil seit 1974 Menschen vermehrt an Yersiniose (fieberhafter Durchfall, Septikämie und z. T. Arthritis) erkrankt sind (Weber, 1981). Im Stuhl gesunder Hunde wurden in 0–18 % humanpathogene Y. enterocoli- tica nachgewiesen (Weber, 1983 b). Da vereinzelt bei im gleichen Haushalt lebenden Menschen und Hunden gleichzeitig Durchfälle auftraten, wurden, ohne eingehende Beweise zu haben, Hunde für die Infektionen verantwortlich gemacht.

Symptome □ Akuter oder chronischer muköser bis blutiger Durchfall bei Welpen, selten bei er- wachsenen Hunden. Das Eindringen der Erreger in Darmlymphknoten ist möglich.

Diagnosesicherung □ Erregerisolation aus Kot- proben oder Tonsillenabstrichen und durch serolo- gische Methoden (Langsamagglutination). Aller- dings ist mit Kreuzreaktionen mit Brucellenanti- gen zu rechnen (Weber et al., 1983). Behandlung s. bei Y. pseudotuberculosis.

10.18.2 Bruzellose

Bruzellosen durch Brucella (Br.) abortus, Br. suis, Br. ovis oder Br. melitensis sind nach Kutsch- mann et al. (1978) in der BR Deutschland mit der Sanierung der Nutztierbestände verschwunden. Durch Br. canis verursachte Infektionen können bei Massentierhaltung in Laborzuchten oder Zwin- gern endemisch auftreten. Brucella canis, ein gramnegatives kokkoides Bakterium, das heute weltweit vorkommt, wurde erst 1966 in den USA bei Aborten in einer Beaglezucht von Carmichael (1966) beschrieben. Br. canis (Br. c.) unterschei- det sich biochemisch und in seinen Antigenen von den Br. der anderen Tierarten. Br. c. wurde über osteuropäische und holländische Beaglezuchten von den USA nach Deutschland eingeschleppt und erstmals 1973 von von Kruender (1974) in der BR Deutschland nachgewiesen. Br. c. vermochte sich vorübergehend in Versuchstierzuchten auszubrei- ten, so daß nach Weber (1982) in vielen Zuchten zwischen 6–80 % der Beagles positive Brucellenti- ter hatten. Die vor 1973 bei Hunden nachgewie- senen Br.-Titer wurden durch sporadische Infektio- nen mit Br. von anderen Tierarten (s. oben) her- vorgerufen. Über die Häufigkeit von Br. c. bei Familienhunden fehlen umfassende seroepidemio- logische Studien. Sie kommt aber sporadisch vor.

Ansteckung □ Hierzu sind via Schleimhäute von Maul, Vagina, Penis oder Konjunktiven relativ große Keimzahlen (10^4–10^6 Keime) erforderlich. Die Ausbreitung der Br. in Hundepopulationen erfolgt hauptsächlich durch den Deckakt oder ver- tikal von der Hündin auf die Welpen. Nach Anhef- tung an die Oberfläche durchdringen die Br. die intakte Schleimhaut oder werden phagozytiert und in die Lymphknoten transportiert. Es ist eine Be- sonderheit der Br., intrazellulär zu überleben und sich dort zu vermehren. Nach 1 bis 4 Wochen kommt es zur Bakteriämie, die bis zu 36 Monaten anhalten kann und die v. a. intrazellulär in Makro- phagen erfolgt. Ohne nennenswerte Reaktionen wie Fieber kommt es zur Antikörperbildung, die jedoch die Organbesiedlung nicht zu verhindern vermag. Bevorzugt werden dabei Plazenta, Milz,

Lymphknoten, Prostata und Nebenhoden. Im Nebenhoden kommt es zu Spermienphagozytose und zu immunologischen Prozessen mit Spermienagglutininproduktion, die Epididymitis und Sterilität bewirken. Die Bakterienausscheidung aus der Vagina nach Aborten dauert ca. 6 Wochen. Im Urin werden Br. c. 3 Monate und in der Samenflüssigkeit mehrere Monate ausgeschieden.

Symptome □ Diese sind bei Zuchthunden unter Massenhaltungsbedingungen zu erwarten. Die größten Verluste entstehen durch die Reproduktionsstörungen bei endemischen Infektionen in Zuchtbetrieben. Beim manifesten Verlauf kommt es zu milden Allgemeinstörungen ohne Fieber und Lymphknotenvergrößerungen. Die lokalen Symptome des Geschlechtsapparates stehen bei Zuchthunden im Vordergrund. Erkrankungen von Wirbelsäule, Augen, Niere oder RES sind sporadisch anzutreffen. Bei trächtigen Hündinnen tritt Spätabort 3 bis 12 Tage vor dem Wurftermin auf, gefolgt von Metritis und Sterilität. Rüden haben Orchitis mit Hodensackdermatitis, Epididymitis und Prostatitis und werden in der Folge oft steril. Bei sporadischen extragenitalen Erkrankungen kommt es zu Rückenschmerzen mit Nachhandschwäche durch Osteomyelitis und Diskospondylitis infolge Ansiedlung der Br. im Kapillargebiet der Wirbel und Wirbelendplatten, zu pyogranulomatöser Dermatitis, ähnlich dem Leckdermatitis, zu Sehstörungen infolge Uveitis und Retinaablösung oder/und zu Glomerulonephritis. Hunde genesen nach 1 bis 3 Jahren spontan und sind danach lebenslang immun gegen Reinfektionen. Einige Hündinnen können nach einem Abort wieder eine normale Fruchtbarkeit erreichen, während bei Rüden Hodenatrophie und bleibende Sterilität zu erwarten ist.

Laborbefunde □ Außer solchen, die durch Veränderungen in den betroffenen Organen bedingt sind, z. B. abnorme Sperma- oder Liquorbefunde oder Hypergammaglobulinämie, fehlen abnorme Laborbefunde.

Diagnosesicherung □ Hierzu eignen sich Langsamagglutinationstest und Blutkultur (schwierig). Beide Methoden sind frühestens 3 bis 5 Wochen post infectionem durchführbar. Die handelsüblichen Br.-Antigene sind nicht verwendbar. Zur Objektträgeragglutination eignet sich der canine Brucellosis Diagnostic Test (Pitman-Moore). Nach Mayr et al. (1984) ist die Objektträgerschnellagglutination mit Br. ovis als Screeningtest anwendbar. Die mangelnde Standardisierung der Br. c.-Antigene verhindert den Vergleich von Serumtitern aus verschiedenen Instituten. Ein Titer von 1 : 100 bis 1 : 200 3–5 Wochen nach einem typischen klinischen Bild oder eine positive Blut- oder Sa-

menkultur sind diagnostisch gleichermaßen zuverlässig. Auf Kreuzreaktionen zwischen Br. c.- und Y. enterocolitica-Antigenen hat Weber (1982) hingewiesen.

Differentialdiagnose □ Bei gehäuften Aborten und Fällen von Epididymitis sollte bei Zuchthunden immer auf Br. c. untersucht werden. Nichtmaligne Lymphadenopathie sowie Diskospondylitis bei Zuchthunden sind Br. c.-verdächtig.

Prognose □ Sie ist ungewiß für Hündinnen und ungünstig für die Erhaltung der Zuchtfähigkeit von Rüden. Es besteht keine Lebensgefahr.

Behandlung □ (Greene et al., 1984): Das intrazelluläre Vorkommen der Br. erschwert jede Behandlung, selbst mit Antibiotika, die in vitro wirksam sind. Rüden sollten kastriert werden. Hündinnen lassen sich nach Behandlung und mehrmonatiger Unterbrechung erneut zur Zucht verwenden. Allerdings muß dabei ein Rückfall sowie ein beträchtliches zuchthygienisches Risiko in Kauf genommen werden. Bakteriämien sind selbst nach Monaten noch möglich.

Die wirkungsvollste, aber zugleich teuerste Behandlung besteht in der Verabreichung von Minocyclin 25 mg/kg 2 × täglich für 14 Tage, kombiniert mit Streptomycin- oder Gentamicininjektionen für 7 Tage. Weitere Behandlungsmöglichkeiten sind: Kombinationen von Tetrazyklinen, Streptomycin und Trimethoprim-Sulfapräparate für 2–6 Wochen, oder Depotoxytetrazyclin 20 mg/kg, wöchentlich für 4 Wochen kombiniert mit Streptomycin, s. c. 7,5 mg/kg 2 × täglich für 7 Tage.

Prophylaxe □ Separierung und Entfernung von infizierten Hunden aus der Zucht und Neuaufbau der Zucht mit mehrfach im Abstand von 30 Tagen serologisch negativ befundenen Hunden. Die Zoonoserisiken sind bei Br. c. relativ gering, da Menschen schwer (cave! abortierende Hündinnen) angesteckt werden und die Krankheit leicht verläuft. Br. c. geht nicht auf landwirtschaftliche Nutztiere über. Katzen können u. U. mit Br. c. angesteckt werden, erkranken jedoch nur leicht.

10.18.3 Listeriose

Listeria monozytogenes ist ein ubiquitäres grampositives Stäbchen, das in der Umwelt und in Mischkulturen mit Enterobakterien im Stuhl von Haustieren und Menschen (1–5 %) nachgewiesen werden kann. Listerien können fakultativ intrazellulär vorkommen und sich dort auch vermehren (wie Salmonellen oder Brucellen). Die Infektionsquellen für Listerien beim Hund sind unbekannt, doch werden wie bei Menschen tierische und evtl.

pflanzliche Lebensmittel verantwortlich gemacht. Die Infektion erfolgt oral. Es sind jedoch nur wenige gesicherte Fälle von Hundelisteriose veröffentlicht worden.

Symptome □ NIEMAND (1984) vermutete, daß Listeriose mit anderen Krankheiten verwechselt wird. Listerien können sich vermutlich im Körper nur dann ausbreiten, wenn eine T-Zellen-Störung vorliegt, was im Zusammenhang mit Staupeinfektionen denkbar wäre. Bei zentralnervösen Störungen (Meningitis, Encephalitis), bei Aborten und bei Verdauungsapparaterkrankungen, die mit Leberbeteiligung einhergehen (WINKENWERDER et al., 1967), ist an Listeriose zu denken. Bei Welpen können septische Erscheinungsbilder auftreten. Im Blut besteht Leukozytose und im Liquor ist mit einer Zellzahlerhöhung zu rechnen.

Diagnosesicherung □ Diese ist durch Bakterienkultur oder anhand von Liquor cerebrospinalis schwierig durchzuführen. Da auch gesunde Hunde positive Serumtiter aufweisen können, kommt ihnen nur ein geringer diagnostischer Wert zu.

Behandlung □ Ampicillin, Gentamycin, evtl. Trimethaprim-Sulfonamid-Kombinationen oder Tetrazykline.

10.18.4 Kampylobakteriose

Campylobacter (Vibrio) jejuni (C.) sind gramnegative, bewegliche, z. T. spiralig gewundene Bakterien, die weltweit vorkommen und deren klinische Bedeutung bei enterischen Erkrankungen von Menschen in Industrieländern heute derjenigen der Salmonellen gleichgestellt wird (WEBER, 1982 b; PRESCOTT et al., 1982; Fox et al., 1983). C. sind Kommensalen, die aus Hundestuhl isoliert werden können. Die Häufigkeit variiert zwischen 20 % und 50 % für Zwingerhunde und zwischen 0 % und 5 % bei Familienhunden. Je schlechter die Haltungsbedingungen, um so größer ist die Wahrscheinlichkeit, daß C. ausgeschieden werden. Hunde stecken sich direkt fäkal-oral oder indirekt über Wasser oder Futter, z. B. Hühnerfleisch an. Die Inkubationszeit beträgt ca. 7 Tage. Mischinfektionen mit Salmonellen und Pathogenitätssteigerung durch Parasiten und Streßsituationen spielen eine Rolle. Die Ausscheidungsdauer der Erreger im Stuhl ist unbekannt, scheint aber Wochen oder Monate anhalten zu können. C. überleben bei kaltem Wetter mehrere Wochen in der Umwelt.

Symptome □ Viele Hunde zeigen keine Krankheitserscheinungen. Bei gestreßten Junghunden und Welpen kann es zu schleimig-wäßrigem, selten

blutigem Durchfall mit Anorexie, gelegentlich auch Fieber und Erbrechen kommen. Der Durchfall dauert 3–15 Tage und ist durch Jejunitis-Ileitis und teilweise Colitis bedingt. C. vermag Darminfektionen wie Parvo- oder Coronavirusinfektionen zu verschlimmern.

Diagnosesicherung □ Sie erfolgt durch Isolation von C. aus Stuhl auf Spezialnährböden.

Behandlung □ Erythromycin 40 mg/kg wird in der Humanmedizin als Mittel der Wahl angewendet. Tylosin 45 mg/kg, Aminoglykoside, Tetrazykline und Chloramphenicol sollen ebenfalls wirksam sein. Penicillin und Trimethoprim sind unwirksam.

Bedeutung als Zoonose □ Neu zugekaufte Hunde aus verseuchten Zwingern oder Tierheimen haben verschiedentlich bei Besitzern, v. a. Kindern, zu Durchfällen mit C. geführt. Beim Menschen genügen 500 Keime für eine Ansteckung.

10.18.5 Treponematose, Spirochätose

Spirochäten gehören zur normalen Maul-, Caecum- und Colonflora und werden heute als apathogen angesehen. Vermutlich kam der in der älteren Literatur bestehende Eindruck der Pathogenität zustande, weil Spirochäten bei Durchfällen massenhaft von der Darmwand abgelöst und im Stuhl nachgewiesen werden können.

10.18.6 Tularämie (»Nagerpest«)

Tularämie (»Nagerpest«) wird durch Francisella tularensis (Brucella oder Pasteurella tularensis), gramnegative Bakterien, verursacht und tritt sporadisch, v. a. in Osteuropa auf. Hunde besitzen eine hohe natürliche Resistenz.

Ansteckung □ Sie erfolgt durch Verzehr von Hasen-, Mäuse- oder Kaninchenkadavern, selten durch Inhalation von Staub, der mit Nagerurin kontaminiert wurde, oder durch Zecken. Die Inkubationszeit beträgt 2 bis 5 d.

Symptome □ Sie können der subakuten Staupe ähneln und mit ihr verwechselt werden (GRATZL, 1960); sie gehen mit Durchfall, gefolgt von chronischen Septikämieerscheinungen, mäßigem Fieber, Abmagerung, Anzeichen von Bronchopneumonie, eitriger Rhinitis und Konjunktivitis, schmerzhaften Schwellungen von Lymphknoten, Milz und Leber einher. Ulzeröse Hautveränderungen entstehen durch Aufbrechen von Lymphknotenabszessen. Ferner können epileptische Anfälle, Nachhandschwäche und Myoklonien auftreten. Eine symptomlose Serokonversion ist jedoch häufiger als ein manifester Verlauf.

Diagnosesicherung □ Sie ist durch den Erregernachweis (schwierig, evtl. Tierversuch), serologisch durch Agglutination (ab 8. bis 10. Krankheitstag) oder Komplementbindungsreaktion möglich.

Differentialdiagnose □ Staupe, Pseudotuberkulose, Toxoplasmose.

Prognose □ Bei rechtzeitiger antibiotischer Behandlung günstig, außer bei Jungtieren.

Behandlung □ Tetrazykline, Aminoglykoside oder Chloramphenicol während 14 Tagen. Zoonotische Bedeutung infizierter Hunde ist gering.

10.18.7 Milzbrand, Anthrax

Infektionen mit Bacillus anthracis kommen wegen der hohen natürlichen Resistenz der Hunde nur beim Verfüttern massiv infizierter Tierkadaver vor.

Symptome □ Massive Schwellungen in Rachen, Hals- und Kopfgebiet mit Asphyxiesymptomen, Fieber, blutigem Durchfall und schweren Sepsiserscheinungen.

Diagnosesicherung □ Nachweis von B. anthracis aus Lymphknotenaspiraten.

Behandlung □ Penicillin i.v., evtl. Milzbrandserum.

10.19   Protozoeninfektionen, Coccidiainfektionen (Toxoplasmose, Isosporainfektionen, Sarkosporidiose, Kryptosporidiose)

10.19.1 Toxoplasmose

Toxoplasmose (Tp.) wird durch Toxoplasma gondii (T. g.) (weltweit vorkommend) verursacht. T. g. hat 2 Entwicklungszyklen, einen asexuellen extraintestinalen Zyklus, der in Zwischen- oder Intermediärwirten, zahlreichen Vertebraten, v. a. landwirtschaftlichen Nutztieren, abläuft. Dabei treten Trophozoiten sowie Organzysten mit zahlreichen jahrelang lebensfähigen Zoiten oder Bradyzoiten auf. Der sexuelle Entwicklungszyklus läuft im Dünndarm der Hauskatze und einiger anderer Feliden ab und führt zur Schizogenie, Gametogenie und Oozystenbildung und zur Ausscheidung der Oozysten im Kot. Diese werden nach 3–4 Tagen (Sporulierung) infektiös. Bei Katzen kann jedoch auch eine extraintestinale Entwicklung stattfinden. Der infizierte Hund ist nur Intermediärwirt und scheidet weder Zoiten noch Oozysten aus.

Die Häufigkeit der serologisch positiven, d. h. latent infizierten Hunde in der BR Deutschland hat von 88 % (1963) auf ca. 28 % (1979) abgenommen (Boch, 1980).

Ansteckung □ Sie erfolgt durch Toxoplasmazysten-haltiges Fleisch (v. a. Schweinefleisch, aber auch Schaf- oder Ziegenfleisch), das weder tiefgekühlt (−18 °C) noch genügend erhitzt (66 °C) worden ist (Boch, 1980). Selten sind Ansteckungen durch die in der Umwelt monatelang überlebenden Oozysten (Inkubationszeit ca. 2–4 d). Welpen können auch intrauterin oder nach der Geburt (Milch) angesteckt werden.

Symptome □ Die Pathogenität von T. g. für Hunde ist gering. Klinisch manifeste Erkrankungen sind selten und treten nur auf bei Junghunden (jünger als 1 Jahr), bei immungeschwächten, adulten Individuen oder Hunden, die einer massiven Infektion ausgesetzt waren. Häufig ist die klinische Tp. eine Begleitinfektion z. B. von Staupe. Bei adulten Hunden und selbst bei Welpen führt Tp. zu stummen oder latenten Infektionen, in deren Verlauf Toxoplasmazysten im Körper v. a. in der Muskulatur abgelagert werden. Die jahrelang überlebenden Zoiten in den Gewebezysten können jedoch bei Abwehrschwäche jederzeit reaktiviert und infektiös werden.

Verlaufsformen
1. **Akuter Verlauf** bei Junghunden mit massiver Besiedlung von Lunge, Leber, Lymphknoten, Milz, Herz und Muskulatur; mit schweren Allgemeinstörungen mit Lymphknotenschwellungen, Husten, eitrigem Nasenausfluß, Tonsillitis, Brechdurchfall, evtl. Blutbrechen, abdominalem Palpationsschmerz, Ikterus, Arrhythmien, Herzinsuffizienz und evtl. Ophthalmitis.
2. **Chronischer Verlauf** infolge milder Infektion oder Reaktivierung einer latenten Infektion. Im Vordergrund stehen granulomatöse Enzephalomyelitiden, Retinitis und Chorioiditis oder Darmgranulome. Je nach Organschwerpunkt

kommt es zu aufsteigenden Rückenmarkläh-
mungen, Myoklonien, Ataxien (cerebelläre Lokalisation) oder epileptiformen Anfällen. Teilweise sind die Lymphknoten geschwollen. Es
besteht kaum Fieber. Bei der Darmform steht
die Abmagerung im Vordergrund.

Eine Unterform ist die von Ehrensperger et
al. (1977) beschriebene *Radiculitis toxoplasmatica bei Welpen* infizierter Hündinnen, welche bei ungestörtem Allgemeinbefinden mit Parese bis Paralyse, Muskelatrophie, Muskelsteif-,
heit und u. U. zentralnervösen Störungen und'
Schmerzen im Kniebereich einhergeht. Auch
spontane Todesfälle sind möglich.
3. *Pränatale Infektionen* bewirken entweder Abort ca. 4 d post infectionem, oder es werden
infizierte Welpen geboren, die entweder an
akuter Tp. erkranken oder nach einem Monat
bis 10 Wochen neurologische Ausfälle zeigen.

Laborbefunde ☐ Diese hängen von der Organlokalisation der Tp. ab. Niemand (1984) erwähnt
Eosinophilie, Lymphozytose und Hypoproteinämie.

Diagnosesicherung ☐ Intra vitam kaum möglich;
die Diagnose Tp. ist eine Wahrscheinlichkeitsdia-
gnose, die serologisch ab etwa 7. bis 10. Tag gesichert werden kann. Der Sabin-Feldman-Test besitzt die größte Spezifität (Janitschke et al., 1968).
Immunfluoreszenz und ELISA haben sich bei akuten Infektionen ebenfalls bewährt, da damit v. a.
die initial auftretenden IgM nachgewiesen werden.
IgM persistieren weniger lange als IgG und ein
IgM-Anstieg kann bei Reaktivierung fehlen. Die
indirekte Hämagglutination (weniger zuverlässig)
wird v. a. wegen ihrer leichten Durchführbarkeit
geschätzt. Beweisend für eine akute Infektion ist
ein Titeranstieg um 4 Stufen im Abstand von einer
Woche. Da durch latente Infektion bedingte IgG
so lange persistieren, wie T. g.-Zysten im Körper
vorkommen, sollten IgG-Titer vorsichtig und nur
im Zusammenhang mit klinischen Symptomen interpretiert werden. Erregernachweis in Organen
oder Muskulatur kann histologisch oder im Mäuseversuch erfolgen.

Differentialdiagnosen ☐ V. a. Staupe, Hepatitis
contagiosa canis, Leptospirosen, Diskospondylitis,
Myelopathien, Myopathien, Listeriose und Traumata.

Prognose ☐ Sie ist, außer in schweren Fällen und
bei nervösen Formen, verhältnismäßig günstig, sofern richtig behandelt wird.

Behandlung ☐ Im Vordergrund steht die Lang-
zeitverabreichung von Sulfadiazin oder Sulfonamidkombinationen in erhöhter Dosierung, 220 mg/

kg/d auf 2–3mal verteilt über 14 d oder länger.
Pyrimethamin 0,5–1 mg/kg KG potenziert die
Sulfonamidwirkung, kann aber Anorexie und
Knochenmarkdepression verursachen. Diesen Nebenwirkungen kann durch Folsäurepräparate 5 mg/d
begegnet werden. Ausweichpräparate bei Sulfon-
amidüberempfindlichkeit sind Spiramycin oder
Clindamycin 10–40 mg/kg KG 3–5mal täglich. Es
ist zu bedenken, daß Medikamente gegen enzy-
stierte T. g. unwirksam sind und daß T. g. in der
Vermehrung gehemmt, nicht aber durch Medikamente abgetötet wird.

Prophylaxe ☐ Verabreichung von Fertigfutter und
gekochtem Fleisch (über 60 °C) und Vermeidung
von Kontakt mit Katzenkot. Regelmäßiges Wechseln der Katzenstreu im Abstand von 48 h verhindert Oozysteninfektionen.

10.19.2 Kokzidiosen

Kokzidien der Gattung Eimeria, die via Pflanzen-
fresserkadaver durch Hunde aufgenommen werden, haften nicht im Hundedarm. Eine opportunistische pathogene Rolle spielen Kokzidien der
Gattung Isospora. Sie sind artspezifisch und schädigen v. a. die hintere Dünndarmschleimhaut.

10.19.2.1 Isospora-Infektionen
Beim Hund spielen klinisch eine Rolle: Cystoiso-
spora canis (Isospora canis) und C. ohioensis (Isospora rivolta). I. burrowsi ist selten und fraglich
pathogen. Die Ansteckung mit C. canis erfolgt
durch Oozysten- oder Ruhestadienaufnahme in infizierten Mäusen (Präpatenzzeit 6 d). Beide Kokzi-
diengattungen kommen weltweit vor. Nach Bek-
ker et al. (1981) ist C. canis stärker pathogen für
Hundewelpen als C. ohioensis. Mischinfektionen
sind besonders pathogen. C. canis-Oozysten wurden in der BR Deutschland von 0,8–2,3 % der
Hunde (je nach Gebiet) und C. ohioensis von
2,3–4 % der Hunde ausgeschieden (Becker et al.,
1981).

Symptome ☐ Sie sind nur bei Welpen, bei mit
anderen Darmparasiten oder Krankheiten belasteten und geschwächten Hunden (Tierhandlungen)
und massiver Infektion zu erwarten. Leichtes Fieber, Anorexie, Apathie und wäßrig-schleimiger,
bei C. canis auch blutiger Durchfall bis zu 2 Wochen, Gewichtsverlust, Austrocknung und Wachstumsstillstand können auftreten. Todesfälle sind
auch bei Welpen selten.

Laborbefunde ☐ Geringfügige Eosinophilie und
Monozytose möglich. Leukopenie deutet auf eine
Primärkrankheit wie Staupe hin.

Diagnosesicherung □ Nachweis von Kokzidien-oozysten vorsichtig interpretieren, da es Zufallsbefund sein kann. Behandlung erübrigt sich, außer in schweren Fällen, wo man v. a. die der Kokzidiose zugrunde liegende Primärkrankheit mitbehandeln muß (Niemand, 1984). Zur spezifischen Behandlung werden Sulfonamide wie Sulfamethoxydiazin (Durenat®), Sulfadimethoxin (Madribon®) oder Trimethoprim-Sulfonamidkombinationen (Bactrim®, Tribrissen®, Borgal®) verwendet. Nicht resorbierbare Sulfonamide wie Sulfaguanidin (2 × täglich 100 mg/kg) haben gleichzeitig eine Wirkung auf Begleitbakterien. Nitrofurazon 8–20 mg/kg kann anstelle von Sulfonamiden oder in der Hälfte der angegebenen Dosierung zusammen mit Sulfonamiden verwendet werden.

10.19.2.2 Darminfektionen mit der Gattung Sarcocystis

Hunde sind Endwirt für ca. 14 Sarkosporidienarten (Sarcocystis equicanis, S. bovicanis, S. ovicanis, S. suicanis, u. a.). Hinsichtlich der Benennung der Sarkosporidien herrscht beträchtliche Unklarheit. Sarkosporidien müssen immer über das Fleisch intermediärer Wirte (Beutetiere, Nutztiere) vom Hund aufgenommen werden. Die Hunde scheiden nach Infektion mindestens 6 Wochen lang infektionstüchtige und bis zu 2 Jahren lebensfähige Sporozysten aus (Boch et al., 1979). Bis zu 15,2 % des Kotes von in Deutschland untersuchten Hunden jeden Alters enthielten Sarkosporidien. Die Sarkosporidiose ist somit die häufigste Parasitose des Hundes.

Symptome □ Keine.

10.19.2.3 Infektionen mit Hammondia

Die früher als kleine Form von Isospora bigemina bezeichnete Kokzidienart ist wegen der bestehenden Zweiwirtigkeit in Hammondia heydorni umbenannt worden. Zwischenwirte sind Rind und Hund, der Hund ist zugleich Endwirt. Es sind keine intestinalen Störungen bekannt.

10.19.2.4 Kryptosporidiose

Kryptosporidien sind für Kälber fakultativ pathogene Protozoen, die sowohl aus Kot von Hunden als auch Katzen isoliert werden können. Hunde stecken sich mit Oozysten aus der Umwelt an und können wieder Oozysten ausscheiden, ohne selbst zu erkranken. Durchfallsymptome wurden nur vereinzelt bei Welpen beschrieben (Sisk et al., 1984). Augustin et al. (1984) konnten bei experimenteller Infektion von Welpen keine Symptome hervorrufen.

Die Bedeutung der Kryptosporidiose des Hundes liegt in ihrer potentiellen Rolle als »neue« Anthropozoonose. Man hat festgestellt, daß Kryptosporidien auch als Primärerreger bei menschlichen Enteritiden auftreten können.

Behandlung □ Mit Rücksicht auf gefährdete Personen in Betracht zu ziehen; erfolgt mit Spiramycin oder Clindamycin.

10.20 Eingeschleppte Infektionskrankheiten (Babesiose, Leishmaniose, Ehrlichiose, Hepatozooninfektionen, Hämobartonellose, Trypanosomiasis)

Der mitteleuropäische Tierarzt wird infolge des Massentourismus in vermehrtem Maße mit aus tropischen oder Mittelmeerländern eingeschleppten Infektionskrankheiten konfrontiert. Man muß gewärtig sein, daß Tiere mit diesen Krankheitsbildern in jeder Praxis auftauchen können. Falls die Erkrankung kurz nach einer Auslandsreise begann, wird dies meist von den Besitzern erwähnt. Liegt die Auslandsreise Monate oder gar Jahre zurück, so bleibt sie häufig unerwähnt. Es ist daher Aufgabe des Tierarztes, bei allen unklaren, fieberhaften Krankheiten, Anämien oder Hautveränderungen nach Auslandsaufenthalten zu fragen.

10.20.1 Babesiose, Piroplasmose

Babesiosen (B.) sind weltweit, v. a. aber in Tropen und Subtropen vorkommende Protozoenkrankheiten, welche mit hämolytischer Anämie und Ikterus einhergehen können und durch Zeckenarten (Rhipicephalus sanguineus, Dermacentor reticulatus) übertragen werden. Kleine autochthone Herde kommen auch in Norditalien und in der Süd- und Westschweiz vor. Auf die Möglichkeit einer Endemisierung in der BR Deutschland haben Dennig et al. (1980) hingewiesen. Die Hunde-B. wird durch Babesia canis, selten B. gibsoni oder B. vogeli, verursacht. In der BR Deutschland und in der Schweiz (Genfer See) wurde nur B. canis gefunden (Dennig et al., 1980; Jaquier, 1973).

Außer durch Zecken ist in seltenen Fällen eine mechanische Übertragung durch Spritzen oder Blut möglich. Die Inkubationszeit bei natürlicher Infektion beträgt 10 Tage bis 3 Wochen. Bei künstlicher Infektion mit Blut kommt es nach einem Tag zu einer 4 Tage anhaltenden ersten Parasitämie. Dann verschwinden die Parasiten vorübergehend aus dem peripheren Blut; 10–14 Tage später folgt eine zweite massivere Parasitämie, die von intra- und extravaskulärer Hämolyse begleitet wird. Falls sich die Hunde davon erholen, wechseln nachfolgend verschieden lange Ruheperioden mit unterschiedlich schweren Parasitämie- und Hämolysephasen ab. Immunologische Reaktionen bei der Zerstörung der Erythrozyten und Parasiten verstärken die Symptome.

Symptome □ Diese richten sich nach der Schwere des Verlaufs, der latent, subakut, akut oder chronisch sein kann. Junghunde, solche unter Streß, und Hunde, die gleichzeitig von anderen Parasiten (Leishmanien oder Ehrlichien) befallen werden, können perakut an Atem- oder Kreislaufinsuffizienz oder an DIC verenden. Typische akute Symptome sind: Mattigkeit, Schwäche, Fieber (bis 42 °C), blasse Schleimhäute, rot- bis grünbrauner Harn, Anzeichen von Nierenversagen, Ikterus, Hepato- und Splenomegalie. Chronischer Verlauf kann mit Fieber, Pica, Abmagerung, Anämie, Teilnahmslosigkeit, Leberinsuffizienz und Ikterus einhergehen. Seltener sind periphere Ödeme, blutige Durchfälle, petechiale Schleimhautblutungen, ulzerative Stomatitis und neuromuskuläre Störungen.

Laborbefunde □ Typische *Laborbefunde* sind: Blutsenkungsbeschleunigung, erhöhtes Serumprotein, leichtgradige bis schwerste hämolytische regenerative Anämie mit Thrombozytopenie, Sphärozytose, ausgeprägte Leukozytose mit Linksverschiebung und Monozytose, Hämoglobinurie, Hämoglobinämie, Bilirubinämie, Bilirubinurie, Proteinurie und tubuläre Zylinder. Der Coombs-Test kann vorübergehend positiv ausfallen. In der Elektrophorese sind die Gamma-Globuline stark erhöht.

Diagnosesicherung □ Identifizierung der birnenförmigen Piroplasmen in den Erythrozyten. In nach Giemsa gefärbten Kapillarblutausstrichen von der Ohrunterseite oder aus dem Nagelbett lassen sich die Babesien am häufigsten erfassen. Ein negativer Befund schließt B. nicht aus (chronische Fälle, symptomlose Träger). Der indirekte Immunfluoreszenz- oder ELISA-Test bietet in solchen Fällen eine Ausweichmöglichkeit.

Differentialdiagnose □ Autoimmunhämolytische Anämien, infektiöse hämolytische Anämien wie bei Leptospirose (keine Hämoglobinurie); medikamentöse oder toxische hämolytische Anämien; Hämobartonellose; Lorchelvergiftung.

Prognose □ Diese wird von der Schwere des Verlaufes, vom Alter und von rechtzeitiger Diagnosestellung und Therapie bestimmt. Bei Hunden im Schock und bei Azidose ist sie zweifelhaft. Selbstheilung nach 2 Monaten ist möglich.

Behandlung □ Hunde mit mildem und chronischem Verlauf können mit einem Antibabesienmedikament allein behandelt werden, entweder mit Phénamidine (Oxopirvedine®, Rhône-Mérieux) als einmalige, subkutane Injektion von 15 mg/kg KG (die gleiche Dosis kann, falls erforderlich, nach 48 h wiederholt werden) oder Imidocarb (Imizol®, Wellcome, Fa. Coopers), 6 mg/kg KG, 1–2 × im Abstand von 14 d (Problematik der Interventionsmöglichkeit siehe Gothe et al., 1987).

Ein Hämatokritwert unter 15–20 Vol.% erfordert Frischbluttransfusion, die langsam verabreicht werden muß, bis ein Hämatokritwert von 20–25 Vol.% erreicht ist. Zusätzlich müssen Elektrolytersatz, Vitamin B-Komplex, Eisenpräparate und Anabolika verwendet werden. Bei Azidose wird Na-Bikarbonat ca. 2 mmol/kg der Infusionslösung zugegeben.

Prophylaxe □ Zeckenbekämpfung. Ferner ist ein inaktivierter Impfstoff Pirodog® (Rhône-Mérieux) erhältlich, der Hunden vor Auslandsreisen verabreicht werden kann. Impfung verhütet Todesfälle; Infektionen sind trotz Impfung möglich. Imizol® einmal gegeben schützt Hunde ca. 6 Wochen vor Infektionen.

10.20.2 Leishmaniose

Die Hundeleishmaniose (HL) ist eine aus endemischen Gebieten wie den Mittelmeerländern nach Mitteleuropa eingeschleppte granulomatöse Haut- und Organkrankheit, die durch intrazelluläre Protozoen (Tryposomatiden), Leishmania donovani verursacht wird. L. donovani verursacht beim Menschen (Asien, Europa) die viszerale Leishmaniose (Kala-Azar, Dum-Dum-Fieber). Wilde Caniden, Nager, Hunde und Katzen werden als Erregerreservoir für L. donovani betrachtet. L. tropica verursacht beim Menschen die Aleppo- oder Orientbeule (Mittelmeer, Nordafrika). Bei experimentell infizierten Hunden erzeugt L. tropica Hautkrankheit. Einige kleine autochthone Vorkommen von HL wurden in Europa nördlich des 45. Breitengrades (Genfer See, Paris, Normandie) gemeldet (Kammermann et al., 1965; Schawalder, 1977). Mischinfektionen mit Ehrlichia canis sind relativ häufig.

Ansteckung □ Sie erfolgt gewöhnlich durch Phlebotomen (v. a. Sandfliegen). Kutane Schmierinfektionen mit Sekreten von Ulzera und Fisteln, evtl. Speichel, können sowohl bei Hunden als auch beim Menschen bei bestehenden Hautverletzungen eine Ansteckung bewirken. Die Inkubationszeit ist unbestimmt und kann 3–7 Monate, evtl. sogar Jahre betragen.

Symptome □ Die beim Menschen übliche Unterscheidung in viszerale, kutane und mukokutane Formen hat bei HL wenig Sinn. Man unterscheidet daher *latente Formen,* die besonders in den Anfangsstadien jahrelang unbemerkt bestehen und in endemischen Gebieten bis zu 50 % der Hunde erfassen, und *manifeste Formen,* die in unterschiedlichen Schweregraden separat oder gleichzeitig Haut, Abdominalorgane und RES befallen können. HL verursacht vage und unspezifische, oft schubweise Symptome, wie sie auch bei vielen anderen Krankheiten vorkommen können (Lethargie, gelichtetes Haarkleid, Fieberschübe, Abmagerung, Hepato- und Splenomegalie, Muskelschwäche). Hochverdächtig sind eine chronische exfoliative, nicht juckende Dermatitis und Alopezie des Nasenrückens, der Ohrspitzen und um die Augen herum (Brillenbildung), die von großen, leicht fettigen, kreideweißen Schuppen bedeckt sind. Die Hautveränderungen können sich auf Hals, Rücken, Gliedmaßen und Pfoten ausbreiten, wobei es infolge Entzündung des Krallenbettes zu einem übermäßigen Krallenwachstum kommt. Die Lymphknoten sind vergrößert, und die Abdomenpalpation (große Milz und Leber) kann Schmerz verursachen. Im weiteren können Hauterosionen, Ulzera und Fisteln, Konjunktivitis, Keratitis, Ophthalmitis, Epistaxis, Myositis mit starker Atrophie der Kopfmuskeln, periodische Hämaturie (Nephritis), blutiger Kot und Blässe der Schleimhäute vorkommen.

Laborbefunde □ Leichte bis mittelgradige, normo- bis hypochrome normozytäre Anämien, verbunden mit Leukopenie, jedoch ohne Veränderungen im Differentialblutbild und den Thrombozytenzahlen, sind häufig. Die Serumelektrophorese wird als diagnostisch wichtig angesehen (Schawalder, 1977). Verdächtig sind ein Plasmaprotein > 90 g/l und eine initiale Alpha$_2$-Globulinvermehrung, die später in eine ausgesprochene Hypergammaglobulinämie mit v. a. IgG (über 50 %) und einem veränderten Albumin-Globulinverhältnis bis zu 0,2 übergeht. Je nach Organlokalisation bestehen Azotämie oder erhöhte Leberenzymwerte.

Diagnosesicherung □ Mikroskopischer Nachweis der Gewebeform der L. im Zytoplasma von Makrophagen des Knochenmarkes, der Milz oder Lymphknoten oder in Abklatschpräparaten von Fisteln oder Ulzera mittels Giemsa- oder Romanowskyfärbung. In Blutausstrichen gelingt es nur selten, L. nachzuweisen. Bei einem negativ ausfallenden Parasitennachweis und starkem klinischen Verdacht sind serologische Methoden (indirekter Fluoreszenz-Antikörpertest, ELISA oder indirekter Hämagglutinationstest) indiziert. Da L-Antikörper auch bei gesunden Hunden vorhanden sein können, müssen positive Titer vorsichtig interpretiert werden. Die Titer erreichen Maximalwerte 45–80 d nach experimenteller Infektion (Reiter et al., 1985). Nachweis der Erreger mittels Kultur der L. in Schneiders Drosophila Medium ist dem sehr lange Zeit benötigenden Tierversuch überlegen (Reiter et al., 1985).

Differentialdiagnose □ Squamöse Demodikose (Pruritus vorhanden), jede Art von schuppender oder ulzerativer Dermatitis, Toxoplasmose, chronische septikämische und Immunsystemerkrankungen, System- und Hautmykosen (Histoplasmose), Paraproteinämien, Lymphosarkom.

Prognose □ Diese ist vorsichtig zu stellen.

Behandlung □ Sie soll nur bei wenig fortgeschrittenen Fällen unternommen werden. Fünfwertige Antimonpräparate wie Meglumin-Antimonat (Glucantime®, Rhône-Mérieux), 2 × 10 Injektionen im Abstand von 14 d 50 mg/kg, ab 3. Injektion 100 mg/kg langsam i.v., oder Na-Stiboglucanate (Pentostam®, Wellcome Foundation, Fa. Coopers) 2 × 10 Injektionen im Abstand von 10 d, 10 mg bis max. 50 mg/kg/d streng i.v. (Reizungen) sind die Mittel der Wahl. Pentamidine (Lomidine®, Spezia) ist ein Alternativpräparat. Dosierung: mit 2 mg/kg beginnen und bis auf 4 mg/kg am Schluß steigern, total 15–20 × behandeln, evtl. abwechseln mit Glucantime®. Lomidin soll verdünnt über 20 min am sedierten Hund infundiert werden.

Amphotericin B (nephrotoxisch!): 0,15 mg/kg in Glukose 5 % jeden 2. Tag über 20–30 min langsam i.v. infundieren; nach 2 oder 3 Wochen Dosis auf 0,2–0,25 mg/kg steigern, Therapiedauer 6–8 Wochen, wöchentliche Serumharnstoffkontrolle vornehmen. Versuchsweise kann Ketokonazol (teuer) (10 mg/kg/d, p.o.) verwendet werden für Langzeitbehandlung (2–3 Monate).

Zoonosebedeutung □ Da Ansteckung via Hautwunden möglich ist, soll man auf peinlichste Hygiene achten. Besondere Vorsicht ist bei Kindern und bei geschwächten Personen geboten.

10.20.3 Ehrlichiose (tropische Panzytopenie der Hunde, canine Rikettsiosis)

Ehrlichiose (Eo) ist eine Rickettsiose und wird durch Zecken, v. a. Rhipicephalus sanguineus, übertragen. Eo ist eine in tropischen und subtropischen Gebieten (südlich des 45. Breitengrades) Asiens, Afrikas und der Mittelmeerländer weit verbreitete Hundekrankheit. Eine milde verlaufende Erkrankung kann beim Hund durch E. equi verursacht werden (in Zürich nachgewiesen). E. canis ist primär ein Zeckenparasit, und Zecken bilden auch das Erregerreservoir. Relativ häufig sind Doppelinfektionen mit Babesiose (beide Erreger von denselben Zecken übertragen).

Ansteckung □ Sie erfolgt via Zeckenspeichel und in seltenen Fällen durch Bluttransfusion oder kontaminierte Kanülen. Die Inkubationszeit beträgt 8–20 d. Deutsche Schäferhunde sind besonders anfällig. Die Ehrlichien setzen sich in den Monozyten fest und werden von diesen ins RES verschleppt, worauf es in Leber, Milz und Lymphknoten zur lymphoretikulären Hyperplasie kommt. Infizierte Monozyten verbreiten die Ehrlichien weiter in Lunge, Nieren und Meningen, wo durch ihre Anheftung an die Gefäßendothelien Vaskulitiden und Blutungen hervorgerufen werden. Je nach der Immunkompetenz des Wirtes und der Virulenz der Ehrlichien kommt es nachfolgend zur allmählichen Selbstheilung oder zur chronischen Knochenmarksdepression und Panzytopenie.

Symptome □ Man unterscheidet eine akute, eine subklinische und eine chronische Phase (GREENE et al., 1984). In der 2–4 Wochen dauernden akuten, teilweise inapparenten Phase werden Fieberschübe bis 41 °C, Anorexie, Dyspnoe, Lymphknotenschwellungen, eitriger Nasen- und Augenausfluß, Splenomegalie und in gewissen Fällen meningitische Reizungen mit Hyperästhesie, Krampfanfällen, Muskelzuckungen, Polyarthritis, Paralysen von Hirnnerven oder der Nachhand beobachtet. Die akute Phase geht in die subklinische Phase über mit Thrombozytopenie, Anämie und Leukopenie (evtl. Leukozytose). Hierauf erfolgt (auch ohne Behandlung) nach 6–17 Wochen Heilung oder aber es entwickelt sich die chronische Phase als Ausdruck des Unvermögens, die Ehrlichien zu eliminieren. Bereits in der subklinischen Phase bestehen manchmal Lethargie und Blutungsneigung. In der chronischen Phase stehen entweder Anämie und Schock infolge Spontanblutungen in Schleimhäute (Epistaxis, Meläna), in innere Organe, z. T. in die Serosa und Bauchhöhle, oder Ödeme und Sekundärinfektionen im Vordergrund.

Laborbefunde □ *Akute Phase:* Thrombozytopenie, nicht regenerative Anämie (bei gleichzeitiger Babesiose regenerative Anämie und Ikterus), Leukozytose und Monozytose (evtl. Leukopenie). Der Coombs-Test ist bei Hunden bis zu 15 % positiv. Das Knochenmark ist meistens hyperzellulär.

Chronische Phase: Panzytopenie und hypozelluläres Knochenmark. Eine selektive Erythrozytenaplasie mit Mikrozytose ist ebenfalls möglich. Dazu bestehen eine polyklonale Hyperglobulinämie (Alpha-2-, Beta- und Gammaglobuline erhöht) und blutchemische Veränderungen, die den Organlokalisationen entsprechen.

Diagnosesicherung □ Nachweis von intrazytoplasmatischen Zelleinschlüssen (Morulae) in Lymphknoten- und Milzaspiraten oder Blutmonozyten gelingt nur ausnahmsweise. Bei Infektionen mit E. equi hingegen findet man Morulae in den Neutrophilen. Der serologische Nachweis durch indirekten Immunfluoreszenztest wird als bester Test angesehen. Die Ehrlichien-Züchtung aus einer leukozytenreichen Plasmafraktion auf Leighton-Gewebekultur hat sich in Speziallabors bewährt.

Differentialdiagnose □ Babesiose, Hämobartonellose, Panmyelophthisen und Hämolysen unbekannter Ursache, Staupe.

Prognose □ Ungünstig in fortgeschrittenen Fällen, günstig bei rechtzeitiger Behandlung. Bei chronischen Fällen kann Erholung 3 Monate benötigen.

Behandlung □ Klassische Tetrazykline 3 × tgl. 22 mg/kg, für 14 d; Doxycyclin 10 mg/kg (max. 25 mg/kg) für 7–10 d wird als Mittel der Wahl empfohlen. Dazu sind symptomatische Maßnahmen wie Bluttransfusionen, B-Vitamine und kurzzeitig Prednisolontherapie (2–7 d, 0,5 mg/kg) angezeigt. Bei Ehrlichiose oder Doppelinfektionen mit Babesien wurde mit zwei Dosen (teils mit einer einzigen Dosis) von Imidocarbdipropionat (Imizole®, Wellcome), 5–7 mg/kg i.m. im Abstand von 14 d verabreicht, ein ausreichender Erfolg erzielt (PRICE & DOLAN, 1980). Nebenwirkungen von Imidocarb (Salivation, Durchfall, Schwäche) 10–15 min nach der Injektion sind mit 0,05 mg/kg Atropin sulf. i.v. zu beheben.

10.20.4 Hepatozoonosis

Hepatozoonosis (H) ist eine seltene Protozoenkrankheit, die durch Hepatozoon canis verursacht wird. H. canis ist weit verbreitet in Afrika, Südostasien, Indien, im Mittleren Osten, in Italien und Frankreich. FRIEDHOFF (1981) ist der Ansicht, daß H. canis in Deutschland vorkommt, aber nicht diagnostiziert wird.

Ansteckung □ Sie erfolgt durch Verzehr von Rhipicephalus sanguineus, die Sporozoiten von H. canis enthalten. Die Sporozoiten durchdringen den Darm, gelangen ins Blut und erreichen einerseits die RES-Zellen von Milz, Knochenmark und Leber und andererseits Lunge, Myokard und Skelettmuskulatur, wo sie Schizonten bilden und zu Granulomen Anlaß geben.

Symptome □ Sie treten nur sporadisch auf, vorwiegend bei Bestehen von Immunstörungen, bei Jungtieren und vermutlich bei gleichzeitigem Vorliegen anderer Infektionen. CRAIG (1984) beschreibt Fieber, Apathie, Abmagerung, Bewegungsunlust, Muskelschmerzen (v. a. über dem Rücken), eitrigen Nasen- und Augenausfluß, milde Anämie und charakteristische, aber inkonstant an den Muskelansätzen auftretende, periostale Knochenauflagerungen an Gliedmaßen und Axialskelett, nicht aber am Kopf.

Laborbefunde □ Eine massive Leukozytose von 20 000 bis 200 000 Zellen/μl mit Neutrophilie oder massiver Eosinophilie nebst einer milden Anämie sind häufig.

Diagnosesicherung □ Mikroskopischer Nachweis der Gametozyten in Neutrophilen (Giemsa- oder Romanowskyfärbung) oder Nachweis der Zysten mit Mikroschizonten oder Makroschizonten in Muskelbiopsien granulomatöser Veränderungen.

Differentialdiagnose □ Andere mit Muskelschmerzen und Nachhandschwäche einhergehende Krankheiten.

Prognose □ Ungewiß, da einige Hunde sich spontan erholen, andere aber verenden.

Behandlung □ Da keine spezifisch wirksamen Medikamente bekannt sind, beschränkt sie sich auf entzündungshemmende Mittel. Imidocarb (Imizol®, Coopers, Wellcome) 6 mg/kg KG kann versuchsweise verabreicht werden.

10.20.5 Hämobartonellose

Rickettsiose des Hundes, die durch Hämobartonella canis (frühere Bezeichnung: Eperythrozoon) verursacht wird.

Ansteckung □ H. können parenteral oder oral durch Zecken, evtl. Flöhe, Blut und mehrmals verwendete Injektionskanülen übertragen werden. Die Infektion geht jedoch meist nur bei splenektomierten oder anderweitig in ihrer Abwehr geschwächten (nach Parvovirose, Babesiose, Ehrlichiose) Hunden an. Die Inkubationszeit beträgt

2–14 d. Die H. verändern die Oberfläche der Erythrozyten, worauf diese im RES phagozytiert werden.

Symptome □ Sie sind nur bei geschwächten oder milzlosen Hunden zu erwarten und bestehen in Müdigkeit und langsam fortschreitender regenerativer Anämie. Glukokortikoidbehandlung kann das Auftreten von Hämobartonellose begünstigen.

Laborbefunde □ Bei Hunden mit klinischen Symptomen ist der Hämatokrit oft auf 20 und darunter abgesunken; dazu kann Bilirubinurie in komplizierten Fällen auftreten. Das weiße Blutbild verändert sich kaum oder wird durch gleichzeitig bestehende andere Krankheiten bestimmt. Der Coombs-Test kann positiv ausfallen.

Diagnosesicherung □ Sie erfolgt durch den Nachweis von kettenartigen kokkoiden blauen Gebilden an der Erythrozytenoberfläche (epizellulär in Falten gelegen im Gegensatz zu intrazellulär vorkommender basophiler Tüpfelung und Howell-Jolly-Körperchen). H. können auch zufällig vorkommen.

Prognose □ Sie hängt meist vom Bestehen anderer, den Hund schwächenden Krankheiten ab.

Differentialdiagnose □ Hämolytische Anämien, Babesiosen und Rickettsiosen.

Behandlung □ Diese erfolgt mit Thiacetarsamid Na (Caparsolate®, Abbott) 0,22 mg/kg als 10%ige Lösung i.v. an 9 aufeinanderfolgenden Tagen oder Oxytetrazyklin 20 mg/kg p.o. 3 × tgl. zusammen mit 1 mg/kg Prednisolon tgl. während 2 Wochen. Bei einem Hämatokrit unter 20 sollte man eine Bluttransfusion vornehmen.

10.20.6 Trypanosomiasis

Bei Hunden, die aus tropischen und subtropischen Ländern zurückkehren, können gelegentlich Trypanosomen nachgewiesen werden. Es gibt keine autochthonen Fälle in Mitteleuropa. Trypanosoma brucei aus Afrika (Tsetse-Krankheit), T. evansi und T. cruzi (Südamerika, Chagaskrankheit) wären in Betracht zu ziehen.

Symptome □ Remittierendes Fieber, blasse Schleimhäute, Aszites, Ödeme, Keratitis, Konjunktivitis, Kardiopathien und zentralnervöse Störungen.

Diagnosesicherung □ Erregernachweis während der akuten Phase im Blut (ähnlich wie bei Babesiose) oder in der chronischen Phase aus Lymphknotenpunktat (evtl. Liquor cerebrospinalis). Latente Fälle erfordern Nachweis im Tierversuch.

Behandlung □ Siehe Spezialliteratur.

10.21 Pilzerkrankungen, Mykosen

Hautpilzerkrankungen s. Kap. 11. Unter Mykosen werden die Krankheiten aufgeführt, die durch Schimmelpilze und verwandte Arten, Hefen und verwandte Arten und dimorphe (biphasische) Pilze hervorgerufen werden. Ein beträchtlicher Teil der Pilzinfektionen erfolgen durch Pilzarten, die normalerweise bereits auf Haut und Schleimhäuten vorkommen. Viele Pilze entfalten eine pathogene Wirkung durch Hypersensibilisierung des Wirtes gegenüber stark antigen wirkenden Zellwandpolysacchariden. Die humoralen Abwehrmechanismen des Wirtes sind von untergeordneter Bedeutung. Da die zelluläre Körperabwehr Pilze oft nicht zu phagozytieren und abzutöten vermag, kommt es in der Folge zu einer chronischen Immunstimulation und Granulombildung. Mykotoxine spielen nur eine geringe und großenteils unbekannte Rolle bei Pilzen, welche die Schleimhaut- oder Körperoberflächen besiedeln oder in den Körper eindringen. Die hochtoxischen Mykotoxine werden in der Außenwelt gebildet und mit der Nahrung aufgenommen.

Pilzgeflechte (Hyphenmyzel, Schimmelpilze) wachsen ins Gewebe ein oder ihre rundlichen bis zylindrischen Zellen (Sproßmyzel, hefeartige Pilze) werden via Blut- oder Lymphzirkulation im Körper verbreitet. Pilze bilden verschiedene Fruchtkörper für geschlechtliche (Basidien, Ascen) oder ungeschlechtliche Vermehrung (Sporung, Sprossung). Die vorgenannten Charakteristika und Spezialfärbungen (s. Spezialliteratur) dienen zur Erkennung von Pilzinfektionen in Exsudaten oder Gewebebiopsien.

Pilzkrankheiten der Hunde sind selten. Infolge außereuropäischer Reisen und langdauernder Antibiotikaanwendung ist aber eine zunehmende Morbidität festzustellen.

Diagnostische Probleme bei *Pilzinfektionen:*

1. Oft fehlen charakteristische Veränderungen oder Symptome.
2. Wegen des sporadischen Vorkommens mangelt es an diagnostischer Erfahrung.
3. Die Identifizierung der Erreger erfordert fast immer Einsendung von pilzverdächtigem Material oder Serum an Spezialinstitute.
4. Blutbildveränderungen fehlen außer bei systemischen Mykosen.
5. Oft erkranken nur Hunde mit erworbener oder angeborener, v. a. zellulärer Abwehrschwäche.

Das Ansprechen auf Behandlungen ist unbefriedigend, oder es müssen Medikamente angewendet werden, die toxisch und/oder sehr teuer sind, was diagnostische Therapieversuche erschwert. Grundsätzlich soll bei Fisteleiterungen und bei nicht auf die übliche antibiotische Therapie ansprechenden fokalen granulomatösen und systemischen Erkrankungen mit Pilzinfektionen gerechnet werden.

Die komplexe Taxonomie der Pilze ist für den Kliniker verwirrend und erschwert die Orientierung, statt sie zu vereinfachen. Aus diesem Grunde wurde in Anlehnung an Gemeinhardt (1976), Gedek (1980) und Jungerman & Schwartzman (1972) die folgende klinische Einteilung verwendet:

I   *Ektomykosen,* Dermatophytosen, Hautpilzerkrankungen (Kap. 11.3), Hefemykosen (Candidaarten, Pityrosporum).

II *Subkutane oder intermediäre Mykosen* (Mischformen), die mit Befall von Haut und Schleimhäuten und gelegentlich von Organen verbunden sind.

III *Endomykosen,* systemische Mykosen oder Organmykosen.

IV *Aktinomykosen* (Pseudomykosen) (Kap. 10.13).

Neben dieser Einteilung werden noch die Trivialbezeichnungen Hefe- und Schimmelpilzmykosen verwendet.

10.21.1 Subkutane oder intermediäre Mykosen, Mischformen (Sporotrichose, Aspergillose, Penicilliose, Kandidiasis, Phycomycose, Mucormycose)

Nichtansteckende, opportunistische (sekundäre) Mykose durch Hefe- oder Schimmelpilze. Die subkutanen Mykosen gehen mit Knoten, haarlosen Stellen, eiternden Fistelöffnungen, granulomatösen Entzündungen und Abszessen einher. Im Eiter finden sich oft Granula. An den Gliedmaßen werden diese Veränderungen als mykotische Myzetome (Maduromykose) bezeichnet.

10.21.1.1 Sporotrichose

Sporotrichose (Sp.) ist eine seltene, durch einen dimorphen Bodenpilz (siehe bei Histoplasma capsulatum), Sporotrichum- oder Sporothrix schenckii, verursachte Hautinfektion mit Lymphadenopathie von Kopf und Rumpf. Sp. kommt weltweit vor. Die Alopezie, Knoten und Ulzera können an den Gliedmaßen beginnen und sich entlang der Lymphgefäße ausbreiten. Eine Dissemination in innere Organe und Knochen ist selten.

Diagnosesicherung □ Erregernachweis in Exsudat.

Behandlung □ Jodide (NaI oder KI) können erfolgreich eingesetzt werden. 100 g KI in 100 ml Wasser (25 °C) lösen. Von dieser gesättigten Lösung werden 1–2 × tgl. 10 bis 25 Tropfen über 3–6 Wochen ins Futter gegeben, oder es werden von einer 20%igen NaI-Lösung 1 ml / 5 kg KG p.o. verabreicht.

10.21.1.2 Aspergillose
Aspergillen (Schlauchpilze), v. a. A. fumigatus und A. flavus, befallen die Schleimhäute des oberen Respirationsapparates und selten die Lunge. Aspergillussporen sind ubiquitär besonders in ländlichen Verhältnissen. Nur unter gewissen Voraussetzungen, wie verminderter Zilientätigkeit, langdauernder Antibiotika- und/oder Glukokortikoidtherapie, verminderter zellulärer Abwehr und weiterer, nicht näher bekannter Bedingungen, werden die Aspergillen zu Krankheitserregern.

Symptome □ Die häufigste Aspergillose ist die Rhinitis und Sinusitis mycotica (Kap. 14.2.2). In seltenen Fällen kann es zur Dissemination in die Lunge, ins ZNS, in Knochen (Diskospondylitis), Niere, Milz und/oder Leber kommen, wobei Fieber und Allgemeinstörungen auftreten.

Diagnosesicherung □ Hyphennachweis in Gewebeproben, das Vorhandensein von Aspergillen in Exsudaten genügt nicht. Verschiedene serologische Tests wie Immunodiffusion, Gelpräzipitation und Hämagglutinationstest sind ebenfalls im Gebrauch.

Behandlung □ Siehe Kap. 14.2.2.

10.21.1.3 Penicilliose
Infektionen mit Penicilliumarten verlaufen weitgehend ähnlich wie Aspergilluserkrankungen, jedoch ohne Dissemination in innere Organe.

10.21.1.4 Kandidiasis (Candidose, Monoliase, Soor, Soorpilzerkrankung)
Kandidiasis (K) ist eine seltene, durch parasitäre Hefen der Gattung Candida albicans hervorgerufene Schleimhaut- oder Hautkrankheit. Das Angehen von C.-Infektionen wird begünstigt durch Störungen in der Kolonisationsresistenz der normalen Mikroflora, Immunsuppression durch andere

Krankheiten und Medikamente (Glukokortikoide, Zytostatika). Es kann vorübergehend zur hämatogenen Ausbreitung der Mikroorganismen und Ausscheidung im Urin kommen.

Symptome □ Erosive, ulzerierende, nichtheilende Läsionen, die von weißlich-grauen Belägen bedeckt und von einem roten Saum umgeben sind. Diese Läsionen findet man in Maulhöhle, Rachen, Ösophagus, Präputium, After und an den mukokutanen Übergängen. Auch bei ulzerierenden Hautläsionen, chronischen oder akuten Durchfällen (Enteritis, Gastritis), Interdigitalabszessen und Nagelbettentzündungen können Candidaarten ätiologisch mitbeteiligt sein. C. wird auch häufig isoliert bei chronischer Otitis externa.

Diagnosesicherung □ Hierzu genügt es nicht, C. albicans auf den Schleimhäuten zu finden. Die Organismen müssen in den Läsionen selbst nachgewiesen werden. Bei systemischen Fällen sind die Erreger leichter aus Urin oder Fäzes als aus venösem Blut anzuzüchten, da die Gewebe die Erreger quantitativ abfiltern.

Behandlung □ Hautläsionen trocknen, dann Haut und Schleimhautläsionen mit Nystatin, Natamycin (Mycophyt®, Pimavecort®, Gist-Brocades), Miconazol (Daktar®, Janssen), Enilkonazol (Imaverol®), Clotrimazol (Canesten®) oder Gentianaviolett (1 : 10000) betupfen. Ketokonazol (Nizoral®, Janssen) 7,5–10 mg/kg 3 × täglich 2–3 Wochen, Nystatin (Moronal®) oder Flucytosin 5-FC (Ancotil®, Roche) 67 mg/kg 3 × täglich zeigten bei ausgebreiteten Fällen eine befriedigende Wirkung.

10.21.1.5 Trichosporose (Haarpilzerkrankung des Menschen)
Verschiedene Hyphomyzetenarten können an Haut, Krallen und evtl. im Atmungsapparat Entzündungsherde hervorrufen. Behandlung wie Kandidiasis.

10.21.1.6 Allescheriose
Petriellidium boydii kann subkutane Schwellungen, Granulome, Abszesse und Fisteln verursachen. Eine systemische Ausbreitung ist ebenfalls möglich. Behandlung schwierig, da resistent gegen Ketokonazol und wenig empfindlich gegen Amphotericin B. Miconazol (Daktar®) wird zwar vom Hund schlecht vertragen, ist jedoch wirksam.

10.21.1.7 Phycomycose (Mucormycose, Zygomycose)
Der Ausdruck *Phycomycose* ist ein unspezifischer Begriff. Die zahlreichen Arten von Phycomyceten

(Algenpilze), Zygomyceten und Mucorarten (Schimmelpilze) kommen in Umwelt und in Futtermitteln vor und können zu Durchfällen (Enteritis, Gastritis), Maulhöhlenulzera, Granulomen, Hautfisteln, Otitis oder Lymphadenopathie führen. In seltenen Fällen erfolgt Ausbreitung in Augen, Nase, Gehörgang, Atmungsorgane und andere innere Organe.

Diagnosesicherung ☐ Nachweis der Erreger in den befallenen Geweben und kulturelle Differenzierung erforderlich.

Behandlung ☐ Nur die chirurgische Exstirpation der Herde hat Aussicht auf Erfolg, da Erreger gegen Amphotericin B wenig empfindlich sind. Lokalbehandlung mit Miconazol (Daktar®) oder Clotrimazol (Canesten®).

10.21.1.8 Paecilomycose

Paecilomyces ähnelt den Penicilliumarten und wurde in Fällen von destruktiver Diskospondylitis isoliert. Behandlung unbekannt.

10.21.1.9 Rhinosporidiose

Rhinosporidium seeberi kommt weltweit vor, wird aber außerhalb der endemischen Gebiete (Argentinien, Indien) selten angetroffen. R. seeberi verursacht stark gelappte, leicht blutende Nasenpolypen mit weißen Tüpfchen (Sporangien).

Diagnosesicherung ☐ Erfolgt durch Sporen- oder Sporangiennachweis in Nasensekret. Behandlung durch chirurgische Exstirpation der Polypen.

10.21.2 Systemische Mykosen, Systemmykosen (deep mycotic diseases), Kryptokokkose, Blastomykose, Histoplasmose, Kokzidioidomykose

Systemmykosen führen vorwiegend zu granulomatösen Veränderungen der inneren Organe, können aber auch mit subkutanen Fistelungen (Blastomykose, Histoplasmose, Kryptokokkose) einhergehen. Die meisten Erreger sind dimorph und obligat pathogen. Außer der Kryptokokkose sind die Systemmykosen an außereuropäische Gebiete gebunden und werden immer durch Reisen oder Auslandaufenthalte eingeschleppt. Falls man bei Hunden nach Aufenthalten in endemischen Gebieten chronische Abmagerung, polysystemische granulomatöse Veränderungen und Veränderungen der Augen (Uveitis, Chorioretinitis) findet, sollten systemische Mykosen unter die Differentialdiagnosen aufgenommen werden.

10.21.2.1 Kryptokokkose (Torulosis, europäische Blastomykose)

Kryptokokkose (K.) wird verursacht durch Cryptococcus neoformans (ehedem: torulopsis oder Torula neoformans), einen hefeähnlichen Pilz, der sich in Umwelt, v. a. in Taubenkot vermehren kann. K. kommt weltweit bei Mensch und Tier vor (häufiger bei Katzen als bei Hunden). Es existieren 4 Serotypen A, B, C und D, die regionale Bedeutung haben.

Ansteckung ☐ Erfolgt durch Inhalation der Organismen, die in Nase und evtl. Lunge Granulome hervorrufen. Die orale Infektion und direkte Infektion der Haut, sowie Ansteckung von Tier zu Tier oder Tier zu Mensch sind unwahrscheinlich. Von der Nase disseminiert die K. oft durch das Siebbein ins Gehirn (Meningoencephalitis), kann sich aber auch in der Haut (Abszesse, Fisteln), in Lymphknoten, im Auge (Chorioretinitis, Neuritis des N. opticus), in Maulschleimhäuten und selten im Knochen ansiedeln. Ansteckung und Ausbreitung der K. im Organismus erfordern vermutlich eine Suppression (Glukokortikoide fördern K.) der zellulären Abwehr.

Symptome ☐ Es werden v. a. Hunde großer Rassen befallen. Die ZNS-Störungen umfassen vestibuläre Störungen, Ataxien, Fazialislähmungen, epileptische Anfälle, Aggressivität, Paresen und Paralysen. Erblindung ist das zweithäufigste Symptom. Abszesse, Fisteln, Husten, Nasen-, Maulhöhlen- und Zungenulzera sind seltener. K. verläuft oft ohne Fieber.

Diagnosesicherung ☐ Erregernachweis in Exsudaten von Granulomen oder Fisteln, im Liquor cerebrospinalis oder in Augenkammerpunktaten mittels Gram- oder Tuschefärbung (Organismen wegen Bekapselung als Aussparungen sichtbar). Kultureller Nachweis von C. neoformans und Serologie (zweifelhafter Wert) sind ebenfalls möglich.

Prognose ☐ Ungünstig.

Behandlung ☐ Bei Meningoenzephalitis oft erfolglos (Antimykotika dringen schlecht in ZNS ein). Ansonsten Kombinationstherapie versuchen mit Amphotericin B für 1 Woche (Dosierung s. Histoplasmose), dazu Flucytosin (50 mg/kg 3 × täglich) oder Ketokonazol (10 mg/kg/d). Dann muß Ketokonazol alleine über 6 Wochen bis zu 3 Monaten (!) gegeben werden, um Rückfälle zu vermeiden.

10.21.2.2 Histoplasmose (Reticulo-endotheliose, Zytomykose)

Histoplasmose (H.) wird durch einen dimorphen Bodenpilz (als Myzelform im Boden und als pathogene Hefeform in Geweben von Menschen und Tieren), Histoplasma capsulatum, verursacht. H. ist endemisch in vielen nord- und südamerikanischen Flußtälern mit gemäßigtem, subtropischem oder tropischem Klima. H. ist die häufigste Systemmykose der Hunde in den USA. Sporadische Fälle von H. kommen weltweit vor.

Hunde infizieren sich über die Atemwege oder seltener p.o. mit Mikrokonidien, welche durch die Myzelform im Boden produziert werden. Experimentelle intratracheale Infektionen mit der Hefeform kann ebenfalls H. hervorrufen. Hingegen ist die orale Ansteckung durch Fressen von an H. erkrankten Beutetieren umstritten. Innerhalb 4–18 d bildet sich ein Primärkomplex, bestehend aus Lungen- und Bronchiallymphknotenherd. Meistens tritt Spontanheilung und Immunität auf. Nur in wenigen Fällen kommt es zur primären pulmonären bzw. abdominalen Form oder zur akuten oder chronischen Dissemination in die Organe des RES und die übrigen Körperorgane (Auge, Leber, Milz, ZNS, Knochen).

Symptome ☐ Man unterscheidet:

1. eine vorübergehende, milde Form, die als unspezifische respiratorische (Husten) oder abdominale Störungen (Durchfall) verläuft;
2. eine schwere subakute oder chronische respiratorische Form (Husten, Dyspnoe, Anorexie, Abmagerung mit massiver Vergrößerung der Bronchiallymphknoten;
3. eine schwere abdominale Form mit Durchfall, Tenesmus, Abmagerung, Ikterus, Hepatomegalie, Aszites, Splenomegalie und Vergrößerung der Darmlymphknoten;
4. eine gemischte respiratorische und abdominale Form;
5. Folgekrankheiten einer Dissemination ins ZNS, in die Augen, Maulhöhle (Ulzera), Knochen (Lahmheit, Osteomyelitis) und selten in die Haut (ulzerierende Knoten).

Laborbefunde ☐ Neutrophilie und Monozytose; Anämie und evtl. ein Streßblutbild. Erhöhung von SAP und Bilirubin; BSP-Ausscheidung verzögert; leicht- bis mittelgradig erhöhte SALT-Werte.

Diagnosesicherung ☐ Erregernachweis in Zellen von Aspiraten (Knochenmark, Lymphknoten, Leber), in Blutmonozyten aus der »Speckschicht« des Blutes, in Exsudaten oder Gewebebiopsien (Romanovsky-, PAS-Färbung). Pilzkulturen müssen unverzüglich angelegt werden (andere Pilze überwuchern). Serologische und Haut-Tests sind nur außerhalb endemischer Gebiete aussagekräftig.

Prognose ☐ Ungewiß bei disseminierter H.

Behandlung ☐ Amphotericin B 0,15–0,5 mg/kg 3 × wöchentlich i.v. innerhalb 10–20 min. Behandeln, bis Totalmenge von 2–6 mg/kg erreicht ist. Dann wird entweder 1 × wöchentlich (später 1 × monatlich) 0,15 mg/kg injiziert zur Verhinderung von Rückfällen, oder es wird auf Ketokonazol oral (10–20 mg/kg auf 2 Dosen verteilt) übergegangen (mehrere Monate, teuer!).

Zoonoserisiko ☐ Dies ist gering, da Hund nicht Erregerreservoir ist. Vorsicht im Umgang mit Pilzkulturen.

10.21.2.3 Blastomykose

B. wird durch Blastomyces dermatitidis hervorgerufen und kommt nur in Nordamerika (nordöstliche USA und Flußgebiete von Ohio, Missouri und Mississippi) vor. Die Infektion erfolgt durch Inhalation von Sporen, selten durch Hautinfektion und führt zu respiratorischen Symptomen infolge Rhinitis (Pneumonie und Bronchiallymphknotengranulomen, respiratorische Form), Hautabszessen und Ulzera (Hautform) oder zur multisystemischen Ausbreitung (Panophthalmitis, Chorioretinitis, Uveitis, Enteritis, Prostatitis, Osteomyelitis, Meningitis). Der Verlauf ist selten akut (1 Woche), meistens chronisch und zieht sich häufig über Monate oder Jahre (bis zu 3 Jahren) hin. Mit Rezidiven nach scheinbarer Abheilung ist zu rechnen.

Diagnosesicherung ☐ Herkunft des Patienten aus endemischem Gebiet und Erregernachweis in Haut- oder Bronchienexsudaten, evtl. in Urinsediment, Aspiraten aus Lymphknoten, Vitreus des Auges oder Biopsien veränderter Organe (PAS-Färbung). Unter den serologischen Tests wird der Agargel-Immunodiffusionstest als der zuverlässigste angesehen.

Behandlung ☐ Amphotericin B, Ketokonazol (s. Histoplasmose).

10.21.2.4 Kokzidioidomykose

Kokzidioidomykose (K.) wird durch dimorphen Bodenpilz (als Fadenpilz im Boden und als Hefeform in Organen von Mensch und Tier), Coccidioides immitis, hervorgerufen. C. immitis kommt in alkalischen Sandböden in trocken-heißen Gegenden wie den südwestlichen Gebieten der USA, sowie in Zentral- und Südamerika vor.

Ansteckung und Verlauf ☐ Inhalation von mit Arthrosporen kontaminiertem Staub. In der Lunge bildet sich ein inkompletter oder kompletter

Primärkomplex. Bei geringer Zahl von Arthrosporen und normaler Abwehrlage kommt es zu keiner Störung oder zu einer milden unspezifischen Tracheobronchitis. Bei reduzierter Abwehrlage entwickelt sich eine akute (miliare, granulomatöse) oder chronische Pneumonie mit starker Lymphknotenbeteiligung. Durch Dissemination gelangen die Erreger in andere Körperorgane wie Knochen, Gelenke, Leber, Milz, Niere, Myokard, Perikard, Auge (Retina, Uvea) und ZNS. Nur ausnahmsweise ist die Haut betroffen (durch perkutane Infektion).

Diagnosesicherung □ Nachweis der Erreger in Exsudaten, Punktaten oder Lymphknoten- und Organbiopsien. Der Komplementfixationstest wird ca. nach einem Monat positiv.

Prognose □ Sie ist in schweren respiratorischen oder disseminierten Fällen vorsichtig zu stellen.

Behandlung □ Das Mittel der Wahl ist Ketokonazol (5–10 mg/kg, 2 × täglich) p.o. über 6–8 Monate. Kürzere Behandlungszeiten sind mit Rückfällen verbunden.

Zoonoserisiko □ Dieses besteht nicht. Hingegen ist der Umgang mit C.-immitis-Pilzkulturen *sehr gefährlich* (Arthrosporenfreisetzung!).

10.21.2.5 Aktinomykose und Nokardiose
Siehe Kapitel 10.11.

10.22 Algeninfektionen (Protothekose, Chlorellose)

Die Erreger der seltenen Algeninfektion des Hundes gehören zur Gattung Protheca (P.). P. nimmt eine Zwischenstellung zwischen Algen und Pilzen ein und besitzt kein Chlorophyll. Die meisten Fälle traten seit 1969 in den USA auf. In Mitteleuropa wurde P. bei Wildtieren gefunden. P. ist ubiquitär und kann auf Pflanzen, in stagnierenden Gewässern, Abwasser, Kartoffelschalen und unter Fingernägeln nachgewiesen werden. Der Ansteckungsmodus ist unbekannt, erfolgt aber vermutlich oral. Die entzündlichen Reaktionen sind gering. Sicher ist jedoch, daß v.a. in ihrer Abwehr geschwächte Hunde befallen werden. Überwiegend sind Kolon und Augen betroffen, weniger häufig Nieren, Herz und Haut.

Symptome □ Akuter bis chronisch intermittierender, blutiger Durchfall (Kolon- und Rektumulzera), plötzlich eintretende Erblindung (Trübung der Flüssigkeiten in beiden Augenkammern, Chorioretinitis), zentralnervöse Störungen (Parese, Kreisen, Ataxie, Gehörverlust) und (selten) chronische Hautulzera und subkutane Verdickungen.

Diagnosesicherung □ Nachweis der gelegentlich mit Hefezellen verwechselten Erreger aus Augenkammerflüssigkeit, in Rektum- und Kolonbiopsien, oder in Biopsien befallener Organe. Prototheca läßt sich auf gewissen Pilzmedien anzüchten.

Behandlung □ Es sind keine sicher wirksamen Medikamente bekannt. Amphotericin-B und Tetrazykline kombiniert haben eine Hemmwirkung auf das Algenwachstum (Tyler, 1984).

Literatur

Ackermann, O., 1981: Beitrag zur Laboratoriumsdiagnostik von Staupe, H. c. c. und der Parvovirusinfektion des Hundes. Berl. Münch. Tierärztl. Wschr. **94:** 147.

Apelt, H.-J., 1983: Die Aujeszkysche Krankheit bei Hund und Katze. Tierärztl. Praxis **11:** 223.

Appel, M. J. G., 1969: Pathogenesis of canine distemper. Am. J. Vet. Res. **30:** 1167.

Arens, M., & H. Kraus, 1980: Zum Nachweis von Parvovirus bei infektiösen Gastroenteritiden des Hundes mittels Immunelektronenmikroskopie. Berl. Münch. Tierärztl. Wschr. **93:** 156.

Augustin-Bichl, G., J. Boch & G. Henkel, 1984: Kryptosporidien-Infektionen bei Hund und Katze. Berl. Münch. Tierärztl. Wschr. **97:** 179.

Benary, F., W. Kraft, A. Arens & H. Krauss, 1981: Coronavirus-Enteritis des Hundes – Klinik, Diagnose, Differentialdiagnose, Therapie. Kleintierpraxis **26:** 7.

Becker, C., J. Heine & J. Boch, 1981: Experimentelle Cystoisospora-canis- und C.-ohioensis-Infektionen beim Hund. T. U. **36:** 336.

Berg, J. N., W. H. Fales & C. M. Scanlan, 1979: Occurrence of anaerobic bacteria in diseases of the dog and cat. Am. J. Vet. Res. **40:** 876.

Bibrack, B., U. Ackermann & F. Benary, 1975: Serologische Untersuchungen über das Vorkommen von Virusinfektionen bei gesunden und an Zwingerhusten erkrankten Hunden. Zbl. Vet. Med. B **22:** 265.

Binn, L. N., E. C. Lazer & K. P. Keenan et al., 1975: Recovery and characterization of a coronavirus from military dogs with diarrhea. Proc. 78th Ann. Meeting, U. S. Animal Health Assoc.: 359.

Boch, J., A. Böhm & G. Weiland, 1979: Die Kokzidien-Infektionen (Isospora, Sarcocystis, Hammondia, Toxoplasma) des Hundes. Berl. Münch. Tierärztl. Wschr. **92:** 240.

Boch, J., 1980: Die Toxoplasmose der Haustiere: Vorkommen, Diagnose und hygienische Bedeutung. Berl. Münch. Tierärztl. Wschr. **93:** 385.

Brem, S., & A. Weber, 1984: Zur Sensitivität und Spezifität eines im Handel erhältlichen Objektträgeragglutinationstestes für den Nachweis von Antikörpern gegen Leptospiren in Serumproben von Hunden. Kleintierpraxis **29:** 199.

Calvert, C. A., C. E. Greene & M. H. Hardie, 1985: Cardiovascular infections in dogs: Epizootiology, clinical manifestations and prognosis. J.A.V.M.A. **187:** 612.

Carman, R. J., 1983: Recurrent diarrhoea in a dog associated with C. perfringens type A. Vet. Rec. **112:** 342.

Carmichael, L. E., J. D. Strandberg & F. D. Barnes, 1965: Hemorrhagic disease due to herpesvirus. Proc. Soc. Exp. Biol. Med. **120:** 644.

Carmichael, L. E., & L. N. Binn, 1981: New enteric viruses in the dog. Advances in Vet. Science & Comp. Med. **25:** 1.

Chang, Koo Lee, 1985: The therapeutic effect of Domon-L in domestic animals. Canine Pract. **12:** 37.

Craig, T. M., et al., 1978: Hepatozoon canis infection in dogs: Clinical, radiographic and hematologic findings. J.A.V.M.A. **173:** 967.

Craig, T. M., 1984: Hepatozoonosis. In: Greene, C. E. (Ed.): Clinical Microbiology and Infectious Diseases of the Dog and Cat. Philadelphia: W. B. Saunders.

Dennig, H. K., C. Centurier, E. Göbel & G. Weiland, 1980: Ein Beitrag zur Babesiose des Hundes und ihre Bedeutung in der BR Deutschland in Berlin-West. Berl. Münch. Tierärztl. Wschr. **93:** 373.

Ehrensberger, F., & M. Suter, 1977: Radiculitis toxoplasmatica beim Hund. Kleintier-Praxis **22:** 45.

Engels, M., & B. Mayr-Bibrack et al., 1980: Die Seroepizootologie der caninen Herpesvirusinfektionen in der Schweiz und präliminäre Versuche mit einer Vakzine. Zbl.-Vet.-Med. B **27:** 257.

Evermann, J. F., A. J. McKeirnan, A. W. Smith, D. E. Shilling & R. L. Ott, 1985: Isolation and identification of caliciviruses from dogs with enteric infections. Am. J. Vet. Res. **46:** 218.

Fekadu, M., J. H. Shaddock & G. M. Baer, 1981: Intermittent excretion of rabies virus in the saliva of a dog two and six months after it had recovered from experimental rabies. Am. J. Trop. Med. Hyg. **30:** 1113.

Fekadu, M., J. H. Shaddock & G. M. Baer, 1982: Excretion of rabies virus in the saliva of dogs. J. Infect. Dis. **145:** 715.

Fox, J. G., R. Moore & J. I. Ackerman, 1983: Canine and feline campylobacteriosis: Epizootiology and clinical and public health features. J.A.V.M.A. **183:** 1420.

Freudiger, U., 1986: Infektionskrankheiten. In: Freudiger, U., E.-G. Grünbaum & E. Schimke (Hrsg.): Klinik der Hundekrankheiten. Stuttgart: Gustav Fischer.

Friedhoff, K. T., 1981: Eingeschleppte oder selten diagnostizierte Protozoen- und Rickettsieninfektionen der Hunde und Katzen. Prakt. Tierarzt **62:** 56.

Gedek, B., 1980: Pilzerkrankheiten der Haustiere – eine Übersicht. Berl. Münch. Tierärztl. Wschr. **93:** 321.

Gemeinhardt, H., 1976: Endomykosen des Menschen. Stuttgart: Gustav Fischer.

Ghermai, A., & W. Kraft, 1986: Rotes und weißes Blutbild, Serumelektrolyte und Leberenzyme bei Parvovirose des Hundes. Kleintierpraxis **31:** 139.

Gothe, R., A. Krauss & W. Kraft, 1987: Eine importierte Krankheit: Die Babesia-canis- und Babesia-gibsoni-Infektion des Hundes. Kleintierpraxis **32:** 97.

Gratzl, E., 1960: Spontane Tularämie bei Hunden. Wien. Tierärztl. Mschr. **47:** 32.

Greene, G. E., 1984: Enteric bacterial infections. In: Greene, C. E. (Ed.): Clinical Microbiology and Infectious Diseases of the Dog and Cat. Philadelphia: W. B. Saunders.

Glardon, O., & R. Stöckli, 1985: Staupeepidemie in der Schweiz: Epidemiologie und Impfanamnese. Schweiz. Arch. Tierheilk. **127:** 707.

Jacquier, C., 1973: Piroplasmose canine, premier cas à Genève. Schweiz. Arch. Tierheilk. **116:** 307.

Janitschke, K., M. Rommel & G. Weiland, 1968: Experimentelle Toxoplasma-Infektionen beim Hund. Kleintierpraxis **13:** 181.

Jungermann, P. F., & R. M. Schwartzmann, 1972: Veterinary Medical Mycology. Philadelphia: Lea & Febiger.

Kammermann, B., & L. Bühlmann, 1965: Zu einem Fall von Leishmaniose beim Hund. Schweiz. Arch. Tierheilk. **107:** 371.

Kersten, U., I. Schütt & K. Waechter, 1984: Botulismus beim Hund. Kleintierpraxis **29:** 167.

Kirkpatrick, C. E., & J. P. Farrell, 1982: Giardiasis. Comp. Cont. Educ. **4:** 367.

Kruedener van, R., 1974: Isolierung und Bestimmung von Brucella canis aus einem Beagle-Bestand. Zbl. Vet. Med. B **21:** 307.

Löffler, K., L. Hensel & H. J. Ehrlein, 1962: Tetanus bei Hund und Katze. Dtsch. Tierärztl. Wschr. **69:** 476.

Mayr, A., G. Eissner & B. Mayr-Bibrach, 1984: Handbuch der Schutzimpfungen in der Tiermedizin. Berlin/Hamburg: Paul Parey.

Nicolet, J., 1985: Kompendium der veterinärmedizinischen Bakteriologie. Berlin/Hamburg: Paul Parey.

O'Donnell, F. A., 1954: Intestinal trichomoniasis in a dog. Vet. Med. **49:** 390.

Pfeiffer, H., & R. Supperer, 1976: Über den Giardiabefall der Hunde und sein Auftreten in Österreich. Wien. Tierärztl. Mschr. **63:** 1.

Pfeil, C., 1983: Beitrag zur Pathomorphologie infektiöser Enteritiden beim Hund. Dtsch. tierärztl. Wschr. **90:** 89.

Pollock, R. V. H., 1984: The Parvoviruses. Part III: Canine parvovirus. Comp. Cont. Educ. **6:** 653.

Pollock, R. V. H., 1982: Experimental canine parvovirus infection in dogs. Cornell Vet. **72:** 103.

Prescott, J. F., & D. L. Munroe, 1982: Campylobacter jejuni enteritis in man and domestic animals. J.A.V.M.A. **181:** 1524.

Price, J. E., & T. T. Dolan, 1980: A comparison of the efficacy of Imidocarb dipropionate and tetracycline hydrochloride in the treatment of canine ehrlichiosis. Vet. Rec. **107:** 275.

Raether, W., 1968: Akute Amöbendysenterie bei einem Hund. Kleintierpraxis **13:** 196.

Redwood, D. W., 1983: Salmonella panama: Isolation from aborted and newborn canine fetuses. Vet. Rec. **112:** 362.

Reiter, I., A. Kretschmar, J. Boch & H. Krampitz, 1985: Zur Leishmaniose des Hundes. Infektionsverlauf, Diagnose und Therapieversuche nach experimenteller Infektion von Beagles mit Leishmania donovani (St. Kalkutta). Berl. Münch. Tierärztl. Wschr. **98:** 40.

Rohde, E., 1983: Therapieversuche der Giardiasis des Hundes. Zürich: Inauguraldissertation.

Rolle, E., & A. Mayr, 1984: Medizinische Mikrobiologie, Infektions- und Seuchenlehre für Tierärzte. Stuttgart: Ferdinand Enke.

Schawalder, P., 1977: Leishmaniose bei Hund und Katze. Kleintierpraxis **22**: 237.

Seiler, M., J. Eckert & K. Wolff, 1983: Giardia und andere Darmparasiten bei Hund und Katze in der Schweiz. Schweiz. Arch. Tierheilk. **125**: 137.

Sisk, D. B., H. S. Gosser & E. L. Slyer, 1984: Intestinal cryptosporidiosis in two pups. J.A.V.M.A. **184**: 836.

Stettner, W., 1985: Schutzimpfungen beim Hund. Wien. Tierärztl. Mschr. **72**: 178.

Weber, A., 1981: Die Yersiniose – weit verbreitet, wenig bekannt. Mk. Ärztl. Fortbild. **31**: 806.

Weber, A., 1982 a: Zur gegenwärtigen Brucellose-Situation bei Tieren in der BR Deutschland. Tierärztl. Umsch. **37**: 570.

Weber, A., 1982 b: Campylobacter jejuni – ein »neuer« zu beachtender Krankheitserreger. Fortschr. Med. **100**: 1486.

Weber, A., 1983 a: Welche Rolle spielen Heimtiere bei Salmonellaerkrankungen des Menschen? Prakt. Tierarzt **64**: 820.

Weber, A., 1983 b: Welche Rolle spielen Heimtiere im Zusammenhang mit enteralen Yersiniosen beim Menschen? Prakt. Tierarzt **64**: 666.

Winkenwerder, W., & R. Petsch, 1967: Serologische Untersuchungen über das Vorkommen von Listeriose bei Hunden. Kleintierpraxis **12**: 43.

Wolff, K., & J. Eckert, 1979: Giardia-Befall bei Hund und Katze und dessen mögliche Bedeutung für den Menschen. Berl. Münch. Tierärztl. Wschr. **92**: 479.

11 Hautkrankheiten des Hundes

B. Bigler

Allgemeiner Teil
11.1   Untersuchungsgang bei Hauterkrankungen

Der erste Abschnitt des Kapitels zeigt im Detail
den Weg zur Diagnose einer Hauterkrankung:
vollständige Anamnese, eine einfache Allgemeinuntersuchung, die Beurteilung der Hautläsionen,
und, soweit erforderlich, zusätzliche, gezielte Informationen (Blut, Biopsien usw.) zur Diagnosesicherung. Im Rahmen des vorliegenden Buches ist
es nicht möglich, alle Hautkrankheiten umfassend
zu behandeln. Aus diesem Grunde wird häufig auf
das Standardwerk für die Veterinärdermatologie
für Hund und Katze »Small Animal Dermatology«
von G. H. Muller, R. W. Kirk & D. W. Scott
(1983) und das Buch »Canine and Feline Dermatology: a systematic approach« von G. H. Nesbitt
(1983) hingewiesen. Großer Wert wird auf die
Erarbeitung der Diagnose und die differentialdiagnostischen Abgrenzungen gelegt. Die Therapie
einer Hauterkrankung ergibt sich zwangsläufig,
wenn die Diagnose richtig erarbeitet und gestellt
wurde. In schwierigen Fällen sollte man einen in
Dermatologie versierten Kollegen beiziehen.

11.1.1   Anamnese

11.1.1.1   Eruierung des Hauptproblems
Bei der Anamneseerhebung sollten als erstes das
oder die Hauptprobleme der Krankheit festgehalten werden. Die Fragen müssen so formuliert werden, daß man das Hauptproblem erfaßt: Was stört
Sie oder den Hund an der Erkrankung am meisten? Typische Antworten sind: »Der Hund stinkt
(Seborrhoe); ich kann nicht schlafen, weil der
Hund sich ständig kratzt (Sarcoptesbefall, Futterallergie, Atopie); der Hund hat Haarausfall, sonst
ist er gesund (endokrine Störung)«. Diese ersten
Informationen vermitteln dem Tierarzt die Gründe, warum der Tierbesitzer ihn aufgesucht hat.

11.1.1.2   Signalement
Rasse □ Bei verschiedenen Rassen treten gewisse
Krankheiten gehäuft auf: Große, mittel- bis lang-
haarige Hunde wie *Deutscher Schäferhund, Neu-*

fundländer, Berner Sennenhund: oberflächliche, juckende Pyodermien (hot spots); *Deutscher Schäferhund:* Pyodermien; *Cocker Spaniel:* Seborrhoe; *Boxer:* Hautneoplasma, Atopie; *Pudel:* Hyperadrenokortizismus. Die gehäuft auftretenden Erkrankungen sind oft abhängig von Zuchtlinien und deshalb von Land zu Land verschieden.

Alter ☐ Bei chronischen Hauterkrankungen kann oft deren Beginn entscheidende Informationen beinhalten: *Atopie* – bei Hunden unter 1 Jahr unwahrscheinlich; *Futterallergie* – oft schon im Welpenalter Juckreiz am Bauch; *endokrine Störungen, Hautneoplasmen* – vorwiegend bei älteren Hunden; *oberflächliche Pyodermien, Ektoparasiten (Demodex, Räude, Läuse)* – oft bei Hunden, die jünger als ein Jahr alt sind.

Geschlecht ☐ *Endokrine Störungen:* Sertolizelltumor, Verweiblichungssyndrom des Rüden, Hyperöstrogenismus (Follikelzysten, aktiver Ovartumor) bei der Hündin; *Seborrhoe:* Hyperandrogenismus (Agressivität beim Rüden, Aufsteigen bei anderen Hunden); *Hypothyreose:* verzögerte Geschlechtsreife, unregelmäßiger oder in längeren Abständen auftretende Läufigkeit, Fortpflanzungsprobleme.

11.1.1.3 Anamnese, Fragenkatalog

Eine eingehende Anamnese *(Tab. 11.2)* ist nicht nur zur Klärung des Falles wichtig, sondern gibt dem Kunden auch die Gewißheit, daß sich der behandelnde Tierarzt um den erkrankten Hund kümmern will. Oft sind die Hautveränderungen atypisch, da sie schon behandelt wurden oder da infolge der langen Dauer der Erkrankung sekundäre Veränderungen dominieren. Ein standardisierter Fragenkatalog erleichtert die Erhebung der Vorgeschichte wesentlich.

Erste Veränderungen ☐ Wie sahen zu Beginn der Erkrankungen die Hautveränderungen aus und wo waren sie lokalisiert? *Flöhe:* Rücken. *Räude:* Ohrränder, Gliedmaßen. *Atopie:* Kopf, Pfoten dorsal, Axillae. *Allergische Kontaktdermatitis:* ventrale, wenig behaarte Teile des Körpers. *Rötungen:* allergische Hauterkrankungen. Pusteln: meist bakterielle Ursache.

Verlauf der Erkrankung ☐ Er gibt Auskunft, ob ein aktiver Prozeß, eine ständige Noxe oder ein langsam abklingender Prozeß vorliegen. *Dermatomykose:* immer größere Teile des Körpers werden befallen. *Liegeschwielen:* Veränderungen bleiben über längere Zeit gleich.

Saisonales Auftreten ☐ Ein *saisonales Auftreten* einer Hautveränderung erlaubt, gewisse Krankhei-

ten ein- oder auszuschließen. *Frühling bis Herbst:* Atopie (Pollenallergie). *Herbst:* Herbstgrasmilben, Flöhe. *Sommer:* Photosensibilisierung (Collie nose, diskoider Lupus erythematodes. *Winter:* Zwischenzehenhautdermatitis infolge Feuchtigkeit, Schnee und Salz.

Ortsabhängiges Auftreten ☐ Eine therapieresistente Hauterkrankung infolge einer allergisierenden oder irritierenden Substanz, die nur an bestimmten Orten auftritt (Chemische Reinigung, Reparaturwerkstätten) oder bei Ortswechsel (Ferien) abheilt. *Allergische Kontaktdermatitis:* Farbstoffe, Reinigungsmittel, die an den Liegeplätzen des Hundes benutzt werden. *Atopie:* die Pollensaison ist in den Bergen gegenüber dem Flachland zeitlich verschoben; fremde Länder weisen eine andere Flora auf. *Räude:* kann in Tierheimen gehäuft auftreten. *Leishmaniase:* Hund hielt sich im Mittelmeergebiet auf.

Juckreiz ☐ Lokalisation, Intensität, Verteilungsmuster und zeitliches Auftreten von Juckreiz geben uns wertvolle Hinweise auf die Art der Erkrankung. Tritt der Juckreiz nach psychischer Belastung auf oder kratzt sich der Hund, wenn er nicht beschäftigt und abgelenkt wird? *Atopie:* intensiver Juckreiz an Pfoten dorsal, Kopf und Axillae.

Futterallergie ☐ Intensiver Juckreiz oft nur an Bauch und in Inguinalgegend. *Allergische oder irritierende Kontaktdermatitis:* Juckreiz an ventralen Teilen des Körpers.

Je nach *Verwendungszweck* des Hundes können verschiedene Krankheiten kombiniert auftreten. *Jagdhund:* Ektoparasiten (Räude, Flöhe) oder Dermatomykosen von Wildtieren. *Wachhund:* allergische oder irritierende Kontaktdermatitis von Substanzen aus dem zu bewachenden Betrieb.

Einfluß der Behandlung ☐ Die Vorbehandlung kann uns Hinweise über die Art der Erkrankung geben. Ebenso kann sie aber das Bild der ursächlichen Erkrankung verfälschen. Schuppen, Krusten und Pusteln sind nicht sichtbar, da der Hund vor der Konsultation gebadet wurde. Längerfristige Anwendung von neomycinhaltigen Salben kann zu einer allergischen Kontaktdermatitis führen. Die erfolgreiche Behandlung mit Antibiotika läßt uns auf eine infektiöse Ursache schließen.

Erkrankung in der Umgebung ☐ Gleichartige Hauterkrankungen von Tieren und/oder Menschen im gleichen Haushalt lassen den Verdacht auf eine Zoonose aufkommen. *Mensch:* Dermatomykose, Flöhe, Sarkoptesmilben, Cheyletiellen. *Katze:* Flöhe. *Vögel:* rote Vogelmilbe (Hühnerstall, Nistkästen, Nester).

Fütterung □ Oft ist der Anteil an Eiweiß und Vitaminen zu hoch und der Kalziumanteil zu niedrig. *Überangebot an Eiweiß, Kalzium und Vit. D:* Zink-Mangel; *ausschließlich Trockenfutter:* Mangel an essentiellen Fettsäuren. •

11.1.2 Klinischer Untersuchungsgang

Der Tierarzt wird oft aus zeitlichen Gründen dazu verleitet, nur gerade die veränderte Haut zu betrachten. Dies führt zu einer unvollständigen Klärung und zu Fehleinschätzungen der Veränderungen. Mittels eines *standardisierten Untersuchungsganges (Tab. 11.2)* können Miterkrankungen anderer Organsysteme erfaßt werden. Folgende Erkrankungen weisen u. a. kutane und systemische Veränderungen auf.

Endokrine Störungen (s. Kap. 24): Hypothyreose, Hyperadrenokortizismus, Diabetes mellitus, ovariellbedingte Störungen, Sertolizelltumor, Verweiblichungssyndrom beim Rüden.

Allergische Erkrankungen: Atopie.

Autoimmunkrankheiten: systemischer Lupus erythematodes, Pemphigus-Komplex.

Bakterielle, mykotische und parasitäre Erkrankungen.

Intoxikationen: Thallium.

Neoplasmen: Lymphosarkom, Melanom. •

Ein nicht zu unterschätzendes Hilfsmittel ist ein Checkblatt, auf dem alle Organsysteme aufgeführt sind und nach der Untersuchung abgehakt werden können.

Laboruntersuchungen □ Liegt der Verdacht auf eine systemische Erkrankung vor, so sind weitere Abklärungen wie Blut- und Urinstaten oder blutchemische Analysen notwendig, auf die bei den speziellen Hautkrankheiten näher eingegangen wird.

11.1.3 Die klinische Untersuchung der Haut

Zwei Drittel aller Hauterkrankungen können nach klinischer Untersuchung und/oder mit Hilfe einfacher Laboruntersuchungen diagnostiziert werden. Der restliche Anteil benötigt zur Diagnose histopathologische und andere spezielle Untersuchungen.

Untersuchung von Haaren und der Haut □ Die Haare können normal, abgebrochen (Kratzen infolge Juckreiz), verfärbt (ständiges Lecken), leicht ausziehbar (endokrine Störung oder Entzündung um die Haarzwiebel), ölig oder mit Schuppen bedeckt (Seborrhoe) sein. *Alopezie* (Definition): s. Kap. 11.1.12.

Verteilungsmuster der Hautveränderungen (Muller, Kirk & Scott, 1983) □ Manchmal ist es möglich, bereits anhand offensichtlicher Verteilungsmuster von Hautveränderungen eine Verdachtsdiagnose zu stellen. Oft wird aber das Muster erst nach genauer Untersuchung oder nach dem Scheren ersichtlich und typisch *(Tab. 11.1)*.

Symmetrisch auftretende Veränderungen weisen meist auf eine systemische Erkrankung hin.

Weitere typische Verteilungsmuster findet man bei: Faltendermatitis, Kontaktdermatitis (ventrale Teile des Körpers); akraler Leckdermatitis, Sarkoptes-Befall (Gliedmaßen, Kopf); Flohdermatitis (Rücken); diskoidem Lupus eryth. (Nasenrücken).

Gewisse Hautkrankheiten treten bevorzugt in bestimmten Körperregionen auf. In diesem Rahmen werden nur besonders typische oder aber seltene Krankheiten, die gerne vergessen werden, aufgezählt.

Art der Läsionen □ Das A und O der klinischen Diagnostik von Hautkrankheiten ist das Erkennen der Effloreszenzen. Oft sind die Veränderungen durch das Haarkleid verdeckt. Teilweise muß man bei langhaarigen Hunden die Haare etwas wegscheren.

Primäre Effloreszenzen □ Sie sind die ersten Auswirkungen der Erkrankung auf die Haut. Sie können in vielen Fällen in Verbindung mit dem Verteilungsmuster, der regionalen Lokalisation und der Konfiguration der Läsionen pathognomonisch sein. Zusammen mit näheren diagnostischen Abklärungen wie Geschabsel, Punktion, Abklatschpräparat und Biopsie sind sie besonders aussagekräftig.

Fleck: Makula: Umschriebene Farbveränderung (Blut, Pigment) der Haut bis zu einer Größe von 1 cm im Durchmesser. *Erythem:* Aktive Hyperämie; die Farbveränderung läßt sich mit einem Objektträger verstreichen. *Petechien:* Vereinzelte, punktförmige Blutungen. *Ekchymose:* Großflächige Blutungen. *Hämatom:* massive, z. T. kammerige Blutungen.

Papeln (Knötchen), Knoten, Tumor. Papeln: Umschriebene solide Erhebung der Haut (Durchmesser < 1 cm). Papeln können Haarfollikel einbeziehen. *Knoten:* wie eine Papel, aber mit einem Durchmesser > 1 cm. *Tumor:* Große, knotenförmige, neoplastische Veränderung der Haut. *Zyste:* Eine mit Epithel ausgekleidete und mit Verhorntem und Drüsensekreten angefüllte Höhle der Haut, ausgehend von einem Follikel oder einer Hautanhangsdrüse.

Quaddel: Gut umschriebene, flache, meist jukkende Verdickung der Haut, infolge Ödem in der

Tab. 11.1. Hauterkrankungen, eingeteilt nach Körperregionen

Körperregion	Erkrankung		
Kopf	Atopie	Stamm	Demodikose (generalisiert)
	Demodikose		Sarkoptesräude (generalisiert)
	Faltendermatitis		Follikulitis
	Pemphigus-Komplex		endokrine Störungen (Thyreoidea,
	systemischer und diskoider Lupus		Nebennierenrinde, Ovar, Hoden)
	erythematodes		subkorneale pustulöse Dermatitis
Ohrenmuschel	Sarkoptesräude, Läuse, Haarlinge	Unterbauch	Follikulitis
	Seborrhoe der Ohrspitzen		oberflächliche Pyodermie
	Pemphigus-Komplex		Futterallergie
Nasengegend	Pyodermie des Nasenrückens		Kontaktdermatitis
	diskoider Lupus erythematodes		Pemphigoid
	Solardermatitis		subkorneale pustulöse Dermatitis
	Pemphigus-Komplex	Kniefalten	Pemphigoid
Lippen, Kinn	Akne		psychogene Störungen
	Faltendermatitis	Schwanz	Flohallergie-Dermatitis
Maulhöhle und	Pemphigus-Komplex		Hyperplasie oder Neoplasma der
mukokutane	Lupus-erythematodes-Gruppe		Schwanzdrüse (Violsche Drüse)
Übergänge	Thalliumintoxikation		Schwanzspitzenverletzung
Unterbrust	Kontaktdermatitis	Anus	Erkrankungen der Analdrüsen
Axillae	Atopie		Neoplasmen
	Acanthosis nigricans	Gliedmaßen	Sarkoptesräude
	Kontaktdermatitis		Demodikose
Rücken	Flohallergie-Dermatitis		akrale Leckdermatitis
	Schnauzer Komedonen-Syndrom		Kontaktdermatitis
	Hypothyreose		Liegeschwielen, evtl. Pyodermie
	Follikulitis	Pfoten	Atopie
Kruppe	tiefe Pyodermie		Kontaktdermatitis
	hot spots		Pododermatitis
			Pemphigus foliaceus
			sterile Pyogranulome

Dermis, die nach Minuten auftritt und meistens nach einigen Stunden verschwindet. Es handelt sich hier um eine Typ-I-Allergie: Insektenstich, Futterallergie, Inhalationsallergie, Arzneimittelexanthem. *Angiödem:* große Quaddel; meist ganze Lippe, alle Augenlider oder ganzer Kopf betroffen. *Urtikaria:* größere oder kleinere Gruppe von Quaddeln.

Bläschen (Vesikel): Scharf begrenzte, mit klarer Flüssigkeit gefüllter Hohlraum, Durchmesser < 1 cm, subkorneal, intra- oder subepidermal von meist kurzer Erscheinungsdauer. *Blase:* Durchmesser > 1 cm. Nach Platzen von Bläschen oder Blase bleibt eine Erosion zurück. Ursache: irritierende Kontaktdermatitis, autoimmunbedingte Hauterkrankungen.

Pustel: Ein mit Leukozyten gefülltes Bläschen (evtl. zusätzlich Bakterien enthaltend). *Impetigo:* oberflächliche, pustulöse Dermatitis. *Akne, Follikulitis:* Haarfollikel in Pustel einbezogen; bei subkornealer, pustulöser Dermatitis: sterile Pusteln. *Abszeß:* abgegrenzte Höhle in der Dermis oder Subkutis, welche mit Eiter (steril oder infiziert) angefüllt ist und eine unterschiedliche Größe aufweist.

Sekundäre Effloreszenzen □ Sie entstehen aus den primären Effloreszenzen (z. B. durch äußere Einwirkungen wie Reiben und Kratzen). Aus der Pustel entsteht eine Erosion, eine Exkoriation und eine Kruste. Das typische Hautbild verändert sich zu einer unspezifischen, nicht diagnostischen Hautveränderung.

Seborrhoe: Störung im Prozeß der Keratinisation und zusätzlich mögliche Störung im Bereich der Talgdrüsen.

Seborrhoeische Plaque oder Schuppenkranz: Runde Anhäufung von Schuppen, z. T. mit Krüstchen, mit einem Durchmesser von 0,5–3 cm infolge einer Pustel (Staphylokokkenallergie, Futterallergie). Wird oft mit einer Dermatomykose verwechselt. *Schuppenkruste:* Schuppen mit Sekreten wie Blut, Serum und Eiter durchtränkt.

Kruste: Eingetrocknete Sekrete (Blut, Serum, Eiter) aus einer Hautläsion (v.a. Pyodermien). *Borke:* dicke Kruste, besonders an dichtbehaarten Stellen.

Erosion: Fehlen der oberen Epidermisschichten infolge Trauma oder nach Platzen von Bläschen, Blasen oder Pusteln. Die Erosion heilt ohne Narbenbildung ab.

Ulkus: Bis in die Dermis reichender Hautdefekt.

Exkoriation: Erosion, selten bis Ulzerationen, infolge Lecken, Kratzen und Beißen (hot spots, Atopie).

Lichenifikation: Unelastische, dicke, derbe, z. T. sandpapierartige chronische Hautveränderung (nach langem Kratzen; Acanthosis nigricans; Verweiblichungssyndrom der Rüden; langdauernde, allergische Dermatitiden.

Atrophie: Schrumpfen des Umfangs der Epidermis und der Anhangsorgane von Epidermis und Dermis (altersbedingt; lokale Einwirkung von Hormonen (Glukokortikoiden, Proligeston usw.); intradermale Injektion von Medikamenten; systemische Auswirkung von Glukokortikoiden (Hyperadrenokortizismus oder iatrogen); Hypothyreose).

Hyperkeratose: Verdickte Hornschicht, z. B. Liegeschwielen.

Komedonen: Erweiterter Haarfollikel, angefüllt mit Hornzellen und Sekreten der Talgdrüsen. Eine Besiedelung der Pfropfen mit Mikroorganismen kann zu Akne oder Follikulitis führen (Seborrhoe, chronische Applikation von Glukokortikoiden, Hyperadrenokortizismus und als idiopathische Erkrankung beim Schnauzer).

11.1.4   Problemlisten

Anhand der Anamnese und der klinischen Untersuchung ist es möglich, Problemlisten aufzustellen, um das weitere Vorgehen zu ordnen und zu planen. An erster Stelle nennt man die wahrscheinlichste Erkrankung und führt anschließend die möglichen Differentialdiagnosen auf.

Folgende Aufteilung in Gruppen ist empfehlenswert:

▷ Problemliste nach Rasse, Alter und Geschlecht.
▷ Problemliste nach Verteilungsmuster.
▷ Problemliste nach Hautveränderungen (Effloreszenzen): s. *Tab. 11.1.*

Problemliste anhand von Juckreiz und Schmerz

Juckreiz und Schmerzen werden durch Palpation der Hautveränderungen intensiviert, und der Hund reagiert darauf mit Kratzen oder Schmerzäußerungen.

Massiver Juckreiz: Sarkoptesmilben, Ohrmilben, Läuse, allergische Flohdermatitis, hot spots (z. T. sehr schmerzhaft), akrale Leckdermatitis, Follikulitis, seborrhoeische Dermatitis, Atopie, allergische Kontaktdermatitis, Futterallergie, Staphylokokkenallergie, subkorneale pustulöse Dermatitis.

Mäßiger Juckreiz: Flöhe, Haarlinge, Raubmil-

ben, Herbstgrasmilben, oberflächliche Pyodermien, Dermatomykosen (hochentzündliche Formen), Pododermatitiden, Seborrhoe, autoimmune Hauterkrankungen, Neoplasmen (selten).

Kein Juckreiz: Demodikose, Pyodermien, endokrine Störungen, autoimmune Hauterkrankungen, Neoplasmen. Schmerzen: sekundär infizierte Demodikose, tiefe Pyodermien (bes. am Kopf), Pododermatitiden, perianale Fisteln, kutanes Lymphosarkom.

11.1.5   Beurteilung

Anhand der bis jetzt erhaltenen Informationen aus Anamnese und klinischer Untersuchung und der aufgestellten Problemlisten kann man beurteilen, ob noch weitere Informationen zur Diagnosestellung oder für die differentialdiagnostischen Überlegungen benötigt werden.

11.1.5.1   Diagnostische Untersuchungen
Das Hautgeschabsel

Es ist das einfachste und das am häufigsten benötigte diagnostische Verfahren in der Dermatologie. Es sollte deshalb auch häufig angewandt werden. Falsch negative Resultate sind oft eine Folge von falscher Entnahmetechnik, ungeeigneter Hautstelle oder falscher Beurteilung.

Hilfsmittel: Paraffinöl, Kalilauge (zur Aufhellung von Haaren), alte Skalpellklinge, Objektträger, Deckglas, Mikroskop.

An den typischen, frischen Stellen (vorzugsweise am Übergang Läsion zu normaler Haut) werden die Haare etwas gekürzt. Mit der Klinge schabt man Haare, Epidermis und Dermis ab, und zwar so lange, bis etwas Blut aus der Läsion austritt. Das Geschabsel vermischt man auf dem Objektträger mit wenig Paraffinöl und legt es zur Mikroskopie bereit. Bei Verdacht auf eine Dermatomykose verwendet man vorteilhaft 10% KOH, um die Haare für die Untersuchung aufzuhellen und die Pilzsporen oder -Hyphen sichtbar zu machen.

Demodexmilben: Leicht nachweisbar. Vor der Entnahme des Geschabsels sollte eine Hautfalte gebildet und etwas gequetscht werden, um die Parasiten aus den Haarfollikeln herauszupressen. Entwicklungsstadien und Anzahl lebende zu tote Milben festhalten. Nur vereinzelt auftretende adulte oder tote Milben sind klinisch nicht signifikant.

Sarkoptesmilben: Oft sind für den Nachweis viele Hautgeschabsel notwendig. Teilweise können auch Milbeneier gefunden werden, die nicht mit Pflanzenpollen verwechselt werden sollten.

Herbstgrasmilben, Raubmilben: Oft genügt ein nur oberflächliches Geschabsel oder ein Hautabklatsch mit einem durchsichtigen Klebeband, welches anschließend direkt auf einen Objektträger geklebt werden kann

Dermatomykosen: Die Beurteilung von Geschabsel bei Verdacht auf Pilzbefall verlangt Erfahrung *(Tab. 11.10).*

Wood-Licht

Das Licht einer speziell gefilterten UV-Lampe (3600 Angström) läßt einen Tryptophan-Metaboliten von ca. ⅔ der Microsporum-canis-Stämme fluoreszieren. Die befallenen Haare leuchten gründlich-gelb. Salben, Medikamente ergeben falsch positive Resultate usw.; Baumwollfasern leuchten intensiv blau. Das Wood-Licht ist besonders hilfreich zur Behandlungskontrolle von Microsporumbefall.

Pilzkultur

Sie ist auf gebrauchsfertigen Kulturmedien (s. auch *Tab. 11.10)* neben der Biopsie die einzig zuverlässige Methode zum Nachweis eines Pilzbefalls. Die Nährmedien (meist Sabouraud Agar) enthalten einen Indikator, der die vorwiegend alkalischen Metaboliten der pathogenen Hautpilze anzeigt. Saprophytische Pilze und Bakterien produzieren zu Beginn überwiegend saure Metaboliten. Aus diesem Grund sollte die Kultur täglich überprüft werden. Die Probeentnahme muß unbedingt so durchgeführt werden, wie es der Hersteller der Nährmedien empfiehlt. Andersfarbige Kolonien sind als Kontaminanten zu betrachten. Um den Verdacht zu bestätigen, sollte mit einem durchsichtigen Klebeband etwas Material von einer Kolonie entnommen und im Mikroskop auf die typischen Makro- und Mikrokonidien untersucht werden.

Färbung von Pustelinhalt und Exsudat

Mehrere Ausstriche werden luftgetrocknet und wie gewöhnliche Blutausstriche nach Gram gefärbt. Einerseits kann man mögliche Ursachen wie Bakterien, systemische Mykosen und Protozoen (Leishmaniose) feststellen, andererseits erhält man Informationen über den Funktionszustand der Leukozyten. Pusteln, die keine Bakterien enthalten, weisen auf eine subkorneale pustulöse Dermatitis oder autoimmunbedingte Hauterkrankung hin. In den Fällen, wo zwar massenhaft Bakterien feststellbar sind, welche sich aber fast ausnahmslos außerhalb der Leukozyten befinden, kann man auf eine Insuffizienz im Abwehrsystem schließen.

Bakterienkultur und Antibiogramm

Die ausgesuchte Hautstelle (Pustel, Kruste oder Fistelkanal) wird zuerst etwas gereinigt, die Haare werden etwas gekürzt, und anschließend wird die Stelle mit Alkohol vorsichtig abgetupft. Pusteln werden mit einer sterilen Kanüle eröffnet, Krusten mit einer Pinzette entfernt; eine Hautfalte, die den Fistelkanal enthält, wird etwas gequetscht, und das austretende eitrige Sekret mit einem sterilen Tupfer aufgesogen, ohne mit dem Tupfer die umgebende Hautstelle zu berühren. Die Probe wird in einem geeigneten Transportmedium an ein bakteriologisches Labor gesandt. In Fällen tiefer Pyodermien muß mit dem Skalpell oder Biopsie-Punch (6 mm) ein Stück entfernt, in der Mitte geteilt und von dort eine Tupferprobe entnommen werden.

Vesikelaspiration

Mit einer feinen Nadel Flüssigkeit aus einem Vesikel oder einer Bullae aspirieren und diese auf einem Objektträger ausstreichen und färben (Giemsa, HE oder Papanicolaou). Falls viele akantholytische Zellen zu finden sind, kann möglicherweise eine immunbedingte Krankheit vorliegen.

Hautbiopsie

Hautveränderungen, die nicht auf eine Therapie ansprechen, persistierende Ulzerationen, neoplasieverdächtige Veränderungen und vom klinischen Bild her unbekannte Hautveränderungen sind Indikationen für eine Hautbiopsie. Teilweise ist es ratsam, die Behandlung vor der Entnahme der Biopsie für 1–2 Wochen auszusetzen. Bei sekundären Effloreszenzen ist die Wahrscheinlichkeit groß, daß der Pathologe keine befriedigende Diagnose stellen kann.

Richtlinien zur Hautbiopsie

1. Nur Histopathologen, welche Erfahrung mit Hautbiopsien vom Hund haben, können zuverlässige Diagnosen stellen.
2. Eine ausführliche und detaillierte Anamnese ist absolute Grundbedingung für den Pathologen, damit er überhaupt eine Diagnose stellen kann.
3. Möglichst frische Läsionen auswählen. Ältere typische Läsionen zusätzlich biopsieren (mindestens 2–3 verschiedene Hautstücke).
4. Biopsien unter Lokalanästhesie (Lidokain ohne Vasokonstriktor verwenden) entnehmen. Das Anästhetikum streng subkutan injizieren.
5. Die Haare werden nur kurz geschnitten, damit der Pathologe den Verlauf der Haare noch sehen und berücksichtigen kann.
6. Die zu biopsierende Hautstelle soll weder berührt noch desinfiziert werden.
7. Biopsien müssen mindestens 6 mm Durchmesser aufweisen und bis in die Subkutis reichen. Bei großen Läsionen ist mit dem Skalpell ein elliptoides Hautstück zu entfernen, welches am besten mit zwei Nadeln auf einem Stück Karton aufgespannt wird.
8. Nach Entnahme soll die Gewebsprobe sofort mit 4%igem Formalin fixiert und versandt werden. Proben von verschiedenen Stellen müssen in verschiedene Behälter verbracht werden und

entsprechend gekennzeichnet werden. Besonders geeignet sind Szintillationsfläschchen.

9. Bei Verdacht auf eine autoimmunbedingte Erkrankung muß vor der Entnahme der Probe mit dem Pathologen die Auswahl des Fixationsmittels abgesprochen werden.

Die am häufigsten verwendeten *histopathologischen Ausdrücke* und ihre möglichen Ursachen (VON TSCHARNER, 1981):

Hyperkeratose: Verdickung des Stratum corneum (unspezifische Veränderung, v.a. bei chronischen Dermatitiden).

Parakeratose: anomaler Verhornungsprozeß, kernhaltige Zellen im Stratum corneum, stark erhöhter »turn over« der Epidermis (Seborrhoe, Zink-Mangel, Vitamin-A-Mangel, Thallium-Intoxikation).

Dyskeratose: fehlerhafte Verhornung von Keratinozyten im Stratum corneum (entzündliche Dermatosen: Seborrhoe-Komplex, Pemphigus-Komplex; neoplastische Hautveränderungen).

Akanthose: Verdickung der Epidermis, bedingt durch eine zelluläre Hyperplasie im Stratum spinosum (meist chronische unspezifische Prozesse in der Haut).

Atrophie: dünne Epidermis, bedingt durch Verminderung der Zellgröße und/oder der Zellzahl (kutane Asthenie; hormonal: Hyperadrenokortizismus, Hyperöstrogenismus, Somatotropin-Mangel, Hypothyreose).

Akantholyse: Ablösung der Zellen von Nachbarzellen, bedingt durch degenerative Prozesse in der interzellulären Zementsubstanz und Desmosomen. Sie führt zu Spalten- und Vesikelbildung (akute, subakute Dermatosen; Virusinfekte; bakterielle und mykotische Dermatitiden; subkorneale pustulöse Dermatitis, Pemphigus-Komplex, Neoplasmen).

Nekrose: Absterben von Zellen oder Zellschichten (lokal: Arzneimittelexanthem, Infektionen; physikalische, chemische Noxen: irritierende Kontaktdermatitis, Thallium-Intoxikation, Verbrennungen; immunologisch: akute, toxische Epidermolyse).

Mikroabszesse: kleine, mit eosinophilen oder neutrophilen Granulozyten gefüllte Hohlräume, intra- oder subepidermal (bakterielle Infekte; subkorneale pustulöse Dermatitis; Pemphigus folliaceus; P. erythematodes; systemischer Lupus eryth.).

Spongiose: interzelluläres Ödem im Stratum spinosum und Stratum basale (akute und subakute, entzündliche Dermatosen). Liquefaktionsdegeneration: intrazelluläres Ödem im Stratum basale (systemischer und diskoider Lupus eryth.; akute, toxische Epidermolyse; Arzneimittelexanthem).

Der Intrakutantest

Dies ist eine hilfreiche Methode zur genauen Abklärung einer Typ I-Allergie (z. B. Atopie). Man injiziert eine kleine, speziell hergestellte Menge Allergen intradermal. Falls Mastzellen an ihrer Oberfläche gegen dieses bestimmte Allergen gerichtete IgE-Antikörper aufweisen, bewirkt die Koppelung Allergen – IgE-Antikörper eine Freisetzung von vasoaktiven Substanzen, wie Histamin, Kinine, proteolytische Enzyme usw. Nach einigen Minuten ist eine Quaddel sichtbar. Die Durchführung und Beurteilung dieser Intrakutantests sollte Tierärzten überlassen werden, die sich intensiv mit Hautproblemen befassen und durch Überweisungen von anderen Kollegen genügend Erfahrungen sammeln können. Die Zusammenstellung und Auswahl der Allergene hängt von der Flora und Fauna der Gegend ab, wo sich der Patient aufhält.

Unter verschiedenen Grundbedingungen müssen die folgenden erfüllt sein: Einzelallergene; Gruppenallergene ergeben meist unbefriedigende Resultate. Der Hund darf mindestens 2 Wochen vor dem Test keine oralen Glukokortikoide, bzw. 2–3 Monate keine Glukokortikoid-Injektion mehr erhalten haben.

Am häufigsten finden wir allergische Hautreaktionen gegen Pollen (Gräser, Bäume, Unkräuter) und Hausstäube. Seltener können wir Reaktionen auf Pilzsporen, Tierschuppen, Federn und Gewebe (Baumwolle, Wolle) feststellen. Zur Diagnostik von Futterallergien ist der Intrakutantest ungeeignet. Meist wirken erst Abbauprodukte solcher Nahrungsmittel allergisierend, die als Testlösungen nicht erhältlich sind. Nachdem durch den Intrakutantest Hinweise auf eine Atopie festgestellt wurden, müssen wir die Relevanz der Befunde abklären. Finden wir bei einem Hund, der nur im Winter Juckreiz und entsprechende Hautveränderungen aufweist, eine Quaddelbildung nach Injektion von Gräserpollen, so wird eine Hyposensibilisierung nicht weiterhelfen. Für nähere Informationen siehe: FERSLEY (1982), MULLER, KIRK & SCOTT (1983), NESBITT (1983), REEDY (1980).

Patchtest

Das Allergen, welches verantwortlich für eine allergische Kontaktdermatitis (Allergie-Typ IV) ist, bewirkt, lokal auf die Haut verbracht, in 12–48 h eine entzündliche Hautreaktion. Verschiedene Umstände erschweren die Durchführung des Patchtests (mit Allergen imprägnierte Testlappen kleben nicht auf der behaarten Haut oder werden nicht toleriert).

RAST

Mit dem **R**adio**A**llergo**S**orbent**T**est (RAST) weist man die Konzentration von allergenspezifischen IgE nach. Obschon speziell Tests mit Hunde-IgE entwickelt wurden, sind weitere Klärungen notwendig, da die Resultate des Intrakutantests mit den Laboruntersuchungen und der Hyposensibilisierung nicht besonders gut korrelieren.

Diät

Zur Abklärung einer Futterallergie wird der Hund auf eine Diät gesetzt, die aus einer mögichst geringen Anzahl solcher Nahrungsmittel besteht, welche der Hund selten vorgesetzt bekommt oder die selten allergisierend wirken. Es ist sinnlos, die Marke des Hundefutters zu wechseln. Häufig auftretende Allergene: Tiereiweiß (Rindfleisch, Pferdefleisch, Fisch, Milchprodukte), Cerealien (mehr oder weniger alle Getreide außer Reis), Futterzusätze (Farbstoffe, Stabilisatoren, Konservierungsmittel, Aromastoffe [Fleischmehle]). Selten auftretende Allergene: Schaffleisch, Hühnerfleisch, Reis, Kartoffeln. Empfehlenswerte Diät:

1. Schaf- oder Hühnerfleisch (während der Testperiode nicht wechseln)
2. Reis oder ausnahmsweise Kartoffelflocken (ohne Zusätze)
3. etwas Salz
4. 1 Kaffeelöffel bis 1 Suppenlöffel täglich Sonnenblumenöl
5. Wasser

Neben der vorgeschlagenen Diät darf *während 3 Wochen nichts anderes gefüttert* werden, was dem Besitzer mehrmals eingeschärft werden muß. Anstelle von Hundekuchen kann der Patient mit Schaf- bzw. Hühnerfleischstückchen belohnt werden. Vitamin- und Mineralstoff-Mischungen sollten unbedingt vermieden werden, da diese oft Fleischmehle oder Weizenkeimöle enthalten. Als Kalziumzusatz können Eierschalen bzw. Kalziumkarbonat und Kalziumhydrogenphosphat verwendet werden. Eine eingehende Kundeninformation ist äußerst wichtig.

Blutuntersuchungen

Diese sind nur zur Klärung von systemischen Erkrankungen notwendig, bei denen die Haut auch mitbetroffen ist. Bei autoimmunbedingten Krankheiten benötigt man neben Immunfluoreszenz-Untersuchungen von Hautbiopsien auch Untersuchungen auf ANA (antinukleäre Antikörper) und auf LE-Zellen (Kap. 8).

11.1.5.2 Diagnostische Therapie

In unklaren Fällen oder zur Abklärung von Differentialdiagnosen kann ein Therapieversuch sinnvoll sein und zur Klärung des Falles beitragen; er ersetzt jedoch keinesfalls eine eingehende klinische Untersuchung.

Antiparasitaria: Sarkoptesmilben oder Flöhe können trotz Befall nicht immer nachgewiesen

werden, daher wird ein Therapieversuch mit Antiparasitaria unternommen.

Antibiotika: Eine Pyodermie, verbunden mit einer Staphylokokkenallergie, ist nicht immer eindeutig zu diagnostizieren. Eine Behandlung mit einem bakteriziden Antibiotikum kann helfen, eine Diagnose zu festigen oder zu verwerfen.

Glukokortikoide: Primär allergische Hautkrankheiten vom Typ I können mit kurzwirkenden Glukokortikoiden wie Prednisolon in wenigen Tagen unter Kontrolle gebracht werden. Die Interpretation der Resultate muß mit den klinischen Befunden sorgfältig verglichen werden. Prednisolon unterdrückt teilweise auch den Juckreiz einer Pyodermie oder eines Sarkoptesbefalles, was zu Fehlinterpretationen führen kann.

11.1.6 Diagnose

Gestützt auf Datenbasen (Hauptproblem, Anamnese, klinische Untersuchung des Patienten und spezielle klinische Untersuchung der Haut), Problemlisten und Hilfsuntersuchungen (diagnostische Untersuchungen und diagnostische Therapie) sollte es möglich sein, eine Diagnose zu stellen. Mit einem Informationssammelblatt können alle Daten übersichtlich zusammengetragen werden. Es ist hilfreich, solche Blätter zu kopieren und der Krankengeschichte beizulegen *(Tab. 11.2)*.

11.1.7 Therapeutische Grundsätze

Allgemeine Grundsätze

1. Falls die Krankheit nicht erkannt wird, so kann eine inadäquate Behandlung bestehende Symptome verändern, neue Symptome verursachen und das ursprüngliche Bild schwerwiegend verändern.
2. Eine einfache Behandlung mit einfachen Wirkstoffen bewirkt oft eine schnellere Heilung als eine massive Einwirkung mit hochaktiven Substanzen, die Nebenwirkungen hervorrufen können.
3. Die richtige Auswahl der Medikamentenformulierung begünstigt die Heilung. Je akuter die Hautveränderung, um so wichtiger ist das Trägermittel und um so unwichtiger der Wirkstoff.
4. Die Haut soll möglichst schonend behandelt und nicht zusätzlich mit hochwirksamen Substanzen sekundär geschädigt werden. Bei Anwendung von potenten Glukokortikoidsalben sollte die Behandlungsdauer nur einige Tage betragen.
5. Verbände beeinträchtigen die Hautregeneration mehr, als sie nützen. Die Hunde sollten mit anderen Mitteln am Lecken gehindert werden.
6. Bei massivem Juckreiz sollten vor der Anwen-

Tab. 11.2. Anamnesen- und Untersuchungsblatt bei Hautkrankheiten

1.	**Datenbasen**
1.1.	Hauptproblem: Juckreiz, Haarausfall, Hautveränderung, Schuppung, unangenehmer Geruch
	. . . .
1.2.	Signalement
1.2.1.	Rasse: . . . .
	Alter: . . . . Geschlecht: . . . .
1.3.	Anamnese, Fragenkatalog
1.3.1.	Erste Veränderungen: Alter: . . . .
	Monat/Jahr: . . . .
	Lokalisation: . . . .
	. . . .
	Art der Veränderungen: . . . .
	. . . .
1.3.2.	Verlauf: zunehmend, stationär abnehmend wechselnd . . . .
	. . . .
1.3.3.	saisonales Auftreten: Frühling, Sommer, Herbst, Winter; kein saisonales Auftreten, unklar, Zeitspanne: . . . .
1.3.4.	ortsabhängiges Auftreten: . . . . ; seit Aufenthalt in Tierheim, Ferien; . . . . ; nein. Probleme verschwinden, wenn an einem anderen Ort: Ferien, Berge, anderes Land: . . . .
	. . . . ; nein.
	Liegt vor allem auf: . . . .
1.3.5.	Juckreiz: leichtgradig mittelgradig ständig am Tag nachts bestimmte Zeit . . . .
	Körperlokalisation: . . . .
1.3.6.	Aufgabe des Hundes: Haushund Jagdhund Arbeitshund Schutzhund
1.3.7.	Einfluß einer Behandlung: Medikamente: Spritzen: . . . .
	Tabletten: . . . .
	Salben: . . . .
	Shampoo: . . . .
	erfolgreich nur unter Behandlung erfolgreich unter Beh. besser keine Besserung rezidiv nach Absetzen der Beh.: . . . .
	. . . .
1.3.8.	andere Haustiere: Hund Katze Vögel Nagetiere Nutztiere Pferde; Erkrankung der Umgebung: Besitzer Familie Haustiere Hautveränderungen Juckreiz Parasiten: . . . . ; nein

1.3.9.	Fütterung: Fleisch: . . . .
	Flocken: . . . .
	Fertigfutter: Trockenfutter: . . . .
	Büchsen: . . . .
	Tischabfälle: . . . .
	Belohnung: . . . .
	Vitaminzusätze: . . . .
	anderes: . . . .
1.4.	Klinische Untersuchung: normal (außer Haut) abnormal . . . .
	Laboruntersuchung: Blutstatus: . . . .
	Harnstatus: . . . .
	Kot: . . . .
	Chemie: . . . .
1.5.	Untersuchung der Haut
1.5.1.	Haare: Grannenhaare: normal gebrochen fehlen verfärbt ausziehbar ölig matt Wollhaare: normal fehlen verfilzt
1.5.2.	Verteilungsmuster: Zeichnung!
1.5.3.	Konfiguration: einzeln mehrere linear disseminiert fleckig konfluierend in Gruppen ringförmig
1.5.4.	Effloreszenzen: primäre: . . . .
	sekundäre: . . . .
	. . . .
1.5.5.	Parasiten: Flöhe Läuse Haarlinge Herbstgrasmilben Zecken Demodex Sarkoptes Cheyletiellen Ohrmilben; keine
2.	**Problemlisten:** Rasse, Alter, Geschlecht: . . . . . .
	Verteilungsmuster: . . . .
	Hautveränderungen: . . . .
	Auswirkung auf Hund: . . . .
3.	**Beurteilung:** Verdachtsdiagnosen: . . . .
3.1.	Diagnost. Untersuchungen: Geschabsel: . . . . . .
	Wood: . . . . Kultur: . . . .
	Abklatsch, Punktat: . . . .
	Biopsie: . . . .
3.2.	Diagnost. Therapie: Diät: . . . .
	erfolgreich besser kein Erfolg
	Medikamente: . . . .
	erfolgreich besser kein Erfolg
3.3.	DIAGNOSE: . . . .

dung von Glukokortikoiden folgende Maßnahmen durchgeführt werden: Hund häufig baden (mildes Shampoo oder nur warmes Wasser), evtl. 5–10 Minuten im Wasser belassen. Hund leicht sedieren (Azepromazin, sedierende Antihistaminika, Serotoninantagonist (Cyporheptadine [Periactin®]). Halskragen anziehen.

7. Glukokortikoide sind Hilfsmittel und bewirken keine Heilung! Nur kurzwirkende Präparate wie Prednisolon oder Prednison verwenden. Falls möglich, nach einigen Tagen nur noch jeden 2. Tag behandeln (2-Tage-Therapie: s. Kap. 11.1.9).

11.1.8 Lokale Therapie

Eine lokale Therapie wird bei kleinen, lokal begrenzten Hautveränderungen und in Fällen durchgeführt, bei denen noch Laborwerte ausstehen oder keine definitive Diagnose gestellt werden konnte.

1. Kann eine ursächliche Diagnose nicht oder noch nicht gestellt werden, so muß das Medikament den morphologischen Veränderungen angepaßt werden. *Akute Entzündungen:* Entzündungsherde mit feuchten Umschlägen behandeln; Bäder, Waschungen und Lotions zur Küh-

lung verwenden (nie okklusive Verbände oder Salben). Die Exsudation muß ermöglicht werden. *Chronische entzündliche und nicht entzündliche Veränderungen:* Mit okklusiven Salbenverbänden Haut rehydrieren, Wasserverlust vermindern, Penetration von Medikamenten fördern. *Krustöse Veränderungen:* Mit Salben oder Ölen Krusten aufweichen. Pustulöse Veränderungen: s. akute Entzündungen, evtl. Gel.

2. Nur eine beschränkte Anzahl von Medikamenten in der Praxis verwenden, deren Indikation, Wirkungseintritt, Kontraindikationen und Unverträglichkeiten genauestens bekannt sein müssen.

3. Je mehr Wirkstoffe eine Salbe enthält, um so unzuverlässiger und unüberschaubarer sind die Resultate.

4. Tritt nach 7–10 Tagen keine deutliche Besserung ein, so muß die Therapie und evtl. auch die Diagnose neu überprüft werden.

5. Die verordnete Therapie ist dem Besitzer *genau* vorzuführen und zu erklären. In wichtigen Fällen sind schriftliche Anweisungen zu geben.

Vehikel von lokal angewandten Heilmitteln

In der Dermatologie werden 3 elementare Grundstoffe (Vehikel) verwendet:

Flüssige Grundstoffe:	Wasser, Alkohol, Äther, Aceton usw.
Feste Grundstoffe:	Zinkoxid, Talk, Bolus alba usw. = *Puder.*
Fette Grundstoffe:	Vaseline, pflanzliche und tierische Fette, Silikone usw. = *Fettsalben.*

Aus diesen 3 Grundstoffen lassen sich folgende Kombinationen herstellen:

Flüssigkeit + Fette:	W/O-Emulsion (Wasser in Öl) = Kühlsalbe O/W-Emulsion (Öl in Wasser) = Creme, Hautmilch
Flüssigkeit + Feststoffe:	Suspension (Schüttelmixtur, Trockenpinselung) = Lotio
Fette + Feststoffe:	Gemisch = Paste

Die oben erwähnten Grundstoffe oder ihre Kombinationen müssen der entsprechenden Hautveränderung angepaßt und wie folgt angewendet werden:

Bäder: Zur Reinigung von Hautveränderungen sind Seifen nicht immer empfehlenswert, da sie die veränderte Haut zusätzlich reizen. Speziell dem Haut-pH des Hundes angepaßte Seifen (pH 7!) oder Seifenersatz sind besser geeignet. Am besten sind Kinder-Shampoos. Kurze Bäder mit anschließender Trocknung bewirken ein Austrocknen der Haut (geeignet bei hot spots), längere Bäder oder Schwimmenlassen in einem Fluß oder See (10–15 min) rehydriert eine ausgetrocknete Haut. Wenn die Haut anschließend mit einem Badeöl gespült wird, verhindert diese Schutzschicht das Verdunsten des Wassers. Die angebotenen Emulsionen können entsprechend verdünnt mittels Sprayflasche auf Haut und Fell gesprüht und die Emulsionen eingerieben werden.

Medikamente: Medizinische Ölbäder (viele Hersteller). Medizinalbäder enthalten Heilmittel gegen Parasiten, Pilze und Bakterien. Spezielle Zusätze stillen Juckreiz und helfen bei der Behandlung gegen Schuppen.

Feuchte Umschläge: Sie sind arbeitsintensiv und werden vom Patienten nur ungern toleriert. Verwendet werden Kochsalz- (5–10 g/1 l Wasser), Aluminiumazetat- (1 Tablette [Burow] pro 10 l Wasser), Jod-Lösungen (laut Hersteller), die mehrmals täglich für 10–15 min mittels Tüchern auf die veränderte Hautstelle gebracht werden. Sie dienen zur Einweichung von Krusten und zur Behandlung von akuten Hautveränderungen.

Spülungen: Sie werden oft zur Behandlung von Parasitosen (Räude, Haarbalgmilben usw.) und zum Schutz von austrocknender Haut angewandt. Schwefelprodukte, chlorierte Kohlenwasserstoffe, Organophosphate, Karbamate und Amitraz oder Badeöle werden in Wasser gelöst oder suspendiert. Die Gemische werden auf die Haut verbracht und belassen. Nach dem Verdunsten des Wassers bleiben die Wirkstoffe für kürzere oder längere Zeit auf der Haut zurück.

Puder: Sie werden als Träger für Antiparasitaria, zur Absorption von Feuchtigkeit aufnehmen und zur Reibungsverminderung von aufeinanderliegenden Hautfalten verwendet. Ihr Anwendungsgebiet ist sehr begrenzt. Werden Puder auf nässende oder eiternde Hautveränderungen appliziert, so verklumpen sie mit den Exsudaten zu einer undurchdringlichen Masse, die eine Primär- oder Sekundärinfektion begünstigt.

Fettsalben (wasserfrei, ausgezeichnetes Vehikel): Sie sind kaum wasserdurchlässig und dienen zum Aufweichen von Krusten, verhindern das Austrocknen, schützen die Haut und lassen Heilmittel gut in die Haut eindringen. Fettsalben sind bei akuten Dermatitiden kontraindiziert.

Öle: Sie weisen die gleichen Eigenschaften auf wie die Fettsalben.

Kühlsalben (W/O-Emulsion): Diese sind butterartig und geben auf der Haut das enthaltene Wasser und das austretende Serum aus nässenden Hautveränderungen stetig ab. Verdunsten von Wasser bewirkt eine Kühlung der Hautoberfläche. Die Kühlsalbe wird v.a. bei trockenen und subakuten oder nässenden Prozessen angewandt.

Cremes (O/W-Emulsion): Sie sind milchartig und geben das enthaltene Wasser rasch an die Umgebung ab. Sie lassen sich gut abwaschen und hinterlassen kein Fett auf der Haut. Sie werden sehr häufig verwendet bei subakuten bis chronischen Veränderungen. Cremes sind bei trockener Haut kontraindiziert.

Gels: Sie sind wässerige Lösungen oder Suspensionen, die ihre Konsistenz durch Zugabe von Stärke oder Zellulose erhalten. Sie sind leicht abwaschbar und lassen keine schmierigen Beläge zurück. Sie dringen jedoch nicht tief in die Haut ein. Ihre Anwendungsmöglichkeiten nehmen immer mehr zu.

Lotionen: Diese enthalten gelöste oder suspendierte Wirkstoffe (»flüssige Puder«). Der flüssige Anteil verdunstet und die Feststoffe bleiben auf der Haut zurück. Sie bewirken Kühlung und Austrocknung der Haut und werden v.a. bei akuten, entzündlichen Hauterkrankungen angewandt. Als Kontraindikation gelten chronische und trockene Hautveränderungen.

DMSO und Propylenglykol: DMSO ist ein organisches Lösungsmittel, welches einerseits entzündungshemmend und bakteriostatisch wirkt, andererseits aber in höheren Konzentrationen die Absorption von Heilmittel durch die Haut fördert (»Schlepperfunktion«). Es ist mit den meisten chemischen Stoffen mischbar. DMSO mit Glukokortikoiden wird erfolgreich bei der akralen Leckdermatitis eingesetzt. Propylenglykol ist eine hygroskopische Lösung, die sich mit vielen anderen Stoffen oder Vehikeln mischen läßt und selbst bakterio- und fungistatisch wirkt.

Heilmittel

Lokale Antibiotika-Anwendung in der Dermatologie sollte vermieden werden, da mit Desinfektionsmitteln der gleiche oder sogar ein besserer Effekt zu erzielen ist. Eine Ausnahme bilden Antibiotika, die aus Gründen der Verträglichkeit nur lokal angewandt werden können. Neomycin, Bacitracin und Polymxyin B werden häufig in Salben und Tropfen, besonders Ohrentropfen, verwendet. Neomycin kann beim Hund zu einer Sensibilisierung und zu einer allergischen Kontaktdermatitis führen. Bei chronischen, therapieresistenten Otitiden muß an eine Neomycin-Allergie gedacht werden.

Glukokortikoid-Antibiotika-Kombinationspräparate (Cortivet® Chassot; Panalog® Squibb; Pevet®; Sofan® Pfizer; usw.) werden angewandt, um bei entzündlichen Prozessen mitlaufende Staphylokokken-Infektionen zu unterdrücken. Indikationen: Oberflächliche, infektiöse Dermatitiden mit Juckreiz, Dermatitiden unklarer Ursache, Dermatitiden mit Verdacht auf sekundär bakterieller Komponente, und am häufigsten Otitiden.

Desinfektionsmittel: Sie sind zur lokalen Anwendung sehr gut geeignet (Wirkungsspektrum beachten). *Chlorhexidin:* Hibitane-Glukonat 20 %® (Konzentrat), Hibiscrub® ICI; breites Wirkspektrum, bakterizid und fungizid; als Spül- oder Badelösung oder Seife verwendbar; auch für empfindliche Haut geeignet.

Jod in Polyvinyl-Pyrolidon (Povidon-Jod, Povidon-Jod): Betadine® Mundipharm, und entsprechende Konkurrenzpräparate; bakterizid, fungizid, viruzid, sporozid; Jod wird langsam an das Gewebe abgegeben (kann trotzdem reizend wirken; Ohren, Skrotum).

Formalin: Bakterizid, fungizid, viruzid, sporozid. Nachteil: reizt die Haut und wird deshalb nur als Kondensat von Metakresolsulfonsäure angewandt: Lotagen® Byk Gulden; Novugen® Chassot; 2–4 % Spüllösung oder als Gel. Indikation: Wundinfektionen, Abszesse.

Benzoyl-Peroxid: Panoxyl 5® Stiefel; Peroxyderm® Chassot; breites bakterizides Spektrum; wirkt zusätzlich keratolytisch, entfettend und antipruriginös. Ein Mittel der Wahl bei Pyodermien, weil es in die Follikel der Haut eindringt und damit auch eine unterstützende Wirkung bei generalisierter Demodikose und Seborrhoe entfaltet (2½ % Shampoo oder als 5 % Gel); Nachteil: kann empfindliche Haut reizen.

Antimykotika □ Die lokale Behandlung von Dermatomykosen senkt die Kontagiosität (Zoonose).

Imidazole: Canesten®, Daktarin®, Nizoral®, Pevaryl®, Pevet® und Imaverol® Janssen, Trosyd®; breites Spektrum, nicht reizend; ersetzen die meisten älteren Antimykotika der früheren Generation. Kombinationen mit Glukokortikoiden nur bei stark entzündlichen Dermatomykosen und mit entsprechender Vorsicht anwenden.

Natamycin (Pimaricin): Mycophyt® Gist-Brocades; breites Spektrum, nicht reizend. Gute Verträglichkeit auch für Jungtiere.

Weitere Antimykotika: Jod in Polyvinyl-Pyrolidon (Povidon-J); Chlorhexidin; Thiabendazol (wirksam gegen Dermatomykosen und Otosporie); Nystatin (nur gegen Candida wirksam) Panolog® Squibb; Tolnaftat (beim Hund unwirksam).

Antiparasitaria (MACDONALD, 1986) □ Die Art des in den Präparaten verwendeten Vehikels ist für den Erfolg der Behandlung ausschlaggebend.

Spüllösung: Das mit Wasser verdünnte Medikament wird auf der Hautoberfläche verteilt und dort zum Eintrocknen belassen; Residualeffekt. Nachteile: Intoxikationen möglich; Anwendungsbereich: Skabies, Demodex, Cheyletiellen, Läuse, Herbstgrasmilben, Flöhe.

Shampoo: Aufwendig, relativ atoxisches Verfahren (Medikament wird ausgespült), kein Residualeffekt. Anwendungsbereich: Cheyletiellen,

Läuse, Herbstgrasmilben; ungeeignet für Flohbefall und Räude!

Halsbänder: Residualeffekt; Nachteile: Sensibilisierung möglich (allergische Kontaktdermatitis); bei großen Hunden beschränkter Wirkungsbereich; wasserresistente Flohhalsbänder sind empfehlenswert. Anwendungsbereich: Flöhe, Zecken (schützen *nicht* vor Befall), bedingt wirksam bei Cheyletiellen, Läusen.

Puder: Residualeffekt. Nachteile: gibt z. T. ungepflegtes Haarkleid; Anwendungsbereich: Flöhe, Läuse, Cheyletiellen, Zecken.

Sprays, Stifte: Kaum Residualeffekt; Nachteil: Spray erschreckt die Tiere; Anwendungsbereich: Flöhe, Läuse, zum Töten von Zecken.

Wichtigste Wirkstoffgruppen

Schwefelpräparate (Shampoo, Puder, Spüllösungen): 1–5 %, gut wirksam, atoxisch, für Welpen geeignet, färbt Gewebe, Vorsicht: Silberschmuck vor Bad ablegen!). Anwendungsbereich: Skabies, Läuse, Cheyletiellen, Herbstgrasmilben.

Pyrethrin (Puder, Lösung, Spray): 0,05–0,4 % biologisches Kontaktinsektizid, atoxisch, geeignet für Welpen. Anwendungsbereich: Flöhe, Läuse, Fliegen, Mücken.

Pyrethroide: synthetische Pyrethrine, mit breiterem Wirkungsspektrum, viele neue Produkte.

Rotenon (Puder): 1–10 %, biologisches Kontaktinsektizid, atoxisch, oft zusammen mit Pyrethrin im gleichen Produkt. Anwendungsbereich: Flöhe, Läuse.

Organophosphate (Spüllösungen, Halsbänder, Puder, Sprays): Cholinesterase-Hemmer, abbaubar, z. T. recht toxisch (speziell für Jungtiere und Katzen). Anwendung: Flöhe, Skabies, Cheyletiellen, Herbstgrasmilben, Läuse, Zecken.

Karbamate (Spüllösungen, Shampoo, Puder): 2,5–8 %, Kontaktinsektizid (Cholinesterase-Hemmer), weniger toxisch als Organophosphate, abbaubar, Vorsicht bei Welpen. Anwendungsbereich: wie Organophosphate.

Amitraz: 0,03–0,06 %; Anwendungsbereich: Demodex, Skabies (Therapieerfolg bei Demodex unterschiedlich beurteilt). Todesfälle bei Chiuahua! Taktic® (Frankreich, Italien): 8 ml Taktic pro 1 l Wasser ergibt eine gebrauchsfertige Spüllösung, zu Beginn 1–2 × pro Woche, später alle 1–4 Wochen (Kap. 11.4: Demodikose). Lokalbehandlung (einzelne Läsionen an Kopf, Körper oder Pfoten: 1 ml Taktic in 10 ml Propylenglykol (oder Paraffinöl) lösen (2 Wochen haltbar), 2 × pro Woche auftragen.

Glukokortikoide (GK). GK unterdrücken einige Effekte des Entzündungsablaufes. Nachteilige Wirkungen sind die Hemmung der Kapillarproliferation (Wundheilung) und der Phagozytose, usw. Die lokale Anwendung von GK ist vor allem bei nichtinfektiösen, entzündlichen Hautveränderun-

gen angezeigt, wenn nur kleine Hautbezirke erkrankt sind. Langfristige GK-Anwendung kann zu folgenden Komplikationen führen: Atrophie der Haut und Unterhaut, Vertuschung oder Verschlimmerung der primären Krankheit, Hypopigmentation, iatrogenes Cushing-Syndrom. Die oben erwähnten Gründe führen zu folgendem Behandlungsschema: *Kurzfristig* (max. 1–2 Wochen) verwende man hochwirksame GK (fluorierte GK). Die Berücksichtigung des im Präparat verwendeten Vehikels ist sehr wichtig. Es soll der zu behandelnden Hautveränderung angepaßt sein (Fettsalbe, Creme, Lotio). Beispiele: Betnovate®, Glaxo; Decoderm®, Merck; Locacorten®, Ciba; Synalar®, Grünenthal; usw. Zur *längerfristigen* Behandlung oder Kontrolle von lokalem Juckreiz werden Hydrokortison (0,5–1 %) oder Prednisolonpräparate (0,5 %) bevorzugt; Locoid® Gist-Brocades usw.

Juckreizstillende Mittel (ohne GK): Nervenendigungen können mit Teer als Bad oder mit Lokalanästhetika unempfindlich gemacht werden. Kühle oder warme Umschläge können die juckende Empfindung durch die Empfindung »kalt oder warm« ersetzen. Als regelmäßig anwendbare Behandlung können Bäder mit Teershampoo betrachtet werden (Eyre, 1980).

Antiseborrhoika: Keratolytische Heilmittel vermindern die Dicke der Hornschicht, indem sie diese aufweichen (hydrieren) und die obersten Schichten ablösen. Keratoplastische Heilmittel bewirken eine »Normalisierung« der Keratinisation.

Keratolytika: Schwefel 2–10 % als Salbe; Salicylate 5–40 % als Salbe; Teer 1–10 % als Salbe; Vitamin-A-Säure 0,05 % als Salbe (reizt!); Seleen 1–2,5 % als Shampoo (reizt oft); Propylenglykol 60 %; Benzoylperoxid 2,5(–5) % als Shampoo (oder Gel).

Keratoplastika: Schwefel 2–10 % als Shampoo in Kombination mit anderen Heilmitteln; Salicylate 1–2 % als Shampoo in Kombination mit anderen Heilmitteln; Teer 1–5 % als Shampoo; Milchsäure 5–10 % als Shampoo.

Antiseborrhoika sind meistens Kombinationsprodukte von Keratolytika und Keratoplastika in Form von Shampoos. Hauptanwendungsgebiet: idiopathische Seborrhoe bei Spaniels, sekundäre Seborrhoen, lokale hyperplastische Hautveränderungen und Störungen im Bereich der Talgdrüsen. Beispiele für Shampoos: Terrol-H®, Max Ritter; Polytar®, Stiefel; Peroxyderm®, Chassot; usw.

Hydrierende Spüllösungen oder Emulsionen: Nach dem Shamponieren angewandt, verhindern das Verdunsten von Wasser aus den obersten Schichten der Haut. Mischung aus Wasser, Propylenglykol, Harnstoff, Milchsäure, Glycerin usw. bewirken eine Einlagerung von Wasser in das Stratum corneum, was auch juckreizlindernd wirkt. Beispiele: Balneum-Hermal®, Hermal-Chemie; Cremol®, Ritter; Olatum-Öl®, Stiefel; usw.

11.1.9 Systemische Therapie

11.1.9.1 Antibiotika (AB)

Häufig findet man als Ursache von Pyodermien koagulasepositive, Penicillinase bildende Staphylokokken. Als sekundäre Keime kommen Pseudomonas, Proteus und E. coli in Betracht. Nur speziell gegen diese Keime wirksame AB ermöglichen die entsprechenden Therapieerfolge. In Frage kommen u. a. bakterizide AB mit einem engen Wirkungsspektrum. Bakteriostatische AB sind Medikamente zweiter Wahl.

1. Gezielt AB auswählen, evtl. aufgrund von Antibiogramm.
2. Richtige Dosierung und Anwendungsintervalle wählen und beibehalten. Oft werden höhere Dosierungen als bei systemischen Erkrankungen benötigt (s. folgende Zusammenstellung).
3. Eine AB-Behandlung kann mehrere Monate dauern. Die Verabreichung 7–14 Tage über die klinische Abheilung hinaus weiterführen. Bei einfachen Fällen sollte ca. 2–3 Wochen therapiert werden.
4. Falls nach 10–14 Tagen keine Besserung eingetreten ist, muß der Fall überprüft und eine bakteriologische Untersuchung mit Antibiogramm veranlaßt werden.

Meist unwirksame Medikamente: Penicillin, Ampicillin usw., Tetrazykline, Sulfonamide.

Tagesdosis	gut wirksamer AB:
Erythromycin, Lincomycin	3 × 10–15 mg/kg KG täglich
Trimethoprim/ Sulfonamid*	2 × 30 mg/kg KG täglich
Chloramphenicol*	3 × 50 mg/kg KG täglich
Amoxicillin/Clavulansäure	2–3 × 15 mg/kg KG täglich
Oxacillin, Cloxacillin, Dicloxacillin	3 × 20–25 mg/kg KG täglich
Cephalexin	2 × 20–30 mg/kg KG täglich
Norfloxacin	2 × 5–10 mg/kg KG täglich
Ofloxacin	2 × 2–3 mg/kg KG täglich

* Diese Dosierungen sind höher als üblich!

11.1.9.2 Antimykotika

Griseofulvin: Dosierung: Griseofulvin (mikronisiert) 20–50 mg/kg KG täglich, aufgeteilt in 1–2 Dosen, Griseofulvin (ultramikronisiert in PEG = Polyäthylenglykol) 5–10 mg/kg KG täglich, Therapiedauer 2–3 Monate, für Nagelinfektionen ca. 6 Monate, je nach Befund von Kontrollkulturen. Resorption wird mittels fetthaltiger Nahrung verstärkt. Nachteil: Griseofulvin ist hochgradig teratogen.

Imidazole: Ketokonazol (Nizoral® [Janssen]), orales Breitspektrum-Antimykotikum, ist wirksam bei Dermatomykosen und Systemmykosen. Nur mit höheren Dosierungen werden genügende Hautgewebespiegel beim Hund erreicht. Dosierung: 2–3 × 10 mg/kg KG täglich während einer Mahlzeit (Resorption gefördert). Therapiedauer: 6–8 Wochen, für Onychomykosen 6–12 Monate. Da das Medikament sehr teuer ist, kann eine optimale Anwendung, besonders bei großen Hunden, schwer durchgeführt werden.

11.1.9.3 Antiparasitaria

Die perorale oder parenterale Behandlung von Hautparasiten gewinnt zunehmend an Bedeutung. Prophylaktisch und therapeutisch wird Cythioate (Cyflee®) gegen Flohbefall vereinzelt angewendet.

Ivermectin: (Ivomec®) für Nutztiere. Bei Hunden gegen Sarkoptesräude erfolgreich eingesetzt (200 µg/kg KG, s. c.). Das Medikament ist für Collies, Colliebastarde und Bobtails hochgradig toxisch und kann zum Tod führen.

Fenthion: Tiguvon® (Bayer) wird zur Flohbekämpfung eingesetzt. Das Medikament wird dem Tier zwischen die Schulterblätter auf die Haut verbracht, wo es vom Körper aufgenommen wird und sich überall verteilt.

11.1.9.4 Glukokortikoide (GK)

(S. auch Kap. 11.1.8): In vielen Fällen werden GK dort eingesetzt, wo sie Symptome unterdrücken, aber den Verlauf der Krankheit nicht beeinflussen oder sogar die Krankheit fördern. Die GK gehören mit den Antibiotika zu den am häufigsten »mißbrauchten« Medikamenten. Folgende Wirkungen sind meistens erwünscht: Unterdrückung des Juckreizes, Verminderung der Entzündung, Verminderung oder Unterdrückung einer Immunantwort, Unterdrückung der mitotischen Aktivität der Epidermis. Indikationen für GK (modifiziert nach SCOTT [1982], MULLER, KIRK & SCOTT [1983]) *(Tab. 11.3).*

Tab. 11.3. Indikationen für eine systemische Anwendung von Glukokortikoiden

Entzündungshemmend	Immunsuppressiv
akute, oberflächl. Dermatitis	Pemphigus-Gruppe
allergische Dermatitis (Atopie, Futter, Medikamente, Hormone, Parasiten)	Pemphigoid Lupus erythematodes (systemisch, diskoid)
Kontaktdermatitis (allergisch, irritierend)	Pannikulitis
seborrhöische Dermatitis	toxische Epidermisnekrolyse
akrale Leckdermatitis	Epidermolysis bullosa
Solardermatitis	
Acanthosis nigricans	

Tab. 11.4. Dosierungsschema für Prednisolon

	Ladedosis	Erhaltung
Entzündungs-hemmung	2 × 0,5 mg/kg KG täglich	0,25–1,0 mg/kg KG jeden 2. Tag morgens
Immun-suppression	2 × 1–3 mg/kg KG	1–2 mg/kg KG jeden 2. Tag morgens

Zusätzlich sollten folgende Überlegungen vor einer GK-Therapie angestellt werden:

1. Ist eine Alternative zu GK möglich?
2. Genügt möglicherweise eine lokale Therapie?
3. Ist die Auswahl ders GK optimal, oder könnte eine kürzer wirkende Form verwendet werden?
4. Ist die Dosis adäquat?
5. Hat der Hund eine zusätzliche Krankheit, die die Anwendung von GK einschränkt oder verbietet (Diabetes mellitus, Nierenerkrankung, Lebererkrankung, usw.)?
6. Sind die Nebenwirkungen geringer oder zu vernachlässigen gegenüber den wünschbaren Effekten der Therapie?

Durchführung einer GK-Therapie

Kurzwirkende GK sind besser steuerbar und hemmen deshalb den natürlichen Regelkreis Hypophyse – Nebennierenrinde in geringerem Ausmaß. In Frage kommen u. a. Hydrokortison, Prednisolon, Prednison und Methylprednisolon. Mittellang und langwirkende GK wie Triamcinolon, Flumethason, Dexamethason und Betamethason sollten nur in Ausnahmefällen verwendet werden *(Tab. 11.4).*

Bei längerdauernden GK-Therapien sollte nur jeden zweiten Tag therapiert werden: *2-Tage-Therapie.* Prednisolon oder Prednison ist 36 h nach letzter Applikation so weit ausgeschieden, daß normaler Feedback-Mechanismus wieder in Gang kommt.

11.1.9.5 Durchführung einer »2-Tage-Therapie«

1. Ladedosis verabreichen, bis Hautveränderung oder Symptome unter Kontrolle sind. Die Ladedosis wird zur Entzündungshemmung während ca. 5–10 Tagen verabreicht, zur Immunsuppression während 2–3 Wochen.
2. Ladedosis verdoppeln und jeden zweiten Tag verabreichen. Falls die Glukokortikoid-Nebenwirkungen zu ausgeprägt werden, evtl. nicht ganz die doppelte Dosis anwenden.
3. Falls die Symptome so kontrollierbar bleiben, wöchentlich die Dosis halbieren, um die minimale, noch effektive Dosis ausfindig zu machen.

4. Bei langdauernden GK-Therapien sollte alle 3–6 Monate zur Kontrolle der systemischen Auswirkungen ein Blutstatus, Harnstatus und die Bestimmung der alkalischen Phosphatase und der GPT durchgeführt werden.
Als Alternative zur peroralen Prednisolon-Therapie kann Methylprednisolon 1 mg/kg KG Sc. oder im. injiziert werden (nur als kurzfristige Therapie).
Nebenwirkungen der GK-Therapie s. Kapitel 24.2.1.

11.1.9.6 Hormontherapie

Die Behandlung der Hypothyreose wird im endokrinen Teil behandelt (Kap. 24.4). Als Richtdosis 0,1 mg L-Thyroxin (T4) / 2,5–5 kg KG/d.

Östrogenmangel: Die Substitution von Östrogenen bei kastrierten Hündinnen sollte sehr vorsichtig durchgeführt werden, da Knochenmarkhemmung eintreten kann. Richtdosis: 0,1–1 mg/Tier/ Woche. Es sollte versucht werden, die Dosis zu reduzieren. Die hemmende Wirkung von Östrogen auf die Talgproduktion ist ungewiß.

11.1.9.7 Immuntherapie

Die Hyposensibilisierung von Atopikern wird auch in der Veterinärmedizin erfolgreich durchgeführt. Nähere Angaben über ihre Durchführung erhält man von auf Intrakutantests spezialisierten Kollegen oder aus KUNKLE, 1980; MULLER, KIRK & SCOTT, 1983; REEDY, 1980.

Staphylokokkenvakzinen und autologe Vakzinen, die in der Schweiz oder Deutschland erhältlich sind, erfüllen oft nicht die gestellten Ansprüche. Nach eigenen Erfahrungen eignet sich die von MULLER, KIRK & SCOTT, 1983, erwähnte Staphage Lysate®, Delmont Lab., Swarthmore, Pennsylvania 19081, vorzüglich. Der Impfstoff enthält Zellwandantigene, Toxine von verschiedenen S.-aureus-Stämmen und zusätzlich noch staphylokokkenspezifische Bakteriophagen. Die Anwendung von Staphylokokkenvakzinen ist nur bei rezidivierenden Pyodermien sinnvoll und sollte immer mit einer Antibiotikum-Therapie kombiniert werden. Heilt die Pyodermie ab, so kann allein mit der Vakzine weitertherapiert werden. Der Impfstoff zur lokalen Applikation (enthält kein Konservierungsmittel!) kann, falls unter sterilen Kautelen entnommen, auch zur Injektion verwendet werden. Der Hund erhält einmal wöchentlich 1 ml Staphage Lysate subkutan injiziert. Heilt die Pyodermie unter Antibiotikum und Vakzine ab, so kann versucht werden, weitere Rezidive allein mit dem Impfstoff zu verhindern. Bleibt die Pyodermie unter Kontrolle, so können die Injektionsintervalle auf 2–8 Wochen verlängert werden. Die Behandlung kann u. U. nach einigen Monaten abgebrochen werden. Einige Hunde benötigen eine ständige Vakzination über Jahre.

11.1.9.8 Immunmodulation

Bei chronischer tiefgreifender Pyodermie kommt der Immunmodulator Laevamisol in Frage (im Versuchsstadium). Bis zur Abheilung wird Laevamisol zusammen mit AB verabreicht. Dosierung: 2–3 mg Laevamisol/kg KG, 3 × wöchentlich. Nach meinen Erfahrungen lohnt sich ein Therapieversuch bei chronischen Fällen, wenn die vorher erwähnten Staphylokokkenvakzinen nicht verfügbar sind. Nebenwirkungen wie Granulozytopenie sind evtl. möglich. Alternativbehandlung: 5–10 mg Thiabendazol/kg KG 3 × wöchentlich (keine eigenen Erfahrungen).

11.1.9.9 Fütterung

In jedem Fall einer unklaren Hauterkrankung ist die Fütterung des Patienten zu überprüfen (s. 11.1.5 Diät) und, falls erforderlich, zu ändern. Einseitige oder mangelhafte Ernährung kann eine vorbestehende Erkrankung fördern oder selbst zu einer Hauterkrankung führen. Meist sind fertig zusammengestellte Futter von renommierten Futtermittelfirmen optimal zusammengesetzt, so daß Fütterungsschäden sehr unwahrscheinlich sind. Am häufigsten treten Störungen auf infolge eines Mangels an ungesättigten Fettsäuren (Linolensäure), eines Mangels an oder Überdosierung von Vitamin A. Ferner beobachtet man Biotinmangel, Vitamin-E-Mangel, falls zu viele ungesättigte Fettsäuren verabreicht werden, und Zinkmangel.

11.1.9.10 Diverse systemische Behandlungsmöglichkeiten

Goldtherapie: Sie kann mit Aureothioglukose (Aureothan®, Byk Gulden) erfolgreich in der Behandlung von autoimmunbedingten Hauterkrankungen eingesetzt werden. Indikationen: Erkrankungen aus dem Pemphigus-Komplex und Pemphigoid. Nebenwirkungen: Thrombozytopenie. Kontraindikationen: Schwerere Erkrankungen von Niere, Leber, Herz, systemischer Lupus erythematodes und Diabetes mellitus. Dosierung: vor der Dosis von 1 mg/kg KG 1 × wöchentlich bis 1 × pro Monat werden am Anfang Testdosen von 1–5 mg/Hund bei der ersten Injektion und 2–10 mg/Hund bei der zweiten Injektion durchgeführt und anschließend 2–5 Tage später Blutstatus und Harnstatus ausgeführt. Die wöchentliche Therapie wird so lange durchgeführt, bis die Hautveränderungen abheilen. Eine gleichzeitige Glukokortikoidtherapie sollte im Verlauf der Goldtherapie langsam abgesetzt werden. Falls die Erkrankung nur mit Gold zu kontrollieren ist, kann versucht werden, nur

noch alle 14 Tage bis 4 Wochen eine Injektion durchzuführen. Nach einigen Monaten kann die Therapie probehalber abgesetzt werden.

Diaphenylsulfon (Dapson®): (In der Schweiz unter Diaphenylsulfon bei Siegfried, Zofingen erhältlich.) Beim Hund kommt diese Behandlung v.a. bei der subkornealen, pustulösen Dermatitis in Frage. Nebenwirkungen zeigen sich vor allem in Blutdyskrasien, Leberschäden und Hautsensibilisierungen. Dosierung: 2–4 × 1 mg/kg KG/d bis zur Besserung der Hautveränderungen. Anschließend kann die Dosis auf 2 × 0,3–0,6 mg/kg KG/d reduziert werden. Eine weitere Reduktion oder ein Absetzen der Therapie ist möglich, doch bedürfen einige Hunde einer lebenslänglichen Behandlung.

Hundebesitzer müssen angehalten werden, den Tierarzt über den positiven oder den negativen Verlauf der Behandlung regelmäßig zu informieren. Bei schwierigen Fällen sind regelmäßige Besprechungen, die in die Krankheitsgeschichte eingetragen werden müssen, sehr wichtig und erlauben den Fall retrospektiv zu beurteilen und mögliche Korrekturen der Therapie vorzunehmen. Die Erfolgsrate hängt auch von der Motivation des Tierarztes ab.

11.1.10 Allgemeine differentialdiagnostische Überlegungen zum Juckreiz

Häufiges Kratzen stört den Besitzer oft mehr als den Hund. Die Besitzer erwarten vom Tierarzt möglichst schnelle Heilung, was zwangsläufig zu einem Mißbrauch von Glukokortikoiden führt. Gleichzeitig wird oft eine genauere Abklärung der Ursache erschwert. Ständiges Kratzen verstärkt den Juckreiz und führt zu einem circulus vitiosus (Tab. 11.5).

Therapeutische Grundsätze

1. Kratzen verhindern (Halskragen, Ablenkung, Verbände).
2. Juckreiz lindern: Bäder, Hund shamponieren, trockene Haut rückfetten oder hydrieren (Kap. 11.1.7).
3. Hund sedieren (Phenothiazine usw.).
4. Antihistaminika- oder Serotonin-Blocker sind selten erfolgreich, da beim Hund meistens proteolytische Enzyme den Juckreiz auslösen. In gewissen Fällen kann der sedierende Effekt von Antihistaminika bei der Bekämpfung des Juckreizes mithelfen.
5. Falls die obigen Maßnahmen erfolglos sind, können Glukokortikoide eingesetzt werden (Kontraindikationen beachten, weitere diagnostische Abklärungen erschwert) (Tab. 11.6).
6. Lokalanästhetika: Die chronische Anwendung von Lokalanästhetika kann zur Sensibilisierung der Haut führen.

Tab. 11.5. Verdachtsdiagnosen anhand des Verteilungsmusters (nach Ihrke, 1981)

Juckende Hautveränderungen am ganzen Körper

Krankheit	Lokalisation	Effloreszenzen
1. Allergische Flohdermatitis	Rücken, Kruppe, Bauch, Axillae, Hals	Erythem, Papeln, Lichenifikation
2. Sarkoptesräude	Gliedmaßen, Ohrränder, Bauch	Makula, Erythem, Alopezie (Mottenfraß), Schuppung
3. Demodikose	periorbital, Gliedmaßen	Alopezie, Erythem, Schuppung, Hyperpigmentation
4. Seborrhoe	Rücken, Ohren	Schuppung, Krusten, Alopezie
5. Pyodermie	Leistengegend, Axillae, Bauch, interdigital, generalisiert	Pustel, Furunkel, Krusten
6. Staphylokokkenallergie *ventral.*	Leistengegend, Axillae, Bauch, generalisiert	Erythem, Pustel, seborrhöische Plaque, Hyperpigmentation •
7. Atopie	Kopf, Gliedmaßen (Zehen), Axillae, generalisiert	Erythem, Alopezie, Kratzverletzungen
8. Futterallergie	Kopf, Gliedmaßen, wie Staph. allergie	wie Staph.allergie
9. Kontaktdermatitis	ventrale, haararme Körperteile	Erythem, Papeln, Krusten, Lichenifikation, Hyperpigmentation
10. Arzneimittelexanthem	unbestimmt, jegliche Lokalisation möglich	polymorph
11. Cheyletiellen	Rücken	grobe Schuppung, Krusten, Alopezie
12. Herbstgrasmilben	Bauch, Gliedmaßen, überall möglich	Erythem, Papeln
13. Subkorneale pustulöse Dermatitis	generalisiert, Kopf, Ohren	Papeln, Krusten, polymorph, oft wie Staph.allergie

Juckende Hautveränderungen am Kopf

Krankheit	Lokalisation	Effloreszenzen
1. Atopie	periorbital, perioral, Ohren, Nase	Erythem, Alopezie, Kratzverletzungen
2. Futterallergie	ganzer Kopf	Erythem, Papeln, oft wie Staph.-allergie
3. Demodikose	periorbital, perioral	Alopezie, Erythem, Schuppung
4. Sarkoptes	Ohrrand, ganzer Kopf	Alopezie, Erythem, Papeln, Schuppung
5. Fremdkörper	Ohren, Nase, Augen	Kratzverletzungen
6. Pyodermie in Gesichtsfalten	in Falten	Exsudation, Erythem, Mazeration
7. Lippenfaltendermatitis	s. oben	s. oben
8. Immunbedingte Erkrankungen	mukokutane Übergänge, perioral, periorbital, Ohren	Krusten, Ulzera, selten Vesikel und Blasen
9. Kontaktdermatitis	perioral, Kinn, Ohren	Erythem bis Lichenifikation

Juckende Hautveränderungen an den Gliedmaßen

Krankheit	Lokalisation	Effloreszenzen
1. Idiopathische Pododermatitis	1–4 Gliedmaßen	Erythem, Granulom, Schwellung, Exsudationen
2. Interdigitale Pyodermie	zwischen Ballen, dorsal zwischen Zehen, 1–4 Gliedmaßen	Erythem, Abszesse, Ulzerationen, Fisteln
3. Demodikose	Zwischenzehenhaut als einzige Lokalisation möglich, meistens alle 4 Gliedmaßen	Erythem, Schwellung, Proliferationen, sek. Pyodermie
4. Atopie	Zehen und Zwischenzehenhaut, meist dorsal, meist alle 4 Gliedmaßen	Erythem, Leckdermatitis
5. Futterallergie	s. oben	Leckdermatitis, Erythem
6. Immunbedingte Erkrankung	Nagelbett, Zwischenzehenhaut, 1–4 Gliedmaßen	Ulzerationen, Erosionen, Krusten, Hyperkeratose
7. Kontaktdermatitis	zwischen Ballen	Erythem, Leckdermatitis

Tab. 11.6. Wirksamkeit von Glukokortikoiden zur Unterdrückung des Juckreizes

Wirksamkeit	Krankheit	Wirksamkeit	Krankheit
– sehr gut	Atopie, oberflächliche Pyodermie (hot spot), allergische Flohdermatitis		
– gut	Läuse, Cheyletiellen; Demodex (Glukokortikoide sind kontraindiziert); Seborrhoe, allergische Kontaktdermatitis, Mastozytom, oberflächliche Pyodermien.		
– mäßig	Sarkoptes, irritierende Kontaktdermatitis, akrale Leckdermatitis, tiefgreifende Pyodermien (Glukokortikoide sind kontraindiziert)	– unwirksam (oder nur zu Beginn der Krankheit)	Akrale Leckdermatitis, Staphylokokkenallergie, Futterallergie, Arzneimittelexanthem, Allergien gegenüber Sexualhormonen, subkorneale pustulöse Dermatitis, Histiozytom, kutanes Lymphosarkom

11.1.10.1 Algorithmen zur Klärung von Juckreiz

Tab. 11.7. Algorithmus für generalisierten Juckreiz

a) Anamnese und klinische Untersuchung

Juckreiz
mehrere Stellen, größere
Flächen, Körperteile oder
generalisiert

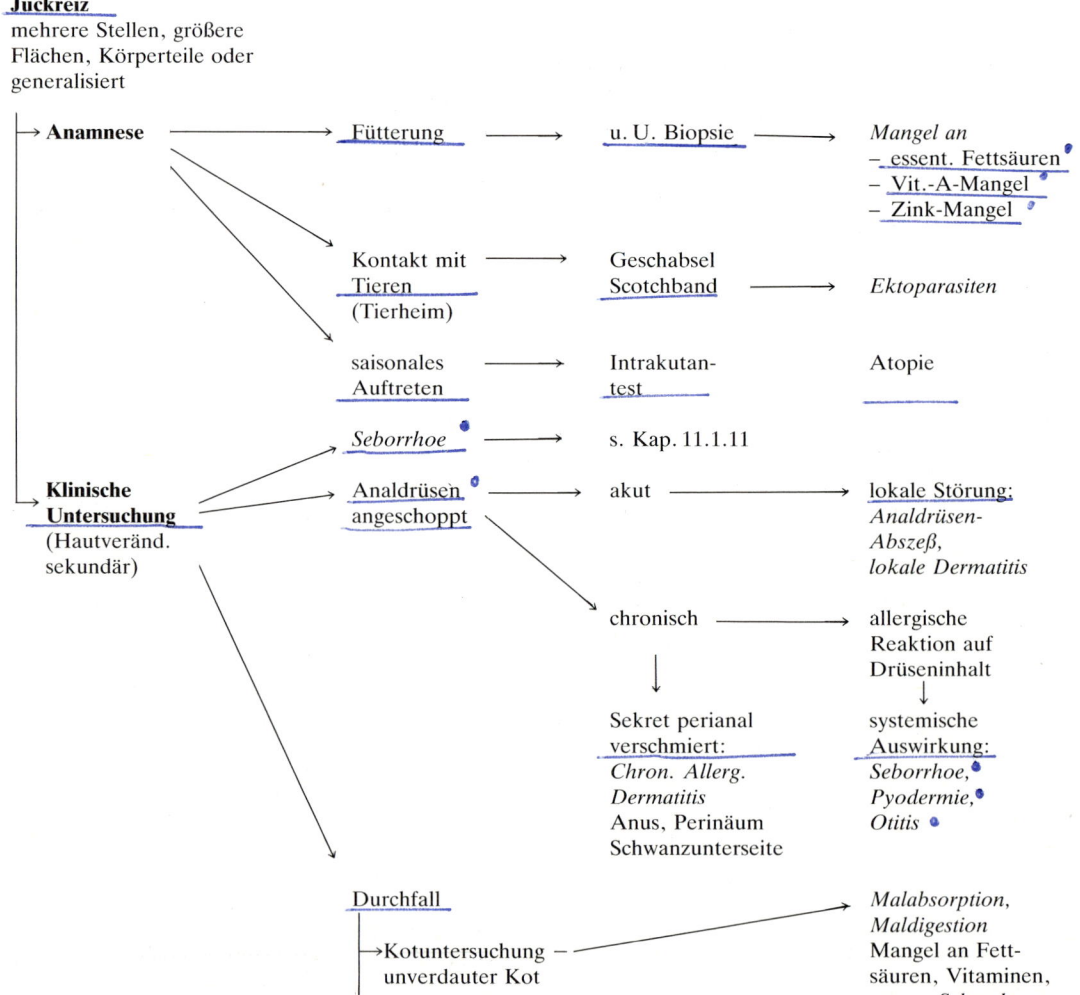

Tab. 11.7 (Fortsetzung). Algorithmus für generalisierten Juckreiz

a) Anamnese und klinische Untersuchung

↳Kotuntersuchung +	→	*Ankylostomen-,* *Uncinarialarven* durchdringen die Haut der Pfoten – *lokale Dermatitis*	→	*Bandwürmer,* *Giardien* Mangelerscheinung – *Seborrhoe*
↓ *Askariden* wandernde Larven				

b) Systemische Erkrankungen

Juckreiz
mehrere Stellen, größere Flächen,
Körperteile oder generalisiert
↓
Ein- oder Ausschluß von
systemischen Erkrankungen

→ Polyurie/
Polydypsie

→ *Chron. Nephritis*
Polymorphe Hautveränderungen:
Seborrhoe, krustöse Veränderungen
→ *Diabetes Mellitus*
Erhöhte Infektanfälligkeit – Pyodermien
→ *Chron. Lebererkrankung*
polymorphe Hautveränderungen
→ *Hyperadrenokortizismus*
Erhöhte Infektionsanfälligkeit
– Pyodermien, Calcinosis cutis

c) Verteilungsmuster, Untersuchung von Haut und Haaren

Juckreiz
mehrere Stellen, größere Flächen,
Körperteile oder generalisiert

↳ **Klinisch gesund**
außer Juckreiz
(mit oder ohne
Hautveränderungen)

→ **Verteilungsmuster**

Kopf, Pfoten, Axillae, Otitis: mehr oder weniger keine primäre Effloreszenzen	→	*Atopie*
ventrale oder haararme oder haarlose Teile des Körpers	→	*Kontaktdermatitis* allergisch oder irritierend
vor allem Bauch	→	*Futterallergie*
Rücken, Hals, Schwanzansatz	→	*Allergische Flohdermatitis*
Flanke (symmetrisch)	→	*Hyperöstrogenismus* Allergie auf Sex-Hormone

Tab. 11.7 (Fortsetzung). Algorithmus für generalisierten Juckreiz

c) Verteilungsmuster, Untersuchung von Haut und Haaren

Kopf, Gliedmaßen ⟶ *Sarkoptes-Befall oder Allergie auf Sarkoptes-Milben*

atypisch oder generalisiert

Erythem, hot spot, akute, polymorphe Hautveränderungen ⟶ *irritierende Kontaktdermatitis* Seifen, Detergentien, Shampoo, Desinfektionsmittel

Anamnese, hot spot, Krusten, Wunden ⟶ *Abrasionen, Hautverletzungen* der Heilungsprozeß oder der sekundäre Infekt bewirkt Juckreiz

knotige Hautveränderungen (evtl. generalisiert) ⟶ *Kutanes Lymphosarkom* plaqueartig, sekundär infiziert, ulzeriert

Mastozytom evtl. nur Exkoriationen oder Haut intakt

Untersuchung von Haut und Haaren

Parasiten sichtbar oder nachweisbar (Geschabsel, Scotchband)

Geschabsel – intensiver Juckreiz an Gliedmaßen und Kopf, evtl. Stamm ⟶ *Verdacht auf Sarkoptes* oder speziesfremder Parasit; z.B. *Rote Vogelmilbe* ↓ Ein- oder Ausschluß der Krankheit mit *Therapieversuch*

Falls alle oben erwähnten differentialdiagnostischen Überlegungen nicht zum Ziel führen, kann von einem *idiopathischen Juckreiz* gesprochen werden.

11.1.11 Allgemeine differential-diagnostische Überlegungen zur Seborrhoe

Unter Seborrhoe versteht man Hauterkrankungen mit anomalen Verhornungsprozessen (AUSTIN, 1983).

Seborrhoea sicca: Hauterkrankung mit stark vermehrter wachsartiger Schuppung einhergehend; fein- bis groblamelläre Schuppung; Juckreiz möglich.

Seborrhoea oleosa: Übermäßige Produktion von abnormem Talg, was zu fettigen bis öligen, stinkender Haut und stinkenden Haaren führt; Juckreiz möglich.

Seborrhöische Dermatitis: Ein gestörter Verhornungsprozeß, bakterielle Besiedelung, Talgüberproduktion usw., kann zu entzündlichen Hautveränderungen führen. Meist deutlicher bis ausgeprägter Juckreiz.

Tab. 11.7 (Fortsetzung). Algorithmus für generalisierten Juckreiz

d) Effloreszenzen

Juckreiz
mehrere Stellen, größere Flächen,
Körperteile oder generalisiert

    ↓

    Effloreszenzen

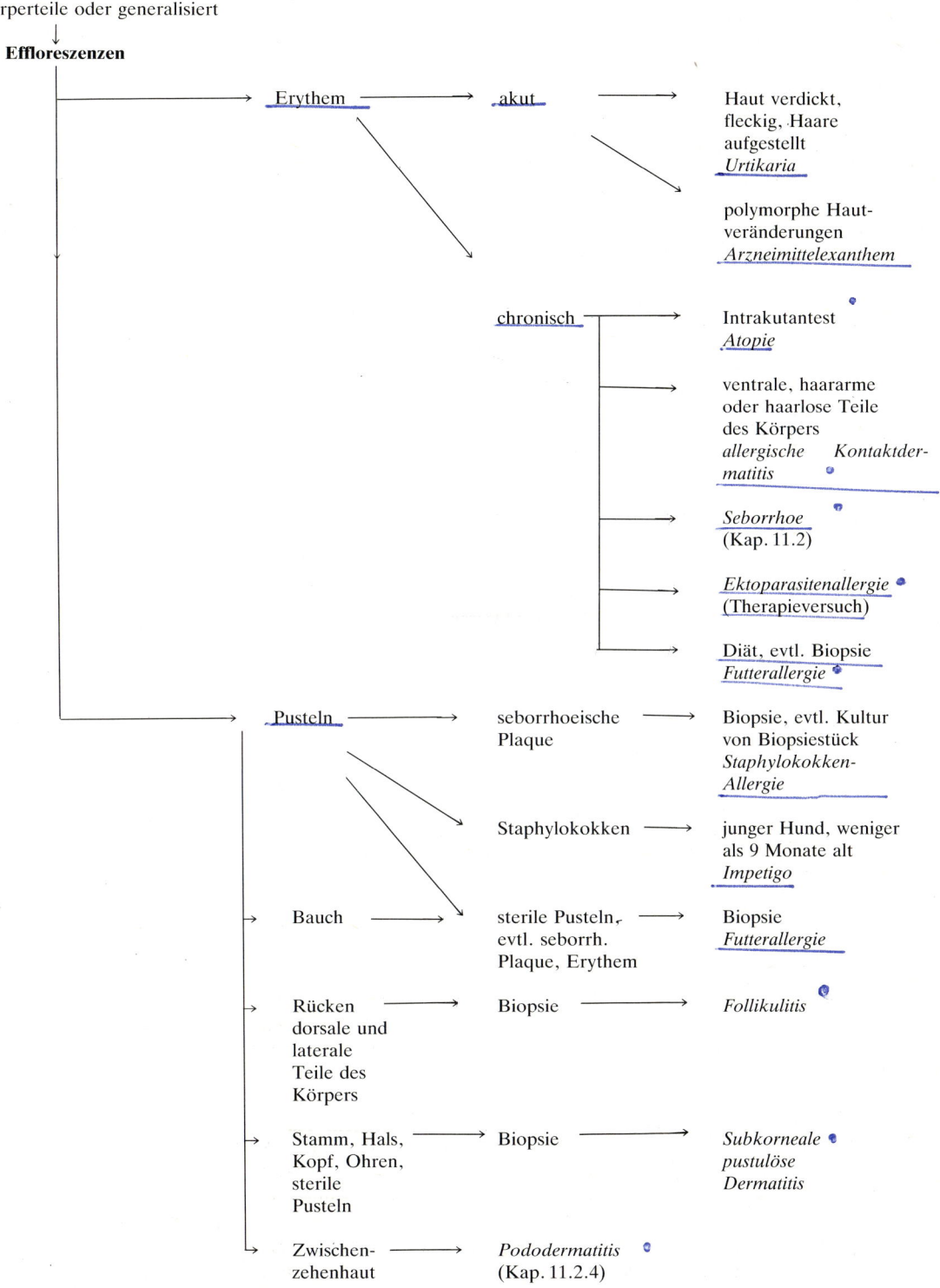

Tab. 11.8. Algorithmus für Seborrhoe

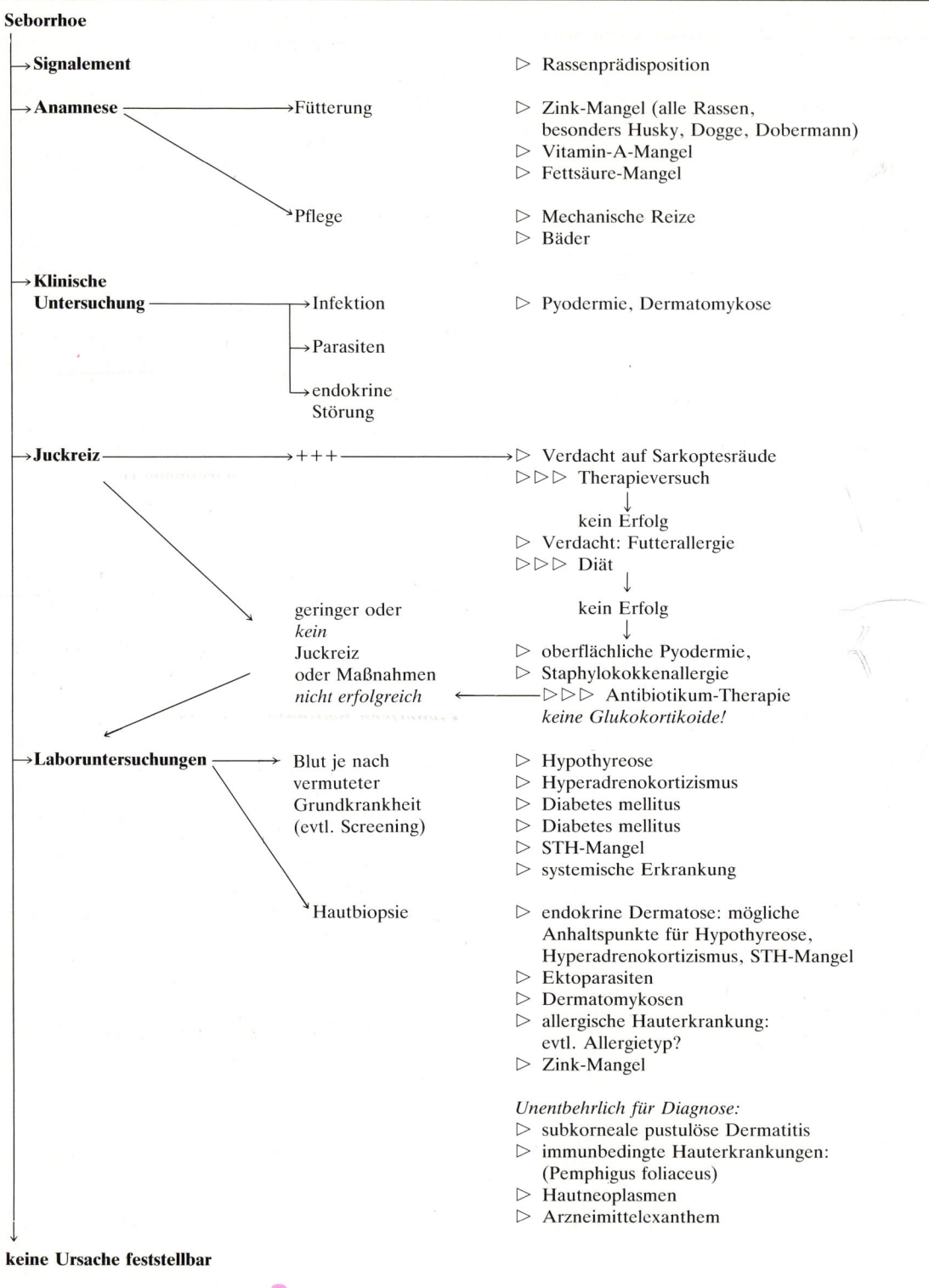

Seborrhoe

→**Signalement** ▷ Rassenprädisposition

→**Anamnese** →Fütterung
▷ Zink-Mangel (alle Rassen, besonders Husky, Dogge, Dobermann)
▷ Vitamin-A-Mangel
▷ Fettsäure-Mangel

→Pflege
▷ Mechanische Reize
▷ Bäder

→**Klinische Untersuchung** →Infektion ▷ Pyodermie, Dermatomykose

→Parasiten

→endokrine Störung

→**Juckreiz** →+++ ▷ Verdacht auf Sarkoptesräude
▷▷▷ Therapieversuch
↓
kein Erfolg
▷ Verdacht: Futterallergie
▷▷▷ Diät
↓
kein Erfolg
↓
▷ oberflächliche Pyodermie,
▷ Staphylokokkenallergie
▷▷▷ Antibiotikum-Therapie
keine Glukokortikoide!

geringer oder *kein* Juckreiz oder Maßnahmen *nicht erfolgreich*

→**Laboruntersuchungen** →Blut je nach vermuteter Grundkrankheit (evtl. Screening)
▷ Hypothyreose
▷ Hyperadrenokortizismus
▷ Diabetes mellitus
▷ Diabetes mellitus
▷ STH-Mangel
▷ systemische Erkrankung

→Hautbiopsie
▷ endokrine Dermatose: mögliche Anhaltspunkte für Hypothyreose, Hyperadrenokortizismus, STH-Mangel
▷ Ektoparasiten
▷ Dermatomykosen
▷ allergische Hauterkrankung: evtl. Allergietyp?
▷ Zink-Mangel

Unentbehrlich für Diagnose:
▷ subkorneale pustulöse Dermatitis
▷ immunbedingte Hauterkrankungen: (Pemphigus foliaceus)
▷ Hautneoplasmen
▷ Arzneimittelexanthem

keine Ursache feststellbar

Primäre idiopathische Seborrhoe

Nach Ursachen unterscheidet man:

Primäre idiopathische Seborrhoe: Ursache unbekannt. Tritt vermehrt bei Deutschen Schäferhunden, Cocker Spaniels, Irish Settern, Dobermanns und Labradors auf.

Primäre metabolische Seborrhoe: Folge metabolischer Störung. Hormonelle Störung: Hypothyreose, Hyperadrenokortizismus, Störungen der Geschlechtshormone, Diabetes mellitus, STH-Mangel. Störung im Fettstoffwechsel: Mangel an Fettsäuren, Eiweiß, Vitamin A und Zink; Malabsorption, Maldigestion; Lebererkrankung.

Sekundäre Seborrhoe: Die Seborrhoe ist ein Begleitsymptom der in *Tab. 11.8* aufgeführten Krankheiten.

11.1.11.1 Algorithmen zur Klärung von Seborrhoe
Therapie der primären Seborrhoe
1. Ausgewogene Fütterung: Futter einer bekannten Futtermittelfirma bietet gewisse Gewähr für eine optimale Zusammensetzung.
2. Futterzusätze: Je zur Hälfte tierisches und pflanzliches Fett. Am besten eignet sich Schweineschmalz und Sonnenblumenöl (Mischung 1:1). Davon 1 Suppenlöffel pro 500 Gramm Futter, Efaderm® (Chassot).
3. Keratolytische und antiseborrhöische Shampoos: Teershampoo, Benzoylperoxidshampoo, Schwefelshampoo (Shampoos ungefähr 10 bis 20 min auf der Haut belassen). Anschließende gründliche Spülung ist sehr wichtig. Behandlung 2 × pro Woche bis 1 × alle 1–4 Wochen, lebenslänglich.
4. Glukokortikoide: 2-Tage-Therapie! Die niedrigste effektive Dosis muß mit dem Hundebesitzer ermittelt werden.
5. Information des Besitzers: Die Krankheit ist nicht heilbar und nur unter mehr oder weniger großem Einsatz kontrollierbar.

Die Therapie der sekundären Seborrhoe besteht v.a. in der Bekämpfung der Ursache und, wenn möglich, deren Behebung.

11.1.12 Allgemeine differential-diagnostische Überlegungen zur Alopezie

Definition □ Ausfall von Haaren, der zur Lichtung oder bis zum vollständigen Fehlen des Haarkleides führt. Der Ausdruck wird hier für entzündliche wie für nichtentzündliche Hauterkrankungen verwendet. Nicht verwechseln mit normalem Haarausfall, der nicht zur Lichtung des Haarkleides führt und der saisonal oder bei Hündinnen einige Wochen nach einer Geburt auftreten kann.

Einteilung nach Ursachen
Endogene Alopezien: Primär (genetisch bedingt); sekundär als Folge einer inneren Krankheit (Haare leicht auszuziehen; endokrine, neoplastische oder immunologische Ursachen).

Exogene Alopezien: Infektionen, Parasitosen, Ernährungsstörungen, Trauma, Streß, physikalische oder chemische Einwirkungen (inkl. Medikamente, Toxine).

Einteilung nach Verlauf
Reversible Alopezien: Haarfollikel in der Entwicklung oder Ausbildung unterdrückt infolge Erkrankung des umliegenden Gewebes.

Irreversible Alopezien: Haarfollikel fehlen oder sind im Verlauf einer Krankheit zerstört worden.

Genetisch bedingte Hypotrichose
Kongenital: Chihuahua; afrikanischer, chinesischer und mexikanischer Nackthund.

Im Verlauf des Wachstums auftretend: Verbunden mit einem fehlfarbigen Haarkleid beim blauen Dobermann, blauen Dackel, blauen Whippet und beim falben Irish Setter.

Hypotrichose der Silberzwergpudel.

Dysplasie der Haarfollikel bei schwarz-weißen Bastarden und beim Bearded Collie.

Genetisch bedingter Defekt im Ektoderm.

11.1.12.1 Algorithmen zur Klärung von Alopezien
Siehe *Tab. 11.9.*

Tab. 11.9. Algorithmus für Alopezie

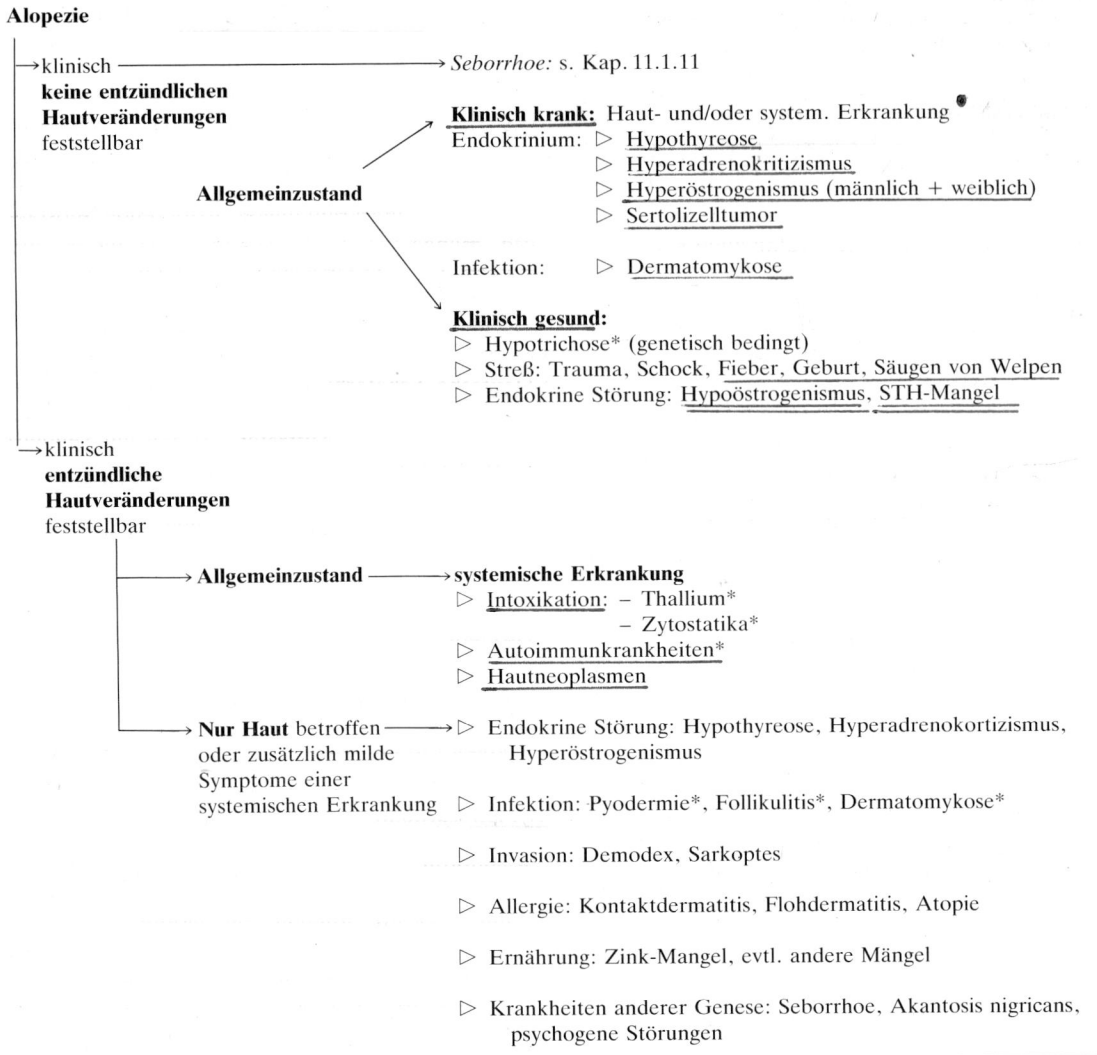

Alopezie

→klinisch ──────────────────────→ *Seborrhoe:* s. Kap. 11.1.11
keine entzündlichen
Hautveränderungen
feststellbar
                                     Klinisch krank: Haut- und/oder system. Erkrankung
                                     Endokrinium: ▷ Hypothyreose
                                                   ▷ Hyperadrenokritizismus
              Allgemeinzustand   ▷ Hyperöstrogenismus (männlich + weiblich)
                                                   ▷ Sertolizelltumor

                                     Infektion: ▷ Dermatomykose

                                     Klinisch gesund:
                                       ▷ Hypotrichose* (genetisch bedingt)
                                       ▷ Streß: Trauma, Schock, Fieber, Geburt, Säugen von Welpen
                                       ▷ Endokrine Störung: Hypoöstrogenismus, STH-Mangel

→klinisch
entzündliche
Hautveränderungen
feststellbar

        → **Allgemeinzustand** ────→ **systemische Erkrankung**
                                       ▷ Intoxikation: – Thallium*
                                                       – Zytostatika*
                                       ▷ Autoimmunkrankheiten*
                                       ▷ Hautneoplasmen

        → **Nur Haut** betroffen ────→ ▷ Endokrine Störung: Hypothyreose, Hyperadrenokortizismus,
          oder zusätzlich milde   Hyperöstrogenismus
          Symptome einer
          systemischen Erkrankung   ▷ Infektion: Pyodermie*, Follikulitis*, Dermatomykose*

                                       ▷ Invasion: Demodex, Sarkoptes

                                       ▷ Allergie: Kontaktdermatitis, Flohdermatitis, Atopie

                                       ▷ Ernährung: Zink-Mangel, evtl. andere Mängel

                                       ▷ Krankheiten anderer Genese: Seborrhoe, Akantosis nigricans,
                                         psychogene Störungen

* Irreversible Alopezie möglich

Spezieller Teil
Zusammenstellung der Hautkrankheiten nach ihrer Ätiologie

11.2   Bakterielle Hautkrankheiten

11.2.1   Allgemeines

Die gesunde Haut beherbergt ständig eine große Anzahl von Bakterien (Staphylokokkus epidermidis, Mikrokokken, Streptokokken usw.). Vorübergehend findet man auch E. coli, Proteus, Pseudomonas und andere mehr. Erst bei einer Störung des Hautmilieus nehmen einzelne Keime überhand und infizieren tiefere Schichten der Haut, was zu einer Entzündung führt. Am häufigsten findet man Infektionen mit Staphylokokkus intermedius und S. aureus. Seltener sind Mischinfektionen.

Die Resistenz gegenüber Antibiotika ist weit entwickelt und erfordert eine genaue Kenntnis des Resistenzspektrums, welches je nach Landesgegend, Vorbehandlung, landesüblichem Angebot an Medikamenten und Bevorzugung gewisser Antibiotika variiert. Prinzipiell kann gesagt werden, daß die Behandlung von Staphylokokkeninfektionen mit Penicillin, Ampicillin (o. ä.), Tetrazyklinen, Sulfonamiden wenig erfolgreich verlaufen wird. Die besten Erfolge ergeben Oxacillin oder synthetische Penicilline, Cephalosporine, Erythromycin oder Lincomycin, evtl. auch Cotrimoxazol und Chloramphenicol. Bei massiven Hautveränderungen und falls nach 10tägiger Behandlung keine Besserung eingetreten ist, wird in allen Fällen eine eingehende bakteriologische Abklärung inkl. Resistenzprüfung unabdingbar.

Ursachen von Pyodermie: Störung der Integrität der Haut (Verletzungen, Ektoparasiten), des normalen Hautmilieus, der Hautflora und der schützenden Fettschicht (Bäder, lokal angewandte Medikamente, parenteral verabreichte Hormone, schlechte Pflege, anatomische Besonderheiten wie Falten) und endogenen Erkrankungen wie endokrinen Störungen. Allergien und primäre Seborrhoe verunmöglichen eine normale Hautfunktion und sind Wegbereiter für eine abnorme bakterielle Besiedelung der Haut.

Voraussetzungen für eine erfolgreiche Therapie: Die Krankheit muß erkannt werden, es müssen spezifische Medikamente eingesetzt werden können, der Besitzer muß kooperativ sein. In therapieresistenten Fällen ist eine Abklärung über den Funktionszustand des Immunsystems angezeigt. Prädisponierende Krankheiten (Hypothyreose, Hyperadrenokortizismus, Allergie, falsche Ernährung) oder eine mitlaufende Behandlung (Glukokortikoide und Zytostatika) verschlechtern die Prognose (Ihrke, 1983).

11.2.2   Einteilung der Pyodermien

Primäre Pyodermien: Dies sind Infektionen einer normalen Haut ohne prädisponierende Krankheiten. Es ist nur ein Keim beteiligt, er bewirkt ein typisches Erkrankungsmuster und ist bei einer sorgfältig ausgewählten Therapie heilbar.

Sekundäre Pyodermien: Sie sind durch Infektionen einer vorgeschädigten oder kranken Haut bedingt. Meistens sind mehrere Keime beteiligt und bewirken ein atypisches Erkrankungsmuster. Erst die Erkenntnis der Grundkrankheit ermöglicht eine gezielte Therapie.

Oberflächliche Pyodermien: Dies sind Infektionen der Epidermis ohne Beeinträchtigung des Allgemeinzustandes. Die Infektion ist meist von kurzer Dauer und hinterläßt keine Narben.

Tiefe Pyodermien: Dies sind Infektionen der tieferen Hautschichten, die zu Rezidiven neigen und das Allgemeinbefinden beeinträchtigen. Die Infektion ist oft langdauernd und hinterläßt oft Narben in der Haut.

11.2.3   Oberflächliche Pyodermien

11.2.3.1   Akute feuchte Dermatitis, pyotraumatische Dermatitis, Sommerekzem, »hot spot«
(Abb. 11.1, S. 283)

Ursache ☐ Lecken an bestimmten Hautstellen infolge Juckreiz bei lokaler Reizung durch Ektoparasiten, allergische Flohdermatitis, Verletzungen, allergische Hauterkrankungen, irritierende Substanzen, mangelnde Pflege, Otitiden, psychische Störungen. Genaue Ursache kann unklar sein.

Prädisposition ☐ Langhaarige oder dichtbehaarte Rassen (Berner Sennenhunde, Bernhardiner, Deutsche Schäferhunde, Neufundländer, Golden Retriever). Begünstigend ist warmes, feuchtes Wetter (saisonales Auftreten). Es besteht Tendenz zu Rezidiven.

Symptome ☐ Schnell auftretende, meist runde, eitrige, nässende, schmerzhafte, hochrote Hautstellen an Hals, Stamm, kranialen Teilen der Gliedmaßen; meist stinkend, da Exsudat mit Haar verklebt.

Diagnosesicherung ☐ Histologie.

Differentialdiagnose ☐ Follikulitis (spricht auf übliche Therapie nicht an); Dermatomykose, kutanes Lymphosarkom.

Behandlung ☐ Veränderte Hautstellen großzügig scheren (evtl. Sedation). Hauttoilette mit einer milden desinfizierenden Flüssigseife (Chlorhexidin, Povidon-Jod) mehrmals täglich, mit Fön trocknen, evtl. Adstringentien (nur einmalig).
Glukokortikoidhaltige Gels oder Lotionen, evtl. Cremes. Prednisolon: 1 mg/kg KG/d während 5–10 d, evtl. einmalig Methylprednisolon (Depo-Medrol®) 1 mg/kg KG i.m. Hund am Lecken hindern: Halskragen, evtl. Sedation.

11.2.3.2   Hautfaltendermatitis
Ursache ☐ Abnorme Faltenbildung, welche zur Störung des lokalen Hautmilieus Anlaß gibt.

Prädisposition ☐ Gesichtsfalten (brachyzephale Rassen wie Pekinese, englische Bulldoggen), Lippenfalten (Spanielrassen, Setter), Vulva-Falten (obese Hündinnen, oft vor der ersten Läufigkeit kastriert), Schwanzfalten (Rassen mit Ringelschwanz, Boston Terrier, englische Bulldoggen), Körperfalten (Shar Pei).

Symptome ☐ Nässende, eitrige, stinkende, gerötete Stellen in den entsprechenden Hautfalten. Die abstehenden Haare der Gesichtsfalten reizen oder verletzen oft die Kornea. Eine Lippenfaltendermatitis geht meist mit vermehrtem Speichelfluß einher. Hündinnen mit einer Vulva-Faltendermatitis leiden vermehrt an Infektionen des Harnapparates.

Behandlung □ Chirurgisch, d. h. Glättung der Falten. Vorsicht bei Ausstellungstieren, da diese Abnormität rassetypisch sein kann. Besitzer informieren! Eine symptomatische Behandlung ist meist nicht erfolgreich. Bei Vulva-Faltendermatitiden Gewicht der Hündin reduzieren. Kleine Gaben von Diäthylstilöstrol bewirken eine Vergrößerung und Entfaltung der Vulvagegend (Vorsicht, Knochenmarkschädigung). Prognose nach chirurgischer Korrektur gut, sonst Rezidive wahrscheinlich.

11.2.3.3 Impetigo, Welpenpyodermie
Ursache □ Unbekannt, Infektion mit Staphylokokken meist sekundär.

Prädisposition □ Junghunde (3 Monate bis 1 Jahr alt); oft im Zusammenhang mti Ekto- und Endoparasiten, schlechter Ernährung, schlechter Haltung, nach Virusinfektionen.

Symptome □ Pusteln, Krusten, Erosionen an den haarlosen Stellen des Körpers wie Bauch, Brustkorb und den Achselhöhlen, die vom Hund meist symptomlos ertragen werden.

Differentialdiagnose □ Futterallergie (meist massiver Juckreiz), oberflächliche Follikulitis, Pyodermie infolge Immundefizit (adulte Tiere), Demodikose.

Behandlung □ Lokalbehandlung mit desinfizierender Seife oder Shampoo. Bei therapieresistenten Fällen, wenn die obige Behandlung nicht nach 10–14 d zum Erfolg führt, ist eine gegen Staphylokokken gerichtete Antibiotikabehandlung angezeigt. Prädisponierende Faktoren eliminieren.

Prognose □ Gut.

11.2.3.4 Oberflächliche Follikulitis
(Abb. 11.2, S. 283)
Ursache □ Staphylokokkeninfektion, die gerade bis zu den Haarfollikeln reicht, ohne die Tiefenstrukturen zu verändern.

Prädisposition □ Wie Impetigo.

Symptome □ Pusteln, Krusten, Erosionen an den behaarten Stellen des Körpers; ähnlich wie bei Impetigo. Im Zentrum der oft unscheinbaren Ver-

änderung befindet sich ein Haar oder Haarbüschel.

Diagnosesicherung □ Evtl. Biopsie erforderlich.

Differentialdiagnose □ Oberflächliche Follikulitis mit Juckreiz, Staphylokokkenallergie, tiefe Follikulitis (ältere Tiere, Problemfälle, Einzelläsion größer, Dermatitis offensichtlicher).

Behandlung □ Wie bei Impetigo; eine gezielte systemische Behandlung mit einem Antibiotikum ist fast immer notwendig (Behandlungsdauer 2–4 Wochen). Prädisponierende Faktoren eliminieren.

11.2.3.5 Oberflächliche Follikulitis mit Juckreiz
Siehe Kapitel 11.5.6.

11.2.3.6 Pyodermien der kurzhaarigen Hunderassen
Siehe Kapitel 11.5.6.

11.2.4 Tiefgreifende Pyodermien

11.2.4.1 Akne
Ursache □ Unklar, diverse Theorien (s. Muller, Kirk & Scott, 1983). Überproduktion von Talg, welcher sich in den Haarfollikeln anstaut. Die Besiedelung mit Staphylokokken erfolgt sekundär.

Prädisposition □ Junghunde im Alter von 3 Monaten bis 1 Jahr alt. Vermehrt bei Kurzhaarrassen wie Dogge, Dobermann, Labrador, Boxer.

Symptome □ Pusteln, im Frühstadium Komedonen und Papeln, an Kinn, Ober- und Unterlippe. Es können ganzer Kopf und Abdomen befallen sein. In schweren Fällen sind die regionären Lymphknoten vergrößert.

Differentialdiagnose □ Demodikose.

Behandlung □ Lokaltherapie mit Benzoylperoxid als Shampoo und Gel. In schwereren Fällen ist eine 2–4wöchige Antibiotikumtherapie nach Antibiogramm angezeigt. In therapieresistenten Fällen kann eine lokale Behandlung mit Vitamin-A-Säure versucht werden.

Prognose □ Meistens heilt die Akne bei Erreichen des ersten Altersjahres von selbst ab. Rezidive treten vor allem bei der Dogge (auch bei adulten Tieren) und beim Dobermann auf.

11.2.4.2 Liegeschwielen, Liegeschwielen-pyodermie

Ursache ☐ Überbelastung mit nachfolgender Infektion von Hautstellen, die über Knochenvorsprüngen liegen.

Prädisposition ☐ Übergewicht, Liegen auf harter, scheuernder Unterlage. Große Rassen. Eine sternale Schwielenbildung findet man bei Kurzhaarrassen wie Pointer, Dackel und Dobermann.

Symptome ☐ Haarlose, verdickte und zum Teil infizierte Hautstellen über Knochenvorsprüngen von Ellbogen, Sprunggelenk und Brustbein.

Behandlung ☐ Ursachen bekämpfen wie Gewichtsreduktion; weiche Unterlage zum Liegen. Den Hunden, die kalte Liegeplätze aufsuchen, kann man Ellbogenschoner stricken oder nähen. Bei Sekundärinfektion ist lokale und systemische Behandlung angezeigt (Benzylperoxid, desinfizierende Seifen, Antibiotikum peroral). Vor einer chirurgischen Sanierung wird ausdrücklich gewarnt, da oft die Ursachenbekämpfung am schwierigsten ist.

Prognose ☐ Fraglich bis ungünstig.

11.2.4.3 Pyodermie des Nasenrückens
(Abb. 11.3, S. 283)

Ursache ☐ Vermutlich nach Trauma (Hunde, die in Erde wühlen). Besiedelung der verletzten Haut mit Staphylokokken oder anderen Keimen. Rassenprädisposition: Collie, Jagdhund.

Symptome ☐ Große Papeln, später Pusteln, Erosionen und Krustenbildung. Bei Abheilung bleiben meist Narben zurück. Die Veränderungen sind sehr schmerzhaft. Oft deutlicher Juckreiz.

Diagnosesicherung ☐ Bakteriologische Untersuchung, Geschabsel, Biopsie (ausgeprägte Follikulitis, evtl. rupturierte Haarfollikel).

Differentialdiagnose ☐ Demodikose, Dermatomykose, Pemphigus-Komplex, Lupus erythematodes (diskoid oder systemisch), Solardermatitis (sehr selten, meist diskoider Lupus eryth.), Epidermolysis bullosa simplex, Arzneimittelexanthem.

Behandlung ☐ Lokaltherapie mit desinfizierenden Seifen (Jod-PVP, Chlorhexidin), Benzoylperoxid. Systemische Behandlung mit einem, möglichst nach Antibiogramm ausgewählten, bakteriziden Antibiotikum. Unbedingt Halskragen anziehen.

Prognose ☐ Bei konsequent durchgeführter Be-

handlung fraglich bis gut. Mit Narbenbildung muß gerechnet werden.

11.2.4.4 Tiefgreifende Pyodermie der Junghunde

Ursache ☐ Unklar, Immundefizit, allergische Reaktion; sonst wie bei Impetigo.

Prädisposition ☐ Hunde jünger als 5 Monate alt, bevorzugt Pointer, Retriever.

Symptome ☐ Systemische Erkrankung (Fieber, Inappetenz, usw.). Entzündete, schmerzhafte Haut am Kopf, Ohren, u. U. am ganzen Körper. Pusteln, Abszeßbildung, Fistelkanäle mit gleichzeitiger schmerzhafter Veränderung der regionären Lymphknoten.

Diagnosesicherung ☐ Bakteriologische Untersuchungen, evtl. Biopsie erforderlich.

Behandlung ☐ Lokaltherapie mit desinfizierender Seife. Systemische Behandlung mit Antibiotikum, 2–3 d nach Beginn mit Antibiotikum evtl. zusätzlich Prednisolon 0,5–1 mg/kg KG/d, 7–10 d p.o. verabreichen. Die Glukokortikoid-Therapie sollte nicht routinemäßig angewandt werden.

Prognose ☐ Fraglich. Mit Narbenbildung muß gerechnet werden.

11.2.4.5 Follikulitis, Furunkulosis

Ursache ☐ Bakterien, Pilze, Parasiten, Futterallergie, Seborrhoe, Staphylokokkenallergie, Immundefizit. Aus einer oberflächlichen Follikulitis kann eine tiefgreifende Follikulitis entstehen.

Definition ☐ *Follikulitis*: Infektion der Haarfollikel mit perifollikulärer Entzündung. *Furunkulose:* Ruptur des infizierten Haarfollikels mit nachfolgender Infektion des umliegenden Gewebes. *Karbunkel:* mehrere Furunkel zusammen mit einem dazugehörigen Fistelkanal.

Prädisposition ☐ Lokale Veränderungen (Kopf, Abdomen) v.a. bei Kurzhaarrassen wie Dobermann, Boxer, Doggen. Generalisierte Veränderungen (Stamm, Rücken, Abdomen): Dalmatiner, Dobermann, Doggen, Pointer; u. U. systemische Erkrankungen (Allergien, Immundefizit).

Symptome ☐ Im Zentrum von Papeln und Pusteln, die überall am Körper auftreten können, findet man ein Haar oder ein Haarbüschel. Das Austreten von Follikelinhalt in das umliegende Gewebe führt meistens zu Juckreiz. In der Regel sind größere Teile der Haut befallen.

Differentialdiagnose □ Follikulitis oft sekundär zu Futterallergie, Seborrhoe, Staphylokokkenallergie, Immundefizit?, bräunliche Haarverfärbung des Dalmatiners.

Behandlung □ Lokaltherapie mit Benzoylperoxid, Chlorhexidin, Jod-PVP als Shampoo. Systemische, genügend lang dauernde Behandlung mit wirksamem Antibiotikum (bakterizide Antibiotika auswählen). Glukokortikoide sollten trotz Juckreiz nicht angewandt werden. *Ausnahme:* Sterile eosinophile Follikulitis.

11.2.4.6 Generalisierte Pyodermie, Cellulitis, Schäferhund-Pyodermie

Ursache □ Unbekannt. Begünstigende Faktoren: Demodikose, Kontaktdermatitis, Futterallergie, Hypothyreose, Immundefizit, Pemphigoid.

Prädisposition □ Deutscher Schäferhund, Kurzhaarrassen.

Symptome □ Furunkulose: größere ulzerierte Hautstellen, z. T. mit Krusten bedeckt, am ganzen Körper möglich, v.a. aber Stamm, Kruppe und über Knochenvorsprüngen. Das Ausmaß der Läsionen ist erst nach dem Scheren des Haarkleides feststellbar. Zusätzlich Vergrößerung der regionären Lymphknoten, Inappetenz, Fieber usw. möglich. Gleichzeitig kann noch eine Pododermatitis bestehen.

Diagnosesicherung □ Bakteriologische Untersuchung, evtl. Biopsie erforderlich.

Behandlung □ Großzügiges Scheren der veränderten Hautstellen (evtl. ganzer Hund). Meistens ist eine Sedation oder Narkose notwendig. *Lokaltherapie:* Desinfizierende Shampoos, Bäder (meist spezielle Einrichtungen benötigt). *Systemische Behandlung:* Bakterizides Antibiotikum während 2–3 Monaten (mind. 14 d über Abheilung hinaus). Rezidivgefahr beim Absetzen des Antibiotikums, Behandlung von Primärkrankheiten. *Immuntherapie:* Anwendung von Levamisol oder Staphylokokkenvakzine (Kap. 11.1.9).

Prognose □ Fraglich bis ungünstig. Oft Rezidiv nach Absetzen der Behandlung.

11.2.4.7 Pododermatitis

Ursache □ Wie bei generalisierten Pyodermien. Zusätzlich Fremdkörper, Trauma, psychogene Störungen, sterile Pyogranulome unbekannter Genese.

Prädisposition □ Deutscher Schäferhund, Boxer, Dackel, Dogge; Rüden.

Symptome □ Entzündliche Veränderungen der Zwischenzehenhaut der Vordergliedmaßen, oft auch alle vier Füße betroffen. Rötungen bis zu massiven eitrigen, schmerzhaften starken Schwellungen der ganzen Pfote und Fistelbildung. Regionäre Lymphknoten oft mitverändert.

Diagnosesicherung □ Geschabsel, Abklatsch, Biopsie.

Differentialdiagnose □ Pyodermien oft sekundär. Pemphigus foliaceus, Lupus erythematodes, Pemphigoid; Zinkmangel; Demodikose.

Behandlung □ Sedation, evtl. Narkose. Vor der Behandlung unbedingt bakteriologische Untersuchung, Geschabsel, Biopsie, Abklatsch und Beurteilung der Immunlage (Kap. 11.1.5). Rasur, Toilette, chirurgische Sanierung, Kürretage. Pfotenverbände mit desinfizierenden Salben (Antibiotika vermeiden), evtl. Pfotenbäder mit desinfizierenden Lösungen. Antibiotische Behandlung wie bei generalisierter Pyodermie. Ursachen bekämpfen. In Fällen von sterilen Granulomen Prednisolon 0,5–1 mg/kg KG täglich bis zur Abheilung, anschließend eine 2-Tage-Therapie durchführen.

Prognose □ Fraglich bis ungünstig, häufig rezidiv. Oft ist eine lebenslängliche Therapie notwendig.

Ursachen von Mißerfolgen □ Ungenügende Abklärung von Ursachen, schlecht ausgewähltes Antibiotikum, halbherzig durchgeführte Therapie, Antibiotikum aus Kostengründen unterdosiert, Behandlung zu früh abgebrochen, unüberlegte Verabreichung von Glukokortikoiden.

11.2.4.8 Hautabszesse

Ursache □ Trauma mit Infektion über Stichkanal.

Symptome □ Derbe, lokale Schwellung der Haut, die an Umfang zunimmt. Später zentrale Erweichung und Entleerung des eitrigen Inhalts. Oft systemische Auswirkungen (Fieber usw.).

Behandlung □ Abszeß reifen lassen, evtl. Antibiotikum als Schutz vor Sepsis, reife Abszesse spalten. Genügend große Öffnung schaffen, damit die Abszeßhöhle aus der Tiefe zugraniert und die Wundränder nicht frühzeitig verkleben. Das herausfließende Sekret täglich mehrmals von der umgebenden Haut entfernen, um eine zusätzliche Dermatitis zu verhindern. Desinfektionsmittel Lotagen®, Novugen® usw. statt antibiotikahaltiger Salben verwenden.

11.2.4.9 Perianale Fisteln

Ursache □ Unklar; Anschoppung von Analbeuteln, chronischer Durchfall, immunbedingte Erkrankung, Follikulitis, chronische Entzündung der Perianaldrüsen.

Prädisposition □ Deutscher Schäferhund mittleren Alters.

Symptome □ Ständiges Lecken am Anus, Tenesmus, Schmerzen beim Kotabsatz, Koprostase, Durchfall, Blutungen am After, aggressives Verhalten.

Behandlung □ Lokalbehandlung: Frustrierend; chirurgische Resektion (selten erfolgreich); Kryochirurgie (Erfolg je nach Autor, oft mehrere Sitzungen notwendig; kann nicht als Therapie der

Wahl bezeichnet werden, doch sollte sie, falls möglich, versucht werden); chemisch verätzen und mit Desinfektionsmittel behandeln; evtl. Veränderungen mit Antibiotikum/Kortison-Mischung umspritzen. Häufig muß mit einem Mißerfolg gerechnet werden. In jedem Fall sollten die Analdrüsen chirurgisch entfernt werden.

Systemische Behandlung ✖ Langzeittherapie mit entsprechendem Antibiotikum, evtl. Immuntherapie.

Prognose □ Fraglich bis ungünstig. Eine optimale Therapie ist vorläufig nicht verfügbar.

11.2.4.10 Nokardiose und Aktinomykose
Siehe Kapitel 10.13.

11.3 Mykotische Hauterkrankungen

Oberflächliche Dermatomykosen: Microsporum und Trichophyton befallen nur die verhornten Teile der Haut (inkl. Haare). In seltenen Fällen findet man auch Infektionen mit den Hefepilzen Candida und Pityrosporum.

Subkutane oder intermediäre Mykosen: Gewisse fakultativ pathogene Pilze aus der Umwelt können über Verletzungen in Haut und Subkutis eindringen und zu Entzündungen führen (Muller, Kirk & Scott, 1983; Attleberger, 1980).

Systemmykosen: Siehe Kapitel 11.21; Attleberger, 1980.

11.3.1 Dermatophytose, Microsporie, Trichophytie

Ursache □ Infektion mit Microsporum canis, M. gypseum und Trichophyton mentagrophytes u. a. selteneren pathogenen Dermatophyten.

Entsprechende *Abbildungen* findet man in Muller, Kirk & Scott, 1983, und im Prospekt Fungassay® Hautpilzkultur-Medium der Firma Janssen.

Die Ansteckung erfolgt direkt oder indirekt, wobei eine unterschiedliche, individuelle Resistenz vorliegt. Die Dermatophyten befallen nur die verhornten Teile der Haut. Die Haare brechen und es entstehen haararme oder haarlose Stellen. Stoffwechselprodukte oder Teile der Pilze können in die durchbluteten Teile der Haut gelangen und dort eine entzündliche Reaktion hervorrufen. Ein Befall der Haarfollikel mit Pilzhyphen kann Wegbereiter für eine bakterielle Besiedelung und Follikulitis sein. Die Infektion breitet sich in der Regel kreisförmig aus, was zu runden Hautveränderungen führen kann. Diese »klassischen« Symptome

findet man auch bei vielen anderen Hauterkrankungen, weshalb Dermatophytosen klinisch zu häufig diagnostiziert werden. Nur eine positive Pilzkultur oder eine Biopsie ist diagnostisch. Pilzbefall kann spontan abheilen, was den Erfolg einiger unüblicher Therapien erklärt.

Prädisposition □ Jüngere Tiere, feuchtes, warmes Klima, schlechte Ernährung, Immundefizit.

Symptome □ Fokale alopezische Stellen, Schuppung, Erythem, vereinzelt mäßiger Juckreiz. Diese Veränderungen treten an irgendeiner Stelle des Körpers auf, breiten sich aus und können wieder spontan verschwinden (Abb. 11.4, 11.5, S. 283). Zusätzlich vier »atypische« Formen:

Dermatophytose mit massivem Juckreiz
Größere Teile des Körpers sind von unspezifischen Veränderungen mit Juckreiz befallen (mögliche allergische Reaktion).

Differentialdiagnose □ Räude, Atopie usw.

Kerion
Knotenförmige, scharf begrenzte, erhabene, stark entzündete Hautveränderungen mit einem Durchmesser von 2–4 cm (Abb. 11.6, S. 283).

Dermatophytose des Nasenrückens
Hochentzündliche, z. T. juckende Hautveränderungen am Übergang Nase zum behaarten Nasenrücken.

Differentialdiagnose □ Pyodermie der Nase, discoider Lupus erythematodes, Solardermatitis,

Tab. 11.10. Morphologische Eigenschaften der drei wichtigsten Dermatomykose-Erreger

Erreger	Mikroskopie	Kultur
M. canis	▷ Sporen als Haufen um Haarschaft herum ▷ Makrokonidien aus mehr als 6 dickwandigen Zellen (aus Kultur)	▷ Myzel watte-artig, weißlich ▷ gelb-orange-farbenes Pigment bildend
M. gypseum	▷ Sporen in gerin-ger Anzahl als Kette längs des Haarschaftes ▷ Makrokonidien aus weniger als 6 dünnwandigen Zellen (aus Kultur)	▷ Myzel flach, leicht körnig, zimtfarbenes Pigment bildend
Trichophyton mentagrophytes	▷ Sporen in langen Ketten entlang des Haar-schaftes ▷ Makrokonidien zigarrenför-mig, mit dünn-wandigen Zellen (aus Kultur)	▷ Myzel ist flach, puder-zuckerähn-liches Aus-sehen, weiß-gelblich ▷ braunes bis dunkelrotes Pigment bildend

Pemphigus foliaceus *(Abb. 11.7, S. 283)*.

Pustulöse Dermatophytose
Pusteln und Papeln ohne Alopezie und Schup-pung. Zusätzlich oft Staphylokokkeninfektion und Follikulitis.

Diagnose □ Wood-Licht (nur bei einigen Stäm-men von M. canis positiv); Geschabsel (braucht Erfahrung und viel Zeit); eine positive Kultur ist diagnostisch. Um eine Kontamination auszuschlie-ßen, müssen die Pilzmyzelien mikroskopiert oder einem Speziallabor gesandt werden. Biopsie (zu-verlässig, aber negativer Befund schließt Dermato-phytose nicht aus) *(Tab. 11.10)*.

Differentialdiagnose von kreisförmigen Hautver-änderungen □ Staphylokokkenallergie, Futteral-lergie, Follikulitis, Demodikose, seborrhöische Dermatitis, Kontaktdermatitis, Histiozytom, akra-le Leckdermatitis.

Behandlung □ Großzügiges Scheren der verän-derten Hautstellen (evtl. ganzer Hund) eliminiert einen großen Teil der Pilzsporen (wichtiger Teil der Behandlung). Wiederholtes Scheren bei thera-pieresistenten Fällen ist angezeigt.

Lokalbehandlung □ Haut mit Jod-PVP- oder Chlorhexidin-Seife 1–2mal täglich abwaschen. Zu-sätzlich können Spülbehandlungen mit Imidazol-verbindungen (Enilconazol) oder mit Natamycin-Suspension 1–2mal wöchentlich während 1–2 Mo-naten durchgeführt werden (Kap. 11.1.8).

Systemische Behandlung □ Als Mittel der Wahl gilt Griseofulvin (Kap. 11.1.9). Eine systemische Therapie ist nur in Fällen mit einem mittleren bis starken Befall angezeigt. Bei gut abgegrenzten, einzelnen Läsionen genügt eine lokale Behand-lung. Die Heilung muß regelmäßig kontrolliert werden, da es sich um eine Zoonose handelt. Oft sind Pilzkulturen zur Kontrolle des Heilungsver-laufes angezeigt. *Sanierung der Umgebung:* Pilz-sporen können mehr als ein Jahr infektiös bleiben. Liegeplätze müssen regelmäßig mit formalinhalti-gem Desinfektionsmittel gewaschen werden.

Prognose □ Im allgemeinen günstig. Tritt nach 4–6 Wochen keine Besserung ein, muß die Diagno-se überprüft werden. Bei Onychomykosen (Kral-leninfektion) kann die Behandlung 6–12 Monate oder länger dauern (BOEHM, 1980; FOIL, 1986; Kap. 11.13.3).

11.3.2   Candidiasis

Siehe MULLER, KIRK & SCOTT, 1983; BAUMGAERT-NER, 1983, und Kapitel 10.21.1.

11.3.3   Pityrosporie

Siehe Kapitel 12.1.2.

11.3.4   Subkutane Mykosen, System-mykosen

Siehe Kapitel 11.21: ATTLEBERGER, 1980.

Abb. 11.1. Pyotraumatische Dermatitis (»hot spot«)
Abb. 11.2. Oberflächliche Follikulitis
Abb. 11.3. Pyodermie des Nasenrückens
Abb. 11.4. Dermatomykose (Trichophyton mentagro-phytes)
Abb. 11.5. Dermatomykose (T. mentagrophytes); »typi-sche«, kreisförmige Läsion
Abb. 11.6. Kerion (Microsporum canis); zusätzlich zu der Dermatomykose besteht eine bakterielle Infektion
Abb. 11.7. Pemphigus foliaceus; Diffentialdiagnose einer Dermatomykose. Bei autoimmunbedingten Haut-erkrankungen des Kopfbereichs ist oft der Nasenspiegel mit betroffen
Abb. 11.8. Sarkoptesbefall; massive Hautveränderungen wie Erythem, Krusten, Kratzverletzungen infolge Juck-reiz

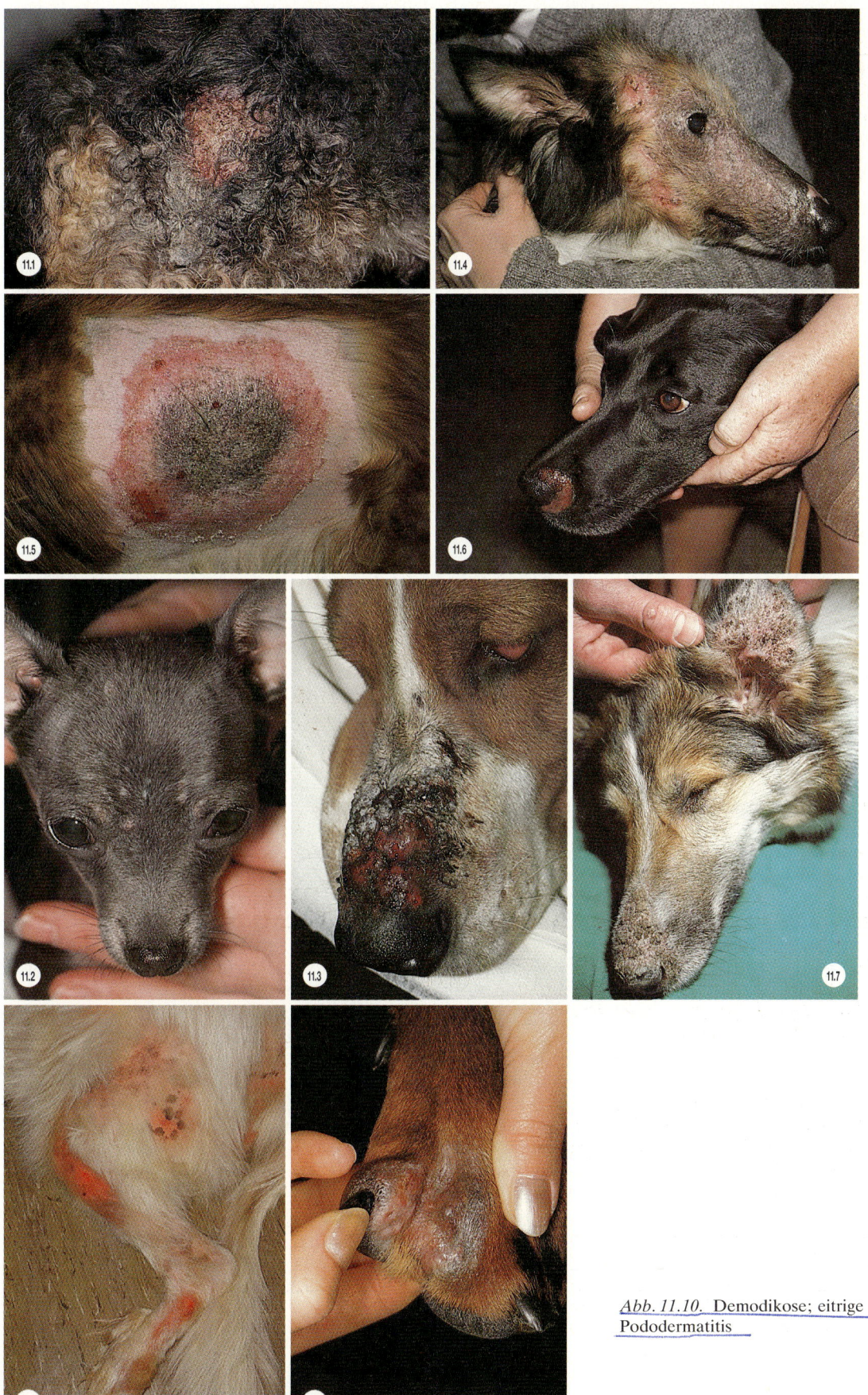

Abb. 11.10. Demodikose; eitrige Pododermatitis

11.4 Parasitäre Hauterkrankungen

11.4.1 Körperräude (Sarkoptes, Räude, Skabies)

Oft als »Allergie« mißinterpretiert, da der Milbennachweis schwierig ist und eine nicht rigoros durchgeführte Behandlung zum Ausschluß der Verdachtsdiagnose verleitet *(Abb. 11.8, S. 283)*.

Ursache □ Sarkoptes canis lebt permanent auf Wirt, überlebt nur wenige Tage in Umwelt. Der Mensch wird recht häufig zum Fehlwirt (hilfreiches Diagnostikum). Der Parasit lebt im Stratum corneum, legt die Eier in gegrabene Tunnel und entwickelt sich dort über mehrere Stufen zum adulten Tier. Die Körperräude ist hochgradig ansteckend und wird durch direkten Kontakt übertragen. In einem Hundekollektiv zeigen oft nicht alle Hunde Symptome (stille Träger). Die Inkubationszeit beträgt 2–8 Wochen, was das Bestimmen der Infektionsquelle erschwert.

Symptome □ Intensiver Juckreiz und sekundär entstandene Exkoriationen, Krusten an Gliedmaßen und Kopf, später am ganzen Körper. Als primäre Hautveränderungen findet man ein Erythem und Papeln. In chronischen Fällen bestehen Seborrhoe, Krusten, Exkoriationen und alopezische Stellen (wie Mottenfraß). Der intensive Juckreiz wird durch Sensibilisierung auf Milbenspeichel oder Stoffwechselprodukte des Parasiten hervorgerufen. Es genügen einige wenige Milben für ein ausgeprägtes Symptomenbild.

Diagnosesicherung □ Mittels Therapieversuch oder Milbennachweis. Bei Räudeverdacht sollten wegen geringer Erfolgschancen eines Nachweises mehrere Geschabsel entnommen werden. Bei negativem Befund kann ein Sarkoptesbefall nicht ausgeschlossen werden. Ausgeprägter Juckreiz mit papulösen Hautveränderungen beim Hundebesitzer (Arme und Bauch) können fast als diagnostisch betrachtet werden. In einigen Fällen können im Geschabsel oder in den Kotanreicherungen Milbeneier nachgewiesen werden.

Differentialdiagnose □ Cheyletiellen, allergische Hauterkrankungen.

Behandlung □ Einmal wöchentlich für die Dauer von drei Wochen eine Phosphorsäure-Ester-Spüllösung auf dem Körper eintrocknen lassen. Neben Phosphorsäure-Estern kann auch Amitraz verwendet werden (eine einmalige Behandlung genügt meistens). Eine Behandlung mit Ivermectin (200–400 μg Ivermectin/kg KG s.c. kann zur Behandlung von Körperräude versucht werden. Sie ist nicht immer erfolgreich (die Verabreichung von

Ivermectin kann beim Collie, ihm verwandten Hunden und Bobtail zum Todesfall führen). Zur vorübergehenden Milderung des Juckreizes kann 0,5–1 mg Prednisolon/kg KG alle 1–2 d peroral verabreicht werden.

Prognose □ Gut. Gleichzeitige Behandlung aller im gleichen Haushalt lebender Hunde ist unbedingt erforderlich. Heilung beim Menschen erfolgt spontan.

11.4.2 Demodikose

Pathologische Zunahme der in den Haarfollikeln und Talgdrüsen normalerweise vorkommenden Demodexmilben (KWOCHKA, 1986).

Ursache □ Grund für die pathologische Zunahme der Milben ist nicht geklärt. Erworbene oder hereditäre Immundefizite können eine generalisierte Demodikose zur Folge haben (MULLER, KIRK & SCOTT, 1983).

Prädisposition □ In Europa spielen Rassenprädispositionen eine geringe Rolle, weil Hunde mit Immunschwäche (Kümmerer) selten zur Zucht verwendet werden.

Symptome □ *Lokalisierte Demodikose (Abb. 11.9, S. 294):* Alopezische Stellen mit leichter Rötung und Schuppung am Kopf, z. T. an den Gliedmaßen, selten Juckreiz, vorwiegend Junghunde. Meistens Spontanheilung innerhalb von 1–2 Monaten.

Generalisierte Demodikose: Bei Junghunden, geschwächten oder alten Hunden, wenn die Krankheit nicht erkannt oder wenn eine immunsuppressive Therapie, z. B. mit Glukokortikoiden durchgeführt wurde, dehen sich die oben erwähnten Stellen aus. Es entwickelt sich zusätzlich eine Follikulitis, die Haut wird bis in die tiefen Schichten von Bakterien (Staphylokokken, Proteus, Klebsiellen, E. coli usw.) besiedelt und es entsteht eine tiefgreifende Pyodermie. Eine Vergrößerung der peripheren Lymphknoten, die oft auch Milben enthalten, ist häufig feststellbar.

Pododemodikose (Abb. 11.10, S. 283): Gelegentlich findet man bei chronischer Pododermatitis Demodexmilben (Kap. 11.2.4). Diagnosesicherung: Hautgeschabsel aus einer gequetschten Hautfalte. Bei Pyodermien unbedingt eine bakteriologische Untersuchung mit Antibiogramm veranlassen. Bei erwachsenen Hunden ist es unbedingt notwendig, nach einer prädisponierenden Krankheit zu suchen.

Differentialdiagnose □ Findet man in mehreren

Geschabseln nur vereinzelt adulte Demodexmilben ohne Hautveränderungen, so ist eine Therapie nicht angezeigt (regelmäßig kontrollieren).

Behandlung ☐ Die Anwendung von Kortikosteroiden bei Demodikose kann als Kunstfehler betrachtet werden (Immunsuppression).

Lokalisierte Demodikose: Jegliche Behandlung (Ausnahme: Glukokortikoide) kann als gut, aber auch als nicht notwendig betrachtet werden, da diese Form meist von selbst abheilt. Außerordentlich wichtig ist, daß diese Hunde regelmäßig überprüft werden, da eine generalisierte Demodikose entstehen kann. Falls die Besitzer eine Therapie wünschen, können Antiparasitaria (Kap. 11.1.7) oder Benzoylperoxyd-Shampoo verordnet werden.

Generalisierte Demodikose: Diese höchst schwierig zu behandelnde Hautkrankheit wurde vermutlich schon mit allem, was der Human- und Veterinärmedizin zur Verfügung steht, behandelt. Vorläufig gilt Amitraz als eines der wirksamsten Medikamente (Muller, 1983; Kwochka, 1986). Anwendung: Kap. 11.1.7. *Antiparasitaria:* Der Erfolg der Behandlung muß alle 2–4 Wochen mit einem Geschabsel überprüft werden. Eine Behandlung wird korrekt durchgeführt, wenn das Verhältnis der lebenden zu den toten Milben abnimmt, vermehrt verkrüppelte Milben sichtbar sind und die Zahl der Milben und jüngeren Entwicklungsstadien abnimmt. Ein Hund kann als geheilt betrachtet werden, wenn die Haare wieder nachgewachsen sind und in Geschabseln (Überprüfung: alle 1–2 Monate) innerhalb eines halben Jahres keine lebenden Milben mehr nachgewiesen werden können. Es ist unbedingt notwendig, anstelle von KOH Paraffinöl zu verwenden, da nur so die Vitalität der Milben überprüft werden kann.

Als Alternative kommen Spülbehandlungen mit Phosphorsäure-Ester in Frage, die häufig vorgenommen werden müssen (ungefähr alle 4 Tage); dies kann zu Intoxikationen führen.

Kraiss & Gothe (1983) erzielten bei einem kleinen Krankengut mit Muramyldipeptid (MDP), einem T-Lymphozyten-Stimulator, bemerkenswerte Resultate, die noch überprüft werden müssen. Ne-

ben der Elimination der Milben muß auch die meist einhergehende Pyodermie mit einem bakteriziden Antibiotikum therapiert werden (Lokaltherapie: Shampoo oder Bäder mit Chlorhexidin, Benzylperoxid oder Jod-PVP. Laevamisol ist als Immunstimulans umstritten. Die toxische Wirkung von Phosphorsäure-Estern wird durch Laevamisol noch verstärkt.

Prognose ☐ Gut bei lokalisierter Demodikose. Fraglich bei generalisierter Demodikose. Fraglich bis ungünstig bei Tieren mit einer Immunsuppression.

Die American Academy of Veterinary Dermatology empfiehlt, erfolgreich behandelte Tiere mit einer generalisierten Demodikose kastrieren zu lassen, da eine hereditäre Komponente der Krankheit nachgewiesen werden konnte.

11.4.3 Cheyletiellen, Herbstgrasmilben, Läuse, Haarlinge, Flöhe

Die Anwesenheit dieser Parasiten auf einem Hund ist relativ einfach feststellbar, und die Bekämpfung wird bis auf einige Ausnahmen ähnlich durchgeführt *(Tab. 11.11)*.

Symptome ☐ Ektoparasitenbefall ist meist mit intensivem Juckreiz verbunden. Zusätzlich findet man bei:

Cheyletiellen (Abb. 11.11, S. 294): Seborrhoe, v.a. auf dem Rücken; an Haaren locker angeklebte Eier; Parasit imponiert oft als »sich bewegende Schuppe«.

Herbstgrasmilben: Rostähnliche Flecken, bestehend aus Gruppen einiger Milben; meistens an Gliedmaßen oder ventralen Teilen des Körpers; gehäuft im Sommer und Herbst auftretend; z.T. nur papulokrustöse Hautveränderungen mit ausgeprägten Hautrötungen.

Läuse: Räudeähnliche Hautveränderungen, meist sekundär hervorgerufen durch Kratzen. Anämie nur bei jungen oder kranken, massiv be-

Tab. 11.11. Eigenarten einiger Ektoparasiten

Parasit	Größe	Nissen auf Wirt	Hauptlebensart	Wirtsspezifität	Befall v. Mensch
Cheyletiellen	0,4 mm	lose an an Haare geklebt	ständig auf Wirt	gering	+
Herbstgrasmilben	0,3 mm	–	als Larve temporärer Parasit	gering	(+)
Läuse	1,5 mm	fest an Haare	ständig auf	hoch	–
Haarlinge	1,5 mm	geklebt	Wirt	hoch	–
Flöhe	2–3 mm	(+)	selten auf Wirt	gering	+

fallenen Tieren; Parasiten häufig am Kopf und an den Ohrmuscheln zu finden; die Eier (Nissen) kleben fest an den Haaren.

Haarlinge: Intensiver Juckreiz, da der Parasit ausgesprochen lebhaft ist und den Hund stark irritiert. Wie bei Läusebefall findet man fest angeklebte Eier an Haaren.

Flöhe: Hauptaufenthaltsort ist Rücken und Hals. Mit dem Flohkamm können Parasiten und Kot aus dem Fell gekämmt werden. Flohkot auf einen angefeuchteten Wattebausch gebracht, ergibt einen rotbraunen Flecken (Blut). Hautveränderungen sind meist sekundär nach Beißen und Kratzen. Bei Bandwurmbefall (Dipylidium caninum) muß auch Flohbefall vorliegen. Allergische Flohdermatitis: Siehe Kapitel 11.5.7.

Diagnosesicherung □ *Cheyletiellen:* Hautgeschabsel, durchsichtiges Klebeband auf Hautveränderung pressen, anschließend Band auf Objektträger kleben und mikroskopieren.

Herbstgrasmilben: Geschabsel.
Läuse, Haarlinge: Parasit mikroskopieren.
Flöhe: Flohkot, Diphylidiumbefall.

Behandlung □ *Cheyletiellen, Herbstgrasmilben, Läuse, Haarlinge:* Insektizid-Shampoo einmal wöchentlich, 2–4 Wochen lang. In hartnäckigen Fällen ist eine Behandlung der Lieblingsliegeplätze des Hundes in Haus und Garten empfehlenswert.

Flöhe: Es ist unbedingt notwendig, den Hundehalter über die Lebensgewohnheiten der Flöhe zu informieren. Die Flohlarven entwickeln sich in der Umwelt je nach Temperatur innerhalb von 2 Wochen bis zu ½ Jahr zu einer Puppe, die bis zu einem Jahr überleben kann. Die adulten Flöhe schlüpfen erst bei geeigneter Umgebungstemperatur und Luftfeuchtigkeit aus. Die Flöhe halten sich den größten Teil ihres Lebens nicht auf dem Wirt auf. Die tägliche Blutmahlzeit dauert max. 1 Stunde (aus diesem Grund ist die Anwendung von Shampoos wenig sinnvoll). Adulte Flöhe überleben 1–2 Monate ohne Blutmahlzeit. Die Eier werden auf dem Wirt und in seiner Umgebung abgelegt. Nach ungefähr 6 Monaten stirbt der Floh.

Meistens genügen wöchentliche Behandlungen mit Flohpuder oder das Tragen eines Flohhalsbandes und eine gründliche Sanierung der Lieblingsliegeplätze in Haus und Garten. Dichlorvos-Halsbänder können lokale Reizungen oder eine allergische Kontaktdermatitis hervorrufen. Zum jetzigen Zeitpunkt scheinen wasserfeste Diazinon-Halsbänder am wirkungsvollsten gegen Flohbefall zu schützen. Die in Subtropen und Tropen verwendeten systemisch wirkenden Insektizide sind wegen ihrer möglichen Nebenwirkungen in unseren Breiten-

graden nicht zu empfehlen. Cythioat ist als Tablette erhältlich, und Fenthion wird als 20%ige Lösung je nach Größe des Hundes in unterschiedlicher Menge auf die Haut getropft.

Zur Umgebungssanierung eignen sich Flohpuder und Garteninsektizide. Bevorzugte Liegeplätze, die einige Stunden zuvor mit einem Insektizid eingestäubt wurden, mit dem Staubsauger gründlich reinigen. In schwierigen Fällen können Spezialisten hinzugezogen werden. Es sind alle Hunde und Katzen im gleichen Haushalt zu behandeln. Zur Verhütung von Flohbefall erwiesen sich Vitamin-B-Gaben und Knoblauch als absolut unwirksam.

11.4.4 Zecken

Von den vielen Arten von Zecken sind für den Hund nur Ixodes ricinus (Holzbock) und Rhipicephalus sanguineus (braune Hundezecke) von Bedeutung. Der Holzbock kann Überträger der menschlichen Frühsommer-Meningo-Enzephalitis und der Borreliose die braune Hundezecke Überträger der Babesiose sein.

Prädisposition □ Aufenthalt in Gebieten mit Büschen, Wäldern und Feuchtgebieten (Holzbock). Die braune Hundezecke, die aus den Tropen und Subtropen in unsere Breitengrade eingeschleppt wurde, findet sich v.a. in Häusern (Wärme).

Symptome □ In den meisten Fällen fehlen Symptome. Zeckenspeichel kann aber zu lokalen Reizungen führen. Lokal können sich Granulome entwickeln, wenn die mit Blut vollgesaugten Körper abgerissen werden und der Kopf in der Haut zurückbleibt.

Behandlung □ Einige Stunden vor dem Entfernen mit einem Insektizid betupfen oder mit Paraffinöl überziehen. Die meisten Flohhalsbänder schützen nicht vor Zeckenbefall. Sie töten aber die Zecken nach längerem Kontakt. Bänder, die ein Insektizidpuder abgeben, und lose aufgetragenes Insektizidpuder können den Zeckenbefall eindämmen. Insektizide als Spüllösungen, die für einige Tage auf dem Fell verbleiben, können einen Zeckenbefall verhindern. Bei Befall mit der braunen Hundezecke ist eine Umgebungssanierung notwendig. Als Hausmittel zur Verhütung des Zeckenbefalls können täglich 1–2 Kaffeelöffel bis Suppenlöffel kaltgepreßtes, zur menschlichen Ernährung geeignetes Leinsamenöl verabreicht werden. Das Abreiben des Hundes mit Waldfarnen soll den Zeckenbefall eindämmen. Vermutet wird, daß ätherische Öle aus dem Leinöl oder aus den Farnen Zecken abstoßen.

11.5   Allergische Hauterkrankungen

11.5.1   Urtikaria (Nesselfieber), Angioödem

Unter *Urtikaria* versteht man eine immunologisch oder nicht immunologisch bedingte lokalisierte (einige Quaddeln) oder generalisierte Quaddelbildung. Am häufigsten findet man akute Urtikaria, chronische Fälle sind selten. Die allergische Urtikaria ist eine Typ-I-Reaktion, seltener eine Typ-III-Reaktion (Kap. 8.1). Unter *Angioödem* versteht man eine Urtikaria-ähnliche Reaktion, wobei die Veränderungen bis in die Subkutis reichen und mukokutane Schleimhäute auch miterfaßt werden können. Zusätzlich können Kopf und Gliedmaßen stark anschwellen und ein Kehlkopfödem auftreten.

Ursache □ Am häufigsten sind Ektoparasiten inkl. stechende Insekten, Futter, Medikamente, Inhalationsallergene und Bakterien (Staphylokokken). Ferner spielen Impfstoffe, Seren, Bluttransfusionen, physikalische Einwirkungen (Hitze, Sonne, Kälte, Druck usw.), Hormone (z. B. Östrushormone) bis zu psychischen Störungen eine Rolle.

Symptome □ Die Quaddeln treten innerhalb von Minuten bis Stunden v.a. am Kopf, aber auch an anderen Teilen des Körpers auf, und verschwinden innerhalb von Stunden bis Tagen, vorausgesetzt, daß das auslösende Allergen entfernt worden ist. Sie haben eine Größe von weniger als 1 cm Durchmesser bis zu großflächigen Hauterhebungen, die ineinander übergehen (Nilpferdkopf). Juckreiz kann vorhanden sein. Bei massiven Veränderungen findet man auf der Hautoberfläche ausgetretenes Serum, das unter Krustenbildung eintrocknet.

Diagnosesicherung □ Diät, Intrakutantests usw.; schwierig v.a. bei chronischer Urtikaria.

Behandlung □ Elimination des Allergens ist unbedingt anzustreben. Zur Behandlung verwendet man ein schnell wirkendes Glukokortikoid, i.m. oder i.v. gegeben. In lebensbedrohlichen Fällen (Epiglottis-Ödem, Kehlkopfödem) ist eine Schocktherapie (Kap. 9.2.3) durchzuführen. Gleichzeitig kann eine Tracheotomie notwendig werden. Vor der routinemäßigen Anwendung von Adrenalin muß gewarnt werden. Antihistaminika ergeben unzuverlässige Therapieerfolge. Sicherheitshalber sollten die Hunde einige Tage mit 0,5–1 mg Prednisolon/kg KG täglich p.o. nachbehandelt werden. Urtikaria kann spontan abheilen.

Prognose □ Bei akuter Urtikaria gut, aber Rezidive möglich. Chronische Urtikaria: Falls das Aller-

gen nicht gefunden wird, oft nur unter Dauerbehandlung kontrollierbar.

11.5.2   Atopie (Inhalationsallergie)

Atopie bedeutet »eigentümliche, nicht faßbare Krankheit« und bezieht sich auf eine familiär gehäuft auftretende, meist massiv juckende, allergische Krankheit. Die entstehenden IgE-Antikörper reagieren mit dem Antigen und rufen eine Typ-I-Reaktion hervor (KUNKLE, 1980; NESBITT, 1984; REEDY, 1980; Kap. 8.1).

Ursache □ Genetisch bedingte Prädisposition, auf in der Umgebung vorkommende Antigene IgE zu bilden, welche sich an Hautmastzellen anheften.

Aus Allergene kommen alle Antigene in Frage, die eine humorale oder zelluläre Immunantwort auslösen können. Am häufigsten sind Gräserpollen, Baumpollen, Pollen von Unkräutern, Blumenpollen, Pilzsporen, Hausstaub; Schuppen und Haare von Tieren oder Menschen, Staub von Pflanzenteilen (Baumwolle, Kapok, Stroh usw.), Bakterien (v.a. Staphylokokken).

Prädisposition □ Gewisse Rassen (landesabhängig) werden gehäuft betroffen. In der Schweiz findet man die Atopie vermehrt bei Boxern, Labrador Retrievern und Deutschen Schäferhunden. Da der Hund zuerst Kontakt mit den Allergenen haben muß, tritt Atopie erst im Alter zwischen 1 und 3 Jahren auf (selten jünger als einjährig, selten älter als sechsjährig).

Symptome □ V.a. intensiver Juckreiz, am häufigsten am Kopf, in den Axillen und an den Pfoten. Im späteren Verlauf kann der ganze Körper betroffen sein. Primäre Hautveränderungen fehlen. An den typischen Lokalisationen sind sekundäre Läsionen infolge Kratzen, Beißen und Knabbern festzustellen oder Haarverfärbungen vorhanden. Eine Otitis externa kann als alleiniges Symptom für eine Atopie auftreten. In ¾ der Fälle treten die Symptome zuerst nur saisonal auf, nämlich im Frühling bis Herbst (Pollensaison) oder im Winter (trockene Raumluft, vermehrt Staub oder Pilzsporen). Rhinitis und Asthma, wie bei Menschen, die an einer Atopie leiden, treten beim Hund nur ausnahmsweise auf (das Zielorgan der atopischen Erkrankung ist beim Hund die Haut).

Diagnosesicherung □ Intrakutantest (Kap. 11.1.5, evtl. Überweisung an Spezialisten). Arzneimittelfirmen wie Bencard, Dome, Stallergenes, Veterinal usw. sind in der Lage, die in der Humanmedizin am häufigsten verwendeten Allergene und die je nach Ausfall des Tests benötigten Sensibilisie-rungslösungen zu liefern. 1–2 Intrakutantests pro Woche sind unbedingt notwendig, um genügend Routine in der Beurteilung zu erhalten. Vor der Durchführung von Intrakutantests sollten folgende Krankheiten ausgeschlossen werden: 1. Futteral-lergie (6 Wochen Spezialdiät), 2. Ekto- oder Endo-parasitenbefall. Zusätzlich muß die Behandlung mit folgenden Medikamenten abgesetzt werden: Antihistaminika, Sexualhormone und v.a. Gluko-kortikoide. Orale Glukokortikoide 1–2 Wochen vor Test absetzen, parenterale Formen (Depotprä-parate) mindestens einen Monat vorher. Bei län-gerdauernder Glukokortikoidtherapie muß bis zu 3 Monaten gewartet werden.

Fällt ein Intrakutantest negativ aus, bedeutet dies nicht unbedingt, daß der Hund kein Atopiker ist. Nähere Angaben bei MULLER, KIRK & SCOTT (1983); NESBITT, KEDAN & CACIOLO (1984); FERS-LEV (1982).

Behandlung ☐ Konnten die Allergene ermittelt werden, so sind diese wenn möglich zu eliminieren oder zu vermeiden. In den meisten Fällen ist dieses Vorgehen nicht praktikabel. Man wählt die Hypo-sensibilisierung, falls bei saisonaler Allergie die Beschwerden vom Frühling bis zum Herbst andau-ern oder eine nicht saisonale Allergie vorliegt. Falls nur während einiger Wochen im Jahr Proble-me auftreten, so ist es sinnvoll, den Hund oral unter Prednisolon zu halten (2-Tage-Therapie). Die Hyposensibilisierung kann auf verschiedene Arten durchgeführt werden: Lösungsmittel der Al-lergene, Konzentration, Dosierung, Intervall (nä-here Angaben: REEDY, 1980).

In den Fällen, wo die auslösenden Allergene nicht gefunden werden können und die Hyposensi-bilisierung keinen Erfolg zeigt, verbleibt nur noch die jeden zweiten Tag vorzunehmende Kon-trolle der allergischen Reaktion mit Prednisolon (2-Tage-Therapie: Kap. 11.1.9). Medikamente wie Antihistaminika, Tranquilizer, Salycilate, Vitami-ne, usw. helfen nur in seltenen Fällen, eine Atopie unter Kontrolle zu bringen. In letzter Zeit konnte Efaderm® (Chassot) erfolgreich eingesetzt wer-den. Die Omega-3- und Omega-6-Fettsäuren redu-zieren u. a. über Prostaglandine die Bildung von entzündungsfördernden Substanzen. Leider tritt die Wirkung dieses Futterzusatzes erst nach rund 6 Wochen dauernder Verabreichung ein.

Prognose ☐ Die Erfolge einer Hyposensibilisie-rung sind je nach Autor und Impfstoff verschieden. In 50 % der Fälle kann mit sehr guten Resultaten gerechnet werden, 25 % werden soweit gebessert, daß der Hund nur noch geringen Juckreiz verspürt. Einige Hunde können gegenüber der Glukokor-tikoidbehandlung refraktär werden. Als Alternative zur Euthanasie kann eine Behandlung mit Depot-glukokortikoiden versucht werden.

11.5.3   Futterallergie

Unter einer Futterallergie *(Abb. 11.12, S. 294)* ver-steht man eine juckende Hauterkrankung als Folge einer allergischen Reaktion auf Futterbestandteile oder auf deren Abbauprodukte.

Ursache ☐ Aus meist unbekannten Gründen ent-wickelt der Hund eine Intoleranz gegen gewisse Bestandteile seiner täglichen Nahrung. Eine massi-ve Enteritis, bei der größere Teile des schützenden Schleimhautepithels des Darms zerstört wurde, kann eine Allergisierung begünstigen. Die als Al-lergen wirkenden Futterbestandteile oder deren Abbauprodukte gelangen via Darm und Blut in die Haut und lösen dort eine allergische Reaktion des Typs I, III oder IV aus (Kap. 8.1).

Prädisposition ☐ Eine Futterallergie kann in je-dem Alter, bei allen Hunderassen, auch Bastar-den, auftreten. Junghunde, die seit dem Welpenal-ter zunehmenden therapieresistenten Juckreiz zei-gen, sollten auf eine Futterallergie untersucht wer-den. Vermutlich treten Futterallergien häufiger als angenommen auf.

Symptome ☐ Jegliche Art von Hautveränderun-gen kann durch eine Futterallergie bedingt sein. Charakteristisch ist ein therapieresistenter, intensi-ver Juckreiz, der auch mit Prednisolon nicht ganz zu beheben ist. Die Hautveränderungen sind oft sekundär. Am häufigsten findet man am Unter-bauch und inguinal Papeln oder Pusteln und ein deutliches Erythem. Magen-Darm-Störungen kön-nen auftreten, sind aber selten.

Diagnosesicherung ☐ Jede juckende Hauterkran-kung, deren Ursache nicht ermittelt werden kann, sollte bis zum gegenteiligen Beweis als Futteraller-gie betrachtet werden. Teilweises Ansprechen auf Glukokortikoide verstärkt den Verdacht auf eine Futterallergie. Eine 3 Wochen dauernde hypoal-lergene Diät mit Reis und Lammfleisch kann allein eine Futterallergie bestätigen oder ausschließen (Kap. 11.1.5). Es ist darauf zu achten, daß absolut nichts anderes gefüttert wird (keine Belohnungen, Knochen, Vitaminpulver usw.). Die Auswahl von 1 oder 2 Futtermitteln zur Abklärung der Erkran-kung bestimmt sich auch danach, was der Hund bis jetzt gefressen hat. Der Intrakutantest kann zur Diagnosesicherung nicht verwendet werden, da auch die Stoffwechsel- und Abbauprodukte von Futtermitteln allergene Wirkung haben können. Fertigfutter (z. B. prescription diet d/d) sind unge-eignet zur Abklärung einer Futterallergie, da Hun-de auch auf Konservierungsmittel und andere Ad-ditive allergisch reagieren können. Zur Abklärung einer Futterallergie ist es sinnlos, das Hundefutter zu wechseln! Ein Beweis für eine Futterallergie ist erbracht, wenn sich der Juckreiz im Zeitraum von 1–3 Wochen nach Beginn der Diät deutlich vermindert oder verschwindet. Falls sich der Juckreiz nur wenig vermindert, bestehen möglicherweise weitere allergische Erkrankungen (Atopie, Kontaktallergie, Staphylokokkenallergie usw.).

Behandlung □ Auf der Basis der Testfütterung soll eine ausgewogene Diät aufgebaut werden. Pro Woche sollte nur ein Futtermittel zugegeben oder ersetzt und eine mögliche Reaktion abgewartet werden. So ergibt sich mit der Zeit eine Liste von Futtermitteln, die dem Hund verabreicht werden können. Zusätzlich gebe man Vitamin- und Mineralstoffmischungen, die keine Fleischmehle oder Weizenkeimzusätze enthalten. Auch das Ansprechen auf kommerzielle, hypoallergische Diätfutter wie z. B. prescription diets: d/d kann überprüft werden.

Prognose □ Falls nur eine Futterallergie vorliegt und eine entsprechende Diät ausgearbeitet werden kann, ist die Prognose gut. Diätabweichungen rufen sofort Juckreiz und Hautveränderungen hervor.

11.5.4 Allergische Kontaktdermatitis

Eine allergische Kontaktdermatitis ist eine juckende Hautveränderung der haararmen oder haarlosen Körperstellen des Allergietyps IV. Im Unterschied dazu kennt man auch noch die irritierende Kontaktdermatitis, bei der durch dauernden direkten Kontakt die Haut entzündet wird (Kap. 11.10.1) (GRANT, 1980).

Ursache □ Als Ursache kommen Allergene oder häufiger Haptene in Frage, die nach mehrmaligem Kontakt zu einer Sensibilisierung von T-Lymphozyten führen. Die Dauer vom Kontakt bis zur allergischen Reaktion beträgt minimal 12–72 Stunden. Als Allergen oder Hapten kommen in Frage: Im Hause: Fasern (von Tieren, Pflanzen und synthetischen Geweben), Farbstoffe zum Einfärben von Geweben, Plastikweichmacher (Futtergeschirr), Haushaltsreiniger usw. Außerhalb des Hauses: Farben, Holzkonservierungsmittel, Pflanzen, Gras- und Blütenpollen, Düngemittel usw. Medikamente: Shampoo (z. B. Teer), Flohhalsbänder (Dichlorvos), Neomycin (chronisch resistente Otitiden!), Desinfektionsmittel und Insektizide (Pyrethrum-Derivate).

Symptome □ Erythem, Papeln, Krusten, Ulzerationen, Lichenifikationen an meist haarlosen Stellen wie Bauch, Pfoten ventral, Analgegend, Hodensack usw. Die primären Hautveränderungen

werden durch das ständige Lecken verwischt. An lange mit einem Medikament behandelter Stelle können sich zunehmend Veränderungen zeigen (z. B. unter dem Flohhalsband).

Diagnosesicherung □ Anamnese (genaue Befragung über mögliche Kontakte mit allergisierenden Substanzen), Eliminationstest, indem der Hund aus der üblichen Umgebung genommen wird (z. B. Klinikaufenthalt, Tierheim, Ferien, usw.). Falls die Läsionen abheilen, ist mit einer allergischen Kontaktdermatitis zu rechnen. Anschließend wird er wieder den möglichen Allergenen seines Lebensraumes ausgesetzt. Falls das Allergen gefunden wird, können entsprechende Maßnahmen getroffen werden (Patchtest: s. Kap. 11.1.5; Hautbiopsie/Typ-IV-Reaktion).

Differentialdiagnose □ Irritierende Kontaktdermatitis, Atopie, Futterallergie, Ektoparasiten, Follikulitis.

Behandlung □ Therapie der Wahl ist die Elimination des Allergens. Der Aufwand, das Allergen zu finden, ist oft so groß, daß der Besitzer nicht gewillt ist, mitzuarbeiten. Als Alternative kommt eine lokale (Hydrokortisonsalbe; die langdauernde Anwendung von potenten Glukokortikoiden ist zu vermeiden) oder eine perorale Glukokortikoid-Therapie (2-Tage-Therapie) in Frage (Kap. 11.1.9).

Prognose □ Falls das Allergen gefunden werden kann, ist die Prognose gut, sonst zweifelhaft.

11.5.5 Arzneimittelexanthem

Unter einem Arzneimittelexanthem versteht man eine eher seltene, juckende Hauterkrankung mit unterschiedlichem Reaktionsmuster infolge Medikamentenüberempfindlichkeit. Es können auch mukokutane Teile des Körpers mitbetroffen werden.

Ursache □ Als Allergene kommen eine große Anzahl Medikamente wie Antibiotika, Impfstoffe, Antiparasitaria usw. in Frage. Es können alle vier Allergietypen auftreten, unabhängig davon, ob die Allergene lokal, peroral oder per Injektion in den Körper gelangen.

Symptome □ Jegliche Art von Effloreszenzen sind möglich, was die Diagnose erschwert. Ein Arzneimittelexanthem kann jederzeit und bei jedem Hund auftreten und auch die Schleimhäute erfassen. Es ist daher notwendig, daß Medikamentenüberempfindlichkeit in der Krankengeschichte eingetragen und der Hundebesitzer informiert wird.

Diagnosesicherung □ Das Absetzen aller Medikamente führt nach 1–3 Wochen zur Abheilung. Der Provokationstest ist zwar ein gutes Diagnostikum, kann aber zu schwersten Allgemeinstörungen führen und sollte daher vermieden werden.

Behandlung □ Möglichst alle Medikamente absetzen oder wechseln. Chemisch verwandte Substanzen unbedingt vermeiden. In der symptomatischen Therapie können Glukokortikoide und Antihistaminika eingesetzt werden.

11.5.6 Staphylokokkenallergie

Definition □ Juckende, eitrige Hauterkrankung, die meist als Folge einer längerdauernden Staphylokokkendermatitis auftritt. Die »oberflächliche Follikulitis mit Juckreiz« und die »Pyodermie der kurzhaarigen Hunderassen« weist viele Ähnlichkeiten mit der Staphylokokkenallergie auf und wird deshalb ebenfalls in diesem Kapitel behandelt.

Ursache □ Vermutlich Sensibilisierung gegen Staphylokokkenzellwand-Antigene, welche eine Typ-III-Reaktion auslösen. Prädisposition: Jede längerdauernde Pyodermie irgendwelcher Genese; Seborrhoe und allergische Hauterkrankung anderer Ursachen. Gehäuft beim Deutschen Schäferhund, Setter und Golden Retriever.

Symptome □ Ausgeprägter Juckreiz, runde Hautläsionen, die zuerst als einzelne Papeln und Pusteln auffallen und später unter Krusten- und Schuppenbildung kranzförmig abheilen. Zurück bleiben runde Pigmentflecken, um die herum während längerer Zeit ein grob lamellärer Schuppenkranz liegt. Diese Veränderungen werden als seborrhöische Plaque *(Abb. 11.13, S. 294)* bezeichnet. Typische Lokalisationen sind Unterbauch und Inguinalgegend.

Diagnosesicherung □ Anamnese: z. B. längerdauernde infektiöse Dermatitis; vorausgegangene Glukokortikoid-Therapie verlief zunächst erfolgreich, nach Absetzen traten massive Hautveränderungen auf). Hautbiopsie; bakteriologische Untersuchung; Intrakutantests mit Staphylokokkenantigen (nicht immer zuverlässig).

Differentialdiagnose □ Dermatomykose, Follikulitis, Seborrhoe, allergische Hauterkrankung anderer Genese, Pemphigus foliaceus, subkorneale pustulöse Dermatitis.

Behandlung □ Bei jüngeren Hunden führt eine 1–2 Monate dauernde Antibiotikumtherapie gegen Staphylokokken zur Abheilung. Bei älteren Tieren

muß nach Absetzen der Medikamente oft mit einem Rezidiv gerechnet werden. In diesen Fällen kann oft eine Staphylokokkenvakzine erfolgreich eingesetzt werden (Kap. 11.1.9). Heilung tritt nur bei einem Teil der Fälle ein. Häufig müssen wiederholt Antibiotikumkuren oder eine lebenslängliche Vakzination (ungefähr alle 1–2 Monate) durchgeführt werden.

Prognose □ Bei Junghunden fraglich bis gut. Bei älteren Hunden muß häufig mit einem Rezidiv gerechnet werden. Nach längeren Behandlungszeiten muß in gewissen Fällen aus Kostengründen eine Euthanasie in Betracht gezogen werden.

11.5.7 Allergische Flohdermatitis

Siehe auch Kapitel 11.4.3 und *Abb. 11.14, 11.15, S. 294.*

Ursache □ Sensibilisierung gegen den vom Floh injizierten Speichel, der mehrere potentielle Allergene oder Haptene enthält, welche eine Typ-I- oder Typ-IV-Reaktion auslösen können.

Symptome □ Auf Rücken, Schwanz- und Inguinalgegend findet man eine papulokrustöse Dermatitis. Der intensive Juckreiz kann zu einer oberflächlichen Pyodermie (hot spot), zu einer Alopezie und zu einer sekundären Seborrhoe führen.

Diagnosesicherung □ Nachweis von Flöhen oder Flohkot; Hautbiopsie; Intrakutantests mit Flohantigen (von fraglichem diagnostischen Wert).

Differentialdiagnose □ Allergische Hauterkrankung anderer Genese, Follikulitis.

Behandlung □ Bekämpfung der Flöhe, wobei alles versucht werden muß, die Flöhe vom Wirt fernzuhalten. Eine unermüdliche Umgebungssanierung ist die wichtigste Prophylaxe. Symptomlose Flohträger (Hunde und Katzen) müssen ins Sanierungsprogramm miteinbezogen werden. Flohhalsbänder sind in Mitteleuropa erfolgreich. Systemisch wirkende Antiparasitaria sind bei den allergischen Hunden wenig sinnvoll, da zu ihrer Wirkungsweise eine Blutmahlzeit der Flöhe notwendig ist und deshalb gleichzeitig Speichel injiziert wird. Bis heute stehen nur Ganzkörperextrakte von Flöhen zur Hyposensibilisierung zur Verfügung, was meist zu schlechten Resultaten führt. Zur symptomatischen Therapie eignen sich orale, kurzwirkende Glukokortikoide wie Prednisolon (2-Tage-Therapie).

11.5.8 Allergien auf Sexualhormone

Ursache □ Östrogene, Androgene und Progesteron können eine juckende Hauterkrankung auslösen vom Typ I und Typ IV.

Prädisposition □ Ältere Hunde.

Symptome □ Juckende, papulokrustöse, oft symmetrische Hautveränderungen am Unterbauch, in der Inguinal- und Perinealgegend, welche während der Läufigkeit oder Pseudogravidität ausgeprägt sind. In chronischen Fällen kann man am ganzen Körper, v.a. am Kopf und in den Ohrmuscheln, chronische, lichenifizierte Dermatitiden feststellen.

Diagnosesicherung □ Intrakutantest: Östrogen (0,0125 mg), Porgesteron (0,025 mg) und Testosteron (0,5 mg) intrakutan gespritzt ergeben je nach Allergietyp sofort oder nach 24–48 Stunden eine Quaddel oder Erythem. Abheilung nach Kastration oder Ovariohysterektomie.

Behandlung □ Kastration bzw. Ovariohysterektomie angezeigt. Falls dies nicht möglich ist, kann bei Hündinnen eine Therapie mit Testosteron oder Proligeston versucht werden. Bei Rüden kann ein Antiandrogen angewandt werden. Keine längerdauernde Östrogenapplikation wegen möglicher Knochenmarkschädigungen und Metaplasien in der Prostata durchführen.

11.6 Autoimmunkrankheiten

Von einer Autoimmunkrankheit kann dann gesprochen werden, wenn der Hund Antikörper und immunkompetente Lymphozyten gegen eigene Strukturen entwickelt, die entsprechende Organveränderungen bewirken. Weitergehende Informationen bei ETTINGER, 1983; HALLIWELL, 1980; MULLER, KIRK & SCOTT, 1983; SCOTT, 1983; Kapitel 8.2 und 8.3.

11.6.1 Pemphigus vulgaris

Symptome □ Im Anfangsstadium findet man vesikobullöse Veränderungen, die rasch in Erosionen und Ulzerationen übergehen und in der Maulhöhle, an den Übergängen von Haut zu Schleimhaut (alle Körperöffnungen) und auf der Haut feststellbar sind. Sekundärinfektionen der Haut sind häufig. Oft sind auch Nagelbetterkrankungen ersichtlich. Die Hunde sind meistens krank (Fieber, Inappetenz usw.).

Diagnosesicherung □ Klinisches Bild, Biopsie und immunhistologische Untersuchungen (Antikörper [IgG und evtl. C3] gegen Interzellularsubstanz der Epidermis).

Differentialdiagnose □ Andere autoimmune oder immunbedingte Krankheiten.

Behandlung □ 2–6 mg Prednisolon/kg KG täglich. Falls die Krankheit mit Prednisolon allein nicht kontrollierbar ist, können folgende Zytostatika verwendet werden: 50 mg Cyclophosphamid/m² Körperoberfläche alle 2 Tage oder das besser verträgliche Azathioprin 2 mg/kg KG täglich. In neuester Zeit konnten diverse Krankheiten des Pemphiguskomplexes mit Gold (Aurothioglucose, Au-

reotan®) unter Kontrolle gebracht werden; Behandlungsschema in Kapitel 11.1.9 zu finden. Depigmentierte Stellen sollten im Sommer sowie im Hochgebirge mit entsprechenden Sonnencremes abgedeckt werden. Langdauernde Sonnenexpositionen vermeiden.

Prognose □ Fraglich bis ungünstig. Seit Verwendung von Goldpräparaten hat sich die Prognose etwas verbessert, doch ist vermutlich eine lebenslängliche Therapie erforderlich.

11.6.2 Pemphigus foliaceus

Am häufigsten auftretende Erkrankung aus dem Pemphiguskomplex *(Abb. 11.7, S. 283)*.

Symptome □ Die vesikobullösen Veränderungen werden meist übersehen. Auffallend sind Rötungen, Krusten, Schuppen und Erosionen an Kopf und Ohren. Sehr häufig sind die Pfotenballen mitbetroffen (Hyperkeratose). Sekundärinfektionen sind häufig. Schwer erkrankte Tiere zeigen Fieber und Inappetenz. Die Maulhöhle ist selten betroffen.

Diagnosesicherung □ Siehe Pemphigus vulgaris.

Differentialdiagnose □ Follikulitis, Dermatomykose, Demodikose, Seborrhoe, Zinkmangel, Epidermolyse, subkorneale pustulöse Dermatitis, Lupus erythematodes, Pemphigoid, Solardermatitis der Nase.

Behandlung □ Siehe Pemphigus vulgaris. Therapie der Wahl: Aurothioglucose.

11.6.3 Pemphigus erythematodes

Symptome ☐ Ähnliche Veränderungen wie beim Pemphigus foliaceus, v.a. an Kopf und Ohren. Der Nasenspiegel verliert das Pigment. Der Pemphigus erythematodes ist vermutlich eine gutartige oder Frühform des Pemphigus foliaceus oder des systemischen Lupus erythematodes. Die Hunde zeigen sonst keine Anzeichen einer systemischen Erkrankung.

Differentialdiagnose und Behandlung ☐ Siehe Pemphigus foliaceus.

11.6.4 Pemphigus vegetans

Pemphigus vegetans tritt von allen Krankheiten des Pemphiguskomplexes am seltensten auf.

Symptome ☐ Aus den anfänglich vesikobullösen Hautveränderungen entwickeln sich verruköse oder papillomatöse Läsionen. Sie sind v.a. an Kopf und Stamm zu finden. Veränderungen in der Maulhöhle sind selten. Die Tiere sind sonst gesund. Der P. vegetans ist vermutlich eine gutartige Form des P. vulgaris.

Diagnose ☐ Klinisches Bild, Biopsie mit immunhistologischen Untersuchungen (Antikörper gegen Interzellularsubstanz und Basalmembran).

Differentialdiagnose ☐ Infektiöse Granulome, Hautneoplasmen, s. auch P. folliaceus.

Behandlung ☐ Siehe P. vulgaris.

11.6.5 Pemphigoid

Prädisposition ☐ Collies, Shelties.

Symptome ☐ Blasen oder Bläschen sind nur ganz zu Beginn der Krankheit zu finden. Meistens findet man nur gut begrenzte, stark entzündete, ulzerative Hautveränderungen, die ineinander fließen und am häufigsten in Axillae und Inguinalgegend auftreten. Zusätzlich sind aber auch Läsionen am Kopf (Augen, Lippen, Maulhöhle), den Geschlechtsöffnungen und am Anus möglich. Die Veränderungen sind bei schwer erkrankten Hunden gleich wie beim P. vulgaris. Das Pemphigoid wurde früher oft mit Hidradenitis suppurativa verwechselt.

Diagnosesicherung ☐ Biopsie mit immunhistologischen Untersuchungen (Antikörper und Komplement sind gegen die Basalmembran von Haut und Mukose gerichtet).

Behandlung ☐ Oft sehr schwierig, da viele Hunde nur auf sehr hohe Dosen von Glukokortikoiden ansprechen (Nebenwirkungen!). Als Alternative kommen Zytostatika in Frage. Abzuklären ist noch, ob erkrankte Hunde auf Aurothioglukose oder auf Diaphenylsulfon (Kap. 11.1.9) ansprechen.

Prognose ☐ Fraglich bis ungünstig. Meistens lebenslängliche Therapie notwendig.

11.6.6 Systemischer Lupus erythematodes (L. E.)

Ursache ☐ Viele Erkrankungen können einen systemischen Lupus erythematodes begünstigen oder auslösen (Viren, Medikamente, Hormone, physikalische Einwirkungen usw.). Die gebildeten Autoantikörper können sich gegen die verschiedensten Gewebe des Körpers richten, so auch gegen die Haut (ca. 25 % der Fälle).

Prädisposition ☐ Collies, Shelties und Deutsche Schäferhunde.

Symptome ☐ Je nach Lokalisation der Krankheit können sehr unterschiedliche Symptome auftreten (Kap. 8.3.1). Am häufigsten sind Hautveränderungen am Kopf und an den Gliedmaßen. Die Effloreszenzen sind mannigfaltig und ergeben kein einheitliches Erscheinungsbild. Es herrschen v.a. Rötungen und Ulzerationen vor. Seborrhöische oder pannikulöse Veränderungen sind ebenfalls möglich.

Diagnosesicherung ☐ Die Diagnose kann schwer zu stellen sein, da neben systemischen Veränderungen auch die Hautläsionen abgeklärt werden müssen. Besonders wichtig sind Coombs-Test und der Nachweis von antinukleären Antikörpern, Thrombozyten, Lupus-erythematodes-Zellen, ferner Biopsie und immunhistologische Untersuchungen (Immunglobuline und Komplement sind gegen die Basalmembran gerichtet).

Differentialdiagnose ☐ Seborrhoe, diskoide L. E., Pemphigus vulgaris, Pemphigoid, Follikulitis, Futterallergie, Räude.

Behandlung ☐ Die Behandlung hängt von den erkrankten Organen und von der Art der Hautläsionen ab. Als Therapie der ersten Wahl sind Glukokortikoide zu verwenden. In schwierigen Fällen müssen zusätzlich Zytostatika verabreicht werden.

11.6.7   Diskoider Lupus erythematodes

Der diskoide Lupus erythematodes (L. E.) ist vermutlich eine gutartige Form des systemischen L. E. und tritt im Rahmen der autoimmunen Erkrankungen relativ häufig auf.

Prädisposition □ Deutscher Schäferhund, Collie, Sheltie, Husky.

Symptome □ Die häufigsten Hautveränderungen wie Rötung, Depigmentierung und Ulzerationen finden sich an der Nase. Seltener sind Läsionen an Lippen, Augenlidern und Ohren feststellbar. Abgeheilte Hautstellen sind sehr empfindlich, können wieder aufspringen und bluten. UV-Licht verstärkt die Entzündungen. Die frühere Diagnose »Solardermatitis der Nase« oder »Collie-Nase« ist in den meisten Fällen ein diskoider L. E.

Diagnosesicherung □ Biopsie mit immunhistologischen Untersuchungen (Immunglobuline und Komplement sind gegen die Basalmembran der Haut gerichtet).

Differentialdiagnose □ Follikulitis, Dermatomykose, Demodikose, Pemphigus foliaceus und P. erythematodes, systemischer L. E.

Behandlung □ Die Behandlung hängt vom Schweregrad der Veränderungen ab. Zu Beginn ist fast immer eine Glukokortikoidbehandlung notwendig. Sind die Läsionen unter Kontrolle, versucht man, die gefährdeten Hautstellen mit UV-Blockern zu schützen (Lichtschutzsalben gegen UV-A und UV-B). Als erfolgreich hat sich die Verabreichung von Vitamin E, 2–3mal täglich 300 I. U. erwiesen, jedoch vergehen bis zum Wirkungseintritt 1–2 Monate. Die Tabletten müssen 1 Stunde vor der Fütterung gegeben werden, da Futter die Resorption stört. In vielen Fällen genügen zur Kontrolle der Krankheit Lichtschutzsalben und Vitamin E.

Prognose □ Fraglich bis gut. Die Hunde müssen meistens lebenslänglich behandelt werden, doch ist die Krankheit gut zu kontrollieren.

11.6.8   Dermatitis herpetiformis

Ausgesprochen seltene Krankheit, die nur in ganz wenigen Fällen vermutet wird. Weitere Informationen in MULLER, KIRK & SCOTT (1983).

11.7   Endokrine Hauterkrankungen

Definition □ Hauterkrankung, die infolge Über- oder Unterfunktion eines hormonproduzierenden Organs entstehen. Alle Hormonstörungen der Haut haben einige typische Merkmale gemeinsam:

1. chronischer Verlauf,
2. Haare lassen sich leicht ausziehen,
3. symmetrisch angeordnete Alopezien,
4. symmetrisch auftretende hyperpigmentierte Hautstellen,
5. nur ausnahmsweise Juckreiz,
6. sekundär bedingte Seborrhoe,
7. nur ausnahmsweise entzündliche Veränderungen (Hyperöstrogenismus),
8. Kopf und Extremitäten bleiben meist von Haarausfall verschont.
9. Bei einigen Rassen (z. B. Setter) Hypertrichose.

11.7.1   Hypothyreose

Die Unterfunktion der Schilddrüse (Hypothyreose, *Abb. 24.3*) ist die häufigste Hormonstörung des Hundes (Kap. 24.3).

Hautsymptome □ Die Diagnose »Hypothyreose« wird oft nicht gestellt, weil die Symptome sehr mannigfaltig sind und Hauptsymptome zeitweise fehlen können. Für Hypothyreose sprechen: symmetrische oder asymmetrische Alopezie und Hyperpigmentation; Seborrhoe, z. T. mit Juckreiz; verdickte Haut; mattes, struppiges Haarkleid; Haare leicht ausziehbar; kühle Körperoberfläche, therapieresistente Hautinfektionen.

Diagnosesicherung □ Leichtgradige Anämie (25 % der Fälle), Hypercholesterinämie (30 % der Fälle) und eine CPK-Erhöhung (30 % der Fälle), Blutspiegelmessung von T3, T4, TSH mittels Radioimmunoassay (Kap. 24.4); Schilddrüsenbiopsie. Oft genügt eine einzelne T4-Bestimmung. Nur ein TSH-Stimulationstest gibt zuverlässig Auskunft über den Funktionszustand der Schilddrüse.

Behandlung □ 0,1 mg L-Thyroxin (Eltroxin®)/ 2,5–5 kg KG täglich. Die Dosis kann aufgeteilt werden. Die Resorption wird durch Futter teilweise gestört. Aus diesem Grund wird das Medikament am besten morgens nüchtern verabreicht.

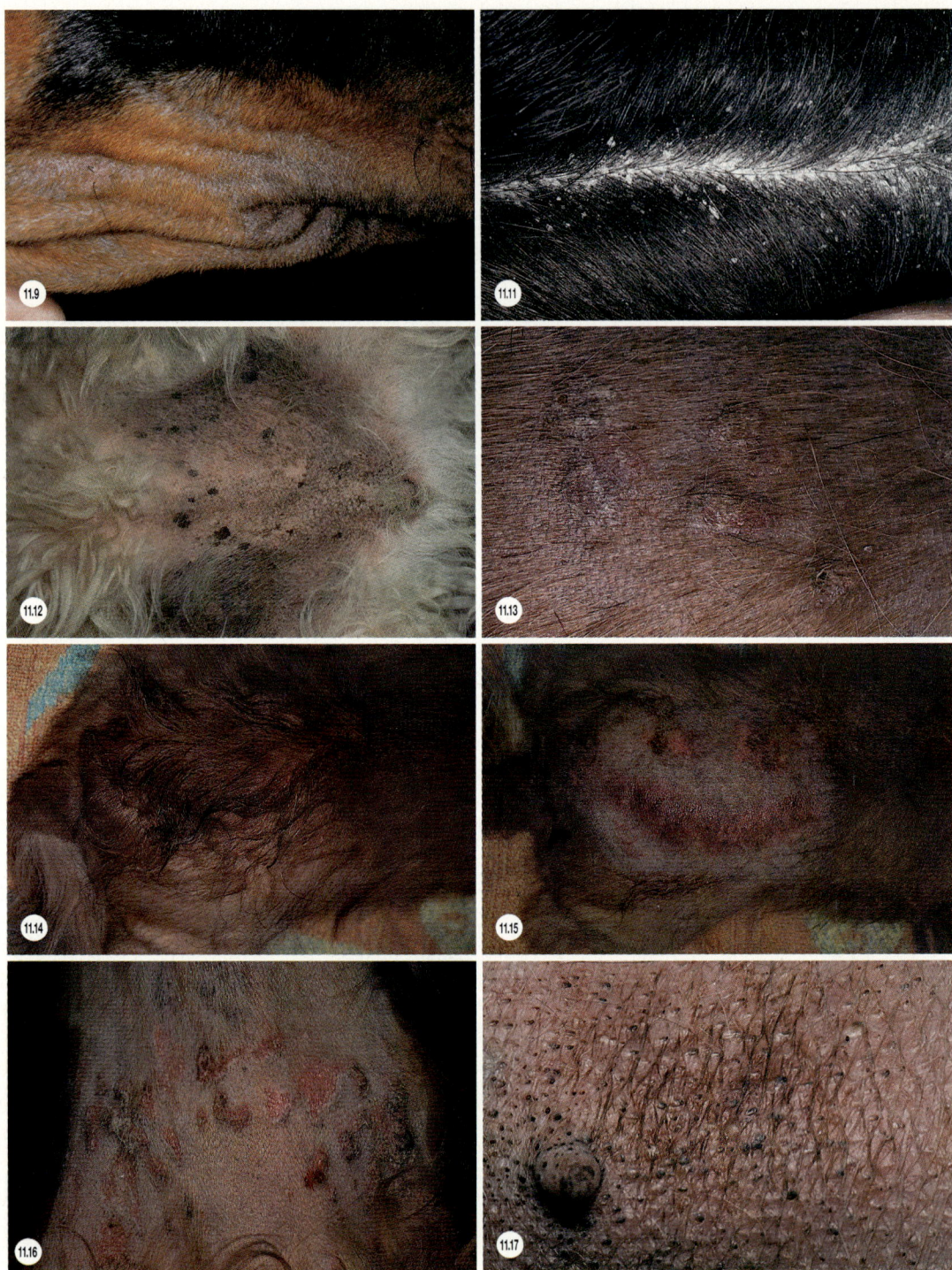

Abb. 11.9. Demodikose; diffuser Haarausfall
Abb. 11.11. Seborrhoea sicca infolge Cheyletiellen-Befall
Abb. 11.12. Futterallergie. Juckreiz, Erythem bis zur chronischen lichenifizierten Dermatitis am Bauch tritt oft bei einer Futterallergie auf
Abb. 11.13. Staphylokokkenallergie. Seborrhöische Plaques als Symptom einer bakteriellen Follikulitis, welche oft als Dermatomykose mißinterpretiert werden

Abb. 11.14. Allergische Flohdermatitis; hot spot auf Kruppe
Abb. 11.15. Allergische Flohdermatitis; Veränderungen nach Schur
Abb. 11.16. Hyperadrenokortizismus; Komedonen (Bauchhaut)
Abb. 11.17. Calcinosis cutis; typisches Symptom eines langandauernden Hyperadrenokortizismus

Therapieverlauf □ Innerhalb 1–2 Wochen vermehrte Lebhaftigkeit, weniger Hunger; nach 3–4 Wochen zunehmende fein- oder groblamelläre Schuppung, die später wieder verschwindet; nach weiteren 3–6 Monaten normales Haarkleid.

Prognose □ Gut, wenn L-Thyroxin in der richtigen Dosierung und lebenslänglich verabreicht wird.

11.7.2 Hyperadrenokortizismus (Cushing-Syndrom)

Erkrankung *(Abb. 24.2)*, bei der zu viel Glukokortikoid endogen produziert oder von außen zugeführt) zu Hautveränderungen und zu systemischen Erkrankungen führen (Kap. 24.2).

Symptome □ Hautveränderungen treten oft erst 6–12 Monate nach Polydypsie, Polyurie und Polyphagie auf.
    Charakteristisch sind dünne, dehnbare Haut, verstopfte Talgdrüsen (Komedonen) *(Abb. 11.17, S. 294)*, Alopezien (meist symmetrisch), trockene Seborrhoe, schlechte Wundheilung, Pyodermien und Calcinosis cutis *(Abb. 11.16, S. 294)*.

Diagnosesicherung □ Verdächtig sind Bluteosinopenie und Lymphopenie, erhöhte alkalische Phosphatase, niedriges spezifisches Gewicht des Urins (ca. 1,010). Die endgültige Diagnose wird mit Nebennierenhemmungstests gestellt (Kap. 24.2).

Behandlung □ Siehe Kapitel 24.2. Einige Wochen nach Beginn der Behandlung treten vermehrt fein- oder groblamelläre Schuppen auf, die später wieder verschwinden. Nach 3–6 Monaten weist der erfolgreich behandelte Hund wieder ein mehr oder weniger normales Haarkleid auf, wobei die Haarfarbe gegenüber der Farbe vor der Erkrankung meist wechselt (z. B. Silberpudel erhalten dunklere oder sogar schwarze Haare).

11.7.3 Hypo- und Hyperöstrogenismus

Die Bezeichnungen Hypo- und Hyperöstrogenismus sind klinische Begriffe und nicht bei allen folgenden Krankheiten zutreffend, da Mängel oder Überangebote an Östrogen nicht immer nachgewiesen werden konnten. Bei der Mehrzahl der Fälle sind Ursache und Pathogenese unbekannt.

11.7.3.1 Hypoöstrogenismus bei der Hündin

Prädisposition □ Hündinnen, die vor dem ersten Lebensjahr ovariohysterektomiert wurden.

Symptome □ Schütteres Haarkleid, die Haare lassen sich in der Gegend des Perinäums, der Genitalien und der ventralen Seite des Körpers und an den Ohren leicht ausziehen. Die Vulva und Zitzen sind meistens unterentwickelt. Außer einer trockenen Schuppung bestehen meistens keine weiteren Hautveränderungen. Harninkontinenz ist möglich.

Differentialdiagnose □ Hypothyreose, Hyperadrenokortizismus.

Behandlung □ Substitution mit Diäthylstilböstrol-Tabletten, 0,1–1,0 mg/Hund täglich, während 1–3 Wochen, dann auf Erhaltungstherapie 0,1–0,5 mg alle 3–7 Tage umstellen. Um eine Knochenmarkhemmung zu vermeiden, sollte vorsichtig dosiert, keinesfalls sollten Injektionslösungen oder Depotöstrogene verwendet werden.

Prognose □ Je nach Dosierung wächst das Haar innerhalb 3–5 Monaten nach.

11.7.3.2 Hyperöstrogenismus der Hündin

Ursache □ Zystöse Ovarveränderungen, hormonell aktive Ovarialtumoren.

Prädisposition □ Hündinnen mittleren Alters.

Symptome □ Alopezie in der Perineal- und Genitalgegend, vergrößerte Vulva und Gynäkomastie. Sekundär findet man eine sich ausbreitende Seborrhoea oleosa, die die ventralen Körperteile erfaßt. In vielen Fällen tritt auch eine chronische, ceruminöse Otitis auf.

Differentialdiagnose □ Hypothyreose, Hyperadrenokortizismus, Seborrhoe-Komplex, Allergie auf Sexualhormone.

Behandlung □ Ovariohysterektomie.

Prognose □ Fraglich bis gut. Vergrößerte Vulva und Zitzen werden sich nicht vollständig zurückbilden. Hyperpigmentierte Stellen können sich verkleinern, bleiben aber überwiegend erhalten.

11.7.3.3 Sertolizelltumor
Siehe auch Kapitel 22.3.3; *Abb. 11.18, S. 303*.

Ursache □ Hyperöstrogenismus infolge Sertolizelltumors.

Prädisposition ☐ Boxer, gehäuft bei kryptorchiden Hunden aller Rassen.

Symptome ☐ Hautveränderungen finden sich nur bei ca. 30 % der Fälle. Sie sind mit den Veränderungen der Hündin mit Hyperöstrogenismus vergleichbar. Zusätzlich können ein hängendes Präputium, eine vergrößerte Prostata, Knochenmarkschäden und Verhaltensstörungen festgestellt werden. Die Rüden sind attraktiv für andere Rüden. Der tumorenthaltende Hoden kann atrophisch oder vergrößert sein, je nach Tumorgröße; der nichtbefallene Hoden atrophiert.

Diagnosesicherung ☐ Laboruntersuchung (entsprechend dem Vaginalabstrich kann ein Präputialabstrich durchgeführt werden. Eine Färbung nach Papanicolaou läßt ein verhorntes Plattenepithel erkennen).

Differentialdiagnose ☐ Verweiblichungssyndrom des Rüden.

Behandlung ☐ Kastration.

Prognose ☐ 3 Monate nach der Kastration sind die Haare wieder nachgewachsen. Rezidivieren die Hautveränderungen, so muß mit Tumormetastasen gerechnet werden.

11.7.3.4 Verweiblichungssyndrom des Rüden

Definition ☐ Erkrankung der Haut, bei der die gleichen Symptome auftreten wie beim Sertolizelltumor, wobei aber keine tumorös entarteten Hoden nachweisbar sind.

Ursache ☐ Unbekannt (keine Veränderungen der Hormonspiegel nachweisbar).

Prädisposition ☐ Rüden mittleren Alters.

Symptome ☐ Die Hautveränderungen sind ähnlich wie bei Sertolizelltumoren, jedoch findet man meist zusätzlich eine Dermatitis und eine massive Seborrhoe. Oft ist ein deutlicher Juckreiz auffällig.

Differentialdiagnose ☐ Sertolizelltumor, Futterallergie, Hypothyreose, Seborrhoe-Komplex.

Behandlung ☐ Kastration oder 1 mg Methyltestosteron/kg KG peroral jeden zweiten Tag (Maximaldosis 30 mg Testosteron/Hund) bis zur Heilung. Anschließend wird die errechnete Tagesdosis 1–2mal pro Woche verabreicht. Als Alternative kann ein Depottestosteron 2–3 mg/kg KG alle 2–6 Monate injiziert werden (Maximaldosis 30–40 mg/Hund). In einigen Fällen ist ein Sertolizelltumor

klinisch nicht sicher auszuschließen, weshalb in allen Fällen eine Kastration angezeigt ist.

Prognose ☐ Der größte Teil der Hautveränderungen und das Haarkleid sollten sich nach 2–4 Monaten normalisieren.

11.7.4 Hypoandrogenismus beim Rüden

Ursache ☐ Unbekannt. Da die Therapie mit Testosteron erfolgreich verläuft, wird ein Mangel an Testosteron vermutet, der aber bisher nicht nachgewiesen werden konnte.

Prädisposition ☐ Ältere Rüden, unabhängig davon, ob die Hoden normal oder verändert sind oder ganz fehlen.

Symptome ☐ Alopezie in der Perineal- und Genitalgegend. Zusätzlich treten oft mottenfraßähnliche, alopezische Stellen auf, die v.a. auf Flanken und lateral von Thorax und Abdomen zu finden sind. Das Haarkleid ist sonst matt und die Haut ist dünn. Eine grob- oder feinlamelläre Schuppung ist fast immer vorhanden.

Differentialdiagnose ☐ Hypothyreose, Sertolizelltumor.

Behandlung ☐ Methyltestosteron. Siehe Verweiblichungssyndrom des Rüden.

Prognose ☐ Die Haare wachsen innerhalb von 3 Monaten nach.

11.7.5 STH-Mangel oder Wachstumshormonmangel beim adulten Hund (Pseudo-Cushing, Hyposomatotropismus)

Ursache ☐ Verdacht auf einen STH-Mangel infolge gestörter Hypophysenfunktion.

Prädisposition ☐ Chow-Chow, Zwergspitz, Zwergpudel.

Symptome ☐ Im Alter von 1–2 Jahren treten v.a. an Stamm und Hals und Perianalgegend symmetrisch alopezische Stellen auf, die nach kürzerer Zeit stark pigmentiert sind. Peripher der Läsionen lassen sich die Haare büschelweise ausziehen. Auffallenderweise wachsen Haare an Biopsiestellen, an Stellen mit zusätzlichen Verletzungen oder abgeheilten Dermatitiden in einer anderen Farbe nach.

Diagnosesicherung ☐ Hautbiopsie (Gehalt an elastischen Fasern).

Differentialdiagnose ☐ Hypothyreose, Hyperadrenokortizismus, Hypo- oder Hyperöstrogenismus, Hypoandrogenismus.

Behandlung ☐ 5–10 Einheiten Wachstumshormon s.c. alle 2 Tage; 10 Injektionen. Leider ist es sehr schwierig, tierisches STH zu erhalten. Mit synthetisch hergestelltem STH konnte der Autor bei hypophysärem Zwergwuchs keine Veränderungen bewirken, was vermutlich auch auf die Erkrankung

beim adulten Tier zutreffen dürfte.

Prognose ☐ Nach 3 Monaten sollten die Haare wieder nachgewachsen sein. Die STH-Injektionen können einen Diabetes mellitus auslösen. Ein Rezidiv tritt innerhalb von ½–3 Jahren auf (Scott, 1986).

11.7.6   Hypopituitarismus (hypophysärer Zwergwuchs)

Siehe Kapitel 24.1.

11.8   Ernährungsbedingte Hauterkrankungen

Experimentell können beim Hund durch Verfütterung von einseitig zusammengestellter Nahrung klinisch erfaßbare Vitamin- und Mineralstoffmangelerscheinungen erzeugt werden. Unter normalen Bedingungen treten solche Mangelerscheinungen nur selten auf. Mangel an Zink und essentiellen, ungesättigten Fettsäuren sowie ein Überangebot an Kalzium (bewirkt aus kompetitiven Gründen einen Zinkmangel) können Hautveränderungen auslösen. Mangel an Eiweiß, fettlöslichen Vitaminen und Kupfer können ebenfalls Hauterkrankungen bewirken, doch scheint dieses Krankheitsbild in Europa ohne Bedeutung zu sein (Fadok, 1986; Meyer, 1981).

11.8.1   Zinkmangel

11.8.1.1   Zinkmangel infolge Absorptionsstörung
Ursache ☐ Genetisch bedingter Effekt der Zinkresorption oder chronische Enteritis mit Malabsorption.

Prädisposition ☐ Malamut, sibirischer Husky, Dobermann, Deutsche Dogge. Vor allem Welpen, aber auch erwachsene Hunde betroffen.

Symptome ☐ Krustöse Hautveränderungen mit Haarausfall an den Körperöffnungen (Auge, Maul, Anus, Präputium, Vulva) mit anschließender sekundärer Staphylokokkeninfektion. Zu Beginn findet man nur Rötungen mit Schuppung und Haarausfall. Eine gestörte Talgproduktion führt zu einem matten, fettigen Fell.

Diagnosesicherung ☐ Hautbiopsie und Serumzinkspiegel.

Behandlung ☐ 10 mg Zinksulfat/kg KG täglich, große Hunderassen 2mal 100–200 mg Zinksulfat

täglich/Hund. In therapieresistenten Fällen (besonders beim sibirischen Husky), muß das Zinksulfat intravenös verabreicht werden: 5 mg/kg KG 1 × pro Woche.

Prognose ☐ Bei Verdacht auf eine Absorptionsstörung muß die Prognose vorsichtig gestellt und eine Zinksupplementierung lebenslang durchgeführt werden. Eine regelmäßige Behandlung mit einem antiseborrhöischen Shampoo oder, bei Infektionen, eine Antibiotikum-Kur verschaffen Erleichterung und beschleunigen die Abheilung.

11.8.1.2   Zinkmangel infolge Überangebots an Kalzium, Eiweiß und Vitamin D
Ursache ☐ Eine Überversorgung mit Kalzium, Eiweiß und Vitamin D stört die Absorption von Zink, besonders bei Welpen.

Prädisposition ☐ Schnellwachsende Hunderassen wie Deutsche Doggen, Deutsche Schäferhunde, Dobermann.

Symptome ☐ Hyperkeratose und Alopezie der Haut über Knochenvorsprüngen; oft mit ähnlichen Veränderungen an Ballen und Nasenspiegel. In ausgeprägten Fällen infizieren sich die Hautveränderungen, und es bilden sich Krusten. Wurfgeschwister können bei gleicher Fütterung sehr unterschiedliche Symptome zeigen.

Diagnose ☐ Wie unter Kapitel 11.8.1.1.

Behandlung ☐ Wie unter Kapitel 11.8.1.1. Zusätzlich muß die Fütterung korrigiert werden. Am besten wählt man ein gut zusammengesetztes, kommerzielles Fertigfutter und vermeidet Zusätze mit hohem Gehalt an Vitaminen und Mineralstoffen. Vor einer Ergänzung des Futters mit reinem Fleisch ist wegen Störung des Kalzium-Phosphorverhältnisses dringend abzuraten.

Prognose □ Gut. Die Therapie kann im Alter von 10–12 Monaten abgesetzt werden.

11.8.2 Mangel an essentiellen, ungesättigten Fettsäuren

Ursache □ Ausschließliche Fütterung mit Trockenfutter, das zu wenig Fettsäuren enthält. Infolge unsachgemäßer, längerer Lagerung oder Mangel an Antioxydantien kann Fertigfutter ranzig werden. Aus diesen Gründen werden Fette oft nur in ungenügenden Mengen beigegeben.

Prädisposition □ Hunde mit Verdauungsproblemen (Malabsorption, exokrine Pankreasinsuffizienz, Lebererkrankungen).

Symptome □ Seborrhoea oleosa, Juckreiz, hot spots, Haarausfall. Zu Beginn findet man nur eine feinlammelläre Schuppung und ein mattes, trockenes Haarkleid. Die Störung der Lipidschicht der Haut bewirkt eine Veränderung der Hautflora und begünstigt eine Sekundärinfektion.

Behandlung □ Das Futter muß genügend Linolsäure enthalten. Linolen- und Arachidonsäure kann vom Hund aus Linolsäure synthetisiert werden. Bei eindeutigen Mangelerscheinungen ist es aber ratsam, alle 3 Fettsäuren anzubieten, um einen rascheren Erfolg zu erzielen. Nur tierische Fette enthalten Arachidonsäure. Eine Mischung von Sonnenblumenöl und Schweinefett zu gleichen Teilen ergibt einen optimalen Futterzusatz. Davon 1 Teelöffel pro 500 g Futter genügt, um einen Mangel zu vermeiden oder zu korrigieren. Rinderfett, Butter sowie Oliven- und Kokusnußöl sind ungeeignet, da ihr Gehalt an ungesättigten Fettsäuren gering ist. Als Alternative kommt Efaderm® (Chassot) in Frage, welches Omega-3 und Omega-6 Fettsäuren enthält.

Prognose □ Heilung nach 1–3 Monaten.

11.8.3 Bräunliche Haarverfärbung beim Dalmatiner

Siehe Kapitel 11.12.1.

11.9 Psychogene Hauterkrankungen

Ursache □ Unklar. Als Äußerung von Nervosität, Unruhe oder eines Unwohlseins, einer sozialen Änderung mit Liebesentzug, nicht im Zentrum einer Personengruppe zu stehen, oder eines veränderten Tagesablaufes wie fehlendem Spaziergang, Langeweile, zu wenig in Ruhe gelassen zu werden usw., leckt der Hund gewisse Körperstellen. Das z. T. sehr intensive Lecken ist eine Ersatzhandlung. Die daraus entstehenden, juckenden Hautveränderungen stimulieren ihn, weiterzulecken, was oft zu massiven lokalen Hauterkrankungen führen kann.

11.9.1 Akrale Leckdermatitis

Prädisposition □ Unruhige, nervöse Hunde; Dobermann, Dalmatiner.

Symptome □ Intensives Lecken und Beißen, bis die Haut verdickt und sekundär infiziert ist. Haarverfärbungen und Ulzerationen sind die Folge. Selten findet man auch mehrere Stellen. Bevorzugte Körperstellen sind Karpus, Metakarpus, Tarsus, Metatarsus *(Abb. 11.19, S. 303)*.

Differentialdiagnose □ Abgeklärt werden muß, ob ein offensichtlicher Grund für das Lecken vorhanden ist (Ektoparasiten, Fremdkörper, Läsionen von Muskeln, Sehne und Knochen). Neoplasmen (u. a. Histiozytom); alte Wunden oder Verletzungen, Dermatomykose.

Behandlung □ Eine Behandlung ist einfach und erfolgreich, wenn die Ursache der Störung erkannt wurde, was oft nur nach längerem Befassen mit Hund und Besitzer (evtl. mit Hilfe eines Hundepsychologen) möglich ist. Eine Mischung von Fluocinolonacetat 0,01 % mit DMSO 60 % als Synotic® und 3 ml Flunixin Meglumin (50 mg/ml) als Finadyn® (bzw. Banamine®) wird lokal appliziert (zur Applikation Plastikhandschuhe tragen). Mögliche Alternativen: Depot-Glukokortikoide werden in Abständen von 7–10 Tagen unter die Läsion gespritzt. Chirurgische Exzision, Kryochirurgie und Röntgenbestrahlung sind wenig erfolgreich. Wichtigstes zusätzliches Hilfsmittel ist ein Halskragen, der ständig, oft über Monate, getragen werden muß. Falls die Ursache nicht festgestellt werden kann, muß man versuchen, den Hund zu beschäftigen, die Umgebung zu wechseln oder die

Psychose medikamentell zu kontrollieren: 2–6 mg Phenobarbital/kg KG täglich; 1 mg Megöstrolacetat/kg KG täglich oder 20 mg Medroxyprogesteronacetat/kg KG alle 3 Wochen. Diese Dosierungen sind Maximaldosierungen. Bei Erfolg soll die minimale effektive Dosis vom Besitzer selbst herausgefunden werden. Große Vorsicht mit Gestagenen ist bei intakten Hündinnen geboten.

Prognose □ Muß sehr vorsichtig gestellt werden. Bei mehreren Läsionen ist die Prognose meist ungünstig. Die Psychotherapie muß über längere Zeit, evtl. lebenslänglich beibehalten werden.

11.9.2   Kauen und Lecken an Pfoten

Prädisposition □ Zwergrassen, v.a. Pudel

Symptome Intensives Kauen und Lecken an Pfoten ohne sichtbare primäre Hautveränderungen kann zu massivsten Läsionen führen.

Differentialdiagnose □ Allergien, Pododermatitis.

Behandlung □ Schwer zu behandeln (s. akrale Leckdermatitis).

11.9.3   Lecken an Anus

Prädisposition □ Pudel.

Symptome □ Haut in Perinäum, z. T. auch Schwanzansatz, ist infiziert und verdickt. Haare sind verfärbt.

Differentialdiagnose □ Probleme mit Analdrüsen oder Analbeutel, Follikulitis, tiefgreifende Pyodermie.

Behandlung □ Immer Analbeutel behandeln oder entfernen. Als Psychose schwer zu behandeln.

11.9.4   Lecken und Saugen der Kniefalte

Ursache □ Außer psychogenen Ursachen kommt auch eine Art von psychomotorischer Epilepsie in Frage.

Prädisposition □ Dobermann, Pudel.

Symptome □ Kniefalte oft haarlos, papulokrustöse Hautveränderungen bis zu Exkoriationen.

Behandlung □ Phenobarbital oder Primidon. Als Alternative kann Medroxyprogesteronacetat versucht werden.

11.10   Umweltbedingte Hauterkrankungen

11.10.1 Primäre Kontaktdermatitis (= irritierende Kontaktdermatitis)

Ursache □ Chemische Stoffe entzünden und schädigen die Haut ohne Beteiligung immunologischer Prozesse. In Frage kommen Säuren, Basen, Lösungsmittel, Seifen, Haushaltsreinigungsmittel, allzu konzentrierte Insektizide, Medikamente (z. B. Selen), Flohhalsbänder (Insektizid oder Halsband aus Polyvinyl) usw.

Symptome □ Wei bei der allergischen Kontaktdermatitis, wobei die Hautveränderungen meist ausgeprägter sind. Der meist intensive Juckreiz führt zu sekundären Hautveränderungen infolge massiven Kratzens und Beißens.

Diagnose und Differentialdiagnose □ Siehe allergische Kontaktdermatitis (Kap. 11.5.4).

Behandlung □ Irritierende Stoffe eliminieren und symptomatische Behandlung der Hautveränderungen (s. allergische Kontaktdermatitis, Kap. 11.5.4).

Prognose □ Hängt davon ab, ob der irritierende Stoff gefunden und entfernt werden kann.

11.10.2 Solardermatitis

Unter einer Solardermatitis versteht man eine durch UV-Strahlen bedingte Entzündung der unpigmentierten Haut des Nasenspiegels und Nasenrückens.

Prädisposition □ Unpigmentierte Haut des Nasenspiegels, Nasenrückens, der Augenlider, Lippen und Ohren. Häufig bei Collies und verwandten Rassen. Hochgebirgsaufenthalt. Depigmentierung der Haut durch Autoimmunerkrankungen.

Symptome □ Erythem und Entzündung der unpigmentierten Haut gefolgt von Krustenbildung. Ohne Therapie können Ulzerationen auftreten.

Diagnosesicherung □ Hautbiopsie (zum Ausschluß von autoimmunen Prozessen).

Differentialdiagnose □ Diskoider oder systemischer Lupus erythematodes, Pemphigus foliaceus und Pyodermie des Nasenrückens.

Behandlung □ Sonnenexposition v.a. über Mittag unbedingt vermeiden. Zusätzlich sind wasserresistente Sonnenschutzsalben mit hohem Lichtschutzfaktor (UV-Blocker) angezeigt. Gut wirkt auch die Tätowierung der unpigmentierten Stellen.

Prognose □ Fraglich.

11.10.3 Thalliumintoxikation

Thallium führt zu oft massiven systemischen Störungen und zu hochgradigen Hautveränderungen (Kap. 28).

Symptome □ Haarausfall an den behaarten Teilen der Haut, unter starker Rötung am Übergang von Haut zu Schleimhaut, später auch an Bauch¿ Axillae und Ohren. Nach einigen Tagen bis 3 Wochen kann die Haut ulzerieren und z. T. nekrotisieren.

Differentialdiagnose □ Pemphigus-Komplex, Lupus erythematodes, Arzneimittelexanthem, toxische Hautnekrose.

Diagnose und Behandlung □ Siehe Kapitel 28.

11.11 Kongenitale und hereditäre Hauterkrankungen

Siehe Kapitel 7.
Alopezie und Seborrhoe: Siehe Kapitel 11.1.12 bzw. 11.1.11.

11.11.1 Idiopathische Seborrhoe

Ursache □ Unbekannt.

Prädisposition □ Cocker Spaniel, Irish Setter, Dobermann, Deutscher Schäferhund.

Symptome □ Schuppung, Krusten und Haarausfall. In der Folge wird die Haut entzündet und infiziert. Das Haarkleid wird struppig, matt und stinkend.

Differentialdiagnose □ Siehe Kapitel 11.1.11.

Behandlung □ Eine Heilung ist nicht möglich (Besitzer entsprechend informieren). Mit diesen Hunden sollte nicht gezüchtet werden. Zur Kontrolle der Erkrankung eignen sich keratolytische, antiseborrhöische Shampoos, die 1–2mal wöchentlich oder nach Bedarf angewandt werden müssen. Bei stark entzündlichen Veränderungen ist eine Behandlung mit Prednisolon (2-Tage-Therapie) angezeigt und/oder Efaderm® (Chassot, s. Kap. 11.15.2).

11.11.2 Acanthosis nigricans

Ursache □ Unbekannt. Da die Acanthosis nigricans selten vorkommt und nur bei jungen Dackeln auftritt, vermutet man eine vererbbare Krankheit.

Symptome □ Frühsymptome schon im ersten Lebensjahr ersichtlich. In den Axillae entwickeln sich symmetrische Hyperpigmentierungen der Haut. Ohne Therapie wird die Haut dick, die Haare fallen aus und die Haut lichenifiziert. In fortgeschrittenen Fällen findet man die gleichen Hautveränderungen auch an den Innenseiten der Gliedmaßen, am Hals und in den Ohrmuscheln. Juckreiz entsteht erst, wenn die Haut infiziert wird und sich sekundär eine Seborrhoe entwickelt.

Diagnosesicherung □ Hautbiopsie, Ausschluß einer sekundären Acanthosis nigricans.

Differentialdiagnose □ Als *sekundäre Acanthosis nigricans* (eine Bezeichnung, die vermieden werden sollte) werden chronische Hautveränderungen bezeichnet, die ein ähnliches Symptomenbild aufweisen wie die Acanthosis nigricans: Atopie, Futterallergie, Kontaktdermatitis, Hypothyreose, Hyperöstrogenismus, Hyperadrenokortizismus und Obesitas (Hautfaltendermatitis).

Behandlung □ Da lange Zeit zwischen Acanthosis und sekundärer Hyperpigmentierung nicht unterschieden wurde, gibt es viele verschiedene Behandlungsvorschläge: Thyroxin wie Propylthiouracil, TSH, TRH, usw. (erfolgreich war nur die Behandlung mit Thyroxin beim Vorliegen einer Hypothyreose). Eine gezieltere Behandlung ist die Anwendung von Melatonin als Antagonist zu MSH (nur experimentelle Untersuchungen). Zur symptomatischen Therapie kann 0,5–1 mg Prednisolon/kg KG täglich während 10 Tagen verwendet werden. Anschließend 2-Tage-Therapie. Je nach Art der sekundären Veränderungen können weitere symptomatische Behandlungen durchgeführt werden (Shampoo, lokal angewandte Glukokortikoide).

Prognose □ Eine Abheilung ist nicht möglich, aber mit konstanter Behandlung können die Hautveränderungen unter Kontrolle gehalten werden.

11.11.3 Atopie

Siehe Kapitel 11.5.2.

11.11.4 Demodikose

Siehe Kapitel 11.4.2.

11.12 Pigmentstörungen

Über Pigmentstörungen (hereditär, kongenital oder erworben) ist wenig bekannt. Sie kommen bei einzelnen Rassen vermehrt vor.

Albinismus: Kongenitales Fehlen von Pigment (inkl. Iris). Hereditärer, enzymatischer Defekt in der Melaninbildung.

Vitiligo: Erworbener Hautpigmentverlust unbekannter Ursache. Dobermann (Lippe und Nase); Verfärbung des Nasenspiegels von schwarz zu braun (Retriever, Dobermann, Afghan, Samojede); weiße Flecken am Kopf (Deutscher Schäferhund, Tervuren).

Leukoderm, Leukotrichie: Erworbener Verlust an Hautpigment bzw. Haarpigment als Folge von Entzündungen, Traumata, Röntgenbestrahlungen, Medikamentenapplikationen.

Lentigo: Erworbene, schwarz pigmentierte Flecken am Bauch (Differentialdiagnose: Melanom).

11.12.1 Bräunliche Haarverfärbung des Dalmatiners (Bronzing-Syndrom)

Definition □ Bräunlich-gelbliche Haarverfärbung des Dalmatiners *(Abb. 11.20, S. 303)* infolge einer stoffwechselbedingten Störung.

11.11.5 Epidermolysis bullosa

Prädisposition □ Collies und Shelties; wird deshalb auch Sheltie-Syndrom genannt.

Unter der Krankheit Epidermolysis bullosa versteht man eine hereditäre Erkrankung der Haut, bei der traumatische Einwirkungen auf die Haut Blasen bewirken (Muller, Kirk & Scott, 1983).

11.11.6 Kutane Asthenie (Ehler-Danlos-Syndrom)

Definition □ Unter Kutaner Asthenie versteht man eine vererbbare Krankheit des Bindegewebes. Infolge ungenügender Kollagenbildung wird die Haut sehr empfindlich auf Zug, was oft zu spontanen Rißwunden führt.

Ursache □ Unbekannt. Einige Hunde weisen einen erhöhten Harnsäureblutspiegel, Harnsäuresteine oder eine chronische Harnwegsinfektion auf.

Symptome □ Juckreiz, Haarausfall, akrale Leckdermatitis, schlecht heilende Wunden, bräunlichgelbe Verfärbung der Haut und ein mattes, struppiges Haarkleid. Auch Hautveränderungen wie Rötungen, Krusten, Exkoriationen und Follikulitis sind möglich.

Differentialdiagnose □ Futterallergie, Atopie, oberflächliche Pyodermie, Staphylokokkenallergie, akrale Leckdermatitis.

Behandlung □ Fleischlose oder fleischarme Diät aus einer Mischung von Reis, gekochtem Gemüse, tierischem und pflanzlichem Fett und einer Vitamin-Mineralstoff-Mischung. In schwierigen Fällen (z. B. bei deutlich erhöhtem Harnsäureblutspiegel) kann zusätzlich 3 × 10 mg Allopurinol/kg KG täglich verabreicht werden. Die Erhaltungsdosis beträgt 3 × 2–3 mg/kg KG täglich.

Prognose □ Günstig, da die oben erwähnte Diät von allen Dalmatinern gern gefressen wird.

11.13 Diverse Hauterkrankungen

11.13.1 Ohrenerkrankungen

Chronische Ohrmuschelerkrankungen (Kap. 12) oder chronische Otitiden können als Symptom einer allgemeinen Erkrankung auftreten.

Beispiele: Atopie, Futterallergie (chronische, verruköse Otitis); Ektoparasitenbefall (seborrhöische Dermatitis der Ohrmuschel); Ohrranddermatose (Seborrhoe, bei Hunden mit Hängeohren, evtl. Juckreiz und Pyodermie); endokrine Störung unbekannter Ursache (Ohrmuschel- und Schwanz-Alopezie bei Pudeln, Dackeln und Boston Terriers mittleren Alters; oft wachsen die Haare nach Monaten von selbst wieder nach); Vererbung (idiopathischer Haarverlust bei Dackelrüden im Alter von 6–12 Monaten, so daß die Ohrmuscheln nur noch eine schüttere Behaarung oder Alopezie aufweisen); Erfrierungen (Ohrrand und Schwanzspitze); Thalliumintoxikation (Erythem und Nekrose der Haut der Ohrmuschel, evtl. Nekrose der Ohrspitze); Pemphigus und andere Autoimmunkrankheiten (vesikobullöse oder pustulöse Dermatitis bei P. foliaceus, P. erythematodes und systemischem oder diskoidem L. erythematodes).

11.13.2 Erkrankung der Augenlider

Hauterkrankungen, bei denen auch die Augenlider (s. auch Kap. 13) betroffen sind.

Beispiele: Atopie: Als Folge des massiven Juckreizes am Kopf kann es zur Brillenbildung (Haarausfall um Augen herum) kommen, da der Hund den Kopf am Boden reibt. Demodikose: Eine Brillenbildung kann auch bei Demodexbefall entstehen. Autoimmunkrankheiten: Beim P. vulgaris findet man oft Veränderungen beim Übergang Haut–
Schleimhaut des Augenlides.

11.13.3 Erkrankung der Nägel

Die Erkrankung der Nägel ist beim Hund eher selten. Wichtig ist, daß die Besitzer den Hunden die Nägel schneiden und sie pflegen, falls sie nicht abgenützt werden, weil sie sonst in die Ballen einwachsen oder eine Fehlstellung der Zehen bewirken.

Onychorrhexis (Aufsplitterung der Nägel): Tritt vermehrt beim Dackel auf. Ursache unklar, regelmäßige Pflege ist notwendig. Falls Komplikationen auftreten (Infektion, Blutungen, Schmerzen usw.), muß in seltenen Fällen ein Teil der Nägel amputiert werden.

Paronychia: Eine Infektion des Nagelbettes tritt oft in Zusammenhang mit einer Nagel- oder Zehenverletzung auf. Zur Behandlung eignen sich warme Bäder oder Umschläge mit desinfizierenden Lösungen. Eine zusätzliche antibiotische Versorgung ist in schwereren Fällen angezeigt. Bei therapieresistenter Paronychia kommen folgende Erkrankungen in Frage: Pemphiguskomplex oder andere Autoimmunkrankheiten, Demodikose, Candidainfektion, Diabetes mellitus.

Onychomykose: Der Befall mit Trichophyton mentagrophytes kommt am häufigsten in Frage. Die Behandlung ist langwierig. Die Zehennägel müssen immer wieder gekürzt werden, oft ist eine 6–12 Monate dauernde Verabreichung von Griseofulvin angezeigt. Eine Lokalbehandlung mit fungizidhaltigem Nagellack kann versucht werden. In therapieresistenten Fällen muß eine Nagelamputation in Betracht gezogen werden. Weitere seltene Nagelstörungen sind in den Lehrbüchern der Humanmedizin nachlesbar.

11.14 Hauterkrankungen unbekannter Ursache

11.14.1 Noduläre Pannikulitis

Definition □ Sterile, knotenförmige, entzündliche Erkrankung des subkutanen Fettes.

Ursache □ Infolge von Infektion, Verletzung usw. gelangen aus den Fettzellen Fettsäuren in die Subkutis, wo sie entzündliche Reaktionen hervorrufen. Oft ist die Ursache unbekannt.

Symptome □ Gut palpierbare, knotenförmige, z.T. konfluierende Gebilde in der Subkutis, die nach einiger Zeit zur Fistelbildung führen können. Aus den Fistelkanälen entleert sich ein steriles, schleimig-eitriges Sekret.

Diagnosesicherung □ Biopsie (Hautstück mit Subkutis operativ entnehmen, Stanzbiopsie genügt nicht).

Differentialdiagnose □ Tiefgreifende Pyodermie, Abszesse, Neoplasmen.

Behandlung □ Prednisolon (2-Tage-Therapie) über längere Zeit, evtl. lebenslänglich verabreichen. Auch eine langdauernde Vitamin-E-Therapie (2mal 400 Einheiten täglich) kann erfolgreich sein.

Prognose □ Bei Welpen gut, die Veränderungen heilen innerhalb 1–2 Wochen ab. Beim erwachsenen Hund ist die Prognose fraglich. Oft muß über lange Zeit Prednisolon verabreicht werden.

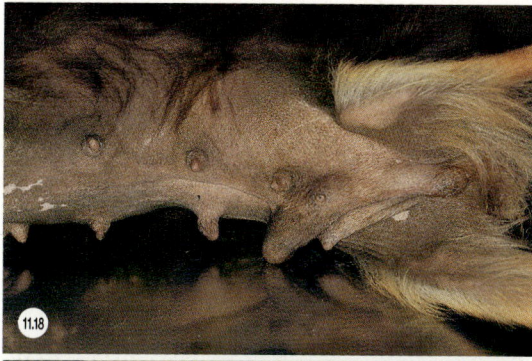

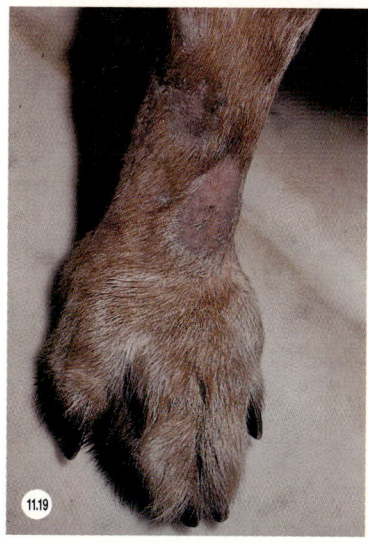

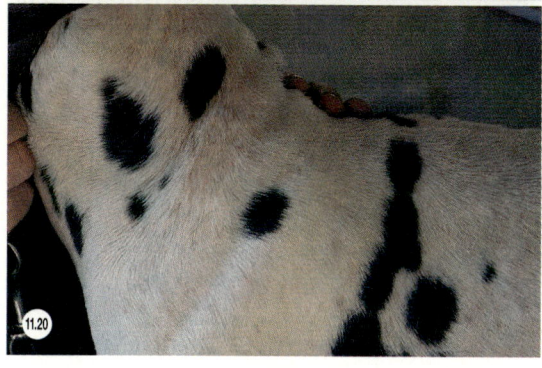

Abb. 11.18. Sertolizelltumor. Auswirkungen des Hyper-östrogenismus auf Zitzen und Präputium

Abb. 11.19. Akrale Leckdermatitis; typische Lokalisation: Carpus dorsal

Abb. 11.20. Bräunliche Haarverfärbung des Dalmatiners

11.14.2 Subkorneale pustulöse Dermatitis

Definition □ Meist intensiv juckende, sterile, oberflächliche Dermatitis.

Ursache □ Unbekannt; eine immunologische Ursache konnte bis jetzt nicht nachgewiesen werden.

Symptome □ Als primäre Veränderungen findet man selten Pusteln, die schnell rupturieren. Sekundär sind rundliche, krustöse Veränderungen, z. T. seborrhöische Plaque festzustellen. Juckreiz ist in den meisten Fällen ausgeprägt, kann aber auch fehlen. Die Hautveränderungen sind am häufig-sten am Stamm und am Kopf zu sehen.

Diagnosesicherung □ Hautbiopsie.

Differentialdiagnose □ Follikulitis, Dermatomykose, allergische Hauterkrankung, Pemphigus foliaceus.

Behandlung □ Diaphenylsulfon: 3–4mal 1 mg/kg KG täglich bis zur Besserung. Anschließend muß eine Erhaltungsdosis erstellt werden (Kap. 11.1.9).

Prognose □ Eine Abheilung kann erzielt werden. Einige Hunde benötigen eine lebenslängliche Therapie.

11.15 Hauttumoren

Es wird nur eine begrenzte Auswahl von Hauttumoren und Zysten näher erläutert. Zur Vertiefung der Kenntnisse: Conroy, 1983; Muller, Kirk & Scott, 1983.

11.15.1 Talgdrüsenadenom

Prädisposition □ Gehäuft beim älteren Hund; Spaniels (Cocker und Springer), diverse Terrier.

Symptome □ Vor allem am Kopf, eher kleine (2–10 mm), gut abgegrenzte, meist mit der Haut verwachsene knotige Veränderungen. Häufig Juckreiz, was zu Exkoriationen oder zu einer Leckdermatitis führen kann.

Diagnosesicherung □ Histologie.

Behandlung □ In situ belassen, falls der Tumor nicht stört, ansonsten chirurgisch entfernen.

Prognose □ Günstig.

11.15.2 Basaliom

Neoplastische Entartung der epidermalen Basalzellen der Hautdrüsen oder der Haarfollikel.

Prädisposition □ Bei älteren Cocker Spaniels oder Pudeln (7–9 Jahre).

Symptome □ Meistens einzeln, an Kopf und Hals; Tumor ragt über die Haut vor, ist rund und gut abgegrenzt. Durchmesser bis zu 5 cm. In vielen Fällen ulzeriert der Tumor (Lecken?).

Diagnosesicherung □ Histologie.

Behandlung □ Exzision, kleinere Tumore können belassen werden.

Prognose □ Gutartig. In seltenen Fällen lokales Rezidiv.

11.15.3 Histiozytom

Prädisposition □ Bei jüngeren Tieren, ca. 4 Monate alt (Durchschnitt 2½ Jahre); gehäuft bei Boxer, Dobermann, Dackel.

Symptome □ Oft an Kopf oder Gliedmaßen auftretende knopfähnliche Gebilde, die ulzerieren. Juckreiz häufig, Tumor blutet leicht. Durchmesser 1–2 cm.

Diagnosesicherung □ Biopsie.

Behandlung □ Exzision des Tumors, da der Hund ständig am Tumor nagt. Selbstheilungen sind möglich.

Prognose □ Gutartig, kann eine akrale Leckdermatitis zur Folge haben.

11.15.4 Mastozytom

Ursache □ Möglicherweise durch ein Virus verursacht.

Prädisposition □ Boxer und andere ältere Hunde (Durchschnitt 8–9 Jahre).

Symptome □ Sehr unterschiedliches Aussehen: Gut bis schlecht begrenzt, derb oder weich. Einzelne Tumore findet man oft an Stamm, Gliedmaßen und Perinäum. Sie können in der Epidermis oder in der Subkutis liegen. Oft zeigt der Hund Juckreiz und leckt an den Hautveränderungen. Die gestei-

gerte Histaminproduktion kann zu Magenulzera führen. Weitere Auswirkungen s. bei MULLER, KIRK & SCOTT (1983).

Diagnosesicherung □ Biopsie.

Behandlung □ Exzision. Ein Teil der Mastozytome ist bösartig und verlangt eine intensive postoperative Betreuung des Patienten. Je nach den lokalen und systemischen Auswirkungen müssen entsprechende Behandlungen wie Bestrahlung, Chemotherapie (Glukokortikoide) und medikamentöse Behandlung (H$_2$-Rezeptorenblocker wie Cimetidin und Ranitin) durchgeführt werden (für detaillierte Angaben s. MULLER, KIRK & SCOTT, 1983).

11.15.5 Zysten

Hautzysten können in der Epidermis oder in der Subkutis liegen. Je nach Lokalisation und Ursache der Zyste enthalten sie verschiedene Materialien wie Talg, Haare, Serum usw.

Epidermiszysten: Mit Keratin gefüllte, meist kleine Zysten in der Epidermis, langsam wachsend. Sie können bis zu 5 cm Durchmesser aufweisen.

Dermoidzysten: Vor allem bei Kerry Blue Terrier und Rhodesian Ridgeback; kongenital oder/und hereditär; sie entwickeln sich in der Subkutis.

Talgzysten (Atherome): Talgzysten können sehr groß werden, da sie in der lockeren Subkutis liegen und sich immer mehr ausdehnen. Bei großen Zysten kann das Allgemeinbefinden gestört sein. Hunde nagen oder kratzen an den Gebilden. Durch das Betasten und beim Versuch, die Zyste auszudrücken, kann Inhalt in die Subkutis gelangen. Das Fremdmaterial bewirkt ein Fremdkörpergranulom. In gewissen Fällen kann eine Zyste auch sekundär infiziert werden.

Diagnosesicherung □ Biopsie.

Differentialdiagnose □ Neoplastisches Gebilde.

Behandlung □ Bei wachsenden oder störenden Zysten ist eine chirurgische Exzision angezeigt.

Literatur

ATTLEBERGER, M. H., 1980: Subcutaneous and opportunistic mycoses, the deep mycoses, and the actinomycetes. In: KIRK, R. W. (Ed.): Current Veterinary Therapy. VII. Philadelphia: W. B. Saunders.
AUSTIN, V. H., 1983: A clinical approach to the abnormal keratinization diseases of the dog. Compendium Continuing Education for the Practicing Veterinarian **5**: 890.
BAUMGÄRTNER, W., & H. J. POSSELT, 1983: Kutane Alter-

nariose bei Hunden mit unspezifischen Dermatitiden. Kleintierpraxis **28:** 353.

BÖHM, R. W., 1980: Dermatomykosen bei Hund und Katze. Kleintierpraxis **26:** 413.

CONROY, J. D., 1983: Canine skin tumors. J. Am. Anim. Hosp. Assoc. **19:** 91.

ETTINGER, S. J., 1983: Textbook of Veterinary Internal Medicine: Section XV: Immunologic diseases. Philadelphia: W. B. Saunders.

EYRE, P., 1980: Pharmacology of antipruritic drugs. In: KIRK, R. W. (Ed.): Current Veterinary Therapy. VII. Philadelphia: W. B. Saunders.

FADOK, V. A., 1986: Nutritional therapy in veterinary dermatology. In: KIRK, R. W. (Ed.): Current Veterinary Therapy. IX. Philadelphia: W. B. Saunders.

FERSLEV, G., 1982: Allergiediagnostik – heute. Kleintierpraxis **27:** 167.

FOIL, C. S., 1986: Antifungal agents in dermatology. In: KIRK, R. W. (Ed.): Current Veterinary Therapy. IX. Philadelphia: W. B. Saunders.

KRAISS, A., & R. GOTHE, 1983: Demodikosetherapie mit Muramyldipeptid (MDP) und Amitraz. Kleintierpraxis **28:** 425.

GRANT, D. I., & K. L. THODAY, 1980: Canine allergic contact dermatitis: a clinical review. J. Small Anim. Pract. **21:** 17.

HALLIWELL, R. E. W., 1980: Autoimmune skin diseases. In: KIRK, R. W. (Ed.): Current Veterinary Therapy. VII. Philadelphia: W. B. Saunders.

IHRKE, P. J., 1981: Pruritus. Referatensammlung der Jahresversammlung 1981 der Schweizerischen Vereinigung für Kleintiermedizin: 35.

IHRKE, P. J., 1983: The Management of canine Pyodermas. In: KIRK, R. W. (Ed.): Current Veterinary Therapy. VIII. Philadelphia: W. B. Saunders.

KUNKLE, G. A., 1980: The treatment of canine atopic disease. In: KIRK, R. W. (Ed.): Current Veterinary Therapy. VII. Philadelphia: W. B. Saunders.

KWOCHKA, K. W., 1986: Canine demodicosis. In: KIRK, R. W. (Ed.): Current Veterinary Therapy. IX. Philadelphia: W. B. Saunders.

MEYER, H., 1981: Ernährungsbedingte Hauterkrankungen beim Hund. Kleintierpraxis **26:** 429.

MacDONALD, J. M., 1986: Parasiticide therapy in small animal dermatology. In: KIRK, R. W. (Ed.): Current Veterinary Therapy. IX. Philadelphia: W. B. Saunders.

MULLER, G. H., R. W. KIRK, & D. W. SCOTT, 1983: Small animal dermatology. Philadelphia: W. B. Saunders.

MULLER, G. H., 1983: Amitraz treatment of demodicosis. JAAHA **19:** 435.

NESBITT, G. H., 1983: Canine and feline dermatology: A systemic approach. Philadelphia: Lea & Febiger.

NESBITT, G. H. et al., 1984: Canine atopy I & II. Compendium on Continuing Education for the Practicing Veterinarian **6:** 73, 264.

REEDY, L. M., 1980: The diagnosis of canine atopic disease. In: KIRK, R. W. (Ed.): Current Veterinary Therapy. VII. Philadelphia: W. B. Saunders.

SCOTT, D. W. et al., 1983: Canine lupus erathematosus I & II. J. Amer. Anim. Hosp. Assoc. **19:** 461, 481.

SCOTT, D. W., & D. K. WALTON, 1986: Hyposomatotropism in nature dog: a discussion of 22 cases. J. Amer. Anim. Hosp. Assoc. **22:** 467.

THODAY, K. L., 1980: Canine pruritus: an approach to diagnosis I, II, III und IV. J. Small Anim. Pract. **21:** 399, 449, 483.

v. TSCHARNER, C., & B. HAUSER, 1981: Pathologie der Haut. Kleintierpraxis **26:** 449.

12 Ohrenkrankheiten

P. Sterchi

Auf Krankheiten des Ohres weisen hin: Veränderungen der Ohrmuschel und des äußeren Gehörganges, Kopfschütteln und Kratzen am Ohr, Schmerzauslösung bei der Berührung, Ohrgeruch und Sekretspuren; bei Affektionen des Mittelohres Kopfschiefhaltung und Gehörverlust, bei Erkrankung des Innenohres zusätzlich Gleichgewichtsstörungen, Manegebewegung und Nystagmus.

Zur Untersuchung benötigt man eine Otoskoplampe mit Schwenklupe (am hellsten sind Halogenleuchten), z. B. Accumat *(Abb. 1.3)* und Endoskopiegerät *(Abb. 1.5)*, Ohrtrichter 60–80 mm lang und mit einem Lumen von 4–6 mm an der Spitze, Watteträger, Ohrenpolypenzange nach Hartmann *(Abb. 1.27),* eventuell Water-Pik.

Untersuchungsgang
Erheben einer sorgfältigen Anamnese mit Erkrankungsdauer, Verlauf (akut, chronisch, rezidivierend), Art der lokalen Beschwerden, Allgemeinstörungen, Kontakt mit anderen Haustieren (besonders Katzen, Ohrräude), Vorbehandlung, frühere Ohrenkrankheiten.

Adspektion
Die Ohrmuschel ist ohne weiteres zugänglich, die Untersuchung des äußeren Gehörganges hingegen bereitet oft Schwierigkeiten.

Am besten umfaßt die Hilfsperson mit der einen Hand die Schnauze des Tieres und drückt sie etwas nach ventral. Mit der anderen Hand wird im Nakken gesichert und nach kranial entgegengehalten. Untersuchungsbeginn am weniger schmerzhaften Ohr. Bei Gegenwehr Schnauze zubinden. Gelingt eine Ruhigstellung nicht, soll sogleich sediert werden. Der Patient darf die Praxis wegen späterer Behandlung nicht vergrämt / verängstigt verlassen.

Zur Untersuchung mit dem Otoskop wird die Ohrmuschel schräg nach oben außen gezogen, um den Winkel zwischen vertikalem und horizontalem Teil des äußeren Gehörganges zu strecken. Nur so kann der Ohrtrichter richtig eingeführt werden.

12.1   Äußeres Ohr

12.1.1   Ohrmuschel

Erkrankungen der Ohrmuschel, die Teil einer Hauterkrankung sind, werden hier nicht besprochen. Für Ektoparasiten inklusive Mykosen, endokrine Störungen, Allergien, Autoimmunkrankheiten, Seborrhoe, Thalliumvergiftung siehe Kapitel 11.

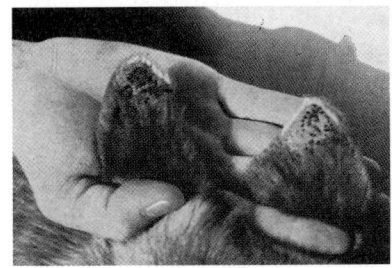

Abb. 12.1. Ohrranddermatose (Schäferhund)

12.1.1.1   Anotie
Fehlen der Ohrmuschel, seltene Mißbildung.

12.1.1.2   Ohrranddermatose
Seborrhoe der Ohrränder mit Schuppen- und Krustenbildung, vorkommend auch ohne generalisierte Seborrhoe; später oft teilweise Haarlosigkeit *(Abb. 12.1)*, Ulzera und Nekrose der Ohrränder (sog. »Ohrrandgeschwür«).

Differentialdiagnose □ Sarkoptes-Räude.

Therapie □ Keratolytisch mit Salizyl-Tannin-Spiritus 2 %, sebolytisch mit Polytar®-Shampoo (Stiefel), dann Salbenbehandlung der darunter liegenden Hautläsionen mit antibiotika- und glukokortikoidhaltiger Salbe, z. B. Cortivet® (Chassot).

12.1.1.3   Erfrierungen
Besonders gefährdet sind Stehohren. Beim Auftauen sind die betroffenen Hautpartien schmerzhaft gerötet und schuppen evtl. später ab. In schweren Fällen kommt es zu Nekrose und Ablösung der Haut.

Therapie □ Rasches Auftauen mit warmen Kompressen, sanfte Massage der Ohrränder, Applikation von schützenden Salben wie Vaseline und Lebertran, später evtl. chirurgisches Entfernen von nekrotischem Gewebe.

12.1.1.4   Haarlosigkeit
Es handelt sich hier um sog. Lederohren bei Tekkeln und Chihuahuas. Ursache unbekannt, möglicherweise vererbt.

Differentialdiagnose □ Pityriasis sicca, Endokrinopathie. Therapeutisch nicht beeinflußbar.

12.1.1.5   Biß-, Riß- und Quetschwunden
Entweder als Hautwunde, als Haut-Knorpelwunde oder als Wunde mit völliger Durchtrennung beider Hautschichten und des Knorpels.

Therapie □ Wundtoilette, Adaptation, eventuell Auffrischen der Wundränder. Bei Hautwunden ohne Lappenbildung kann auf die Naht verzichtet werden, es genügt Kleben mit Carpenter's®-Leim (Carpenter). Bei Haut-Knorpelwunden und Wunden durch beide Hautschichten und Knorpel muß zumindest die Haut mit atraumatischem Nahtmaterial 3/0 genäht werden; wenn nötig, wird der Knorpel mit vertikalen Matratzennähten fixiert (Technik siehe Othämatom). Verband und Kragen für 10 Tage. Bei Abriß der Ohrmuschel wird der äußere Gehörgang in die umgebende Haut vernäht.

12.1.1.6   Tumoren
Tumoren der Ohrmuschel sind hauptsächlich Chondrome und Chondrosarkome. Bei kupierten Hunden kommen knotige Knorpelverdickungen an der Kupiernarbe vor.

Therapie □ Entfernen in möglichst kleinem Zustand, um Deformierung der Ohrmuschel zu vermeiden. Gelegentlich muß die Ohrmuschel ganz oder teilweise amputiert werden.

12.1.1.7   Othämatom (Blutohr, Blutgeschwulst)
Ansammlung von Blut meist auf der Innenseite der Ohrmuschel zwischen Knorpelschicht und Haut (oder intrachondral) durch stumpfes Trauma oder heftiges Schütteln. Spontanresorption innerhalb von 3–4 Wochen führt zu bindegewebiger Organisation und narbigen Einziehungen mit Verformung der Ohrmuschel.

Therapie □ Grundleiden suchen und behandeln (z. B. Otitis externa), Othämatom konservativ oder operativ angehen, Verband mit Retelast® (Medinet) und/oder Kragen für 10 Tage. Kleinere Othämatome punktiert man 10 Tage nach der Entstehung und injiziert ein Glukokortikoid. *Vorteile:* keine Narkose, schnell und leicht durchzuführen, kaum Deformierung der Ohrmuschel. *Nachteile:* große Koagula können nicht entfernt werden, Re-

zidivgefahr. Größere und rezidivierte Othämatome werden in Allgemeinanästhesie operiert:

1. Spaltung in der Längsrichtung der Ohrmuschel
   möglichst bald nach der Entstehung, Ausräumen der Höhle, Beriplast®-Fibrinpolymerisat
   (Behring) einbringen und 5 min anpressen.
   Vorteil: kosmetisch schön; *Nachteil:* teuer.
2. Spaltung in der Längsrichtung der Ohrmuschel
   10 Tage nach der Entstehung, Ausräumen und
   Fixieren der Haut mit einigen ebenfalls längs
   liegenden Matratzennähten durch den Ohrknorpel hindurch; außen knoten *(Abb. 12.2).*
   Entfernen der Nähte nach 10 Tagen.

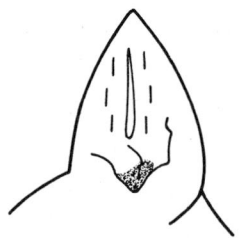

Abb. 12.2. Othämatom; Vernähen von Haut und Knorpel mit Matratzennähten nach Spaltung und Ausräumen

12.1.1.8 Kupieren

Das Kupieren der Ohren wird vielerorts als frag-
würdiger kosmetischer Eingriff angesehen und ist
in zahlreichen Ländern verboten. Die historische
Begründung, Verletzungen der Ohrmuschel auf
der Bären- und Wildsaujagd vorzubeugen, entfällt
heute. Es gibt keine schlüssigen Beweise dafür,
daß kupierte Hunde besser hören oder seltener an
Otitis erkranken als unkupierte. Kleinere Rassen
werden früher (6.–7. Woche) operiert als große
(8.–9. Woche). Die Länge des Ohres richtet sich
nach dem Rassenstandard. Als Faustregel gilt: Am
medialen Rand der Ohrmuschel wird das oberste
Drittel entfernt. Um diesen Mittelwert herum
bleibt es dem Augenmaß des Kupeurs vorbehalten, zu variieren. Bei weiblichen Tieren wird das
Ohr etwas länger und schmäler geschnitten als bei
männlichen. Ein kleiner und schmaler Kopf verlangt kleinere Ohren als ein massiger und schwerer
Schädel. Die Schnittführung soll bei großen Rassen flammenförmiger, bei kleinen gerader sein.

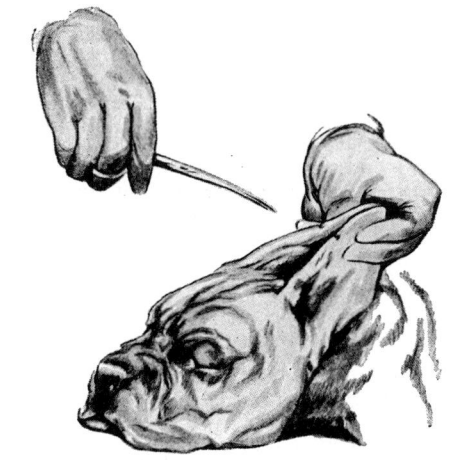

Abb. 12.3. Kupieren, Anschneiden der beiden aneinan-
dergelegten Ohren zur gleichmäßigen dorsalen Begrenzung der Schnittflächenführung

Technik □ Allgemeinanästhesie, Brustlage. Beide
Ohren über dem Kopf zusammenlegen und die
obere Kupierstelle mit Scherenschlag markieren
(Abb. 12.3), Kluppe *(Abb. 12.4)* anlegen, Ohrmuschel zurechtziehen und Abtrennen des überstehenden Teils mit dem Thermokauter oral von der
Kluppe. Nachschneiden mit der Schere unten am
lateralen Ohrrand, um den sog. »Balkon« abzutragen *(Abb. 12.5);* Einzelknopfnähte. Hochbinden
der Ohren mit Klebeband unter Freilassung der
Wundränder und ab 5. Tag tägliche Massage der
Ohrränder mit Lebertransalbe, um Krusten und
Verklebungen zu lösen und der Narbenretraktion
entgegenzuwirken. Entfernen der Nähte nach 10
Tagen.

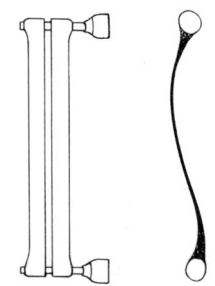

Abb. 12.4. Kupieren; Kluppe (½ Größe)

12.1.1.9 Korrektur falscher Ohrstellungen

Aus ethischen Gründen soll nur korrigiert werden,
wenn entweder die Wahrscheinlichkeit besteht,
daß der Stellungsfehler nicht vererbt wird, oder
wenn gleichzeitig kastriert wird.

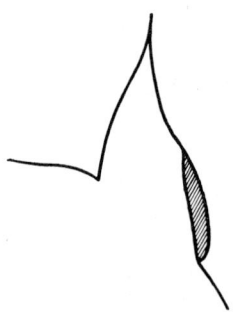

Abb. 12.5. Kupieren; Abtragen des sog. »Balkons« unten am lateralen Rand

Falsch stehendes Ohr

Dies kommt hauptsächlich bei Collies und Terriers vor. Korrektur konservativ durch Ankleben eines Gewichtes (z. B. Kaugummi) innen an der Ohrspitze oder operativ durch die kosmetisch heikle *Kippohroperation.*

Technik □ Allgemeinanästhesie. Durchtrennen von Haut und Knorpel an der gewünschten Stelle auf der Innenseite der Ohrmuschel; Vorsicht am Ohrrand wegen der dort verlaufenden Gefäße, Nekrosegefahr. Abtragen eines ca. 2 mm breiten Knorpelstreifens ohne Verletzung der Haut auf der Außenseite, keine Naht.

Falsch fallendes Ohr (flatterndes Ohr)

Dies kommt besonders bei Schäferhunden und kupierten Boxern und Doggen vor; entweder vorübergehend während des Zahnwechsels (bis ca. 8. Monat), oder durch unterentwickelten Ohrknorpel, bei Othämatom und Otitis externa, durch zu langes Kupieren oder Narbenstrikturen danach und Lähmung der Ohrnerven.

Prognose □ Sie ist bei unterentwickeltem Ohrknorpel, Lähmungen und Kupierfolgen ungünstig.

Therapie □ Konservativ, indem Othämatom und Otitis externa behandelt werden, durch Massage, bei kupierten Hunden durch Hochkleben der Ohren; es kann mit Anabolikagaben probiert werden, z. B. Laurabolin® (Nobilis) 1 mg/kg alle 3 Wochen. Die *operative Therapie* ist häufig ungünstig, die *Prognose* deshalb zurückhaltend zu stellen.

Technik □ Allgemeinanästhesie. Bei Kupierten Lösen der Narbenstrikturen, evtl. nachkupieren. Einbringen von Implantaten, z. B. Biopor® (Albrecht) an der Innen- oder Außenseite der Ohrmuschel. Entfernen eines dreieckigen Hautstückes an Kopf und Ohr nach Bartels (1969), wie in *Abb. 12.6* dargestellt. Ausschneiden eines spindelförmigen Hautstückes längs auf der Stirn zwischen den Ohren [nach Punzet & Walde, 1975; *(Abb. 12.7)*].

12.1.2   Äußerer Gehörgang

12.1.2.1   Otitis externa

Entzündung des äußeren Gehörganges (*Otitis externa*, »Ohrwurm«, »Ohrenzwang«) ist eine häufige Diagnose in der Hundepraxis. Da die Ursachen vielfältig sind, lohnt es sich, eine komplette Anamnese zu erheben und genau zu untersuchen. Ein Heilerfolg ist nur nach exakter Diagnose zu erwarten.

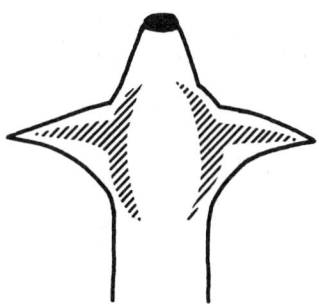

Abb. 12.6. Operationsmethode falsch fallender Ohren nach Bartels. Gestricheltes Gebiet wird herausgeschnitten, Naht (Bartels, 1969)

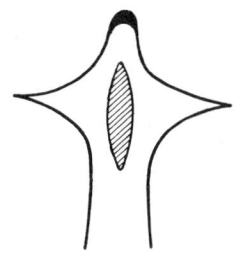

Abb. 12.7. Falsch fallendes Ohr; Ausschneiden und Vernähen des schraffierten Gebietes (Punzet & Walde, 1975)

Prädisponierend für eine Otitis externa sind enger Gehörgang, starke Behaarung des Gehörganges (Pudel, Kerry Blue Terrier), Eindringen von Wasser bei Schwimmern, starke Faltenbildung am Kopf und schwerer, tief angesetzter Behang (Laufhund, Cocker Spaniel, Basset).

Ursachen sind vermehrte Sekretproduktion der Zeruminaldrüsen (evtl. Zusammenhang mit seborrhoischen Hauterkrankungen), Fremdkörper (meist Grannen, ein- oder beidseitig), Ohrmilben, Schleimhautpolypen, Tumoren, Verletzungen des Gehörganges z. B. durch Biß. Otitis externa kann auch als Anzeichen einer Allergie oder einer Autoimmunkrankheit (z. B. Pemphigus) auftreten.

Die *bakterielle Besiedelung* auch des normalen Ohres kann entweder primär oder als Folge der oben genannten Ursachen zu infizierter Otitis externa führen. Als Erreger kommen hauptsächlich in Frage: Staphylo- und Streptokokken, Pseudomonas und Proteus. Als Komplikation oder primär treten auch *Mykosen* auf. Meist handelt es sich um Hefen der Gattung Pityrosporum, seltener Mikrosporum- und Trichophytonarten.

Die *otoskopische Untersuchung und Reinigung* soll schonend und vorsichtig geschehen. Vor dem Einbringen von irgendwelchen Chemikalien wird bei stark eiternden, übel ulzerierten und allen chronisch gemischten Formen oder vorbehandelten Fällen eine Tupferprobe für die bakteriologi-

Tab. 12.1. Rückschlüsse auf die Erreger einer *Otitis externa* nach der Art des Ohrsekretes

Ohrsekret	Erreger
brauner bis braunschwarzer, wachsartiger Inhalt	Hefen oder Hefen- beteiligung
hellbrauner, schmieriger Inhalt	Staphylokokken und/oder Streptokokken
gelber, flüssiger und stinkender Inhalt	Pseudomonas und/oder Proteus
schwarzer, sandiger oder bröckeliger Inhalt	Milben

Nach Loertscher (1979)

sche und/oder mykologische Untersuchung (evtl. Resistenzprüfung) entnommen. Eine erste, mehr äußerliche Besichtigung durch die Otoskoplampe mit aufgesetztem Trichter zeigt die Beschaffenheit und Menge des Ohrsekretes, was oft schon Rückschlüsse auf die Erreger zuläßt, wenn diese nicht allzu sehr gemischt sind *(Tab. 12.1).*

Für den Milbennachweis Lupe zuschalten. Die Erreger *Otodectes cynotis* sind als weiße, rundliche und recht bewegliche Pünktchen von 0,5 mm Länge sichtbar.

Die *Otitis externa parasitaria* ist einfach zu behandeln, wenn sie nicht schon wochen- oder monatelang bestanden hat und bakterielle Komplikationen eingetreten sind. Allerdings sind Rezidiven häufig. Am besten wird mit Phosphorsäureestern, z. B. Galesan® 2‰ (Veterinaria) gespült. Daran denken, daß weitere, im gleichen Haushalt lebende Hunde und besonders Katzen auch behandelt werden müssen. Die sich im Haarkleid aufhaltenden Milben eliminiert man mit einem Räudebad.

Das weitere Vordringen in den äußeren Gehörgang macht oft Entfernen der störenden Haare tiefer am Eingang mit einer Arterienklemme notwendig. Dann wird mit milden, handwarmen Lösungen gespült, z. B. Otifree® (Chassot), bei starker Verkrustung kommt Salizyl-Tannin-Spiritus 2 % zur Anwendung. Ausräumen des Inhalts mit dem Watteträger unter gleichzeitiger sanfter Massage des Gehörganges von außen. Eine bessere Methode ist die Reinigung mit dem Water-Pik, der Flüssigkeit mit einstellbarem Druck einspritzt und den Gehörgang ausspült. Mit dem Watteträger werden häufig Zerumenpfröpfe oder Fremdkörper in die Tiefe geschoben und das Trommelfell verletzt. Fremdkörper werden mit der durch den Ohrtrichter vorgeschobenen Ohrenpolypenzange *(Abb. 1.27)* entfernt.

Ziel der Reinigung ist ein sauberer und überschaubarer äußerer Gehörgang, der möglichst wenig traumatisiert worden ist und eine Beurteilung von Schleimhaut und Trommelfell erlaubt. Je nach

Beschaffenheit von Schleimhaut und Sekreten werden die Otitiden eingeteilt in:

12.1.2.2   Otitis externa erythematosa mit Übergang zu squamosa

Rötung des Gehörganges, evtl. vermehrte Epithelabschilferung, Anfangsstadium der schwereren Formen.

Prognose □ Günstig.

Therapie □ Entzündungshemmende Tropfen und Salben mit Glukokortikoiden, z. B. Synalar® (Syntex).

12.1.2.3   Otitis externa ceruminosa mit Übergang zu crustosa

Diese tritt durch vermehrte Produktion von Zerumen auf. Bei Liegenbleiben Krusten- und Pfropfbildung, später oft bakterielle Besiedelung. Abgrenzung der *Otitis externa parasitaria* durch Auffinden der Milben (s. oben).

Prognose □ Günstig bei lokalisierten Prozessen; bei generalisierter Seborrhoe und monatelanger Dauer ungünstiger, häufig rezidivierend.

Therapie □ Zeruminolytisch und evtl. antiparasitär (s. oben), Nachbehandlung mit antibiotika- und glukokortikoidhaltigen Tropfen, z. B. Otiprin® (Chassot).

12.1.2.4   Otitis externa purulenta mit Übergang zu ulcerosa

Aus Otitis externa erythematosa und Otitis externa ceruminosa hervorgehend. Schmierig-eitriges, oft übelriechendes Sekret durch bakterielle und/oder mykotische Besiedelung. Bei längerer Dauer Bildung von schmerzhaften Schleimhautulzerationen und Gefahr der Perforation des Trommelfells mit Eindringen der Infektion ins Mittelohr.

Prognose □ Zweifelhaft, bei monatelanger Dauer eher ungünstig.

Therapie □ Spülen mit H_2O_2 3 % hat neben der desinfizierenden auch eine desodorierende Wirkung (*Cave:* Bei Verdacht auf Trommelfellperforation nur handwarme physiologische NaCl-Lösung – evtl. mit Chlorhexidinzusatz, z. B. Hibitane® [ICI] – verwenden). Lokalbehandlung während 2–4 Wochen mit Breitbandantibiotika (je nach Antibiogramm) und Glukokortikoiden, z. B. Otosporin® (Wellcome), Gentocin® (Schering) oder mit antimykotischen Kombinaten wie Fucidin® (Leo), Pevet® (Janssen). Unterstützung der

Lokaltherapie mit dem passenden Antibiotikum parenteral und/oder peroral (erhöhte Dosis erforderlich, s. Kap. 11.1), ebenso mit einem systemisch gegebenen Glukokortikoid. Ist nach 4 Wochen keine Heilung eingetreten, wird die Diagnose überprüft, und es wird evtl. nach HINZ oder nach ZEPP operiert *(Abb. 12.8 bis 12.14)*.

12.1.2.5 *Otitis externa verrucosa chronica*
Verdickung der Ohrmuschelfalten, warzenartige Zubildungen im Gehörgang und damit Einengung desselben, meist therapieresistente Keime.

Prognose □ Ungünstig.

Therapie □ Versuche können mit Tannin-Salyzil-Spiritus 2 % gemacht werden. Indikation zur Operation nach HINZ oder nach ZEPP.

12.1.2.6 *Tumoren*
Tumoren des äußeren Gehörganges sind meist Adenome oder Adenokarzinome der Zeruminaldrüsen. Kleine, gestielte Tumoren und ebensolche Ohrenpolypen entfernt man mit der Ohrenpolypenzange *(Abb. 1.27)* unter Sicht durch den Ohrtrichter, größere oder schwer zugängliche Tumoren erfordern eine Eröffnung des Gehörganges nach HINZ.

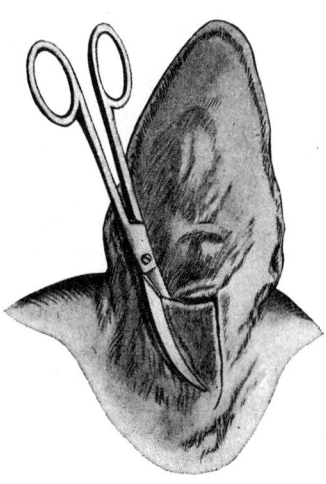

Abb. 12.8. Otitis-Operation nach HINZ, Abtragen des vertikalen Teils des äußeren Gehörganges: Ansetzen der Schere kranial, Ohr gestreckt halten. Der kaudale Schnitt ist ausgeführt

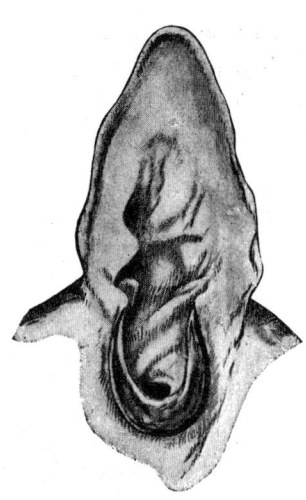

Abb. 12.9. Otitis-Operation nach HINZ, Gehörgang tief und breit ausgeschnitten

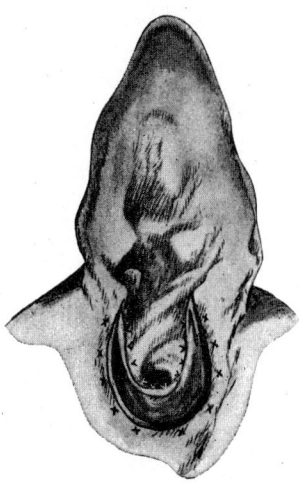

Abb. 12.10. Otitis-Operation nach HINZ, Stellen für Nähte, die durch den Knorpel geführt werden

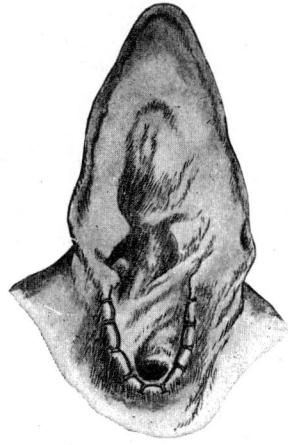

Abb. 12.11. Otitis-Operation nach HINZ, Nähte sind entfernt

12.1.2.7 Operationen nach Hinz und nach Zepp

Indikationen □ Chronisch eitrige, therapieresistente Otitiden, verruköse, irreversible Schleimhautverdickungen mit Einengung des Gehörganges, größere Polypen und Tumoren im äußeren Gehörgang.

Die Operationen nach HINZ und nach ZEPP führen zu einer besseren Belüftung des äußeren Gehörganges, sich bildendes Sekret kann leichter abfließen, und therapeutische Maßnahmen sind einfacher durchzuführen. Beschreibung der Operationen nach HINZ: Siehe *Abb. 12.8* bis *12.11*, beziehungsweise nach ZEPP: siehe *Abb. 12.12* bis *12.14*

und die dazugehörigen Bildlegenden.

Oft empfiehlt sich neben der allgemeinen auch eine Lokalanästhesie, da die Eingriffe sehr schmerzhaft sind. Die Operation nach HINZ ist einfacher und bringt gleich gute Resultate wie diejenige nach ZEPP, falls tief und breit genug ausgeschnitten wird. Der äußere Gehörgang soll post operationem nur noch aus dem kurzen, horizontalen Stück vor dem Trommelfell bestehen. Größere Warzen werden mit dem Thermokauter abgetragen, kleinere bilden sich von selbst zurück. Heraufbinden des Ohres (mögliche Variante s. *Abb. 1.34* bis *1.40*) und Halskragen für 10–14 Tage. Nach 10–14 Tagen Nähte entfernen.

12.2   Mittel- und Innenohr

12.2.1 Trommelfell (Membrana tympani)

Das Trommelfell grenzt das Mittelohr vom äußeren Gehörgang ab. Es ist eine perlgraue, glänzende und leicht durchscheinende Membran mit normalerweise schwach konkaver Oberfläche.

Entzündung des Trommelfells: *Myringitis*. Seine Beschaffenheit erlaubt Rückschlüsse auf pathologische Prozesse im Mittelohr: Bläuliche Verfärbung bei Blutungen, Rötung bei akuter Otitis media, diffuse Trübung bei Eiteransammlung. Durch

die Raumforderung von Flüssigkeiten im Mittelohr kann sich das Trommelfell in den äußeren Gehörgang vorwölben.

Perforation des Trommelfells kommt vor bei: Otitis externa purulenta und verrucosa chronica, bei Verletzung durch Fremdkörper und iatrogen. Bei Verdacht auf Perforation soll nicht mit alkoholischen Lösungen, sondern mit physiologischer NaCl-Lösung (evtl. mit Chlorhexidinzusatz, z. B. Hibitane® ICI) gespült werden. Das Trommelfell regeneriert gut und verheilt sehr oft spontan unter Narbenbildung.

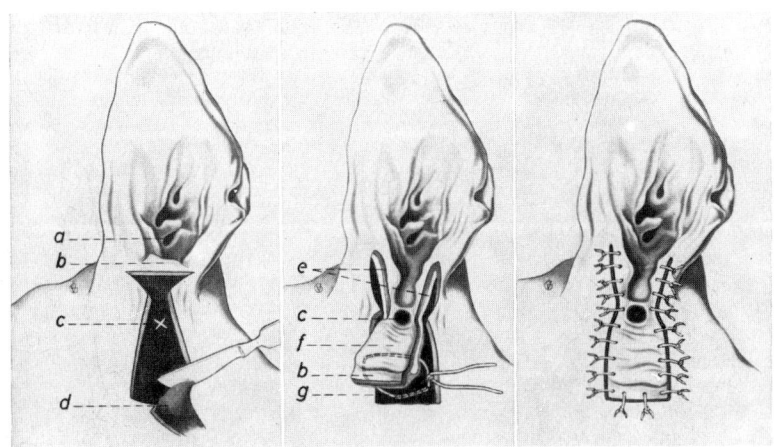

Abb. 12.12   Abb. 12.13   Abb. 12.14

Abb. 12.12. Otitis-Operation nach ZEPP: *a* = Lage des Winkels zwischen vertikalem und horizontalem Teil des Gehörganges; *b* = Tragusrand; *c* = Lage des Eingangs zum Gehörgang; *d* = Ventrales Ende des exstirpierten Hautstückes (BERGE/WESTHUES)
Abb. 12.13. Otitis-Operation nach ZEPP: *e* = Lage der

Schnitte durch den Ohrknorpel; f = umgeklappter Ohrknorpel mit der ihm innen ansitzenden Auskleidung des Gehörganges; *g* = Catgutfadenschlinge (BERGE/WESTHUES)
Abb. 12.14. Otitis-Operation nach ZEPP: Knopfnähte sind abgeschnitten (BERGE/WESTHUES)

12.2.2   Mittelohr

Die Mittelohrentzündung *(Otitis media)* ist eine fieberhafte Allgemeinerkrankung mit Laryngo-Pharyngitis, evtl. auch mit Tonsillitis, Conjunctivitis und Rhinitis verbunden. Oft besteht Palpationsschmerz und schmerzbedingte Schiefhaltung des Kopfes nach der erkrankten Seite hin, sowie Schwerhörigkeit durch Flüssigkeitsansammlung im Mittelohr. Die Infektion bei Otitis media kann drei Wege nehmen:

1. *Deszendierend* (am häufigsten) aus Otitis externa infolge perforierten Trommelfells.
2. *Aszendierend* (seltener) durch die Eustachische Röhre *(Tuba auditiva)* aus dem Rachenraum, ohne daß eine Otitis externa vorliegt. Das Trommelfell ist vorgewölbt, intakt und trüb verschattet; oft rupturiert es sekundär.
3. *Hämatogen* (sehr selten) durch Aussaat von Keimen ins Mittelohr.

Diagnosesicherung □ Sie erfolgt aufgrund der Allgemeinsymptome, Vorliegen einer schweren Otitis externa, Beschaffenheit und Verletzungen des Trommelfells. Röntgenologisch manchmal Verschattungen der normalerweise mit Luft gefüllten Bulla tympanica oder Knochenzerstörung in der Bulla ossea; Darstellung dorso-ventral, schräg latero-lateral und im fronto-okzipitalen Strahlengang bei weit geöffnetem Fang (Zentralstrahl auf die Tonsillen gerichtet).

Therapie □ Erregernachweis, Resistenzprüfung und sorgfältige Toilettierung des Gehörganges wie bei Otitis externa (Kap. 12.1.2). Bei perforiertem Trommelfell ist das Mittelohr für therapeutische Maßnahmen zugänglich: Spülung mit handwarmer physiologischer NaCl-Lösung mit Hibitane®-Zusatz, Drainage durch die Eustachische Röhre entweder von selbst oder durch Druck eines Gummiball-Irrigators mit langer, weicher Spitze. Bei intaktem Trommelfell Probenentnahme für das Antibiogramm mit lumbaler Punktionskanüle durch das Trommelfell hindurch *(Myringotomie)*. Zur Schonung des Malleolus soll im ventralen Teil des Trommelfells unter Sicht durch den Ohrtrichter punktiert werden.

Antibiotische Lokaltherapie mit Kombinaten, die Glukokortikoide und evtl. Antimykotika enthalten, analog der Otitis externa purulenta. Unterstützung durch Antibiotika- und Glukokortikoidtherapie parenteral und/oder peroral; Anpassung des Antibiotikums an das Ergebnis des Antibiogramms. Aminoglykoside wie Neomycin, Polymyxin und Gentocin können in seltenen Fällen ototoxisch wirken. Tritt spätestens nach 4 Wochen keine Heilung ein, wird *chirurgisch* vorgegangen:

1. Operation nach Hinz oder nach Zepp.

2. Hat das Vorgehen durch den äußeren Gehörgang keinen Erfolg oder sind die Symptome auf das Mittelohr (und Innenohr) beschränkt, wird die Bulla ossea von ventral her eröffnet, kürettiert und drainiert. Wegen der im Operationsgebiet liegenden Nerven und Gefäße ist die *Bulla-Osteotomie* dem geübten Chirurgen vorbehalten. Technik ist beschrieben bei Denny (1973) und bei Howard et al. (1983).

12.2.3   Innenohr

Die Innenohrentzündung *(Otitis interna)* ist eine seltene Komplikation der Otitis media. Erkrankung des Innenohrs mit dem Labyrinth als Sitz von Gehör und Gleichgewichtssinn verursacht schwerere Allgemeinerscheinungen als die Otitis media; am auffälligsten sind die Motilitätsstörungen: Beeinträchtigung des Gleichgewichts, Manegebewegungen und horizontaler Nystagmus mit langsamer Komponente nach der erkrankten Seite hin.

Diagnosesicherung □ Durch die Symptomatik, Otitis externa und media.

Differentialdiagnose □ Zerebrale und zerebelläre Ataxien (Kap. 26).

Prognose □ Diese ist zweifelhaft, die neurologischen Symptome können längere Zeit dauern oder permanent sein.

Therapie □ Wie Otitis externa und media; Vitamin B_1, B_6 und B_{12}, z. B. B-Neuron® (Chassot) 2–3 × wöchentlich 1 ml/10 kg und Antivertiginosa, z. B. Torecan® (Sandoz) 1–2 × täglich ½–1 Supp. über mehrere Wochen.

12.2.4   Schwerhörigkeit und Taubheit (Hebetudo auris)

Kommt ein- oder beidseitig vor. *Angeborene Taubheit* bei Dalmatinern, verschiedenen Terriers und Border Collies. *Erworbene Taubheit* durch Schußlärm, Okklusion der äußeren Gehörgänge, chronische Otitis media und interna, Tumoren des Ohres und des Gehirns, Alter, systemische Infektionskrankheiten wie Staupe, selten iatrogen durch Aminoglykoside.

Diagnosesicherung □ Erfolgt durch Taubheitstest: Wecken aus dem Schlaf mit eindeutig akustischem Signal; oder Ansprechen durch den nicht sichtbaren Besitzer in unterschiedlicher Lautstärke.

Therapie □ Die *Möglichkeiten* hängen von der Ursache ab. Mehr oder weniger aussichtsreich ist die Behandlung der Otitis externa, media und interna. Vererbte Taubheit sollte nach Bestimmen des Erbganges durch Ausschluß der Erbträger von der Zucht angegangen werden.

Literatur

Bartels, P., 1969: Mündliche Mitteilung.

Berge, E., & M. Westhues, 1969: Tierärztliche Operationslehre, 29. Aufl. Berlin/Hamburg: Paul Parey.

Denny, H. R., 1973: The Results of Surgical Treatment of Otitis media and interna in the Dog. J. Small Anim. Pract. **14:** 585.

Griffin, C. E., 1981: Otitis externa. Compend. Cont. Educ. Pract. Vet. **3:** 741.

Howard, P. E. et al., 1983: Otitis media. Part II. Surgical Considerations. Compend. Cont. Educ. Pract. Vet. **5:** 18.

Loertscher, M., 1979: Ein Beitrag zur Diagnostik und Therapie der Otitis externa des Hundes. Zürich: Vet.-med. Diss.

Neer, T. M. et al., 1982: Otitis media. Compend. Cont. Educ. Pract. Vet. **4:** 410.

Punzet, G., & J. Walde, 1975: Hautplastische Korrektur von Hängeohren beim Hund. Wien. tierärztl. Mschr. **62:** 121.

13 Augenkrankheiten

I. WALDE

13.1   Augenuntersuchung

Keine Augenuntersuchung ohne Anamnese und klinische Allgemeinuntersuchung. Lebensraum, vorausgegangene und bestehende Krankheiten liefern wichtige diagnostische Hinweise.

13.1.1   Untersuchungsgeräte

Otoskop ohne Ohrtrichter mit abschwenkbarem Lupenaufsatz *(Abb. 1.3 und 1.5)*, Ophthalmoskop mit Spaltblende, Lupenbrille, modifizierte Allis-Pinzette, Tränenkanälchensonde und -kanüle.

13.1.2   Augenuntersuchung

Diese erfolgt bei Tageslicht oder diffuser Deckenbeleuchtung systematisch von vorne nach hinten. Für einfache Inspektion reicht Otoskoplämpchen (mit Lupe). Untersuchung von Bindehaut und Tränenapparat erfolgt nach dem eigentlichen Untersuchungsgang. Werden für (Lupen-)Untersuchung beide Hände benötigt, ist fest montierte Leuchte oder Stirnlampe erforderlich. Nach vergleichender Betrachtung beider Augen aus der Entfernung erfolgt Untersuchung im auffallenden Licht bei seitlicher Beleuchtung bis zum Glaskörper. Hierauf Beurteilung der lichtbrechenden Medien im durchfallenden (reflektierten) Licht: Otoskoplampe befindet sich unmittelbar vor dem nicht akkomodierten Auge des Untersuchers. Blickrichtung und Lichtstrahl sind gleichgerichtet und fallen aus der Entfernung einer Armlänge zum Patientenauge durch dessen Pupille, wobei das vom Augenhintergrund reflektierte Licht die Pupille im entsprechenden Farbton des Fundus aufhellt (Fundusreflex). Defekte, Trübungen und Fremdinhalt von Kornea, Vorderkammer, Linse und Glaskörper erscheinen zumeist dunkler, ggf. hell leuchtend. Lokalisation dieser Veränderungen durch Verschiebung ihrer relativen Lage zum Pupillarrand bei Bewegung des Untersuchers mit dem Licht vor dem Patientenauge (parallaktische Verschiebung): Verschiebung entgegen der Bewegungsrichtung

bei Lokalisation vor Pupillenebene (Kornea), Verschiebung in der Bewegungsrichtung bei Lokalisation hinter Pupillenebene (Linsensubstanz, Glaskörper). Keine Verschiebung bei Lokalisation in der Pupillenebene (Linsenvorderkapsel).

Zur Betrachtung des Augenhintergrundes kommt der Untersucher mit dem Otoskoplämpchen möglichst nahe ans Patientenauge heran (direkte Ophthalmoskopie). Handelsübliche Ophthalmoskope besitzen zumeist so enge Ringblende, daß nur ein Teil des funduskopisch erfaßbaren Areals beleuchtet wird. Nützlich sind die im Ophthalmoskopkopf eingebauten Korrekturlinsen (Rekoß-Scheibe) zum Ausmessen von Niveauunterschieden am Fundus. Auch spaltförmige Lichtbündel können im Kopf handelsüblicher Ophthalmoskope eingestellt werden. Bei entsprechender Lichtintensität kann durch seitliche (Lupen-)Betrachtung der vom Spaltbündel durchdrungenen bzw. getroffenen Strukturen die Zuordnung von Veränderungen der Hornhaut, Vorderkammer, Iris, Linse und Glaskörper erleichtert werden (Spaltlampenuntersuchung).

Ergänzung der direkten Inspektion von Kornea und Vorderkammer im auffallenden Licht durch seitliche Durchleuchtung der Vorderkammer im durchfallenden Licht ist äußerst nützlich. Zu diesem Zweck befindet sich die Lampe etwa eine Spanne vor dem Auge des Untersuchers nahe am temporalen Limbus des Patientenauges, so daß das Licht entlang des Iris-Linsen-Diaphragmas durch die Vorderkammer in den nasalen Kammerwinkel fällt. So treten z. B. Konturveränderungen der Kornea, Iris und Linse, Tiefe und Inhalt der Vorderkammer sowie Schlotterbewegungen der Iris infolge Linsenlockerung bei spontaner Bulbusbewegung plastisch in Erscheinung und ersetzen die Spaltlampenuntersuchung.

Mit der digitalen Tensionsprüfung beider Augen ist der einfache Untersuchungsgang abgeschlossen. In Abhängigkeit vom Befund erfolgen nun spezielle Untersuchungsmethoden: Untersuchung der Bindehaut und Tränenpunkte in Oberflächenanästhesie *(Abb. 13.3, S. 325)*, Anfärben der Kornea mittels Fluoreszein *(Abb. 13.10, S. 325; Abb. 13.11, S. 329)*, Schirmer Tränentest (STT), Kammerwinkeluntersuchung mittels Gonioskopielinse *(Abb. 13.23, S. 336)*, instrumentelle Tono-

metrie, Entnehmen von Tupferproben, Geschabsel und Biopsien der Binde- und Hornhaut, diagnostische Punktion des Augapfels und subjektive Sehprobe.

13.2 Umgebung des Auges und Augenlider

13.2.1 Umgebung des Auges, Orbita

13.2.1.1 Primäre Erkrankungen der Augenumgebung

Diese Erkrankungen traumatischer, entzündlicher, neoplastischer und rassespezifischer Art können sekundär den Augapfel und seine Adnexe betreffen.

Akute Gefährdung des Sehvermögens bei periokularen Hämatomen mit Bulbusprotrusion und Sehnervenkompression bzw. -extension (brachyzephale Rassen), Verletzungen und Frakturen im Orbitalbereich, retrobulbären Prozessen.

Retrobulbäre Prozesse
Leitsymptom ist Bulbusprotrusion bei gleichzeitigem Nickhautvorfall infolge entzündlicher und neoplastischer Prozesse.

Phlegmone in der Orbita
Schmerzhaft, kollaterales Ödem der Lider und Bindehaut.

Myositis der Kaumuskulatur (M. temporalis, Mm. pterygoidei)
Ödemisierung fehlt i. d. R., Schmerzen bei Kieferbewegung *(Abb. 13.4, S. 325; s. auch Kap. 18.2)*.

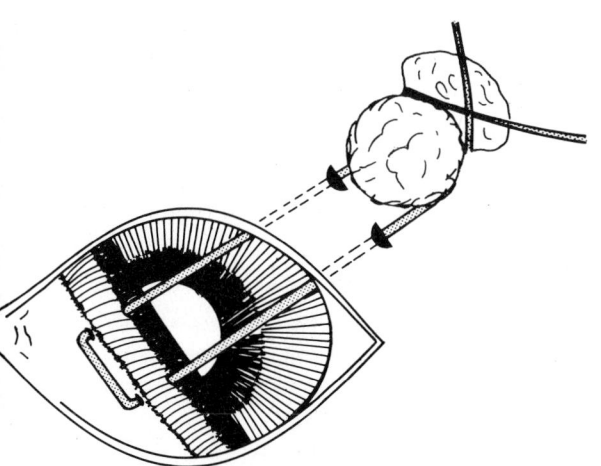

Abb. 13.1. Nickhautschürze: Horizontale U-Naht durch Lidbasis im oberen Fornix und wulstige Verdickung der Außenschichten des freien Nickhautrandes gestochen; *oben* = Wattebäuschchen

Neoplasmen
Zumeist ohne entzündlich-schmerzhafte Reaktionen. Bisweilen ophthalmoskopisch erkennbare Bulbusdeformation.

Diagnosesicherung □ Röntgenaufnahme (Verschattung, Fremdkörper, Periodontitis apicalis) und diagnostische Orbitotomie von der Mundhöhle hinter dem letzten Oberkiefermolaren oder von außen.

Therapie □ Kalte Kompressen bei frischem Hämatom, Reposition des Bulbus und Nickhautschürze *(Abb. 13.1)* oder Vernähen der Lidspalte (Tarsorrhaphie). Lokale Wärme bei Entzündungsprozessen ohne Allgemeinerscheinungen. Antibiotika möglichst erst nach Spalten der reifen Phlegmone (orale Orbitotomie). Glukokortikoide nur bei nicht eitrigen Prozessen (Myositis eosinophilica). Exenteratio orbitae bei Neoplasma in der Orbita (totale Ausräumung der Orbita).

13.2.1.2 Sekundäre Erkrankungen der Augenumgebung
Epiphora
Pathologisches Tränenträufeln.

Augenausfluß
Der Tränenflüssigkeit sind Entzündungsprodukte beigemengt (schleimig, eitrig). Beides sind Leitsymptome von Erkrankungen der Augenlider, der Bindehaut und des Tränenapparates. Bei Chronizität Ausbildung einer »Sekretrinne« mit rotbrauner Verfärbung weißer Haare, Dermatitis und Haarausfall.

13.2.2 Augenlider

Beurteilt werden Lidhaut und Lidhaare, Lidstellung, Lidrand und Lidspalte.

Blepharospasmus
Krampfhafte Verengung der Lidspalte.

Ankyloblepharon
Vereinigung der Lidränder. Physiologisches Ankyloblepharon an Welpen bis zum 14. Tag post partum. Pathologisch bei verspäteter, unvollständiger

oder ausbleibender Spontanöffnung der Lider (Atresia palpebrarum).

13.2.2.1   Ophthalmia neonatorum
Eitrige Bindehautentzündung unter verschlossener Lidspalte. Entzündliches Lidödem, eitriges Exsudat im nasalen Kanthus. Rasches Übergreifen auf Kornea mit Perforationsgefahr!

Therapie □ Stumpfe oder scharfe Eröffnung der Lidspalte, Wegspülen des Exsudates, antibiotische Augensalbe (siehe Keratitis superficialis).

13.2.2.2   Lidkolobom
Kerbenartiger Lidranddefekt ohne Wimpern und Drüsen. Gelegentlich in Kombination mit Lidbindehautdermoid (Kap. 13.10).

Therapie □ Bei störender Trichiasis Keilexzision und Intramarginalnaht *(Abb. 13.2),* lidrandnahe Entropiumoperation oder Blepharoplastik.

13.2.2.3   Zu große Lidspalte
Bei kleinen, brachyzephalen Rassen (Pekingese, American Cocker Spaniel) ist die Lidspalte häufig so groß, daß ein großer Teil der temporalen Sklera (bzw. Conjunctiva bulbi) sichtbar wird und der exophthalmische Bulbus zur Protrusion neigt.

Bei reichlich vorhandener gefalteter Kopfhaut (Bernhardiner, Bluthund und andere Rassen) erscheint die viel zu große Lidspalte bisweilen viereckig verformt (sog. Caro-Auge) infolge Blepharospasmus. Hierbei entsteht ein Ektropium im mittleren Unterlid bzw. ein nach oben gefalteter nasaler oder mittlerer Anteil des Oberlids und ein temporales Entropium (s. d.).

Therapie □ Bei Exophthalmus Verkleinerung der Lidspalte durch permanente Tarsorrhaphie (tem-

porale Lidrandexzision und Naht). Beim Caro-Auge Ektropiumoperation (Keilexzision der gefalteten Lidteile) und Intramarginalnaht sowie Entropiumkorrektur.

13.2.2.4   Zu kleine Lidspalte (Blepharophimose)
Kongenital bei Chow, Kerry Blue- und Bull Terrier, Collie, Sheltie und Zwergpudel. Bisweilen in Verbindung mit Entropium, Mikrophthalmie und multiplen Augenanomalien.

Therapie □ Entropiumoperation, Vergrößerung der Lidspalte durch Kanthusplastik.

13.2.2.5   Trichiasis
Jede durch normale und fehlgerichtete Haare im Augenbereich bedingte Hornhaut- oder Bindehautirritation, u. a. bei sog. Pekingesenfalte, Wimpertrichiasis, Distichiasis, ektopischen Zilien, Dermoid, Entropium oder zu großer Lidspalte.

Beim Cocker Spaniel irritieren bisweilen sehr lange, steilgestellte temporale Wimpern des Oberlids (Trichomegalie) bes. bei Ektropium des Unterlids.

Bei Pekingesenfalte häufig sekundäre Pigmentation der nasalen Hornhautoberfläche.

Symptome □ Blinzeln, Augenausfluß, Conjunctivitis, Keratitis superficialis, Blepharitis.

Therapie □ Lidrandnahe Entropiumoperation bei Wimperntrichiasis, Exzision der Nasenfalte. Keratitisbehandlung.

13.2.2.6   Distichiasis
Hereditäre Wimpernreihen»verdoppelung« oder »Doppelbewimperung« bei vielen Rassen. Haare entspringen aus Ausführungsgängen der Meibom-

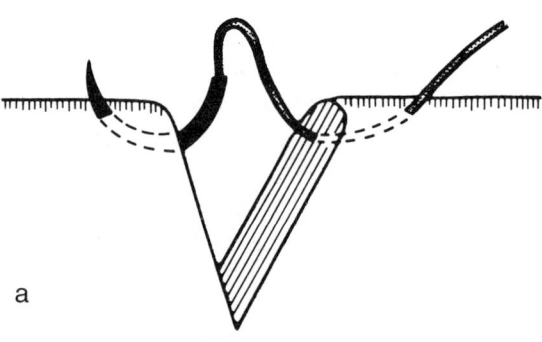
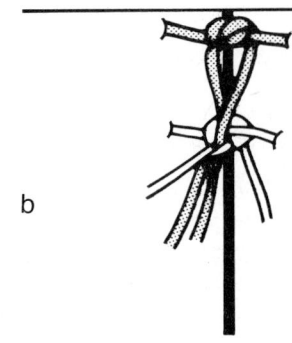

Abb. 13.2. Intramarginalnaht: *a* = Situationsnaht der äußeren Lidkante; *b* = Fadenenden der geknüpften Situationsnaht werden in 2. Lidknopfnaht fixiert

schen Drüsen *(Abb. 13.5, S. 325)*. Gelegentlich entspringen mehrere Härchen aus einem Follikel (Districhiasis).

Symptome □ Reichen von Epiphora bis zum Ulcus corneae.

Therapie □ Epilation mit Wimpernpinzette nur vorübergehend erfolgreich. Operative Maßnahmen umfassen:

1. Elektrolytische Epilation (Perma Tweez®-Gerät, General Medical Company). Mehrere Rezidive möglich. Bei vielen Härchen postop. Entropiumtendenz;
2. Intramarginale longitudinale innere Lidrandexzision;
3. Lidrandnahe Entropiumoperation bei Entropiumtendenz und Härchen nahe der äußeren Lidkante.

13.2.2.7 Ektopische (aberrante) Zilien
Einzelne oder büschelweise angeordnete Zilien durchdringen zumeist in der Mitte des Oberlids die Bindehaut.

Therapie □ Epilation mit Pinzette und tiefe diathermische Exzision (Elektrotom 70 D).

13.2.2.8 Entropium (Roll-Lid)
Einwärtsrollung des Lidrandes mit sekundärer Trichiasis.

Entropium hereditare
Häufigste Form. Erblich bei Chow, Dt. Vorstehhunden, Rottweiler, Pudel u. a. Zumeist temporale Hälfte des Unterlids, bei brachycephalen Hunden und Zwergpudel nasales Unterlid (Verlegung des unteren Tränenpünktchens) betroffen. Entropium des oberen und Ektropium des unteren Augenlids bei lockerer Schädelsubkutis.

Entropium spasticum
Reflektorischer Enophthalmus und Blepharospasmus infolge schmerzhafter Prozesse im Augenbereich (E. hereditare, Fremdkörper, Follikelkatarrh). Reizentropium allein ist durch Oberflächenanästhesie (Novesin®) behebbar!

Entropium cicatriceum
Durch Narbenzug nach Lidverletzungen und -entzündungen.

Entropium bulbare
Infolge zu tief in der Orbita liegenden Augapfels bei Mikrophthalmie, Atrophia und Phthisis bulbi, Schwund des retrobulbären Fettpolsters sowie relativ zu großer Orbita (Entropium congenitum).

Therapie □ Entropium spasticum kausal behandeln. Operative Exzision eines Hautstreifens 2–3 mm parallel zum eingerollten Lidrand. Einzelknopfnähte Synthofil® 5/0. Gutes Resultat bei leichter Unterkorrektur. Gefahr der Überkorrektur im temporalen Kanthus bei zu großer Lidspalte! Ist Kanthus und temporales Oberlid auch eingerollt, getrennte obere lidrandparallele Exzision über Kanthushöhe hinaus.

Gleichzeitig vorhandene Anomalien mitberücksichtigen! Nie 3. Augenlid ohne triftigen Grund (= bösartiges Neoplasma) resezieren oder exstirpieren! Bei Überkorrektur (Ektropium) schon am fünften Tag post operationem Nähte entfernen, Wundränder aufreißen und wiederholtes Einbringen einer Kortison-Antibiotikum-Augensalbe (Sekundärheilung in Normalstellung).

13.2.2.9 Ektropium
Auswärtsdrehung des unteren Lidrandes. Unvollständiger Lidschluß führt zu Tränenfluß, Konjunktivitis und evtl. zu Expositionskeratitis.

Ectropium congenitum
Bei Hunden mit reichlicher, verschieblicher Kopfhaut (Bluthund, Basset, Bernhardiner, Spaniel). Zumeist zu große Lidspalte.

Therapie □ Keilexzision des ektropionierten Lidteiles mit Basis am Lidrand. Intramarginalnaht: Situationsnaht (Synthofil® 5/0) im Lidrand. Lange Fadenenden in den Knopf der angrenzenden Lidnaht fixieren, damit Hornhaut nicht gereizt wird *(Abb. 13.2)*. Ektropium-Entropiumoperation.

Ectropium cicatriceum
Durch Narbenzug nach Verletzung oder Operation.

Therapie □ V-Y-Technik: V-förmige Inzision der Lidhaut mit lidrandnaher Basis. Unterminieren der Hautränder, Mobilisierung des Lappens nach oben und Y-förmige Hautnaht. Evtl. Lappenplastik.

Ectropium mechanicum
Infolge pathologischer Veränderungen des Lides sowie altersbedingten Erschlaffens des M. orbicularis oculi (Ectropium senile).

Ectropium paralyticum
Lähmung des N. facialis (Unterlid).

13.2.2.10 Lidentzündung (Blepharitis)
Einseitige Erkrankung infolge von Trauma und lokaler Infektion kann zu abszedierender Lidphlegmone führen.

Blepharitis diffusa

Beidseitig bei Allergien, Parasitosen (Demodex), Pilzbefall (Mikrosporum, Trichophyton), Allgemeinerkrankungen und chronischen Augenkrankheiten.

Symptome □ Juckreiz, Blepharospasmus, Rötung, Ödem, Haarausfall, Schuppenbildung, Hautfältelung, Akanthose, derbe Lidverdickung, seröse bis eitrige Exsudation und Geschwürbildung.

Diagnose □ Geschabsel, Tupferprobe, mikrobiologische Untersuchung.

Therapie □ Dem Grundleiden entsprechend. Feuchtwarme Umschläge, Reinigung (Borwasser, Kamillentee) und Trocknung. Erosionen und Ulzera mit 10%igem Silbernitrat touchieren (Binde- und Hornhaut nicht berühren!). Zinkhaltige Vitaminsalbe (Mirfulan®, Desitin®) oder (Glukokortikoid-)Antibiotikum-(Augen-)Salbe.

Allergische Blepharitis

Jäh auftretende starke Ödemisierung des Lids, meist auch der Konjunktiva (Chemosis) und gelegentlich auch der Haut des Gesichtsschädels (Löwenkopf).

Therapie □ Glukokortikoid-(Antibiotikum-)-Augensalbe, parenterale Verabreichung von Glukokortikoid und Antihistaminikum. Allergenentzug.

Blepharitis marginalis

Selbständige Entzündung des Lidrandes (= eigentliche Blepharitis) häufig bei Infektionskrankheiten (Staupe!), Mangelkrankheiten sowie chronischen Binde- und Hornhautentzündungen. Vereiterte Haarfollikel verursachen Wimpernausfall (Madarosis) sowie Lidrandverdickung und -vernarbung (Tylosis, Elephantiasis palpebrae). Abgeheilte Geschwüre können zu Wimperntrichiasis und Entropium bzw. Ectropium cicatriceum führen.

Blepharitis ulcerosa

Verkrustende Lidrandulzera (nasal) bei autoimmunen Erkrankungen wie Pemphigus, Lupus erythematosus oder bei entsprechender Keratoconjunctivitis (Schäferkeratitis, Keratitis sicca – Dt. Schäferhund).

Therapie □ Wie Blepharitis diffusa. Bei Autoimmunerkrankung: siehe Kap. 11.7, dazu intensive lokale Glukokortikoid-Antibiotikum-Augensalbenapplikation (6–8mal tägl.).

Blepharitis focalis
Hordeolum (Gerstenkorn)
H. externum: □ Eitrig-abszedierende Infektion der Haarbalgdrüsen am äußeren Lidrand. Vorwiegend bei Junghunden. Bisweilen chronische Granulome ohne Abszedierung.

H. internum □ Eitrige Entzündung der Meibomschen Drüsen am inneren Lidrand. Eher bei Hunden mittleren Alters (Meibomitis).

Therapie □ Lokale Wärme bis zur Resorption bzw. Reifung und Durchbruch. Antibiotika und Kortikoide verzögern Reifung! Manuelles Ausdrücken des H. internum mittels Wattebausch in Oberflächenanästhesie.

Chalazion (Hagelkorn)

Derbe Vorwölbung an der Lidinnenseite infolge chronischer Meibomitis mit Obstruktion des Ausführungsganges durch eingedickte, zur Verkalkung neigende Massen. Führt zu Blinzeln und Epiphora.

Therapie □ Inzision der Lidbindehaut über Schwellung, Curettage mit scharfem Löffel, verändertes Gewebe mit Schlingenkauter entfernen. Antibiotische Augensalbe.

13.2.2.11 Ptosis

Herabhängen des Oberlids durch Okulomotorius-, Fazialis- oder Halssympathikuslähmung (P. vera) bzw. durch Umfangsvermehrung des Oberlids (P. spuria, Pseudoptosis, z. B. bei Lidphlegmone).

Horner Syndrom (H. S.)

Sympathikusschaden, gekennzeichnet durch Ptosis, Miosis und Enophthalmus. Zumeist bei Läsionen des Halssympathikus (peripheres H. S.). Iris wird nach einigen Tagen gegenüber Adrenalin überempfindlich. Lokale Instillation von Adrenalin 1:1000 bewirkt somit Mydriase. Gute Prognose.

Liegt die Läsion im ZNS (zentrales H. S.), bleibt die Adrenalinwirkung auf die Pupille aus (Tranquillizer-Sympathikolyse, Tumoren in vorderen Mediastinum und Hypothalamus sowie Läsionen des Halsmarks).

Therapie □ Lokale Wärme, Spontanheilung nach 4–5 Wochen. Evtl. Kortikoide, Vitamin-B-Komplex und 2–3mal täglich 1–2%iges Epinephrin bei peripherem H. S.

13.2.2.12 Lagophthalmus

Schlußunfähigkeit der Lider infolge Facialis- und Trigeminuslähmung (z. B. fehlende Hornhautsensibilität nach Prolapsus bulbi), Liddefekten, Ektropium, Vorverlagerung und Umfangsvermehrung des Augapfels.

Therapie □ Ursache beheben, Nickhautschürze, Tarsorrhaphie.

13.3   Bindehaut und Tränenapparat

13.3.1   Bindehaut (Konjunktiva)

Beurteilt werden Lidbindehaut, oberer und unterer Bindehautsack, Augapfelbindehaut und 3. Augenlid. Das Hervorziehen des 3. Augenlids und oberen Bindehautsackes in Oberflächenanästhesie (Benoxinat® 0,4%ig) ist stets vorzunehmen!

13.3.1.1   Angeborene Veränderungen der Bindehaut
Umgeschlagenes 3. Augenlid
Einrollung des Blinzknorpels i. d. R. nach außen, selten nach innen. Besonders bei großen Rassen (Dogge, Bernhardiner, Dobermann u. a.). Führt zu Epiphora und Conjunctivitis. Diff. Diagnose: Nickhautdrüsenhyperplasie (bisweilen gleichzeitig).

Therapie □ Exstirpation des gekrümmten Knorpelteiles von der Innenseite des 3. Augenlids her. Nur bei irritierender Einrollung sparsame Exzision des freien Nickhautrandes.

Nickhautvorfall
Bei relativ zu groß ausgebildeter Orbita mit Enophthalmus. Kongenital bei Dobermann, Dogge, Hovawart. Erworben infolge Masseter- und Temporalisatrophie.

Therapie □ Bei Sehbehinderung und aus kosmetischen Gründen Exzision des Nickhautrandes.

13.3.1.2   Erworbene Veränderungen der Bindehaut
Entzündung der Bindehaut (Conjunctivitis)
Leitsymptom ist »rotes Auge« infolge Entzündungshyperämie. Daneben kommt es zu Ödem und Hypertrophie der Bindehaut, Augenausfluß, Photophobie, Nickhautvorfall und Proliferation lymphoider Follikel. Ausdehnung auf Kornea ist möglich. Aktive Hyperämie ist von Stauungshyperämie der Bindehautgefäße und von tiefer ziliarer Hyperämie zu differenzieren. Letztere sind Indikatoren bedrohlicher Erkrankungen des inneren Auges, wie Glaukom, Endophthalmitis (Uveitis) und intraokulare Neoplasmen.

Ursache □ Wind, Staub, grelles Licht, extreme Hitze oder Kälte, zu wenig Tränenflüssigkeit, Vitamin-A-Mangel, lokale Infektion, Obstruktion der ableitenden Tränenwege, fieberhafte Infektionskrankheiten, Allergene, Entropium, Ektropium, Trichiasis, Distichiasis, ektopische Zilien, Chalazion, Hordeolum, Fremdkörper, Blepharitis und Lidtumoren.

Spezielle Diagnostik □ Mikroskopische Untersuchung von gefärbtem Bindehautabstrich, bakteriologisch-mykologische Untersuchung, Antibiogramm.

Akuter Bindehautkatarrh (Conjunctivitis catarrhalis acuta)
Seromuköser Augenausfluß.

Chemosis
Zumeist allergisch bedingte hochgradige Ödemisierung der Bindehaut, die Lidspalte ausfüllen kann.

Therapie □ Ausspülen der Bindehaut, Glukokortikoid-Antibiotikum-Augensalbe (*cave:* Fremdkörper, Hornhautdefekt!). Halskrause.

Chronischer Bindehautkatarrh (Conjunctivitis catarrhalis chronica)
Schleimklümpchen im nasalen Augenwinkel, mäßig gerötete, etwas verwaschene grobgefaltete Bindehaut, besonders im unteren Fornix.

Follikelkatarrh (Conjunctivitis follicularis)
Häufigste erworbene Augenerkrankung junger Hunde!

Ursache □ Nicht behandelter akuter Katarrh, chronischer Reiz (Zugluft, Liderkrankungen).

Symptome □ Himbeerartiges Anschwellen der medialen Lymphplatte des 3. Augenlids, glasige Knötchen (lymphoide Follikel) an Außenfläche des 3. Augenlids und in beiden Bindehauttaschen (*Abb. 13.6, S. 325*).

Therapie □ Ohne Follikelbildung Touchieren der gesamten Bindehaut in Oberflächenanästhesie mit 2%igem Argentum nitricum bei etwa zweiminütiger Einwirkungsdauer, bis Oberfläche matt erscheint. Bei Follikelbildung zuvor Curettage der gesamten Bindehaut mit scharfem Löffel (an Innenfläche des 3. Augenlids bulbuswärts). Durch beides entsteht hochakute Entzündung! In den darauffolgenden 3 Tagen antibiotische Augensalbe, ab dem 4. Tag Kortikoid-Antibiotikum-Augensalbe 3mal täglich über eine Woche. Halskrause.

Eitrige Bindehautentzündung (Conjunctivitis purulenta)
Mukopurulenter Ausfluß, verklebte Zilien und Lider, Blepharitis, Keratitis. Häufig chronischer Verlauf.

Therapie □ Ausspülen der Bindehaut und der abführenden Tränenwege, antibiotische Augensalbe gemäß dem bakteriologischen Untersuchungsergebnis. Bei Chronizität und/oder positivem Pilzbefund 2%iges $AgNO_3$ oder Jodtinktur. Vorsicht: Silbernitrat und Jodtinktur nie gleichzeitig verwenden!

Plasmazelluläre Infiltration der Nickhaut des Schäferhundes

(Abb. 13.7, S. 325): Bilaterale, mit Schwellung, Rötung und Depigmentation beginnende, grauspeckige, höckrige, leicht blutende Verdickung des Nickhautrandes und der Außenfläche des 3. Augenlids. Für sich allein oder zusammen mit Schäferhundkeratitis.

Therapie □ Curettage des veränderten Gewebes, Touchieren mit 2%igem $AgNO_3$. Lokale Glukokortikoiddauertherapie wie bei Schäferhundkeratitis. Bei Rezidiv sparsame Exzision des freien Nickhautrandes.

Konjunktivales Granulom des Collies

(Fibröses Histiozytom, noduläre Fasziitis, entzündliche konjunktivale Hyperplasie.) Derbhöckrige rote Wucherung im temporalen und inferioren Limbus auf Hornhaut übergreifend. Häufig auch Verdickung des 3. Augenlids mit auffallendem Nickhautvorfall. Beeinflußbarkeit durch Glukokortikoide spricht für immunologische Reaktion.

Therapie □ Exzision aller Wucherungen mittels oberflächlicher Konjunktivokeratektomie und lokale Kortikoidlangzeittherapie zur Rezidivvermeidung.

Nickhautdrüsenhyperplasie

Plötzlicher Vorfall der vergrößerten Nickhautdrüse zwischen Nickhautrand und Kornea bei jungen Hunden *(Abb. 13.8, S. 325)*, Leukose, KCS (STT).

Differentialdiagnose □ Echte (bösartige) Geschwülste der Nickhaut.

Therapie □ Abtragen der prolabierten Nickhautdrüse mit einem Scherenschlag ohne Läsion der übrigen Nickhaut. Blutstillung mittels Adrenalin 1 : 1000. Antibiotische Augensalbe (s. Kap. 13.3.2.1).

13.3.2   Tränenapparat

Beurteilt werden Tränenproduktion und Durchgängigkeit des tränenabführenden Systems.

13.3.2.1   Keratoconjunctivitis sicca (KCS)

Unzulänglicher präokularer Film infolge mangelhafter oder fehlender Tränenproduktion.

Ursache □ Gute Ansprechbarkeit auf Glukokortikoide weist auf (Auto-)Immunerkrankung hin. *Andere Ursachen:* Trauma, Toxine (Sulfadiazin, Phenazopyridin), Infektionskrankheit (Staupe), kongenital (Pekingese, Yorkshire Terrier), erblich (Zwergschnauzer, Beagle), Vitamin-A-Mangel, chronische Blepharoconjunctivitis. Bei prädisponierten Tieren können Anästhesie und Nickhautdrüsenexstirpation auslösend wirken.

Symptome □ Blepharospasmus, Bindehautrötung und -schwellung, Nickhautvorfall, Nickhautdrüsenhyperplasie; pappiges, mukopurulentes Sekret haftet auf Kornea *(Abb. 13.12, S. 329)*, in Falten der Bindehaut und am Lidrand. Aufbrechen des präokularen Films führt zu stellenweiser Austrocknung der Kornea und nachfolgender Ulzeration, Trübung, Vaskularisation und Unebenheit der Hornhautoberfläche. Beim akuten Verlauf infolge Tränendrüsenentzündung (Dacryoadenitis) steht Geschwürbildung im Vordergrund, beim chronischen Verlauf allmählich Pigmentierung der Kornea. Häufig ist entsprechendes Nasenloch trocken verkrustet. Die Schirmer-Tränen-Test-(STT-)Werte sind bei KCS kleiner als 10 mm/min, zumeist zwischen 0 und 5 mm/min. Verdacht besteht, wenn der STT nach einer Minute weniger als 13 mm beträgt.

Therapie □ Gründliches Abspülen der Binde- und Hornhaut, in chronischen Fällen zuerst Touchieren der Bindehaut mit 2%igem $AgNO_3$ und Antibiotikum-Augensalbe, nach 3 Tagen Glukokortikoid-Antibiotikumgemisch 3mal täglich (cave: Ulkus!), evtl. subkonjunktivale Kortikoidapplikation (5 mg Triamcinolon), Vitamin-A-Salbe über Nacht. Bei Ulzeration antibiotische Augentropfen gemischt mit dem Kollagenaseinhibitor Actylcystein 20%ig (Mucomyst®) 1 : 1 oder 2 : 1, so daß 5–10%ige Lösung entsteht, abwechselnd mit künstlicher Tränenflüssigkeit (Methylzellulose).

Stimulation der Tränenproduktion durch orale Gabe von 1 bis 2 Tropfen 1–2%igen Pilocarpins 3mal täglich oder lokale Gabe eines Gemisches von 1 ml 4%igem Pilocarpin und 15 ml Methylzellulose (0,25%ig) für die Dauer von 4–6 Wochen.

Sicca-Mix n. SEVERIN: 1,2 Chloramphenicol Succinat 20%ig oder 1,5 Gentamycin 5%ig; 6,0 Mucomyst 20%ig; 1,5 Pilocarpin 4%ig; 16,3 *(16)* Methylzellulose ad *24 ml*. Sechs Wochen im Kühlschrank haltbar.

Niedrig dosierte orale Methylprednisolon(dauer)verabreichung im alternierenden Rhythmus. Bei weiterhin fallenden STT-Werten operative Verlagerung des Ductus parotideus.

13.3.2.2   Tränenpunktveränderungen Stenose des Punctum lacrimale

Zu kleine Tränenpunkte werden mit spitz zulaufender Metallsonde (Dilatator) aufgesucht und erweitert.

Atresie eines Tränenpünktchens

Epiphora bei angeborenem Verschluß des unteren Punctum lacrimale. Ist entsprechendes Tränenkanälchen vorhanden, wölbt sich bei unter Druck vorgenommener Spülung vom gegenüberliegenden Punctum aus Schleimhaut im Atresiebereich vor.

Therapie □ Erfassen der Schleimhautkuppe mit feiner Pinzette, kappen mit kleiner krummer Schere. Blutstillung mittels Adrenalin 1 : 1000. Antibiotische Augentropfen. Evtl. Silikonschläuchlein-Drainage.

Atresie beider Tränenpünktchen

Selten.

Therapie □ Mikrochirurgische Eröffnung der Tränenkanälchen, Offenhalten mittels Silikonschläuchleins.

13.4   Hornhaut und Lederhaut

13.4.1   Hornhaut (Kornea)

Beurteilt werden Glätte, Glanz, Ebenheit, Durchsichtigkeit, Wölbung und Hornhautsensibilität.

13.4.1.1   Angeborene Veränderungen der Hornhaut
Mikrokornea
Relativ zu kleine Kornea bei normaler Augapfelgröße.

Mikrophthalmie
Ganzer Augapfel zu klein. Erblich bei Pudel, Zwergschnauzer, Collie, Australischem Schäfer und Bernhardiner. Glaukomprädisposition infolge zu flacher Vorderkammer.

Hydrophthalmie
Ganzer Augapfel vergrößert bei kongenitalem Glaukom.

Membrana pupillaris persistens corneae adhaerens
Siehe Iris.

13.4.1.2   Erworbene Veränderungen der Hornhaut
Hornhautentzündung (Keratitis)
Wir unterscheiden zwei Grundformen der Keratitis: oberflächliche K. und tiefe K. Sie sind klinisch, ätiologisch und therapeutisch streng zu trennen. Leitsymptom: Hornhauttrübung.

Keratitis superficialis (suppurativa)
Ursachen □ Äußere mechanische, thermische, aktinische und mikrobielle Reize, mangelhafte Benetzung, Resistenzschwäche.

Symptome □ Schmerzhafter Blepharospasmus (Photophobie), Epiphora, Augenausfluß, (zirkumskripte) Hornhauttrübung, oberflächlicher Defekt. Epitheldefekte sind mittels Fluoreszein anfärbbar (Fluorescein-Papier®). Es muß eine lokale Infektion angenommen werden. Bei kleinen, einmaligen Noxen reicht lokale Abwehr zur raschen Abheilung. Die im Defektbereich induzierte Ödemisierung und zelluläre Infiltration neigt bei andauernder Noxe zur Einschmelzung, und es entsteht ein Geschwür (Ulcus corneae), welches sich bei Weiterbestehen des Reizes progressiv verhält (progressives Ulkus).

13.4.1.3   Keratitis ulcerosa
Geschwür kann bis zur Descemetschen Membran vordringen, die sich infolge des Augendrucks elastisch vorwölbt (Descemetozele). Bei starker Toxinwirkung reagiert Iris entzündlich mit, wobei durch Ansammlung eines leukozytären Exsudates am Boden der Vorderkammer ein Hypopyon entstehen kann (Hypopyonkeratitis). Schließlich kann es zur Hornhautperforation mit Abfluß von Kammerwasser und Einklemmung der Iris in den Hornhautdefekt kommen. Entsprechend der Größe der Perforationsstelle legt sich Iris nur an Hornhautlücke an, woraus sich eine vordere Synechie bzw. ein Leukoma adhaerens entwickelt, oder Irisgewebe quillt über die Hornhautoberfläche vor (Prolapsus iridis, inkarzerierte Irishernie). Die durch Vernarbung der prolabierten Iris entstehende epithelisierte Vorwölbung der Hornhaut wird als Staphyloma corneae bezeichnet. Eingedrungene Keime können zur eitrigen Infektion des inneren Auges (Endophthalmitis purulenta) führen, ausnahmsweise des gesamten intraorbitalen Gewebes (Panophthalmitis purulenta). Auch weniger bedrohliche aseptische intraokulare Entzündungen können Atrophie des gesamten Augapfels (Atrophia bulbi) und Desorganisation der inneren Augengewebe (Phthisis bulbi) hervorrufen. Wenn Geschwürbildung nicht zu rasch fortschreitet, kommt es zu (Neo-)Vaskularisation der Kornea. Über den Limbus in die Hornhaut eingesproßte oberflächliche Konjunktivalgefäße, die an ihren verzweigten

Endästchen einen Granulationswall bilden (Pannus), ziehen zum Defekt und füllen ihn aus. Ist Geschwür tief ins Stroma eingedrungen, sprossen auch besenreisartig angeordnete vom Limbus entspringende tiefe, ziliäre Gefäße zum Defekt hin. Bei mäßigen Noxen verhindert dieser Vorgang eine Perforation, und es entsteht eine zur Pigmentation neigende Keratitis superficialis chronica. Diese kann auch ohne vorangegangene Ulzeration entstehen (Nasenfalte, Entropium etc.).

Nach Abstellen der Noxe kommt es rasch zur Rückbildung des Ulkus (regressives Ulkus) durch Demarkation sowie Epithel- und Stromaregeneration. I. d. R. bleibt eine Narbe bestehen.

Therapie □ Ursache abstellen. Stets auch Bindehaut untersuchen! Atropinaugentropfen 1%ig zur Schmerzbekämpfung und Iritisprophylaxe, Touchieren des Ulkus mit 5%iger Jodtinktur, Abtragen des losen Epithels am Geschwürrand, antibiotische Augentropfen 3–5mal täglich, Vitamin-A-Augensalbe über Nacht. Besteht keine Heilungstendenz, unspezifische Eiweißtherapie durch dreimalige i.m.-Injektion pasteurisierter Milch (1–2 ml in dreitägigen Intervallen und steigender Dosierung). Gefahr des anaphylaktischen Schocks bei Wiederholung der Milchinjektion nach Wochen oder Monaten! Bei Perforationsgefahr (Descemetozele) Skarifikation der Innenfläche des 3. Augenlids und Anlegen einer Nickhautschürze. Bei Perforation mit Irisprolaps Iridektomie und Nick- oder Bindehautschürze. Neovaskularisation der Kornea und Pannusformation sind erwünscht und sollten nicht vorzeitig unterdrückt werden. Erst nach Defektauffüllung und Reepithelisierung glukokortikoidhaltige Augensalbe zur rascheren Aufhellung einsetzen!

Keratitis profunda (parenchymatosa)
I. d. R. diffuse rauchige bis milchige Hornhauttrübung mit gesprenkeltem Aussehen und bläulichem Schimmer (»blue eye«). Wenn nicht begleitende oberflächliche Hornhautprozesse, limbale Neoplasmen, Corneadystrophie, Luxatio lentis anterior *(Abb. 13.16, S. 329)* oder Glaukom *(Abb. 13.24, S. 336)* vorhanden sind, tritt sie stets in Zusammenhang mit einer vorderen Uveitis auf (Uveokeratitis) (siehe Iritis). Trübung i. d. R. durch Endotheldefekt und vermehrte Aufnahme von Kammerwasser ins Stroma (Hornhautödem). Zumeist spät einsetzende zirkuläre tiefe Hornhautvaskularisation. Wurde als sog. Impfkeratitis 1–2 Wochen nach der Grundimmunisierung gegen H. C. C. mit lebendem Adenovirus Typ 1 (obsolet!) gefunden (Kap. 10.5). Hornhautödem kann irreversibel sein (endotheliale Dekompensation) und sogar über eine Keratitis bullosa zur Atrophia bulbi und Erblindung führen. Seltene Komplikation: Sekundärglaukom (bisweilen nach Jahren).

Therapie □ Uveitisbehandlung!

13.4.1.4 Rassespezifische Keratitiden
Schäferhundkeratitis
K. superficialis chronica n. ÜBERREITER *(Abb. 13.9, S. 325):* Beginnt bei über 2 Jahre alten Hunden beidseitig am temporalen Limbus mit vermehrter Pigmentierung der Konjunktiva, grauweißer Trübung der limbalen Kornea und dem Auftreten eines roten Granulationswalles, der sich langsam über die Hornhaut ausbreitet und zur Pigmentation neigt. Bisweilen von fettiger Hornhautdegeneration und plasmazellulärer Infiltration der Nickhaut begleitet.

Ursache □ Autoimmunerkrankung mit erblicher Disposition. Auch andere Rassen und Bastarde sind in ähnlicher Weise betroffen (Collie, Bernhardiner).

Therapie □ Im Anfangsstadium bzw. bei nicht vorbehandelten Fällen zumindest 8mal täglich Glukokortikoid-Antibiotikum-Augensalbe, in fortgeschrittenen Fällen zusätzlich 1–3malige subkonjunktivale Injektion *(Abb. 1.55)* von je 5 mg Triamcinolon (Volon A 10®) im wöchentlichen Intervall; nach Regression allmähliche Reduzierung der Salbenapplikation auf 2mal täglich. Diese Dosierung muß lebenslänglich beibehalten werden, sonst resistente Rezidive! Bei spontanem Wiederaufflammen neuerlich 8mal täglich Salbenapplikation. Bei kornealer Erblindung und Therapieresistenz oberflächliche Keratektomie.

Boxerkeratitis
Erosio corneae chronica, Keratitis superficialis ulcerosa chronica *(Abb. 13.10, S. 325):* Anfangs makroskopisch kaum erkennbarer, epithelialer Defekt und Trübung in Nähe des Hornhautpoles. Später Epithelerosion, die lange Zeit bei Epiphora und Blepharospasmus ohne Gefäßreaktion bleibt. Erst nach Monaten Mitreaktion des Stromas und träge Vaskularisationsneigung. Fluoreszeintest positiv. *Rassedisposition:* Boxer, Boston Terrier, French Bully, Pekingese, Mops.

Therapie □ Touchieren mit Tinctura jodi in Oberflächenanästhesie, Abtragen des losen Hornhautepithels am Rand der Erosion. 1–3mal täglich 1 Tropfen Atropin 1%ig, 3mal täglich antibiotische Augentropfen (ohne Kortison!), Vitamin-A-Augensalbe über Nacht. Wöchentliche Kontrolle. Ist Epithelregenerat lose oder matschig, neuerliches Touchieren und Abtragen. In verschleppten Fällen Pannusbildung. Bisweilen Rezidive und Erkrankung des 2. Auges.

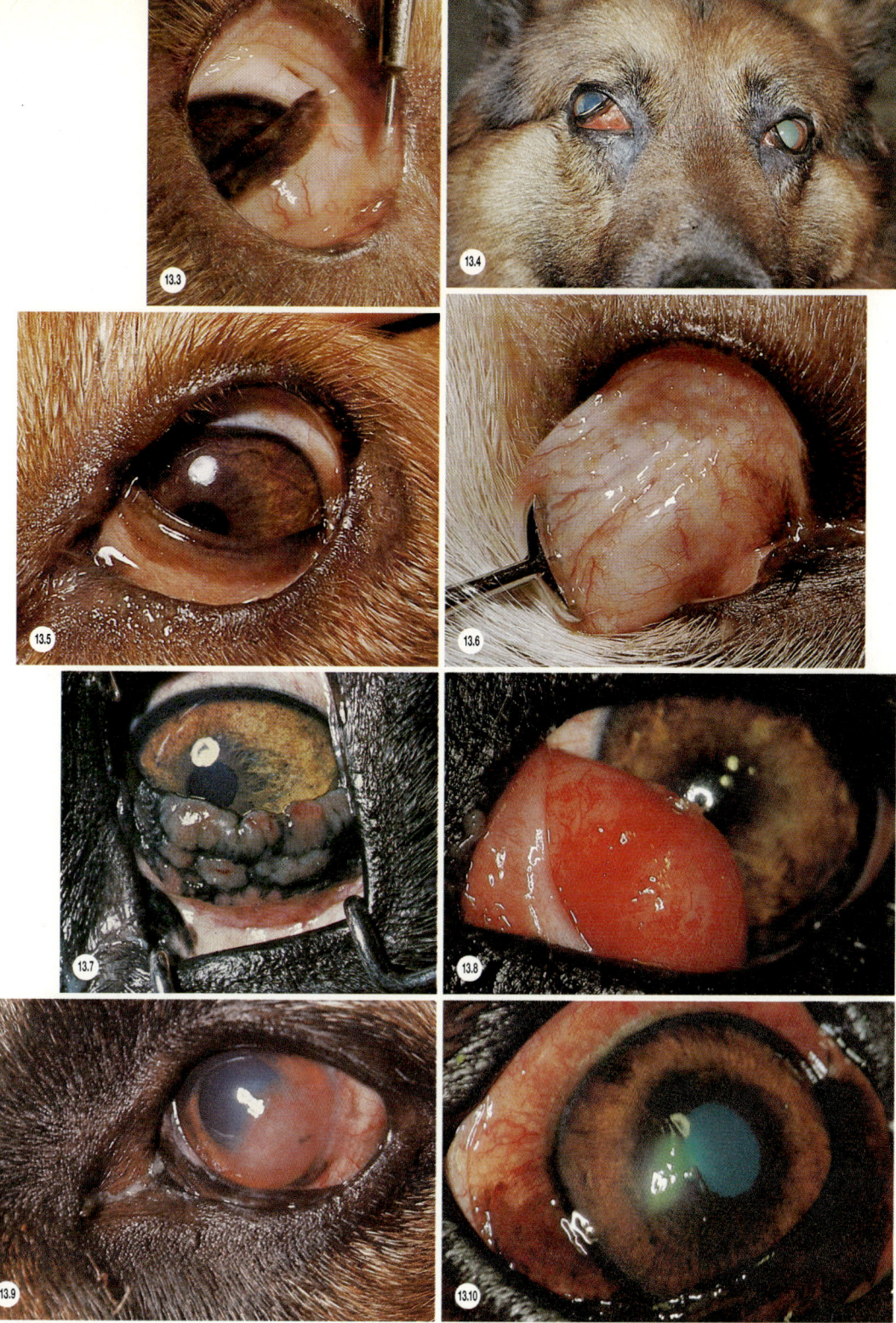

Abb. 13.3. Sondierung des oberen Tränenpunktes zwecks Spülung der ableitenden Tränenwege

Abb. 13.4. Protrusio bulbi: Einengung der Orbita bei Myositis temporalis drängt Augapfel und 3. Augenlid nach vorn

Abb. 13.5. Distichiasis: Feine Härchen entspringen aus Ausführungsgängen der Meibomschen Drüsen bzw. im Bereich der Lidinnenkante

Abb. 13.6. Conjunctivitis follicularis: Lymphfollikel nicht nur im Bereich der medialen Lymphplatte und der

Außenfläche des 3. Augenlids, sondern auch im oberen Bindehautsack

Abb. 13.7. Plasmazelluläre Infiltration des freien Nickhautrandes beim Schäferhund: chronisches Spätstadium

Abb. 13.8. Nickhautdrüsenhyperplasie: Vergrößerte Nickhautdrüse überragt bulbuswärts freien Nickhautrand

Abb. 13.9. Schäferkeratitis: Pannusartige Infiltration der oberflächlichen Hornhautschichten von temporal

Abb. 13.10. Boxerkeratitis: Nachweis des Hornhautepitheldefekts mittels Fluoreszein-Natrium

Dackelkeratitis

Keratitis superficialis et parenchymatosa chronica puctata et diffusa *(Abb. 13.11, S. 329):* I. d. R. beidseitige Erkrankung mit unterschiedlichen Befunden, die wahrscheinlich eine ätiologische Einheit bilden im Sinne einer Autoimmunerkrankung. Differenzierte Erscheinungsformen hängen mit Dauer der Erkrankung zusammen.
1. Stadium: Lokale Irritation und punktförmige Hornhauttrübungen, die z. T. fluoreszeinpositiv sind und durch Konfluenz bisweilen verzweigte Ulzera (Keratitis dentritica), bisweilen durchsichtige Hornhautdellen (epithelüberzogene Ulzera = Facetten) darstellen. *2. Stadium:* Vorwiegend oberflächliche Vaskularisation der Kornea mit Pannusbildung. *3. Stadium:* Graurosa, speckige Infiltration der Kornea mit Transparenzverlust, Tendenz zu Pigmentierung und Keratitis sicca.

Therapie □ 3–6mal täglich Glukokortikoid-Antibiotikum-Augentropfen oder -salben, auch bei kleinen Ulzera. Anfangs mehrmalige Kontrollen, da Ulzera sehr rasch Kornea perforieren können! Bei großen Epitheldefekten zuerst Ulkusbehandlung. Nach Remission kontinuierlich Glukokortikoid-Antibiotikum lokal 2mal täglich.

13.4.1.5 Kollagenasegeschwür

Schwere Komplikation von Hornhautwunden, die mit hochgradiger Ödemisierung (Keratitis bullosa) und enzymatischer Verflüssigung des Stromas einhergeht (Keratomalazie).

Ursache □ Proteolytische Enzyme, die u. a. von Pseudomonas aeruginosa produziert werden. Kolliquationsnekrose kann innerhalb von 24 h ganze Kornea erfassen und zur Perforation führen.

Therapie □ Viertelstündliche bis stündliche Instillation antibiotischer Augentropfen vermischt mit Acetylcystein 20%ig im Verhältnis 1:1 bis 2:1 sowie Atropinaugentropfen 1%ig alle 2 bis 3 Stun-

den am ersten Tag. Hat sich Zustand nicht verschlechtert, Weiterbehandlung in vierstündigen Intervallen, langsame Dosisreduzierung bei Besserung. Bei drohender Perforation Nickhaut- oder Bindehautschürze für 2–3 Wochen.

13.4.1.6 Fettige Hornhautdegeneration (-dystrophie)

Zumeist idiopathische, beidseitige, symmetrische umschriebene Hornhauttrübung mit perlmuttartigem Glanz infolge zentraler oder peripherer Lipidansammlung in den oberen Stromaschichten. Gelegentlich bei Hyperlipidämie oder Hypothyreose.

Therapie □ Kausal, zumeist nicht erforderlich. Bei Sehbehinderung evtl. Keratektomie oder Keratoplastik.

13.4.2 Lederhaut (Sklera)

Beurteilt wird der unter Konjunktiva bulbi gelegene sichtbare vordere und äußere Teil. Hintere Abschnitte siehe Fundus.

Skleralkolobom

Sehr seltener angeborener Lederhautdefekt in Limbusnähe, wodurch konjunktivale Ektasie mit Herniation der Uvea entsteht. Kann mit Schielstellung des Augapfels sowie Ödemisierung und Verkrümmung der angrenzenden Kornea einhergehen.

Therapie □ Sklerokonjunktivale Raffung.

Skleralstaphylom

Ausbuchtung der Sklera (Skleralektasie) infolge Wandüberdehnung.

Ursache □ Chronisches Glaukom, penetrierende Lederhautwunde, intraokularer Tumor.

13.5 Vordere Augenkammer und Regenbogenhaut

13.5.1 Vordere Augenkammer (Camera anterior)

Beurteilt werden Inhalt, Tiefe und Kammerwinkel (siehe Glaukom). Abnormer Inhalt bei Uveitis anterior (siehe Iritis), Eindringen von Fremdkörpern, Vorfall der Linse, losgelösten Iriszysten und Pupillarmembranresten.
Seichte Vorderkammer bei Microphthalmia (anterior), Abflachung der Kornea, Linsenschwellung und Irisbombage. Tiefere Vorderkammer bei Bul-

busvergrößerung (Glaukom) und Linsenverlagerung nach vorne.

13.5.2 Regenbogenhaut (Iris)

Beurteilt werden Farbe, Relief und Pupille (Weite, Form, Rand. Reaktion auf Licht). Der übrige Bereich der Uvea (= mittlere Augenhaut oder Traubenhaut) ist teils verborgen, teils funduskopisch sichtbar (siehe Augenhintergrund).

Irisheterochromie

Angeborene oder erworbene Farbabweichung zwischen beiden Augen (Heterochromia iridum) oder innerhalb eines Auges (H. iridis).

Irisrelief und -farbe verändern sich bei Entzündung, Atrophie und Neoplasie.

13.5.2.1 Angeborene Veränderungen der Iris

Pigmentmangel

Kein Stromapigment = blaue Iris, dichtes unpigmentiertes Stroma = weiße Iris, Pigment von Stroma und Pars retinalis iridis fehlen = rötliche Iris (Albinoauge).

Pigmentanhäufung

Angeborene schwarze Flecken auf der Iris sind Pigmentnaevi.

Membrana pupillaris persistens

Reste der Pupillarmembran entspringen an der Irisvorderfläche als Irisgewebsstränge. Sie ziehen ein- oder mehrfach an die Hornhauthinterfläche (Leucoma adhaerens) oder an die Linsenvorderfläche (Cataracta falsa), oder es haften nur noch Reste an der Hornhaut oder Linse (braune Pünktchen an vorderem Linsenpol).

Iriskolobom

Totaler Irisdefekt. Typisch im unteren Sagittalbereich, atypisch in anderen Bereichen. Verursacht unregelmäßige Pupillenform (Dyskorie, Ectopia pupillae) oder den Anschein der Existenz zweier (Dikorie) oder mehrerer Pupillen (Polykorie).

Iriszyste

Dunkle Zysten des pigmentierten Neuroepithels, die abreißen und in der Vorderkammer flottieren können. Erworbene Zysten an Irisvorderfläche (heller).

Therapie □ Bei extremer Größe Punktion der Vorderkammer und Zyste, evtl. Aspiration der freien Zyste.

13.5.2.2 Erworbene Veränderungen der Iris

Iritis

Entzündung der Iris. Ist aber nicht auf diese allein beschränkt, sondern betrifft auch den Ziliarkörper (Iridozyklitis, Uveitis anterior), seltener auch die Aderhaut (Iridozyklochorioiditis, Panuveitis).

Ursache □ Trauma, fortgeleitete Entzündung, Allgemeininfektion und -intoxikation, Systemerkrankung, Tumor, Glaukom und allergische Reaktion. Mannigfaltigkeit von Uveitisursachen, die als Immunantwort auf irgendwo im Körper befindliche Antigene anzusehen sind, erschweren eine ursächliche Diagnose.

Symptome □ Epiphora, Lichtscheue, Enophthalmus, perilimbale ziliare Hyperämie, Eiweißtrübung des Kammerwassers (und Glaskörpers), enge Pupille, samtige Irisoberfläche mit verstrichenem Relief und erniedrigter i.o. Druck. Eiweißreiche Präzipitate können an Irisoberfläche oder Hornhauthinterfläche haften. Fibrin, Leukozyten (Hypopyon) und Blut (Hyphaema) lagern sich im Pupillarbereich bzw. am Boden der Vorderkammer ab. Bei der plastischen Iritis haftet organisiertes Exsudat als helles, glattwandiges, vaskularisiertes Gebilde an der Iris (iritischer Pseudotumor). Durch Endothelschädigung kann ein Hornhautödem entstehen (Uveokeratitis). Alsbald kommt es zu Verklebung zwischen Irishinter- und Linsenvorderfläche (hintere Synechie). Nach Abklingen der Entzündung bleiben Reste hinterer Synechien als dunkle Flecken und Spangen an der Linse haften und Pupille erscheint unregelmäßig gestaltet (Dyskorie). Infolge Stromaschwundes kann Iris dunkler *(Augenvergleich!)* oder transparent werden. Schließlich kann sich ein grauer Folgestar und eine Atrophia bulbi entwickeln. Behinderung der Kammerwasserzirkulation durch bleibende zirkuläre hintere Synechien (Seclusio und Occlusio pupillae) kann zum Sekundärglaukom führen (siehe Glaukom). Von einer Pseudouveitis sprechen wir, wenn die erhöhte Gefäßpermeabilität als Folge von ischämischen (Glaukom), neoplastischen (Kap. 13.9) oder degenerativen Prozessen auftreten.

Therapie □ Unverzüglich symptomatisch mit Glucokortikoiden und Atropin, ehe tiefgreifende Gewebeschäden auftreten. Bei Uveitis anterior genügt die lokale Applikation einer Kortikoid-Antibiotikum-Augensalbe. Bei Exsudation in Hinterkammer und Glaskörper ist die subkonjunktivale Injektion von 5 mg Methylprednisolon oder systemische Glukokortikoidapplikation erforderlich.

Weitstellung der Pupille mittels 1–2 (4)%igen Atropins zur Vermeidung hinterer Synechien. Maximale Atropinwirkung nach zwei Stunden (Kontrolle), »Sprengen« frischer Verklebungen mittels kombinierter Instillation von Cocain (5%ig), Atropin (2–4%ig) und Phenylephrin-Hydrochlorid (10%ig) alle zwei Stunden. Antiphlogistisch: Antiprostaglandine Aspirin (2mal täglich 40 mg/kg KGW) und Phenylbutazon (3mal täglich 10 mg/kg KGW) fünf Tage p.o.

13.6 Linse und Glaskörper

13.6.1 Linse (Lens crystallina)

Beurteilt werden Existenz, Form, Lage und Durchsichtigkeit im auffallenden (Spaltlicht) und durchfallenden Licht bei weitgestellter Pupille. Trübungen, die im auffallenden, nicht aber im durchfallenden Licht zu sehen sind, werden als Reflexe bezeichnet (siehe Cat. senilis).

13.6.1.1 Kongenitale Linsenveränderungen
Primäre Aphakie
Kongenitales Fehlen der Linse zusammen mit innerem Hydrocephalus, Mikrophthalmie und anderen Augenanomalien beim Bernhardiner (erblich) beobachtet. Sekundäre Aphakie nach Linsenextraktion.

Mikrophakie
Zu kleine Linse, deren Äquator (Rand) bei weiter Pupille zu sehen ist. Gelegentlich zusammen mit anderen Augenanomalien bei Bernhardiner und Beagle (erblich). Tendenz zu Subluxation, Luxation und Sekundärglaukom.

Lentikonus posterior
Kongenitale abnorm starke Vorwölbung der hinteren Linsenkapsel in den Glaskörper in Verbindung mit Linsentrübung.

Linsenkolobom
Kongenital eingekerbter Linsenäquator mit partiell oder total getrübter Linse, evtl. erst bei erweiterter Pupille sichtbar. Mit und ohne Zonuladefekt. Tendenz zu Sekundärglaukom.

Caracta congenita
Siehe Kap. 13.6.1.2 und 13.6.1.3.

13.6.1.2 Persistierender hyperplastischer primärer Glaskörper (PHPV)
Kongenitale Trübung am hinteren Linsenpol, von der ein in den Glaskörper ziehender Strang als nicht vaskularisierter Rest der A. hyaloidea (A. hyaloidea persistens) ausgeht. Relativ häufig bei jungen Tieren (Mittendorf-Fleck, Hyaloidea-Körperchen).

Im Extremfall stark vaskularisierte scheibenförmige hintere Kapseltrübung, von der ein gefäßführender Strang des primären Glaskörpers und der persistierenden hyperplastischen Tunica vasculosa lentis *(PHTVL)* zur Papille zieht. Erblich beim Dobermann (Stades, 1983).

Therapie □ Bei beidseitigem Auftreten mit starker Sehbehinderung bzw. Erblindung Linsenextraktion und partielle Vitrektomie.

13.6.1.3 Der graue Star (Katarakt, Cataracta lentis)
Partielle oder totale Undurchsichtigkeit der Linse, die angeboren oder erworben, erblich oder nicht erblich sein kann. Wird Trübung durch Auflagerung auf der Linsenkapsel hervorgerufen, spricht man auch von einer Cataracta falsa.

Zunehmende Linsentrübung wird als Kataraktreifung bezeichnet (Cataracta incipiens, C. immatura sive tumescens, C. matura und C. hypermatura). Bei Austritt von Linseneiweiß (Phakolyse) kommt es zur chronischen Endophthalmitis (Uveitis) phacolytica, die mit Dunkelfärbung der Iris einhergeht *(Abb. 13.13, S. 329)*.

Anatomische Einteilung: Kapsuläre, subkapsuläre, kortikale und (peri-)nukleäre Trübungen.

Ätiologische Einteilung: Primäre und konsekutive Stare.

Zeitpunkt des Auftretens: Angeborene (kongenitale), juvenile, adulte und senile (Alters-)Stare.

Primärer Star
Isolierte Linsentrübung ohne sonstige Augenveränderungen, zumeist erblich (primär hereditär) (Barnett, 1985).

Konsekutiver (sekundärer) Star
Cataracta complicata
Infolge intraokularer Erkrankungen. Sekundär hereditär – P. R. A. (Pudel, English Cocker Spaniel), retinale Dysplasie (Labrador Retriever), Primärglaukom, primäre Linsenluxation, Membrana pupillaris persistens (Basenji, English Cocker Spaniel), PHPV, PHTVL (Staffordshire Bull Terrier, Dobermann) und Collie-Augen-Anomalie. Nicht erblich – Linsenkolobom, Uveitis, Chorioretinitis, Ablatio retinae, intraokularer Tumor, Sekundärglaukom. P. R. A.-Katarakt beginnt häufig mit Vakuolen in der Rinde *(Abb. 13.15, S. 329)*, Abgrenzung von primär hereditärer Form durch Anamnese und Elektroretinographie.

Endogener (toxischer) Star
Z. B. Cataracta diabetica – rasche Reifung und Erblindung im mittleren Alter.

Exogener Star
Z. B. Cataracta traumatica – Kontusionsstar: Stationäre vordere Linsentrübung, Perforationsstar: Diffus, Phakolyse infolge Perforation der Linsenkapsel.

Cataracta congenita
Zumeist bilaterale, stationäre (auch regressive und progressive), partielle, subkapsuläre Trübung als Naht- oder Y-Star *(Abb. 13.14, S. 329)*, aber auch nukleär und kortikal. Erblich oft in Verbindung

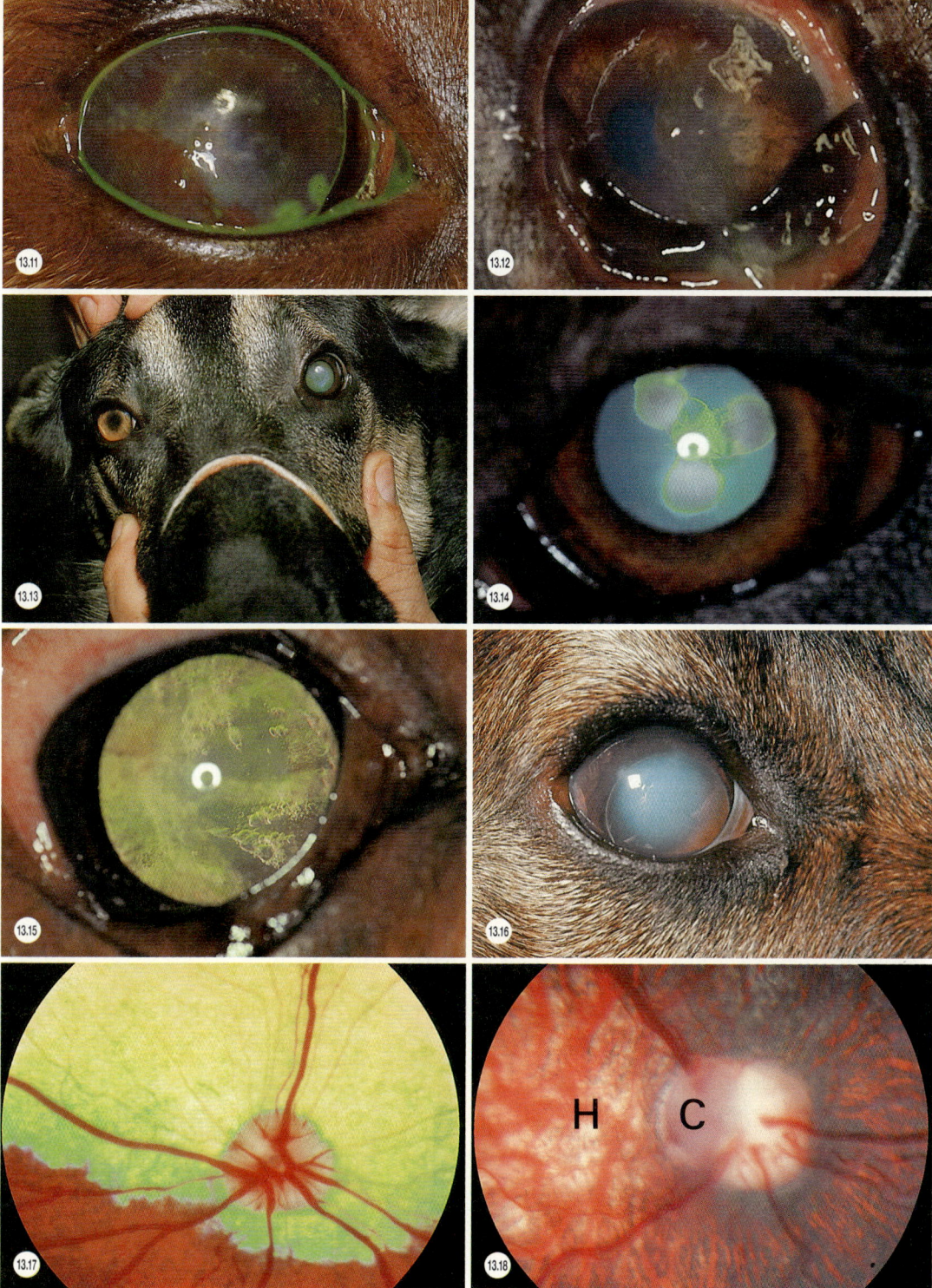

Abb. 13.11. Dackelkeratitis: Zahlreiche kleinste und einzelne größere (nasal unten) Epitheldefekte neben reich vaskularisiertem Pannus (temporal) und grauweißer Hornhauttrübung im Polbereich

Abb. 13.12. Keratoconjunctivitis sicca (KCS): Zähes Exsudat haftet auf Kornea

Abb. 13.13. Endophthalmitis phacolytica: Dunkelverfärbung der Iris infolge spontaner Resorption einer juvenilen Cataracta nuclearis immatura

Abb. 13.14. Cataracta congenita: Hinterer subkapsulärer Nahtstar bei einem Rottweiler mit langsamer Regressionstendenz

Abb. 13.15. Cataracta complicata: Vakuolen der Rin-

densubstanz bei beginnender P. R. A.-Katarakt. In diesem Stadium ist Fundusbeurteilung noch möglich

Abb. 13.16. Luxatio lentis anterior: Man beachte reflektierenden Linsenäquator und scheibenförmige Hornhauttrübung

Abb. 13.17. Normaler Fundus bei einem Deutschen Vorstehhund mit rötlichem tapetumfreien Fundus (partieller Albinismus)

Abb. 13.18. Collie-Augen-Anomalie (C. E. A.): Chorioretinale Hypoplasie (H) temporal der Papille entblößt weiße Sklera. Temporales Papillenkolobom grauviolett (C), obere Venole knickt am Rand des Koloboms in die Tiefe. Restlicher Fundus tigroid, kein Tapetum (normal)

mit Microphthalmie bei Zwergschnauzer, Cavalier King Charles Spaniel, English Cocker Spaniel, West Highland White Terrier, Old English Sheepdog, Beagle und Golden Retriever.

Cataracta juvenilis/adulta
Oft im Begriff »Jugendstar« zusammengefaßt. Beginnt zumeist im 1. Lebensjahr aber auch später (bis 4. Jahr) und reift innerhalb von Monaten oder Jahren (bis 8. Jahr). Rezessiver Vererbungsmodus bei Zwergschnauzer, Cavalier King Charles Spaniel, Afghane, Groß- und Zwergpudel, English Cocker Spaniel, Golden und Labrador Retriever, Gr. Münsterländer, Boston Terrier, Staffordshire Bull Terrier, D. Schäfer, American Cocker Spaniel, Chesapeake Bay Retriever, Welsh Springer Spaniel, Drahthaar und Sealyham Terrier und Sibirischem Husky.

Cataracta senilis
Selten! Kernsklerose im Alter von 8 bis 10 Jahren = physiologischer Altersreflex. Reife Stare meist nach dem 10. Lebensjahr.

Therapie □ Therapie des grauen Stars: Operation angezeigt, wenn keine andere Erkrankung vorliegt (P. R. A., Diabetes), keine Spontanresorption stattfindet und Reaktion auf Licht prompt und vollständig ist. Reifer Star wird über cornealen Lappenschnitt i. d. R. unter Verbleib der Hinterkapsel (extrakapsuläre Extraktion) entbunden. Implantation intraokularer Kunststofflinsen wird in jüngster Zeit erfolgreich durchgeführt (W. NEUMANN, 1986). Unreife totale Jugendstare können mittels Diszission der Vorderkapsel und Aspiration der Linsensubstanz behandelt werden.

13.6.1.4 Lageveränderungen der Linse
Luxatio lentis (Linsenluxation)
Infolge Zerreißung der Fasern des Aufhängeapparates (Zonula Zinnii) gelangt Linse in die vordere Augenkammer (Luxatio lentis anterior), auf den Boden der Hinterkammer bzw. in den Glaskörper (Luxatio lentis posterior), oder sie wird in der Pupille eingeklemmt.

Subluxatio lentis
Linsenlockerung bei Ruptur eines Teiles der Zonulafasern.

Ursache □ Hereditäre Schwäche des Aufhängeapparates (Terrier), Zonuladegeneration bei grauem Star, Bulbusüberdehnung (Glaukom), Trauma, intraokularem Tumor.

Symptome □ Schmerz, Photophobie, Tränenfluß. Bei Subluxation ungleich tiefe Vorderkammer, Iris- und Linsenschlottern (Bulbusbewegung ab-

warten!). Diagnostische Mydriase! Liegt Linse in der Vorderkammer, so erscheint diese tiefer, der Linsenäquator leuchtet auf, und die hinter der klaren Linse liegende Iris und Pupille erscheinen vergrößert. Im Kontaktbereich mit der Kornea entsteht scheibenförmige Hornhauttrübung (Abb. 13.16, S. 329). Der i. o. Druck kann erhöht, anfangs aber auch erniedrigt sein. Klassisches Sekundärglaukom entsteht durch Blockade des pupillaren Durchflusses (Pupillarblock). Bereits im Stadium der Linsenlockerung kann der i. o. Druck erhöht sein, oder Glaukomdisposition wird durch Tropicamid-Mydriase manifest (Druckanstieg bei engem Kammerwinkel, Provokationstest).

Therapie □ Intrakapsuläre Linsenextraktion. Liegt Linse in Vorderkammer, keine Miotika verwenden, da diese durch Pupillarblock Druckanstieg bewirken! An Glaukom erblindete Augen enukleieren. Extraktion kataraktöser Linsen blinder Augen nur zur Vermeidung des Sekundärglaukoms.

13.6.2 Glaskörper (Corpus vitreum)

Beurteilt werden Durchsichtigkeit, Konsistenz (gallertig) und Inhalt im auffallenden und durchfallenden Licht par distance. Charakteristisch für alle Glaskörperveränderungen ist, daß sie bei Bulbus- und Kopfbewegungen langsam nachschwingen oder aufgewirbelt werden.

Asteroide Hyalose
Primäre oder sekundäre (degenerative Funduserkrankung) Ansammlung minutiöser glitzernder Einlagerungen (Calcium-Lipidkomplex) im Glaskörperstroma.

Synchisis scintillans
Ansammlung feinster Cholesterolkristalle am Boden des verflüssigten Glaskörpers, die bei Bulbusbewegungen hochgewirbelt werden und langsam wieder heruntersinken. Seltene Folge von Altersveränderungen und Funduserkrankungen.

13.6.2.1 Glaskörpertrübungen
Schlierenartig bis wolkig, weißlich bei Fundusdegeneration (P. R. A.) und (Pseudo-)Uveitis; blutig u. a. nach Traumata und hämorrhagischer Diathese. Glaskörperabszeß nach penetrierenden Augenwunden.

Therapie □ Behandlung des Grundleidens (Uveitis). Glaskörperexsudate und Blutungen werden sehr langsam resorbiert. Unterstützend wirken lokale Wärme und unspezifische Eiweißtherapie. Enukleation bei Tumor und unbeeinflußbarem Glaskörperabszeß.

13.7 Augenhintergrund (Fundus oculi)

Beurteilt werden Netzhaut und Sehnervenkopf (Papille). Dunkles Pigmentblatt der Retina überlagert in der unteren Fundushälfte (Tapetum nigrum = tapetumfreier Fundus) i. d. R. die Aderhaut. In der oberen Fundushälfte fehlt i. d. R. Pigment im Pigmentblatt und das meist gelbgrün reflektierende Tapetum lucidum ist zu sehen. Pigmentmangel im tapetumfreien Fundus *(Abb. 13.17, S. 329)* und fehlendes Tapetum gibt Blick auf rote Aderhautstruktur frei (partieller Albinismus, tigroider Fundus). Fehlt auch Aderhautpigment, wird weiße Sklera zwischen dem Aderhautgewebe sichtbar (Albinismus).

13.7.1 Angeborene, nicht erbliche Funduserkrankungen

Opticushypoplasie und Mikropapille
Zu kleine Ausbildung der Papille. Sehnervenhypoplasie geht mit hochgradiger Sehschwäche oder Erblindung, Mikropapille ohne Sehschwäche einher.

Multiple Retina-Anomalien
Sehr seltene mit Erblindung einhergehende abnorme Ausbildung von Retina, Papille, Glaskörper und Linse.

13.7.2 Angeborene, erbliche Funduserkrankungen

13.7.2.1 Retinale Dysplasie
Vielgestaltige, durch Faltenbildung der Netzhaut gekennzeichnete Erkrankung.

Trichterförmige Netzhautabhebung
Bei Bedlington und Sealyham Terrier sowie Labrador Retriever mit Erblindung einhergehend.

Multifokale Retinadysplasie
Zahlreiche Netzhautfalten bei Amerikanischem Cocker Spaniel, Beagle und Labrador Retriever. Führt meist zur Erblindung. Beim Englischen Springer Spaniel gleichzeitiges Auftreten von hyperreflektiven, z. T. pigmentierten Arealen im zentralen Tapetum lucidum.

13.7.2.2 Collie-Augen-Anomalie (C. E. A. = Collie Eye Anomaly)
Eines oder beide Augen unterschiedlich betreffende, i. d. R. nicht progressive Veränderung bei Collies und Shelties. Hauptsymptome: Chorioretinale Hypoplasie und Kolobom *(Abb. 13.18, S. 329)*.

Chorioretinale Hypoplasie
Hellere Zone temporal der Papille mit Hypoplasie von Pigmentblatt und Aderhaut und entblößter Sklera. Häufigste Abnormität der C. E. A., beeinträchtigt Sehkraft aber am wenigsten.

Kolobom
In Ein- und Mehrzahl auftretende Ausbuchtung im Bereich der Papille, wobei ganzer Sehnervenkopf in der Tiefe des Koloboms verschwinden kann (Staphyloma posterior). Der C. E. A. zugeordnet werden noch exzessive Gefäßschlängelung (Tortuitas vasorum), Mikropapille, Netzhautfalten im nasalen oberen tapetumfreien Fundus. Im juvenilen Fundus anzutreffende Netzhautfalten mit gleicher Position bilden sich im Laufe der Fundusreifung meistens zurück. Partielle und totale Ablatio retinae und intraokulare Blutung sind häufigste Erblindungsursachen. Intraokulare Hämorrhagie kann Sekundärglaukom zur Folge haben.

13.7.3 Erbliche Funduserkrankungen mit später Manifestation

13.7.3.1 Generalisierte progressive Retinaatrophie (P. R. A.)
Beidseitig gleichartige, fortschreitende Fundusdegeneration. Am häufigsten erkranken Kleinpudel mit 3 bis 5 Jahren. Andere Rassen: Englischer Cocker Spaniel (2 bis 4 Jahre), Berner Sennenhund, Englischer Springer Spaniel, Tibet Spaniel und Tibet Terrier (1½ bis 2½ Jahre), Elkhund (1 bis 1½ Jahre), Langhaar-Zwergdackel, Cairn Terrier, Irish Setter und Collie (3 Monate).

Symptome □ Anfangs zunehmende Dämmerungsschwachsichtigkeit und Nachtblindheit infolge primärer Stäbchendegeneration (Anamnese). Später Verschlechterung des Tagsehens und schließlich Erblindung, wobei Pupillenreaktion auf Licht erst sehr spät verzögert und unvollständig wird. Häufig hinzukommende Cataracta complicata beschleunigt Erblindung und kompliziert Verlauf (Phakolyse, Luxatio lentis, Sekundärglaukom).

Ophthalmoskopie: Verstärkte Lichtreflexe (Hyperreflexie) im Tapetum lucidum infolge Verdünnung der äußeren Netzhautschichten *(Abb. 13.19, S. 336)*, blasse Papille und dünne Gefäße, Depigmentationsherde mit dunklem Rand im Tapetum nigrum *(Abb. 13.20, S. 336)*. Später gesteigerte Hyperreflexie, nur vereinzelt vorhandene, z. T. blutleere Gefäße, kleinere und runde Papille, flächig depigmentiertes, silbrig glänzendes Tapetum nigrum mit einigen Pigmentresten und teilweise entblößter Aderhaut.

13.7.3.2 Zentrale progressive Retinaatrophie (C. P. R. A.)

Bei uns bisher noch nicht beobachtete Sehschwäche bei Labrador und Golden Retriever, Englischem Springer Spaniel, Cardigan Corgi, Border Collie, Lang- und Kurzhaar-Collie, Sheltie und Briard. Tritt im Alter von ein bis vier Jahren auf.

Symptome ☐ Ruhende Objekte werden schlechter erkannt als sich bewegende (Verlust des zentralen Sehens).

Ophthalmoskopie ☐ Mit zahlreichen Pigmentflecken im Tapetum lucidum temporal oberhalb der Papille beginnend. Später konfluieren Pigmentflecken, Gefäße werden erst sehr spät dünner. Ausnahmsweise Erblindung im hohen Alter.

Therapie ☐ Die Therapie erblicher Funduserkrankungen beschränkt sich i. d. R. auf Behebung schmerzhafter Folgezustände (Glaukom). Durch ständige Verabreichung von Vitamin A und B und halbjährlich wiederholte regenerationsfördernde Injektionskuren mit Glanoid retinale® (siehe Chorioretinitis) ist das Fortschreiten der Atrophie kaum zu beeinflussen. Züchterische Maßnahmen haben Vorrang.

13.7.4 Erworbene, nicht erbliche Funduserkrankungen

13.7.4.1 Netzhaut- und Sehnervenentzündung (Neuroretinitis)

Akutes beidseitiges Auftreten führt zu schlagartiger Erblindung mit weiter und starrer Pupille, verschwommenem Fundus, geröteter Papille und prall gefüllten, stark geschlängelten Netzhautgefäßen. Nach Abklingen akuter Symptome bleiben Erweiterungen des Arterienkalibers (Aneurismen) bestehen. Ursachen unbekannt.

Sehnervenentzündung (Neuritis optica)
Auch hier beidseitige Erkrankung und plötzliche Erblindung.

Neuritis optica retrobulbaris
»Der Hund sieht nichts und der Doktor sieht auch nichts.« Pupillenstarre meist einziges Symptom.

Papillitis
Intraokulare Sehnervenentzündung. *Akut:* Erblindung, weite und starre Pupille, unscharfe, gerötete, vergrößerte und prominente Papille, geschlängelte pralle Netzhautgefäße über Papillenrand geknickt verlaufend, bisweilen kleine Blutungen in der Papille. *Chronisch:* Papillenprominenz ausgeprägter, Blutungen in Papille, Netzhaut und präretinal, partielle Netzhautabhebung im Papillenbereich.

Papillouveoretinitis
Seltene Manifestation der sog. primären Retikulose des ZNS, wobei akute Papillitis rasch auf Uvea und Netzhaut übergreift. Nach Absetzen der wirkungsvollen Kortikoidbehandlung vehementes Wiederaufflammen der Erkrankung (ständige Glukokortikoidverabreichung im alternierenden Rhythmus!).

13.7.4.2 Ader- und Netzhautentzündung (Chorioretinitis)

Aderhautentzündung (Chorioiditis) wahrscheinlich häufiger, als sie diagnostiziert wird, da subjektive Symptome erst bei umfangreichen Veränderungen auftreten und dann die Erkrankung schon auf Netzhaut übergegriffen hat (Chorioretinitis).

Symptome ☐ Atrophische Bezirke mit zentraler (!) Pigmentanhäufung (ÜBERREITER, 1968), die im Tapetum lucidum i. d. R. goldgelb hyperreflektiv *(Abb. 13.21, S. 336)* und im tapetumfreien Fundus depigmentiert, z. T. silbrig glänzend, erscheinen (Chorioretinitis maculosa disseminata) *(Abb. 13.22, S. 336).*

Akuter chorioiditischer Schub
Subretinale Ödeme, die Netzhautfalten sehr ähnlich sind, und kommaförmige Pigmenteinsprossungen an unterer Tapetumgrenze. Wegen Progressionsneigung P. R. A.-ähnliches Aussehen im Spätstadium!

Ursache ☐ Die Ursachen entzündlicher Ader-, Netzhaut- und Sehnervenerkrankungen bleiben ohne Sektion und histologischen Befund häufig verborgen. Zumeist sind Infektionskrankheiten (Staupe, Toxoplasmose, Mykosen), immunpathologische Prozesse, Intoxikationen (Parasiten; chronische Magen-, Darm-, Leber- und Nierenerkrankungen; Pyometra etc.), fortgeleitete retrobulbäre Entzündung und Glaukom (Pseudouveitis) verantwortlich.

Therapie ☐ Bei entzündlichen Funduserkrankungen hat rasche symptomatische Behandlung wie bei Uveitis Vorrang. Kausale Behandlung gleichzeitig oder später.

Akute und subakute Prozesse ☐ 5 mg Prednisolon/kg KM i.v. alle sechs Stunden bis zur klinisch-ophthalmologischen Besserung, nicht länger als vier Tage. Hierauf mehrmalige Dosishalbierung bei 1mal täglicher Gabe am Morgen (zirkadiane Adaptierung) s.c. oder p.o.

Chronische Prozesse ☐ Peroral 1. bis 3. Tag 2 mg, 4. bis 6. Tag 1 mg/kg KG Prednisolon in zirkadianer Adaptierung und in den folgenden 5 Wochen

1 mg Prednisolon/kg KG jeden zweiten Tag am Morgen (alternierender Rhythmus). Zur Dauerbehandlung werden noch geringere Mengen alternierend verwendet (1–2 mg/Tier). Bei der Neuritis optica ist Therapieversuch über zwei Wochen sinnlos. Einige Tiere erlangen das Sehvermögen und erblinden hierauf endgültig.

Initial Breitbandantibiotika; Vit. A und B-Komplex langfristig. Glukokortikoide, Antibiotika und der Vitamin-B-Komplex fördern Ausbreitung von Mykosen (Cryptococcose)! Die Resorption entzündlicher Exsudate kann mittels 20%iger Mannitlösung (2–4 ml/kg KG langsam i.v.) beschleunigt werden. Bei vorwiegend degenerativen Prozessen wird nach der von ÜBERREITER empfohlenen Methode alle sechs Monate eine Kur mit Glanoid retinale® vorgenommen (6 bis 8 intrakutane Injektionen je einer Ampulle in Regio inguinalis in regelmäßigen täglichen bis wöchentlichen Intervallen).

13.7.4.3 Netzhautabhebung und -blutung (Ablatio et Haemorrhagia retinae)

Abhebung der Netzhaut vom Pigmentblatt geht häufig mit Blutungen einher und entsteht durch Druck von hinten oder Zug nach vorne.

Ursachen ☐ Trauma, hämorrhagische Diathese (Dicumarolvergiftung), alle Ursachen entzündlicher Funduserkrankungen, insbesondere deren granulomatöse Formen (Toxoplasmose, Cryptococcose, Larva migrans), Fundusatrophie (P. R. A.), C. E. A., Lymphosarkom, Gefäßverschluß, Luxatio lentis anterior, okuläre Hypotension, Tumoren und Tumormetastasen.

Therapie ☐ Neben kausalen Maßnahmen frühzeitiger Glukokortikoideinsatz über 4 bis 16 Wochen und Exsudatausschwemmung bei entzündlich-exsudativer Ablatio. Tritt innerhalb von 8 Wochen keine Besserung ein, ist die Prognose hoffnungslos.

Fundusdegeneration

Sekundäre fortschreitende Fundusatrophien im Gefolge aller nicht erblicher Funduserkrankungen infolge Persistieren der Noxe (Staupevirus, Toxoplasma) und/oder Autoaggression. Ein erhöhter i.o. Druck führt zur glaukomatösen Fundusatrophie (siehe Glaukom).

Papillenödem

Nicht entzündliche Papillenschwellung tritt beim Hund nur im Gefolge von Neoplasmen im Bereiche des Sehnerven auf. Die beim Menschen beobachtete Papillenschwellung infolge eines erhöhten intrakraniellen Drucks als Leitsymptom von Gehirntumoren (Stauungspapille) kommt beim Hund nicht vor.

Amaurosis

Blindheit unbekannter Ursache ohne klinische und ophthalmologische Befunde. Diese können sich aber später entwickeln (Gehirntumor).

13.8   Glaukom und Augapfel als Ganzes

13.8.1   Glaukom (grüner Star)

Ätiologisch unterschiedliche Augenerkrankungen, die mit Erhöhung des inneren Augendrucks (intraokularer Druck = i.o.D.) einhergehen (WALDE, 1984).

Sekundärglaukom

Durch vorangegangene oder bestehende Augenkrankheiten verursacht.

Primärglaukom

Unmittelbare Ursache unbekannt.

Glaucoma absolutum

An Glaukom erblindetes Auge.

Hydrophthalmie

Bulbusvergrößerung infolge chronisch erhöhten i.o.D. Im akuten Stadium diffuse Hornhauttrübung, i.d.R. absolutes Glaukom.

Diagnose ☐ Die meisten Primärglaukome gehen mit angeborener und wahrscheinlich erblicher *Dysplasie des Lig. pectinatum* einher, welches für sich allein aber nicht zum Glaukom führt. Differenzierung primärer und sekundärer Glaukome schwierig, da Folgezustände des chronischen Primärglaukoms wie Ursachen eines Sekundärglaukoms aussehen (Linsenverlagerung, Seclusio pupillae). Daher werden ohne die Hilfsmittel der instrumentellen Tonometrie (Impressionstonometer nach SCHIÖTZ) und Gonioskopie fast nur Sekundärglaukome diagnostiziert. Entscheidend ist Untersuchung des noch nicht veränderten Partnerauges.

Gonioskopie ☐ Kammerwinkeluntersuchung zwecks Beurteilung des Lig. pectinatum mittels direkter sphärischer »Lovac« Gonioskopielinse nach BARKAN. Kammerwinkel wird im durchfallenden Licht (wie bei Lupenuntersuchung) mit einfachem Otoskoplämpchen doppelt vergrößert gesehen *(Abb. 13.23, S. 336)*. Bei der Dysplasie (mesodermalen Dysgenesie) des Lig. pectinatum ist der Kammerwinkel von wenig durchlässiger Membran überbrückt. Dies ist prädisponierend für das Auftreten von Primärglaukomen.

Ursache □ Sekundärglaukome werden durch anamnestisch oder ophthalmologisch erfaßbare Augenerkrankung wie Katarakt (P. R. A.), endogentraumatische Uveitis, Zonuladefekt (Terrier), Chorioretinitis, i.o. Tumor, HCC-Uveokeratitis (Glaukom erst Jahre später!), Hornhautperforation (Operation), C. E. A. und retrobulbärer Tumor verursacht.

Neigung □ Prädisponierend für Primärglaukom sind: verminderte Abflußkapazität des Kammerwassers, die gonioskopisch erkennbar (Winkelanomalie) oder im Skleralbereich verborgen ist (seltenes, beidseitiges Offenwinkelglaukom) sowie kleine Ausbildung des Vordersegmentes (Mikrophthalmia anterior). Zum Glaukomanfall kommt es durch zusätzliche, altersbedingte Einengung der Vorderkammer (Linsenschwellung).

Symptome □ Zahlreich. Unabhängig von Art des Glaukoms *(Abb. 13.24, S. 336)*.

Kardinalsymptome
▷ rotes Auge (ziliare und konjunktivale Stauungshyperämie),
▷ weite Pupille,
▷ erhöhter Augendruck,
▷ Hydrophthalmie.

Kornea
Kann durch Spannung und Ödemisierung diffus rauchig bis milchig getrübt und vergrößert sein, sowie Gefäß- und Granulationsgewebseinsprossung (Pannus glaucomatosus) aufweisen.

Vorderkammer
Häufig seichter, bei Luxatio lentis ant. tiefer, Kammerwasser kann getrübt sein (Pseudouveitis).

Iris
Je nach Ursache (Iritis) oder Intensität und Dauer der Druckeinwirkung (Pseudoiritis) samtig, dunkler oder transparent (Atrophie).

Pupille
Mittelweit bis weit mit verzögerter oder aufgehobener Reaktion auf Licht, häufig entrundet. Frische Linsenlockerungen (Terrier) gehen gelegentlich mit Symptomen einer (fibrinösen) Iritis (Unterdruck) einher, und erst nach medikamentöser Mydriase wird Glaukom manifest (siehe Luxatio lentis). Nach primärer Uveitis anterior verklebt Pupille häufig in enger, bei pseudouveitischer Se-

clusio pupillae hingegen in mittelweiter Stellung *(Abb. 13.25, S. 336)*.

Linse
Häufig primär (Sekundärglaukom) oder sekundär (Primärglaukom, Hydrophthalmie) verlagert.

Glaskörper und Augenhintergrund
Glaskörper kann getrübt und Augenhintergrund während des Anfalls verschwommen erscheinen. Akuten Erscheinungen einer Pseudochorioiditis mit subretinalen Ödemen folgen chorioretinitische Herde, glaukomatöse Papillenexkavation und Fundusatrophie. Akute Glaukomanfälle von rascher, chronische Verlaufsform von allmählicher Erblindung (Hydrophthalmie und Fundusatrophie) begleitet.

Therapie □ Medikamentöse Drucksenkung vor kausaler Behandlung und Glaukomoperation. Da Medikamente nur beschränkt wirken, soll möglichst frühzeitig operiert werden. Beim schmerzhaften absoluten Glaukom ist die Enukleation vorzuziehen.

Medikamentöse Drucksenkung □ Kombinierte Anwendung von Mioticum (Pilocarpin, Prostigmin, Ecothiopatjodid, Demecariumbromid) lokal, Carboanhydrasehemmern (Acetazolamid, 5 bis 10 mg/kg KG, Diclofenamid, Daranide® 1,5–3 mg/kg KG) i.v. oder p.o. und osmotisch wirkendem Mannitol 20%ig 2–4 ml/kg KG langsam infundiert. Kein Mioticum bei Luxatio lentis anterior!

Operative Drucksenkung □ Behebung der blokkierenden Ursache (Linsenextraktion), Schaffung neuer Abflußwege (Cyclodialyse, Elliotsche Trepanation, Iridektomie, Iridenkleisis), Drosselung der Kammerwasserproduktion (Cyclocryotherapie, Cyclodiathermie). Das derzeit wirksamste Prinzip bei Primärglaukom ist die Cyclocryotherapie.

Prophylaxe □ 1mal täglich Ecothiopatjodid (Phospholinjodid® 0,06%ig) bei regelmäßigen Druckkontrollen ins prädisponierte Partnerauge (Winkelanomalie). Dennoch muß bei geringer Abflußkapazität mit einem Glaukom gerechnet werden!

13.8.2   Augapfel als Ganzes

13.8.2.1 Lageveränderungen des Augapfels Vorverlagerung des Bulbus (Exophthalmus)
Sie erfolgt durch Vergrößerung des Bulbus bei Hydrophthalmie (Glaukom) und intraokularen Tumoren sowie durch Volumenzunahme in der Orbita (siehe retrobulbäre Prozesse). Protrusio

bulbi – mäßige Vorverlagerung. Prolapsus bulbi – Auge liegt zum größeren Teil vor der Lidspalte. Luxatio bulbi – totaler Vorfall.

Rückverlagerung des Augapfels (Enophthalmus)

Sie erfolgt durch Reiz, relativ zu große Orbita, Mikrophthalmie, Atrophia und Phthisis bulbi sowie beim Horner Syndrom.

Schielen (Strabismus)

Blickwinkel eines oder beider Augen weicht vom normalen ab. Strabismus mechanicus bei raumfor-dernden Prozessen im und um den Bulbus. Strabismus divergens (paralyticus) nach Prolapsus bulbi – gibt sich bisweilen von allein.

Therapie □ Myotomie des entsprechenden Muskelantagonisten.

Augenzittern (Nystagmus)

Bei Störungen im Bereich des 8. Gehirnnerven (N. vestibulocochlearis) infolge Erkrankungen des Mittelohres, inneren Ohres und Gehirns (Meningoencephalitis, Epilepsie, Commotio, Contusio, Tumor) sowie Eklampsie und Vergiftungen.

13.9 Augenmanifestationen systemischer Erkrankungen

Staupe (Kap. 10.3)

Mucopurulente Konjunktivitis, Hornhautgeschwür, Chorioretinitis, Fundusatrophie, Keratokonjunktivitis sicca (Dacryoadenitis).

H. C. C. (Kap. 10.5)

Uveokeratitis (»blue eye«).

Tollwut (Kap. 10.7)

Anisokorie, Strabismus, Nickhautvorfall.

Tetanus (Kap. 10.17)

Nickhautvorfall, schmale Lidspalte, Miose.

Leptospirose (Kap. 10.11)

Ikterus, konjunktivale Petechien, subkonjunktivale Blutungen, Uveitis anterior (direkte Invasion).

Toxoplasmose (Kap. 10.19.1)

Granulomatöse Uveitis und Chorioretinitis, exsudative Ablatio retinae.

Toxocara canis (Kap. 18.9.2)

Grauweiße Knötchen in Retina (viszerale Larva migrans).

Mykosen

Cryptococcose (Kap. 10.21.2) – granulomatöse Chorioretinitis, Ablatio retinae, selten Papillitis, Hyphäma und retrobulbäre Zubildung.

Blastomycose (Kap. 10.21.2) – granulomatöse Chorioretinitis, Ablatio retinae, Neuritis optica, Uveitis anterior, Sekundärglaukom.

Coccidioidomykose (USA) (Kap. 10.21.2) – granulomatöse Panuveitis mit Infiltration der Kornea.

Diabetes mellitus (Kap. 24.5)

Beidseitige, rasch reifende Katarakte. Diabetische Retinopathie nur nach längerer Erkrankung (Mikroaneurisma retinaler Kapillaren, intra- und präretinale Blutungen).

Hyperlipoproteinämie (Kap. 15.10.2)

Lipaemia retinalis bei Lipoprotein-Lipase-Mangel (WALDE, 1984) (Hypertriglyceridämie) entweder angeboren oder infolge Diabetes, Pankreatitis und Hypothyreose. Helle, rosarote Farbe der Retinagefäße, laminare bis körnige Strömung. Erhöhter Lipoidgehalt (Triglyceride) im Kammerwasser (Trübung). Arcus corneae – Hypercholesterolämie infolge Hypothyreose.

Bluthochdruck (Kap. 15.10.5)

Prä- und intraretinale Blutungen, Ablatio retinae, sklerotisch verengte Arteriolen, intraokulare Blutung. Zumeist Folge von renalen Erkrankungen, Hypothyreose (Hypercholesterolämie), Nebennierentumor und generalisierter Arteriosklerose alter Hunde.

Hyperviskositätssyndrom (Kap. 17.2.3)

Erhöhte Serumimmunglobulinspiegel (Gammopathie) zumeist infolge immunglobulinsezernierender Tumoren (Plasmazell-Myelom, Lymphosarkom) – konjunktivale, intra- und präretinale Blutungen, starke Füllung und Schlängelung der Venolen, träge Blutströmung.

Polyzytämie (Kap. 16.7)

Vermehrung der zirkulierenden Erythrozyten bei ungenügender Oxygenisierung des Blutes infolge Herzseptumdefektes und Fallotscher Tetralogie (sekundäre Polyzytämie) – Verdickung und Schlängelung der Fundusvenolen, dunkles Mischblut. Fundusanomalie noch vor dem Auftreten klinischer Symptome!

Lymphosarkom (Leukose) (Kap. 17.2.4)

Häufigster sekundärer i.o. Tumor beim Hund, Augenveränderungen oft vor dem Auftreten systemischer Symptome! Charakteristisch ist eine hämorrhagische Uveitis anterior (Abb. 13.26, S. 336) mit diffuser Rötung des Kammerwassers (und Glas-

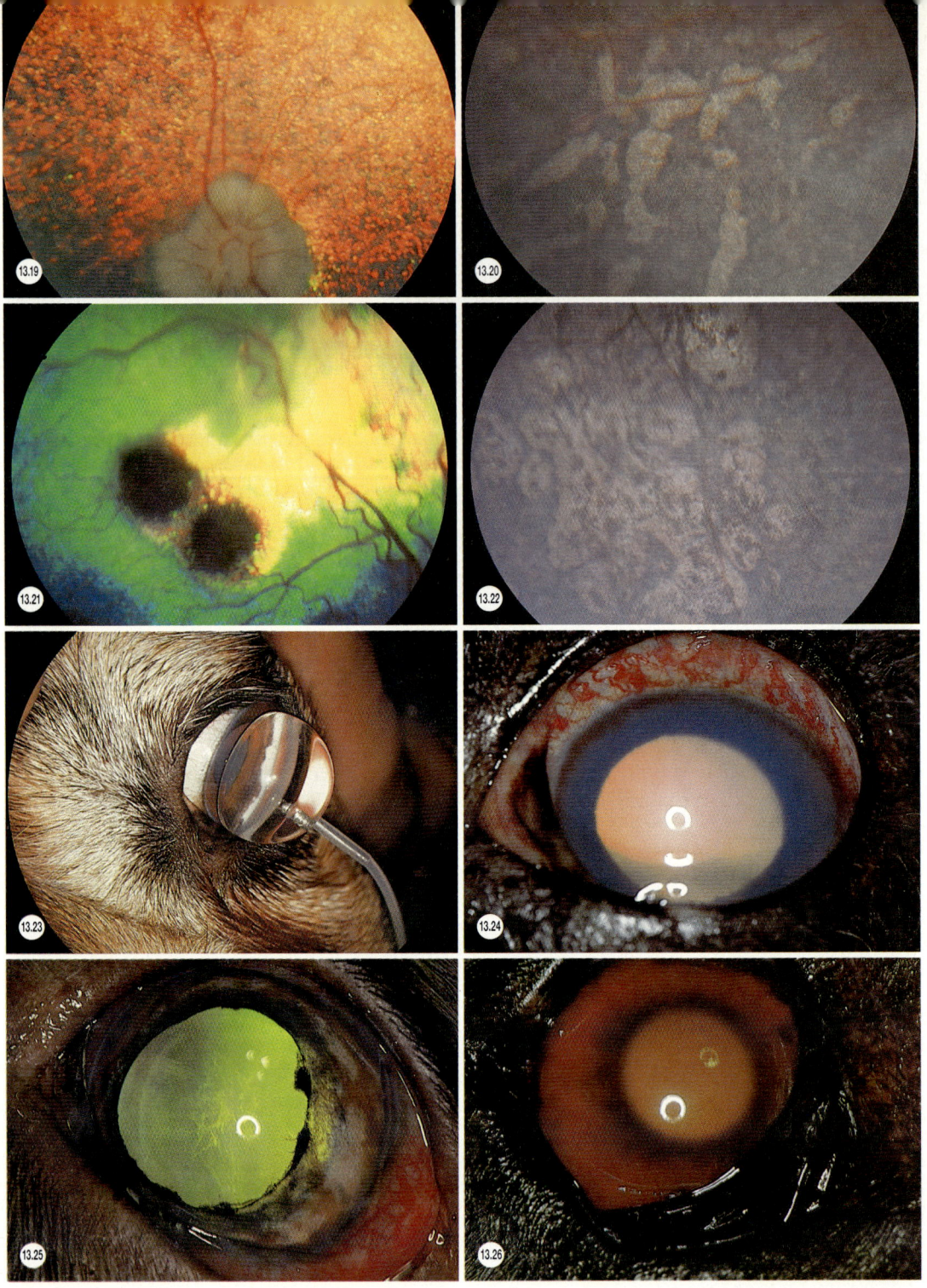

Abb. 13.19. Generalisierte progressive Retinaatrophie (P. R. A.): Hyperreflektives Tapetum lucidum, dünne Gefäße, große blasse Papille (unterbelichtet)

Abb. 13.20. P. R. A.: Depigmentationsherde im tapetumfreien Fundus (Tapetum nigrum) mit dunklem Saum

Abb. 13.21. Chorioretinitis maculosa: Fokale goldgelbe Hyperreflexie mit eingeschlossener Pigmentanhäufung

Abb. 13.22. Chorioretinitis maculosa disseminata: Depigmentationsherde im tapetumfreien Fundus mit dunklem Zentrum

Abb. 13.23. Sphärische »Lovac«-Gonioskopielinse nach BARKAN

Abb. 13.24. Subakutes Primärglaukom mit gestauten Konjunktivalgefäßen, rauchiger Kornea, peripherer Hornhautvaskularisation und mittelweiter Pupille

Abb. 13.25. Chronisches Primärglaukom mit Hydrophthalmie, Seclusio pupillae, Irisatrophie und vorderer konsekutiver Linsentrübung

Abb. 13.26. Hämorrhagische Pseudouveitis bei Leukose

körpers), Hyphaema mit horizontalem Niveau, Präzipitate an Hornhauthinterfläche sowie Netzhautabhebung und -blutungen. Gelegentlich Panuveitis und Sekundärglaukom, tumoröse Invasion der Kornea und Konjunktiva (beide Nickhäute) sowie der Orbita (retrobulbärer Prozeß).

Gehirntumoren
Amaurose vor klinischen Erscheinungen.

13.10   Verletzungen und Neoplasmen

13.10.1 Lid- und Bindehautverletzungen

13.10.1.1 Lidrandwunden
Bei Durchtrennung des Lidrandes Intramarginalnaht. Tiefgreifende Einzelknopfnähte der Lidhaut bei durchdringenden Lidwunden. Bindehaut wird i. d. R. nicht genäht. Gute Heilungstendenz. Antibiotische Augensalbe, Halskrause.

13.10.1.2 Hyposphagma
Subkonjunktivale Blutung im Bereich der (oberen) Augapfelbindehaut sofort nach direktem Trauma oder erst Tage nach Hals-Brustkompression.

Therapie ☐ Kalte Kompressen, Kortikoid-Antibiotikum-Augensalbe.

13.10.1.3 Fremdkörper
Grannen der Mäusegerste, Splitter u. a. verspießen sich im (unteren) Bindehautsack oder stecken in Kornea. Häufig bei Follikelkatarrh durch Reiben der Augen am Boden.

Diagnose ☐ Oberflächenanästhesie, Hervorziehen des 3. Augenlids.

13.10.1.4 Binde- und Hornhautverätzungen
Säuren führen i. d. R. zu oberflächlichen Verschorfungen, Laugen zu tiefen Defekten. Bindehaut erscheint anfangs oft nur gerötet (1. Grad), erst nach 1 bis 2 Tagen entwickelt sich ischämische Chemose (2. Grad) und Gewebsuntergang (3. Grad).

Therapie ☐ Gründliche Spülung (zumindest 15 Minuten) von Binde- und Hornhaut mit Leitungswasser durch den Besitzer. Keratitisbehandlung. Bei Kalkverätzung mit Chemose durch subkonjunktivale Toxinretention und sekundäre Ernährungsstörung der Kornea (Stromatrübung) Ablösen und Mobilisieren der Bindehaut am Limbus (Passowsche Schlitzung) und frühzeitige lokale Kortikoidapplikation zur Vermeidung eines totalen Hornhautpannus und Pseudopterygiums. Später evtl. oberflächliche Keratektomie.

13.10.1.5 Symblepharon
Verwachsung von Lid- und Augapfelbindehaut infolge konjunktivalen Gewebsdefektes.

Therapie ☐ Frische Adhäsionen lösen und neuerliche Verklebung durch Einbringen einer Kortikoid-Augensalbe und Massage verhindern. Bindehautplastik.

13.10.1.6 Pseudopterygium
Bindegewebige Überwucherung der Kornea nach großflächigen Hornhautdefekten. Oft gemeinsam mit Symblepharon.

Therapie ☐ Oberflächliche Keratektomie. Bindehautplastik.

13.10.2 Penetrierende Kornea- und Sklerawunden

Folgezustände wie bei spontaner Hornhautperforation (siehe Keratitis ulcerosa), jedoch erhöhtes Infektionsrisiko (Fremdkörper) infolge direkter Kontamination innerer Augenstrukturen (Iris, Linse etc.).

Therapie ☐ Lokale und systemische Antibiose, Resektion von vorgefallenem Gewebe (Glaskörper, Uvea), Hornhaut-, Skleral- und Bindehautnähte (Vicryl® 7/0), Auffüllen der Vorderkammer mit Luft, Cycloplegie, Nickhautschürze, Halskrause. Evtl. Enukleation.

13.10.3 Tumoren äußerer Strukturen

13.10.3.1 Dermoide
Versprengte Hautkeime ohne autonomes Wachstum. I. d. R. kräftig pigmentiert und behaart, zumeist im temporalen Lid-, Bindehaut- und Korneabereich.

Therapie ☐ Exzision, Blepharoplastik, oberflächliche Keratektomie.

13.10.3.2 Lidneoplasmen
Häufig gutartig (Adenom, Papillom), selten bösar-

tig (Adeno-, Plattenepithelkarzinome, Melanome). Zumeist am Lidrand.

Therapie □ Keilexzision und Intramarginalnaht *(Abb. 13.2)*, Blepharoplastik.

13.10.3.3 Bindehautneoplasmen

Selten. Zumeist am 3. Augenlid und Augapfelbindehaut (Papillom, Hämangiom, Melanom, Plattenepithelkarzinom, Lymphosarkom).

Differentialdiagnose □ Nickhautdrüsenhyperplasie.

Therapie □ Exzision und Bindehautnaht, sofern möglich Nickhautexstirpation, Enukleation.

13.10.3.4 Hornhautneoplasmen

Selten primäre Tumoren (Papillom, Epitheliom, Hämangiosarkom, Fibrosarkom). Melanome können von Sklera oder vom Augeninneren auf Kornea übergreifen (Gonioskopie!).

Differentialdiagnose □ Entzündliche Pseudotumoren.

Therapie □ Oberflächliche Keratektomie, penetrierende Kerato(skleral)-Plastik (homologes Transplantat), Enukleation.

13.10.3.5 Noduläre Episkleritis

Grauspeckig sarkomähnliche Knoten der limbalen Sklera bisweilen in die Kornea reichend.

Therapie □ Tiefe Exzision und lokale Kortikoid-Antibiotikum-Nachbehandlung.

13.10.4 Augeninnentumoren

13.10.4.1 Aderhautneoplasmen

Primäre Tumoren zumeist in vorderer Uvea als Melanom (auch in amelanotischer Form), Hämangiom, unpigmentiertes gutartiges Epitheliom (entspringt dem Ziliarepithel und füllt Hinterkammer

aus) und Adenokarzinom. Letztere auch als Metastasen extraokularer Tumoren.

Therapie □ Iridozyklektomie, Enukleation.

13.10.4.2 Fundusneoplasmen

Primärtumoren der Retina (Retinoblastom, Medulloepitheliom) und des Sehnerven (Gliom, Meningiom) sehr selten.

Therapie □ Enukleation, Exenteratio orbitae.

13.10.4.3 Orbitatumoren

(Siehe retrobulbäre Prozesse.) Primäre Tumoren können vor allem als Sarkome, Karzinome, Optikusgliom, Myxom und Meningiom auftreten. Sekundäre Neoplasmen und Metastasen nehmen das ganze Spektrum benigner und maligner Tumoren ein.

Literatur

BARNETT, K. C., 1985: The diagnosis and differential diagnosis of cataract in the dog. J. small Anim. Pract. **26**: 305.

GELATT, K. N., 1981: Veterinary Ophthalmology. Philadelphia: Lea & Febiger.

MAGRANE, W. G., 1977: Canine Ophthalmology. 3rd ed. Philadelphia: Lea & Febiger.

NEUMANN, W., 1986: New aspects in surgical treatment of canine cataracts Proc. 16th E. S. V. S. Compress, London, 21.–23. 8. 1986.

SCHMIDT, V., 1973: Augenkrankheiten der Haustiere. Stuttgart: Ferd. Enke.

STADES, F. C., J. S. VAN DER LINDE-SPIMAN & M. H. BOEVÉ, 1984: Eine erbliche Augenanomalie beim Dobermann: Persistierende hyperplastische Tunica vasculosa lentis und primäres Vitreum (PHTVL/PHPV). Kleintierprax. **29**: 91.

ÜBERREITER, O., 1968: Retinochorioiditis maculosa disseminata beim Hund. Wien. Tierärztl. Mschr. **55**: 707.

WALDE, I., & R. SWOBODA, 1980: Die »plötzliche Erblindung« des Hundes, Diagnostik – Therapie – Prognose. Kleintierprax. **25**: 61.

WALDE, I., 1984: Klassifikation des Glaukoms beim Hund. Tierärztl. Prax. **12**: 65.

WALDE, I., M. SCHÖNBAUER, B. MOLZER & TH. MITTERER, 1984: Lipaemia retinalis infolge Lipoprotein-Lipase-Mangels beim Hund. Kleintierprax. **29**: 365.

14 Respirationserkrankungen

P. F. SUTER

14.1   Untersuchungsgang und Spezialuntersuchungen

Das Ziel der klinischen Untersuchung ist, die vom Besitzer beobachteten Probleme im Atemapparat zu lokalisieren, Auskunft zu erhalten über die Mitbeteiligung anderer Organsysteme bei sekundären Atemerkrankungen und den Schweregrad, die mögliche Ursache und die Krankheit begünstigende Momente zu erfassen. Atemerkrankungen können eine Vielzahl von Symptomen (Problemen) hervorrufen, die spezifisch (Leitsymptome) oder unspezifisch für einen Ursprung im Atemapparat sein können *(Tab. 14.1)*.

Im Laufe des Untersuchungsganges soll die Bedeutung der Probleme für die vorliegende Erkrankung möglichst vollständig abgeklärt werden, was viel Zeit und Kosten beanspruchen kann und daher nicht immer möglich ist. Die klinische Aufarbeitung schwerer oder komplizierter Fälle sollte daher stufenweise erfolgen.

In einer *ersten Stufe* der Abklärung soll entschieden werden, ob Dyspnoe vorliegt und diese eine notfallmäßige Behandlung erfordert, ob es sich um ein akutes oder chronisches Geschehen handelt,

Tab. 14.1. Symptome der Respirationskrankheiten

Leitsymptome	Unspezifische Symptome und Anzeichen von Komplikationen
Niesen	Fieber
Geräuschvolle Atmung	Abgeschlagenheit
Nasenausfluß	Zyanose
Nasenreiben	Herauswürgen von Schleim
Epistaxis	Konjunktivitis
Nasenausfluß	Augenausfluß
Stimmveränderung	Aerophagie
Stimmverlust	Tympanie des Magens
Husten	Anorexie
Hämoptysis (Bluthusten)	Abmagerung
Tachypnoe (erhöhte Atemfrequenz)	Austrocknung
Veränderter Atemtyp (kostal, abdominal betont)	Dämpfung der Herztöne
Dyspnoe (Atemnot)	Tachykardie
Hyperpnoe (vertiefte, rasche Atmung)	Lahmheit (hypertrophische Osteopathie)
Abnorme Auskultationsbefunde	Atemrhythmusstörungen
Abnorme Perkussionsbefunde	Bewußtlosigkeit (Synkope)
Deformitäten und veränderter Thoraxumfang	

ob und wo im Atemapparat die Störung ihren Schwerpunkt hat, ferner ob eine primäre Atemerkrankung oder eine Mitbeteiligung des Atemapparates an einer Allgemeinerkrankung oder nichtrespiratorischen Organerkrankung (z. B. Herzinsuffizienz), also eine sekundäre Atemerkrankung vorliegt.

In der *zweiten Stufe* kann das in der ersten Stufe lokalisierte Krankheitsgeschehen gezielt mit Untersuchungsmethoden wie Röntgen, Laryngoskopie, Labormethoden (Blut- und Harnuntersuchungen), Lavage oder Biopsien zur Gewinnung von Zellmaterial oder Mikroorganismen angegangen werden. Ziel der zweiten Aufarbeitungsstufe ist es, den Schweregrad, die mögliche Ursache und die Entstehung der Krankheit abzuklären. Damit kann der Besitzer über Prognose und Behandlungsplan informiert werden. Alle einfachen und viele zunächst kompliziert erscheinende Fälle, auch wenn deren Ursache oft nicht sicher erkannt wurde, können auf dieser Stufe einer symptomatischen Therapie zugeführt werden.

Die *dritte Untersuchungsstufe* ist nur notwendig, wenn es sich um endemische oder chronische Fälle handelt, in denen im Interesse von Prophylaxeprogrammen oder zur Durchführung einer spezifischen Therapie eine *ätiologische Diagnose* absolut erforderlich ist. Zu diesem Zweck muß die Datenbasis erweitert werden durch Spezialuntersuchungen wie Bronchoskopie, Serologie, Thorakotomie, Kontraststudien usw., welche kosten- und zeitaufwendig sein können und Spezialkenntnisse und -ausrüstungen erfordern. Der Allgemeinpraktiker soll gewisse Kenntnisse über die Verfügbarkeit und Leistungsfähigkeit von Spezialmethoden haben, damit er den Tierbesitzer entsprechend beraten und evtl. an eine Spezialklinik überweisen kann.

14.1.1 Untersuchungsgang

14.1.1.1 Veränderungen der Atmung

Grundsätzlich zuerst Ruheatmung auf Distanz beurteilen, bevor Hund aufgeregt ist oder auf Untersuchungstisch gestellt wird und hechelt. Man beachte Frequenz, Regelmäßigkeit, Atemtyp (kostal, kostoabdominal, abdominal akzentuiert), ob In- oder Exspiration verlängert oder erschwert sind, ob und in welcher Phase Atemgeräusche hörbar sind und ob das Atemzugvolumen vermehrt (vertiefte Atmung) oder vermindert ist. Erwähnt der Besitzer Anstrengungsdyspnoe, kann der Hund im Anschluß an die Allgemeinuntersuchung bewegt und die Atmung erneut beurteilt werden. Dabei soll auch die Erholungsdauer nach der Bewegung beachtet werden.

Hochgradige Atemnot (Orthopnoe) äußert sich in Atmen mit geöffnetem Mund, Kaudalwärtszie-

hen der Lippen oder Backenblasen, Abduzieren und Auswärtsdrehen der Vordergliedmaßen und Verharren im Stehen, in sitzender Stellung oder sternaler Lagerung. Die Schleimhäute können blaurot (zyanotisch), bläulich oder blaßbläulich (livid) sein (mangelnde O_2-Sättigung des Blutes).

Auf die Atembeurteilung folgt eine kurze Allgemeinuntersuchung mit Beurteilung von Schleimhäuten, Lymphknoten, Tonsillen, Hautturgor, Körpertemperatur, Puls, und Auslösbarkeit von Husten durch Druck auf Kehlkopf. Besondere Sorgfalt ist auf die Palpation von Pharynx, Larynx, Trachea (bis Brusteingang) und Herzspitzenstoß zu verwenden.

Besteht *inspiratorisch betonte Dyspnoe* mit oder ohne geräuschvolle Atmung, muß nach Veränderungen außerhalb des Brustkorbes gesucht werden (Kehlkopf, zervikale Trachea, Pharynx). Besteht *exspiratorisch betonte Dyspnoe*, bei der die Ausatmung durch die akzessorische Atemmuskulatur (Bauchpresse) unterstützt wird, soll man an obstruktive Prozesse der intrathorakalen Atemwege denken.

Gemischte *inspiratorisch-exspiratorische Dyspnoe* und Tachypnoe lassen vorwiegend auf intrathorakal gelegene Veränderungen schließen.

Kostal betonte Atmung

Sie kann auf Schmerzzustände im kranialen Abdomen (Peritonitis, Pankreatitis) hinweisen, oder durch Druck auf das Zwerchfell (Magenblähung, Magenüberfüllung, Trächtigkeit, Aszites, Hepatomegalie, Tumoren) bedingt sein.

Abdominal betonte Atmung

Sie kann bei Schmerzzuständen der Thoraxwand oder Pleura (Rippenbrüche) auftreten.

Paradoxe Atembewegung

D. h. Einwärtsziehen eines Teiles oder der ganzen Thoraxwand während der Inspirationsphase und Anheben oder Auswärtswölbung während der Exspiration tritt bei Instabilität der Thoraxwand infolge multipler Rippenbrüche oder bei zu tiefer Narkose auf.

Bloße *Veränderungen von Atemtiefe und Rhythmus* müssen von Dyspnoe abgegrenzt werden. Eine große, tiefe und verlangsamte Atmung (Kußmaul-Atmung) wird durch Atemzentrumreize infolge Azidose, z. B. bei Niereninsuffizienz oder bei ketoazidotischem Diabetes, beobachtet. Eine Atemrhythmik, bei der periodisch tiefer und dann wieder oberflächlicher werdende Atemzüge mit Atempausen abwechseln (z. B. Cheyne-Stokesche Atmung), deutet auf Beeinträchtigung des Atemzentrums hin (Hirnödem, Schädeltraumata, Vergiftungen, Narkosen, Hirntumoren, verminderte Blut- und/oder Sauerstoffzufuhr).

14.1.1.2 Husten
Dieser ist sowohl ein normaler Schutzreflex als auch ein Leitsymptom vieler Respirationskrankheiten. Die Rezeptoren, welche den Hustenreflex auslösen, befinden sich v. a. in Rachen, Kehlkopf, 'Trachea und den großen Bronchien. Nur wenige Hustenrezeptoren finden sich in der Lungenperipherie und außerhalb der Atemwege (Pleura, Perikard, Zwerchfell). Husten wird auch durch Krankheiten mit Ursprung außerhalb des Atemapparates wie Herzinsuffizienz, Schluckstörungen oder Ösophagusprobleme hervorgerufen. Die Beurteilung von Qualität, Dauer und Zeitpunkt des Hustens erlaubt es meistens, die große Zahl der möglichen Hustenursachen auf einige wenige einzuengen.

Reizhusten ohne Sekretförderung oder lauter, trockener, anfallsweiser Husten (bellender Husten)
Dieser ist durch Reize wie Druck auf Larynx oder Trachea oder Ziehen am Halsband jederzeit leicht auslösbar. Er wird verursacht durch akute Tracheobronchitis (Zwingerhusten), Pharyngitis, Tonsillitis, Abtropfen von Nasensekret in Pharynx, inhaliertes Futter (Husten nach dem Fressen), Fremdkörper in den oberen Atemwegen, Einatmen von trockener, staubiger Luft, Allergenen, Rauch oder reizenden Gasen, und gelegentlich durch Pleuritis. Bei chronischem Reizhusten denke man an Trachealkollaps, an Kompression der Trachea durch Massen im Halsbereich oder an der Aufzweigung der Trachea (vergrößerte Lymphknoten, Tumoren) und an die Kompression des linken Stammbronchus durch einen massiv dilatierten linken Herzvorhof. Hustenanfälle können zu Atemnot, Zyanose oder Kollaps führen.

Krächzender, schmerzhafter Husten
Er, der manchmal unterdrückt zu sein scheint, kann bei Prozessen, die mit Schwellung in Larynx oder Pharynx einhergehen (Tumoren oder Ödeme der Schleimhaut), aber auch bei Thoraxtraumata angetroffen werden.

Feuchter, lockerer, chronischer Erfolgshusten mit Sekretförderung
Er geht oft ohne sichtbaren Auswurf einher, weil letzterer abgeschluckt wird oder mit Herauswürgen von etwas weißem Schaum oder eitrigem Schleim endet. Er wird bei Stauungslunge, chronischer Bronchitis, Bronchiektasen, bronchialen Fremdkörperabszessen oder Pneumonie beobachtet. Dieser Husten ist besonders intensiv am Morgen und kann in milder Form auch bei Tumoren oder Atelektase auftreten.

Feuchter bis rasselnder, kraftloser, akuter Husten
Dieser kann bei Lungenödem (evtl. Austritt von weißem bis rosafarbenem Schaum aus Mund und Nase), Pneumonien, Bronchopneumonien und Abszessen (evtl. mit Nasenausfluß und gelegentlichem Aushusten von eitrigem Schleim) auftreten.

Auswurf aus den Atemwegen wird vom Besitzer oft fälschlicherweise als »erbrochener Schleim« beschrieben. Blutiger Auswurf (Bluthusten, Hämoptysis) tritt bei Thoraxtraumata, Atemwegfremdkörpern, Abszessen, Tumoren und Aspirationspneumonien auf.

14.1.1.3 Auskultation und Perkussion
Man achte auch auf die Thoraxwanddicke, auf Verformungen, Asymmetrien, Palpationsschmerz, und die Größe des Thorax. Grundsätzlich beginne man mit der Herzauskultation, höre darauf systematisch das Lungenfeld ab und vergesse am Schluß nicht, über der Trachea auf von kranial nach kaudal oder umgekehrt *fortgeleitete Töne* zu achten.

Die in diesem Textbuch verwendeten Termini sind:

▷ *»Vesikuläratmen«*, d. h. die normalen schlürfenden Einatmungsgeräusche;

▷ *verschärftes, verstärktes Vesikuläratmen* bei Bronchitis (verengten Bronchien), geringer Lungeninfiltration oder erhöhter Luftgeschwindigkeit (vermehrte Atemtätigkeit);

▷ *verminderte Intensität des Vesikuläratmens* bei Fettleibigkeit, Pleuraergüssen, Pneumothorax oder Lungenüberblähung;

▷ *Bronchialatmen oder Röhrenatmen* (tönt wie »ch« oder das normale Atemgeräusch über der Trachea) ist in- und exspiratorisch zu hören und deutet auf das Vorhandensein ausgedehnter verfestigter Lungenbezirke (Pneumonie, Ödem, Atelektase) hin;

▷ *diskontinuierliche = Knister- oder feuchte Rasselgeräusche* (Crepitatio) (vor allem gegen Ende der Inspiration hörbar infolge Aufspringen verklebter Bronchien) treten v. a. bei Bronchienobstruktion, Atelektase, Lungenfibrose, Lungenödem und Lysis von Pneumonie auf;

▷ *kontinuierliche, musikalische oder trockene Rasselgeräusche* (Giemen, Pfeifen) sind Ausdruck von Atemwegobstruktionen und treten vorwiegend exspiratorisch auf bei Bronchitis, Fremdkörpern oder Bronchospasmus;

▷ *inspiratorisches Pfeifen oder Stridor* wird durch eine Verengerung in den oberen Atemwegen (über Trachea lauter hörbar) hervorgerufen.

Bei der *Perkussion* achte man auf einen tympanischen oder überlauten Schall (Pneumothorax, Lungenüberblähung, dünne Thoraxwand) oder eine Dämpfung (Pleuraerguß, Zwerchfellhernie, thorakale Massen). Beklopfen der Brustwand kann Husten auslösen.

14.1.1.4 Beispiele für Krankheitslokalisation anhand der Symptome

Nasenerkrankungen

Hierfür sprechen: Abnormer Nasenausfluß, geräuschvolle Atmung, die durch Öffnung des Maules abgestellt werden kann, Niesen und Reiben der Nase mit den Pfoten (weitere Symptome s. Kap. 14.2).

Pharynxerkrankungen

Hierfür sprechen: Schnarchende oder geräuschvolle Atmung, Speicheln, Schluckstörungen, Würgen, Auswerfen von Schleim, Palpationsschmerz oder palpierbare Massen.

Larynxveränderungen

Hierfür sprechen: Stimmverlust oder heiseres Bellen, Palpationsschmerz mit leicht auslösbarem Hustenreiz, und Anstrengungsdyspnoe mit pfeifenden, stridorösen Geräuschen (»Röhren«).

Trachealerkrankungen

Hierfür sprechen: Bellender (lauter), trockener Reizhusten, der sich durch Druck leicht auslösen läßt und vorwiegend inspiratorische Dyspnoe bei extrathorakal gelegenen Obstruktionen.

Erkrankungen der intrathorakal gelegenen Trachealabschnitte und Bronchien

Hierfür sprechen: Trockener, lauter oder auch feuchter Husten, der zu Atemnot oder Kollaps führen kann. Falls Obstruktion der Atemwege vorliegt, kommt es zu exspiratorisch betonter Dyspnoe, vertiefter und eher verlangsamter Atmung und eventuell exspiratorischem Stridor.

Zyanose

Eine bläuliche Verfärbung von Haut, Schleimhäuten und Nagelbett, obgleich immer wieder im Zusammenhang mit schweren Atemerkrankungen erwähnt, ist kein Leitsymptom für Lungenerkrankungen. Zyanose bedeutet, daß die Menge des reduzierten Hämoglobins (Hb) 5 g in 100 ml überschreitet.

Man unterscheidet eine *zentrale Form von Zyanose*, welche durch Herz- oder Respirationskrankheiten bedingt ist und eine *periphere Form*, die infolge gestörter Durchblutung (Thrombose, Stauung, Herzinsuffizienz) oder Methämoglobinbildung zustande kommt. Bei zentraler Zyanose enthält bereits das arterielle Blut vermehrt reduziertes Hb.

Respiratorische Zyanose kann bei ausgeprägter Obstruktion der oberen oder unteren Atemwege, Atelektase, Lungenödem, Pneumonie, Lungenthromboembolie oder restriktiven extrapulmonären Erkrankungen auftreten (s. unten). Bei schwerer Anämie kann Zyanose nicht beobachtet werden, weil trotz stark verminderter relativer O_2-Sätti-

gung ein Gehalt von 5 g reduziertem Hb nicht erreicht wird.

14.1.1.5 Ventilationsstörungen

Pathophysiologisch können Respirationskrankheiten mit Dyspnoe in obstruktiv und restriktiv bedingte Ventilationsstörungen unterteilt werden.

Restriktive Ventilationsstörungen

Sie zeichnen sich durch oberflächliche, hochfrequente Atmung (Tachypnoe) aus und sind bedingt durch:

a) verminderte Dehnbarkeit des Lungenparenchyms bei Ödemen, Pneumonien und starker Bindegewebsvermehrung;
b) extrapulmonale Restriktion infolge Pleuraergüssen, Pneumothorax, Tumormassen, Zwerchfellhernien oder Thoraxwandschmerz.

Obstruktive Ventilationsstörungen

Sie kommen durch erhöhten Strömungswiderstand beim Atmen zustande und zeichnen sich durch vertiefte Atmung und wenig oder nicht erhöhte Atemfrequenz aus. Sie sind bedingt durch:

a) Schleimhautschwellung, Sekretmassen, Kollaps oder Spasmen von Bronchien oder Trachea, oder/und
b) Verluste der Retraktionskraft (Lungenemphysem), evtl. geschwächte Exspirationsmuskulatur.

Nach Abschluß der Allgemeinuntersuchung sollte man imstande sein, zwischen *extra- und intrathorakalen, dyspnoeischen und nichtdyspnoeischen, obstruktiven und restriktiven Respirationskrankheiten* zu unterscheiden. Anhand dieser Daten kann entschieden werden, ob und wo geröntgt werden soll und welche weiteren Untersuchungen erforderlich sind.

14.1.1.6 Röntgenuntersuchung

Sie ist, außer in einfachen Fällen, zur Abschätzung des Schweregrades, der Art und Lokalisation von intrathorakalen Veränderungen, ferner für die Objektivierung und Dokumentation des Verlaufes unentbehrlich. Einzig bei akuten, vorwiegend atemwegorientierten Respirationserkrankungen ist sie von geringem Aussagewert und daher entbehrlich. Wegen der relativ schlechten klinischen Zugänglichkeit des Thorax ist die Röntgenbeurteilung oft die einzige Methode, die gewisse subklinische Veränderungen wie Lungenmetastasen, kleine Pleuraergüsse, Herzvergrößerung und Lungeninfiltrate sowie Läsionen im Mediastinum erkennen läßt. Damit kann sie der Untersuchung gelegentlich eine neue Richtung verleihen oder zur Wiederholung einzelner Schritte der Allgemeinuntersuchung Anlaß geben.

Da Röntgenbefunde meistens vieldeutig sind, ist man zu ihrer Wertung auf klinische Befunde angewiesen. Die Röntgenuntersuchung ersetzt somit die sorgfältige klinische Untersuchung nicht und soll wegen der damit verbundenen Risiken verschoben werden, bis Patienten mit Atemnot z. B. mittels O_2-Therapie stabilisiert worden sind.

In allen Fällen, außer Notfällen und bei Hunden mit schwerer Atemnot, sind mindestens 2 Aufnahmen, je eine laterale und dorsoventrale (für Lungenveränderungen kann allenfalls eine ventrodorsale Aufnahme gemacht werden), anzufertigen. Mit Ausnahme von Aufnahmen zum Nachweis von geringgradigen Pleuraergüssen, kleinem Pneumothorax sowie intrathorakalem Trachealkollaps *(Abb. 14.8)* sind die Aufnahmen möglichst in voller Inspirationsphase zu machen. Aufnahmen, die am Ende der Exspirationsphase gemacht werden, können Herzvergrößerung und Lungenverschattung vortäuschen *(Abb. 14.8)*.

Durchleuchtung

Sie ist nur zur Erfassung dynamischer Veränderungen wie Trachealkollaps, zur Beurteilung der Ösophagusmotilität, bei Ösophagusstrikturen, ferner zur Beobachtung von Verschiebungen von Pleura- oder Perikardergüssen bei Veränderung der Körperlage den konventionellen Röntgenaufnahmen überlegen.

Um die Strahlenbelastung für Untersucher und Haltepersonal möglichst niedrig zu halten, soll man außer bei den aufgeführten Beispielen auf die Durchleuchtung verzichten.

Beurteilung der Thoraxaufnahmen

Sie ist ein Suchprozeß nach weiteren klinischen Veränderungen. Die Bedeutung eines systematischen Vorgehens kann besonders wegen des komplexen Thorax-Anatomie nicht genug hervorgehoben werden. Suter & Lord (1984) schlagen folgendes Vorgehen vor:

1. *Beurteilung der technischen Qualität* der Aufnahme, damit technische Kunstprodukte wie Über- oder Unterbelichtung, exspiratorische Bilder usw. sofort erkannt werden.
2. Die Aufnahme wird entweder von der Peripherie nach dem Zentrum hin, von kranial nach kaudal, oder am besten eine Organstruktur nach der anderen systematisch durchgemustert. Damit vermeidet man, daß ein Organ übergangen bzw. »vergessen« wird. Am besten beginnt man mit der Thoraxwand und den umgebenden Weichteilen. Dann konzentriert man sich auf Trachea, Zwerchfell, Mediastinum, Ösophagus (sofern sichtbar), Herz, Lunge und Pleuralraum.
3. Das Lungenparenchym wird hinsichtlich sei-

ner *Dichtezunahme,* d. h. Verschattung (Abnahme der Transparenz) und seiner *Dichteverminderung* (Zunahme der Transparenz) beurteilt.
4. Die *Verschattungen* werden nach Verteilung, Zahl und Morphologie in a) *homogene diffuse* oder *großflächige* Verschattungen (ganze Lappen betroffen, *Abb. 14.12),* b) *fokale solitäre Herde (Abb. 14.14)* und c) *fokale multiple Herde (Abb. 14.15)* unterteilt. Solitäre Rundherde *(Abb. 14.14)* sprechen für Abszesse, Granulome, Hämatome, Primärtumoren, vergrößerte Lymphknoten oder Einzelmetastasen. Bei *multiplen Rundherden,* die von miliarer Größe (2–5 mm) bis zu mehreren cm Durchmesser variieren können *(Abb. 14.16),* handelt es sich meistens um Tumormetastasen, selten um ein beginnendes Lungenödem *(Abb. 14.13),* oder um Granulome (Mykosen, Tuberkulose). Rundschatten in den hilusnahen Partien können Gefäße darstellen, die direkt auf den Betrachter zu oder von ihm weglaufen. *Weiße Herdchen* von 1–2 mm Durchmesser sind Lungenverknöcherungen (Osteome) und meist ohne pathologische Bedeutung. Fleckige, undeutlich begrenzte, amorphe Herdschatten werden durch Blutungen, pneumonische Herde, Infarkte und selten durch primäre Tumoren hervorgerufen.
5. Diffuse homogene oder *großflächige Verschattungen werden nach ihrer Lokalisation* beurteilt: Kranioventral (v. a. Bronchopneumonien), ventral und ventrokaudal (Aspirationspneumonien), kaudodorsal im Zwerchfellappen (thromboembolische Prozesse, Inhalationsschäden, nichtkardiogene Ödeme, *Abb. 14.13)* und perihilär (kardiogene Ödeme).
6. *Großflächige Verschattungen* werden aufgrund ihrer Dichte, Strukturierung oder Musterung unterteilt in alveoläre und interstitielle Verschattungen. *Alveoläre Verschattungen* sind wolkig, weichteildicht, konfluierend, lassen keine Blutgefäße mehr erkennen und sind oft von dunkler erscheinenden, sich verzweigenden Streifen, den lufthaltigen Bronchien, auch *Luftbronchogramme* genannt *(Abb. 14.12),* durchzogen. Sie werden a) durch alveoläre Füllungsprozesse wie Ödeme *(Abb. 14.13),* Pneumonien, Blutungen und selten Tumore oder b) durch Verlust der Alveolarluft (Atelektase, *Abb. 14.10)* verursacht. Im ersteren Fall ist das Lungenvolumen erhalten; bei Atelektase ist es reduziert. *Interstitielle Verschattungen* sind i. d. R. weniger dicht (grauer, dunkler) als alveoläre, lassen die Blutgefäße immer noch undeutlich erkennen und verursachen keine deutlichen Luftbronchogramme. Sie werden bei Lungenstauung, Initialstadien von Ödemen und viralen Pneumonien oder fibrotischen Lungenveränderungen beobachtet. *Bronchiale Musterung,* welche durch Bronchialwandverkalkung oder starke Bronchienwandverdickung bei Bronchitis *(Abb. 14.9)* zustande kommt, zeigt sich in Form vermehrter Ring-

oder Kreisschatten und parallel oder leicht konvergierenden und sich verzweigenden Doppellinien (»Tramlinien«). Bronchialwandverkalkung (weiße, scharf begrenzte Linien) ist normal bei alten Hunden (besonders Teckeln). Undeutlich begrenzte, bronchiale Musterung, die von einer Verminderung (Verschattung) oder Zunahme der Transparenz (Emphysem) des umgebenden Lungenparenchyms begleitet wird, ist bei Bronchopneumonien oder obstruktiven Atemwegerkrankungen anzutreffen. *Großlumige Ringschatten* (mehrere cm Durchmesser) mit scharfbegrenzter, dünner Wand sind mit Lungenzysten, Pneumatozelen, Lungeneinrissen, dünnwandigen Abszessen oder bullösen Emphysembezirken vereinbar.

Dickwandige große Ringschatten mit unregelmäßiger Abgrenzung des Lumens werden durch Abszesse, Kavernen oder nekrotische Tumoren, deren Inhalt sich entleert hat (bronchiale Spontandrainage), hervorgerufen. *Verdickte, undeutliche Venenzeichnung* kann mit Lungenstauung (Herzlinksinsuffizienz) verbunden sein. Eine feine, aber deutliche Lungengefäßzeichnung wird bei Lungenüberblähung, Rechts-links-Shunts, manchmal im Schock und bei Thrombosen angetroffen.

7. Eine *erhöhte Lungentransparenz oder Lungenschwärzung* kann bei Lungenblähung, verminderter Lungendurchblutung oder Belichtungsfehlern (überexponierte Bilder bei mageren Tieren und solchen mit dünner Brustwand) zustande kommen.

8. *Lungenverschattungen* können durch extrapulmonale Prozesse wie Pleuraergüsse, Zwerchfellhernien, mediastinale Massen, einen futtergefüllten Megaösophagus oder durch Überlagerungen von Thoraxwandläsionen und Hautfalten vorgetäuscht werden. Umgekehrt können Pneumothorax, Pneumomediastinum, ein luftgefüllter Megaösophagus oder eine dünne Thoraxwand den *falschen Eindruck einer erhöhten Lungentransparenz* erwecken.

9. Auch das *Fehlen von Röntgenveränderungen* ist bedeutungsvoll. Damit werden Krankheiten wie akute Bronchitis oder Thrombose wahrscheinlicher, wogegen solche, die Lungenverschattungen hervorrufen, wie Bronchopneumonie oder Lungenödem, ausgeschlossen werden.

10. Bedenke, daß schwere klinische Störungen keinesfalls immer mit schweren Röntgenveränderungen einhergehen, und daß umgekehrt schwere Röntgenveränderungen sich bisweilen in nur geringen klinischen Störungen manifestieren.

14.1.1.7 Labordaten
Diese, wie Blutstatus, Blutchemie oder Harnuntersuchungen spielen bei schwerem Verlauf und bei sekundären Respirationskrankheiten eine Rolle. Der *Untersuchung von Tracheobronchialsekret* bei chronischen Atemwegsproblemen und von

Thoraxpunktaten bei Pleuraergüssen kommt große diagnostische Bedeutung zu. Diese Untersuchungsmaterialien lassen sich meistens ohne großes Risiko für den Patienten gewinnen.

Tracheobronchiale Lavage
Sie kann transtracheal, die bronchioalveoläre Lavage via Bronchoskop durchgeführt werden. Rachentupferproben ersetzen Tracheobronchialsekretproben nicht. Die *transtracheale* Lavage erfolgt am leicht- oder unsedierten Hund. Benötigt wird eine sterile Venenkatheter-Nadelkombination, die je nach Größe des Hundes 20–40 cm lang und 0,6–1,2 mm dick sein sollte. Nach Ausscheren und Desinfektion einer kleinen Hautfläche ventral am Larynx wird lokal ein Lidocaindepot gesetzt. Bei gestreckt gehaltenem Kopf, wobei der Hund sitzt oder auf dem Sternum liegt, wird das Lig. cricothyreoideum (Eindellung von Ringknorpel) ertastet und mit der Nadel durchstochen. Der Katheter wird dann durch die Nadel möglichst weit kaudalwärts in die Trachea vorgeschoben, was Husten verursacht. Hierauf injiziert man mit einer Spritze 2–4 ml sterile phys. NaCl (ohne antibakteriellen Zusatz!) durch den Katheter in die Trachea und versucht, die Flüssigkeit sofort wieder abzusaugen. Injektion und Absaugen werden wiederholt, bis man genug Tracheobronchialsekret in der Spritze hat. Der Katheter wird hierauf entfernt und das Tracheobronchialsekret der bakteriologischen, zytologischen oder evtl. parasitologischen Untersuchung zugeführt.

Aspiration von Pleuraergüssen siehe Kapitel 14.7.1.2.

Die Mehrzahl der Respirationserkrankungen läßt sich aufgrund der Ergebnisse der vorgehend beschriebenen Untersuchungen erfolgreich behandeln. Nur relativ selten sind weitergehende Abklärungen wie Bronchoskopie mit einem starren oder fibroptischen Instrument, Elektrokardiographie, Biopsien der Lunge- oder anderer Thoraxorgane, Bronchographie, Angiographie der Pulmonalarterien (Thrombosen), Szintigraphie oder Bariumstudien des Ösophagus erforderlich. In Fällen, in denen man die diagnostische Abklärung mit einer Therapie verbinden kann (Entfernung solitärer Massen, Entfernung abgedrehter Lungenlappen), soll man frühzeitig eine Probethorakotomie ins Auge fassen.

14.1.2 Behandlungsprinzipien der Respirationskrankheiten

14.1.2.1 Behandlung der Dyspnoe
Die *Behandlung* gliedert sich in Maßnahmen, die das O_2-Angebot erhöhen (Sauerstoffbehandlung); und in solche, die den infolge vermehrter Atemarbeit exponentiell ansteigenden O_2-Bedarf verringern.

Anreicherung der Einatmungsluft auf 35–50 % O_2. Nur ausnahmsweise z. B. bei CO- oder CO_2-Vergiftung wird mit 100 % O_2 beatmet. Durch Vorhalten von Trichtern oder O_2-Masken kann die notwendige O_2-Konzentration von 40 % oder höher in der Einatmungsluft kaum erreicht und aufrechterhalten werden, weil sich die meisten Tiere gegen Masken zur Wehr setzen und diese meistens nur lose aufgesetzt werden können. Am besten, aber auch am teuersten, sind Intensivboxen oder O_2-Käfige mit Klimatisierung und kontinuierlicher O_2-Messung, in denen durch Abdichtung und CO_2-Absorption eine konstante O_2-Atmosphäre von 35–50 % gewährleistet wird. Für kleine Hunde und Welpen eignen sich Säuglingsinkubatoren aus zweiter Hand oder notfalls der Katzennarkosekasten. Werden auf dessen einen Seite pro min 2 l befeuchteter O_2 eingeleitet und auf der anderen Seite der Schieber zwei fingerbreit (3 cm) geöffnet, lassen sich O_2-Konzentrationen von ca. 40 % erreichen.

Befeuchteter O_2 kann auch in einer Menge von 0,5–1,5 l/min durch eine in die Trachealwand eingesetzte Kanüle oder via Nasensonde zugeführt werden.

Ohne Beseitigung einer bestehenden Atemwegobstruktion nützt auch eine einwandfreie O_2-Anreicherung wenig. Durch *Tracheotomie* können Obstruktionen rostral vom Larynx umgangen werden. Selbst bei normalen oberen Atemwegen kann der Atemwiderstand durch eine fachgerechte Tracheotomie beträchtlich (bis zu 70 %) reduziert werden. Tracheotomierte Hunde müssen jedoch ständig überwacht und die inneren Tubuseinsätze regelmäßig alle 2–3 h ausgewechselt und gereinigt werden. Mit dem Tubuseinsatzwechsel soll man jeweils eine Bronchialtoilette verbinden. Tracheotomierte Hunde sollen in einer Umgebung mit staubfreier befeuchteter Luft gehalten werden (trockene Luft schädigt Atemwege).

Befreiung der Nasenöffnungen von Krusten und Exsudaten und Aspiration von Sekreten, Blut oder Ödemflüssigkeit aus Pharynx, Larynx, Trachea und Bronchien (Bronchialtoilette) sorgen dafür, daß die O_2-angereicherte Atemluft möglichst ungehindert bis zu den Lungenalveolen gelangen kann. Schaum kann durch Vernebelung von 40%igem Äthylalkohol reduziert und zäher Schleim durch Vernebelung von 2–5 ml einer 10–20%igen Azetylcysteinlösung (Fluimucetin) verflüssigt werden. Falls der Magen durch abgeschlucktes Gas gebläht ist, muß dieses via Sonde abgelassen werden.

Beruhigung des Patienten und Bronchodilatation

Sie sind zur Herabsetzung des O_2-Bedarfes und der Atemarbeit von großer Wichtigkeit. Alle unnötigen und auf später verschiebbaren Manipulationen sollen zur Vermeidung von Aufregung unterlassen werden. Unruhige und ängstliche Tiere sind medikamentell mit Acepromacin 0,1 mg/kg, Diazepam (Valium) 2–5 mg/kg oder mit Morphinsulfat 0,1–0,4 mg/kg zu sedieren und in einem abgedunkelten, aber gut ventilierten Käfig unterzubringen. Da die Bronchien infolge Hypoxie durch Spasmen verengert und ihr Lumen durch Schleimhautschwellung und Exsudate reduziert wird, sind Bronchodilatatoren wie Theophyllin oder Aminophyllin 6–11 mg/kg i.v. oder p.o. alle 6–8 h oder Terbutalin (Bricanyl®, Astra) 2,5 mg/Hund 2 × täglich indiziert. Theophyllin vermag zusätzlich die Ermüdung des Zwerchfells zu reduzieren. Glukokortikoide in wasserlöslicher Form wie Prednisolon 0,5–5 mg/kg oder Dexamethason 0,2–1 mg/kg i.m. oder s.c., mindern bei allergischem oder asthmatischem Geschehen die Entzündung, erhöhen die Beta-Rezeptorenempfindlichkeit für Terbutalin und setzen die Schleimhautsekretion herab.

14.1.2.2   Unterstützende Maßnahmen
Entwässerung vermittels Diuretika
Sie soll nur bei Lungenödem und bei Flüssigkeitsüberladung durchgeführt werden (Furosemid [Lasix®, Dimazon®] 2–4 mg/kg i.v., i.m., alle 4–12 h).

Bekämpfung der Austrocknung

Bei fieberhaften Erkrankungen und Sekretverlusten (Schnupfen) ist sie äußerst wichtig. Die Hunde sollen deshalb ausreichend mit Elektrolytlösungen wie 0,45 % NaCl mit 2,5 % Glukose oder Ringerlaktatlösung versorgt werden. Zur Vermeidung eines Lungenödems kann der zentralvenöse Druck kontrolliert werden. Es ist unrealistisch, Expektorantien bei Hunden in ausgetrocknetem Zustand zu verwenden. Zur Bekämpfung der Atemwegaustrocknung können Hunde 2 × täglich in ein mit Dampf gefülltes Badezimmer verbracht werden oder die Einatmungsluft kann durch Ultraschall- oder andere Verneblungsgeräte befeuchtet werden. Dadurch werden Reize gemildert, Sekrete verdünnt und die Zilientätigkeit angeregt. Eine bronchiale Deponierung von Pharmaka in Aerosolform ist nur bei einer Teilchengröße von 2–5 μm zu erwarten und beträgt meistens weniger als 10 % des inhalierten Aerosols. Zur Inhalationstherapie soll als Träger NaCl 0,45 % und nicht destilliertes Wasser verwendet werden. Im weiteren soll jede Aerosolbehandlung mit der Verabreichung von Beta-Sympatikomimetika verbunden werden. Zur Sekretverflüssigung können NaCl 0,45%ig, Bikarbonatlösung 2%ig, Propylenglykol 1–2%ig, Acetylcysteinpräparate 10 % 2–5 ml (Fluimucetin®) oder die folgende Mischung vernebelt werden: Tyloxopol 0,125 % (Tacholiquin®, Benechemie München) 50 ml, Benadril (Parke-Davis, parenterale Lösung) 40 ml, NaCl 4,5 g, mit Aq. dest. auf 1 l auffüllen. Die Antibiotika Gentamycin oder Polymyxin eignen sich gut zur Aerosolbehandlung.

Orale Sekretmobilisierung (Mukokinese)

Beim hydrierten Hund eignen sich Bromhexinhydrochlorid (Bisolvon®, Boehringer Ingelheim), Ammoniumchlorid-, Kaliumjodid- oder Glycerylguyacol-haltige Präparate.

Infektionsbekämpfung

Sie ist nur sinnvoll bei primären oder sekundären *bakteriellen Erkrankungen*. Ansonsten wird nur die Resistenzbildung gefördert. Bei allergischer und viraler akuter Tracheobronchitis (Zwingerhusten), Lungenkontusion und Lungenödem ist eine Antibiotikatherapie meistens unnötig. Bei chronischen Erkrankungen soll man die Behandlung aufgrund der bakteriellen Untersuchung einer Trachealsekretprobe und anschließender Resistenzbestimmung (Antibiogramm) planen. Nach einigen bakteriologischen Untersuchungen gewinnt man eine Übersicht über die in der eigenen Praxis gehäuft vorkommenden Erreger und kann dann die geeignetsten Antibiotika gezielt einsetzen. Besonders geeignet für Bronchopneumonien, Pneumonien und chronische Bronchitis sind: Sulfonamid-Trimethoprim Kombinationen, Benzylpenicillin, Ampicillin, Amoxycillin, Chloramphenicol, Gentamycin, Tetrazykline, Erythromycin, Spiramycin und Tylosin. Cephalosporine sollten in Reserve gehalten werden, um beim Auftreten von Resistenz Anwendung zu finden. Bei Aspirationspneumonien und infektiösen Pleuraergüssen können anaerobe Erreger beteiligt sein, weshalb Metronidazol (Flagyl), Spiramycin, hohe Penicillindosen oder Clindamycin Anwendung finden.

Ein großes Problem der Antibiotikabehandlung bei Respirationskrankheiten ist die Erzielung von genügenden und anhaltenden bakteriziden oder bakteriostatischen Bronchialschleim- und Gewebespiegeln. Dazu müssen die Antibiotika in hohen Dosen, bei akuten Fällen 2–3 Tage über die Entfieberung hinaus und bei chronischen Infektionen über Wochen oder Monate (Pleuritis, chronische Bronchopneumonien) verabreicht werden. Aerosolapplikation von Antibiotika hat bei Bordetelleninfektionen gute Erfolge gezeigt. Selbst bei offenen Atemwegen gelingt es nur relativ kleinen Mengen eines Aerosols, bis in die kleinen Atemwege vorzudringen und bei Pneumonien oder obstruierten Bronchien kann keine nennenswerte Medikamentendeposition am Entzündungsort erreicht werden. Man sollte ferner vorsichtig sein mit Kombinationen von Acetylcystein und Antibiotika

in Aerosolen, da z. B. Penicillin durch Acetylcystein inaktiviert wird.

Antitussiva

Diese haben ihren Platz in der Behandlung von übermäßigem, quälendem und für Hund und Besitzer gleichermaßen lästigem Reizhusten, wie er besonders nachts bei infektiöser Tracheobronchitis, Trachealkollaps oder allergischem Geschehen auftritt. Antitussiva sollen vorsichtig eingesetzt werden bei produktivem Husten. Das Aushusten von Exkreten darf nicht unterbunden werden. Es ist deshalb widersinnig, Antitussiva gleichzeitig mit Expektorantien zu verabreichen. Hingegen ist es sinnvoll, Antitussiva mit Bronchodilatatoren zu kombinieren. Nach wie vor gehören Codeinpräparate (Codeinum phosphoricum 1–4 mg/kg 4 × tgl.) zu den am zuverlässigsten wirkenden Präparaten. Opioide wie Dextromethorphanpräparate 0,25 mg/kg 3–4 × täglich, Antihistaminika wie Benadril® oder Bisulfon sind ebenfalls verwendbar. Bei Reizhusten kann das Einatmen von Dampf oder Luftbefeuchtung Erleichterung bringen. Sedativa wie Phenobarbitalpräparate oder Tranquilizer sollen bei Hunden, die bei jeder Aufregung zu bellen und dann zu husten anfangen, eingesetzt werden. Falls der Husten durch Ziehen an der Leine ausgelöst wird, soll das Halsband gegen ein Brustgeschirr ausgetauscht werden.

14.1.2.3 Flankierende Maßnahmen

Auf die Bedeutung einer adäquaten Flüssigkeitsversorgung wurde bereits hingewiesen. Auch die richtige Ernährung sollte beachtet werden. Bei akuten Erkrankungen, die oft von Inappetenz begleitet sind, sollen geringe Mengen eines hochwertigen Futters und 0,5–1 g Vit. C pro Hund/d angeboten werden. Mit Diazepam können anorektische Hunde manchmal zum Fressen gebracht werden. Bei obesen Hunden mit chronischen Atemwegerkrankungen wie Trachealkollaps kann eine Gewichtsreduktion und Diätumstellung (mehr Ballaststoffe, weniger Innereien) nicht nur die Atmung wesentlich verbessern, sondern auch die Neigung für Hustenanfälle und Kollaps vermindern. Schwerkranke Hunde dürfen nicht liegen gelassen werden. Das regelmäßige Umlagern alle 1–2 h und, wenn möglich, einige Schritte Bewegung, haben einen günstigen Effekt auf die Sekretmobilisierung. Die letztere kann durch Beklopfen der Brustwand noch verbessert werden.

Bei fieberhaften Bronchopneumonien kann ein Priessnitz- oder Senfspirituswickel günstig wirken.

14.2 Nasen- und Nasennebenhöhlenerkrankungen

Einige Erkrankungen im Nasenbereich wie raumfordernde oder destruktive Prozesse fallen schon bei der Adspektion auf (Konturstörungen der Nase, des Oberkiefers oder des Os zygomaticum). Exophthalmus kann durch Einwachsen von Nasentumoren in die Orbita erfolgen. Niesen, Nasenausfluß, verklebte Nasenlöcher, Epistaxis und geräuschvolle Atmung »Schnorcheln«, welche bei Öffnen des Fanges und bei Maulatmung sistiert, sind Leitsymptome von Nasenerkrankungen. Hingegen haben Rötungen, Haarausfall, Erosionen und pustulöse krustöse Prozesse auf dem Nasenrücken kaum je etwas mit Nasenerkrankungen zu tun, sondern sind Ausdruck von Haut- (Kap. 11) oder endokrinen Erkrankungen (Kap. 24.3).

Nase, Nasenspiegel
Trockenheit, auch brüchige, am Rande zerklüftete Nasenspiegel sind kein Beweis für »krank«. Hartballenkrankheit kann mit vermehrter Zerklüftung und Verhornung verbunden sein. Eine feuchte, kühle Nase ist kein Beweis für »gesund«. Pigmentverluste, Rötung und Zerklüftung des Nasenspiegels treten bei einigen Pemphigusformen auf (Kap. 11.6). Zeitweiser *Pigmentverlust* ist i. d. R. belanglos. Bei dauerndem Pigmentverlust empfiehlt NIEMAND (1984) versuchsweise parenterale Eisenverabreichung (Myofer®, 100) oder tätowieren mit Dermograph Sidac (Roweck). Auch Wechsel von Futtergeschirr (Allergie gegen Antioxydantien in Gummigeschirren) kann versucht werden. Kupfermangel und Hormonstörungen (ACTH- oder Melanozyten-stimulierendes Hormon) spielen kaum eine Rolle. Bei rissiger Nase können lokal farblose Lippenstifte, Melkfett, Bepanthen Nasensalbe oder Lebertransalben aufgetragen werden.

Rhagaden (Risse) im Nasenspiegel
Ursache meist unbekannt. Besonders bei deutschen Schäferhunden können Risse im dorsomedikalen Winkel neben der Scheidewand sehr therapieresistent sein.

Behandlung □ Glukokortikoid-Antibiotikasalben oder Bepanthen®-Nasensalbe (Roche) mehrmals täglich auftragen an der Haustür vor dem Spazierengehen (Hund ablenken vom Lecken) und sofort etwas im Fang tragen lassen. Verschorfung meist wirkungslos. Operative Auffrischung und Intrakutannaht tiefer Risse kann versucht werden.

Erosionen des Nasenspiegels
Diese können mit oder ohne Blutung bzw. Krustenbildung auftreten und durch Allergie gegen Futtergeschirr (Plastik, Metall), Wühlen im Boden

(Mäuselöcher) oder idiopathisch bedingt sein. Je näher derartige Veränderungen an die mukokutanen Grenzen heranrücken, um so eher kann es sich um eine Autoimmunerkrankung des Pemphiguskomplex handeln (Kap. 11.6).

Behandlung □ Gleich wie Risse (s. oben). NIEMAND (1984) empfiehlt auch Salben mit Antimykotika zu versuchen (Nystatin, Miconazol).

Niesen
Dies ist ein natürlicher Mechanismus zur Reinigung der Nase von Fremdkörpern, Sekreten, Blut und Exsudaten. Gelegentliches Niesen ist, falls kein abnormer Nasenausfluß besteht, als belanglos anzusehen. Länger anhaltendes oder unvermitteltes, anfallsweises Niesen, besonders wenn dabei Exsudat oder Blut ausgeworfen werden oder wenn Hunde die Nase mit den Pfoten bzw. am Boden reiben, sind immer pathologisch und erfordern eine Abklärung auf Rhinitis, Fremdkörper oder Neoplasie.

Grundsätzlich soll man Niesen im Hinblick auf Art und Menge des damit verbundenen Nasenausflusses bewerten. Eine besondere Bedeutung kommt dabei der *Epistaxis* zu.

14.2.1 Epistaxis (Nasenbluten)

Es ist wichtig, vorerst anhand der Anamnese und der klinischen Allgemeinuntersuchung zu eruieren, ob ein lokaler Prozeß in der Nase oder eine Allgemeinerkrankung (z. B. hämorrhagische Diathese), die zu Nasenbluten geführt hat, in Betracht gezogen werden muß. In *Tab. 14.2* sind die wichtigsten Ätiologien aufgeführt.

Es ist eher selten, daß Blut aus dem Pharynx oder gar aus der Lunge durch die Nase ausgeprustet wird. Es ist aber auch schwierig, die Bedeutung der Epistaxis zu beurteilen, da viele Hunde ihre Nasenöffnung durch Belecken dauernd sauber halten. Die ursächliche Abklärung muß meistens auf dem Ausschlußweg erfolgen. Vor allem müssen Gerinnungsstörungen ausgeschlossen werden (nach Petechien suchen, Hämatokrit feststellen und Blutausstrich nach Thrombozyten durchmustern, weitere Informationen siehe Kap. 16.8).

Symptomatische Behandlung und Behandlung idiopathischer Epistaxis
Bei starken Blutungen muß eine Behandlung eingeleitet werden, bevor man eine ursächliche Diagnose kennt: Tiere ruhig stellen; kalte Packungen auf Nase applizieren; unruhige Tiere sedieren (Phenothiazin Tranquilizer); bei größeren Blutver-

Tab. 14.2. Ursachen von Epistaxis

Lokale Ursachen	Systemische Ursachen
1. *Trauma*	1. *Gerinnungsstörungen*
2. *Rhinitis*	(Kap. 16.9 und 16.10)
akute Formen	Thrombozytopenien
chron. Formen (mit Eiter)	Dicumarolvergiftung
Granulome (Mykosen)	Konsumtive Koagulopathien bei Sepsis, usw.
Vaskulitis	Neoplasmen
Parasiten (Linguatula serrata)	Kongenitale Koagulopathien
Allergien	2. *Lymphosarkom*
3. *Fremdkörper* (einseitig)	(Kap. 17.2)
4. *Neoplasmen,* Polypen	3. *Schwere Leberkrankheiten*
5. *Zahnkrankheiten*	(Kap. 19.4)
6. *Abnorme Gefäßversorgung*	4. *Hypertension* (selten)
der Mukosa (Venendilatation)	5. Leishmaniose
7. *Idiopathisch*	

lusten sind letztere kontraindiziert wegen Hypotensionsrisiko. Eintropfen von Adrenalinlösung 1:50 000 oder Adstringentien (Tetryzolin, Tyzin®) vermögen kapilläre Blutungen vorübergehend zu stillen. Evtl. abschwellende Mittel Xylometazolin (Otriven®, Ciba) anwenden.

Bei schweren Blutungen müssen die Nasenöffnungen mit thrombinhaltiger Gaze austamponiert werden (auch der Nasopharynx). Versuchsweise können gerinnungsfördernde bzw. gefäßabdichtende Arzneimittel, z.B. Topostasin (Roche), Oestradiolsuccinat (Styptanonon®, Organon), evtl. auch Vitamin-K-Präparate verabreicht werden. Bei bewußtlosen Tieren muß der Kopf tiefer als der Thorax gelagert werden, um die Aspiration von Blut zu vermeiden. Behandlung von symptomatischer Epistaxis siehe bei den jeweiligen auslösenden Grundkrankheiten.

14.2.2 Abnormer Nasenausfluß, akute und chronische Rhinitis, Fremdkörper in Nasenhöhle, Nasentumoren

Die Ähnlichkeit der Symptome, die durch die 3 vorstehenden Krankheiten hervorgerufen werden, erfordert, daß in jedem Fall alle drei Möglichkeiten differentialdiagnostisch in Betracht gezogen werden.

Leitsymptome □ Ein- oder beidseitiger vermehrter, seröser, muköser bis blutiger, evtl. eitriger Nasenausfluß. Dazu kommen Pigmentverlust, Niesen, Beeinträchtigung der Ein- und Ausatmung und abnorme Geräusche (Schnaufgeräusche, »Schnorcheln«), die verbunden sein können mit Verkrustung der Nasenöffnungen, Schleimhautschwellungen, intranasalen Sekretansammlungen oder Massen. Reiben der Nase mit den Pfoten oder an Gegenständen, häufiges Kopfschütteln,

Nasenkonturstörungen und Schmerz beim Beklopfen von Nase oder Nasennebenhöhlen sind ebenfalls möglich. Anorexie und Fieber sind meistens Anzeichen für das Vorliegen einer *sekundären Rhinitis.* Die wichtigsten Kriterien zur Abgrenzung der Ursachen von Nasenausfluß sind in *Tab. 14.3* zusammengefaßt.

14.2.2.1 Akute oder chronische Rhinitis (Koryza)

Sie kann als katarrhalische, hyperplastische (Schleimhautschwellung), ulzerative, granulomatöse oder mukopurulente Rhinitis in Erscheinung treten. Eine Ätiologie läßt sich bei primärer Rhinitis v. a. bei chronischen Fällen oft nicht ermitteln, weshalb von *unspezifischer Rhinitis* gesprochen wird. Eine *kongenitale Rhinitis* des Junghundes wird beim Kartagenersyndrom beobachtet, welches durch Immobilität der Flimmerepithelien hervorgerufen wird und mit Sinusitis, Bronchiektasen und Situs inversus verbunden ist (Randolph & Castleman, 1984). Bei alten Hunden müssen Zahnleiden wie Alveolarabszesse oder Zahngranulome der Canini ausgeschlossen werden, die in die Nasenhöhle durchbrechen können. Häufig finden sich die schwersten Veränderungen bei idiopathischer Rhinitis im Recessus maxillaris. Sehr selten sind chronische Rhinitiden durch Parasiten wie Linguatula serrata oder Pneumonyssus caninum bedingt.

14.2.2.2 Sekundäre Rhinitis

Sie begleitet Allgemeininfektionen wie Staupe oder Zwingerhusten. Rhinitis kann bei Schluckstörungen mit Ursache im Pharynx oder Ösophagus, gelegentlich auch bei Erbrechen auftreten, wenn dabei Futter durch die Nase regurgitiert wird.

Zur *Klärung der Ursache* und zur Wahl der bestgeeigneten Behandlung bei chronischer oder rezidivierender Rhinitis kann eine zytologische, bakteriologische und/oder mykologische Untersuchung von Nasensekret durchgeführt werden. Das Untersuchungsmaterial soll durch Spülung mit NaCl-Lösung aus dem Naseninnern gewonnen werden, da Proben aus dem Nasenvorhof stark kontaminiert und daher wertlos sind. Reichliches Vorkommen von eosinophilen Granulozyten kann auf ein allergisches Geschehen, u. a. auch gegen Staphylokokken, hinweisen. In unklaren Fällen

können Schleimhautbiopsien entnommen oder eine Rhinoskopie gemacht werden. Ventrodorsale Röntgenaufnahmen der Nase bei geöffnetem Mund, Tangentialaufnahmen der Sinus frontales und Schrägaufnahmen der Zähne dienen zur Ermittlung der Ursache und Ausdehnung der Veränderungen und zur Erkennung von Komplikationen (Sinusitis, Knochen- oder Nasenmuskelzerstörung). Sie sind zur differentialdiagnostischen Aufarbeitung der Rhinitis unentbehrlich *(Tab. 14.3).*

Tab. 14.3. Differentialdiagnose Rhinitis, nasale Fremdkörper und Tumoren

	Katarrhalische und hyperplastische Rhinitis	Destruktive Rhinitis Rhinitis mycotica	Fremdkörperrhinitis	Bösartige Tumoren
Vorkommen	Häufig, oft sekundär bedingt	Selten	Selten	Relativ häufig
Ursachen	Staupe, Zwingerhustenkomplex, Allergien, Trauma, Staub, Parasiten (Linguatula serrata), Milben	Pilze, Aspergillus fumigatus	Gräser, Ähren, Holzstücke, Geschosse, Erbrochenes	Unbekannt
Signalement	Alle Altersgruppen und Rassen	Alle Altersgruppen und Rassen	Eher junge Hunde	Vorwiegend älter als 8 Jahre, große Rassen, selten brachiozephale Rassen
Krankheitsbeginn und Verlauf	Unvermittelt, akut, evtl. stationär	Allmählich, chronisch progredient; evtl. lange vorbehandelt	Plötzlich, v. a. im Sommer, dann chronischer Verlauf, stationär	Allmählich, chronisch über viele Monate, intermittierend progredient
Allgemeinstörungen	Im Beginn häufig	fehlen	fehlen	fehlen meistens
Nasenausfluß	Seromukös bis mukopurulent	Mukopurulent, große Mengen, übelriechend, evtl. mit Blut, zähflüssig	Serosanguinös, später mukopurulent	Zuerst serös, dann zunehmend blutig bis mukopurulent
Symmetrie	Beidseitig	Zuerst einseitig, später beidseitig	vorwiegend einseitig	Zuerst einseitig, später beidseitig
Nasenkonturstörungen	Fehlen	Selten	Fehlen	Häufig in fortgeschrittenen Fällen
Komplikationen	Selten	Sinusitis, evtl. Tränenfluß, selten ZNS-Invasion	Fehlen	Tränenfluß, Invasion von Orbita (Exophthalmus), Siebbein (ZNS-Störungen), Gaumen, Zahnalveolen Invasion der Sinus
Röntgenveränderungen	Selten geröntgt, Nasenmuschelmuster verwischt	V. a. Zerstörung der Nasenmuscheln, selten Knocheninvasion	Nasenmuschelmuster verwischt, evtl. zerstört	Verdrängung der Nasenmuscheln durch Weichteilmassen, Zerstörung von Knochen, Periostreaktionen, Bildung extranasaler Weichteilmassen, Verbiegung und Zerstörung des Vomer (Nasenseptum)

Prognose □ Sie ist bei primärer chronischer Rhinitis immer vorsichtig zu stellen, da einesteils die diagnostische Abgrenzung gegenüber Tumoren schwierig ist und andernteils Rezidive durch Reinfektionen oder Superinfektionen (Pilze) erfolgen können.

Behandlung □ Bei sekundärer Rhinitis genügt es in den meisten Fällen, die Grundkrankheit zu behandeln, um Abheilung zu erzielen. Atmung und Allgemeinbefinden können durch Befreiung der Nasenlöcher von Krusten, durch Auftragen von Vaseline, Bor- oder Lebertransalbe auf entzündete Stellen und durch die Schaffung einer staubfreien, mäßig feuchten Atmosphäre (50–60 % Luftfeuchtigkeit) deutlich gebessert werden. Mit einer entsprechenden Aerosoltherapie (Kap. 14.1.2) gelingt es, die Voraussetzungen für die Abheilung zu optimieren.

Bei leichter Rhinitis können schleimhautabschwellende Nasentropfen mit Metazolinderivaten (Nasivin®, Otriven®) oder Tetryzolin (Tyzine®); bei Verdacht auf allergische Rhinitis glukokortikoidhaltige Medikamente eingesetzt werden.

Bei *primärer chronischer Rhinitis* soll vorerst durch wiederholte gründliche Spülungen versucht werden, die obstruierenden Sekrete und eventuelle kleine Fremdkörper und Detritus zu entfernen. Geeignet sind Kamillosan-, Povidon-Iodlösungen (Betadine® 1 : 20 bis 1 : 40 verdünnt) oder 0,9%ige NaCl-Lösung. Zwischen den Spülungen werden Nasentropfen (s. oben), systemische Antibiotika und evtl. auch lokale Antibiotika angewendet (Resistenzbestimmung machen). Augentropfen können via Tränenkanal einen günstigen Effekt in Nase entfalten.

Bei Rezidiven und fehlendem Ansprechen auf die konservative Behandlung muß die Trepanation der Nasenhöhle und Kürettage der veränderten Nasenmuscheln erwogen werden.

14.2.2.3 Fremdkörperrhinitis oder -granulome

Jede einseitige, primäre Rhinitis während der Sommer- und Herbstmonate sollte den Verdacht auf eine Fremdkörperrhinitis wecken. Nicht zu vergessen ist, daß beim Erbrechen oder Regurgitieren Nahrung oder Fremdkörper via Nasenrachengang in die Nase gelangen können. Die hervorgerufene Reizung kann Rhinitis verschiedener Schweregrade, von blutig bis mukopurulent, hervorrufen.

Diagnosesicherung □ Sie erfolgt durch Rhinoskopie (in tiefer Vollnarkose) mittels dem dünnsten Otoskoptrichter oder besser mit einem feinen Arthroskop. In unklaren Fällen soll man eine Spiegelung auch vom Rachen her durchführen. Gelegent-

lich gelingt es, durch Spülung vom Rachen aus (nur am endotracheal intubierten Hund durchzuführen!) kleine Fremdkörper zu entfernen. Bei erfolglos behandelten Fällen bleibt nur die Durchführung einer diagnostischen Rhinotomie, die den Vorteil bietet, daß dabei eventuelle Fremdkörper gleich entfernt werden können. Nur selten sind Fremdkörper röntgendicht (Geschosse), so daß sie auf dem Röntgenbild erkennbar sind.

Prognose □ Falls Fremdkörper entfernt werden kann, bevor sich eine schwere nekrotisierende Rhinitis entwickelt hat, besteht eine günstige Prognose. Ansonsten ist sie vorsichtig zu stellen.

Behandlung □ Für die Fremdkörperentfernung wird die Ohrenpolypenzange nach Hartmann *(Abb. 1.27)* oder ein ähnliches feines Instrument verwendet. Brüchige Fremdkörper, die bei Entfernungsversuchen zerfallen, lassen sich nachträglich evtl. herausspülen. Falls es zu umfangreichen Nasenmuschelnekrosen oder Granulomen gekommen ist, führt nur noch Rhinotomie und Kürettage der Nasenhöhle zum Erfolg.

Komplikationen □ Sinusitis frontalis, Meningitis.

14.2.2.4 Rhinitis mycotica (Pilzrhinitis)

Destruktive Rhinitis durch Aspergillus fumigatus oder Peniciliumarten (selten). Bei der mykotischen Rhinitis handelt es sich oft um lange und erfolglos mit Antibiotika vorbehandelte Rhinitisfälle. Eine Immunsuppression wurde bei einem Teil der befallenen Hunde nachgewiesen. Vor allem in schweren Fällen lassen sich Hunde infolge der in großen Mengen ausgeniesten blutigen bis eitrigschleimigen Exsudate aus hygienischen Gründen nicht mehr in der Wohnung halten. Selten bleibt der Ausfluß geringgradig oder einseitig. Als Komplikation können infolge Siebbeinzerstörung zentralnervöse Störungen auftreten.

Diagnosesicherung □ Die große Menge und eitrigschleimige Qualität des Nasenausflusses sowie eine gleichzeitig röntgenologisch feststellbare totale Nekrose der kranialen und mittleren Nasenmuscheln (luftgefüllte Nasenhöhle ohne Nasenmuschelzeichnung) sind immer hochgradig verdächtig für Aspergillose. Die Stirnhöhlen können ebenfalls mit Exsudat gefüllt sein. Ein Aspergillennachweis im Exsudat kann auf Kontamination beruhen und ist deshalb nicht beweisend für Rhinitis mycotica. Hingegen sind der Nachweis von Aspergillenhyphen in Gewebeproben oder ein positiver Aspergillentiter diagnostisch. Bei Rhinoskopie können Aspergillenkolonien auf Schleimhaut sichtbar sein.

Prognose □ Therapieversager sind häufig. Viele Besitzer verlieren die Geduld während der langdauernden und evtl. teuren Behandlung oder lassen die Hunde aus hygienischen Gründen vorzeitig einschläfern. Die Rückfallsrate beträgt ca. 50 %.

Behandlung □ Nur in milden Fällen führt alleinige *lokale Behandlung* zum Erfolg. In schweren Fällen müssen parenterale oder perorale Medikation mit lokalen Spülungen oder chirurgischen Maßnahmen kombiniert werden. Zur Dauerspülung der Sinus frontales kann ein Plastikschlauch in die Stirnhöhle(n) implantiert werden. Zur *Lokalbehandlung* (Instillation oder Spülung) dienen: Enilconazol (Imaverol®) 5–10 mg/kg in 5–10 ml NaCl 0,9 % 2 × täglich Nase spülen; Clotrimazol (Canesten®); Natamycin als 0,1%ige Lösung (Mycophyt®) oder als Pimafucin®, Povidon-Iod (Betaisodona®, Betadine®) 1 : 20.

Parenteral oder peroral angewendet werden: Ketakonazol (Nizoral®) 10 mg/kg/d 3 Wochen oder bis zu Abheilung; Miconazol (Daktar®) läßt sich wegen Überempfindlichkeitsreaktionen beim Hund nicht parenteral verwenden; Fluocytosin (Ancoban®, Hoffmann-La Roche) 100 mg/kg KG 2 × täglich p.o. über 3–4 Monate; Thiabendazol 10–20 mg/kg/d auf 2 × verteilt p.o. mit Futter geben über 5–7 Wochen (bei Anorexie oder Erbrechen Therapie für einige Tage stoppen und dann für eine Woche nur die halbe Dosis geben).

Chirurgische Kürettage der Nasenhöhle(n). Nach Trepanation *(Abb. 14.1)* alles nekrotische Gewebe entfernen unter peinlicher Schonung der Siebbeinplatte. Massive Blutungen durch Austamponieren der Nasenhöhle mit in Povidonlösung getränkter Gaze stillen. Gaze zur späteren allmählichen Entfernung aus dem Nasenloch herausragen lassen.

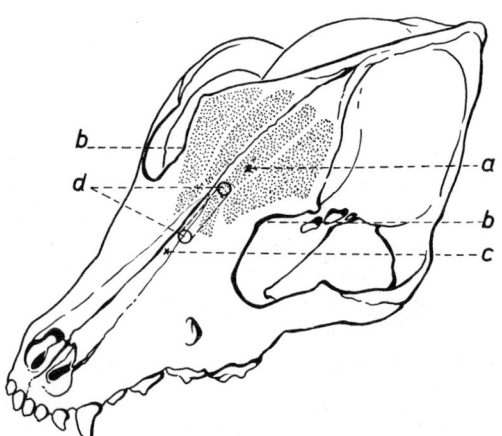

Abb. 14.1. Trepanation der Stirn- und Nasenhöhle beim Hund: *a* = Stirnhöhle; *b* = medialer Orbitalrand; *c* = Nasenhöhle; *d* = Trepanationsstellen (Berge/Westhues)

14.2.2.5 Tumoren der Nasenhöhle und Nasennebenhöhlen

Schleimhauthyperplasien (Polypen) oder Tumoren der Nasenhöhle sind selten (1 % aller Tumoren) (Brodey, 1970) und bevorzugt bei Rüden (v. a. Collies) älter als 8 Jahre zu erwarten. Unter den chronischen Rhinitiden sind bis zu zwei Drittel neoplastisch bedingt. Besonders häufig sind Karzinome (ca. 70 %) wie Adeno-, Plattenepithel- und undifferenzierte Karzinome. Ferner findet man Myxome und verschiedene Sarkome (Osteosarkome, Chondrosarkome, Hämangiosarkome, Fibrosarkome). Tumoren der Nasensinus sind selten und vermutlich meistens sekundär durch Invasion von Nasentumoren bedingt. Häufig handelt es sich um langsam und infiltrativ wachsende Tumoren, deren Ausdehnung schwer auszumachen ist. Metastasierung über die Mandibularlymphknoten hinaus erfolgt selten.

Symptome □ Sie treten meistens allmählich auf. Der Verlauf ist durch intermittierende oder rezidivierende, aber ständig sich verschlimmernde Symptome gekennzeichnet, die im Zeitpunkt der Diagnose oft bereits für 2 bis 7 Monate bestanden haben. Ausdehnung in beide Nasenhöhlen, Konturstörungen infolge Durchbruch des Tumors nach außen, Einwachsen in Mundhöhle durchs Gaumendach, in Orbita (Exophthalmus) oder ins Gehirn (Depressionen, epileptiforme Anfälle, Koma), Lockerung von Zähnen und Verstopfung der Tränenkanäle oder der Drainage der Stirnhöhle sind Merkmale der Bösartigkeit und der hohen lokalen Invasivität.

Diagnosesicherung □ Sie bereitet in fortgeschrittenen Fällen kaum Schwierigkeiten, da Invasivität, Knochenzerstörung oder -zubildung sowohl klinisch als auch röntgenologisch leicht erkennbar sind. Hingegen erweist sich die Frühdiagnose als schwierig. *Röntgenologisch* sind die meist einseitig auftretenden frühen Veränderungen uncharakteristisch. Sobald jedoch Verbiegung oder Zerstörung des Nasenseptums *(Abb. 14.2)*, Knochenauflösungen und/oder Füllung der Nasenhöhle(n) mit homogenen, weichteildichten Massen *(Abb. 14.3)* erkennbar geworden sind, wird ein Tumor wahrscheinlich. Der Nachweis von Tumorzellen kann in Lymphknotenaspiraten oder in Nasenspülflüssigkeit erfolgen. Zuverlässigere Ergebnisse liefern die Rhinoskopie mit gezielter Biopsie, die Nasenspülung und Aspiration von Material vermittels eines in die Nase eingeführten steifen Katheters oder die Materialentnahme vermittels Rhinotomie. Als erfolgreich hat sich ferner die multiple blinde Biopsierung durch das Nasenloch, der aufgrund der Röntgenuntersuchung ermittelten Nasenhöhlenveränderung mit einer Tru-cut-Nadel (Travenol) erwiesen. Diese Methode soll eine Erfolgsrate von

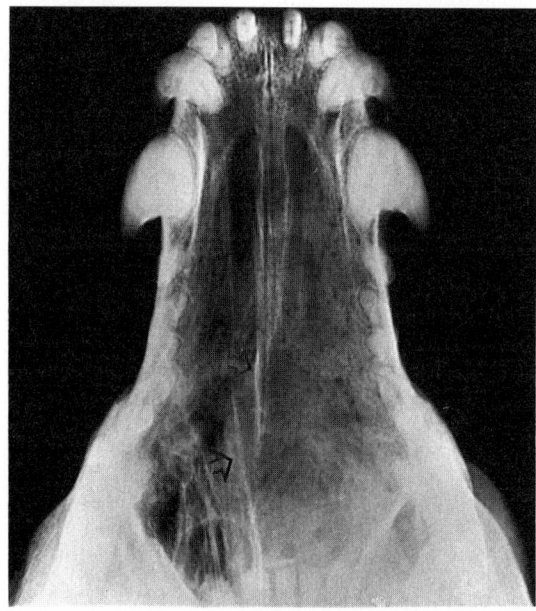

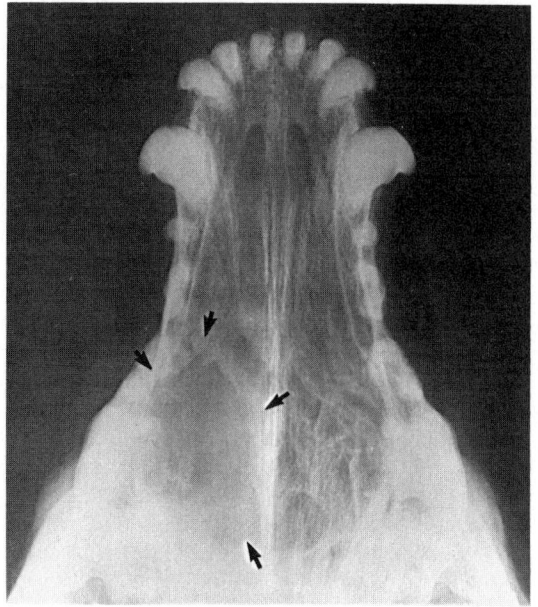

Abb. 14.2. Nasenhöhlenaufnahme einer 11jährigen Belgischen Schäferhündin mit beidseitigem, v. a. linksseitigem seromukösem Nasenausfluß. Ein Großteil der linken Nasenhöhle ist mit Weichteilmassen, die punktförmige schwarze Aussparungen aufweisen, gefüllt. Die hohe Invasivität und Bösartigkeit dieses Tumors wird durch die Zerstörung des Nasenseptums (Vomer, *Pfeile*) angezeigt. *Diagnose:* Adenokarzinom

Abb. 14.3. Nasenhöhlenaufnahme eines 14jährigen Belgischen Schäferhundes mit Schwellung am medialen Augenwinkel und rechtsseitiger Epistaxis während 4 Wochen. In der hinteren Hälfte der rechten Nasenhöhle läßt sich eine weichteildichte Verschattung (Pfeile) und ein Fehlen der Nasenmuscheln und der Knochenstrukturen erkennen. Dieser Befund spricht für das Vorliegen eines Tumors. *Diagnose:* Adenokarzinom

80 % gewährleisten (WITHROW et al., 1985). Komplikationen können vermieden werden, wenn die Biopsienadel nicht tiefer als bis auf die Höhe des medialen Augenwinkels in die Nasenhöhle eingeführt wird. Bevor man die Biopsienadel in die Nasenhöhle einführt, markiert man deshalb diese Distanz auf der Nadel, indem man sie außen an die Nase anlegt.

Differentialdiagnosen □ Tumoren, die aus der Umgebung in die Nase einwachsen (Maulhöhlentumoren, Stirnhöhlentumoren); Schleimretentionen in der Stirnhöhle (Schleimzysten, *Abb. 14.4*).

Prognose □ Sie ist mehrheitlich ungünstig wegen der Unmöglichkeit, Nasentumoren unter Schonung der lebenswichtigen Strukturen im gesunden Gewebe zu umschneiden und damit total zu entfernen.

Behandlung □ Diese ist bei fortgeschrittenen Fällen aussichtslos. Trepanation der Nasenhöhle(n) und möglichst gründliches Ausräumen von verdächtigem Gewebe, kombiniert mit nachfolgender Röntgentherapie (4000 rad), ergibt bei Frühfällen die längste Überlebensdauer. Dauerheilungen sind selten (BECK et al., 1985).

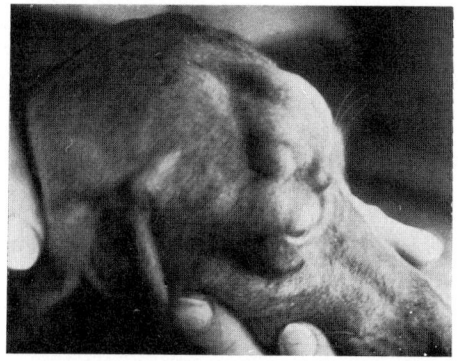

Abb. 14.4. Auftreibung am Kopf, Zerstörung des Knochens nach Schleimansammlung in der Stirnhöhle

14.2.3 Abnorme Nasenatmungs-geräusche ohne abnormen Nasenausfluß, Stenosen im Nasenbereich

Normalerweise werden 70–80 % des Atemwiderstandes durch die Nase verursacht. Geringfügige anatomische Einengungen, wie sie bei brachyzephalen Hunderassen oder Hunden mit Nasenmuschelabnormitäten vorkommen, vermehren diesen Widerstand beträchtlich. Sie erhöhen die Luftgeschwindigkeit und Turbulenz, wodurch Geräusche entstehen. Ein erhöhter Atemwiderstand in der Nase wirkt sich in Form eines vermehrten Unterdruckes auf die gesamten oberen Atemwege aus. Bei den Hunden, welche unfähig sind, auf orale Atmung umzustellen, kann der vermehrte Unterdruck zu Verengung oder Kollaps von Pharynx, Larynx oder/und Trachea in der Einatmungsphase führen. Damit wird die Einatmung zusätzlich erschwert.

Symptome □ Vorwiegend inspiratorische, schniefende, schnatternde oder schnarchende Atemgeräusche, die in Ruhe fehlen, und bei Anstrengung, Aufregung und bei heißem Wetter verstärkt auftreten und Atemnot verursachen. Die Inspiration ist verlängert und die Hunde regen sich evtl. auf, weil sie trotz vermehrter Anstrengung nicht genug Luft kriegen. Dadurch kann es zu Zyanose und Kollaps kommen. Wird die Maulhöhle geöffnet, bessert sich die Atmung sofort.

Ursachen □ *Nasenlochverengung (Abb. 14.5 a)*, die v. a. bei kleinrassigen, brachyzephalen Rassen auftritt; *Eindellung* und *Verformungen* der Nase nach Unfällen und als Rassemerkmal bei brachyzephalen Rassen (Nasenstrukturen verkürzt und auf kleinstem Raum zusammengedrängt); *Polypen* in Nasengängen; *Schwellung der Nasenschleimhäute.*

Differentialdiagnosen □ Verlängertes Gaumensegel, Tonsillenvergrößerung, Stimmbandlähmung und Kollaps des Larynx (Kap. 14.3).

Behandlung □ Zur Korrektur der Nasenlochstenose gibt es mehrere operative Verfahren:

a) Entfernung eines keilförmigen Gewebestückes (Basis ventral) aus der Vorderfläche des lateralen Nasenflügels *(Abb. 14.5 a, b),* wobei auch ein Teil des lateralen Flügelknorpels mit entfernt wird;
b) Entfernung eines keilförmigen Sektors von Gewebe aus der Seitenfläche des Nasenflügels.

In beiden Fällen wird durch nachfolgende Naht mit resorbierbarem Nahtmaterial der mediale Teil des Nasenflügels nach lateral gezogen und damit das

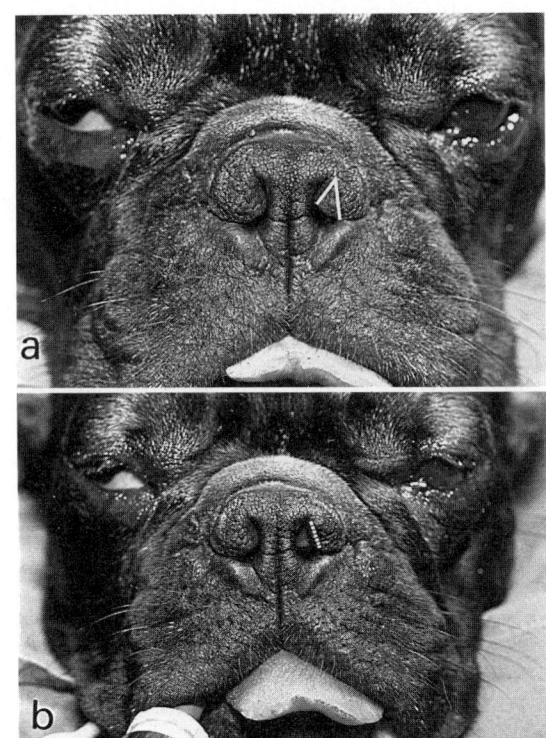

Abb. 14.5. Nasenlochverengung bei einer Französischen Bulldogge vor *(a)* und nach *(b)* durchgeführter keilförmiger Exzision aus dem lateralen Nasenflügel

Nasenloch erweitert. Bis zur operativen Korrektur der Nasenöffnungsstenose versuche man die Hunde mit Tranquilizern zu beruhigen und sie nur bei kühlen Außentemperaturen auszuführen. Bei in der Nase gelegenen Stenosen muß man, falls schleimhautabschwellend Nasentropfen keinen Erfolg bringen, die Nasenhöhle trepanieren und Polypen oder stenosierende Nasenmuscheln entfernen. Mit der Beseitigung der Nasenstenose lassen sich zentralwärts gelegene Atemwegstenosen (Kap. 14.3) günstig beeinflussen.

14.2.3.1 »Schnorcheln« (»reversed sneeze«)
Merkwürdiges, geräuschvolles, erschwertes Einatmen mit starkem Anheben des Rippenbogens, das 15–60 s anhält, vorwiegend bei kleinen Hunderassen vorkommt und wiederholt nach Erwachen oder bei Spaziergängen auftritt. Vor- und nachher ist Atmung völlig normal. Die Ursachen sind unbekannt. Man nimmt an, daß es sich um Spasmen im Nasopharynx, Kleben der Epiglottis am Larynx oder Nasenschleimhautschwellungen handeln könnte. Die klinische Untersuchung verläuft immer negativ.

Prognose □ Gut; Störung kann spontan verschwinden und ist »fürs Leben« ohne Bedeutung.

Behandlung □ Herausziehen der Zunge, Massage des Pharynx, Hund zum Schlucken anregen mit Wasser, abschwellende Mittel wie Tetryzolin (Tyline®) oder prophylaktisch Phenobarbital 2 mg/kg KG 1–2 × tgl. verabreichen.

Differentialdiagnose □ Fremdkörper, z. B. Grashalme, im Pharynx oder Bereich der Choanen, Pharyngitis.

14.3 Erkrankungen der oberen Atemwege (Pharynx, Larynx und Trachea)

Es handelt sich um einen Komplex von vorwiegend inspiratorisch auftretenden Atemstörungen, die durch Hindernisse oder Verengerungen der Atemwege zwischen Nase und Thoraxeingang verursacht und häufig bereits in Ruhe oder erst nach Bewegung von deutlich hörbaren Stenosengeräuschen begleitet werden. Grundsätzlich werden die kaudal auftretenden Stenosen durch oral von diesen vorkommende Verengerungen und Hindernisse verschlimmert, so daß man bei Behandlungen immer alle Störungen der oberen Atemwege gleichzeitig sanieren sollte.

Da bei oberen Atemwegerkrankungen die genetische Prädisposition eine große Rolle spielt, kann man vielfach bereits aufgrund der Rasse die Art und den Sitz der Störung vermuten.

14.3.1 Luftwegeinengung bei brachyzephalen Rassen und Hunden mit Tendenz zur Rachenschleimhauthyperplasie

Die Atemstörungen treten meist allmählich auf und verschlimmern sich mit dem Alter. Betroffen sind kurzköpfige Hunderassen wie Boxer, Bulldoggen, Pekingesen, Shi Tzus, Boston Terriers, aber auch Bernhardiner und Hunde, die zu Gewebeschlaffheit, vermehrter Faltenbildung und Rachenschleimhautverdickung neigen. In einigen Fällen können die Störungen bereits im Welpenalter vorhanden sein. In seltenen Fällen werden sie durch Akromegalie hervorgerufen (Kap. 24.1.2).

Symptome □ Abnorme Atemgeräusche können bereits in Ruhe, beim Schlafen oder aber erst nach Aufregung oder Anstrengung auftreten. Sie werden durch feuchtwarmes Wetter und Hecheln verstärkt oder eventuell erst hervorgerufen. Gelegentlich kann schwere Atemnot mit Zyanose der Schleimhäute, Erstickungsanfällen und Kollaps auftreten, so daß man vorerst ein Herz-Kreislaufproblem vermutet. Typisch ist die geräuschvolle, inspiratorisch betonte Atmung und die damit verbundene, oft schwerste Grade erreichende Atem-

not. Die Tiere sind zeitweise unfähig, unbehindert einzuatmen. Die Atemgeräusche variieren von schnarchend, schniefend, röhrend bis zu pfeifend. Seltener sind exspiratorische Geräusche hörbar. Die erschwerte Einatmung ist oft mit Aufziehen des Abdomens bei gleichzeitigem Anheben des Rippenbogens verbunden. Gelegentlich kann es zu Aerophagie und Blähung des Magens kommen. Durch Vorziehen der Zunge kann die Atmung meistens erleichtert werden; durch Öffnen des Maules wird sie jedoch nur unwesentlich verbessert. Die Pulsfrequenz ist meistens stark erhöht und weist eine deutliche respiratorische Arrhythmie auf. Mit den Atemstörungen können leichte Schluckstörungen, gelegentlich auch Würgen, Erbrechen oder Salivation verbunden sein.

Ursachen □ Die Ursachen der Luftwegeinengung (Brachyzephalensyndrom) sind Kombinationen folgender Veränderungen:

1. Relativ oder absolut zu langes und/oder schlaffes Gaumensegel, das sich bei der Inspiration über die Larynxöffnung legt und sie teilweise oder ganz verschließt;
2. verdicktes, fleischiges Gaumensegel, das im verengten Pharynx als Hindernis wirkt;
3. verkürzter Rachenraum, der dem Zungengrund, Gaumensegel und Tonsillen zuwenig Platz bietet;
4. das Vorkommen von hyperplastischen, leicht verschieblichen Schleimhautfalten (subepiglottische Mukosa, Plica aryepiglottica), die den Zugang zur Stimmritze einengen;
5. enge Nasengänge und Nasenlochverengerung

Auslösende Momente sind: Eine vermehrte Blutfülle der Schleimhäute, erhöhter Unterdruck im Pharynx durch eine forcierte Atmung und lokale Entzündungen. Diese Momente verstärken sich gegenseitig im Sinne eines circulus vitiosus. Temperament (Aufregung), Nährzustand (Atembehinderung durch Fettsucht) und die mit dem Alter des Patienten zunehmende Schlaffheit der Gewebe, spielen ebenfalls eine Rolle.

Diagnosesicherung □ Diese erfolgt durch Palpation, welche die Geräusche verstärkt und/oder

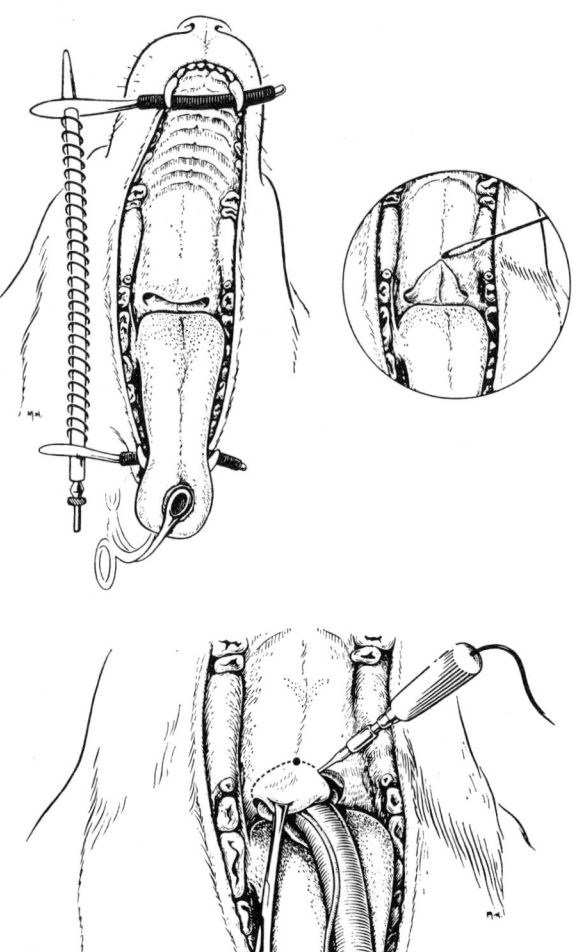

Abb. 14.6. Kürzung des Gaumensegels (Beschreibung im Text) (LEONHARD)

schmerzhaft sein kann und durch Inspektion des Pharynx, wobei gleichzeitig auch auf Komplikationen von seiten des Larynx geachtet werden soll. Da die gründliche Inspektion Sedation oder Narkose erfordert, verbindet man sie oft mit der operativen Behandlung.

Komplikationen ☐ Glottisödem, Larynxkollaps, Einstülpung der Stimmtaschenschleimhaut, Trachealkollaps, Tonsillitis, Bronchitis und Herzinsuffizienz infolge Hypoxämie.

Differentialdiagnosen ☐ Fremdkörper, Tumoren, Hämatome, Abszesse und Verletzungen des Pharynx und Zungengrundes; Frakturen des Zungenbeines; Stauungsödeme, Glottisödem, allergische Ödeme, Bienenstiche und schwere Pharyngitis-Tonsillitis; kaudale Ranula; Faltenhyperplasie des Pharynx bei Akromegalie, Tonsillentumoren und

benigne oder maligne Vergrößerung der retropharyngealen Lymphknoten.

Röntgen ☐ Die Röntgenaufnahmen dienen hauptsächlich zum Ausschluß von Komplikationen (Trachealkollaps, intrathorakale Probleme) und zur Differentialdiagnose. Sie leisten in Zweifelsfällen und bei Hunden, die sich ohne Sedation den Mund nicht öffnen lassen, gute Dienste.

Prognose ☐ Diese hängt vom Schweregrad der Veränderungen und insbesondere von den Komplikationen in Larynx und Trachea ab. Ohne Komplikationen ist die Prognose günstig.

Behandlung ☐ Sie zerfällt in konservative oder invasive Sofortmaßnahmen bei lebendbedrohlicher Atemnot, und die endgültige Beseitigung der Atemwegstenose. *Stabilisierende Sofortmaßnahmen:* Abschwellende Medikamente (Dexamethason i.v., Metazolinspray lokal), Sedation, Sauerstofftherapie (in O_2-Käfig, Katzennarkosekasten oder durch Einleitung von O_2 in Trachea) und Verbringen in kühle Umgebung. Als Notmaßnahme muß man immer auch die endotracheale Intubation oder Tracheotomie ins Auge fassen (Kap. 14.1.2). Obgleich in leichten Fällen und bei Pharyngitis-Tonsillitis konservative Maßnahmen zum Erfolg führen, sollte man in den übrigen Fällen Sanierung durch chirurgische Beseitigung *aller Atemhindernisse* vorschlagen (Kap. 14.1.2.1).

Verkürzung des Gaumensegels: Neuroleptanalgesie mit endotrachealer Intubation. *Abb. 14.6* zeigt die Operationsmethode. Um zu vermeiden, daß infolge zu starker Verkürzung des Gaumensegels der Nasopharynx beim Abschlucken nicht mehr verschlossen werden kann, sollen folgende Richtlinien beachtet werden: Epiglottis auf Gaumensegel legen und Berührungspunkt von Epiglottisspitze mit Farbtupfer oder Kauter auf Gaumensegel markieren oder Mitte der Tonsillen als Merkpunkt für Verkürzung nehmen. Dann wird mit Kauter oder Schere ein dreieckiges Teilstück entfernt. Das Anlegen von Klemmen zur Markierung der Schnittführung vermehrt die postoperative Ödemtendenz. Falls größere Blutung auftritt, Gefäße abbinden und einige Knopfnähte mit resorbierbarem Material setzen.

Nachbehandlung ☐ Breiige Nahrung für 4 Tage und Glukokortikoide zur Verminderung der Schwellung verabreichen. Operierte Hunde müssen während 12 h überwacht werden.

Falls sekundäre Komplikationen im Larynx bestehen, müssen sie gleichzeitig saniert werden, da sonst Atemnot nicht behoben wird (Kap. 14.3.2). Tonsillektomie muß durchgeführt werden, falls chronisch vergrößerte Tonsillen vorliegen.

14.3.2 Larynxerkrankungen

Bei den Larynxerkrankungen, die sich meistens gut diagnostizieren lassen, muß man zwischen primären akuten Problemen bei vorher gesunden Hunden, primären chronischen Problemen, die sich allmählich entwickelt haben, und sekundären Problemen unterscheiden.

Primäre akute Probleme □ Glottisödem, Traumata (Intubation), Fremdkörperobstruktion, Laryngitis durch übermäßiges Bellen oder Inhalation von Rauch oder schädlichen Gasen.

Primäre chronische Probleme □ Stimmbandlähmung, chronische Laryngitis (Granulome), Neoplasmen.

Sekundäre Probleme □ Larynxkollaps oder Vorfall der Stimmtaschenschleimhaut bei brachyzephalen kleinen Rassen, Laryngitis bei Abschluckproblemen, Erbrechen, Pharyngitis-Tonsillitis und Laryngitis im Verlaufe von viralen Infekten (infektiöse Trachobronchitis, Zwingerhustenkomplex, siehe Kap. 10.4) oder tiefen Atemwegerkrankungen.

Im weiteren muß zwischen obstruktiven (Verminderung des Querschnittes um mehr als 50%) und nichtobstruktiven Larynxproblemen unterschieden werden.

14.3.2.1 Obstruktive Larynxprobleme

Symptome □ Bei obstruktiven Larynxproblemen besteht vorwiegend inspiratorische, leichte bis hochgradige Dyspnoe, die mit röhrenden pfeifenden Geräuschen einhergehen kann und außer in akuten oder fortgeschrittenen Fällen meist erst nach leichter oder größerer Anstrengung eintritt. Bei nichtobstruktiven Problemen fehlt Atemnot. Typisch sind durch Palpation oder Wassertrinken leicht auslösbarer Husten, lokaler Druckschmerz, Heiserkeit und Aphonie (Stimmverlust). In den meisten Fällen bleiben Appetit und Körpertemperatur unbeeinflußt.

Röntgen □ Siehe Kap. 14.3.1. Bedeutungsvoll für die Lokalisation eines Problems im Larynx kann das Fehlen von trachealen intrathorakalen und pharyngealen röntgenologischen Veränderungen sein. Bei obstruktiven Läsionen läßt sich meistens eine Lumeneinengung im Larynx nachweisen. Für Details siehe Suter und Lord (1984).

Diagnosesicherung □ Die meisten Läsionen können bereits anhand der klinischen Symptome (oder evtl. röntgenologisch) im Larynx lokalisiert werden. Die ursächliche Diagnose- und die Prognosestellung erfordern meistens eine Laryngoskopie in

Allgemeinnarkose, wobei man gleichzeitig entweder eine Biopsie oder kurative Chirurgie vornehmen kann.

Differentialdiagnosen □ Siehe Kap. 14.3.1.

14.3.2.2 Glottisödem (Kehlkopfödem)
Dies kann traumatisch, allergisch, toxisch (Bienenstiche, Rauch, Gase) thermisch (heiße trockene Luft), mechanisch (dauerndes Bellen, brachyzephale Hunde) oder durch lokale Blutzirkulationsstörungen bedingt sein. Glottisödem kann zu Erstickungsanfällen führen und erfordert sofortiges Handeln (Kap. 14.3.1). Zur Behandlung allergischer Ödeme werden zusätzlich Antihistaminika (Tenalidin = Sandosten®-Calcium) eingesetzt.

14.3.2.3 Glottiskrampf
Dieser Verschluß des Kehlkopfes durch Plicae aryepiglotticae und adduzierte Stimmbänder wird durch taktile Reize bei Intubation oder Laryngoskopie in flacher Narkose, durch reizende Stoffe, Fremdkörper oder bei Aspiration ausgelöst.

Behandlung □ Besprayen von Kehlkopf mit Anästhetikum.

Prophylaxe □ Gute Anästhetische Prämedikation, Schleimhautanästhesie.

14.3.2.4 Stimmbandlähmung
Sie kann vererbt sein (Veränderung im Nucleus ambiguus) und im Alter von 4–6 Monaten bei Bouviers, Bullterriers, Malamutes und Sibirischen Huskies zu den ersten Symptomen führen. *Erworbene Stimmbandlähmungen* treten vorwiegend bei älteren Rüden großer Rassen auf. Ursächlich kommen traumatische Schädigungen des Nervus recurrens, Hypothyreose, Staupe und idiopathische generalisierte neuromuskuläre, neuropathische oder zentralnervöse Störungen in Betracht.

Symptome □ Im Vordergrund stehen langsam sich entwickelnde Heiserkeit und zunehmende inspiratorische *Anstrengungsdyspnoe* (keine Symptome in Ruhe!), die mit Geräuschen, Würgen und/oder Salivation verbunden sein können. Husten kann ebenfalls vorkommen. Durch sekundäre Schleimhautschwellung kommt es auch zu exspiratorischen Beschwerden.

Diagnosesicherung □ Die in Sedation oder leichter Narkose vorgenommene Laryngoskopie läßt vor allem in Inspiration eine Asymmetrie der Stimmbänder (einseitige Lähmung) oder fehlende inspiratorische Abduktion beider Stimmbänder und evtl. Rötung erkennen. In schweren Fällen kommt es zu inspiratorischer Verengerung des Larynx, indem die Aryknorpel medial verlagert werden. In Zweifelsfällen kann Elektromyographie vorgenommen werden.

Komplikationen □ Bronchopneumonie gleichzeitige Abschluckprobleme.

Prognose □ Günstig bis vorsichtig; bei generalisierten neuromuskulären Problemen ungünstig.

Behandlung □ Soll operativ erfolgen außer bei traumatischen Paralysen, wo einige Wochen abgewartet werden kann. Das gelähmte Stimmband wird chirurgisch entfernt und der Aryknorpel lateralisiert oder eine Larynxplastik gemacht (NELSON & WYKES, 1985).

Prophylaxe □ Bei vererbter Stimmbandlähmung züchterische Maßnahmen ergreifen.

14.3.2.5 Larynxkollapssyndrom und Einstülpung der Stimmtaschenschleimhaut in das Lumen des Larynx (everted laryngeal saccules)

Vorkommen und Ursachen siehe Kap. 14.3.1 (Luftwegeinengung der brachyzephalen Rassen). Auslösendes Moment ist ein erhöhter, durch die oralen Stenosen im Larynx hervorgerufener chronischer inspiratorischer Unterdruck, der Vorlagerung der Stimmtaschenschleimhaut, Medialverlagerung der Aryknorpel, Einrollen der Epiglottisränder, Larynxödem und schließlich Larynxkollaps bewirkt.

Symptome □ Es bestehen bereits in Ruhe oder erst nach Anstrengung Atemnot und keuchende, geräuschvolle, verlangsamte Atmung. Schleimhautödem und die massive Luftwegeinengung verursachen auch exspiratorische Atembeschwerden. Die Atemnot kann zu Zyanose und Kollaps führen.
   Diagnosesicherung, Differentialdiagnosen siehe Kap. 14.3.1.

Prognose □ Unsicher, v. a. in fortgeschrittenen Fällen.

Behandlung □ Grundsätzlich muß das Brachyzephalensyndrom behoben werden (Kap. 14.3.1). Zusätzlich muß operativ die Larynxverengung saniert werden, wozu die vorgefallene Stimmtaschenschleimhaut abgetragen und die Aryknorpel entfernt werden. In schweren Fällen sind jedoch Rückfälle unvermeidlich, weshalb eine permanente Tracheostomie in der Form eines mindestens 5 Trachealringe umfassenden Fensters empfohlen wird. Die während 3 Jahren von BEDFORD (1984)

mit dieser Methode gesammelten Erfahrungen sind befriedigend.

14.3.2.6 Larynxtraumata

Sie können stumpf (Reißen an Dressurkette, Autounfälle) oder perforierend (Beißereien) sein. Frakturen und Dislokationen der Zungenbeine oder Kehlkopfknorpel sind selten, führen aber oft zu erheblicher Atemnot infolge Glottisödem oder Hämatomen.

Behandlung □ Siehe Kap. 14.3.1, dazu sollen Hunde antibiotisch versorgt werden.

14.3.2.7 Fremdkörper

Diese bleiben nur selten im Larynx stecken. Sie werden entweder ausgehustet oder tiefer in die Luftwege aspiriert, es sei denn, die Fremdkörper besitzen Widerhaken oder verkeilen sich (Nadeln, Knochen).

Symptome □ Paroxysmaler Husten, Hämoptysis, Würgen, lokaler Schmerz, Heiserkeit. Laryngospasmus.

Behandlung □ Entfernung des Fremdkörpers in Narkose.

14.3.2.8 Chronische proliferative Laryngitis und Polypen

Sie können zu starker, langsam fortschreitender Atembehinderung, Husten, Heiserkeit und Aphonie führen. Die Veränderungen sind selten und konzentrieren sich um das Arytenoid, die Plica aryepiglottica und die Stimmfalten herum. Symptome wie bei Stimmbandlähmungen.

Prognose □ Vorsichtig stellen, da oft therapieresistent.

Behandlung □ Entzündungshemmende Mittel p.o. geben und lokal um Kehlkopf herum deponieren. Ruhigstellung des Kehlkopfes durch Tracheotomie. Polypen (nicht aber granulomatöses Gewebe) können chirurgisch entfernt werden.

14.3.2.9 Tumoren des Larynx

Sie sind selten, können gut oder bösartig sein und führen zu in- und exspiratorischer Dyspnoe sowie zu den übrigen Larynxsymptomen.

Prognose □ Vorsichtig bis ungünstig bei bösartigen Tumoren.

Behandlung □ Gutartige Tumoren lassen sich erfolgreich entfernen. Bösartige Tumoren lassen sich nur durch partielle oder totale Laryngektomie entfernen.

14.3.3 Erkrankungen der Trachea (Luftröhre)

Sowohl vom Pharynx als auch von der Summe der
Bronchienquerschnitte her gesehen, stellen Trachea und Larynx Engpässe dar für die Atmung,
weshalb Obstruktionen eine große Rolle spielen.
Letztere sind bedingt durch:

1. Einengungen des Lumens infolge von entzündlichen Schleimhautschwellungen und Sekreten
   (Tracheobronchitis), Verletzungen (Kap. 9.3),
   Granulomen, Fremdkörpern, Trachealstenosen
   oder Hypoplasie der Trachea und Tumoren;
2. funktionelle Stenosen (Trachealkollaps);
3. Kompression der Trachea von außen (Megaösophagus, Fremdkörper im Ösophagus, Tumoren und Abszesse in Hals- oder Mediastinalbereich und erweiterte Herzvorhöfe).

Die weitaus häufigsten Erkrankungen sind die
akute Tracheobronchitis (Zwingerhusten) und der
chronische Trachealkollaps. Trachea soll zervikal
palpiert und auskultiert werden. Obstruktionen,
Deformationen, Kollaps, Kompressionen und
Verlagerungen lassen sich röntgenologisch darstellen. Schleimhautveränderungen, obstruierende
Massen und Deformationen (Trachealkollaps) lassen sich mittels Tracheoskopie diagnostizieren.

Symptome □ Trockener, bellender, anfallsweiser
Husten, der oft durch Ziehen an der Leine, Palpation, kalte Luft oder Wassertrinken ausgelöst wird.
Palpationsschmerz, inspiratorische Dyspnoe und
inspiratorische Atemgeräusche dominieren in den
Fällen, in denen die zervikale Trachea betroffen
ist. Exspiratorische oder gemischte Dyspnoe sprechen für eine Obstruktion der intrathorakalen und/
oder der ganzen Trachea.

14.3.3.1 Tracheitis

Außer durch Viren des Tracheobronchitiskomplexes (Zwingerhusten, s. Kap. 10.4) wird Tracheitis
auch durch aerogene Reizstoffe, trockene Luft,
Rauch, Aspiration von Erbrochenem und Luftwegparasiten (Oslerus osleri, Capillaria aerophila,
Crenosema vulpis) ausgelöst.

Tracheitis ist ferner eine regelmäßige Begleiterscheinung des Trachealkollapssyndroms. Der
Schweregrad der Tracheitis kann von katarrhalisch
bis zu diphtheroid oder granulomatös variieren.

Diagnosesicherung □ Tracheoskopie, Trachealwaschung.

Behandlung □ Siehe unter Bronchitis bzw. Trachealkollaps.

14.3.3.2 Einengungen des Lumens Intratracheale Obstruktionen

Sie lassen sich oft röntgenologisch darstellen. Zur
genauen Klärung und z. T. auch zur Therapie
(z. B. Fremdkörperentfernung) ist eine Bronchoskopie erforderlich.

Fremdkörper verkeilen sich selten in der Trachea, sondern bleiben meistens im Bereiche der
Tracheaaufzweigung stecken.

Granulome durch Oslerus Osleri sind selten.

Narbenstrikturen können nach Operationen,
Bissen oder durch fehlerhafte Intubation auftreten. Sie erfordern die Exzision des verengerten
Abschnittes. Bei den seltenen, auch bei jungen
Hunden vorkommenden primären Tumoren, handelt es sich vorwiegend um Osteochondrome oder
Osteome. Sie lassen sich relativ einfach exzidieren.

Die *kongenitale Hypoplasie der Trachea* ist eine
generelle Verengung des Lumens und ist mit überlappenden statt C-förmigen Trachealringen verbunden. Sie kommt v. a. bei englischen Bulldoggen, Bullmastiff und verwandten Rassen, selten
bei anderen Hunden vor (Suter, 1984). Symptome
stellen sich meistens erst ein, wenn durch Entzündungen und Mukostase das Tracheallumen unter
einen kritischen Wert verengert wird. Außer der
symptomatischen ist keine Therapie bekannt.

Größere Mengen von zähem Schleim, die in der
Trachea liegenbleiben (Mukostase), verbunden
mit Schleimhautödemen, gehören zu den häufigsten *sekundären Obstruktionsursachen* der Trachea. Sie werden eventuell durch Spasmen des
M. trachealis oder pseudomembranöse Auflagerungen verschlimmert (Behandlung s. Trachealkollaps, Bronchitis).

Extratracheale Kompression und Verlagerung der Trachea durch Massen

Die normale Trachea wird durch Druck von außen
eher verlagert als komprimiert. Die abgeplattete
Trachea mit weichen Knorpelringen hingegen
kann selbst von weichen Gebilden wie dem vergrö
ßerten linken Herzvorhof komprimiert werden.

Mögliche *Ursachen für Verlagerungen und/oder
Kompressionen* sind: Hämatome, Abszesse, Zysten, Schilddrüsen- oder mediastinale Tumoren,
Lymphknotenmetastasen von Tonsillen-Karzinomen; Fremdkörper im Ösophagus, Megaösophagus, Neoplasmen oder Abszesse des Ösophagus,
Herzbasistumoren und massive Vergrößerungen
der Mediastinallymphknoten (Leukose, Tuberkulose, systemische Mykosen). In den meisten Fällen
kommt es auch zu Abschluckproblemen.

Diagnosesicherung □ Palpationsbefunde und
Aspirationsbiopsie bei Massen im Zervikalbereich.
Röntgenaufnahmen sind immer indiziert, da sich
damit eventuelle Lungenmetastasen nachweisen
lassen.

Prognose □ Hängt von Ursache ab.

Behandlung □ Meistens chirurgisch.

14.3.3.3 Trachealkollaps (Tk), dorsoventrale Trachealabplattung (»Insuffizienz« der Trachealknorpel)

Definition □ Dorso-ventrale Abflachung der Trachea infolge Erweichung und dorsalen Auseinanderklaffens der Knorpelringe.

Es handelt sich um eine chronische, oft progrediente Krankheit, die vorwiegend bei Hunden kleiner Rassen (Yorkshire Terrier, Zwergspitz, Pudel, Pekingese) angetroffen wird. Die kongenitale Form kann bereits bei jungen Hunden auftreten. Eine Abflachung kann jahrelang symptomlos bestehen und wird öfters rein zufällig auf einem Röntgenbild oder bei der Sektion entdeckt. Ab etwa 7 Jahren treten vermehrt Symptome auf. Verschiedene Faktoren wie eine leichte Tracheobronchitis, Erkrankungen mit erhöhtem Atemwiderstand in den oberen Atemwegen, Obesitas und Mitralinsuffizienz scheinen das Auftreten von Symptomen zu begünstigen.

Symptome □ Anfallsweiser, meist trockener, lauter Reizhusten, der durch Aufregung, Bellen, Zie-

Abb. 14.7. Kollaps der Trachea im Halsbereich (Pfeile) bei einem 11jährigen Kleinpudel mit rauhem, anfallsweisem Husten besonders morgens und nach Bewegung. Gleichzeitig besteht eine starke Herzvergrößerung infolge Mitralinsuffizienz, jedoch sind keine Anzeichen einer Lungenstauung ersichtlich. Die Kompression der Stammbronchien durch den vergrößerten linken Vorhof ist auf dieser, in der Inspirationsphase gemachten Aufnahme, nicht sichtbar (vgl. *Abb. 14.8*)

hen an Leine oder manuelle Palpation der Trachea leicht ausgelöst wird. In schweren Fällen tritt zwischen den Hustenstößen inspiratorischer Stridor oder Stridulus (Pfeifen) auf und es stellen sich Atemnot, Zyanose, evtl. auch Erstickungsanfälle und Kollaps ein. Bei zervikal gelegenem Tk besteht vorwiegend inspiratorische Atemnot; bei intrathorakalem Tk vorwiegend exspiratorische Atemnot und man hört evtl. zusätzlich ein puffendes Geräusch. Bei generellem Tk ist die Atemnot gemischt. Manchmal lassen sich die dorsal auseinanderklaffenden Trachealringe am Thoraxeingang palpatorisch nachweisen.

Diagnosesicherung □ Am einfachsten anhand von phasengerecht aufgenommenen latero-lateralen Röntgenaufnahmen, d. h. inspiratorische Aufnahmen für zervikalen Tk *(Abb. 14.7)* und exspiratorische Aufnahme für intrathorakalen Tk *(Abb. 14.8)*. Die Durchleuchtung (v. a. während Hustenanfällen!) ist bestens geeignet, um Tk zu verifizieren. Bei einer Tracheoskopie sind die Lumenabflachung und das Durchhängen der dorsalen Trachealmembran, evtl. auch die Kompression der distalen Trachea und Stammbronchien durch das vergrößerte linke Atrium bei Mitralinsuffizienz direkt sichtbar. Hepatomegalie oder/und Bronchitis sind häufig mit Tk vergesellschaftet.

Differentialdiagnosen □ Chronische Larynxleiden (gehen i. d. R. mit Heiserkeit einher); chronische Tracheobronchitis und Bronchitis, und chronische Mitralinsuffizienz. Die vorgenannten Leiden sind häufig mit Tk vergesellschaftet. Im weiteren muß an hypoplastische Trachea und an die einleitend zu diesem Unterkapitel erwähnten Krankheiten gedacht werden.

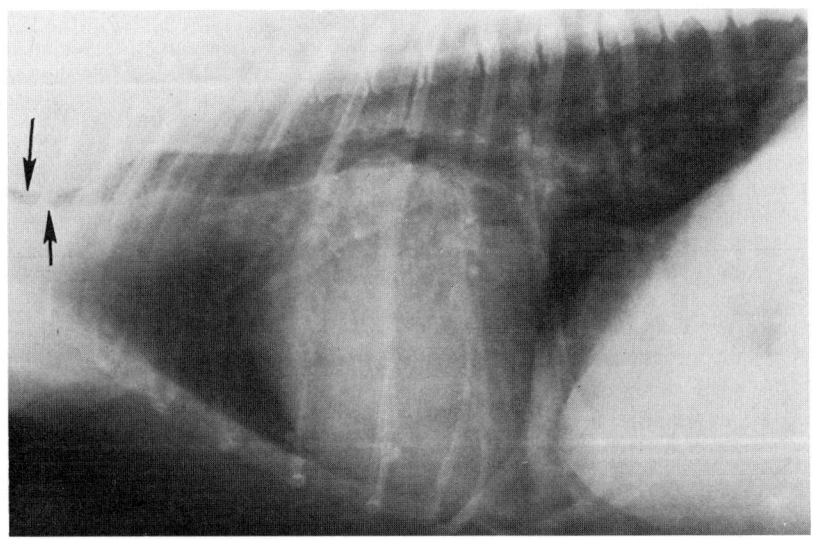

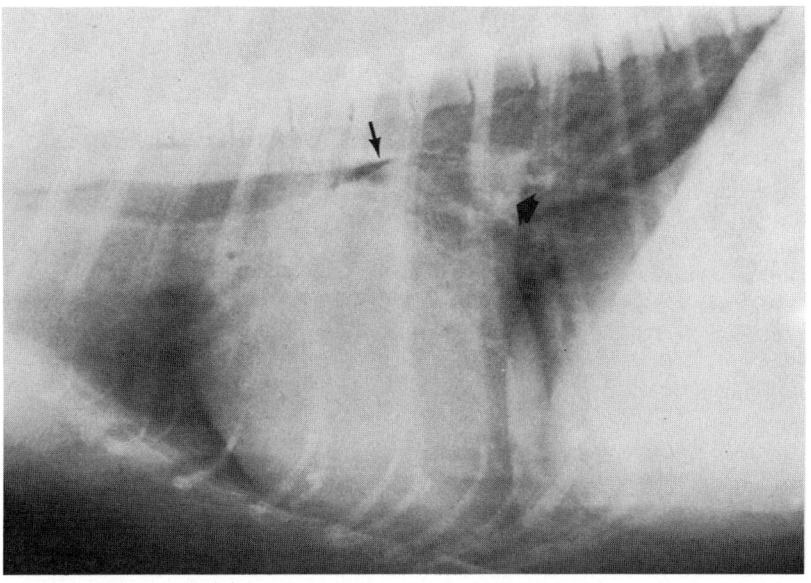

Abb. 14.8. Intrathorakaler Kollaps der Tracheaaufzweigung und der Stammbronchien beim selben Kleinpudel wie in *Abb. 14.7.* Die weitgehende Abplattung der Luftwege (dünner Pfeil) wurde erst bei dem in der Exspirationsphase gemachten Röntgenbild sichtbar. Die Kompression der Stammbronchien (dicker Pfeil) ist durch die Vergrößerung des linken Herzvorhofes kompliziert. Diese exspiratorische Aufnahme täuscht eine Lungenverschattung vor. Die Zunahme der Lungendichte ist jedoch einzig durch den verminderten Luftgehalt bedingt

Prognose □ Zweifelhaft in schweren Fällen, günstig in leichten Fällen.

Behandlung □ Die unspezifischen Maßnahmen wie Abmagerungsdiät, Vermeidung reiner Fleischdiät, Beruhigung mit Tranquilizern oder kleinen Dosen von Phenobarbital und die Verwendung eines Brustgeschirres statt eines Halsbandes sind oft ausschlaggebend für den Erfolg der spezifischen Behandlung. Die letztere umfaßt:

1. Hustenreizbekämpfung mit Antitussiva (Codeinpräparate);
2. Bronchodilatatoren (Theophyllin);
3. Breitspektrumantibiotika, falls Verdacht auf Tracheobronchitis besteht;

4. Sekretolytika bzw. Exspektorantien, die gelegentlich indiziert sind.

Vorzügliche Erfolge erzielt man mit einer täglichen 1- bis 2maligen Inhalation von Wasserdampf oder Aerosolen (s. Einleitung), denen Mykolytika oder Benadryl® zugesetzt wurden. In schweren Fällen wird man anfänglich Glukokortikoide (Prednisolon 0,5 mg/kg KG jeden 2. Tag) verabreichen und nach erfolgter Besserung ausschleichen. Anabolica (Decadurabolin) können versuchsweise gegeben werden. Nur Hunde, bei denen Mitralinsuffizienz mit Lungenstauung und Bewegungsunlust besteht, sollen digitalisiert und mit Diuretika behandelt werden.

Von der operativen Behandlung des Tk ist abzuraten. Diese soll für schwerste rezidivierende Fälle reserviert bleiben. Mit einer Raffung der dorsalen Trachealmembran oder Chondrotomie der Trachealringe kann eine hochovale, weniger zu Kollaps neigende Form der Trachea erzielt werden (BOJRAB, 1975). Ferner ist es möglich, Spiralen aus Polypropylenspritzen herzustellen und diese für die extraluminale Stützung der geschwächten Tracheaknorpel zu implantieren (FINGLAND et al., 1987).

14.4 Entzündliche Erkrankungen der unteren Luftwege, Bronchitis, bronchiale Fremdkörper, Lungenzysten

Die entzündlichen Erkrankungen der Lunge können überwiegend die Atemwege (Bronchitis), v. a. das Lungenparenchym (Pneumonie) oder beide Gewebe gleichzeitig erfassen (Bronchopneumonie). Die Übergänge zwischen diesen Erkrankungsformen sind gleitend.

14.4.1 Bronchitis (Entzündung der Bronchialschleimhaut)

Ist eine der häufigsten Luftwegerkrankungen und fast immer mit Tracheitis verbunden (Tracheobronchitis). Bronchitis kann akut oder chronisch (über 2 Monate), ohne oder mit Bronchienobstruktion verlaufen. Vor allem chronische und/oder obstruktive Bronchitiden können zu Komplikationen wie Lungenparenchym-Überblähung und Emphysem, Atelektase, Bronchiektasen oder Abszessen führen. Durch Ausdehnung der Entzündungsprozesse von den Bronchienwänden auf das umgebende Lungenparenchym entsteht eine Bronchopneumonie.

Symptome □ Wie bei Tracheitis, solange vorwiegend die großen Bronchien betroffen sind, wobei meistens kräftiger, trockener oder feuchter-lockerer Husten auftritt. Atemnot und abnorme, von außen hörbare Atemgeräusche fehlen meistens bei nichtobstruktiver Bronchitis. Bei vorherrschendem Befall der kleinen Bronchien »Mikrobronchitis« und bei Kompression oder Verlegung der Lumina der großen Bronchien kann der Husten gegenüber den Atembeschwerden in den Hintergrund treten. Durch Bronchienobstruktion wird v. a. die Ausatmung erschwert, verlängert, evtl. doppelschlägig (Heranziehung der Bauchmuskulatur) und geräuschvoll (Giemen). Exspiratorische Dyspnoe ist typisch für obstruktive Bronchitiden. Auskultatorisch sind verschärftes Vesikuläratmen, gelegentlich auch Rasselgeräusche, Knistern (kleinblasige Rasselgeräusche) oder Giemen hörbar. Unkomplizierte Bronchitiden gehen weder mit Fieber noch Allgemeinstörungen einher. Abgehusteter Schleim wird selten ausgeworfen, sondern meistens sofort abgeschluckt.

Röntgenuntersuchung □ Diese ergibt bei *akuter Bronchitis* meist keine Abnormitäten und soll daher nur erfolgen, falls die Patienten auf die übliche Behandlung nicht angesprochen haben oder eine Komplikation vermutet wird. Bei *chronischen und schweren Bronchitiden* erkennt man röntgenologisch eine vergröberte Bronchienzeichnung *(Abb. 14.9)* (verdickte und *unscharf* begrenzte Ringschatten und leicht konvergente Doppellinien). Verschattungen des Parenchyms und Luftbronchogramme sprechen für das Vorliegen von Bronchopneumonie oder/und Atelektasen. Ein vergrößertes Lungenfeld mit erhöhter Transparenz und geradem nach kaudal verdrängtem Zwerchfell läßt auf Lungenüberblähung infolge Bronchienobstruktion schließen.

Laborbefunde □ Blut- und blutchemische Untersuchungen bringen, außer bei *allergischer* und *parasitärer Bronchitis*, wenig. Hingegen können bei

Abb. 14.9. Chronische, allergische, therapieresistente Bronchitis bei einem Sibirischen Husky. Röntgenologisch ist einzig die deutlich verstärkte Bronchienzeichnung sichtbar. Aspiration von Bronchialsekreten zeigte eine starke Eosinophilenvermehrung. Unter Kortikosteroidtherapie besserte sich der Zustand vorübergehend, rezidivierte jedoch jedesmal nach dem Absetzen der Medikation

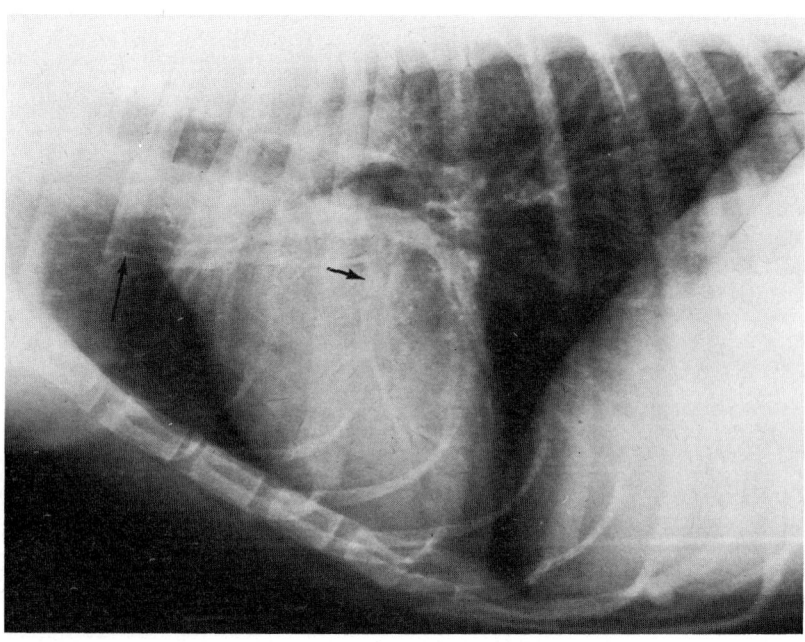

chronischer und komplizierter Bronchitis aus dem vermittels Trachealwaschung gewonnenen Sekret durch parasitologische, zytologische oder/und bakteriologische Untersuchung wichtige diagnostische und therapeutische Hinweise gewonnen werden.

Diagnosesicherung □ Sie gelingt meistens aufgrund der Symptome und der auf einem Röntgenbild fehlenden pneumonischen Erscheinungen. In schwierigen Fällen leisten Bronchoskopie und Tracheallavage zur Ermittlung der Ursachen gute Dienste.

Prognose □ Im allgemeinen günstig bei akuter B, v. a. wenn die Ursachen beseitigt werden können. Therapieresistenz und Rezidive bei chronischer B veranlassen manchmal Besitzer dazu, die Hunde einschläfern zu lassen.

Behandlung □ *Grundsätze* bei Bronchitiden: Immer zuerst versuchen, die Ursachen zu bekämpfen und auslösende Momente (Aufregung, passives Rauchen) oder resistenzmindernde Faktoren (Darmparasiten, schlechte Haltung) auszuschalten. Die *therapeutischen Maßnahmen* umfassen je nach Symptomen und Stadium:

1. *Antitussiva* (Codein, Ticarda®, Codipront®, Ethylmorphin), Antitussiva sind bei leichtem Husten zurückhaltend zu verwenden;
2. *Bronchodilatatoren* (Theophyllin, Terbutalin);
3. *Sedation;*
4. *Luftbefeuchtung oder Inhalation von Aerosolen* (Kamillosan, NaCl 0,45 % evtl. mit Zusatz von Fluimucil® bzw. Fluimucetin® oder Tacholiquin®-Lösung, s. Kap. 14.1.2);
5. *Sekretolytika* (Bromhexin-HCl = Bisolvon®, Eprazinon = Eftapan®);
6. evtl. *Antibiotika* (Ampicillin, Gentamicin, Spiramycin) oder Sulfonamide.

Antimikrobielle Mittel sollen vorwiegend bei bakteriellen Sekundärinfektionen, bei geschwächten Patienten, Junghunden oder bei Stauungsbronchitis eingesetzt werden. Prednisolon 0,5 mg/kg kann vorübergehend zur Entzündungsdämpfung und Unterstützung der Bronchodilatation eingesetzt werden.

Differentialdiagnosen bei akuten Bronchitiden □ Akute *infektiöse Tracheobronchitis* (Virusbronchitis »Zwingerhusten«, s. Kap. 10.4), ist v. a. eine Erkrankung junger, ungeimpfter Hunde, die auf Spaziergängen, bei Veranstaltungen, oder in Tierheimen mit anderen Hunden zusammengekommen sind. Behandlung s. oben. Der Korrektur von Haltungsfehlern und einer zeitgerechten Impfung soll besondere Beachtung geschenkt werden.
Akute Reiz-Bronchitis. Anhaltendes Bellen bei trockener Luft, Rauchinhalation, Inhalation von Chemikaliendämpfen oder Allergenen in der Einatmungsluft oder Aspiration von kleinen Mengen von Futter oder Erbrochenem. Außer in schweren Fällen (Rauchvergiftung) genügt es in den meisten Fällen, Reizstoffe fernzuhalten und symptomatisch zu behandeln (s. oben).

14.4.1.1 Parasitäre Bronchitiden (selten) Parasitenlarven in Lungenpassage

Sie (Toxocara canis, Ancylostomum caninum, Strongyloides stercoralis) rufen nur bei Jungtieren mit massivem Befall Symptome hervor (Welpen aus Beständen, wo Wurmkuren bei den Hündinnen vernachlässigt wurden).

Diagnose □ Sie erfolgt anhand von Larven- und Eosinophilennachweis im Trachealsekret.

Behandlung □ Symptomatische Behandlung und Antibiotikaprophylaxe wegen Sekundärinfektionen und bronchopneumonischen Komplikationen (Entwurmungsprophylaxe bei Hündinnen).

Lungenwürmer

D. h. in den Luftwegen angesiedelte Parasiten (Oslerus osleri, Crenosema vulpis, Capillaria aerophila). Verlauf überwiegend chronisch. In jedem Fall von mangelndem Ansprechen einer chronischen Bronchitis auf eine korrekte Behandlung und bei Vorliegen von Ansteckungsmöglichkeiten (Nacktschnecken, Muttertiere, wilde Caniden) soll man mittels Trachealschleim- oder Kotuntersuchung (Eier oder Larvensuche, letztere mit Trichterverfahren nach BAERMANN-WETZEL) und mit Bluteosinophilenbestimmung die Möglichkeit einer parasitären B. ausschließen.

Diagnose □ Bei Oslerus osleri kann sie vermittels Bronchoskopie anhand der kleinknotigen Granulome in Trachea und großen Bronchien gestellt werden. B. kann auch sekundär bei Dirofilariose beobachtet werden.

Behandlung □ Zur Bekämpfung von Oslerus osleri und Crenosema vulpis kann Levamisol (Citarin®) 7,5–10 mg/kg über 6–10 d, Thiabendazol 50 mg/kg auf 3 Gaben verteilt für 3 Wochen, Albendazol oder Oxfendazol 10 mg/kg 4 Wochen eingesetzt werden; bei Capillaria aerophila Fenbendazol (Panacur®) 20 mg/kg an 5 aufeinanderfolgenden Tagen verwenden. Die Verwendung von Ivermectin befindet sich im Versuchsstadium.

14.4.1.2 Allergische Bronchitis und Bronchospasmen

Diese können bei Medikamentenüberempfindlichkeit, Insektenstichallergien oder als akute oder chronische Überempfindlichkeit gegen Umweltallergene auftreten. Auch idiopathische Fälle von sogenanntem »Asthma« kommen vor. Wegen der Bronchokonstriktion und der durch vermehrte zähe Schleimabsonderung und Schleimhautschwellung bewirkten Obstruktion der kleinen Bronchien stehen exspiratorische oder gemischte Atemnot im Vordergrund. Dazu gesellen sich Husten und evtl. Giemen. Röntgenologisch erscheint die Lunge in akuten Fällen normal oder überbläht (erhöhte Transparenz, Zwerchfell abgeflacht). In chronischen Fällen kann eine abnorm starke Bronchienzeichnung nebst Überblähung bestehen *(Abb. 14.9)*. Bluteosinophilie und reichlich Eosinophile im Bronchialsekret erhärten die Diagnose. Das prompte Ansprechen auf Glukokortikoidtherapie 2–4 mg/kg/d initial, gefolgt von einer dreiwöchigen Nachkur (1–0,5 mg/kg jeden 2. Tag und ausschleichen), bestätigt bei subakuten und chronischen Fällen die Verdachtsdiagnose. Man sollte versuchen, Allergene zu ermitteln und zu vermeiden. Für schwere Fälle müssen zusätzlich β_2-Agonisten (Terbutalin) oder Theophyllin gegeben werden. Bei perakuten Überempfindlichkeitsreaktionen Adrenalin (1 : 10 000) 0,1–0,5 ml/kg mit Flüssigkeit langsam i.v. injizieren, dann wasserlösliche Glukokortikoide i.v. applizieren (Kap. 9.2.).

14.4.1.3 Unspezifische (idiopathische), chronische oder rezidivierende Bronchitis

Hustendauer über 2 Monate. Soll erst nach Ausschluß der spezifischen Ursachen wie parasitäre Bronchitis, Stauungsbronchitis oder chronische Allergie gestellt werden. Sie betrifft auch größere Hunderassen, kommt aber in Verbindung mit Trachealkollaps besonders häufig bei kleinrassigen Hunden über 5 Jahre vor. Chronische B. kann sich gelegentlich infolge residualer lokaler Abwehrschäden aus einer akuten B. entwickeln. Luftverschmutzung, Haltungsfehler, passives Rauchen und chronische Zahninfektionen könnten eine ätiologische Rolle spielen (Prueter et al., 1985). Bakterielle Infektionen (Bordetellen) sind vermutlich nur sekundär beteiligt. Es kommt immer zur Vermehrung der schleimproduzierenden Becherzellen.

Symptome □ Leicht auslösbarer, anfallsweiser, kurzer Husten, der oft mit dem Abhusten und Abschlucken von zähem Schleim verbunden ist und schlecht auf Behandlung anspricht. In Fällen mit obstruktiver Bronchitis kann v. a. während Hustenanfällen Atemnot oder sogar Umfallen beobachtet werden. Auskultatorisch bestehen evtl. verschärftes Vesikuläratmen, selten auch Rasselgeräusche oder Knistern. Röntgenologisch besteht in einem Teil der Fälle eine verstärkte, z. T. verwischte Bronchienzeichnung und eine verminderte Erkennbarkeit der Gefäßzeichnung. Im EKG findet man evtl. eine Rechtsachsenbetonung, hohe P-Zacken, und starke Sinusarrhythmie und einen wandernden Schrittmacher.

Diagnosesicherung □ Sie beruht in erster Linie auf dem Ausschluß von spezifischen Erkrankungen vermittels Bronchialsekretuntersuchung (Tracheallavage), Röntgen (Trachealkollaps, Tumoren), Bronchoskopie, Auskultation des Herzens und EKG. Die Blutgaswerte sind selten verändert.

Prognose □ Sie ist vorsichtig zu stellen, da Therapieresistenz ein Merkmal chronischer Bronchitis ist.

Behandlung □ Unterstützende Maßnahmen wie regelmäßige Bewegung, Zahnhygiene, Vermeidung von passivem Rauchen und Abmagerung bei übergewichtigen Tieren sind besonders wichtig. Die übrigen Maßnahmen decken sich mit denjenigen der akuten Bronchitis. Falls Bakterien im Bronchialsekret gefunden wurden, sollen sie gemäß dem Ergebnis der Sensibilitätsprüfung während mindestens 2 Wochen mit Antibiotika behandelt werden. Die antimikrobielle Behandlung muß evtl. alle 4–6 Wochen wiederholt werden. Antitussiva sind sparsam anzuwenden, z. B. nachts wenn Besitzer durch Husten gestört wird oder bei schwerem Reizhusten, da die Sekretförderung aufrechterhalten werden muß.

Differentialdiagnosen und Komplikationen □ Alle spezifischen Bronchitiden (s. vorangehender Text) sind vorerst auszuschließen. Besonders häufig kommt es zu chronischer Bronchitis, wenn Abschluckstörungen oder ein vom Besitzer nicht bemerkter Megaösophagus (auf Luft im Ösophagus achten) vorliegen. Stenosen der Stammbronchien, besonders wenn sie zufolge Kompression durch vergrößerte Hiluslymphknoten (Tuberkulose, Mykosen, Leukose) oder Tumoren auftreten *(Abb. 14.17)*, bewirken trockenen, unstillbaren bellenden Husten. Trachealkollaps, Herzinsuffizienz, Bronchopneumonien, Lungenfibrose und Lungentumoren müssen immer erwogen werden.

14.4.2 Fremdkörper in den Bronchien

Gräser, Ähren (Grannen, Hacheln), Koniferenzweige, Steine, Nüsse, kleine Holzstücklein. Die meisten Fremdkörperaspirationen lösen starken Reizhusten aus, durch den kleine Objekte sofort ausgehustet werden. Verkeilte, durch Häkchen oder Schleim festgehaltene Fremdkörper führen vorerst zu Reizhusten und nach einem symptom-freien Intervall von einigen Tagen oder Wochen zu eitriger Bronchitis und zu Komplikationen (chroni-sche Bronchopneumonie, Bronchialabszesse, Fremdkörpergranulome).

Betroffen werden v. a. Hunde, die Spuren ver-folgen, also Jagdhunde und andere, die leiden-schaftlich im Freien herumschnüffeln. Fremdkör-peraspiration ist häufig bei Hunden mit Ab-schluckstörungen. Die Besitzer berichten evtl. von einem Ereignis, bei dem plötzlich ein massiver Reizhusten beobachtet wurde.

Symptome □ Chronischer, meist stark produktiver Husten, mit eitrigem, manchmal stinkendem Aus-wurf oder Haemoptysis, Fieberschüben, langsame Abmagerung, reduzierte Leistung und gelegentli-che schmerzhafte Schwellung der distalen Glied-maßen (hypertrophe Osteopathie). B. und Husten sprechen vorübergehend auf Sulfonamid- oder An-tibiotikabehandlung an. Es treten aber immer wie-der Rückfälle auf. Die Röntgenuntersuchung läßt, da die meisten Fremdkörper strahlendurchlässig sind, den Fremdkörper nur selten erkennen. Hin-gegen bestehen mehr oder weniger lokalisierte Bronchialwandverdickungen, begleitet von einem oder mehreren z. T. runden Herden (Abszessen, Granulomen) oder peripher gelegenen, lobulären ventralen Lungenverschattungen (Aspiration von Sekreten). Hämatologisch liegt evtl. eine Leukozy-tose mit Eosinophilie vor.

Diagnosesicherung □ Sie beruht auf der typischen Anamnese und dem Verlauf. Dazu kann broncho-skopisch das auf einen Bronchus konzentrierte eit-rige Sekret, der Abszeß oder evtl. sogar der Fremdkörper gesehen werden. Eine Mischflora im Bronchialsekret evtl. mit Anaeroben ist für Fremdkörper stark verdächtig.

Prognose □ Günstig, falls es gelingt, den Fremd-körper zu entfernen.

Behandlung □ Bronchoskopisch können in Nar-kose Fremdkörper oft mit einer Kornzange, Stadt-lerscher Kugelzange *(Abb. 1.20)* oder mit der zum Endoskop gehörenden Zange gefaßt und entfernt oder zumindest gelockert werden, so daß sie an-schließend evtl. spontan ausgehustet werden kön-nen. Kann der Fremdkörper per vias naturales nicht entfernt werden, bleibt nur die Hoffnung eines allmählichen spontanen Aushustens oder die Lobektomie des veränderten Lungenlappens. In der Zwischenzeit gebe man hoch dosierte Antibio-tika, Bronchodilatatoren, aber möglichst wenig Antitussiva, da das Abhusten der reichlich vorhan-denen Bronchialsekrete und der bei Spontanzerfall auftretenden Fremdkörperteile nicht behindert werden soll. Frisch inhalierte schwere Fremdkör-

per (Murmeln, Steine) kann man versuchen, in Narkose durch Hochhalten an den Hinterbeinen hinauszubefördern. Eröffnung der Trachea am Brusteingang zur Verbesserung der Übersicht und Kontrollmöglichkeit von starren Bronchoskopen beim Versuch, Fremdkörper zu entfernen, ist nicht empfehlenswert.

14.4.3   Komplikationen chronischer und Fremdkörper-Bronchitis

14.4.3.1   Lungenemphysem
Dies wird durch vermehrte Schleimproduktion, Bronchospasmus und einer die Ausatmung behin-dernde Mikrobronchitis eingeleitet. Durch Ent-zündungsprozesse und dauernde Überblähung der Alveolen reißen die Alveolarwände ein und es kommt zur Emphysembildung. Lungenemphysem ist selten bei adulten Hunden und tritt vereinzelt bereits bei Junghunden auf (Suter et al., 1984). Das pulmonäre Randemphysem (Lungenblähung) bei alten Hunden kommt häufig vor, ist aber kli-nisch bedeutungslos.

Symptome □ Bei echtem Lungenemphysem ste-hen Anzeichen einer chronischen obstruktiven Bronchitis (exspiratorische Dyspnoe, Bauchpres-sen, bronchale Rassel- oder Knistergeräusche und kraftloser Husten) im Vordergrund. Röntgenolo-gisch kann man evtl. eine vermehrte Lungentrans-parenz, ein vergrößertes Lungenfeld, ein abge-flachtes nach kaudal verlagertes Zwerchfell und klein erscheinendes Herz nachweisen.

Emphysematöse Partien können zur bullösen Emphysembildung (große zusammenfließende Hohlräume) führen, die ihrerseits leicht einreißen (Hustenstöße) und zu Spontanpneumothorax, in-terstitiellem Emphysem oder Pneumomediastinum Anlaß geben können.

Behandlung □ Elimination der das Emphysem auslösenden chronischen Bronchitis kann evtl. das Emphysem verringern. Handelt es sich nicht nur um eine bloße Lungenüberblähung (»vesikuläres Emphysem«), so ist der einmal eingetretene Zu-stand irreversibel.

14.4.3.2   Lungenatelektase
Kollaps einzelner Lungenlappen oder Lungenseg-mente, bei dem die Alveolen größtenteils luftleer sind. Lungenatelektase kommt zustande:

a) wenn ein totaler Bronchienverschluß die Al-veolenbelüftung verunmöglicht (Obstruktions-atelektase);
b) durch Kompression der Lungenlappen bei gro-ßen Pleuraergüssen, Zwerchfellhernien, Pneu-

mothorax oder durch Tumoren (Kompressionsatelektase);

c) durch Schädigung des Surfactant-Systems und Zusammenkleben der Alveolarwände;

d) durch Lungengewebefibrose.

Atelektase kommt häufiger vor, als angenommen wird, und tritt regelmäßig unter Inhalationsnarkose in langdauernder Seitenlage ein. Auch bei geschwächten oder kranken Tieren kommt es nach langem Liegen auf einer Seite zum Kollaps der untenliegenden Lungenlappen.

In den von der Ventilation abgeschnittenen Lungenlappen wird kein O_2 oder CO_2 mehr ausgetauscht. Bleibt deren Durchblutung voll erhalten, spricht man von »shunting«, wobei das diese Lappen durchfließende venöse Blut unoxygeniert bleibt. Lungenatelektasen sind der wichtigste Grund für das Eintreten von Atemnot und Zyanose bei Bronchien- und Lungenerkrankungen jeder Art und spielen bei Hypoxien unter Allgemeinnarkosen eine wichtige Rolle.

Obstruktionsatelektasen

Sie *(Abb. 14.10)* kommen zustande durch vollständige Verlegung der Haupt- und Nebenbronchien eines Lungenlappens durch Fremdkörper, Sekrete, Schleimhautödem und Bronchospasmus. Sie begleiten vielfach eine chronische Bronchitis oder Aspirationspneumonie und führen zum sogenannten Mittellappensyndrom, einem Kollaps des rechten Herz- oder Mittellappens. Sekretstauung und Ödeme bewirken in den nicht belüfteten Lungenpartien eine Pneumonie. Eine *unvollständige* und nicht alle Bronchien eines Lappens betreffende Luftwegobstruktion führt zur Lungenlappenüberblähung zufolge »Airtrapping«.

Symptome □ Wie bei chronisch obstruktiver Bronchitis (COPD) oder Pneumonien (Fieber, Dyspnoe, kraftloser Husten). Leichtes Fieber am Tage nach einer Narkose ist ein gelegentliches Anzeichen einer nicht behobenen Atelektase.

Diagnosesicherung □ Sie muß anhand von Röntgenaufnahmen erfolgen *(Abb. 14.10)*. Kriterien für obstruktive Atelektase:

a) Verschiebung des Herzens oder Mediastinums in Richtung der Verschattung;

b) Kranialverlagerung des Zwerchfells auf der Seite der Lungenverdichtung;

c) Volumenabnahme des verschatteten Lungenlappens.

Die Röntgendichte des atelektatischen Lungenlappens wird durch die Summe der darin eingetretenen Veränderungen, nämlich Größe des Luftverlustes, sekundäre Ödembildung und Sekretstauung

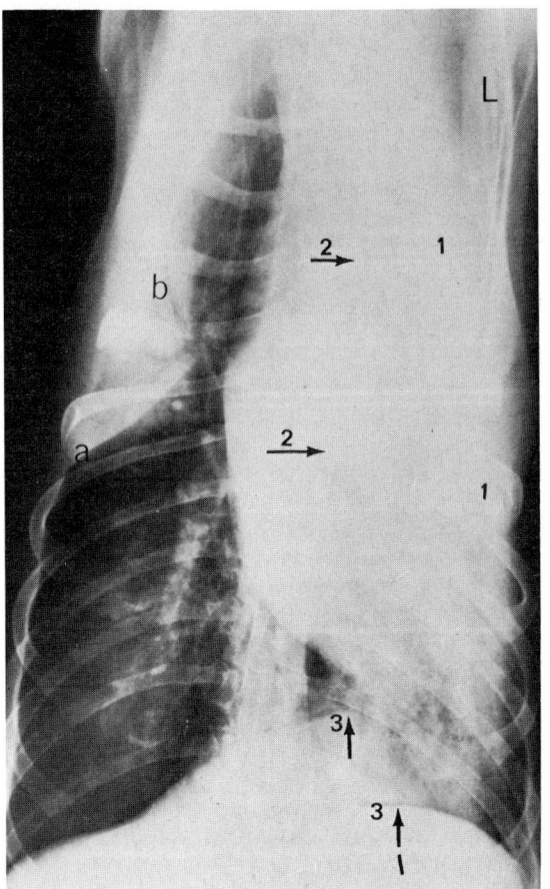

Abb. 14.10. Schwere Obstruktionsatelektase des linken Kraniallappens und Bronchopneumonie des rechten Kraniallappens bei einem 2jährigen Labrador mit chronischem Husten und Nasenausfluß. Die Diagnose Atelektase ist gegeben durch: *1* = Verschattung und Verkleinerung des Volumens des linken Kraniallappens, *2* = Verschiebung von Herz und Mediastinum in Richtung der Verschattung, *3* = Verschiebung der linken Zwerchfellshälfte kranialwärts, *4* = kompensatorische Hyperinflation des rechten Zwerchfell- und Mittellappens. Diese entzündliche Obstruktionsatelektase entstand durch Verlegung der Nebenbronchien durch schleimig-eitrige Sekrete. Gleichzeitig besteht eine Bronchopneumonie im rechten Kraniallappen, welche durch die Sichtbarkeit der Lungenlappengrenze *(a)* und die Verschattung mit Luftbronchogrammen *(b)* angedeutet ist

bestimmt. Verschluß eines Hauptbronchus, nicht aber die Verschlüsse der Nebenbronchien, kann vermittels Bronchographie nachgewiesen werden. Bei *Kompressionsatelektase* sind die auslösenden Ursachen (Pneumothorax, usw.) direkt ersichtlich.

Prognose □ Sie hängt von der die Atelektase auslösenden Krankheit ab.

Behandlung □ Grundsätzlich soll versucht werden, die auslösende Ursache der Atelektase

(Bronchienobstruktion, Pleuraerguß, usw.) zu eliminieren. Hunde mit obstruktiver Atelektase bettet man so, daß die beatmete Seite nach unten zu liegen kommt. Husten soll nicht bekämpft werden, und die Brustwand über der Läsion soll mehrmals täglich beklopft werden. Bronchosekretolytika, Bronchodilatatoren (s. vorangehende Seiten), Aerosolinhalation zur Verflüssigung der Sekrete und antibiotische Abschirmung sollen bei obstruktiver Atelektase eingesetzt werden. Ein Lungenlappen, der wegen einer Obstruktion längere Zeit nicht beatmet wird, kann abszedieren oder fibrosieren und muß dann chirurgisch entfernt werden.

Abb. 14.11. Schwere Bronchiektasen im Kraniallappen eines Sibirischen Husky mit therapieresistenter chronischer Bronchopneumonie und eitrigem Auswurf. Die Lumina der Bronchien im Kraniallappen *(dünne Pfeile)* sind sackartig ausgeweitet und enden blind in peripheren emphysematösen Bezirken *(weiße Pfeile).* Die Vermischung des Kontrastmittels mit Sekreten ist durch Auflockerung des Kontrastmittels angedeutet *(offener Pfeil).* Die in den dorsalen Partien sichtbaren Sekundär- und Tertiärbronchien fehlen in den ventralen Partien, da der Zugang zu ihnen durch eitrig-schleimige Bronchialsekrete verstopft ist. Die *Bronchographie* wurde folgendermaßen durchgeführt = Narkose mit genügender Tiefe, um Husten zu unterdrücken; dem Hund wurde in rechter Seitenlage ein Katheter eingeführt, in die Trachea und bis zur Bronchialaufzweigung vorgeschoben (Durchleuchtungskontrolle), hierauf je 5 ml Kontrastmittel im Anfang des Zwerchfells und Kraniallappenbronchus deponiert. Katheter entfernt, Hund in Dorsoventrallagerung gebracht und die Lunge 2- bis 3mal durch Endotrachealtubus aufgebläht. Anschließend sofort Aufnahme in rechter Seitenlage. Kontrastmittel = 50%ige sterile, stabilisierte Bariumsuspension

14.4.3.3 Bronchiektasen

Dies sind selten vorkommende, irreversible, röhren-, blasen- oder sackartige Erweiterungen der Bronchialäste infolge Zerstörung der Bronchienwände und der umgebenden Gewebe. Bronchiektasen sind meistens mit Atelektase, Bronchopneumonie, Emphysem und Lungengewebsfibrose verbunden. Die genauen Ursachen der Bronchiektasenbildung sind unbekannt. Oft treten sie nach einer vernachlässigten eitrigen Bronchitis, nach bronchialen Fremdkörpern und obstruierenden Tumoren auf. Eine vererbte Disposition kommt bei Hunden mit Situs inversus (Kap. 14.1) und bei einigen sibirischen Husky-Familien vor.

Symptome □ Schwere, rezidivierende eitrigschleimige Bronchitis, die therapieresistent ist und mit reichlichem Auswurf, feuchtem, leicht auslösbarem Husten und evtl. auch Hämoptysis einhergeht. Nur während der akuten Schübe sind Tiere febril und weniger munter. Dazu kann Dyspnoe und Hyperpnoe v. a. nach Bewegung auftreten. Auskultatorisch bestehen Rassel- und/oder Knistergeräusche, evtl. auch Bronchialatmen oder lokal abgeschwächtes Vesikuläratmen über Emphysembezirken.

Röntgenveränderungen □ Sie sind nur in schweren Fällen typisch (erweiterte Bronchien, die bis in die Lungenperipherie verfolgt werden können und in atelektatischen oder emphysematösen Bezirken enden). Auffallend sind in fortgeschrittenen Fällen der rasche Wechsel von abnorm transparenten zu röntgendichten Bezirken und das Fehlen der Gefäßschatten in den veränderten Lappenpartien. Zum Nachweis der Frühveränderungen benötigt

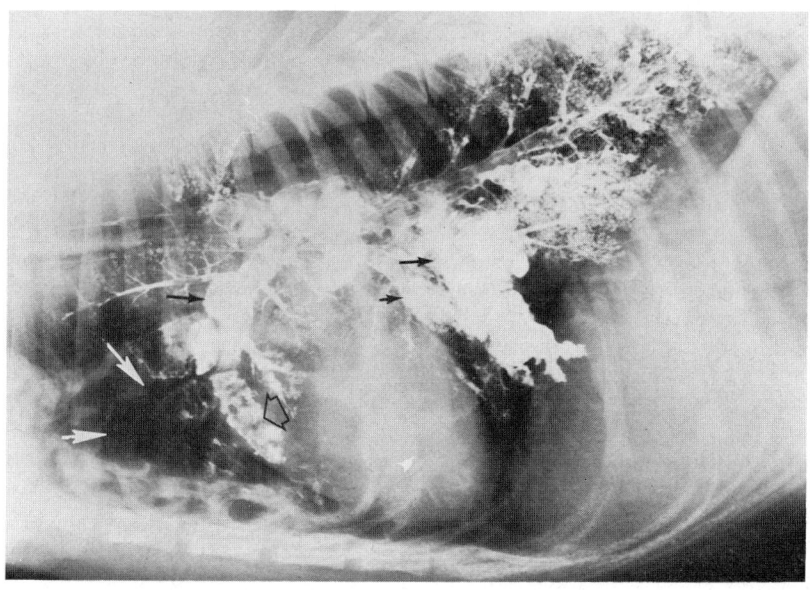

man eine Bronchographie *(Abb. 14.11)* oder Bronchoskopie. Letztere dient auch zur Bronchialsekretgewinnung (Antibiogramm anfertigen).

Diagnosesicherung □ Röntgenaufnahme, Bronchographie oder Bronchoskopie.

Prognose □ Ist immer ungünstig außer bei auf 1–2 Lappen begrenzter Bronchiektase, die chirurgisch durch Lobektomie saniert werden kann.

Behandlung □ Wie chronische Bronchitis. Besitzer müssen auf Dauerbehandlung und die damit verbundenen Kosten aufmerksam gemacht werden. Sulfonamide und Antibiotika sind gezielt und nur nach Resistenzbestimmung anzuwenden. Sekretolyse soll mit Bisolvonamid®, Flüssigkeitsverneblung, Azetylzysteinpräparaten oder Aufenthalt in dampfgefüllten Räumen (Badezimmer) gefördert werden. Zur Förderung der Bronchienentleerung Hunde auf den Rücken legen und Brustwand beklopfen.

14.4.4 Bronchogene- oder Lungenzysten

Bronchogene Zysten sind kongenitalen Ursprungs und gehen aus einem dilatierten Bronchus hervor. *Lungenzysten* sind die Überbleibsel von dünnwandigen Abszessen oder parasitär bedingten Blasen (Bandwurm- oder Paragonimuszysten). Zysten können Luft, Flüssigkeit oder Exsudate enthalten. Im letzteren Fall bestehen ähnliche Symptome wie bei Bronchialabszessen. Subpleural gelegene bronchogene Zysten können mit den Blasen eines *bullösen Emphysems* (Zusammenfließen von Emphysembezirken) verwechselt werden. Derartige Zysten können platzen und zu Spontanpneumothorax Anlaß geben. Zystöse Gebilde, die infolge Gewebeeinschmelzung (Infarkten, Abszessen, Neoplasmen) entstehen, werden als *Kavernen* bezeichnet, sind dickwandig und oft gekammert.

Pneumatozelen sind traumatisch bedingte oder in pneumonischem Gewebe spontan auftretende Parenchymeinreißungen, die zu Luftansammlung führen.

Prognose □ Für nichtinfektiöse Zysten ist sie günstig, da sie oft asymptomatisch verlaufen. Infizierte oder parasitäre Zysten oder Kavernen und solche, die aus Tumoren hervorgehen, müssen vorsichtig beurteilt werden.

Behandlung □ Beim Bestehen von Symptomen wird behandelt wie bei Bronchitis. Nicht auf Behandlung ansprechende solitäre und maligne Läsionen (Kavernen) können durch Lobektomie entfernt werden. Pneumatozelen verschwinden spontan nach einigen Wochen.

14.5 Pneumonien (Lungenentzündungen)

Pneumonien sind entzündliche Lungenparenchymerkrankungen, die überwiegend infektiös bedingt sind. Eine Ausnahme bilden die seltenen Lungeninfiltrate des PIE-Syndroms (**P**ulmonary **I**nfiltrates with Blood **E**osinophilia) und der Alveolitiden, die in der Folge von Immunentgleisungen oder Inhalation von reizenden Stäuben auftreten. Pneumonien lassen sich nach Ursache (viral, parasitär), Pathogenese (bronchogen, hämatogen), morphologischer Verteilung der Infiltrate (lobär, lobulär) und dem zeitlichen Verlauf einteilen. Viele Pneumonien sind sekundär bedingt durch Immunsuppression und systemische Infektionen (Staupe, Adenovirusinfektionen), Kreislaufstörungen (Herzinsuffizienz, Thromboembolie), Stoffwechselstörungen (urämische Pneumonie) oder werden durch lokale Läsionen wie Neoplasmen, Atelektasen oder Fremdkörper begünstigt.

Da bei Pneumonien die Röntgenuntersuchung eine wichtige Rolle spielt und auch die Pathogenese sich oft an der morphologischen Verteilung der Infiltrate erkennen läßt, ergibt sich die folgende *klinische Einteilung: Bronchopneumonie, Aspirationspneumonie*, und *seltene Pneumonieformen.*

Symptome □ Fieber, erhöhte Atemfrequenz mit Bewegungs- oder Ruhedyspnoe, feuchtem, eher kraftlosem Husten, Bronchialatmen über größeren Infiltraten und häufig Blutbildveränderungen. Pneumonien lassen sich aufgrund des vorhandenen Fiebers und der Veränderungen des weißen Blutbildes von den meisten nichtentzündlichen Lungenparenchymerkrankungen (Lungenödem usw., s. Kap. 14.6) unterscheiden.

14.5.1 Bronchopneumonie (BP) (katarrhalische Pneumonie, lobuläre Pneumonie, Herdpneumonie)

BP tritt am häufigsten bei Junghunden auf. Sie entstehen gewöhnlich im Verlaufe von Bronchitiden, Streßsituationen oder Allgemeinerkrankungen, welche eine systemische oder/und lokale Resistenzminderung (Schädigung der Zilientätigkeit, des Surfactant- oder des Phagozytosemechanismus) bewirken. Die meisten BP. sind durch bakterielle Sekundärinfektionen nach vorausgehender

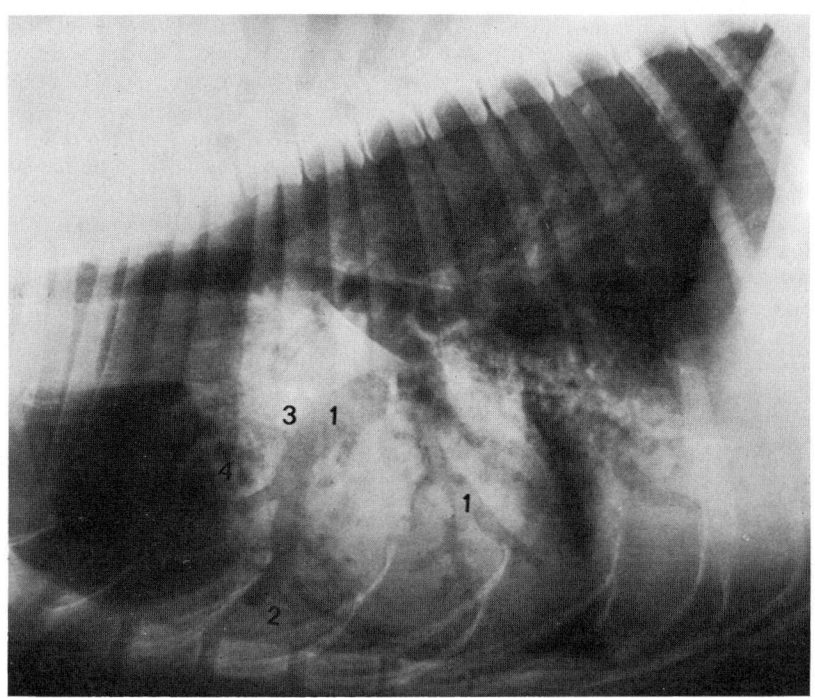

Abb. 14.12. Bronchopneumonie des linken Kranial- und Ventral-Abschnitts des Zwerchfell-Lappens. Die Diagnose stützt sich auf die folgenden Befunde: *1* = Luftbronchogramme, *2* = weichteildichte Lungenverschattung, *3* = Verlust der Gefäßzeichnung in verschatteten Partien, *4* = allmählicher Übergang der Verschattung in normale Partien. Die ventrale Lokalisation ist typisch für eine Bronchopneumonie oder schwere Verschluckpneumonie

Schwächung der Abwehrmechanismen durch Virusinfektionen (Staupe, schwere Formen der Tracheobronchitis) und Belastungen (schlechte Haltung, Verwurmung, Transporte) bedingt.

Symptome □ (In der Reihenfolge ihrer Häufigkeit aufgeführt) Röntgenologisch feststellbare Verschattungen *(Abb. 14.12)* (90–100 %), abnorme Auskultation (60–70 %, Bronchialatmen, Rasselgeräusche, vermindertes Vesikuläratmen, Atemfrequenzsteigerung (60–70 %), Fieber bis 41 °C (50–70 %), Blutbildveränderungen (Leukozytose mit Linksverschiebung = 60–70 %, Monozytose = 60 %, Neutrophilie = 50 %, Lymphopenie = 30–40 %, Eosinopenie = 30 %), Abgeschlagenheit (50 %), Husten (50 %, feucht, evtl. kraftlos, schmerzhaft und durch Perkussion auslösbar), Nasenausfluß (30 %) und Austrocknung 10 %. Die Schleimhäute sind meistens injiziert. Zur *minimalen Labordatenbasis* gehören Blutstatus (Hämatokrit, Leukozytendifferenzierung), Harnstatus, Blutharnstoff und evtl. ein Trachealaspirat.

Diagnosesicherung □ Sie erfolgt aufgrund der klinischen Symptome und des Röntgenbefundes *(Abb. 14.12)*. Typisch sind fleckige, röntgendichte Partien mit Luftbronchogrammen, die bevorzugt in den ventralen Lungenpartien und in der Peripherie der Spitzen- und Mittellappen vorkommen. Gleichzeitig besteht eine Verstärkung der Bronchialwandzeichnung. Außer bei gleichzeitigen Lungen- und Herzerkrankungen ist der Herzschatten unverändert.

Die ätiologische Klärung kann nicht aufgrund des Röntgenbildes erfolgen. Sie stützt sich auf Impfanamnese, Haltungsbedingungen, Alter und die Ergebnisse von Trachealaspirat- oder Kotuntersuchung (Lungenwürmer), Bronchoskopie und selten der Lungenbiopsie.

Differentialdiagnose □ Hier kommen in Frage Aspirationspneumonien, parasitäre Bronchopneumonien (s. Bronchitis, Kap. 14.4.1); bei der in den USA beobachteten Paragonimias (P. Kellicotti) und der Paragonimiasis in Südeuropa, Ostasien und Südamerika (P. Westermani) sind röntgenologisch Lungenzysten erkennbar, Lungenatelektase (Kap. 14.4.3), Lungenödem (Kap. 14.6.1), thromboembolische Pneumonien und Lungenthrombosen (Kap. 14.6.3). Bei alten Hunden muß immer an Lungentumoren und Urämie gedacht werden. Für spezifische, mit Bronchopneumonie verbundene Infektionskrankheiten sei auf Kap. 10 verwiesen.

Prognose □ Sie hängt stark von der auslösenden Grundkrankheit und den Haltungsbedingungen ab. Sie ist immer vorsichtig zu stellen.

Behandlungsgrundsätze □ Die Behandlung der Pneumonien erfolgt wie in den Kapiteln 14.1.2 und 14.4.1 (Bronchitis) dargelegt. Dazu spielt die Behandlung der auslösenden Grundkrankheit und die unterstützende Behandlung (Flüssigkeitsersatz, Immunglobuline usw.) eine Rolle. Senfspirituswikkel können in hartnäckigen Fällen günstig wirken. Die antimikrobielle Behandlung soll mit Breitspektrumantibiotika (Ampicillin, Chloramphenicol, Doxycyclin, Gentamicin) oder einem Cephalosporin eingeleitet werden, außer wenn man die Empfindlichkeit des vorherrschenden Erregers mit genügender Sicherheit vermuten kann.

14.5.2 Verschluck- oder Aspirationspneumonie

Die *Aspirationspneumonie* (AP) ist eine Form der Bronchopneumonie, die durch vier grundlegende Mechanismen hervorgerufen werden kann:

1. Osmotische Schädigung durch konzentrierte Flüssigkeiten oder Säureverätzung der Bronchienepithelien und des Lungengewebes durch aspirierten Mageninhalt mit pH unter 2,5–3;
2. Reflex-Bronchospasmusinduktion durch inerte Materialien;
3. mechanische Bronchienobstruktion und -irritation durch feste Partikel;
4. Infektion durch stark bakterienhaltiges Material aus Oropharynx, Maulhöhle oder Ösophagus (Megaösophagusinhalt). Einmalige kleine Mengen von Aspiraten werden bei erhaltenem Hustenreflex problemlos ertragen.

Die Aspirationsfolgen sind ein Zeit-, Material- und Mengenproblem. Wiederholte Aspiration von geringen inerten Futtermengen (Schluckstörungen) bewirken eine milde chronische Bronchitis. Eine einmalige Aspiration einer größeren Menge sauren (Erbrochenes) oder infizierten Materials führt zu hochakuten Symptomen wie Atemnot (Bronchospasmus, Obstruktion, Atelektase, Shunting), Tachypnoe und Husten, evtl. kommt es zu einem schockartigen Zustand mit Blutung und Lungenödem. Bei infiziertem Aspirat tritt sofort, bei sterilem Material erst nach Tagen eine Infektion ein.

Röntgenuntersuchung □ Hierbei findet man je nach Körperlage, in der die Aspiration erfolgte, Infiltrate bzw. Atelektasen in den sich während des Aspirationsereignisses unten befindenden, v. a. kaudalen Lungenpartien. Bei Aspiration im Stehen sind Mittellappen, Lobus accessorius und ventrale Partien der Zwerchfellappen am stärksten betroffen *(Abb. 14.12)*.

Diagnosesicherung □ Sie erfolgt aufgrund von Anamnesen wie Erbrechen bei Narkoseeinleitung auf vollen Magen, Erbrechen während Bewußtlosigkeit oder Anfällen, Abschluckstörungen, ZNS-Erkrankungen, Husten nach Eingeben oder Einschütten von Medikamenten oder Kontrastmitteln usw. Megaösophagus ist eine der häufigsten Ursachen von AP und wird oft erst aufgrund einer Thoraxaufnahme oder eines Ösophogrammes diagnostiziert.

Prognose □ Diese immer vorsichtig stellen, da Spätkomplikationen (Granulome, Abszesse, Nekrosen) häufig sind.

Behandlung □ Sie richtet sich nach Art und Menge des aspirierten Materials und dem Zeitpunkt, in dem Diagnose gestellt wurde. Wird eine Aspiration sofort erkannt, so kann durch Absaugen und Bronchiallavage mit physiologischer NaCl-Lösung die Schädigung vermindert werden. Ist der Hustenreflex vorhanden und handelt es sich um inertes Aspirat (Futter, Barium), wird dieses spontan ausgehustet und es tritt höchstens eine Bronchitis auf. Bei Atemnot werden Bronchodilatatoren (Xanthinderivate, β_2-Agonisten), in schwersten Fällen Isoproterenol 0,01–0,04 μg/kg/min i.v. infundiert. Hunde wenn möglich in befeuchtete O_2-Atmosphäre bringen. Glukokortikoidgaben sind bestenfalls bei Bestehen von Schock in den ersten 24 h sinnvoll. Wurde infiziertes Material wie Megaösophagusinhalt aspiriert, sollen sofort Antibiotika (Chloramphenicol, Gentamicin, Doxycyclin oder evtl. Cyclosporine) gegeben werden. Bei den übrigen Aspiraten sollte man mit Antibiotika- bzw. Sulfonamidgaben warten, bis Fieber aufgetreten ist.

14.5.3 Seltene Pneumonien

14.5.3.1 Thrombo-embolische bzw. septische Pneumonien

Sie treten infolge hämatogener Verschleppung von Mikroorganismen bei Niederbruchsformen von Fokalinfektionen, bei Herzinsuffizienz und unter Immunsuppression durch Zytostatika, Glukokortikoide oder nach Virusinfektionen (Parvovirose) auf.

Symptome □ Hochgradige Apathie, Anorexie, Schwäche und Fieber stehen im Vordergrund, außer in den Fällen, wo die Erregeraussaat während einer Glukokortikoidtherapie erfolgte. Letztere verschleiert die initialen Symptome und führt zu akutem Kollaps und Tod. Husten fehlt oft und der Grad der Atemnot variiert stark. Gelegentlich kommt es zu Myokarditis (Arrhythmien) oder Endokarditis (Herzgeräuschen). Im Röntgenbild sind fleckige, v. a. in der Peripherie der Zwerchfellappen gelegene Infiltrate vorhanden.

Diagnosesicherung □ Kommt meistens zu spät, da sie nur durch Blutkultur erfolgen kann.

Prognose □ Meistens schlecht.

Behandlung □ Mit hochdosierten bakteriziden Antibiotika wie Gentamicin-Cyclosporinkombinationen, Amoxicillin, Ampicillin, evtl. Doxycyclin, dazu müssen Flüssigkeitshaushalt und Kreislauf gestützt werden.

Lobäre Pneumonien (fibrinöse Pneumonien)

Sie sind beim Hund relativ selten. In den meisten Fällen handelt es sich um schwere Aspirations- oder Bronchopneumonien *(Abb. 14.12)* im Gefolge von Immunsuppression wie bei Staupe.

14.5.3.2 Pneumomykosen, Pseudomykosepneumonien

Siehe auch Kap. 10. Von den *primären systemischen Mykosen* spielen in Mitteleuropa nur die Nokardiose, selten noch die Aktinomykose und Kryptokokkose eine Rolle. Nokardiose und Aktinomykose (Pseudomykosen) führen häufiger zu eitrigen Pleuraergüssen als zu Pneumonien. Nokardiose geht gelegentlich mit starker Bronchiallymphknotenvergrößerung einher. Die typischen systemischen Mykosen wie Blastomykose, Histoplasmose und Kokzidioidomykose beschränken sich in ihrem Vorkommen auf ganz bestimmte Klimazonen und könnten bei aus Gebieten mit epidemischen Vorkommen importierten Hunden auftreten. Für Symptome und Behandlung sei auf Kap. 10 und amerikanische Textbücher verwiesen (Ettinger, 1989).

Die *sekundären Mykosen,* verursacht durch Aspergillus-, Candida-, Penicillium- und Mukorarten oder saprophytische Pilze (Geotrichum, Peyronella u. a. mehr), treten nur sporadisch bei immunsupprimierten oder lange mit Antibiotika vorbehandelten Hunden auf. Verdächtig sind Therapieresistenz, Lymphknotenvergrößerung und eine Tendenz zu Fistel- und/oder Abszeßbildung. Die Isolation einer der obigen Pilzarten aus Rachenabstrichen darf nicht als Beweis einer Pilzpneumonie gewertet werden, da einige ubiquitär vorkommen. Die beobachteten Symptome sind gleich wie bei anderen Pneumonien. Behandlung s. Kap. 10.

14.5.3.3 Das PIE-Syndrom und die Alveolitiden

PIE (**P**ulmonary **I**nfiltrates with Blood **E**osinophilia) ist eine deskriptive Bezeichnung, die wegen der ungeklärten immunologischen Entstehung einer Reihe von diffusen oder knotigen interstitiellen Lungenveränderungen aus der Humanmedizin übernommen wurde (Suter et al., 1984). Oft entsteht initial eine entzündliche Infiltration (extrinsische allergische Alveolitis) des Lungengewebes, die zu granulomatösen oder fibrotischen Gewebeveränderungen führen kann. PIE kommt auch zusammen mit Vaskulitiden vor, die durch Parasiten (Herzwürmer) hervorgerufen werden. Schließlich gibt es Infiltrate, die mit asthmaähnlicher Bronchienverengerung einhergehen. Gelegentlich trifft man Hunde mit Atemnot und Lungenfibrose, die möglicherweise von einer Alveolitis herrührte.

Symptome □ Sie sind sehr variabel. Allmählich eintretende oder plötzliche Atemnot, mit oder ohne Husten, die im Schweregrad an einen Asthmaanfall erinnert und mit Giemen einhergeht. Fieber, Anorexie und Mattigkeit sind möglich. In anderen Fällen, v. a. bei granulomatösen Veränderungen, kann die Atemnot fehlen. In typischen Fällen besteht eine Leukozytose mit absoluter und/oder relativer Bluteosinophilie.

Röntgenuntersuchung □ Hierbei lassen sich diffuse interstitielle oder knotige Verschattungen erkennen. Die knotigen Herde werden leicht als Tumormetastasen fehlgedeutet.

Diagnosesicherung □ Sie erfolgt vermittels Ausschluß von infektiösen oder parasitären Lungenerkrankungen, aufgrund der Bluteosinophilie und des oft reichlich Eosinophile enthaltenden Bronchialaspirates.

Differentialdiagnose □ Hierbei ist bei Fibrose auch an Vergiftung mit dem Herbizid Paraquat, ferner an Vaskulitis, Granulome und an Medikamentenallergien zu denken.

Prognose □ Ungewiß.

Behandlung □ Sie kann, weil die Ursachen des PIE Syndroms unbekannt sind, nur symptomatisch mit Glukokortikoiden und β_2-Agonisten versucht werden. Im weiteren ist es angezeigt, in der Umgebung des Hundes nach allergisierenden Substanzen (Federn, Medikamente, Stroh, anderen Tieren) Ausschau zu halten und den Hund versuchsweise zu verstellen.

14.5.3.4 Urämische Pneumonie

Sie kann gelegentlich auftreten. Sie beruht auf einer Zunahme der Gefäßpermeabilität (Lungenödem) und kann mit sekundären bronchopneumonischen Erscheinungen einhergehen.

Behandlung □ Siehe Kap. 21.2.3.

Tuberkulose

Siehe Kapitel 10.12.

14.6   Nichtentzündliche Lungenerkrankungen

Lungenödem, Lungenlappentorsion, Lungen-thromboembolie, Lungentumoren. Mit Ausnahme eines Teils der Lungentumoren und Ödeme handelt es sich um sekundäre Leiden, bei denen die Lunge als Folge einer außerhalb der Lunge beginnenden Störung funktionell und/oder morphologisch betroffen wird.

14.6.1   Lungenödem

Definition □ Lungenödem ist eine abnorme Ansammlung von Flüssigkeit und Elektrolyten im Lungeninterstitium (perikapillär) oder im Interstitium und den Lungenalveolen. Die *Lungenstauung* ist eine Vorstufe eines Teils der Lungenödeme, wie z. B. des kardialen Lungenödems und kann längere Zeit stationär bleiben oder sich rasch zum Lungenödem entwickeln. Als *Stauungslunge* bezeichnet man eine Lunge, bei der es infolge einer Linksherzinsuffizienz zu venöser Hyperämie und später zu Induration und Hämosiderinablagerungen kommt. *Lungenödem* ist ein Zustand oder Symptom und kann auf verschiedene Arten zustande kommen *(Tab. 14.4)*. Jede Flüssigkeitsvermehrung der Lunge vermindert die Lungenelastizität und erhöht die Atemarbeit. Der Übertritt von Flüssigkeit aus den Lungenkapillaren in die Lungenalveolen verdünnt das Surfactant und führt zum Lungenalveolenkollaps und zur Verdrängung der Alveolarluft. Dadurch wird jeder Gasaustausch in den betroffenen Lungenbezirken verhindert. Die Ödemflüssigkeit lokalisiert sich, der Schwerkraft folgend, bevorzugt in den untenlie-genden Lungenlappen, was als *Lungenhypostase* oder unpräzise als »hypostatische Pneumonie« bezeichnet wird. Man spricht von einem »aktiven« Lungenödem, wenn das Ödem als Folge einer entzündlichen Hyperämie auftritt.

Symptome □ Die Symptome von Lungenstauung, interstitiellem und alveolärem Lungenödem gehen fließend ineinander über. Kurzatmigkeit, verminderte Leistungsfähigkeit, verlängerte Erholungszeit nach Anstrengungen und nächtliche Ruhelosigkeit sind häufige Frühsymptome einer sich entwickelnden *Lungenstauung bzw. eines interstitiellen Ödems*. Viele Hunde bevorzugen die Kühle und suchen Liegeplätze in der Nähe von offenen Türen oder Fenstern auf. Zur Kurzatmigkeit gesellen sich matter, feuchter Husten v. a. nach Ruheperioden, wobei der Auswurf entweder sofort abgeschluckt oder herausgewürgt und vom Besitzer als »erbrochener Schleim« mißgedeutet wird. Die Vesikuläratmungsgeräusche sind verstärkt. Knistern oder Giemen können auftreten. Tracheale Palpation und thorakale Perkussion lösen oft matten Husten aus. Sobald es zum Übertritt von Flüssigkeit in die Alveolen und Bronchien kommt, was allmählich oder aber schlagartig (paroxysmal) erfolgen kann, treten feuchte klein- und grobblasige Rasselgeräusche auf. Im Vordergrund stehen bei *alveolärem Ödem* hochgradige, gemischte Atemnot und Tachypnoe, ängstlicher Blick, livide bis zyanotische Schleimhäute und kraftloser bis röchelnder Husten mit Auswurf von seröser Flüssigkeit oder rosa verfärbtem feinblasigem Schaum, der auch aus der Nase austreten kann. Es tritt

Tab. 14.4. Pathogenese der Lungenödeme

Ödemformen	Ursachen bzw. Entstehungsmechanismus
I. *Hämodynamische Ödeme* a) Mit kapillärem bzw. venösem hydrostatischen Hochdruck b) Mit reduziertem onkotischen Druck oder Gefäßkompression einhergehend	1. *Linksherzinsuffizienz* = kardiogenes Stauungsödem verminderte Kontraktilität, Klappeninsuffizienz, Arrhythmien, akute Überlastung 2. *Nichtkardiogene Ödeme* Hilusmasse (Stauung von Lymphgefäßen) Hypoalbuminämie Hypostatisches Ödem (»Pneumonie«)
II. *Permeabilitätsödeme* a) Verschiedene Mediatoren beteiligt, greifen an Kapillarendothel oder Alveolarmembranen an b) Sekundär können Kreislauffaktoren mitspielen	*Nichtkardiogene Ödeme* 3. Neurogenes Ödem (Anfälle, ZNS-Störung, Trauma), Sympathikus- und Adrenalin-gesteuerte Blutumverlagerung) 4. Toxische Ödeme: Inhalation von Gasen, Rauch; Urämie, Endotoxine, Vergiftungen, Exotoxine (Organophosphate, ANTU) 5. Allergien, Anaphylaxien 6. Hitzschlag, DIC, Trauma 7. Entzündungshyperämien

Backenblasen auf, die Mundwinkel sind nach kaudal gezogen, und die Hunde verharren im Stehen oder Sitzen mit abduzierten Ellenbogen, bis sie vor Erschöpfung kollabieren.

Die weiteren Symptome hängen davon ab, ob es sich um ein *hämodynamisches* bzw. *kardiogenes oder ein sogenanntes nichtkardiogenes* Lungenödem handelt *(Tab. 14.4)*. Beim meistens durch Links- oder generelle Herzinsuffizienz ausgelösten *kardiogenen Lungenödem* ist der Puls beschleunigt, hüpfend und ungleichmäßig, oder aber schwach und arrhythmisch und gelegentlich von Pulsdefiziten unterbrochen. Auskultatorisch können bei Mitralinsuffizienz laute (III/VI bis V/VI) systolische Herzgeräusche mit dem Punctum maximum im 5. ventralen Interkostalraum, wechselnde Intensität der Herztöne und/oder Arrhythmien festgestellt werden. Ein Galopprhythmus als Zeichen einer Mykardinsuffizienz kann ebenfalls vorhanden sein. Die mit dem jeweiligen klinischen Befund verbundenen EKG-Veränderungen wie Vorhofflimmern, Arrhythmien, Tachykardien usw. sind in Kapitel 15 beschrieben.

Abb. 14.13. Schweres alveoläres Lungenödem eines Norwegischen Elchhundes infolge Kammerflimmerns nach Injektion eines epinephrinhaltigen Lokalanästhetikums unter Allgemeinnarkose. Mit Ausnahme der Lungenperipherie ist die Lunge durch teilweise granuläre, teilweise zusammenfließende Verschattungen verdichtet. Die alveoläre Lokalisation der Ödemflüssigkeit ist durch das Vorhandensein von Luftbronchogrammen *(Pfeile)* und das Fehlen der Gefäßzeichnung angedeutet. Obgleich der Herzschatten nur undeutlich sichtbar ist, kann eine Herzvergrößerung durch eine chronische Herzerkrankung ausgeschlossen werden, da die Trachea nicht angehoben ist

Röntgenbefunde □ Sie spielen für die Diagnose, sofern die Schwere des Falles eine Röntgenuntersuchung überhaupt zuläßt, eine bedeutende Rolle. Bei Lungenstauung und interstitiellem Ödem erscheint das Lungenfeld trotz Vergrößerung gräulich und verschleiert *(Abb. 15.4)*. Die großen Venen sind oft gestaut und die kleinen Gefäße erscheinen schlecht abgegrenzt. Anzeichen von chronischem kardiogenem Ödem (Herzinsuffizienz) sind Herzschattenvergrößerung und, bei Mitralinsuffizienz, das Hervortreten des vergrößerten linken Vorhofes *(Abb. 15.4 und 15.5)*. Alveoläre, kardiogen bedingte Ödeme zeichnen sich durch eine starke (alveoläre) diffuse Verdichtung der Lunge im Herzbasisbereich aus, die gegen die Lungenperipherie hin ausstrahlt, diese aber freiläßt. Gelegentlich ist der rechte Zwerchfell-Lappen besonders stark verschattet. In den Verdichtungen erkennt man oft Luftbronchogramme und gelegentlich sind auch die Interlobärspalten abgezeichnet. Ähnlich wie das kardiogene Ödem sieht das seltene Lungenödem nach Überinfusion von Elektrolytlösungen aus. Allerdings fehlt die Kardiomegalie.

Ursache □ Die *nichtkardiogenen Ödemursachen* sind äußerst vielfältig *(Tab. 14.4)* und sowohl klinisch als auch röntgenologisch nur schwer ursächlich gegeneinander abgrenzbar. Die vorgenannten klinischen und röntgenologischen Anzeichen der Herzinsuffizienz fehlen. Die Verteilung der teils grob-, teils kleinfleckigen bis diffusen Verschattungen kann sich auf alle Lungenlappen erstrecken. Eine vorwiegend auf die Kaudallappen beschränkte Verschattung ist bei Elektroschock (Beißen in elektrische Kabel), neurogenem Ödem und bei

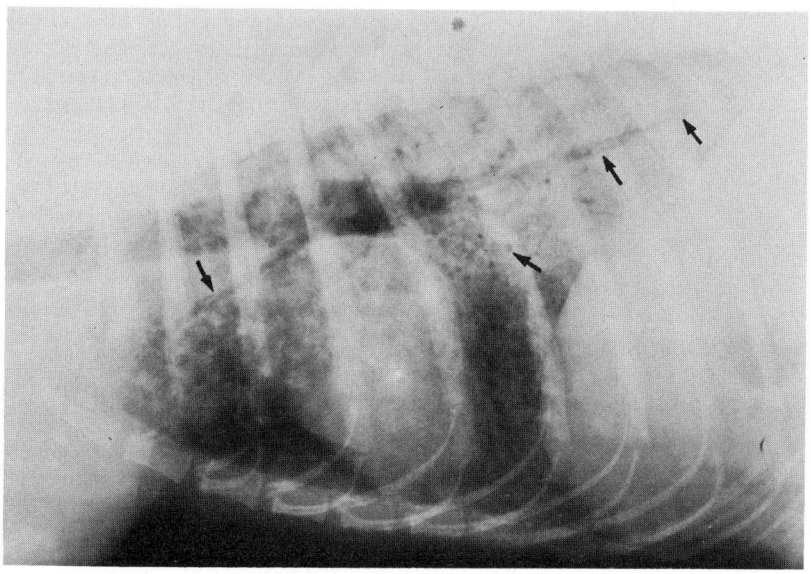

Inhalation reizender Gase zu erwarten. Ferner besteht röntgenologisch keine perihiläre, sondern eine auch die Lungenperipherie miteinbeziehende Verschattung, und es fehlt die Lungenvenenstauung. Perakut auftretende kardiogene Lungenödeme können den Permeabilitätsödemen ähnlich sehen *(Abb. 14.13)*.

Häufig kann die ursächliche Unterscheidung der nichtkardiogenen Ödeme nur aufgrund der vom Besitzer gelieferten Anamnese erfolgen.

Laborveränderungen □ Diese sind für die Ödemdiagnose von geringer Bedeutung. Eine Ausnahme machen urämische und entzündliche Ödeme. Bei Verdacht auf nichtkardiogene Ödeme kann man mit dem Refraktometer den Proteingehalt der Ödemflüssigkeit bestimmen. Ist der Quotient aus Proteingehalt der Ödemflüssigkeit über Proteingehalt des Serums $>0,5$, so wird ein Ödem durch erhöhte Kapillarpermeabilität wahrscheinlicher als ein kardiogenes Ödem (Quotient deutlich $<0,5$).

Diagnosesicherung und Differentialdiagnose □ Sie bereiten i. d. R. bei kardiogenen Ödemen keine Probleme. Hingegen kann die Abgrenzung von nichtkardiogenen Ödemen von Pneumonien, Blutungen, Thromboembolien und DIC schwierig bis unmöglich sein.

Prognose □ Sie ist immer vorsichtig und mit Rücksicht auf die Ursache zu stellen.

Behandlung □ Diese richtet sich nach der Schwere der Symptome und zerfällt in allgemeine und spezifische, gegen die zugrunde liegende Ursache gerichtete Maßnahmen (s. auch Kap. 14.1).

a) Unspezifische Maßnahmen
1. O_2-Verabreichung (vorübergehend bis 100%ige Konzentration) auf jede in der betreffenden Praxis mögliche Art;
2. O_2-Verbrauch verringern durch Verbringen an ruhigen, kühlen Ort und durch Beruhigung mit Morphin 0,05–0,1 mg/kg s.c. oder Valium (kein Morphin bei zentralnervös bedingtem Ödem);
3. Verminderung des Blutrückflusses zum Herzen, »unblutiger Aderlaß« (Anlegen von Esmarch an je 2 Beinen; Wechseln an andere Beine alle 30 min);
4. Furosemid zur Entwässerung 4–8 mg/kg i.v. verabreichen und nach 4–6 h wiederholen;
5. Broncholyse mit Theophyllin oder Aminophyllin 5–10 mg/kg i.v. alle 8 h;
6. Trachealsekrete möglichst absaugen.

b) Spezifische, auf die Ursachen ausgerichtete zusätzliche Maßnahmen
Bei *kardiogenen Ödemen* werden zusätzlich die in Kap. 15.9 aufgeführten therapeutischen Maßnahmen ergriffen.

Nichtkardiogene Ödeme: Überinfusion von Flüssigkeit korrigiert sich spontan bei erhaltener Nierenfunktion, evtl. gibt man Diuretika.

Ödeme durch Vergiftungen müssen spezifisch behandelt werden (Tox-Zentren anfragen, s. auch Kap. 28).

c) Permeabilitätsödeme
Unter dem Eindruck der Bedrohlichkeit der klinischen Symptome werden die gleichen unspezifischen Behandlungsmaßnahmen, wie sie unter Punkt a) aufgeführt sind, getroffen (Ausnahme: kein Morphin geben zur Beruhigung). Zur Stabilisierung der Gefäßendothelien kann man versuchsweise wasserlösliche Glukokortikoide i.v. verabreichen (Dexamethason = Dexadreson® 4–6 mg/kg; Prednisolon 20–30 mg/kg). In letzter Zeit hat man versucht, die Glukokortikoide durch nichtsteroide Prostaglandinhemmer wie Flunixin (Finadyn®, Schering) 0,3 mg/kg i.m. oder Indomethazin 10 mg/kg i.v. gefolgt nach 1 h von 5 mg/kg (Cave: kann Magenulzera verursachen) oder durch Orgotein = Peroxynorm®, Grünenthal 5 mg pro Hund s.c. zu ersetzen (Olivier, 1985). Falls das Lungenödem durch Inhalation reizender Gase verursacht wurde, können Glukokortikoide auch in Aerosolform zugeführt werden. Allen Hunden, denen man Glukokortikoide verabreicht hat, soll man auch ein Breitspektrumantibiotikum geben.

14.6.2 Lungenlappentorsion

Definition □ Drehung eines Lungenlappens um seine Längsachse mit Abschnürung von Bronchus und Gefäßen am Hilus. Es handelt sich um ein seltenes Geschehen, das besonders sekundär zu chronischen Pleuraergüssen, nach Traumata, Zwerchfellhernien oder Thorakotomien auftritt. Eine gewisse Prädisposition besteht bei Hunden mit tiefem, schmalem Thorax (Afghane, Collie, Barsoi). Betroffen werden hauptsächlich der rechte Mittel- oder die Kraniallappen.

Symptome □ In vielen Fällen wird die Lungenlappentorsion durch eine plötzliche Verschlechterung des Allgemeinzustandes im Verlaufe einer vorbestehenden Krankheit wie Chylothorax angezeigt. Bei akutem Verlauf stehen rasch einsetzende Dyspnoe, Mattigkeit, Anorexie, Kreislaufschwäche und Husten im Vordergrund. Bei chronischem Verlauf fallen eine zunehmende Verschlechterung des Allgemeinbefindens, Inappetenz und mittelgradige Dyspnoe auf. Bei Nekrose und Bronchienrissen kann Pneumomediastinum auftreten. Infolge der Abklemmung des venösen Blutrückflusses aus dem abgedrehten Lappen entsteht ein blutiger Thoraxerguß.

Röntgenbefunde □ Meistens herrschen Befunde, ausgelöst durch die Grundkrankheit, vor (z. B. Pleuraerguß). Innerhalb dieser Grundveränderungen läßt sich mit mehr oder weniger Mühe ein weichteildichter Lungenlappenschatten mit verengten Luftbronchogrammen und einem perilobären Flüssigkeitssaum ausmachen.

Diagnosesicherung □ Evtl. anhand des Röntgenbefundes, wobei die Lage des abgedrehten Lungenlappens bzw. der Verlauf seines Luftbronchogrammes der normalen Anatomie widerspricht. Auch eine plötzliche Blutbeimengung bei einem vorgängig unblutigen Thoraxpunktat ist hochverdächtig. Der endgültige Beweis wird durch die Thorakotomie erbracht.

Differentialdiagnose □ Sie sind die auslösenden Grundkrankheiten.

Prognose □ Sie ist bei rechtzeitiger Operation günstig, hängt jedoch auch von der Grundkrankheit ab.

Behandlung □ Thorakotomie und Entfernung des abgedrehten Lungenlappens (Lobektomie).

14.6.3 Lungenthromboembolie (LTE) und Lungenthrombose

Definition □ *Lungenthrombose* wird durch Gefäßverschlüsse, die sich in situ bilden, hervorgerufen; *Lungenthromboembolie* wird durch eingeschwemmte Emboli wie Gerinnsel oder Fremdkörper (Parasiten, Haare, Katheterstücke) verursacht. Lungengefäßverschlüsse sind häufig, führen aber nur zu Symptomen, wenn 60–75 % oder mehr der Lungenstrombahn verschlossen werden und zudem die thrombusfördernden gegenüber den thrombusauflösenden Faktoren (fibrinolytische Systeme) vorherrschen. In Ländern, in denen Herzwürmer (Dirofilaria immitis) oder Angiostrongylus vasorum vorkommen, sind Parasiten die häufigsten Verursacher von LTE. Eine weitere Ursache der LTE ist die konsumtive Koagulopathie (DIC), bei der es v. a. zur Mikrothrombenbildung kommt (Kap. 16.9). Bei DIC stehen aber pulmonale Symptome selten im Vordergrund. Fettembolien der Lunge sind bei einem hohen Prozentsatz von Hunden mit Frakturen nachweisbar, scheinen klinisch jedoch keine Relevanz zu haben.

Die in Mitteleuropa vorherrschenden Primärkrankheiten, welche eine erhöhte Gerinnungstendenz und LTE bewirken, sind: Glomerulonephritis und Nierenamyloidose, Hyperkortisolismus (Cushing-Syndrom), Septikämien, Pankreatitis, Endokarditis, Hypothyreose, Angitis der Lungengefäße, Traumata und postoperative Komplikationen. Begünstigt wird die Thrombenbildung in situ durch Lungenvenenstauung (Herzinsuffizienz) und Austrocknung.

LTE wird selten intra vitam diagnostiziert, weil das Krankheitsbild zuwenig bekannt ist, die vorhandenen Symptome der Primärkrankheit angelastet werden und die Diagnosesicherung schwierig ist.

Symptome □ Leichte LTE-Fälle verlaufen symptomlos. In schweren Fällen bestehen Anstrengungsschwäche, hochgradige Abgeschlagenheit, Kurzatmigkeit, Tachypnoe, dauernde oder episodische, oft hochgradige Dyspnoe evtl. mit exspiratorischen Atemgeräuschen, Zyanose mit blaßbläulichen Schleimhäuten, Thoraxschmerzen und evtl. Fieber. Tachykardie, Pulsschwäche und eine schlechte periphere Gefäßfüllung sind oft erste Anzeichen eines sich entwickelnden obstruktiven Schocks. Im EKG besteht u. U. eine RS-Konfiguration in den Ableitungen I, II, III und aVF, und eine ST-Depression.

Röntgenbefunde □ (Suter & Lord, 1984; Flückiger & Gomez, 1984). In leichten Fällen bleiben Veränderungen aus. In 50 % der schweren Fälle finden sich über die Lungenlappen verstreut fleckige alveoläre Verschattungen. Typisch dreieckige, peripher gelegene Verschattungen mit einer gegen die Pleura gerichteten Basis oder lobäre Verschattungen sind selten. Die Verschattungen stellen Blutungen, Infarkte, Atelektasen oder sekundäre pneumonische Herde dar. Das Vorhandensein kleiner Pleuraergüsse spricht für Infarkte. In den restlichen 50 % der LTE-Fälle ist die Lungendichte vermindert bzw. Veränderungen fehlen gänzlich. Gelegentlich sind einzelne periphere Arterien verdickt und die verbleibenden »normalen« Lungenlappen können hyperperfundiert sein. Das rechte Herz ist oft leicht vergrößert und es kann zu einer Rückstauung in die Abdominalvenen und zu Aszites kommen.

Laborbefunde □ Sie hängen von Primärkrankheit ab. Bei LTE mit sekundärer Rechtsinsuffizienz steigen die Leberenzymwerte an. Die Hämatokritwerte sind wegen der bestehenden Austrocknung erhöht. Ferner kann Leukozytose bestehen.

Diagnosesicherung □ Kann durch angiographischen Nachweis der Lungenarterienverschlüsse oder mit einem Lungenperfusions-Szintigramm erfolgen. Ein mangelndes Ansprechen auf die massive O_2-Verabreichung von 100 % O_2, das Vorliegen einer der oben erwähnten Primärkrankheiten und die beschriebenen Lungenbefunde sprechen aber für LTE. Die arterielle O_2-Spannung bleibt trotz O_2-Therapie unter 70 mm Hg, die CO_2-Spannung ist erniedrigt.

Komplikationen □ Infarktbildung ist in 30–40 % der Fälle zu erwarten. Sie wird durch Austrocknung und Linksherzinsuffizienz begünstigt.

Differentialdiagnose □ Pneumonien, Blutungen, Lungenlappendrehung, Herzinsuffizienz, Atelektase, obstruktive Bronchienerkrankungen (allergische oder eosinophile Bronchitis), Schock, Addison-Krankheit und Herzwurminfektion.

Prognose □ Hängt vom Ausmaß des Lungenstrombahnverschlusses, dem Eintritt von Infarkten und von der Primärkrankheit ab. Die meisten Hunde müssen aus humanitären Gründen wegen Aussichtslosigkeit euthanasiert werden.

Behandlung □ Aufgeregte Hunde mit Diazepam sedieren und O_2-Therapie einleiten. Thrombenwachstum stoppen, indem 50–150 IE/kg Heparin alle 4–6 h infundiert oder 500 IE/kg Heparin alle 8 h s.c. gegeben werden (*Cave:* Heparin nie i.m. spritzen). Nach 2 d wird Heparindosis *allmählich* reduziert und auf orale Antikoagulantien wie Coumarinpräparate (Sintrom®, Marcumar®) Initialdosis 0,25 mg/kg 1–2 × täglich umgestellt. Während der Heparinbehandlung und der Coumarin-Einstellphase muß Blutungstendenz klinisch und durch Gerinnungstaten kontrolliert werden (ACT, Prothrombinzeit oder Quick-Wert [Kap. 16.8] sollen 1½–2½ × verlängert sein). Sobald diese Werte erreicht sind, wird auf die Erhaltungsdosis von 0,05–0,1 mg/kg Coumarin umgestellt und diese 3–4 Wochen verabreicht.

14.6.4 Lungentumoren

Lungenprimärtumoren sind selten (ca. 8,5 pro Jahr pro 100 000 Hunde), 80–90 % sind Adenokarzinome. Plattenepithelkarzinome stehen mit 6–12 % an zweiter Stelle. Bronchialdrüsenkarzinome, anaplastische Karzinome und broncheoalveoläre Karzinome bilden den prozentualen Rest. Gutartige Tumoren sind äußerst selten. Broncheoalveoläre Karzinome treten als diffuse, über die ganze Lunge verstreute Verfestigungen oder als peripher gelegene, noduläre, solitäre Herde auf (*Abb. 14.14*).

Sekundärtumoren (Lungentumormetastasen). Die Lunge ist wegen ihrer Lage im Zirkulationssystem dazu prädisponiert, Tumoremboli aus anderen Organen abzufangen. Die retrograde lymphogene Ausbreitung von Tumorzellen aus den Bronchienlymphknoten tritt außer bei Lymphosarkomen selten auf. Ebenfalls selten sind Tumorinvasionen aus der Umgebung (Pleura, Ösophagus, Mediastinum).

Symptome □ Treten erst in den fortgeschrittenen

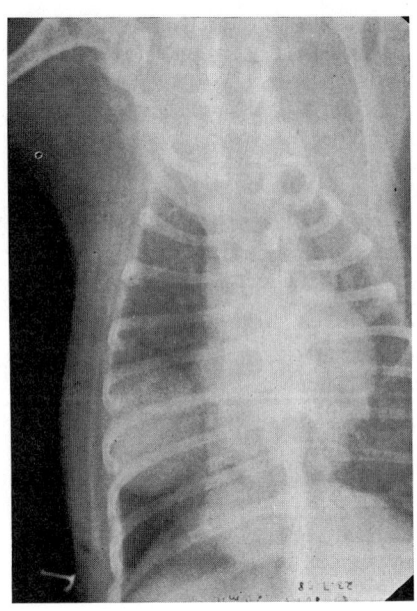

Abb. 14.14. Solitärer primärer Lungentumor

Stadien auf. Die zufällige Entdeckung von Tumoren anläßlich von Röntgenuntersuchungen ist häufig. Je nach Verlauf finden sich:

1. Symptome, die direkt durch den Tumor ausgelöst werden (chronischer, therapieresistenter Husten, Hämoptysis, Anstrengungsatemnot, Pleuraschmerz);
2. *Paraneoblastische Symptome,* die bereits vor den Lungensymptomen auftreten können (Abgeschlagenheit, Abmagerung, Gliedmaßenschwellungen infolge hypertropher Osteopathie, Schwäche, Muskelschwund, symmetrischer Haarausfall, Anorexie, Fieber, Polyurie, Polydipsie, Hyperkalzämie, Gerinnungsstörungen);
3. Symptome, die als Folge der Tumormetastasierung von der Lunge in andere Organe auftreten (Lahmheit infolge Knochenmetastasen manchmal als erste Störung bemerkt; Pleuraergüsse, Stauungen oder Aszites durch Kompression oder Invasion der Hohlvenen, Erbrechen, Herzinsuffizienz, Schluckstörungen).

Röntgenuntersuchung □ Wichtigstes diagnostisches Hilfsmittel (SUTER & LORD, 1984). *Primärtumoren* sind charakterisiert durch meist gut abgegrenzte solitäre Rundherde > 5 mm bis zu Massen von mehreren cm Durchmesser (*Abb. 14.14*). Eher selten sind fleckige oder diffus verteilte interstitielle oder alveoläre Verschattungen, lobäre Verschattungen oder zentrale Tumoreinschmelzungen mit Kavernenbildung nach Drainage der nekrotischen Massen in einen Bronchus. *Lungenmetasta-*

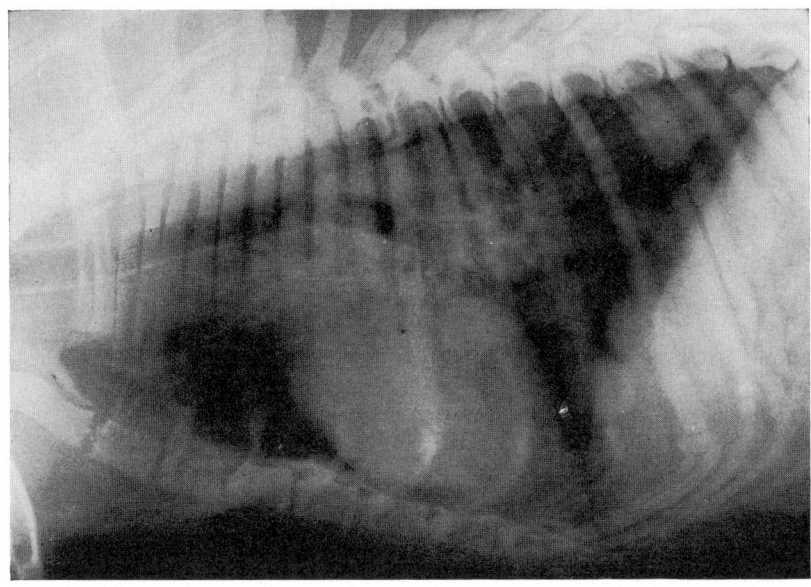

Abb. 14.15. Pulmonale Tumormetastasen

sen sind charakterisiert durch multiple, gut bis mäßig gut abgegrenzte, über mehrere Lungenlappen verteilte multiple Rundherde, die erst ab etwa 5 mm Durchmesser erkennbar werden *(Abb. 14.15*

Abb. 14.16. Derselbe Hund wie in *Abb. 14.15.* Aufnahme 29 Tage später. Die massive Tumoraussaat, die perihilär begann, ist deutlich zu erkennen

und *14.16).* Rundherde können zu größeren Massen heranwachsen. In seltenen Fällen sind die Lungen dicht gepackt mit mikronodulären Herdchen ($\leq$ mm) oder erscheinen diffus interstitiell verschattet (Suter & Lord, 1984).

Diagnosesicherung ☐ Die Probleme bestehen darin:
1. Neoplastische von gutartigen Veränderungen zu unterscheiden;
2. primäre von sekundären Tumoren abzugrenzen.

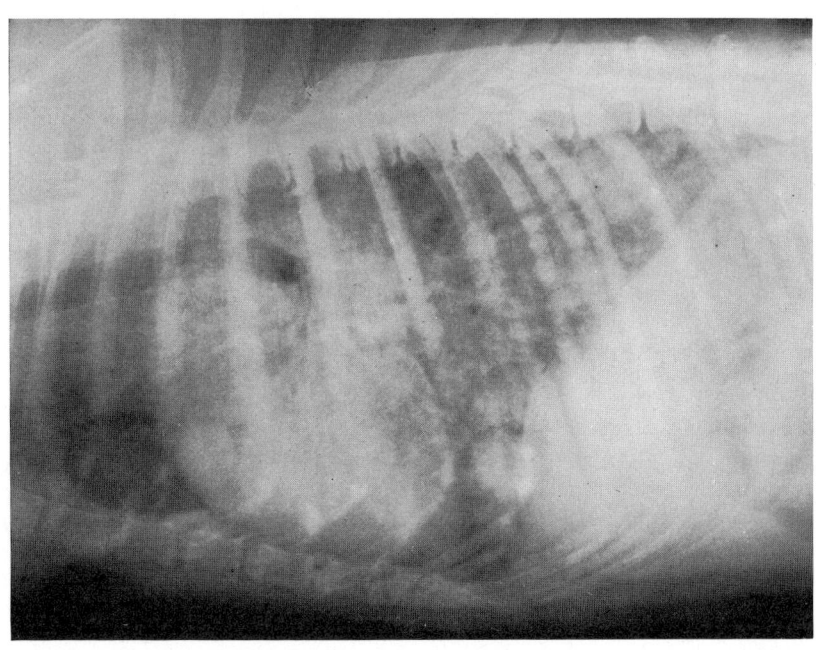

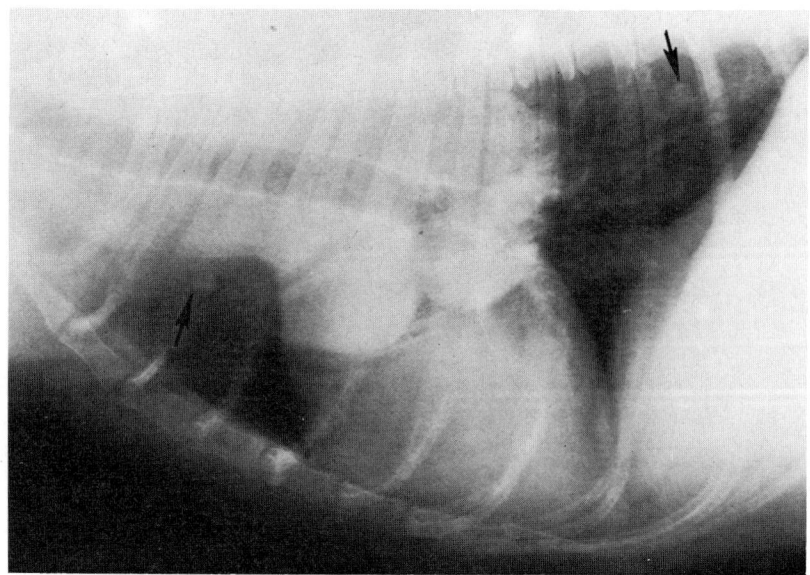

Abb. 14.17. Lungentumor im Hilusbereich mit Metastasen ins Lungenparenchym *(Pfeile)*. Typische klinische Symptome bei dieser Tumorlokalisation sind trockener, therapieresistenter Husten und Dyspnoe nach Bewegung. Dieser 11jährige Cocker Spaniel überlebte noch ein Jahr. Er mußte wegen unstillbaren Hustens auf Verlangen des Besitzers eingeschläfert werden

Röntgenologisch sind meistens solitäre Rundherde für Primärtumoren multiple Rundherde für Tumormetastasen charakteristisch. Die übrigen vorgehend erwähnten Röntgenmuster treten auch bei anderen Krankheiten auf und sind daher nicht diagnostisch für Tumoren. Die Bestätigung der Diagnose erfordert bei diffusen Tumoren Tracheallavage und zytologischen Tumorzellennachweis, bei Rundherden Nadelaspirationsbiopsie unter Röntgenkontrolle oder Biopsie unter Sicht nach Thorakotomie. Blutige Pleuraaspirate und solche mit einem Eiweißgehalt von > 30 g/l können Lungentumorzellen enthalten. Bronchoskopie erlaubt es eventuell, Kompressionen der Bronchien zu erkennen *(Abb. 14.17)*.

Differentialdiagnose □ Bei *solitären Tumormassen:* Abszesse oder Zysten. Seltene Differentialdiagnosen bei *multiplen Rundherden* sind Granulome, Blutungen, Hämatome oder Lungenödemherde im Anfangsstadium. Weißliche, 1–3 mm große Herde, sogenannte Osteome, sind häufige, bedeutungslose Lungenverkalkungen (Suter & Lord, 1984). Brustwarzen und Überlagerungen von Rippen- und Gefäßschatten werden häufig als Tumoren fehlgedeutet. Bei den *fleckigen, diffusen oder lobären Verschattungen* sind chronische Bronchopneumonien, Blutungen, evtl. auch Ödeme oder fibröse Veränderungen auszuschließen. Bei *hilär*

gelegenen Massen kommen differentialdiagnostisch Herzbasis- und Mediastinaltumoren in Betracht.

Prognose □ Sie ist immer ungünstig bei metastatischen und ausgebreiteten Lungentumoren, da diese das Endstadium eines Tumorgeschehens darstellen. Solitäre Primärtumoren haben bei sofortiger Lobektomie, v. a. wenn sie noch vor dem Auftreten von Symptomen entdeckt werden, eine gute Prognose.

Behandlung □ In ausgewählten Fällen können solitäre Primärtumoren oder Einzelmetastasen durch partielle oder totale Lobektomie entfernt werden. Eine symptomatische Behandlung wie bei Tracheobronchitis oder Pneumonie oder die Verabreichung von Glukokortikoiden kann zu kurzfristigen, manchmal aber auch Monate dauernden Remissionen bei befriedigendem Allgemeinzustand führen *(Abb. 14.17)*. Zytostatische und Röntgentherapie sind bislang ohne Erfolg geblieben.

14.6.5 Lungenblutungen

Lungenblutungen sind meistens durch Unfälle bedingt. In seltenen Fällen treten sie spontan bei Gefäßarrosionen durch Tumoren oder Abszesse, bei Koagulopathien (Gerinnungsstörungen, z. B. infolge von Dicumarol-Vergiftungen, Rattengift), bei schweren Thrombozytopenien und bei Verbrauchskoagulopathien auf. Die Verbrauchskoagulopathie, auch DIC (**D**isseminierte **i**ntravasale **G**erinnung) genannt, tritt immer als Folge einer Primärkrankheit wie Septikämie, Tumorausbreitung, Toxämien oder schweren Traumata auf (Kap. 16.9.2).

Symptome □ Krankheitszeichen der die Lungenblutung auslösenden Primärkrankheit stehen i. d. R. im Vordergrund, z. B. Schleimhaut- und Unterhautblutungen bzw. Petechien bei Koagulopathien oder Allgemeinerkrankungen bzw. bei Neoplasien mit DIC. Dazu kommen unterschiedliche Schweregrade von Atemnot und Bluthusten (Haemoptysis), welches jedoch bei Hunden infolge Abschlucken des Blutes oft nicht bemerkt wird. Röntgenologisch lassen sich nichttraumatische Lungenblutungen nur schwer oder gar nicht von durch Permeabilitätslungenödeme verursachten Verschattungen unterscheiden. Die beiden Prozesse können auch parallel verlaufen.

Diagnosesicherung □ Sie erfolgt einerseits aufgrund der beobachteten Koagulopathieerscheinungen und Blutbefunde und anderseits aufgrund des Röntgenbefundes.

Differentialdiagnose □ Dies sind Lungenödeme, Pneumonien und mit Blutungen einhergehende Lungenmetastasen.

Behandlung □ Sie richtet sich nach den auslösenden Ursachen. Symptomatisch werden in unklaren Fällen Vitamin-K-Präparate in hohen Dosen (Kap. 15), Styptanon® (Organon), evtl. Heparin und Glukokortikoide bei DIC-bedingten Blutungen, angewendet.

14.6.6 Parasiten der Lungenarterien

In Mittel- und Nordeuropa selten.

14.6.6.1 Angiostrongylus vasorum
Vor allem bei importierten Hunden angetroffen (Großbritannien, Südfrankreich). Lungenerscheinungen stehen klinisch nicht immer im Vordergrund. Die ersten Anzeichen sind klammer Gang, Anämie, subkutane Blutungen und Epistaxis infolge Blutgerinnungshemmung. Gelegentlich besteht eine unspezifische Bronchitis. Außerdem Proteinurie und Bilirubinurie.

Röntgen □ In chronischen Fällen Verdickung, Verformung und periphere Thrombose von Lungenarterien und Lungenfibrose. Seltene Spätfolgen der Krankheit = Hydrothorax, Hydroperikard, Leber- und Nierenstauung infolge Kreislaufinsuffizienz.

Nachweis = Larven im Stuhl.

Therapie □ 5 Tage Mebendazol (Telmin®) oder Levamisol (Citarin®) 7,5 mg/kg 2·× tgl. an 2 aufeinanderfolgenden Tagen.

14.6.6.2 Dirofilaria immitis (Herzwurmbefall)
Wegen der zu kühlen Mitteltemperaturen in Mittel- und Nordeuropa keine Entwicklung ansteckungsfähiger Larven. Dirofilaria immitis-Befall bei Hunden in Erwägung ziehen, die aus gemäßigt warmem Klima stammen (Mittelmeer, USA, Japan, Australien).

Symptome □ Sind verminderte Leistungsfähigkeit, Bronchopneumonie, Lungeninfarkte infolge Thromboembolien durch ausgewachsene Würmer. Bei massivem Befall und chronischem Verlauf: Lebervergrößerung, Aszites, Nephrose, Proteinurie und Abmagerung.

Röntgen □ Verdickung (bis 3mal), Verformung und peripherer Verschluß der Lungenarterien, Rechtsausweitung des Herzens und Dilatation des Lungenarteriensegmentes. Schlecht abgegrenzte, oft peripher im Zwerchfellslappen gelegene Verschattungen sind durch Lungeninfarkte oder Sekundärpneumonien bedingt. Sicherung der Diagnose durch Nachweis der Mikrofilarien im Deckglaspräparat, oder, bei spärlichem Vorkommen, mittels Anreicherungsverfahren (Filterverfahren) oder Serologie. Bei okkulter Dirofilariose (keine Mikrofilarien im venösen Blut) genügen oft die typischen Veränderungen auf dem Röntgenbild für eine Diagnosesicherung.

Behandlung □ Siehe Kap. 15.6.

14.7 Erkrankungen von Brustfell (Pleuraerkrankungen), Mediastinum und Brustkorb

Extrapulmonale Erkrankungen der Pleura, des Mediastinums und der Brustwand können die Atmung durch Behinderung der Lungenentfaltung und durch Schmerz stark beeinträchtigen. Für die Erkennung von extrapulmonalen Respirationserkrankungen bedient man sich der Adspektion, Palpation, Perkussion, Auskultation, Röntgenuntersuchung und der Pleurapunktion (Thorakozentese) zur Gewinnung von Untersuchungsmaterial. Extrapulmonale Erkrankungen sind häufig und in vielen Fällen sekundär bedingt, z. B. Pleuraerguß bei Rechtsherzinsuffizienz, Hypoalbuminämie oder Blutgerinnungsstörungen. Die wichtigsten Pleuraerkrankungen: Ergüsse und Pneumothorax.

14.7.1 Pleuritis, Pleuraergüsse

Die normale viszerale Pleura des Hundes ist eine delikate Membran und innig mit dem Lungenparenchym verbunden. Sie ist maßgeblich am Abtransport der auf der parietalen Pleura gebildeten Flüssigkeit beteiligt. Erst wenn entweder die Flüssigkeitsproduktion der parietalen Pleura zunimmt und/oder die Resorption an der viszeralen Pleura abnimmt, sammeln sich abnorme Flüssigkeitsmengen im Pleuralraum an. Die dabei maßgeblichen Mechanismen sind der kapilläre Druck, die Permeabilität der Pleura, der kolloidosmotische Druck und die Lymphdrainage des Thorax. Des weiteren kann es durch Gefäßverletzung zu Blutungen kommen. Für die spezifische Pathogenese und die einzelnen Ergußarten sei auf *Tab. 14.5* verwiesen.

Symptome □ Zu Beginn einer Pleuritis können vereinzelt Druckschmerz durch Palpation des Thorax ausgelöst und Reibegeräusche auskultiert werden, die beim Auftreten eines Ergusses verschwinden. Dazu können verhaltene abdominale Atmung und Husten auftreten. Die Frühsymptome der Pleuritis, d. h. Pleuritis sicca und beginnender Erguß, verlaufen zumeist unbemerkt. Wegen des inkompletten Mediastinums bei den meisten Hunden verteilen sich Ergüsse sofort über den ganzen Thorax, was den Nachweis z. B. durch Brustfellpunktion erschwert. Durch Ausweitung des Tho-

Tab. 14.5. Ursachen der Pleuraergüsse

Pathogenese	Ursachen der Pleuraergüsse und Bezeichnungen	Qualität
Erhöhte Permeabilität der Pleura oder Blutkapillaren (vermehrte Flüssigkeitsbildung)	Infektionen (Aktinomykose, Nokardiose, Fremdkörper, Bakterien); sekundär nach Trauma, Bißwunden Pleuritis exsudativa, Pyothorax, Empyem = eitriger Erguß	Exsudat (RIVALTA-positiv), mit hohem Granulozyten- und eventuell Fibringehalt
	Toxämien, Vergiftungen (Antu), Leptospirose, Hepatitis Hydrothorax (Pleuraerguß)	anfänglich Transsudat (serös, RIVALTA-negativ)
	Tumoren: Mesotheliom, Metastasen Hydrothorax	modifiziertes Transsudat, leicht blutig (RIVALTA-positiv)
Hypoalbuminämie (Hypoproteinämie); reduzierter plasmaonkotischer Druck	Proteinverluste über Niere (Nephrose) oder Darm; verminderte Proteinaufnahme im Darm (Malabsorptionssyndrom, Kachexie) oder verminderte Proteinbildung (Leber); exokrine Pankreasinsuffizienz Hydrothorax	Transsudat (RIVALTA-negativ), Hydrothorax, Hydrops des Pleuraraums, Brustwassersucht. Meist Flüssigkeit in Thorax und Abdomen
Kreislaufinsuffizienz, gestörte Resorptionsverhältnisse im Thorax (meist auch Flüssigkeit im Abdomen), Zwerchfellhernien mit Inkarzeration	allgemeine Herz- oder vorwiegende Rechtsinsuffizienz; Perikardergüsse; Tumoren des rechten Vorhofes oder Kompression der Hohlvenen Hydrothorax, Stauungserguß	anfänglich reines Transsudat, Hydrothorax; im späteren Verlauf modifiziertes Transsudat (RIVALTA-positiv) mit geringem Granulozyten- und Erythrozytengehalt
Verletzung oder Arrosion von Blutgefäßen	Trauma, Thorakozenteseverletzung, Tumoren von Mediastinum, Lunge oder Brustwand, Hämothorax	Blut oder stark bluthaltig, Hämothorax; Blut in Pleuraraum, koaguliert kaum, bleibt flüssig
Blutgerinnungsstörungen	angeborene oder erworbene Störung der Gerinnungsfaktoren, disseminierte intravaskuläre Koagulation; Dicumarolvergiftungen Hämothorax	Blut, Hämothorax; petechiale Blutungen in Schleimhäuten, subkutane Hämatome, Gelenkblutungen
Verletzung, Arrosion, Stauung oder Mißbildung des Ductus thoracicus; Lymphangiektasien oder Tumorinvasion der Lymphgefäße	Trauma, Thoraxchirurgie, kongenitale Lymphgefäßanomalien, Tumoren im kranialen Mediastinum, oft Ursache nicht eruierbar Chylothorax	Chylus, Lymphflüssigkeit enthält mit Sudan III anfärbbare und in Äther lösliche Fett-Tröpfchen, die die Flüssigkeit milchig erscheinen lassen
Entzündlich oder neoplastisch induzierte Degeneration von Zellen in Erguß	Milde Infektionen, Tumoren Pseudochylothorax	Pseudochylus = Cholesterin und Lecithin statt Fett-Tröpfchen lassen Erguß milchig erscheinen

rax kompensiert der Hund zunächst für das vom Erguß eingenommene Volumen. Erst nachdem dies nicht mehr möglich ist, tritt Atemnot auf.

Die Symptome der Pleuraergüsse werden somit durch die Menge der sich im Thorax befindenden Flüssigkeit und die kompensatorischen Möglichkeiten, ferner durch die den Erguß verursachende Grundkrankheit bestimmt. Kleine Ergüsse (unter 20 ml Flüssigkeit pro kg KG) verursachen keine merkliche Beeinträchtigung der Atmung. Mittlere Ergüsse (20–40 ml/kg KG) führen bei raschem Eintreten zu beschleunigter Atmung. Massive Ergüsse (100 ml/kg KG und mehr) sind mit Tachypnoe, oberflächlicher Atmung, Dyspnoe, tonnenförmigem, ausgeweitetem Thorax, abduzierten Vordergliedmaßen, Ruhelosigkeit oder Verharren im Sitzen oder Stehen, bis die Hunde vor Erschöpfung umfallen, verbunden. Dazu sind schmutzige bis zyanotische Schleimhäute, abgeschwächte oder fehlende Herztöne und Atemgeräusche und, bei Perkussion im Stehen, eine ventrale horizontale Dämpfung erkennbar. Je langsamer sich ein Pleuraerguß entwickelt, um so größere Ausmaße muß er annehmen, bevor die erwähnten Symptome auftreten. Man hat manchmal den irrigen Eindruck, daß massive Ergüsse mit Kollaps nach Anstrengungen innerhalb eines Tages auftreten könnten. Dies ist eine Täuschung, da man bei Eröffnung des Thorax auch in diesen Fällen massive granulomatöse Pleuraschwarten findet, die auf ein chronisches Geschehen hinweisen.

14.7.1.1 Röntgenbefunde

Normalerweise sind Pleura und Pleuralraum röntgenologisch unsichtbar. Verdickungen, z. B. durch Fibrinauflagerungen, Ödeme oder Verkalkungen der Pleura (insbesondere in den Interlobärspalten), werden als weiße Linien erkennbar, falls die Richtung der Röntgenstrahlen parallel zur Pleuraoberfläche verläuft.

Die Röntgenbefunde bei Pleuraergüssen erlauben es, den klinischen Verdacht zu bestätigen oder auszuschließen, die Menge des Pleuraergusses abzuschätzen, die Thorakozentese und Flüssigkeitsaspiration zu erleichtern durch Lokalisation von Flüssigkeitsansammlungen, Rückschlüsse auf die Ergußursachen zu ziehen und Komplikationen zu erkennen. Maßgebend für eine erfolgreiche Röntgendiagnose sind Ergußmenge, Einatmungstiefe, Strahlenrichtung und die Patientenlagerung. Röntgenologisch lassen sich günstigstenfalls im Dorsoventral-Bild bei kleinen Hunden 50 ml, bei großen etwa 100 ml nachweisen. Nach Lord (1984) lassen sich klinisch-röntgenologisch die Ergüsse in kleine, mittlere und große einteilen. *Kleine Pleuraergüsse* verursachen keine klinisch wahrnehmbaren Symptome, sind aber oft röntgenologisch erkennbar. *Mittlere Ergüsse* verursachen deutliche klinische

Symptome und röntgenologische Veränderungen. *Große Ergüsse* gehen mit Dyspnoe, Tachypnoe und Verharren im Sitzen einher, so daß ein Ablegen zum Röntgen ein Risiko darstellen kann und man daher vorrangig durch Aspiration von Flüssigkeit Erleichterung verschaffen oder den Hund allenfalls stehend mit horizontalem Strahlengang röntgen sollte.

Pleuraergüsse sind als weichteildichte Streifen oder Dreiecke erkennbar, welche die Lungenränder vom Brustkorb abdrängen. Interlobärspalten oder das Mediastinum erscheinen durch Flüssigkeitsanlagerungen verbreitert *(Abb. 14.18)*.

Bei mittleren und großen Flüssigkeitsansammlungen kommt es zur Verwischung oder zum Verschwinden der Herzkonturen im laterolateralen *(Abb. 14.19)* und dorsoventralen Bild *(Abb. 14.18)* sowie zu einer v. a. ventral ausgeprägten Verschattung des Thorax (grauweiß statt schwarz) und ei-

Abb. 14.18. Ausgedehnter Pleuraerguß (5jähriger Terrier mit ausgeprägter Kurzatmigkeit und gestörtem Allgemeinbefinden). Die Diagnose stützt sich auf: *1* = Sichtbarkeit der Interlobärspalten; *2* = Lungenlappen durch Weichteilschatten von Brustwand abgedrängt; *3* = Verdeckung der Herzkonturen; *4* = Anlagerung von Flüssigkeit ans Mediastinum täuscht Verdickung vor; *5* = Verschattung der Winkel zwischen Herz und Zwerchfell; *6* = Kraniallappen kaudalwärts verdrängt. Diese Aufnahme wurde im dorsoventralen Strahlengang gemacht. Eine Wiederholung im ventrodorsalen Strahlengang änderte wenig an der Flüssigkeitsverteilung, weshalb die Diagnose teilweise abgekapselter Pleuraerguß lautete. Durch Thorakozentese wurde die Diagnose eitrige Pleuritis (Empyem) gestellt. Die Ursache war ein intrapleuraler Fremdkörper

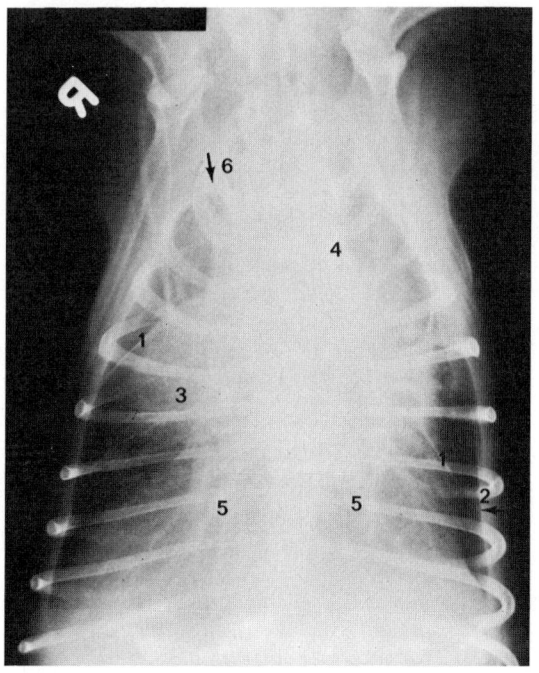

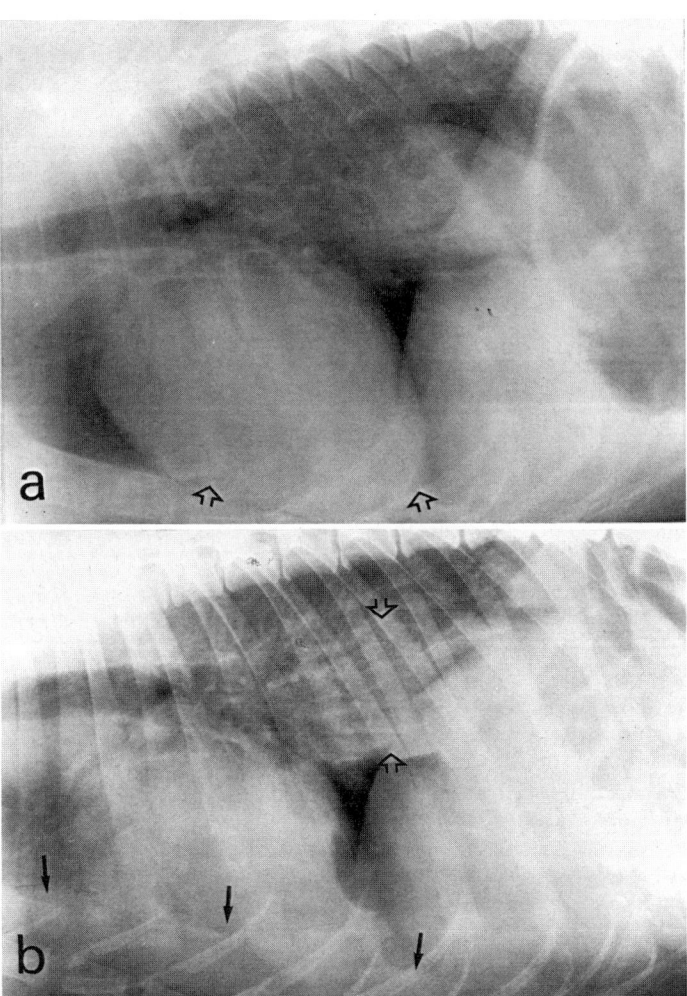

Abb. 14.19. Pleuraerguß und Pleuritis sekundär zu einer Ösophagusperforation bei einem 4jährigen Labradorrüden. *a* = Auf der beim Eintritt gemachten Aufnahme erkennt man im mit Luft dilatierten Ösophagus einen Fremdkörper. Die Verwischung der ventralen Herzkontur ist verdächtig für das Bestehen eines kleinen Pleuraergusses *(lichte Pfeile).* *b* = Kontrollaufnahme, nachdem der Fremdkörper in den Magen gestoßen worden war. Ventral im Thorax ist deutlich ein Erguß zu erkennen *(schwarze Pfeile).* Zwischen Herz und Zwerchfell läßt sich im Ösophagusbereich eine Weichteilmasse *(lichte Pfeile)* erkennen, welche durch eine Mediastinitis bedingt ist. Pleuraerguß und Mediastinitis sind durch eine Ösophagusperforation bedingt. In einer weiteren Aufnahme (nicht gezeigt) ließen sich Gasschatten nachweisen

ner verminderten Lungenschwärzung infolge Kompression der Lunge und Überlagerung durch Flüssigkeit. Im Lateralbild sind die Lungenlappen als spitzbogenartige Aussparungen zu erkennen. Ergußarten sind von der Dichte her röntgenologisch nicht unterscheidbar, eventuell aber auf-

grund ihrer Verteilung im Brustraum. Transsudate, Blut und chylöse Ergüsse verteilen sich weitgehend gleichförmig über den Brustkorb und um das Mediastinum herum. Bei Umlagerung des Hundes sammeln sich derartige frei bewegliche Flüssigkeiten der Schwerkraft folgend immer am tiefsten Punkt des Thorax. Macht man ein ventro-dorsales statt ein dorso-ventrales Bild, so wird der Herzschatten, der vorher verdeckt war, wieder sichtbar (Vorsichtig umlagern bei großen Ergüssen).

In Zweifelsfällen können zum Nachweis *kleiner Flüssigkeitsmengen* Aufnahmen am liegenden oder stehenden Tier mit horizontalem Strahlengang gemacht werden. Damit kann die sich am tiefsten Punkt im Thorax sammelnde freie Flüssigkeit sichtbar gemacht werden. Durch Aufnahme in der Exspirationsphase wird die Erkennbarkeit kleiner Flüssigkeitsmengen verbessert. Horizontale Flüssigkeitsspiegel treten nur bei Aufnahmen mit horizontalem Strahlengang bei gleichzeitigem Vorhandensein von Luft und Flüssigkeit auf.

Infolge fibrinöser Verklebungen und Taschenbildung sind *Exsudate* oft ungleichmäßig verteilt, gelegentlich auch nur einseitig lokalisiert (Abdichtung des Mediastinums durch Fibrin) und bei Lageänderung schwer oder nicht verschieblich.

14.7.1.2 Thorakozentese

Thorakozentese und Ergußaspiration werden vorgenommen:

1. Um diagnostisches Material für die zytologische, bakteriologische und chemische Untersuchung zu erhalten;
2. um das Atemvolumen des Patienten zu erhöhen;
3. um den Erguß schließlich ganz zu entfernen.

Außer in Notfällen wird die für die Drainage bestgeeignete Körperseite und Flüssigkeitsansammlung röntgenologisch ermittelt. Für die bloße Gewinnung von Untersuchungsmaterial bedarf es nur selten einer medikamentellen Ruhigstellung des Patienten oder einer Lokalanästhesie. Gewöhnlich, d. h. wenn das Röntgenbild keine abnorme Flüssigkeitsverteilung ergibt, punktiert man ventral im 7. oder 8. Interkostalraum. Die Punktionsstelle soll chirurgisch vorbereitet werden. Die Hunde können auf dem Sternum liegend oder im Stehen punktiert werden. Für Probenentnahmen eignen sich 18–20 G-Kanülen oder Nadel-Katheterkombinationen (Braunüle). Für die Gewinnung größerer Flüssigkeitsmengen oder zur Drainage von Pleuraergüssen wird ein Schlauch mit Dreiweghahn an den Katheter bzw. die Kanüle angeschlossen oder ein Spezialkatheter (s. unten) verwendet. Eine sternumnahe Punktion oder Punktion am Kaudalrand der Rippen soll wegen des Risikos, Arterien zu verletzen, unterlassen werden. Bei dickflüssigen, eitrig-fibrinösen Ergüssen empfiehlt sich eine permanente Thoraxdrainage, entweder in Form einer Rüsch Gummi- oder Plastikmagensonde 4–10 mm Durchmesser mit hohler Spitze und zwei seitlichen Augen, denen man noch 2–4 weitere Öffnungen hinzufügt oder vermittels eines Trokarkatheters (Suture rib®, Mallinckrodt), Größe 16–24. Obwohl teuer, wiegt die Sicherheit bei der Einführung des Trokarkatheters seine preislichen Nachteile auf. Die Dauerkatheter werden auf der Höhe der stärksten Rippenbiegung stumpf durch den 7. oder 9. Zwischenrippenraum in den Thorax eingeführt. Um jedoch das Eindringen von Luft in den Thorax entlang dem Drain zu verhindern, wird der Hautschnitt für den Drain kaudal im Bereich des 11. bis 12. Zwischenrippenraumes gemacht. Für den Hautschnitt und im Bereich der geplanten Thoraxwandperforation werden einige ml eines Lokalanästhetikums deponiert. Um den Hautschnitt herum wird eine Tabaksbeutelnaht gelegt. Dann wird die Trokarkatheterspitze

in die Subkutis eingeführt und in einem subkutanen Tunnel zur Perforationsstelle vorgeschoben. Mit einem energischen Ruck wird der stumpfe Trokar in den Thorax eingeführt und dann ventrokranial bis einige cm vor die Herzspitze vorgeschoben. Die Tabaksbeutelnaht wird dann satt um den Drainageschlauch herum verknotet. Um den Schlauch herum legt man ein Klebeband, das seinerseits mit Nähten an der Haut fixiert wird. Die Wundöffnung wird gegen das Eindringen von Luft mit Vaseline abgedichtet.

Zur Einführung der Magensonde wird deren Spitze mit einer gebogenen kräftigen Arterienklemme gefaßt und analog wie mit dem Trokar verfahren. Das Eindringen von Luft durch die Drains wird durch Abklemmen der Schläuche und/ oder Aufsetzen eines 3-Weghahnes verhindert. Nachdem der Erguß abgesaugt und der Schlauch luftdicht abgeklemmt wurde, soll das Drainende unter einen Bauchverband genommen und evtl. ein Halskragen angezogen werden, damit der Hund keinesfalls das Katheterende abbeißen kann (Pneumothoraxgefahr). Die korrekte Lage der Drainspitze wird mit einer Röntgenaufnahme kontrolliert.

Laborbefunde □ Methode der Diagnosesicherung Sie richten sich nach der Ergußart und werden bei den spezifischen Diagnosen besprochen.

14.7.1.3 Pleuritis, exsudativa, Pyothorax, Empyem, parapneumonischer Erguß

Definition □ *Pyothorax = Empyem*, eitriger Erguß in die Brusthöhle. *Parapneumonischer Erguß* = Akkumulation von Flüssigkeit bei Pneumonien.

Symptome □ Pleuritis v. a. im Anfangsstadium kann mit Husten einhergehen, dazu kommen Fieber und Abgeschlagenheit. Später gesellen sich Abmagerung, schwere Allgemeinstörungen und evtl. Kollaps zu den vorgängig beschriebenen respiratorischen Symptomen hinzu. Empyeme verursachen die schwersten Störungen, wobei die beteiligte Erregerart nur einen geringen Einfluß hat.

Röntgenbefunde □ Für Empyeme sprechen ungleichmäßig, v. a. peripher oder nur in einer Thoraxhälfte lokalisierte Ergüsse, die sich in ihrer Verteilung von der Änderung der Aufnahmerichtung, z. B. von dorsoventral zu ventrodorsal, infolge Abkapselung kaum beeinflussen lassen. Empyeme können Mediastinitis, Mediastinalabszesse, Brustwand- und Ösophagusverletzungen *(Abb. 14.19 a u. b)* begleiten.

Laborbefunde □ Im Blutbild besteht meistens eine Neutrophilie mit Linksverschiebung und evtl.

leichte Anämie. Die Blutsenkungsreaktion ist beschleunigt.

Diagnosesicherung □ Sie erfolgt anhand der Beschaffenheit des aspirierten Exsudates, das man unbedingt mikroskopisch und bakteriologisch untersuchen sollte. Trotz der Sichtbarkeit von Bakterien im Ausstrich wachsen in der aeroben Kultur oft keine Bakterien, weil letztere entweder durch die Granulozyten abgetötet wurden oder weil es sich um anaerobe Keime handelte. Eine wichtige Rolle spielen Nokardien und Aktinomyzeten (Kap. 10.13).

Prognose □ Hängt von der Dauer und der Art der Veränderungen ab. Ausgedehnte granulomatöse Pleuraveränderungen, Verklebungen und fibrinöse, sich organisierende Niederschläge auf der Lungenoberfläche sind prognostisch ungünstig.

Behandlung □ In den Initialstadien (Pleuritis sicca) nötigenfalls Antitussiva, z. B. Codeinpräparate und Schmerzmittel wie Metamizol (Novalgin®) 0,5–2,5 g/Tier s. c. verabreichen. Die Wahl der Antibiotika sollte, wenn immer möglich, aufgrund der Empfindlichkeit der isolierten Erreger erfolgen, da oft über Monate behandelt werden muß. Es ist vorteilhaft, bei unbekanntem Erregerspektrum Metronidazol 25 mg/kg über 1–2 Wochen zusätzlich zu verabreichen, um anaerobe Erreger zu bekämpfen. Für die Langzeittherapie eignen sich Sulfa-Trimethoprim- und orale Penicillinpräparate. Aktinomykose- und Nokardiosebehandlung s. Kap. 10.13.

Bei allen ausgedehnten eitrigen Ergüssen muß zur wiederholten Entfernung von Bakterien, Toxinen und Fibrin und zur Erleichterung der Atmung ein- oder beidseitig durch Einlegen eines Thoraxtrokars oder Katheters über 4–8 Tage drainiert werden. Tägliche Spülungen (Lavage) mit warmer NaCl-Lösung evtl. unter Beifügung von fibrinolytischen Zusätzen wie Chymotrypsin und/oder Antibiotika, sollen solange wiederholt werden, bis der größte Teil des Eiters entfernt und die Neubildung von Exsudat auf wenige ml abgesunken ist. Das Einlegen von Dauerkathetern ist wiederholten Punktionen vorzuziehen. Der Erfolg der Behandlung wird durch Röntgen dokumentiert.

Eine chirurgische Behandlung mittels Thorakotomie zur Entfernung der Pleuraschwarten ist risikoreich und selten indiziert. Hingegen sollte eine Thorakotomie vorgenommen werden bei Nichtansprechen auf die konservative Behandlung, falls Fremdkörpergranulome oder Lungenabszesse vermutet werden.

Komplikationen □ *Pleuritis:* Die Organisation der Fibrinniederschläge oder des pyogranulomatösen Gewebes auf der viszeralen Pleura schränken die

Dehnbarkeit der Lunge permanent ein. Verklebungen können losreißen und zu Spontanpneumothorax führen.

14.7.1.4 Brustwassersucht, Hydrothorax, seröser Pleuraerguß

Definition □ Ansammlung von Transsudaten im Pleuralraum. Transsudate können bei Hypoalbuminämie, Herzinsuffizienz, Inkarzeration von durch das Zwerchfell vorgefallenen Leber- oder Netzteilen und bei Perikardergüssen auftreten. In den letztgenannten Fällen handelt es sich um Stauungs- oder obstruktive Ergüsse. Je nachdem, ob die Symptome der Flüssigkeitsansammlung oder diejenigen des die Stauung hervorrufenden Prozesses im Vordergrund stehen, kommt es zu unterschiedlichen Krankheitsbildern.

Hypoalbuminämien können durch Nieren-, Leber- oder Malabsorptionsleiden bedingt sein. Diagnostisch sind in derartigen Fällen der erniedrigte Plasmaalbuminspiegel (< 20 g/l), ein spezifisches Gewicht des Transsudates von < 1014 und ein Eiweißgehalt von < 30 g/l. Dieselbe Qualität Flüssigkeit wie im Thorax kann auch im Abdomen vorliegen. Für die Ermittlung der Ursachen der Hypoalbuminämie können chemische Profile weiterhelfen. Für Symptome bei Stauungsergüssen infolge Rechtsherzinsuffizienz oder Perikarditis s. Kap. 15.

Zwerchfellhernien: Die durch vorgefallenes und abgeschnürtes Netz oder andere Organteile bedingten Ergüsse sind oft schwer nachweisbar. Häufig kann die Diagnose nur mittels einer Thorakotomie erfolgen. Verdächtig für eine Inkarzeration von Netz oder Organen ist das Vorhandensein eines modifizierten Transsudates (Eiweißgehalt > 30 g/l, spez. Gewicht von > 1020), das Erythrozyten und Leukozyten im gleichen Verhältnis wie im Blut aufweist. Chronische kardial bedingte und maligne Ergüsse (Thoraxtumoren, Lungenmetastasen) können in ihren Anfangsstadien eine ähnliche Zusammensetzung aufweisen.

Behandlung □ Symptomatisch, und durch Behebung der Ursachen. Hypoalbuminämie sollte man mit kleinen Dosen eines Diuretikums wie Spironolacton (Aldacton®) behandeln (s. Aszites, Kap. 19).

14.7.2 Chylothorax

Definition □ Ansammlung von Chylus, d. h. des Inhaltes der Magen- und Darmlymphgefäße im Brustraum infolge Perforation oder Undichte (Stauung) des Ductus thoracicus (Milchbrustgang) oder Lymphangiektasenbildung seiner Äste. Neben der respiratorischen Beeinträchtigung der Atmung kommt es durch den Verlust von Proteinen,

Fett, Antikörpern, Vitaminen und Lymphozyten allmählich zu einer Mangelsituation und zu Abmagerung. Aspirierter Chylus ist milchig, geruchlos und seine Fettkügelchen (Chylomikronen) »rahmen« beim Stehen auf. Mit Sudan III lassen sich die Chylomikronen anfärben und lösen sich nach Zugabe von 1–2 Tropfen 10%iger Kalilauge, wenn sie mit Äther geschüttelt werden. Diese Untersuchung erlaubt es, die seltenen pseudochylösen Ergüsse, bestehend aus Lezithin- und Cholesterinverbindungen und degenerierten Zellen, von echten chylösen Ergüssen abzugrenzen. Im Pseudochylus lassen sich mit Sudan III keine Chylomikronen anfärben, und es erfolgt keine Klärung mit Äther.

Prognose □ Ductus-thoracicus-Abnormitäten wie Lymphangiektasen (bevorzugt bei Afghanen, Barsoi oder Collie vorkommend) sprechen oft schlecht oder gar nicht auf die Ligatur des Ductus und seiner Äste an. Sie haben eine schlechte Langzeitprognose. Beim Vorliegen von Massen im vorderen Mediastinum ist die Prognose ebenfalls ungünstig. Traumatische Chylothoraxfälle haben eine gute Prognose.

Behandlung □ In traumatischen Fällen genügt es meistens, den Chylus wiederholt zu drainieren und während 3–4 Wochen die Chylusproduktion durch verminderte orale Flüssigkeitsaufnahme und Diät zu drosseln. Die Diät kann aus Reis, Magermilch und Ceresmargarine oder MTC-Öl (Mead Johnson, enthalten kurzkettige Fettsäuren) 30 ml pro 15 kg KG bestehen oder aus R/D-Diätfutter (Hills Pet Products). Kommt es nicht zur Spontanheilung, muß thorakotomiert und der Ductus thoracicus mit seinen Ästen ligiert werden.

Komplikationen □ Lungenlappentorsion, Kachexie.

14.7.2.1 Hämothorax

Es handelt sich um Blutansammlung in der Brusthöhle. Die durch die Blutverluste entstehende Anämie verstärkt die respiratorischen Symptome des Ergusses. Am häufigsten ist der Hämothorax traumatisch bedingt (Kap. 9.2). Bei Junghunden kann sich durch Spontanrupturen von Thymusvenen ein Hämothorax bilden, der öfters einen letalen Ausgang nimmt. In allen anderen Fällen von spontanem Hämothorax muß man an Gerinnungsstörungen, z. B. Cumarinvergiftungen oder angeborene Koagulopathien, denken (Kap. 16.9).

Differentialdiagnose □ Ergüsse mit Blutbeimengungen, z. B. bei Chylothorax mit Lungenlappendrehung, Stauungsergüsse (inkarzerierte Zwerchfellhernien) oder Gefäßarrosionen durch Tumoren von Pleura, Lunge oder Mediastinum. In den letz-

teren Fällen gelingt es evtl., Tumorzellen im Thoraxaspirat nachzuweisen.

Prognose □ Hängt davon ab, ob Blutung zum Stehen gebracht werden kann.

Behandlung □ Vorerst abwarten und nur bei starker Atembeeinträchtigung soviel Blut absaugen, daß die Atmung gewährleistet bleibt. Das verbleibende Blut wird innerhalb von 4 Tagen spontan aus dem Brustkorb resorbiert (Autotransfusion). Bei arteriellen Blutungen kommt man nicht ohne Thorakotomie und Gefäßligierung aus. Bei Verdacht auf Koagulopathien Vitamin-K_1-Behandlung (Konakion®) (Kap. 16) durchführen. Bluttransfusionen sind vorsichtig einzusetzen, da sie eine zusätzliche Kompression der Lunge durch Vergrößerung des Hämothorax herbeiführen können.

14.7.3 Pleuratumoren, »maligne Ergüsse«

Tumoren der Brusthöhle führen häufig zu Ergüssen, v. a. wenn sie sich auf der Pleura ausbreiten. Primäre Pleuratumoren wie das Mesotheliom sind selten und führen regelmäßig zu massiven blutigen Ergüssen. Die häufigsten malignen Ergüsse werden durch Lungentumoren (ausgedehnter Metastasenbefall), welche die Pleura visceralis infiltrieren und durch mediastinale Tumoren, welche Thymus oder/und Lymphknoten befallen, hervorgerufen. Art, Menge und Symptome der damit verbundenen Ergüsse variieren stark. Grundsätzlich sollte man bei allen alten Hunden mit Pleuraergußrezidiven und einem modifizierten Transsudat mit Blutbeimengung auf Tumorzellen untersuchen. In vielen Fällen kann durch einen erfahrenen Untersucher aufgrund der Zytologie des Aspirates eine definitive Diagnose gestellt werden. Röntgenuntersuchungen nach Drainage des Ergusses sind bei großen Lungen- oder Mediastinaltumoren oft diagnostisch, nicht jedoch bei diffusen Pleuratumoren.

Prognose □ Sie ist in den meisten Fällen ungünstig.

Behandlung □ Sie beschränkt sich auf symptomatische Maßnahmen.

14.7.4 Spontanpneumothorax

Traumatischer Pneumothorax s. Kap. 9.3.6. Spontanpneumothorax (SP) wird durch Lungenerkrankungen hervorgerufen. Die häufigste SP-Ursache ist das Abreißen von Pleuraverklebungen beim Husten. Etwas seltener kommen das Platzen emphysemetöser Lungenbezirke oder Lungenzysten oder angeborener Bronchienanomalien als Ursache vor. Gelegentlich findet man keine vorbestehenden Lungenveränderungen, welche den SP erklären könnten (idiopathischer SP, v. a. bei Jungtieren vorkommend). Ausgelöst wird der idiopathische SP meistens durch Hustenanfälle oder schwere körperliche Anstrengungen.

Prognose □ Vorsichtig stellen, da Rezidive häufig sind.

Behandlung □ Bei schwerer Atemnot muß die Luft aspiriert werden. Falls der SP mehrmals rezidivierte und röntgenologisch eine Lungenveränderung zu erkennen war, muß thorakotomiert werden. Evtl. muß eine diagnostische Thorakotomie unternommen werden, um die Ursache des SP zu ergründen.

14.7.5 Respirationserkrankungen mit Veränderungen im Mediastinum (Mittelfell)

Drei anatomische Besonderheiten müssen zum Verständnis der im Mediastinum (M) vorkommenden Erkrankungen berücksichtigt werden:

1. Das M bildet beim Hund eine meist unvollständige Separation der Thoraxhälften;
2. das M enthält einen mit lockerem Gewebe ausgefüllten, gegen die Pleuraspalten luftdicht abgeschlossenen Raum (Spatium mediastini), der u. a. Ösophagus, Gefäße, Lymphknoten und Thymus enthält;
3. dieser Mediastinalraum steht kranial über das peritracheale Gewebe, Ösophagus und Gefäße mit den intermuskulären Faszienräumen und der Unterhaut in Verbindung.

Nach kaudal hat das M Verbindung mit dem Retroperitonealraum und Becken. Mediastinale Abnormitäten sind immer sekundäre Veränderungen, die in den eingelagerten Strukturen oder in der Umgebung ihren Ausgang haben.

14.7.5.1 Verlagerungen
Verlagerungen des M lassen auf eine ungleiche Belüftung der Lungenhälften (Atelektase, Hyperinflation = Airtrapping), Verklebungen mit der Brustwand, Verdrängung durch Massen oder Störungen der Druckverhältnisse in den Pleurahälften (einseitiger Pneumothorax oder Pleuraerguß) bei vollständigem M schließen. Bei Pneumothorax verliert das M seinen Halt und wird verschieblich.

14.7.5.2 Pneumomediastinum (PM) (Ansammlung von Luft im M) und subkutanes Emphysem
Bei intakter Pleura und tief im Lungengewebe erfolgenden Parenchymrissen oder Rupturen eines Bronchus, dringt die ins Gewebe austretende Luft entlang der großen Gefäße und Bronchien ins Mediastinum vor und füllt den Mediastinalraum. Vom Mediastinum breitet sie sich kranial über die intermuskulären Halsfaszien in die Subkutis aus. Gleichzeitig erfolgt auch eine kaudale Ausbreitung entlang der Aorta in das Retroperitonäum (Raum um Nieren herum). Ein PM kann sich auch bilden durch Ansaugen von Luft durch tiefe Schleimhaut- oder Hautwunden im Kopf- oder Halsbereich oder durch Trachea- oder Ösophagusperforationen.

Symptome □ Klinische Symptome können zunächst fehlen oder durch die das PM auslösende Primärgeschehen verdeckt sein. Nach einigen Stunden fühlen sich Hals und Vorderbrust kühl und puffig an und man bemerkt Knistern beim Betasten. Bei anhaltendem Luftaustritt kommt es zum generalisierten Unterhautemphysem, welches dem Hund ein entstellendes bis groteskes, aufgeblasenes Aussehen an Hals, Kopf und/oder Rumpf verleiht. Trotzdem ist das Allgemeinbefinden nur selten ernstlich durch Atembeeinträchtigung oder Störung des venösen Blutrückflusses zum Herzen gestört. Erst wenn es durch Druckanstieg zum Einreißen der mediastinalen Pleura kommt, kann sich ein perakuter schwerer Spannungspneumothorax einstellen.

Diagnosesicherung □ Sie bereitet wegen der typischen klinischen Symptome kaum Schwierigkeiten. Auch die Röntgenbefunde sind charakteristisch, indem Trachea, Ösophagus und die normalerweise kaum sichtbaren Gefäße wie V. cava cranialis und Azygosvene von einem dünnen Luftsaum umgeben sind und damit deutlich abgezeichnet werden *(Abb. 14.20)*. Außerdem sind die Halsfaszien, die subkutane Luft und das retroperitoneale Emphysem sichtbar.

Differentialdiagnose □ Pneumothorax, der mit Pm verbunden sein kann *(Abb. 14.20),* und Lungenhyperinflation.

Prognose □ Sie ist günstig, da Spontanresorption der Luft innerhalb weniger Tage stattfindet.

Behandlung □ Außer der evtl. Beseitigung der Grundursache, der Ruhigstellung der Hunde (evtl. Verabreichung von Beruhigungsmitteln) und Bronchodilatatorengabe ist keine spezifische Therapie erforderlich. Aspiration der Luft ist nur in Extremfällen angezeigt. Die Hunde sollen jedoch überwacht werden, um bei Eintritt eines Pneumo-

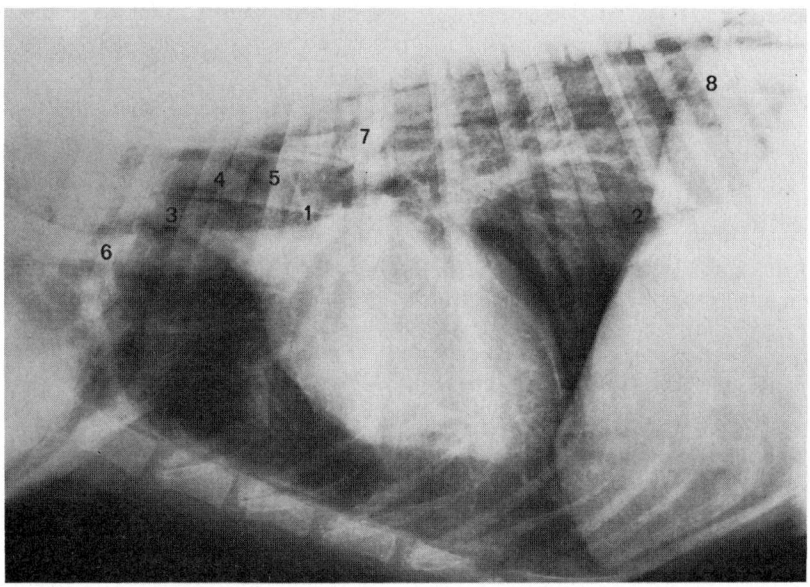

Abb. 14.20. Pneumomediastinum (Gas im Mediastinal-raum) und Pneumothorax nach Autounfall. Die Sichtbar-keit der normalerweise nicht oder kaum abgezeichneten folgenden Strukturen ist charakteristisch für Pneumome-diastinum: Außenseite der Trachea *(1)*, Ösophagus *(2)*, Tr. brachiocephalicus *(3)*, A. subclavia sinistra *(4)*, Aor-tenbogen *(5)*, Vena cava cranialis *(6)*, Vena azygos *(7)* und Aorta descendens *(8)*. Das von Sternum abgehobene Herz deutet darauf hin, daß zusätzlich noch ein Pneumo-thorax besteht, der vermutlich sekundär durch Einreißen des Mediastinums entstanden ist. Pneumomediastinum nach Unfällen bildet sich infolge von Bronchienrupturen oder tief im Lungengewebe auftretenden Lungengewebe-einrissen. Im Gegensatz zum Pneumothorax ist die visze-rale Pleura intakt

thorax mit Atemnot (selten) sofort handeln zu können (Kap. 9.3).

14.7.5.3 Raumfordernde Prozesse oder Ergüsse im Mediastinum

Das M. wird manchmal zum Sitz von Granulomen oder mediastinalen Abszessen (aus dem Ösopha-gus auswandernde Fremdkörper) oder Tumoren. Letztere gehen oft von Lymphknoten und/oder Thymus (Lymphosarkome, Thymome), seltener von Chemorezeptoren (brachyzephale Hunde) oder versprengten Keimen von Thyreoidea und Parathyreoidea, die maligne entarten (sogenannte Herzbasistumoren), aus. Auch Hämangiosarkome kommen im M. vor. Am häufigsten sind bei alten adipösen Hunden massive mediastinale Fettan-sammlungen vorhanden.

Symptome □ Diese sind außerordentlich mannig-faltig, je nach der Lokalisation und mediastinalen

Struktur, die betroffen wird. Massen können die Expansion der Lungen behindern, zu Pleuraergüs-sen (s. Chylothorax) führen oder Trachea und Bronchien komprimieren. Im letzteren Fall wird auch das Abschlucken behindert oder/und der kra-niale venöse Blutrückfluß zum Herzen beeinträch-tigt. Dadurch entstehen Stauungsödeme am Hals und an der Vorderbrust. Bei kaudal vom Herzen gelegenen Massen, die auf die Vena cava caudalis drücken, können Aszites und Leberstauung auftre-ten. Durch Druck auf den N. recurrens sind La-rynxlähmung (Röhren), durch Druck auf den Be-reich des Ganglion stellatum ein Horner-Syndrom möglich.

Diagnosesicherung □ Sie erfolgt einesteils röntgen-ologisch (SUTER & LORD, 1984), andererseits durch zytologische Untersuchung von Tumoraspiraten oder Pleuraergüssen, welche die M-Tumoren be-gleiten können.

Differentialdiagnose □ Seltene, von Ösophagus oder Bronchien ausgehende *Tumoren* und *Abszes-se* einerseits, oder *mediastinale Flüssigkeitsan-sammlungen* wie Ödeme, Blutungen (Kontusio-nen) oder Entzündungen andererseits. *Mediastini-tis* tritt als erste Manifestation ein nach Ösophagus-perforation *(Abb. 14.19)*, kann aber auch durch Fortleitung von Infektionen aus der Halsgegend eintreten. Sie geht mit Allgemeinstörungen und kleinen Pleuraergüssen einher. Mediastinale Blu-tungen sind v. a. bei Thoraxtraumata, Septikämien und Gerinnungsstörungen zu finden. Es kann aber bei Junghunden auch zu spontanem Verbluten in Mediastinum und Pleura aus spontan rupturierten Venen des sich zurückbildenden Thymus kommen (KÖHLER, 1975).

Prognose □ Diese richtet sich nach dem die Veränderung auslösenden Prozeß. Wegen der schlechten chirurgischen Zugänglichkeit des Mediastinums ist die Prognose immer vorsichtig bis ungünstig zu stellen.

Behandlung □ Die Behandlung raumfordernder mediastinaler Massen hat chirurgisch zu erfolgen (außer beim Lymphosarkom). Der Zugang ist jedoch risikoreich, und die Resultate sind wenig erfolgversprechend. Vereinzelt ist über Erfolge bei der Entfernung von Thymomen und Herzbasistumoren berichtet worden. Bei mediastinalen Ergüssen behandelt man das auslösende Grundleiden.

14.7.6 Veränderungen der Brustwand

Veränderungen der Brustwand und des Sternums wie Traumata oder Tumoren können die Atmung behindern.

14.7.6.1 Pectus excavatum = Trichterbrust
Es handelt sich um eine seltene kongenitale Mißbildung mit kaudaler Einziehung des Brustbeines. Die betroffenen Welpen zeigen angestrengte Atmung. Eine Behandlung ist nicht bekannt. Mit dem Wachstum kann sich der Zustand spontan bessern.

Sternumluxationen und Verbiegungen
Sie werden gelegentlich beobachtet, sind aber meistens bedeutungslos.

14.7.6.2 Rippenfrakturen, Sternumfrakturen und Brustwandkontusionen
Diese gehören zu den häufigsten Folgen von Traumata und unsachgemäßer Herzmassage. Klinisch bestehen Palpationsschmerz, oberflächliche, angestrengte, evtl. abdominal betonte Atmung und Bewegungsunlust. Falls mehrere Rippen an 2 Stellen und auf der gleichen Körperseite gebrochen sind, tritt Instabilität der Brustwand ein. Diese bewegt sich bei der Inspiration nach innen, bei der Exspiration nach außen. Weil damit der Gasaustausch stark reduziert wird, ist hochgradige Atemnot vorhanden.

Prognose □ Rippenfrakturen heilen meistens spontan und ohne Komplikationen. Hingegen muß bei Rippenfrakturen beachtet werden, daß fast immer Lungenkontusionen oder Pneumothorax und gelegentlich auch Herzkontusionen damit verbunden sind.

Behandlung □ Zur Schmerzlinderung und Stabilisierung sind Verbände mit Klebebinden anzulegen. Dazu gebe man Schmerzmittel und Bronchodilatatoren, da Brustkorbtraumata reflektorisch Bronchospasmen hervorrufen können. Nur selten müssen luxierte Rippen reponiert und durch Spickdrähte stabilisiert werden.

14.7.6.3 Extrapleurale Massen, Rippentumoren
Definition □ Massen, die ihren Ursprung in der Brustwand, außerhalb der thorakalen Faszie haben. Sie gehen von den Rippen (Chondrosarkome, Osteosarkome), der Muskulatur (Fibrosarkome, Hämangiosarkome) und selten von den Nerven aus. Sie haben die besondere Eigenschaft, sich fast immer zuerst gegen die Brusthöhle hin auszudehnen und werden deshalb meist erst in fortgeschrittenen Stadien entdeckt.

Symptome □ Meist bemerkt Besitzer ein Nachlassen der Bewegungsfreudigkeit und Ausdauer. Bei der Thoraxpalpation wird Schmerz und eine Unebenheit und bei der nachfolgenden Röntgenuntersuchung eine Masse entdeckt, die sich in den Thorax hinein erstreckt.

Diagnosesicherung □ Sie beruht auf den Röntgencharakteristika der Masse, die der Thoraxinnenwand breit aufsitzt, gut gegen die Lunge abgegrenzt ist, häufig mit Rippenzerstörung verbunden ist, aber selten mit Pleuraergüssen einhergeht.

Differentialdiagnose □ Bei Pleuratumoren fehlen Rippenzerstörungen, dafür sind Ergüsse vorhanden. Lungentumoren sind oft multipel und nicht so scharf gegen das Lungengewebe abgegrenzt wie Brustwandtumoren. Ferner haben sie keine der Brustwand anhaftende breite Basis und gehen ohne Rippenzerstörungen einher. Brustwandabszesse wölben sich meistens gegen außen vor.

Prognose □ Diese ist fraglich bis ungünstig, weil die meisten Massen bösartig und im Zeitpunkt der Diagnose weit fortgeschritten sind.

Behandlung □ Es kommt nur die chirurgische Exzision in Frage. Diese wird aber häufig von Rezidiven gefolgt.

14.8   Zwerchfellhernien, Zwerchfellrisse und andere Abnormitäten des Zwerchfells

Das Zwerchfell separiert den Thorax vom Abdomen und wird durch Störungen auf beiden Seiten beeinflußt. Einesteils verursachen respiratorische und abdominale Erkrankungen Stellungsänderungen des Zwerchfells, anderenteils führen Zwerchfellveränderungen wie Rupturen zu zum Teil schweren respiratorischen, zirkulatorischen und/oder gastrointestinalen Problemen.

14.8.1   Verlagerungen des Zwerchfells

Zwerchfellverlagerungen sind meistens die Folge von abnormen Druckverhältnissen im Thorax oder Abdomen, oder können durch Lähmungen bedingt sein. Sowohl die kaudale Verlagerung (Zwerchfelltiefstand) als auch die kraniale Verlagerung (Zwerchfellhochstand) können durch vermehrten Sog oder erhöhten Druck auf das Zwerchfell ausgelöst werden.

Kranialverlagerung des Zwerchfells ist mit vermehrter und oberflächlicher (restriktiver) Atmung und evtl. auch Anstrengungs- oder gar Ruhedyspnoe verbunden *(Tab. 14.6).* Der Zwerchfellhochstand ist röntgenologisch an der verminderten Größe des Lungenfeldes, am Überlappen der Zwerchfellkuppel mit dem Herzschatten und der Lage der Zwerchfellwinkel während der Inspiration zu objektivieren. Der phreniko-vertebrale Winkel liegt im Bereiche von Th_{10} oder davor, die phreniko-kostalen Winkel sind geschlossen.

Weitere *Ursachen* sind: Zwerchfell-Lähmung, Schmerz im Abdomen und Atrophie der Zwerchfellmuskulatur.

Kaudalverlagerungen des Zwerchfells können durch obstruktive Lungenprobleme oder eine vermehrte Füllung des Pleuraraumes bedingt sein *(Tab. 14.7).* Klinisch kann somit der Atemtyp obstruktiv oder restriktiv sein. In beiden Fällen ist ein gewisser Grad von Atemnot zu verzeichnen, und der Thorax erscheint ausgeweitet und vergrößert.

Tab. 14.6. Ursachen für Zwerchfellhochstand

Erhöhter Sog = thorakaler Unterdruck	Vermehrter abdominaler Druck
Lungenatelektase Lungenfibrose Partielle Pneumektomie Pleuraverklebungen	Fettsucht Trächtigkeit Magenüberfüllung Aszites Abdominale Massen Lebervergrößerung

Tab. 14.7. Ursachen für Zwerchfelltiefstand

Lungenprobleme	Vermehrte Füllung des Pleuraraumes
Tiefe Inspiration bei Azidose, Schock, Herzinsuffizienz, usw. Airtrapping Emphysem	Pneumothorax Spannungspneumothorax Pleuraergüsse Thorakale Massen

Röntgenbefund ☐ Hierbei ist der Zwerchfelltiefstand am großen aufgehellten Lungenfeld, der Separation von Herzschatten und Zwerchfellkuppe, den offenen phreniko-kostalen Winkeln und der Lage des phreniko-vertebralen Winkels im Bereiche von T_{13} oder kaudal davon erkennbar.

14.8.2   Zwerchfelldefekte, Zwerchfellrisse, Zwerchfellhernien

Durch den bei der Inspiration gebildeten Unterdruck im Thorax werden beim Bestehen von Zwerchfelldefekten Abdominalorgane in den Thorax verlagert. Die Organverlagerung kann auch in einen präformierten Herniensack an einer anatomisch prädisponierten Stelle erfolgen = eigentliche Hernien oder *echte Hernien.* Die vorgefallenen Organe können aber auch durch eine traumatisch erworbene Ruptur im Zwerchfell in den Thorax verlagert werden und frei in der Pleuraspalte liegen, was man als Zwerchfellruptur mit Organverlagerung, falsche Hernie oder *traumatische Zwerchfellhernie* bezeichnet.

14.8.1.1   Traumatische Zwerchfellhernien (ZH) oder Zwerchfellrupturen

Diese gehören zu den häufigeren Traumafolgen. ZH müssen bei allen Hunden mit bestehender akuter Atemnot nach einem abdominalen Trauma oder einer Beckenfraktur vermutet werden. Sie kommen vor allem durch stumpfe Traumata, die den abdominalen Druck momentan stark erhöhen, zustande.

Symptome ☐ Je nach Fall muß mit 4 Arten von Problemen gerechnet werden:

1. akute, hauptsächlich *restriktive respiratorische Symptome* infolge der Kompression der Lunge durch die vorgefallenen Organe oder Ergüsse und Ausfalls des Zwerchfells;

2. *Verdauungsstörungen* sind häufig chronischer Natur oder rezidivierend, weil sie vielfach erst auftreten, nachdem durch Heilung eine Verkleinerung des Zwerchfellrisses und damit Inkarzeration von Organteilen eingetreten ist;

3. akute *Zirkulationsstörungen* und Schock, die durch einen verminderten venösen Blutrückfluß aus den verlagerten abdominalen Organen, Herzkontusion und traumabedingten Blutverlusten resultieren; chronische Zirkulationsstörungen im Gefolge von Gefäß- oder Organstrangulationen sind ebenfalls möglich;

4. *Kombinationen von Symptomen* zweier oder aller vorerwähnter Organsysteme. Es ist wichtig zu beachten, daß die Schwere der Symptome stark variiert. Ein beträchtlicher Prozentsatz der Hunde bleibt trotz bestehender ZH scheinbar völlig symptomfrei, selbst bei Anstrengungen. In einigen Fällen dauert es Tage, evtl. Monate, bis Symptome auftreten. Diese können unvermittelt oder in Zusammenhang mit belanglosen Ereignissen, wie beim Sprung aus dem Auto, auftreten.

Anderseits kommt es in etwa 35–50 % der ZH zu akuten schweren *respiratorischen Symptomen* wie Tachypnoe, Dyspnoe, Zyanose bis zu Erstickungsanfällen. Charakteristisch sind eine Verkleinerung des Abdomens bei der Inspiration, eine vergrößerte perkutorische thorakale Dämpfung, eine Verminderung der Atemnot, wenn Hunde vorne hoch

Abb. 14.21. Zwerchfellruptur bei einem 1jährigen Pudelrüden mit plötzlicher schwerer Atemnot, ohne daß sein Besitzer einen Unfall beobachtet hatte. Die Herzkontur ist teilweise verdeckt und angehoben durch eine Masse mit granulär-gasiger Struktur (Magen mit Inhalt). Die ventrale Zwerchfellkontur fehlt, und man bemerkt abgegrenzte gasige Gebilde (Darmschlingen) im Leberbereich *(Pfeile)*

gehalten werden und eine Verschlimmerung beim Treppabgehen. In bis zur Hälfte der Hunde mit akuter schwerer Atemnot tritt der Tod ein, falls bestehende Zirkulationsstörungen, Hypovolämien oder Säurebasenstörungen nicht gleichzeitig mit der Atemnot behandelt werden.

Diagnosesicherung □ Sie erfolgt meistens aufgrund des Röntgenbefundes. Vor der Röntgenuntersuchung sind frisch verunfallte Hunde mit O_2- und Flüssigkeitstherapie zu stabilisieren. Bei ZH ist die Zwerchfellkontur nur teilweise sichtbar und die Lungenlappen können von den vorgefallenen Organschatten oder der Flüssigkeit verdeckt, verdrängt oder komprimiert werden. Das Herz kann ebenfalls verdeckt oder verlagert sein *(Abb. 14.21)*. Von größter Wichtigkeit ist es, nach gasgefüllten Darmschlingen und kalziumhaltigen Fäkalienschatten Ausschau zu halten (Darmvorfall, *Abb. 4.21*). In allen Fällen sollte anhand einer dorso-ventralen oder ventro-dorsalen Aufnahme versucht werden, die Ruptur im linken oder rechten Zwerchfell zu lokalisieren. Ferner sollte man auch das Abdomen röntgen und nach einer kranialen Verlagerung von Magen, Duodenum und Milz suchen und auf das Fehlen von Organschatten im Abdomen achten. Gleichzeitig soll nach anderen abdominalen Traumata wie Milz- oder Blasenrupturen Ausschau gehalten werden. Für chronische ZH-verdächtig sind Spuren eines vorangehenden Thoraxtraumas wie z. B. Rippenfrakturen. Nur in wenigen Fällen wird es notwendig, entweder durch Gaben von 4–9 ml/kg Bariumsulfatbrei Magen und Darm sichtbar zu machen *(Abb. 14.22 u. 14.23)* oder 1–2 ml/kg eines jodhaltigen intravenösen Röntgenkontrastmittels in die Bauchhöhle zu injizieren mit dem Ziel anhand eines Übertritts des Kontrastmittels in den Thorax nachzuweisen, daß ein Riß im Zwerchfell besteht.

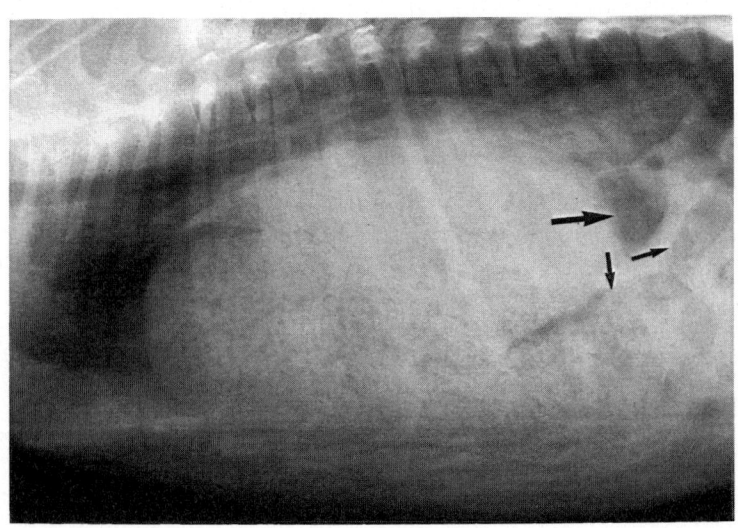

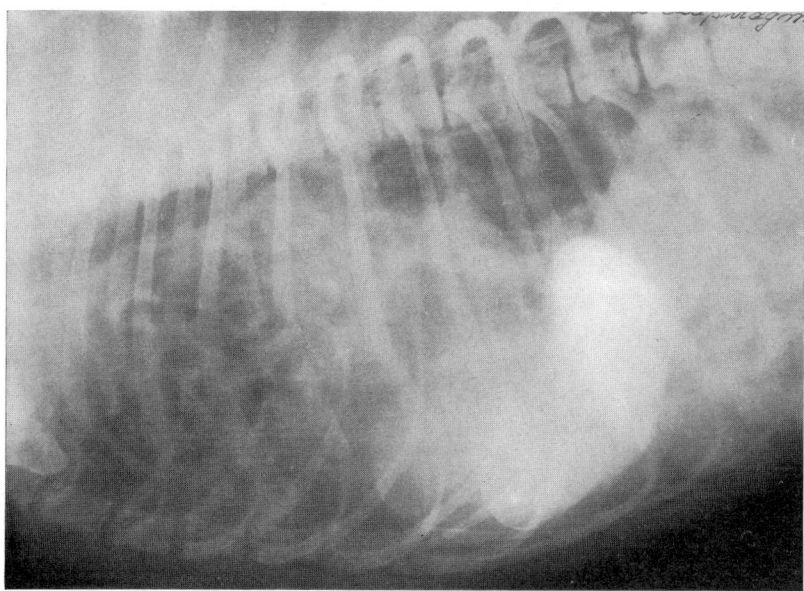

Chronische Fälle von ZH sind keineswegs selten. Typisch ist das Auftreten von Erbrechen und rezidivierender Inappetenz und evtl. Abmagerung ohne erkennbaren Grund. Die Nachfrage kann ergeben, daß der Hund in einen Unfall verwickelt war. Auch bei rezidivierenden Pleuraergüssen (Stauungsergüsse) soll an die Möglichkeit einer ZH gedacht werden. Zur Diagnose soll ein Röntgenbild gemacht werden.

14.8.1.2 Kongenitale ZH

Diese werden bei Hunden aller Altersstufen oft zufällig gefunden, weil sie jahrelang symptomlos bestehen können. Die häufigste kongenitale ZH ist die Verlagerung von Abdominalorganen (v. a. Darm, Leber, Milz) in den Herzbeutel hinein infolge eines mangelhaften embryonalen ventralen Zwerchfellschlusses *(Hernia diaphragmatica pericardialis, Peritoneoperikardiale Hernie, Abb. 14.24)*. Die Störungen können Herz und Kreislauf (mangelnde Leistung, Tachykardie und Dämpfung der Herztöne) oder den Verdauungsapparat betreffen (mangelhaftes Gedeihen, rezidivierendes Erbrechen, Anorexie oder Aszites). Die wichtigste Differentialdiagnose ist der Herzbeutelerguß. Die Diagnosesicherung hat röntgenologisch, evtl. mit einer Bariumstudie, zu erfolgen. Behandlung erfolgt chirurgisch.

Hernien im Bereich des Ösophagushiatus

Abdominale Organe, v. a. aber der Magen und der kurze abdominale Teil des Ösophagus, können durch den Hiatus des Ösophagus in die Pleuralspalte (Hiatushernie) oder in den Mediastinalspalt bzw. das Cavum mediastini serosum verlagert werden. Die komplexen anatomischen Verhältnisse

Abb. 14.22. Zwerchfellriß. In der Brusthöhle Darmschlingen, Leber, Teile des Magens mit Bariumsulfat

Abb. 14.23. Zwerchfellriß linksseitig, Aufnahme ventrodorsal. Magen und Darmschlingen enthalten Bariumsulfat

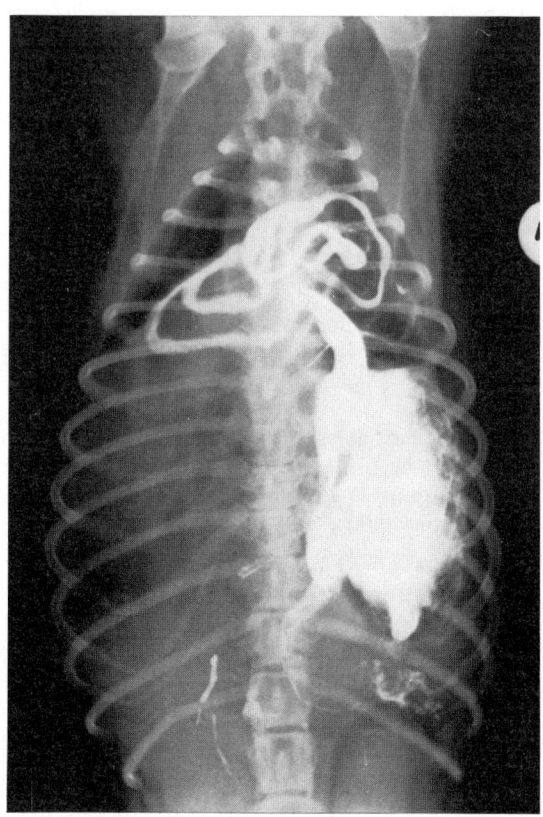

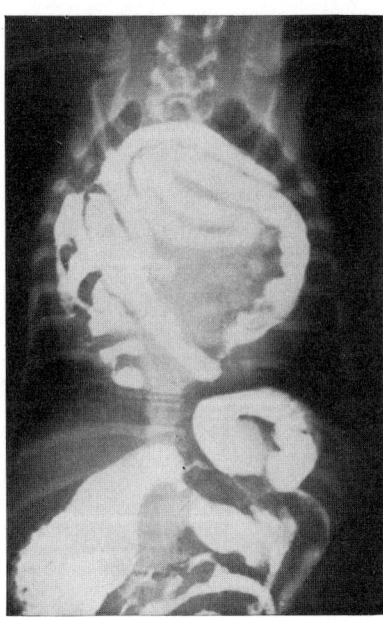

Abb. 14.24. Hernia diaphragmatica pericardialis. Darm im Herzbeutel (Aufnahme Detweiler)

können der Spezialliteratur (Suter & Lord, 1984) entnommen werden. Symptome fehlen häufig oder beschränken sich auf chronisches Erbrechen. Erschwerend für die röntgenologische Diagnosesicherung ist, daß die vorgefallenen Organteile sich spontan ins Abdomen zurückverlagern können. Sowohl auf dem Leerbild als auch auf dem Ösophagogramm sind daher Hiatushernien nur zeitweise nachweisbar.

Behandlung □ Die Behandlung der Hiatushernien erfolgt chirurgisch und soll wegen der möglichen Komplikationen Spezialisten überlassen werden.

Behandlung der ZH (s. Schebitz & Brass, 1985): Je nach Dringlichkeit der Symptome ist eine Sofortoperation oder einige Tage Abwarten indiziert. Zur Reposition der vorgefallenen Organe und Zwerchfellnaht wird meistens von der Bauchhöhle (Linea alba) her eingegangen. In wenigen Fällen ist eine Thorakotomie erforderlich. In allen Fällen ist eine Intubationsnarkose mit künstlicher Beatmungsmöglichkeit erforderlich. Durch vorsichtigen Zug und, falls nötig, unter Mithilfe von den in die Brusthöhle eingeführten Fingern werden Verklebungen gelöst und die Bauchorgane reponiert. Dann erfolgt eine einschichtige Zwerchfellnaht mit nicht resorbierbarem Nahtmaterial, die bei Abrissen an der Brustwand um die Rippen herum geführt werden muß. Man beginne immer am schlechter zugänglichen Ende des Risses. Vor dem Verknüpfen der letzten Nähte soll eine Saugdrainage eingelegt werden, die Lungen sollen aufgebläht und auf diese Weise die Luft aus dem Thorax entfernt werden. Der Saugdrain kann durch das Abdomen nach außen geführt werden. Nach Verschluß der Bauchhöhle erfolgt eine Röntgenkontrolle des Thorax. Bei großem Pneumothorax wird, falls keine Saugdrainage vorhanden ist, durch eine Kanüle mit zwischengeschaltetem Gummischlauch und Abklemmvorrichtung oder 3-Weghahn die vorhandene Luft mittels einer aufgesetzten großen Spritze möglichst vollständig abgesogen. Bei Fällen mit Ergüssen und falls nur ein Teil der Luft entfernt werden kann, soll ein Thoraxdrain eingelegt werden (Kap. 14.7.1). Atmung und Kreislauf sind während der ersten 24–48 h laufend zu kontrollieren. Es ist empfehlenswert, die Hunde über einige Tage unter Antibiotikaschutz zu nehmen.

Literatur

Beck, E. R., & S. E. Withrow, 1985: Tumors of the nasal cavity. Vet. Clin. North. Amer. **15**: 521.

Bedford, P. G. C., 1984: Kehlkopfkollaps beim Hund. 9th World Congress. World Small Animal Veterinary Association, Sept. 19–22. Hamburg.

Bojrab, J., 1975: The Trachea. In: Bojrab, J. (Ed.): Current Techniques in Small Animal Surgery. Philadelphia: Lea & Febiger.

Brodey, R. S., 1970: Canine and feline neoplasia. Adv. Vet. Sci. **14**: 311.

Ettinger, St. J., 1989: Textbook of Veterinary Internal Medicine. Diseases of the dog and cat. 3rd ed. Philadelphia: W. B. Saunders.

Fingland, R. B., W. D. deHoff & S. J. Birchard, 1987: Surgical management of cervical and thoracic tracheal collapse in dogs using extraluminal spiral prostheses. J. A. A. H. A. **23**: 163.

Flückiger, M. A., & J. A. Gomez, 1984: Radiographic findings in dogs with spontaneous pulmonary thrombosis or embolism. Vet. Radiol. **25**: 124.

Köhler, H., 1975: Zum Auftreten tödlicher Verblutungen im Thymusgewebe bei Hunden. Wien. tierärztl. Mschr. **62**: 341.

Lord, P. F., 1984: In: Suter, P. F., & P. F. Lord, 1984: Text Atlas, Thoracic Radiography. Wettswil, Selbstverlag P. F. Suter.

Nelson, A. W., & P. M. Wykes, 1985: Upper Respiratory System. In: Slatter, D. H. (Ed.): Textbook of Small Animal Surgery. Philadelphia: W. B. Saunders.

Olivier, N. B., 1985: Pulmonary Edema. Vet. Clin. North Am. **15**: 1011.

Prueter, J. C., & R. G. Sherding, 1985: Canine chronic bronchitis. Vet. Clin. North. Am. **15**: 1085.

Randolph, J. F., & W. L. Castleman, 1984: Immotile cilia syndrome in two Old English Sheepdog littermates. J. Small. Anim. Prac. **25**: 679.

Schebitz, H., & W. Brass, 1985: Operationen an Hund und Katze. Berlin/Hamburg: Paul Parey.

Suter, P. F., & P. F. Lord, 1984: Text Atlas, Thoracic Radiography. Wettswil, Selbstverlag P. F. Suter.

Withrow, S. J., & S. J. Susaneck et al., 1985: Aspiration and punch biopsy techniques for nasal tumors. J. A. A. H. A. **21**: 551.

15 Zirkulationsapparat

U. Kersten · P. F. Suter

15.1   Häufigkeit der Herzkrankheiten, kardiologische Diagnostik

U. KERSTEN

15.1.1   Häufigkeit der Herzkrankheiten

Systematische Reihenuntersuchungen an Hunden haben die Bedeutung der Herzerkrankungen herausgestellt. So fand DETWEILER (1960, 1962) bei 9,3 % von 4010 untersuchten Hunden in einer Klinik in Philadelphia Anzeichen für eine Kardiopathie. Die erworbenen Herzerkrankungen waren dabei wesentlich häufiger als die angeborenen Herzmißbildungen. *Tab. 15.1* zeigt die in einer anderen Untersuchungsreihe von KERSTEN et al. (1969) ermittelte Verteilung der einzelnen Kardiopathien bei insgesamt 745 herzkranken Hunden. Die Untersuchung des Herzens sollte immer und nicht nur bei Hunden mit Symptomen, die auf eine Herzinsuffizienz hinweisen, erfolgen. Es ist bei allen Allgemeinuntersuchungen, insbesondere bei Erstvorstellungen von Welpen (angeborene Herzfehler!) das Herz sorgfältig mit zu untersuchen. Vor jeder Narkose ist das Herz zu auskultieren (anderenfalls Kunstfehler). Wird vor einer chirurgischen Maßnahme ein Herzfehler erkannt, kann einerseits der Tierbesitzer über das erhöhte Narkoserisiko aufgeklärt werden. Andererseits kann durch entsprechende Therapie der herzkranke Patient auf die Narkose vorbereitet und durch die

Wahl einer geeigneten Narkose das Risiko vermindert werden.

15.1.2   Untersuchungsmethoden

15.1.2.1   Adspektion

Dyspnoe, Umfangsvermehrungen des Abdomens (Aszites) und der Gliedmaßen (Ödeme) sind bei ausgeprägter Rechtsherzinsuffizienz oft auffällig. Zyanotische Färbung der Schleimhäute kann auf herabgesetzten Gasaustausch in der Lunge (Stauungen, Pneumonie, Thrombosen), auf angeborene Herzfehler mit Rechts-Links-Shunt oder Stase in der peripheren Zirkulation hinweisen.

15.1.2.2   Palpation

Palpiert werden sollten die bei der Adspektion festgestellten Umfangsvermehrungen, der Puls und die Herzregion (Herzstoß).

Undulations- oder Fluktuationsprobe bei Verdacht auf Aszites: Hände rechts und links flach an das Abdomen legen, mit einer Hand Abdomen leicht beklopfen, Gegenschwappen der Flüssigkeit mit anderer Hand palpierbar.

Die Pulswelle entsteht in der Systole und ist in der Peripherie fast gleichzeitig mit dem 2. Herzton

Tab. 15.1.

Krankheitsgruppen	erkrankt	Rüden	Hündinnen	Prozentualer Anteil an Gesamtzahl
Myokardschäden (ohne Klappenanomalie)	356 (100 %)	196 (55 %)	160 (45 %)	47,8 %
AV-Klappeninsuffizienzen	343 (100 %)	233 (68 %)	110 (32 %)	46,1 %
Mitralinsuffizienzen	180	121	59	
Mitral- und Trikuspidalinsuffizienzen	152	105	47	
Trikuspidalinsuffizienz	11	7	4	
Angeborene Kardiopathien	18	9	9	2,4 %
Aortenstenosen	9	6	3	
Pulmonalstenosen	7	2	5	
Persistierender Ductus BOTALLI	2	1	1	
Mittel- bis hochgradige Herzvergrößerungen (ohne zusätzliche Befunde)	28	12	16	3,7 %
Erkrankte Hunde	745 (100 %)	450 (63,2 %)	295 (36,8 %)	100 %

zu fühlen. Man sollte sich grundsätzlich angewöhnen, die Pulspalpation an der Art. femoralis synchron mit der Herzauskultation durchzuführen. Dies ist nicht nur zeitsparend, sondern bringt weitere wesentliche Vorteile. Bei bestimmten Herzrhythmusstörungen (z. B. Extrasystolie, Vorhofflimmern) kann es zum Pulsdefizit kommen (vorzeitige bzw. schnell aufeinanderfolgende Herzaktionen bedingen mangelnde diastolische Ventrikelfüllung und somit geringe systolische Auswurfleistung). Erkannt werden kann ein Pulsdefizit nur bei gleichzeitiger Auskultation und Pulspalpation. Weiterhin von Vorteil ist dieses Vorgehen bei der Untersuchung zur Erkennung der Herzphasen (Systole, Diastole; zeitliche Zuordnung von Herzgeräuschen).

Der Herzstoß ist links und rechts im 3.–4. Interkostalraum oberhalb des Sternums fühlbar (links deutlich stärker als rechts). Herzvergrößerungen führen zu Verstärkungen der Intensität des Herzstoßes. Bei Herzrechtshypertrophie (z. B. infolge Pulmonalstenose) kann der Herzstoß rechts besser erfaßt werden als links.

Bei Flüssigkeitsansammlungen im Thorax oder im Herzbeutel, aber auch bei obesen Hunden, ist der Herzstoß schwach oder nicht mehr zu ertasten.

Bei Herzklappenfehlern können die im Herzen durch starke Turbulenzen entstehenden Geräusche (Grad IV und V) an der Brustwand bei Palpation des Herzstoßes palpierbar sein (präkordiales Schwirren der Brustwand).

15.1.2.3 Perkussion

Die Perkussion des Thorax (Finger zu Finger) sollte zu jeder eingehenden Herzuntersuchung gehören. Sicherlich läßt sich eine Herzvergrößerung anhand einer Vergrößerung der Herzdämpfung (je nach Größe des Hundes normalerweise fünfmarkstück- bis handtellergroß) nur in Extremfällen diagnostizieren. Erkannt werden können jedoch durch eine Herzinsuffizienz bedingte Folgezustände wie Hydrothorax oder auch Lungenödem. Typisch für den Hydrothorax ist beim Perkutieren am stehenden Hund die beidseitige horizontale Dämpfungslinie. Diese Linie zeigt den Flüssigkeitspegel im Brustkorb an. Dorsal dieser Linie hört man den normalen tympanischen Lungenschall, unterhalb der Linie eine ausgeprägte Dämpfung.

15.1.2.4 Auskultation

Der wohl wichtigste Teil der Herzuntersuchung ist die Auskultation. Auch wenn die Möglichkeit zum Anfertigen eines EKG besteht, darf die Auskultation keineswegs vernachlässigt werden. EKG und Auskultation geben grundsätzlich verschiedene, sich ergänzende Informationen. So erhält man bei der Auskultation z. B. Auskunft über mögliche Klappenfehler. Das EKG läßt dies überhaupt nicht erkennen, es zeigt dafür Folgezustände solcher Klappenerkrankungen auf, z. B. Herzvergrößerungen, Myokardschäden und Rhythmusstörungen.

Bei der Auswahl eines Phonendoskops ist ein Fabrikat auszuwählen, das erlaubt, wechselweise mit und ohne Membran auskultieren zu können. Membranen verschlucken die niederfrequenten Herztöne (bei festem Aufdruck wirkt die Haut zusätzlich als Membran), Herzgeräusche mit hohen Schwingungszahlen werden dann deutlicher. Der Durchmesser des Bruststücks sollte zwischen 2½ bis 4 cm liegen. Metallrohr und Oliven sollten gleichmäßig weit und ohne Einengungen sein. Die Schläuche sollten maximal 25 cm lang und von geringer Elastizität sein. Ferner sind 2 getrennte Schläuche vom Brusttrichter bis zum Metallrohr besser als ein gemeinsamer.

Die Auskultation sollte systematisch und über einen genügend langen Zeitraum (1–2 min) erfolgen. Manche Herzgeräusche sind erst nach längerem »Einhören« wahrzunehmen. Stets sind beide Thoraxseiten und der Brusteingang zu auskultieren. Während der Auskultation ist zumindest zeitweise gleichzeitig der Puls zu palpieren.

Folgende Punkte sind zu beachten: Frequenz, Rhythmus, Intensität und Abgesetztheit der Herztöne.

Herzfrequenz

Sie liegt beim gesunden Hund über 6 Monate im Ruhezustand zwischen 60 und 120/min (je nach Rasse bzw. Größe). Allerdings kann sie in Abhängigkeit von vielerlei Faktoren (Aufregung bei der Untersuchung) in weiten Grenzen schwanken und bisweilen sprunghaft in die Höhe schnellen (160/min und mehr). Bei Hunden zwischen 2 und 6 Monaten beträgt die normale Herzfrequenz 90–210/min.

Bradykardien

Frequenzen unter 60/min können im Ruhezustand physiologischerweise bei trainierten Jagd- und Rennhunden vorkommen. Andererseits treten sie im Gefolge von Erkrankungen (Vergiftungen, zentralnervösen Erkrankungen) auf. Extrem niedrige Frequenzen (20–40/min) mit meist ganz gleichmäßigem Herzrhythmus können auf einen totalen AV-Block hinweisen (Kap. 15.1.3).

Tachykardien

Soweit nicht durch Aufregung oder Belastung bedingt, treten Tachykardien bei Herzinsuffizienzen (Ausdruck des Kompensationsmechanismus des Herzens), bei fieberhaften Zuständen, bei schweren Erkrankungen der Atmungsorgane und bei Anämien auf.

Rhythmus

Physiologischerweise besteht beim über 4 Wochen alten Hund im Ruhezustand bis etwa zu einer Frequenz von 120(–130)/min eine sehr deutliche atmungsabhängige Arrhythmie. Diese ist durch eine Frequenzzunahme jeweils in der Inspirations- und eine Frequenzabnahme in der Exspirationsphase gekennzeichnet (Sinusarrhythmie, physiologische respiratorische Arrhythmie) *(Abb. 15.9).* Sie ist oft sehr ausgeprägt. In den langsamen Phasen sind bei manchen Tieren die diastolischen Pausen mehr als doppelt so lang wie in den schnellen Phasen. Diese Atmungsarrhythmie verschwindet bei Frequenzsteigerung in den tachykarden Bereich (z.B. durch Belastung, Atropingabe). Deshalb sollten in Zweifelsfällen bei Feststellung einer Arrhythmie die Atembewegungen des Thorax beobachtet und erneut nach Belastung auskultiert werden. Beim herzgesunden Hund Verschwinden der Arrhythmie, beim herzkranken Hund Verstärkung der Arrhythmie nach Belastung! Alle Arrhythmien, die nicht mit der Atmung in Zusammenhang stehen, sind krankhaft (Herzrhythmusstörungen, s. EKG in Kap. 15.1.3).

Intensität

Die Intensität der auskultierbaren Herztöne ist abhängig vom Ernährungszustand des Hundes (leise Herztöne bei Adipositas). Deutlich herabgesetzt ist die Intensität bei Ergüssen im Herzbeutel (Hydro-, Hämoperikard) und im Thorax (Hydrothorax, Hämothorax, Chylothorax), bei Verlagerung von Baucheingeweiden in den Brustkorb hinein bei Zwerchfellruptur, bei Tumoren in der Brusthöhle sowie beim Lungenödem. Bei Herzbeutel- und Pleuraergüssen ist das Herz vielfach überhaupt nicht mehr auskultierbar. Bei Herzfrequenzsteigerung (Belastung, Aufregung, Insuffizienz) und Herzvergrößerungen ist die Intensität

der Herztöne gesteigert. Sie erscheinen pochend.

15.1.2.5 Abgesetztheit der Herztöne, Herzgeräusche

Beim herzgesunden Hund hört man normalerweise zwei gut voneinander abgesetzte Herztöne (1. und 2. Herzton, dazwischen Systole). Durch das Auftreten von pathologischen Herzgeräuschen geht die Abgesetztheit der Herztöne mehr oder weniger verloren. Bisweilen sind beim Auftreten von starken Geräuschen die Herztöne überhaupt nicht mehr hörbar.

Je nach Ursache sind extrakardiale, organische (endokardiale) und funktionelle Herzgeräusche zu unterscheiden.

Die extrakardialen Geräusche entstehen durch Reiben entzündlich veränderter seröser Häute aneinander (fibrinöse Perikarditis).

Die *organischen* oder *endokardialen Geräusche* kommen am häufigsten vor. Ursachen dafür sind Turbulenzen des strömenden Blutes an den Klappenostien und bei Shuntbildungen. Sie treten bei angeborenen und erworbenen Klappenfehlern (Klappeninsuffizienz, Klappenstenose) sowie bei angeborenen Mißbildungen des Herzens und der herznahen Gefäße auf.

Ein *funktionelles oder akzidentelles Geräusch* kann ohne morphologische Veränderungen bei stark anämischen Hunden (anämisches Geräusch, herabgesetzte Viskosität des Blutes) und infolge Strömungsbeschleunigung auftreten (Fieber). Es handelt sich dabei stets um leise systolische Geräusche.

Ist ein Herzgeräusch auskultiert worden, muß man folgendes beurteilen:

1. Lokalisation der stärksten Intensität (Punctum maximum).
2. Systolisches oder diastolisches Geräusch?
3. Lautstärke des Geräusches (Grad I–V).

Puncta maxima (Klappenfelder)

Zuerst feststellen, auf welcher Seite das Geräusch

Abb. 15.1. Maximale Auskultationszonen: *A* = Trikuspidalklappen, *B* = Pulmonalisklappen, *C* = Aortenklappen, *D* = Mitralklappen (Brass)

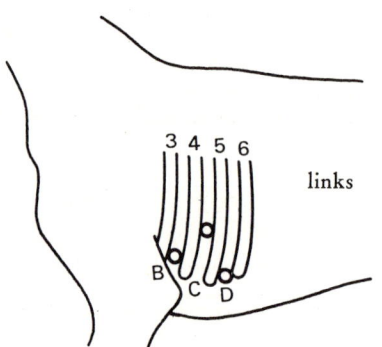

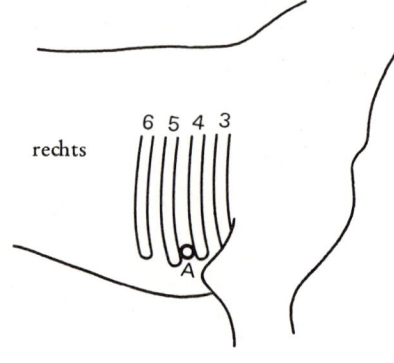

lauter hörbar ist, dann auf dieser Thoraxseite
durch Verschieben des Phonendoskops Bereich
der stärksten Intensität herausfinden *(Abb. 15.1)*.
Unter Berücksichtigung der Klappenfelder kann
die Geräuschentstehung bestimmten Klappen zugeordnet werden.

Auf der linken Thoraxseite befinden sich 3 der 4
Klappenfelder, im 3. und 4. Interkostalraum etwa
in Höhe des Schultergelenks die Puncta maxima
von Pulmonal- und Aortenklappe, im 5. Interkostalraum tief unten neben dem Sternum das der
Mitralisklappe (Bicuspidalis). Auf der rechten Seite nur das Klappenfeld der Tricuspidalis (4. Interkostalraum).

Systolische, diastolische Geräusche

Bei der Zuordnung der Geräusche *(Abb. 15.2,
15.3)* zu den Herzphasen ist die gleichzeitige Pulspalpation beim Auskultieren vorteilhaft. Man findet beim Hund überwiegend systolische Geräusche
(zwischen 1. und 2. Herzton). Je nach Ausdehnung
werden sie als früh-, mittel- oder spätsystolische
Geräusche bezeichnet. Im wesentlichen sind es
aber Geräusche, die vom 1. bis zum 2. Herzton
währen bzw. beide Herztöne umschließen (holo-
bzw. pansystolische Geräusche). Systolische Geräusche sind von Bedeutung bei folgenden Kardiopathien: Atrioventrikuläre Klappeninsuffizienz
(Mitralis- und Tricuspidalisinsuffizienz), Gefäß-
klappenstenosen (Aorten- u. Pulmonalstenose),
Ventrikelseptumdefekt, außerdem bei Anämie.
Das systolische Geräusch bei AV-Klappeninsuffizienz ist über die gesamte Phase des Auftretens
gleichmäßig stark zu hören. Nach dem Bild im
Phonokardiogramm wird es als band- oder pla-
teauförmiges Geräusch angesprochen. Der Klang-
charakter der Stenosengeräusche der Gefäßklappen ist mehr an- und abschwellend (Crescendo-/
Decrescendo-Typ; *Abb. 15.2, 15.25, 15.27*).

Diastolische Geräusche sind äußerst selten. Sie
beginnen nach dem 2. Herzton und enden vor dem
1. Herzton der nachfolgenden Herzaktion *(Abb.
15.3)* (meist jedoch früh- bis mitteldiastolisch).
Vorkommen bei Aortenklappeninsuffizienz (AV-
Klappenstenosen kaum beobachtet).

Beim persistierenden Ductus Botalli tritt ein
kontinuierliches Geräusch auf, das in beiden Herzphasen hörbar ist, an- und abschwillt, jedoch nie
endet (»Lokomotiv«-, »Maschinen«-Geräusch)
Abb. 15.3 u. 15.28.

Beurteilung der Lautstärke von Herzgeräuschen

Grad I: sehr leises Geräusch, erst nach länge-
             rer Zeit auskultierbar
Grad II: leise, nach einigen Sekunden auskul-
             tierbar
Grad III: sofort und deutlich über größeres Ge-
             biet hörbar

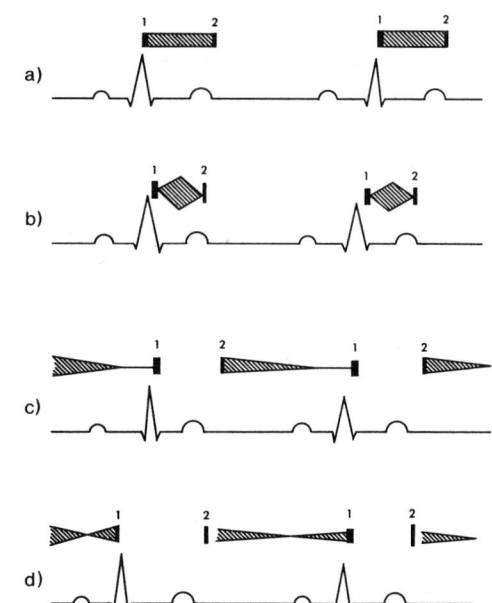

Abb. 15.2. Schema der zeitlichen Beziehungen zwischen
Phono- und Elektrokardiogramm: *a* = Insuffizienz der
Mitralis (Atrioventrikularklappen); *b* = Stenose im Be-
reich der Seminularklappen; *c* = Insuffizienz der Seminu-
larklappen; *d* = Stenose der Atrioventrikularklappen
(BRASS)

Grad IV: lautestes Geräusch, zusätzlich bei
             der Herzstoßpalpation präkordiales
             Schwirren der Brustwand
Grad V: wie Grad IV, selbst mit von der
             Brustwand abgehobenem Phonendo-
             skop noch wahrnehmbar.

Abb. 15.3. Schema der zeitlichen Beziehungen zwischen
Phono- und Elektrokardiogramm: *a* = Anämisches Geräusch; *b* = Maschinengeräusch; *c* = Ventrikelseptumdefekt (BRASS)

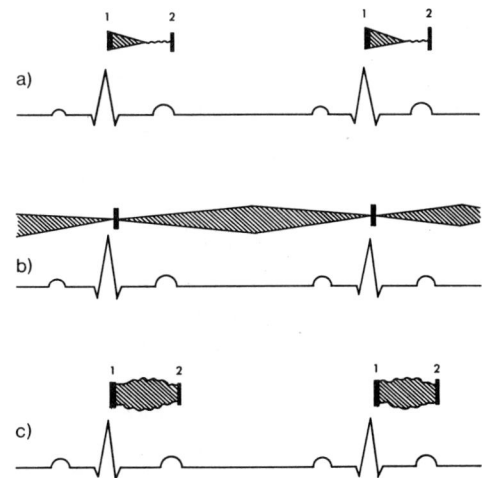

Als sichere Anzeichen für eine Kardiopathie gelten systolische Geräusche III. Grades (beim Fehlen einer Anämie) und stärker, außerdem diastolische Geräusche.

15.1.2.6 Röntgen

Röntgenaufnahmen vom Herzen werden im laterolateralen und dorsoventralen Strahlengang angefertigt. Bei Verdacht auf Hydrothorax kann zur Abschätzung der Flüssigkeitsmenge auch im Stehen im laterolateralen Strahlengang geröntgt werden. Die normale Herzform ist abhängig von der Thoraxform. Hunde mit hohem Brustkorb (Setter, Windhunde) haben ein schmales, aufrechtes Herz. Hunde mit niedrigem Thorax (Basset, Teckel, Beagle und Junghunde bis zu 4 Monaten) zeigen eine mehr abgerundete Herzform.

Laterolateraler Strahlengang

Linke Seitenlage, Vordergliedmaßen weit nach vorn gezogen; Aufnahme bei maximaler Inspiration, unter Umständen kurzzeitig Nase und Fang zuhalten. Die kraniale Begrenzung der Herzsilhouette (durch das rechte Herz gebildet) reicht

Abb. 15.4. Laterolaterale Thoraxaufnahme einer Spanielrüden, 11jährig, der wegen zunehmenden quälenden Hustens, Apathie und Anorxie hospitalisiert wurde. Bei der klinischen Untersuchung stellte man Dyspnoe, Tachykardie und ein starkes systolisches Herzgeräusch fest. Auf der lateralen Röntgenaufnahme erkennt man eine durch die ausgeprägte Kardiomegalie verursachte Dorsalverlagerung der Trachea, eine Kompression des linken Stammbronchus *(Pfeile)* durch den vergrößerten linken Vorhof und eine v.a. perihilär lokalisierte Lungenverschattung. Diese Befunde sind typisch für Mitralinsuffizienz mit Lungenödem

normalerweise bis an die 3. Rippe heran, die kaudale (linkes Herz) sternal bis zur 8. Rippe. Normalerweise verlaufen Trachea und Wirbelsäule divergierend und bilden miteinander einen spitzen Winkel. Bei Herzvergrößerung (Kardiomegalie) wird die Trachea nach dorsal abgedrängt und verläuft dann parallel zur Wirbelsäule *(Abb. 15.4)* und kann sogar über der Herzbasis nach dorsal ansteigen (Ausnahme: Hunde mit niedrigem Brustkorb, hier auch ohne Herzvergrößerung Trachea fast parallel zur Wirbelsäule). Formveränderungen bei Herzvergrößerung: zunehmende Ausbuchtung der Herzsilhouette kranial, Abflachung und Kaudalverschiebung des linken Herzrandes, ferner breiter Kontakt mit dem Sternum. Bei Vergrößerung des linken Vorhofs wird in Y-Form die Bifurcatio tracheae sichtbar (sonst nicht zu erkennen), da der linke Vorhof den linken Stammbronchus nach dorsal verlagert *(Abb. 15.4)*.

Dorsoventraler Strahlengang

Hund liegt auf dem Sternum und den nach vorn gezogenen Ellenbogen *(Abb. 15.5)*; symmetrische Lagerung ist wichtig, im Röntgenbild müssen sich Sternum und Wirbelsäule decken, sonst kann Vergrößerung einer Herzseite vorgetäuscht werden; Aufnahme bei maximaler Inspiration. Auf der rechten Seite ist die Herzsilhouette abgerundet, nach links kaudal ist sie meist deutlich ausgebuchtet. Mit zunehmender Vergrößerung geht diese typische Form verloren, der Herzschatten kann oval bis kreisrund werden, und der Abstand der Herzsilhouette zur Brustwand verringert sich zunehmend (einseitig oder beidseitig). Bei hochgradigen Vergrößerungen berührt die Herzsilhouette schließlich die Brustwand.

Die Herzvergrößerung ist die häufigste Röntgenveränderung bei Herzkrankheiten. Sie ist nicht

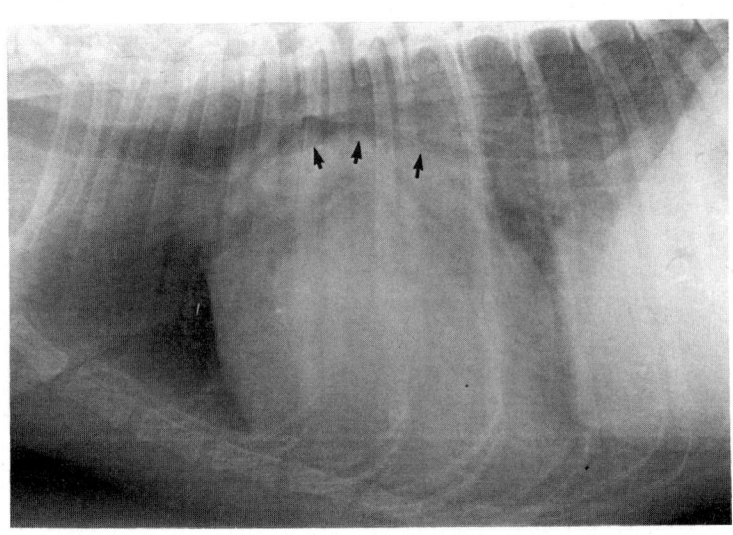

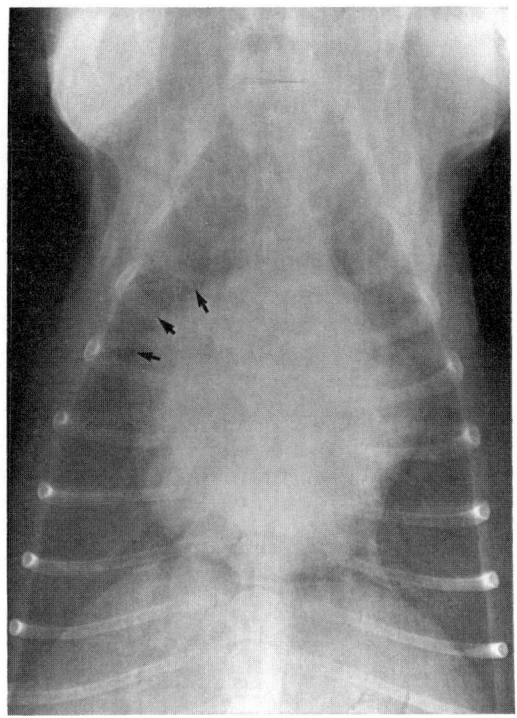

Abb. 15.5. Dorsoventralaufnahme desselben Hundes wie in *Abb. 15.4.* Im rechten kranialen Quadranden der mittelgradig vergrößerten und abgerundeten Herzsilhouette bemerkt man eine Vorwölbung *(Pfeile),* welche durch die Vergrößerung des rechten Herzvorhofes bedingt ist. Die Vorwölbung am linken Herzrand wird durch das dilatierte linke Herzohr verursacht. Das mit der Linksherzinsuffizienz einhergehende Lungenödem ist weniger gut sichtbar als auf der lateralen Aufnahme

spezifisch für die Ätiologie. Veränderungen der Herzform geben Anhaltspunkte über Vergrößerungen der Vorhöfe, Herzkammern oder großen Gefäße und sind spezifischer in bezug auf Ätiologie als eine generelle Kardiomegalie. Die Röntgenaufnahme ist ferner wichtig zur Ermittlung von Anzeichen von Herzinsuffizienz und Lungenkongestion oder Lungenödem und Hydrothorax.

Die Beurteilung von Herzvergrößerungen hängt von der Erfahrung ab (Rhodes et al., 1960; Hamlin, 1962, 1968; Ettinger & Suter, 1970). Wegen der unterschiedlichen Thoraxformen existieren keine für alle Rassen gleichermaßen gültigen Richtlinien, Befunde sind daher immer subjektiv. Objektive Beurteilung von Herzvergrößerungen mit Meßmethoden hat sich in der Praxis nicht bewährt.

15.1.2.7 *Echokardiographie (Ultraschall-Kardiographie)*
Dies ist ein verbreitetes Verfahren in der Diagno-

stik von Herzkrankheiten beim Menschen. Indikationen sind z. B. Erfassen und Beurteilung bestimmter Klappenfehler, von dilatierenden Kardiomyopathien, von Perikardergüssen, kongenitalen Herzfehlern und des Herzschlagvolumens. Auch beim Hund wird in Kliniken mit entsprechender Ausstattung dieses Verfahren bereits eingesetzt. Die Echokardiographie wird in den nächsten Jahren an Bedeutung gewinnen (Lombard, 1984).

15.1.3 Elektrokardiogramm (EKG)

Im Hinblick auf die relativ große Bedeutung der Herzerkrankungen beim Hund hat das EKG in der Kleintierpraxis einen festen Platz eingenommen. Das EKG vermag zwar nicht die anderen Untersuchungsmethoden in der Herzdiagnostik, insbesondere die sorgfältige Auskultation, zu ersetzen. Es stellt jedoch für den Geübten eine wertvolle Ergänzung in der kardiologischen Untersuchung dar. Die Myokardschäden und die beim Hund häufigen Herzrhythmusstörungen lassen sich nur mit Hilfe des EKG sicher erkennen und differenzieren. Durch vektorielle Auswertung können Formveränderungen (Hypertrophie, Dilatation) der einzelnen Herzabschnitte erkannt werden. Die Therapie (insbesondere Glykosidtherapie) kann besser überwacht werden.

15.1.3.1 *Das normale EKG*
Im EKG werden die elektrischen Vorgänge, die bei der Herzarbeit entstehen, in der Körperperipherie gemessen und in Form einer Kurve mit ganz charakteristischen Zacken aufgezeichnet *(Abb. 15.6).* Die physiologische Reizbildung für jede Herzkontraktion entsteht im Sinusknoten, der in der Nähe des rechten Vorhofs liegt. Dieser Impuls des Sinusknotens ist im EKG nicht sichtbar. Die Erregung wird zunächst auf den rechten und dann auf den linken Vorhof übergeleitet. Es kommt zur Kontraktion der Vorhöfe, im EKG ist die nach oben oder unten gerichtete P-Zacke sichtbar. Danach verläuft das EKG wieder kurzzeitig in der Nullinie (PQ-Strecke). Die Vorhöfe sind zu diesem Zeitpunkt gleichmäßig erregt. Es folgt nun vom Atrioventrikularknoten aus über das Hisssche Bündel und seine beiden Schenkel die Erregung der Ventrikel, im EKG zu erkennen in Form der Kammeranfangsschwankung (QRS-Gruppe). Die erste negative, d. h. nach unten gerichtete Zacke dieser Gruppe, der noch keine positive Kammerzacke vorausgegangen ist, wird als Q-Zacke bezeichnet. Alle positiven Zacken der Kammeranfangsschwankung sind R-Zacken. Negative Zacken, die R-Zacken folgen, werden S-Zacken genannt. Je nach Ableitung und Patient sind oft nur

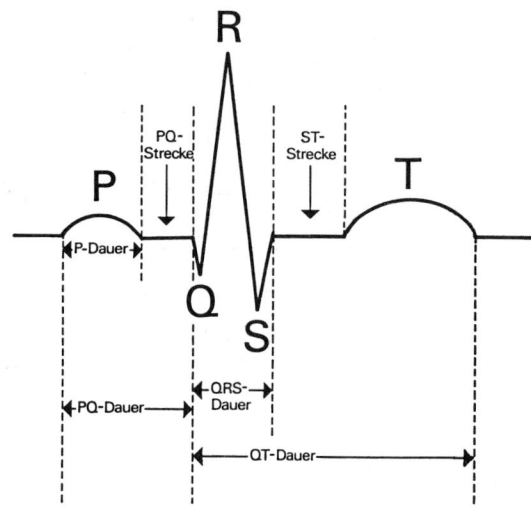

Abb. 15.6. Schema einer normalen EKG-Kurve mit Markierung der *PQ-* und *ST*-Strecke sowie der wichtigsten Zeitwerte. *P* = Vorhoferregung; *Q, R, S* = Erregung der Ventrikel (Kammerdepolarisation); *T* = Erregungsrückbildung in den Ventrikeln (Kammerrepolarisation)

2, selten ist nur eine dieser Kammerzacken ausgebildet. In Ausnahmefällen sind mehr als 3 Zacken in der Kammeranfangsschwankung vorhanden.

Abb. 15.7. Lagerung eines Hundes bei EKG-Abnahme mit einem transportablen Einkanal-Direktschreiber. Der Hund liegt auf der rechten Körperseite. Die parallel gehaltenen Vordergliedmaßen bilden mit der Brustwirbelsäule einen rechten Winkel. Der Kopf des Tieres ist gestreckt. Die Buchstaben markieren die Position der Nadelelektroden. *R, L und F* = Gliedmaßenelektroden; *N* = Neutralelektrode; die Brustwandelektrode *C* ist zur Abnahme der Abl. V_4 angebracht

Nach der QRS-Gruppe verläuft die EKG-Kurve im allgemeinen wieder in der Nullinie oder Isoelektrischen (ST-Strecke).

Während dieser Zeit sind die Ventrikel gleichmäßig erregt. Die Erregungsrückbildung der Kammern stellt sich in Form der beim Hund negativen oder positiven T-Welle dar.

15.1.3.2 Die beim Hund gebräuchlichen EKG-Ableitungen

Man unterscheidet beim Hund grundsätzlich zwischen 2 EKG-Ableitungsarten, den bipolaren und den unipolaren Ableitungen. Bei bipolaren Ableitungen wird zwischen 2 Elektroden, die am Körper des Patienten angebracht sind, die Potentialdifferenz gemessen. Auch beim Hund werden wie beim Menschen die 3 *bipolaren Extremitätenableitungen* nach Einthoven am häufigsten verwendet: *I. Ableitung* zwischen rechter und linker Vordergliedmaße, *II. Ableitung* zwischen rechter Vordergliedmaße und linker Hintergliedmaße. *III. Ableitung* zwischen linker Vordergliedmaße und linker Hintergliedmaße *(Abb. 15.7* u. *15.8).*

Bei den *unipolaren* Ableitungen wird dagegen zwischen einer sogenannten indifferenten und einer differenten Elektrode die elektrische Herzaktion registriert. In der indifferenten Elektrode werden durch entsprechende Schaltung im EKG-Gerät die 3 Extremitätenelektroden nach Einschaltung hochohmiger Widerstände zusammengefaßt (»central terminal«, Sammelelektrode nach Wilson). Die Wilson-Sammelelektrode findet Verwendung bei den Brustwandableitungen. Bei diesen Ableitungen wird also die Potentialdifferenz jeweils zwischen der Sammelelektrode und einem genau festgelegten Punkt am Thorax des Hundes gemessen.

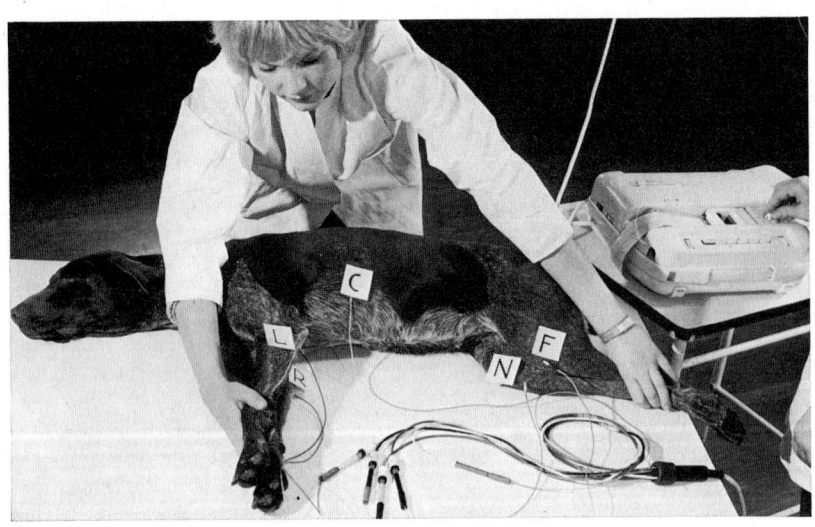

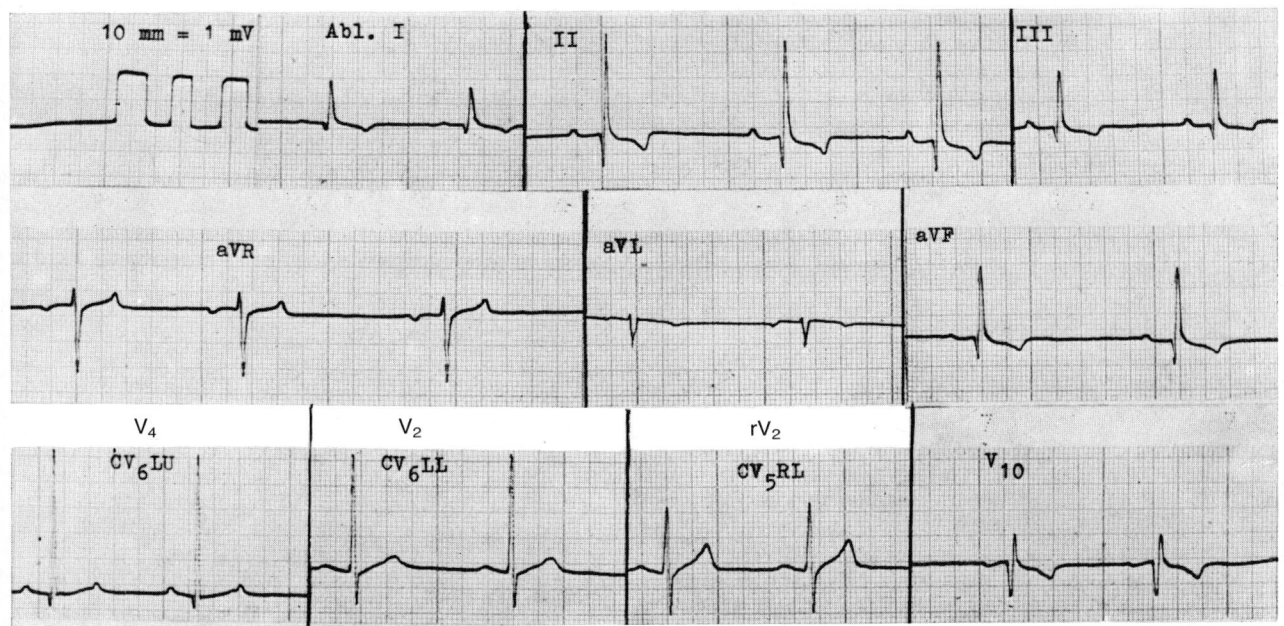

Abb. 15.8. Elektrokardiogramm eines herzgesunden Hundes (Deutsch-Drahthaar, 5 Jahre, männlich). Nur in 3 der 10 beim Hund gebräuchlichen Abteilungen sollte die Hauptausschlagsrichtung in der QRS-Gruppe negativ sein. Es handelt sich dabei um die *Abl. aVR, aVL* und *V₁₀*. Die größte *R-Zacke* der 3 bipolaren Gliedmaßenabteilungen nach EINTHOVEN *(I, II, III)*, weist normalerweise die *Abl. II* auf, in *Abl. I* soll sie am kleinsten sein. Papiergeschwindigkeit 50 mm/s (1 mm = 0,02 s)

GOLDBERGER hat diese Sammelelektrode modifiziert. In der GOLDBERGER-Sammelelektrode werden wahlweise nur jeweils 2 der Extremitätenelektroden zusammengeschaltet und zwischen dieser Sammelelektrode und der dritten differenten Extremitätenelektrode abgeleitet. Für alle Ableitungen sind bestimmte Abkürzungen gebräuchlich. Die unipolaren Ableitungen sind an einem V (voltage) zu erkennen. Falls es sich um eine GOLDBERGER-Ableitung handelt, steht vor dem V noch ein a (augmented). Die Amplituden mit der GOLDBERGER-Elektrode sind gegenüber denen mit der WILSON-Elektrode erhöht (augmented).

Unipolare Ableitungen beim Hund

Drei unipolare Extremitätenableitungen mit der GOLDBERGER-Elektrode *(Abb. 15.8):*

aVR   zwischen Sammelelektrode und rechter Vordergliedmaße

aVL   zwischen Sammelelektrode und linker Vordergliedmaße

aVF   zwischen Sammelelektrode und linker Hintergliedmaße (foot)

Vier unipolare Thoraxableitungen mit der WILSON-Elektrode (Lokalisation der differenten Elektrode beim Hund nach LANNEK, 1949 *(Abb. 15.8):*

V_2 (früher CV_6LL, left low)	linke Brustwand, 6. Interkostalraum, neben dem Sternum
V_4 (früher CV_6LU, left upper)	linke Brustwand, 6. Interkostalraum, Rippen – Rippenknorpelgrenze
rV_2 (früher CV_5RL, right low)	rechte Brustwand, 5. Interkostalraum, neben dem Sternum
V_{10}	über dem Dornfortsatz des 7. Brustwirbels

15.1.3.3 Technik der EKG-Aufzeichnung

Für die Routinediagnostik in der Praxis sind die preisgünstigen Direktschreiber mit einem Kanal voll ausreichend. Die beim Menschen gebräuchlichen Plattenelektroden finden beim Hund wegen der Behaarung und der schlechten Fixationsmöglichkeit keine Verwendung. Feine Nadelelektroden (Hellige) haben sich sehr gut bewährt. Oft werden beim Hund auch Krokodilklemmen als EKG-Elektroden verwendet.

Bei der Abnahme des EKG liegt der Hund auf der rechten Körperseite *(Abb. 15.7).* Die Vordergliedmaßen müssen parallel gehalten werden und mit der Brustwirbelsäule einen rechten Winkel bilden. Der Kopf des Hundes soll nach vorn gestreckt sein. Auf eine korrekte Lagerung ist zu achten, da die Normalwerte des Hunde-EKG bei dieser Lagerung gewonnen wurden. Besonders eine abweichende Haltung der Vorerextremitäten bedingt deutliche Veränderungen der Amplitudenverhältnisse in den einzelnen Ableitungen und somit auch vektorielle Änderungen. Die Elektroden für die Vordergliedmaßen (R u. L) werden im Bereich des rechten und linken Olekranon, die Fuß-Elektrode (F) etwas distal vom linken Kniegelenk s.c. eingestochen. An der rechten Hintergliedmaße liegt keine Ableitungselektrode. Hier wird die neutrale Elektrode (N) angebracht. Die Lokalisationen für die Brustwandelektrode (C) wurden bereits bei den Ableitungen angeführt.

Gebräuchliche Papierförderungsgeschwindigkeiten beim EKG sind: 25 mm/s (1 mm = 0,04 s), 50 mm/s (1 mm = 0,02 s) und 100 mm/s (1 mm = 0,01 s). Um die Intervalle ausmessen zu können, muß die gewählte Geschwindigkeit bekannt sein. Für eine exakte Auswertung ist eine Geschwindigkeit von mindestens 50 mm/s zu empfehlen. Die meisten Geräte besitzen eine variabel einstellbare Empfindlichkeit (Eichung). Im allgemeinen sollte 1 cm genau 1 mV entsprechen, damit die Umrechnung leicht erfolgen kann. Nur bei krankhaft niedrigen oder sehr hohen Potentialen ist bisweilen eine andere Einstellung der Empfindlichkeit notwendig.

15.1.3.4 Die EKG-Auswertung

Für den in der EKG-Diagnostik noch Ungeübten ist es ratsam, sich zunächst an ein starres Auswertungsschema zu halten:

1. Bestimmung der Herzfrequenz im EKG
2. Beurteilung des Herzrhythmus
3. Ausmessen der Amplituden (P, Q, R, S, T)

Abb. 15.9. Respiratorische Sinusarrhythmie, *Abl. aVR.* Bis zum Höhepunkt der Inspiration nimmt die Herzfrequenz langsam zu, die *QQ-Abstände* werden allmählich kürzer. Mit Einsetzen der Exspiration verlangsamt sich die Herzschlagfolge wieder. Eine solche Frequenzänderung bei der physiologischen Sinusarrhythmie geht im wesentlichen mit einer Verkürzung bzw. Verlängerung der Diastole einher. Die Systolenzeiten bleiben fast unverändert. Eine ebenfalls an den Atemrhythmus gekoppelte leichte Zu- und Abnahme der *P-Amplitude* ist beim Hund physiologisch

4. Ausmessen der Intervalle (P, PQ, QRS, QT)
5. Beurteilung der Form der Zacken und der ST-Strecke
6. Vektorielle Auswertung des EKG

Die Grenz- und Normalwerte in den nachfolgenden Erläuterungen beziehen sich auf die Angaben von LANNEK (1949), DETWEILER (1968) sowie ETTINGER & SUTER (1970). Diese Werte wurden mit eigenen Erfahrungen abgestimmt.

Bestimmung der Herzfrequenz im EKG

Im EKG des Menschen errechnet man die Herzfrequenz im allgemeinen aus dem Abstand der R-Zacken von 2 aufeinanderfolgenden Systolen nach folgender Formel:

$$\text{Frequenz} = \frac{60}{\text{RR-Abstand in Sekunden (s)}}$$

Da beim Hund wegen der respiratorischen Arrhythmie der RR-Abstand nicht konstant ist, kann diese Formel nur nach Ermittlung des mittleren RR-Abstandes Verwendung finden. Leichter läßt sich die Herzfrequenz im EKG des Hundes, das mit 50 mm/s geschrieben wurde, ermitteln, indem auf einer Strecke von 30 cm (= 6 s) die Frequenz ausgezählt wird. Dieser Wert multipliziert mit 10 ergibt dann angenähert die Minutenfrequenz. Durch die Aufregung bei Abnahme des EKG ist bei fast allen Hunden die Frequenz deutlich gesteigert. Deshalb darf die Frequenzprüfung bei der Auskultation und Pulspalpation nicht vernachlässigt werden.

Beurteilung des Herzrhythmus

Beim über 4 Wochen alten Hund kommt physiologisch im Ruhezustand eine Herzarrhythmie vor, die durch eine durch Vaguseinfluß erfolgende Verlangsamung bei der Exspiration und eine Beschleunigung bei der Inspiration charakterisiert ist *(Abb. 15.9)*. Diese respiratorische Sinusarrhythmie verschwindet erst bei Frequenzsteigerung auf 120/min und mehr. Es empfiehlt sich daher, schon bei der Aufzeichnung des EKG darauf zu achten, ob eine auftretende Arrhythmie synchron mit der Atmung verläuft. Alle Arrhythmien, die nicht mit

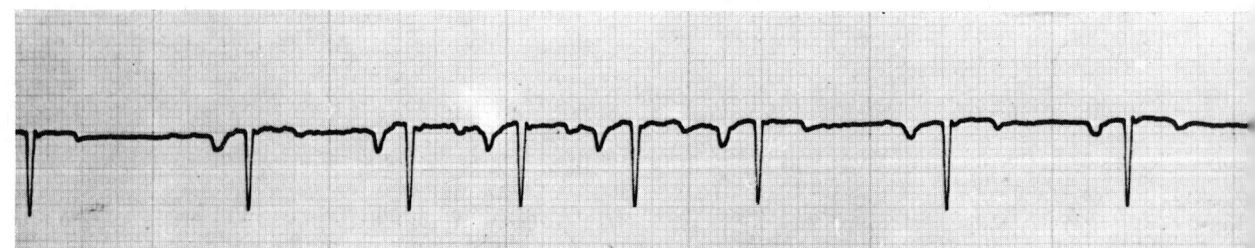

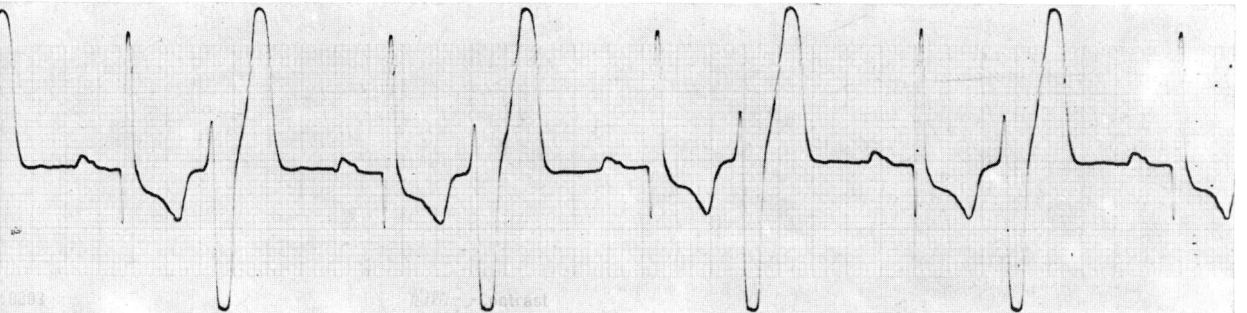

Abb. 15.10. Kammerextrasystolie bei einem 10jährigen Bastardrücken mit Insuffizienz beider *AV-Klappen.* Dyspnoe und Aszites, *Abl. aVF.* Bisweilen wird eine starre Koppelung der normalen Systolen und der Extrasystolen beobachtet. Wenn, wie im vorliegenden Fall, jeder normalen Systole eine Extrasystole folgt, spricht man von einem Bigeminus. Beim Hund sind solche starken Extrasystolien sichere Anzeichen einer Herzmuskelschädigung. Auch in den normalen Systolen dieser Abbildung sind deutliche Veränderungen im Sinne einer Myokardschädigung zu erkennen. Die doppelgipflige *P-Zacke* ist mit 0,06 s leicht verbreitert. Die *PQ-Dauer* weist mit 0,14 s ebenfalls eine geringgradige Verlängerung auf. Der Abgang der abfallenden *ST-Strecke* ist stark gesenkt. Die Amplitude der negativen *T-Welle* ist zu groß

der Atmung in Zusammenhang stehen oder sich nach Belastung noch verstärken, sind als krankhaft anzusehen.

Herzrhythmusstörungen spielen beim Hund eine große Rolle. Sie treten bei fast 30 % der herzkranken Hunde auf. Im Gegensatz zum Menschen sind sie fast immer als deutliches Zeichen einer Myokardschädigung zu werten. Werden krankhafte Arrhythmien, die zuvor nicht bestanden haben, nach Digitalismedikation beobachtet, kann eine Überdosierung des Glykosids vorliegen.

Herzrhythmusstörungen kommen zustande durch eine abnorme Reizbildung (z. B. Extrasystolen, Vorhofflimmern) oder durch eine gestörte Erregungsleitung (Blockerscheinungen).

Extrasystolen sind die häufigste Rhythmusstörung beim Hund. Hierbei handelt es sich um zusätzliche, außerhalb der normalen Schlagfolge in den Vorhöfen, im AV-Knoten oder den Ventrikeln gebildete Reize, die eine Herzkontraktion bedingen können. Am leichtesten sind im EKG die Ventrikelextrasystolen zu erkennen. Sie zeichnen sich durch eine von den übrigen Systolen völlig abweichende Form der Zacken (Abrundung der Zackenspitze, starke Verbreiterung der Zackenbasis), überhöhte Amplituden, oft auch abweichende Ausschlagsrichtung und durch das Fehlen einer P-Zacke aus *(Abb. 15.10).* Extrasystolen der Vorhöfe oder des Atrioventrikularknotens sind nicht

ganz so häufig. Der Kammerteil dieser sog. supraventrikulären Extrasystolen ist im Gegensatz zu den Kammerextrasystolen nicht auffällig deformiert. Bei den Vorhofextrasystolen ist jedoch die P-Zacke im allgemeinen in der Form verändert oder zeigt eine abweichende Ausschlagsrichtung. Die PQ-Dauer kann kürzer oder länger sein. Bei AV-Knotenextrasystolen ohne retrograde Vorhoferregung fehlt eine P-Zacke. Bei retrograder Vorhoferregung ist die PQ-Strecke kaum ausgebildet. Die P-Zacke liegt unmittelbar vor der ersten Kammerzacke. Bei allen Extrasystolen können nachfolgende, kompensatorische Pausen auftreten. Bei der Auskultation mit gleichzeitiger Pulskontrolle ist während der Extrasystolen oft ein Pulsdefizit und das Fehlen des zweiten Herztons festzustellen.

Falls mehrere Extrasystolen in schneller Folge hintereinander auftreten (Salvenextrasystolie), führen sie zum klinischen Bild der paroxysmalen Tachykardie (anfallsweises Herzjagen), die nur wenige Sekunden oder Minuten bis Stunden anhalten kann *(Abb. 15.11).*

Eine andere Form der gestörten Reizbildung ist das prognostisch ungünstige *Vorhofflimmern.* Es tritt meist im Endstadium von Herzerkrankungen, die zu einer starken Vorhofdilatation geführt haben, auf. Eigentümlicherweise wird Vorhofflimmern im wesentlichen nur bei Rüden großer Hunderassen beobachtet. Bei dieser Rhythmusstörung kommt es nicht mehr zu geordneten Vorhofkontraktionen, P-Zacken fehlen also in allen EKG-Ableitungen *(Abb. 15.12).* Das Vorhofmyokard führt nur noch eine oberflächliche, sehr frequente Fibrillation aus. Dies zeigt sich im EKG in Form einer unruhigen, undulierenden Nullinie in der diastolischen Pause (differentialdiagnostisch = Muskelzittern bei Unruhe des Hundes, 50 Hertz Wechselstromstörungen, *Abb. 15.22*). Von den frequenten Vorhofimpulsen (bis 1000/min) wird ein Teil in unregelmäßiger Folge auf die Ventrikel übergeleitet. Dies führt zu einer tachykarden Ventrikelarrhythmie. Die Kammerfrequenz liegt beim Vorhofflimmern des Hundes im Durchschnitt bei 180/min, kann in Ausnahmefällen sogar 300/min erreichen. Bei der Auskultation ist ein unkoordi-

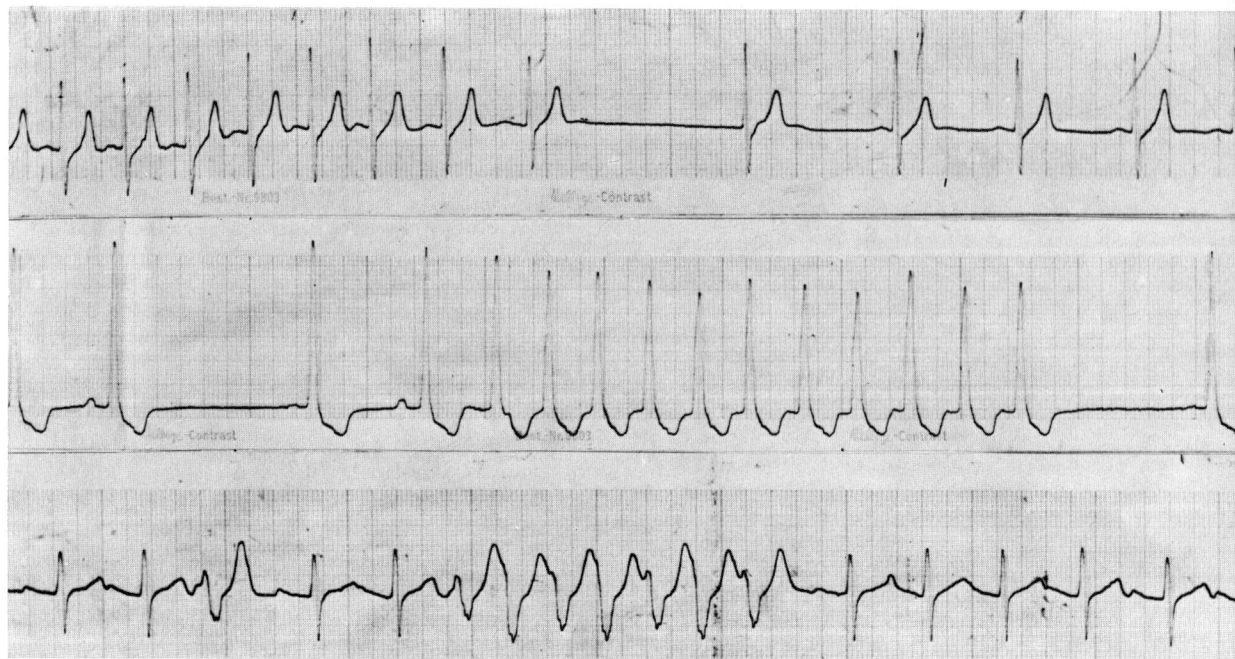

Abb. 15.11. Drei Beispiele paroxysmaler Tachykardien. Plötzlich einsetzendes und ebenso abrupt wieder endendes Herzjagen kann durch Beschleunigung der Sinusimpulse oder durch salvenartige Folge von Extrasystolen bedingt sein. Im oberen Streifen ist das Ende einer 6 s dauernden Sinustachykardie zu erkennen. Im mittleren Streifen führen AV-Knotenextrasystolen in schneller Folge eine etwa 3 s dauernde Tachykardie herbei. Im unteren EKG liegt eine paroxysmale Ventrikeltachykardie vor

niertes Gepolter (unregelmäßige Herztöne in unterschiedlicher Lautstärke) zu hören. Typisch ist außerdem ein Pulsus alternans bzw. ein starkes Pulsdefizit.

Vom *Vorhofflattern* spricht man bei regelmäßigeren und weniger frequenten Impulsen der Atrien (*Abb. 15.13*, unterer Streifen).

Abb. 15.12. Vorhofflimmern, Schnauzerrüde, 4 Jahre. Auch in den andern Ableitungen dieses EKG sind *P*-Zacken nicht vorhanden. Die undulierende Nullinie zeigt das Flimmern der Vorhöfe an. Die Ventrikeltätigkeit ist tachykard und arrhythmisch

Unter *Blockerscheinungen* versteht man Störungen in der Erregungsleitung vom Sinusknoten auf die Vorhöfe (sinuaurikulärer Block) und von den Vorhöfen auf die Ventrikel *(atrioventrikulärer Block)*. Beim SA-Block werden also zeitweilig weder Vorhöfe noch Kammern erregt. Im EKG tritt dann eine um über das Doppelte oder Mehrfache verlängerte, diastolische Pause auf. Gegenüber einem zeitweiligen Aussetzen des Sinusimpulses *(Sinusstillstand)* oder einer anderen nicht respiratorischen Sinusarrhythmie kann differentialdiagnostisch nicht sicher abgegrenzt werden.

Störungen in der AV-Überleitung können graduell sehr variieren. Sie können partiell oder total sein. Liegt nur eine Verlängerung der atrioventrikulären Überleitungszeit (Verlängerung der PQ-Dauer, siehe Ausmessen der Intervalle) vor, so spricht man vom *partiellen AV-Block 1. Grades (Abb. 15.29)*. Hierbei liegt also noch keine Rhythmusstörung vor. Kommt es jedoch zeitweilig zu einer Unterbrechung in der Überleitung, so liegt ein *partieller AV-Block 2. Grades* vor. Im EKG treten zeitweise isolierte P-Zacken auf, denen kein Kammerkomplex folgt *(Abb. 15.14)*. Beim *totalen AV-Block* oder *AV-Block 3. Grades* ist die Erre-

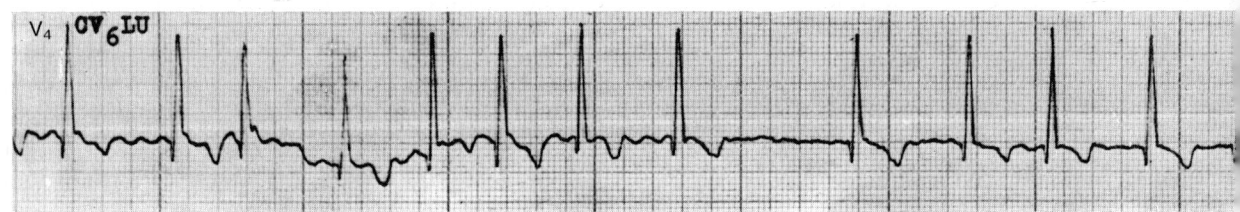

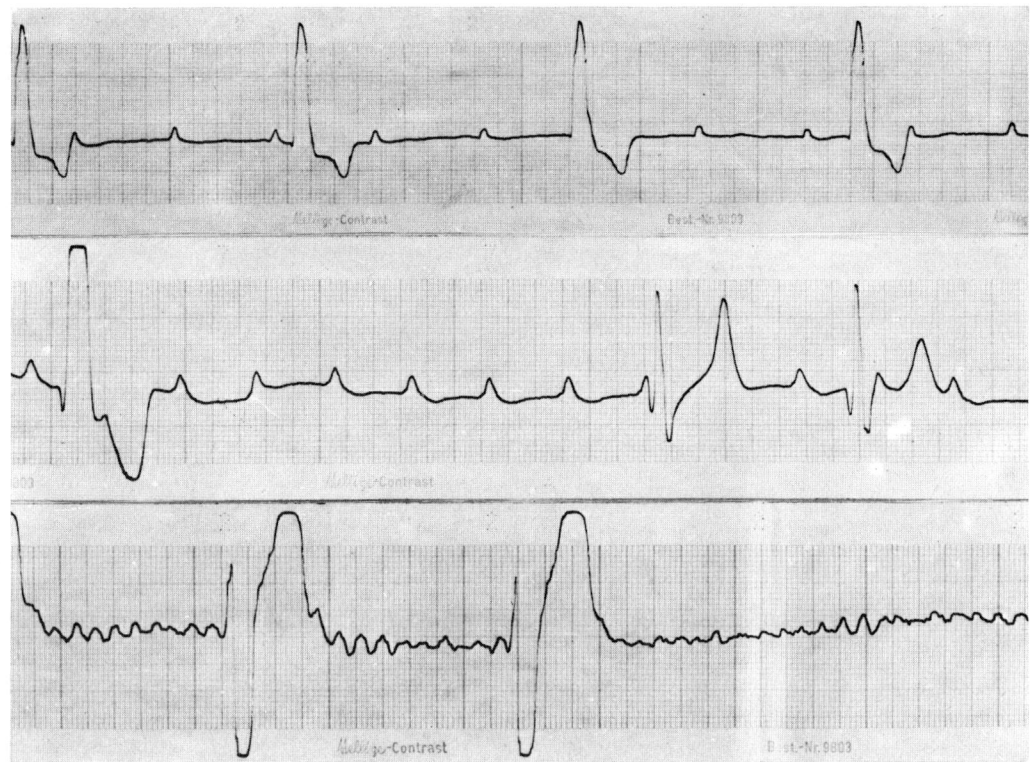

Abb. 15.13. Verschiedene Formen eines totalen *AV-Blocks. Oberer Streifen:* Boxerrüde, 9 Jahre. Die Systolen des Kammerersatzrhythmus haben keine Beziehung zu den isolierten *P-Zacken.* Der Kammerersatzrhythmus ist ganz regelmäßig. Vorhofsfrequenz 140 min, Kammerfrequenz 68 min. *Mittlerer Streifen:* Deutsch-Kurzhaarrüde, 5 Jahre. Die isolierten *P-Zacken* sind verbreitert. Die Kammertätigkeit ist in diesem Fall hochgradig bradykard und arrhythmisch. Sie wird durch verschiedene Kammerautomatiezentren unterhalten. Dies ist an der unterschiedlichen Form der Ersatzsystolen zu erkennen. Ein Aussetzen der Kammertätigkeit bis über 20 s führt zu Adams-Stokes-Anfällen. *Unterer Streifen:* Deutsch-Drahthaarrüde, 6 Jahre; Vorhofflattern und gleichzeitig totaler *AV-Block.* Die Nullinie zeigt die gegenüber dem Vorhofflimmern relativ großen und mehr regelmäßigen Flatterwellen. Es erfolgt keine Überleitung dieser Vorhofimpulse auf die Ventrikel. Die Kammerautomatie ist stark arrhythmisch. Ein Aussetzen der Kammerautomatie bis zu 23 s führt zu Adams-Stokes-Anfällen

und zu epileptiformen Anfällen (Adams-Stokes-Anfälle). Der totale Block wird recht selten beobachtet. Jedoch scheinen Deutsche Vorstehhunde besonders prädisponiert für diese Rhythmusstörung zu sein. Im EKG ist der totale Block an isolierten P-Zacken, denen nie ein Kammerkomplex folgt, zu erkennen. Die bizarren Zacken des Kammerersatzrhythmus sind ohne Zusammenhang mit der Vorhofstätigkeit eingestreut *(Abb. 15.13).*

Ausmessen der Amplituden

Die Amplituden aller Zacken werden von ihrer Basis, der Verlängerung der Nullinie oder Isoelektrischen, bis zur Zackenspitze gemessen. Unter Berücksichtigung der Eichung (empfehlenswert 1 cm = 1 mV) werden die Werte in mV umgerechnet. Bei den Zacken der Kammeranfangsschwankung ist es durch die Bezeichnung eindeutig festgelegt, ob es sich um negative (Q, S) oder positive Zacken (R) handelt. Bei nach oben gerichteten P-Zacken oder T-Wellen wird jedoch ein Plus-Zeichen, bei negativen P-Zacken oder T-Wellen ein Minus-Zeichen vor den mV-Wert gesetzt (z. B. $P = -0,2 \text{ mV}$; $T = +0,3 \text{ mV}$).

Für die Amplituden aller Zacken in den verschiedenen Ableitungen sind von herzgesunden Hunden Mittelwerte mit Standardabweichungen berechnet worden. In Anlehnung an diese Berechnungen sind in *Tab. 15.2* die Normalbereiche für

gungsleitung von den Vorhöfen auf die Ventrikel ganz unterbrochen. Die Ventrikel müssen nun eigene Impulse bilden, um eine Förderleistung des Herzens aufrechtzuerhalten. Die Kammertätigkeit ist dann im allgemeinen sehr bradykard (20–50/ min). Sie kann ganz regelmäßig sein oder eine starke Arrhythmie aufweisen. Es können bei solchen Hunden diastolische Pausen der Kammern bis über 20 s auftreten. In solchen Phasen kommt es durch Hypoxie im Gehirn zur Bewußtlosigkeit

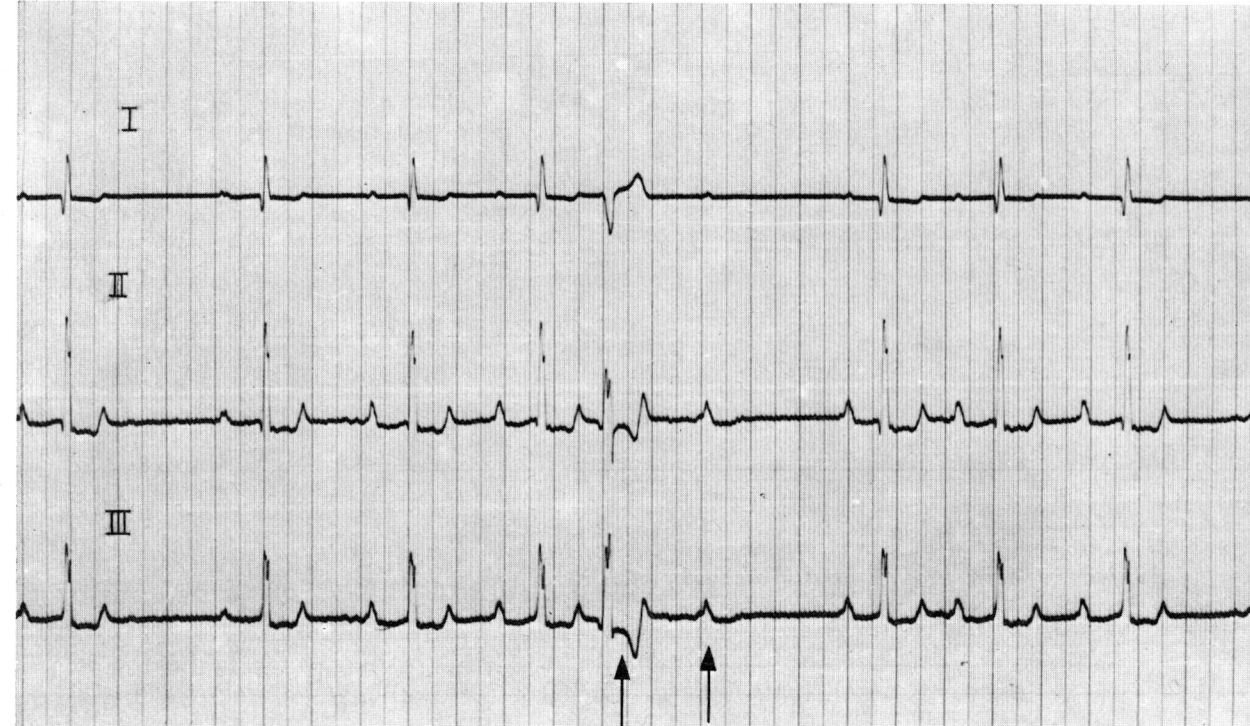

Abb. 15.14. WENCKEBACH-Periodik; Pudelrüde, 10 Jahre; die 3 EINTHOVEN-Ableitungen wurden synchron übereinander mit einem Mehrkanalschreiber registriert. Die *PQ-Dauer* ist mit 0,18 s zunächst stark verlängert (part. *AV-Block* 1. Grades). Nach der Ventrikelextrasystole *(linker Pfeil)* folgt eine isolierte *P-Zacke (rechter Pfeil)* ohne nachfolgenden Kammerkomplex (part. AV-Block 2. Grades). Danach ist mit 0,14 s die *AV-Überleitung* fast wieder normalisiert. Ein Wechsel zwischen normaler, verlängerter und unterbrochener Überleitung wird als WENCKEBACH-Periodik bezeichnet. Die *R-Zacken* in *Abl. II* und *III* weisen Knüpfungen bzw. Aufsplitterungen auf

die Amplituden in den 3 EINTHOVEN-Ableitungen wiedergegeben.

Die P-Zacken sind normalerweise in den 3 EINTHOVEN-Ableitungen des Hundes positiv. In Abl. I kann die P-Zacke auch isoelektrisch sein. Die größte P-Zacke der 3 Ableitungen weist die Abl. II auf, + 0,35 mV sollen jedoch nicht überschritten werden. Deutlich überhöhte P-Zacken werden bei Überlastungen der Vorhöfe und daraus resultie-

renden Hypertrophien und Dilatationen der Atrien gefunden. Diese Vorhofsüberlastungen sind besonders häufig bei Hunden mit Insuffizienzen einer oder beider AV-Klappen zu erkennen. Vor allem bei Hypertrophien und Dilatationen im Bereich des linken Vorhofs sieht man außer der Überhöhung auch oft gleichzeitig eine Verbreiterung der P-Zacke (siehe Ausmessen der Intervalle).

Die Hauptausschlagsrichtungen der Kammeranfangsschwankungen in den 3 EINTHOVEN-Ableitungen sollen positiv sein. Die höchste R-Zacke findet man in Abl. II, sie darf 3 mV nicht wesentlich überschreiten. Überhöhte R-Zacken in den bipolaren Gliedmaßenableitungen weisen auf Hypertrophie der linken oder beider Kammern mit oder ohne gleichzeitige Dilatation hin. Bei ausgeprägter Hypertrophie des linken Ventrikels ist die R-Zacke besonders in Abl. I auffällig vergrößert. Bei nur rechtsseitiger Ventrikelhypertrophie ist die Hauptausschlagsrichtung der Kammeranfangsschwankung in Abl. I und oft auch in Abl. II deutlich negativ, z. B. bei Pulmonalstenose, Cor pulmonale

Tab. 15.2. Normalbereich der Amplituden in den bipolaren Gliedmaßenableitungen gemessen in mV

Ableitung	P	Q	R	S	T
I	0,0 bis + 0,15	0,2 bis 0,85	0,3 bis 1,3	0,0 bis 0,35	− 0,2 bis + 0,1
II	+ 0,1 bis + 0,35	0,2 bis 1,1	1,5 bis 3,3	0,0 bis 0,6	− 0,5 bis + 0,2
III	+ 0,1 bis + 0,3	0,15 bis 0,7	1,1 bis 2,6	0,1 bis 0,75	− 0,3 bis + 0,3

oder bei Trikuspidalinsuffizienz ohne gleichzeitige Mitralinsuffizienz. Beim Rechtsschenkelblock sind die QRS-Komplexe in allen 3 Einthoven-Ableitungen meist negativ (siehe auch Ausmessen der Intervalle, vektorielle Auswertung).

Unterschreitungen der Grenzwerte aller QRS-Amplituden in allen Ableitungen werden als *Niedervoltage* bezeichnet. Eine solche Niederspannung ist meistens Ausdruck eines Potentialverlustes der Herzaktionsströme auf ihrem Weg bis zur Körperoberfläche durch Flüssigkeitsansammlungen (z. B. Hydroperikard, Hydrothorax) und durch ausgedehnte, periphere Ödeme. Beim Hydrothorax sind alle Zacken im EKG abnorm klein. Beim Hydroperikard können die P-Zacken noch normale Amplituden haben. Läßt sich beim Befund eines Niederspannungs-EKG durch Perkussion und Röntgen kein Flüssigkeitserguß im Pleuralspalt oder im Herzbeutel nachweisen und liegen auch keine Ödeme und keine starke Adipositas vor, so ist als Ursache für die Niedervoltage eine Myokarddegeneration anzusehen.

Die T-Welle kann in den 3 Einthoven-Ableitungen negativ oder positiv sein. In den Ableitungen II und III sollte eine negative T-Amplitude nicht mehr als 28 % der R-Zacke in der gleichen Ableitung betragen. Ein diphasisches T mit wechselsinniger Ausschlagsrichtung der ersten und zweiten Hälfte der T-Welle kommt bei herzgesunden Hunden vor. Vergrößerte T-Amplituden gehören zu den Erregungsrückbildungsstörungen, die recht unterschiedliche Ursachen haben können. So sieht man bisweilen z. B. bei der Urämie des Hundes deutlich überhöhte T-Wellen, bedingt durch die dabei auftretende Hyperkaliämie. Überhöhte T-Wellen sind aber vor allem Zeichen einer Myokardhypoxie und Myokardschädigung. Meist lassen sich in diesen Fällen auch andere entsprechende EKG-Veränderungen finden.

Die Amplitudenverhältnisse in den unipolaren Extremitätenableitungen nach Goldberger sollen nur kurz beschrieben werden. Die P-Zacke in aVR ist negativ (bis − 0,3 mV), in aVL schwach negativ, schwach positiv oder isoelektrisch, in aVF positiv (bis + 0,3 mV). Die Hauptausschlagsrichtung der QRS-Gruppe in Abl. aVR ist negativ (S bis − 2,5 mV). In aVL sind die Amplituden der Kammeranfangsschwankung klein. Die Hauptausschlagsrichtung kann negativ oder positiv sein (unter 0,8 mV). In der Abl. aVF ist die Kammeranfangsschwankung positiv (R bis 2 mV). Die T-Wellen in den 3 Goldberger-Ableitungen können positiv und negativ sein.

Die QRS-Komplexe der 3 Brustwandableitungen V_4, V_2, rV_2 sind positiv. Alle Amplituden dieser herznahen Ableitungen sind wesentlich höher als die der Extremitätenableitungen. Die R-Zacke der Abl. V_4 kann bis 5 oder sogar 6 mV betragen. Die R-Zacken in V_2 und rV_2 sind etwas niedriger. Die T-Wellen der Brustwandableitungen sind besonders ausgeprägt. In rV_2 sollte die T-Welle positiv oder isoelektrisch sein. Dies ist die einzige Ableitung beim Hund, in der eine negative T-Welle mit Sicherheit als krankhaft anzusehen ist. Hier deutet das negative T auf einen Myokardschaden hin.

Im Gegensatz zu den anderen Brustwandableitungen ist die Hauptausschlagsrichtung der Kammeranfangsschwankung in V_{10} negativ. Ein positiver QRS-Komplex in dieser Ableitung weist auf eine Herzvergrößerung hin (siehe auch vektorielle Deutung des EKG). Die T-Welle der Abl. V_{10} ist bei gesunden Hunden negativ.

Ausmessen der Intervalle

Das Ausmessen der Zeitwerte (Intervalle) erfolgt am besten mit einem durchsichtigen Plastiklineal mit Millimetereinteilung. Bei einer Papierförderungsgeschwindigkeit von 50 mm/s entspricht 1 mm auf dem Papier 0,02 s. Es genügt die Beurteilung der Zeitwerte in Abl. II. Bei den nachfolgenden Angaben werden jeweils nur die oberen Grenzen der physiologischen Norm erwähnt, da zu kurze Zeitintervalle beim Hund praktisch keine Rolle spielen.

Die *P-Dauer* ist Maß für die Zeit der Erregungsausbreitung in den beiden Vorhöfen *(Abb. 15.6)*. Sie beträgt beim herzgesunden Hund weniger als 0,06 s *(Abb. 15.8)*. Werte von 0,06 s und darüber sind ein Hinweis für Hypertrophie oder Dilatation insbesondere des linken Vorhofs. Gleichzeitige Verbreiterung und Überhöhung der P-Zacken sind besonders typisch für die Überlastung des linken Vorhofs bei der Mitralinsuffizienz. Bei Überlastung des rechten Vorhofs ist die P-Dauer meist nicht verbreitert, da die Verlängerung der Erregungsausbreitung nicht so hochgradig ist, daß die Erregungsausbreitung im normalerweise später erregten linken Vorhof überdauert wird.

Die atrioventrikuläre Überleitungszeit, *PQ- oder PR-Dauer* genannt, wird vom Beginn der P-Zacke bis zum Beginn der ersten Kammerzacke gemessen *(Abb. 15.6)*. Sie beträgt beim Hund maximal 0,13 s. Nur bei niedriger Herzfrequenz (unter 80/min) sind erst Werte ab 0,15 s als verlängert zu betrachten. Man spricht dann vom partiellen AV-Block 1. Grades (siehe auch Rhythmusstörungen). Solche PQ-Veränderungen können Ausdruck einer starken Vagotonie sein (»funktioneller Block«). Oft treten sie jedoch bei entzündlichen oder degenerativen Herzschädigungen auf. Unter Umständen kann es sich auch um Vorstadien stärkerer AV-Blockierungen handeln. Ein partieller AV-Block 1. Grades, der sich im Laufe einer Herzglykosidtherapie einstellt, ist als erwünschtes Zeichen der Digitalisierung zu werten. Starke PQ-Verlängerungen (0,2 s und mehr) zeigen jedoch das Erreichen der toxischen Grenze an.

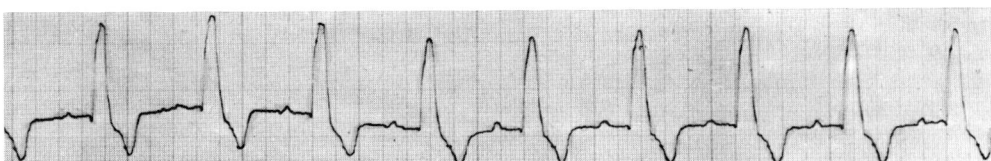

Abb. 15.15. Boxerrüde, 9 Jahre; *Abl. II;* starke Myo-kardschädigung. Die Kammeranfangsschwankung ist mit 0,1 s schenkelblockartig verbreitert. Da, auch unter Berücksichtigung der anderen Ableitungen, keine vektoriellen Abweichungen vorliegen, handelt es sich um eine linksschenkelblockartige Verbreiterung. Die *R-Zacke* ist deutlich abgerundet (»verplumpte R-Zacke«). Die *ST-Strecke* fällt stark ab und geht in die negative *T-Welle* über (Geschwindigkeit 50 mm/s)

Als *QRS-Dauer* wird das Intervall vom Beginn der ersten bis zum Ende der letzten Zacke der Kammeranfangsschwankung bezeichnet, unabhängig davon, wie viele Zacken in dieser Gruppe ausgebildet sind *(Abb. 15.6).* Die oberste Grenze des normalen QRS-Intervalls beträgt 0,05 s. Als sicher krankhaft sind Werte von 0,07 s und darüber anzusehen. Sie weisen auf eine Schädigung des Ventrikelmyokards hin. Eine lange QRS-Zeit von 0,06 s ist nicht unbedingt pathologisch. Meist liegt jedoch eine Hypertrophie, mit oder ohne Dilatation, im Bereich der Kammern vor. Hochgradige Verbreiterungen des QRS-Intervalls von 0,09 s und mehr werden beim Hund als *Schenkelblock* angesehen. Entsprechend den Kurvenbildern, die nach experimenteller Durchschneidung des linken bzw. rechten Schenkels des HISSchen Bündels beim Hund gewonnen wurden, unterscheidet man *Links- und Rechtsschenkelblöcke.* Es darf nicht gefolgert werden, daß beim Auftreten entsprechender elektrokardiographischer Bilder immer eine vollständige Unterbrechung in dem einen oder anderen Schenkel vorliegt. Oft handelt es sich um eine allgemeine starke Schädigung der PURKINJE-schen Fasern und des gesamten Kammermyokards. Es ist deshalb richtiger, von einer schenkelblockartigen Verbreiterung des QRS-Komplexes zu sprechen. Liegen nicht zusätzlich vektorielle Abweichungen in der QRS-Gruppe vor, handelt es sich um eine linksschenkelblockartige Verbreiterung *(Abb. 15.15).* Beim vektoriellen Befund einer Rechtshypertrophie liegt eine rechtsschenkelblock-artige Verbreiterung vor (siehe auch vektorielle Deutung des EKG). Meist sind bei Schenkelblock-bildern auch Knüpfungen der QRS-Zacken und Abrundungen der Zackenspitzen zu finden *(Abb. 15.21).*

Die *QT-Dauer* wird vom Beginn der ersten Kammerzacke bis zur Rückkehr der T-Welle zur Isoelektrischen gemessen *(Abb. 15.6).* Sie schließt also die QRS-Dauer ein. Die QT-Dauer beim Menschen und bei vielen Tierarten ist sehr stark abhängig von der Herzfrequenz. Bei schneller Herztätigkeit verkürzt sich die QT-Dauer, bei niedriger Herzfrequenz ist die QT-Zeit wesentlich länger. Eine solche Abhängigkeit von Frequenz und QT-Dauer läßt sich auch beim Hund nachweisen. Sie ist jedoch viel schwächer ausgeprägt. Für die Berechnung der relativen QT-Zeit des Hundes werden von mehreren Autoren recht unterschiedliche Regressionsformeln, die zu voneinander abweichenden Normalwerten führen, angegeben. Im Herzfrequenzbereich von 180–60/min muß wohl mit QT-Zeiten von 0,19–0,23 s gerechnet werden. Werte, die deutlich darüber liegen, sind als verlängert anzusehen. QT-Verlängerungen gehören zu den Erregungsrückbildungsstörungen der Ventrikel. Sie sind vor allem durch Myokardinsuffizienzen bedingt. Beim Menschen führen außerdem betimmte Stoffwechsel- und Elektrolytstörungen zu ganz charakteristischen Veränderungen der QT-Zeit. Auch abnorm kurze QT-Werte sind für bestimmte Erkrankungen typisch. Die Bedeutung solcher Veränderungen beim spontan erkrankten Hund ist nicht ausreichend bekannt.

Beurteilung der Form der Zacken und der ST-Strecke

Die P-Zacke ist normalerweise abgerundet. Der erste Anteil der P-Zacken ist Ausdruck der Erregung im rechten Vorhof, der zweite Anteil wird im wesentlichen durch die Erregung des linken Vorhofs bestimmt. Gelegentlich wird bei geringfügiger Verspätung der Erregung des linken Vorhofs eine doppelgipflige P-Zacke beobachtet *(Abb. 15.10).* Dies ist oft ohne pathologische Bedeutung. Bei deutlicher P-Überhöhung ohne gleichzeitige Verlängerung der P-Dauer (Überlastung des rechten Atriums) nimmt die Vorhofzacke eine spitze Form an.

Alle Zacken in der Kammeranfangsschwankung (QRS-Gruppe) sollen geradlinig aufsteigende und abfallende Schenkel haben. Der Umschlagpunkt soll spitz sein. Oft wird eine Knüpfung der Zacken-schenkel oder eine M-förmige Aufsplitterung der Zackenspitze gefunden *(Abb. 15.14).* Es können lokalisierte Erregungsausbreitungsstörungen durch herdförmige Myokardveränderungen (z. B. Myokarditis, Myokardnarben) vorliegen. Liegen keine weiteren EKG-Abweichungen vor und sind die Knüpfungen geringgradig und nur in einigen Ableitungen zu finden, ist dieser Befund nicht unbedingt als schwerwiegend anzusehen. Besonders in Abl. aVL werden oft bei herzgesunden Hunden

Knüpfungen gesehen. Deutliche Abrundungen der Spitzen der QRS-Zacken (»verplumpte Zacken«) sind ein sicherer Beweis für eine Myokardschädigung *(Abb. 15.15)*.

Die ST-Strecke (zwischen Ende der letzten Zacke der QRS-Gruppe und Beginn der T-Welle) soll in Verlängerung der diastolischen Nullinie und der PQ-Strecke verlaufen *(Abb. 15.6)*. Die ST-Strecke kann jedoch parallel nach unten (ST-Streckensenkung) oder oben (ST-Streckenhebung) verschoben sein. Außerdem werden abfallende, ansteigende und durchgebogene ST-Strecken gefunden. Geringgradige ST-Abweichungen sind beim Hund physiologisch. ST-Senkungen unter 0,2 mV und ST-Hebungen über 0,15 mV sind in den EINT-HOVEN-Ableitungen als Erregungsrückbildungsstörungen anzusehen. Sie sind meist kennzeichnend für klinisch nicht näher zu differenzierende Myokardschäden und Myokardhypoxie *(Abb. 15.10 u. 15.15)*.

Die T-Wellen sind abgerundet. Bei Überhöhungen werden sie mehr spitz und »zeltförmig«. Diphasische oder wechselsinnige T-Wellen (1. Anteil positiv, 2. Anteil negativ und umgekehrt) sind beim Hund ohne pathologische Bedeutung.

Vektorielle Auswertung des EKG

Durch die vektorielle Deutung der EKG-Kurven kann die Richtung der Erregungsausbreitung im Herzen bestimmt werden. Vektorielle Abweichungen weisen besonders auf Formveränderungen (Hypertrophie oder Dilatation) bestimmter Herzabschnitte hin.

Zum besseren Verständnis der vektoriellen Auswertung des EKG soll kurz auf die elektrophysiologischen Vorgänge an der Einzelmuskelfaser eingegangen werden. Bei der Erregung (Depolarisation) und Kontraktion einer jeden Muskelfaser treten elektrisch meßbare Potentialdifferenzen auf. Das eine Ende der Faser, an dem die Erregung beginnt, ist im Vergleich zum noch unerregten Ende elektrisch negativ aufgeladen. Es fließt ein Strom zwischen positivem und negativem Pol. Ist nach kurzer Zeit die gesamte Muskelfaser gleichmäßig erregt, sind beide Pole negativ. Eine Potentialdifferenz ist dann also nicht vorhanden. Danach kommt es von der Stelle aus, an der die Erregung begonnen hatte, zur Erregungsrückbildung (Repolarisation). Diese Stelle ist gegenüber dem noch deutlich erregten Pol elektrisch positiv geladen. Der Strom fließt jetzt also in umgekehrter Richtung wie bei der Depolarisation. Zu jedem Zeitpunkt während der Depolarisation und der Repolarisation ist eine elektrische Spannungsgröße, ein elektrischer Vektor, meßbar. Ein solcher Vektor hat eine bestimmte Richtung und Größe. Bringt man die Muskelfaser in ein homogenes Medium, z. B. eine isotone Salzlösung, so kann

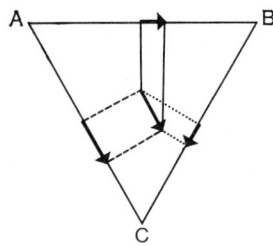

Abb. 15.16. Schema der Projektion eines Vektors auf die Seiten eines gleichseitigen Dreiecks

man zwischen zahlreichen Stellen in diesem Medium die Potentialdifferenzen der Muskelfaser messen. Gewählt werden sollen hier z. B. 3 Ableitungslinien, die zueinander liegen wie die Seiten eines gleichseitigen Dreiecks *(Abb. 15.16)*. Die Muskelfaser soll im Zentrum dieses Dreiecks liegen, und der Fußpunkt des zu messenden Vektors soll mit dem Dreiecksmittelpunkt übereinstimmen. Je nachdem, welche Ableitungslinie gewählt wird, ist die gemessene Potentialdifferenz kleiner oder größer. Denn in jeder Ableitung wird jeweils nur die Projektion des Vektors auf die Ableitungslinie gemessen. Verläuft die Ableitungslinie parallel zum Vektor (wie im Schema die Ableitungslinie AC), so ist der gemessene Vektor am größten. Bei den anderen Ableitungen (AB und BC) ist die gemessene Potentialdifferenz entsprechend kleiner. Aus dem Schema *(Abb. 15.16)* ist ersichtlich, daß man umgekehrt, falls die Meßgrößen in 2 Ableitungen bekannt sind, den Vektor im Schnittpunkt der auf den Ableitungslinien errichteten Senkrechten konstruieren kann. Die in den Ableitungen gemessenen Potentialdifferenzen ändern ständig während der Depolarisation und der Repolarisation ihre Größe und ihre Ausschlagsrichtung. Entsprechend lassen sich auch zeitlich nacheinander beliebig viele Vektoren unterschiedlicher Größe und Richtung konstruieren.

Ähnlich wie bei der Messung an der Einzelmuskelfaser im homogenen Medium sind die Verhältnisse im Körper bei der EKG-Abnahme. Der Körper kann vergleichsweise als das homogene Medium aufgefaßt werden. Statt des Vektors der Einzelmuskelfaser wird hier jedoch der Summationsvektor aller Herzmuskelfasern zusammen gemessen. Das gleichseitige Dreieck wird angenähert gebildet durch die beiden Vordergliedmaßen und die linke Hintergliedmaße (EINTHOVENsches Dreieck, *Abb. 15.17*). Die Ableitungslinien der 3 bipolaren Gliedmaßenableitungen sind die Seiten dieses Dreiecks.

Sowohl für die Vorhoferregung als auch für die Kammerdepolarisation und die Kammerrepolarisation können Vektoren konstruiert werden. Es soll jedoch nur auf die Vektoren der Kammeran-

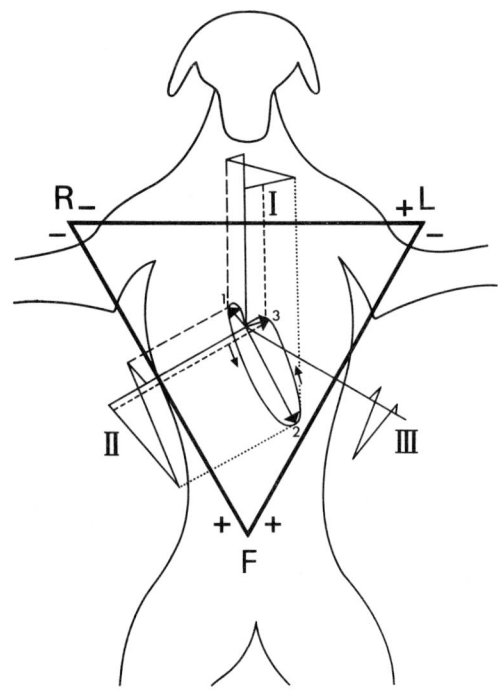

Abb. 15.17. Lage der Vektorschleife der QRS-Gruppe eines herzgesunden Hundes im Einthovenschen Dreieck, das in der frontalen Ebene liegt. In *Abl. I* werden die positiven Ausschläge des EKG in Richtung auf die linke Vordergliedmaße, die negativen in Richtung auf die rechte Vordergliedmaße eingetragen. Bei den *Abl. II* und *III* sind die positiven Ausschläge jeweils auf die linke Hintergliedmaße und die negativen Ausschläge auf die entsprechende Vorderextremität gerichtet. *1, 2* und *3* stellen drei Momentanvektoren etwa zu Beginn, in der Mitte und am Ende der Kammeranfangsschwankung dar. *2* ist der Hauptvektor, der der elektrischen und angenähert auch der anatomischen Herzachse entspricht. Die Momentanvektoren sind in der Reihenfolge ihres zeitlichen Auftretens mit einer Linie, der Vektorschleife, verbunden worden. Die Vektorschleife dreht entgegen dem Uhrzeigersinn. Zwischen den Vektoren *1, 2* und *3* lassen sich noch zahlreiche andere Momentanvektoren konstruieren, die alle den gleichen Fußpunkt haben und deren Spitzen alle auf der Vektorschleife liegen. Die für die Konstruktion der 3 Momentanvektoren auf den Ableitungslinien der *Abl. I* und *II* errichteten Senkrechten sind mit gestrichelter Linie eingezeichnet worden. Durch die Schnittpunkte der einander entsprechenden Senkrechten findet man die zugehörige Vektorspitze. Die noch eingezeichnete dritte Ableitung kann wahlweise auch zur Vektorkonstruktion herangezogen werden, benötigt werden jedoch nur zwei der drei bipolaren Gliedmaßenableitungen

fangsschwankung eingegangen werden. Man kann hier für zahllose Punkte der Kammerzacken mit Hilfe von jeweils 2 Ableitungen Vektoren konstruieren, z.B. für den Scheitelpunkt der Q-Zacke, der R-Zacke, der S-Zacke oder für dazwischenlie-

gende Punkte. Sollen die Vektoren ganz exakt konstruiert werden, müssen die beiden für die Vektorkonstruktion benutzten Ableitungen zeitsynchron übereinander mit einem mehrkanaligen EKG-Gerät registriert worden sein *(Abb. 15.14)*. Bei Nacheinanderregistrierung der Ableitungen mit einem Einkanalschreiber kann man nur schätzen, welche Amplitude in der einen Ableitung der in der anderen zeitlich genau entspricht. Der Zackenspitze in einer Ableitung braucht nämlich nicht immer unbedingt einer Zackenspitze in der anderen Ableitung zu entsprechen. Der entsprechende Punkt in der zweiten Ableitung kann auch auf einem Zackenschenkel liegen.

Die zahlreichen Vektoren, die so für die Kammeranfangsschwankung konstruiert werden können, bezeichnet man als *Momentanvektoren*. Der größte Momentanvektor wird *Hauptvektor* genannt. Er entspricht der elektrischen Herzachse. Verbindet man mit einer Linie die Spitzen aller Momentanvektoren, so erhält man eine Vektorschleife, die im Uhrzeigersinn oder entgegengesetzt verlaufen kann *(Abb. 15.17, 15.18 u. 15.19)*. Die Vektorkonstruktion beim Hund erfolgt außer in der frontalen Ebene (Einthovensches Dreieck) in der transversalen und der sagittalen Ebene.

Die Vektorkonstruktion in der *frontalen* Ebene kann wahlweise mit je zwei der Einthovenschen Ableitungen erfolgen *(Abb. 15.17)*. Die dritte Ableitung wird dazu nicht benötigt. Zu Beginn der Kammeranfangsschwankung sind beim Hund normalerweise die Vektoren nach rechts und kranial gerichtet (Vektor 1 in *Abb. 15.17*). Dann wandern die Vektoren nach links und kaudal (Vektor 2 in *Abb. 15.17*). In diesem Bereich liegt beim gesunden Hund der Hauptvektor. Gegen Ende der Kammerdepolarisation zeigen die Vektoren nach links und kranial (Vektor 3 in *Abb. 15.17*). Zwischen den Vektoren 1, 2, und 3 lassen sich noch viele Momentanvektoren konstruieren, deren Spitzen alle auf der entgegen dem Uhrzeigersinn drehenden Vektorschleife liegen würden.

Bei der Konstruktion der Vektoren in der sagittalen und transversalen Ebene müssen die unipolaren Ableitungen mit herangezogen werden. Die indifferente Elektrode stellt dabei angenähert den elektrischen Nullpunkt im Herzen dar. Es wird bei den unipolaren Ableitungen also praktisch zwischen elektrischem Nullpunkt im Herzen und differenter Elektrode abgeleitet.

Die *transversale* Ebene wird dargestellt durch einen Schnitt senkrecht zur Wirbelsäule durch den Thorax in Höhe des Herzens bzw. des 7. Brustwirbels. Man sieht auf diese Ebene von kranial her *(Abb. 15.18)*. Die Vektorschleife kann erstellt werden mit Hilfe der Abl. I (von rechts nach links) und der Abl. V_{10} (vom elektrischen Nullpunkt zur Wirbelsäule). Zu Beginn der QRS-Gruppe zeigen die Vektoren nach sternal und rechts, dann nach ster-

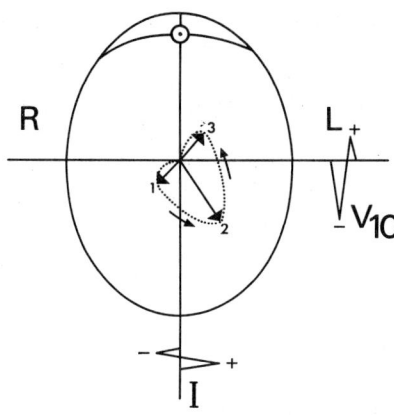

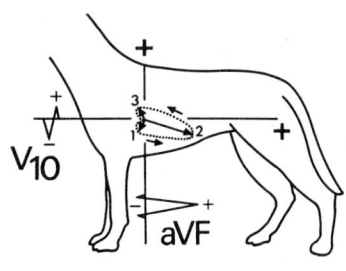

Abb. 15.18. Lage der Vektorschleife der QRS-Gruppe eines herzgesunden Hundes in der transversalen Ebene. Die Vektoren in dieser Ebene können mit den Ableitungen V_{10} und I konstruiert werden. Die positiven Ausschläge dieser Ableitungen sind zur Wirbelsäule bzw. nach rechts gerichtet

Abb. 15.19. Lage der Vektorschleife der QRS-Gruppe eines herzgesunden Hundes in der sagittalen Ebene. Die Vektoren in dieser Ebene können mit den Ableitungen aVF und V_{10} konstruiert werden. Die positiven Ausschläge dieser Ableitungen sind jeweils zur differenten Elektrode gerichtet (linke Hintergliedmaße bei aVF, 7. Brustwirbel bei V_{10})

nal und links und am Ende der Kammeranfangsschwankung nach links und dorsal. Der Hauptvektor soll beim gesunden Hund nach links und sternal gerichtet sein.

Die *sagittale* Ebene muß als Schnittfläche zwischen linker und rechter Körperhälfte gedacht werden. Die Vektorschleife kann mit der Abl. V_{10} (zwischen elektrischem Nullpunkt und 7. Brustwirbel) und mit der Abl. aVF (zwischen elektrischem Nullpunkt und linker Hintergliedmaße) erfolgen *(Abb. 15.19)*. Die Vektorschleife dreht beim herzgesunden Hund von kranioventral über ventrokaudal nach dorsokranial. Der Hauptvektor zeigt nach ventral und kaudal.

Unter Berücksichtigung der Vektorschleifen in den 3 Ebenen kann das räumliche Vektorverhalten beim gesunden Hund wie folgt charakterisiert werden:

Zu Beginn der Kammerdepolarisation sind die Herzvektoren nach kranial, ventral und zur rechten Vordergliedmaße gerichtet. Dann wandern die

Vektoren nach kaudal, ventral und zur linken Hintergliedmaße. Diese Richtung hat normalerweise auch die elektrische Herzachse beim Hund. Am Ende der Kammererregung sind die elektrischen Kräfte nach dorsal, kranial und zur linken Vordergliedmaße gerichtet.

In den 3 Ebenen ist jeweils die Lage der Hauptvektoren und somit die elektrische Herzachse von besonderem Interesse. Im Einthovenschen Dreieck wird eine Gerade, die parallel zur Ableitungs-

Abb. 15.20. Winkel α im Normalbereich und bei Kammerrechtshypertrophie im Einthovenschen Dreieck. Der Winkel α wird zwischen dem Hauptvektor und einer durch den Dreiecksmittelpunkt parallel zur Ableitungslinie der *Abl. I* verlaufenden Geraden gemessen. $a = α$ liegt im Normalbereich zwischen $+40$ und $+100°$; $b = α$ beträgt über $+100°$, der Hauptvektor weicht deutlich nach rechts ab. Der zum Zeitpunkt des Hauptvektors in *Abl. I* erfolgende Ausschlag ist negativ

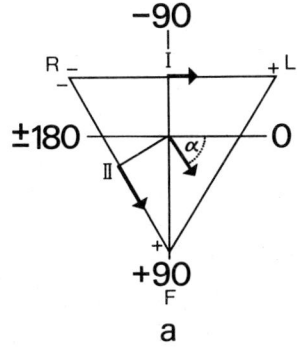

a

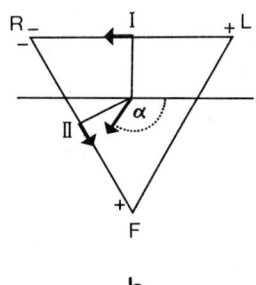

b

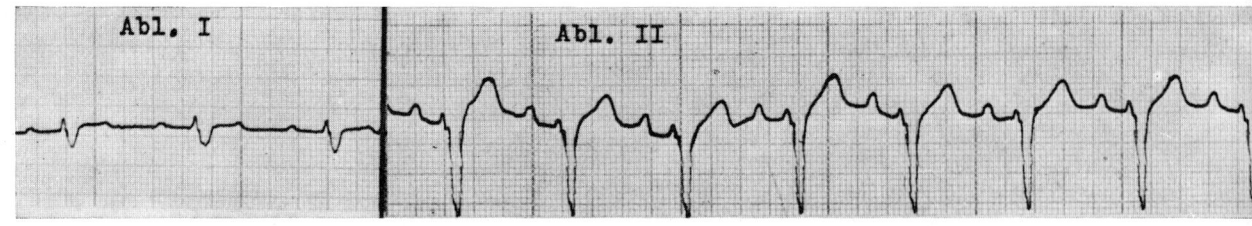

Abb. 15.21. Rechtsschenkelblockartige Veränderungen des Kammerkomplexes bei einem 13jährigen Teckelrüden mit beidseitiger AV-Klappeninsuffizienz. Die QRS-Dauer ist mit 0,09 s stark verlängert (15 mm/s). Bei Konstruktion der Vektorschleife im Einthovenschen Dreieck würde der Hauptvektor weit außerhalb des Normalbereichs liegen. Er würde nach rechts und kranial gerichtet sein

linie der Abl. I verläuft, durch den Dreiecksmittelpunkt gezogen. Der Winkel, den der Hauptvektor mit dieser Geraden bildet, wird als Winkel α bezeichnet *(Abb. 15.20).* Normalerweise liegt der Hauptvektor im Bereich von 40 bis maximal 100°.

Beträgt α mehr als 100°, liegt eine Hypertrophie des rechten Ventrikels vor *(Abb. 15.20).* Bei diesem Befund ist zumindest in Abl. I die Hauptausschlagsrichtung der QRS-Gruppe deutlich negativ. Auch beim Rechtsschenkelblock ist der Hauptvektor stark nach rechts verlagert *(Abb. 15.21).* Das

Myokard des rechten Ventrikels wird dabei auf muskulärem Weg vom linken Schenkel des Hisschen Bündels miterregt. Die Erregung im rechten Ventrikel erfolgt also verspätet und dauert länger, als wenn sie über das spezifische Erregungsleitungssystem erfolgen würde. Folglich sind die elektrischen Kräfte nur ganz zu Beginn kurz nach links gerichtet, dann wenden sie sich nach rechts und meist auch nach kranial.

Bei Hypertrophie des linken Ventrikels liegt der Winkel α oft noch im Normalbereich. Ist α jedoch klein (40° und darunter), liegt der Verdacht einer ventrikulären Linkshypertrophie nahe. Gleichzeitig sieht man dann überhöhte Amplituden in mehreren Ableitungen, bes. die R-Amplitude in Abl. I ist stark vergrößert. Die QRS-Dauer kann leicht verlängert sein. Die Hypertrophie des linken Ventrikels ist durch die vektorielle Beurteilung allein nicht so sicher zu erkennen wie die Rechtshypertrophie.

In der sagittalen und transversalen Ebene zeigen die Hauptvektoren normalerweise nach ventral. Sind hier die Hauptvektoren nach dorsal gerichtet, liegt wahrscheinlich eine Herzvergrößerung vor. Die Hauptausschlagsrichtung der Kammeranfangsschwankung in Abl. V_{10} muß dann deutlich positiv sein.

Abb. 15.22. Störungen der EKG-Registrierung, die nicht mit der undulierenden Nullinie bei Vorhofflimmern verwechselt werden dürfen. *Oberer Streifen:* Entstellung des Elektrokardiogramms durch Wechselstromstörung (50 Hertz). *Unterer Streifen:* Durch Muskelzittern des Patienten bedingte Unruhe der Nullinie

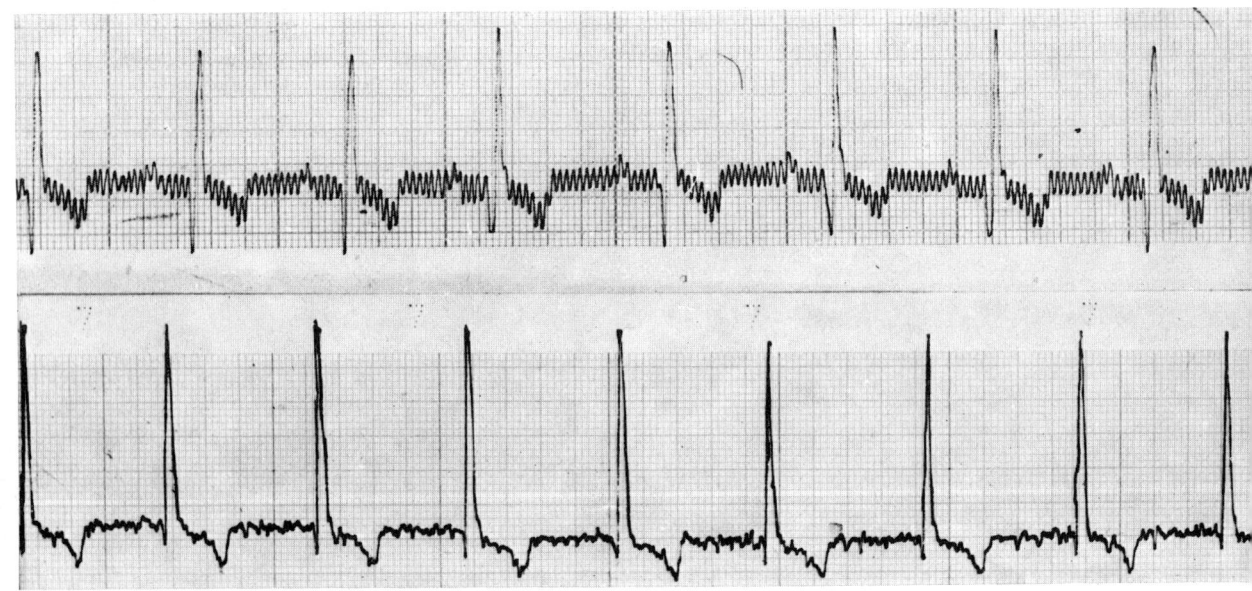

15.2 Symptome bei Herzinsuffizienz

U. Kersten

Herz*krankheit* wie beispielsweise das Vorkommen eines Herzgeräusches muß von Herz*insuffizienz* unterschieden werden. Herzinsuffizienz liegt vor, wenn das Herz trotz Einsatz von Kompensationsmechanismen unfähig ist, den Organismus seinen Bedürfnissen entsprechend mit Blut zu versorgen.

1. Husten   ⎫ Hinweis auf Stauungen im klei-
2. Dyspnoe   ⎬ nen (Lungen-)Kreislauf, vorwie-
3. Lungenödem   ⎭ gend Linksinsuffizienz
4. Aszites   ⎫ Hinweise auf Stauungen im gro-
5. Hydrothorax   ⎬ ßen Kreislauf, vorwiegend
6. Periphere Ödeme ⎭ Rechtsinsuffizienz oder perikar-
7. Unruhezustände   diale Traumata
   (besonders nachts)
8. Adams-Stokes-
   Anfälle
9. Leistungsschwäche

Im Vordergrund stehen beim Hund die Stauungserscheinungen im kleinen Kreislauf, bedingt durch die Häufigkeit der Mitralisinsuffizienzen. Bei 50 % aller herzkranken Hunde ist Husten das erste und oft einzige Symptom. Wenn ältere Hunde nach Belastung, Freude und Aufregung husten, sollte stets das Herz eingehend untersucht werden.

Unruhezustände können Ausdruck von Atemnot sein. Bei Mitralisinsuffizienzen fällt dem Besitzer oft besonders in den frühen Morgenstunden unruhiges Umherlaufen, begleitet von Husten und Dyspnoe, auf.

15.2.1 Dekompensation des linken Herzens

Diese führt zu Dyspnoe (Polypnoe, Backenblasen) und schließlich zum Lungenödem (hochgradige Atemnot; Hunde wollen sich nicht hinlegen; starke Rasselgeräusche; Auswurf von hellrotem Schaum; Zyanose). Dieser Zustand ist prognostisch ungünstig.

15.2.2 Stauungen im großen Kreislauf (Aszites, Hydrothorax, periphere Ödeme)

Sie weisen auf ein Versagen des rechten Herzens (z. B. Trikuspidalisinsuffizienz) oder Perikarderguß. Dem Besitzer fällt beim Aszites oft die typische Volumenzunahme und Formveränderung des Abdomens auf (Birnenform). Im dorsalen Bereich ist das Abdomen schmal, im unteren Bereich durch die angesammelte Flüssigkeit stark vergrößert. Typisch ist die Undulation. Ausgeprägter Hydrothorax führt zu starker Kurzatmigkeit.

Charakteristische Untersuchungsbefunde sind: Herztöne leise oder nicht auskultierbar; horizontale Dämpfungslinie bei Thoraxperkussion; Flüssigkeitsanzeichen auf Röntgenaufnahmen, Lebervergrößerung; Transsudat bei Thorako- und Laparozentese. Periphere Ödeme treten zunächst distal an den Hintergliedmaßen, dann im Bereich von Unterbauch, Sternum, an den Vordergliedmaßen und am Hals auf.

15.2.3 Adams-Stokes-Anfälle

Sie haben oft epileptiformen Charakter (Umfallen, kurzzeitige Bewußtlosigkeit, tonische, seltener klonische Krämpfe, Opisthotonus). Diese Anfälle entstehen durch eine kardial bedingte Hypoxie im Gehirn und zeigen sich als bradykarde Form des Adams-Stokes-Anfalls beim totalen AV-Block (Kap. 15.1, EKG, Rhythmusstörungen). Tachykarde Form bei hochfrequenten Rhythmusstörungen (Vorhofflimmern) ruft Ischämie durch mangelnde Auswurfleistung des Herzens hervor (Trautvetter et al., 1972; Poirson et al., 1976; Trautvetter & Bob, 1982). Adams-Stokes-Anfälle sind von den Symptomen her nicht eindeutig von Anfällen infolge primärer Epilepsie und anderer sekundärer Epilepsieformen (z. B. bedingt durch Schädeltraumata, Encephalitis, Hydrocephalus, Hypoglykämie, portocavalen Shunt) abzugrenzen.

15.3 Erworbene Herzklappenerkrankungen

U. Kersten

15.3.1 Atrioventrikularklappeninsuffizienz (Endokardiose)

Diagnose ☐ Die Atrioventrikularklappeninsuffizienz (Mitralis- und Trikuspidalisinsuffizienz) ist die weitaus häufigste Herzerkrankung des Hundes (Kersten, 1968; Kersten et al., 1969). Klinisch wird sie vermehrt ab dem 5. Lebensjahr diagnostiziert *(Abb. 15.23)*. Die AV-Klappeninsuffizienzen scheinen häufiger bei Rüden als bei Hündinnen aufzutreten, zumindest führen sie bei Rüden zu stärkeren zusätzlichen Schädigungen am Herzen und somit zu schwereren klinischen Symptomen. AV-Klappeninsuffizienzen kommen bei allen

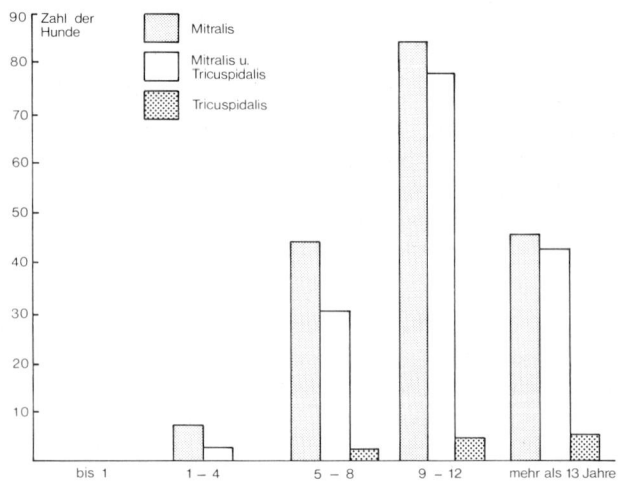

Abb. 15.23. Altersverteilung bei 343 Hunden mit AV-Klappeninsuffizienzen. Vor dem 5. Lebensjahr werden klinisch nur vereinzelt AV-Klappeninsuffizienzen diagnostiziert, dann kommt es zum deutlichen Anstieg der Erkrankungshäufigkeit. Meist liegen Mitralisinsuffizienzen, die oft mit Trikuspidalisinsuffizienzen kombiniert auftreten, vor. Insuffizienzen der Trikuspidalis allein sind sehr selten

Hunderassen vor. Kleine und mittlere Hunderassen erkranken häufiger (Teckel, besonders häufig der Rauhhaar-Teckel, Schnauzer, Spitz, Terrier). Die Mitralis wird am häufigsten insuffizient. Kombinierte Mitralis- und Trikuspidalisinsuffizienzen sind etwas seltener. Nur vereinzelt treten ausschließlich Trikuspidalisinsuffizienzen auf *(Abb. 15.23)*.

Abb. 15.24. Endokardiose der Valvula tricuspidalis bei einem 11jährigen Pudelrüden. Die Klappe ist verdickt, die Klappenränder sind knotig und eingezogen. Die Chordae tendineae sind verdickt und verkürzt (TRAUTWEIN, Institut für Pathologie, Hannover)

Pathologisch-anatomisch liegen diesen Insuffizienzen deutliche Veränderungen an den Klappenstrukturen zugrunde, die als Klappenendokardiose *(Abb. 15.24)* angesprochen werden (KERSTEN et al., 1973; ERNST et al., 1973, 1974; SCHNEIDER et al., 1972, 1973; SOKKAR, 1968; TRAUTWEIN et al., 1973).

Makroskopisch erscheinen die Klappen verdickt, die Klappenränder sind eingezogen und zum Teil knotig verändert. Die Chordae tendineae können ebenfalls verdickt sein und zerreißen. Der Anulus fibrosus ist vielfach erweitert. Histologisch handelt es sich um chronische nichtentzündliche Klappenalterationen (Störungen des Stoffwechsels saurer Mucopolysaccharide, Ablagerung von Hyaluronsäure und Chondroitinsulfat im Klappenstroma, Entstehung von Fibrosen).

Obgleich es sich bei den Klappenveränderungen um Kollagenerkrankungen handelt, sind sie nicht mit der rheumatischen Endokarditis des Menschen zu vergleichen. Der Einfluß bakterieller Erreger konnte bei der Entstehung der Klappenendokardiose des Hundes bislang nicht nachgewiesen wer-

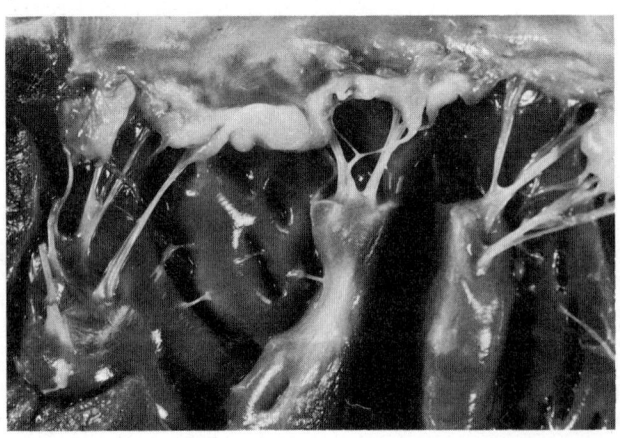

den. Experimentell wurden durch ACTH- oder Desoxycorticosteronacetatinjektionen über einen längeren Zeitraum Anfangsstadien der Klappenveränderungen erzeugt. Die Ätiologie der spontanen Erkrankung ist noch unklar. Mitralisinsuffizienzen infolge einer echten bakteriellen Endokarditis sind beim Hund selten. In solchen Fällen liegt oft gleichzeitig eine Endokarditis an den Aortenklappen (Kap. 15.3.2) bzw. eine Aortenklappeninsuffizienz vor.

Symptome □ Diese sind bei den AV-Klappeninsuffizienzen charakteristisch. Die Krankheit entwickelt sich über einen langen Zeitraum, Symptome fehlen zu Beginn. Kommt es bei der Mitralisinsuffizienz zur Dekompensation, treten durch Rückstau in den Lungenkreislauf trockener Husten und Dyspnoe auf, besonders auffällig nach Belastung, Freude, Erregung und in den Nachtstunden (bei älteren Hunden mit chronischem Husten immer auf Mitralisinsuffizienz achten!). Mit zunehmender Dekompensation kommt es zum Lungenödem. Bei den Trikuspidalisinsuffizienzen stehen die Stauungen im großen Kreislauf im Vordergrund (Aszites, Hydrothorax, periphere Ödeme).

   Charakteristisch sind systolische Geräusche über einem oder beiden AV-Klappenfeldern (meist pan- oder holosystolisch; gleichmäßig stark über die gesamte Systole hörbar, *Abb. 15.25*). Mit den Klappeninsuffizienzen gehen ischämische Myokardschädigungen einher. Linksseitige (Mitralisinsuffizienz) oder beidseitige Herzvergrößerungen (beidseitige AV-Klappeninsuffizienz) sind röntgenologisch erkennbar *(Abb. 15.4 u. 15.5)*. Elektrokardiographisch sind vielgestaltige Veränderungen zu erkennen (Hinweise auf Myokardschädigungen, Rhythmusstörungen). Fast regelmäßig kommt es zu deutlichen Überhöhungen und Verbreiterungen der P-Zacken als Ausdruck für die Vorhofhypertrophie und Vorhofdilatation.

   Bei den Mitralisinsuffizienzen hat sich je nach Dekompensationszustand eine Einteilung in vier Grade (Ettinger & Suter, 1970) bewährt:

Grad I: Feststellung der Mitralisinsuffizienz bei der Auskultation (evtl. Zufallsbefund), keine Dekompensationssymptome wie Husten und Dyspnoe, normale Belastung möglich.

Grad II: Keine Symptome im Ruhezustand, normale Aktivität führt zu Husten und Dyspnoe.

Grad III: Husten und Dyspnoe in der Nacht und bei geringer Belastung. Erste Anzeichen einer Herzrechtsinsuffizienz entwickeln sich.

Grad IV: In Ruhe und bei geringer Belastung treten Dekompensationssymptome auf, Lungenödem, zusätzlich auch deutliche Anzeichen einer Rechtsinsuffizienz.

Therapie □ Bei den Mitralisinsuffizienzen Grad I ist eine medikamentelle Therapie nicht geboten.

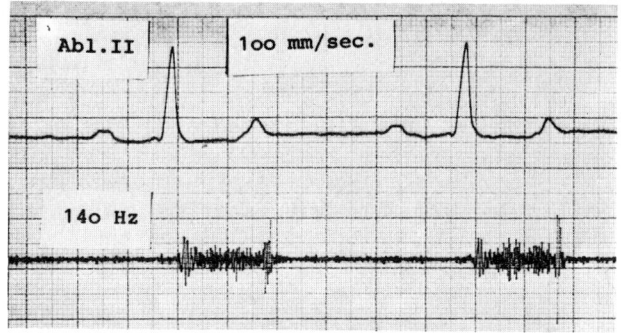

Abb. 15.25. Phonokardiogramm (links, 5. Interkostalraum) bei einem Pudel, 8 Jahre, männlich, mit Mitralisinsuffizienz, simultan registriert EKG, *Abl. II.* Das holosystolische Geräusch beginnt nach dem 1. Herzton und endet vor dem 2. Herzton. Fast gleichmäßige Intensität des Geräusches in der gesamten Phase (plateauförmig)

Übermäßige körperliche Beanspruchung sollte jedoch vermieden werden, Na-arme Diät ist bereits angezeigt. Eine Digitalistherapie ist jedoch ratsam zur Vorbereitung auf eine Anästhesie, insbesondere bei zusätzlichen deutlichen EKG- und Röntgenbefunden, da sich durch die Narkosebelastung erfahrungsgemäß plötzliche Dekompensationen einstellen können. Bei den Mitralisinsuffizienzen Grad II und stärker sowie bei Trikuspidalisinsuffizienzen mit Herzrechtsinsuffizienz sollte stets eine Therapie vorgenommen werden (Kap. 15.9). Es kommen Herzglykoside zum Einsatz, u. U. auch Vasodilatatoren. Bei schweren Stauungen ist zusätzlich ein Diuretikum, bei entsprechenden Befunden ein Antiarrhythmikum erforderlich. Bei hochgradigem Aszites und Hydrothorax ist in manchen Fällen eine Bauchhöhlenpunktion bzw. Thorakozentese nicht zu umgehen, da dann die medikamentelle Therapie allein nicht mehr ausreicht. Rezidive sind bei diesen fortgeschrittenen Stauungszuständen häufig, die Prognose ist ungünstig.

   Der Besitzer sollte von Anfang an darüber aufgeklärt werden, daß eine chronische Klappeninsuffizienz durch die Glykosidtherapie nicht rückgängig gemacht werden kann und deshalb lebenslänglich behandelt werden muß. Ein Absetzen der Präparate bei erreichter Kompensation führt zum Wiederauftreten der Symptome.

15.3.2 Aorteninsuffizienz (Aortenklappenendokarditis)

Aorteninsuffizienzen sind sehr selten und kommen fast ausschließlich bei großen Rassen vor. Sie sind Folgen bakterieller Klappenendokarditiden, die sich im Verlauf schwerer fieberhafter Infektionen entwickeln können. Die Mitralis ist oft mitbetroffen (Sisson & Thomas, 1984). Die Aorteninsuffizienz bedingt ein diastolisches Geräusch (sehr selten beim Hund!) und einen hüpfenden Puls. Bei gleichzeitiger Mitralisinsuffizienz (systolisches Geräusch) kann ein an- und abschwellendes systolisch-diastolisches Maschinengeräusch wie beim Ductus Botalli persistens vorgetäuscht werden.

Bei Verdacht auf eine bakterielle Endokarditis sollte durch mehrmalige Blutkulturen eine Keimisolierung und Resistenzbestimmung versucht werden. Die Blutabnahme sollte mittels Blutkulturflasche mit dazugehörigem Entnahmeschlauch erfolgen. Die Therapie erfolgt mit Antibiotika bzw. Chemotherapeutika (möglichst nach Resistenzbestimmung) und einem Herzglykosid.

Der Krankheitsverlauf ist bisweilen perakut und hoch fieberhaft. Es kommt zu zahlreichen Todesfällen infolge Thromboembolismus und Septikämie. Eine häufige Komplikation sind Arthritiden.

15.4   Herzmuskelerkrankungen, Kardiomyopathien, Myokarditis

U. Kersten

Eine Reihe recht unterschiedlicher Ursachen kann die Leistungsfähigkeit des Herzmuskels reduzieren und zu Herzinsuffizienz führen. Es sind dies:

1. Entzündungen (Myokarditis, Welpenparvovirose);
2. Vergiftungen (Thallium, Phosphorsäureester);
3. sekundäre Myokardschädigungen bei Trauma und Allgemeinerkrankungen (Urämie, Pyometra, Hypokaliämie);
4. ischämische Myokardosen mit Muskeldegenerationen und Mikroinfarkten infolge hyalinfibrotischer, altersbedingter Gefäßwandverquellungen;
5. primär biochemische Myokardveränderungen unbekannter Ursache (primäre Kardiomyopathien).

Die Myokardinsuffizienzen können reversibel sein wie z. B. hypoxische Zustände, Elektrolytstörungen (insbesondere Kalzium oder Kalium) oder Kontusionen bei Traumata, oder sie können progressiv sein wie die primären Kardiomyopathien, die eine infauste Prognose haben. Die klinischen Befunde sind: Anzeichen von Herzinsuffizienz, Herzvergrößerung, Fehlen von primären Klappengeräuschen, oft deutliche EKG-Veränderungen und eventuell Galopprhythmen. Große Hunderassen sind etwas häufiger betroffen.

Befund □ Häufige EKG-Befunde sind: Verlängerungen von P-, PQ-, QRS-, und QT-Dauer, Formveränderungen der Kammerzacken, ST-Streckenveränderungen, T-Wellen-Überhöhungen und verschiedene Rhythmusstörungen. Die Herzrhythmusstörungen sind zwar auskultatorisch überwiegend gut zu erkennen. Ihre sichere Differenzierung gelingt meistens nur anhand eines EKG. Deshalb sind die Arrhythmien im Kapitel EKG besprochen (Kap. 15.1.3).

Therapie □ Die Therapie der Kardiomyopathie erfolgt, entsprechend einer erkennbaren ätiologischen Grundkrankheit (z. B. Infektion, Vergiftung, Elektrolytstörung), mit einem Herzglykosid, Diuretika und gegebenenfalls mit einem Antiarrhythmikum sowie einem Vasodilatator.

15.5   Perikarderkrankungen

U. Kersten

Perikarderkrankungen treten meist infolge unterschiedlicher entzündlicher und nicht entzündlicher Primärerkrankungen auf. In vielen Fällen kommt es dabei zu Flüssigkeitsansammlungen im Herzbeutel (Hydro-, Hämoperikard). Zu blutigen Herzbeutelergüssen kommt es infolge von Tumoren (insbesondere Herzbasistumoren), Gefäßrupturen bei Traumata, und spontanen Vorhofrupturen bei chronischer Mitralinsuffizienz, v.a. bei Teckel und Kleinpudel.

Exsudatansammlungen im Herzbeutel entstehen durch bakterielle Perikarditiden, oft bei gleichzeitiger Pleuritis. Es gibt auch eine sogenannte idiopathische Perikarditis mit blutig-serösem (portweinfarbenem) sterilem Exsudat. Eine Virusinfektion wird in Erwägung gezogen. Fibrinöse Perikarditiden ohne Exsudatbildung sind beim Hund seltener. Sie können durch die Verdickung und mangelnde Elastizität des Herzbeutels zur Einschnürung des Herzens führen (konstriktive Perikarditis). Transsudate sind durch Stauungen, seltener durch Hypoproteinämien bedingt. Gleichzeitig liegt dann meist ein Aszites oder Hydrothorax vor.

Große Flüssigkeitsmengen im Herzbeutel vermindern die Intensität der Herztöne. In hochgradigen Fällen kann das Herz nicht mehr zu hören sein. Oft besteht eine kompensatorische Tachykardie, da das Schlagvolumen durch die Beengung des

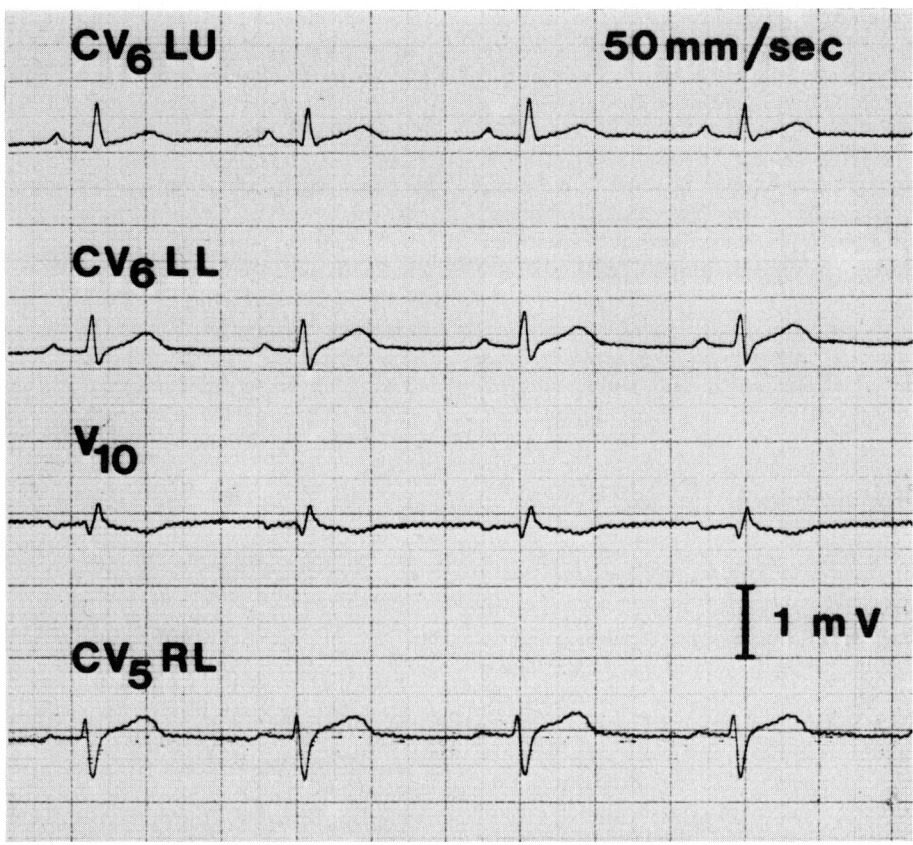

Abb. 15.26. Ausgeprägte Niedervoltage im EKG (Wil-son-Ableitungen) bei einer 8jährigen Boxerhündin, bedingt durch ein Hämoperikard infolge Herzbasistumor (Schütt, I., R. Müller-Peddinghaus & U. Kersten, Kleintier-Praxis **21:** 123)

Herzens stark reduziert ist. Der Puls ist dann nur schwach palpierbar und es kann zu Synkopen kommen. Hydrothorax und Aszites sind häufige Folgen von Perikarderkrankungen.

Je nach Flüssigkeitsmenge fällt im EKG *(Abb. 15.26)* eine unterschiedlich stark ausgeprägte Niedervoltage auf (ausgeprägt: alle Kammerzacken in den Gliedmaßenableitungen bei 0,5 mV und niedriger). Röntgenologisch lassen sich gering- und mittelgradige Herzbeutelergüsse nicht sicher von Herzvergrößerungen differenzieren. Bei hochgradigen Ergüssen fällt die stark vergrößerte Herzsilhouette durch ihre runde bis ovale Form und glatte Oberfläche auf (Kürbisform). Der kraniokaudale Durchmesser in der Lateralaufnahme ist oft größer als der Höhendurchmesser (von Trachea bis Sternum). Gute Möglichkeit zur Erkennung einer Flüssigkeitsansammlung im Herzbeutel besteht bei Sonographie.

Beim Hydrothorax liegen ähnliche EKG- und Auskultationsbefunde wie beim Hydroperikard

vor. Bei der differentialdiagnostischen Abgrenzung sind Perkussion und Röntgenuntersuchung des Thorax wertvoll (Kap. 14.7). Beim Durchleuchten des Brustkorbs sind bei starkem Perikarderguß die Herzkontraktionen nicht oder kaum sichtbar.

Zur Absicherung der Diagnose, zur Entlastung der Herzens und zur Untersuchung der Flüssigkeit soll eine Perikardiozentese vorgenommen werden. Die Punktion erfolgt am stehenden, durch 2 Personen fixierten Hund auf der linken oder rechten Thoraxseite im 4. Interkostalraum unterhalb der Rippen-Rippenknorpelgrenze. Da bei Punktion von links aus die Gefahr der Verletzung der absteigenden Koronararterie besteht, bietet die Punktion auf der rechten Thoraxseite mehr Sicherheit. Rasur, Desinfektion der Haut; weitlumige, kurz angeschliffene Punktionskanüle mit aufgesetzter 50-ml-Spritze, zwischen Spritze und Kanüle Dreiwegehahn oder abklemmbarer Schlauch, damit nach Abnehmen der gefüllten Spritze Kanüle verschlossen werden kann. Beim Einstechen der Punktionskanüle leichtes Anziehen des Spritzenstempels, so daß nach Durchdringen des Herzbeutels sofort Flüssigkeit zu aspirieren ist und zu tiefes Eindringen vermieden wird (dann Pulsation des Herzens über die Kanüle fühlbar). Falls ein EKG zur Verfügung steht, kann man zur Feststellung von Extrasystolen bei Berührung des Epikards eine bipolare Ableitung machen. Die Perikardiozentcsc kann vorteilhaft auch mit einer Kanülen-Katheter-Kombination durchgeführt werden.

Die gewonnene Flüssigkeit wird makroskopisch beurteilt und im Labor auf Transsudat- oder Exsudatcharakter untersucht. Bei Exsudaten bakteriologische Untersuchung mit Resistenzbestimmung, bei Tumorverdacht Untersuchung auf Tumorzellen im Ausstrich und Sediment (wenig zuverlässig).

Therapie □ Medikamentell erfolgt, je nach Ursache und Befunden, die Behandlung mit Chemotherapeutika, Herzglykosid und Diuretikum. Die Perikardiozentese zur Beseitigung der Einengung des Herzens ist fast immer angezeigt. Durch wiederholte Perikardiozentesen kann die sogenannte idiopathische Perikarditis (ohne Erregernachweis) ausheilen. Eventuell kann man zur Verminderung der Entzündung lokal 1 ml eines Glukokortikoids injizieren.

In Fällen von konstriktiver Perikarditis und therapieresistenten Perikardergüssen ist ein chirurgisches Vorgehen angezeigt. Dabei wird nach Thorakotomie ein Streifen aus dem Herzbeutel herausgeschnitten. Der Herzbeutel bleibt eröffnet, so daß das Herz nicht mehr eingeengt wird.

15.6   Parasiten

U. Kersten

Als parasitäre Herzerkrankung kommt die Dirofilariose im südlichen Europa und Amerika vor. In Mitteleuropa ist jedoch bei Hunden, die aus diesen Gebieten kommen, an die Möglichkeit dieser Erkrankung zu denken.

Die adulten Würmer von Dirofilaria immitis (1 mm dick, ca. 25 cm lang) finden sich in variabler Zahl im rechten Herzen, in den Pulmonalarterien und gelegentlich in der Vena cava sowie ausnahmsweise in anderen Organen. Zwischenwirte und Überträger sind Stechmücken, die beim Saugakt von Hunden und anderen Fleischfressern die Larven aufnehmen (Mikrofilarien). Leistungsabfall, Husten, Dyspnoe und Stauungserscheinungen stehen im Vordergrund. Im EKG läßt sich eine deutliche Hypertrophie des rechten Ventrikels erkennen. Röntgenologisch lassen sich eine Rechtsvergrößerung des Herzens und Dilatation der Lungenarterien erkennen. Im dorsoventralen Strahlengang ist zwischen 1–2 Uhr die halbkreisförmige Vorwölbung des erweiterten Pulmonalartierenstammes zu erkennen. Der 2. Herzton kann durch den verzögerten Schluß der Pulmonalklappen gespalten sein. Mikrofilarien von Dirofilaria immitis treten periodisch im Blut auf. Deshalb sind sie häufig erst nach wiederholten Blutuntersuchungen nachweisbar (1 ml Blut, 10 ml 2%ige Formalinlösung, Zentrifugieren, Färbung des Sediments mit Methylenblaulösung, mikroskopischer Nachweis der Mikrofilarien). Verwechslung mit apathogenen Mikrofilarien von Dipetalonema reconditum geschieht häufig bei ungeübten Untersuchern. Auch serologisch Tests für Fälle ohne zirkulierende Mikrofilarien verfügbar.

Reihenfolge der Behandlung:

1. Gegen adulte Würmer, intravenös Thiacetarsamid-Na (Caparsolate®, Abbot) 2,2 mg/kg KG 2mal am Tag, an 2 aufeinanderfolgenden Tagen. Mit Aspirin 3 mg/kg p.o. wird das Risiko der Lungenthrombose reduziert.
2. Nach 2–3 Wochen gegen Mikrofilarien und wandernde Larven oral Dithiazanin-Jodid (Telmid®) 4–11 mg/kg KG über 7–10 Tage oder Levamisol 10 mg/kg KG über 10–15 Tage.
3. Prophylaxe, Diäthylcarbamazin (Banocid®, Caricid®) 3–5 mg/kg KG p.o. ist das Mittel der Wahl.

Durch Absterben der adulten Würmer über Tage und Wochen nach der Behandlung entstehen Lungenembolien. Thiacetarsamid-Na ist lebertoxisch. Bei schwersten Befall wird auch die operative Entfernung der Herzwürmer durchgeführt (verschiedene Methoden). Neu ist die Verwendung von Ivermectin gegen Mikrofilarien (0,05–0,25 mg/kg KG p.o. 2 Wochen nach Thiacetarsamid). Das Präparat ist allerdings für die Anwendung beim Hund in der BR Deutschland vorläufig nicht zugelassen. Außerdem sind Intoxikationen mit letalem Ausgang durch Ivermectin bei Collies bekannt geworden. Ivermectin (Heartgard 30®, Merck & Co.) wurde kürzlich in den USA zur Herzwurmprophylaxe eingeführt. Alle 30 Tage werden 6 Mikrogramm = 0,006 mg/kg KG p.o. verabreicht. Die erste Dosis muß innerhalb von 30 Tagen nach Einreise in ein Endemiegebiet, die letzte Dosis innerhalb 30 Tagen nach der letzten Exposition verabreicht werden.

15.7   Verschiedenes

U. KERSTEN

15.7.1   Herzbasistumor

Als Herzbasistumoren werden Geschwülste im Bereich der Vorhöfe und der großen Gefäße innerhalb des Herzbeutels bezeichnet. Dabei handelt es sich meistens um Chemodektome (entwickeln sich aus Chemorezeptorengewebe im Bereich der Herzbasis) und selten um Tumoren von versprengtem Schilddrüsen- oder Nebenschilddrüsengewebe. Eine Prädisposition für Chemodektome besteht bei brachyzephalen Rassen (KAST, 1958; BOMHARD et al., 1974; SCHÜTT et al., 1976).

Chemodektome sind oft vorhanden, ohne Störungen zu verursachen. Symptome treten auf durch lokales infiltratives Wachstum oder wenn es zur Ruptur des Tumors, zu Blutungen in den Herzbeutel und somit zur Herzbeuteltamponade kommt (Kap. 15.5 und EKG *Abb. 15.26*). Röntgenologisch kann der Tumor in der Laterolateralaufnahme nach Perikardiozentese im Bereich des Aortenursprungs sichtbar sein.

Die Prognose ist meist infaust, weil bei Auftreten von klinischen Symptomen der Tumor im allgemeinen bereits inoperabel ist.

15.7.2   Cor pulmonale

Sammelbegriff für Vergrößerungen und Erweiterungen des rechten Herzens infolge erhöhten Widerstandes im Lungenkreislauf durch langdauernde Bronchopneumonien, Lungenthrombose, Lungenemphysem, Herzwurmerkrankung oder Lungenfibrose. Anhaltende oder wiederholte Lungenhypoxie (z. B. durch Höhenaufenthalte, infolge kollabierter Trachea) kann auch zum Cor pulmonale führen.

Röntgen ☐ Vergrößerung des rechten Herzens und evtl. Lungenveränderungen.

EKG ☐ »P pulmonale« (deutlich überhöhtes, schmales P, ohne Verlängerung der P-Dauer). Bisweilen vektorielle Rechtsabweichung der Kammererregung (Hinweis: Kammerkomplex negativ in Abl. I oder Abl. I und II.

Therapie ☐ Herzglykosid, Behandlung der Grundkrankheit.

15.7.3   Hegglin-Syndrom (Energetisch-dynamische Herzinsuffizienz)

Das Hegglin-Syndrom wird im Verlauf von Elektrolytstörungen (insbesondere bei Hypokaliämie, seltener bei Hyperkaliämie) festgestellt (KERSTEN et al., 1975), kann aber auch bei anderen schweren Stoffwechselstörungen und Intoxikationen beobachtet werden.

Diagnose ☐ Sie erfordert gleichzeitige EKG- und Phonokardiogramm-Registrierung. Als elektrische Systole wird die QT-Zeit im EKG bezeichnet. Die mechanische Systole währt dagegen vom Beginn der Q-Zacke bis zum Beginn des 2. Herztons. Normalerweise ist die mechanische Systole etwas länger als die elektrische, d. h. der 2. Herzton beginnt nach dem Ende der T-Welle (im Mittel 0,02 s danach). Beim Hegglin-Syndrom kommt es zu einer Verlängerung der elektrischen Systole (0,24 s und mehr) unter gleichzeitiger Verkürzung der mechanischen Systole. Das führt dazu, daß der 2. Herzton in die T-Welle hineinfällt.

Therapie ☐ Elektrolyt- oder Stoffwechselstörung, bzw. Grundkrankheit behandeln.

15.8   Angeborene Herzkrankheiten

U. KERSTEN

15.8.1   Aortenstenose

Die Aortenstenose ist die in der BR Deutschland am häufigsten diagnostizierte angeborene Herz-Gefäß-Mißbildung beim Hund. Sie kommt bevorzugt beim Boxer vor (PATTERSON & DETWEILER, 1963; TRAUTVETTER & POIRSON, 1975). Meist liegt die Stenose dicht unterhalb der Aortenklappen im Ausflußbereich des linken Ventrikels (Subaortenstenose). Seltener sind Stenosen im Bereich der

Klappen selbst und supravalvuläre Stenosen im Anfangsteil der Aorta ascendens.

Symptome ☐ Sie variieren je nach Schweregrad erheblich:

1. Ein Teil der erkrankten Tiere entwickelt sich normal; nur bei Belastung fällt bisweilen eine schnellere Ermüdbarkeit auf.
2. Manche Tiere sterben im Welpenalter, andere kümmern deutlich im Vergleich zu Wurfgeschwistern.

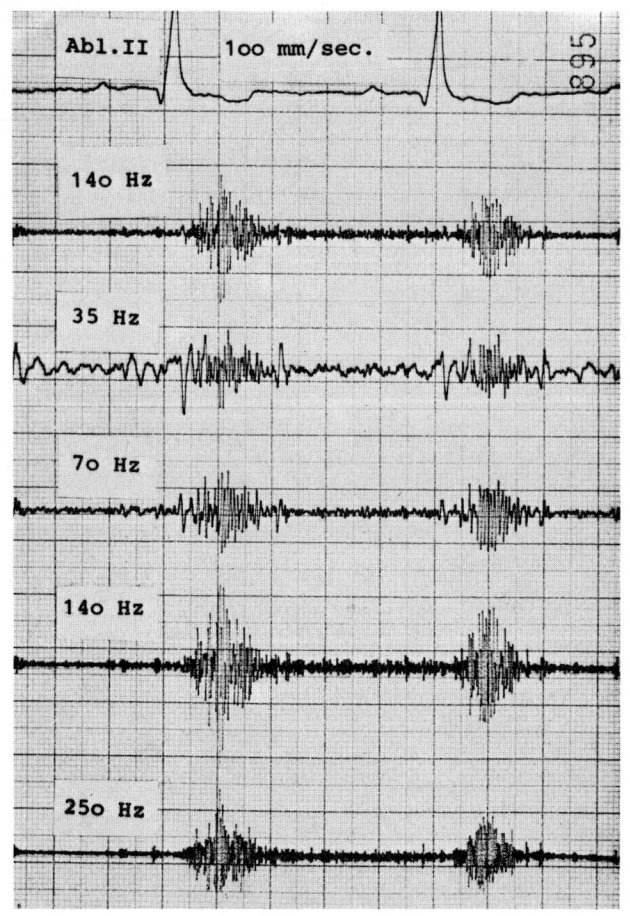

Abb. 15.27. Aortenstenose, Boxer, 6 Monate, männlich. Phonokardiogramm (*links*, 4. Interkostalraum) mit verschiedenen Frequenzbereichen und simultan registriertem EKG, *Abl. II*. Das systolische Austreibungsgeräusch zeigt deutlich den Crescendo-decrescendo-Typ

3. Hunde mit Aortenstenose können unvermittelt umfallen und evtl. verenden.

Untersuchung □ Sie ergibt ein systolisches Geräusch (meist vom Crescendo-decrescendo-Typ) mit Punctum maximum im 4. linken Interkostalraum (*Abb. 15.27*). Da das linke Herz mit vermehrter Kraft gegen die Stenose anpumpen muß, kommt es zur Linkshypertrophie, die sich im EKG feststellen läßt (hohe R-Zacke in den Einthoven-Abl., besonder in Abl. I). Röntgenologisch ist die Linkshypertrophie schlecht erkennbar. Es kann jedoch zu einer Vergrößerung des Aortenbogens kommen. Falls Dekompensationserscheinungen auftreten oder EKG-Veränderungen deutlich sind, sollte symptomatisch mit einem Herzglykosid oder evtl. mit Propranolol behandelt werden. Eine Operation der Stenose ist nur mit Herzlungenmaschine möglich. Hunde mit Aortenstenose wegen Erblichkeit des Fehlers von Zucht ausschließen.

15.8.2 Pulmonalstenose

Diese angeborene Herzerkrankung tritt bei einigen Rassen bevorzugt auf (Boxer, Engl. Bulldogge, Beagle, Fox-Terrier, Chihuahua). Meist handelt es sich um eine Pulmonal-Klappenstenose, seltener um eine Infundibulumstenose (unterhalb der Klappen) oder um eine supravalvuläre Stenose.

Symptome □ Wie bei der angeborenen Aortenstenose variieren die Erscheinungen erheblich von Symptomfreiheit bis zu Dyspnoe oder Herzrechtsinsuffizienz. Ähnlich wie bei der Aortenstenose hört man ein systolisches Geräusch vom Crescendo-decrescendo-Typ, dessen Punctum maximum liegt jedoch über dem 3. Interkostalraum auf der linken Seite (Pulmonalklappenfeld). Da die Puncta maxima der beiden Semilunarklappen dicht beieinander liegen, muß man zur differentialdiagnostischen Abgrenzung zwischen Aorten- und Pulmonalstenose das EKG und Herzröntgenaufnahmen im dorsoventralen Strahlengang heranziehen. Bei der Pulmonalstenose entwickelt sich eine Hypertrophie der rechten Kammer und Dilatation des Pulmonalarterienstammes, die röntgenologisch sichtbar sein können. Das EKG zeigt typische Befunde einer Herzrechtsvergrößerung (negativer Kammerkomplex in Abl. I oder Abl. I und II).

Diagnose □ Durch Herzkatheterisierung (Druckmessung und Kontrastmittelinjektion) kann die Diagnose erhärtet werden.

Beim Auftreten von Dekompensationserscheinungen oder deutlichen EKG-Veränderungen sollte symptomatisch behandelt werden (Herzglykosid, körperliche Schonung). Methoden zur operativen Beseitigung der Stenose sind beschrieben worden, z. T. auch ohne extrakorporalen Kreislauf.

Hunde mit angeborener Pulmonalstenose sind von der Zucht auszuschließen.

15.8.3 Ductus Botalli persistens (Ductus arteriosus persistens)

Im fetalen Leben besteht eine Verbindung zwischen Aorta und dem Ursprung der linken Pulmonalarterie (Ductus arteriosus, s. Botalli). Kurz nach der Geburt schließt sich normalerweise diese Verbindung. Bleibt sie bestehen, spricht man vom Ductus Botalli persistens (Vorkommen bei Pudel, Collie, Schäferhunden und anderen Rassen).

Im allgemeinen kommt es aufgrund des Druckgefälles zwischen Aorta und Art. pulmonalis zu einem Links-Rechts-Shunt, d. h. oxygeniertes Blut gelangt während der Systole und Diastole in die Art. pulmonalis und somit zurück in den Lungen-

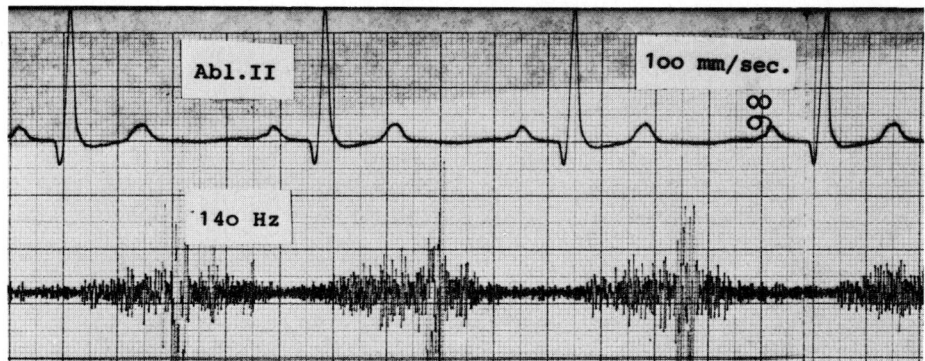

Abb. 15.28. Ductus arteriosus (Botalli) persistens bei einem einjährigen Silberpudelrüden mit hochgradigem Aszites. Das Phonokardiogramm zeigt das typische an- und abschwellende, jedoch nie endende Geräusch (»Maschinen«- oder »Lokomotivgeräusch«)

kreislauf. Nur in Ausnahmefällen kommt es bei Druckerhöhungen in der Art. pulmonalis zum Rechts-Links-Shunt.

Symptome □ Dyspnoe, Gewichtsverlust, Minderwuchs und Aszites treten oft schon im Welpenalter, spätestens bis zum Alter von 3 Jahren auf. Sehr charakteristisch ist der Auskultationsbefund: Über Gefäßklappen lautes kontinuierliches Geräusch (systolisch-diastolisch, in der späten Systole und frühen Diastole am lautesten), als »Lokomotiv-« oder »Maschinengeräusch« bezeichnet *(Abb. 15.28).* Nur beim seltenen Rechts-Links-Shunt tritt kein Geräusch auf (Spaltung des 2. Herztons möglich). Weniger typisch sind die EKG-Veränderungen (durch Herzvergrößerung oft sehr hohe Kammeramplituden; Anzeichen für Myokardschädigung; Herzrhythmusstörungen; im Endstadium oft Vorhofflimmern).

Röntgenologisch ist das Herz beidseitig stark vergrößert. Häufig erkennt man eine vermehrte Lungendurchblutung oder Stauung. Bisweilen kann man auf dorsoventralen Aufnahmen links und von kranial nach kaudal 3 Ausbuchtungen erkennen, und zwar die erweiterte Pulmonalarterie am Ursprung des Ductus, das linke Herzohr und die aneurysmale Erweiterung der Aorta. Wenngleich der Auskultationsbefund im allgemeinen beweisend für einen Ductus Botalli ist, kann durch Herzkatheterisierung und Kontrastdarstellung des Shunts die Diagnose zusätzlich erhärtet werden.

Therapie □ Die einzig mögliche Therapie ist die Ligierung des Ductus Botalli. Medikamentelle Behandlung vermag die stark verkürzte Lebenserwartung kaum wesentlich zu verlängern. Sie dient hauptsächlich dazu, den Hund für die Operation vorzubereiten. Die Prognose für die Operation hängt stark vom Alter des Tieres und den bereits vorliegenden Herzveränderungen ab (ungünstig bei starker Herzvergrößerung und allgemeinen Stauungserscheinungen). Operation verlangt Erfahrungen in der Thoraxchirurgie und mit künstlicher Beatmung; erforderlich ist geschlossenes Narkosesystem (Ettinger & Suter, 1970; Patterson et al., 1971).

15.8.4 Ventrikelseptumdefekte

Die embryonale Kommunikation zwischen beiden Herzkammern ist bei dieser angeborenen Herzerkrankung teilweise oder vollständig bestehengeblieben. Die Defekte finden sich meist dicht unter dem septalen Zipfel der Trikuspidalis. Durch diesen Shunt wird vom linken Ventrikel arterialisiertes Blut in die rechte Kammer gepumpt. Bei sehr großen Defekten kann es auch zu einer Vermischung von arteriellem und venösem Blut zwischen beiden Kammern kommen.

Symptome □ Sie sind unspezifisch, Herzinsuffizienzerscheinungen fehlen bei kleinen Defekten, bei großen Defekten allgemeine Zeichen einer Herzinsuffizienz. Selten kommt es zu einem Rechts-Links-Shunt mit Zyanose infolge obstruktiver Lungenstrombahnveränderungen. Regelmäßig ist ein starkes systolisches Geräusch größter Intensität auf der rechten Thoraxseite oberhalb des Sternums im 3.–4. Interkostalraum auskultierbar, oft verbunden mit deutlichem präkordialem Schwirren. Eine gesicherte Diagnose erfordert eine Herzkatheterisierung. EKG und Herzröntgenaufnahmen ergeben keine typischen Befunde.

Die Lebenserwartung hängt erheblich von der Größe des Defektes ab. Tiere mit großem Septumdefekt sterben bereits im Welpenalter. Die operative Beseitigung eines Ventrikelseptumdefekts beim Hund ist vereinzelt beschrieben worden. Sie ist jedoch nur mit Herz-Lungen-Maschine möglich.

15.8.5 Foramen ovale persistens, Vorhofseptumdefekte

Das Bestehenbleiben fetaler Verbindungen zwischen den Vorhöfen ist beim Hund relativ selten und wird klinisch kaum diagnostiziert.

Die Auskultation läßt nur ausnahmsweise in Fällen einer relativen Pulmonalstenose (Überlastung des rechten Herzens durch das zusätzlich angebotene arterielle Blut aus der linken Vorkammer) ein systolisches Geräusch erkennen. EKG und Herzröntgenaufnahmen zeigen unspezifische Herzrechtshypertrophie auf.

Die Operation könnte nur mit extrakorporalem Kreislauf erfolgen.

15.8.6 Persistierender rechter Aortenbogen (Ringanomalie)

Bei dieser Herz-Gefäß-Mißbildung stehen statt kardialer Erscheinungen Symptome des Ösophagus im Vordergrund.

Im fetalen Leben bestehen 6 paarige Aortenbögen, die sich später unterschiedlich zurückbilden oder zu herznahen Gefäßen umgebildet werden. Der 4. linke Bogen bildet normalerweise den späteren Aortenbogen. Entwickelt sich abnormerweise die Aorta aus dem rechten 4. Bogen, so kommt die Aorta auf die rechte statt auf die linke Seite des Ösophagus zu liegen. Es bildet sich dadurch ein den Ösophagus einschnürender Ring, falls der linke (normale) Ductus arteriosus bestehenbleibt. Die Aorta liegt rechts vom Ösophagus, die Art. pulmonalis links davon, beide sind durch das Lig. arteriosum (obliterierter Ductus Botalli) verbunden. Nach ventral wird der Ösophagus durch die Herzbasis eingeengt. Bisweilen tritt die Ringanomalie in Kombination mit einem Ductus Botalli persistens auf. Weitere vaskuläre Ringbildungen können im Zusammenhang mit anderen Gefäßanomalien auftreten.

Durch diesen im Bereich des Herzens den Ösophagus einengenden Ring kommt es zu Beschwerden beim Abschlucken des Futters (Anschoppen des Futters und Dilatation des Ösophagus kranial vom Herzen; Regurgitieren von Futter; Kap. 18.5.7).

Therapie □ Durchschneiden des Lig. arteriosum zwischen Aorta und Art. pulmonalis. Dadurch wird der den Ösophagus einschnürende Ring erweitert. Das Vorgehen erfolgt wie bei der Operation des D. Botalli (ETTINGER & SUTER, 1970), ist jedoch vereinfacht, da im allgemeinen kein blutführender Ductus, sondern nur Lig. arteriosum durchtrennt wird (obliterierter D. Botalli). Die Prognose ist nur günstig, falls die Ösophagusdilatation gering ist und keine schwere Aspirationspneumonie besteht.

15.8.7 Fallot-Tetralogie

Diese therapeutisch nicht beeinflußbare Herzmißbildung wird in Mitteleuropa klinisch kaum diagnostiziert. Sie führt im allgemeinen schon im Welpenalter zu Atemnot, Zyanose, Kümmern und Exitus. Es handelt sich bei der Mißbildung um das gleichzeitige Auftreten von Pulmonalstenose, Hypertrophie des rechten Herzens, Kammerseptumdefekt und Rechtsaorta. Die Aorta kann aus dem rechten oder aus beiden Ventrikeln entspringen (ETTINGER & SUTER, 1970).

15.9 Therapie der Herzinsuffizienz

U. KERSTEN

15.9.1 Herzglykosidbehandlung

Im Vordergrund der Therapie einer manifesten Herzinsuffizienz sollte stets die Behandlung mit einem Herzglykosid stehen. Kontraindikation für eine Glykosidbehandlung ist allenfalls der totale AV-Block. Aber auch hierbei ist bisweilen – wie bei schwächeren Blockerscheinungen – eine besonders vorsichtige Glykosidtherapie zu vertreten. Alle anderen Arrhythmien stellen keine absoluten Kontraindikationen für eine Glykosidbehandlung dar. Bei ventrikulären Extrasystolen ist vorsichtige Dosierung und Überwachung ratsam. Arrhythmien, die erst unter der Glykosidtherapie auftreten, können Zeichen für eine individuelle Überdosierung darstellen.

Hypokaliämische Zustände, z. B. bedingt durch anhaltende gastrointestinale Störungen oder hochdosierte diuretische Behandlung, sollten vor der Digitalisierung durch Kaliumgaben ausgeglichen werden. Die Toleranz gegenüber Glykosiden ist bei gleichzeitiger Hypokaliämie vermindert. Parenterale Kalziumgaben sind bei Patienten, die unter Glykosidwirkung stehen, unbedingt zu vermeiden (Arrhythmien mit tödlichem Ausgang möglich!).

Bei Herzglykosidbehandlungen ist zwischen einer Initialbehandlungsphase mit erhöhter Dosis (schnelles Erreichen eines Wirkspiegels) und nachfolgender Erhaltungstherapie mit niedrigerer Dosierung zu unterscheiden. Bei chronischen Herzinsuffizienzen wird die Initialbehandlung meist über 2–3 Tage durchgeführt (langsame Sättigung). Bei akuter Herzinsuffizienz kann mit entsprechend höherer Dosis die Sättigung auch in einem Tag angestrebt werden (schnelle Sättigung, besonders aufmerksam auf Intoxikationserscheinungen achten!).

Die einzelnen Glykoside unterscheiden sich hinsichtlich der Resorption, des Wirkungseintritts bzw. Wirkungsoptimums und der Abklingquote. Diese Parameter sind nicht für alle Präparate beim Hund vollständig bekannt, da Serumspiegelbestimmungen für Glykoside erst in den letzten Jahren für diese Tierart systematisch durchgeführt wurden. Deshalb greift man bei der Charakterisierung der einzelnen Präparate oft auf die beim Menschen bekannten Daten zurück, die sicher z. T. abweichend sind. Für Digoxin und seine Derivate bringt der zur Serumkonzentrationsbestimmung eingeführte Enzymun-Test Digoxin® (Boehringer, Mannheim) wertvolle Informationen im Hinblick auf diese Werte (Wachhaus, 1980; Wassif, 1981; Zedtwitz-Liebenstein, 1982; Kersten, 1985).

Bei akutem Herzversagen (z. B. Lungenödem, Narkosezwischenfall) ist ein Glykosid mit schnellem Wirkungseintritt vorzuziehen. In dieser Indikation hatte bislang stets das k-Strophanthin eine bevorzugte Stellung inne. Es ist auch heute noch darin allen Digitalisglykosiden (Ausnahme Metil-Digoxin) deutlich überlegen. Der Wirkungseintritt des k-Strophanthins (Kombetin®, Boehringer, Mannheim) liegt bei 3–4 min. Nachteile des Strophanthins sind eine hohe Abklingquote und die ausschließlich parenterale Applikation. Um einen gleichmäßigen Wirkspiegel zu erreichen, ist eine Verteilung der Tagesdosis auf mindestens 2 Einzelgaben ratsam. Orale Strophanthinpräparate sind wegen schlechter und unsicherer Resorption nicht einzusetzen. Initialdosis k-Strophanthin für schnelle intravenöse Sättigung: innerhalb von 24 h 0,02–0,03 mg/kg KG (verteilt auf 2–4 Einzeldosen); dann auf Digitalisglykosid übergehen.

Digitoxin hat im Gegensatz zum Menschen oral appliziert bei raschem Wirkungseintritt eine sehr kurze Halbwertzeit (nach Zedtwitz-Liebenstein, 1982: ca. 9 h). Sinnvoll wäre der Einsatz beim Hund deshalb nur bei sehr hoher Dosierung oder bei Niereninsuffizienz (0,1 mg/kg KG täglich während einer Initialphase von ca. 3 Tagen, 0,06 mg/kg KG täglich in der Erhaltungstherapie), ratsam ist die Aufteilung in 2–3 Tageseinzeldosen. Digitoxin ist somit für den Hund nur eingeschränkt zu empfehlen.

Digoxin (Lanicor®, Boehringer, Mannheim) kann beim Hund für die orale Dauertherapie eingesetzt werden. Bei akutem Herzversagen ist es wegen des späten Wirkungseintritts, auch bei parenteraler Applikation, nicht geeignet. Tägliche Initialdosis (über 2 Tage) 0,04 (bis 0,06) mg/kg KG oral, dann ab 3. Tag 0,02 mg/kg KG als tägliche Erhaltungsdosis. Bei parenteraler Applikation (i.m. schmerzhaft, möglichst i.v.) muß deutlich niedriger dosiert werden (50 % der oralen Dosis).

Um 1970 ist das Herzglykosid Metildigoxin (Lanitop®, Boehringer, Mannheim) entwickelt worden, das wesentliche Vorteile aufweist und deshalb auch beim Hund andere Glykoside zum Teil verdrängt hat (Kersten & Kwik, 1974). Es hat einen dem Strophanthin vergleichbaren schnellen Wirkungseintritt von wenigen Minuten, die Resorption ist gut. Es kann also für alle Indikationen (akutes Herzversagen, orale Dauertherapie) eingesetzt werden, und zwar bei oraler und parenteraler Gabe mit nahezu gleicher Dosierung.

Die parenterale Applikation hat intravenös zu erfolgen. Die streng intramuskuläre Injektion (schmerzhaft!) kann aber bei entsprechender Indikation vertretbar sein (Herzversagen, keine Venenpunktion möglich). Tägliche Initialdosis für Metil-Digoxin während der ersten 3 Tage 0,02 mg/kg KG, ab 4. Behandlungstag tägliche Erhaltungsdosis 0,01 mg/kg KG. Die Verteilung auf zwei Tageseinzeldosen ist vorteilhaft, aber nicht obligatorisch.

Beurteilung und Überwachung der Glykosidtherapie

Die angegebenen Daten können jeweils nur einen Richtwert geben (individuelle Dosierung erforderlich). Bestimmte Kriterien werden uns veranlassen, die Dosis zu reduzieren oder gegebenenfalls unter Kontrolle auch zu erhöhen. Therapeutische und toxische Dosis liegen dicht beieinander. Besonders bei längerer parenteraler Behandlung kann eine Dosisreduzierung erforderlich werden.

Zeichen der Unterdosierung ☐ Keine Besserung der Dekompensationserscheinungen (Stauungen); keine Senkung der erhöhten Herzfrequenz; Fehlen von Digitalisierungszeichen im EKG (PQ-Zeit gegenüber Ausgangs-EKG vor Therapiebeginn nicht verlängert).

Zeichen der richtigen Dosierung ☐ Herzfrequenzsenkung, Besserung der Symptome, Nachlassen der Stauungserscheinungen (vorausgesetzt, daß Herzinsuffizienz medikamentell noch kompensierbar ist). Im EKG oft deutliche Verlängerung der PQ-Zeit im Vergleich zum Ausgangs-EKG auch über den Grenzwert von 0,14 s (partieller AV-Block 1. Grades) hinaus. Vereinzelte partielle AV-Blockierungen 2. Grades sind noch als Zeichen eines erwünschten Digitalisierungseffekts anzusehen. Besonders bei Behandlung mit Metil-Digoxin sollte die PQ-Zeit als Kriterium für die Dosiseinstellung herangezogen werden (*Abb. 15.29*).

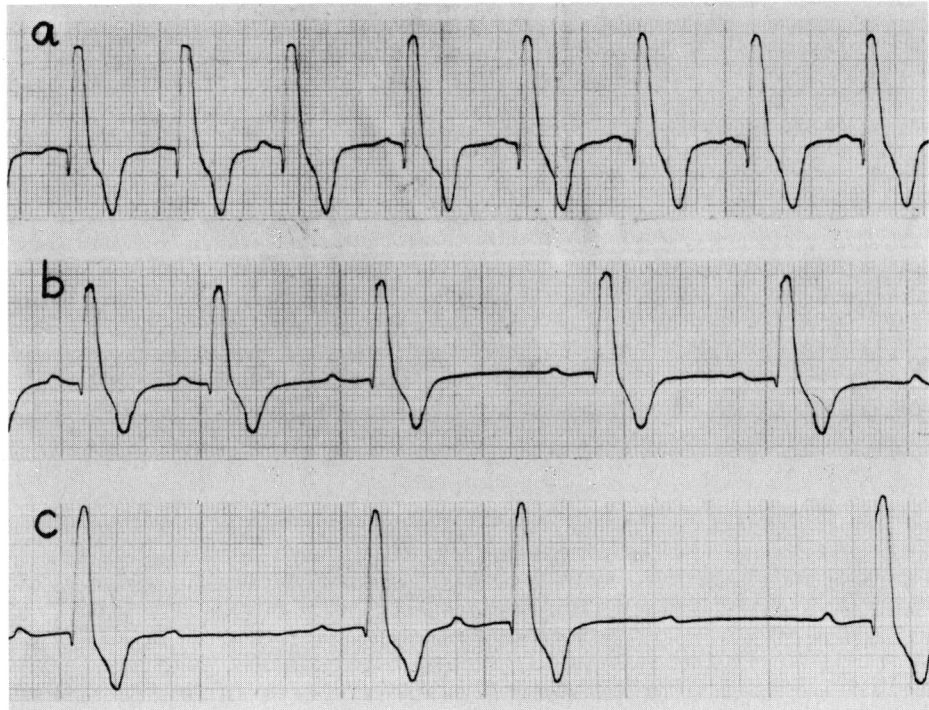

Abb. 15.29. EKG eines 12jährigen Münsterländer-Rüden mit stark dekompensierter AV-Klappeninsuffizienz und linksschenkelblockartiger Verbreiterung des Kammerkomplexes, abfallender ST-Strecke und tiefer T-Welle (1 mV = 5 mm; 50 mm/s; jeweils *Abl. II* nach Einthoven). *a* = EKG vor Behandlung mit Lanitop® im Zustand starker Dekompensation; PQ-Zeit = 0,08 s; *b* = EKG nach einer Behandlungsdauer von 70 Tagen mit einer täglichen Erhaltungsdosis von 0,01 mg/kg KG Lanitop® per os; partieller AV-Block 1. Grades (PQ-Zeit = 0,16 s. Die Dekompensationssymptome hatten sich bereits eine Woche nach Behandlungsbeginn deutlich verringert. *c* = EKG am 16. Tag nach versuchsweiser Erhöhung der Dosis auf 0,02 mg/kg KG täglich. Starker AV-Block 1. Grades und häufige partielle AV-Blockierungen 2. Grades zeigen das Erreichen der toxischen Grenze an. Gastrointestinale Unverträglichkeit tritt jedoch nicht auf (Kersten, U., & L. Kwik, 1974, Kleintier-Praxis **19**)

Zeichen der Überdosierung (Digitalisintoxikation) □ Zu Beginn sehr starke PQ-Verlängerungen (über 0,20 s hinaus, häufige AV-Blockierungen 2. Grades, *Abb. 15.29*). Vomitus, Diarrhoe, Bradykardie. Alle Arten von Rhythmusstörungen (tachykarde und bradykarde) möglich.

Therapie der Glykosidintoxikation

1. Vorübergehendes *Absetzen des Präparates* ist meist ausreichend, nach Abklingen der Symptome mit geringerer Dosierung fortfahren.
2. *Beseitigung von Hypokaliämien.* Geringere Glykosidtoleranz bei Hypokaliämie, bei Diuretikabehandlungen und gastrointestinalen Stö-

rungen beachten! Kalinor® Nordmark, Trophicard®-Köhler; kaliumreiche Elektrolytinfusionen bei gesicherter Hypokaliämie, unter Berücksichtigung des Säure-Basen-Haushalts!
3. Bei schweren Extrasystolien: *ß-Rezeptoren-Blocker.*
4. *Symptomatische Behandlung* (Vomitus, Diarrhoe).

15.9.2 Diuretikum

Bei schweren Stauungserscheinungen ist oft ein Ausschwemmen allein durch Verbesserung der Herzleistung mit einem Glykosid nicht zu erreichen. In diesen Fällen muß gleichzeitig ein Diuretikum angewendet werden (Voraussetzung: ausreichende Digitalisierung). Bei leichtgradigen Herzinsuffizienzen genügt vielfach eine Diuretikabehandlung, welche die Belastung des Herzens zu reduzieren vermag. Den meisten Diuretika ist eine kaliuretische Wirkung zu eigen (Ausnahme: Spironolacton = Aldactone®, Boehringer, Mannheim, Triamteren = Jatropur®, Röhm Phama), die allerdings bei den einzelnen Präparaten erheblich variiert. Die kaliumausschwemmende Wirkung von *Furosemid* (Lasix®, Hoechst) ist vergleichsweise gering. Dies ist besonders von Vorteil bei Langzeitanwendung und im Hinblick auf die Glykosidtherapie, da es bei Hypokaliämien zu erniedrigter Glykosidtoleranz kommt. Bei langewährender hochdosierter Anwendung von Furosemid sollte allerdings möglichst auch der Serumkaliumspiegel kontrolliert werden. Kaliumreiche Fütterung (Banane unter das Futter mischen) und Verabreichung von kaliumsubstituierenden Medikamenten (Kalinor®-Alkal-Dragées, Nordmark, Trophicard®-Köhler-Dragées) sind ratsam.

Die Dosierung des Furosemid ist abhängig von der Schwere der Stauungserscheinungen und der Applikationsart (parenteral niedriger). Bei akuten Zuständen (z. B. akutes Lungenödem) werden parenteral (möglichst i.v.) 2–3mal täglich Dosen von 1–3 mg/kg KG erforderlich sein. Bei chronischen Stauungszuständen erfolgt die Behandlung zweckmäßigerweise oral. Maximal werden hierbei anfänglich Tagesdosen von 5 mg/kg KG auf 1–2mal verteilt eingesetzt. Möglichst bald Reduzierung der Dosis *(Exsikkose!)*. Bei längerer Behandlung sind Dosen von 1 mg/kg KG und weniger anzustreben.

Aldosteronantagonisten (Spironolacton) und Triamteren

Sie bewirken im Gegensatz zu den anderen Diuretika eine Kaliumretention, so daß es hierbei auch zu einer Hyperkaliämie kommen kann. Deshalb werden diese Präparate auch in Kombination mit kaliuretisch wirkenden Diuretika angewendet.

15.9.3 Vasodilatatoren

Der Einsatz von arteriellen Vasodilatatoren wie Dihydralazin (Nepresol®, Bristol) zur Senkung der Nachlast und von venös-arteriellen Vasodilatatoren wie Prazosin (Minipress®, Pfizer) zur Senkung von Vor- und Nachlast wird möglicherweise in den nächsten Jahren auch beim Hund in der Therapie der Herzinsuffizienz an Bedeutung gewinnen (VOLLMAR, 1987).

Erste klinische Erfahrungen beim Hund lassen erkennen, daß der Einsatz eines ACE-Hemmers, z. B. Captopril (Lopirin®, von Heyden), also eines arteriell-venösen Dilatators mit gleichzeitiger diuretischer Wirkung, die Herztherapie erfolgreich ergänzen kann, auch bei glykosidtherapieresistenten Insuffizienzen. Es können unter sorgfältiger Kontrolle orale Dosen von 3mal täglich 0,5 mg (bis maximal 2 mg) pro kg KG eingesetzt werden; Blutdruckabfall möglich, Kontrolle der Nierenfunktion, vorsichtig einschleichende Therapie.

15.9.4 Punktion des Abdomens und des Thorax

Vielfach reicht auch der kombinierte Einsatz von Glykosid und Diuretikum nicht aus, um einen schweren Aszites zu beheben. Trokarierung des Abdomens und Ablassen des Stauungstranssuda-

tes (bernsteinfarben klar bis blutig-serös) sind dann erforderlich. Allerdings sollte bei derart schweren Stauungen der Hundebesitzer rechtzeitig darüber informiert werden, daß im allgemeinen nur vorübergehende Entlastung möglich ist. Der Aszites bildet sich schnell wieder nach, wiederholte Punktion ist meist erforderlich. Punktion des Abdomens stets nur nach guter Blasenentleerung (Katheterisieren; sonst Gefahr der Blasenpunktion). Punktionsstelle: Medianlinie kaudal des Nabels (zwischen Nabel und Präputium, bei Hündin entsprechend). Nach Rasur und Desinfektion der Haut in Seitenlage des Hundes Einstechen des Trokars mit Trokarhülse, dann Herausziehen des Trokars aus der Hülse und Messen der ablaufenden Flüssigkeitsmenge. Pulskontrolle, auf Volumenmangelsymptome achten. Die Schockgefahr beim Ablassen großer Mengen von Aszitesflüssigkeit besteht zwar, wird beim Hund jedoch überschätzt. Oft kann man gefahrlos die gesamte Flüssigkeit (oft mehrere Liter) aus der Bauchhöhle entfernen. Zwischenzeitliche Kreislaufbeurteilung (Schleimhäute, Puls) sollte erfolgen.

Bei Vorliegen eines Hydrothorax und dadurch bedingter starker Atembehinderung kann auch eine Pleurapunktion erforderlich werden. Durchführung am stehenden Hund, rechte und linke Seite im 6.–7. Interkostalraum dicht unterhalb der Rippen-Rippenknorpelgrenze, Rasur, Desinfektion, Punktion mit weitlumiger, kurz angeschliffener Punktionskanüle mit aufgesetzter großer Spitze; Dreiwegehahn oder abklemmbarer Gummischlauch zwischen Kanüle und Spritze, damit bei Absetzen und Entleerung der Spritze die Kanüle verschlossen werden kann (sonst Luftaspiration in den Thorax!).

15.9.5 Therapie bei Rhythmusstörungen

Rhythmusstörungen treten beim Hund oft im Zusammenhang mit einem Myokardschaden bzw. einer Myokardinsuffizienz auf. Deshalb ist in vielen Fällen die Behandlung mit einem Herzglykosid angezeigt. Viele Antiarrhythmika haben eine negative inotrope Wirkung, so daß bei Behandlung mit einem solchen Medikament eine bestehende Herzinsuffizienz verstärkt werden könnte. Deshalb ist auch in diesen Fällen der Einsatz eines Herzglykosids (positiv inotrope Wirkung) gleichzeitig mit der antiarrhythmischen Therapie häufig erforderlich.

Indikation □ Die Indikation für den Einsatz von Antiarrhythmika sollte genau geprüft werden. Treten z. B. vereinzelte Extrasystolen oder partielle AV-Blockierungen 2. Grades auf, so ist keine antiarrhythmische Therapie vorzunehmen. Wird eine

Rhythmusstörung jedoch so ausgeprägt, daß es zu Störungen der Hämodynamik kommt oder dies zu befürchten ist (z. B. Extrasystolie im 2:1-Rhythmus, Bigeminie, paroxysmale Tachykardie, Vorhofflimmern), so ist eine der Rhythmusstörung entsprechende Therapie vorzunehmen.

Therapie □ Im Hinblick auf die auszuwählenden Medikamente ist es ratsam, die Rhythmusstörungen in 2 Gruppen einzuteilen, die *abnormen Reizbildungen* (z. B. Extrasystolie, paroxysmale Tachykardie, Vorhofflimmern) einerseits und die *Erregungsleitungsstörungen* (SA-Block, AV-Block) andererseits. In der Gruppe der abnormen Reizbildungen sind Präparate wie Lidocain, Procainamid, β-Blocker oder Chinidin, in der Gruppe der Erregungsleitungsstörungen Sympathikomimetika (z. B. Orciprenalin) angezeigt. Die Medikamente, die in der einen Gruppe indiziert sind, sind in der anderen Gruppe *absolut kontraindiziert*. Gelingt es in manchen Fällen nicht, insbesondere ohne EKG, eine festgestellte pathologische Arrhythmie eindeutig einzuordnen, sollte eine antiarrhythmische Therapie *nicht* vorgenommen werden.

Das Lokalanästhetikum *Lidocain* kann intravenös bei schweren akuten ventrikulären Arrythmien verwendet werden, z. B. bei Extrasystolie im Zusammenhang mit Magentympanie oder -torsio. Allerdings darf nur Lidocain ohne Sperrkörperzusatz zur Arrhythmiebehandlung Anwendung finden (Xylocain® Astra Chemicals, *ohne* Epinephrin). In Dosen von 2(–6) mg/kg KG wird es unter sorgfältiger EKG-Kontrolle sehr langsam (2 min und länger) i.v. infundiert. Wegen der kurzen Wirkungsdauer sind nach jeweils 10–20 min die Gaben zu wiederholen oder die Therapie ist mit einer Dauertropfinfusion fortzuführen (25–80 µg/kg/min). Bei deutlicher Verlängerung der PQ- bzw. QRS-Zeit oder beim Auftreten von Konvulsionen ist die Therapie abzubrechen.

Procainamid (Novocamid®, Hoechst) kann intravenös in der gleichen Indikation wie Lidocain eingesetzt werden (Dosis: 4–8 mg/kg KG, ganz langsam i.v., dabei EKG- und Pulskontrolle, Blutdruckabfall möglich; Fortsetzung per Dauertropfinfusion, 10–40 µg/kg/min). Außerdem kann Procainamid auch i.m. und p.o. alle 4–6 h in Dosen von 5–12 mg/kg KG appliziert werden.

Chinidin (Chinidinum purum, Chinidinum sulfuricum) verlängert die Refraktärzeit nach jeder Herzaktion. Es kann deshalb bei tachykarden Arrhythmien (starke Extrasystolie, Extrasystolie in Salven, Vorhofflimmern) eingesetzt werden. Beim Vorhofflimmern ist meist jedoch – wie auch mit anderen Antiarrhythmika – nur eine Frequenzsenkung und keine Aufhebung der Arrhythmie möglich. Nachteilig ist bei manifester Herzinsuffizienz die deutliche Verminderung der Kontraktionskraft der Myokardfasern (negativ inotrope Wirkung)

durch Chinidin, so daß die Indikationsstellung genau geprüft werden sollte. Bei oraler Gabe wird versuchsweise mit Dosen von ca. 6 mg/kg KG begonnen. Die Gaben sind nach 4–8 h zu wiederholen, dabei je nach Befund und Verträglichkeit allmähliche Steigerung der Dosis (bis zu 20 mg/kg KG pro Dosis). Sorgfältige Herzkontrolle und Beachtung von Unverträglichkeiten ist erforderlich (Erbrechen, Diarrhoe, Schwäche, Inkoordination, Konvulsion als Überdosierungserscheinungen). Bei Dauertherapie kommen Dosen zwischen 5–15 mg/kg KG 3 × täglich in Betracht.

Bei *tachykarden Rhythmusstörungen* (Salvenextrasystolie, paroxysmale Tachykardie, Vorhofflimmern) kommen *β-Rezeptoren-Blocker* zum Einsatz. Sie sind kontraindiziert bei stark dekompensiertem Herzen ohne gleichzeitige Digitalisierung, da sie die Förderleistung des Herzens herabsetzen. Propranolol (Dociton®, Rhein-Pharma) wird 3–4mal täglich in Dosen bis zu 1 mg/kg KG p.o. oder 0,04–0,1 mg/kg KG i.v. eingesetzt. Einen ähnlichen Effekt hat das Pindolol (Visken®, Sandoz). Die Dosis beträgt allerdings bei 3–4 Einzelgaben pro Tag nur 0,01 mg/kg KG i.v., bei oraler Gabe 0,03–0,1 mg/kg KG.

Ca-Antagonisten wie das Verapamil (Isoptin®, Knoll) haben eine ähnliche Indikation bei tachykarden Arrhythmien wie die Beta-Blocker. Dosis Verapamil: 0,5–1 mg/kg KG 3 × täglich oral. Ca-Antagonisten dürfen nie in Verbindung mit Beta-Blockern eingesetzt werden.

Orciprenalin (Alupent®, Boehringer, Ingelheim) ist als Katecholamin angezeigt zur Behandlung bradykarder Herzrhythmusstörungen (Sinusstillstand, sinuatrialer Block, häufiger AV-Block 2. Grades, totaler AV-Block). Oral Alupent®-Tabl.: 4–6mal täglich ¼–1 Tablette à 20 mg je nach Größe des Hundes (Pulsfrequenzkontrolle!). Parenteral (i.m., s.c.): 4–6mal täglich 0,1–0,3 mg je nach Größe des Hundes. Beim totalen Block kann mit intravenösen Infusionen (1 mg Alupent® auf 200 ml Infusionsflüssigkeit) versucht werden, eine Frequenz von 80–120/min zu erreichen (Weiterführung der Therapie mit Injektionen oder oral). Beim totalen AV-Block gelingt im allgemeinen allenfalls eine Steigerung der Kammereigenfrequenz in normale Bereiche, eine ungestörte Erregungsleitung wird nur in Einzelfällen gelingen. Die Prognose beim totalen AV-Block ist ungünstig. Implantation eines Herzschrittmachers ist in Einzelfällen beschrieben worden.

Diät. Maßnahmen bei Herzinsuffizienz s. Kap. 2.4.7.

Literatur

Bomhard, D. v., M. Luderer, T. Hänichen & J. v. Sandersleben, 1974: Zur Histogenese der Herzbasistumoren beim Hund. Eine histologische, histochemische und elektronenmikroskopische Studie. Zbl. Vet. Med. A **21**: 208.

Detweiler, D. K., K. Hubben & D. F. Patterson, 1960: Survey of Cardiovascular Disease in Dogs. Am. J. Vet. Res. **21**: 329.

Detweiler, D. K., 1962: Wesen und Häufigkeit von Herzkrankheiten bei Hunden. Zbl. Vet. Med. **9**: 317.

Ernst, E., P. Schneider & G. Trautwein, 1973: Untersuchungen zur Ätiologie und Pathogenese der Endokardiose und Endokarditis des Hundes. Teil II: Pathologisch-anatomische Befunde. Dtsch. tierärztl. Wschr. **80**: 317.

Ernst, E., W. Drommer, P. Schneider & G. Trautwein, 1973: Elektronenmikroskopische Untersuchungen zur Normalstruktur der Atrioventrikularklappen des Hundes. Anat. Anzeiger **134**: 309.

Ernst, E., P. Schneider & G. Trautwein, 1974: Elektronenmikroskopische Untersuchungen über Amyloidose der Atrioventrikularklappen des Hundes. Beitr. Path. **152**: 361.

Ernst, E., P. Schneider & G. Trautwein, 1974: Die Endokardiose der Atrioventrikularklappen des Hundes. IV. Elektronenmikroskopische Untersuchungen. Zbl. Vet. Med. A **21**: 400.

Ettinger, S. J., & P. F. Suter, 1970: Canine Cardiology. Philadelphia, London, Toronto: W. B. Saunders.

Hamlin, R., 1962: Radiographic Diagnosis of Heart Disease. Small Animal Clinican **1962**: 324.

Hamlin, R. L., 1968: Prognostic Value of Changes in the Cardiac Silhouette in Dogs with Mitral Insufficiency. J. Amer. Vet. Med. Ass. **153**: 1436.

Hamlin, R. L., 1968: Analysis of the Cardiac Silhouette in Dorsoventral Radiographs from Dogs with Heart Disease. J. Amer. Vet. Med. Ass. **153**: 1446.

Kast, A., 1958: Tumoren der Herzbasis beim Hund. Zbl. Vet. Med. **5**: 459.

Kersten, A. de L., 1985: Serumkonzentrationen, Halbwertszeiten und Wirkung auf das Elektrokardiogramm verschiedener Herzglykoside nach einmaliger bzw. wiederholter Verabreichung beim gesunden Beagle. Diss. Hannover.

Kersten, U., 1968: Klinische Untersuchungen an herzkranken Hunden. Hannover: Diss.

Kersten, U., K. v. Winterfeldt & W. Brass, 1969: Statistische Erhebungen über Herzkrankheiten beim Hund. Kleintier-Praxis **14**: 45.

Kersten, U., & W. Brass, 1973: Zur Ätiologie und Pathogenese der Endokardiose und Endokarditis des Hundes. Teil I: Einleitung und klinische Befunde. Dtsch. Tierärztl. Wschr. **80**: 293.

Kersten, U., & L. Kwik, 1974: EKG-Untersuchungen an Hunden während der Behandlung mit β-Methyl-Digoxin (Lanitop Wz.). Kleintier-Praxis **19**: 141.

Kersten, U., H. Kaemmerer & V. Stiglic, 1975: Kardiologische Untersuchungen an Hunden mit Veränderungen der Serumkaliumkonzentration. Archiv für tierärztl. Fortbildung, 21. Jahrestagung der Fachgruppe »Kleintierkrankheiten« der DVG in Hannover, 1975. Hannover: Schlütersche Verlagsanstalt.

Lannek, N., 1949: A clinical and experimental study on the electrocardiogram in dogs. Stockholm: Diss.

Lombard, C. W., 1984: Echocardiographic and clinical signs of canine dilated cardiomyopathy. J. small Anim. Pract. **25**: 59.

Patterson, D. F., & D. K. Detweiler, 1963: Predominance of German Shepherd and boxer breeds among dogs with congenital subaortic stenosis. Amer. Heart J. **65**: 429.

Patterson, D. F., R. L. Pyle, J. W. Buchanan, E. Trautvetter & D. A. Abt, 1971: Hereditary Patent Ductus in the Dog and its Sequelae. Circ. Res. **29**: 1.

Poirson, J.-P., E. Trautvetter & A. v. Recum, 1976: Adams-Stokes-Syndrom beim Hund. Tierärztl. Praxis **4**: 359.

Rhodes, W. H., D. F. Patterson & D. K. Detweiler, 1960: Radiographic Anatomy of the Canine Heart. Am. Vet. Med. Ass. **137**: 283.

Schneider, P., E. Ernst & G. Trautwein, 1972: Die Endokardiose der Atrioventrikularklappen des Hundes. III. Enzymhistochemische Untersuchungen. Zbl. Vet. Med. A **19**: 809.

Schneider, P., E. Ernst & G. Trautwein, 1973: Enzymhistochemie der Atrioventrikularklappen bei Endokardiose des Hundes. Veterinary Pathology **10**: 281.

Schneider, P., E. Ernst, G. Trautwein & U. Kersten, 1973: Experimentelle durch ACTH und DOC induzierte Herzklappenendokardiose bei Hunden. Endokrinologie **62**: 202.

Schütt, I., R. Müller-Peddinghaus & U. Kersten, 1976: Herzbasistumor (Chemodektom) beim Hund. Kleintier-Praxis **21**: 123.

Sisson, D., & W. P. Thomas, 1984: Endocarditis of the aortic valve in the dog. J. Am. Vet. Med. Ass. **184**: 570.

Sokkar, S. M., 1968: Untersuchungen über die Endokardiose der Atrioventrikularklappen des Hundes. Hannover: Diss.

Trautvetter, E., J.-P. Poirson & A. v. Recum, 1972: Paroxysmales Vorhofflimmern und Adams-Stokes-Syndrom bei einem Hund. Kleintierpraxis **17**: 6.

Trautvetter, E., & J.-P. Poirson, 1975: Vorkommen und Typ der Aortenstenose beim Boxer. Archiv f. tierärztl. Fortbildung – Hunde u. Katzen –. Hannover: Schlütersche Verlagsanstalt.

Trautvetter, E., & M. Bob, 1982: Epilepsie – Anfallskrankheiten: Kardial bedingte Anfälle beim Hund. Tierärztl. Praxis **10**: 501.

Trautwein, G., W. Brass, U. Kersten, E. Ernst, P. Schneider, L.-Cl. Schulz, G. Amtsberg, W. Bisping, H. Kirchhoff & J. Schole, 1973: Zur Ätiologie und Pathogenese der Endokardiose und Endokarditis des Hundes. Teil V: Synopsis der Ergebnisse. Dtsch. tierärztl. Wschr. **80**: 493.

Vollmar, A., 1987: Der Einsatz von Vasodilatatoren bei der fortgeschrittenen Herzinsuffizienz des Hundes. Kleintier-Praxis **32**: 57.

Wachhaus, A., 1980: Serumspiegelbestimmungen von Digoxin bei gesunden und herzkranken Hunden durchgeführt mit einem Enzymimmunoassay. Gießen: Diss.

Wassif, M. M., 1981: Serumkonzentrationen und EKG-Untersuchungen gesunder und herzkranker Hunde unter Behandlung mit Metildigoxin. Hannover: Diss.

Zedtwitz-Liebenstein, A., 1982: Blutspiegeluntersuchungen zur Pharmakokinetik von Digitoxin beim Hunde. Wien: Diss.

15.10 Blut- und Lymphgefäßerkrankungen

P. F. SUTER

Verglichen mit dem Menschen spielen klinisch relevante Blut- und Lymphgefäßerkrankungen beim Hund zahlenmäßig nur eine bescheidene Rolle. Allerdings kommt ein Großteil der beim Menschen bekannten Gefäßkrankheiten in der einen oder anderen Form auch beim Hund vor. In vielen Fällen sind die Blutgefäßkrankheiten jedoch Symptome oder Begleiterscheinungen von Grundkrankheiten (z. B. bei immunbedingten oder infektiösen Erkrankungen) und werden deshalb in den Kapiteln der betreffenden Organkrankheiten behandelt. In diesem Unterkapitel wird daher vorwiegend auf primäre Blut- und Lymphgefäßkrankheiten eingegangen. Des weiteren werden Gefäßkrankheiten berücksichtigt, die eine Spezialtherapie erfordern.

15.10.1 Thrombosen und ischämische Gliedmaßenerkrankungen durch Gefäßverschlüsse oder arterielle Durchblutungsstörungen

Symptome □ Diese hängen davon ab, ob es zu einem allmählichen oder plötzlichen, einer teilweisen oder partiellen Arterienobstruktion kommt. Ein plötzlicher Arterienverschluß führt zu den Symptomen der 6 P: **P**ain = Schmerz, **P**aleness = Blässe, **P**arästhesie = Gefühlsstörung (Selbstmutilation), **P**ulselessness = Pulsmangel, **P**aralyse = Lähmung und **P**rostration = Schock. Später tritt evtl. Nekrose oder/und Gangrän auf.

Allmähliche oder partielle Verschlüsse zeigen Teilsymptome, die bei Bewegung verschlimmert werden und nach Ruhe wieder verschwinden.

Ursachen □ Traumatische Gefäßdurchtrennung, schwere Vasospasmen, strangulierende Verbände und Muskelschwellung in Faszienkompartmenten (Volkmannsche Ischämie gefolgt von Muskelkontraktur), Emboluseinschwemmung bei Traumata, Infektionen oder Endokarditis valvularis, embolische Verschlüsse durch eingeschwemmte Fremdkörper (Parasiten, Flobertkugeln) oder Arterienthrombosierung in Entzündungsgebieten bei Hyperkoagulabilität, Vaskulitiden und Blutzirkulationsverlangsamung.

Zur Fallaufarbeitung gehört die Suche nach einer den Arterienverschluß auslösenden Grundkrankheit. Als minimale Labordatenbasis benötigt man Blut- und Harnstatus, evtl. auch Gerinnungsstaten.

Behandlung □ Nach Möglichkeit müssen die Ursachen beseitigt (strangulierende Verbände) oder bekämpft werden. Symptomatisch wirken Infusionen mit Dextran- und Elektrolytlösungen und die Verabreichung von Schmerzmitteln. In schweren Fällen kann der Arterienverschluß nach dessen Lokalisation mit Hilfe der Angiographie chirurgisch angegangen werden. In weniger dringenden Fällen, in denen Aussicht auf Kollateralenausbildung besteht, kann durch Heparinisierung (10–40 IE/kg KG 3 × täglich s.c. verabreicht) das Thrombuswachstum verzögert werden. Aspirin 15–30 mg/kg auf 3 × verteilt vermindert ebenfalls die Gerinnungsneigung. Zur Langzeitbehandlung (mindestens 6 Wochen, Beginn 2 Tage vor Absetzen der Heparintherapie) werden Cumarinpräparate Acenocoumarol (Sintrom®, Ciba-Geigy) 1–5 mg/kg p.o. verabreicht und dann anhand von Gerinnungsstaten überwacht. Für eine thrombolytische Behandlung beim Hund fehlen die Erfahrungen (FELDMAN, 1986).

15.10.2 Altersbedingte obliterierende Arterienveränderungen, Arteriosklerose, Arterienverkalkung

Definition □ Arteriosklerose ist eine altersbedingte, krankhafte Veränderungen der Arterienwände mit Verhärtung, Elastizitätsverlust und Lichtungseinengung, die zu peripheren Gefäßverschlüssen führen kann. Altersbedingte Arterienveränderungen kommen auch bei Hunden regelmäßig vor. Die Neigung zu Arterienverschlüssen durch Thrombosierung derartiger Gefäße und daraus hervorgehende klinische Ausfälle sind jedoch selten (LIU et al., 1986). Rüden bestimmter Rassen wie Zwergschnauzer, Dobermann Pinscher und Labrador Retriever werden häufiger befallen. Die Hypercholesterinämie ist beim Hund jedoch kein primärer Risikofaktor für Arterienveränderungen. Zum Auftreten der Arteriosklerose kommt es nur bei prädisponierten Hunden, die als »hyperresponder dogs« bezeichnet werden.

Symptome □ Diese sind unspezifisch und hängen mit einer Minderdurchblutung einiger oder aller Organe und der Lokalisation der letztlich entscheidenden Arterienverschlüsse zusammen. Es treten auf: Trägheit, Anorexie, Schwäche, Atemnot, Kollaps und Organstörungen wie Herzarrhythmien, Nierenstörungen oder zentralnervöse Ausfälle. Die Störungen sind z. T. Ausdruck von Infarkten in den betroffenen Organen (Herz, Gehirn).

Laborbefunde ☐ Liu et al. (1986) haben auf Zusammenhänge mit Hypothyreose, Hypercholesterinämie, Lipidämie und hohe Alpha$_2$- und Betafraktionenanteile in der Elektrophorese hingewiesen.

Differentialdiagnose ☐ Vitamin-D-Intoxikation.

Behandlung ☐ Hypothyreose behandeln (Kap. 24.7), cholesterinarme Diät wie bei Menschen versuchen, dazu Propentofyllin (Karsivan®, Hoechst) verabreichen.

15.10.3 Vaskulitiden, Gefäßentzündungen

Definition ☐ Entzündliche Reaktionen an den Blutgefäßen, die mit fribrinoider Nekrose und granulo- oder lymphozytärer Infiltration der Gefäßwände, mit erhöhter Gefäßwandpermeabilität und Schwellung der Gefäßwandendothelien einhergehen. Es gibt ferner Vaskulitiden, bei denen die granulomatösen Reaktionen dominieren. Vaskulitiden sind selten beim Hund. Sie treten vorwiegend als Syndrome (Symptomenkomplexe) auf. Sie können als primäre Erkrankung wie idiopathische Polyarteritis = Periarteritis nodosa oder als sekundäre Erkrankungen kleinerer Arterien und Venen auf hyperergischer (Typ III) oder infektiöser Basis auftreten. Im Verlaufe von Vaskulitiden kommt es zu Blutungen oder Thrombosierungen mit Gefäßverschlüssen und Nekrosen, welche Haut, Schleimhäute, innere Organe, v.a. Herz und Niere, oder das ZNS erfassen können.

Symptome ☐ Diese richten sich nach dem Schwerpunkt der Vaskulitis. Die *kutane Vaskulitis* (Manning & Scott, 1980) zeichnet sich durch sich vorwölbende schmerzhafte lineare Nekrosen, »ausgestanzte« Ulzera und blutunterlaufene Stellen entlang der Ohrrandgefäße und am Übergang zum Ballenhorn aus. Ähnliche Veränderungen und Blasen finden sich an den mukokutanen Übergängen der Mundhöhle. *Systemische Vaskulitiden* (Randell & Hurvitz, 1983) gehen mit Fieber bis über 40°C, Anorexie, Abgeschlagenheit, Muskel- oder Gelenkschmerzen, Senkungsödeme an Kopf, Hals und Gliedmaßen, Abmagerung, Proteinurie, Hämaturie oder Thrombozytopenie einher. Auch mit Vaskulitis auftretende Meningitiden sind bekannt (Niederhauser, 1986).

Diagnosesicherung ☐ Diese erfordert den histologischen Nachweis der Vaskulitis. Zusätzlich soll nach Ursachen für die bei Vaskulitiden häufig beteiligten Antigen-Antikörperkomplexe wie Medikamente oder Infektionen gesucht werden.

Differentialdiagnose ☐ Dies sind einerseits Staphylokokkenhypersensibilität und Hauterkrankungen aus dem Formenkreis des Pemphiguskomplexes und andererseits sekundäre Vaskulitiden bei systemischem Lupus erythematodes, rheumatoider Polyarthritis, Myositiden und Kälte-Autoimmunhämolytische Anämie (Rheumatest, ANA- oder Coombs-Test durchzuführen) und granulomatöse Entzündungen innerer Organe.

Behandlung ☐ *Hautform:* Dapson 1 mg/kg KG 2 × täglich über 2 Wochen, dann Tagesdosis auf 1 mg/kg reduzieren für weitere 2 Wochen, letztlich für weitere 5 Monate 1 mg/kg alle 2 d verabreichen. *Systemische Vaskulitis:* Prednisolon 2 mg/kg KG/ täglich für 6 Wochen und ausschleichen. Bei mangelndem Erfolg mit Cyclophosphamid (Endoxan®) 2 mg/kg KG an 4 d pro Woche über 3 Wochen behandeln.

15.10.4 Arteriovenöse Fisteln im großen Kreislauf

Definition ☐ Die arteriovenöse Fistel (A-VF) stellt einen pathologischen Kurzschluß zwischen Arterien und Venen dar ohne Zwischenschaltung eines Kapillargebietes. Man unterscheidet angeborene, oft multiple und erworbene, meist traumatische A-VF. Die meisten A-VF finden sich im Bereich der Extremitäten und sind durch Stichverletzungen oder paravenöse Injektionen reizender Medikamente bedingt. Durch den Gefäßkurzschluß (parasitären Fistelkreislauf) werden die peripher von der Fistel gelegenen Gewebe vermindert durchblutet, ferner kommt es zu einer venösen Stauung und Venenausweitung (Phlebektasie). Zentral von der A-VF ist der Blutdurchfluß erhöht, wodurch Aneurysmenbildung, Phlebektasien und ein vergrößertes Herzzeitvolumen herbeigeführt wird.

Symptome ☐ Distal der A-VF ist die Gliedmaße schmerzhaft, geschwollen, ödematös und kühl. Infolge der trophischen Störungen treten Infektionen und schlecht heilende Ulzera auf. Am Ort der Fistel besteht eine komprimierbare weiche Schwellung mit systolisch-diastolischem Gefäßschwirren und einem evtl. auskultierbaren Maschinengeräusch. Komprimiert man diese Stelle, so verschwindet das Schwirren und der Puls verlangsamt sich. Großlumige Fisteln können eine hyperdyname Herzinsuffizienz herbeiführen.

Prognose ☐ Unbehandelte Fisteln neigen zur ständigen Ausweitung. Größere und angeborene Fisteln sind schwierig zu behandeln und erfordern eine vorsichtige Prognosestellung.

Behandlung ☐ Bei solitären Fisteln versucht man eine A-VF-Exstirpartion in toto oder einen chirurgischen Verschluß der Gefäße nach Identifizierung der arteriellen Verhältnisse mittels Angiographie.

15.10.5 Hypertonie, Hypertension, Hochdruckkrankheit

Definition ☐ Dauerhafte Erhöhung des arteriellen Blutdrucks über 180/95 mm Hg. Die Hypertonie tritt meist als Symptom einer Grundkrankheit auf. Nur in Ausnahmefällen handelt es sich um Primärerkrankungen (1–2 %, COWGILL & KALLET, 1986). Hypertonie auslösende Grundkrankheiten beim Hund sind: Nierenkrankheiten, Cushing-Syndrom, Diabetes mellitus, Polyzythämie, Hyperthyreose und Phäochromozytom. Besonders häufig befallen sind nierenkranke Hunde (bis 80 % der Glomerulonephritisfälle).

Symptome ☐ Obwohl genaue Daten fehlen, darf man annehmen, daß Hypertonie sich negativ auf die Lebenserwartung auswirkt, indem z. B. das Fortschreiten glomerulärer Nierenschäden begünstigt wird. Hypertonie wirkt sich ferner ungünstig auf die Herzbelastung bei Herzkrankheiten und auf Netzhauterkrankungen des Auges aus. Die Hypertonie sollte daher vermehrt beachtet und wenn nötig behandelt werden.

Diagnosesicherung ☐ Diese erfolgt anhand mehrmaliger blutiger oder unblutiger Blutdruckmessungen (KÜHN et al., 1979). Die Normalwerte nach COWGILL & KALLET (1986) sind: systolisch 148 ± 16 mm Hg, diastolisch 87 ± 1 mm Hg, Mittelwert 102 ± 9 mm Hg. Darüber hinaus muß die Grundkrankheit abgeklärt werden.

Prognose ☐ Unbekannt.

Behandlung ☐ Diese besteht in der Behandlung der Grundkrankheit und in einem spezifisch auf die Hypertonie ausgerichteten Teil. Die Hypertonietherapie stützt sich vorderhand noch auf diejenige beim Menschen, nämlich:

1. Salzarme Diät (< 0,1 bis 0,3 % NaCl);
2. in hartnäckigen Fällen in der aufgeführten Reihenfolge
   a) Diuretika,
   b) Sympathikolytika;
   c) evtl. noch Vasodilatatoren.

Dosierungen
a) Diuretika = Hydrochlorothiazid (Esidrex®, Vetidrex®, Ciba-Geigy; Diu25®, Voigt) 2–4 mg/kg/d;
b) Propranolol (Beta-Tablinen®, Sanorania; Doci-

ton®, Rhein-Pharma; Inderal®, Ayerst) 5–20 mg 2–3 × täglich p.o., je nach Patientengröße;
c) Prazosin (Minipress®, Pfizer), kleine Hunde (< 15 kg KG) 0,25–0,5 mg 2–3 × täglich, größere Hunde 1–2 mg 2–3 × täglich.

15.10.6 Periphere Ödeme (Oedema), Venen- und Lymphgefäßerkrankungen

Definition ☐ Ödeme sind meist schmerzlose Schwellungen, v.a. der Unterhaut, infolge vermehrter Ansammlung interstitieller seröser Flüssigkeit. Die interstitielle Flüssigkeit befindet sich in einem Gelzustand und ist daher nicht frei beweglich. Ödeme sind Symptome und werden meist durch venöse oder lymphatische Stauung, verminderten plasmaonkotischen Druck (Albuminmangel) und durch erhöhte Permeabilität der Blut- oder Lymphkapillaren (Entzündung) hervorgerufen. Bei Ödemen ist der Flüssigkeitsgehalt der Gewebe erhöht durch vermehrte Flüssigkeitsabfiltration oder eine reduzierte Resorption aus dem Interstitium. Ödeme verschlechtern die Gewebeernährung und führen eventuell zur permanenten Gewebeinduration.

Symptome ☐ Ödeme können generalisiert oder lokalisiert sein und geben damit bereits einen Anhaltspunkt für ihre Ursache. *Generalisierte Ödeme* (an allen Gliedmaßen, Unterbrust, Kehlgang, usw.) sind häufig mit Aszites verbunden. Sie können durch Hypoproteinämie (Hypoalbuminämie) infolge nephrotischem Syndrom (Kap. 21.5.3) oder Malabsorption (Kap. 18.11), oder durch Rechtsherzinsuffizienz und Perikarderkrankungen bedingt sein.

Regionale Ödeme betreffen nur eine Gliedmaße oder Körperregion, fühlen sich kühl und teigig an und sind schmerzlos. Besonders weich sind Stauungs- und hypoproteinämische Ödeme. Härter, wenig eindrückbar, warm, gerötet und schmerzhaft sind entzündliche Ödeme wie z. B. bei Thrombophlebitis. Betreffen regionale Ödeme mehrere Gliedmaßen, so wird dadurch ein generalisiertes Ödem vorgetäuscht. Zur minimalen Datenbasis gehören: Harnstatus (Proteinurie), Blutstatus (Anämie), Plasmaproteinbestimmung (Hypoalbuminämie) und eine Kotuntersuchung auf Parasiten und okkultes Blut.

Die diagnostische Klärung muß die regionale Verteilung, Labordaten, Entstehungsmechanismen und das Ansprechen auf eine symptomatische Therapie in Betracht ziehen. Diuretika vom Thiazidtyp wirken nur bei kardialen und hypoproteinämischen Ödemen, wenig oder nicht bei venösen oder lymphatischen Störungen.

15.10.6.1 Venenerkrankungen

Venenverschlüsse oder Kompressionen verlaufen bei Hunden wegen der reichlichen Kollateralausbildung in den meisten Fällen symptomlos. Sie werden traumatisch, durch chirurgische Eingriffe, Venen-Thrombosen oder durch Thrombophlebitis infolge Liegenbleibens von Infusionskathetern oder Injektion reizender Medikamente hervorgerufen. Venös bedingte Ödeme (Phlebödeme) lassen sich aufgrund der Anamnese, der Beschaffenheit der Schwellung und evtl. angiographisch mittels Injektion von Röntgenkontrastmitteln 1 ml/kg KG diagnostizieren.

Das gleichzeitige Auftreten von Stauungsödemen an Vordergliedmaßen, Unterbrust und Kehlgang deutet auf eine Obstruktion im Bereiche der vorderen Hohlvene oder des rechten Herzvorhofes durch Thrombose, Tumoren oder Abszesse im Mediastinum usw. hin.

Behandlung ☐ Außer einer lokalen Behandlung bei Traumata und Entzündungen sind i. d. R. keine weiteren Maßnahmen erforderlich, da sich spontan Kollateralen ausbilden.

Differentialdiagnose ☐ Plötzliche Ödeme am Kopf infolge Urtikaria, Angioödems oder angioneurotischen Ödems (krankhafte Steigerung der Gefäßreaktion auf Allergene, Insektenstiche, usw.), sodann Vaskulitiden, sogenannte Pyodermie der Junghunde (Kap. 11.2) und Hypothyreose (Myxödem) (Kap. 24.3) sind in Betracht zu ziehen. In seltenen Fällen kann eine arterielle Hypertension Ödembildung begünstigen.

15.10.6.2 Lymphödem durch Lymphgefäßveränderung

Definition ☐ Chronische Schwellungen infolge organisch bedingter ungenügender Lymphdrainage. Man unterscheidet einerseits *kongenitale Lymphödeme* (LÖ) = primäre LÖ infolge Hyperplasie (Zahl der Lymphgefäße und Kaliber vermehrt), Hypoplasie (Zahl und Kaliber der Gefäße vermindert) oder Aplasie, und andererseits *erworbene = sekundäre LÖ*. Letztere kommen durch Obstruktion oder Zerstörung von Lymphbahnen oder Lymphknoten zustande, z. B. nach tiefen Verletzungen, Exzision bei Operationen oder durch Tumorzellinvasion.

Symptome ☐ *Primäre LÖ* finden sich in verschiedenen Schweregraden distal an 2 oder allen 4 Gliedmaßen von Hunden unter 1 Jahr. Häufig glaubt der Besitzer, die Ödeme seien durch ein Trauma ausgelöst worden. Diese LÖ sind jedoch hereditär bedingt (Patterson et al., 1967). *Erworbene LÖ* sind besonders ausgeprägt, wenn sie mit Venenverschlüssen gepaart sind (ausgedehnte Traumata)

oder sich im Verlaufe eines invasiven Tumors oder nach Tumoroperation einstellen. Nach Operationen können bis zum Ödemeintritt Wochen oder Monate verstreichen. Bei tumorösem Geschehen sind die Lymphknoten vergrößert.

Bei primären und sekundären LÖ ist die Widerstandsfähigkeit der Haut vermindert und das Verletzungsrisiko erhöht, wodurch verhältnismäßig häufig eine Lymphangitis-Lymphadenitis das Krankheitsgeschehen kompliziert. Primäre Lymphadenitis und Lymphangitis sind selten.

Diagnosesicherung ☐ Das primäre Lymphödem läßt sich mittels Farbstofftest mit Patentblauviolett 11%ig oder Lymphographie durch den Spezialisten bestätigen.

Differentialdiagnose ☐ Phlebödem und Lymphödem sind manchmal schwer auseinanderzuhalten.

Behandlung ☐ Primäre LÖ sprechen manchmal auf Diuretika plus Anlegen von Robert-Jones-Verbänden an. Diese werden jeden Abend neu angelegt und über Nacht liegen gelassen. Von den chirurgischen Maßnahmen hat sich am besten die Resezierung des subkutanen Gewebes in mehreren Sitzungen (Schonung der Haut!) bewährt (Leighton & Suter, 1979).

Literatur

Cowgill, L. D., & A. J. Kallet, 1986: Systemic Hypertension. In: Kirk, R. W. (Ed.): Current Veterinary Therapy IX. Philadelphia: W. B. Saunders Co., 360.
Feldman, B., 1986: Thrombosis – Diagnosis and Treatment. In: Kirk, R. W. (Ed.): Current Veterinary Therapy IX. Philadelphia: W. B. Saunders Co., 505.
Kühn, A., H.-O. Schmidtke & D. Schmidtke, 1979: Unblutige Blutdruckmessungen an unsedierten Hunden. Kleintier-Praxis **24**: 81.
Leighton, R. I., & P. F. Suter, 1979: Primary Lymphedema of the hindlimb in the dog. J. A. V. M. A. **175**: 369.
Liu, S.-K., L. P. Tilley, J. P. Tappe & P. R. Fox, 1986: Clinical and pathologic findings in dogs with atherosclerosis: 21 cases (1970–1983). J. A. V. M. A. **189**: 227.
Manning, T. O., & D. W. Scott, 1980: Cutaneous vasculitis in a dog. J. Am. Anim. Hosp. Assoc. **16**: 61.
Niederhauser, U. B., 1986: Sterile eitrige Meningitis beim Hund. 32. Jahrestagung, DVG, Oldenburg.
Patterson, D. F., W. Medway, H. Luginbühl & S. Chacko, 1967: Congenital hereditary lymphedema in the dog. Part I. Clinical and genetic studies. J. Med. Genet. **4**: 153.
Randell, M. G., & A. I. Hurvitz, 1983: Immune-mediated vasculitis in five dogs. J. A. V. M. A. **183**: 207.
Suter, P. F., 1983: Diseases of the peripheral vessels. In: Ettinger, St. J. (Ed.): Veterinary Internal Medicine, Diseases of the Dog and Cat. Philadelphia: W. B. Saunders Co., 1062.

16 Anämien, hämorrhagische Diathesen

P. F. Suter

16.1   Diagnostische Aufarbeitung bei Anämien

Definition Anämie □ Verminderung der Erythrozytenzahl und des Hämoglobingehaltes unter die Normalwerte, bezogen auf Tierart, Alter und Geschlecht.

Anämie ist keine selbständige Krankheit, sondern ein Symptom, das eine Vielzahl von physiologischen und pathologischen Vorgängen begleiten kann und relativ selten durch Primärkrankheiten des hämatopoetischen Systems verursacht wird. Diagnose, Differentialdiagnose, Prognose und Behandlung der Anämien beruhen auf einer sorgfältigen klinischen Allgemeinuntersuchung, ergänzt durch gezielte anamnestische Informationen, der Beurteilung des roten und weißen Blutbildes und der Blutchemie. In einem Teil der Fälle sind Spezialmethoden wie Knochenmarkuntersuchung, Coombs-Test usw. notwendig.

Die Symptome der Anämie sind bedingt durch ein reduziertes Sauerstofftransportvermögen, die Grundkrankheit und die kompensatorischen Mechanismen des Körpers wie Blutumverteilung oder verminderte Zirkulationszeit. Neben unspezifischen Symptomen, die nur von Schweregrad, Verlauf und Dauer der Anämie abhängen, gibt es spezifische Symptome wie Ikterus, die auf die Pathogenese der Anämie hinweisen.

Anämien gefüllt, und die kapilläre Füllungszeit, falls sie feststellbar ist, beträgt weniger als 2 s Tachykardie, pochender Puls und Tachypnoe sind Gegenregulationserscheinungen, die durch Anstrengung verstärkt werden. Leise, inkonstant auftretende systolische Herzgeräusche (Intensität < 3/6) werden durch die Blutverdünnung hervorgerufen. Rasche Ermüdbarkeit, kalte Extremitäten, Schwäche oder Erschöpfung hängen mit der O_2-Unterversorgung zusammen. Die O_2-Unterversorgung des Gehirns kann Wesensveränderungen, Teilnahmslosigkeit oder Kollaps mit sich bringen. Hämolysen sind häufig mit Milzvergrößerung (Arbeitshypertrophie) verbunden.

Die Symptome der Grundkrankheiten dienen zur Ermittlung des Anämietyps. Okkulte Blutungen lassen sich oft durch Blut- oder Parasitennachweis im Kot abklären. Gerinnungsstörungen werden durch Haut- und Schleimhautblutungen angezeigt. Gelbliche Schleimhäute, Fieber, Splenomegalie und Hepatomegalie deuten auf vermehrten Blutabbau hin. Ein braungelber Harn deutet auf Hämoglobinurie infolge intravasaler Hämolyse hin. Lymphknotenvergrößerungen werden bei Anämien infolge Tumoren oder Infektionen angetroffen.

16.1.1   Klinische Untersuchung

Anamnese □ Diese vermag wichtige Hinweise über die Dauer und Ursachen der Anämie zu vermitteln. Plötzlicher unerwarteter Kollaps, große Schwäche, Tachypnoe, Atemnot und ikterische Schleimhäute sprechen eher für eine akute Anämie. Vage Symptome wie Müdigkeit, verändertes Benehmen, vermindertes Leistungsvermögen, Anorexie und Anstrengungstachypnoe sind eher bei chronischer Anämie zu finden. Man vergesse nie, nach Traumata, Zugang zu Giften (Rattengift), Medikamentenapplikation, kürzlich erfolgten Impfungen und Entwurmungsprogrammen zu fragen.

Symptome □ Die Symptome der Anämie und der Grundkrankheit sind oft vermischt. Die Anämiesymptome sind besonders deutlich bei schwerer und sich rasch entwickelnder Anämie. Bei chronischen Anämien wird der Hämoglobinabfall oft erstaunlich gut toleriert, bis es nach Erreichen eines kritischen Hämatokrits von 10–15 % zu einem scheinbar plötzlich hervorgerufenen Zusammenbruch kommt. Blasse Haut und Schleimhäute sind sowohl bei Anämie als auch im Schock (Hypovolämie, Mangeldurchblutung) vorhanden. Im Unterschied zur Hypovolämie sind die Blutgefäße bei

16.1.2   Blutuntersuchung

Siehe auch Kap. 4.2 Hämatokrit (Hkt = PCV), Blutstatus- und Blutchemieresultate sind unentbehrlich zur Objektivierung des Schweregrades der Anämie und zur Ermittlung des Anämietyps und seiner Ursache. Anämien werden eingeteilt nach morphologischen Kriterien der Erythrozyten (Ec), Pathogenese, Verlauf (akut oder chronisch) und der Erythrozytenkinetik (regenerativ oder nicht regenerativ). Bereits bei der Entnahme oder Verarbeitung der Blutproben kann eine auf hämolytische Anämie hindeutende Spontanagglutination der Ec auffallen.

Morphologische Klassifizierung der Anämietypen
a) Nach der Ec-Größe (normozytäre-, mikrozytäre- oder makrozytäre Anämien).
b) Nach dem Hämoglobingehalt (normochrome, hypochrome oder hyperchrome Anämie).
c) Nach dem Differentialausstrich (Formen) der Ec.

16.1.2.1   Erythrozytenindizes
Siehe auch Kap. 4.2.9. Das mittlere Ec-Volumen = MCV gibt an, ob die Mehrzahl der Ec normal-

groß, vergrößert oder verkleinert ist. Ein MCV von 60–77 fl (Femtoliter) bedeutet eine *normozytäre Anämie,* ein kleineres MCV ist bei *mikrozytärer Anämie,* ein größeres MCV bei *makrozytärer Anämie* gegeben.

16.1.2.2 Hämoglobingehalt

Der mittlere Hämoglobingehalt eines Ec = MCH, Hb_E oder der Färbeindex erlaubt zu unterscheiden, ob die *Anämie normochrom* (MCH = 21–25 pg/Ec oder 1,3–1,5 fmol/Ec), *hypochrom* (MCH < 21 pg/Ec) oder *hyperchrom* (MCH > 25 pg/Ec) ist. Die Beziehung zwischen Hämoglobinsättigung und Zellvolumen wird durch den MCHC ausgedrückt. Normal sind 32–36 g/dl Ec (19,8–22,3 mmol/l Ec). Bei einer Hämoglobinsättigung, die den Maximalwert (36 g/dl, 22,3 mmol/l) übersteigt, soll man Hämolyse oder einen Laborfehler in Betracht ziehen. Wenn immer möglich, soll der Tierarzt einen Ec-Ausstrich selber durchmustern.

16.1.2.3 Differentialausstrich

Im *Ec-Differentialausstrich,* der routinemäßig oder evtl. mit Brillantkresylblau für die Retikulozytendarstellung gefärbt wurde, beurteilt man die Ec auf Größenunterschiede (Anisozytose), Farbintensitätsunterschiede (Polychromasie), Vorhandensein von Kernen (Normoblasten), basophile Tüpfelung, Blutzellplasmareste (Retikulozyten), Heinzsche Innenkörper (hämoglobinhaltige Körner), abnorme Formen wie Sphärozyten (Kugelzellen) oder Schistozyten (Fragmetozyten) und auf das Vorhandensein von Jolly-Körpern (Howell-Jolly-Körperchen = Kernreste) oder eventueller Blutparasiten. Im weiteren achte man auf ein normales Verhältnis zwischen Thrombozyten und Ec-Zahlen

(1 : 20) und auf das Riesenplättchenvorkommen.

Verschieden große und wechselnde Formen der Thrombozyten deuten auf eine anhaltende starke Nachlieferung hin. Falls man keine Thrombozyten erkennt, ist eine direkte Thrombozytenzählung durch das Labor angezeigt.

Das *weiße Blutbild* (Kap. 17.1) ist insbesondere bei hämolytischen oder aplastischen Anämien und für die Ermittlung der Grundkrankheit von Bedeutung.

16.1.2.4 Blutsenkung

Die *Blut- oder Ec-Senkungsreaktion* sollte routinemäßig als grobe Hinweismethode für das Ec-Volumen vorgenommen werden (Kap. 4.2.5). Eine beschleunigte Senkung ergibt Hinweise auf Entzündungen, Gewebezerfall und gewisse Anämieformen. Eine normale Ec-Senkungsreaktion kann jedoch durch gleichzeitiges Vorkommen von verzögernden und beschleunigenden Faktoren vorgetäuscht werden. Eine beschleunigte Ec-Senkung ist aber immer abnorm.

16.1.2.5 Blutchemisches Profil

Das nachfolgende *blutchemische Profil* enthält die wichtigsten Parameter, die bei der Anämieabklärung erforderlich sind: Plasmaproteine, Bilirubin, Harnstoff, Kreatinin, alkalische Phosphatase oder Gamma GT, GPT (SALT), GOT (SAST), evtl. GLDH oder LDH und Cholesterin. Zur Abklärung gehört immer auch ein kompletter Harnstatus und, je nach Fall, eine Kotuntersuchung auf okkultes Blut und Parasiten. Die Spezialuntersuchungen, die zur Diagnose spezieller Anämieformen erforderlich sind, werden bei den betreffenden Anämien besprochen.

16.2 Pathogenese der Anämien

Normalerweise sind Verbrauch, Abbau und Neubildung der Ec in einem Gleichgewichtszustand. Wird dieses Gleichgewicht durch erhöhten Verbrauch, kürzere Lebensdauer (normal 100–110 d), vermehrten Abbau oder Hemmung der Neubildung der Ec gestört, so entsteht eine Anämie.

Nach der Pathogenese unterscheidet man:

a) *Blutungsanämien* infolge Eröffnung von Gefäßen, Undichte von Gefäßen oder Gerinnungsstörungen.
b) *Hämolytische Anämien* infolge Zerstörung, vermehrten Abbaus oder verkürzter Lebensdauer der Ec.
c) Anämien durch *ungenügende Bildung, Ausreifung* oder *Ausschüttung* der Ec aus dem Knochenmark.

d) *Multifaktoriell* bedingte Anämien, bei denen mehrere Pathogenesen eine Rolle spielen.

Das Ziel der diagnostischen Aufarbeitung ist es, zuerst die Pathogenese zu klären und danach die Ursache der Anämie zu ermitteln. Ausgehend von der Ec-Kinetik unterteilt man die Anämien in:

1. *Regenerative* Anämien, bei denen aus dem Knochenmark die Blutverluste, der vermehrte Ec-Abbau oder die Ec-Zerstörung (Hämolyse) durch erhöhte Produktion wettgemacht werden.
2. *Nichtregenerative* oder *hypoproliferative* Anämien, bei denen Bildung, Ausreifung oder Ausschüttung der Ec aus dem Knochenmark ungenügend sind.

3. *Gemischte Pathogenesen,* bei denen Verluste, Zerstörung oder verkürzte Lebensdauer der Ec mit einer ungenügenden Ec-Produktion oder Ausschüttung einhergehen.

16.2.1 Unterscheidung der Anämien

Die *Unterscheidung der obigen Anämie-Grundformen* geschieht anhand der Retikulozytenzählung, Ec-Polychromasie, Ec-Anisozytose und weiterer morphologischer Ec-Merkmale.

Retikulozyten

Dies sind jugendliche, polychromatische, kernlose Ec zum Zeitpunkt des Eintritts in die Zirkulation. Die Retikulozytenzahl wird in Anzahl pro 100 Ec, also Prozenten, ausgedrückt und beträgt normalerweise 0–2 %. Ihr Prozentsatz im Blut ist ein semiquantitatives Maß für die Aktivität der Erythropoese. Die effektive Knochenmarkaktivität kann nur anhand einer Knochenmarkuntersuchung ermittelt werden. Bei einer regenerativen Anämie steigen die Retikulozytenzahlen als Ausdruck einer verkürzten Maturationszeit und eines früheren Übertritts in die Zirkulation etwa 72 h nach dem Eintritt einer Anämie an und erreichen nach 5–7 d, bei multifaktoriell bedingten Erkrankungen evtl. später, ein Maximum.

Anhand der Polychromasie des Ec-Ausstriches kann die Retikulozytenzahl auch abgeschätzt werden, da zwischen Polychromasie und Retikulozytenzahl ein direkter Zusammenhang besteht.

Da die Retikulozytenzahl ein Prozentwert der Ec-Zahl ist, wird sie je nach dem Schweregrad der Anämie verändert. Um vergleichbare Werte zu erhalten, müssen die rohen Retikulozytenzahlen korrigiert werden. Die erste Korrektur ergibt die Retikulozytenzahl, wie sie bei einem normalen Hämatokrit von 45 zu erwarten wäre. Die Korrekturformel lautet:

$$\text{Korr. Retikulozytenzahl} = \frac{\text{aktueller Hämatokrit}}{\text{normalen Hämatokrit}} \times \text{Retikulozytenzahl (\%)}$$

normaler Hämatokrit = 45.

Je früher die Retikulozyten aus dem Knochenmark in die Zirkulation übertreten, um so länger lassen sie sich im peripheren Blut nachweisen. Dies erfordert eine zweite Korrektur mit dem sogenannten Reifungszeitfaktor. Das Endresultat wird Produktions- oder Retikulozytenindex genannt.

Der Produktionsindex gibt an, wie viele Retikulozyten bei einer normalen Maturationszeit vorhanden wären, und ist damit ein Maß für die effektive Knochenmarkaktivität. Die Formel für den Produktionsindex lautet:

$$\text{Produktionsindex} = \frac{\text{Korr. Retikulozytenwert}}{\text{Reifungszeitkorrekturfaktor}}$$

Reifungszeitkorrekturfaktoren zum Einsetzen in obige Formel:

Hämatokrit	Korrekturfaktor
45	1
35	1,5
25	2
15	2,5

Interpretation der Produktionsindexwerte:

1–3	Blutungsanämie
über 3	Hämolyse
unter 1	Hypoproliferative Anämie

Die Indexwerte variieren ein wenig, je nach dem Labor, welches die Blutuntersuchung durchführte. Für die Klärung der Pathogenese der Anämien werden auch die in Kap. 16.1 besprochenen Erythrozytenindizes, die Grundwerte wie Hämatokrit (Hkt, PCV), Ec-Zahl und v. a. die im Ec-Ausstrich erkennbaren morphologischen Veränderungen berücksichtigt *(Tab. 16.1).* Mehrmals wiederholte Untersuchungen, wozu v. a. Hämatokrit, Plasmaprotein und der mit Diff-Quik® gefärbte Blutausstrich geeignet sind, erlauben Trends zu erkennen, die oft zuverlässiger sind als teure einmalige Spezialuntersuchungen. Für die *Bestimmung des Schweregrades der Anämie,* Besserungen oder Verschlechterungen eignet sich v. a. der Mikrohämatokrit. Bei völlig sistierender Hämatopoese fällt der Hkt um 2–8 % pro Woche. Ein größerer Abfall deutet auf zusätzliche Blutung oder Hämolyse hin. *Milde Anämien* haben einen Hämatokritwert von 31–36 %, *mittelschwere* einen solchen von 21–30 % und *schwere Anämien* einen solchen unter 15–20 %. Der Hämatokritwert soll jedoch nur zusammen mit dem Plasmaproteingehalt und dem klinischen Austrocknungsgrad beurteilt werden, um Irrtümern vorzubeugen (Hämatokritanstieg durch Austrocknung).

Bedeutung der *Farbe des überstehenden Plasmas* im Hämatokritröhrchen:

Farblos	Ec-Bildungsstörung, Eisenmangel
Wolkig	Lipämie
Kirschrot	Hämolyse
Ikterisch	Hämolyse

Normoblasten

Diese kernhaltigen Ec-Vorstufen treten vermehrt im peripheren Blut auf bei extremer Knochenmarkbeanspruchung, wodurch es zu einer erneuten Funktion der embryonalen Blutbildungsstätten

Tab. 16.1. Befunde im Erythrozyten-Differentialausstrich bei Anämien

Veränderungen von Größe und/oder Form	Färbung (F) Innenstruktur	Mögliche Bedeutung
Anisozytose (untersch. Größe)		
▷ mäßig	normochrom	normal
▷ ausgeprägt	Polychromasie (unterschiedl. Färbung)	aktive Blutbildung
▷ ausgeprägt	F. schlecht = hypochrom	Blutbildungsstörung
Makrozytose	Polychromasie	aktive Blutbildung
Megaloblasten	normochrom	Ec-Reifungshemmung (Folsäure- oder B_{12}-Mangel) normal bei Pudel
Mikrozytose und Anisozytose	normochrom oder hypochrom	Zytoplasmat. Reifungsstörung, z. B. Fe-Mangel, chron. Blutverluste oder chron. Infektion
Stechapfelformen	normochrom	Artefakt bei Ausstrichen von EDTA-Blut
Poikilozytose (Vielgestaltigkeit)		
▷ mit Kugelzellen und Anisozytose	Polychromasie	Autoimmunhämolye
▷ mit Fragmentozyten	normochrom oder Polychromasie	Verbrauchskoagulopathie, Tumoren
▷ mit Anisozytose	normochrom	Angiopathie, Tumoren
▷ mit Megaloblasten	hypochrom	Knochenmarktumor
Normozytose	normochrom	Anfangsstadien vieler Anämien, nicht regenerative Anämien
Targetzellen stark vermehrt		Kunstprodukt, nach Splenektomie, Lebererkrankungen
	Heinz-Körperchen (denaturiertes Hb)	Vergiftung, Medikamentenreaktion, Zwiebelgenuß
	Howell-Jolly-Körperchen	nach Splenektomie, massive Erythropoese, Erythroleukämie

Milz und Leber kommt oder die Knochenmarksperre verändert wird. Die Normoblasten werden, weil kernhaltig, in der Leukozytenzählkammer mitgezählt und erst bei der Differenzierung der gefärbten Blutausstriche erkannt und in Prozenten der Leukozyten ausgedrückt. Bei einer Leukozytenzahl von ursprünglich 20000/µl bedeutet eine Angabe von 25 % Normoblasten, daß im peripheren Blut 4000 Normoblasten und 16000 Leukozyten/µl vorkommen.

Tab. 16.2. Bedeutung der Normoblasten

Normoblastenzahl pro 100 Leukozyten	andere Kriterien	mögliche Bedeutung
leicht vermehrt (2–4)	Polychromasie und Anisozytose	aktive Blutbildung nach innerer Blutung
deutlich vermehrt	keine Polychromasie, keine Anisozytose	Anämie mit verminderter Knochenmarksaktivität extramedulläre Blutbildung, Tumoren
deutlich vermehrt (10–100)	Polychromasie Kugelzellen Anisozytose	Autoimmunhämolytische Anämie
deutlich vermehrt (5–80)	Polychromasie Anisozytose basophile Tüpfelung	Hämangiosarkom

Die *Tabelle 16.2* enthält nicht alle Ursachen für eine Vermehrung der Normoblasten. Eine solche kann z. B. bei Schnauzern normal sein. Entscheidend ist, ob die Anzahl Normoblasten angemessen ist im Verhältnis zu anderen Anzeichen einer gesteigerten Knochenmarksaktivität. Ist dies nicht der Fall, kann eine Störung der Knochenmarksperre oder extramedulläre Blutbildung vorliegen.

16.3   Behandlungsgrundsätze bei Anämien

Grundsätzlich kann die Behandlung symptomatisch (Bluttransfusion, Linderung der Anämiefolgen), durch Beeinflussung einer identifizierten Grundkrankheit, Entzug eines Medikamentes oder Giftes oder durch Einflußnahme auf die Blutverlust- oder Anämiepathogenese erfolgen. In vielen Fällen wird versucht, durch Kombination der obigen Behandlungen die Erfolge zu beschleunigen oder zu optimieren.

Schwere Anämien
Dies (Hkt < 15 %) sind Notfälle (Kap. 9.1), die sofort symptomatisch behandelt werden müssen. Bei leichten bis mittelgradigen Anämien besteht zumeist genügend Zeit zur Abklärung der Ursache. Die Behandlung sollte sich also, wenn immer möglich, auf die Bekämpfung der Grundkrankheit, die Eliminierung von Noxen und die Stimulation der Erythropoese konzentrieren, weil mit einer rein symptomatischen Behandlung selten Dauererfolge zu erzielen sind.

16.3.1   Symptomatische Behandlung

Das Ziel der symptomatischen Behandlung ist die Überbrückung einer Notfallsituation, welche durch eine ungenügende O_2-Transportkapazität und/oder Volumenmangel hervorgerufen wurde. In vielen Fällen wird damit die notwendige Zeit gewonnen bis zum Wiedereinsetzen einer wirksamen Hämatopoese oder bis zum Abklingen der Schädigungen durch eine Grundkrankheit oder Noxe. Die O_2-Verabreichung z. B. durch Verbringen in einen O_2-Käfig und die Ec-Transfusion sind die wichtigsten symptomatischen Behandlungsmethoden. Aber auch Ruhe und streßfreie, nicht zu warme Umgebung, leichte nahrhafte Fütterung und die Verabreichung von Vitamin C- und B-Komplex, sowie die früher üblichen Roborantien haben eine symptomatische Wirkung.

16.3.1.1   Bluttransfusion, Ec-Transfusion
Mit der Bluttransfusion erfolgt sowohl eine Ec- als auch Kolloid- und Volumensubstitution. Ec können aber auch gesondert verabreicht werden. Im folgenden wird unter »Bluttransfusion« meist auch die Ec-Transfusion verstanden. Eine Bluttransfusion wird unumgänglich, wenn die O_2-Transport-kapazität des Blutes ungenügend geworden ist. Die lebenswichtigen Organe wie das Herz benötigen für eine genügende Oxygenierung 5 g Hämoglobin pro dl.

Indikationen
▷ *Akute Blutverluste* von 30–60 ml/kg KG ($\frac{1}{3}$–$\frac{2}{3}$ der totalen Blutmenge oder mehr).
▷ *Akute Blutverluste* mit einem Hämatokrit (Hkt) von 20 % oder weniger.
▷ *Chronische Blutverluste* mit einem Hkt von 15 % oder weniger.
▷ *Zuführung von Gerinnungsfaktoren.* Diese kann aber ebensogut mit Thrombozyten- und Plasmatransfusionen erreicht werden.
▷ *Unspezifische Behandlung* anämischer, stark geschwächter Tiere mittels Zufuhr von Ec, Proteinen, Abwehrstoffen, Thrombo- und Leukozyten.
▷ *Überführung* in einen narkosefähigen Zustand, was einen Hkt von ca. 25 % erfordert.

Kontraindikationen
Es handelt sich meistens um relative Kontraindikation, außer bei der Transfusion von inkompatiblem Blut.
▷ *Hämolytische Anämien* außer bei einem Hkt < 10–15 %.
▷ Falls in erster Linie *Volumenmangel* besteht.
▷ *Hunde, welche bereits eine Bluttransfusion* erhalten haben und DEA-1-negativ sind.
▷ *Zuchthündinnen* sollen nur im äußersten Notfall eine Transfusion erhalten, wenn kein DEA-1-negativer Spender vorhanden ist.

Blutspender
1. Eigenblut verwenden, bei im voraus geplanten Eingriffen und bei großen Blutungen in Körperhöhlen (s. auch Kap. 9).
2. Haltung von 25–30 kg schweren, gesunden, geimpften Blutspendern. Diese sollen DEA-1, 2-negativ (früher CEA-1, CEA-2 oder A_1, A_2) und DEA-7 (Tr) negativ sein. Die Dauerspenderhaltung ist teuer und relativ ineffizient (man kann alle 3 Wochen 10–20 ml/kg, also jährlich 8,5 l Blut pro Hund gewinnen). Ferner bestehen tierschützerische Bedenken dagegen. Dauerblutspender sollen regelmäßig Eisen-, Vitamin-B-Komplex- und Vitamin-C-Präparate erhalten.

3. *Euthanasiehunde* oder *Patienten,* die frei von ansteckenden Krankheiten sind. In beiden Fällen ist die Einwilligung des Besitzers erforderlich.

Ausrüstung

1. Sterile evakuierte Blutflaschen oder Plastikbeutel mit ACD (Zitrat-Dextroselösung) oder CPD (Zitrat, Phosphat, Dextroselösung) als Stabilisator (Firmen Asid, Braun, Fenwal);
2. Blutentnahmegeräte zum Einmalgebrauch, die erhältlich sind ohne (Blukogarnitur®, Asid) oder mit Möglichkeit zur Abtrennung von Ec und Plasma (Donafix®, Braun; Fenwal Beutel);
3. Transfusionsgeräte zum Einmalgebrauch. Transfusionsgeräte mit Mikrofilter sind erforderlich, falls Autotransfusion mit Körperhöhlenblut vorgenommen wird (Sangofix®, Braun);
4. Instrumentenpaket für Venen- oder Arterienfreilegung (Skalpell, 3 Arterienklemmen, Pinzette, spitze Schere, Nadelhalter, gebogene feine Nadel mit Nahtmaterial).

Blutentnahme

Bei Blutspendern, die überleben sollen, wird das Blut aus der Jugularvene, evtl. aus der A. femoralis mit einem Entnahmegerät entnommen. Je nach Spender ist dazu evtl. eine Sedation oder leichte Narkose erforderlich. Bei Euthanasiehunden wird das Blut aus der A. femoralis, der A. carotis oder dem linken Herzen entnommen. Arterielles Blut soll eine bessere Haltbarkeit aufweisen. GRÜNBAUM (1986) empfiehlt, die Hunde mit Heparin 150–300 IE/kg ca. 1 h vorher zu heparinisieren.

Das Blut läßt man durch Unterdruck oder Tiefhalten der Aufnahmegefäße in diese einfließen. Das Blut soll durch die Stabilisatorlösung fließen und durch sachtes Bewegen der Aufnahmegefäße mit der Stabilisatorlösung vermischt werden. Die Blutkonserve soll sofort mit Datum, Signalement des Spenders, Besitzername und evtl. Blutgruppenbezeichnung versehen werden. Wird sie nicht sofort verwendet, kommt sie in einen möglichst konstanten und erschütterungsfreien Kühlschrank (Absorbertyp), in dem sie bei 4 °C 3 Wochen aufbewahrt werden kann. Die optimale Überlebensdauer der Ec liegt bei 9–11 d, dann nimmt sie nach 14–19 d rapide ab (GRÜNBAUM, 1986).

Aus abgelaufenen Blutkonserven kann das Plasma mit Hilfe des Donafix®-Gerätes oder ähnliche Systeme (Fenwal), mit oder ohne Zentrifugation, von den Ec getrennt werden. Plasma bleibt bei Lagerung im Kühlschrank (evtl. nach Lincomycinzusatz, NIEMAND, 1984) noch ca. 2 Monate, bei Einfrieren in der Haushaltgefriertruhe etwa 4 Monate und bei − 70 °C noch bis zu 2 Jahren verwendbar. Am vorteilhaftesten ist es, die Ec und das Plasma mit den Gerinnungsfaktoren sofort durch Zentrifugierung voneinander zu trennen, separat

zu lagern und zu verwenden (Blutkomponententherapie). Blutkonserven mit starker Hämolyse (Hb > 50 mg / 100 ml) (nach Mischung der Ec mit dem Plasma und Senkung der Ec erkennbar) sollen verworfen werden. Eine gewisse Hämolyse ist aber wegen der hohen Erythrozytenempfindlichkeit unvermeidbar.

Dosierung

Diese richtet sich nach Menge und Art des Blutverlustes bzw. der Anämie. Bei *akuten Blutverlusten* nach außen ist die Richtdosis 10–20 ml/kg KG. Es gibt akute Fälle, bei denen diese Menge überschritten werden muß (Blutverluste von 60 ml/kg und mehr). Die Infusionsrate ist 1 ml/min pro 5 kg KG während der ersten 10–30 min (auf Transfusionsreaktion achten), dann steigert man auf 5–10 ml/min; um den Volumenmangel zu korrigieren, sind gleichzeitig, aber separat, Plasmaexpander (5–20 ml/kg) und kristalloide Lösungen (in 3–7facher Menge des Verlustes) zu infundieren (Kap. 9.2).

Bei *normovolämischen Anämien,* v. a. chronischen und hämolytischen Anämien, wo nur Ec gebraucht werden, ist das Ziel, mit einem Minimum von Ec-Masse auszukommen, die sich errechnen läßt anhand des Mikrohämatokrits von Empfänger- und Spenderblut. Die benötigte Spender-Ec-Masse (Hkt_s × Blutvolumen) entspricht der Differenz zwischen der beim Empfänger gewünschten und der vorhandenen Ec-Masse.

Erwünschte Empfänger-Ec-Masse =
$$= 90 \times KG \times \text{erwünschter } Hkt_E$$

Vorhandene Empfänger-Ec-Masse =
$$= 90 \times KG \times \text{aktueller } Hkt_E$$
(Hkt_E = Empfängerhämatokrit, KG in kg)

Benötigte Spenderblutmenge =
$$= 90 \times KG_E \times \frac{\text{erwünschter } Hkt_E - \text{aktueller } Hkt_E}{\text{Hkt im Spenderblut}}$$
KG_E = Empfängerkörpergewicht

Um den Hkt um 1 % zu erhöhen, bedarf es pro kg KG ca. 2,2 ml Spenderblut mit Hkt 45 %.

Dieselbe Berechnung kann angestellt werden, falls man einen Hund mit Hkt 15 % zur Operationsvorbereitung auf Hkt 25 % bringen will. Die bei normovolämischen Anämien empfohlenen Transfusionsgeschwindigkeiten sind 5 ml/kg/24 h.

16.3.1.2 Vermeidung von Unverträglichkeitsreaktionen

Die erstmalige Blutübertragung ist weitgehend risikofrei, auch wenn unbekanntes oder DEA-1- bzw. DEA-2-positives Blut Verwendung findet. In etwa einem Viertel aller wahllos unternommenen

Transfusionen muß damit gerechnet werden, daß nach etwa 9 d gegen DEA-1, 2, gerichtete Isolysine vorkommen, welche die Spender-Ec hämolysieren (16.5). Wird eine zweite Transfusion ebenfalls von einem nicht getesteten Spender durchgeführt, so beträgt das Risiko etwa 15 %, daß ein Zwischenfall bei einem DEA-1-, 2-negativen Empfänger auftritt (Kirk & Bistner, 1985).

Zur Vermeidung von Unverträglichkeitsreaktionen bei nicht getesteten Empfängern wird entweder nur DEA-1-, 2-negatives Blut verwendet oder es werden vor 2. Transfusionen Verträglichkeitsproben durchgeführt. Niemand (1984) hat in der Praxis mit der biologischen Probe nach Oelecker gute Erfahrungen gemacht. Er transfundiert je nach Hundegröße ca. 5–20 ml Blut rasch und wartet dann 5 min. Während dieser Zeit wird eine Elektrolytlösung oder ein Plasmaexpander mit langsamer Tropfzahl infundiert. Verändern sich Pulszahl, Pulsstärke und das Benehmen nicht, wird die Bluttransfusion langsam fortgesetzt. Zur Pulskontrolle benützt Niemand den QRS-Monitor. Wenn nach weiteren 10 min keine Verschlechterung eingetreten ist, wird die normale Tropfzahl eingestellt und der Monitor abgeschaltet. Nach Grünbaum (1986) ersetzt die stark unterschiedlich ablaufende biologische Probe die serologische Verträglichkeitsprüfung nicht.

Verträglichkeitsprobe, Kreuzprobe (Crossmatching)

Dieser serologische Test wird je nach Autor etwas unterschiedlich durchgeführt (Grünbaum, 1986; Brass & Buschmann, 1975; Kirk & Biestner, 1985). Von Spender und Empfänger werden je 5 ml Frischblut aufgefangen. Sofort nachdem die Gerinnung begonnen hat, wird zentrifugiert, und die überstehenden Seren werden abpipettiert. Die eine Hälfte des Spenderserums verwendet man zur Herstellung einer ca. 4%igen Suspension von Spender-Ec. Die benötigten Ec werden aus dem geronnenen, zentrifugierten Blut durch leichtes Rühren mit einem Stab abgelöst. Zwei Tropfen dieser Spender-Ec-Suspension werden mit 2 Tropfen Empfängerserum in einem 7×60-mm-Röhrchen zusammengebracht und 15 min bei Zimmertemperatur stehengelassen. In einem zweiten Röhrchen wird Spender-Ec-Suspension mit Spenderserum vermischt und als Kontrolle mitgeführt (Spontanagglutination). Dann werden beide Röhrchen 1 min bei 500–1000 Umdrehungen zentrifugiert und abgelesen. Falls Agglutination und Hämolyse in der 1. Probe auftreten, besteht Blutunverträglichkeit.

Dieselbe Art Probe kann auf einem Objektträger unter Verwendung von 1 Tropfen Spender-Ec-Suspension mit 1 Tropfen Empfängerserum = Majortest und von 1 Tropfen Empfänger-Ec-Suspension mit 1 Tropfen Spenderserum = Minortest

durchgeführt werden. Daraufhin beobachtet man, ob eine Agglutination eintritt. Die Ergebnisse des Röhrchentests sind verläßlicher.

16.3.1.3 Technik der Bluttransfusion

Die direkte Blutübertragung mit Spritzen vom Spender zum Empfänger ist schwierig, weil Hundeblut schnell gerinnt und leicht hämolysiert. Man wird daher i. d. R. indirekt transfundieren. Die Blutkonserven sind mehrmals zu kippen und zur Vermeidung einer transfusionsbedingten Hypothermie langsam auf Zimmertemperatur aufzuwärmen. Einfacher und ohne lange Aufwärmungsperiode geschieht dies, falls man einen Durchlaufererwärmer zur Verfügung hat. Transfundiert wird mit einem Einmalgerät in die V. cephalica antebrachii oder V. saphena parva, selten in die V. jugularis. In Notfällen können, falls die peripheren Venen kollabiert sind, a) die Zungenvenen verwendet werden oder b) eine chirurgische Venenfreilegung unternommen werden. Bei Jungtieren ist es möglich, in den Femur hinein zu transfundieren.

Unruhige Tiere werden leicht sediert. Durch Schienung der Gliedmaße, an der man infundiert, wird Abknicken oder Herausgleiten des Katheters verhindert. In der Krankengeschichte bzw. auf der Karteikarte ist jede Bluttransfusion so aufzuführen, daß sie später sofort auffällt. Damit kann das Risiko von zukünftigen Transfusionszwischenfällen vermindert werden.

16.3.1.4 Komplikationen der Bluttransfusion

Die immunologischen Reaktionen infolge Blutunverträglichkeit stehen an erster Stelle bei den Komplikationen. Zitratintoxikationen können jedoch bei zu raschem Einlaufenlassen großer Mengen von ACD-Blut auftreten. Auch hämolysiertes, infiziertes oder überaltertes Blut kann Störungen verursachen. Meistens treten Unverträglichkeitserscheinungen etwa 1 h nach Beginn der Transfusion auf. Sie können aber auch verzögert auftreten.

Symptome □ Unruhe, Zittern, erhöhte Puls- und Atemfrequenz, Atemnot, Kot- und Harnabsatz, Erbrechen, evtl. Urticaria, Schwäche und Körpertemperaturanstieg (0,5–1 °C). Es kommt als Folge der intravasalen Hämolyse zu Hämoglobinämie und Hämoglobinurie. Im Gegensatz zum Menschen sind beim Hund sekundäres Leber- oder Nierenversagen ausgesprochen selten. Neben immunologischen Reaktionen gegen die Spender-Ec kommen auch solche gegen andere Blutbestandteile vor.

Behandlung □ 1. Blutzufuhr unterbrechen und

Elektrolytlösungen einlaufen lassen; 2. O_2 verabreichen; 3. wasserlösliche Glukokortikoide (Decortin®, Ultracortenol H®) 5 mg/kg i.v. geben; 4. bei Kollaps Adrenalinlösung 1 : 10 000 (0,1 mg/ml) 1–5 ml / 10 kg KG i.v. spritzen. Falls weiterhin Blut benötigt wird, muß DEA-1-, 2-negatives Blut beschafft werden und eine Kreuzprobe vor der Verabreichung durchgeführt werden. Ein Antihistaminikum, z. B. Tenalidin (Sandosten®-Calcium) 20–30 min *vor* der Transfusion gegeben, soll ebenfalls wirksam sein bei *nicht gegen Ec* gerichteten Überempfindlichkeitsreaktionen.

16.3.2   Behandlung der Grundkrankheiten bei Anämien

Eine ätiologische Behandlung setzt voraus, daß die Grundkrankheit ermittelt werden konnte, was häufig nicht der Fall ist. Grundkrankheiten wie Tumoren, chronische Niereninsuffizienz, Malabsorption reagieren nicht oder nur vorübergehend auf eine Behandlung. Andere wie Parasitenbefall, endokrine Erkrankungen, Infektionen, Vergiftungen, Arzneimittelnebenwirkungen und Mangelanämien können erfolgreich angegangen werden. Nur bei nachgewiesenem Eisenmangel soll ein Eisen-Dextrankomplex (Myofer®) 10 mg/kg KG i. m. verabreicht werden. Die Nachbehandlung soll mit oralen Präparaten erfolgen. Dasselbe wie für Eisenmangeltherapie gilt für B_{12} und Folsäuretherapie. Sie hat nur bei nachgewiesenen Mängeln Sinn.

Die *Blutungsstillung* muß ebenfalls, wenn immer möglich, ätiologisch angegangen werden (Behandlung der Gerinnungsstörungen s. Kap. 16.8). Allerdings ist es oft nötig, ohne genügende Information eine Blutung notfallmäßig zum Stehen zu bringen. Zusätzlich zu oder anstelle von instrumentellen Methoden verwendet man bei flächenhaften, parenchymatösen oder Blutungen in Höhlen hinein (z. B. Zahnalveolen) nachfolgende Präparate: Thrombin-Präparate = Topostasin®, Akrithrombin® (Behring-Werke), 100–1000 IE lokal (nicht injizieren), 3–6 × tgl.; Thrombokinase-Präparate = Clauden®, auch parenteral 2,5–10 ml/Tier i.v.; Gelatine mit Penicillin und Surfen® = Gelastypt® zur Blutstillung nach Zahnextraktionen. Resorbierbare Zellulose-Präparate = Tabotamp® (Johnson & Johnson); Fibrinschaum mit Desinfektionsmittel = Fibrospum® (Promonta); resorbierbare Gaze = Sorbacel® oder Tachotop® (Hormon-Chemie); Cera alba = Bienenwachs (Knochenwachs) bei Knochenblutungen.

Parenterale Präparate zur Blutstillung

Gefäßabdichtende Mittel als Zusatzbehandlung: Carbazochrom (Adrenoxyl®), Rutin (Birutan®), Haemostypticum-Revici®, Estriolsuccinat (Orgastyptin®); Fibrinolysehemmung Gumbix®, Epsilon-Aminocapronsäure (nicht bei Koagulopathien); Thrombozytenvermehrung fördern mit Prednisolon; Gegenmittel gegen Gifte, z. B. Vit. K_1 (Konakion®) 1–2 mg/kg, s.c.

Mit den obigen Präparaten wird oft Polypragmasie betrieben, die aber in einer Praxissituation, in der keine Gerinnungsanalyse gemacht werden kann, vertretbar ist.

16.3.3   Behandlung durch Einflußnahme auf die Pathogenesemechanismen der Anämien

Viele Anämien können mit den begrenzten Mitteln der Praxis nicht ursächlich definiert werden. Zudem muß man mit einer beträchtlichen Zahl idiopathischer Fälle rechnen. In diesen Fällen wird man versuchen, die bestehende Anämie über den mutmaßlichen Pathogenesemechanismus zu beeinflussen.

16.3.3.1   Ungenügende Blutbildung (nicht regenerative Anämien)

Die Wirkung der früher oft verwendeten Blutbildungsmittel ist, soweit nicht spezifische Mängel vorliegen, zumindest fraglich. Es kommt ihnen aber ein roborierender Effekt zu. Die *anabolen Steroide* hingegen haben bei der Therapie ungenügender Erythropoese nachweisbare Erfolge gebracht: Sie stimulieren die Erythropoetinproduktion, potenzieren seine Wirkung auf das Knochenmark und entfalten eine zusätzliche direkte Stimulation des Knochenmarks. Auch die Granulopoese wird günstig beeinflußt. Entscheidend ist eine genügend lange Behandlung (über Monate). Bewährt haben sich Nandrolon (Deca-Durabolin®, Organon) 1,5 mg/kg 2–3 × pro Monat s.c. oder Oxymetholon (Plenastril®, Grünenthal) 1–3 mg pro kg/d p.o. Mögliche Nebenwirkungen sind: Virilisierung bei Hündinnen und cholestatische Leberstörungen. Kleine Dosen Prednisolon (¼ mg/kg alle 2 d) können eine Erythropoeseverbesserung bewirken. Die Behandlung von aplastischen Anämien mit immunosuppressiven Medikamenten bleibt umstritten. Offenbar hängt die Indikation davon ab, ob Suppressor T-Lymphozyten dabei beteiligt sind. Zur Behandlung werden Prednisolon und Cyclophosphamid (Endoxan®) verwendet.

16.3.3.2   Hämolytische Anämien

Bei der Behandlung der hämolytischen Anämien geht es darum, den Ec-Abbau in der Milz zu reduzieren, die Bildung und Wirkung von Antikörpern gegen die Ec zu mindern und evtl. die Widerstandsfähigkeit der Ec selber zu verbessern. Die meistverwendeten Therapien beruhen auf der Anwendung von Prednisolon und/oder Zytostatika.

Prednisolon 20–40 mg/m² Körperoberfläche (KO) oder 2–4 mg/kg vorerst täglich, dann jeden 2. Tag (später ausschleichen, evtl. auch lebenslänglich). Azathioprine (Imurek®, Wellcome) 50 mg/m² KO oder 1,35–2,5 mg/kg KG p.o., vorerst täglich, dann jeden 2. Tag; Cyclophosphamid (Endoxan®) 50 mg/m² KO oder 1,5 mg/kg KG für Hunde > 25 kg KG, 2 mg/kg KG für Hunde 6–24 kg, 2,5 mg/kg KG für Hunde < 5 kg KG; 4 × pro Woche über 3 Wochen p.o.; Chlorambucil (Leuker-

an®, Wellcome) 2 mg/m² jeden 2. Tag oder 0,2 mg/ kg p.o.; Cyclosporin-A (Sandimmun®, Sandoz) 10 mg/kg i.m. für 5 d–2 Wochen. Bei allen Zytostatika, insbesondere bei Cyclophosphamid, ist wegen der myelosuppressiven Wirkung eine wöchentliche Blutbildkontrolle erforderlich. Sinken die Leukozytenwerte unter 4000/µl oder die Thrombozyten unter 50 000/µl, wird Behandlung für eine Woche unterbrochen und dann mit 75 % der vorherigen Dosis weitergefahren.

Splenektomie s. Kap. 16.5.

16.4   Blutungsanämien

Die Voraussetzungen für eine Blutung sind die Eröffnung oder das Durchgängigwerden der Blutgefäßwände und ein intravasaler Druck, der den extravasalen Druck übersteigt. Das Ausmaß der Blutung hängt ab von Anzahl und Größe der eröffneten Gefäße, vom intravasalen Druck und den Gegenregulationsmechanismen des Körpers, nämlich Vasokonstriktion und Blutgerinnung. Ausmaß und Geschwindigkeit der Blutung – perakut, akut oder chronisch – bestimmen die Symptome und die Blutbildveränderungen. Die Auswirkungen einer Blutung sind ferner davon abhängig, ob sie nach außen in eine Körperhöhle oder ins Gewebe hinein erfolgen.

16.4.1   Akute Blutungen

Diese kommen durch Traumata, spontanes Bersten von Gefäßen bei Tumoren oder Ulzera oder durch Gerinnungsstörungen zustande. Um klinische Symptome und deutliche Anämie hervorzurufen, muß ein Blutverlust von mehr als 20–40 % des zirkulierenden Blutvolumens vorliegen.

Bei großen perakuten Blutungen stehen vorerst die Auswirkungen der Hypovolämie und der dadurch hervorgerufenen Schocksymptome im Vordergrund (Kap. 9.2).

Die Diagnose akuter Blutverluste aus Wunden, dem Magendarm-, Harn- oder Geschlechtsapparat bereitet selten Schwierigkeiten. Zur Feststellung der verlorenen Blutmenge ist man meistens auf Schätzungen angewiesen, weshalb es vorteilhaft ist, mindestens den Hämatokrit (Hkt) und das Plasmaprotein, besser noch den Hämoglobingehalt und die Ec-Zahlen zu bestimmen. Falls Zweifel bestehen hinsichtlich einer Blutgerinnungsstörung oder Angiopathie, müssen Gerinnungstests (Kap. 16.8) durchgeführt werden. Klinische Anhaltspunkte für Gerinnungsstörungen sind petechiale Blutungen und Ekchymosen, Hämatombildung unter der Haut oder in der Muskulatur und

Blutungen aus Körperöffnungen oder in Körperhöhlen hinein, die spontan oder nach geringfügigen Traumata eintraten. Im weiteren fällt evtl. bei der Blutentnahme eine verzögerte, ungenügende Blutstillung auf. Blutgerinnungsstörungen wie die Verbrauchskoagulopathie können sich auch im Gefolge massiver Blutungen als Komplikation einstellen.

Im Minimum sollte bei Verdacht auf Gerinnungsstörungen ein Blutausstrich angefertigt und dieser nach Thrombozyten (minimal 1 Thrombozyt pro 20 Ec) durchmustert werden. Besser ist es, gleichfalls eine Thrombozytenzählung und einen Quick-Test (Prothrombinzeitbestimmung, Gerinnungsvalenzbestimmung) durchzuführen (s. Kap. 4.3.2).

Im Hkt werden Blutverluste nicht sofort erkennbar. Die anfängliche Oligämie (verminderte Blutmenge) wird vorerst durch die Ausschüttung der Blutspeicher (Milz) gemildert und erst nach Übertritt von interstitieller Flüssigkeit ins Blut (oder aber durch therapeutische Volumensubstitution) im Hkt sichtbar. Die anfängliche Oligämie geht erst nach 6–12 h in eine Anämie über. Hkt, Hämoglobingehalt und Plasmaproteine werden somit erst nach Ablauf dieser Frist repräsentativ für die Schwere des Blutverlustes.

Der Blutverlust wirkt als akuter Streß und äußert sich in einer Vermehrung der Thrombozyten, in Leukozytose, Neutrophilie, Eosinopenie und Lymphopenie. Gleichzeitig setzt eine gesteigerte Knochenmarkaktivität ein. Nach etwa 3 Tagen werden vermehrt unreife Ec (Retikulozyten) an die Zirkulation abgegeben. Es kommt zur Ausbildung einer zunehmenden Makrozytose (MCV-Anstieg) mit Normo- oder Hypochromie (MCHC-Abfall), Polychromasie und Anisozytose.

Die Diagnose von akuten Blutungen in Gewebe, Tumoren oder Körperhöhlen hinein kann Schwierigkeiten bereiten. Gelegentlich gehen auch Ulkusblutungen im Magendarmtrakt weder mit Bluterbrechen noch sofortigem Blutstuhl (Meläna) einher. Bei diesen *okkulten Blutungen* ist eine richtige Interpretation des Blutbefundes der Anstoß zur Suche nach dem Blutungsort.

16.4.1.1 Blutungen in Körperhöhlen
Bei Blutungen in Körperhöhlen hinein ist der klinische Verlauf anders als bei Blutungen nach außen. Auf die akuten Symptome bei Thorax- und Abdomenblutungen wurde bereits bei Kap. 9.3 bzw. 9.4 eingegangen. Bei Blutungen in Bauch- und Brusthöhle hinein werden 80–90 % des verlorenen Blutes innerhalb Stunden resorbiert und wieder dem Gefäßsystem zugeführt. Es kommt also zu einer Autotransfusion und damit zur Vermeidung einer offensichtlichen Anämie.

Blutungen in Organe und Tumoren
Bei Blutungen in Organe oder Tumoren hinein wird der größte Teil des Blutes in situ abgebaut, was sich in einem Anstieg der Plasma- und Harnbilirubinspiegel bemerkbar macht.

16.4.2 Chronische Blutungsanämien

Bei diesen liegen die Verhältnisse anders, weil wenigstens zu Beginn die Blutverluste durch eine gesteigerte Knochenmarkaktivität ausgeglichen werden und der Organismus Zeit zur Anpassung hat. Bei chronischen intermittierenden oder Sickerblutungen bleiben die Symptome lange Zeit vage oder fehlen ganz, bis ein Erschöpfungszustand eintritt, wenn der Hämatokrit den kritischen Bereich von 10–20 % unterschreitet. Erst dann treten scheinbar akute Anämiesymptome auf (Kap. 16.1). Die Anämie ist vorerst makrozytär und hypo- oder normochrom, die Retikulozyten sind vermehrt. Bei Blutungen nach außen geht Eisen verloren, wodurch sich allmählich ein sekundärer Eisenmangel einstellen kann. Dieser wird durch eine mikrozytäre hypochrome Anämie, Fehlen der Retikulozyten und ein Absinken des Plasmaeisenspiegels charakterisiert (Kap. 16.6).

Bei chronischen Blutverlusten müssen ausgeschlossen werden: Blutsaugende Endo- und Ektoparasiten, Ulzera oder Tumoren des Magendarmtraktes, Zahnfleisch- und Rachenblutungen, Gebärmutterblutungen (glandulär-zystische Hyperplasie), abdominale Neoplasmen (Milztumoren) und Blutgerinnungsstörungen. Prostata-, Harnweg- und Nierenblutungen sind selten alleinige Ursache für *schwere* chronische Anämien.

Behandlung □ Diese muß v. a. die Ursachen zu beseitigen suchen. Eine Bluttransfusion bei einem Hämatokrit unter 15 % ist angezeigt. Dazu soll ein Eisen-Dextran-Präparat (Myofer®, usw.) 10 mg/kg KG verabreicht werden und nachfolgend mit oralen Eisenpräparaten (Ferro-Folsan®), Vitamin B_{12} und C weiterbehandelt werden.

16.5 Hämolytische Anämien

Definition □ Anämie, die durch abnorme intravaskuläre Ec-Destruktion oder extravaskulären Ec-Abbau im RES bedingt ist. Durch Verkürzung der normalen Überlebenszeit der Ec unter 100–110 d bildet sich, wenn keine entsprechende Steigerung der Erythropoese stattfindet, eine Anämie aus. Die hämolytischen Anämien (HA) gehören zu den regenerativen Anämien.

Lebenszeitverkürzung der Ec ist in seltenen Fällen durch kongenitale Ec-Defekte (endogene oder korpuskuläre HA), häufiger durch Toxinwirkungen bedingt. Am häufigsten jedoch sind HA, welche durch eine Ec-Membranschädigung induziert werden. Die Membranschädigungen können mechanisch (Parasiten, Blutmilieuveränderungen), chemisch (Toxine, Medikamente) und v.a. durch immunologische Prozesse hervorgerufen werden.

Symptome □ Diese hängen von der Schwere und Geschwindigkeit der Hämolyse ab. Milde und chronische Fälle zeigen keine oder nur vage unspezifische Symptome (Kap. 6.1). Evtl. besteht Splenomegalie. Schwere HA gehen mit unvermittelt auftretender Schwäche, akutem Kollaps und evtl. Schock einher. Zu den üblichen Anämiesymptomen kommen noch die durch die Hämolyse bedingten Symptome und u. U. diejenigen der Grundkrankheit (z. B. Lupus erythematodes) hinzu.

Verdächtige Befunde sind blasse ikterische Schleimhäute mit Fieber, dunkelgelbem konzentrierten Harn, dunkelbraunem Kot sowie ein ikterisches Blutplasma.

Die nachfolgenden Blutbildveränderungen bestärken den Verdacht auf HA und erfordern eine genaue Klärung mit Spezialmethoden. Typisch sind eine makrozytäre hypochrome Anämie, eine massive Retikulozytenerhöhung (Produktionsindex ≥ 3), Thrombozytose, Neutrophilie mit Linksverschiebung, Monozytose, ein hohes Plasmaprotein und Plasmaeisen und ein Harn- und Serumbilirubinanstieg. Die Blutbildveränderungen werden aber erst ab dem dritten Tag nach Krankheitsbeginn typisch. Anhand des Blutausstriches, der Kugelzellen, Anisozytose, Fragmentozyten und Poikilozytose aufweist, eines Parasiten-, Howell-Jolly- oder Heinz-Körperchennachweises und des Bilirubinanstieges ist eine Diagnose möglich. Auch Spontanagglutination bei der Blutentnahme oder Probenaufarbeitung ist ein Hinweis auf HA. Die Verbrauchskoagulopathie ist eine gefürchtete Komplikation schwerer Fälle von HA.

Der Ec-Abbau erfolgt meistens extravaskulär, v. a. in der vergrößerten Milz (sekundärer Hypersplenismus, Arbeitshypertrophie), später auch in der Leber. Nur in wenigen Fällen erfolgt eine intravasale Hämolyse mit Hämoglobinämie und Hämoglobinurie. Mit den Spezialuntersuchungen gilt es im Hinblick auf Prognose und Behandlung die HA näher zu definieren. In Frage kommen immunhämolytische Anämien IHA (machen 60–70 % aus); sekundäre HA infolge direkter Ec-Schädigung durch Parasiten, Gifte oder Bakterientoxine; Hypersplenismus, Bluttransfusionszwischenfälle, hereditäre HA und mikroangiopathische HA.

Der Praktiker muß sich an diesem Punkt fragen, ob es nicht vorteilhaft ist, den Patienten an eine Spezialklinik zu überweisen. Die Spezialuntersuchungen umfassen:

a) direkten Coombs-Test (Kap. 8.1.3);
b) Suche nach Blutparasiten (Babesien, Hämobartonellen bei splenektomierten Hunden);
c) Suche nach Immunerkrankungen mittels ANA-Test, Thrombozytenzählung, Rheumafaktoren, Lupuszellen usw.;
d) Suche nach infektiösen oder granulomatösen Entzündungen, Tumoren des lymphatischen und monozytären Systems;
e) Klärung der Zusammenhänge mit verabreichten Medikamenten oder aufgenommenen Giften;
f) Kälte- bzw. Wärmeagglutinationstests;
g) osmotische Ec-Resistenzprüfung.

16.5.1 Hereditäre HA infolge Ec-Defekten

Es handelt sich um seltene HA bei Basenjis und Beagles (Ec-Pyruvatkinase-Mangel) sowie um einen mit Chondrodysplasie vergesellschafteten Ec-Defekt bei Alaskan Malamutes.

16.5.2 Immunhämolytische Anämien (IHA)

IHA sind die häufigste Form der HA und gehören überwiegend zur Gruppe der idiopathischen = primären autoimmunhämolytischen Anämien (AIHA). Es kommen auch sekundäre IHA vor, z. B. bei Lupus erythematodes, Neoplasien, Infektionen und Medikamentenüberempfindlichkeit. Diese können mit einem positiven oder negativen Coombs-Test einhergehen.

Bei der AIHA werden aus großenteils ungeklärten Gründen gegen die eigenen Ec gerichtete Antikörper (Autoantikörper) gebildet. Diese (kompletten oder inkompletten) Autoantikörper lagern sich an die Ec-Oberfläche an und verändern dabei die Ec-Membran. In der Folge agglutinieren oder hämolysieren die Ec, wobei auch Komplement eine Rolle spielt, oder sie werden im RES (v. a. der Milz) ihrer veränderten Oberfläche wegen phagozytiert.

Die Antikörpertypen und ihre Fähigkeit, Komplemente zu binden, sowie die optimale Temperatur, bei der sie ihre Wirkung entfalten, bestimmen das klinische Bild (AIHA vom Wärmetyp oder Kälteagglutinationskrankheit). AIHA können mit idiopathischer autoimmuner Thrombozytopenie vergesellschaftet sein. In einigen Fällen richten sich die Autoimmunkörper auch gegen Stammzellen des roten Knochenmarkes.

Für die Diagnose nicht spontan agglutinierender Fälle der IHA benützt man den direkten Coombs-Test, um Antikörper auf den Ec nachzuweisen. Nicht alle IHA reagieren im Coombs-Test positiv.

Prognose □ Vorsichtig stellen wegen stark variierenden Verlaufs.

16.5.2.1 Hämolytische Anämie durch Isoantikörper

Im Gegensatz zu den Autoimmunantikörpern wirken Isoimmunkörper nicht gegen die eigenen, sondern gegen fremde Ec. Bei diesen Isoimmunkörpern handelt es sich um solche, welche gegen Blutgruppen gerichtet sind, insbesondere gegen die DEA-1- und DEA-2-Faktoren. Sie spielen die entscheidende Rolle bei Unverträglichkeitsreaktionen nach wiederholten Bluttransfusionen. Nach der Aufnahme von Kolostrum, das Anti-DEA-1-Ec-Isoimmunkörper enthält, können bei DEA-1-positven Welpen hämolytische Episoden auftreten. Diese Isoimmunkörper werden in DEA-1-negativen Hündinnen gebildet, nachdem sie eine Transfusion mit DEA-1-positivem Spenderblut erhielten.

16.5.3 Hämolytische Anämien infolge direkter Ec-Schädigung

Diesen HA liegen chemische Hämoglobin- oder Ec-Membranveränderungen durch Medikamente oder Gifte zugrunde. Bei einem Teil dieser Fälle, z. B. bei der Verfütterung von Zwiebeln (15 g/kg KG), Kohlarten oder gewissen Medikamenten (Menadion, Vit. K, Methylenblau, usw.) kommt es zur Heinz-Körperchenbildung = Hämoglobindenaturierung. Bei der Bleivergiftung gesellt sich eine Ec-Produktionsstörung zur Hämolyse.

Viele Bakterien sind Hämolysinbildner, z. B. Streptokokken, Leptospiren, Staphylokokken, Clostridien usw. und vermögen die Ec zu hämolysieren und/oder ihre Lebensdauer zu verkürzen. Zur HA gesellen sich bei vielen Infektionen noch Ec-Produktionsstörungen (Kap. 16.6). Weitere Informationen darüber finden sich in Kap. 10 (Infektionskrankheiten).

Eine wichtige Rolle spielen Blutparasiten, insbesondere Babesien (Kap. 10.20.1), Hämobartonellen (Kap. 10.20.5) und Ehrlichien. Hunde aus den Mittelmeerländern sind besonders sorgfältig auf Blutparasiten zu untersuchen.

Mechanische Ec-Schädigung und Hämolyse treten meistens als zusätzliche, eine bereits bestehende Anämie verstärkende Faktoren, auf. Die *mikroangiopathische Hämolyse* kommt zustande durch Kapillarendothelschädigungen und Fibrinfäden, welche die Ec durchtrennen können. Mechanische Ec-Schädigung werden durch die Verbrauchskoagulopathie (Kap. 16.9), Schock und die Kapillargebiete von Tumoren verursacht.

Behandlung der HA

Siehe Kap. 16.3.3.2.
1. Hunde mit guter Pflege, Flüssigkeits- und O_2-Therapie durch die akute Krise bringen.
2. Bluttransfusionen sollen nur bei lebensbedrohlicher Situation (Hämatokrit < 15 %) und nur mit DEA-1-negativem Blut vorgenommen werden.
3. Falls eine Grundkrankheit eruiert wird, soll sie behandelt werden (Parasiten, Infektionen). Alle vor Eintritt der Hämolyse gegebenen Medikamente sind abzusetzen.
4. Bei IHA sind sofort hohe Prednisolondosen 1–3 mg/kg 2 × täglich zur Herabsetzung der Phagozytose und Antikörperbildung zu verabreichen. In vielen Fällen ist die Glukokortikoidwirkung ungenügend. In derartigen Fällen wird Zytostatikaanwendung empfohlen (Kap. (16.3.3). Einige Tiere müssen mit Prednisolon ½–1 mg alle 2 d lebenslänglich behandelt werden; in den übrigen Fällen schleicht man nach Stabilisierung des Hkt aus.
5. In hartnäckigen Fällen ist Splenektomie angezeigt.
6. Eisenpräparate sind nicht indiziert, da kaum Eisenverlust stattfindet.

16.5.4 Hypersplenismus

Die normale Milz spielt eine wichtige Rolle bei der Erkennung und Phagozytose überalterter und unveränderter Ec. Es können aber Situationen auftreten, in denen die Milz nicht nur verändert, sondern auch normale Ec zurückhält. Eine Milzhyperfunktion, die mit Splenomegalie verbunden ist, kann idiopathisch, durch neoplastische oder entzündliche Zustände oder lienale Zirkulationsstörungen zustande kommen. Anämien infolge Hypersplenismus verlaufen mit Milzvergrößerung, beschleunigter Blutsenkungsreaktion, aber ohne Bilirubinämie und verschwinden nach Splenektomie.

Behandlung □ Primärkrankheit angehen oder Splenektomie vornehmen.

16.6 Blutbildungsstörungen

Anämien infolge Blutbildungsstörungen sind durch Knochenmarkschädigungen bedingt, die nur die Erythropoese oder alle Blutbildungsstränge betreffen. Die mangelnde Ec-Bildung kann die Folge einer gehemmten Blutbildung, Ec-Ausreifung oder gestörten Ec-Ausschüttung aus dem Knochenmark sein. Bei aplastischen Anämien und Panzytopenien ist das Knochenmark zellarm infolge mangelnder Proliferation der roten und/oder übrigen Blutbildungsstränge, oder es wird durch Gewebe verdrängt. *Aplastische Knochenmarkveränderungen* sind vorwiegend primär bedingt und erfordern eine Knochenmarkuntersuchung. Sehr häufig sind *sekundäre Proliferationsstörungen* (symptomatische Störungen), wobei es an stimulierenden Substanzen aus dem übrigen Körper wie Erythropoetin fehlt, das Knochenmark hypoplastisch ist und nur die Ec betroffen werden. Diese sekundären Störungen können ohne Knochenmarkuntersuchung diagnostiziert werden. Bei *Maturationsstörungen* proliferieren die Knochenmarkzellen, das Gewebe erscheint hyperplastisch, aber die Zellen reifen nicht zu normalen Ec heran. Bei Störung der Ec-Ausschüttung ist das Knochenmark ebenfalls hyperplastisch.

Ursachen □ Die Ursachen der Blutbildungsstörungen sind komplex und zahlreich.

Zur klinischen Aufarbeitung werden diese Anämien in vier Gruppen aufgeteilt:

a) *hypoplastische oder hypoproliferative symptomatische Anämien* (refraktäre Anämien). Anämien infolge Mangel an physiologischen Stimuli (Hormone, usw.) oder Sequestrierung von Aufbaustoffen (z. B. Eisen bei chronischen Infektionen);
b) *Anämien infolge Mangel an Bau- und Wirkstof-*

fen (Eisenmangel- und megaloblastäre Anämien);
c) *aplastische Anämien, Knochenmarkhemmungs-
Anämien,* Panzytopenien;
d) *multiple pathogenetische Störungen.*

Bei den meisten nichtregenerativen Anämien sind
mehrere Störungsfaktoren gleichzeitig wirksam,
z. B. Anämien infolge chronischer Niereninsuffizienz werden durch Erythropoetinmangel und verkürzte Lebensdauer der Ec hervorgerufen. Bei
Tumoranämien sind Blutverluste, Hämolyse durch
Mikroangiopathien, Nährstoffmangel, Hyperskle-
nismus und knochenmarkhemmende Faktoren
mitbeteiligt.

Symptome □ Mit Ausnahme der toxisch bedingten
Fälle stehen chronische Anämiesymptome im Vordergrund (Kap. 16.1). In vielen Fällen bestimmt
die Grundkrankheit das sonst atypische klinische
Bild. Bei der Anamneseerhebung ist es besonders
wichtig, nach Medikamentenverabreichung, Wurmkuren und Impfungen zu fragen, welche eine Knochenmarkhemmung bedingen können.

16.6.1 Hypoplastische oder symptomatische nicht-regenerative Anämien

Diese sind normochrome normozytäre Anämien.
Granulozyten-, Thrombozytenzahlen und der Plasmaeisenspiegel sind in vielen Fällen normal. Die
häufigsten Grundkrankheiten sind:

1. chronische Niereninsuffizienz (Harnstoff- und
   Kreatininerhöhung, abnormer Harnstatus);
2. chronische Leberleiden (Leberenzyme abnormal);
3. Hypothyreosen (Cholesterin erhöht, T_4-Test
   durchführen).
4. Chronische Addisonfälle zeigen in bis zu 50 %
   der Fälle eine durch Bluteindickung maskierte
   Anämie.
5. Pyometra und andere Krankheiten können
   durch Toxine eine Anämie bewirken.
6. Chronische Infektionen und Tumoren bewirken
   häufig hypoplastische Anämien, wobei Plasmaeisenspiegel und Eisenbindungskapazität erniedrigt sind.
7. Bei Ehrlichiose (Kap. 10.20) kann der Coombs-
   Test positiv ausfallen.

Bei *neoplastischen Erkrankungen* spielen Blutverluste, Hämolyse, Ernährungsstörungen und evtl.
Myelophthise eine Rolle. *Mangelanämien* kommen bei Hunden kaum je als primäre Krankheiten
vor. Die Mangelsituation entwickelt sich z. B. als
Folge einer Darmkrankheit (z. B. Malabsorption).

16.6.2 Chronische Eisenmangel-anämie (zytoplasmatische Reifungsstörung)

Typisch sind Mikrozytose, Hypochromie, erhöhte
Thrombozytenwerte und meistens ein erniedrigter
Plasmaeisenspiegel. Die Plasmafarbe ist ausneh-
mend hell. In fortgeschrittenen Fällen sind die
Retikulozytenzahlen vermindert. Im Blutausstrich
achte man auf schlecht gefärbte Mikrozyten, Anu-
lozyten, Targetzellen und Anisozytose. Bei Verdacht auf Eisenmangelanämie muß v. a. im Verdauungsapparat nach einer okkulten Blutung gesucht werden (Parasiten, Magen- oder Darmulze-
ra, Darm- oder Magentumoren). Bleivergiftung
erniedrigt die Hämoglobinbildung, indem es die
Eisenverwertung stört. Man achte auf basophile
Tüpfelung (fehlt bei Ausstrichen, die mit EDTA-
Blut gemacht werden). Auch Vitamin B_6-Mangel
kann mikrozytäre hypochrome Anämie verursachen.

16.6.3 Megaloblastäre Anämien

Echte perniziöse Anämien sind beim Hund nicht
beobachtet worden. Sekundäre megaloblastäre
Anämien sind selten. Ihre Charakteristika sind:
Makrozytose, Normo- oder Hyperchromie, evtl.
Thrombozyto- und Granulopenie. Bei den Grund-
krankheiten handelt es sich um solche, welche die
Absorption von Vit. B_{12} oder Folsäure hemmen
(Malabsorption). Ferner spielen Krankheiten, die
mit Folsäureantagonisten (Trimethoprim, Pyri-
methamin, Phenytoin) behandelt werden, eine
Rolle.

16.6.4 Aplastische Anämien

Es können
a) mehrere Zellinien gehemmt sein, was zu Panzytopenie führt, oder
b) nur die erythrozytären Vorstufen.

Im erstgenannten Fall bestehen eine normozytäre,
normochrome Anämie, ein Abfall der Thrombozy-
ten- und der Neutrophilenzahlen. Vielfach sind die
Normoblasten vermehrt (extramedulläre Blutbildung). Ursächlich können Medikamente (Chloramphenicol, Östrogene, Phenylbutazon u. a. beteiligt sein (Kap. 16.10). Klinisch treten petechiale
Blutungen und/oder Septikämien auf.

Von der Panzytopenie sind die *idiopathischen*
und *immunbedingten reinen Erythropoesehem-
mungen* abzugrenzen. Im Knochenmark wird eine
Hypoplasie oder Aplasie mit Phagozytose der Ec-
Vorstufen festgestellt. Die Plasmaeisenspiegel sind
immer deutlich erhöht.

Prognose □ Bei allen nichtregenerativen Anämien hängt diese von der Ursache ab. Sie soll immer vorsichtig gestellt werden.

16.6.5 Behandlung der nicht-regenerativen Anämien

Siehe Kap. 16.3.3.1.
1. Primärkrankheiten und Mängel behandeln und mögliche Ursachen eliminieren, indem z. B. alle nicht unbedingt benötigten Medikamente abgesetzt werden.
2. Blut- oder Plasmatransfusion vornehmen, falls der Hämatokrit weniger als 15 % beträgt oder eine massive Gerinnungsstörung vorliegt.
3. Anabolika, evtl. auch kleine Glukokortikoiddosen (0,5/kg KG) und B-Vitamine verabreichen;
4. Infektionen bekämpfen. Bei reinen Erythrozytenaplasien versuche man mit Prednisolon 1 mg/kg 2 × täglich über 3 Wochen eine Besserung zu erzielen.

16.7 Polyzythämie, Polyglobulien (Rotblütigkeit)

Definition □ Krankhafte Vermehrung der Erythrozyten auf über $7 \times 10^6/\mu l$. Dieser Ec-Anstieg bewirkt ein Ansteigen des Hämatokrits (Hkt = PCV) über 55 % und des Hämoglobins (Hb) über 18 g/dl.

Die *Polyglobulie* ist meistens ein Symptom, das durch Störungen oder Grundkrankheiten außerhalb des hämatopoetischen Systems verursacht wird. Die Symptome der Grundkrankheit stehen deshalb im Vordergrund. Die *Polyzythämie vera* hingegen kommt durch eine myeloproliferative Systemerkrankung zustande.

Symptome □ Die Ec-Vermehrung wird häufig zufällig entdeckt. Eine stark erhöhte Ec-Zahl, gleich welcher Ursache, bewirkt eine Viskositätssteigerung des Blutes, wodurch dieses zähflüssiger wird. Es kann dadurch zu Zirkulationsstörungen und erhöhter Gerinnungsneigung kommen. Mit *Polyglobulie* verbunden sind: Rötung der Schleimhäute, Polydipsie und Polyurie, Lethargie, Schwäche, Konvulsionen, Blutungsneigung (Epistaxis, Meläna, Hämatemesis) oder Hyperkoagulabilität, Dyspnoe, Hepato- und/oder Splenomegalie und Erblindung.

Laborbefund □ Im Mittelpunkt stehen die hohen Ec-, Hkt- und Hb-Werte. Bei der Abklärung geht man von der Pathogenese aus:

a) *Pseudoglobulie* (relative Polyzythämie = Hämokonzentration). Kommt durch Bluteindickung (Volumenabnahme durch Flüssigkeitsverlust) zustande. Plasmaproteine sind erhöht.
b) *Symptomatische Polyglobulien* (Polyzythämien). Es liegt eine vermehrte Erythropoese vor, die von einer erhöhten Erythropetinbildung ausgelöst wurde.
Man unterscheidet:
   I. *Adäquate Polyglobulie*, bei der die vermehrte Erythropoetinbildung durch Gewebehypoxie infolge von Herz- oder Lungenleiden ausgelöst wurde.
   II. *Inadäquate Polyglobulie*, deren vermehrte Erythropoetinbildung ohne vorbestehende Gewebehypoxie auftrat und durch einen Nierentumor ausgelöst wurde.
c) *Polycythaemia vera* (primäre Polyzythämie). Ist eine von der externen Erythropoetinproduktion unabhängige Ec-Überproduktion, welche durch eine myeloproliferative Erkrankung bedingt ist.

16.7.1 Symptomatische adäquate Polyglobulie

Symptome □ Anzeichen von Zyanose sind durch Anstrengung leicht hervorzurufen, infolge der bestehenden kardialen Abnormitäten (Rechts-links-Shunts wie Fallotscher Tetralogie oder schwere Pulmonalstenose, usw.) oder Hypoventilation (obstruktive Luftwegerkrankung). Anamnestisch soll auch abgeklärt werden, ob der Hund sich in großer Höhe aufgehalten hatte (Hypoxie).

Diagnosesicherung □ Nachweis einer pathologisch verminderten O_2-Sättigung < 92 % im arteriellen Blut. Leukozytenzahl und Plasmaproteine sind normal.

Behandlung □ Sie hängt von Grundkrankheit ab. Ein Aderlaß von 10 ml/kg wirkt vorübergehend erleichternd.

16.7.2 Symptomatische inadäquate Polyglobulie

Diese Erkrankung ist sehr selten. Beim Hund ist bis anhin nur sogenannte renale Polyglobulie beschrieben worden.

Symptome Vergrößerte Niere, evtl. Urämie.

Diagnosesicherung und Behandlung □ Siehe Kap. 21.6.

16.7.3 Polycythaemia vera

Bei dieser seltenen Knochenmarkkrankheit proliferieren Klone von Ec-Vorläufern, unabhängig vom Erythropoetinspiegel. Später kann es zu einer akuten Leukose kommen.

Symptome □ Die eingangs beschriebenen Anzeichen wie ZNS-Störungen, Blutung oder Thrombosen durch Thromozytose, Spleno- und Hepatomegalie sind besonders ausgeprägt. Die Ec-Vermehrung wird begleitet von einer Normoblastenvermehrung bei normaler oder erhöhter Leukozytenzahl.

Diagnosesicherung □ Sie erfolgt auf dem Ausschlußweg, durch mangelndes Ansprechen auf Flüssigkeitstherapie und Aderlaß, fehlende verminderte O_2-Sättigung und hohe Knochenmarkaktivität aller Zellen.

Behandlung □ Blutverdünnung durch wiederholten Aderlaß, z. B. 10 ml/kg pro Mal und Elektrolytlösungszufuhr wiederholen, bis Hkt auf 50 abgesunken ist. Hydroxyurea (Hydrea®, Squibb). Ladedosis 30 mg/kg täglich p.o. für 7–10 d, dann 15 mg/kg täglich auf 2 × verteilt, bis Hkt bei 50 liegt. Das Blutbild muß periodisch auf Leukopenie und Thrombozytopenie untersucht werden.

Nebenwirkungen □ Anorexie, Erbrechen, evtl. Nagelverlust. Busulfan (Myleran®) wurde ebenfalls zur Therapie empfohlen.

Bemerkung □ Erythropoetinspiegelbestimmungen bei Hunden sind vorderhand nur selten möglich.

16.8 Hämorrhagische Diathesen, Blutungsneigung

Definition □ Hämorrhagische Diathesen (HD) sind Krankheitszustände mit einer Disposition zum Auftreten von schwer stillbaren Blutungen.
  Die HD umfassen:

1. *Blutgerinnungsstörungen* infolge Mangel an Plasmafaktoren = *Koagulopathien;*
2. Thrombozytäre HD = *Thrombozytopathien, Thrombozytopenien;*
3. vaskuläre Blutungen infolge Endothelschäden = *Vasopathien oder Angiopathien* (Kap. 15.10.3).

Symptome □ Im Vordergrund stehen:
1. *Spontanblutungen,* die gleichzeitig an mehreren Körperstellen auftreten;
2. *traumatische Blutungen,* deren Schweregrad mit der Geringfügigkeit des Traumas nicht in Einklang gebracht werden kann;
3. *Nachblutungen bei Blutentnahmen;* die erst nach längerer Zeit zum Stehen kommen oder solche, die zum Stehen kommen und dann erneut zu bluten beginnen.

Die Blutungen äußern sich als: *Petechien* = Punktförmige, multiple Haut- und Schleimhautblutungen, die gleichzeitig an mehreren Körperstellen oder in verschiedenen Organen auftreten; *Purpura* = Zusammenfließende Petechien; *Ekchymosen* (Suffusion) = scharf begrenzte Flächenblutungen, die oft mit leichten Traumata in Zusammenhang stehen; *Hämatome* = Blutergüsse in die Subkutis oder tiefere Gewebe (Muskulatur); *Nasenbluten,*

Gelenkblutungen (Hämarthrose) oder *Spontanblutungen in seröse Höhlen* hinein.

16.8.1 Klinischer Untersuchungsgang

Ziel und Zweck des Untersuchungsganges sind:
1. die Bestätigung, daß eine HD vorliegt;
2. die Gewinnung von Anhaltspunkten für die Pathogenese, so daß die HD auf eine Thrombozytopathie, Koagulopathie oder Angiopathie zurückgeführt werden kann;
3. die Ermittlung der Ursache der HD.

Anamnese □ Von großer Wichtigkeit sind die folgenden Punkte:

a) Patientenrasse, Alter, und ob Geschwister ähnliche Probleme haben oder früher hatten (angeborene HD).
b) Ob mehrere Hunde gleichzeitig erkrankten (Vergiftung).
c) Ob die Patienten freien Auslauf oder Zugang zu Schuppen, Restaurants, Lagerräumen mit Chemikalien, Mäusen oder Rattenködern haben (Vergiftung).
d) Ob und welche Medikamente die Hunde erhielten.
e) Ob bereits früher Blutungsprobleme bestanden, z. B. bei Zahnwechsel, Zahnextraktion oder Verletzungen (angeborene HD).

Klinische Untersuchung □ Um die klinischen

Symptome einer Anämie (Kap. 16.1) auf eine Gerinnungsstörung zurückführen zu können, müssen Haut und Schleimhäute sorgfältigst auf das Vorliegen von Petechien und Ekchymosen abgesucht werden. Zusätzlich zur Maulschleimhaut müssen auch die Vulva, das Präputium und die Netzhaut inspiziert werden.

Laborbefund □ Eine minimale Labordatenbasis beinhaltet: Blutstatus, Ec-Morphologie, Thrombozytenschätzung im Ausstrich und Thrombozytenzählung, Differentialblutbild, Harnstatus, Kotuntersuchung auf Blut, Plasmaproteine, Serumharnstoff/Kreatinin, Bilirubin und Leberenzyme.

Röntgen □ Eventuell sind Röntgenbilder erforderlich, um Blutungen in Körperhöhlen und innere Organe zu diagnostizieren.

Aufgrund von Anamnese, klinischem Bild und Thrombozytenzahlen gelingt es meistens, die Diagnose HD zu bestätigen oder auszuschließen. Falls die Thrombozytenzahlen normal sind und die Möglichkeit besteht, daß der Hund Cumarinpräparate aufnehmen konnte, wird man in der Praxis meistens einen Therapieversuch mit Vitamin K$_1$ unternehmen (Kap. 16.9.1). Erfahrungsgemäß ist die Cumarinvergiftung eine der häufigsten Ursachen für Gerinnungsstörungen.

In allen unklaren Fällen ist für die weitere Klärung die Durchführung von Übersichtsgerinnungstests, gefolgt von Spezialtests, erforderlich. Mit den Übersichtstests soll die Gerinnungsstörung im Extrinsic- oder Intrinsic-System lokalisiert werden. Die Bestimmung spezifischer Gerinnungsfaktoren ist teuer und kann nur in Gerinnungslaboratorien durchgeführt werden. In derartigen Fällen soll der Tierarzt rechtzeitig entscheiden, ob es nicht zweckmäßig ist, den Fall an eine Spezialklinik zu überweisen.

16.8.1.1 Übersichtstests (Gerinnungsstaten) zur Klärung von HD
Hier geht es insbesondere um Koagulopathien (Details zu Testdurchführung s. Kap. 4.3 sowie DÜRR & KRAFT, 1982).

Blutungszeit
Man bestimmt, wie lange es dauert, bis eine subkutane Wunde zu bluten aufhört. Damit erhält man Anhaltspunkte darüber, ob eine Vasopathie besteht und ob die Zahl und Funktion der Thrombozyten adäquat ist.
Normalwert = 1–5 min.

Prothrombinzeitbestimmung nach Quick
Sie (Prothrombinzeit = PT, One-Stage-Prothrombin time = OSPT, Gerinnungsvalenz, Thromboplastinzeit) prüft auf Defekte im Extrinsic-System

(Mangel an Faktor = F VII) und in der Hauptphase (Fibrinbildung, Mangel an F II und F V). Benötigt werden 4,5 ml Blut, die in eine Plastikspritze mit 0,5 ml Natriumzitrat 3,8 % aufgesogen werden. Bei der Entnahme nicht im Gewebe herumstochern!
Normalwert = 6–11 s.

Vollblutgerinnungszeit
Man beobachtet an Vollblut, wie lange es dauert, bis in vitro ein Gerinnsel entsteht. Damit erhält man Einsicht in die Funktion des Intrinsic-Systems und der Thrombozyten.
Normalwert < 7 min.

Partielle Thromboplastinzeit (PTT)
PTT, auch APTT (activated partial thromboplastin time) genannt, dient v. a. zur Bestimmung von Faktorenmängeln im Intrinsic-System und in der Hauptphase. Man benötigt Zitratblut.
Normalwert = 10–14 s.

Thrombinzeitbestimmung (TT)
Sie (Plasma-Thrombingerinnungszeit) dient zur Testung der Gerinnungshauptphase. TT ist verlängert bei Fibrinogenmangel und Antikoagulantientherapie (Heparin, Coumarin). Es wird Zitratblut benötigt.
Normalwert = 13–20 s.

Fibrinogenbestimmung
Sie wird teilweise routinemäßig zusammen mit dem Plasmaprotein bestimmt. Eine Erhöhung tritt bei Entzündungen, ein Absinken bei vermehrtem Verbrauch (DIC) oder mangelnder Bildung (Leberkrankheiten) auf.
Normalwert = 3–4 g/l.

ACT-Test = activated coagulation time-Test
Diese mit einem einfachen Testkit durchzuführende Bestimmung kann den Vollblutgerinnungstest ersetzen. Sie dient zur Prüfung des Intrinsic-Systems und wird v. a. zur Überwachung des Gerinnungszustandes heparinisierter Hunde empfohlen (GREEN, 1980, 1981).

Fibrinabbauprodukte-Bestimmung
Sie wird bei Verbrauchskoagulopathieverdacht durchgeführt.

Gerinnungsphasen
Zur Interpretation von veränderten Gerinnungstestwerten ist es notwendig, die Phasen des normalen Gerinnungsablaufes zu kennen. Die Blutstillung nach einer Gefäßverletzung läuft stark vereinfacht in den folgenden 3 Phasen ab (siehe *Tab. 16.3*):
1. Gefäßkonstriktion;
2. Adhäsion der Blutplättchen am subendothelia-

Tab. 16.3. Plasmatischer Gerinnungsablauf (vereinfacht): Die beteiligten Gerinnungsfaktoren*

in Gefäßwand ⟵	Läsion ⟶	im Gewebe

Frei gelegtes subendotheliales   der Gewebeschaden
Gewebe aktiviert   aktiviert
          ↓   ↓

Intrinsic-System   *Extrinsic-System*
Faktor XII   Gewebs-Thrombokinase
Faktor XI   aktiviert Faktor VII
Faktor IX   aktivierter Faktor VII
Faktor VIII   mit Ca^{++} und
mit Thrombozytenfaktor   Phospholipiden
PF-3, Ca^{++} und   bildet
Phospholipiden bilden
intrinsischen   extrinsischen
Faktor-X-Aktivator   Faktor-X-Aktivator

                              Faktor V
                              Ca^{++}

Hauptphase   bilden Prothrombin-Aktivator
(Common   ↓
Pathway)   Prothrombin ⟶ Thrombin
                                     ↓
                       Fibrinogen ⟶ Fibrin
                                     ↓
                     Faktor XIII ⟶ stabilisieren
                                   Pfropfen

* Namen der Gerinnungsfaktoren siehe *Tab. 16.4.*

Tab. 16.4. Nomenklatur der Gerinnungsfaktoren

I	Fibrinogen	VIII	Antihämophiler Faktor A
II	Prothrombin	IX	»Plasma thromboplastin component« (PTC),
III	Gewebe-Thrombokinase = Thromboplastin		Antihämophiler Faktor B, Christmas-Faktor
IV	Ca^{++}	X	Stuart-Prower-Faktor
V	Proaccelerin	XI	Plasmathromboplastin antecedent (PTA)
VI	Accelerin	XII	Hageman-Faktor
VII	Proconvertin	XIII	Fibrinstabilisierender Faktor

len Gewebe, Thromboxan A_2-Bildung und ADP-Freisetzung, das die Aggregation der Blutplättchen zu einem unstabilen Pfropfen bewirkt;

3. Stabilisierung des Pfropfens durch Fibrin, welches durch das beim plasmatischen Gerinnungsablauf freigesetzte Thrombin aus Fibrinogen gebildet wurde.

Mit PTT und Vollblutgerinnung werden v. a. Intrinsisches System und Hauptphase, mit PT (Quick) v. a. Extrinsisches System und Hauptphase, mit TT die Hauptphase geprüft.

16.8.1.2 Interpretation der Untersuchungsbefunde und Gerinnungsstaten

a) Für **Koagulopathien** (Störung im plasmatischen Gerinnungssystem) sprechen:
  ▷ Blutunterlaufene Haut (Ekchymosen)
  ▷ Hämatome in Unterhaut und Muskulatur
  ▷ Blutungen in Körperhöhlen, Gelenke, Organe
  ▷ Verzögertes Auftreten der Blutung, d. h. die Blutung scheint zunächst zu stehen, es kommt dann aber zur Nachblutung
  ▷ Normale Thrombozytenzahl
  1. PT (Quick) verlängert und PTT normal
    ▷ Mangel betrifft vermutlich das Extrinsic-System
  2. PTT und Vollblutgerinnung verlängert
    ▷ Mangel betrifft vermutlich das Intrinsic-System
  3. Mehrere Gerinnungstests abnorm, und Fibrinabbauprodukte erhöht und Thrombozytenzahl vermindert
    ▷ Vermutlich liegt Verbrauchskoagulopathie vor

b) Für ein gestörtes **thrombozytäres** oder **vaskuläres Gerinnungsgeschehen** sprechen:
  ▷ Blutunterlaufene Flecken, Petechien, Ek-

chymosen v. a. in Schleimhäuten und an mehreren Hautstellen
▷ Blutungen aus Körperöffnungen, Epistaxis, Hämaturie
▷ Blutungen nach Traumata kommen nicht zum Stehen

▷ PT (Quicktest) normal, PTT normal
▷ Verminderte Thrombozytenzahl
▷ Alle Gerinnungstests normal außer Hautwunden-Gerinnungstests und Gerinnselretraktionstest

16.9 Koagulopathien (plasmatische Gerinnungsstörungen)

Bei Koagulopathien wird zwischen erworbenen und angeborenen Koagulopathien unterschieden. Erworbene Koagulopathien sind häufiger als angeborene. Unter den erstgenannten übertreffen Verbrauchskoagulopathie und Dikumarolintoxikation alle anderen an Häufigkeit. Erworbene Koagulopathien vermutet man bei erwachsenen Hunden, in deren Anamnese keine Anhaltspunkte für Blutungsprobleme anläßlich früherer Unfälle oder chirurgischer Eingriffe bestehen. Angeborene Koagulopathien treten eher bei jungen Hunden nach geringen Traumata (Zahnverlust) auf.

16.9.1 Vitamin-K-abhängige Koagulopathien (Cumarinvergiftung)

Die wichtigste Ursache sind die Vitamin-K-Antagonisten, die Rodentizide aus der Cumaringruppe wie Indandione und Warfarinabkömmlinge. Die Vitamin K-abhängigen Faktoren II, VII, IX und X werden zwar produziert, sind aber funktionell inaktiv. Selten sind Vit.-K_1-Mängel durch Fettresorptionsstörungen oder Medikamente (Sulfaquinoxalin) bedingt.

Symptome □ Sie sind äußerst vielgestaltig (Kap. 16.8). Ihr Schweregrad richtet sich nach der Menge, der Wirksamkeit, Halbwertszeit (Depotpräparate) des Rodentizids und dem Aufnahmemodus. Mehrmalige kleine Dosen sind gefährlicher als eine einmalige hohe Dosis. Erste Symptome sind frühestens nach 2–3 d zu erwarten. Im Vordergrund stehen ab etwa 5. Tag Anämie und Schwäche, zu denen sich die lokalen Manifestationen der Organ- oder Gewebeblutungen gesellen. Das ausgetretene Blut gerinnt unvollständig, es blutet nach. Akute Todesfälle sind bei Gehirnblutungen beobachtet worden (Kammermann, 1978). Bluterbrechen, Epistaxis, aasig riechende Zahnbeläge infolge Mundschleimhautblutungen, Dyspnoe und Hüsteln gehören zu den auffälligsten Symptomen. Die Schleimhäute können rot bleiben. Um traumatische Blutungen zu verhindern, sind die Hunde sofort weich zu betten und unter Beachtung größter Sorgfalt weiter zu untersuchen. Bei Verdacht

auf innere Blutungen ist zu röntgen (Thorax, Abdomen).

Laborbefund □ Hochgradige Anämie, Leukozytose und Linksverschiebung. Fibrinogenspiegel und Thrombozytenzahl bleiben innerhalb der normalen Schwankungsbreiten.

Diagnosesicherung □ Diese erfolgt anhand eines verlängerten Quicktests, der Anamnese und einer normalen Thrombozytenzahl. PTT kann später auch verlängert ausfallen.

Prognose □ Hängt von Menge und Art (Abbauzeit) des aufgenommenen Präparates ab und davon, wo die Blutungen ihren Schwerpunkt entfalten (Mount et al., 1986).

Behandlung □ In schweren Fällen (Hkt < 20 %) muß 10–20 ml/kg KG Frischblut transfundiert werden (16.3). Es kann aber auch frisches Plasma, das reich an Gerinnungsfaktoren ist, Verwendung finden. Zusätzlich muß unverzüglich Vitamin K_1 (Phytomenadion, Konakion®, Kanavit®) gegeben werden. Dosierung und Applikationsweg werden unterschiedlich gehandhabt. Die Initialdosen variieren von 0,5–2 mg/kg KG 2 × täglich s.c. oder p.o. bis zu 5–10 mg/kg i.v. Bei intravenöser Verabreichung wird zur Vermeidung von Zwischenfällen ein wasserlösliches Prednisolon 30–50 mg/Hund vorgespritzt oder das Vitamin K_1 in Glukoselösung mit Vitamin C verabreicht. Vor der i.m.-Applikation wird gewarnt (Hämatomrisiko). Entweder wird zur *Nachbehandlung* sofort auf 1–2 mg/kg 2 × täglich p.o. umgestellt oder für 3–4 d die vorstehende Dosis s.c. gespritzt und dann erst auf perorale Therapie gewechselt. Die Behandlungsdauer kann ein Minimum von 5 d, evtl. aber bis 8 Wochen erfordern (langwirkende Rodentizide). Der Behandlungserfolg soll mittels Quicktest überwacht werden. Dieser soll spätestens nach 36 h normal sein. Menadion (Vit. K_3, Synkavit®) ist wirkungslos. Bleibt der Behandlungserfolg aus, so muß die Diagnose überprüft werden.

Differentialdiagnose □ Tumorblutungen, gastrointestinale Ulzera, schwere hepatobiliäre Erkrankungen, Hämophilie, Thrombopathien, primäre Fibrinolysen durch erhöhte Plasminogenbildung.

16.9.2 Verbrauchskoagulopathie, disseminierte intravasale Gerinnung (DIG oder DIC), Defibrinierungssyndrom

Definition ☐ Erworbene hämorrhagische Diathesen unterschiedlicher Ausprägung, die durch eine Aktivierung der Gerinnung und/oder der Fibrinolyse die folgenden Veränderungen bewirken:

a) Verbrauch der Gerinnungsfaktoren;
b) Verbrauch der Thrombozyten;
c) Bildung antihämostatisch wirkender Fibrinogen- und Fibrinspaltprodukte;
d) Mikrothrombosierung in einzelnen oder allen Organen;
e) Intravasale Fragmentozytenbildung und Hämolyse durch inkomplette Endstrombahnverlegung (mikroangiopathische Hämolyse). Die Ec werden durch Fibrinfäden durchtrennt.

Die DIC ist keine selbständige Krankheit, sondern eine Komplikation oder Entgleisung der Gerinnungsvorgänge, die in Verbindung mit verschiedenen Grundkrankheiten auftritt. Sie beginnt mit einer Hyperkoagulabilität, die zur Bildung von Mikrothromben und Organschädigung führt. Die Organschäden tragen dann ihrerseits zur Perpetuation des klinischen Geschehens bei. Aus dem gesteigerten Verbrauch der gerinnungsaktiven Substanzen resultiert schließlich ein Mangel an diesen, was sich in einer hämorrhagischen Diathese äußert. Die Stimulation der Fibrinolyse (sekundäre Hyperfibrinolyse) durch Plasminanstieg verstärkt durch die dabei entstehenden Abbauprodukte die Blutungstendenz.

Symptome ☐ Sie sind gekennzeichnet durch:
a) Spontane Blutungen;
b) die Symptome einer Grunderkrankung;
c) die organbezogenen Funktionsausfälle durch die Mikrothrombenbildung.

Die häufigsten Grunderkrankungen sind bösartige Tumoren, Sepsis, Pankreatitis, Schock, schwere Traumata, schwere Hämolyse und Endotoxinfreisetzung. DIC tritt in einer *milden chronischen,* einer *akuten* und in einer *»end-stage« = foudroyanten Form* auf.

a) *Chronische milde DIC.* Es sind unspezifische Störungen wie Lethargie, Abmagerung oder Anorexie vorhanden. Aufmerksamen Besitzern fallen Spontanblutungen auf. Bei der Untersuchung zeigen sich vereinzelte Petechien oder nach Blutentnahmen tritt keine normale Stillung ein.
Gerinnungstaten: Thrombozyten ≤ 100 000/μl, Quicktest, PTT und TT sind normal. Es sind keine vermehrten Fibrinabbauprodukte nach-

weisbar. Im Blutausstrich findet man einige Fragmentozyten. Es kann eine leichte Anämie bestehen.

b) *Akute DIC:* Im Verlaufe einer akuten oder chronischen Krankheit tritt eine unerwartete Verschlechterung, begleitet von Spontanblutungen aller Art (Kap. 16.8), auf.
Gerinnungstaten: Alle Gerinnungsfaktoren sind leicht bis marginal gestört und es lassen sich vermehrte Fibrinabbauprodukte nachweisen. Im Blutausstrich finden sich Anzeichen einer Hämolyse und regenerativen Anämie.

c) *Foudroyante DIC:* Funktionsausfälle verschiedener Organe und eine schwere hämorrhagische Diathese beherrschen das klinische Bild.
Gerinnungstaten: Alle Tests inkl. TT sind abnormal. Fibrinogen ist erniedrigt und Fibrinabbauprodukte sind erhöht.

Differentialdiagnose ☐ Zusammenfallen von Allgemeinerkrankungen und primären (angeborenen) Diathesen.

Prognose ☐ Hängt von Grundkrankheit ab; ist immer fraglich bei akuter und ungünstig bei foudroyanter Form.

Behandlung ☐ Es kommen vier Verfahren in Frage:
1. Flüssigkeitsverabreichung, um Toxine zu verdünnen und Blutstase zu verhindern;
2. Grundkrankheit angehen;
3. Verabreichung von Aspirin 3 mg/kg;
4. a) Heparinisiertes Frischblut transfundieren (Heparin 5000 IE/500 ml wird 30 min vor Transfusion dem erwärmten Blut beigefügt);
   b) Alternative Methode: Frischbluttransfusion verabreichen und s.c. 100–150 IE/kg Heparin alle 12 h verabreichen. *Achtung:* Bei Besserung darf Heparin nicht abrupt weggelassen werden (Reboundeffekt). Man soll über 48 h ausschleichen. Die Maßnahmen 2, 3 und s.c. Heparinverabreichung genügen für milde Fälle.

16.9.3 Vererbte Koagulopathien

Hämophilie A (Faktor-VIII-Mangel)
Symptome ☐ Sie treten bei jungen Rüden im Zusammenhang mit Traumata, Zahnwechsel, Impfungen, Medikamentengaben usw. auf. Es handelt sich um typische plasmatische Gerinnungsstörungen (Kap. 6.8).

Diagnosesicherung durch Speziallabor. Diagnose kann aber bei Vorliegen eines normalen Quicktests, einer verlängerten PTT und verdächtigen Anamnese vermutet werden, da Hämophilie A die häufigste angeborene Koagulopathie ist.

Hämophilie B (Faktor-IX-Mangel)
Ist seltener als Hämophilie A und hat identische Symptome und unspezifische Laborbefunde. Beide Hämophilietypen werden geschlechtsgebunden, rezessiv vererbt.

Behandlung □ DEA-1-neg. Bluttransfusion.

Prophylaxe □ Züchterische Maßnahmen.

Differentialdiagnose □ DIC und zahlreiche andere angeborene Gerinnungsfaktorenmängel (Spezialliteratur s. WIESNER & WILLER, 1983). Von Wichtigkeit ist sodann die häufige *Von Willebrand-sche Koagulopathie*. Es fehlen eine Faktor-VIII-Komponente und der für die Ingangsetzung der Hämostase benötigte Thrombozytenadhäsionsfaktor. Der Von-Willebrand-Faktor ist verantwortlich für die Haftung der Thrombozyten an den verletzten Gefäßwandstellen. Die Vererbung ist autosomal, aber mit inkonstanter Dominanz.

Symptome □ Sie sind mild und ähnlich wie bei den Hämophilien (verlängerte Blutungszeit). Betroffen werden v. a. Dobermann Pinscher, Scottish Terrier, Golden Retriever, Deutscher Schäferhund und Zwergpinscher. Behandlung wie Hämophilie.

16.10   Thrombozytäre hämorrhagische Diathesen

Thrombozytäre hämorrhagische Diathesen können verbunden sein mit:

▷ Erniedrigung der Thrombozytenzahl (Thrombozytopenie);
▷ qualitativen Thrombozytendefekten (Thrombopathie);
▷ pathologischer Thrombozytenvermehrung (Thrombozytose).

Die Blutplättchen oder Thrombozyten sind notwendig für die Aufrechterhaltung der Gefäßintegrität.

Thrombozyten produzieren eine große Zahl von Mediatoren und Faktoren mit vasokonstringierender (Thromboxan A) und den plasmatischen Gerinnungsvorgang fördernden Wirkungen (Plättchenfaktor PF$_3$). Thrombozytäre Blutungen werden durch die in Kap. 16.8 aufgeführten klinischen Charakteristika angezeigt.

16.10.1 Thrombozytopenien, Plättchenmangel

Definition □ Erniedrigung der Thrombozytenzahl im zirkulierenden Blut unter einen kritischen Wert von 100000/µl. Normalerweise sind zwischen 200000–500000/µl vorhanden. Die physiologische Schwankungsbreite ist groß. Spontanblutungen treten erst unter etwa 50000 Thrombozyten pro µl auf. Die kritische Zahl der Thrombozyten für den Eintritt von Blutungen kann aber auch kleiner oder größer sein, da es nicht nur auf ihre absolute Zahl, sondern auch auf die Geschwindigkeit ihres Abfalls, ihr Alter und ihren Funktionszustand ankommt. So können bei chronischen Thrombozytopenien selbst mit 10000/µl gelegentlich nur geringfügige Blutungen vorhanden sein. Thrombozytopenien sind die häufigsten plättchenbedingten Gerinnungsstörungen.

Symptome □ Neben den typischen Petechien (Spritzerblutungen) und blau unterlaufenen Stellen (Suffusionen, Ekchymosen) in Haut und Schleimhäuten kommt es zu Spontanblutungen aus den natürlichen Körperöffnungen (Nase, Mund, Vulva, usw.) und zu Anämie. Dazu bestehen häufig Anzeichen einer Grundkrankheit, da schätzungsweise bis zu 80 % der Thrombozytopenien durch eine solche ausgelöst werden.

Laborbefund □ Die Verifizierung der Thrombozytopenie durch Zählung (Kap. 4.31) bereitet in einer entsprechend eingerichteten Praxis kaum Probleme. Abschätzung der Thrombozytenzahlen in Blutausstrichen: normal mehr als 1 Thrombozyt pro 20 Ec oder 12–20 pro Ölimmersionsfeld; erniedrigte Zahl = weniger als 1 Thrombozyt pro 20 Ec in mehreren Gesichtsfeldern oder 0–2 Thrombozyten pro Ölimmersionsfeld (entspricht < 50000/µl). Wichtig ist die Beurteilung der Ec-Morphologie (Kugelzellen bei Hämolyse, Fragmentozyten bei Verbrauchskoagulopathie). Ein Differentialblutbild und die wichtigsten Blutchemiewerte (Totalprotein, Harnstoff, Leberenzyme, usw.) sowie u. U. ein Coombs-Test bei immunologischen Störungen können indiziert sein.

Für Prognose und Behandlung ist es wichtig zu wissen, ob es sich um eine *Thrombozytopenie infolge Bildungsstörung, vermehrten Verbrauchs bzw. Zerstörung oder um eine Verteilungsstörung* handelt, oder ob eine Kombination verschiedener Mechanismen vorliegt. Im weiteren muß unterschieden werden zwischen *symptomatischen* (sekundären) und *primären Thrombozytopenien.*

Symptomatische Thrombozytopenien infolge Bildungsstörungen
▷ Bakterielle und Virusinfektionen, Lebendvirusvakzinationen
▷ Medikamentös-toxische Formen, Östrogene

s. Kap. 16.10.2., Chloramphenicol, Zytostatika, usw.

▷ Eisen-, B$_{12}$- oder Folsäuremangel (Kap. 16.6)

▷ Tumorinfiltration des Knochenmarks

Idiopathische Thrombozytopenien infolge Knochenmarkhypoplasie oder Aplasie

Sie kommen gelegentlich vor. Je nachdem, ob nur die Megakariozyten oder alle Blutbildungsstränge (Panmyelophthise) betroffen sind, kommt es zur Thrombozytopenie oder zur Panzytopenie (Kap. 16.6.).

Die Bildungsstörungen können durch Knochenmarkuntersuchung und Megakariozytenscreening sowie anhand der Thrombozytenkinetik (Halbwertszeit der Thrombozyten = 2,5 d) bestätigt werden (Keller, 1985).

Die häufigste Panzytopenie wird durch Östrogentoxizität verursacht.

16.10.2 *Östrogenbedingte Knochenmarkdepression*

Östrogene können eine toxische Wirkung auf das Knochenmark entfalten, die zu Panzytopenie führt und durch eine thrombozytopenische Purpura eingeleitet wird. Es handelt sich um eine für Hunde spezifische besondere Sensibilität, die sowohl bei Östrogenzufuhr von außen als auch durch eine vermehrte Bildung im Körper (Sertolizelltumoren, Hyperöstrogenisierung) auftreten kann. Die Östrogene bewirken eine Depression der Knochenmarkstammzellen und eine beschleunigte Reifung der bereits differenzierten Zellen, wodurch Erschöpfung mit Panzytopenie eintritt (Teske, 1986).

Symptome □ Bei 20facher und höherer Überdosierung der Östrogene kann Tod im Schock durch Verbluten, Septikämie und/oder Verbrauchskoagulopathie innerhalb Wochenfrist eintreten (fulminanter Verlauf). Gewöhnlich kommt es zu einem dreiphasigen Verlauf, bei dem vorerst die Thrombo- und Granulozyten im peripheren Blut ansteigen, dann sinken nach etwa 2 Wochen die Thrombozyten auf ≤ 30 000/μl, und es treten Blutungen auf. Nach einer weiteren Wochen sinken auch die Granulozyten auf subnormale Werte, was Infektionen begünstigt. Die ersten Symptome sind Apathie, Anorexie und Polydipsie, gefolgt von Blutungen aus den Körperöffnungen und in die Schleimhäute. Innerhalb von Tagen kommen Blutungen in innere Organe und Körperhöhlen und Fieber dazu.

Diagnosesicherung □ Erfolgt aufgrund der Anamnese, daß Hund Östrogene z. B. zur Nidationsverhütung nach einer Fehldeckung erhielt oder bei

Rüden ein Hodentumor gefunden wurde. Durch wiederholte Blutstaten kann der phasische Verlauf bis zur endgültigen Panzytopenie und Agranulozytose verfolgt werden. Knochenmarkuntersuchungen ergeben eine myeloide Hypoplasie. Der Quicktest und die partielle Thromboplastinzeit bleiben unverändert.

Differentialdiagnose □ Immunbedingte Thrombozytopenien, Knochenmarkschädigung durch Medikamente (Phenylbutazon, usw.) und schwere Viruserkrankungen wie Parvovirose.

Prognose □ Sie hängt von der Art und Überdosis des Östrogens ab. Depotpräparate sind toxischer als gewöhnliche Östradiolpräparate und diese sind wiederum toxischer als Diäthylstilböstrol. Falls eine Erholung des Knochenmarks eintritt, beginnt sie etwa mit 30–40 d und ist nur zögernd. Die Prognose ist immer vorsichtig zu stellen.

Behandlung □ Notfallbehandlung bei schweren Blutungen mit Frischbluttransfusionen (3–10 ml/kg) oder Thrombozytenkonzentrat. *Hunde weich betten.* Bestehende Östrogenquellen (Hodentumoren) entfernen. Hunde müssen mit Antibiotika abgeschirmt werden. Das Knochenmark soll durch anabole Hormone angeregt werden (Kap. 16.3). Ferner soll Lithiumcitrat 12 mg/kg 2 × täglich p.o. oder Lithiumcarbonat 150–300 mg 2 × täglich p.o. zur Förderung der Stammzellendifferenzierung verabreicht werden. Alternative Behandlungen erfolgen mit Prednisolon 0,5 mg/kg jeden 2. Tag und Epsilon-Aminocapronsäure (2 g alle 4 h).

Prophylaxe □ Östradiolbenzoat soll nur zur Nidationsverhütung und in einer Maximaldosis von 3 × 0,1 mg / 10 kg s.c. gegeben werden. Von Diäthylstilböstrol kann bis zu 1 mg/kg/d p.o. verabfolgt werden.

16.10.3 *Thrombozytopenien infolge vermehrter Zerstörung oder erhöhtem Verbrauch*

a) *Nichtimmunologische symptomatische Formen*

▷ Verbrauchskoagulopathie (Kap. 16.9);

▷ Medikamentös-toxische Ursachen, Urämien;

▷ Infektionen (Virämien, Septikämien), Entzündungen;

▷ Tumoren, Hypoproteinämien.

b) *Immunologisch bedingte symptomatische Formen*

▷ Postinfektiös, nach Vakzination, Ehrlichiose;

▷ Medikamentös-allergisch bedingt und allergisch;

▷ Immunerkrankungen, Lupus erythematodes, rheumatoide Arthritis, gewisse solide Tumoren;

▷ Posttransfusionsthrombozytopenie.

c) Idiopathische immunologische Thrombozytopenie

Eine Thrombozytopenie, die zu keinen Blutungen Anlaß gibt, ist die Sequestrierung der Plättchen = Entfernung aus dem zirkulatorischen Pool und Zurückhaltung in der Milz bei Splenomegalie, Hypersplenismus, Herzinsuffizienz, Barbituratnarkose.

16.10.3.1 Idiopathische (immunologische) Thrombozytopenie

Diese kann pathogenetisch mit der autoimmunhämolytischen Anämie verglichen werden, mit der sie vergesellschaftet sein kann. Sie tritt bevorzugt bei Hündinnen auf. Anzeichen systemischer Krankheiten und Splenomegalie fehlen. Die Diagnosesicherung ist schwierig, da der Plättchenfaktor 3-Test und der Nachweistest von spezifischen IgG nur an wenigen Orten durchgeführt werden und nicht alle Fälle erfassen (WILLIAMS et al., 1984). Deshalb dienen die mit der Thrombozytopenie einhergehende Knochenmarkhyperplasie, Neutrophilie und regenerative Anämie als Abgrenzungskriterien zur Östrogentoxizität und anderen Bildungsstörungen.

Prognose □ Diese hängt von der Ursache ab und ist bei idiopathischen Thrombozytämien vorsichtig bis ungünstig (v. a. bei rezidivierenden Fällen).

Behandlung □ Drei Verfahrensweisen kommen in Frage:
1. Grundkrankheit behandeln;
2. In Notfällen (Hkt < 15 % und/oder Thrombozyten < 10 000 pro μl wird Blut- oder Plättchenkonzentrat gegeben;
3. Zur Vermeidung von Blutungen sind Hunde weich zu betten (Anschlagen vermeiden).

Die Mittel der Wahl bei den autoimmunbedingten und den sekundär durch Haptene (Medikamente, usw.) ausgelösten Thrombozytopenien sind Glukokortikoide und Vincristin. Damit sollen Phagozytosehemmung, Fraktionierung der Megakariozyten (Plättchenvermehrung), Anheftungsverringerung der Antikörper an den Plättchen, Gefäßab-

dichtung und eine verminderte Antikörperbildung erreicht werden. Prednisolon 2–4 mg/kg KG auf 2 × verteilt, so lange verabreichen, bis die Thrombozytenzahl auf 100 000 gestiegen ist, dann wird die Dosis halbiert, jeden 2. Tag gegeben und ausgeschlichen. Falls die Thrombozyten nach 2–3 d Behandlungsdauer nicht angestiegen sind, wird Vincristin (Oncovin®) 0,01–0,025 mg/kg KG i.v. verabreicht. Alternative Zytostatika sind Cyclophosphamid, Azathioprine (Kap. 16.3.3.2). Der therapeutische Wert der Splenektomie ist umstritten. Er ist nur nach monatelanger und therapierefraktärer Thrombozytopenie empfehlenswert.

16.10.4 Thrombozytopathien

Definition □ Störungen der primären Blutstillung, die durch defekte Plättchenfunktionen bei normaler Plättchenzahl bedingt sind. Es handelt sich um Störungen der Plättchenadhäsion, Störungen der Aggregation oder Freisetzung von Thrombozytenfaktoren. Im weiteren Sinne werden auch pathologische Veränderungen der Gefäßstrukturen dazu gezählt.

Symptome □ Sie sind die gleichen wie bei Thrombozytopenien.

Diagnosesicherung □ Sie erfolgt auf dem Ausschlußweg. Die üblichen Gerinnungstests und die Thrombozytenzahlen sind normal. Der Blutgerinnselretraktionstest und der Hautwundengerinnungstest fallen abnorm aus. Die Aufarbeitung derartiger Fälle muß in Zusammenarbeit mit einem humanmedizinischen Speziallabor erfolgen.

Ursachen □ Mögliche Ursachen sind Adhäsionsstörungen: Bernard-Soulier-Syndrom, Von-Willebrand-Krankheit und Ehler-Danlos-Syndrom (alle vererbt). Urämie kann Plättchenadhäsion stören.
Aggregations- und Freisetzungsstörungen werden v. a. als Medikamentennebenwirkungen beobachtet und z. T. therapeutisch genutzt (beispielsweise Aspirin). Derartige Nebenwirkungen sind bekannt bei Promazinen, Acetylsalicylsäure (Aspirin), Dipyramidol, Dextran, Nitrofuranen, usw.

Differentialdiagnose □ Dysproteinämien wie monoklonale Gammopathien (Plasmozytom).

16.11 Vaskuläre hämorrhagische Diathesen, Vasopathien

Definition □ Diathesen, welche auf eine erhöhte Permeabilität und Fragilität der Gefäße oder auf einer nicht durch Thrombozyten verursachten Störung beruhen. Die Ursachen sind komplex und es fehlen spezifische Funktionstests der Gerinnung, welche eine einfache Diagnose erlauben würden. Vasopathien spielen eine Rolle bei Blutungen beim Ehler-Danlos-Syndrom und bei Geschwülsten der Blutgefäße, Allergien, Dysproteinämien, infektiös-toxischen Erkrankungen und Autoimmunerkrankungen.

Behandlung □ Siehe Kapitel 16.3.2.

Literatur

Brass, W., & H. Buschmann, 1975: Blutung und Blutstillung. In: Schebitz, A., & W. Brass (Hrsg.): Allgemeine Chirurgie für Tierärzte und Studierende. Berlin/Hamburg: Paul Parey.

Dürr, U. M., & W. Kraft, 1982: Kompendium der klinischen Laboratoriumsdiagnostik bei Hund, Katze und Pferd. Hannover: M. & H. Schaper.

Green, R. A., 1980: Activated coagulation time in monitoring heparinized dogs. Am. J. Vet. Res. **41:** 1793.

Green, R. A., 1981: Haemostasis and disorders of coagulation. Vet. Clin. North. Am. **11:** 289.

Grünbaum, E.-G., 1986: Bluttransfusion und Infusionstherapie. In: Freudiger, U., E.-G. Grünbaum & E. Schimke (Hrsg.): Klinik der Hundekrankheiten, Band I. Stuttgart: Gustav Fischer.

Kammermann, B., 1978: Cumarinvergiftung bei Hund und Katze. Schweiz. Arch. Tierheilk. **120:** 231.

Keller, P., 1985: Die Beurteilung der Megakariopoese und des thrombozytären Systems beim Hund: Möglichkeiten zur Objektivierung von klinischen Befunden und der Diagnosestellung in der Praxis. Kleintierpraxis **30:** 403.

Kirk, R. W., & S. I. Biestner, 1985: Handbook of Veterinary Procedures and Emergency Treatment. 4. ed. Philadelphia: W. B. Saunders Co.

Mount, M. E., B. J. Woody & M. J. Murphy, 1986: The anticoagulant rodenticides. In: Kirk, R. W. (Ed.): Current Veterinary Therapy IX. Philadelphia: W. B. Saunders Co.

Niemand, H. G., 1984: Praktikum der Hundeklinik. Berlin/Hamburg: Paul Parey.

Schwarz, H., S. Geyer, M. Rüsse & T. Hänichen, 1982: Intoxikation durch Östrogenverabreichung bei der Hündin. Tierärztl. Praxis **10:** 393.

Teske, E., 1986: Estrogen-induced bone marrow toxicity. In: Kirk, R. W. (Ed.): Current Veterinary Therapy IX. Philadelphia: W. B. Saunders Co.

Wiesner, E., & S. Willer, 1983: Lexikon der Genetik der Hundekrankheiten. Basel: S. Karger.

Williams, D. A., & L. Maggio-Price, 1984: Canine idiopathic thrombocytopenia: Clinical observations and long-term follow-up in 54 cases. J. A. V. M. A. **185:** 660.

17 Störungen des weißen Blutbildes und des leukopoetischen Systems

P. F. SUTER · CHR. SAAR

17.1 Beurteilung des weißen Blutbildes

P. F. SUTER

Wenn nicht besonders vermerkt, wurden für die Zusammenstellung des nachfolgenden Textes als Quellen benutzt: KAMMERMANN-LÜSCHER, 1974; REBAR & LEWIS, 1979; KRAFT & DÜRR, 1981; KELLER & FREUDIGER, 1983; REBAR et al., 1984; REBAR & BOON, 1987; JAIN, 1986.

Die Veränderungen des weißen Blutbildes gehören zu den wertvollsten Laborinformationen, welche man über einen Patienten erhalten kann. Aus der Gesamtzahl der im venösen Blut zirkulierenden Leukozyten und ihrer Verteilung auf die einzelnen Leukozytenunterarten (Differentialblutbild) kann man Anhaltspunkte für die Beantwortung der folgenden Fragen gewinnen:

1. Liegt eine Entzündung, ein Nekroseherd oder Streß vor?

2. Ist das Entzündungsgeschehen akuter, subakuter oder chronischer Natur?
3. Wie reagiert das Knochenmark auf das Krankheitsgeschehen oder ist es möglicherweise primär davon betroffen?

Die Beantwortung dieser Fragen verlangt die Berücksichtigung anderer Blutparameter wie der Blutsenkungsreaktion, des roten Blutbildes, der Plasmaproteine, der Thrombozytenzahlen und der Blutchemie. Alle Blutparameter sollen immer im Hinblick auf die klinischen Symptome und unter Berücksichtigung der vorherrschenden Umstände wie Aufregung, verabreichte Medikamente (v. a. Kortikosteroide), und der Blutchemie- und Harnveränderungen interpretiert werden (KAMMERMANN, 1974; REBAR et al., 1984).

Aus dem vorgehenden ergibt sich, daß es vorteilhaft sein kann, das weiße Blutbild vor den
übrigen Blutwerten zu beurteilen. Das weiße Blutbild reagiert nicht nur dynamischer, sondern auch
empfindlicher und rascher auf viele Störungen als
das rote Blutbild.

Idealerweise sollte der Tierarzt oder die Tierärz-
tin einige Minuten darauf verwenden, die Blutausstriche selbst zu durchmustern, um bei mittlerer
Vergrößerung von den vorliegenden Trends der
Blutveränderungen einen Eindruck zu gewinnen.
Dieser Augenschein dient sowohl der persönlichen
Information als auch der Qualitätskontrolle der
vom Labor gelieferten Werte, und er läßt Trends
bei Blutbildveränderungen früher und zuverlässiger erkennen, als dies anhand bloßer Zahlen möglich ist.

Vertrautheit mit den Normbereichen der einzelnen Leukozytenzahlen und des Differentialblutbil-
des *(Tab. 17.1)*, welche für eine Patientenpopula-
tion (Alter, Rasse), die Umstände und das verwendete Labor Gültigkeit haben, ist unentbehrlich für
die Blutbildinterpretation. Bei der Interpretation
gehe man vorerst von den *absoluten* Zahlen der
Leukozytenarten aus. Ihre prozentualen Anteile
dienen lediglich der Relativierung der absoluten
Zahlen. Der Normalbereich der Leukozytenzahl
muß wegen der wechselnden Umstände bei der
Blutentnahme weit gefaßt werden. Er überlappt
im unteren Grenzbereich mit der Leukopenie und
umfaßt im oberen Bereich die sogenannte physiologische Leukozytose.

Das Blut ist das Transportmedium für die Leukozyten zwischen ihren Bildungsstätten, dem Knochenmark (Granulozyten, Monozyten) bzw. der
Milz und den Lymphknoten (Lymphozyten) und
den Verbrauchsstellen im Gewebe. Granulozyten-
ausschwemmung aus dem Knochenmark und Verbrauch im Gewebe können von Stunde zu Stunde
oder Tag zu Tag variieren. Die neutrophilen Granulozyten sind z. B. ständig im Transit und befinden sich normalerweise nur für 6–12 h, bei Entzündungen gar nur 3 h im peripheren Blut. Das Blutbild wird daher mit einem Fenster verglichen, das
einen indirekten Einblick gewährt einerseits auf
die Produktionsstätten und andererseits auf die
Verbrauchsvorgänge in den Geweben (REBAR,
1984). Das Verstehen der **Leukozytenkinetik**
(Leukozytenbildung, Transport im Blut und Verbrauch in den Geweben) ist für die Interpretation
des weißen Blutbildes unentbehrlich. Eine einmalige Beurteilung des weißen Blutbildes ist weniger
zuverlässig als wiederholte Untersuchungen an
aufeinanderfolgenden Tagen. Anhand der zeitlichen Veränderungen des weißen Blutbildes läßt
sich oft frühzeitig Erfolg oder Mißerfolg einer eingeleiteten Therapie ablesen. Die Leukozytenzäh-
lung erfaßt nur die im Blut frei zirkulierenden,
nicht aber die an den Gefäßwänden anhaftenden

neutrophilen Granulozyten (marginaler Granulo-
zytenpool). Durch Aufregung (Katecholaminausschüttung) werden vermehrt Granulozyten von
den Gefäßwänden weggewaschen, was die Zahl
der frei zirkulierenden Leukozyten innerhalb von
ca. 10 min proportional zur Gesamtleukozytenzahl
ansteigen läßt. Diese Reaktion wird **physiologische
Leukozytose** genannnt, tritt inkonstant auf, dauert
ca. 1 h und fehlt gelegentlich bei kranken Hunden.
Umgekehrt kommt es während der Narkose, bei
Tranquilizeranwendung und ganz allgemein in der
Folge eines verminderten Herzminutenvolumens
zu einer vermehrten Gefäßwandhaftung der Granulozyten und damit zu einem Abfall der frei
zirkulierenden Leukozytenzahlen *(physiologische
Leukopenie)*. Auch Hypothyreosen, die mit Lethargie verbunden sind, lassen eine leukopenische
Tendenz erkennen.

17.1.1 Leukozytose, Leukopenie, Neutrophilie, Neutropenie, Kernverschiebung (Links- bzw. Rechtsverschiebung)

17.1.1.1 Leukozytose
Darunter versteht man eine Vermehrung der Leukozytenzahl über den Normalwert hinaus. Bei der
Interpretation muß man die absoluten bzw. Pro-
zentzahlen der Leukozytenunterarten (Differentialblutbild *Tab. 17.1*) und die Kernverschiebung
der neutrophilen Granulozyten berücksichtigen.

Eine Vermehrung der neutrophilen Granulozyten (Neutrophilen) über 11 000/μl wird *Neutrophilie* (neutrophile Granulozytose) genannt. Leukozytose und Neutrophilie sind die klassischen Reaktionen des weißen Blutbildes auf infektiöse und
nichtinfektiöse Entzündungsvorgänge und Gewebenekrosen, welche einen erhöhten Verbrauch an
Leukozyten bedingen. Anfänglich (6–11 h) wird
die Leukozytose durch Ausschwemmung von im
Knochenmark gespeicherten, reifen Leukozyten
bewerkstelligt (im Knochenmark sind 20–30 ×
mehr Leukozyten als im Blut). Nach 2–3 Tagen
wird sie unterhalten durch eine erhöhte Knochenmarksproduktion. Die Zellkernformen dienen als
Kriterien zur Unterteilung der Neutrophilie nach
der sogenannten Kernverschiebung in eine solche
mit Links- und eine solche mit Rechtsverschiebung.

Linksverschiebung
Eine Zunahme der jugendlichen (unreifen) stabkernigen Neutrophilen *(Abb. 4.6)* über ca. 3 %
wird als *Linksverschiebung* bezeichnet und bedeutet, daß als Folge eines ungedeckten erhöhten
Bedarfes unreife myeloische Zellen aus dem Ma-
turierungspool des Knochenmarkes überstürzt aus-
geschwemmt werden. Bei der *regenerativen Links-*

verschiebung bleibt die Zahl der stabkernigen unter der Zahl der segmentkernigen (reifen) Neutrophilen. Bei der *degenerativen Linksverschiebung* übersteigt die Zahl der stabkernigen Neutrophilen diejenige der segmentkernigen Neutrophilen, wobei gleichzeitig noch eine Leukopenie bestehen kann. Die degenerative Linksverschiebung ist Ausdruck eines schweren toxischen Geschehens und einer massiven zur Erschöpfung führenden Knochenmarkreaktion.

Linksverschiebung ohne Neutrophilie bedeutet meistens, daß der gestiegene Bedarf im entzündeten Gewebe kurzfristig (Stunden) oder längerdauernd (über Tage) durch die Knochenmarksproduktion nicht voll gedeckt werden kann. In diesen Fällen sind die Leukogramme zu wiederholen. Steigt die Neutrophilenzahl an und normalisiert sich die Linksverschiebung, so ist die Prognose günstig. Entwickelt sich eine Neutropenie und/oder verstärkt sich die Linksverschiebung, ist die Prognose ungewiß.

Rechtsverschiebung

Als *Rechtsverschiebung* oder reife Neutrophilie wird ein vergrößerter Anteil an alten, d. h. hypersegmentierten Neutrophilen bezeichnet. Eine verzögerte Gefäßauswanderung der Neutrophilen in die Gewebe, als Folge der gefäßabdichtenden Wirkung von Glukokortikoiden, kann Rechtsverschiebung bewirken. Endogene (Streßsituationen) oder exogene Glukokortikoidspiegelerhöhungen sind zusätzlich zur Rechtsverschiebung von Neutrophilie (Ausschüttung der Knochenmarksreserve), verminderter Gefäßwandhaftung, Lymphopenie, Eosinopenie und evtl. Monozytose begleitet. Milde Entzündungen und solche mit chronischem Verlauf werden oft von Neutrophilie ohne Linksverschiebung, Lymphozytose und evtl. Monozytose begleitet.

In der 2. Trächtigkeitshälfte werden oft physiologische Leukozytosen (bis 30000/µl) registriert.

17.1.1.2 Neutrophilie

Neutrophilie findet man bei primären und sekundären bakteriellen Allgemeininfektionen, lokalen Infektionen wie Abszessen und Pyometra, Infektionen mit Pilzen, Protozoen und Rickettsien, bei Parasitosen, Urämie, Azidose, Gewebetraumata, Neoplasmen, Blutungen, Hämolyse und nach chirurgischen Eingriffen. Die höchsten Neutrophilenzahlen werden bei lokalen, schweren Infektionen mit voller Erhaltung der Knochenmarksfunktion, bei Pyometra und am Tag nach deren Operation erreicht. Gleichzeitige starke Linksverschiebung bedeutet ein schweres akutes Entzündungsgeschehen und maximale Steigerung der Knochenmarksreaktion. Sie ist oft von Lymphopenie und/oder Monozytose begleitet.

Extrem hohe Neutrophilenwerte ($> 50000/\mu l$) werden als *leukämoide Reaktion* bezeichnet in Anlehnung an die bei leukämischen Leukosen beobachtbare massive Neutrophilenvermehrung.

Als Ausdruck der hohen Toxizität der Noxe finden sich im Zytoplasma der Neutrophilen *basophile Schlieren*, Vakuolen, *toxische Granulation und Döhlsche Körperchen*. Maturierungsstörungen der Zellkerne kommen ebenfalls vor. Hohe Neutrophilenzahlen mit Linksverschiebung, nichtregenerativer Anämie und Auftreten von Myeloblasten im zirkulierenden Blut verlangen eine Abklärung mittels Knochenmarksuntersuchung zum Ausschluß einer Granulozytenleukämie.

17.1.1.3 Leukopenie bzw. Neutropenie

Dies bedeutet ein Absinken der Leukozytenzahl unter 5000/µl bzw. der Neutrophilenzahl unter 4000/µl. Neutropenien entstehen infolge:

1. Sequestrierung der Neutrophilen im Kapillargebiet bei endotoxischem oder anaphylaktischem Schock oder während einer Anästhesie;
2. übermäßigen Gewebebedarfs und normaler Produktion im Knochenmark (Erschöpfung);
3. vermehrten Bedarfs und absolut verminderter Knochenmarksproduktion;
4. normalen Bedarfs und ungenügender Knochenmarksproduktionsrate.

Bei Entzündungen ist ferner die Verweildauer der Neutrophilen im Blut deutlich verkürzt.

Neutropenie mit Linksverschiebung

Bei dieser ist als wahrscheinlichste Ursache ein übermäßiger Neutrophilenverbrauch durch einen schweren lokalen Entzündungsvorgang bei *relativ ungenügender Knochenmarksproduktion* anzunehmen. In Frage kommen Peritonitiden nach Darmperforation, nach innen rupturierte Abszesse, Aspirationspneumonien und Septikämien, sowie endotoxischer Schock.

Neutropenie ohne Linksverschiebung

Diese läßt in den meisten Fällen auf eine verminderte oder gestörte Proliferation der Knochenmarkszellen schließen. Diese kann durch Schädigung oder Verdrängung des Knochenmarks zustande kommen. Dabei spielen eine Rolle:

1. Frühstadien von Virusinfektionen, insbesondere Parvovirose und Hepatitis contagiosa canis, weniger Staupe;
2. Verdrängung oder Zerstörung des myeloischen Gewebes infolge Infiltration durch Tumorgewebe, z. B. Lymphosarkom oder myeloproliferativer Erkrankungen;
3. toxische Substanzen (Medikamentennebenwirkungen von Zytostatika, Umweltgifte);

4. allergische Medikamentenwirkungen (Östrogene, Sulfonamide, Phenylbutazon, Chloramphenicol, Griseofulvin u. a.).

In vielen Fällen wird die Neutropenie von einer Thrombozytopenie ($< 100\,000/\mu l$) begleitet. Unmittelbar nach einem akuten großen Blutverlust kann ebenfalls eine Neutropenie auftreten. Neutropenie vergesellschaftet mit einer nichtregenerativen Anämie deutet auf ein chronisches Geschehen hin, z. B. Ehrlichiose oder einen Prozeß, der mit chronischem Blutverlust verbunden ist.

Zyklische Neutropenie

Eine seltene Erkrankung mit Neutropenie ist die *zyklische Neutropenie* oder *zyklische Hämatopoese* des grauen Collie (CAMPBELL, 1985). Es handelt sich um eine vererbte, nicht geschlechtsgebundene Krankheit, die sich vorwiegend bei Junghunden unter 6 Monaten in einer hohen Infektanfälligkeit, Lebensschwäche und Kümmern äußert. Im Abstand von 10 Tagen treten jeweils ca. 2 Tage dauernde Leukopenien ($5000-7000/\mu l$) mit Neutropenie ($40-500/\mu l$), Fieber, Bronchopneumonie und/oder Gastroenteritiden auf, denen die Hunde ohne rigorose Antibiotikatherapie früher oder später erliegen (Kap. 8.4).

Agranulozytose

Die *erworbene Agranulozytose* ist eine schwere Granulozytopenie infolge einer allergischen oder immunbedingten Reaktion vor allem auf Medikamente, die klinisch gekennzeichnet ist durch hohes Fieber, Mattigkeit, Durchfall, multiple Phlegmonen oder Abszesse, Gingivitis, Gelenkschmerzen, geschwürigen Zerfall der Schleimhäute und Pneumonien. Die Mortalität ist hoch, selbst bei rechtzeitiger Behandlung. Therapeutisch sind hohe Dosen bakterizider Antibiotika angezeigt. Alle Medikamente, die Knochenmarksdepression bewirken können, sind abzusetzen. Zur Steigerung der Granulozytenzahlen kann versuchsweise Lithiumcarbonat oder -citrat verwendet werden (Kap. 8.4).

17.1.2   Differentialblutbild

Dem Differentialblutbild (Kap. 4.2.7 u. *Abb. 4.6–4.11*) oder den prozentualen Zahlen der Leukozytenunterarten der myeloischen, lymphatischen und monozytären Reihe und ihrer Entwicklungsstufen (Kernverschiebungen) kommt u. U. noch größere Bedeutung zu als den Gesamtzahlen.

Kernverschiebungen, Linksverschiebung
Siehe Kap. 17.1.1.1.

17.1.2.1   Eosinophile Granulozyten
Eosinophile *(Abb. 4.8)* können zwar kleine Parti-

Tab. 17.1. Blutzellen Minimal- und Maximalzahlen pro μl für erwachsene Hunde[1]

Rote Blutkörperchen, Erythrozyten (Ec)		5,5–7,5 Mio.
Weiße Blutkörperchen, Leukozyten		5000–16000
Segmentierte neutrophile Granulozyten	60–77 %	4000–11000
Stabkernige Granulozyten	max. 3 %[2]	
Eosinophile Granulozyten	1– 4 %	max. 750[3]
Basophile Granulozyten	0– 1 %	selten
Monozyten	0– 6 %	max. 1000
Lymphozyten	10–30 %	min. 800–1000

Blutkörperchensenkungsreaktion: 1 h = 1–2 mm; 2 h = 2–4 mm; 24 h = 8–15 mm (Kap. 4.2).
Die Maximalwerte bedeuten eine physiologische Leukozytose.
[1] Für Details betreffend Variationen s. JAIN (1986); für Korrektur der Leukozytenzahlen bei vermehrtem Vorkommen von Normoblasten s. Kap. 16.2.
[2] Abhängig von Gesamtneutrophilenzahl.
[3] Starke Abhängigkeit von Rasse, Alter, Ort, Jahreszeit.

kel phagozytieren, ihre Hauptfunktion besteht hingegen darin, als Modulatoren (v. a. Inhibitoren) der verschiedenen bei Entzündungen auftretenden biologischen Substanzen (Histamin, Serotonin, Bradykinin) zu wirken. Eosinophile verweilen nur 30 min bis 3 h im peripheren Blut. Ihre Zahl schwankt also stark und fällt während Streßphasen oder nach Glukokortikoidanwendung stark ab (Eosinopenie). *Eosinopenie* kann Streß, Nebennierentumoren und Morbus Cushing begleiten. Niedrige Eosinophilenzahlen sind aber auch bei normalen Hunden zu finden. *Eosinophilie* (Vermehrung auf über $1250/\mu l$) kann bedeuten: Histaminspiegelanstieg (Mastzellendegranulation) bei Atopie oder Allergien von Haut, Respirations- oder Gastrointestinaltrakt, Gewebenekrose bei Neoplasien, Reaktion auf Mastzelltumore und Fremdkörper im Gewebe, Vorhandensein von gewissen Antigen-Antikörperkomplexen (besonders solchen, die durch Parasitenwanderungen hervorgerufen werden), mit Eosinopheninfiltration einhergehende Leiden (eosinophile Gastroenteritis, Kolitis, Myositis, Panostitis, Lungeninfiltrate oder PIE = pulmonäre Infiltrate mit Bluteosinophilie), Hypoadrenokortizismus und Heilungsphase einer Krankheit. Normale Deutsche Schäferhunde können ohne ersichtlichen Grund Eosinophilie zeigen (hereditäre Eosinophilie).

17.1.2.2   Basophile Granulozyten
Infolge ihrer geringen Gesamtzahl wird ihr Verschwinden aus dem peripheren Blut kaum beachtet. Eine Vermehrung (Basophilie) wird gelegentlich zu Beginn akuter Entzündungen beobachtet und kann bei Parasitosen oder Allergien mit einer

Eosinophilie vergesellschaftet sein. Ihre Granula, ähnlich wie bei den Gewebemastzellen, vermögen Histamin, Serotonin und Hyaluronsäure freizusetzen.

17.1.2.3 Monozyten

Auch »große Mononukleäre« oder Freßzellen genannt (Abb. 4.10), reifen im Knochenmark bei Bedarf innerhalb von ca. 15 h aus Promonozyten heran und treten unverzüglich ins Blut über. Es existiert also kein Monozyten-Reservekompartiment im Knochenmark. Aus dem Blut wandern sie nach etwa 12–15 h ins Gewebe aus, wo sie sich zu Gewebsmakrophagen differenzieren und vielfältige Funktionen übernehmen. Gewebsmakrophagen sind effiziente Phagozyten, welche Gewebstrümmer, Pilze, Protozoen und gewisse Bakterienarten zu phagozytieren vermögen, welche die Neutrophilen nicht aufnehmen können. Die Makrophagen wirken auch als Bindeglied zwischen dem phagozytären und lymphozytären System, indem sie aufgenommene Antigene verarbeiten und den Lymphozyten präsentieren können. Die T-Lymphozyten werden dadurch veranlaßt, zellvermittelte und humorale Immunmechanismen in Gang zu setzen.

Die Makrophagen sind ferner bei der Regulation des Eisenstoffwechsels beteiligt. Das beim Erythrozytenabbau freiwerdende Eisen wird als Hämosiderin in den Makrophagen gespeichert.

Normalerweise finden sich nur geringe Monozytenzahlen im Blut. Eine Monozytose, d. h. eine Vermehrung auf über 1000/µl, kann bedeuten: Entzündliche oder neoplastische Gewebenekrose, Gewebeblutung, Hämolyse, und suppurative oder granulomatöse Geschehen, wie z. B. Pilzinfektionen. Eine Monozytose kann sowohl bei akuten wie chronischen Entzündungen vorkommen. Monozytose mit Neutrophilie und Lymphopenie kann durch Glukokortikoide hervorgerufen werden. Monozytose mit Leukopenie zeigt toxische, hochakute Entzündungsprozesse oder schwere Virusinfektionen, wie z. B. Parvovirose, an. Monozytose mit Neutrophilie und Linksverschiebung deutet auf eine akute Entzündung hin. Falls die Linksverschiebung fehlt und/oder die Neutrophilenzahlen normal sind, liegt vermutlich eine chronische Entzündung vor.

17.1.2.4 Lymphozyten (Immunozyten)

Diese sind die Träger der Immunabwehr (s. auch Kap. 8). Die Vorläufer der Lymphozyten gehen aus den Stammzellen des Knochenmarks hervor. Zellkinetisch unterscheidet man kurzlebige (einige Tage) und langlebige (einige Jahre) Lymphozyten. Funktionell betrachtet gibt es zwei Lymphozytensubpopulationen, die B-Lymphozyten (Träger der humoralen Abwehr und Vorläufer der Plasmazellen) und die T-Lymphozyten (Träger der zellvermittelten Abwehr). Im weiteren existieren noch nicht klassifizierbare »Null-Zellen«. Im Ausstrich lassen sich B- und T-Lymphozyten nicht unterscheiden, dies ist aber elektronenoptisch möglich. Nur eine relative geringe Zahl der Lymphozyten vor allem T-Lymphozyten (etwa ⅔), befinden sich im Blut. Es handelt sich um Zellen, die sich auf Lymphozytenwanderung vom Blut in die Gewebe oder Lymphknoten und von dort via Lymphgefäße, Ductus thoracicus wieder zurück ins venöse Blut befinden. Der größte Teil der Lymphozyten hält sich in den lymphatischen Organen auf (Lymphknoten, Milz, Thymus, Tonsillen und Peyerschen Plaques). Ein kleiner Teil hält sich im Knochenmark auf. Bei Stimulation vermehren sich die Lymphozyten in den Lymphorganen.

Lymphopenien

Diese sind relativ häufig und durch eine Verminderung ihrer Zahl auf unter 800–1000/µl gekennzeichnet. Die häufigsten Ursachen sind Streß und endo- oder exogen zugeführte Glukokortikoide. Typisch sind gleichzeitige Neutrophilie, Monozytose und Eosinopenie. Die Glukokortikoide bewirken Lyse der Lymphozyten und veranlassen sie, sich ins lymphatische Gewebe zurückzuziehen. Etwas seltener wird Lymphopenie durch Verluste in den Geweben oder Blockierung der Lymphozytenwanderung hervorgerufen. Die für Lymphopenie verantwortlichen Prozesse sind: Granulomatöse Entzündungen der lymphatischen Organe, Neoplasien, Lymphangiektasien, Lymphödeme, Herzinsuffizienz, Chylothorax und Chylaszites. Letztlich kommt für eine Lymphopenie auch eine verminderte Produktion bei Schädigung der Produktionsstätten durch Viren oder Röntgenstrahlen in Frage. Zytostatika können ebenfalls eine Rolle spielen. Stoffwechselstörungen wie die chronische Urämie gehen nicht so selten mit Lymphopenie und Anämie einher. Eine anhaltende Lympho- und Eosinopenie nach einem streßvollen Ereignis kann ein Anzeichen für mangelnde Erholung und schlechte Prognose sein.

Lymphozytosen

Sie sind schwieriger zu interpretieren als Lymphopenien. Bei starker Aufregung kann es vereinzelt zu einer physiologischen Lymphozytose kommen. Im allgemeinen sind aber Lymphozytosen Begleiterscheinungen von chronischen Antigenstimulationen durch bakterielle Entzündungen, Allergien und evtl. auch Autoimmungeschehen. Nach Impfungen können die Lymphozytenzahlen ebenfalls ansteigen. In einem geringen Prozentsatz der Fälle kommt als Ursache auch ein malignes Lymphom in Frage. Dessen akute Form kann mit dem Auftreten von unreifen und z. T. bizarr aussehenden

Lymphozyten (Lymphoblasten, Prolymphozyten) verbunden sein.

Literatur

CAMPBELL, K. L., 1985: Canine cyclic hematopoiesis. Comp. Cont. Educ. **7:** 57.

JAIN, N. C., 1986: Schalm's Veterinary Hematology. Philadelphia: Lea & Febiger.

KAMMERMANN-LÜSCHER, B., 1974: Die Interpretation des weißen Blutbildes beim Hund 1 und 2. Tierärztl. Praxis **2:** 215, und **2:** 307.

KELLER, P., & U. FREUDIGER, 1983: Atlas zur Hämatolo-

gie von Hund und Katze. Berlin/Hamburg: Paul Parey.

KRAFT, W., & U. M. DÜRR, 1981: Kompendium der klinischen Laboratoriumsdiagnostik bei Hund, Katze und Pferd. 2., erw. Aufl. Hannover: M. & H. Schaper.

REBAR, A. H., & H. B. LEWIS, 1979: Blood cells in Disease. In: CATCOTT, E. J. (Ed.): Canine Medicine. Santa Barbara/Ca.: American Veterinary Publications.

REBAR, A. H., D. B. DE NICOLA & G. D. BOON, 1984: A case-oriented approach to hemogram interpretation. Proceedings of the 51st Am. Anim. Hosp. Assoc. Meeting: 41.

REBAR, A. H., & G. D. BOON, 1987: Die Reaktion der weißen Blutzellen bei Erkrankungen. In Referatesammlung der Jahrestagung der Schweizerischen Vereinigung für Kleintiermedizin: 15.

17.2   Retikulosen und Leukosen

CHR. SAAR

Symptome □ Sie sind sehr unterschiedlich und abhängig von der Art, der Lokalisation und der Ausbreitung des Prozesses. Es können beobachtet werden: Apathie, Inappetenz, Gewichtsverlust, Lymphknoten-, Leber- und Milzvergrößerungen, Anämie, Ikterus, Blutungen in Haut und Schleimhäute, aber auch in andere Organe (Auge!), beschleunigte Blutsenkung, Leukozytose oder Leukopenie (!), Thrombopenie, Vermehrung kernhaltiger oder Auftreten ungewöhnlicher Zellen im Blut. Tumorartige Proliferationen finden sich besonders in der Haut und Unterhaut, den thorakalen und abdominalen Lymphknoten (bei Jungtieren auch Thymus), dem Darm und anderen Organen. Auch bei Ergüssen in die großen Körperhöhlen muß an das Vorliegen einer Retikulose bzw. Leukose gedacht werden.

Bestimmte Symptome treten einzeln oder in Kombination immer wieder bei bestimmten Formen auf und sind für sie charakteristisch (z. B. extrem beschleunigte Blutsenkung, Hyper- und Paraproteinämie, Geldrollenbildung der Erythrozyten und anderes bei Plasmazellenretikulosen).

Krankheitsverlauf □ Dieser ist in der Regel anfangs schleichend, somit wird die Krankheit erst in fortgeschrittenen Stadien erkannt.

Blutbild □ Nur selten lassen sich Hämoblastosen beim Hund allein aus dem Blutbild diagnostizieren, weil leukämische Verläufe selten sind; für die Mehrzahl der Leukosen und Retikulosen ist daher der Nachweis der wuchernden Zellrassen in den dafür prädestinierten Organen – in erster Linie Knochenmark, Lymphknoten und Milz, aber auch Leber – zur Diagnose und Differenzierung notwendig. Dies gelingt durch Punktion und Zytologie bzw. Exstirpation und histologische Untersu-

chung. Bei Punktionen von Leber und Milz muß auf die Gefahr von Blutungen bei hämorrhagischer Diathese hingewiesen werden; daher möglichst unterlassen.

17.2.1   Retikulosen

Retikulose (diffuse)
Ähnliche Bilder wie bei den unreifzelligen Lymphadenosen (Lymphadenose mit retikulärem Zellbild) = Lymphknotenschwellungen und Vergrößerungen von Milz und Leber. Das Allgemeinbefinden des Patienten ist häufig längere Zeit relativ ungestört. Leukämische Fälle gehören zu den Ausnahmen.

Diagnose □ Punktion eines befallenen Lymphknotens und zytologische Untersuchung. Die malignen Retikulumzellen weisen in der Regel ein sehr vielfältiges, anaplastisches und sarkomatöses Zellbild auf. In den sehr seltenen Fällen, in denen auch Zellen in das periphere Blut gelangen, findet man blastenartige, unterschiedlich große, aber auch monozytoide Zellen.

Krankheitsverlauf □ Unterschiedlich schnell, wie bei den unreifzelligen Lymphadenosen und abhängig vom Zelltyp und von Schwere der Miterkrankung anderer Organe (z. B. Leber).

Behandlung □ Siehe Kap. 17.2.5.

Ewing-Sarkom
Proliferation großer, maligner Retikulumzellen des Knochenmarks.

Röntgen □ Osteolytische Prozesse besonders des spongiösen Knochens. Lymphknoten-, Leber-, und Milzvergrößerungen fehlen. Infolge Verdrän-

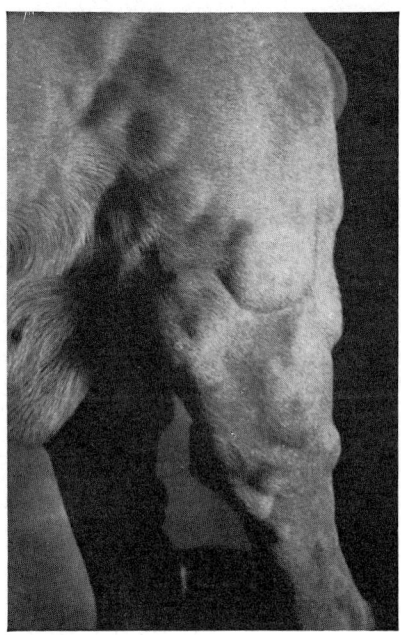

Abb. 17.1. Rethotelsarkomatose der Haut beim Boxer
(Diagnose: RENK)

gung des blutbildenden Gewebes durch die Tumorzellen = im Blut Verminderung der Erythrozyten (Anämie), der Granulozyten (Leukopenie) und/oder Thrombozyten (Thrombopenie).

Diagnose □ Sie ist nur durch Knochenmarkuntersuchung möglich.

Behandlung □ Siehe Kap. 17.2.5.

Retikulumzellensarkome – Retothelsarkome
Tumorartige Wucherungen der Retikulumzellen in

Abb. 17.2. Mastzellengeschwulst zwischen Lefze und Nasenspiegel bei einer Französischen Bulldogge. Häufige Lokalisation

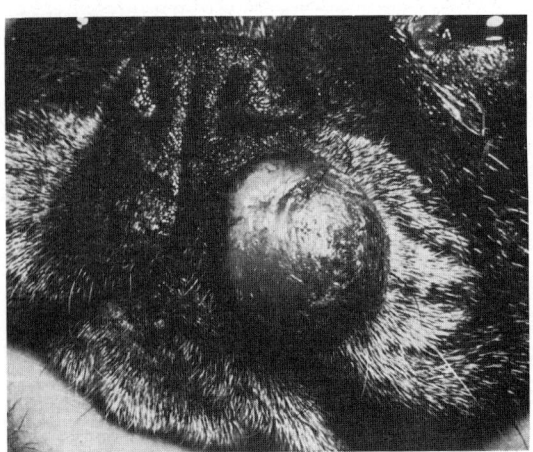

den verschiedensten Organen – Haut, Unterhaut, Lymphknoten, Milz, Leber, Darm, Mediastinum und der Lunge. Je nach Lokalisation frühzeitig (z. B. Haut) oder erst im fortgeschrittenen Stadium (z. B. Mediastinum) zu diagnostizieren. Klinische Erscheinungen vielfältig; Retikulumzellensarkome der Haut und Unterhaut werden bei solitärem Auftreten oft als harmlose Geschwülste fehlgedeutet.

Untersuchung □ Erst die zytologische oder histologische Untersuchung klärt den bösartigen Charakter des Prozesses. Nach Operation eines solitären Tumors kommt es mitunter zum »Aufblühen« multipler, über den ganzen Körper verteilter Neoplasien *(Abb. 17.1)*. In diesem Stadium auch schon Metastasen in den regionalen Lymphknoten. Im Vergleich mit den ähnlichen Mastzellengeschwülsten sind die Retikulumzellensarkome der Haut oft von Haaren bedeckt, allerdings kommt es bei Größenzunahme der Geschwülste auch zu Ulzerationen der Tumoroberfläche und putriden Veränderungen.

Verlauf □ Meist aleukämisch. Bei Mesenterial-Lymphknotenbefall mit Infiltraten in die Leber und andere Organe wurden allerdings Monozytenleukämien beobachtet (bis zu 216 000 Gesamtleukozyten mit 85 % Monozyten und unreiferen Zellen).

Behandlung □ Siehe Kap. 17.2.5.

17.2.2 *Mastzellengeschwülste (sog. Mastozytom), Mastzellenretikulosen und Histiozytome*

Mastzellengeschwülste
Stellen die häufigste mesenchymale Geschwulst in der Haut des Hundes dar. Besonders oft beim Boxer. Es handelt sich um eine Wucherung der Gewebsmastzellen (Gewebsbasophile, nicht verwechseln mit Blutbasophilen!). In der Haut meist typisches Erscheinungsbild. Ihre Oberfläche ist haarlos, speckig glänzend und manchmal leicht rötlich gefärbt. Sie fühlen sich sehr derb an, scheinen gut von ihrer Umgebung abgesetzt und neigen bei zunehmender Größe zu Ulzerationen. Auffallend ist die Bevorzugung bestimmter Körperregionen, mit Vorliebe im Kopfbereich, Ohren, Lefzen und in der Nähe des Nasenspiegels *(Abb. 17.2)*. Weiterhin gehäuft in der Analgegend *(Abb. 17.3)* – nicht verwechseln mit Zirkumanaldrüsen-Geschwülsten – und am Skrotum. Mitunter kratzen sich die Hunde an den Tumoren (Freisetzung von Granula-Histamin?). Heftige Blutungen in die

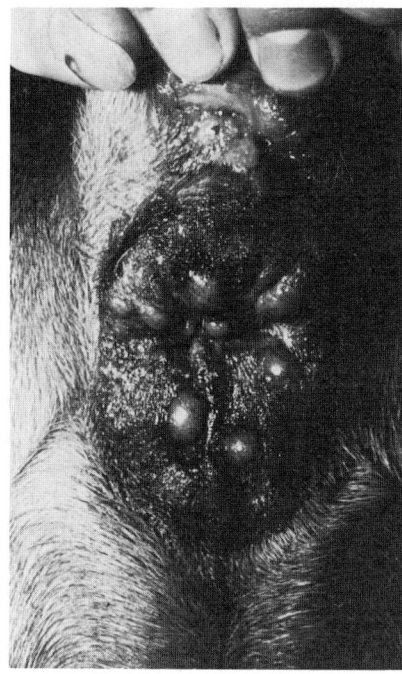

Abb. 17.3. Multiple Mastzellengeschwülste am Anus. Boxer, Rüde, 6 Jahre

Tumoren (Heparin) kommen vor, dadurch in kürzester Zeit erhebliche Umfangvermehrung und Fehldeutung als Hämatome. Auch gleichzeitiges Auftreten zahlreicher Geschwülste an verschiedenen Körperstellen. Diese Aussaat kommt anscheinend auch im Anschluß an die Exstirpation eines

Abb. 17.4. Geschwulstmastzelle im Blutausstrich eines Hundes mit multiplen Mastzellengeschwülsten

»Primärtumors« vor. Seltener sind Mastzellengeschwülste in den Schleimhäuten der Mundhöhle (bevorzugt der harte Gaumen) und im Abdominalbereich (mesenteriale Lymphknoten mit Darmwandinfiltraten). Klinisch sind Mastzellengeschwülste außerordentlich bösartig (der Begriff Mastozytom ist irreführend!). Obwohl sie z. B. in der Haut palpatorisch gut abgesetzt erscheinen, neigen sie wegen ihres diffus infiltrativen Wachstums zur Rezidivbildung. Sie metastasieren frühzeitig in andere Hautbezirke und die regionalen Lymphknoten. In fortgeschrittenen Fällen diffuse Infiltrate im Knochenmark, in Leber, Milz, Lunge und anderen Organen, mitunter auch Tumor-Mastzellen im Blut *(Abb. 17.4).* Hier wird deutlich, daß Übergänge zur Mastzellenretikulose auftreten. Bei vielen Mastzellengeschwülsten auch massenhaftes Auftreten von eosinophilen Granulozyten im Tumor, aber mitunter auch eine Eosinophilie im Blut.

Schnelldiagnose □ Noch während der Operation entweder Abklatschpräparat vom angeschnittenen Tumor auf Objektträger oder Tumor auf Objektträger auspressen, fixieren, 5 min mit Toluidin (1%ige alkoholische Lösung) färben, violette Granulafärbung. Mastzellengeschwulstdiagnose vor Operation (Tumorpunktatausstriche wie oben färben oder nach Papenheim färben wie ein einfacher Blutausstrich).

Die Tumorzellen sind an ihrer typischen Granulierung leicht zu erkennen. Im Verlauf einer Operation können durch schnelle Färbung Konsequenzen gezogen werden.

Behandlung □ Operation weit ins Gesunde, Kap. 17.2.5.

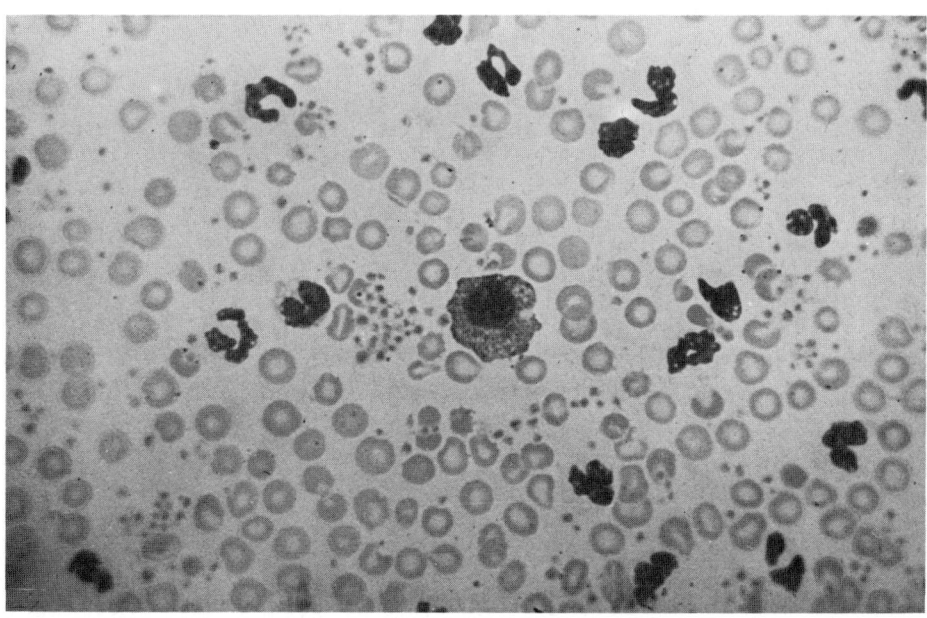

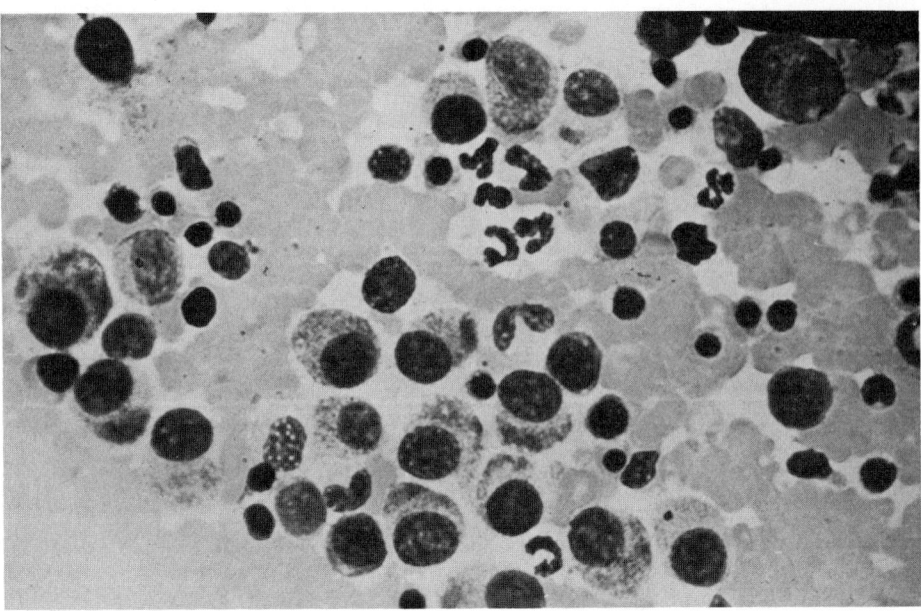

Abb. 17.5. Mastzellenretikulose, Knochenmarkpunktat-ausstrich. Infiltration des Knochenmarkes mit malignen, feingranulierten Mastzellen. Airedale, Hündin, 9 Jahre

Mastzellenretikulose

Maligne Gewebsbasophile diffus verteilt in Kno-chenmark *(Abb. 17.5)*, Lymphknoten, Milz und Leber, manchmal vergesellschaftet mit Tumoren in Abdomen und Thorax (Lymphknoten) und Aszites-Bildung. Mitunter auch Mastzellen im Blut (Gewebsbasophilen-Leukämie, nicht verwechseln mit der Blutbasophilen-Leukämie!).

Diagnose □ Beim leukämischen Verlauf kann die Diagnose schon aus dem Blut, sonst aus dem Kno-chenmarkpunktat oder aus Punktaten anderer be-teiligter Organe, z. B. Lymphknoten, Milz und Leber, gestellt werden. Bei Aszites maligne Mast-zellen auch im Sediment der Erguß-Flüssigkeit. Bei dieser Retikulose: Schweres Krankheitsbild, Apathie, schneller Gewichtsverlust, häufig Erbre-chen und erhebliche Zunahme des Leibesumfangs durch Milz- und Lebervergrößerung.

Behandlung □ Siehe Kap. 17.2.5.

Histiozytom (sogenanntes)

Hier wegen Ähnlichkeit mit der Mastzellenge-schwulst angeführt. Diese Neubildung kommt vor-nehmlich in der Haut vor. Die Oberfläche ist haar-los, glänzend und von speckigem Aussehen. Ob-wohl sich histologisch oft ein malignes Zellbild zeigt, kann es allgemein als klinisch gutartig be-zeichnet werden. Typisch ist das Auftreten bei Hunden im Alter unter einem Jahr. Gelegentlich auch Spontanheilungen.

17.2.3 Paraproteinämische Retikulosen

Plasmazellenretikulose (Plasmozytom, Myelom, Kahlersche Krankheit)

Beim Hund selten. Wucherung der Plasmazellen vornehmlich im Knochenmark, aber auch in Lymphknoten, Leber und Milz, hochgradig be-schleunigte BSG, Anämie, Dys- und Paraprotein-ämie.

Röntgen □ Hier zeigen sich Knochenveränderun-gen in Form von »mottenfraßähnlichen«, osteolyti-schen Herden (beim Hund seltener als beim Men-schen) besonders in den spongiösen Knochen *(Abb. 17.6 u. 17.7)*.

Symptome □ Hämorrhagische Diathese, beson-ders Nasenbluten, Gelierung des Blutes, Geldrol-lenbildung der Erythrozyten, maximal beschleu-nigte BSG (1 h – fast wie 24-h-Wert), Gesamtei-weiß im Serum stark erhöht, Elektrophorese: schmalbasige und hochgipflige Zacke im Globulin-bereich (Dysproteinämie), Immunelektrophorese und/oder Ultrazentrifugierung zum Nachweis der Paraproteine (pathologische Immunglobulin-Frak-tionen). Infolge der Hyperproteinämie kommt es zur Niereninsuffizienz, Azotämie und Urämie.

Diagnose □ Im Harn gelegentlich auch BENCE-JONES-Eiweißkörper. Exakte Diagnose durch Nachweis der Plasmazellen-Proliferation im Kno-chenmark-Ausstrich *(Abb. 17.8)*, bei Mitbeteili-gung der Lymphknoten auch aus den Lymphkno-tenpunktaten. Wegen Blutungsgefahr keine Bi-opsie-Diagnostik aus Milz und Leber.

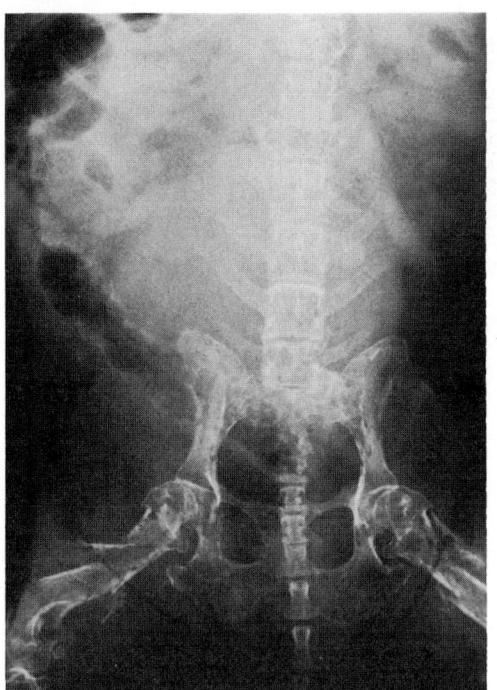

Abb. 17.6 a u. b (unten). Plasmazellenretikulose. Osteolytische, »mottenfraßähnliche Herde«, besonders im Beckenknochen. Spontanfrakturen beider Oberschenkelknochen und zweier Lendenwirbel. Sealyham-Terrier, Hündin, 9½ Jahre (Fall Kammermann)

Lymphatische Plasmazellenretikulose (Plasmazellenleukose)

Seltene Sonderform mit Schwellung aller Körper-

lymphknoten und erst späterem Befall des Knochenmarks, bei der auch »lymphatische Plasmazellen« im Lymphknotenpunktat nachzuweisen sind.

Behandlung ☐ Siehe Kap. 17.2.5.

Retikulose mit Makroglobulinämie (Makroglobulinämie Waldenström)

Der Plasmazellenretikulose nah verwandte Paraproteinämie. Beim Hund sehr selten. Auftreten von lymphoiden Zellelementen im Knochenmark und Makroglobulinen im Blut.

Krankheitsbild ☐ Ähnlich anderen Paraproteinämien.

Symptome ☐ Extrem beschleunigte BSG, Geldrollenbildung der Erythrozyten, Blutungsneigung und Anämie. Die Sia-Probe ist positiv (auch bei Leishmaniose!). Meist fehlen Niereninsuffizienz und Knochenveränderungen.

Diagnose ☐ Knochenmarkpunktion zum Nachweis der lymphoiden Zellen; Blut: Makroglobulin-Paraproteinämie (Elektrophorese, Immunoelektrophorese und/oder Ultrazentrifuge).

Behandlung ☐ Glukokortikoide, siehe auch Kap. 17.2.5.

Plasmazellengeschwülste

Abgesehen von den Plasmazytomen im Knochen besondere Rarität. Sie sind in der Mundhöhle mit Metastasierung in die Halslymphknoten beobachtet worden.

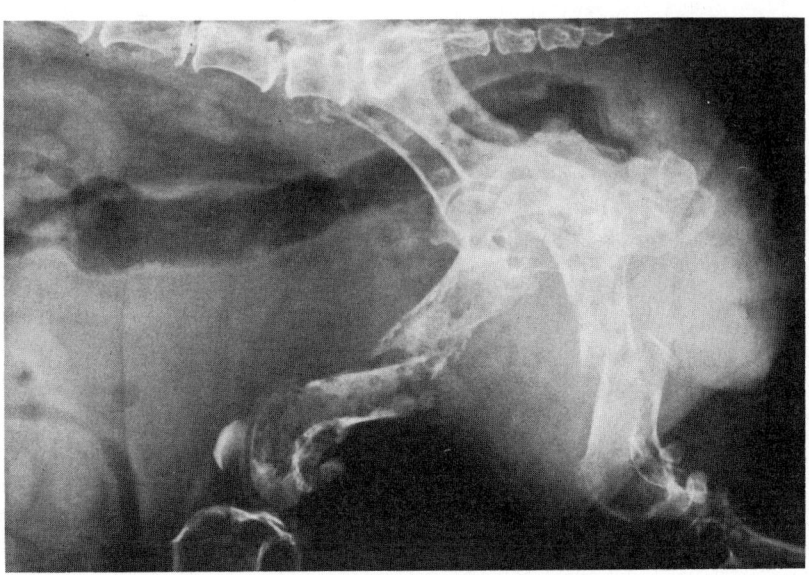

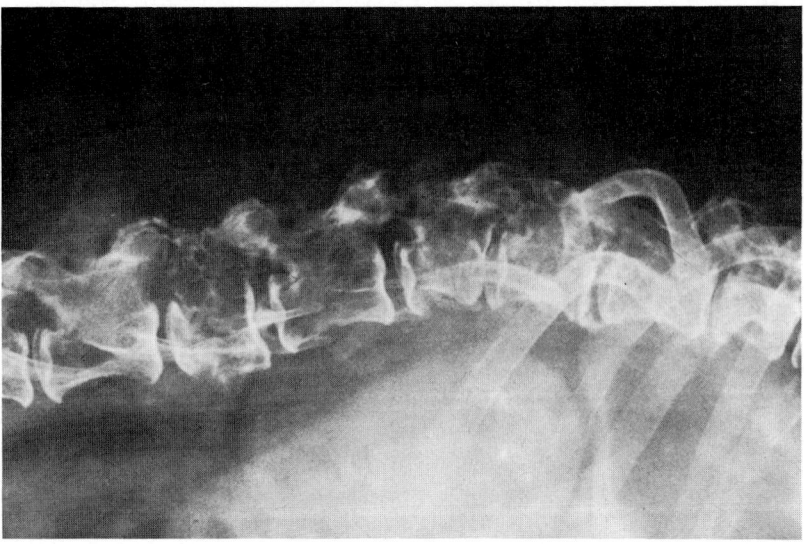

Abb. 17.7. Sealyham, weiblich, 9½ Jahre. Osteolytische Herde in den Wirbelkörpern, den Gelenk- und Dornfortsätzen, 1. und 3. Lendenwirbel zusammengesintert (KAMMERMANN)

17.2.4 Leukosen (Neoplasien der blutzellenbildenden Gewebe)

Lymphatische Leukosen (Lymphadenosen)
Lymphadenose (unreifzellig, häufigste Form):

Abb. 17.8. Plasmazellenretikulose, Knochenmarkpunktatausstrich. Infiltration des Markgewebes mit pathologischen Plasmazellen. Schäferhund, Hündin, 2 Jahre

Lymphknotenvergrößerungen. Meist generalisiert und zuerst Halsbereich befallen. Diese weisen im Verlauf den größten Umfang auf und sind oft schon verändert, wenn die anderen Körperlymphknoten palpatorisch noch unverdächtig erscheinen. Größenzunahme der abdominalen Lymphknoten palpatorisch, der thorakalen röntgenologisch nachweisbar. Vielfach sind Tonsillen mit einbezogen. Schließlich kommt es zu Milzvergrößerungen, durch leukotische Infiltrate auch zur Umfangsvermehrung der Leber. Im Blut nur selten Leukosezellen. Unreifzellige lymphatische Leukosen: meist aleukämisch, im finalen Stadium aber auch massive Ausschwemmung von Leukoblasten ins Blut.

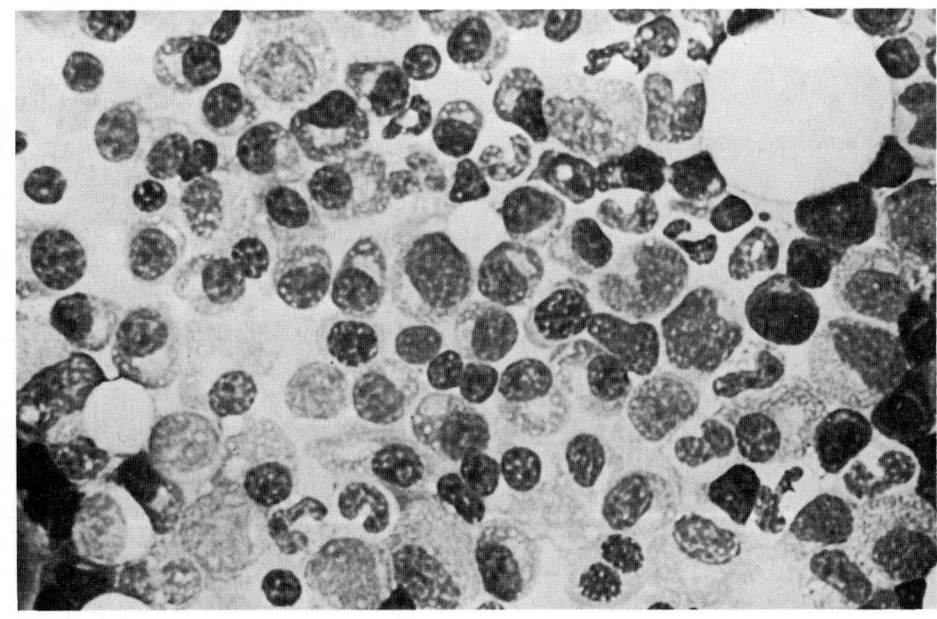

Knochenmark □ Anfangs frei von Leukosezellen, im Endstadium der Krankheit auch Infiltration.

Blutuntersuchungen □ Meist keine verwertbare Hinweise: Diese ergeben Erythrozyten- und Leukozytenzahl anfangs normal, allenfalls Lymphozytopenie, BSG zunächst nicht oder nur gering beschleunigt.

Diagnosesicherung □ Zytologische oder histologische Untersuchung veränderter Lymphknoten. Wenn die Umfangsvermehrung von Lymphknoten keine Beschwerden (z. B. Druck auf die Trachea, Stauung größerer Gefäße) verursachen, fühlen sich die erkrankten Hunde längere Zeit recht wohl. Erst später, oft nach Wochen, manchmal Monaten kommt es zu Inappetenz, Abmagerung, Anämie und Blutungen (dann Knochenmark mitbefallen), durch Spleno-Hepatomegalie zu Umfangsvermehrungen des Abdomens, Aszites und entsprechenden Krankheitserscheinungen (Herzschwäche, Lahmheit, Proteinurie, Durchfälle, hämorrhagische Diathese, Leberstörungen, Blutungen). Dem Besitzer fällt die Umfangvermehrung im Halsgebiet und des Bauches auf, weiterhin Schwäche, nächtliche Unruhe, Polydipsie.

Behandlung □ Siehe Kap. 17.2.5.

Lymphosarkome

Sehr bösartige, infiltrierend wachsende Geschwülste können von jedem lymphatischen Gewebe ausgehen. Besonders häufig im thorakalen und abdominalen Bereich. Lymphosarkome jüngerer Hunde gehen im Thorax meist vom Thymus aus.

Behandlung □ Siehe Kap. 17.2.5.

Leukose, reifzellige lymphatische (chronisch lymphatische Leukämie)

Begriff »reifzellig« kann nach der heutigen Kenntnis über die Lymphozyten nicht uneingeschränkt stehen bleiben. Es handelt sich bei den Leukosezellen um Lymphozyten, die oft klein (»reif«) sind.

Verlauf □ Langsam fortschreitend (chronisch) mit häufig erheblich vermehrter Lymphozytenzahl im Blut: Leukämie *(Abb. 17.9).* Schwellung der Lymphknoten, besonders der Halslymphknoten. Mitunter wulstige Veränderungen der Mundschleimhaut (bes. Zunge) und der Haut (bes. Behänge und Lefzen) durch massive Lymphozyten-Infiltrate *(Abb. 17.10).* Auch die Tonsillen sind mitbefallen. Anscheinend Rassen-Disposition beim Klein-Pudel, ausschließlich ältere Hunde.

Diagnosesicherung □ Blutausstrich in Zusammenhang mit den Lymphknotenvergrößerungen. Bei aleukämischen Fällen: Lymphknotenpunktat. Die

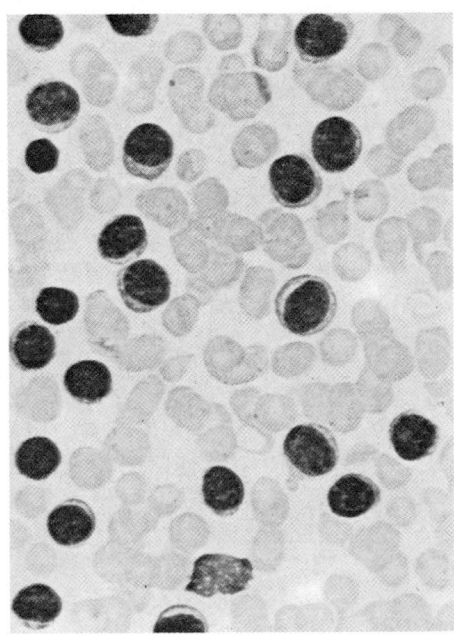

Abb. 17.9. Leukämisches Blutbild bei chronisch lymphatischer Leukämie. Fast ausschließlich Lymphozyten. Kleinpudel, Rüde, 11 Jahre

Auswertung ist allerdings problematisch. Nur aus dem uniformen Zellbild, das vollkommen von Lymphozyten beherrscht wird, kann die Leukose

Abb. 17.10. Wulstige Verdickungen der Zunge und der Lefzen durch Lymphozyteninfiltrate, Tonsillen stark vergrößert. Chronisch lymphatische Leukämie. Kleinpudel, Rüde, 11 Jahre

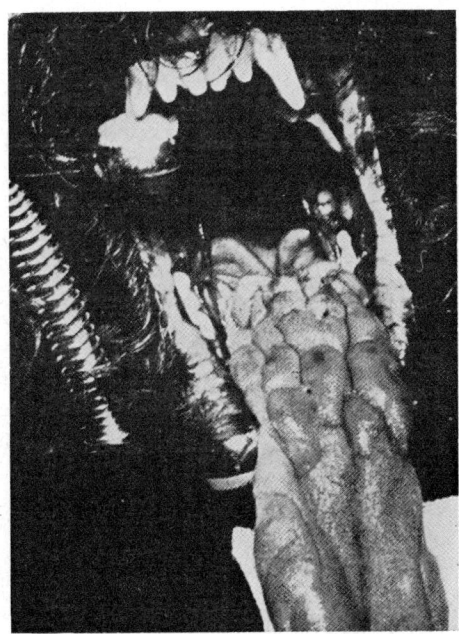

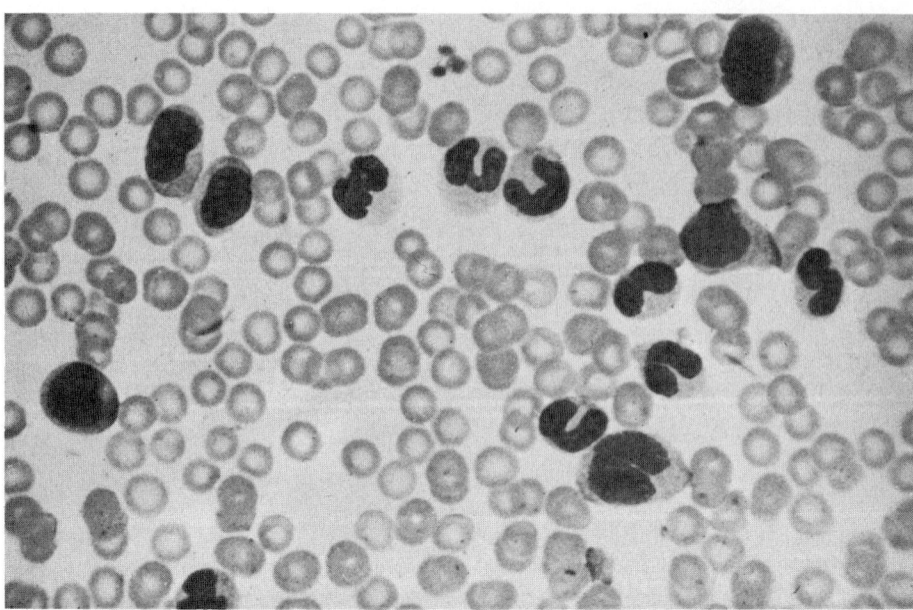

Abb. 17.11. Chronisch myeloische Leukämie. Blutausstrich. Überwiegend Metamyelozyten und Myelozyten. Schäferhund, Hündin, 6 Jahre

erkannt werden. Im Knochenmarkausstrich bei leukämischen Fällen eine deutliche Zunahme von Lymphozyten, die aber durch das Blut in den Ausstrich gelangen.

Abb. 17.12. Chronisch myeloische Leukämie. Knochenmarkpunktatausstrich. Fast ausschließlich dicht zusammenliegende Zellen der neutrophilen Granulozytopoese, vermehrt unreife Zellformen. Schäferhund, Hündin, 6 Jahre

Prognose □ Im Vergleich zu anderen Leukosen sehr gut. Überlebenszeiten von über drei Jahren ohne jegliche Behandlung sind bekannt.

Behandlung □ Siehe Kap. 17.2.5.

Myeloische Leukosen (Myelosen)
Granulozytäre Leukosen: Beim Hund im Vergleich zu den Lymphadenosen selten.

Erythroblastenleukose: Sehr selten.
Megakaryozytenleukose: Außergewöhnlich selten.

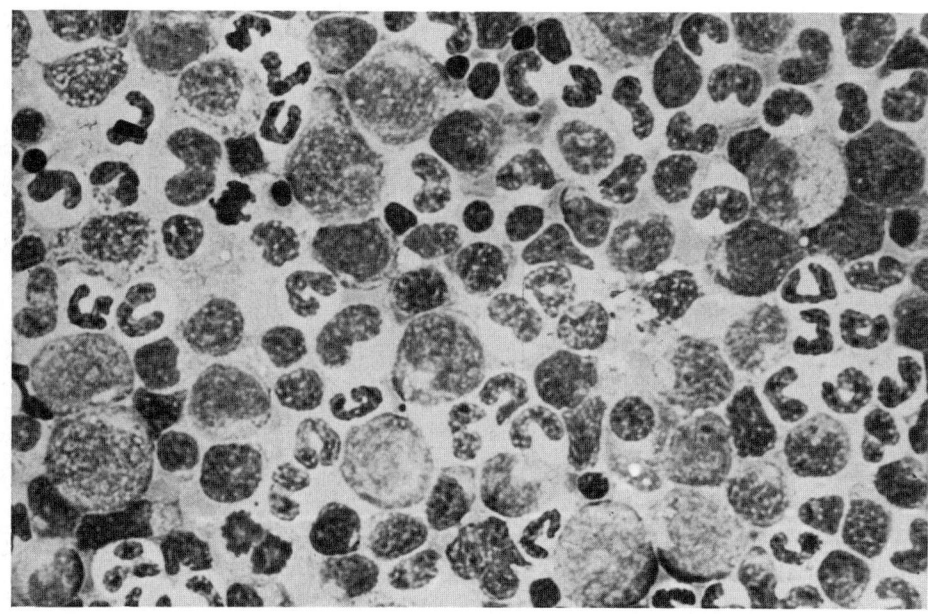

Abgeschlagenheit, Gewichtsverlust, Anämie, Leber- und Milzschwellung, manchmal auch geringgradige Lymphknotenvergrößerung, hämorrhagische Diathese und erhebliche Veränderungen im Blut sind charakteristisch für die Myelosen.

Verlauf □ Vorwiegend leukämisch mit vermehrtem Auftreten von kernhaltigen unreiferen Zellen. Erythrozyten- und Thrombozytenzahl meist verringert. Je nach Reife bzw. Unreife der Zellwucherung unterschiedliche Verlaufsformen. Klinisch unterteilt man wie bei den Lymphadenosen reifzellige d. h. chronische, und unreifzellige, d. h. akute Formen.

Leukose, reifzellige granulozytäre (chronisch myeloische Leukämie)

Auftreten neutrophiler Granulozyten aller Reifestufen im Blut *(Abb. 17.11)* (Metamyelozyten, Myelozyten, Promyelozyten, Myeloblasten). Von der reaktiven Linksverschiebung ist sie nicht immer eindeutig abzugrenzen, jedoch spricht das Vorhandensein unreifer Elemente (Promyelozyten, Myeloblasten) im Blutausstrich für eine Myelose. Knochenmarkbefund: nicht immer leicht zu deuten, nicht immer sicher von einer reaktiven Vermehrung von Granulozytenvorstufen (z. B. bei Pyometra) zu unterscheiden. Je unreifer das Zellbild und je häufiger Promyelozyten- und Myeloblasten-Nester, desto wahrscheinlicher liegt eine Myelose vor *(Abb. 17.12)*.

Abb. 17.13. Akute (unreifzellige) myeloische Leukose. Knochenmarkpunktataustrich. Myeloblasten und Promyelozyten beherrschen das Bild. Bullterrier, Rüde, 1½ Jahre

Krankheitsbild □ Bei an dieser Leukoseform erkrankten Hunden: Gewichtsverlust, Umfangsvermehrung des Abdomens durch Hepato-Splenomegalie, seltener geringgradige Lymphknotenschwellungen; hochgradige Anämie und Blutungsneigung (Thrombopenie) in fortgeschrittenen Stadien. Final kann es zu einem sog. Myeloblastenschub kommen, das Blut wird dann von Myeloblasten überschwemmt, und die Krankheit nimmt einen rasanten Verlauf.

Eosinophilen- und Blutbasophilen-Leukosen

Beim Hund beschrieben, aber zweifellos außergewöhnlich selten.

Akute Myelosen

Beim Hund wiederholt beobachtete Formen, bei denen eine Ausdifferenzierung der Leukosezellen nicht oder nur noch unvollständig stattfindet. Das Knochenmark ist infiltriert mit Myeloblasten bzw. Promyelozyten *(Abb. 17.13)*, die alle anderen Zellsysteme weitgehend verdrängen. Im Blut auch der sog. Hiatus leucaemicus, einerseits ausgereifte, überalterte Granulozyten, meist segmentierte, andererseits unreife Elemente der Granulozytopoese, ohne daß die Übergangsformen zu finden sind. Jedoch verlaufen nicht alle Fälle leukämisch, und wegen der oft fehlenden Lymphknoten-, Leber- und Milzschwellung ist die Diagnose häufig schwer zu stellen. Akuter, hochfieberhafter Verlauf erinnert an eine Infektionskrankheit, und nur die Knochenmarkuntersuchung kann in solchen Fällen Aufschluß über das Wesen der Krankheit geben. Sind die Leukosezellen so unreif, daß man sie keinem Blutzellensystem mehr zuordnen kann, spricht man von *Stammzellenleukose*.

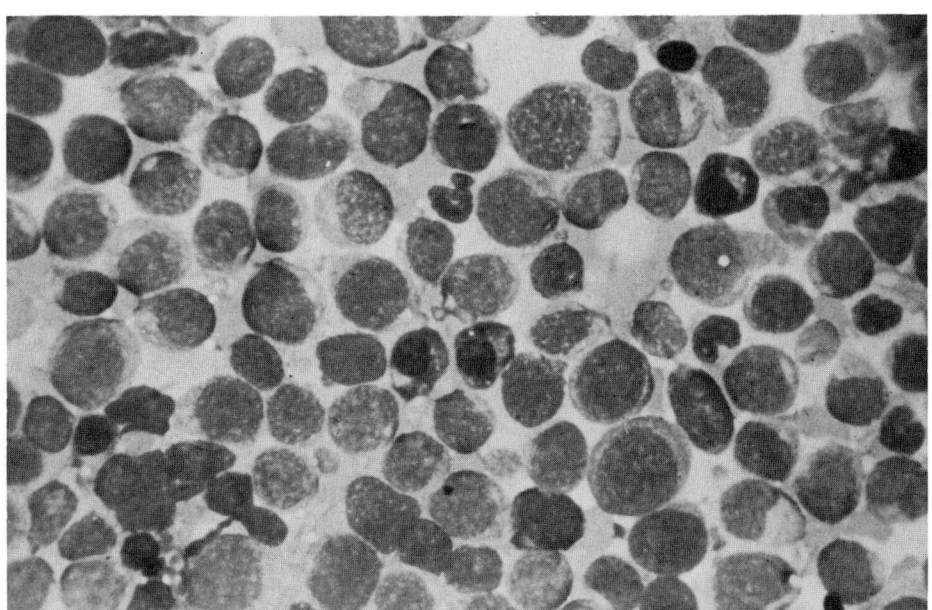

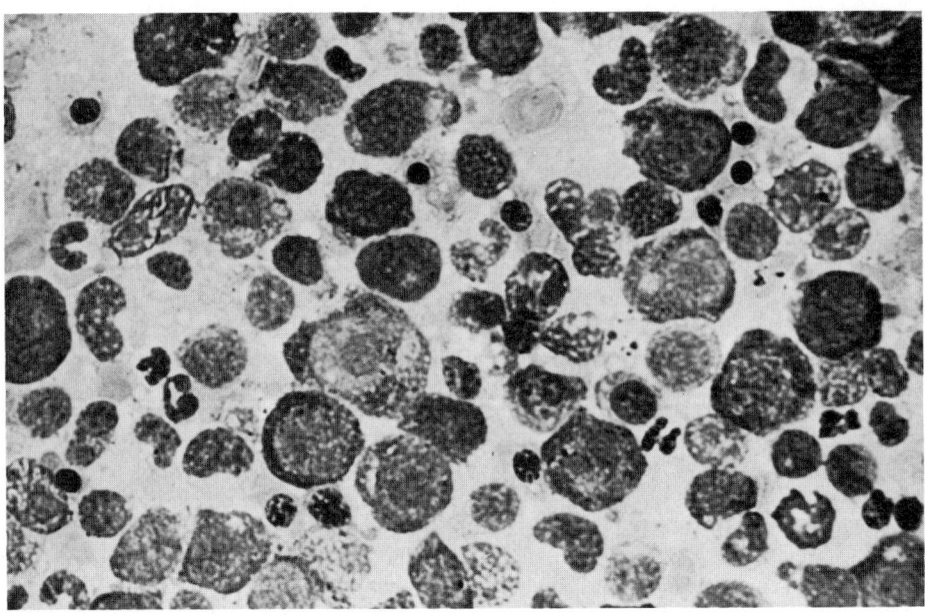

Abb. 17.14. Unreifzellige Erythrämie. Knochenmark-punktatausstrich. Vornehmlich Proerythroblasten. Schäferhund, Rüde, 8 Jahre

Erythrämie (Erythroblastose)

Leukose der erythroblastischen Zellreihe. Wegen der Unfähigkeit der Leukosezellen, sich in reife

Abb. 17.15. Megakaryozyten-Leukose. Knochenmark-punktatausstrich. Überwiegend Megakaryoblasten, oben Promegakaryozyt, mehrkernig. Kleinpudel, Hündin, 6 Jahre

rote Blutkörperchen zu entwickeln, besteht regelmäßig eine starke Anämie. Allerdings können auch hier unreife und reifzellige Formen unterschieden werden. Ausschwemmung von Erythroblasten aller Reifestufen kann vorhanden sein. Unreifzellige Erythrämien verlaufen aber meist aleukämisch. Mischformen von granulozytärer und erythroblastischer Leukose werden als *Erythro-Leukosen* bezeichnet (Auftreten unreifer granulozytärer und von Erythroblasten im Blut).

Diagnosesicherung ☐ Nicht auf Knochenmarkbiopsie verzichten *(Abb. 17.14).*

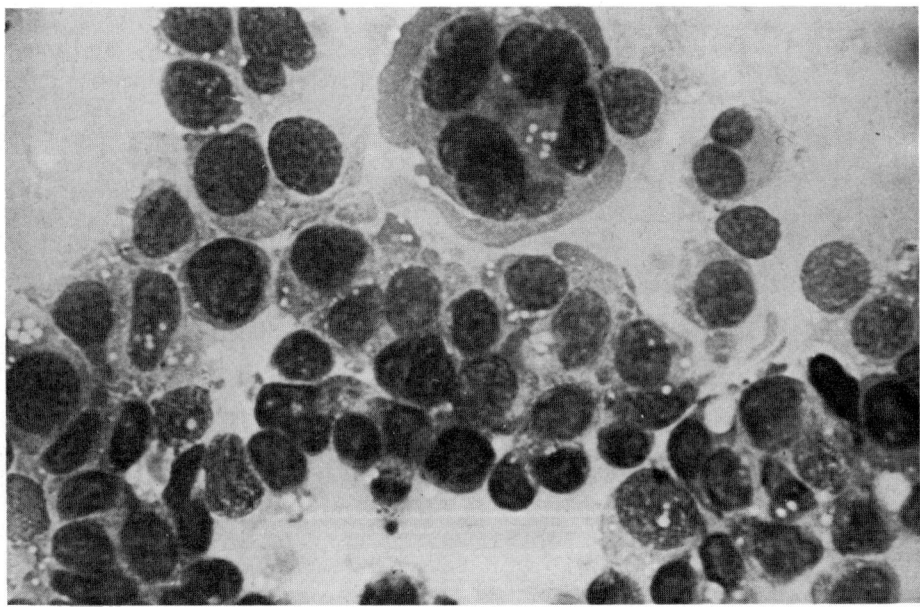

Megakaryozyten-Leukose

Bei einem Fall traten umfangreiche Blutungen in Haut, Schleimhäute und innere Organe als Folge einer hochgradigen Thrombopenie auf, die auch zum schnellen Tode des Tieres führten. Im Blut fanden sich unreife Zellen, die als Megakaryoblasten identifiziert werden konnten. Das Knochenmarkpunktat ergab ausschließlich Megakaryoblasten und Promegakaryozyten, die zur Thrombozytenreifung offenbar nicht mehr fähig waren *(Abb. 17.15)*.

17.2.5   Behandlung der Retikulosen und Leukosen

Retikulosen und Leukosen sind unheilbar.

Schwere des Krankheitsbildes und Überlebenszeit hängt von der Art der Hämoblastose, vom jeweiligen Stadium des Verlaufs und der Ausbreitung der Infiltrate ab.

Retikulosen

Behandlung □ Maßnahmen können nur dazu dienen, das Leben des Tieres bei erträglichem Allgemeinbefinden zu verlängern. Ob dies sinnvoll sein kann, muß im Einzelfall nach Abwägen aller Umstände entschieden werden.

Zum Beseitigen von Beschwerden sind auch operative Eingriffe zu vertreten. Tonsillektomie bei durch Tonsillenvergrößerung (lymphatische Leukosen) verursachten Schluckbeschwerden, Exstirpation von Lymphknoten-Tumoren, die auf andere Organe Druck ausüben, Entfernung einer stark vergrößerten Milz bei einer Plasmazellen-Retikulose (Einschränkung der Paraprotein-Produktion).

Ausschließlich bei solitären Geschwülsten ohne Metastasierung besteht eine Chance der Heilung durch frühzeitige und radikale Operation. Besonders Mastzellengeschwülste (Toluidinblaufärbung noch während der Operation) und Retikulumzellengeschwülste werden in ihrer Malignität sehr oft unterschätzt. Rezidive treten mit Sicherheit auf, wenn nicht weit im gesunden Gewebe operiert wird. Bei Anwendung zytostatischer Substanzen muß immer bedacht werden, daß nicht nur die malignen Zellen getroffen werden, sondern daß auch andere Zellsysteme des Patienten geschädigt werden, insbesondere das Knochenmark.

Leukosen

Behandlung □ Zytostatische Therapie nie ohne fortlaufende Blutkontrolle! Je unreifer der Zelltyp, desto wirksamer das Zytostatikum. Von den beim Hund angewendeten Zytostatika seien die folgenden erwähnt:

Zyklophosphamid (Endoxan®) in der Dosis von 3–4 mg/kg KG täglich als Injektion oder oral, besonders bei Retikulosen und unreifzelligen Lymphadenosen. Zusätzlich Glukokortikoide, z. B. Prednisolon bis zu 1 mg/kg KG oral täglich.

In der gleichen Indikation und ebenfalls in Kombination mit Glukokortikoiden Trophosphamid (Ixoten®) 2–3 mg/kg KG täglich per os.

Busulfan (Myleran®) bis zu 0,1 mg/kg KG täglich bei myeloischen Leukosen, insbesonders der chronisch myeloischen Leukämie.

Bei der häufigen unreifzelligen lymphatischen Leukose kann die Anwendung von Glukokortikoiden (z. B. Decortilen retard® etwa 1 mg/kg KG täglich) versucht werden. Manche (nicht alle) Fälle sprechen sehr gut an. Dosis je nach erkennbarer Wirkung erhöhen oder erniedrigen. Nebenwirkungen der Langzeitanwendung von Glukokortikoiden müssen in Kauf genommen werden.

Chlorambucil (Leukeran®) 0,05–0,2 mg/kg KG oral täglich vorwiegend bei lymphatischen Leukosen, versuchsweise bei Retikulumzellensarkom und Retikulose mit Makroglobulinämie (Waldenström).

Die Wirkung sowohl der Zytostatika als auch der Glukokortikoide kann an der Verminderung des Umfanges von Lymphknoten, Geschwülsten und anderen durch Leukosezell-Infiltrationen veränderter Organe direkt erfaßt werden. Besonders bei den Glukokortikoiden wird rasch nebenher eine Verbesserung des Allgemeinbefindens erzielt. Eine antibiotische Behandlung ist zusätzlich wegen der immunosuppressiven Wirkung der Zytostatika und der Glukokortikoide angezeigt.

Zusätzliche symptomatische Behandlungen (z. B. Bluttransfusionen) richten sich nach jeweils vorhandenen Krankheitserscheinungen.

17.3   Erkrankungen der Milz (Lien, Splen)

P. F. Suter

Milzerkrankungen führen fast immer zu einer Milzvergrößerung und sind meistens sekundär bedingt. Die häufigsten primären Erkrankungen sind Neoplasmen. Die Mitbeteiligung der Milz an zahlreichen Krankheiten ergibt sich aus ihrer Morphologie (rote Pulpa mit Sitz von RES oder dem Monozyten-Makrophagensystem, weiße Pulpa, muskelhaltigem Trabekel- und Kapselgewebe) und ihren mannigfaltigen Funktionen bei gesunden und kranken Tieren (Blutspeicherfunktion, Milz enthält bis zu 10 % der Gesamtblutmenge, Blutfilterung, Blutsortierung, Blutzellenausreifung, Blutabbau, Phagozytose, zelluläre Abwehr- und Immunreaktionen, Antikörperbildung, Beherbergungsort von pluripotenten Stammzellen für extramedulläre Blutbildung, Knochenmarkhemmung, Sequestrierung von Blutbestandteilen wie Thrombozyten, Speicherung von Stoffwechselprodukten und Aufnahme von Geschwulstzellen). Milz und Leber werden oft gleichzeitig von Störungen betroffen, beispielsweise bei Stauungserscheinungen im Pfortaderbereich.

Beurteilung □ Sie erfolgt klinisch durch Palpation, wobei die vergrößerte Milz nicht nur im linken kranialen Abdomen, sondern auch rechts oder kaudal ertastet werden kann. Im Unterschied zu Leberlappen läßt sie sich kaudalwärts verschieben. Die Palpation soll schonend erfolgen, da sehr leicht Rupturen mit lebensbedrohlichen Blutungen eintreten können. In vielen Fällen ist eine vergrößerte Milz auch schmerzhaft. Röntgenaufnahmen dienen zum Nachweis von Milztumoren oder -blutungen, wobei man diese immer kaudal des Magenschattens suchen muß. Zur Trennung von Leber- und Milzschatten kann der Magen mit einer kleinen Bariummenge markiert werden. Kaudal- oder Dorsalverschiebung des Magens spricht gegen Milz- und für Lebervergrößerung *(Abb. 19.1)*. Für die genaue Untersuchung der Milz kann evtl. eine Probelaparotomie oder Laparoskopie notwendig sein.

17.3.1 Milzfunktion und Blutbildveränderungen

Laboruntersuchung □ Rotes und weißes Blutbild spielen eine große Rolle, weil sie den Zustand der funktionellen Anteile der Milz widerspiegeln, nämlich Hyposplenismus (verminderte Aktivität) bzw. Fehlen der Milz nach Splenektomie oder *Hypersplenismus* (krankhafte Überfunktion in bezug auf Butabbau oder Blutbildung).

Die Blutuntersuchungen werden ergänzt durch:

a) Milz-, Lymphknoten- und evtl. Knochenmarkbiopsie, um sich einen direkten Einblick in Veränderungen in allen Blutbildungs- und Abbaustätten zu verschaffen;
b) blutchemische Untersuchungen, welche v. a. Hinweise auf gleichzeitige Leberstörungen vermitteln.

17.3.1.1 Hyposplenismus

Veränderte Blutzellen werden durch die Milz nicht oder in vermindertem Maße entfernt, und es fehlen die Blutzellenausreifungsvorgänge. In Blutstaten findet man: vermehrt Retikulozyten und Normoblasten, Targetzellen, Poikilozytose, Howell-Jolly-

und Heinz-Körperchen, Monozytose, vermehrten Anteil an »toxischen« Granulozyten, jungen Neutrophilen, Vermehrung der Thrombozyten und Riesenplättchen.

17.3.1.2 Hypersplenismus

Dieser geht mit der zahlenmäßigen Veränderung einer oder mehrerer Blutzellarten einher und zeigt sich klinisch z. B. als Anämie, erhöhte Blutgerinnungsneigung (Thrombozyten erhöht) oder Infektion mit Leukopenie. Gleichzeitig besteht ein normo- oder hyperzelluläres Knochenmark. Pseudoanämie oder Pseudothrombozytopenie kann durch Zellsequestrierung in der Milz zustande kommen. Bei Thrombozytensequestrierung kommt es jedoch nicht zu einer Blutgerinnungsstörung.

17.3.2 Splenomegalie, Milzvergrößerung

Außer Vergrößerung und Palpationsschmerz und den beschriebenen Laborveränderungen des Hypo- oder Hypersplenismus bestehen oft Symptome einer Primärkrankheit (Abdomenumfangsvermehrung, Aszites, Hepatomegalie, Fieber, Anämie, Schwäche. Erbrechen, zögernder Gang, Polyurie und Polydipsie, Lymphknotenvergrößerung, usw.).

Ursachen □ Die möglichen Ursachen einer Splenomegalie, wie sie in *Tab. 17.2* aufgeführt sind, sollen mit der Anamnese und den vorhandenen Symptomen und Laborveränderungen in Beziehung gesetzt werden, um zu einer Verdachtsdiagnose zu kommen. Wichtig ist sodann, generalisierte gutartige Milzvergrößerungen von lokalisierten tumorartigen Veränderungen abzugrenzen.

Behandlung □ Die Behandlung der Milzvergrößerung richtet sich nach dem Grundleiden und beinhaltet in vielen Fällen Splenektomie. Diese soll aber nicht kritiklos vorgenommen werden. Die Milz ist zwar entbehrlich, aber ihr Fehlen kann sich in Funktionsausfällen wie mangelnder Ausschüttung von Erythrozyten bei Bedarf und mangelnder Immunüberwachung der zelligen Blutbestandteile infolge Ausfalls eines beträchtlichen Teiles des RES bemerkbar machen.

17.3.3 Milzdrehung, Torsio lienis

Lageveränderungen der Milz, v. a. bei Vergrößerungen, sind häufig, aber meist bedeutungslos. Abdrehung der Milzgefäße kommt isoliert oder in Kombination mit Magendrehung vor (Kap. 18.6). Die isolierte Milztorsion kommt vorwiegend bei

Tab. 17.2. Ursachen von Milzvergrößerungen, die isoliert oder in Kombination auftreten können[1]

I. *Blutfülle, Kongestion, Stauung, Hämatome*	
Sympatikolyse	Sedierung mit Phenothiazindederivaten, Narkose, Barbiturate
Medikamente	
Pfortaderstauung	
	Leberzirrhose oder Fibrose, Pfortaderthrombose oder Kompression in Leberhilus, Hepatitis
Herzinsuffizienz	Nur geringe oder seltene Vergrößerung der Milz
II. *Infektionen, aktive Hyperämie, Splenitis, Hyperfunktion von RES und Lymphfollikeln*	
Septikämien, Endokarditis	Staphylokokken, Clostridien, Salmonellen
Parasitosen	Toxoplasmose, Babesiose, Leishmaniose, Ehrlichiose, systemische Mykosen (Hämobartonellose)
Toxämien	
Chronische	Pyometra
Infektionen	Tuberkulose, Bruzellose
III. *Hyperplasie des Milz-RES, Hyperfunktion der Lymphfollikel*	
Autoimmunerkrankungen	Hämolytische Anämien und angeborene Erythrozytendefekte
Kollagenerkrankungen	Lupus erythematodes
Extramedulläre Hämatopoese	Anämien verschiedenster Ursache und Knochenmarksstörungen mit Polyzythämie oder Myelofibrose
IV. *Infiltration mit neoplastischen Zellen*	
Diffuse Infiltration oder knotige Veränderungen	Leukosen, Lymphome, Lymphosarkom, Mastzellentumoren, Retikulosarkom Hämangiome, Hämangioendotheliome, Hämangiosarkom, Fibrosarkom, Leiomyosarkom
V. *Speicherkrankheiten* Amyloidose, Hämosiderose	

[1] Es ist zu beachten, daß die Milzgröße, d. h. Speicherung (Sequestrierung) oder Entleerung, in hohem Maße vom Tonus des autonomen Nervensystems, zirkulierenden Hormonen und Medikamenten abhängen.

großen Hunderassen vor (STEVENSON et al., 1981). Eine Abdrehung um die Milzgefäße herum ist häufiger als eine horizontale Torsion der Milz selbst (BARTELS, 1970).

Symptome □ Milzdrehung kann akut auftreten und mit Schock oder Kollaps einhergehen oder aber chronisch verlaufen (5 Tage bis 3 Wochen) und zu Anorexie, Erbrechen, Abgeschlagenheit

und Hämoglobinurie führen. Die Schleimhäute sind meistens blaß, das Abdomen ist verspannt, vergrößert und oft schmerzhaft, und es läßt sich eine kranioventrale undeutliche abnormale teigige Masse palpieren. Gelegentlich besteht Polyurie/Polydipsie und steifer Gang. Fieber kommt kaum vor. Röntgenologisch sieht man eine schlecht abgegrenzte kranioventrale Masse, die an eine lokale Blutung erinnert.

Laborbefund □ Im *Blut* zeigt sich bei wiederholten Untersuchungen eine Tendenz zum raschen Hämatokrit- und Hämoglobinabfall und zur Hämoglobinämie als Folge einer intravasalen Hämolyse. Häufig findet man Targetzellen, Polychromasie, Schistozyten, Howell-Jolly-Körperchen und Riesenplättchen. Je nach Fall läßt sich teils Thrombopenie (bei DIC), teils Thrombozytose ($> 500\,000/\mu l$) ermitteln. Häufig besteht eine starke Neutrophilie (bis $70\,000/\mu l$) ohne Linksverschiebung. Die blutchemischen Werte sind, außer einem leichten Anstieg der alkalischen Phosphatase, normal. Der Harn kann infolge Hämoglobinurie und Hämaturie dunkel verfärbt sein. Zusätzlich besteht Proteinurie, und im Sediment sind Zylinder vorhanden.

Diagnosesicherung □ Sie erfordert meistens Laparotomie.

Differentialdiagnose □ Milztumoren, Milzhämatome, Splenitis, Amyloidose, Milzrupturen. Wegen dem Absinken des Hämatokrits und der Hämolyse muß an Autoimmunerkrankungen gedacht werden. Der Coombs-Test ist jedoch negativ.

Komplikationen □ Schock, Nephrose, Nekrose der Milz mit Peritonitis oder Gasbildung im Abdomen, DIC.

Prognose □ Günstig, falls Diagnose rasch gestellt wird und keine Komplikationen bestehen, sonst muß selbst nach Milzexstirpation mit Todesfällen gerechnet werden.

Behandlung □ Splenektomie, bevorzugt nach lateralem Eingang in die Bauchhöhle (bessere Übersicht). Abbinden der Gefäße muß sorgfältig geschehen. In der Bauchhöhle vorhandenes Blut kann, falls keine Nekrose oder Tumorverdacht besteht, belassen werden. Thrombozytose über $500\,000/\mu l$ ist eine häufige Folge der Milzentfernung. Durch Milzexstirpation können latent vorhandene Infektionen oder Parasitosen (Hämobartonellen) reaktiviert werden.

17.3.4 Milzruptur (Ruptura lienis)

Man muß zwischen *traumatischer* Ruptur der normalen Milz nach Verkehrsunfällen, Stürzen, Tritten oder perforierenden Bauchverletzungen und der mehr oder weniger spontan eintretenden *pathologischen Ruptur* von großen Tumoren oder Hämatomen der Milz unterscheiden. Auch Hämatome sind oft tumorbedingt. Tumoren können auch infolge geringfügiger Traumata platzen. Entscheidend für die Abklärung ist die Anamnese. Vielen Besitzern ist bei solchen Hunden eine vorgängige Bauchumfangsvermehrung durch die meist großen Tumoren aufgefallen. Bei traumatischen Rupturen einer normalen Milz liegt oft gleichzeitig eine Leberruptur vor.

Symptome □ Sie richten sich nach der Schwere und der Geschwindigkeit des Blutverlustes und können daher als langsam auftretende Schwäche oder aber als plötzlich auftretender, rasch fortschreitender Schock (Kap. 9.2.1) in Erscheinung treten. Am Anfang können auch Kolik oder Ataxie bestehen. Die Schleimhäute sind blaß, die kapilläre Füllungszeit ist verzögert. Wichtig ist die sorgfältige, aber schonende Palpation des vergrößerten Oberbauches, bei der man die teigig veränderte Konsistenz der mit Blutkoagula gefüllten Bauchhöhle oder Tumoren ertasten kann. Auch röntgenologisch können anhand der vermehrten Füllung der Bauchhöhle, der Dichtezunahme und der Verwischung der Konturen Milzrupturen relativ gut nachgewiesen werden.

Laborbefund □ Bei frischen Blutungen fehlt zuerst der Hämatokritabfall; bei wiederholten Untersuchungen fallen Hämatokrit und Plasmaproteine jedoch kontinuierlich.

Diagnosesicherung □ Sie erfolgt durch Bauchhöhlenpunktion und Aspiration von Blut oder blutiger Spülflüssigkeit nach Injektion von 20–30 ml physiologischer NaCl-Lösung oder anhand der Röntgenaufnahmen (Techniken s. Kap. 9.4).

Differentialdiagnose □ Leberblutungen, Lebertumorrupturen, Magenperforation.

Prognose □ Diese ist immer vorsichtig zu stellen und hängt bei Spontanrupturen von der Art und Malignität des Milztumors und dem Vorhandensein bzw. dem späteren Auftreten von Implantationsmetastasen ab.

Behandlung □ Sofortige Stabilisierung des Allgemeinzustandes nach den Prinzipien der Schockbehandlung (Kap. 9.2.1). Bei traumatischen Rupturen und strikter Ruhigstellung können auch größere Verletzungen spontan ausheilen. Die Entschei-dung über Operation oder Abwarten ergibt sich aus dem Schweregrad der Situation und der Geschwindigkeit, mit der Symptome aufgetreten sind. Falls nicht sofort operiert werden kann, müssen die Hunde ständig überwacht werden.

Bei Verdacht auf Spontanrupturen soll baldmöglichst nach Stabilisierung des Allgemeinzustandes laparotomiert und die Splenektomie vorgenommen werden. Dabei ist es vorteilhaft, sich vorgängig vom Besitzer die Ermächtigung geben zu lassen, den Hund intra operationem einzuschläfern, falls Anzeichen von Metastasierung in Bauchfell oder Leber bestehen.

17.3.5 Knotige Milzveränderungen, Milztumoren

(Für leukotische Milzveränderungen siehe Kap. 17.2.)

Wenn man von generalisierten Splenomegalien, Traumata und Milzdrehungen absieht, so werden ca. 50–75 % aller Splenektomien bei Hunden über 8 Jahren wegen lokalisierter Tumoren oder durch diese verursachter Blutungen durchgeführt.

Bei den primären Milztumoren handelt es sich ausschließlich um Sarkome, wie Fibrosarkome, Leiomyosarkome, Hämangiosarkome und Hämangiome, wobei die letzteren beiden angiogenen Tumoren in der Häufigkeit eindeutig überwiegen.

Hämangiosarkome (HS) (Hämangioendotheliome, Angiosarkome) verdienen eine besondere Erwähnung, weil sie beim Hund über 8 Jahren häufiger (0,3–2 %) vorkommen als bei anderen Tierarten und in etwa 60 % der Fälle ihren Ursprung in der Milz haben. Andere Primärlokalisationen sind rechtes Herzohr, quergestreifte Muskulatur, Leber und Knochen. HS haben große Metastasierungstendenz in Lunge, Leber, Herz und Nieren und neigen ferner zur lokalen Invasion. Sie rupturieren, bluten und nekrotisieren leicht und enthalten oft zystische, mit Blut gefüllte Hohlräume.

Die Milz ist trotz ihrer guten Blutversorgung selten Sitz von Tumormetastasen, jedoch sind von primären Milztumoren ausgehende Metastasen häufig (bis zu 70 %). Betroffen werden vor allem Leber, Lunge und Herz, gelegentlich auch Knochen oder Haut.

Symptome □ Man unterscheidet Milztumoren, die stumm verlaufen, bis es zu einer akuten Notfallsituation infolge Spontanruptur und lebensbedrohlicher Abdominalblutungen kommt, und solchen, die durch Bauchumfangsvermehrung Besitzer oder Tierarzt auffallen und infolge Kompressionen anderer Organe Symptome wie Appetitverlust, Abmagerung, Erbrechen, Atembeschwerden oder Bewegungsunlust hervorrufen. Akute Schocksymptome wie blasse Schleimhäute, Atem- und Pulsbeschleunigung, Schwäche und Kollaps sind v. a. durch die angiogenen Tumoren bedingt. Diese bluten, falls sie rupturieren, infolge ihrer Tendenz zur Bildung kavernenartiger Hohlräume und Nekrosen sowohl massiv in das Milzgewebe hinein als auch in die Bauchhöhle. Spontanrupturen können selbst durch unbedeutende Ereignisse wie Spazierengehen, Sprung vom Untersuchungstisch oder Palpation ausgelöst werden. Wiederholte Blutungsepisoden mit Schwäche und spontaner Erholung nach 12–24 h infolge Resorption des Blutes aus der Bauchhöhle (Autotransfusion) sind möglich.

Laborbefund □ Die Befunde sind unterschiedlich, je nach Art und Umfang des Tumors. Bei Blutungen (v. a. durch Hämangiosarkome verursachten) werden abfallende Hämoglobin-, Plasmaprotein- und Hämatokritwerte (normochrome oder regenerative Anämie) gefunden. In vielen Fällen, besonders bei Hämangiosarkomen, bestehen Retikulozytose, Vermehrung von Megakariozyten- und v. a. Normoblastenzahlen, Thrombo-, Neutrophilie mit Linksverschiebung und evtl. Monozytose (Brown, 1985). Gelegentlich können eine leichte Hämaturie und Hämoglobinurie oder Bilirubinurie auftreten.

Diagnosesicherung □ Palpatorisch kann man die meisten Milztumoren leicht feststellen. Sie lassen sich wegen ihrer Beweglichkeit von Leber- und Pankreastumoren und anhand ihrer meist kranioventralen Lage von Nieren-, Lymphknoten- und Ovarialtumoren abgrenzen. Röntgenologisch sind sie meist gut erkennbar und durch den Magenschatten von Lebertumoren (ausgenommen gestielte Tumoren) abgegrenzt. In vielen Fällen ist eine Verbindung zwischen Tumor und Milzgewebe erkennbar. Die Nadelaspirationsbiopsie ist im Gegensatz zu Fällen mit diffuser Milzvergrößerung, z. B. infolge leukotischer Veränderungen, bei knotigen Milztumoren von geringem Wert, weil die Ergebnisse höchst unzuverlässig sind (falsch negative Ergebnisse infolge Hämatombildung). Nach Jubb & Kennedy (1967) ist für die Beurteilung, ob es sich um ein gut- oder bösartiges Milzgeschehen handelt, das grobsinnliche Fehlen oder Vorhandensein von Metastasen ein zuverlässigeres Kriterium als die histologische Untersuchung der entfernten Milz.

Differentialdiagnose □ Die Unterscheidung von benignen Milzveränderungen wie der häufigen knotigen Milzhyperplasie (hyperplastische Milzkörperchen und Retikulumzellen) oder den seltenen Hämatomen, kavernösen Veränderungen, Infarkten, Abszessen oder Leiomyomen von malignen knotigen Prozessen ist klinisch kaum möglich

und für die Vornahme der Splenektomie nicht relevant. Bedeutungsvoll ist hingegen die rechtzeitige Erkennung eines leukotischen Geschehens (Lymphosarkom, Mastzelltumoren, Retikulosen, usw.), was anhand von Blutbildveränderungen, Lymphknotenvergrößerungen, Lymphknotenaspiration, Knochenmarkuntersuchungen, Milzbiopsien und klinischen Veränderungen erfolgen kann.

Prognose □ Sie hängt von der Art und Ausdehnung der Milzveränderung ab. Benigne Prozesse wie die knotige Milzhyperplasie haben eine gute Prognose. Bei Hämangiosarkomen, selbst wenn keine Metastasen erkennbar sind, soll immer eine vorsichtige Prognose gestellt werden. Viele Hunde (ca. 30 %) müssen wegen Aussichtslosigkeit intra operationem eingeschläfert werden. Von den restlichen Hunden überleben die meisten einige Monate. Eine Anzahl von Hunden (Anzahl schwankt stark je nach Bericht) überlebt ein bis mehrere Jahre.

Behandlung □ Splenektomie soll baldmöglichst nach der Diagnosestellung und Stabilisierung des Patienten erfolgen. Die Entfernung soll schonend und unter Vermeidung einer Ruptur (Metastasierungsrisiko) erfolgen, was besonders bei Bestehen von Verklebungen schwierig sein kann. Chemotherapie und Immuntherapie haben bislang die Erfolgsaussichten nicht verbessern können (Brown, 1985).

17.3.6   Zufallsbefunde der Milz bei Laparotomien

Akzessorisches Milzgewebe infolge Implantation von Milzstücklein in Netz oder Peritonäum stellt einen relativ häufigen Zufallsbefund dar. Auch Verdoppelungen der Milz durch Trauma ist möglich. Gelblich-grünliche, bindegewebige Verdickungen aus Eisen-Kalk-Inkrustationen sind häufige, aber bedeutungslose Zufallsbefunde, die als knötchenartige Gebilde (sidero-fibrotische Knötchen) an den Rändern oder als ausgedehnte Niederschläge auf der Nierenkapsel vorkommen.

Literatur

Bartels, P., 1970: Die Indikation zur Splenektomie und die operative Überlebensrate. Kleintier-Praxis **14**: 188.
Brown, N. O., 1985: Hemangiosarkomas. Vet. Clin. North. Am. **15**: 569.
Stead, A. C., A. L. Frankland & R. Borthwick, 1983: Splenic Torsion in dogs. J. Small. Anim. Pract. **24**: 549.
Stevenson, S., D. J. Chew & G. J. Kociba, 1981: Torsion of the splenic pedicle in the dog: a review. J. Am. Anim. Hosp. Assoc. **17**: 239.

18 Verdauungsapparat

P. F. Suter · H.-O. Schmidtke · Ch. Uehlinger

18.1   Diagnostische Bedeutung von Anorexie, Schluckstörungen, Speicheln, Regurgitieren, Erbrechen und Durchfall

P. F. Suter · H.-O. Schmidtke

Bei Erkrankungen mit Sitz im Verdauungsapparat beobachtet man: Ptyalismus (Salivatio, Sialorrhoe, vermehrter Speichelfluß), Anorexie (Appetitlosigkeit), Dysphagie (Schling- oder Schluckstörungen), Regurgitieren, Erbrechen, Durchfall oder Verstopfung, Auftreibung des Abdomens, abdominalen Palpationsschmerz, Kolik, Abmagerung und Tenesmus (beständiger schmerzhafter Stuhldrang, evtl. Harndrang). Wenige der vorgenannten Symptome sind für sich allein spezifisch für Verdauungsapparaterkrankungen. Bei sekundären Verdauungsapparaterkrankungen werden mehrere der obigen Symptome durch die Primärkrankheit ausgelöst.

18.1.1   Anorexie, Inappetenz

Anorexie bedeutet Sistieren der Futteraufnahme eines ungefütterten Tieres oder Interesselosigkeit an Futter, das normalerweise verzehrt wird. Anorexie sollte nicht verwechselt werden mit Sättigung oder kapriziösen Freßgewohnheiten oder dem Unvermögen, infolge Obstruktion im vorderen Verdauungsapparat, Schmerz oder Lähmung, Futter aufzunehmen. Anorexie ist auf vielerlei Faktoren zurückzuführen, von denen nur ein kleiner Teil seine Ursache im Verdauungsapparat hat. Anorexie ist häufig durch Ursachen außerhalb des Verdauungsapparates bedingt. Es spielen eine Rolle:

1. erlernte *Geschmacksaversionen* infolge Intoxikation, Mangelkrankheit, Parasitosen oder

Neoplasien;

2. metabolische Signale wie gesteigerte Substratoxydation in der Leber bei *Stoffwechselkrankheiten* (Ketonkörperbildung, Neoplasien oder Infektionskrankheiten);

3. *verzögerte Magenentleerung;*

4. Auslösung von Prostaglandinbildung in hypothalamischen Zentren bei *Entzündungs- oder Infektionskrankheiten* oder bei Gewebezerfall. Nicht zuletzt kann Anorexie infolge *fehlender Wasseraufnahme* oder *Fehlen des Geruchssinnes* eintreten.

18.1.2 Dysphagie oder oropharyngeale Schluckstörung

Dies ist ein weitgehend spezifisches Symptom, das häufig auf Abnormitäten in Mundhöhle (siehe Kap. 18.3) und Pharynx (siehe Kap. 18.4) hindeutet. Schluckstörungen können gelegentlich durch Ausfälle im verlängerten Mark (Bulbärparalyse, Tollwut) oder im 9. oder 10. Gehirnnerven verursacht werden. Bei Schluckstörungen ist es somit wichtig, zum Ausschluß von Läsionen des Nervensystems nach anderen, neurogen bedingten Symptomen Ausschau zu halten. Oropharyngeale Schluckstörungen (siehe Kap. 18.4.6) müssen von ösophagealen Schluckstörungen abgegrenzt werden. Oropharyngeale Dysphagien können am besten diagnostiziert werden, indem man die Hunde beim Fressen beobachtet. Das wichtigste Symptom ist ein zögernder, wiederholter und/oder erfolgloser, schmerzhafter Schluckakt, der evtl. von Husten gefolgt wird. Dem gestörten Schluckakt können überlanges Kauen, vermehrte Zungenbewegungen, Schmatzen und zum Teil bizarre Kopfbewegungen wie Auf- und Ab- oder Seitwärtsschütteln des Kopfes vorausgehen. Das Abschlucken wird manchmal vom Anziehen des Kopfes und ventraler Abbeugung des Halses, evtl. auch von Lippenwinkelanziehen, Würgen, Stöhnen, Grunzen oder Schmerzlauten begleitet.

Zwischen den vergeblichen Abschluckversuchen kann die Zunge herausgestreckt werden, was oft auf Schleimhautverletzungen, Ulzera, Fremdkörper oder Zahnverletzungen hindeutet (siehe Kap. 18.3.4). Nach vergeblichen Abschluckversuchen wird das eingespeichelte Futter oft stückweise auf den Boden fallen gelassen und dann evtl. gleich wieder aufgenommen und ein erneuter Abschluckversuch begonnen. Das Herausfallenlassen des Futters und vermehrtes Speicheln veranlassen die Besitzer, von langsamen und unordentlichen »Fressern« zu sprechen.

18.1.3 Ptyalismus oder (krankhaft vermehrter) Speichelfluß (Salivatio)

Dieser zeigt sich entweder als häufiges Schlucken, ohne daß der Hund Nahrung oder Flüssigkeit aufnimmt, oder als Schwierigkeit, den Speichel im Mund zurückzuhalten, wodurch es zu Schmatzen, Schäumen oder Geifern kommt. Geifern kann auch normal sein bei Rassen mit schlechtem Lippenschluß wie Boxern oder Bernhardinern. Vom *echten Ptyalismus* (im Exzeß produzierte Speichelmenge) soll man den *Pseudoptyalismus* abtrennen, bei dem die Tiere unfähig oder unwillig sind, den in normaler oder erhöhter Menge produzierten Speichel abzuschlucken. Pseudoptyalismus ist ein Begleitsymptom der Dysphagie und kann gleichzeitig mit Ptyalismus vorkommen.

Ptyalismus ist entweder ein Hinweis auf eine lokale Reizung oder Schmerz im Mund- oder Pharynxbereich (s. Kap. 18.3 bzw. 18.4) oder wird durch ZNS-Stimuli (Toxine, Nausea, Medikamente, psychische Stimuli) oder ZNS-Erkrankungen hervorgerufen. Ptyalismus und Pseudoptyalismus sind wertvolle lokalisierende Symptome für Krankheiten des oberen Verdauungsapparates. Durch genaue Beobachtung, Anamnese und eine neurologische Untersuchung gelingt es meistens, zentralnervös-bedingtes Erbrechen aufgrund der damit verbundenen Nausea (Übelkeit) zu erkennen. Starkes Speicheln kann rasch zur Austrocknung und damit zum Sistieren der Salivation trotz Weiterbestehen des Reizes führen.

18.1.4 Regurgitieren

Regurgitieren bedeutet das Wiederauswürgen von Verschlucktem aus dem Ösophagus, wobei die typischen Vorbereitungen wie beim Erbrechen und die Beteiligung der Bauchpresse fehlen. Es handelt sich um eine Aktivierung des Rachenreflexes und der Antiperistaltik infolge Überfüllung des Ösophagus. Regurgitieren kann auch durch die Nase erfolgen. *Regurgitieren ist spezifisch für Ösophagusprobleme* wie Obstruktionen. Das regurgitierte Material ist oft in Bissen geformt und eingespeichelt und enthält weder sauren Magensaft noch Galle. Nach langem Liegenbleiben des abgeschluckten Materials im Ösophagus zersetzt und verflüssigt es sich und bekommt einen üblen Gruch. Blutbeimengungen sind ebenfalls möglich.

Regurgitieren ist begleitet von kurzem Würgen, Senken des Kopfes und oft fast anstrengungslosem Hinausbefördern des Futters. Zusätzlich können die Tiere etwas husten und nach dem Regurgitieren mehrmals schlucken. Regurgitiertes Futter wird oft sofort oder etwas später wieder aufgenommen. Ösophagusobstruktionen können mit gestörtem Allgemeinbefinden, Anorexie und/oder Schmerzäußerungen einhergehen. Regurgitieren kann mit pharyngealer, insbesondere der kriko-pharyngealen Dysphagie verwechselt werden. Letztere ist immer mit ausgeprägten vergeblichen Schluckversuchen, Husten und manchmal plötzlichem Niesen vergesellschaftet.

18.1.5 Erbrechen

Erbrechen (Emesis, Vomitus) ist ein komplexer, zentral gesteuerter Reflexakt, bei dem Pharynx, Ösophagus, Magen, Zwerchfell- und Bauchmuskulatur koordiniert werden zur retrograden Entleerung des Magens durch Mund- oder evtl. Nasenhöhle. Erbrechen ist ein Schutzreflex oder kann physiologisch sein bei säugenden Hündinnen und ist daher nicht generell als pathologisch anzusehen. Erbrechen beginnt mit Übelkeit (Nausea), die sich als Unruhe, Umherlaufen, Speicheln, Belecken der Lippen, mehrmaliges Schlucken und evtl. Lautgeben kundtut. Dann beginnen die Hunde zu würgen, strecken und senken den Kopf und atmen tief ein, worauf rhythmische Kontraktionen des Abdomens erfolgen und unter glucksenden Geräuschen portionenweise Mageninhalt ausgespien wird. Das Erbrechen, im Unterschied zum Regurgitieren, ist mit einer deutlichen Anstrengung verbunden.

Das *Erbrochene* sollte vom Tierarzt selbst beurteilt werden, weil aus Beschaffenheit und Menge diagnostische Rückschlüsse gezogen werden können.

Das *Erbrechen* steht unter Kontrolle des Brechzentrums (in der Medulla oblongata). Das Brechzentrum steht zentralwärts in enger Verbindung mit dem Stamm- und Großhirn. In peripherer Richtung ist es via autonome Nerven mit Rezeptoren im Rachen, Magen, Darm und Peritonäum verbunden. Durch Toxine, Stoffwechselprodukte, Emetika oder Medikamente, die auf dem Blutwege die Medulla oblongata erreichen, werden in der Chemorezeptor-Triggerzone Impulse ausgelöst, welche nach Weiterleitung zum Brechzentrum zu Erbrechen führen. Impulse aus dem Großhirn oder statischen Organ können ebenfalls Erbrechen bewirken. Erbrechen kann somit je nach der Art oder dem Ursprung des auslösenden Stimulus in 4 Typen eingeteilt werden:

1. *Zentral bedingtes Erbrechen* (Emotionen, erhöhter Hirndruck, Trauma, Erregung des Gleichgewichtsorganes);
2. *durch die Chemorezeptor-Triggerzone zentral ausgelöstes Erbrechen;*
3. *peripher induziertes Erbrechen* (Störungen in Viscera, Rachen, Peritonäum);
4. *gemischte Typen von Erbrechen* (chemisch und peripher bedingt).

Erbrechen ist nicht spezifisch für Störungen im Verdauungsapparat. Aus den Begleitsymptomen, der Anamnese und der Inspektion des Erbrochenen sollte daher versucht werden, den Typ des Erbrechens zu eruieren. Für zentral bedingtes Erbrechen sprechen ZNS-Symptome, Nausea, Erbrechen ohne zeitliche Relation mit der Fütterung, Erbrochenes in verschiedenen Stadien der Verdauung und Erbrechen auf leeren, unstimulierten Magen. Auch projektilartiges Erbrechen ohne Senken des Kopfes kann gelegentlich zentral bedingt sein.

Bei Abdominalschmerz, Auftreibung des Abdomens oder Durchfall und bei einem weitgehend konstanten zeitlichen Zusammenhang mit der Futteraufnahme und der Futterart (Knochen) soll der Ursprung des Erbrechens im Magendarmtrakt gesucht werden. Das Vorhandensein von Beimengungen wie krümeligem, braunem (kaffeesatzartigem) Blut (aus Magen), von Galle oder Darminhalt, von Fremdkörpern oder Askariden im Erbrochenen bestärkt die Annahme, daß ein primäres Magen- oder Darmproblem vorliegt. *Erbrechen von eingespeicheltem Futter* und/oder Schleim *kurz nach der Futteraufnahme* deuten auf Gastritis, kranialen Ileus oder auf Läsionen in Pankreas, Niere, Leber, Uterus (Pyometra) und Peritonäum (Peritonitis, Blutungen) hin. Bei den letztgenannten Affektionen besteht das Erbrechen oft nur zu Beginn der Störung. Erbrechen kurz nach dem Fressen kann bei schwerer Kolitis, ausgelöst durch den enterogastralen Reflex, auftreten. Erbrechen von angedautem Futter mit Galle und Darminhaltbeimengungen, das mehrere Stunden nach der Futteraufnahme erfolgt, findet sich oft bei kaudal gelegenem und paralytischem Ileus. Erbrechen von wenig angedautem oder gar bakteriell zersetztem Futter mehrere Stunden nach der Fütterung deutet auf eine Pylorusstenose mit dilatiertem Magen hin. Bei einer Pylorusobstruktion ohne Magendilatation kann v. a. bei brachyzephalen Rassen projektilartiges Erbrechen (kein Würgen, Kopf nicht gesenkt) beobachtet werden. Die Art der durch das Erbrechen ausgelösten Elektrolyt-, Wasser- und Säure-Basenstörungen können anhand von Menge und Art des Erbrochenen grob geschätzt werden. Bei Erbrechen auf einen stimulierten Magen gehen mit dem sauren Erbrochenen (pH < 4) die Ionen H^+, Cl^- und K^+ verloren, und es ist mit einer metabolischen Alkalose zu rechnen. Bei Erbrechen von leicht saurem oder neutralem Schleim oder Futter sind Elektrolyt- und Säure-Basenstörungen gering. Werden hingegen größere Mengen Galle und Darminhalt erbrochen, so muß mit Verlusten von K^+, Na^+, Cl^- und evtl. HCO_3^- gerechnet werden. Häufig stellt sich Hypokaliämie, u. U. mit Muskelschwäche einhergehend, ein.

Flüssigkeitstherapie ist aufgrund der wahrscheinlichen Elektrolyt- und Säure-Basenstörungen nach obigen Überlegungen sowie anhand der

Symptome und Laboruntersuchungen zu planen.

Das seltene physiologische Erbrechen der säugenden Hündin zur Fütterung der Welpen mit angedautem Futter, das habituelle Erbrechen (alle Monate 5–6mal) bei sonst gesunden Hunden, das Erbrechen nach übermäßigem Fressen und Magenüberladung bei Junghunden und das »falsche Erbrechen« (Herauswürgen von Schleim aus der Trachea) sollen anhand der Anamnese und Allgemeinuntersuchung vom pathologischen Erbrechen abgegrenzt werden.

18.1.5.1 Behandlungsgrundsätze bei Erbrechen

1. Wenn immer möglich, soll die Ursache des Erbrechens beseitigt werden. Dies ist aber oft nicht sofort möglich. Es muß zuerst symptomatisch behandelt werden, weil viele Tiere zuerst in einen operationsfähigen Zustand gebracht werden müssen (z. B. bei Fremdkörperileus), oder weil die Ursache des Erbrechens unbekannt ist und zuerst durch weitere Abklärungen ermittelt werden muß.

2. Nahrungskarenz von 24–48 h sowie Flüssigkeits-, Elektrolyt- und Säurebasenkorrektur. Parenteral soll NaCl-Lösung 0,9 % evtl. mit Kaliumzusatz (0,5 mmol/kg/h) oder Ringerlösung infundiert werden. Elektrolytlösungen mit Glucosezusatz (WHO-Lösung, Normolytoral) können evtl. in kleinen Mengen oral angeboten werden. Ringerlaktat nur bei Azidose (Urämie, Gastroenteritis) geben.

3. Abstellen des Erbrechens durch Antiemetika, sobald dieses seinen Schutzeffekt erfüllt hat. Die Medikamente sind nach der vermuteten Ursache auszuwählen. Bei zentral ausgelöstem Erbrechen können Phenothiazinpräparate parenteral oder als Zäpfchen gegeben werden, beispielsweise Thiäthylperazin (Torecan®) 0,20–0,65 mg/kg (1 Ampulle pro 10 kg KG), Triflupromazin (Psyquil®) 0,5–1,0 mg/kg, Meclozin (Peremesin, Itinerol) 0,2–0,4 mg/kg oder Acepromazin 0,1 mg/kg der Tropfinfusion zusetzen. Phenothiazine haben den Nachteil, sedierend und blutdrucksenkend zu wirken. Sie dürfen nur nach Auffüllen des Kreislaufes gegeben werden.

4. *Zentral und peripher angreifende Antiemetika* ohne Sedationseffekt: Metoclopramid (Paspertin®, Kali-Chemie) 0,2–0,4 mg/kg s.c., p.o. (nicht i.v. oder i.m.) 2–3 × täglich wirkt relaxierend auf Pylorus und tonisierend auf unteren Ösophagussphinkter. Anticholinergika wie Buscopan® compositum 0,5–1,5 ml i.m., s.c. pro Hund 1–3 × täglich (nicht über 0,8 ml pro 10 kg KG). Bei hoher Dosierung von Anticholinergika besteht Ileusgefahr wegen ihrer spasmolytischen und motilitätsreduzierenden

Wirkung. Domperidone (Motilium®, Janssen) greift an Chemorezeptor-Triggerzone und in der Peripherie an (relaxiert den Pylorus). Dosis 0,1–0,2 mg/kg 3–4 × täglich als Suppositorien oder Tropfen (injizierbare Form nicht mehr im Handel). Man soll nicht gleichzeitig Anticholinergika und Motilium anwenden, da Motiliumwirkung dadurch gehemmt wird.

5. Lokal wirkende, sogenannte *schleimhautschützende und säurebindende Mittel,* wie Entero-Teknosal, Gelusil®-Lac, Wismuthpräparate (40–80 mg/kg in 3 Dosen), befinden sich in großer Zahl auf dem Markte. Sie sind teilweise von zweifelhaftem Wert. Günstig wirkt Bariumröntgenkontrastbrei, der außer bei hohem Ileus nur selten erbrochen wird. Das wichtigste Adsorbens bei Gärungen oder Vergiftungen ist Aktivkohle (Carbo medicinalis) 50–100 mg/kg/d in 3 Teildosen.

6. *H_2-Rezeptorenblocker:* Cimetidin (Tagamet®) 5–10 mg/kg i.v., s.c., p.o. 4 × täglich oder Ranitidin (Zantic®) 1–2 mg/kg p.o., s.c., i.v. 2 × täglich hemmen die durch Histamin induzierte Magensäuresekretion und sind bei Ulzera und urämischem Erbrechen indiziert.

7. Behandlung des Grundleidens; Antibiotika oder Sulfonamide bei Infektionen und starker Schleimhautschädigung.

8. Magenschonkost: Siehe Kap. 18.6.1.

18.1.6 Durchfall, Kotabsatzstörungen

Durchfall bedeutet zu häufiger Absatz von in der Menge vermehrtem, flüssigem Kot. Das Herausdrängen geringer dünner Kotmengen, z. B. an einer Koprostase vorbei, ist davon zu unterscheiden *(Pseudodurchfall).* Es ist wichtig, zwischen akutem, chronischem (länger als 14 Tage) und rezidivierendem Durchfall zu differenzieren. Sorgfältige Anamnese kann zur Ursache hinführen. Gleichzeitiges Erbrechen ist eher bei akutem Durchfall, Abmagerung eher bei chronischem Durchfall zu erwarten (Drazner, 1983).

Es ist von großer Wichtigkeit, Durchfallerkrankungen diagnostisch sorgfältig aufzuarbeiten, weil nur so der richtige Zugang zur Therapie gefunden werden kann.

Einteilung der Durchfälle
Die *Einteilung der Durchfälle* (Burrows, 1984) geschieht

1. nach Dauer (akut und chronisch),
2. nach topischen Gesichtspunkten (Dünndarm, Dickdarm, oder Dünn- *und* Dickdarm),

Tab. 18.1. Einteilung akuter Durchfälle nach Art, Schwere und Ätiologie (nach Sherding, 1984)

A. *Einfache Durchfälle*
   1. Diätfehler, Fütterungsunverträglichkeiten
   2. Unkomplizierte Parasitosen
   3. Arzneimittelunverträglichkeiten, Intoxikationen
B. *Akute Durchfälle als Folge von Allgemeinerkrankungen, symptomatische Durchfälle*
   1. Allgemeininfektionen (Staupe, Leptospirose u. a.)
   2. Stoffwechselstörungen (Urämie u. a.)
C. *Schwere, lebensbedrohende akute Durchfälle*
   1. Darminfektionen mit Parvo- oder anderen Enteroviren, Salmonellose
   2. Hämorrhagische Gastroenteritis (HGE)

3. nach der Ätiologie (soweit nötig und möglich, *Tab. 18.1* u. *18.2*).

Beim **chronischen Durchfall** sollte man zuerst eine topische Verdachtsdiagnose anstreben: Ist Dünn- oder Dickdarm erkrankt, oder beide? Danach folgt, wenn möglich und/oder wenn die auf die Verdachtsdiagnose gegründete Therapie erfolglos ist, die kausale Diagnose, welche oft Spezialmethoden erfordert: Besteht eine Insuffizienz des exokrinen Pankreas, eine Malabsorption, liegen ulzeröse oder sonstige Schleimhautdefekte vor?

Hinweise für die topische Verdachtsdiagnose chronischer Durchfälle nach klinischen Symptomen gibt die *Tab. 18.2.* Dabei *können* sich hinter für Dünndarm sprechenden Symptomen gelegentlich Erkrankungen von Dünn- *und* Dickdarm verbergen.

Beim **Sistieren des Kotabsatzes** soll unterschieden werden, ob es mit vergeblichem Bemühen (Tenesmus ani) verbunden ist oder nicht. Ergebnisloses Drängen spricht für Ursachen im Enddarm. Fehlt der Kotabsatz ohne Bemühen darum, sollte die Ursache im Dünndarm oder allenfalls im vorderen Dickdarm gesucht werden. Zähpappiger Schleim am Thermometer bei fehlendem Kotabsatz und Erbrechen bald nach Nahrungs- und Getränkaufnahme spricht für Ileus. Dieser kann mechanisch (Darmverlegung durch Fremdkörper u. a.) oder funktionell bedingt sein (Darmatonie oder Darmlähmung). Dabei muß ein unvollständiger Ileus – manche Invaginationen, partiell verschließender Fremdkörper – bedacht werden. Auch Krankheiten des Darmausganges dürfen

Tab. 18.2. Kriterien zur Lokalisation von chronischen Durchfällen (nach Sherding, 1984; Suter, 1982)

Symptom	Sitz der Erkrankung Dünndarm	Dickdarm
Appetit	erhöht: Maldigestion häufig vermindert: Malabsorption	oft unverändert manchmal wechselnd
Abmagerung	vorhanden	selten, nur bei schwerer Kolitis
Reaktion auf fettarme Diät	vorübergehende Besserung	keine Besserung
Reaktion auf Futterentzug	Besserung bedeutet Malabsorption, Maldigestion, Allergie. Keine Besserung kennzeichnet exsudativen Prozeß	Besserung bedeutet sekundäre Überbelastung. Keine Besserung bedeutet exsudative Kolitis
Tenesmus	fehlt	vorhanden, z. B. wenn Hund nach Kotabsatz kauernd weitergeht
Kotabsatzkontrolle durch Hund	meistens erhalten, selbst über Nacht	verloren, evtl. Kotabsatz in Wohnung. Ausnahme: funktionelle Diarrhoe
Menge der Fäzes	große Mengen	kleine Mengen oder normal
Häufigkeit des Absatzes	2–3mal häufiger als normal	4–6mal häufiger als normal
Schleimbeimengung	gering, außer bei Enterokolitis, breiiger Kot	häufig, v.a. bei funktioneller Diarrhoe reichlich
Blutbeimengung (Meläna)	selten, schwärzlich	häufig, v.a. bei exsudativer Diarrhoe (himbeergeleeartig)
Fettgehalt	oft erhöht	fehlt
unverdaute Futterbestandteile	vorhanden	fehlen
Flatulenz	vorhanden	gering

nicht übersehen werden: Mißbildungen, Koprostase, Strikturen, Einengungen (Prostata!), Divertikel, Perinealhernie oder Analbeutelempyem müssen erkannt werden.

18.2 Untersuchungsgang und Spezialuntersuchungen von Mundhöhle, Zähnen, Rachen und Ösophagus

P. F. SUTER

18.2.1 Mundhöhle, Zähne, Rachen

Die gründliche visuelle Inspektion von Mundhöhle, Zunge, Zähnen und Rachen zur Feststellung von Art, Lokalisation und Ausdehnung von Abnormitäten ist wegen des oft damit verbundenen Schmerzes und der Unvertrautheit der Hunde meistens nur in Sedation oder Neuroleptanalgesie durchführbar. Aus Sicherheitsgründen können Beißröhrchen *(Abb. 1.13)* oder Mundspreizer *(Abb. 1.25)* Verwendung finden, die auch bei therapeutischen Eingriffen und der Betastung der kaudalen Mundhöhlenabschnitte und des Rachens gute Dienste leisten. Holz- oder Metallspatel dienen zum Beiseiteschieben von Geweben. Die Zunge kann, damit sie beim Vorziehen nicht entgleitet, mit Hilfe eines Tupfers oder einer Zungenzange *(Abb. 1.32)* gefaßt werden. In allen Fällen soll auf den Mundgeruch geachtet werden. Zum Ausleuchten der Rachenpartien leisten Leuchtstäbe, Taschenlampen oder Zusatzleuchten mit Lichtstrahl, beleuchtete Zungenspatel oder Endoskopiegeräte (Tracheoskop, Laryngoskop) gute Dienste.

Ein auf das Otoskop aufsetzbarer beleuchteter Spiegel *(Abb. 1.21)* oder ein Zahnarztspiegel ermöglichen die Untersuchung der Choanen (hintere Öffnungen der Nasenhöhle) auf Fremdkörper oder Massen. Trotz der guten Zugänglichkeit kann bei der Suche nach eingestochenen Fremdkörpern in Zunge- und Rachenbereich, bei Zahnerkrankungen (Wurzelveränderungen), Kiefer- und Kiefergelenksveränderungen und zur Abklärung der Knocheninvasivität von Neoplasmen nicht auf Röntgenuntersuchungen verzichtet werden. Die richtige Lagerung und die Wahl der Aufnahmerichtungen sind wegen der vielen Überlagerungsmöglichkeiten kritisch und erfordern die Verwendung spezieller Projektionen (SCHEBITZ & WILKENS, 1986; KEALY, 1981).

18.2.2 Speiseröhre (Ösophagus)

Schluckstörungen können offensichtlich sein oder durch Störungen von seiten des Atemapparates wie Husten und Allgemeinsymptome verdeckt werden. Bei Schluckstörungen ist es immer aufschlußreich, die Hunde bei der Wasser- und Nahrungsaufnahme zu beobachten. Bei Obturations-

verdacht des Ösophagus, insbesondere von inkompletten Obstruktionen, kann es vorteilhaft sein, Fleischstücke unterschiedlicher Größe zu verabreichen, um aus deren Passage oder Steckenbleiben indirekte Schlüsse auf die Weite des verbleibenden Lumens zu ziehen. Die Durchgängigkeit des Ösophagus kann auch mittels einer Magensonde oder eines gewöhnlichen Gummischlauches überprüft werden. Allerdings sind die damit erzielbaren Ergebnisse nicht immer zuverlässig, da sich Schläuche aufrollen oder an Fremdkörpern vorbeigleiten können.

Die *Röntgenuntersuchung* ist zur Dokumentation und Aufarbeitung oder zum Ausschluß von ösophagealen Schluckproblemen und Obturationen unentbehrlich, weil damit auch Komplikationen (Aspirationspneumonie, Mediastinitis, Pneumothorax) und periösophageale Ursachen der Schluckstörungen (komprimierende Massen) erfaßt werden. Das Vorhandensein von Gas im Ösophaguslumen einer Röntgenleeraufnahme ist, außer wenn Hund gerade geschluckt hat, anomal und erfordert eine Abklärung mittels einer *Bariumkontraststudie*.

Bei *Verdacht auf Ösophagusruptur*, d. h. beim Bestehen von Mediastinitis, Pleuritis, Pneumothorax, Pneumomediastinum oder Verdacht auf Drucknekrose der Schleimhaut bei Fremdkörpern soll man entweder von Bariumkontraststudien absehen oder ein wasserlösliches Kontrastmittel, z. B. Gastrografin®, verwenden. Hingegen bietet Gastrografin® gegenüber Bariumbrei keine Vorteile bei Hunden mit erhöhtem Aspirationsrisiko. Steriler Bariumbrei (nicht aber Barium vermischt mit Futter) ist für Bronchien, im Gegensatz zum hyperosmolaren Gastrografin®, fast reizlos. Grundsätzlich sind die Röntgenaufnahmen sofort nach der Kontrastmitteleingabe zu machen. Bei Verdacht auf Ösophagusstenose gebe man in Bariumbrei getunkte Fleischstücklein verschiedener Größe, wobei man zuerst die kleinsten Stücke verabreicht. Auf diese Weise erhält man einen Hinweis, wie groß das bestehende Restlumen ist.

Zur Klärung *funktionell bedingter Schluckstörungen* eignet sich nur eine Bariumstudie unter Durchleuchtung mit einem Bildverstärker. Die Registrierung der Bilder auf Videotape erlaubt es, die Studie beliebig oft und lange zu betrachten, ohne damit die Strahlenbelastung für das Hilfspersonal zu erhöhen. Besonders hilfreich sind Videokontraststudien zur Abklärung der krikopharyngealen Schluckstörungen.

Ösophagoskopie kann die Röntgenuntersuchung teils ergänzen, teils ersetzen. Wenn Schleimhautprobleme (Ösophagitis, Verletzungen, Ulzera) vermutet werden, bietet die sorgfältige Ösophagoskopie wesentliche Vorteile gegenüber dem Röntgen. Schleimhautveränderungen lassen sich damit präziser erfassen und es kann gleichzeitig biopsiert werden. Bei Obstruktionen sind Fremdkörper und Schleimhaut beurteilbar, und Extraktionsversuche können unter Sichtkontrolle stattfinden. *Manometrische Untersuchungen* des Ösophagus sind von wissenschaftlichem Interesse.

Literatur

BERNSTEIN, M., 1977: Hemorrhagic gastroenteritis. In:

KIRK, R. W. (Ed.): Current Veterinary Therapy, VI. Philadelphia: W. B. Saunders Co.

BURROWS, C. F., 1984: Concepts of gastrointestinal disease. Proceedings 51. Annual Congress AAHA.

DRAZNER, F. H., 1983: Mechanisms of diarrheal disease. In: KIRK, R. W. (Ed.): Current Veterinary Therapy. VIII. Philadelphia: W. B. Saunders Co.

KEALY, K., 1981: Röntgendiagnostik in der Kleintierpraxis. Stuttgart: Ferd. Enke.

SCHEBITZ, H., & H. WILKENS, 1986: Atlas der Röntgenanatomie von Hund und Katze. 4. Aufl. Berlin/Hamburg: Paul Parey.

SHERDING, R. S., 1984: Acute medical diseases of the small intestine. Proc. 51. Annual Congress AAHA.

SHERDING, R. S., 1984: Clinical approach to the diagnosis of chronic diarrhea. Proc. 51. Annual Congress AAHA.

SHERDING, R. S., 1984: Chronic medical disease of the small intestine. Proc. 51. Annual Congress AAHA.

SUTER, P. F., 1982: Klinik der Erkrankungen des Verdauungstraktes, Tagungsbericht, Jahresversammlung Schweizerische Vereinigung für Kleintiermedizin.

18.3 Mundhöhlen-, Zahn-, Zungen- und Speicheldrüsenerkrankungen

P. F. SUTER

Für Veränderungen im Bereich von Mundhöhle, Zähne, Zunge, Kieferknochen oder Speicheldrüsen sprechen: Unwilligkeit oder Unmöglichkeit infolge Schmerz und morphologischer oder Funktionsstörungen, Nahrung aufzunehmen, Speicheln, verschmierte Nasenspiegel und Lippengegend, Schwellungen und übler Mundgeruch (Foetor ex ore). Es ist wichtig zu bedenken, daß praktisch alle vorerwähnten Symptome auch sekundär zu in anderen Organen ablaufenden Primärerkrankungen (z. B. Urämie) auftreten können. Hunde tolerieren oft erstaunlich schwere Mundhöhlenveränderungen primärer oder sekundärer Natur, ohne daß der Besitzer etwas davon bemerkt. Dies trifft besonders bei bissigen oder alten Hunden zu, die sich von Besitzern kaum den Mund inspizieren lassen. Bei gestörter Freßlust ist darauf zu achten, ob Tiere Interesse an Futter zeigen und versuchen, welches aufzunehmen, es dann aber z. B. wegen Schmerzempfindung unterlassen, oder ob sie sich von Beginn an demonstrativ vom Futter abwenden wegen einer durch Allgemeinstörung bedingten Anorexie. Der Speichelqualität, ob klar, trübe, blutig, dick- oder dünnflüssig, muß Beachtung geschenkt werden. Im weiteren ist echtes von Pseudospeicheln (Unfähigkeit, Speichel abzuschlucken) zu unterscheiden.

18.3.1 Schwellungen, Ödeme und Konturstörungen

Im Bereich des Ober- oder Unterkiefers können sie ein lokales oder systemisches Geschehen signalisieren. Urtikaria (Kap. 11.5.1), Bienen- oder Wespenstiche sind gelegentlich Ursachen für *Weichteilschwellungen* im Bereiche des Gesichtsschädels, Unterkiefers oder der Lefzen.

Behandlung □ Antihistaminika Dimetinden (Fenistil®, Zyma), Thenalidin (Sandosten®-Calcium Sandoz) 0,5–10 ml langsam i.v. oder Glukokortikoide (Prednisolon) oral oder intravenös. Kalte Packungen oder Gels mit Antihistaminika sind lokal indiziert.

Differentialdiagnose □ Wir unterscheiden:

a) *Junghundepyodermie* mit Lymphadenitis und evtl. Abszedierung (Lymphadenitis apostematosa) geht mit Allgemeinstörungen einher (Kap. 11.2.4.4);

b) *Unterhautphlegmonen* durch Bisse oder Verletzungen oder von *Zahnwurzelabszessen* ausgehend;

c) *Ödeme im Kehlgang* im Zusammenhang mit Traumata, Zahnwurzelabszessen, Kieferfrakturen, Glossitis, Tumoren in Rachen-, Tonsillen- und Halsbereich, ferner bei Hypoalbuminämien, Gefäßobstruktionen oder -kompressionen (Thrombose, Tumoren) im Halsbereich oder kranialen Mediastinum.

18.3.1.1 Erkrankungen der Kieferknochen
Osteomyelitis erfolgt nach offenen Frakturen, Bissen, Zahnextraktionen und operativen Eingriffen.

Behandlung □ Siehe Kap. 25.2.1.

Kraniomandibuläre Osteopathie
Siehe Kap. 25.2.3.2.

Osteodystrophia renalis, Osteitis fibrosa cystica, Osteodystrophia fibrosa, Gummikiefer (renaler Hyperparathyreoidismus)
Diese werden entweder bei schwerer chronischer Niereninsuffizienz von Junghunden (oft angeboren) oder seltener bei alten Hunden mit protrahierter Endstadiumnephritis angetroffen. Unter- und Oberkiefer können wegen ihrer gummiartigen Konsistenz des Knochens gegenüber dem Rest des Gesichtsschädels abgebogen und abgedreht werden, was schmerzhaft ist *(Abb. 24.4)*. Die Zahnstellung ist u. U. abnorm. Die Hunde verweigern harte Kost wie Knochen oder Hundekuchen (Kap. 21.2 bzw. 21.6).

18.3.1.2 Knochen- und Weichteiltumoren im Unter- oder Oberkieferbereich
Die Großzahl aller Tumoren ist bösartig. Im Hautbereich der Kiefer kommen dieselben Hauttumoren vor, die auch in anderen Regionen auftreten (Kap. 11.15). Die Kieferknochen werden sowohl von primären (Osteosarkoma, Chondrosarkoma, Fibrosarkoma und Hämangiosarkoma und undifferenzierte Sarkome) als auch sekundären Tumoren betroffen (lokale Invasion von Schleimhaut-, Haut- oder Zahntumoren). Da die Mundhöhle des Hundes die vierthäufigste Tumorlokalisation im Körper ist, findet man entsprechend häufig sekundäre Kiefertumoren. Die knocheninvasiven Tumoren sind in der Reihenfolge ihrer Häufigkeit Plattenepithelkarzinome, Fibrosarkome und bösartige Melanome. Gutartige Knochentumoren (Osteome, Chondrome) und ondontogene (vom Zahn ausgehend) Tumoren wie Adamantinome (Ameloblastome), Odontome und Zementodontome sind ausgesprochen selten.

Diagnosesicherung □ Hierfür und für die Prognosestellung und zur Auswahl der bestgeeigneten Behandlungsmethode sind Röntgenaufnahmen in mindestens 2 Projektionen anzufertigen. Die Technik ist dieselbe wie für die Zahnaufnahmen. Tumor- und Lymphknotenbiopsien sind empfehlenswert zur Unterscheidung von bös- und gutartigen Läsionen.

Prognose □ Sie ist immer vorsichtig zu stellen. Sie hängt von der Art, der Ausdehnung des Tumorgeschehens (Tumorstadium) und den zur Verfügung stehenden Therapien ab. Fernmetastasen sind sel-

ten, jedoch kommt es relativ früh zur Metastasenbildung in den Mandibularlymphknoten.

Behandlung □ Nur frühzeitige und radikale Tumorresektion im gesunden Gewebe hat Aussicht auf Erfolg. Röntgennachbestrahlung oder Chemotherapie können in gewissen Fällen die Heilungsaussichten signifikant verbessern (THEILEN & MADEWELL, 1979). In einer Studie an 30 Hunden konnten BRADLEY et al. (1984) bei ausgedehnten Neoplasmen der Mandibula durch radikale Resektion des größten Teiles des Kieferastes oder des rostralen Drittels beider Kieferäste tumorfreie Intervalle von durchschnittlich 15 Monaten erzielen.

Kieferfrakturen
Siehe Kapitel 9.6.2.9.

18.3.2 Kaustörungen infolge morphologischer oder funktioneller Läsionen
Kaustörungen, Herabhängen der Mandibel oder Unvermögen, die Schnauze zu schließen, sowie Kiefersperre, d. h. Unvermögen, die Hundeschnauze zu öffnen, sind ziemlich häufige Anamnesen und erfordern manchmal eine langwierige Klärung, bevor eine Ursache gefunden werden kann *(Tab. 18.3)*. Mit der Kaustörung können Speicheln, Schmerz und Allgemeinstörungen wie Fieber, Apathie, zentralnervöse Ausfälle und Austrocknung verbunden sein.

Zur Klärung der Ursachen soll von den klinisch einfach auszuschließenden Veränderungen wie Fremdkörpern und Traumata ausgegangen werden. Die genaue Mundhöhlenuntersuchung erfordert evtl. Tranquillisierung oder Narkose, in der auch gleich geröntgt werden sollte. Eine Ausnahme sind Fälle von Tollwutverdacht, bei denen die Inspektion der Mundhöhle nur unter Beachtung entsprechender Schutzmaßnahmen und nach eingehender Anamnese mit Impfvorgeschichte erfolgen sollte. Bei Kieferlähmungen soll auf Muskelatrophie geachtet und ein Neurostatus, insbesondere ein solcher der Kopfnerven, durchgeführt werden (Kap. 26.1.5). Bei ungelösten Fällen sind neben einem Blutstatus Röntgenaufnahmen in d.v.- bzw. v.d.- und lateraler Richtung, ferner Spezialaufnahmen der Kiefergelenke erforderlich, bei deren Begutachtung auch auf Veränderungen der Processus coronoidei zu achten ist. Aufnahmetechnik s. KEALY (1981).

18.3.2.1 Kiefergelenksveränderungen
Luxationen □ Besonders beidseitig selten. Subluxationen treten aber relativ häufig nach Kieferfrakturen auf.

Tab. 18.3. Kaustörungen, Lähmungen, Kiefersperre

Lokale Ursachen	Systemische und neuromuskuläre Ursachen
Angeborene oder erworbene Malokklusion (Kiefer- oder Zahnanomalien)	*Trigeminuslähmung*
Kieferfrakturen	Traumatisch
Frakturen des Proc. coronoideus oder condyloideus	Idiopathisch
Luxationen des Kiefergelenkes	Tollwut, Staupe
Arthritis des Kiefergelenkes	Botulismus, Toxoplasmose
Dysplasie der Kiefergelenke (Unvermögen, Maul zu schließen)	Aujeszkysche Krankheit (Bulbärparalyse)
Zwischen Zähne eingeklemmte Fremdkörper	*Kiefersperre* (Trismus)
Perforierende Fremdkörper	Tetanus
Tumoren am Gaumendach	Myositis eosinophilica
Tumoren des Processus coronoideus oder Tumoren im Kiefergelenkbereich	Fokale chronische Myositis
Kraniomandibuläre Osteopathie	Atrophie der Kaumuskulatur
	Abszesse der Kaumuskulatur
	Trauma, Narbenbildung

Symptome □ Schmerzen bei der passiven Bewegung, Malokklusion der Zähne, Unvermögen, das Maul zu schließen oder festes Futter zu fassen, und Speicheln.

Diagnosesicherung □ Röntgen.

Behandlung □ Runden Holzstab weitmöglichst quer in den Fang schieben, Ober- und Unterkiefer zusammendrücken, um Gelenksspalte zu öffnen, dann Druck von vorn auf das Kinn, damit Gelenk einschnappen kann. Falls Reposition schwierig ist, können Umgebung des Gelenkes mit Hyaluronidase (Kinetin®) und Lokalanästhetika ohne Sperrkörper infiltriert werden (Niemand, 1984).

Kiefergelenksdysplasie

Nach weitem Öffnen (Gähnen) kann der Hund Kiefer nicht mehr schließen. Es handelt sich überwiegend um eine angeborene Abflachung der Fossa mandibularis und eine vermehrte Schrägstellung der Achse des Processus condyloideus, welche zu einer Lockerung des Gelenkes und zur vermehrten seitlichen Beweglichkeit Anlaß geben. Bei maximaler Öffnung des Maules verklemmt sich der Processus coronoideus lateral des Arcus zygomaticus, so daß das Maul nicht mehr geschlossen werden kann. Der verlagerte Processus coronoideus ist lateral vom Arcus zygomaticus spürbar.

Behandlung □ Operativ kranioventrale Teile des Arcus zygomaticus oder dorsale Teile des Processus coronoideus abtragen (Schebitz & Brass, 1984).

Kiefergelenksarthritis

Man soll versuchen, zwischen infektiösen und degenerativen Arthritiden zu unterscheiden. Die Symptome sind ähnlich (vorsichtiges Kauen, Fallenlassen von Futterstücken, eingeschränkte Beweglichkeit und Kaumuskelinaktivitätsatrophie). Infektiöse Arthritiden können mit Fieber, Leukozytose, Monozytose und lokalen osteolytischen Veränderungen auf dem Röntgenbild einhergehen. Mögliche Ursachen sind eine tiefe schwere Pharyngitis oder Fremdkörper, die vom Rachenraum her in Richtung des Gelenkes eingestochen haben. Degenerative Arthritiden sind die Folge von Traumata, Dysplasien und Meniskusläsionen. Das Kiefergelenk kann bei rheumatoiden Gelenkserkrankungen mitbetroffen sein.

In fortgeschrittenen Fällen kann es zur Ankylose des Kiefergelenks kommen. Nach Niemand (1984) gibt es bei Münsterländern eine hereditäre Form der Kiefergelenkankylose.

Prognose □ Sie ist immer vorsichtig zu stellen, v. a. bei infektiösen und chronischen Arthritiden.

Behandlung □ Sie richtet sich nach der vermuteten Ursache. Sie umfaßt diätetische Maßnahmen wie weiches Futter und lokale Wärmeapplikation, dazu Aspirin, Glukokortikoide oder nichtsteroide entzündungshemmende Mittel über 1–2 Wochen. Bei infektiöser Arthritis Antibiotika in hohen Dosen verabreichen. Als Ultima ratio bei Ankylose könnte die Resektion des Proc. condyloideus ins Auge gefaßt werden.

18.3.2.2 Myopathien, Myositiden der Kaumuskulatur

Erkrankungen der Kaumuskulatur sind wegen der damit verbundenen Störung der Nahrungsaufnahme und den nachfolgenden Muskelverkürzungen besonders verhängnisvoll. Unter dem Namen **Myositis eosinophilica** ist eine idiopathische rezidivierende Kaumuskelentzündung, die vorwiegend beim Deutschen Schäferhund auftritt, bekannt geworden. Es ist unklar, ob die Bluteosinophilie eine Abtrennung der **Schäferhunde-Myositis** von den anderen, bei großen Hunderassen auftretenden Kopfmuskelmyositiden rechtfertigt. Sicher muß jedoch die **chronische Kopfmuskelmyositis,** die bei vielen Rassen und allen Altersstufen vorkommt, von der akuten eosinophilen Myositis abgetrennt werden.

Symptome ☐ Sie sind unterschiedlich, je nachdem, ob es sich um einen frischen oder rezidivierenden Fall von **eosinophiler Myositis** handelt. In akuten Fällen sind die Kopfmuskeln symmetrisch geschwollen und schmerzhaft und die Nickhaut fällt vor *(Abb. 13.4)*. Fieber kann vorhanden sein. Die Hunde wollen nicht fressen und der Kiefer hängt etwas herab. Passive Bewegung des Unterkiefers ist schmerzhaft. Die Erkrankungen rezidivieren in Abständen von mehreren Wochen bis Monaten. Mit zunehmender Zahl der Rezidive wird die Kieferbeweglichkeit immer mehr eingeschränkt und es bildet sich ein zunehmender symmetrischer Muskelschwund aus.

Bei der **fokalen chronischen Myositis** fehlen akute Schübe. Die hervorstechenden Merkmale sind: 1. eine langsam progrediente, nicht schmerzhafte Muskelatrophie, die oft lange Zeit vom Besitzer nicht bemerkt wird, 2. eine symmetrische oder asymmetrische Verteilung des Muskelschwundes, 3. progrediente Kiefersperre. Charakteristische Laborveränderungen fehlen.

Laborbefund ☐ Bluteosinophilie kann, muß aber bei eosinophiler Myositis nicht vorkommen, und ist nicht diagnostisch. Die Serum-Muskelenzyme (CPK) sind erhöht.

Diagnosesicherung ☐ Beide Myopathien können anhand einer Muskelbiopsie bestätigt und auseinandergehalten werden. Ein Röntgenbild, das weder knöcherne noch Gelenkveränderungen zeigt, unterstützt die Diagnose Myopathie. Die Elektromyographie kann in Zweifelsfällen ebenfalls zur Diagnosesicherung herangezogen werden. Die Langzeitprognose ist bei beiden Myopathien zweifelhaft bis ungünstig.

Differentialdiagnose ☐ Traumata, Inaktivitätsatrophie, Narbenbildung, Polymyositiden, Neuropathien, Neoplasmen.

Behandlung ☐ Da eine Immunstörung vermutet wird, werden v. a. Glukokortikoide empfohlen. Initialdosis von Prednisolon 2–4 mg/kg/d; nach Besserung 0,5–1 mg/kg jeden 2. Tag und Ausschleichen nach Verschwinden der Symptome. Hunde mit akuter Myositis sprechen meist sofort an. Dauererfolge sind aber selten. Bei Fällen mit Kie-

fersperre infolge Muskelfibrosierung wurde versucht, die Kaumuskeln in Narkose durchzureißen oder durchzutrennen. Obgleich solche Tiere vorübergehend wieder weiches Futter aufnehmen können, folgt bald danach eine erneute narbige Kontraktur. Vitamin-E-Therapie ist von zweifelhaftem Wert.

18.3.3   Lippenveränderungen, Lippenentzündungen, Mundschleimhautläsionen, Stomatitis, Gingivitis, Zungenveränderungen

Lippen und Mundschleimhaut sind dauernd mechanischen, thermischen und chemischen Reizen ausgesetzt, was zu häufigen Läsionen Anlaß gibt. Die ausgezeichnete Regenerationsfähigkeit und Abwehrfunktion von Haut und Schleimhaut wird durch systemische Erkrankungen wie Urämie, Diabetes, Mangelkrankheiten und Schwermetallvergiftungen, v. a. Thallium, stark herabgesetzt. Systemische Infektionskrankheiten, metabolische Störungen, Autoimmunkrankheiten (Pemphigus) und Geschwülste, welche die Schleimhauterneuerung stören, begünstigen deshalb lokale bakterielle Infektionen. Wegen der Häufigkeit von symptomatischen und multifaktoriell bedingten Mundschleimhautläsionen ist eine sorgfältige Allgemeinuntersuchung zur Eruierung von Grundkrankheiten in den meisten Fällen angezeigt.

Die normale Mundflora ist außerordentlich artenreich und umfaßt sowohl aerobe wie auch anaerobe Keime. Viele dieser saprophytischen Keime können bei sich bietender Gelegenheit pathogen werden. Auch Hefen und Kandiaarten kommen regelmäßig vor (Kap. 10.21).

Die Mundhöhle (besonders die Zunge) hat auch die Funktion eines Kühlers mittels evaporativer Wärmeabgabe beim Hecheln. Dieser Mechanismus ist entscheidend zur Vermeidung von Wärmestauungen im Gehirn bei hoher Umgebungstemperatur.

Angeborene oder traumatische Defekte
Lippenspaltenbildung (Cheilosis superior) kann angeboren und mit Gaumen- oder Kieferspalten vergesellschaftet sein (weitere Information s. unter Gaumenspalten). Kongenitale Lippenverkleinerung kommt bei Schnauzern, Lippenkontraktion bei Irish Settern (selten) vor.

18.3.3.1 Lippenläsionen (Cheilitis)
Rhagaden, Pusteln, Follikulitis, erosive und krustöse Veränderungen sind an den mukokutanen Übergängen gelegentlich anzutreffen. Es kommen

infizierte Verletzungen durch Futter oder Pflanzenbestandteile, Futtergeschirre, Knoten infolge Haarfollikelinfektionen oder kleine Abszesse (Staphylokokken- oder Streptokokkeninfektionen) und selten auch Allergien vor. Rötungen gefolgt von krustösen Veränderungen an Mund- und Lidwinkel können durch Thalliumvergiftung hervorgerufen werden. Pemphigus vulgaris, diskoider Lupus erythematodes und bullöses Pemphigoid verursachen ebenfalls Lippenveränderungen (Kap. 11.6).

Lefzenekzem, Hautfaltendermatitis am Unterkiefer (Eckzahngegend) (Kap. 11.2).

Behandlung □ Grundleiden behandeln; unspezifische Veränderungen werden mit antibiotischen Salben, evtl. mit Glukokortikoidzusatz angegangen.

18.3.3.2 Stomatitis (Mundhöhlenentzündungen), Gingivitis (Zahnfleischentzündung)

Man unterscheidet 3 Hauptformen:
▷ Stomatitis und Gingivitis simplex und rezidivierende Stomatitis ulcerosa;
▷ ulzeramembranöse Stomatitis;
▷ die sekundären (symptomatischen), durch systemische Krankheiten bedingten Stomatitiden.

Stomatitis simplex (katarrhalis)

Schwellung und Rötung der Schleimhaut mit Neigung zu Blutungen. Unspezifische Stomatitiden können die Folge von Verbrennungen, Verätzungen, lokalen Infektionen oder Verletzungen sein. Am häufigsten sind jedoch Zahnfleischentzündungen. Die Abtrennung der sekundären Stomatitiden von den primären Formen ist vor allem im Hinblick auf die anders gelagerte Behandlung von Bedeutung (Behandlung: s. Gingivitis).

Fremdkörper wie Holz, Knochen, Gräten, in Zungengrund oder Backen eingestochene Nadeln mit oder ohne Faden rufen Verletzungen, Speicheln, Schmerz, geöffneten Mund, Reiben des Mundes mit den Vorderpfoten, lokale Entzündungen und pyogene Granulome hervor. Es ist wichtig, die Mundhöhle genau zu inspizieren, um zu vermeiden, daß Fremdkörper oder Zahnanomalien übersehen werden. Offene Stellen und Schwellungen in der Nähe des Zungenbändchens können durch Fadenschleifen, die sich um die Zunge gelegt und ins Gewebe eingeschnitten haben, bedingt sein *(Abb. 18.2)*. Abgeschluckte Schnüre, Fäden oder Fischleinen können durch Schleifen, Nadeln oder Haken in der Mundhöhle festgehalten werden. Der restliche Faden gelangt manchmal via Magen in den Darm, der sich auf derartige Fäden aufreihen und durchgeschnitten

werden kann (Kap. 18.7.2).

Behandlung □ Fremdkörper entfernen, Antibiotika geben, Mundspülungen machen.

Gingivitis

Häufigste unspezifische Stomatitis, die akute katarrhalische bis chronische eitrig-nekrotisierende Formen umfaßt. Ursächlich spielen eine Rolle: Zahnstein, unangepaßte Fütterung (nichts zum Kauen und mangelnde Selbstreinigung der Zähne), Dysbakterien und eine zum Teil rassebedingte vermehrte Anfälligkeit für Gingivitis (besonders kleine Rassen, Zwergpudel, Pekinesen). Gingivitis tritt auch in Abwesenheit von Zahnstein auf, aber durch die im Zahnstein vorkommenden Bakterienkulturen wird die Entzündung begünstigt und unterhalten. Gingivitis und Zahnsteinbildung einschließlich der sich daraus ergebenden Komplikationen werden durch die Plaqueakkumulation (Bakterienrasen) auf den Zahnoberflächen hervorgerufen. Plaques und Gingivitis führen zur Bildung von Zahnfleischtaschen, in denen sich Speisereste ansammeln und Bakterien besonders günstige Vermehrungsbedingungen vorfinden.

Die Entzündungsprozesse haben die Tendenz, in Richtung Zahnwurzel vorzudringen. Es kommt zu Periodontitis (Parodontitis), Zahnfleischschwund infolge verminderter Schleimhautregeneration, zur Resorption des Kieferknochens und schließlich zur Freilegung der Zahnwurzel. Periodontitis und Knochenschwund führen zu Zahnlockerung, Alveolarperiostitis, Zahnwurzelabszessen, Fisteln und Verlust der Zähne. Malokklusionen können diesen Prozeß noch beschleunigen. Wo Backenschleimhaut und Zunge den Reiß- oder Eckzähnen aufliegen, kann es zu Erosionen bis zu tiefreichenden Defekten (Stomatitis ulcerosa) kommen.

Stomatitis ulcerosa

Die durch die Gingivitis hervorgerufenen *Symptome* sind zunächst gering. Zuerst ist nur ein geröteter Saum sichtbar, später breitet sich die Rötung auf die Umgebung aus. Selbst schwere Veränderungen werden vom Hundebesitzer oft lange nicht bemerkt. Als erstes fällt ihm vielleicht der üble Mundgeruch auf. Bei schwerer Periodontitis, Zahnsteinbefall und Stomatitis ulcerosa können Tiere das Futter verweigern, eitrigen Speichelfluß zeigen, und sie wollen sich das Maul nicht öffnen lassen.

Prognose □ Abhängig von Schweregrad der Stomatitis, Ursache, Hunderasse und Kooperation von Besitzer und Patient.

Behandlung □ Die beste Maßnahme ist eine systematische Mundhygiene mit regelmäßiger Gebißreinigung durch die Besitzer analog dem Zähne- putzen beim Menschen. Diese Maßnahme ist je- doch problematisch, außer wenn der Junghund bereits daran gewöhnt wurde (Zetner, 1983). Die gründliche Gebiß-Sanierung und Entfernung von Zahnstein durch den Tierarzt (unter Antibiotika- schutz, z. B. Penicillin, Spiramycin durchführen) hat nur einen kurzdauernden therapeutischen Ef- fekt, muß also durch Maßnahmen des Besitzers ergänzt werden, wie Maulspülungen mit H_2O_2- (1 Eßlöffel pro Tasse), Putzen mit Hundezahnpasta, Kamillosan®-, Natriumbikarbonat- oder Kochsalz- lösungen. Auch Antibiotikalösungen oder Ad- stringentien wie Tct. Ratanhiae mit Myrrhentink- tur aa, Argentum nitric.-Lösung 1 % oder Alumi- niumchlorat sind verwendbar. Die Verwendung von Zahnpasten oder Mundwasser für Menschen lassen sich die meisten Hunde nicht gefallen.

Durch Futterumstellung von Naß- auf pelletier- tes Trockenfutter, durch Benagen von größeren Knochen mit Geweberesten oder Kollagensticks (Büffelhautknochen) (Zetner, 1983) läßt sich ein gewisser prophylaktischer Zahnreinigungseffekt erzielen. Vitaminpräparate (A, B-Komplex) sollen günstig wirken. In fortgeschrittenen schweren Fäl- len muß Gingivektomie und eine Zahnsanierung (Entfernung der gelockerten Zähne) vorgenom- men werden. Zur Vermeidung der damit verbun- denen Bakteriämien soll Procainpenicillin prophy- laktisch verabreicht werden. Zur Nachbehandlung eignen sich oral verabreichbare Penicilline oder Spiramycin-Metronidazol-Kombinationspräparate (Suanatem®). Geringe Dosen von Glukokortikoi- den können das Ansprechen auf die Behandlung beschleunigen. Bei Rezidiven und Nichtanspre- chen auf die Therapie sollen rassebedingte Prädis- positionen (Zwergpudel) und durch Primärkrank- heiten bedingte sekundäre Gingivitiden in Be- tracht gezogen werden. Bei prädisponierten Ras- sen müssen gelegentlich alle Zähne außer den Ca- nini gezogen werden.

Gingivahyperplasie

Kommt bevorzugt bei Boxern, Doggen, Dober- manns, Pinschern und Collies vor, begünstigt Bak- terienansiedlung und Periodontitis ebenfalls. Da- mit können sich dieselben Folgen wie beim fortge- schrittenen Zahnsteinbefall einstellen.

Behandlung □ Gingivektomie, Zahnsanierung.

Ulzeramembranöse Stomatitis, Plaut-Vincentsche Stomatitis, Noma, gangränös-diphtheroide Stomatitis (trench mouth)

Sie kann alle Stadien von der Rötung bis zu diph- theroid-nekrotischen Veränderungen durchlaufen. Letztere Form wird als Noma oder Wangenbrand bezeichnet und greift auch auf Gingiva und Zahn-

fleisch über. Die Symptome sind Schmerz, Futter- verweigerung, Speicheln (trüber, zäher, u. U. blu- tiger Speichel) und übler Mundgeruch. Ulzera, die teilweise von grauem, abgestorbenem Gewebe be- deckt sind, hinterlassen blutende Stellen oder den bloßen Kieferknochen bei der Entfernung der Be- läge.

Ursächlich sind Infektionen mit Spirochätenar- ten und fusiformen Bakterien beteiligt. Man ver- mutet, daß Abwehrschwäche, Vitamin-B-Mangel und Glukokortikoide (hohe Dosen) begünstigend wirken können. Aktinomycesarten spielen beim Hund kaum eine Rolle. Kandidiasis: Kap. 10.21.

Behandlung □ Sie muß mit hohen parenteralen Dosen Penicillin oder Spiramycin (Selectomycin®, Rovamycin®) 30–40 mg/kg, Metronidazol (Fla- gyl®) 15–25 mg/kg 2 × täglich oder Suanatem® wegen der beteiligten anaeroben Bakterien einge- leitet werden. Unter Sedation oder Narkose wer- den Zahnsteinbeläge entfernt und Zähne und Schleimhaut saniert. Zur Säuberung wird 3%ige H_2O_2-Lösung verwendet (auch Kaliumpermanga- natlösungen geeignet). Einreiben von Haftsalben wie Volon®-A-Haftsalbe wirkt günstig. Nachbe- handlung mit Spiramycin-Metronidazol-Präpara- ten (Suanatem®), Vitamin-B-Komplex und H_2O_2- Spülungen.

18.3.3.3 Sekundäre Stomatitiden verschiedenen Schweregrades

Diese treten auf bei *Urämie* (Ammoniakfreiset- zung durch Speichelbakterien, verminderte Durch- blutung und Gewebeerneuerung). Es bestehen zu- sätzlich Polydipsie, Austrocknung, Allgemeinstö- rungen und ammoniakalischer Mundgeruch. Ur- ämie bei Leptospirose kann zu schwerer akuter Ulzerabildung und evtl. Zungenspitzennekrose führen. Blutharnstoffbestimmung ergibt stark er- höhte Werte.

Diabetes bewirkt selbst keine Mundveränderun- gen, jedoch verlaufen Stomatitiden und Periodon- titis bei Diabetikern schwerer und heilen schlech- ter als bei normalen Tieren.

Behandlungsgrundsätze □ Sie muß sich einerseits gegen die Grundkrankheit richten und anderseits die lokalen Veränderungen mit den in den voran- gehenden Abschnitten genannten Medikamenten behandeln. Es ist von Radikalmaßnahmen wie Zahnextraktionen abzusehen.

Immunsystemerkrankungen (Kap. 8) und Gerinnungsstörungen (Kap. 16.8)

Sie können einerseits Infektionen wie Pilzinfektio- nen (Candidiasis) begünstigen und anderseits zu petechialen Blutungen Anlaß geben. Nasale Aspergillose kann auf die Mundhöhle übergreifen.

Bei grauen Collies mit Stomatitis ist an die zyklische Neutropenie zu denken (Kap. 17.1).

Vitaminmängel

Insbesondere Niacinmangel (Antipellagra Vitamin) ist bei heutiger Fütterung nicht zu erwarten. Bei kranken Hunden, die einseitig gefüttert werden oder an Malabsorption leiden, könnten sich subklinische Mängel einstellen.

Vergiftungen

V. a. solche mit Thallium und Blei, können Erosionen und Ulzera hervorrufen. Auch Hauspflanzen wie Dieffenbachia können, wenn sie benagt werden, zu Stomatitis führen.

Autoimmunerkrankungen

Sie können durch Immundepression Infektionen begünstigen oder zu Bläschenbildung, Erosionen und Ulzera führen. Von besonderer Bedeutung sind Pemphigus vulgaris und bullöses Pemphigoid (Kap. 11.6).

18.3.3.4 Glossitis, Zungenentzündung

Viele Fälle von Stomatitis sind mit Glossitis vergesellschaftet. Glossitis entsteht oft durch Verätzungen oder Verbrennung. Bei schwerer Glossitis kommt es zur kompletten Anorexie und zur Unfähigkeit, Wasser zu lappen. Dies kann Hunde dazu veranlassen, ihre Schnauze ins Wasser einzutauchen und Wasser zu schlürfen oder wie ein Vogel zu trinken (d. h. Schnauze eintauchen und dann Kopf heben und Wasser nach hinten laufen lassen). Nichttraumatische Zungenspitzennekrosen finden sich bei Urämie, Pankreatitis und Leptospirose.

Behandlung □ Siehe Stomatitis. Püriertes Futter und Fleischkugeln sollen auf einer erhöhten Plattform angeboten oder direkt in Rachen eingegeben werden.

Zungenverletzungen

Diese werden durch Belecken von scharfen oder rauhen Gegenständen, durch Zahnanomalien, Fremdkörper (auch solche zwischen den Zähnen), Kaustika, Verbrennungen oder bei Welpen durch Hineinbeißen in elektrische Kabel verursacht. Frische, tiefe Verletzungen sollen mit resorbierbarem Nahtmaterial genäht werden. Andere Wunden müssen gesäubert werden, dann läßt man sie granulieren. Antibiotika geben.

Zungenschwellung

Sie kann durch tiefliegende Entzündungen, Fremdkörper im Frenulumbereich oder am Zungengrund, Abschnürung des apikalen Bereiches (Abb. 18.1) durch Gummibänder, Knorpelspangen, Schnur- oder Fadenschlingen um Zunge her-

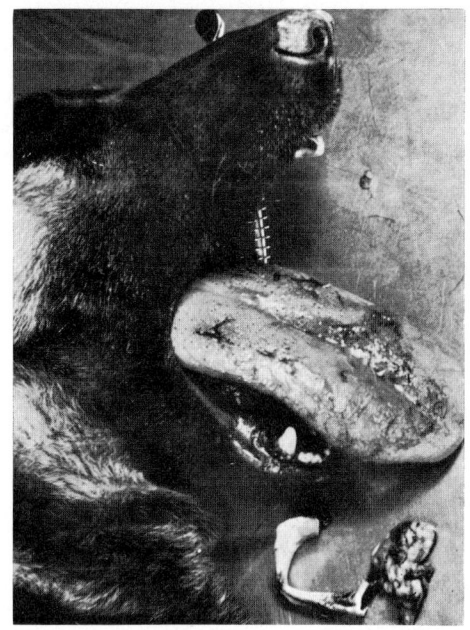

Abb. 18.1. Zungenschwellung infolge Strangulation durch den daneben liegenden aufgeschnittenen Kehlkopfring (Pfeile)

um (Abb. 18.2), Neoplasmen, Abszesse, Thrombosen oder Nekrosen am Zungengrund hervorgerufen werden. Schwellungen können beim oberflächlichen Hinsehen wie Ranulas aussehen. Nadeln und andere schattengebende Fremdkörper lassen sich röntgenologisch nachweisen (cave: Fremdkörper ändert Lage mit Bewegung der Zunge!). Nichtschattengebende Fremdkörper muß man in Narkose zu ertasten versuchen. Zur Entfernung von spitzen Fremdkörpern wird die Zunge an der ungefähren Lage des Fremdkörpers gefaltet

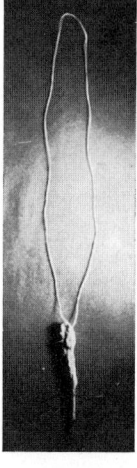

Abb. 18.2. Schlaufenende lag um Zungenbändchen, zusammengeknotetes Ende im Ösophagus

und von der einen Seite mit dem Fingernagel oder einem stumpfen Instrument fest auf Zungenoberfläche gedrückt. Dadurch erreicht man, daß der Fremdkörper durch die Zungenoberfläche sticht und von einer Hilfsperson mit einer geeigneten Klemme gefaßt und herausgezogen werden kann. Schnitte in die Zunge sollte man zur Vermeidung starker Blutungen unterlassen.

Differentialdiagnose □ Zungenverkalkungen bei Junghunden (Calcinosis circumscripta). Auf Röntgenbild weiße Herde in der Zunge sichtbar (selten).

18.3.3.5 Zungenlähmungen (Hypoglossuslähmungen, Gehirnnerv XII)

Diese sind bei Hunden selten und können ein- oder beidseitig auftreten. Die betroffenen Hunde vermögen bei beidseitiger Lähmung kein Wasser mehr zu lappen und haben Schwierigkeiten, Futter aufzunehmen, dieses im Mund zu behalten und an den Zungengrund zu befördern. Das Futter fällt aus dem Mund heraus. Beim Trinken wird die Schnauze bis zu den Lippenwinkeln ins Wasserbecken eingetaucht und Wasser geschlürft. Die Zunge kann auch nicht mehr gezielt vorgeführt werden, z. B. zum Reinigen der Schnauze (Schnauze verschmiert). Alle gezielten und komplexen Bewegungen sind gestört. Die Zunge kann teilweise vorfallen. Bei intakter Funktion der Zungenhilfsmuskeln kann sie aber von den letzteren aktiv zurückgezogen werden. Je nach Ursache kommt es zur raschen oder allmählichen Atrophie der Zungenmuskulatur. Bei einseitiger Lähmung wird die Zunge beim Vorführen nach der gelähmten, evtl. atrophierten Seite hin abgekrümmt. Abgrenzung von oropharyngealen Schluckstörungen erfolgt, indem man Futter oder Flüssigkeit an den Zungengrund deponiert. Dieses Material soll prompt und ohne Störung abgeschluckt werden.

Ursachen □ Unfälle, Beißereien, Schädelfrakturen und Läsionen der Medulla oblongata (Infektionskrankheiten, Neoplasmen, Entzündungen). Zungenlähmung soll abgegrenzt werden vom Unvermögen, Zunge ins Maul zurückzuziehen bei Zungenbeinfrakturen, Schwellungen oder Hämatomen am Zungengrund. Das seitliche Heraushängen der Zunge nach Extraktion aller Zähne einer Unterkieferseite bei älteren Hunden darf nicht mit einer Lähmung verwechselt werden.

Prognose □ Unsicher, hängt von Ursachen ab.

Behandlung □ Entzündungshemmende Mittel versuchen (Glukokortikoide oder nicht-steroide Entzündungshemmer). Fütterung z. B. mit Fleischkugeln von einer erhöhten Plattform, damit

Futter nicht dauernd wieder aus dem Mund fällt. Eventuell muß man vorübergehend Flüssigkeiten bei angehobenem Kopf mit einer Spritze in die Backentaschen eingeben. Die Hunde lernen aber meist rasch kompensatorische Bewegungen, wie den Kopf nach oben zu werfen, um die Bissen in den Rachen zu befördern.

18.3.4   Zahnerkrankungen

18.3.4.1 Gebißanomalien

Zahnbehandlungen erfordern geeignete Spezialinstrumente, Füllmaterialien und Medikamente, die der Spezialliteratur (z. B. Eisenmenger & Zetner, 1982; Harvey, 1985) zu entnehmen sind. Nachfolgend eine Auswahl von Zahninstrumenten: Maulspreizer *(Abb. 1.25)*, Extraktionszangen, Wurzelzange, Wurzelheber (Beinscher Hebel, *Abb. 1.12*), Hohlmeißel, Hammer, meißelförmige und hakenförmige Zahnsteinentferner (Scaler), Ultraschallgerät zur Zahnsteinentfernung, Gingivektomieinstrumente. Vorwiegend zur *konservierenden Zahnbehandlung* benötigt werden: Zahnbohrmaschine, Bohrer, Diamantscheibe (zum Durchschneiden von P_4 oder M_1, um jede Wurzel separat ziehen zu können), Winkelpinzette, Heidemann-Spatel, Löffel, Exkavator, Nervexstirpationsnadeln, Lentulospirale, Wattenadeln, Sonden, Handgebläse.

Zahnwechsel

Der Verlust der Milchzähne und Durchbruch der bleibenden Zähne erfolgt im Alter von 5 bis 7 Monaten und verursacht meistens keine Allgemeinsymptome. Es scheint aber, daß ungeimpfte Hunde in diesem Alter besonders empfänglich sein können für Infektionen aller Art. In seltenen Fällen kann ein Milchzahn hängenbleiben oder sich verkeilen und zu Freßbehinderung und Speicheln führen.

Scheinbare Polyodontie, Hyperdentitio (überzählige Zähne)

Es handelt sich meistens um persistierende Milchzähne, deren Wurzel durch den Druck des nachfolgenden Ersatzzahnes nicht resorbiert und aus der Alveole herausgeschoben wurde. In den meisten Fällen gleitet der Ersatzzahn am Milchzahn vorbei. Hunde von Klein- und Zwergrassen können gehäuft multiple Milchzahnpersistenz zeigen. Die retinierten Canini des Oberkiefers *(Abb. 18.3)*, seltener des Unterkiefers, können Stellungsanomalien verursachen und sollten bei Fehlstellungen rechtzeitig gezogen werden. Leitungsanästhesie genügt in den meisten Fällen (am Foramen infraorbitale bzw. Foramen mentale). Da Milchzähne leicht abbrechen, wenn sie mit der Zange gefaßt werden, sollte man die Zähne vorher mit dem Beinschen Hebel lockern *(Abb. 18.4)*. Kleine Wurzelreste

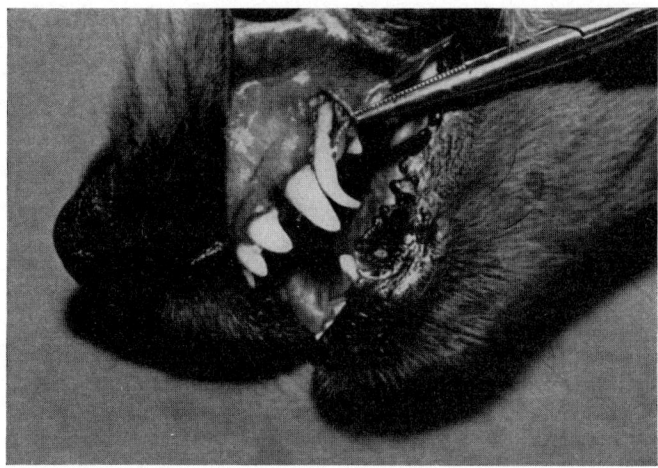

Abb. 18.3. Persistierender Caninus im linken Oberkiefer eines Hundes. Die lange Wurzel ist zur Extraktion freigelegt (JOEST)

werden reaktionslos resorbiert.

Echte Polyodentie

Sie entsteht infolge Spaltung oder doppelter Zahnkeimanlage und ist selten. Überzählige Zähne können auch impaktiert oder heterotop sein, d. h. sie sind nicht sichtbar. Falls Störungen eintreten, müssen überzählige Zähne gezogen werden.

Oligodentie, angeborene Zahnlücken

Obligate Milch- oder bleibende Zähne werden nicht angelegt. Vor allem betroffen sind P_1 im Ober- und/oder Unterkiefer sowie der untere M_3. Wegen der Bedeutung, die dem vererblichen Fehlen von Zahnanlagen von einigen Rasseclubs bei-

gemessen wird, kommt der Tierarzt gelegentlich in die Lage, ein Attest abgeben zu müssen, daß es sich um einen erworbenen Zahnverlust oder eine Zahnretention oder verzögerten Durchbruch und nicht um eine Oligodentie handelt. Man soll sich dazu auf eine Röntgenaufnahme stützen, welche das Vorhandensein der Zahnanlage oder von Wurzelresten dokumentiert. Bei einem ausgefallenen Zahn ist die leere Alveole mit Sicherheit nur bis zur 4. Woche nach dem Zahnverlust erkennbar (EISENMENGER & ZETNER, 1982). *Cave:* Zahnanlagenverlust ist nicht immer erblich, und Verkürzungen des Kiefers führen eher zu Lageveränderungen der Zähne als zur Oligodentie!

Zahnretention, impaktierter Zahn, Pseudo-oligodentie

Trotz vorhandener Anlage bricht Zahn nicht durch. Nachweis durch Röntgenaufnahme.

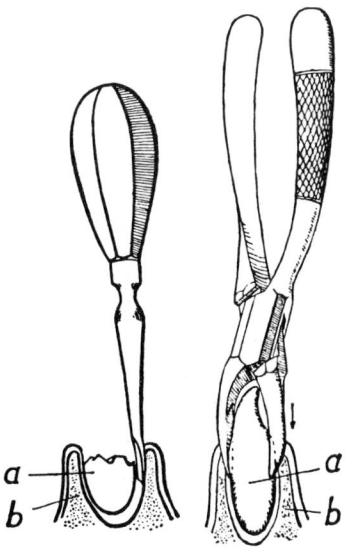

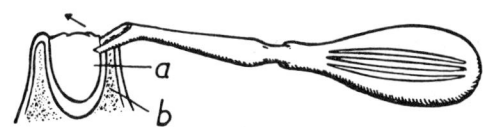

Abb. 18.4. Links: Zahnextraktion eines Wurzelrestes = *a* mit BEINSchem Hebel; *b* = Alveolenwand (BERGE/WESTHUES). *Mitte:* Zahnextraktion mit Wurzelzange (BERGE/WESTHUES). Vor dem Herausziehen zuerst lockern (rotierende Bewegung mit Druck ins Zahnfach). *Rechts:* Zahnextraktion eines Wurzelrestes = *a* mit Geißfuß. Der Pfeil zeigt Kraftrichtung an; *b* = Alveolarwand (BERGE/WESTHUES)

Behandlung □ Massieren der Gingiva über dem Zahn oder Durchschneiden der Gingiva und Kauterisieren des Wundrandes.

Anomalien der Zahnstellung
Diese sind oft genetisch bedingt und i. d. R. mit Verkürzung, Verengung oder sonstiger Formabweichung der Kiefer verbunden.

Vorbeißer, Brachygnathia superior (Mesialbiß, undershot jaw)
Unterkiefer ist gegenüber dem Oberkiefer (Mikrognathie) zu lang. Meistens ist die Molarenrelation normal, nur die Canini und Incisivi des Unterkiefers stehen zu weit vorn. Vorbeißer sind rassenkonform bei vielen brachyzephalen Hunderassen, jedoch unerwünscht bei dolichozephalen Rassen. Durch die Malokklusion können die Incisivi des Oberkiefers die Gingiva des Unterkiefers verletzen.

Behandlung □ I. d. R. nicht nötig; evtl. käme Kieferverkürzung in Frage, um Verletzungen zu verhindern.

Prognathie, Brachygnathia inferior (Hinterbeißer, Distalbiß, overshot jaw)
Unterkiefer ist kürzer als Oberkiefer (Mikrogenie). Am häufigsten bei dolichozephalen Hunden mit spitzen Schnauzen (Dackel, Collie, Whippet). Kann bei Junghunden (Ausnahme: Dackel) auswachsen.

Zangengebiß
Bißflächen der Schneideflächen liegen aufeinander, statt daß die Incisivi des Unterkiefers der Lingualfläche der oberen Schneidezähne anliegen (Scherengebiß).

Kulissengebiß
Schneidezähne stehen nicht aufgereiht in einem Bogen, sondern vor- und hintereinander angeordnet.

Caninus-Engstand
Canini, zumeist im Unterkiefer, stehen zu eng beieinander und verletzen Weichteile im Gegenkiefer.

Behandlung □ Orthodontisches Verfahren für Caninus-Engstand erfolgt im Alter von 7 bis 10 Monaten, indem eine Vollgehäusedehnschraube (Forestadent-Schrauben) mit selbstsperrendem Gewinde mit Composit-Kunststoff (Adaptic®) satt sitzend zwischen die Canini eingeklebt wird. Der Schmelz wird vor dem Auftragen des Adaptic® mit Phosphorsäure (Ätzgelee) angeätzt, abgespült und getrocknet. Der Besitzer wird angewiesen, die Schraube wöchentlich eine Umdrehung weiter zu

drehen. Die Dehnschraube muß nach Erreichen der gewünschten Endstellung noch 4 Wochen belassen werden (Korrekturdauer 2 bis 4 Monate). Abnahme der Regulierschraube durch Abfräsen des Kunststoffes. Gingivitis unter der Regulierschraube heilt spontan.

Orthodontie der Schneidezähne
Siehe Eisenmenger & Zetner (1982).

18.3.4.2 Zahnschmelzveränderungen Farbabweichungen
Bei unveränderter Oberfläche: Gelbfärbung des Zahnschmelzes, falls Tetrazykline während Zahnentwicklung an Welpen oder tragende Hündin verabreicht wurden. Rosa- bis Rotfärbung, später schmutziggrau bei Pulpitis mit Pulpanekrose. Ursache ist Bluteintritt in Dentinkanälchen, gefolgt von Blutabbau. Pflanzenpigmente (Karotten, Obst) können gelbbraune bis schwarze, nicht entfernbare Zahnpigmentierung hervorrufen.

Schmelzhypoplasien, Schmelzdefekte
Sogenannte Staupezähne sind die Folge der Einwirkung irgendeiner Noxe oder schweren Allgemeinerkrankung während der Entwicklung des Schmelzes oder Dentins der permanenten Zähne, d. h. zwischen 4. und 6. Lebensmonat. Erworbene Schmelzdefekte entstehen durch Beißen in Maschendrähte (Käfigbeißer) oder Spielen mit Steinen oder anderen harten Gegenständen und bei Karies.

Behandlung □ Ersatz des Schmelzes durch Füllungen oder Vollkronen (s. Spezialbücher).

18.3.4.3 Zahnstein (Tartar)
Entsteht durch Einlagerung von Mineralien des Speichels in die Plaquebeläge und ist bei mittelaltrigen und alten Hunden, v. a. der Klein- und Zwergrassen, regelmäßig anzutreffen. Zahnstein, der supragingival liegt, fällt durch die braune Verfärbung und Aufrauhung der Zahnoberfläche auf und ist durch Instrumente leicht zu entfernen. Subgingivaler, d. h. in Zahntaschen vorkommender, unsichtbarer Zahnstein irritiert Zahnfleisch, unterhält Bakterienbesiedlung und Entzündung und ist eine der Hauptursachen der Parodontitis, des Freilegens des Alveolarrandes und des Lockerwerdens der Zähne. Zahnstein ist zuerst und besonders oft und reichlich an den Außenflächen der Canini, P_3, P_4 und M_1 des Oberkiefers vorhanden. Zahnstein erzeugt nicht nur Gingivarezession (Zurückweichen von Gingiva und Alveolarrand wurzelwärts), sondern auch sogenannte Abklatschgeschwüre der dem Zahn aufliegenden Wangenschleimhaut.

Behandlung □ Vor umfangreichen Sanierungs-
maßnahmen sollen ein Tag oder mindestens einige
Stunden zuvor Antibiotika zur Verringerung der
intraoperativen hämatogenen Keimverschleppung
verabreicht werden (Penicillin, Spiramycin, Sulfon-
amid-Trimethoprimpräparate). Zur **Entfernung
des Zahnsteins** verwendet man überwiegend einen
Ultraschallapparat *(Abb. 1.10)*. Meißel, Zahn-
steininstrumente (Scalers) und die Wurzelzange
(Abb. 1.31), die sich besonders gut zum Absplit-
tern größerer Beläge eignet, dienen zur manuellen
Zahnsteinentfernung. Besonders sorgfältig soll
man Zahntaschen reinigen und freigelegte Wurzeln mit Häkchen, Compositscheiben und Gummi-
polierer glätten, damit sich weniger rasch neuer
Zahnstein ansetzt. Gingivataschen durch Gingivektomie abtragen. Lockere Zähne müssen gezogen werden (auf Eiteransammlung im Zahnfach ist
zu achten).

Zur Parodontitisbehandlung Einpinselung von
adstringierenden und desinfizierenden Präparaten
wie Hexetidial (Hexoral®, Corsodyl®, Zahn-Gel).
(Weitere Medikamente und prophylaktische Maßnahmen: s. Gingivitis.) In fortgeschrittenen Fällen
müssen Antibiotika für 7 bis 10 Tage gegeben
werden.

18.3.4.4 Zahnhartsubstanzerkrankungen
Zahnkaries (dental caries, dental decay)

Karies ist eine bakteriell (bakterielle Plaque) induzierte Demineralisation der Zahnhartsubstanz,
welche Kronen, Zahnhals und Wurzeln erfassen
kann. Zahnkaries ist beim Hund weniger häufig als
beim Menschen, außer wenn kariogenes Futter
(viel Kohlenhydrate, Zucker, Schokolade) verabreicht wird und eine rassebedingte Prädisposition
besteht (langschädlige Rassen, Foxterrier). Karies
befällt besonders leicht die Beißfläche von M_1
(Abb. 18.5, 18.6), P_4, den Caninushals sowie den
Bereich der Zahntaschen.

Behandlung □ Bei fortgeschrittener Karies und
Lockerung des Zahnes bleibt nur die Zahnextraktion. In den übrigen Fällen kommen Präparation
der Kavität und Füllung in Frage (Details bei
Eisenmenger & Zetner, 1982).

Zahnfrakturen

Können mit oder ohne Pulpaeröffnung einhergehen. Absplitterungen von Schmelz, die scharfe
Defekte hinterlassen, sind häufig. Reicht der Defekt in die Nähe der Pulpa, schimmert diese rosa
durch und kann infiziert werden (Pulpitis). Durch
tiefer reichende Quer- oder Längsfrakturen wird
die Pulpa freigelegt, sie blutet, und es entsteht eine
Pulpitis. Zahnschmerz tritt auf, und falls nichts
unternommen wird, verfärbt sich der betroffene
Zahn allmählich. Bei Reißzahnlängsfrakturen

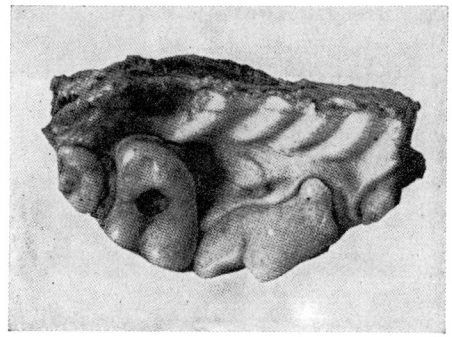

Abb. 18.5. Zentrale Karies im M_1 (Bodingbauer)

erfolgt häufig zugleich eine Eröffnung der Alveole.
Betroffen sind v. a. die Canini und oberen Reißzähne (P_4). Bleiben die Fragmente zusammen,
kann es zunächst schwierig sein, die Fissuren zu
identifizieren.

Behandlung □ Pulpa möglichst am Leben erhalten
durch Pulpaüberkappung; bei jugendlichen Zähnen besonders wichtig. Bei tiefen Absplitterungen
ohne direkte Pulpaeröffnung genügt die Applikation von Dentinversieglern (Hydroxyline®), womit
die Pulpa vor Reizen geschützt wird. Zahnspitzen
sollen vorher geglättet werden. Bei Pulpaeröffnung kann man:

a) nichts unternehmen und abwarten, ob Komplikationen eintreten;
b) Pulpa verschließen;
c) abgebrochene Krone aufbauen;
d) Zahn sofort entfernen, falls Komplikationen
   aufgetreten sind.

Spontanheilung mit oder ohne Pulpaverlust und
Erhaltung des Zahnes sind relativ häufig. Die
Wurzelkanalöffnung ist als brauner Punkt er-
kennbar.

Bei der *konservierenden Behandlung* kommt es
darauf an, ob die Zahnfraktur frisch ist oder ob
eine ältere Fraktur mit infizierter Pulpa vorliegt.
Bei direkter **Pulpaüberkappung** wird nach Blutstillung ein Überkappungsmittel auf die Pulpa gelegt,
anschließend mit Unterfütterungszement beschich-

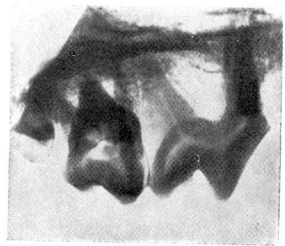

Abb. 18.6. Röntgenaufnahme der Karies im M_1
(Bodingbauer)

tet und mit Composite oder Amalgam verschlossen. Liegt die verletzte Pulpa in der Ebene der Zahnfraktur, so muß zunächst eine **Vitalamputation** vorgenommen werden, d. h. es wird mit Bohrern oder dem Löffelexkavator 3–4 mm Pulpa abgetragen. Durch die nachfolgende Ausweitung des Pulpakanals mit einem Kegelbohrer wird ein Sitz geschaffen für die Retention der Füllung. Dann wird entweder ein provisorischer oder ein permanenter **Pulpaverschluß** vorgenommen, je nachdem, ob mit einer Infektion gerechnet werden muß oder nicht. Für den permanenten Verschluß wird vorerst Pulpa-Reogan® oder -Calxyl® zur Anregung der Sekundärdentinbildung, darüber Harvard-Zement und zuoberst Composite-Füllung (Adaptic®) verwendet.

Anstelle einer Pulpaüberkappung kann bei Fehlen von weniger als einem Drittel des Zahnes mittels eines Klebaufbaues die alte Zahnform wiederhergestellt werden. Falls größere Stücke fehlen, kann ein Stiftaufbau gemacht werden (vgl. humanmedizinische Zahnbehandlungsliteratur).

Vitalexstirpation

Bei einwurzeligen Zähnen mit infizierter Pulpa. Mit einer Nervenexstirpationsnadel wird die ganze Pulpa entfernt und danach der Wurzelkanal sorgfältig mit Diaket® oder N_2® gefüllt, dann erfolgt eine Zementfüllung und darüber Adaptic®. Bei starker Krümmung der Pulpa muß ein Hilfsloch gebohrt werden.

Mortalamputation

Sie wird eingesetzt bei mehrwurzeligen Zähnen, vor allem solchen mit gekrümmten Wurzeln und infizierter Pulpa. Sie erfolgt in zwei Sitzungen. Bei der ersten Sitzung wird die obere Pulpaschicht abgetötet mit eingebrachtem Causticin rot. Der provisorische Verschluß erfolgt mit Zement. Nach 2 Tagen kann die abgestorbene Pulpa abgetrennt werden (Exkavator). Dann wird Wurzelkanal mit Amputationspaste (Putridentes®) gefüllt, darüber kommen zuerst Zement und zuletzt ein Verschluß mit Adaptic®. Beim Persistieren von Bakterien im Wurzelkanal können sich periapikale Granulome, eine Zahnfistel oder Zahnausfall entwickeln. Aus diesem Grunde soll in Zweifelsfällen nach mehreren Wochen eine klinische Kontrolle mit Röntgenaufnahme erfolgen.

Pulpitis

Sie entsteht meistens nach Eröffnung der Pulpa durch Frakturen oder Karies. Die Pulpitis kann weiter zu Gangrän oder Nekrose führen oder abheilen. Bleibt die Infektion bestehen und breitet sie sich über das Foramen apikale auf den Kieferknochen aus, so entwickeln sich im akuten Fall *apikale Paradontitis, Alveolarpyorrhoe* oder *Kieferphlegmonen*, bei chronischem Verlauf entstehen *Zahngranulome*.

18.3.4.5 Erkrankungen der Zahnalveole
Periodontalabszesse

Fremdkörper (Haare, Nahrungsbestandteile), Zahnstein und Infektionen in den Zahnfleischtaschen führen zu einer eitrigen Periodontitis. Der Eiter entweicht gingiwawärts oder es kommt zu seiner Retention und zu Osteomyelitis, Zahnlockerung oder evtl. zur Zahnfistelbildung.

Behandlung □ Parenterale Antibiotika; je nach Verlauf und Zahnzustand Zahnextraktion oder Pulpafüllung (Mortalamputation).

Zahngranulome und Zahnfisteln

Diese sind beim Hund relativ häufig. Es handelt sich um periapikale proliferative Entzündungen, die zu einem fokalen Knochenabbau = *Wurzelspitzengranulom* führen. Der Hund empfindet Zahnschmerzen, zeigt Kaustörungen oder Speicheln, und röntgenologisch lassen sich auf Kieferschrägaufnahmen (zur Vermeidung der Überlagerung der beiden Zahnreihen) in einem Teil der Fälle periapikale Resorptionsherde erkennen *(Abb. 18.7)*. Das Granulom kann lange unbemerkt bestehen bleiben und evtl. abheilen. Durch Resistenzminderung und Kaudruck kann es auch zur Ausbreitung der Infektion auf das periapikale Gewebe, zur Eiteransammlung und Alveolarpyorrhoe kommen. Der Eiter sucht entweder oralen Abfluß über die Zahnalveole oder das Zahnfleisch (bei Druck auf Zahnfleisch Eiter ausdrückbar), oder es kommt zur äußeren Fistelbildung mit Hauptdurchbruch unter dem Auge (P_4, M_1 im Oberkiefer oder zum Durchbruch in die Nase (Canini) und eitriger Rhinitis (selten). Vor dem Hautdurchbruch bestehen unter dem inneren Augenwinkel während einiger Tage oder Wochen Schwellung, vermehrte Wärme und lokaler Schmerz. Eine in die Fistelöffnung eingeführte Knopfsonde zeigt in der Regel in die Richtung der betroffenen Zahnwurzel.

Diagnosesicherung □ Den verdächtigen Zahn sorgfältig auf Vorhandensein von Absplitterungen oder Rissen mit Eröffnung der Zahnpulpa und auf Parodontitis und parodontale Fremdkörper, die ursächlich eine Rolle spielen können, untersuchen. In Zweifelsfällen kann eine Röntgenaufnahme evtl. mit Kontrastfüllung des Fistelkanals durchgeführt werden.

Differentialdiagnose □ Verletzung von Oberkiefergegend durch Maschengitter; Kiefertumoren.

Behandlung □ Antibiotika und Zahnextraktion. Bei Wurzelgranulomen kann auch mittels Mortalamputation und Wurzelfüllung oder durch Wurzelspitzenresektion (auch bei Zahnfistel) und retro-

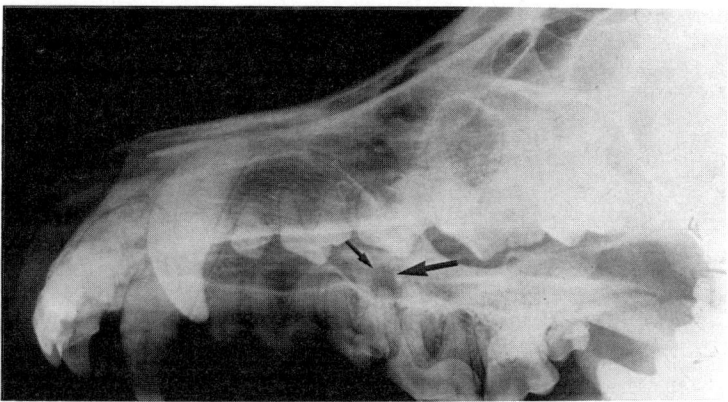

Abb. 18.7. Schrägaufnahme des Oberkiefers eines sechsjährigen Rauhhaardackels, der wegen einer Fistelöffnung unter dem linken Auge geröntgt wurde. Ein gut sichtbarer periapikaler Resorptionsherd als Folge eines Zahngranuloms läßt sich an der rostralen Wurzelspitze von M_4 erkennen *(Pfeile)*

grade Füllung des Pulparaumes konservierend behandelt werden (EISENMENGER & ZETNER, 1982).

Zahnextraktion
Sedation und Leitungsanästhesie (Kap. 6.3.1), Allgemeinnarkose oder Neuroleptanalgesie. Antibiotika sollen bei alten Hunden und eitrigen Entzündungen einige Stunden bis einen Tag im voraus verabreicht werden. Vor Extraktion wurzelgesunder Zähne muß das Zahnfleisch am Zahnhals freigeschnitten werden und der Zahn mit dem Beinschen Hebel oder der Wurzelzange gelockert werden *(Abb. 18.4)*.

Beim Lockern des Zahnes mit der Zange drückt man zuerst den Zahn in die Alveole und führt leicht drehende und hebelnde Bewegungen aus, bis der Zahn beweglich ist *(Abb. 18.4)*, erst dann erfolgt Extraktion. Die Wurzeln abgebrochener Zähne entfernt man mit dem Geißfuß *(Abb. 18.4)*. Bei den Canini ist die geduldige Lockerung mit dem Beinschen Hebel besonders wichtig, da sie sonst nur bei vorbestehender Wurzelerkrankung in toto entfernt werden können. Bei Zwergrassen kann es bei unsorgfältigem Vorgehen leicht zu iatrogenen Unterkieferfrakturen, die schwer zu behandeln sind, kommen.

Die Molaren, insbesondere die Reißzähne, können ebenfalls schwierig zu extrahieren sein. Man kann sich die Arbeit wesentlich erleichtern und sie für den Hund komplikationsloser gestalten, indem man den Zahn zunächst mit Hilfe einer Zahnbohrmaschine und einer Nylon- oder Diamantscheibe in der Mitte quer durchschneidet und jeden Teil dann separat lockert und zieht. Die gesunde Zahnhälfte kann gefahrlos belassen werden. Anstelle einer Zahnbohrmaschine kann mit einem von labial in der Mitte zwischen den Wurzeln unterhalb der Krone angesetzten Meißel und vorsichtigen Hammerschlägen der Zahn vor der Extraktion gespalten werden.

18.3.4.6 Blutungen nach Zahnextraktionen, Spontanblutungen in Mundhöhle
Die Ursachen können systemische Gerinnungsstörungen, Thrombopenien oder Vergiftungen (Kap. 16.8), Verletzungen oder Sickerblutungen aus entzündeten oder mißgebildeten Gefäßen sein. Sickerblutungen aus dem Zahnfach können durch geringe, aber unaufhaltsame Blutverluste zur regenerativen Anämie führen. Die Blutung ist oft schwierig zu lokalisieren. Man findet zwar braunschmierige Zahnbeläge, jedoch häufig kein Blut, da es fortwährend abgeschluckt wird. Auch die Besitzer bemerken die Ursache der Anämie und Leistungsschwäche nicht, melden aber manchmal Bluterbrechen. Durch genaue Untersuchung der Mundhöhle und oft nur nach längerer Beobachtung entdeckt man den Ort des Blutverlustes. Die bestehende regenerative Anämie mit Normo- oder Mikrozytose und Abfall des MCHC und MCH, die erhöhten Thrombozytenzahlen und das Fehlen anderweitiger Blutverluste verstärken den Verdacht auf eine Zahnfleischblutung.

Behandlung □ Bei lokaler Blutung: Zahnbeläge mit Wasserstoffsuperoxyd entfernen. Verabreichen von parenteralen Blutstillungsmitteln (Kap. 16.3.2) und evtl. Antibiotika. Bei Erfolglosigkeit können Caustica remedia oder Kauterisierung der blutenden Gefäße versucht werden. Bei Mißerfolg der vorgehenden Behandlungen wird Zahn gezogen, die Alveole mit blutstillender Watte austamponiert oder Gelastipt® oder Knochenwachs (Ethicon) eingebracht. Wichtig ist das gute Einpressen der Zahnfachfüllung.

18.3.4.7 Zahntumoren

Dies sind oft teratoide Tumoren (auf Entwicklungsstörung der Zahnanlagen beruhend).

Adamantinome

Sie bestehen aus gewucherten Zellen des embryonalen Schmelzorganes oder können sich aus Resten der Wurzelhaut entwickeln. Sie sind zystenartig und weisen nur vereinzelte Verkalkungen auf. Durch ihr expansives Wachstum bewirken sie Druckatrophie und eine runde Hohlraumbildung des Kieferknochens, deren Wand knollig gegen Mundhöhle vorstehen kann. Angrenzende Zähne können gelockert werden.

Diagnose ☐ Röntgenaufnahme.

Behandlung ☐ Chirurgisch möglich bei kleinem Umfang und geringen Zerstörungen des Kieferknochens.

Odontome

Sie enthalten als Hauptmasse Dentin und evtl. noch Schmelz und Zement (Odontoma durum), da sie von einer normalen oder verlagerten Zahnanlage ausgehen (selten bei Hunden).

Zementome

Sie sind tumorartige Zementverdickungen an Krone oder Wurzel.

18.3.5 Zahnfleischwucherungen und orale Neoplasmen (nicht odontogene Tumoren)

Epulis

Zahnfleischgeschwulst, gutartige fibrimatöse Wucherungen des Zahnfleisches, die nach Verletzung an der Oberfläche zerfallen können. Die Tumoren sind derb und haben eine glatte oder höckrige Oberfläche. Die Läsionen können einzeln oder multipel sein und später verkalken oder verknöchern. Die Ursache der Epulisbildung ist unbekannt. Sie tritt eher bei jungen Hunden auf, eine maligne Transformation zu Alveolarkammkarzinomen ist selten. Nach chirurgischer Entfernung bilden sich häufig Rezidive.

Behandlung ☐ Abtragen und Blutungen kauterisieren.

Stomatitis papillomatosa (Epulis papillomatosa)

Sie findet sich eher bei jungen Hunden oder Welpen. Schleimhautläsionen aus warzenartigen Vorwölbungen, die vereinzelt oder in großer Zahl vorhanden sein können. Große Papillome stören

beim Fressen. Ursache sind Viren aus der Papovagruppe (Papillomavirus).

Behandlung ☐ Je nach Schweregrad des Befalles kann Selbstheilung in 6–12 Wochen eintreten, oder es müssen 2–3 Papillome abgetragen und eine Autovakzine hergestellt werden. Diese wird zwei oder mehrere Male im Abstand von 3–4 Tagen s.c. verabreicht. Das chirurgische Entfernen einer großen Anzahl Papilloma ist möglich, aber zeitaufwendig.

Ansteckender, veneraler Tumor

Dieser besteht aus lobulierten, blumenkohlartigen, hyperämischen und leicht blutenden oder ulzerierenden Massen, die virusbedingt sind und durch Belecken der befallenen Genitalien auf die Mundschleimhaut übertragen werden. Soweit bekannt, nur bei aus dem Ausland eingeführten Hunden.

Bösartige Geschwülste

Sie sind bei alten Hunden, v. a. bei Rüden und Cocker Spaniels, Boxern und Vorstehhunden, relativ häufig. Es kommen vor allem Melanome, Melanosarkome, Plattenepithelkarzinome, Fibrosarkome und selten Histiozytome, Hämangioperizytome und Myoblastome (Zunge) vor. Tumoren aus der Nasenhöhle, Tonsillen, Gaumen und Kieferknochen können in den Mund einwachsen. Jede Wucherung oder Knoten, v. a. zerfallende, infiltrative oder rezidivierende Läsionen von Gingiva, Tonsillen, Wangenschleimhaut, Lippen, hartem Gaumen oder Zunge bei Hunden über 8 Jahren ist bösartig bis zum Beweis des Gegenteils. Wegen ihrer Invasivität in Weichteile, Zahnalveolen und Knochen und frühzeitiger Metastasenbildung in regionale Lymphknoten haben die meisten eine fragliche bis ungünstige Prognose. Fernmetastasen sind selten, außer bei Melanosarkomen.

Diagnosesicherung ☐ Diese und die Klärung der Operabilität erfordern Röntgenaufnahmen zur Feststellung von Knocheninvasion oder Periostreaktion, eine Biopsie zur Identifizierung der Art und des Verhaltens (bösartig, gutartig) des Tumors und eine Lymphknotenaspiration (Feststellung von Metastasen).

Behandlung ☐ Die meisten Tumoren können, solange noch keine Ausbreitung vom Ursprungsort eingetreten ist, chirurgisch erfolgreich entfernt werden. Bei Melanomen (80 % bösartig) sind Dauererfolge selten wegen ihrer frühzeitigen Metastasierung. Kryochirurgie bietet gegenüber konventioneller Chirurgie einige Vorteile, insbesondere hinsichtlich einer Knochenerhaltung. Röntgentherapie hat bei malignen Melanomen und Fibrosarkomen keine Erfolgsaussichten. Plattenepithelkarzinome sind mit kombinierter Exzision und Chemotherapie erfolgreich angehbar. Radikale Operationen (s. Abschnitt über Kiefertumoren) können die Überlebenszeit um einige Monate verlängern.

18.3.6 Gaumenveränderungen, Gaumenspaltenbildung

Gaumenschleimhautläsionen sind häufige Begleiterscheinungen bei Stomatitiden und Fremdkörperverletzungen. Primäre Knochentumoren und Tumoren der ventralen Nasengänge können durch den Gaumen in die Maulhöhle vordringen. Eine seltene, aber bedeutende Anomalie sind angeborene *Gaumenspalten*, die mit *Lippenspalten* (Cheilosis superior), *Kieferspalten* und/oder einer Spalte in einer oder beiden Nasenöffnungen verbunden sein können. Die spaltenförmige Kommunikation zwischen Maulhöhle und Nase, die unterschiedlich weit sein kann, stört beim Saugen und Schluckakt. Milch fließt beim Saugen aus der Nase. Die Welpen niesen und verschlucken sich. Sekundärinfektionen der oberen Atemwege und Verhungern führen rasch zum Verlust der Welpen. Bei Berner Sennenhunden, Cocker Spaniels und brachyzephalen Rassen handelt es sich um ein nachgewiesenes Erbleiden. Bei anderen Rassen kann es sich um eine erworbene Embryopathie handeln, da experimentell mit B_{12}- oder Vitamin-A-Mangel, mit Vitamin-A-Überschuß oder Glukokortikoidgaben Gaumenspalten beim Welpen erzeugbar sind. *Gaumenspalten* (Palatum fissum) können auch traumatisch bedingt sein (Stürze, Einspießen von Fremdkörpern).

Prognose □ Sie hängt davon ab, wie schwer Mißbildung ist und ob noch andere Kopfanomalien damit verbunden sind.

Behandlung □ Chirurgischer Verschluß kann in Fällen vermuteter erworbener Gaumenspaltbildungen ohne zusätzliche Mißbildungen vorgenommen werden. Allerdings muß bis zur Operation im Alter von 2–3 Monaten mit einer Sonde gefüttert werden. Erworbene und kleine Defekte können durch Schleimhautnaht, wobei vorher evtl. ein Entlastungsschnitt zur Zahnreihe hin angelegt werden muß, vernäht werden. Bei Rachenspalten muß vor der Naht die Gaumen- von der Nasenschleimhaut getrennt werden (Hornhautschaber nach KUNT empfehlenswert). Beide Schleimhäute müssen separat vernäht werden.

18.3.7 Speicheldrüsenerkrankungen

Speicheldrüsenreizung, idiopathische Hypersalivation (außerhalb der Nahrungserwartung)

Diese kann sich klinisch als Nässen der Lefzen und Schäumen äußern und geht v. a. von Parotis aus. Die Hypersalivation besteht nur im Wachzustand. Die Diagnose muß auf dem Ausschlußweg gestellt werden, d. h. Reize in der Mundhöhle, neurologische Störungen, Entzündung der Speicheldrüsen, herabhängende Unterlippen und Unvermögen, den produzierten Speichel abzuschlucken, sind zuvor auszuschließen. Als Reiztest träufelt man einige Tropfen eines ophthalmischen Atropinpräparates auf die Zunge und beobachtet für 3–5 min, ob aus einer der Mündungen der Speichelausführungsgänge besonders viel Speichel abfließt. Anhand eines Sialogramms kann eine vergrößerte Drüse verifiziert werden.

Behandlung □ Da die Ursache der Hypersalivation unbekannt ist, wird empfohlen, bei Nichtansprechen auf Atropin. sulfuric 0,02 mg/kg s.c. mehrmals pro Tag die Gänge der betroffenen Speicheldrüse(n) zu ligieren.

18.3.7.1 Sialadenitis (Speicheldrüsenentzündung)

Sie wird selten diagnostiziert. Sialadenitis tritt auf bei Allgemeinerkrankungen (Staupe-, evtl. Mumpsepidemien), hämatogenen bakteriellen Infektionen (Junghunde Parotitis) oder bei Übergreifen von Phlegmonen oder Abszessen der Umgebung auf eine Speicheldrüse. Der Ductus paroticus kann bei Abszessen im Reißzahnbereich mitbetroffen sein. Die klinischen Symptome sind lokale Hyperämie, Druckschmerz, Schmerz bei Kieferbewegung, lokale Schwellung und u. U. Fluktuation bei Abszeßbildung und Schluckstörungen. Ptyalismus oder Austrocknung der Maulhöhle werden kaum beobachtet, da meistens nur 1–2 Drüsen gleichzeitig erkranken. Exophthalmus kann bei Läsionen der Gld. zygomatica auftreten.

Behandlung □ Grundleiden behandeln, Antibiotika, Antiphlogistica.

18.3.7.2 Erkrankungen der Speicheldrüsen-Ausführungsgänge

Speichelgang- und Speicheldrüsenfisteln

Sie sind selten und gehen häufig vom Ductus parotidicus und der Gld. parotis, seltener von der Gld. submandibularis aus. Deren oberflächliche Lage macht sie besonders verletzlich. Auch chirurgische Eingriffe wie die Otitisoperation, Fremdkörper oder scharfe Kanten an den oberen Reißzähnen können den Ductus parotidicus beschädigen. *Verletzungen der Speicheldrüsen* und ihrer Ausführungsgänge heilen meistens komplikationslos. Beim Bestehenbleiben einer Öffnung ins umgebende Gewebe entsteht eine Speichelzyste, bei Eröffnung durch die Haut eine Speichelfistel. Letztere sind an der fadenziehenden Fistelflüssigkeit zu erkennen, die während der Nahrungsaufnahme vermehrt produziert wird.

Behandlung ☐ Doppeltes Ligieren des Speicheldrüsenganges möglichst nahe an der Parotis. Falls der Speicheldrüsengang im Narbengewebe nicht auffindbar ist, soll die Speicheldrüse in toto exstirpiert werden. Verödung mit Lugolscher Lösung kann versucht werden (Risiko von starker Schwellung).

Mukozelen oder Speichelzysten (Sialocelen)

Dies sind Speichelansammlungen im Gewebe infolge Ruptur eines Speicheldrüsenausführungsganges. Nur selten handelt es sich um eine Dilatation eines intakten Ausführungsganges. Als *Ranula (Abb. 18.8)* bezeichnet man submuköse, fluktuierende, wurstförmige, unter und neben der Zunge liegende glänzende Schwellungen oder Speichelzysten von unterschiedlicher Größe. Sie gehen meist aus einer Ruptur des Ausführungsganges der Gld. sublingualis monostomatica, seltener der Gld. mandibularis hervor. Inwieweit Rupturen oder Retentionszysten der Gld. sublingualis polystomatica oder anterior beteiligt sein können, ist ungeklärt.

Halszyste (Meliceris)

Dies ist die klinische Bezeichnung für subkutane Speichelzysten, die ventral oder ventrolateral im aboralen Kehlgang- oder Halsbereich liegen. Ursächlich handelt es sich ebenfalls um rupturierte Ausführungsgänge der Gld. sublingualis. Ausnahmsweise gehen Halszysten aus latenten embryologischen Absprengungen der Kiemengänge oder der Pharynxtaschen hervor. Gelegentlich kann sich eine Ranula in den Rachen erstrecken, oder Ranula und Halszyste können gleichzeitig vorkommen und evtl. kommunizieren. Sehr selten kommen Ranulas beidseitig vor. Speichelzysten, die aus der Gld, parotis oder Gld. zygomatica hervorgehen, sind sehr selten und anhand ihrer anderen Lokalisation erkennbar. Die Ursachen für die Ruptur eines Speichelausführungsganges sind unbekannt.

Speichelzysten stören, wenn sie entzündet sind oder durch ihre Größe Kauen, Atmung und/oder Abschlucken behindern. Speichelzysten sind an ihrem gelben fadenziehenden (»Honig«!), evtl. leicht blutigen Inhalt erkennbar. Halszysten können u. U. mit Abszessen oder Lipomen verwechselt werden. Wenn Halszysten sehr beweglich sind

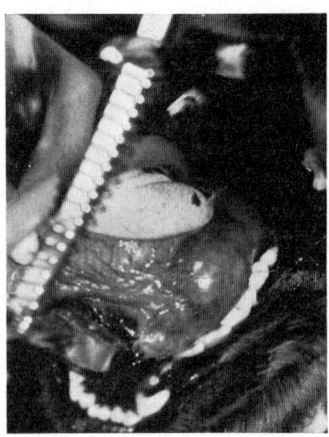

Abb. 18.8. Speichelzyste-Ranula im Unterkiefer

und in der Mediane liegen, kann die Entscheidung, auf welcher Seite operiert werden soll, schwierig sein. Es empfiehlt sich in diesen Fällen, die Speichelzyste zur Abklärung mit einem jodhaltigen Röntgenkontrastmittel zu füllen oder eine Sialography (Injektion von Röntgenkontrastmittel in den Ductus der Gld. sublingualis) durchzuführen.

Behandlung ☐ Aspiration des Inhaltes als Notmaßnahme bei großen pharyngealen Ranulas, die Atemnot hervorrufen. Ranulas können versuchsweise durch Abtragen mittels Scherenschlag und breitem Spalten mit Verschorfen oder Vernähen der Ränder (nichtresorbierbares Nahtmaterial) erfolgreich angegangen werden. Bei auftretendem Rezidiv und bei allen Halszysten werden Gld. sublingualis und Gld. submandibularis gemeinsam exstirpiert. Nach Vorbereitung des Operationsfeldes können die oft vergrößerten Drüsen durch Unterfassen so ins Operationsfeld gedrückt werden, daß der Hautschnitt direkt auf sie zuführt. In den anderen Fällen wird durch Stauen der Vena jugularis Auffinden des Zuganges zu den Drüsen in der Gabelung der V. maxillaris und V. facialis erleichtert. Drüsen stumpf freipräparieren und entfernen. Gefäße sorgfältig ligieren, Nerven schonen. Zyste spalten und sorgfältig entleeren. Vereinzelte Literaturangaben berichten über Erfolge nach sorgfältiger in-toto-Entfernung der Zyste unter Belassung der Drüse. Das Risiko von Rezidiven ist aber relativ groß.

Sialolithen (Speichelsteine)

Diese sind selten bei Hunden und befinden sich v. a. in den Ausführungsgängen der Gld. submaxillaris oder Gld. parotis. Die Steine können Entzündungen, Stauungen, Halszysten und Fieber hervorrufen. Sie lassen sich, obgleich sie vorwiegend aus kohlesaurem Kalk bestehen, röntgenologisch schlecht nachweisen.

Behandlung ☐ Wie Halszysten.

18.3.7.3 Speicheldrüsentumoren

Von den Speicheldrüsen ausgehende Neoplasmen sind ungewöhnlich, so daß man bei ihrem Vorkommen evtl. gar nicht sofort an Tumor denkt. Spaniels sollen prädisponiert sein. Am häufigsten ist die Gld. parotis betroffen. Es handelt sich vorwiegend um Adenokarzinome. Mischtumoren, mukoepidermoide Tumoren, Plattenepithelkarzinome und undifferenzierte Karzinome können ebenfalls vorkommen. Die Lokalbefunde (siehe Sialodenitis) richten sich nach dem Ursprung des Tumors. Bei Tumoren der Gld. zygomatica besteht Exophthalmus. Aufgrund ihres invasiven Wachstums, des Auftretens von Fernmetastasen (Skelett und Lunge) und der schwierigen lokalen anatomischen Verhältnisse ist die Prognose überwiegend ungünstig.

Behandlung □ Chirurgische Entfernung und/oder Röntgentherapie können in Frühstadien versucht werden.

18.4 Pharynxerkrankungen, Schluckstörungen, Tonsillitis

P. F. Suter

In Pharynx, Rachen oder Schlundkopf kreuzen sich Luft- und Atemwege. Morphologische oder funktionelle Läsionen im Rachenbereich können sowohl zu Abschluck- als auch Atembeschwerden (Kap. 14.3) führen.

18.4.1 Symptome der Rachenerkrankungen

Bei primären Pharynxerkrankungen ist der Appetit oft erhalten, aber die Hunde wollen (Schmerz) oder können (Obstruktionen, gestörte Funktion) nicht abschlucken. Eine mit oder ohne Schmerzäußerung einhergehende Dysphagie oder oropharyngeale Schluckstörung ist weitgehend spezifisch für Rachenerkrankungen (Kap. 18.1). Die Tiere kauen übermäßig lange, speicheln vermehrt und machen mehrere Abschluckversuche. Dazu kann der Kopf gestreckt werden (Schmerz) oder mehrmals auf und ab bewegt werden. Vielfach wird mehrmals »leer« geschluckt und der Bissen unter Würgen in den Ösophagus transportiert oder aber auf den Boden fallen gelassen (oft bei Schlundkopflähmung). Falls die Hunde hungrig sind, nehmen sie das fallengelassene Futter erneut auf, und das Prozedere beginnt von vorn. Die Besitzer bezeichnen derartige Hunde als langsame und/oder unordentliche Fresser.

Die Abschluckstörungen können festes Futter, Flüssigkeiten oder beides betreffen. Man soll fallengelassenes Futter auf Blut- oder Eiterbeimengungen untersuchen, welche auf Rachenwandverletzungen hindeuten können. Es ist jedoch zu beachten, daß bei Herz- oder Lungenleiden ebenfalls blutiger oder eitriger Schleim hinausbefördert werden kann. Mißlungene Abschluckversuche rufen öfters paroxysmalen Husten oder Hüsteln (Verschlucken, Aspiration von Futter oder Wasser) oder Niesen und Regurgitieren hervor (Bolus in die Choanen zurückgeworfen).

Einengung des Rachens ruft bei Anstrengungen oft abnorme Atemgeräusche hervor, bevor sie zu Schluckbeschwerden Anlaß geben. Durch Druck von außen werden derartige Geräusche verstärkt und eventuell Schmerzen ausgelöst. Palpation, Prüfung des Schluckreflexes und Adspektion durch die Mundhöhle helfen zu entscheiden, ob eine genauere Inspektion mit einem Röhrenspekulum, Laryngoskop oder Zahnarztspiegel (für Choanen), sowie Röntgenaufnahmen erforderlich sind. Bei großen Hunden kann die manuelle Exploration des Rachens in Sedation unter Zuhilfenahme eines Maulkeiles oder in Narkose durchgeführt werden, um Fremdkörper, Schwellungen und Verletzungen zu diagnostizieren. Durch eine gute Anamneseerhebung, eine vollständige Allgemeinuntersuchung und eine minimale Labordatenbasis gelingt es meistens, primäre von sekundären Rachenerkrankungen (Staupe, H. C. C., bakterielle Infektionen, Bulbärparalyse, Tollwut) abzugrenzen.

18.4.2 Pharyngitis

Sie kann in katarrhalischer, erosiver, phlegmonöser, emphysematöser oder diphtheroider Form auftreten. Sie kann akut oder chronisch verlaufen und wird wegen der bei Schleimhautschwellungen auftretenden Luftwegeinengung oft auch als Angina bezeichnet. Die Entzündung des Rachens greift auf benachbarte Regionen über (Gaumenentzündung, Laryngitis). Andererseits kann Pharyngitis auch durch Weiterleitung von Infektionen aus der Umgebung (Nase, Tonsillen, Ösophagus, Mundhöhle) oder durch länger anhaltendes Erbrechen entstehen. Begünstigende Momente sind vorbestehende enge Rachenverhältnisse und ein überlanges Gaumensegel (brachyzephale Hunderassen).

Unspezifische Pharyngitis

Sie ist bei Junghunden besonders häufig. Obgleich Pharyngitis-Tonsillitis zu Beginn vieler systemischer Infektionskrankheiten auftritt, sollte man sie nicht überbewerten. Ein Großteil der bei Pharyngitis isolierten Bakterien gehören Arten an, die bereits normalerweise in der Umgebung von Körperöffnungen vorkommen. Andere Bakterien werden durch Belecken von veränderten Körperpartien wie z. B. entzündeten Analbeuteln oder der Vulva in den Pharynx verfrachtet.

Prognose ☐ Sie hängt davon ab, ob es sich um eine unspezifische oder spezifische (symptomatische) Pharyngitis handelt und ob die Grundkrankheit behandelbar ist.

Behandlung ☐ Bei symptomatischer Pharyngitis muß die Primärkrankheit angegangen werden. Nicht jede *unspezifische Pharyngitis* soll sofort mit Antibiotika behandelt werden. In leichten Fällen, insbesondere bei Junghunden, genügen Wärme (Halsverband), Ruhe, Schmerzmittel (Suppositorien oder parenteral) und Umstellung auf flüssige oder weiche Nahrung. Falls Husten vorliegt, werden Codein (Codipront®) oder Normethadon (Ticarda®) verwendet. Bei subakuten oder chronischen Entzündungen können Pinselungen mit (Jod-Glycerin 10%, Kamillosan®) eine gute Wirkung zeigen. Nur in schweren Fällen mit Fieber sind Antibiotika oder Trimethoprim-Sulfonamidkombinationen angezeigt.

18.4.3   Tonsillitis (Rachenmandelentzündung)

Sie ist durch ein- oder beidseitige, teils nur leichte Rötung und Schwellung, teils durch starke Schwellung, Marmorierung, Kryptenbildung mit geschwürigem Zerfall, Eiterstippchen und Abdeckung mit klarem Schleim bis zu schmierigen Belägen gekennzeichnet. Bei Vergrößerung treten die Tonsillen mandarinenscheibenförmig aus den Taschen hevor und können in Extremfällen oder bei brachyzephalen Hunden Atemnot verursachen. Bei starker Tonsillitis ist immer die Rachenschleimhaut mit entzündet und es kommt zu Husten, Futterverweigerung und Räuspern.

Symptome ☐ Tonsillitis kann ohne merkliche Symptome verlaufen oder ähnliche Symptome wie Pharyngitis oder Fremdkörper zeigen (Kratzen am Kopf, Würgen, Salivation, evtl. Regurgitieren). Fieber kann, muß aber nicht immer vorhanden sein. Hohes Fieber, beschleunigte Blutsenkung und vorübergehende Lymphopenie, gefolgt von Leukozytose, deuten auf Primärerkrankungen wie Virusinfektionen hin.

Akute Tonsillitis

Sie kommt in erster Linie bei Junghunden unter 2 Jahren vor und rezidiviert häufig, dabei kann sie chronisch werden.

Man bedenke, daß junge Hunde bereits normalerweise größere Tonsillen als erwachsene Hunde haben. Dies hängt damit zusammen, daß die Tonsillen zu den lymphatischen Abwehrorganen des Wallerschen Rachenringes gehören und sich infolge ihrer exponierten Lage ständig mit Mikroorganismen der Umwelt auseinandersetzen müssen.

Differentialdiagnose ☐ Hierbei soll bei alten Hunden auch an *Tonsillentumoren* gedacht werden. Bei einseitigen rezidivierenden, eitrigen Tonsilliden kann es sich gelegentlich um *verkeilte Fremdkörper* (Ähren, Gras) handeln, welche in den Tonsillentaschen liegend die Entzündung aufrechterhalten.

Behandlung ☐ Wie bei Pharyngitis. Nur bei eitrigen und chronisch rezidivierenden Entzündungen ist Tonsillektomie angezeigt. Die Operation wird vorteilhafterweise in Neuroleptanalgesie kombiniert mit einem Lokalanästhetikum mit Sperrkörper durchgeführt. Mandel mit Spezialspatel oder Thermokauter herausschälen oder mit Spezialzange (Fachhandel) abschneiden. Stark blutende Gefäße mit feinem, nicht resorbierbarem Material unterbinden. Unmittelbar nach Operation aufwecken mit Naloxon (Narkan®), damit Speichel und Blut abgeschluckt und nicht aspiriert werden.

18.4.4   Stumpfe oder perforierende Rachenverletzungen, Fremdkörper im Rachen, Abszesse

Bei jeder Schwellung des Rachenbereiches mit oder ohne Schluckstörung soll das Vorliegen eines Fremdkörpers (Nadeln, Holzsplitter) oder einer Bißverletzung ausgeschlossen werden. Kratzen mit den Pfoten an Hals und Kopf oder stetiges Entlangschieben des Kopfes auf Teppichen oder rauhen Böden sind mögliche Hinweise für Fremdkörper. Stumpfe Traumata wie der grobe Gebrauch von Dressurhalsbändern können Zungenbeinfrakturen und Quetschungen verursachen. Bei Röntgenaufnahmen sind unbedingt zwei senkrecht zueinander stehende Aufnahmen zu machen, da dünne, in der Längsrichtung projizierte Fremdkörper leicht übersehen werden. Verwischung der Faszienzeichnung oder Gasansammlung in der Rachenmuskulatur bzw. in Abszessen können nichtschattengebende Fremdkörper anzeigen.

Besondere Beachtung erfordern Tonsillentaschen- und Rachenwandverletzung, die beim Apportieren von Stöcken mit spitzen Enden entstehen, wenn die Hunde mit geöffnetem Fang auf das Stockende zurennen. Die in die Rachenwand eingetriebenen Stöcke werden oft von den Besitzern herausgezogen, wobei ein Stück des Stockes abbrechen und steckenbleiben kann. In Extremfällen vermögen Stöcke entlang von Faszienspalten bis auf die Höhe der ersten Rippe vorzudringen.

Kleine eingestochene Fremdkörper können unbemerkt nach kaudolateral in die Kiefergelenknähe oder nach dorsal ins postorbitale Gewebe einwandern und dort lokale Entzündungen und Abszesse hervorrufen.

Behandlung □ Operative Entfernung der Fremdkörper kann, selbst wenn sie auf Röntgenaufnahmen sichtbar sind, schwierig sein. Abszesse spalten; Antibiotika bereits vor Operation geben.

18.4.5 Raumfordernde Prozesse im Rachen

Tonsillentumoren
Dies sind Plattenepithelkarzinome (knotig, gräulich) oder lymphosarkomatöse Infiltrate (Oberfläche glatt und hellrosa), die einseitig, gelegentlich auch beidseitig in den Rachenraum hineinragen. Sie haben eine ungünstige Prognose wegen frühzeitiger Metastasierung in die retropharyngealen Lymphknoten und in die Lunge. Die Tumoren werden u. U. mit chronischer Tonsillitis, ihre oft großen Lymphknotenmetastasen mit Strumen verwechselt.

Behandlung □ Sofortige Tonsillektomie, Erfolge jedoch fraglich.

Abszesse
Dies sind die häufigsten raumfordernden Prozesse im Rachenbereich und häufig durch Fremdkörper, seltener durch abszedierende Lymphknoten verursacht.

Massive Rachenlymphknotenvergrößerungen
Diese infolge Lymphadenitis oder lymphosarkomatöser Infiltration entstandenen Vergrößerungen üben selten Druck auf den Rachen aus.

18.4.6 Oropharyngeale Schluckstörungen, Schlingbeschwerden, Dysphagie, Schlundkopflähmung, Paralysis oder Paresis pharyngis

Durch den taktilen Reiz eines Bissens, der willkürlich an den Zungengrund transportiert worden ist, wird der reflektorisch ablaufende Schluckakt eingeleitet. Oropharyngeale Abschluckstörungen können mechanisch, durch raumfordernde Prozesse, Schmerz, Zungenbeinfrakturen oder funktionell durch Lähmungen des N. glossopharyngicus

oder Äste des N. vagus bedingt sein.

Symptome □ Sie sind am Anfang dieses Kapitelabschnitts (18.4.1) aufgeführt.

Ursächlich kommen bei funktionellen Schluckstörungen in Frage: Tollwut, Aujeszkysche Krankheit, Meningoenzephalitis, Staupe, Botulismus, Gefäßverschlüsse, Tumoren und Traumata der Medulla oblongata oder deren Nerven. Die zentral bedingten Abschluckstörungen gehen oft mit neurologischen Ausfällen anderer Hirnnerven einher. Isolierte periphere Nervenschädigungen sind meistens idiopathisch. Die *Prognose* ist schlecht wegen der Unbeeinflußbarkeit der Grundkrankheit und/oder der auftretenden Komplikationen wie Verschluckpneumonie und Unfähigkeit, normal Futter und Wasser aufzunehmen.

Behandlung □ Unbekannt. Versuchen, Tiere mit Magensonde zu füttern.

18.4.6.1 Krikopharyngeale Dysphagien (Achalasien)
Sie sind durch eine mangelnde Koordination zwischen der kontrahierenden kranialen und der relaxierenden kaudalen Pharynxmuskulatur gekennzeichnet, oder es liegen Narben im sogenannten *oberen Sphinkter des Ösophagus* (OSÖ) vor. Der funktionelle OSÖ, der durch die kaudale Pharynxmuskulatur gebildet wird, umfaßt hauptsächlich die paarigen Mm. cricopharyngici und Teile der Mm. thyropharyngici und kontrolliert den Zugang zum Ösophagus durch Aufrechterhaltung eines ständigen Ruhepotentials. Dieses Ruhepotential erschlafft normalerweise momentan während des Schluckakts und erlaubt so die Passage eines Bolus vom Pharynx in den Ösophagus.

Bei der *krikopharyngealen Dysphagie* kann der Bissen durch zu späte, zu frühe oder unvollständige Erschlaffung des OSÖ trotz normal eingeleiteten Schluckaktes und intensiver Abschluckbemühungen nicht in den Ösophagus befördert werden. Er wird vorerst ganz oder teilweise im Pharynx retiniert und beim nächsten Atemzug entweder aspiriert, oder er gelangt zurück in die Mund- oder Nasenhöhle.

Symptome □ Die vergeblichen Abschluckbemühungen sind von Auf- und Abbewegungen des Kopfes und Kaubewegungen begleitet. Der Bissen wird am Ende der vergeblichen Abschluckbemühungen aus dem Maul fallen gelassen, oder der Hund hustet paroxysmal infolge Futteraspiration. In einigen Fällen besteht eitriger Nasenausfluß nach Regurgitieren des Futters via Nase. Weil die Hunde hungrig sind, versuchen sie immer wieder von neuem, Futter aufzunehmen, und gelegentlich gelingt es ihnen, einen Bissen abzuschlucken. Die

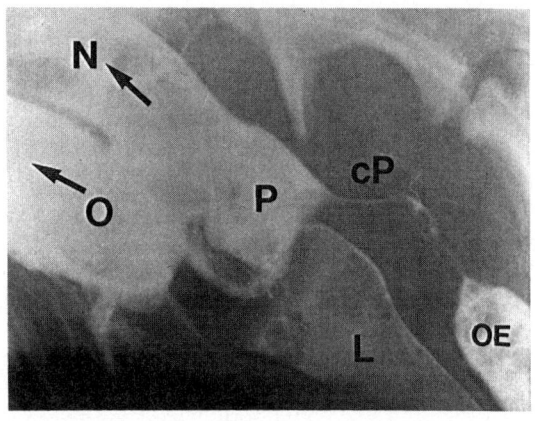

Abb. 18.9. Krikopharyngeale Dysphagie bei einem Ba-
stard (6 Monate), der kurz nach jedem Abschluckversuch
das Futter wieder auf den Boden fallen ließ. Mit den
vergeblichen Abschluckversuchen war Niesen und Husten verbunden. Diese Aufnahme wurde während eines
Abschluckversuches gemacht und zeigt, wie der geschlossene krikopharyngeale Bereich *(cP)* durch seinen vorzeitigen Verschluß den Bissen zweigeteilt hat. Ein Teil
befindet sich im Ösophagus *(OE)*, der größere Teil jedoch wurde in Pharynx *(P)*, Nasopharynx *(N)* und Oropharynx *(O)* zurückgeworfen. Bei der auf den Schluck-
versuch folgenden Inspiration wurde Barium aspiriert
(L: Barium im Larynx)

mit der Aspiration von Futter einhergehende
Pneumonie führt mit der Zeit zu Allgemeinstörungen.

Ursachen □ Die Ursachen der krikopharyngealen
Dysphagie sind unbekannt. Teilweise wird eine

erbliche Disposition vermutet.

Diagnosesicherung □ Sie erfolgt am besten mittels
Bariumkontraststudien und Videoaufnahmen oder
Durchleuchtung (SUTER & LORD, 1984). Auf den
Röntgenleeraufnahmen bemerkt man u. U. etwas
Gas im kranialen Ösophagus. Auf den Kontrastaufnahmen wird die Kontrastmittelretention im
Pharynx und im Anfangsteil des Ösophagus sichtbar *(Abb. 18.9)*. Der OSÖ bleibt geschlossen oder
ist als dünne, kaudal gebogene Kontrastlinie erkennbar. Die Diagnose in der Praxis erfolgt auf
dem Ausschlußweg (keine morphologischen Veränderungen). Der Schluckreflex ist vorhanden
oder verstärkt, gelegentlich bemerkt man jedoch
eine Atrophie der Masseteren.

Differentialdiagnose □ Hierbei muß die krikopharyngeale Dysphagie von der Chalasia des OSÖ
und von Ösophagusproblemen abgegrenzt werden.
Bei der Chalasie des OSÖ fehlt der Verschluß
zwischen Ösophagus und Pharynx, wodurch beim
Atmen Luft in den Ösophagus gelangt oder umgekehrt Flüssigkeit und Futter nach dem Abschluk-
ken vom Ösophagus in den Pharynx zurückfließen
und aspiriert werden. Chalasie ist eine häufige
Begleiterscheinung der Myasthenia gravis.

Prognose □ Günstig, solange keine schwere Aspirationspneumonie besteht.

Behandlung □ Totale oder teilweise chirurgische
Durchtrennung der Mm. cricopharyngici und
Mm. thyreopharyngici. Bei zu radikaler Durch-
trennung kann Chalasie entstehen.

18.5 Ösophaguserkrankungen, Schlunderkrankungen

P. F. SUTER

Das Leitsymptom bei Ösophagusproblemen ist das
Regurgitieren von unverdautem Futter und evtl.
Wasser. Die weiteren Symptome hängen von der
Art und Phase der Krankheit, von der Lokalisation
der Läsion und von den eintretenden Komplikatio-
nen ab.

18.5.1 Fremdkörper im Ösophagus

Obturation des Ösophagus kann partiell (Flüssigkeit geht am Fremdkörper vorbei) oder total sein.
Fremdkörper bleiben bevorzugt an Stellen mit verminderter Dehnbarkeit, d. h. vor dem Zwerchfell
(Hiatus oesophagicus), kranial vom Herzen oder
der ersten Rippe stecken. Manchmal finden sie
sich im Schlundkopf oder vor erworbenen oder
kongenitalen Einengungen. Am häufigsten bleiben

größere Knorpel- oder Knochenstücke mit anhaf-
tendem Fleisch stecken. Wirbelknochen verkeilen
sich wegen ihrer Fortsätze besonders leicht. Nicht
obstruierende Fremdkörper wie Nadeln mit Faden
oder Angelhaken sind seltener. Welpen verschlin-
gen oft die unmöglichsten Dinge wie Messer,
Spielzeuge, ganze Rippen, usw.

Symptome □ Die akute Phase ist gekennzeichnet
durch plötzliche Unruhe oder Apathie, Sistieren
der Futteraufnahme, Speicheln, Würgen, Aufregung und evtl. Regurgitieren von Futter. Bei
scharfkantigen Fremdkörpern kann Speichel blutig
sein. Große, an der Herzbasis steckengebliebene
Fremdkörper rufen Atemnot und Husten hervor,
wodurch ein Fremdkörper in der Trachea vorgetäuscht werden kann.

Falls die akute Phase vom Besitzer nicht bemerkt wurde, folgt eine Zwischenphase mit Sistie-

ren der Futteraufnahme. Später tritt bei erhaltener Freßlust Regurgitieren kurz nach dem Fressen auf. Bei totaler Obstruktion verschlechtert sich der Zustand rasch infolge mangelnder Flüssigkeitsaufnahme und Speicheln. Die Hunde trocknen aus. Bei partiellen Obstruktionen können Flüssigkeiten den Magen erreichen, und einige Hunde lernen, ohne feste Nahrung auszukommen, scheinen aber etwas bedrückt. Es kann schwierig sein, die richtige Diagnose zu stellen. Partielle Obstruktionen können deshalb wochenlang bestehenbleiben. In einer dritten Phase kommt es infolge Austrocknung und ungenügender Nahrungsaufnahme zu Abmagerung, Aspirationspneumonie oder Ösophagusperforation mit Sepsis, resultierend in Fieber, Schwäche, Dyspnoe oder Schock, welche die Ösophagussymptome verschleiern können.

Diagnosesicherung □ Sie erfordert eine Röntgenleeraufnahme (*Abb. 18.10,* schattengebender Fremdkörper) oder eine Bariumkontraststudie (Kontrastmittel fließt um Fremdkörper herum). Jeder Verdacht auf Fremdkörperobstruktion muß röntgenologisch abgeklärt werden. Man achte in der Leeraufnahme auf das Vorhandensein von Gas oder Flüssigkeit im Pleuralraum und auf eine Dichtezunahme des Mediastinums, da diese eine Perforation des Ösophagus anzeigen. In derartigen Fällen soll auf die Kontraststudie verzichtet bzw. Bariumsulfat durch ein wasserlösliches Kontrastmittel (Gastrografin®) ersetzt werden. Die Diagnose kann auch mit einer Ösophagoskopie gestellt und damit der Zustand der Schleimhaut beurteilt werden. Die blinde Ösophagussondierung ist wegen unsicherer Ergebnisse nicht zu empfehlen.

Abb. 18.10. Fremdkörper (Wirbelknochen) im Ösophagus vor Zwerchfell

Behandlung □ Bei geschwächten Hunden zuerst Allgemeinzustand mit Flüssigkeitsinfusionen stabilisieren und Trimethoprim-Sulfonamidpräparate oder Antibiotika parenteral verabreichen. Dann Tiere narkotisieren und versuchen, verdauliche Fremdkörper wie Knochen unter direkter Sicht, blind oder unter Bildverstärkerkontrolle mit der langen Stadtlerschen Kugelzange *(Abb. 1.20)* oder einem ähnlichen Instrument sorgfältig in den Magen zu schieben. Kranial des Herzens gelegene Fremdkörper können auch via Pharynx entfernt werden (bei trockenen Verhältnissen Gleitgelees verwenden zur Reibungsverminderung). Anschließend soll man röntgen, um ein Kontrollbild zu haben und Komplikationen sofort zu erkennen *(Abb. 14.19a u. b).*

Kleine frische unkomplizierte Rupturen des Ösophagus können, falls die Hunde mit Antibiotika versorgt und während 5–6 Tagen mit einer Sonde gefüttert werden, spontan verheilen. Falls Fremdkörper ohne Gefahr der Perforation nicht bewegt werden können, muß man Schlundschnitt durchführen. Diese Operation kann im Halsbereich ohne besondere Schwierigkeiten durch einen lateralen Zugang oder durch die Mittellinie erfolgen. Man markiere den Ösophagus durch Einführen einer Magensonde und sauge den Speichel ab. Vor Eröffnung des Ösophagus zwei lange Haltefäden durch die Ösophagusmuskulatur setzen, Wundflächen mit Tupfern abdecken und Ösophagus möglichst im gesunden Gewebe eröffnen. Mit der Stadtlerschen Kugelzange können von dieser Stelle aus evtl. auch Fremdkörper im Thorax leichter entfernt werden als durch die Maulhöhle (Niemand, 1984). *Intrathorakale Fremdkörper* und solche, die den Ösophagus perforieren, Nekrosen verursachen oder mit Zange nicht bewegt werden können, müssen über eine Thorakotomie angegangen werden. Mittels Laparotomie und Gastroto-

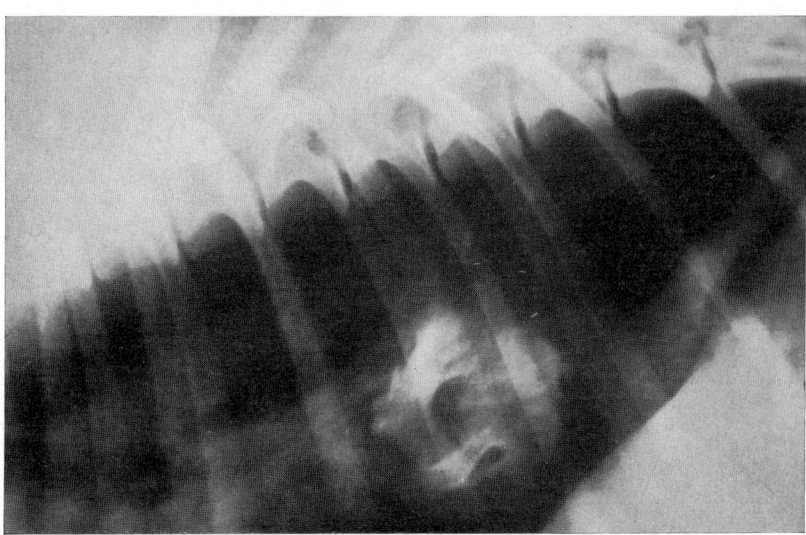

mie können kaudal festsitzende Fremdkörper auch via Magen entfernt werden. Dazu Fremdkörper mit der Zange fassen, aber nicht herauszuziehen, sondern Kardia mit der Hand über den fixierten Fremdkörper zurückschieben.

Verschluß des Ösophagus zweischichtig mit nicht oder langsam resorbierbarem Nahtmaterial (eingestülpte Kopfnaht der Tunica mucosa und Knopfnaht der Tunica muscularis).

Nachbehandlung besteht in parenteraler Flüssigkeits- und Antibiotikaversorgung, Nahrungskarenz für 3 Tage, hierauf breiiges Futter geben für eine weitere Woche.

18.5.2 Ösophagusverletzungen und Perforationen

Diese können außer durch Fremdkörper durch Bisse, bei Operationen oder infolge Schwächung der Wand auch spontan eintreten. Oberflächliche Verletzungen heilen spontan. Verletzungen oder Verätzungen, welche auch die tieferen Muskelschichten erfassen, können Narbenstrikturen (Stenosen) hervorrufen. Bei Perforationen treten vorwiegend abgeschluckte Flüssigkeiten in Umgebung aus. Futterstücke gleiten oft an Perforationsstelle vorbei oder verschließen sie temporär.

Symptome □ Der Schweregrad der Symptome richtet sich nach der Art (saubere oder nekrotische Ränder), Ausdehnung und Lokalisation der Rupturstelle. In den meisten Fällen bestehen initial Speicheln, partielle oder totale Anorexie und Fieber. Nach **Perforationen im Halsbereich** bilden sich lokale Schwellungen durch austretenden Speichel und subkutanes Emphysem, später entstehen Phlegmonen und Abszesse. Durch Verklebung des Ösophagus mit Trachea, Nekrose der Wand und Durchbruch in das Lumen der Trachea bildet sich eine *tracheo-ösophageale Fistel.*

Prognose □ Diese hängt von Art und Schweregrad der Symptome ab.

Ösophagusperforationen im Thoraxbereich mit Austritt von Luft führen kranial vom Herzen zu Pneumomediastinum und kaudal vom Herzen zu Pneumothorax. Bei Austritt von Speichel, Futter oder unsterilem Bariumsulfat kommt es zu einer teils chemisch, teils infektiös bedingten Mediastinitis und/oder Pleuritis *(Abb. 14.19 a* u. *b)* und schweren bis schwersten toxisch-septischen Symptomen. Ösophagusperforation in einen Stammbronchus hinein führt zur *broncho-ösophagealen Fistelbildung.*

Diagnosesicherung □ Aufgrund von Röntgenleer- *(Abb. 14.19 a* u. *b)* oder Kontraststudien mit *wasserlöslichen Kontrastmitteln* (Gastrografin®, kein Bariumsulfat!) oder mittels Ösophagoskopie.

Behandlung □ *Perforationsstelle im Halsbereich:* Freilegung, Reinigung und Naht. Anschließend Wunddrainage.

Perforationen im Thoraxbereich: 1. frische, kleine, unverschmutzte, symptomlose Fälle (Behandlung: s. im Abschnitt über Fremdkörper); 2. alle anderen Fälle erfordern unverzügliche Thorakotomie und Thoraxdrainage (oder *rechtzeitige* Überweisung an eine Spezialklinik!).

18.5.3 Ösophagusdivertikel (Diverticulum oesophagi)

Definition □ Umschriebene Aussackung vorwiegend im Bereich zwischen Herz und Zwerchfell gelegen *(Abb. 18.11, 18.12).* Symptome wie chronische, schmerzhafte inkomplette Fremdkörperobstruktion oder Megaösophagus. Die Divertikel sind angeboren (Terrierarten) oder werden durch liegengebliebene Fremdkörper verursacht. Durch Futteranschoppung und lokale Entzündung erweitert sich die Aussackung zunehmend.

Differentialdiagnose □ Divertikelähnliche Schleifenbildung des proportional zu langen Ösophagus

Abb. 18.11. Ösophagus-Divertikel, Bronchus und Magen mit Kontrastbrei. Pfeile zeigen Divertikelbegrenzung. Strahlengang: dorso-ventral

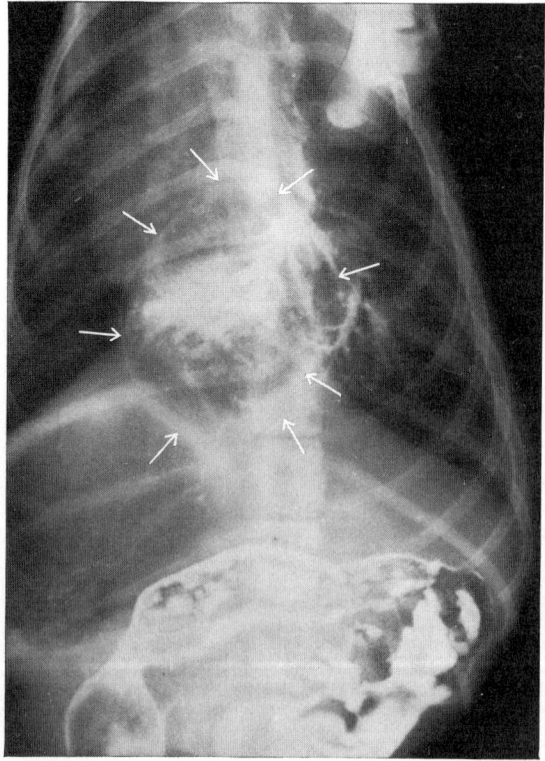

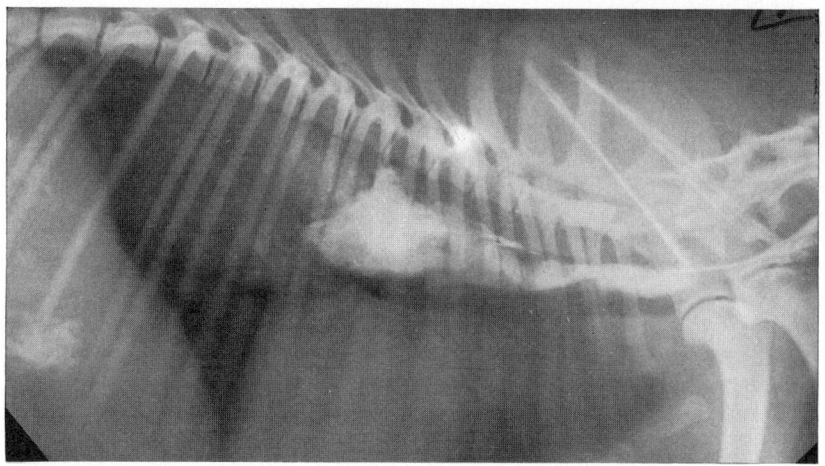

Abb. 18.12. Ösophagus-Divertikel. Ursache auch durch Operation nicht klärbar. Bei Passagebehinderung infolge persistierenden rechten Aortenbogens liegt das Divertikel weiter kranial (50 kV–15 mAs)

vor dem Thoraxeingang bei Rassen mit kurzem Hals (Bulldoggen).

Behandlung □ Konservativ mit Antibiotika, entzündungshemmenden Mitteln und flüssiger Nahrung, oder operative Entfernung des Divertikels (Strikturgefahr).

18.5.4   *Ösophagusstrikturen (selten)*

Diese zeigen allmählich zunehmende, zuerst nur feste Nahrung, dann auch Flüssigkeiten betreffende Abschluckstörungen und Regurgitieren, evtl. mit Blut. Häufigste Ursachen sind Säureverätzungen (Erbrechen während Narkose oder Bewußtlosigkeit).

Diagnosesicherung □ Fleischstückchen mit Bariumsulfat beschichten, eingeben und ihre Passage röntgenologisch oder unter Bildverstärker verfolgen. Ösophagus mit Magensonden verschiedener Dicke sondieren oder Ösophagoskopie durchführen.

Behandlung □ Operativ oder Bougierung mit Spezialsonden.

18.5.5   *Ösophagustumoren*

Sie sind sehr selten. Sie nehmen ihren Ursprung in der Ösophaguswand oder wachsen aus der Umgebung (Magen-, Schilddrüsen- oder Lungenhilustumoren) ein. Symptome wie bei chronischen Fremdkörpern oder Stenosen. Nur bei Hunden über 8 Jahren. Tiere schlucken oft Luft, speicheln

und zeigen Schmerzen.

Behandlung □ Keine.

18.5.6   *Granulome durch Spirocera lupi*

Sie sind nur bei aus Südeuropa oder Nordafrika stammenden Hunden zu erwarten. Diese Parasiten rufen ein tumorartiges Granulom des kaudalen Ösophagus hervor, das zu einem Osteo- oder Fibrosarkom entarten kann. Symptome und Röntgenbild wie bei Ösophagustumoren.

Nachweis □ Dickschalige, embryonierte Eier im Kot.

Behandlung □ Diäthylcarbamazin (Caricid, Banozid, Longizid®, Chassot) 20 mg/kg über 20 d p.o. Mehrere andere Präparate, die in Europa nicht überall erhältlich sind: Disophenol® 22 mg/kg s.c.; Dithiazianinjodid (Telmid®, Lilly) 20 mg/kg p.o. in 7–10 d Abstand.

18.5.7   *Abschluckstörungen durch Ösophaguskompression*

Abschluckstörungen infolge periösophagealer Gefäßringbildung (Schlundeinschnürung) (s. auch Kap. 15.8.6) können bei Welpen mit 5–8 Wochen beginnen (bei 90 % der befallenen Junghunde Störungen vor dem 6. Lebensmonat). Vorerst nur bei stückiger, dann auch zunehmend bei breiiger Nahrung, kommt es sofort oder kurz nach dem Fressen zum Regurgitieren von speichelbedecktem Futter. Anfänglich sind die Welpen munter, dann werden sie exsikkotisch und anorektisch, bleiben in der Entwicklung zurück und husten wegen Aspirationspneumonie. Der dilatierte kraniale Ösopha-

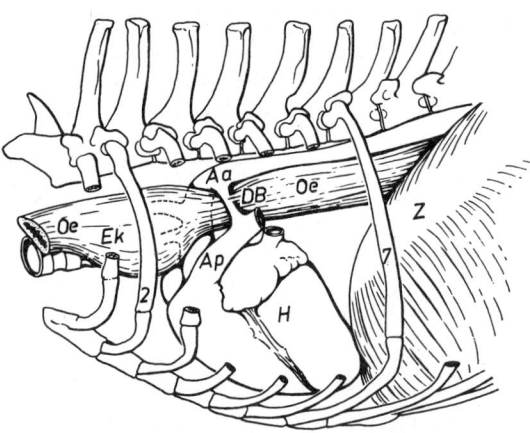

Abb. 18.13. Persistenz des Ductus arteriosus (BOTALLI) und Ektasie des Ösophagus bei Rechtsaorta (BERGE/ WESTHUES); 2. zweite Rippe, 7. siebente Rippe. Aa. = Aorta ascendens; *Ap.* = Arteria pulmonalis; *DB* = Ductus Botalli; *H* = Herz; *Ek.* = Ektasie; *Oe.* = Ösophagus; *Z* = Zwerchfell

gus kann bei kurzhaarigen Hunden als bewegliche Aussackung vor dem Brusteingang gesehen werden. Die Ursachen der periösophagealen Ringbil-

Abb. 18.14. Rechtsseitige Aortenbogenpersistenz, Breischluckaufnahme des Ösophagus (DETWEILER)

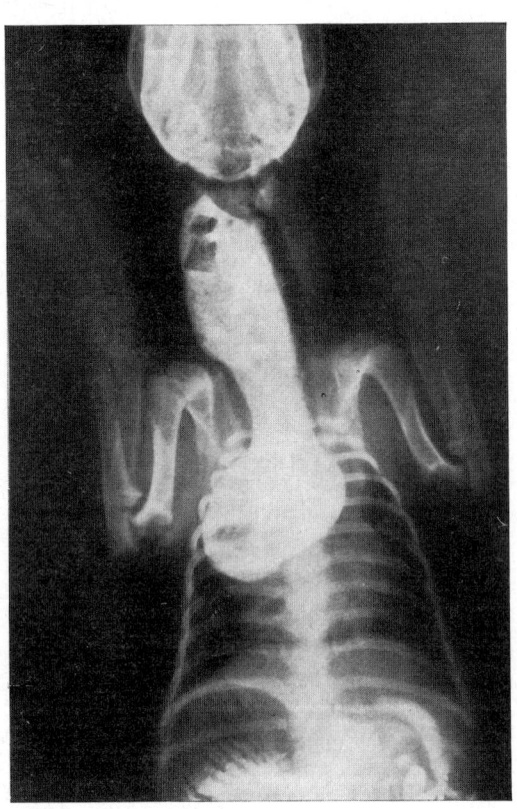

dungen sind angeborene Fehlentwicklungen der Aortenbogenanlage. Am häufigsten ist der sogenannte persistierende rechte Aortenbogen *(Abb. 18.13)*, bei dem die Ringbildung aus einer Rechtsaorta (statt Linksaorta) und dem linken Lig. arteriosum oder dem noch blutführenden linken Ductus arteriosus Botalli besteht. Seltenere Ringbildungen kommen durch Aortenbogenverdoppelung oder Kombinationen von Dextroaorta und linker A. subclavia bzw. Linksaorta und rechter A. subclavia zustande. Gefäßringbildungen infolge Dextroaorta sind vererbbar bei Deutschen Schäferhunden und Irish Settern.

Diagnosesicherung □ Im Röntgenleerbild ist eine mit Futter oder Luft gefüllte Ausweitung des Ösophagus kranial der Herzbasis erkennbar. Durch Eingabe von Bariumsulfatbrei wird die Ösophagusaussackung im Spitzenlappenbereich, die direkt über der Herzbasis gelegene Einschnürung und im Dorsoventralbild auch der links statt rechts von der Aorta vorbeiziehende Ösophagus sichtbar gemacht *(Abb. 18.14)*.

Differentialdiagnose □ Angeborener Megaösophagus (bei deutschen Schäferhunden anzutreffen), bei dem der ganze Ösophagus dilatiert ist *(Abb. 18.15)* und der Aortenbogen links vom Ösophagus liegt. Letzteres Detail ist wichtig, weil in einigen Fällen von kongenitaler Gefäßringbildung auch der postkardiale Ösophagus dilatiert sein kann.

Prognose □ Sie ist günstig bei möglichst frühzeitiger Operation (bevor starke prästenotische Ösophagusdilatation und/oder Aspirationspneumonie bestehen).

Behandlung □ Thorakotomie und Durchtrennung der Ringbildung. Die Operation sollte nur von geübten Chirurgen durchgeführt werden. Eingang von links im 4. Interkostalraum. Oftmals erschwert eine gleichzeitig mit der Ringbildung bestehende persistierende linke kraniale Vena cava den Zugang zur Abschnürungsstelle. Details der Operation: s. SCHEBITZ & BRASS, 1984.

Nachbehandlung □ Breiiges Futter von erhöht aufgestelltem Becken verabreichen und Aspirationspneumonie behandeln.

Erworbene Ösophaguskompressionen
Sie werden durch große Retropharyngeal- oder Lungenhiluslymphknoten, Schilddrüsentumoren, Herzdilatationen und Herzbasistumoren, Hals- oder Lungenabszesse oder Mediastinaltumoren hervorgerufen.

18.5.8 Ösophagitis, Reflux-ösophagitis

Ösophagitis kann v. a. durch chemische oder thermische Schädigungen, wie durch zu heißes Futter, Fremdkörper, Verätzungen (Natronlauge, usw.) oder Verweilen von Erbrochenem oder zurückgeflossenem, saurem Mageninhalt im Ösophagus verursacht werden. Neben Inappetenz, Würgen, dauerndem Schlucken von Speichel und Luft (Leerschlucken) scheint dumpfer Schmerz zu bestehen. Regurgitiertes Futter kann Blutflecken enthalten. Die Reflux- oder peptische Ösophagitis ist eine Komplikation der Verschlußinkompetenz des unteren Ösophagussphinkters. Durch Zurückfließen von saurem, pepsinhaltigem Mageninhalt in den Ösophagus wird die Schleimhaut geschädigt (Schleimhauterosionen, tiefe Entzündung). Die Inkompetenz des unteren Ösophagussphinkters kann eintreten bei: Hiatushernien, Megaösophagus, Ösophagus- oder Magentumoren, ferner nach Operationen am Zwerchfell.

Diagnosesicherung □ Mit Ösophagoskopie.

Behandlung □ Symptomatisch, Verminderung der Magensäureproduktion. Cimetidin (Tagamet®) 5–10 mg/kg 2–3 × täglich und säureneutralisierende Medikamente (Antazida) (Magnesiumaluminiumsilikat-, Magnesiumoxyd- oder Aluminiumhydroxyd-Präparate) wie Gelusil-Lac® (Warner-Lambert) oder Aludrox, 4–6 × täglich. Wichtig ist, das Grundleiden zu beheben.

18.5.9 Motorische Störungen, Megaösophagus (Hypomotilität, Parese, Paralyse)

Megaösophagus bedeutet Erweiterung des gesamten Ösophagus infolge Parese oder Paralyse des Ösophagus. Die aus der Humanmedizin übernommenen und vielfach noch verwendeten Bezeichnungen »Achalasie« und »Kardiaspasmus« sind unzutreffend, soweit sie sich auf einen Spasmus bzw. erhöhten Tonus des unteren Ösophagussphinkters beziehen. Bei Hunden mit Megaösophagus bleibt der untere Ösophagussphinkter entweder geschlossen, weil der Öffnungsreflex fehlt und er seinen normalen Ruhetonus aufrechterhält, oder er steht offen, weil er seinen Tonus verloren hat.

Megaösophagus (M.) läßt sich klinisch unterteilen in einen generalisierten und einen segmentalen M., einen kongenitalen M. der Welpen und Junghunde und einen erworbenen M. der erwachsenen Hunde, der oft sekundärer Natur ist. Der *kongenitale M.* der Welpen kann ganze Würfe betreffen und muß wegen seines familiären Auftretens bei verschiedenen Hunderassen als Erbkrankheit angesehen werden. Die Expression des genetischen Defektes ist quantitativ, weshalb einige Wurfgeschwister stark, andere anscheinend gar nicht betroffen sind.

Der *erworbene M.,* der bei mittelaltrigen und alten Hunden aller Rassen auftritt, wird durch eine Vielfalt von Krankheiten des Zentralnervensystems, der peripheren Nerven oder der Muskulatur hervorgerufen: Tetanus, Staupe, Polyneuritiden, axonale Neuropathie, Myasthenia gravis, Thymome, Autoimmunstörungen, Elektrolytstörungen, Morbus Addison, Schwäche- und Mangelzustände, Polymyositis, schwere Ösophagitis, Vergiftungen mit Thallium, Phosphorsäureestern oder Blei, Neoplasien, Trauma des ZNS oder Vagus. Ein Großteil der M.-Fälle bleibt indessen ätiologisch unabgeklärt (idiopathischer M.), wobei es sich vermutlich um das Vorkommen von Autoantikörpern gegen die motorischen Endplatten handelt.

Symptome □ Regurgitieren, Abmagerung, evtl. Heißhunger, Allgemeinstörungen infolge Verschluckpneumonie und Ösophagitis. Symptome variieren mit Schweregrad der Hypomotilität, die nur leichte oder kaum Schluckstörungen verursachen kann, bis zu vollständiger Paralyse mit massivem M., der jede geordnete Nahrungsaufnahme verhindert. Die Störungen entwickeln sich oft allmählich, wobei den Besitzern Frühsymptome, z. B. Husten nach dem Fressen, entgehen oder fälschlicherweise als Respirationsproblem angesehen werden. Je mehr Nahrung im Ösophagus liegenbleibt, um so stärker die Ausweitung und um so schwerer die Symptome und Komplikationen, insbesondere die Aspirationspneumonie.

Diagnosesicherung □ Röntgenleer- und Kontrastaufnahmen *(Abb. 18.15)* oder Studien mit Bildverstärker, um den Grad der Ösophagusmotilität zu beurteilen.

Prognose □ Sie hängt von Schweregrad und Dauer des M. und dem Vorkommen einer therapeutisch beeinflußbaren Primärkrankheit ab. Sie ist besser für Welpen als für erwachsene Hunde.

Behandlung □ Bei Welpen manchmal Selbstheilung, falls man Komplikationen und das Liegenbleiben von Nahrung im Ösophagus durch Füttern in aufrechter Stellung verhindern kann. Die Myotomie der distalen Ringmuskulatur des Ösophagus (Hellersche Myotomie) wird bei Junghunden nicht empfohlen, weil sie bei bereits bestehendem verminderten Verschlußtonus des unteren Ösophagussphinkters schwere Refluxösophagitis oder Invagination des Magens in den Ösophagus begünstigen kann.

Bei *idiopathischer M.* der erwachsenen Hunde

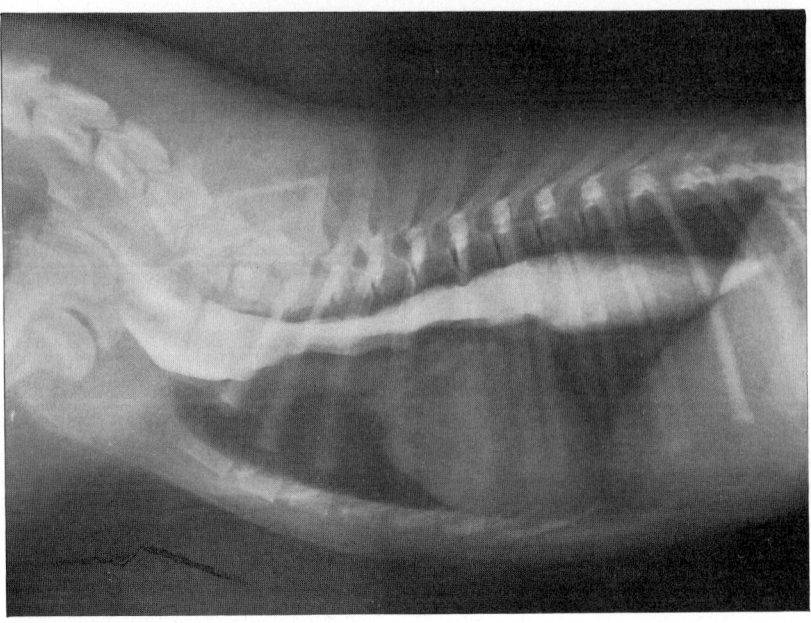

Abb. 18.15. Megaösophagus. Infolge unzureichender Peristaltik ist der Bariumkontrastbrei im Ösophagus liegengeblieben. Die ungleiche Verteilung des Kontrastbreis kommt durch die von außen auf den Ösophagus drückenden Strukturen (Herzbasis) und durch die Nichtöffnung des unteren Ösophagussphinkters zustande

kann man gelegentlich durch Füttern in aufrechter Stellung, Antibiotikagaben zur Bekämpfung der Aspirationspneumonie, gefolgt von 2 mg/kg Pred-

Abb. 18.16. Obturationsstenose des Ösophagus beim Hund durch Invagination des Magens in den Ösophagus. *a* = Dilatierter Ösophagus; *b* = Aussparungen im Bariumschatten = vorgefallener Magen. Röntgenaufnahme mit Kontrastfüllung (JOEST, Aufnahme SCHMIDKE und SCHMIDKE)

nisolon zuerst täglich, denn jeden 2. Tag und ausschleichen, den Zustand verbessern. Die Myotomie des unteren Ösophagussphinkters (SCHEBITZ & BRASS, 1984) kann, zusammen mit der Fütterung in aufrechter Stellung, den Zustand manchmal stabilisieren. Ferner sollen Metamizol (Novalgin®), Vitamin B_{12} in hohen Dosen oder Vitamin E bei Langzeittherapie eine günstige Wirkung entfalten (NIEMAND, 1984).

18.5.10 Invagination des Magens (evtl. Milz und Duodenum) in den Ösophagus

Invagination des Magens in den Ösophagus ist

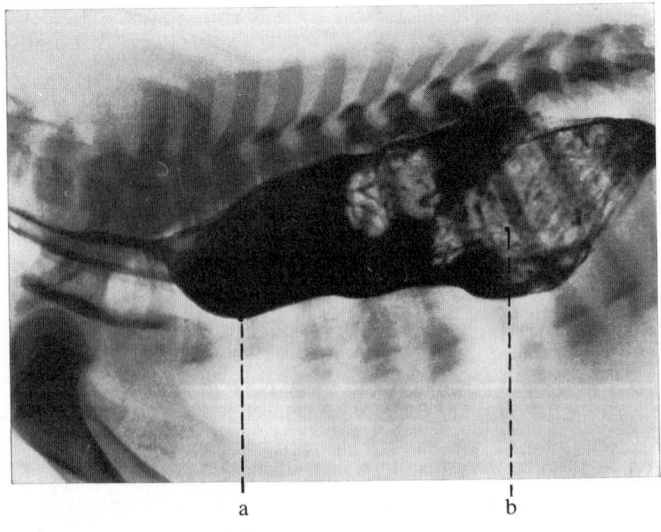

a   b

selten und vermutlich die Folge einer Chalasie des unteren Ösophagussphinkters (atonischer, offener Sphinkter) und damit einhergehendem Erbrechen. Junge, geschwächte und alte Hunde werden bevorzugt betroffen.

Symptome □ Hochgradig gestörtes Allgemeinbefinden mit meistens erfolglosen Brechversuchen, wobei von Zeit zu Zeit etwas kaffeesatzähnlich verändertes Blut hinausgewürgt wird. Schmerz bei Palpation des Abdomens. Es gelingt nicht, eine Sonde in den Magen einzuführen.

Diagnosesicherung □ Erfolgt mit einer Leer- oder eine Röntgenkontrastaufnahme. Eine wurstartige Weichteilmasse, die sich bis zur Herzbasis vorschieben kann, zeichnet sich im Ösophagusbereich ab. Im Abdomen fehlt der Magenschatten. Eingegebener Bariumbrei wird im Bereiche der Herzbasis durch den in den Ösophagus eingestülpten Magen aufgehalten, wobei vereinzelte Magenfalten durch Barium abgezeichnet werden können *(Abb. 18.16)*.

Prognose □ Ungünstig.

Behandlung □ Chirurgischer Repositionsversuch und Gastropexie (SCHMIDT & DEHOFF, 1983).

18.5.11 Hiatushernien

Dies sind alle Arten von Zwerchfellhernien, die durch den Hiatus oesophagicus erfolgen. Von besondere Bedeutung sind Hernien, die mit einer Störung der Sphinkterkontinenz und Reflux von saurem Mageninhalt in den Ösophagus verbunden sind. Dies ist der Fall bei Gleitbrüchen, d. h. Verlagerung des unteren Ösophagussphinkters und eines Teils des Magenfundus durch den erschlafften oder erweiterten Hiatus oesophagicus in den Thorax. Auch ein zu kurzer Ösophagus kann eine derartige Verlagerung bewirken.

Symptome □ Hiatushernien können symptomlos verlaufen. Es kann sich um eine röntgenologische Zufallsdiagnose handeln. In anderen Fällen kommt es zur Refluxösophagitis und entsprechenden Störungen (s. dort).

Diagnosesicherung □ Sie kann große Probleme bereiten, da je nach dem Zeitpunkt der Röntgenaufnahme die Gleithernie einmal im Thorax als halbrunde Masse sichtbar sein kann, sich zum anderen unsichtbar im Abdomen befinden kann (SUTER & LORD, 1984).

Behandlung □ Motilium und Cimetiden oder operative Verkleinerung des Hiatus oesophagicus und Gastropexie (SCHMIDT & DEHOFF, 1983).

18.6   Magenerkrankungen

CH. UEHLINGER

Beurteilung und Diagnose der Magenerkrankungen werden erschwert durch die schlechte klinische Zugänglichkeit des Magens, durch seine Beteiligung bei vielen systemischen und extragastrischen Leiden, durch die häufige Miterkrankung des Darmes (Gastroenteritis) und durch das Überwiegen von wenig spezifischen Symptomen wie dem Erbrechen. Zudem reagiert der Magen äußerst empfindlich auf Umwelteinflüsse, Emotionen und Futterveränderungen. Die Diagnose Magenerkrankung bleibt eine Verdachtsdiagnose.

Die sorgfältige Beurteilung des Erbrochenen im Hinblick auf pH, Verdauungsgrad des Futters, Farbe und Beimengungen von Blut, Speichel, Schleim oder Galle ist von großem diagnostischen Wert. Mittels hämatologischer und blutchemischer Bestimmungen lassen sich Austrocknungsgrad, Säure-Basen- und Elektrolytverschiebungen und primäre Leber- oder Nierenleiden erfassen. Die Magensäuresekretion beim Kleintier erfolgt nicht kontinuierlich, weshalb *Magensäurebestimmungen* nur unter standardisierten Bedingungen aussage-

kräftig und daher zu aufwendig sind für die Praxis. Kotuntersuchungen auf schwarz verfärbte Blutbeimengungen sollten niemals unterlassen werden.

Röntgenleer- und Kontraststudien und die *Gastroskopie* gehören zu den wertvollsten Spezialuntersuchungsmethoden. Fiberoptische Gastroskope, obgleich teuer in der Anschaffung, erlauben eine Schleimhautbeurteilung des gesamten Magens und eine gleichzeitige Biopsierung veränderter Stellen. Gelegentlich lassen sich damit Fremdkörper unter visueller Kontrolle entfernen.

Die Entwicklung der Gastroskopie hat in spezialisierten Kliniken die Häufigkeit der Röntgenuntersuchungen stark reduziert. In der Allgemeinpraxis und bei Magendilatationen und -verlagerungen, Pylorusproblemen und Fremdkörpern bleibt die Röntgenuntersuchung ohne und mit Bariumkontrast eine unentbehrliche diagnostische Methode. Massen in der Umgebung des Magens, starke Wandverdickungen und größere Ulzera lassen sich mit Kontraststudien zuverlässig erkennen. Für die Darstellung geringfügiger Schleimhautveränderungen ist wegen des hohen Prozentsatzes von falsch negativen und falsch positiven Befunden (Artefakten) nur wenig Verlaß auf die Röntgenuntersuchung. Doppelkontraststudien (Luft- und Bariumkontraststudien), die eine bessere Detaildarstellung der Schleimhaut als Bariumkontraststudien ermöglichen, haben in der Praxis kaum Eingang gefunden.

Die *Probelaparotomie* bietet für die Praxis verschiedene Vorteile, u. a. die Möglichkeit, den Magen durchzutasten, die Durchgängigkeit des Pylorus zu prüfen, Biopsien zu entnehmen und operable Läsionen unverzüglich anzugehen.

18.6.1 Akute Gastritis

Die *akute Gastritis* ist die Folge einer oberflächlichen oder tiefen Schleimhautschädigung, die durch physikalische, chemische, infektiöse oder parasitäre Reize hervorgerufen wird. Die Magenschleimhaut reagiert besonders empfindlich auf Schädigungen wegen der im Magen vorhandenen Säure, gegen die sie normalerweise durch eine Barriere aus Schleim und Epithelzellen geschützt ist. Sobald durch die primäre Schädigung dieser Zellen die Rückdiffusion von Säure in die tieferen Schichten das normale Maß überschreitet, beginnt ein Circulus vitiosus: die Säure zerstört die subepithelialen Schichten, Mastzellen degranulieren und setzen Histamin frei, welches seinerseits die Säureproduktion weiter steigert. Bei tiefer Schädigung werden Blutzirkulation, Ernährung und Erneuerung der Mukosa gehemmt.

Symptome □ Unvermittelt einsetzendes Erbrechen, je nach Schwere der Entzündung können Folgesymptome wie Bauchschmerz, Benommenheit und Dehydratation beobachtet werden. Polydipsie kann vorhanden sein und zu vermehrtem Erbrechen und zu noch rascherem Flüssigkeits- und Elektrolytverlust führen.

Ursachen □ Wir unterscheiden primäre = exogene von sekundären = endogenen Ursachen.

Primäre Gastritisursachen
Verdorbenes Futter (Bakterientoxine), Fremdkörper, Knochen, Futterallergene, Parasiten (Ascariden, aus dem Darm hochsteigend), toxische Stoffe (Pestizide, Herbizide, Düngemittel, Äthylenglycol, Reinigungs- und Desinfektionsmittel), Medikamente (Aspirin, Glukokortikoide, nichtsteroide Entzündungshemmer wie Phenylbutazone, Antibiotika, Digitalispräparate). Die Magenschleimhaut wird direkt mechanisch oder chemisch geschädigt. Nur bei spezieller Indikation sollten Medikamente nüchtern verabreicht werden.

Sekundäre Gastritisursachen
Viele Allgemein- und Organkrankheiten können von akuter Gastritis oder Gastroenteritis begleitet sein (Leptospirose, Leberleiden, Niereninsuffizienz, Allergie, Herz- und Kreislaufinsuffizienz u. a.). Pathomechanismen sind Durchblutungsstörungen, metabolische und hormonelle Störungen. Niereninsuffizienz vermindert die Gastrinausscheidung, erhöht die Magensäureproduktion und bedingt urämische Ausscheidungsgastritis. Leberkrankheiten erhöhen den Gastrinspiegel. Reflux von Galle und Duodenalinhalt (Pankreassaft) machen das Magenepithel für Säure empfindlicher. Tonussteigerungen des Vagus oder Sympathicus bei ZNS-Erkrankungen sowie Histaminfreisetzung bei Allergie und Mastozytose erhöhen ebenfalls die Magensäuresekretion.

Diagnose □ Sie wird auf dem Ausschlußweg gestellt. Röntgen ist indiziert bei Verdacht auf Fremdkörper und Ileus, bei Magendilatation und bei unklaren Fällen, die nicht auf eine Behandlung angesprochen haben.

Laboruntersuchungen □ Diese helfen bei der Suche nach primären Erkrankungen (Infektion, Leber, Niere, Pankreas) und verbessern die Wahl der Therapie bei Blut-, Flüssigkeits- und Elektrolytverlusten.

Differentialdiagnose □ Gastroenteritis (geht mit Durchfall, oft auch Fieber einher); Ileus (Darmverschluß durch Invagination, Fremdkörper, Abdomen sorgfältig und mehrmals palpieren, Erbrochenes enthält Galle oder Fäzes, Thermometer mit zähem anhaftenden Schleim und evtl. Blutfetzchen, Röntgenaufnahme wichtig, Bariumpassage); Fremdkörper im Magen, Magenulkus, Magenperforation, Magendilatation, Entleerungsstörungen, Peritonitis; Urämie (auf Mundgeruch, Stomatitis und Ulzera achten, Serumharnstoff und -kreatinin erhöht); Pankreatitis (meistens mit initialem Durchfall und starken rechten Oberbauchschmerzen verbunden, Röntgenbild zeigt Peritonitis im kranialen rechten Quadranten, Amylase und Lipaseanstieg im Serum); Leberkrankheiten; Pyometra (wichtigste Differentialdiagnose bei der unkastrierten Hündin, Röntgen und Blutstatus, Leukozytose und Linksverschiebung).

Prognose □ Hängt von Ursache ab, bei der primären Gastritis meist günstiger als bei der sekundären Gastritis.

Behandlung □ *Leichte Fälle:* Sie benötigen außer Nahrungskarenz meist keine Behandlung und haben eine hohe Spontanheilungsrate. *Schwerere Fälle:*
a) Ursache abstellen, falls bekannt oder vermutet;
b) Futterentzug 24 Stunden, Wasser oder Elektrolytlösung nur in kleinsten Mengen anbieten,

immer frisch und unkontaminiert;

c) Dehydratation bekämpfen durch parenterale Zufuhr von Flüssigkeit und Elektrolyten (spez. Cl^- und K^+);

d) Abstellen des Erbrechens, sobald dieses seinen Schutzeffekt erfüllt hat (Kap. 18.1);

e) Säurebindung und Schleimhautschutz (Kap. 18.1);

f) Histaminrezeptorenblocker, sehr wichtig, siehe Kap. 18.1.5;

g) Antibiotika sind indiziert bei deutlich geschädigter Schleimhautbarriere (Blut im Erbrochenen) und sollen parenteral verabreicht werden. Es kommen Streptopenicillin und Gentamicin zur Anwendung. Chloramphenicol und Ampicillin sind Mittel zweiter Wahl.

Behandlung mit Magenschonkost □ Die Anfütterung nach Eintritt der Besserung soll nach folgenden Grundsätzen erfolgen:

▷ kleine Mengen mehrmals täglich;

▷ keine mechanische Belastung d. h. nur fein püriertes, meist gekochtes, weiches Futter (keine Knochen, keine Hundekuchen);

▷ geringe osmotische Aktivität des Futters, d. h. keine Disaccharide, sondern Stärke (Kartoffelbrei) und Monosaccharide (Glucose) bis 10 %;

▷ keine Magensäurelocker (kein rohes Obst, kein rohes Gemüse, keine Gewürze);

▷ Eiweißmenge klein halten und erst langsam steigern (geschabtes und püriertes Fleisch);

▷ keine Fette, sie verzögern die Magenentleerung.

Am einfachsten ist die Fütterung von feinstpürierter Babykost, vor allem bei kleinen und mittleren Hunderassen.

18.6.2 Chronische Gastritis

Symptome □ Sie stellen sich in der Regel allmählich ein und die Krankheit dauert länger als drei Wochen. Das Erbrechen erfolgt nicht anhaltend, sondern ab und zu, täglich oder in mehrtägigen Abständen, ist oft ohne jeden Zusammenhang mit Nahrungs- oder Wasseraufnahme und erfolgt bald auf leeren, bald auf vollen Magen.

Chronische Gastritis äußert sich auch als Futterempfindlichkeit. Es fehlen Austrocknung und Anzeichen von Elektrolytverlusten, weil die Tiere zwischendurch fressen und trinken.

Das Auslösen des Erbrechens hängt besonders eng mit Streß-Situationen, Art der Fütterung, Anstrengungen und Verfassung (Nervosität) des Hundes (evtl. Besitzers) zusammen. Es können sich Gewichtsverlust und Anämie einstellen als Folge von Blutungen, Eiweißverlusten aus der Magenschleimhaut und Malabsorption.

Formen der chronischen Gastritis

Wie bei der akuten Gastritis kommen primäre und sekundäre Erkrankungsformen vor. Vom Komplex der meist schlecht definierten primären chronischen Gastritis sind von HAPPE (1982) einige typische Formen abgegrenzt worden: Eosinophile G., hypersekretorische G., hypertrophische G., atrophische G.

Unter **sekundären chronischen Gastritiden** verstehen wir chronische Magenerkrankungen, die vor allem als Folge von chronischen Nieren-, Leber-, Pankreas- und Herzleiden auftreten. Auch Entleerungsstörungen kommen als Verursacher in Frage.

Diagnose □ Eine genaue Anamnese über Art der Fütterung und Freßgewohnheiten sowie über Art des Erbrochenen und Zeitpunkt des Erbrechens ist äußerst wichtig. Anläßlich der klinischen Untersuchung müssen möglichst viele Krankheiten (Kap. 18.1.5) ausgeschlossen werden, die ebenfalls zu chronischem Erbrechen führen. Die MDB soll umfassen: vollständigen Blutstatus, Plasmaprotein, Harnstoff, Kreatinin, Leberfermente und Harnstatus. Eine Röntgenleeraufnahme, evtl. gefolgt von einer Bariumstudie, gehört ebenfalls zur MDB. Die erweiterte Datenbasis bei Verschlechterung oder erfolgloser Behandlung umfaßt: Spezialuntersuchungen wie Gastroskopie mit Biopsie, Elektrolytwerte, Gastrinbestimmung, Magensaftuntersuchungen (stimuliert und unstimuliert). Die Tatsache, daß nicht jede histologisch gesicherte chronische Gastritis zu klinischen Symptomen führt und umgekehrt nicht jeder chronisch kranke Magenpatient histologische Veränderungen der Magenschleimhaut zeigt, erschwert die Diagnose beträchtlich.

Behandlung □ Sie erfolgt nach gleichen Grundsätzen wie bei der akuten Gastritis. Elektrolyt- und Flüssigkeitsgaben sowie Antiemetika sind meist weniger wichtig. Schwerpunkte der Behandlung sind Motilitätsregulatoren (Motilium®, Paspertin®) sowie Diät- und Milieuänderungen. Es können auch versuchsweise Cimetidin (Tagamet®) oder Glukokortikoide (Vorsicht: Ulkusgefahr) eingesetzt werden. Als Magenschonkost ist eine reiz- und allergenarme Diät indiziert, z. B. i/d Prescription diet oder Eigenmischungen aus Hühnerfleisch, Schaffleisch, Magerquark und Kohlenhydraten. Der Patient soll in ruhiger, entspannter Umgebung und mehrmals täglich seine Nahrung zu sich nehmen können.

18.6.2.1 Eosinophile Gastritis

Sie kann mit Enteritis einhergehen. Es besteht eine chronische Gastritis, die mit einer starken eosinophilen Infiltration der Magenschleimhaut in

Erscheinung tritt. Als Ursache werden Futterallergene vermutet. Als Folgesymptome können Hypalbuminämie und Anämie auftreten. Gelegentlich ist eine starke Magenwandverdickung oder Bluteosinophilie (Parasiten!) nachweisbar. Die Diagnosestellung ist nur mit Hilfe der gastroskopischen Biopsie möglich.

Behandlung □ Nach dem Ausschlußverfahren werden für die Dauer von 2–3 Wochen jeweils 1 Sorte Fleisch mit 1 Sorte Kohlenhydrate oder 1 Sorte Gemüse kombiniert, dazu ist die Gabe von Sonnenblumenöl, Salz und Wasser erlaubt. Als absolute Bedingung gilt, daß während der gesamten Testphase kein anderes Lebensmittel – auch nicht in kleinsten Mengen – gegeben wird. Als relativ allergenarme Lebensmittel gelten Schaffleisch, Hühnerfleisch, Fisch, Reis, Hirse, Teigwaren, Kartoffeln, Karotten. Zur Unterstützung sollen kleine Dosen von Glukokortikoiden (Prednisolon 2,5–3 mg jeden zweiten Tag) kombiniert mit Tagamet® (2 × täglich 5–10 mg/kg KG) gegeben werden.

18.6.2.2 Hypersekretorische Gastritis

Es besteht ein chronischer Reizmagen mit übermäßiger Magensaftproduktion. Von der Krankheit sind vor allem junge und nervöse Hunde betroffen. Als Ursache kommen Verhaltensstörungen und Streß in Frage, es wird dabei ein erhöhter vagaler Tonus vermutet. Die Symptome sind wie bei jeder anderen chronischen Gastritis. Neben Erbrechen wird oft auch sekundärer Durchfall, Hypoalbuminämie und Abmagerung beobachtet. Morgendliches Erbrechen von hyperazidem Magensaft bei nervösen und gestreßten Hunden ist verdächtig. Bei der Röntgenuntersuchung wird eine stark beschleunigte Bariumpassage nachgewiesen. Die Patienten sprechen gut auf Anticholinergika an, es können auch Kombinationen mit Tranquilizern versucht werden (z. B. Librax®). Eine Gabe von Tagamet® am späten Abend kann hilfreich sein. Dazu wird Magenschonkost gegeben.

18.6.2.3 Hypertrophische Gastritis

Typisch ist die starke Verdickung der Magenschleimhaut. Die Magensaftproduktion kann – aber muß nicht – erhöht sein, d. h. es besteht keinerlei konstante Beziehung zur hyperaziden Gastritis. Betroffen kann der gesamte Magen sein, aber auch nur die Gebiete von Antrum und Pylorus. Als Folge einer antralen Schleimhauthypertrophie kann es zu Pylorusstenose und Magendilatation kommen. Die Ursache des Leidens ist unbekannt. Die Symptome sind wie bei jeder anderen chronischen Gastritis. Folgesymptome können Abmagerung, Hypoalbuminämie und Anämie

sein. Die Verdachtsdiagnose stützt sich auf den Nachweis einer starken Magenschleimhautverdikkung mit sehr breiten und hohen Falten auf dem Röntgenkontrastbild. Die Schleimhauthyperplasie kann derart massiv sein, daß ein Magentumor vorgetäuscht wird. Zur Diagnose ist Gastroskopie am besten geeignet. Eine konservative Behandlung kann nach dem gleichen Schema wie bei der eosinophilen Gastritis versucht werden. Operativ ist das Abtragen von hypertrophischen Schleimhautbezirken oder -falten in Betracht zu ziehen. Gleichzeitig kann eine Pyloroplastik vorgenommen werden.

18.6.2.4 Atrophische Gastritis

Bei dieser vermutlich auf autoimmunen Vorgängen beruhenden Erkrankung atrophiert die Magenschleimhaut, die Zahl der säurebildenden Zellen und damit die Menge des Magensaftes ist stark vermindert. Das pH steigt auf über 3,5. Die Produktion von Magenschleim nimmt dagegen eher zu. Infolge mangelhafter Säuresterilisation im Magen können Bakterien die Dünndarmschleimhaut überwuchern und zu chronischen Durchfällen und Malabsorption führen. Im übrigen bestehen die Symptome der chronischen Gastritis. Zur Diagnose dient der Nachweis einer stark verminderten Magensaftsekretion mit einem zu hohen pH von über 3,5. Eine Achlorhydrie (pH neutral) ist sehr selten. Bei der Gastroskopie kann eventuell eine dünne Magenschleimhaut mit wenigen unregelmäßigen Falten und übermäßiger Schleimbildung nachgewiesen werden.

Differentialdiagnose □ Neoplasmen, die eine sekundäre atrophische Gastritis verursachen können.

Prognose □ Sie ist vorsichtig zu stellen, da echte Heilungen kaum zu erwarten sind. Neben einer Magenschonkost können zur Behandlung Pepsin-Salzsäurepräparate, Motilitätsregulatoren, Glukokortikoide (*Cave:* Ulzera!) und Antibiotika versucht werden.

18.6.3 Fremdkörper im Magen

Alles, was ein Hund abschlucken kann, kommt als Fremdkörper in Betracht. Vor allem junge Hunde neigen dazu, ihre Spielsachen ganz oder teilweise abzuschlucken. Auch große Knochen und Knochen in zu großer Menge wirken als Fremdkörper.

Symptome □ Nicht jeder Fremdkörper führt zu klinischen Erscheinungen. Ein symptomloser Abgang per vias naturales ist möglich. Bei Reizungen der Magenschleimhaut bestehen die typischen Erscheinungen der akuten oder chronischen Gastritis. Bei fremdkörperbedingter Verlegung des Pylorus sind die Symptome ähnlich denjenigen der Pylorusstenose. Erbrechen – meist ohne Blut – innerhalb einer Stunde nach Futteraufnahme ist fremdkörperverdächtig. Epigastrische Schmerzen sind bei spitzen Fremdkörpern zu erwarten, desgleichen schwere Peritonitiserscheinungen bei Magenperforation. Folgesymptome in chronischen Fällen sind Anorexie, schwere Dehydratation und Kachexie.

Diagnose ☐ Eine genaue Anemnese erleichtert die Verdachtsdiagnose. Röntgenaufnahmen zeigen röntgendichte Fremdkörper zuverlässig. Nicht röntgendichte Fremdkörper können nach Eingabe von 20–50 ml Kontrastbrei und mehrmaligem Drehen der Tiere um die eigene Achse mit Bariumbrei überzogen und sichtbar gemacht werden. Gastroskopie kann ebenfalls zur Diagnose und Entfernung von Fremdkörpern herangezogen werden. Eine Probelaparotomie und -gastrotomie kann indiziert sein.

Differentialdiagnose ☐ Alle primären und sekundären Magenerkrankungen.

Behandlung ☐ Bei kleinen Fremdkörpern, die durch den Darm abgehen können (auch Nadeln ohne Faden), sowie bei verdaulichen Fremdkörpern (große Knochen) darf unter Fütterung von Reis und Kartoffelbrei abgewartet werden. Bei Steinen und Marmeln ist ein Brechversuch mit Apomorphin 0,01–0,03 mg/kg nach Zwangsfütterung erlaubt. Beim Erbrechen sind Hunde an den Hinterbeinen hochzuhalten. Wenn die technischen Voraussetzungen gegeben sind, ist die Fremdkörperextraktion mit Spezialzangen unter fluoroskopischer oder optischer Kontrolle die Therapie der Wahl. In allen übrigen Fällen ist eine frühzeitige Gastrotomie vorzunehmen.

18.6.4 Magengeschwür, Ulcus ventriculi

Magengeschwüre sind erosive Entzündungen mit Zerstörung der Magenschleimhaut und örtlichem tiefem Substanzverlust. Sie treten häufiger auf, als bisher vermutet wurde (Gastroskopie!). Bevorzugte Stellen sind Curvatura minor, Antrum, Pylorus und proximales Duodenum. Ein Magenulkus entsteht durch die Einwirkung von Pepsin und Salzsäure auf eine vorgeschädigte und dadurch nur mangelhaft geschützte Stelle der Magenschleimhaut. Daher auch der Beiname »peptisches Ulkus«.

Ursachen ☐ Beim Hund treten Magenulzera öfters nach Streß und Schock, bei Mastozytom und als

unerwünschte Medikamentennebenwirkung auf (Aspirin, nichtsteroide Entzündungshemmer, Glukokortikoide).

Symptome ☐ Chronisches Erbrechen mit oder ohne Blut, wobei auch Blut im Stuhl sein kann (Meläna), Palpationsschmerz in der Magengegend, wechselnder Appetit, nach der Fütterung auftretende Bauchschmerzen, Anämie, Polydipsie, Abmagerung. Vom asymptomatisch verlaufenden Ulkus über den deutlich leidenden Patienten bis zum plötzlichen Kollaps als Folge von Magenperforation (Blutungsschock und/oder septischer Schock) sind alle Arten von Magensymptomen möglich.

Diagnose ☐ Sie ist schwierig, da keine einheitliche Symptomatik vorliegt. Bei chronischem Erbrechen mit Beimengungen von frischem oder geronnenem Blut muß immer an ein Ulkus gedacht werden. »Kaffeesatzbrechen« ist pathognomonisch, wird aber selten beobachtet. Bei scheinbar unerklärbarem Kollaps nach schweren Operationen, nach Verabreichung hoher Dosen von Schmerzmitteln und/oder Glukokortikoiden muß immer auch ein Ulkus mit Magenperforation in Betracht gezogen werden. Auch kann eine okkulte regenerative Anämie Folge eines Magenulkus sein. Die Röntgenuntersuchung mit Kontrastbrei ist zur Diagnose wenig geeignet; typische mit Barium gefüllte Defekte lassen sich nur selten nachweisen. Hingegen hat sich die Gastroskopie als bestes und sicherstes diagnostisches Hilfsmittel bewährt. Bei akuten Magenblutungen oder Perforationsverdacht ist eine diagnostische Probelaparotomie mit Gastrotomie notwendig.

Differentialdiagnose ☐ Malignes Ulkus bei Magentumoren (Gastroskopie + Biopsie), Magenblutungen infolge schwerer akuter Gastritis oder hämorrhagischer Diathesen (Kap. 16.8).

Behandlung ☐ Die konservative Therapie der Wahl ist die Kombination von Cimetidin mit Antazida. Cimetidin (Tagamet®) 3–4 × täglich 5–10 mg/ kg KG p.o., s.c., i.m. Antazida (Entero-Teknosal®, Gelusil-Lac®) alle 1–2 Stunden ½ bis 2 Teelöffel voll mit Wasser eingeben. Bei Magenblutungen Thrombin (Topostasin®) 3–6 × täglich 1 Beutel eingeben (zusätzlich zur obigen Therapie). Bei schweren Blutungen ist eine Bluttransfusion erforderlich.

Chirurgie ☐ Das operative Ausschneiden von Ulzera ist sinnvoll und im Falle einer schweren Blutung mit oder ohne Magenperforation lebensrettend. Gleichzeitig wird eine Pyloromyotomie vorgenommen, sie erleichtert die Pyloruspassage und beugt einem Ulkusrezidiv vor. Während der Operation und zur Nachbehandlung Cimetidin (Tagamet®) 10–30 mg/kg dem intravenösen Tagestropf beigeben, dann auf Cimetidin oral während 60–90 Tagen umstellen, dazu Magenschonkost verordnen.

Prophylaxe □ Bei Operationen mit hohem Ulkusrisiko (Torsio ventriculi, Laminektomie) wird vorbeugend Cimetidin im intravenösen Dauertropf gegeben, im Anschluß an die Operation noch einige Tage peroral verabreicht. Bei Gastritispatienten, die Glukokortikoide oder Schmerzmittel aus anderweitigen Gründen erhalten, sollte eine orale Cimetidinprophylaxe 5–10 mg/kg KG 2 × täglich erwogen werden.

18.6.5 Magentumoren

Magentumoren werden selten intra vitam diagnostiziert. Meist handelt es sich um Adenokarzinome, die bevorzugt den Pylorus und die kleine Kurvatur befallen.

Symptome □ Therapieresistente chronische Gastritis, teilweise Blutbrechen, evtl. Meläna, wechselnder Appetit, Abmagerung, Anämie, evtl. Bauchschmerzen nach dem Fressen.

Diagnose □ Große Neoplasmen lassen sich in Röntgen-Leeraufnahme darstellen. Beim Kontraströntgen in verschiedenen Projektionen lassen sich Wandverdickungen, kraterförmige Tumorulzera oder Massen, die deutlich ins Lumen vorragen, nachweisen. Die besten diagnostischen Methoden sind Gastroskopie mit Biopsie und Probelaparotomie mit Gastrotomie.

Therapie □ Wenn keine Metastasen nachweisbar sind – auch Thorax röntgen! –, kann eine operative Entfernung des Tumors versucht werden. Es ist auch eine partielle Magenresektion nach BILLROTH I in Betracht zu ziehen.

18.6.6 Pylorusstenosen, Magenentleerungsstörungen

Die Magenentleerung ist ein äußerst komplexer Vorgang, bei dem neurogene (sympathische, parasympathische), hormonelle (Gastrin, Sekretin, Insulin, Glukagon), morphologische (Pylorusweite, Pyloruswanddicke, Schleimhautfalten) und Nahrungsfaktoren (pH, physikalische Beschaffenheit) eine Rolle spielen. Der Pylorus darf nicht als isolierter ringförmiger Sphinkter aufgefaßt werden, da er sich nur in Abhängigkeit vom Antrum verkleinern kann. Er verengt sich am Ende der Antrumkontraktion, ohne sich ganz zu schließen, und wirkt zusammen mit den losen Falten des Antrums

– die sich in ihn hineinschieben – als eine Art Reuse zum Zurückhalten grober Nahrungsbestandteile. Die Funktionen von Fundus, Antrum und Pylorus einerseits und von Pylorus und Bulbus duodeni andererseits müssen streng koordiniert ablaufen zur Gewährleistung einer normalen Magenentleerung und zur Kontrolle von Gallereflux aus dem Duodenum.

Formen der Pylorusstenose
Kongenitale Pylorusstenose
Welpen – vor allem Boxer – beginnen mit der Entwöhnung zu erbrechen. Die Tiere fressen gut und sind munter, erbrechen aber 1–2 Stunden nach der Aufnahme einen Großteil des Futters, magern ab und bleiben im Wachstum zurück. Ursache ist meist eine Hypertrophie der Pylorusmuskulatur und nur selten ein echter Pylorospasmus. Es sind auch neuromuskuläre Reifestörungen denkbar.

Erworbene Pylorusstenose
Es besteht ein chronisches Erbrechen von saurem, zum Teil unverdautem Futter Stunden bis Tage nach der letzten Fütterung. Flüssiges Futter wird eher toleriert als festes. Aufregung und körperliche Anstrengung verstärken die Brechneigung. Das Allgemeinbefinden ist oft kaum gestört und die Abmagerung nur mäßig. Es besteht eine Verengung der Pylorusöffnung durch Hypertrophie oder Fibrose der Zirkulärmuskulatur, durch Hyperplasie der Schleimhautfalten, durch Narbenbildungen nach Verletzungen und Ulzera und durch Neoplasmen. Der Pylorus kann aber auch von außen komprimiert werden durch entzündliche oder tumuröse Veränderungen der Nachbarorgane.

Pylorus-Antrum-Dysfunktion »Pylorospasmus«
Es handelt sich um eine funktionelle Störung der Antrum-Pylorusmotorik und wird vor allem bei kleinen Hunderassen beobachtet. Ursache sind entzündliche, hormonelle und neurogene Faktoren, besonders Gastritis und Psychostreß. Die Antrum-Pylorus-Dysfunktion führt zu einer Futterretention, und diese wiederum bewirkt einen Circulus vitiosus: Futterretention → Magendilatation → Insuffizienz der Magenmotorik → gesteigerte Gastrinproduktion → Hypertrophie der Magenfalten → Pylorusobstruktion → Pylorushypertrophie → Futterretention.

Diagnosesicherung □ Barium wird mit kompaktem Futter vermischt eingegeben, und die stark verzögerte Entleerung des Magens wird röntgenologisch dokumentiert. Im Normalfall sollte die Magenentleerung sofort oder nach spätestens 20 min einsetzen und nach 6 h beendet sein. Falsch negative Resultate sind zu erwarten nach Verabreichung von Spasmolytika und Tranquilizern und bei Kon-

Abb. 18.17. Modifizierte Ramstedt-Operation mit Einnähen von Netz, um die Vernarbung zu verhindern. *a* = Nach Durchtrennung der Serosa und Muskulatur fällt die Mukosa vor; *b* = ein Stück Netz wird über die Mukosa und zwischen die klaffende durchtrennte Pylorusmuskulatur eingenäht

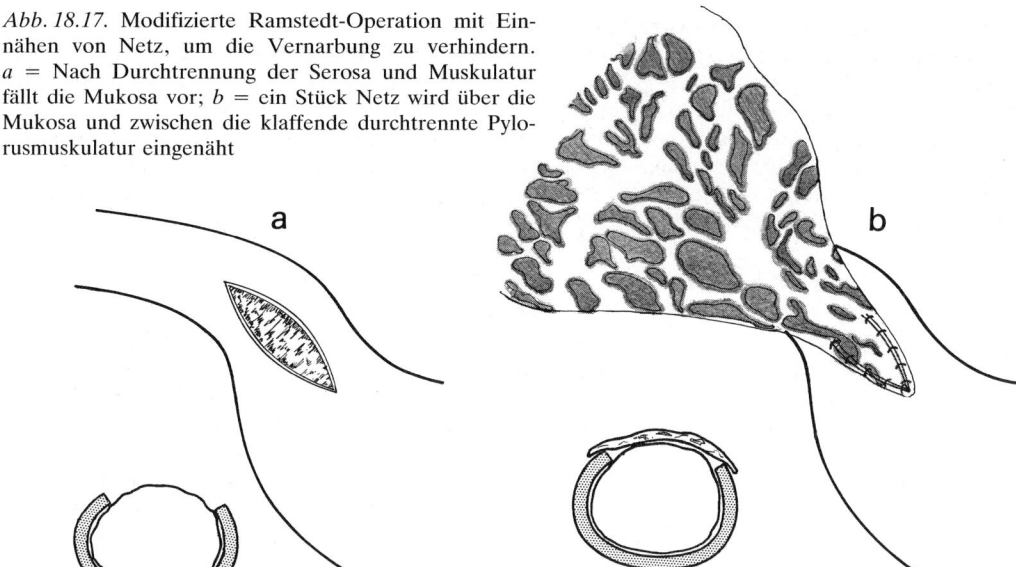

traststudien mit dünnflüssigem Bariumbrei. Fluoroskopie zur Beobachtung der Magenmotorik ist wertvoll, Gastroskopie hat wenig Sinn. Eine probeweise Eröffnung des Magens zur Beurteilung der morphologischen Verhältnisse im Pylorusgebiet kann notwendig sein.

Behandlung □ Bei der *angeborenen Pylorusstenose* ist in vielen Fällen eine flüssige Ernährung mit künstlicher Hundemilch (Welpilac®, Esbilac®) in vielen kleinen Einzeldosen erfolgreich. Sobald die Hunde etwas älter sind, kann auf pürierte Babynahrung umgestellt werden. Teilweise ist die Gabe von Spasmolytika angezeigt. Wenn die Behandlung nicht nach kurzer Zeit anspricht, ist eine Pyloromyotomie vorzunehmen. Bei der *erworbenen Pylorusstenose und Pylorus-Antrum-Dysfunktion* werden bei der Fütterung von feinstpürierter Babykost in kleinen Portionen Motilitätsmoderatoren gegeben (Motilium® oder Paspertin®). Es kann auch Cimetidin zur Hemmung der Magensäureproduktion versucht werden. Bei Versagen der konservativen Therapie und vor allem bei starker Magendilatation sind Gastrotomie und Inspektion des Pylorus von innen indiziert. Bei starker Pylorushypertrophie wird eine Pyloromyotomie modifiziert nach RAMSTEDT vorgenommen *(Abb. 18.17):* Langer Längsschnitt durch die Seromuskularis, sorgfältige Entfernung aller Querspangen, bis sich die Pylorusschleimhaut maximal vorwölbt, Bauchnetz entlang der gesamten seromuskulären Wunde einnähen zur Verhinderung von Narbenbildung.

18.6.7   Akute Magendilatation, Dilatatio ventriculi

18.6.7.1   Normale Lage des dilatierten Magens

Unter akuter Magendilatation verstehen wir eine plötzlich auftretende massive Aufblähung des Magens – sei es durch Futter und Wasser, sei es durch starke Gasansammlung. Das Abdomen ist mehr oder weniger aufgetrieben, die Tiere fühlen sich sichtlich unwohl, sind unruhig und stöhnen. In vielen Fällen behebt sich die Störung von selbst, indem der Mageninhalt erbrochen wird oder ins Duodenum übertritt. Bei Junghunden kleiner Rassen ist eher an Überfressen zu denken, bei großen Rassen kann ein Vorstadium einer Magendrehung vorliegen. In jedem Fall ist eine Röntgenabklärung vorzunehmen, da akute Magendilatationen in kurzer Zeit dramatische Formen annehmen können. Wiederholte Magendilatation deutet auf Pylorusstenose oder chronische Pylorus-Antrum-Dysfunktion hin.

Behandlung □ Motilitätsmoderatoren am besten geeignet (Paspertin®). Bei ungenügender Wirkung Magen sondieren. Im Rezidivfall ist eine Pyloromyotomie und eine Gastropexie mittels Netzimplantation angebracht – letzteres, um einer Magentorsion vorzubeugen (Kap. 18.6.8).

18.6.7.2   Magenverlagerung

Die akute Magendilatation kann infolge Verlagerung und Inkarzeration des Magens in einer angeborenen oder traumatischen Zwerchfellshernie auftreten. Der in den Brustraum verlagerte Magen wird abgeklemmt, gast auf und komprimiert die Lunge. Leitsymptom ist eine plötzlich auftretende Atemnot gekoppelt mit erfolglosen Würge- und Brechversuchen. Diese akuten und dramatischen Krankheitserscheinungen sind zunächst unerklärlich. Eine sofortige röntgenologische Diagnosestellung ist wichtig, da der Hund sonst erstickt. Im Seitenbild ist eine riesige Gasblase im Thorax erkennbar, aus der d. v. Aufnahme ersieht man, in welchem Hemithorax sich der aufgegaste Magen befindet.

Behandlung □ Sofortige Punktion des Magens durch die Brustwand und Gas maschinell absaugen. Anschließend an Spezialklinik überweisen zur Operation der Zwerchfellhernie.

18.6.8 Magendrehung, Torsio ventriculi

Bei der Magendrehung des Hundes handelt es sich um einen Krankheitskomplex, der eine akute Magendilatation samt Magentorsion und Magenvolvulus umfaßt. Die Krankheit verläuft akut bis perakut und führt ohne Behandlung nach wenigen Stunden zum Tode des Tieres. Die Magendrehung wird gehäuft bei Hunden großer Rassen beobachtet, ist aber auch bei mittleren und kleinen Hunden keine Seltenheit.

Pathophysiologie □ Im Anschluß an eine reichliche Fütterung kommt es zu einer akuten Magendilatation, die durch die übermäßige Füllung des

Abb. 18.18. Notfallaufnahme einer Deutschen Dogge mit akuter Magendilatation und Magendrehung. Die Pfeile deuten auf die Faltenbildung, welche durch die Drehung des Magens hervorgerufen wurde

Magens einerseits und eine Hypomotilität und Störung der Magenentleerung andererseits verursacht wird. Die Magendilatation verstärkt sich als Folge von Aerophagie und von CO_2-Abspaltung durch die Salzsäure des Magens aus dem Bikarbonat von Speichel und Dünndarmsaft. Gärungsgase können zur Tympanie beitragen. Die große Kurvatur überdehnt sich, der Pylorus verlagert sich nach kranial und nach links (= Torsion). Zu diesem Zeitpunkt besteht zunächst eine unvollständige Obstruktion von Ösophagus und Pylorus. Der Magen dreht sich im Uhrzeigersinn (von hinten gesehen) um den Ösophagus herum, dabei werden Netz und Milz nach ventral und nach rechts verlagert (= Volvulus). Die Zugänge zum Magen werden verschlossen. Die Tympanie nimmt weiter zu, komprimiert die Pfortader und hemmt die Zwerchfellexkursionen. Das Herzminutenvolumen sinkt, der Blutdruck fällt, die Sauerstoffversorgung der überdrehten Organe und des gesamten Körpers nimmt ab. Es erfolgen Kreislaufschock und Tod.

Symptome □ Diese treten häufig abends oder nachts auf im Anschluß an eine reichliche Fütterung. Die Tiere sind unruhig, würgen, geifern und versuchen erfolglos zu erbrechen. Auffällig ist eine zunehmende Aufblähung des Abdomens und eine damit gekoppelte steigende Atemnot. Es folgt eine immer ausgeprägtere Kreislaufschwäche mit Tachykardie, raschem schwachen Puls, blassen Schleimhäuten, Taumeln, Zusammenbrechen und Tod.

Diagnose □ Die Krankheitserscheinungen sind besonders im fortgeschrittenen Stadium derart typisch, daß die Diagnosestellung einfach ist und eine Verdachtsdiagnose bereits am Telefon gestellt werden kann.

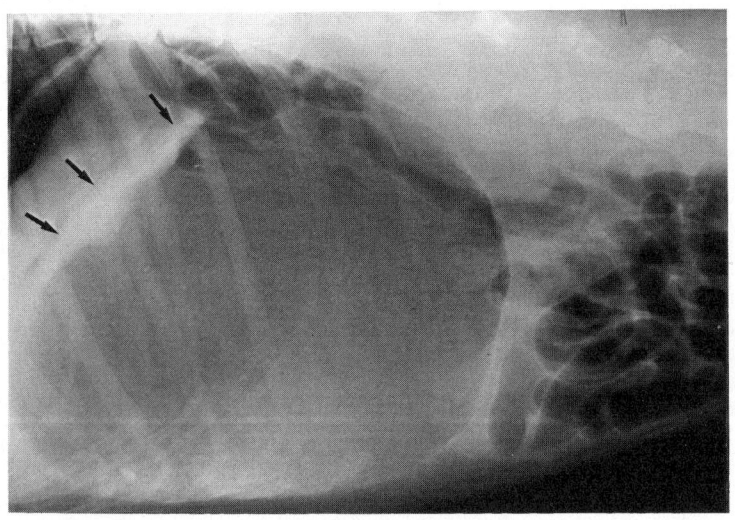

Differentialdiagnose □ Hier ist an eine akute Magendilatation zu denken. Im Zweifelsfall soll eine laterale Röntgenaufnahme gemacht werden. In vielen Fällen läßt sich als Ausdruck der Magendrehung eine Faltenbildung nachweisen *(Abb. 18.18).*

Behandlung □ Gute Behandlungsergebnisse sind nur zu erwarten, wenn sofort und zielbewußt gehandelt wird. Jede Minute, die durch Diagnosestellung und konservative Therapieversuche verlorengeht, kann über Leben und Tod des Patienten entscheiden.

a) Teildekompression durch Magenpunktion: Als erste und wichtigste Sofortmaßnahme wird der Magen von der linken Flanke her mit einer 1,2 mm dicken Nadel punktiert und das Gas mit einer Saugpumpe abgesogen. Das Absaugen des Gases wird während der gesamten Dauer der Vorbereitungsarbeiten fortgesetzt, um durch Druckverminderung auf Pfortader und Zwerchfell sowohl Kreislauf wie auch Atmung ständig zu entlasten.

b) Schockbekämpfung: Als zweite Sofortmaßnahme wird ein Venen-Katheter gelegt und 10–20–30 ml/kg KG eines Plasmaexpanders (am besten Haemaccel®) im Sturz infundiert. Der Infusionslösung werden Gentamicin 8 (!) mg/kg KG und Dexamethason 8 mg/kg KG beigegeben.

c) Dekompression mit Magensonde: Am stehenden und unsedierten Hund kann ein kurzfristiger Versuch unternommen werden, eine Magensonde bis in den Magen vorzuschieben. In Einzelfällen kann dies gelingen, wenn noch kein eigentlicher Volvulus vorliegt. Der Nutzen ist allerdings gering, da sich der Magen nur selten durch eine Sonde entleeren läßt und über Kürze eine neue Magendrehung zu erwarten ist.

d) Operative Dekompression und Retorsion: Wenn immer möglich, ist die operative Dauerheilung der Magendrehung anzustreben. Nur durch Lagekorrektur und Gastropexie (z. B. mittels Netzimplantation) kann eine echte Heilung erreicht werden. Konservative Methoden und Teiloperationen ohne Gastropexie haben eine Rückfallquote von über 50 %. Alle Vorbereitungsarbeiten, Scheren, Grobdesinfektion usf. erfolgen am stehenden Tier unter laufender Infusion und Gasaspiration. Nach Beendigung der Sturzinfusion mit Haemaccel® und einer ersten Stabilisierung des Kreislaufs wird eine herzprotektive Dauertropfinfusion gelegt: 1 Tropfen/kg KG/min einer Mischlösung von 50 ml Lidocain 2 % mit 1000 ml Glucose 5 %. Es erfolgt Narkose mit einer minimalen Thiamylaldosis (Surital®, meist genügt die Hälfte der Normaldosis), Intubation und O$_2$-Beatmung. Nur im Notfall wird noch etwas Isofluran (AErrane® BOC, Forene® Abbott) beigegeben. Die Laparotomie erfolgt in Rückenlage in der Linea alba. Der Schnitt soll sich vom Xiphoid bis kaudal vom Na-

bel erstrecken. Der Magen wird durch 2 Supramidschlingen in 10 cm Distanz angezügelt und sofort auf einer Länge von 7 cm eröffnet. Zur Abdichtung feuchte Tücher zwischen Magenwand und Laparotomiewunde einschieben. Mit Hilfe eines Naßstaubsaugers wird der Magen, soweit möglich, entleert. Als Magensonde dienen Polyäthylenschläuche von 2,5 oder 4 cm innerem Durchmesser – je nach Dicke des Futterbreis. Der Magen wird jetzt mit 30–50 (!) Kohletabletten zu 0,5 g beschickt und mit einer doppelten Magennaht fortlaufend verschlossen. Die Zügelnähte werden entfernt und übernäht und das Operationsfeld gründlich gereinigt und frisch abgedeckt. Zur Reposition des Magens sucht man zunächst das Duodenum descendens auf (erkennbar am begleitenden Pankreasschenkel). Zug um Zug folgt man dem Duodenum descendens nach kranial, bis der Pylorus in der Hand liegt und durch weiteren Zug an Pylorus und Antrum der Magen in seine normale Lage zurückgleitet. Der Magen wird hierauf sorgfältig auf Gefäßabrisse und auf nekrotische Wandschädigungen untersucht. Gelegentlich muß ein nekrotischer Bezirk durch eine fortlaufende Naht eingestülpt werden, selten ist eine partielle Gastrektomie der großen Kurvatur notwendig. Auch die Milz wird auf Gefäßabrisse und Thrombosen kontrolliert und notfalls entfernt. Es empfiehlt sich, zusätzlich eine Pyloromyotomie vorzunehmen – ein kurzer, aber für die Magenentleerung wichtiger Eingriff.

e) Gastropexie: Ein 5 × 8 cm großes Stück Mersilennetz® wird mit einer doppelten fortlaufenden Naht (atraumatisch, nicht resorbierbar) mit seiner nichtelastischen Schmalseite in der Seromuskularis des Antrums verankert. Zur Naht wird das Antrum mit dem linken Zeigefinger hinterfaßt und hochgehoben. Die freie Seite des Netzes wird paramedian von der Laparotomiewunde mit einer doppelten fortlaufenden Naht befestigt. Zuvor muß evtl. das Fett des Lig. falciforme entfernt werden. Es erfolgt Subcutis- und Hautnaht. Die Gastropexie mittels Netzimplantation gewährt dem Magen genügend Spielraum für seine physiologische Tätigkeit *(Abb. 18.19).*

Nachbehandlung □ Lidocain-Glucose als intravenöser Dauertropf wird in der gleichen Dosierung von 1 Tropfen/kg KG/min während der folgenden 24–48 h weitergegeben, bis die Herzfrequenz deutlich unter 140 absinkt und im EKG keine Extrasystolen mehr nachweisbar sind. Als Infektionsschutz werden Gentamicin 4 mg/kg KG und zur Reduktion der Magensäureproduktion und Ulkusprophylaxe Tagamet® 10–30 mg/kg KG dem Tagestropf beigegeben. Nach einer Fastenzeit von 48 h wird Magenschonkost in 2 gleich großen täglichen Portionen verabreicht. Es empfiehlt sich, zu Hause die 2malige tägliche Fütterung mit relativ

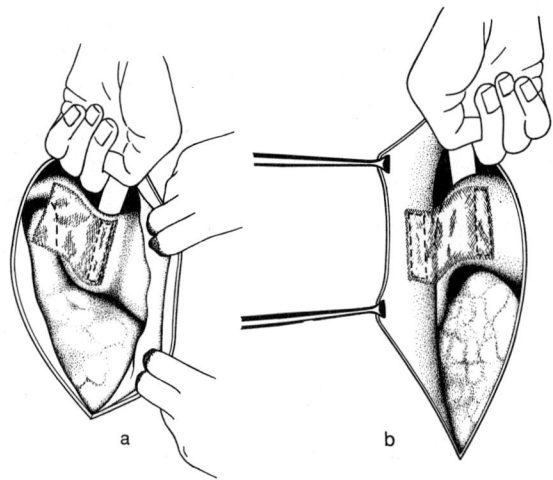

a   b

Abb. 18.19. Gastropexiemethode nach UEHLINGER mit einem angenähten Polyesternetz (Mersilennetz RM 53, Ethicon GmbH), das in einer Richtung dehnbar ist. a = Annähen des einen Endes des Netzes im Pylorusantrumbereich mit einer fortlaufenden Naht; b = Annähen des anderen Endes des Netzes mit einer fortlaufenden Naht an der Bauchwand. Weitere Details im Text

kompakter Nahrung beizubehalten und mit Getränkegaben jeweils 2 Stunden zu warten.

Literatur

BRADLEY, R. L., E. G. MacEWEN & A. S. LOAR, 1984: Mandibular resection for removal of oral tumors in 30 dogs and cats. J.A.V.M.A. **184:** 460.

EISENMENGER, E., & K. ZETNER, 1982: Tierärztliche Zahnheilkunde. Berlin/Hamburg: Paul Parey.

HAPPÉ, R. P., 1982: Investigations into disorders of canine gastroduodenal function. Utrecht: Proefschrift.

HARVEY, C., 1985: Veterinary dentistry. Philadelphia: W. B. Saunders.

KEALY, K., 1981: Röntgendiagnostik bei Hund und Katze. Stuttgart: Ferdinand Enke.

SCHEBITZ, H., & W. BRASS, 1984: Operationen an Hund und Katze. Berlin/Hamburg: Paul Parey.

SCHMIDT, D. H., & W. D. DeHOFF, 1983: Diagnose und Operationstechnik zur Korrektur von Hiatushernien mit chronisch wiederkehrender Einstülpung des Magens in die Speiseröhre bei Hund und Katze. Kleintierpraxis **28:** 393.

SUTER, P. F., & P. F. LORD, 1984: Text Atlas Thoracic Radiography, Thoracic Diseases of the Dog and Cat. Wettswil, Switzerland: Peter F. Suter.

THEILEN, G. H., & B. R. MADEWELL, 1979: Veterinary Cancer Medicine. Philadelphia: Lea & Febiger.

ZETNER, K., 1983: Der Einfluß von Kollagensticks (Kauknochen) auf Plaqueakkumulation beim Hund. Kleintierpraxis **28:** 315.

18.7   Darmverschluß, akuter und subakuter Ileus, morphologische und funktionelle Dünndarmobstruktion, Invagination

H.-O. SCHMIDTKE

Ileus (Darmverschluß) kann vollständig oder partiell, mechanisch oder funktionell, einfach (unkompliziert) oder kompliziert sein. Der mechanische Ileus kann die Folge einer Obstruktion durch Fremdkörper, Tumoren oder Stenosen sein oder infolge Verlegungen des Darmlumens durch Druck von außen eintreten. Komplizierter Ileus geht mit ausgeprägter Durchblutungsstörung der Darmwand – wie bei Strangulationsileus – einher, unkomplizierter ohne solche. Endlich ist die Entscheidung, ob der Zustand frisch ist oder schon länger besteht, klinisch wichtig. Auch ohne Strangulation bewirkt ein längere Zeit an derselben Stelle festsitzender Fremdkörper eine Durchblutungsstörung der Darmwand bis zur Nekrose.

18.7.1   Fremdkörperileus

Er ist die häufigste, einfache Ileusform.

Symptome □ Inappetenz, Erbrechen, besonders kurz nach Getränke- oder (auch erzwungener) Nahrungsaufnahme, Sistieren des Kotabsatzes ohne vergebliches Bemühen, zähpappiger glasiger Schleim am Thermometer. Der Hund ist unlustig, kann spontan Schmerz zeigen (kurzes Aufjaulen mit Umschauen nach dem Leib), die Palpation ist schmerzhaft, ohne daß der ganze Bauch gespannt ist. Die Palpation, eventuell am sedierten oder vorn aufgehobenen Hund, läßt den Fremdkörper oft fühlen, wobei starker Druck vermieden werden muß, um nicht eine iatrogene Darmperforation zu verursachen. In der Röntgenleeraufnahme sieht man schattengebende Fremdkörper sofort. Bei nicht schattengebenden (Holz, Obstkerne, Textil, Kunststoff u. a.) sieht man einerseits erweiterte, mit Flüssigkeit und/oder Gas gefüllte und andererseits ganz leere Darmschlingen. In frischen Fällen kann noch Kot im Darm oder Mastdarm sein. Eine Bariumpassage kann angezeigt sein, um den Verdacht einer Darmobstruktion differentialdiagnostisch auszuschließen (Suter, 1981, 1982). Das Sistieren von Flüssigkeitsaufnahme führt bei weiter bestehender Flüssigkeitsausscheidung über Nieren und Darmsekretion und Verlust durch Erbrechen bald zur Exsikkose, die sich klinisch oder durch erhöhten Hämatokritwert und erhöhtes Gesamteiweiß zeigt. Im weiteren Verlauf kommt es zu Hypovolämie, Hypokalorämie, Elektrolyt- und Albuminverlusten, sowie zu Störungen im Säure-Basen-Gleichgewicht, auf die Dauer meist zur Azidose neigend. Intoxikation durch Resorption von Bakterientoxinen und Fäulnisstoffen führt zu schmutzig verwaschenen Schleimhäuten und zu Indikanurie.

Einen *teilweisen Darmverschluß* können flache Kiesel, Knöpfe und ähnliche Fremdkörper verursachen. Die Symptome sind meist etwas leichter oder rezidivierend, der Kotabsatz kann bestehenbleiben oder es kann Durchfall auftreten.

Tumoren in der Darmwand (außer Lymphosarkomen) sind beim Hund verglichen mit der Katze selten. Infiltrierende oder metastasierende Ovarial-, Gallengangs-, Leber- und Mediastinallymphknotentumoren und andere können den Darm komprimieren und damit die Passage behindern. Das gleiche können Verwachsungen z. B. nach Gebärmutteroperation u. a. bewirken.

18.7.2 Strangulationsileus, Invagination

In diesem Fall ist ein Darmteil mit seinen Gefäßen eingeklemmt und abgeschnürt.

Ursachen □ Volvulus, Darmtorsionen, Invaginationen und Inkarzerationen in einer Mesenterialöffnung oder in einer Bruchpforte. *Inkarzerierte Brüche* findet man in absteigender Häufigkeit bei Leisten-, Nabel-, Zwerchfell- und Dammbrüchen. Der Verlauf bei Strangulationsileus ist meist schneller und schwerer als bei Obstruktionsileus und führt ohne Korrektur in ½ bis 2 Tagen zum Tode. Die Durchblutungsstörung hat bald Flüssigkeitsaustritt in Bauchhöhle und Darmlumen zur

Folge, die sich zu per-diapedesin-Blutungen steigern kann. Hypovolämie bis zum Schock, dessen Eintritt durch die Intoxikation beschleunigt wird, schließt sich an. Im zuerst irritierten, später gelähmten Darm kommt es schnell zu einer massiven Bakterienvermehrung, die, begünstigt durch die gesteigerte Darmwandpermeabilität, zu Peritonitis und/oder Sepsis führen kann. Das ist besonders deutlich so beim Volvulus, dessen Symptome plötzliches Auftreten, schnelle Verschlechterung, Erbrechen auch von Flüssigkeit, große Schmerzhaftigkeit, Tympanie, Anlaß zur Fehldiagnose Vergiftung sein können. *Röntgenologisch* imponiert zuerst die Aufhellung durch Darmgase, später eventuell Verschattung durch die Blutfülle des betroffenen Darmabschnittes. Schnell einsetzende Leukozytose und Linksverschiebung sind typisch. *Invaginationen*, oft gut palpabel, sind am häufigsten bei Welpen und Junghunden, oft bei Schäferhunden und oft begleitet oder verursacht von Askaridenbefall und/oder Enteritis *(Abb. 18.20 u. 18.21)*. Dem Volvulus ähnlich ist das *Auffädeln des Darmes* auf einen Textilienstrang oder einen fadenförmigen (linearen) Fremdkörper, dessen Anfang von der Peristaltik weiter befördert wird, während das Ende im vorderen Teil des Verdauungskanals festgehalten wird *(Abb. 18.22 u. 18.23)*. Das Hängenbleiben kann durch eine eingestochene Nadel, eine Schlinge um die Zunge oder auch durch ein Teppichknäuel im Magen, von dem sich ein Faden abspult, bedingt sein. Neben unvollständiger Obturation und Strangulation ist dabei das Ein- und Durchschneiden des fadenförmigen Fremdkörpers durch die Darmwand am Ansatz des Mesenteriums besonders gefährlich.

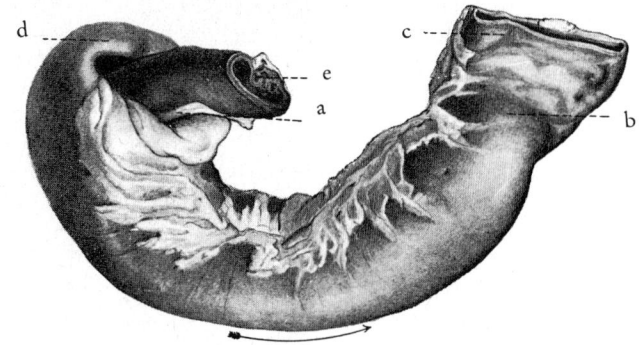

Abb. 18.20. Invagination des Dünndarms eines großen Hundes. Darm von außen gesehen. Die Richtung des Pfeils gibt die Richtung der Einschiebung (von vorn nach hinten) an. *a* = Eintretendes (inneres) Rohr; *b* = hintere Grenze der Invagination; *c* = Fortsetzung des äußeren Rohres (des Intussuszipiens); *d* = Hals der Invagination (Umschlagstelle des mittleren zum äußeren Rohr); *e* = in die Einschiebung hineingezerrtes Gekröse. Etwas verkleinert (Joest)

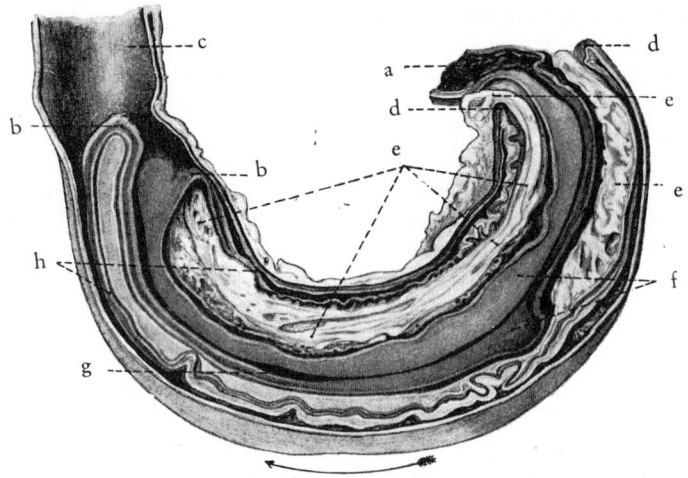

Abb. 18.21. Längsschnitt durch die in *Abb. 18.20* darge-
stellte Dünndarminvagination. Die Richtung des Pfeils
gibt die Richtung der Einschiebung (von vorn nach hinten) an. *a* = Eintretendes Rohr, dessen Lumen im Gebiet
der Invagination mit *g* bezeichnet ist; *b* = hintere Grenze
der Invagination (Umschlagstelle des inneren zum mittleren Rohr); *c* = Fortsetzung des äußeren Rohres (des
Intussuszipiens); *d* = Hals der Invagination (Umschlagstelle des mittleren zum äußeren Rohr); *e* = Gekröse mit
dem inneren Rohr in die Invagination hineingezerrt;
f = Wand; *g* = Lumen des inneren Rohres; *h* = Wand
des mittleren Rohres (Joest)

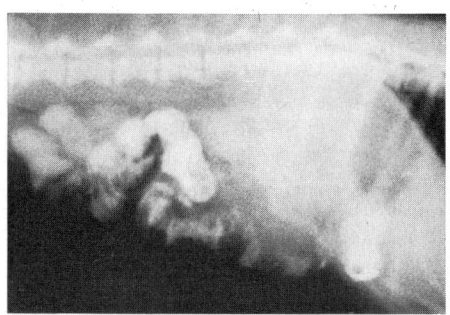

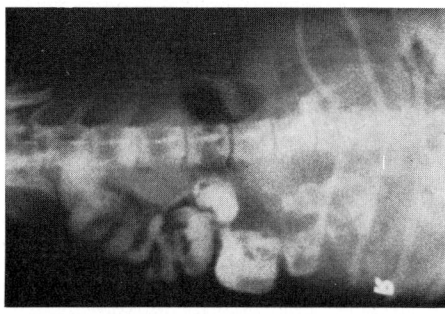

Abb. 18.22 (oben). Röntgenaufnahme des auf einen Faden aufgereihten Darmes (Aufnahme Bartels)

Abb. 18.23 (unten). Der vor die Operationswunde gelagerte, auf einem Faden aufgereihte Darm (Bartels)

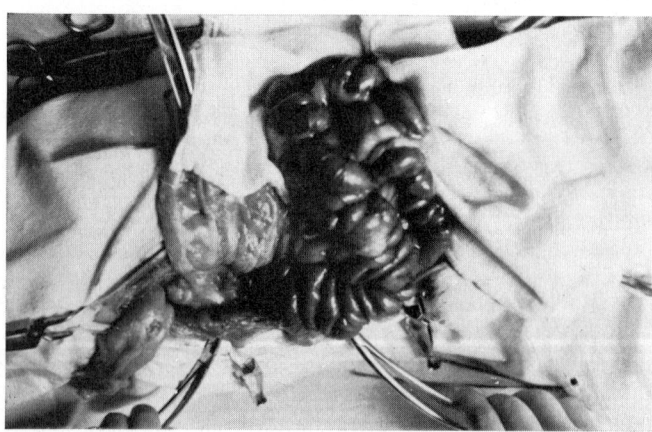

Diagnose □ Hierzu führen eine gründliche Anamnese (z. B. Spielen mit Schnur) und eine klinische Untersuchung, bei der man bewußt diese mögliche Ursache der meist schweren Symptome sucht; Blutstatus, Röntgen und eventuell eine Bauchhöhlenpunktion mit Waschung sind nützlich.

Bei allen Ileusformen sollte man eine Probelaparotomie wegen der rasch einsetzenden Verschlechterung in Zweifelsfällen, bei denen ein Ileus wahrscheinlich ist, eher zu früh als zu spät durchführen (Henderson, 1983; Hornbuckle, 1977).

18.7.3 Funktioneller oder dynamischer Ileus

Hier besteht ohne mechanisches Hindernis ein Sistieren der Darmpassage infolge Fehlens der Peristaltik oder durch Darmkrämpfe/Darmspasmen. Dabei ist eine Darmlähmung am häufigsten.

Der funktionelle Ileus ist ein häufiges Begleitsymptom zahlreicher Krankheiten wie Intoxikationen, Infektionen, Parasitenbefall und Durchblutungsstörungen. Fehlende Nahrungs- und Flüssigkeitsaufnahme und Kotausscheidung, Erbrechen, Schleim am Thermometer, dilatierte Darmschlingen und sistierende Bariumpassage haben schon oft zu nutzlosen Laparotomien Anlaß gegeben.

Differentialdiagnose □ Der funktionelle Ileus ist die wichtigste Differentialdiagnose zum Fremdkörperileus wegen der Ähnlichkeit seiner Symptome und seiner Häufigkeit. Außer bei Peritonitis ist die Darmparalyse auch nach Bauchoperationen gut bekannt.

Diagnose □ Häufig sind Darmlähmungen bei der Thalliumvergiftung, wobei diese in der Regel einige Tage früher als die typisch lokalisierten Effloreszenzen und der Haarausfall eintreten, so daß man sich leicht für einige Tage über die kausale Diagnose täuscht.

Die *Tab. 18.4* gibt einen Überblick über die Krankheitszustände, welche mit einer Störung der Darmmotorik verbunden sein können.

Fremdkörper- und Strangulationsileus
Behandlung □ Die meisten von Hunden verschluckten Fremdkörper gehen symptomlos oder unter flüchtigen Symptomen allein ab. Das gilt auch für aus irgendeinem Grund diagnostizierte kleine, scharfkantige oder spitze Fremdkörper wie z. B. Stecknadeln. Nähnadeln sind wegen zweier spitzer Enden und möglichem Faden gefährlicher. Voluminöses Futter (Kartoffelpüree) mit Fasern (Sauerkraut, Spargel) kann die Passage fördern. Sorgfältige Überwachung des klinischen Bildes und der Laborwerte ist notwendig. Wenn aber ein

Tab. 18.4. Differentialdiagnosen bei Ileussymptomen

I. *Dynamischer oder funktioneller Ileus*
  1. Sekundärer paralytischer Ileus
     a) Darminfektion und -entzündung
     b) reflektorisch, nach Chirurgie o. ä.
     c) Störungen der Darmdurchblutung, Thrombose, Embolie
     d) Metabolische Störungen, Hyperkalzämie, Hypothyreose, Nebenniereninsuffizienz, Niereninsuffizienz, Hypochlorämie
  2. Sekundärer spastischer Ileus
     Kolik, akutes Abdomen mit viszeralem Schmerz, bei Hinzutreten von Peritonitis auch mit somatischem Schmerz

II. *Pylorus-Antrum-Dysfunktion*
   Gastritis, Fremdkörper im Magen, »Pylorusspasmus«

III. *Vergiftungen*
   Blei, Thallium, Überdosis von Medikamenten: Anticholinergika, Ganglienblocker, Narkotika u. a.

IV. *Idiopathische Pseudoobstruktion*
   Neurologische Ursachen? Sonst symptomloser funktioneller Ileus, oft selbstheilend

mechanischer Ileus Krankheitszeichen verursacht, ist schnelle Therapie angezeigt. Dabei ist dem chirurgischen Eingreifen der Vorzug zu geben, auch wenn einige Fremdkörper durch Spasmolytika zum Abgang gebracht werden können. In der Mehrzahl der Fälle gelingt letzteres nicht, und der Zustand der Darmwand verschlechtert sich während des konservativen Behandlungsversuches. Deshalb ist die Therapie des mechanischen Ileus grundsätzlich chirurgisch.

Als Voraussetzung zum Erfolg ist eine Korrektur der gestörten Kreislauf- und Stoffwechselsituation notwendig. Hypovolämie, Elektrolytstörung und Hypokalorämie müssen vor, während und nach der Operation korrigiert werden. Als Dauertropf gibt man 5 % Glukose mit physiologischer Kochsalzlösung, auch 2,5 % Glukose mit 0,45 % NaCl, Ringerlaktatlösung oder fertige Lösungen wie Aequifusal® (Asid) oder Sterofundin® (Braun, Melsungen). Dosen bis zu 90 ml/kg/h für die erste Stunde, später ca. 30 ml/kg/h bis zur Korrektur des Flüssigkeitsdefizites sind angezeigt. Bei ernstlich Kranken kontrolliert man die Urinproduktion mit liegendem Blasenkatheter, die Urinproduktion muß 1 ml/kg/h deutlich überschreiten. Albuminverluste gleicht man mit Präparaten wie Amynin® (Iffa-Merieux) u. ä., Blutplasma oder Vollbluttransfusion aus.

Unter Neuroleptanalgesie mit Epiduralanästhesie oder Inhalationsnarkose wird der vorbereitete Patient laparotomiert. Fremdkörper werden nach vorsichtigem Hervorlagern der betroffenen Darm-

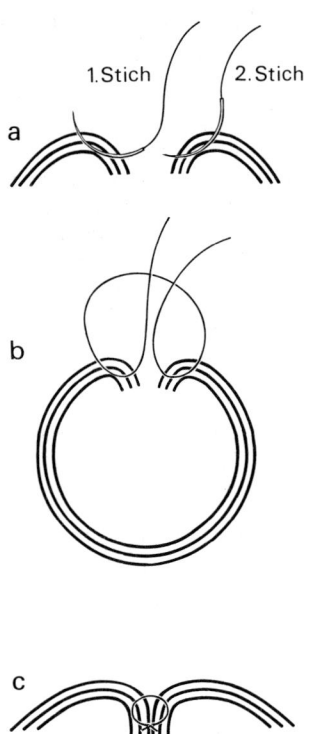

Abb. 18.24. Lembertknopfnaht mit versenkten Knoten. *a* = Die Naht erfaßt Serosa und Muskularis, Einstich zuerst von schnittnah nach schnittfern, dann von schnittfern nach schnittnah; *b* = dadurch kommen die freien Fadenenden schnittnah zu liegen; *c* = der Knoten versenkt sich beim Knüpfen, er ragt weder in die Leibeshöhle noch in das Darmlumen

schlinge, Abdecken der Bauchöffnung und Abklemmen mit einer Darmklemme durch einen Längsschnitt möglichst weit im Gesunden entwickelt. Auch ein schon blaurot verfärbtes Darmstück erholt sich, wenn nur die Nähte in ihm halten. Eine Darmresektion sollte nur bei nekrotischer Darmwand durchgeführt werden. Entschließt man sich zur Resektion, muß großzügig im gesunden Darm operiert werden. Zwei vor der Enterotomie pla-

Abb. 18.25. Abdecken einer Darmnaht mit Netz

zierte Nähte erleichtern den Darmverschluß. Ob die Darmnaht in zwei Schichten geschieht, hängt unter anderem vom zur Verfügung stehenden Querschnitt ab. Man kann eine Schmiedensche Naht mit einer einstülpenden Lembertnaht versenken. Eine einschichtige Lembertnaht, sorgfältig gelegt, genügt bei engen Verhältnissen. Einzelnähte sind dabei der fortlaufenden Naht vorzuziehen. Die in Vergessenheit geratene Lembertknopfnaht mit versenkten Knoten wird empfohlen *(Abb. 18.24).* Auch die quetschende Darmnaht kann verwendet werden: alle Schichten werden durchstochen, der stramm angezogene Knoten läßt den Faden Mukosa und Serosa durchschneiden und Halt in der Muskularis und Submukosa finden. Wir empfehlen eine Omentopexie, welche Naht und alterierten Darmteil abdeckt *(Abb. 18.25);* Krahwinkel, 1983; Richardson, 1983).

Muß die Operation aufgeschoben werden, und gibt man dem Patienten bis dahin eine Tropfinfusion und ein Spasmolytikum (z. B. Metamizol = Novalgin® Hoechst oder Hyoscin-N-butylbromid = Buscopan comp.® Boehringer, Ingelheim), so soll man unmittelbar vor der Narkose noch einmal röntgen, selbst wenn die Verschiebung nur zwei Stunden beträgt. Es ist sonst möglich, daß sich bei der (dann unnötigen) Operation der weiter gewanderte Fremdkörper nach langem Suchen im Rektum findet. Damit ist zugleich gesagt, daß in Einzelfällen kleinere glattwandige Fremdkörper (Kiesel) unter aufmerksamer Kontrolle auch einmal einer durch Infusionen, Spasmolytika und Gleitmittel unterstützten Selbstheilung zugeführt werden können.

Beim auf einen **linearen Fremdkörper** aufgefädelten Darm *(Abb. 18.22, 18.23)* kann in frischen Fällen das Lösen der oral gelegenen Befestigung genügen. Beim geschädigten Darm und im Falle anatomisch vorerst nicht zugänglicher oraler Befestigung muß sowohl das haltende als auch das von der Peristaltik gezogene Ende separat durch Gastro- und Enterotomie(n) entfernt werden. Man hüte sich, durch Zug an einem nicht ganz losen Faden oder Schnur den eben noch nicht durchschnittenen Darm aufzusägen.

Eine **Invagination** kann man, wenn frisch, nach

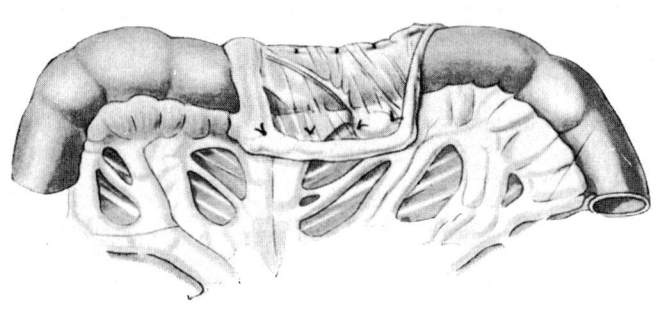

Laparotomie auseinandermassieren (Vorsicht bei Zug!), eine frische *Inkarzeration* kann man befreien, einen *Volvulus* entwirren. Sind jedoch Darmteile nekrotisch, sollte eine Darmresektion durchgeführt werden. Dabei ist eine End-zu-End-Anastomose meist der klassischen Seit-zu-Seit-Anastomose vorzuziehen (Darmnähte s. *Abb. 1.42* bis *1.50*). Unterschiede in der Weite der prae und post operationem gelegenen Darmteile gleicht man durch entsprechend schräge Schnitte oder gar einen zusätzlichen Längsschnitt an der kontramesenterialen Seite des engeren Darmteiles aus. Als Naht kommt die quetschende oder die Lembertknopfnaht mit versenkten Knöpfen in Frage, mit anschließender Omentopexie. Bei der Versorgung der mesenterialen Gefäße ist der Blutstillung, aber noch wichtiger der Blutversorgung der erhaltenen Darmteile Rechnung zu tragen (Krahwinkel, 1983).

Außerhalb des Darmes liegende Hindernisse der Darmpassage beseitigt man operativ, wenn es möglich ist.

Für Details der Operationstechnik wird auf Lehrbücher der Operationslehre verwiesen, z. B. Schebitz & Brass (1984).

Paralytischer Ileus

Behandlung □ Den *paralytischen Ileus* behandelt man mit dem die Peristaltik normalisierenden Metamizol (Novalgin®), das auch bei Spasmen indiziert ist, Dosis 0,5–3 ml/Hund i.v., i.m. oder s.c., oder mit Vasopressin-Oxytocin-Gemisch wie Hypophysin® (Hoechst) 1–3 i. E. pro Hund und Dosis nach Größe oder mit Neostigmin (Prostigmin®, Hoffmann-La Roche), Dosis 0,3–2,5 mg/Hund s.c. oder 4–20 mg/Hund p.o., Wiederholung nach 6–12 Stunden möglich. Nach Möglichkeit sollte das Grundleiden behandelt werden; das gilt vor allem für den *spastischen Ileus*. Bei diesem kann symptomatisch Metamizol oder Hyoscin-N-butylbromid (Buscopan®) von Nutzen sein.

Literatur

Henderson, R. A., & E. R. Pope, 1983: Principles in gastrointestinal surgery. Vet. Clinics of North America **13**: 485.

Hornbuckle, W. E., & L. J. Kleine, 1977: Obstruction of the small intestine. In: Kirk, R. W. (Ed.): Current Veterinary Therapy, **VI.** Philadelphia: W. B. Saunders Co.

Krahwinkel, D. J., & D. C. Richardson, 1983: Surgery of the small intestine. In: Bojrab (Ed.): Current techniques in small animal surgery **II,** S. 162.

Richardson, D. C., & D. J. Krahwinkel, 1983: Surgery of the colon, ebd., S. 187.

Schebitz, H., & W. Brass, 1985: Operationen an Hund und Katze. Hamburg/Berlin: Paul Parey.

Suter, P. F., 1982: Die Röntgenuntersuchung von Magen und Darm. Tagungsbericht Jahresvers. Schweiz. Vereinig. f. Kleintiermed., S. 86.

Suter, P. F., 1981: Die Röntgeninterpretation bei gastrointestinalen Erkrankungen. Tagungsbericht 27. Jahresvers. Fachgr. Kleintierkrankh. DVG.

18.8   Durchfälle

H.-O. Schmidtke

Der *Untersuchungsgang zur Klärung eines Durchfalls* sollte in mehreren Stufen unter Sammeln der Befunde und Ausschluß des nicht Relevanten vor sich gehen (Suter, 1984).

1. Stufe
a) Nach der *Anamnese* teilt man ein in akut oder chronisch. Fütterung, Herkunft, Lebensumstände, Infektionsmöglichkeiten geben Hinweise auf die *Ursache*. Die in *Tab. 18.2* aufgeführten Kriterien dienen zur *Lokalisation* der Durchfälle.

b) Gründliche *klinische Allgemeinuntersuchung:* Fieber, Palpationsbefund, Schleimhäute, Kreislaufbeteiligung. Exsikkose lassen den Grad der Allgemeinstörung erkennen, leichte von schweren und primäre von sekundären Darmmanifestationen abgrenzen.

In offensichtlich einfachen Fällen und bei Hunden, die vorher gesund waren, ist nun schon eine rein symptomatische Behandlung ohne weitere Klärung erlaubt, sonst muß die Datenbasis erweitert werden (s. 2. Stufe).

2. Stufe (zur Einstufung nach Schweregrad und Klärung der Pathogenese)

2.1 Akute schwere Durchfälle
Minimale Datenbasis: Blutstatus, einschließlich Hämatokrit und Differentialblutbild, Leberfermente SAP und ALT (= SGPT), Serumbilirubin, Serumharnstoff, bei hochakutem Oberbauch und Verdacht auf Pankreatitis Amylase und Lipase. Wird eine Infektion vermutet, müssen mögliche parasitäre, bakterielle und virale Erreger bedacht werden (Kap. 10.6). Bei den viralen Erregern spielt das Parvovirus die Hauptrolle, Coronavirusinfektionen sind seltener und bleiben wohl oft undiagnostiziert. Das Syndrom der **H**ämorrhagischen **G**astroenteritis (HGE) ist ätiologisch ungeklärt; das klinische Bild ist dem der Virusinfektionen ähnlich. Zur Differentialdiagnose dieser primären akuten Enteritiden können die in *Tab. 18.5*

aufgelisteten klinischen Kriterien herangezogen werden. Eine sichere Unterscheidung erfordert jedoch virologische oder serologische Methoden (Bernstein, 1977).

Weiterhin gehören zur Datenbasis in unklaren Fällen: Parasitologische Kotuntersuchung (Ankylostomen, Kokzidien und Giardien) und Harnstatus, ferner Röntgenaufnahmen im Hinblick auf Differentialdiagnosen wie Ileus, Peritonitis, Pankreatitis und Milztorsion.

Bei allen akuten Diarrhöen sollte die symptomatische Behandlung sofort nach Entnahme der notwendigen Blut-, Kot- und Harnproben beginnen.

2.2 Chronische Dünndarmdurchfälle

Erweiterte Datenbasis: Wie bei 2.1, jedoch dazu: Gesamteiweiß, Gesamtlipide, Cholesterin; ferner, obwohl von eingeschränkter Zuverlässigkeit: Kotuntersuchung auf okkultes Blut, Fett und Fettsäuren, Stärke und Proteasen. *Röntgenfilmverdauungstest,* morphologischer Nachweis von Muskelfasern im Kot, Maisöltest (Kap. 4.7.2). Proben einsenden für Kot-Trypsin- und Chymotrypsinbestimmung. *Röntgen:* Evtl. Bariumstudie zur Darstellung von Mukosaveränderungen bei Blut im Kot.

2.3 Chronische Dickdarmdurchfälle

Minimale Datenbasis: Parasitologische Kotuntersuchung, Blutbild, rektale klinische Untersuchung, evtl. Röntgenleeraufnahme, Leberfermente, evtl. Gesamtlipide und Gesamteiweiß.

3. Stufe (ätiologische oder histologische Diagnose)

Die exakte Ermittlung der *ätiologischen Diagnose* ist bei *akuten Durchfällen* oft nicht nötig. Sie ist, falls aus therapeutischen, epidemiologischen oder anderen Gründen erforderlich, durch parasitologische, virologische, auch bakteriologische Untersuchungen zu erreichen *(Tab. 18.5).*

Bei *chronischen Durchfällen* erfordert eine gezielte Behandlung oft eine aufwendige ätiologische Diagnose, deren Kosten viele Tierbesitzer nicht aufbringen wollen. Dann ist ein empirischer symptomatischer Behandlungsversuch angezeigt. Sonst, evtl. nach Überweisung an eine Spezialklinik, wird untersucht: bei *Dünndarmleiden* mittels PABA- und D-Xylose-Test und äußerstenfalls Dünndarmbiopsie nach Laparotomie; bei *Dickdarmleiden* proktoskopische Untersuchung und Dickdarmbiopsie.

18.8.1 Durchfälle durch Diätfehler, nicht entzündliche Darmerkrankungen

Durchfälle und auch Brechdurchfälle gehören zu den häufigsten Anlässen, tierärztliche Hilfe in Anspruch zu nehmen. Zwei anatomische physiologisch-funktionelle Einheiten spielen auch in der Pathophysiologie des Darmes die Hauptrollen: Zum einen die Darmzotten und Mikrovilli, welche die innere Oberfläche des Darmes zu einer riesenhaften Resorptionsfläche vergrößern, und deren deckende Epithelschicht einer ständigen Erneuerung von den Krypten her unterliegt. Bei erhaltenen Krypten werden zerstörte Darmepithelien in wenigen Tagen ersetzt, was die Fähigkeit zu schneller Restitution erklärt. Zum zweiten sind es die Drüsen in den Darmkrypten, deren Sekretion zusammen mit Speichel, Galle, Magen- und Pankreassekreten zu einem Flüssigkeitsumsatz beiträgt, welcher die p.o. zugeführte Flüssigkeitsmenge um das etwa 3,5fache übersteigt. Die Nahrungs- und Flüssigkeitsresorption geschieht normalerweise überwiegend im Dünndarm. Das Kolon resorbiert gewöhnlich eine wesentlich geringere Menge Flüssigkeit als der Dünndarm, hat jedoch für Krankheitsfälle eine erhebliche, aber nicht unerschöpfliche Reserve-Resorptionskapazität.

Nicht entzündliche Durchfälle sind im wesentlichen *osmotisch* bedingt Tab. 18.1). Die verschiedensten Nahrungsunverträglichkeiten können zu einem Übermaß an löslichen, resorbierbaren und nicht resorbierbaren Substanzen und Abbauprodukten im Darmlumen führen, die osmotisch aktiv sind und eine Flüssigkeitsansammlung im Darm auslösen, welche, auch wegen der damit verbundenen Störung des Puffersystems, nicht resorbiert werden kann. Ursächlich kommen in Frage: Unvermittelter Futterwechsel, zuviel Futter, zuviel Kohlenhydrate, ungespaltene Poly- und Disaccharide (als Nahrungsbestandteile oder Abbauprodukte), Laktose bei Tieren mit absolutem oder relativem Laktasemangel, verdorbenes, verunreinigtes, auch zu kaltes oder zu fettreiches Futter. Auch durch chemische Substanzen und Toxine wie Magnesiumsulfat, Schwermetalle oder Insektizide und Arzneimittelunverträglichkeiten z. B. Salizylsäurepräparate, Digitalis u. a. kann es zu einer erhöhten Sekretion der Darmdrüsen und/oder zu einer verminderten Resorption an den Darmzotten kommen. Maldigestion und Malabsorption führen sekundär zu osmotischen Durchfällen (Kap. 18.10 und Kap. 18.11).

Durchfall infolge primär erhöhter Darmmotilität kommt als alleinige Krankheitsursache wohl nicht vor. Jedoch mag eine vermehrte Darmfüllung und stark beschleunigte Darmpassage der Nahrung, welche das Resorptionsvermögen des Darmes übersteigt, bei Durchfällen verschiedener

Ursache eine zusätzliche Rolle spielen. Bakterientoxine können die Darmmotilität steigern.

Nicht selten jedoch findet man eine »nervös« gesteigerte Darmmotilität, vor allem des Kolons, bei lebhaften Hunden, deren anfänglich fester Stuhl immer dünner wird, je länger Wanderung oder Jagd dauert. Das ist nichts Krankhaftes und bedarf keiner Behandlung (obwohl manchmal vom Besitzer erwünscht), es erhellt aber umgekehrt die Bedeutung, die körperliche Ruhigstellung des ganzen Hundes als symptomatische Therapie bei echten Durchfällen haben kann.

Diagnose □ Die Diagnose des fütterungsbedingten einfachen Durchfalls findet man nach sorgfältigem Vorbericht, klinischer Untersuchung und Ausschluß parasitärer (Kotuntersuchung!) und infektiöser Ursachen. Fieberhafte oder schwerkranke Hunde gehören nicht in diese Kategorie. Bei längerer Krankheitsdauer muß die Homöostase geprüft werden.

Behandlung □ Sie richtet sich nach Schwere und Dauer der Erkrankung. In frischen, unkomplizierten Fällen genügt Nahrungsentzug für ein bis zwei Tage, Flüssigkeitsentzug für einige Stunden, besonders wichtig bei begleitendem Erbrechen, und Ruhigstellung (Burrows, 1983; Strombeck, 1980). Ist man sicher, daß Erbrechen die Mühe nicht ins Gegenteil verkehrt, und macht der Zustand eine Tropfinfusion nicht erforderlich, kann geringerer Flüssigkeitsverlust auch p.o. ausgeglichen werden. Die Getränkezufuhr beginnt mit kleinen Mengen, eßlöffelweise. Leicht gesalzener Kamillentee, leicht gesalzenes abgekochtes Wasser oder die WHO-Lösung für die p.o. Therapie bei Durchfall sind geeignet; diese Lösung hat auf einen Liter folgende Zusammensetzung: NaCl ⅔ Teelöffel (3,5 g), Glukose 3 Eßlöffel (20 g), KCl ¼ Teelöffel (1,5 g), Na-Hydrogenkarbonat/Na-Bikarbonat ½ Teelöffel (2,5 g).

Auch fertige Mischungen wie Tarisit® (Byk-Gulden), 1 Teelöffel auf 100 ml Flüssigkeit, oder Normolytoral® (Gebro, Österreich) oder schlackenfreie Nährstoffkonzentrate wie Nutrical® (EVSCO Pharmaceuticals) können nützlich sein. Die Nahrungszufuhr am zweiten oder dritten Tag beginnt mit häufigen Gaben kleinster Mengen. Hafer- oder Reisschleim, gemischt mit magerem, gekochtem, gemahlenem Muskelfleisch oder zermustem Dosenfertigfutter und mit rohem, mit der Schale geriebenem Apfel sind bewährt. Statt Fleisch kann magerer Quark als gut verdauliche Eiweißquelle diesem Gemisch beigegeben werden. Mengen und Intervalle werden in den folgenden Tagen allmählich gesteigert. Eine antibakterielle Therapie ist nicht angezeigt, es sei denn, man ist sich seiner Diagnose nicht ganz sicher und hält eine primäre oder sekundäre Störung der Darmflora für möglich. Dann ist einem schwer resorbierbaren Sulfonamid-Sulfaguanidin (Resulfon® Nordmark-Werke) der Vorzug zu geben. Erwähnt werden soll, daß Entero-Vioform® und Mexaform S® beim Hund wegen Vergiftungsgefahr verboten sind.

Wichtig ist, Diät und zweckmäßige, zusätzlich wirksame Behandlungsmaßnahmen über die Heilung hinaus fortzusetzen. Sonst drohen nicht nur Rezidive, sondern auch bakterielle Sekundärkomplikationen und ein Hinübergleiten in den chronischen Durchfall. Beim Übergang zur normalen Ernährung bleiben noch einige Tage oder Wochen verboten: Milch, rohes Eiklar, rohe Milz, Leber, Nieren und Lunge. Vorteilhaft ist im Regelfall eine gut verdauliche schlackenarme Kost; andererseits kann in manchen Fällen der Zusatz von Ballaststoffen wie Kleie zum Futter zur Stabilisierung der Kotkonsistenz von Nutzen sein (Meyer, 1983).

Ob eine Beeinflussung der Darmmotilität die Heilung fördert, ist umstritten. Die an sich einleuchtende Ruhigstellung des Darmes durch Anticholinergika hat den Nachteil, daß mit der Peristaltik auch die Segmentierung aufgehoben wird und folglich flüssiger Inhalt um so schneller hindurchrinnt. Will man auch gleichzeitiges Erbrechen beeinflussen, ist Atropinum sulfuricum ½ bis 1 mg pro Hund, einmal s.c. gegeben, i.d.R. nützlich. Auch die initiale Gabe von Hyoscin-N-butylbromid/Metamizol (Buscopan comp.® Boehringer, Ingelheim) ist meist wirksam, Dosis 0,5 ml pro 10 kg s.c. Motilitätsmoderatoren sind, im Gegensatz zu den sekretorischen, bei den einfachen osmotischen Durchfällen nicht indiziert (Strombeck, 1980).

Flüssigkeits- und Elektrolytverluste, auch die Hypokalorämie, müssen, wenn ausgeprägt, durch Tropfinfusion korrigiert werden (Kap. 9.2, *Tab. 9.1–9.3*, Kap. 18.8) (Muir & Dibartola, 1983; Short, 1980).

1. *Flüssigkeitsmenge bei Durchfällen*
   Am günstigsten wird man bei genügender Erfahrung das Flüssigkeitsdefizit anhand des Hautturgors (Faltentest) abschätzen.

Flüssigkeitsdefizit kann auch berechnet werden

$$\text{berechnete Menge in Litern} = \frac{\text{kg}}{3} \times \frac{(\text{HKa} - \text{HKn})}{100}$$

kg = Körpergewicht in Kilogramm
HKa = aktueller Hämatokrit
HKn = normaler Hämatokrit

2. *Zusammensetzung der Infusionen*
a) bei Brechdurchfall:
   Mischinfusion: 2,5%ige Glukoselösung + 0,45%ige NaCl-Lösung;
   in schweren Fällen zusätzlich:
   10–20 mmol KCl/l = 5–10 ml 15%ige KCl-Lösung pro Liter.

b) bei Durchfall:
   2,5%ige Glukoselösung + Ringerlaktatlösung;
   in schweren Fällen zusätzlich:
   5–10 mmol KCl/l = 2,5–5 ml 15%ige
   KCl-Lösung pro Liter;
   2–10 mmol Natriumbikarbonat/l = 3,2–17 ml
   5%ige NaHCO$_3$-Lösung pro Liter.

Literatur

Burrows, C. F., 1983: The treatment of diarrhea. In:
Kirk, R. W. (Ed.): Current Vet. Therapy, VIII, S. 784.

Meyer, H., 1983: Ernährung des Hundes. Stuttgart:
Ulmer.

Muir, W. W., & S. P. Dibartola, 1983: Fluid therapy.
In: Kirk, R. W. (Ed.): Current Vet. Therapy, VIII,
S. 28.

Short, C. E., 1980: Fluid and electrolyte therapy. In:
Kirk, R. W. (Ed.): Current Vet. Therapy, VII, S. 49.

Strombeck, D. R., 1980: Management of diarrhea, moti-
lity modifiers, ebd., S. 914.

Strombeck, D. R., 1980: Diet and Nutrition, ebd.,
S. 919.

18.9 Akute entzündliche Darmerkrankungen, Enterokolitis und Parasitosen

H.-O. Schmidtke

18.9.1 Bakterielle, toxische und virusbedingte Durchfälle

Pathophysiologisch kann es sich um *sekretorische* oder *exsudative* Durchfälle handeln. Physiologischerweise werden an den Spitzen der Darmzotten Na-Ionen und damit zusammen Wasser resorbiert, während die Drüsen in den Darmkrypten zusammen mit den Anionen Cl und Bikarbonat Wasser sezernieren (Petzinger, 1984).

Sekretorische Durchfälle werden durch eine Störung des Ionentransportes hervorgerufen, die zu einem Überwiegen der Sekretion über die Resorption führt. Bakterienenterotoxine von E. Coli, Salmonellen, Klebsiellen, Yersinia und Campylobacter kommen als Ursache in Betracht. Aber auch von außen zugeführte Stoffe wie manche Laxantien, z. B. Rizinusöl oder Parasympathomimetika, sowie durch Epithelläsionen im Darm freigesetzte Substanzen wie Prostaglandine E vermögen das Gleichgewicht zwischen Resorption und Sekretion zu stören. Da manche Viren wie beispielsweise die Rotaviren gerade die Spitzen der Darmzotten schädigen, wird verständlich, daß und wie sie einen sekretorischen Durchfall verursachen.

Am schwerwiegendsten sind *exsudative Durchfälle,* bei denen die Darmzotten und die Darmwand und somit die Darmpermeabilität geschädigt werden, so daß Exsudate oder gar Blut in das Darmlumen treten. Diese noch stärkere Schädigung der Darmwand geschieht durch in die Schleimhaut eindringende Bakterien wie Salmonellen oder durch den Verlust der Darmepithelien und der Villi durch Parasiten, sowie durch die Parvovirose und einige andere Infektionen. Die schwersten Veränderungen finden sich meist im Jejunum und Ileum. Magen, Dünn- und Dickdarm

betrifft die Hämorrhagische Gastroenteritis (HGE), eine ätiologisch ungeklärte blutige Gastroenteritis, die überwiegend bei zwei- bis vierjährigen Hunden kleiner Rassen vorkommt.

Diagnose □ Soll sie zutreffend sein, bedarf es des sorgfältigen Vorgehens nach dem Untersuchungsgang (Kap. 18.1) und der Kenntnisse der Klinik- und Labormerkmale der häufigsten Ursachen *(Tab. 18.5).* Der oft hochakute Krankheitsverlauf erfordert schnelles und entschlossenes Handeln schon bei der Untersuchung. Besonders wichtig ist die Feststellung oder der Ausschluß eines Parasitenbefalles und die Kontrolle der Homöostase, u. a. durch Hämatokrit- und Hb-Bestimmung. Leukozytenzahl und Differentialblutbild geben Aufschluß über die Aktivität des Abwehrapparates. Für Parvovirose spricht eine initiale (2. bis 3. Erkrankungstag) Leukopenie und Lymphopenie (Pollock, 1982; Schröter, 1983). Klinisch sieht man auch scheinbar frische Fälle oft erst, wenn diese Leukopenie schon vorbei ist, so daß man sie klinisch nicht regelmäßig findet (Kraft et al., 1980). Meyer-Engelke, (1981) fand nur 3 Leukopenien bei 55 Hunden. Das Fehlen einer Leukopenie schließt also eine Parvovirose nicht aus. Für eine Parvovirose spricht u. a. die Plötzlichkeit der Erkrankung, gesteigerte Häufigkeit bei weniger als ein Jahr alten Tieren, initiales hohes Fieber, Mattigkeit, Exsikkose und der meist typisch fade riechende graue, allenfalls teilweise blutige Durchfall.

Für HGE spricht die Disposition kleiner Rassen, das Alter von 2 bis 4 Jahren, die besonders starke Exsikkose, blutiger, faulig stinkender Kot und rapide Erholung bei adäquater Behandlung.

Eine ätiologische Klärung ist wünschenswert bei Verdacht auf Salmonellen wegen ihrer Rolle als mögliche Erreger einer Anthropozoonose. Aus

Tab. 18.5. Klinische und Labormerkmale der wichtigsten primären viralen Durchfälle

	Parvovirose	Coronavirus-infektion	HGE-Syndrom
Bevorzugtes Alter	3–12 Monate	< 6 Monate, v.a. Welpen	2–4 Jahre
Rassen-disposition	keine	keine	eher kleine Rassen
Ausbreitung auf andere Hunde	ja	ja, besonders in Hunde-zwingern	nein
Krankheitsverlauf	Todesfälle, bei Welpen und Junghunden	Todesfälle nur bei Welpen, sonst gutartig	ohne Therapie Todesfälle in jedem Alter möglich
Dauer	6–10 d	6–10 d	kurz: 24–72 h
Fieber	für 2–3 d hoch, bis 41 °C	mild	mild
Hautturgor	mäßige bis starke Austrocknung	mäßige Austrocknung	milde Austrocknung
Hämatokrit	selten über 60 %	selten über 55 %	häufig über 60 %
Gesamteiweiß	variabel	normal	mäßig erhöht
Leukopenie mit Lymphopenie, Monozytopenie	typisch, falls < 3000/μl, klinisch oft nicht nachweisbar, meist gefolgt von Leukozytose	fehlt	fehlt
Beschaffenheit von Durchfall	wäßrig-grau bis blutig, evtl. mit Schleimfetzen, fade riechend	wäßrig und orange-gelb, übel riechend, fötider Geruch	reines Blut, fötider Geruch
Reaktion auf Infusion (bis 90 ml/kg pro h erforderlich)	allmähliche Erholung	allmähliche Erholung	dramatische Erholung
Hypoglykämie	oft	nein	nein
Komplikationen	Schock, Septikämie, Immundepression	keine	Schock
Rezidive	keine	keine, in Zwingern möglich	möglich
Virologische Bestätigung der Diagnose	Erregernachweis im Kot, elektronenmikroskopisch oder durch Hämagglutination	Erregernachweis durch Virusisolierung in Zellkultur	–

dem gleichen Grund sind Yersinia und Campylobacter immer wieder in Verdacht, doch hat sich eine direkte Tier-Mensch-Übertragung nicht nachweisen lassen, so daß man sie als Sapronosen oder Saprozoonosen ansieht (Weber, 1985). Parvoviren kann man mittels Elektronenmikroskop in Kotproben oder serologisch unschwer nachweisen.

Blutige Durchfälle haben – je nach Ursache – oft einen schweren bis ungünstigen Verlauf, oft aber heilen sie auch unerwartet schnell aus; ihre Gefährlichkeit ist bei der Erstuntersuchung schwer abzuschätzen, also nehme man sie immer ernst. Dicumarol-Vergiftungen (Rattengift) können auch blutigen Stuhl verursachen. Blutungen auch an anderen Organen, Blutgerinnungsstörungen, verlängerte Prothrombinzeit ermöglichen eine Differentialdiagnose (Kap. 16.9). Invaginationen und andere mechanische Ursachen oder Komplikationen müssen ausgeschlossen werden.

Eine seltene rezidivierende Enteritis ist die granulomatöse Enteritis, die sich oft zu einer Enterokolitis ausweitet und die dem Morbus Crohn des Menschen ähnelt. Die Ursachen sind unbekannt. Die Hunde sind meist schwer krank, es bestehen schleimig-blutiger Durchfall, Kräfteverfall, leichte Anämie, leichte Leukozytose mit Linksverschiebung. Verdickungen in den befallenen Darmteilen, die zu Strikturen führen können, sind manchmal von außen palpabel. Für die zur Diagnose nötige Biopsie sitzen die Veränderungen oft zu hoch, um sie proktoskopisch erreichen zu können, so daß dazu eine Laparotomie vorgenommen werden muß.

Prognose □ Diese ist vorsichtig zu stellen. Sie hängt von Ursache und Schwere der Enteritis, aber auch in sehr hohem Maße von der Qualität der Behandlung ab. Sie ist bei der Parvovirose zweifelhaft bis ungünstig, wenn die Epithelien bis in die Krypten zerstört sind, die Denudierung der Darmwand nicht regeneriert werden kann oder eine schwere Neutropenie (< 3000/µl) über die initiale Phase hinaus bestehenbleibt. Auch bei der granulomatösen Enterokolitis ist die Prognose ungünstig.

Behandlung ☐ Sie ist in erster Linie symptomatisch; Nahrungs- und Getränkeentzug und sorgfältige, anhaltende, bis zum Erfolg beständig wiederholte Dauertropfbehandlung, wenn nicht ununterbrochen, dann mehrmals täglich, ist oft entscheidend. Anfänglich, vor allem auch, wenn das Tier zu Hause gehalten werden muß, kann ein Spasmolytikum nützlich sein (Kap. 18.8). Motilitätsmoderatoren wie Loperamide (Imodium®, Janssen), auch in Tropfenform p.o. 0,04 mg/kg 2 × täglich, oder Diphenoxylat (Reasec®, Janssen) werden empfohlen; eigene Erfahrungen mit Imodium waren nicht überzeugend. Sogenannte schleimhautabdeckende oder adstringierende Mittel wie Kaolin, Bismutum subgallicum oder subnitricum, Acidum tannicum (Tannalbin® Knoll) u.a. sind von umstrittenem Wert. Kohle mag Schadstoffe adsorbieren. Beim Hund stoppt sie Durchfall nicht. Ähnliches gilt für Gelatine. Überraschend gut ist manchmal die Magen und Darm beruhigende Wirkung von in diagnostischer Absicht p.o. gegebenem Bariumsulfat.

Nicht zu empfehlen ist die kritiklose Anwendung von oralen Antibiotika, sie ist oft unnötig und kann der Normalisierung der Darmflora abträglich sein. Bei Fieber, Leukopenie und Leukozytose oder akuter hämorrhagischer Enteritis muß mit dem Eindringen von Bakterien in die Darmwand gerechnet werden. Dann sollten Antibiotika gezielt eingesetzt werden, parenterale Applikation ist vorzuziehen. Chloramphenicol, Gentamycin, Penicillin/Streptomycin, Ampicillin oder Tetrazykline in korrekter Dosierung werden bevorzugt verwendet, ebenso Trimethoprim mit Sulfonamid wie Borgal® (Hoechst). Perorale Gaben von Sulfaguanidin (Resulfon® Nordmark) oder Trimethoprim (Eusaprim®, Tribrissen® Wellcome) sind gut wirksam bei Kokzidiosen und vielen bakteriellen Infektionen außer Salmonellosen. Sie sind ungeeignet, solange Tiere erbrechen. Metronidazol (Clont® Bayer, Flagyl® Spezia) ist nicht nur das Spezifikum gegen Giardiose und anaerobe Darmbakterien, sondern zeigt auch eine günstige Wirkung bei Kolitiden unbekannter oder bakterieller Herkunft.

Durchfälle als Begleitsymptome von Allgemeinkrankheiten wie Staupe oder Leptospirose bedürfen neben der symptomatischen der Behandlung der Grundkrankheit und der damit verbundenen Störungen (Kap. 10). Eine hochakute Enteritis wie etwa Parvovirose führt nicht selten zu einem Endotoxin- oder hypovolämischen Schock. Dann ist für 2 Tage eine hochdosierte Glukokortikoidbehand-

lung unerläßlich. Prednison, bis zu 5 mg/kg/d auf mehrere Einzeldosen verteilt, am besten in wasserlöslicher Form im Tropf, hat sich bewährt. Bei der granulomatösen Enterokolitis können Glukokortikoide und Salazosulfapyridin (Azulfine®, Pharmacia) die akuten Symptome lindern. Leichtverdauliche Nahrung ist wichtig (Burrows, 1984; Chiapella, 1983; Strombeck, 1981).

18.9.2 Parasitosen des Darmes

Darmparasiten, obwohl häufig latent und langfristig vorhanden, können gleichwohl außer chronischen auch akute Enteritiden hervorrufen, v.a. bei Welpen; deshalb sollen sie hier abgehandelt werden.

18.9.2.1 Protozoen
Giardiasis (Lambliasis)

Sie wird durch Giardia canis, die zu den Flagellaten zählen, hervorgerufen (Kap. 10.15). Am häufigsten ist eine akute Enteritis durch den im Dünndarm angesiedelten Erreger mit wäßrigem, faulig riechendem Durchfall, oft mit Schleim-, seltener mit Blutbeimischung. Der Erregernachweis kann u.a. mittels eines Ausstriches von frischem, rektal gewonnenem Kot, verdünnt mit isotonischer NaCl-Lösung, besser durch einen Ausstrich nach Flotation geführt werden. Die besten Nachweismethoden ist diejenige nach Wolf & Eckert (1979):

Frisches erbsengroßes Stück Kot mit 10 ml Merthiolat-Formalin-Lösung mischen (Fixation). Die Hälfte dieser Suspension durch Gaze in ein Zentrifugenröhrchen filtrieren. Ca. 2 ml Äther zugeben und durchmischen. 1 min stehen lassen, dann 1 min bei 1600 U/min zentrifugieren. Obere Detritus-Schicht ablösen und Überstand dekantieren. Sediment tropfenweise auf Objektträger mit und ohne Färbung mit Lugolscher Lösung unter Deckglas mikroskopieren.

MF-Lösung:	Merthiolat-Tinktur 1:1000	200 ml
	(Lilly Nr. 99, SSI Bern)	
	Formaldehyd 38 %	25 ml
	Glyzerin	5 ml
	Aqua dest.	250 ml
Lugolsche Lösung:	Kalium jodatum	10 g
	Jod krist.	5 g
	Aqua dest.	100 ml

Beide Lösungen in braunen Flaschen aufbewahren.
Haltbarkeit: MF-Lösung: einige Monate
Lugolsche Lösung: ca. 6 Wochen

Behandlung Metronidazol (Clont®, Bayer, Flagyl® Spezia) 50 mg/kg/d p.o. verteilt auf 2 Dosen über 5 Tage. Auch Tinidazol (Simplotan® Pfizer)

Tab. 18.6. Parasitologische Eigenschaften der Isospora-Arten

	I. canis	I. ohioensis	I. burrowsi
Oozystengröße μm ($\varnothing$)	36–44 × 29–31 (39 × 32)	19–27 × 18–23 (24 × 20)	16–23 × 15–22 (21 × 18)
Präpatenz (Tage)	8–10	6	6–9
Patenz (Tage)	12–28	12–19	4–12
Sitz	Lamina propria, Ileum, Caecum	Epithelzellen, Jejunum, Ileum	Lamina propria, Ileum
Fakultative Zwischenwirte	Maus, Ratte, Hamster, Hund, Katze		Maus, Ratte

Tabletten sind wirksam. Die Prognose ist nach Diagnose und gezielter Therapie günstig. Reinfektionen und Rezidive sind häufig und bedürfen dann erneuter Behandlung. Es besteht mäßige Ansteckungsgefahr für Menschen, ein weiterer Grund für Bemühungen um Diagnose und erfolgreiche Bekämpfung (Johnson, 1980; Pitts, 1983).

Kokzidiose

Sie spielt als Krankheitsursache vornehmlich bei Welpen und Junghunden aus massierten Hundehaltungen eine Rolle. Welpen und kürzlich ausgebildete Jagdhunde sind daher am häufigsten befallen. Sporadisch findet man auch Kokzidien als Durchfallursache bei einzeln gehaltenen erwachsenen Hunden. Klinische Bedeutung haben nur Isospora-Arten (Boch, 1981) *(Tab. 18.6)*.

Klinisches Bild □ Es ist gekennzeichnet durch akute Dünndarmdurchfälle, die zunächst das Allgemeinbefinden von erwachsenen Hunden kaum beeinträchtigen. Sind Welpen befallen und liegen ungünstige Umstände (zusätzlich andere Parasiten oder Infektionen) vor, so entwickelt sich eine schwere, auch blutige Enteritis, die erhebliche Allgemein- und Elektrolytstörungen nach sich zieht. Kommt es mangels zutreffender Diagnose und Therapie zu einem chronischen Verlauf, so findet man abgezehrte, magere, anämische und im Falle von Welpen mangelhaft entwickelte Tiere. Der Erregernachweis in der Kotprobe ist nach Anreicherung mittels Flotation einfach.

Behandlung □ Sulfonamide (Kokzidiostatika): Sulfadimethoxin (Madribon® Roche) 50 mg/kg für 10 Tage, Sulfaguanidin (Resulfon® Nordmark) 150–200 mg/kg für 5 Tage, Trimethoprim mit Sulfonamid (Borgal® Hoechst, Tribrissen®, Eusaprim® Wellcome) 30–60 mg/kg (bezogen auf Trimethoprim) für 6 Tage. Kokzidiozid wirken: Spiramycine (Rovamycine® Rhone Poulenc, Selectomycin® Grünenthal) 25 mg/kg/d verteilt auf 2, besser 3 Einzelgaben (Boch, 1983).

18.9.2.2 Helminthen
Nematoden

Am häufigsten sind nach wie vor die Askariden, besonders bei Welpen. Bei *Toxocara canis* wandern die Larven bei Welpen über Blut, Lunge, Trachea zurück in den Darm; Präpatenz 30 Tage. Bei erwachsenen Hunden ist der Wanderweg zunächst gleich wie bei Welpen; aber anstatt in die Trachea gelangen die Larven via Vena pulmonalis ins arterielle Blut und in die Muskulatur und alle Organe, wo sie mehrere Jahre verbringen können. Diese Körperlarven sind die Hauptansteckungsquelle für Welpen. Sie gelangen mit dem mütterlichen Blut via Plazenta oder Kolostralmilch in den Welpenkörper. Erste Wurmeier können ab 22. Tag post partum im Welpenkot gefunden werden.

Werden Menschen, v. a. Kinder, infiziert, findet diese somatische Wanderung ebenfalls statt, ohne daß eine weitere Entwicklung der Körperlarven sich anschließt. Die als »visceral larva migrans« bezeichneten Larven können beim Menschen Eosinophilie, Leber-, ZNS- und Lungensymptome sowie Schäden in der Retina verursachen.

Larven von *Toxascaris leonina* dringen nur in die Darmwand ein und kehren ohne Körperwanderung ins Darmlumen zurück, wo sie sich zu adulten Würmern entwickeln. Der *Nachweis* der Wurmeier geschieht mittels Kotausstrich, nativ mit Thermometer entnommen oder zuverlässiger mittels Anreicherungsverfahren (Kap. 4.7).

Krankheitserscheinungen □ Bei Adulten selten, meistens nur bei Welpen, schlechtes Gedeihen, Anämie, Eosinophilie, Abmagerung, Durchfälle, »Wurmbauch« (d. h. dicker Bauch bei mageren Welpen), Ileus oder gar Invagination. Bei Toxocarabefall können während der Larvenwanderung auch Bronchopneumonie, starke Eosinophilie und/ oder zentralnervöse Reizerscheinungen auftreten.

Behandlung □ Regelmäßige Wurmkuren mit der 3. Lebenswoche beginnend bei Welpen und Junghunden, etwa alle 3 Wochen, bei erwachsenen

Tab. 18.7. Entwurmung des Hundes (ergänzt, nach Schaerer, 1982)

Medikament	Dosis	Asca-riden	Haken-würmer	Tri-churen	Bandwürmer T = Tänien D = Dipyli-dien	Andere
Piperazin-citrat -adipat Tab., Sirup, Paste	150–200 mg/kg/d während 3 Tagen nach 14 Tagen wiederholen	+ +	–	–	–	
Banminth® (Pyrantelpamoat), Paste	14,5 mg/kg P-Base nach 14 Tagen wiederholen	+ +	+ +	–	–	
Citarin L® 2,5 % (Levamisol)	5 mg = 0,2 ml/kg/KG s.c.	+ +	+ +	+		
Diuredosan® Diuresan	50 mg/kg = 1 Tabl. zu 200 mg / 4 kg	+ +	+ +	+	+ +	
Telmin KH® (Mebendazol), Tabl.	bis 2 kg: 2 × tgl. 50 mg ⎫ Asc. 2 Tage über 2 kg: 2 × tgl. 100 mg ⎭ übrige 5 Tage	+ +	+ +	+	T + + D –	
Tenac® (Dichlorvos), Granulat	30 mg/kg (bei geschwächten Tieren und Junghunden 10 mg/kg auf 2 Dosen verteilen)	+ +	+ +	+ +	–	
Lopatol® (Nitroscanat), Tabl.	100 mg/kg–200 mg/kg	+ +	+ +	+	T + + D + +	Echinococcus 200 mg/kg 2 ×
Droncit® (Praziquantel), Tabl., Injektions-lösung	5 mg/kg 0,1 ml/kg s.c.	–	–	–	T + + + D + + +	Echinococcus + + +
Scolaban® (Bunamidin HCl), Tabl.	25–50 mg/kg bis max. 600 mg nüchtern	–	–	–	T + + D +	Echinococcus 50 mg/kg 2 ×
Panacur® Fenbendazol	10%ige Großtier-Susp. 0,5 ml/kg f. 3 Tage Granulat f. Rinder 50 mg/kg f. 3 Tage	+ +	+	+	+	

Piperazinpaste (Zitrat) Wirtschaftsgen. dtsch. Tierärzte; Piperazinadipat Vermicompren® Merck; Banminth® Pfizer; Citarin L® Bayer; Diuredosan® Iffa Merieux; Telmin KH® Janssen; Tenac®, Canogard® Shell; Lopatol® Ciba/Geigy; Droncit® Bayer; Scolaban® Wellcome; Panacur® Hoechst

jährlich; Kot unschädlich beseitigen, Zwingerböden desinfizieren, Betonböden am besten mit der Lötlampe, Holz abbrühen und mechanisch reinigen, Erdreich abtragen. Arzneimittel und Dosen s. *Tab. 18.7.*

Hakenwürmer, Ancylostoma caninum und Uncinaria stenocephala

Die sich im Freien entwickelnden Larven gelangen bei Ancylostoma perkutan oder galaktogen, bei Uncinaria peroral in den Wirtskörper. Anschließend kommt es zur Körperwanderung in den Darm, bei säugenden Hündinnen auch ins Gesäuge, Präpatenz 16 Tage. Zwingerhunde sind weitaus mehr gefährdet als einzeln lebende.

Krankheitserscheinungen □ Sie entstehen durch das Blutsaugen der Würmer im Dünndarm. Der Blutverlust kann erheblich sein und zu ausgeprägter Anämie führen. Die Darmreizung ruft katarrhalische bis hämorrhagische Enteritis hervor. Die Krankheit verläuft um so schwerer, je stärker das Tier durch Diätfehler, Nahrungsmangel oder Infektionen vorgeschädigt ist.

Diagnose □ Einachweis im Anreicherungspräparat.

Behandlung □ Mindestens 2malige Wurmkuren (Arzneimittel s. *Tab. 18.7*). Der Zwingerhygiene kommt große Bedeutung zu, um Reinfektionen zu verhüten. Geschwächte anämische Welpen sollte man mit proteinreicher Nahrung aufpäppeln, Multivitamin- und Eisenpräparate können nützlich sein. In Extremfällen wirken Bluttransfusionen lebensrettend.

Trichuriasis, Peitschenwurmbefall

Trichuris vulpis wird am häufigsten bei Welpen aus Händlerbeständen gefunden und bewirkt Durchfall, der blutig werden und allgemeine Schwäche hervorrufen kann. Der Befall bei erwachsenen Hunden bleibt meist stumm, kann aber auch bei diesen nicht selten zu rezidivierenden Durchfällen führen. Nicht nur wegen der langen Präpatenzzeit von 70 bis 104 Tagen, sondern v.a. wegen des unregelmäßigen Abganges von Eiern im Kot muß man in Verdachtsfällen bei negativem Einachweis mindestens 3 koprologische Untersuchungen mit Anreicherung durchführen.

Behandlung □ Unter Umständen ist es einfacher, eine Wurmkur auf Verdacht hin mit Mebendazol oder Fenbendazol durchzuführen *(Tab. 18.7).*

Zestoden, Bandwürmer

Der häufigste Hundebandwurm ist *Dipylidium caninum* (Sammelbezeichnung für mehrere nahe verwandte Arten). Die Ansteckung geschieht durch Flöhe oder Haarlinge, in welchen sich nach der Aufnahme der Eier, die aus den im Hundekot ausgeschiedenen Wurmgliedern freigeworden sind, infektiöse Zystizerkoide entwickeln. Die Präpatenzzeit nach Aufnahme der Zystizerkoide beträgt 16 bis 21 Tage. Die klinische Bedeutung ist gering. Die Diagnose geschieht durch den Nachweis der weißlich rosa gefärbten Glieder, welche, sich raupenartig bewegend, auf dem Kot oder auch in der Analgegend des Hundes zu sehen sind. Eingetrocknete Glieder sind dunkelbraun und reiskorngroß, sie können manchmal in großen Mengen auf dem Lager des Hundes gefunden werden.

Behandlung □ Siehe *Tab. 18.7.*

Prophylaxe □ Gründliche und kontinuierliche Flohbekämpfung (Kap. 11.1 u. 11.4).

Echinokokkose

Echinococcus granulosus ist wegen der tödlichen Gefahr für den Menschen von erheblicher Bedeutung. Zwischenwirte sind viele Haus- und Wildtiere, zahlenmäßig spielen Schaf und Schwein die Hauptrolle. Die Finnen wachsen in inneren Organen, besonders Leber und Lunge. Der Hund infiziert sich durch die Aufnahme von rohen Schlachtabfällen. Es ist schwer verständlich und bedauerlich, daß es in Zentraleuropa diesen Parasiten bei Hunden in ländlichen Verhältnissen noch gibt. Bei Befall entwickelt sich der kleine dreigliedrige Bandwurm oft in großer Zahl im Hundedarm. Die kleinen Glieder, 2,5 bis 6 mm lang, werden mit dem Stuhl ausgeschieden, der wie mit Grieß- oder Reiskörnern bestreut aussehen kann.

Behandlung □ Jahrzehntelang mußte wegen unsicher wirkender Bandwurmkuren bei befallenen Hunden die Euthanasie zum Schutz der Menschen ausgeführt werden. Neuere Bandwurmmittel, besonders das Praziquantel (Droncit®), sind bei sorgfältiger und wiederholter Anwendung sicher wirksam. Der Kot infizierter Hunde muß sorgfältig unschädlich beseitigt werden.

Prophylaxe □ Daß sie in unschädlicher Beseitigung der Konfiskate der Schlachttiere bestehen sollte, liegt auf der Hand. Rohe Schlachtabfälle sollten nicht an Hunde verfüttert werden. Gleiches gilt für den ebenfalls menschenpathogenen Multiceps multiceps, Zwischenwirt Schaf und für Multiceps serialis, Zwischenwirt Hase, Kaninchen oder Nager (BOCH, 1983; SCHAERER, 1982).

Die wichtigsten übrigen bei Hunden vorkommenden Bandwurmarten und ihre Zwischenwirte sind (BOCH & SUPPERER, 1983): Diphylobotrium latum (Fische), Mesocestoides lineatus (Amphibien, Reptilien, Vögel einschließlich Geflügel), Taenia hydatigena (alle pflanzenfressenden Säugetiere), Taenia pisiformis (Hasen, Kaninchen, Nager), Taenia ovis (Schaf, Ziege).

Behandlung □ Siehe *Tab. 18.7.*

Literatur

BOCH, J., et al., 1981: Isosporainfektionen bei Hund und Katze. Tagungsbericht 27. Jahrestagung Fachgruppe Kleintierkrankheiten der DVG.

BOCH, J., & R. SUPPERER, 1983: Veterinärmedizinische Parasitologie, 3. Aufl. Berlin/Hamburg: Paul Parey.

BURROWS, C. F., 1984: Gastrointestinal pharmacology. Proc. 51. Ann. Congr. AAHA, 197.

CHIAPELLA, A. M., 1983: Treatment of intestinal disease. Vet. Clinics of North Amer. **13**: 567.

JOHNSON, G., 1980: Giardiasis. In: KIRK, R. B. (Ed.): Current Vet. Therapy. **VII.** Philadelphia: W. B. Saunders, 969.

KRAFT, W., et al., 1980: Parvovirus-Enteritis des Hundes. Klinik, Diagnose, Differentialdiagnose u. Therapie. Kleintier-Praxis **25**: 81.

MEYER-ENGELKE, TH., 1981: Zur Parvovirusinfektion der Hunde. Kleintier-Praxis **26**: 227.

PETZINGER, E., 1984: Trends in der Arzneimitteltherapie: Elektrolyttransporte im Darm, zur Pathophysiologie und Therapie Enterotoxin-verursachter Durchfälle. Berl. Münch. Tierärztl. Wschr. **97**: 83.

PITTS, R. P., 1983: Giardiasis. In: KIRK, R. B. (Ed.): Current Vet. Therapy, **VIII.** Philadelphia: W. B. Saunders, 796.

POLLOCK, R. H. V., & L. E. CARMICHAEL, 1983: Canine viral enteritis. Vet. Clinics of North Amer. **13**: 551.

SCHAERER, V., 1982: Darmparasiten und ihre Bekämpfung. Tagungsbericht Jahresversammlung Schweiz. Vereinigung f. Kleintiermedizin.

SCHRÖTER, L., 1983: Die Parvovirusinfektion des Hundes. Inaug. Zürich: Diss.

STROMBECK, D. R., 1981: Akute und chronische Diarrhoe

bei Hunden. Tagungsbericht 27. Jahrestagung, Fachgr. Kleintierkrankheiten der DVG.

Weber, A., 1985: Welche Rolle spielen Hunde und Katzen im Zusammenhang mit Yersinia-enterocolitica-Infektionen des Menschen? Öff. Ges. Wes. **47**: 111.

Wolf, G., & J. Eckert, 1979: Modifizierte Methiolate-Jodine-Formaline Concentration. Berl. Münch. Tierärztl. Wschr. **92**: 479.

18.10 Chronische Dünndarmerkrankungen, Malabsorptionssyndrom

H.-O. Schmidtke

Ein chronischer Durchfall bedarf der topischen und ätiologischen Klärung um so eher, je länger er besteht. Man geht bei der Untersuchung exakt nach dem Drei-Stufen-Plan (Kap. 18.8) vor. Für die topische Diagnose, die Unterscheidung in Dünndarm- und Dickdarmdurchfälle siehe *Tab. 18.2.*

Malassimilation ist der Oberbegriff für die ungenügende Aufnahme von Nahrungsstoffen aus dem Dünndarm. Ist bei intakter Digestion allein die Resorption gestört, spricht man von *Malabsorption*. Fehlt es an der Verdauung der Nahrung durch Enzymmangel, handelt es sich um *Maldigestion*. Die Maldigestion führt sekundär zu einer Malabsorption.

Malabsorption

Dünndarmerkrankungen, die mit Malabsorption einhergehen können, sind: eosinophile Gastroenteritis, lymphozytäre plasmozytäre Enteritis, granulomatöse Enteritis, Enteritiden durch Giardien und andere Parasiten, spezifische Infektionen (Tuberkulose), bakterielle Überwucherung des Dünndarmes (Dysbakterie), Passagestau in einer Darmschlinge durch Verwachsungen oder Verklebungen (stagnant loop syndrome) mit bakterieller Überwucherung, Lymphangioektasien mit Proteinverlust, Enteropathie, Darmzottenatrophie (idiopathisch oder mit Glutenallergie), Lymphosarkom und Adenokarzinom (Burrows, 1983).

Diagnose □ Voraussetzung dazu ist der Nachweis einer chronischen Dünndarmerkrankung nach 18.1 und 18.2. Die Hunde sind häufig abgemagert, selten exsikkotisch, auch Aszites kommt vor, der Appetit kann vermindert sein, das Fell ist stumpf, die Tiere wirken im ganzen kümmerlich. Im Blutbild findet sich manchmal Anämie, Leukozytose, je nach Krankheit Granulozytose, Eosinophilie, Lymphozytose, auch Lymphopenie, beschleunigte Senkung; Gesamtlipide und Cholesterin sind vermindert, oft besteht auch Hypoproteinämie (Lewis, Morris Jr. & Hand, 1987).

Zur Diagnose muß 1. die Malassimilation nachgewiesen, 2. die Maldigestion ausgeschlossen werden. Für beide gibt es eine Reihe von Laboruntersuchungen, die zum Teil in der Praxis durchgeführt

werden können, zum Teil Speziallabors vorbehalten sind. Gegebenenfalls kann man eine Überweisung an eine Spezialklinik in Erwägung ziehen.

In einer Praxis durchführbar sind folgende Tests, die zunächst Malassimilation schlechthin anzeigen und in einer jeweils zweiten Stufe Differenzierung von Maldigestion und Malabsorption ermöglichen:
1. Nachweis unverdauter Kohlenhydrate (Kap. 4.7.2)
2. Fettnachweis im Stuhl: Nativausstrich mit Sudan-III-Färbung
3. Fettsäurenachweis im Stuhl durch Versetzen mit Sudan III und Azetessigsäure und zweimaligem Erhitzen

Mehr als 5 sudanophile Tropfen von Fett im Mikroskopierfeld (kleine Vergrößerung) bei Test 2 sind ein Hinweis auf Fettstuhl und Maldigestion. Zahlreiche nadelartige Fettsäurekristalle bei Test 3 müssen als Hinweis auf Malabsorption gewertet werden.

4. Maisöltest (Plasma turbidity test): 12 Stunden kein Futter (Achtung, hungrige Tiere neigen zur Koprophagie). 3–5 ml/kg Maisöl werden oral verabreicht und 5 ml Blut entnommen. Nach 1, 2 und 3 h werden weitere Blutproben entnommen, Serum oder Plasma in ein Standardröhrchen abpipettiert.

Bei normaler Fettverdauung und -absorption sollte die Lipämie so stark sein, daß man durch das Röhrchen hindurch keine Zeitung lesen kann. Falls Plasma oder Serum klar bleiben, liegt eine Malassimilation vor. Wird eine weitere Testmenge Maisöl vor Eingabe mit 1 Teelöffel Pankreasenzympulver versetzt und 2 bis 3 h vorverdaut und dann eingegeben, so sollte im Falle von Maldigestion eine Lipämie eintreten, bei Malabsorption aber das Plasma klar bleiben.

5. *Proteasenbestimmungen* sind wenig zuverlässig, denn Proteasen im Kot des Hundes wechseln stark in ihrer Menge und sind von der Diät abhängig.
6. *Gelatinetest:* Röntgenfilmverdauungstest (Kap. 4.7); Ziel: Nachweis von Trypsin-Aktivität im Kot anhand der Gelatineverdauung; nur positiver Befund (Verdauung der Gelatineschicht) ist

diagnostisch (ANDERSON, 1977; PIDGEON, 1980).

7. *Mikroskopischer Nachweis unverdauter* querge-
streifter *Muskelfasern* im Kot (Kap. 4.7.)

Für Malabsorption sprechen: Keine unverdauten
Kohlenhydrate im Stuhl, keine Fett-Tropfen in
Test 2, Fettsäure in Nadeln möglicherweise vor-
handen (Test 3), im Maisöltest ohne und nach
Vorverdauung bleiben Serumproben klar, im
Röntgenfilmtest ist Gelatineverdauung vorhan-
den, und es sind keine unverdauten Muskelfasern
im Kot nachweisbar. – Die Zuverlässigkeit der
Testergebnisse kann verbessert werden, wenn die
Hunde vorher 2 bis 3 Tage lang auf eine bekannte
Standarddiät gesetzt werden.

Weitere diagnostische Hinweise auf die zum
Malabsorptionskomplex gehörenden Krankheiten
liefern nachfolgende Testergebnisse: Für die *eosinophile Gastroenteritis* sprechen die meist nachweisbare Bluteosinophilie (bei strengem Ausschluß von Parasitosen) und das Ansprechen auf
Glukokortikoid-Therapie. Bei der bakteriellen
Dünndarm-Überwucherung oder bei Giardiose
deutet das Ansprechen auf die jeweils spezifische
Therapie mit Antibiotika bzw. Metronidazol für
die Berechtigung der Verdachtsdiagnose (unspezifische Erfolge kommen vor!). Der Verdacht einer
allergischen Enteritis einschließlich der Gluten-
enteropathie wird bestätigt, wenn Allergen- bzw.
Gluten-freie Diäten (Eliminationsdiäten mit Reis,
Quark o. ä.) zur Symptomfreiheit, dagegen
Fleisch- bzw. Gluten-Belastung (Getreide, z. B.
Spaghetti) zum Rückfall führen (ANDERSON, 1977;
PIDGEON, 1980).

Aufgrund der vorgenannten Testergebnisse
kann man eine tentative ätiologische Behandlung
einleiten. Will man das nicht, sondern soll nach
einer definitiven ätiologischen Diagnose gesucht
werden, so sind oft weitere Untersuchungen nötig,
welche die Möglichkeiten einer Praxis meist übersteigen.

a) Zur *genauen Kontrolle der Fettverdauung:*
Bestimmung der Stuhlmenge und quantitative
Fettgehaltsanalyse des Stuhles (maximal 0,31 g
Fett/kg/d). Maldigestion hat über 1 g Fettaus-
scheidung/kg/d (ausgezeichnete Methode).

b) Zur *Kontrolle des Dünndarmresorptionsvermö-
gens* (Malabsorption) dient der *D-Xylose-Test,*
zu jener der *Proteinverdauung* (Maldigestions-
test) der *Paba-Test*[1]. Der kombinierte BT-Pa-
ba- und D-Xylose-Test ermöglicht die Abgrenzung von Maldigestion und Malabsorption
(*cave:* teure Untersuchung).
Durchführung:

[1] N-Benzol-l-tyrosol-par-aminobenzoesäure (BT-Paba), auch als
Bentiromide bezeichnet.

I. Frühzeitig Labor benachrichtigen.
II. Tier über Nacht fasten lassen und wiegen.
III. Vor Testbeginn 5 ml EDTA-Blut entnehmen
(= Nullwert).
IV. D-Xylose und BT-Paba-Lösung gleichzeitig
via Magensonde eingeben: D-Xylose 0,5 g/kg
KG als Lösung mit 100 mg/ml; BT-Paba
15 mg/kg KG als Lösung mit 15 mg/ml.
V. Nach 60 und 90 min je 5 ml Blut nehmen,
kühlen, zusammen mit Nullwert ins Labor
bringen, minimal 2 Werte sind erforderlich.
VI. a. Serum-Normalwerte für Paba:

60 min	90 min
$4,4 \pm 0,8$ mg/l	$3,8 \pm 0,8$ mg/l

Fehlt Pankreaschymotrypsin *vollständig*, wird Paba nicht gespalten und es erscheint keine Paraaminobenzoesäure im Blut, was für Maldigestion
spricht. Die Absorption von gespaltenem Paba ist
bei Malabsorption nur geringfügig beeinträchtigt.

VI. b. Serum-Normalwerte für D-Xylose:

60 min	90 min
> 500 mg/l	> 600 mg/l

Ein fehlender, verzögerter, reduzierter D-Xylose-
Anstieg spricht für Malabsorption. Falsch positive
Werte sind bei bakterieller Dünndarmbesiedlung
(Abbau der Xylose) zu erwarten.

c) *Gelatineröhrchen-Digestionstest.* Es wird getestet, ob Stuhlsuspension Gelatine im Röhrchen
aufzulösen vermag. Fehlende Auflösung
spricht für Maldigestion, bei Malabsorption ist
die Auflösung nicht gestört (SHERDING, 1983).

d) *Quantitative Stuhlenzymbestimmung* (Kleintier-
klinik Bern). Hunde sollten vor dem Test 2 bis
3 Tage lang eine Standarddiät erhalten.
Normalwerte:

Chymotrypsin	> 90 µg/g Kot
Trypsin	> 150 µg/g Kot

Enzymmangel spricht für Pankreasinsuffizienz. –
Chymotrypsin- und Trypsinwerte können bei
Wurmbefall falsch positive oder falsch negative
Ergebnisse zeitigen. Fasten ergibt ebenfalls falsche
Werte (FREUDIGER, 1975).

e) *Darmbiopsie:* In immer noch ungeklärten Fällen ist die Probeexzision aus veränderten
Darmabschnitten nach Laparotomie angezeigt.
Allerdings kann es schwierig oder gar unmöglich sein, von der Serosa-Seite her die richtige
Biopsie-Stelle zu finden. Aus diesem Grunde
müssen oft mehrere Biopsien aus verschiedenen Darmabschnitten entnommen werden.
Zahlreiche Eosinophile im Biopsiematerial
sprechen für eosinophile Enteritis, deren Abwesenheit eher für lymphozytär-plasmazytäre
Enteritis.

Prognose □ Sie muß bei allen Leiden, die ätiologisch nicht beeinflußbar sind (Glutenenteropathie, Giardiose) vorsichtig gestellt werden.

Behandlung □ Sie ist zusätzlich zu erforderlichen spezifischen Maßnahmen symptomatisch und unterstützend: Mehrere kleine Mahlzeiten sind besser als wenige große. Die Diät sollte viel leichtverdauliches hochwertiges Eiweiß wie mageres Muskelfleisch, mageren Quark, Eigelb, fertiges Dosendiätfutter wie Prescription Diet i/d®, r/d® Hill's) enthalten, hingegen keine Fette mit gesättigten, langkettigen Fettsäuren, und keine Laktose. Es werden als verdauliche Kalorienspender Fette mit ungesättigten Fettsäuren wie Diätmargarine oder MCT-Öle (teuer!) empfohlen. Einen die Darmpassage verlangsamenden und damit die Resorption der verdaulichen Stoffe fördernden Einfluß kann die Beimengung unverdaulicher Rohfaser haben, am besten in Gestalt von Kleie. Vitamin-Mineral-Gemische A, D, E, K, Folsäure, B_{12}, Kalzium sollten der Nahrung zugesetzt werden. In Fällen schwerer Unterernährung können zeitweise parenterale und enterale Nahrungskonzentrate mit Vitaminen gegeben werden. Etwa vorhandene Parasitosen sind gründlichst zu bekämpfen (Lewis, Morris Jr. & Hand, 1987).

Antibiotika, möglichst breit und auch gegen Anaerobier wirksam, sind angezeigt, wenn pathogene Keime die normale Flora überwuchert haben. Tylosin, peroral in Dosen von 20 bis 200 mg/kg/d, erweist sich oft als gut wirksam. Die Erfahrung lehrt, daß nach erfolgreicher antibiotischer Behandlung oft das Fortsetzen der Medikation in theoretisch unwirksam niedriger Dosis nötig und effektiv ist, um Rezidive zu verhüten.

Glukokortikoide sind angezeigt bei eosinophiler Enteritis oder bei Verdacht auf allergische Ursachen. Anfangsdosen von 1 bis 2 mg/kg/d Prednisolon können bald gesenkt werden, manchmal bis auf ¼ mg/kg jeden 2. Tag morgens.

Die Behandlung muß immer langfristig und lückenlos durchgeführt werden. Oft kann man den Zustand auch dadurch nicht zur Heilung bringen, sondern nur durch dauernde Diät und Medikation unter Kontrolle halten.

18.11 Chronische Dünndarmerkrankungen und exokrine Pankreasinsuffizienz, Maldigestion

H.-O. Schmidtke

Die häufigste Form der azinären *Pankreasatrophie* ist die *idiopathische juvenile Pankreasatrophie* junger Schäferhunde, die bei dieser Rasse rezessiv vererblich ist und die im Alter von 18 bis 24 Monaten klinisch manifest wird. Seltener ist die *erworbene Pankreasatrophie* als Folge einer rezidivierenden akuten oder chronischen Pankreatitis. Bei beiden Formen bleibt die endokrine Pankreasfunktion meistens erhalten. Pankreastumoren oder Traumafolgen können zur Beeinträchtigung beider Pankreasfunktionen führen.

Der Mangel an exokrinem Pankreassekret führt zu fehlender oder mangelhafter Verdauung von (in der Reihenfolge ihrer Wichtigkeit) Fett, Kohlenhydraten und Eiweiß. Die Maldigestion hat weitere Störungen im Gefolge:

a) Malabsorption von Nährstoffen und Vitaminen, Abmagerung und voluminöse Fettstühle (Steatorrhoe).
b) Partiell verdaute Nahrung kann nicht absorbiert werden, wirkt aber osmotisch und hält Wasser im Darm zurück, damit wird das Kolon überlastet (dünnbreiiger Stuhl).
c) Starke Bakterienvermehrung im Dünndarm bewirkt zusätzliche Verrschlechterung des Darmmilieus für die Dünndarmverdauungs- und Ab-

sorptionsvorgänge sowie Schleimhautschädigungen.
d) Im Dickdarm reizen nicht absorbierte Gallen- und Fettsäuren (bakterieller Abbau) die Schleimhaut und bewirken Sekretionssteigerung.

Das *klinische Bild* ist das eines abgemagerten, chronisch durchfallkranken Hundes mit stumpfem Fell, der einen schier unstillbaren Hunger hat: Koprophagie ist häufig. Die Stühle sind voluminös, gelblich, oft makroskopisch erkennbar fettig glänzend und übel fade riechend.

Diagnose □ Sie erfolgt durch planmäßige diagnostische Aufarbeitung. Das rote Blutbild ist normal oder leicht anämisch. Oft liegen leichte Leukozytose und Linksverschiebung, gelegentlich Eosinophilie und beschleunigte Senkung vor. Die Gesamtlipide und Cholesterin sind meist, das Gesamteiweiß manchmal vermindert.

Praxistest □ Unverdaute Kohlenhydrate mittels Lugolfärbung, Fett-Tropfen mittels Sudan III-Färbung und im mikroskopischen Ausstrich unverdaute quergestreifte Muskelfasern. *Maisöltest* zeigt ohne Vorverdauung ein klares Serum, nach Vorverdauung ist das Serum durch resorbierte Fette getrübt. *Röntgenfilmtest* ergibt (nicht zuverlässig) fehlende Gelatineverdauung.

Fremdlabortest □ Quantitative Fettgehaltanalyse des Stuhles ergibt eine Fettausscheidung von > 1 g/kg/KG/24 h. Beim *Paba-Test* kann nur geringe Menge Paraaminobenzoesäure im Serum nachgewiesen werden. Die *D-Xylose-Absorption* ist normal bis leicht subnormal. Die Proteolyse im Gelatineröhrchen-Test ist vermindert. Die quantitative Bestimmung von Trypsin und Chymotrypsin im Kot ergibt deutlich verminderte Werte (Kap. 18.10, Fteudiger, 1981 u. 1982; Pidgeon, 1983).

Behandlung □ Sie kann nur eine lebenslängliche Substitution sein. Man sollte vorher klären, ob der Besitzer die großen Kosten, Mühe und Geduld aufzubringen bereit ist.

Diät □ Sie sollte reich an leicht verdaulichem Eiweiß, mäßig gehaltvoll an Kohlenhydraten und arm an Fett sein. Geeignet sind: Magerquark, mageres Muskelfleisch, Reis, altbackene trockene Backwaren, Eigelb, Glukose, Diätmargarine oder Diätspeiseöl, reich an ungesättigten Fettsäuren in physiologischem Verhältnis gemischt, gut geeignet ist Prescription Diet i/d® (Hill's). Die nach Körpergewicht errechnete Tagesfuttermenge soll um 20 % erhöht und in mehreren kleinen Mahlzeiten verabreicht werden. Zusatz von Vitaminen ist empfehlenswert (Kap. 18.10).

Substituierte Pankreasfermente werden im sauren Milieu zerstört. Ein solches umgibt sie aber nicht nur bei der Magenpassage, sondern auch im Duodenum, dessen Inhalt mangels bikarbonathaltigen Pankreassaftes nicht neutralisiert wird. Deshalb sollte Pankreasenzym in magensaftresistenter Hülle als Mikrokügelchen (falls im Handel) oder als Dragees, nicht aber als Tabletten oder Pulver gegeben werden. Zum anderen sind für Menschen bestimmte Zubereitungen, die auch Gallensäuren enthalten, zu vermeiden. Der bestehende Durchfall ist, wie wir wissen, zum Teil der Dickdarmreizung durch nicht resorbierte körpereigene Gallensäuren zuzuschreiben und wird durch exogen zugeführte Gallensäuren noch verstärkt. Die Dosis probiert man nach Wirkung aus. Bei vier Mahlzeiten pro Tag braucht man je Mahlzeit 2 bis 6 Dragees zu je 700 oder 800 mg Pankreatin (Pankreon forte® Kali-Chemie, Pankreatan forte® Brunnengräber). Die ständige Zugabe eines Antazidums erscheint sinnvoll, bewirkt jedoch eine Gegenregulation des Magens und wird damit nutzlos.

Ist eine befriedigende Substitution mit besserer Ausnutzung der Nahrung, normalisiertem Kot und Gewichtszunahme nicht zu erreichen, bietet die Fütterung vorverdauten Futters nach den Angaben von H. Meyer (1983) zwei Varianten. Zum einen kann man, preiswert wenn erhältlich, Pankreas von Schlachttieren kleingehackt unter die Rezeptur mischen, im anderen Fall nimmt man Pankreatinpulver (Merck®). Wesentlich für den Erfolg ist die Vorverdauung. Sie wird erreicht, wenn man die Enzyme dem Futtergemisch 4 h vor der Fütterung bei Aufbewahrung unter Raumtemperatur beimischt, dagegen 24 h vorher bei Aufbewahrung der fertigen Mischung im Kühlschrank. Rationenvorschläge für Hunde mit Pankreasinsuffizienz sind in *Tab. 2.6* (Kap. 2.4) aufgeführt. Ist ein Klient zu dieser Mühe geneigt, lassen sich oft auch schwer pankreasinsuffiziente Hunde in gutem Zustand halten (Mundt & Kühndal, 1982; Meyer, 1983).

Literatur

Anderson, N. V., 1977: The malabsorption syndrome. In: Kirk, R. B. (Ed.): Current Vet. Therapy, **VI**. Philadelphia: W. B. Saunders, 942.

Burrows, C. F., 1983: Chronic diarrhea in the dog. Vet. Clinics of North Amer. **13:** 521.

Freudiger, U., 1975: Untersuchungen über die exokrine Pankreas-Insuffizienz. Effem Rep. 1,2.

Freudiger, U., 1981: Das exokrine Pankreas. Tagungsbericht 27. Jahrestagung Fachgr. Kleintierkrankheiten DVG.

Freudiger, U., 1982: Das exokrine Pankreas. Tagungsbericht Jahresvers. Schweiz. Vereinig. Kleintiermed.

Lewis, L. D., M. L. Morris Jr. & M. S. Hand, 1987: Small Animal Clinical Nutrition III. Topeka: Mark Morris Associates.

Meyer, H., 1983: Ernährung des Hundes. Stuttgart: Ulmer.

Mundt, H. C., & R. Kühndal, 1982: Diätetische Maßnahmen bei Hunden mit chronischer Pankreasinsuffizienz. Tagungsbericht 28. Jahrestagung Fachgr. Kleintierkrankheiten DVG, 281.

Pidgeon, G., 1980: Malassimilation syndrome: maldigestion, malabsorption. In: Kirk, R. B. (Ed.): Current Vet. Therapy. **VII**. Philadelphia: W. B. Saunders, 930.

Pidgeon, G. L., 1983: Chronic disorders of the exocrine pancreas, small and large bowel. Vet. Clinics of North Amer. **13:** 541.

Sherding, R. G., 1983: Diseases of the small bowel. In: Ettinger, S. J. (Ed.): Textbook of Vet. Internal Medicine. 2nd. Ed. Philadelphia: W. B. Saunders, 1278.

18.12 Akute Kolitis

H.-O. Schmidtke

Akute Kolitiden sind weniger häufig als Enteritiden, bestehen jedoch häufiger, als sie diagnostiziert werden. Nicht selten werden sie unerkannt für Enteritiden gehalten.
Pathophysiologisch handelt es sich um:

1. *Permeabilitätsstörungen* mit Schleimhautentzündung und vermehrtem Schleimaustritt. Die Ursachen können mechanisch (Fremdkörper), bakteriell (bakteriell verunreinigtes Futter, Salmonellen), parasitär oder sekundäre Folge von Dünndarmkrankheiten (Enterokolitis) sein.
2. *Motilitätsstörungen* bestehend in verstärkter Peristaltik, seltener in fehlender Segmentation. Sie haben nervöse Gründe (psychische Störungen, Nervosität, Streßsituationen).
3. *Sekretionsstörungen* mit vermehrter Schleimproduktion sind meist sekundäre Erkrankungen (z. B. Reizung durch ungespaltene Fett- und Gallensäuren), oft verbunden mit muköser Kolitis.

Diagnose □ Häufig rezidivierender, akuter Durchfall, bei dem die Zeichen des Dickdarmdurchfalls überwiegen *(Tab. 18.2)* und bei dem die Allgemeinsymptome in der Regel unauffällig sind: ungestörter Appetit, Abwesenheit von Erbrechen, kaum Besserung auf Fett- oder Nahrungsentzug, vor allem aber häufiges Absetzen kleiner Kotmengen; häufig mit Schleim und oft mit Tenesmen und Unsauberkeit im Haus verbunden.

Kotuntersuchungen, mehrmals wiederholt, dienen dem Ausschluß von Parasiten (z. B. Trichuris) (Drazner, 1983).

Behandlung □ Zuerst die vermutete Ursache abstellen. Parasitosen müssen bekämpft werden. Bei Verdacht auf bakterielle Beteiligung sind für kurze Zeit – bis zu einer Woche – Antibiotika indiziert, etwa Chloramphenicol oder Tetrazyklin parenteral, Trimethoprim oder Sulfaguanidin peroral. Lokal abdeckende Mittel und Adstringentien sind hier nützlich, Apfel, roh mit Schale gerieben, auch Kaolin-Pektat, Bariumsulfat; keine Knochen füttern, Durchfalldiät (s. Kap. 18.9) (Burrows, 1984; Lorenz, 1980).

18.13 Chronische und chronisch rezidivierende Kolitis

H.-O. Schmidtke

Die chronische Kolitis kann sich aus der akuten entwickeln oder als sekundäre Störung auftreten. Ferner kann sie eine eigenständige, oft schwer zu behandelnde spezifische oder unspezifische Krankheit darstellen.

Im einzelnen können ihr folgende pathophysiologische Mechanismen zugrunde liegen, für die verschiedene Ätiologien verantwortlich sind.

1. *Permeabilitätsstörungen,* die sich bei der Proktoskopie durch gerötete Schleimhaut mit kleinsten Ulzera darstellen.
2. *Motilitätsstörungen* sind Folge eines irritierten Kolons, oder als sogenanntes spastisches oder irritables Kolonsyndrom rein nervös bedingt. Labortests und Proktoskopie sind meist negativ. Durchfälle treten im Zusammenhang mit Streß und psychischen Störungen auf.
3. *Vermehrte Schleimsekretion* mit leicht blutender, entzündeter Mukosa.
4. *Bakterielle Überwucherung des Kolons* (Vermehrung und Änderung der Flora) mit Gärung oder Fäulnis und Flatulenz.
5. *Durchfälle durch Überforderung des Resorptionsvermögens der Kolonschleimhaut,* wenn vermehrt Darminhalt mit zuviel Flüssigkeit ins Kolon gelangt.

Die letztgenannten drei Mechanismen finden sich meist als Folge von sekundären Schädigungen, z. B. nach chronischer Enteritis mit Malabsorption.

Als eigenständige, *spezifische chronische Kolitiden* müssen von den parasitär, sekundär, psychisch und durch unspezifische Ursachen bedingten chronischen Kolitiden abgetrennt werden:

a) die *histiozytäre, ulzerative Kolitis des Boxers;*
b) die *idiopathische chronische Kolitis* aller Hunderassen;
c) die *eosinophile ulzerative Kolitis.*

Bei allen spielen Immunstörungen eine gewisse Rolle.

Untersuchung □ Sie beginnt nach dem Dreistufenplan (Kap. 18.8) mit dem Vergleich der für Dünndarm- und Dickdarmdurchfälle sprechenden Symptome *(Tab. 18.2).* Sie führt zur topischen Diagnose der chronischen Kolitis. Blutbild, Harnstatus, wiederholte Kotuntersuchungen auf Parasiten, Ausschluß von Malassimilationskrankheiten und Tumoren lassen unspezifische Kolitiden oder sekundäre Enterokolitiden (z. T. auf dem Wege des Ausschlusses) erkennen. Die Biopsie ermöglicht schließlich die Diagnose der eigenständigen chronischen Kolitis. Oft ist die Abgrenzung der spezifischen von den verschiedenen unspezifischen Kolitiden nur durch Proktoskopie und Biopsie möglich. Bei den spezifischen Kolitiden erscheint die Schleimhaut bei der Proktoskopie blutig, ulzerös und verdickt.

a) Die *histiozytäre ulzerative Boxer-Kolitis* kommt v.a. bei jungen, bis zu 2 Jahren alten Boxern vor. Die Ursache ist unbekannt, Häufungen in manchen Zwingern lassen genetische, immunologische, infektiöse, psychische oder Umgebungsfaktoren als mögliche Ursachen vermuten. Die Symptome sind die eines typischen Dickdarmdurchfalls, zunächst ohne Allgemeinstörungen. Selten kommen in fortgeschrittenen Fällen Erbrechen und Abmagerung hinzu. Proktoskopisch sieht man punktförmige Herdchen in der verdickten Schleimhaut, die später zu großen Ulzera zusammenfließen.

b) Die *idiopathische ulzerative Kolitis* der übrigen Rassen ist der Boxer-Kolitis ähnlich. Histologisch lassen sich jedoch keine PAS-positiven Histiozyten in Lamina propria und Submukosa nachweisen.

c) Die *eosinophile ulzerative Kolitis* tritt allein oder (häufiger) im Verlauf einer eosinophilen Enterokolitis auf. Die Symptome sind außer denen des Dickdarmdurchfalls die der eosinophilen Enteritis. Eosinophile Granulozyten finden sich im peripheren Blut, im Rektumschleimausstrich und bei der Biopsie in den Infiltraten und Ulzera der Dickdarmwand (Burrows, 1984; Lorenz, 1984).

Prognose □ Diese hängt bei chronischen Kolitiden von ihrer Ursache ab. Kann diese beseitigt werden (Parasitosen, Infektionen), so ist sie günstig, bei anderen (z. B. den psychisch bedingten) ist sie vorsichtig, bei den spezifischen Formen ist sie zweifelhaft, und besonders bei schweren ulzerativen Kolitiden ist sie ungünstig zu stellen.

Behandlung □ Sie muß sich nach der Ursache richten. Bei den *unspezifischen Formen* stellt man, wenn möglich, zuerst die Ursache (z. B. Parasitenbefall) ab. Diät ist immer angezeigt. Anfänglicher Nahrungsentzug für 24 bis 48 h soll den gastrokolischen Reflex durchbrechen und die Tenesmen beheben; dann folgt eine ballastarme Diät in mehreren kleinen Mahlzeiten über den Tag (Kap. 18.10

und 18.11). Oft ist aber auch die Beigabe eines roh geriebenen Apfels oder auch die Steigerung des Kotvolumens durch Rohfaserzusatz (Kleie o. ä.) von Vorteil, also ballastreiche Nahrung, die über mehrere Wirkungsprinzipien zu einer Verlangsamung der Passage führt. Bakterielle Ursachen bekämpft man mit Chloramphenicol oder Tetrazyklin parenteral, gelegentlich können Trimethoprim/Sulfonamid (Tribrissen, Eusaprim® Wellcome) p.o. oder schwerlösliche Sulfonamide wie Sulfaguanidin (Resulfon® Nordmark) wirksam sein.

Beim irritablen Kolon psychisch-nervöser Genese sind Mittel wie Librium® (Roche, Chlordiazepoxid) oder Librax® (Roche, Chlordiazepoxid und Clinidinium) zu empfehlen. Anticholinergika, zur Mahlzeit gegeben, dämpfen unerwünschte Kolonreflexe. Solche Mittel sind: Atropin sulfuric., ca. 1 mg pro mittelgroßen Hund s.c., Hyoscin-N-butylbromid (Buscopan® Boehringer, Ingelheim), Diphenyloxylat + Atropinsulfat (Reasec® Janssen), Loperamid (Imodium® Janssen), Tinct. opii simpl.

Spezifische Kolitiden bedürfen außer der Diät spezifischer medikamentöser Behandlung. Gegen ursächliche oder komplizierende bakterielle Erreger ist Tylosin, 10–25 mg/kg 3 × täglich besonders empfehlenswert, ebenso Metronidazol (Clont® Bayer, Flagyl® Rhone-Poulenc) 20–30 mg/kg 1 × täglich, das gut wirksam ist, auch wenn keine Giardose vorliegt. Bei schwerer ulzerierender Kolitis ist Salazosulfapyridin (Azulfidine®, Salazopyrin® Pharmacia) das Mittel der Wahl, 3–6 mg/kg 4 × täglich. Anstelle von Azulfidine® kommt 5-Aminosalicylsäure (Salofalk, Dr. Falk GmbH) in Frage. Die Behandlung ist über mehrere Wochen durchzuführen. Bei der eosinophilen Kolitis ist die Gabe von Glukokortikoiden erforderlich. 1–2 mg/kg/d bis zur Besserung, dann auf möglichst niedrige Erhaltungsdosis senken, später versuchen, auszuschleichen (Pitts, 1983; Drazner, 1984).

Literatur

Burrows, C. F., 1984: Diseases of the canine and feline colon and anorectum. Proc. 51. Ann. Congr. AAHA.

Drazner, F. H., 1984: Mechanisms of diarrheal disease. In: Kirk, R. B. (Ed.): Current Vet. Therapy. **VIII.** Philadelphia: W. B. Saunders, 773.

Lorenz, M. D., 1980: Management of colitis. In: Kirk, R. B. (Ed.): Current Vet. Therapy. **VII.** Philadelphia: W. B. Saunders, 948.

18.14   Krankheiten des Enddarmes

H.-O. Schmidtke

18.14.1   Mißbildungen

Atresia ani und/oder Atresia recti findet man selten bei Welpen. Eine Operation ist nur erfolgreich, wenn ein passables Mastdarmrohr hergestellt werden kann und wenn ein Sphincter ani vorhanden ist. Entsprechendes gilt für eine Verbindung von Scheide und Rektum (Kloakenbildung). Nach einer eventuellen Operation darf keine Schleimhaut freiliegen. Sehr seltene angeborene Urethra-Rektumfisteln ligiert man, falls die Urethra sonst normal ist, mit gutem Erfolg. Bei nicht korrigierbaren Mißbildungen ist die Euthanasie anzuraten.

18.14.2   Tumoren

Tumoren des Rektums sind selten. Gestielte *gutartige Tumoren (Polypen)* treten unter leichten Tenesmen hervor und machen sich durch Blutungen bemerkbar. Unter Neurolept- und Epiduralanästhesie lassen sie sich ligieren und absetzen. *Tumoren in der Rektumwand* sind meistens Karzinome. Ob durch Exstirpation/Resektion Hilfe möglich ist, hängt vom Einzelfall ab. *Analtumoren* gehen von den Zirkumanaldrüsen aus; ob sie sich histologisch als Adenome hepatoider Drüsen oder Adenokarzinome erweisen, ist klinisch ohne Bedeutung: Beide neigen stark zu örtlichen Rezidiven, dagegen nicht zu Fernmetastasen. Sie treten nur bei älteren Rüden auf und sind offenbar hormonabhängig. Sie können schnell wachsen, den Anus in dicken Paketen umgeben und dann den Kotabsatz behindern, sie können ulzerieren und oft heftig bluten. Exstirpation der Tumoren ist v.a. bei Beschwerden wegen ihrer Größe nicht zu umgehen, doch bringt diese allein nie Heilung: Lokale Rezidive treten sehr schnell auf. Antiandrogene wie Cyproteron (Androcur® Schering), in jedem Monat 5 Tage lang täglich 1 mg/kg p.o. oder Gestagene Chlormadinon (Gestafortin® Merck), Proligeston (Delvosteron® Gist Brocades) oder Chlormadinonacetat als Dauer- oder intermittierende Behandlung hemmen die Rezidivbildung, verhindern sie manchmal und machen selten sogar eine Operation entbehrlich. Kastration wirkt sich auch günstig aus. Östrogene sind wegen der Gefahr der Panmyelophthise kontraindiziert.

18.14.3   Fremdkörper im Enddarm, Koprostasen, Verklebungen des Anus mit Kot

Gelegentlich können kleine spitze *scharfkantige* *Fremdkörper* wie Knochen- oder Holzsplitter, Nadeln usw. nach Passage des Verdauungskanals sich kurz vor oder im Anus quer einstechen und festsetzen. Die *Symptome* sind mit heftigen Schmerzen, Schreien, Tenesmen und Sistieren des Kotabsatzes nicht zu übersehen. Die Entfernung geschieht in Narkose oder Neurolept- und Epiduralanästhesie unter Anwendung von Spreizspekula und geeigneter Zangen.

Koprostasen – Ansammlungen von Knochenkot in Rektum und Kolon mit Sistieren des Kotabsatzes trotz heftigen Drängens – entstehen, wenn ein Hund mehr Knochen aufgenommen hat, als er verdauen kann. Manche Hunde reagieren auf ganz geringe Knochengaben mit Koprostase, viele nur nach großen Knochenmahlzeiten, und manche verdauen große Knochenmengen ohne Beschwerden. Oft begünstigt eine Einengung des Rektums, z. B. eine Prostatahypertrophie, das Entstehen von Koprostasen. Dann muß zur Verhütung von Rezidiven die Prostata behandelt werden (Kap. 22.4). Die Prophylaxe besteht darin, nur gelegentlich wenig weiche (Kalbs-)Knochen in so großen Stücken zu geben, daß sie nicht im ganzen abgeschluckt werden können, und bei bekannt empfindlichen Hunden auf Knochen ganz zu verzichten. Der modernen Anschauung, Hunden grundsätzlich nie Knochen zu geben, kann sich Verf. nicht anschließen. In vernünftigem Maße gereicht, reinigen sie das Gebiß, führen Kalzium zu und befriedigen den Spiel- und Kautrieb. Zur Behandlung kann in leichten Fällen Metamizol (Novalgin® Hoechst) oder Hyoscin-N-butylbromid + Metamizol (Buscopan comp.® Boehringer, Ingelheim) zusammen mit einem die Gleitfähigkeit erhöhenden Abführmittel auf Agarbasis oder Paraffinum liquid. genügen. Meist muß die Koprostase manuell beseitigt werden. Dazu sind Narkose oder Epiduralanästhesie mit Aufhebung der Peristaltik und nachfolgende Entfernung der Kotmassen mit Zangen nicht unsere Wahl. Die Gefahr der Darmverletzung dabei ist nicht gering, vor allem entziehen sich bei sistierender Peristaltik die im Kolon liegenden Massen dem Zugriff. Morphinum hydrochloricum 0,5 bis 1 mg/kg i.m. führt nach kurzem Erbrechen zu hinreichender Analgesie und regt die Peristaltik und die Darmsekretion an. Eine Gummi-Magensonde wird an eine Warmwasser-Mischbatterie angeschlossen, anschließend wird mit großer Vorsicht, großer Geduld und großen Wassermengen die Koprostase aufgelöst und herausgespült.

Bei langhaarigen, oft jungen, aber auch erwachsenen Hunden kann manchmal kein Kot abgesetzt werden, wenn Haare und *eingetrocknete Kotmassen* die ganze Kehrseite bedecken und den *Anus verschließen.* Entweder trocken oder auch unter wiederholtem Abspülen muß man die Haare abscheren und so, wenn nötig unter Sedation oder Neuroleptanalgesie, die dicke Kruste entfernen. Der freigelegte Anus steht nicht selten wie gelähmt offen; unter Salbenbehandlung der Schleimhaut kehrt die Funktion in wenigen Tagen zurück.

18.14.4 Strikturen

Strikturen des Rektums führen zu Koprostase und Tenesmen. Wenn eventuell wiederholte manuelle Dehnung unter Anästhesie nicht zum Erfolg führt, muß operiert werden: Zugang zum Mastdarmrohr von einem paramedianen Dammschnitt und Durchtrennung der verengenden Bindegewebs- spange, während digitale Kontrolle durch die Assi- stenz vom Darmlumen her sicherstellt, daß die Schleimhaut nicht verletzt wird.

Strikturen des Anus sind mit hochschmerzhaften Tenesmen verbunden, neigen, vermutlich wegen des reflektorischen Sphinkterspasmus, zu Rezidi- ven und können zur Euthanasie Anlaß geben. Behandlung mit analgetischen Spasmolytika zur Durchbrechung des Reflexes und wiederholte ma- nuelle Dehnung unter Anästhesie kann Besserung bringen. Die Operation besteht im Spalten der Striktur durch 4 Längsschnitte (die nicht den Sphinkter und nicht die Ausführungsgänge der Analbeutel durchschneiden dürfen), nach Sprei- zung und Dehnung werden sie wie Querschnitte durch Nähte geschlossen. Die Prognose ist auch nach Operation zweifelhaft.

18.14.5 Prolaps des Anus oder des Rektums

Ein Vorfall von Anusschleimhaut kann unter An- ästhesie, feuchter Kühlung und in Beckenhochla- gerung reponiert werden; durch eine Tabaksbeu- telnaht, die man etwa 1 cm außerhalb der Zona columnaris so locker anlegt, daß weicher Kot pas- sieren kann, wird der Anus für einige Tage ver- schlossen. Bei Vorfällen des Rektums, die v.a. bei Welpen vorkommen, ist manuelle Reposition we- gen Rezidiven meist wirkungslos. Zwei Opera- tionsmethoden stehen zur Wahl: Zum einen *Am- putation des Vorfalles* nach kreuzweisem Durchste- chen des vorgefallenen Darmstückes mit geraden Nadeln und 2 Haltefäden. Nach Abschneiden des Vorfalles 3 bis 5 mm außerhalb der Fäden Aufsu- chen und Hervorziehen des Fadenkreuzes. Durch- schneiden und Knüpfen der Fäden je bei 9, 12, 3 und 6 Uhr, dazwischen dann nach Bedarf weitere Nähte setzen, Versenken des Stumpfes, parentera- ler Antibiotikaschutz. Vorzuziehen ist die *zweite Operationsmöglichkeit:* Öffnung der Bauchhöhle in der Flanke, Reposition des Prolaps durch Zug, Fixierung des Rektums seitlich an der Bauchwand

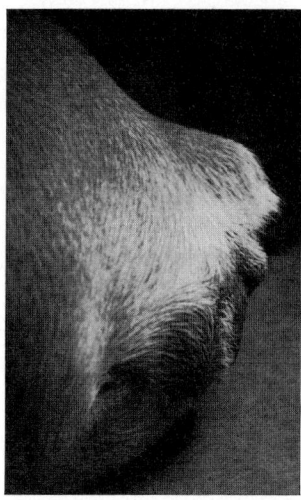

Abb. 18.26. Rektumdivertikel, Boxer

durch eine Anzahl (ca. 10–12) von Knopfnähten, welche die Serosa und Muskularis des Darmes mit geringer Spannung an das Peritonäum und unter- liegende Faszie anheften (ENGEN, 1983).

18.14.6 Rektumdivertikel

Das *Rektumdivertikel* ist eine Aussackung der Rektummukosa nach Riß der Muskularis, es kann allein oder zusammen mit einer Perinealhernie (Kap. 18.14.7) auftreten, nimmt dann manchmal erhebliche Ausmaße an und kommt fast aus- schließlich bei älteren Rüden vor *(Abb. 18.26.).* Bei sehr alten Hunden kann man bei kooperativem Besitzer mittels einer den Stuhl plastisch weich haltenden Diät einen befriedigenden Zustand hal- ten. Ist der Kotabsatz aber ernstlich gestört und schmerzhaft, sollte operiert werden: Hautschnitt lateral neben dem After, nachdem man diesen durch eine Tabaksbeutelnaht für die Dauer der Operation verschlossen hat. Man sucht die Musku- laris in der Nähe des Sphinkters, präpariert die Mukosa-Ausstülpung und sucht den Rand der Muskularis kranial des Defektes, dann Einstülpen der erweiterten Mukosa, Naht der Muskularis mit resorbierbarer Kunststoffnaht. Dadurch wird das Darmrohr als solches wieder hergestellt (BOJRAB, 1983). Das Zusammenfalten des Divertikels führt dabei manchmal zu einem postoperativen Darm- schleimhautvorfall, der sich aber in wenigen Tagen ohne Behandlung zurückbildet. – Die Operation nach MÜLLER & WILLE (1951) (Zirkulärschnitt durch die Mukosa kranial der Linea anorectalis, Herauspräparieren und Amputation der erweiter- ten Darmschleimhaut, Zirkulärnaht der gerissenen Muskularis und der Mukosa) ist weitgehend obso- let, weil sie zu häufig Strikturen in der Nahtstelle hinterläßt.

18.14.7 Hernien

Unter Hernien versteht man Aussackungen der Bauchhöhle, in denen sich Bauchorgane befinden. Im typischen Fall ist die Serosa erhalten und bildet den inneren Bruchsack. Liegt die Hernie unter der Haut, so bildet diese den sogenannten äußeren Bruchsack. Diese Situation findet sich bei Nabel- und Leistenbrüchen.

Hinsichtlich der Hernia diaphragmatica, Zwerchfellhernie, s. Kap. 14.8, Hernia abdominalis, traumatischer Bauchbruch, s. Kap. 9.4.

18.14.7.1 Perinealhernie

Die *Perinealhernie* findet man nur bei älteren Rüden. Der Beckenboden (Diaphragma pelvis) ist locker geworden oder eingerissen; Netz, Darmschlingen, nicht selten eine mobil gewordene, mäßig vergrößerte Prostata oder in Extremfällen gar eine retroflexierte Blase, haben sich durch die Beckenhöhle in den subkutanen Raum neben dem Anus geschoben; das kann einseitig oder beidseitig geschehen. Das Füllegefühl im Becken und Kotabsatzbeschwerden führen zu vermehrtem Drängen, dieses zur Verschlimmerung des Leidens. Eine zurückgeklappte Blase kann bei zunehmender Füllung inkarzeriert werden. Die Diagnose ergibt sich aus der sicht- und tastbaren weichen Schwellung *(Abb. 18.27)*, in der Darmschlingen u. a. fühlbar sein können; die rektale Palpation klärt die Differentialdiagnose des Rektumdivertikels. Die Behandlung ist operativ. Allenfalls bei sehr alten Hunden mit nur geringen Beschwerden kann man evtl. hinhaltende Maßnahmen versuchen.

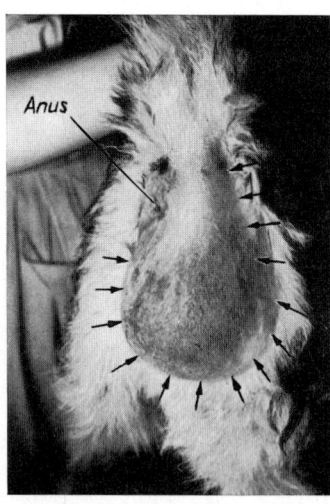

Abb. 18.27. Hernia perinealis. Pfeile zeigen die Begrenzung. Ausstülpung meist größer als beim Rektumdivertikel *(Abb. 18.26)*

Behandlung □ Drei verschiedene *Operationsmethoden* stehen zur Verfügung. Keine von ihnen ist generell die beste, sondern jede von ihnen hat ihre Vorteile je nach Größe des Hundes und anatomischer und pathologisch-anatomischer Situation; die Auswahl der Methode sollte also individuell erfolgen (Rosenhagen, 1985). Der operative Zugang erfolgt von lateral neben dem After, für jede der drei Methoden variiert *(Abb. 18.28)*. Handelt es sich um einen beidseitigen Dammbruch, kann bei beidseitiger Operation in einer Sitzung die Nahtspannung zu groß werden, deshalb ist zu erwägen, ob man besser mit einigen Wochen Abstand in zwei Sitzungen operiert. Beckenhochlagerung in Bauchlage ohne Druck auf die Leibeshöhle erleichtert die Reposition des Bruchinhaltes.

Methode 1: Mit Chromcatgut (hinterläßt mehr erwünschtes fibröses Gewebe als resorbierbarer Kunststoff) wird nach Moltzen-Nielsen (1953) der Sphincter ani externus mit dem Lig. sacrotuberale und dem M. coccygicus lat. vernäht, wobei der N. ischiadicus zu schonen ist *(Abb. 18.29)*. Das Einnähen eines Mersilene®-Netzes ist empfohlen worden. Vor Naht der Haut wird zur Vermeidung einer Wundhöhle soweit möglich das Unterhautgewebe mit Catgut vernäht. Rezidive kommen nach Anwendung dieser Methode vor, nach Angaben in 10 bis zu 46 % (Burrows & Harvey, 1973). Die Rezidivhäufigkeit ist bei erfahrenen Operateuren deutlich geringer als bei weniger erfahrenen. Die lange Zeit kontrovers diskutierte Frage, ob gleichzeitige Kastration die Rezidivrate senkt, scheint nach neueren Untersuchungen entschieden: die Kastration empfiehlt sich; und wenn auch nur, um das vermehrte Drängen zu verhüten, das bei älteren Rüden häufig durch eine vergrößerte Prostata verursacht wird (Burrows & Harvey, 1973; Hayes et al., 1978). Nachdem auch andere Methoden zur Wahl stehen, empfiehlt sich diese v.a. für kleine Hunde, u. a. für Teckel. Zusammengefaßt: Perfektion der Operationstechnik, gleichzeitige Kastration und Auswahl geeigneter Fälle sollten die bisher zu häufigen Rezidive selten werden lassen.

Methode 2: Bei gleicher Lagerung, aber variiertem Zugang *(Abb. 18.28)*, wird die Sehnenplatte des M. glutaeus supf. am Trochanter major gelöst, der freipräparierte Muskel nach analwärts gewendet und mit dem Sphincter ani ext. vernäht. Naht der Unterhaut und Hautnaht schließen die Operation ab. Diese Technik ist besonders bei starkbemuskelten Hunden und solchen mit relativ kurzem Becken wie z.B. Boxern geeignet (Rosenhagen, 1978; Spreull & Frankland, 1980).

Methode 3: Sphincter ani ext., M. obturatorius int., Lig. sacrotuberosum, M. coccygicus. A. u. V. pudenda ext. und N. ischiadicus werden identifiziert. Nahe der Symphyse beginnend, wird der kaudale Rand des M. obturatorius int. zusammen

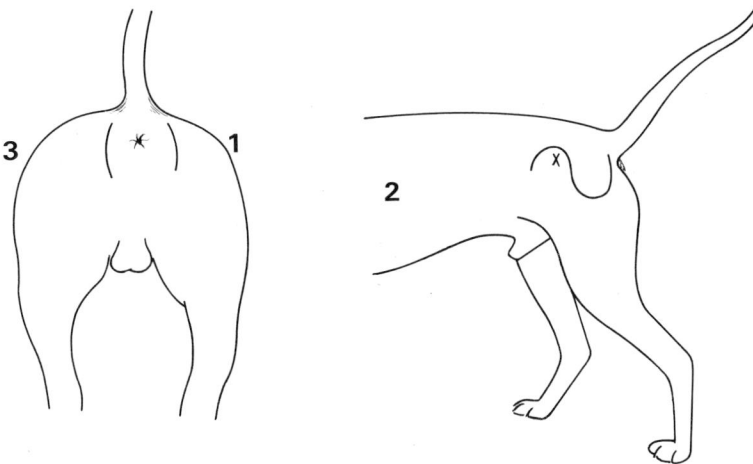

Abb. 18.28. Perinealhernieoperation, Zugänge. *1* = Hautschnitt Zugang Op. nach Moltzen-Nielsen; *2* = Hautschnitt zur Verlegung des M. glutaeus supf., bei × Trochanter maior; *3* = Hautschnitt Zugang M. obturatorius int.

mit dem Periostsaum vom Becken gelöst, die A. u. V. pudenda ext. geschont, die lateral gelegene

Abb. 18.29. Operation der Hernia perinealis nach Moltzen-Nielsen. *a* = M. coccygicus lat.; *b* = M. sphincter ani ext.; *c* = Lig. sacrotuberale; *d* = Gefäßnervenstrang (Berge/Westhues)

Sehne des M. obturatorius wird im Regelfall belassen, sie wird nur durchtrennt, wenn es nötig ist, um dem M. obt. int. hinreichend zu mobilisieren, damit er, nach kranio-medial hochgeklappt, den Defekt im Beckenboden bedeckt. Nun wird im dorsalen Bereich wie bei *Methode 1* Sphincter ani ext. mit Lig. sacrotuberosum und M. coccygicus vernäht, in den unteren ⅔ bis ¾ des Defektes wird der Rand des M. obt. int. nach medial mit dem Sphinkter, nach lateral mit M. coccygicus und Lig. sacrotuberosum so vernäht, daß die Naht ein umgekehrtes Y bildet. Vorheriges Plazieren der Nähte vor dem Verknüpfen erleichtert den Überblick. Eine zweite Chromcatgut-Nahtreihe verbindet die sub-

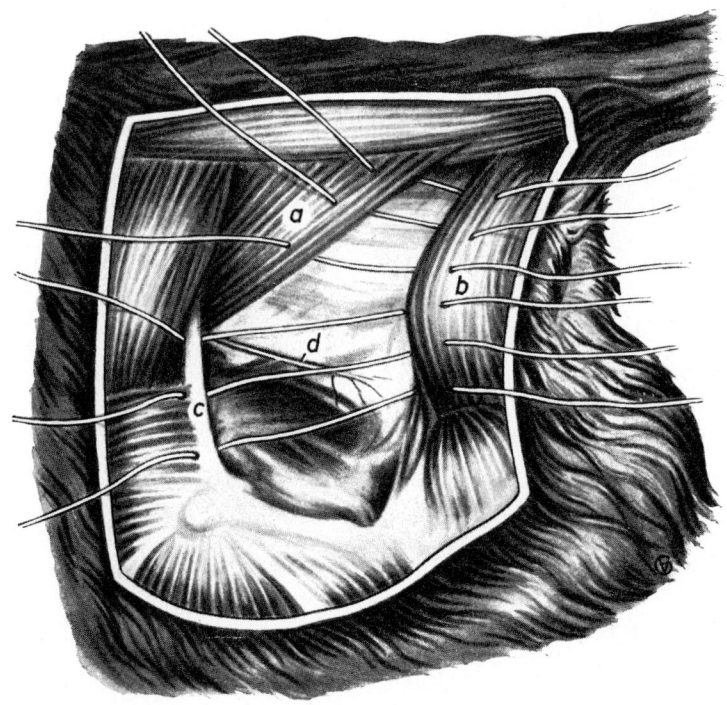

kutane Faszie mit perinealer Faszie und äußerem Rand des Sphinkters (Earley & Kolata, 1983; Orsher & Johnston, 1985). Die Anwendung dieser Technik empfiehlt sich besonders bei großen Hunden und bei ventralen (Beckenboden-nahen) Hernien.

Die Kastration sollte vorsichtshalber auch die beiden neueren Operationsmethoden begleiten. Postoperativ ist auf weichen Stuhl zu achten (Diät, Leinsamen im Futter), um Drängen zu vermeiden.

18.14.7.2 Hernia inguinalis

Die *Hernia inguinalis = Leistenbruch* ist eine Ausstülpung von Bauchorganen durch den Leistenkanal, der innere Bruchsack wird durch den Processus vaginalis gebildet. Leistenbrüche sind bei Hündinnen häufig, bei Rüden äußerst selten, wie auch die *Hernia scrotalis*, der Hodensackbruch, nicht häufig ist. Der Inhalt des Bruchsackes ist Netz und/oder der Uterus, selten Darmschlingen. Tiere mit nicht eingeklemmten (inkarzerierten) Leistenbrüchen können lange beschwerdefrei leben. Bei Pyometra oder Trächtigkeit kommt es zur Vergrößerung und Einklemmung des vorgefallenen Uterus, was mit dramatischen Kolikanfällen, Rupturgefahr, Peritonitis und Sepsis verbunden sein kann. In diesen Fällen muß die Operation innerhalb von Stunden geschehen. Die Diagnose stellt man nach sorgfältigem Tastbefund. Der erweiterte Leistenring ist als Bruchpforte tastbar. Verwechslung mit zystischen Mammatumoren sollte man vermeiden.

Operation □ Zugang von lateral des Gesäuges, Reposition in einfachen Fällen nach stumpfem Freipräparieren und Eindrehen des intakten inneren Bruchsackes. Läßt sich der Bruchinhalt dadurch nicht reponieren, muß die Bruchpforte nach kranial erweitert werden. Den inneren Bruchsack kann man dann einstülpen oder amputieren. Die Bruchpforte verschließt man mit sorgfältig gesetzten Chromcatgut- oder Dexonnähten (*Cave*: nicht die nahe A. und V. pudenda ext. im Inguinalkanal anstechen!), es folgt Nahtadaption des Unterhautgewebes und Hautnaht.

18.14.7.3 Hernia umbilicalis

Die *Hernia umbilicalis = Nabelbruch* entsteht bei Welpen durch ungenügenden Bauchdeckenschluß am Nabel. Unblutiges Reponieren des Bruchsakkes und Retention desselben durch einen mit Pflaster aufgeklebten Knopf (o. ä.), der so groß sein muß, daß er nicht verschluckt werden kann, führt manchmal zur Selbstheilung. Sonst kann und sollte man etwa vom Absatzalter von 8 Wochen an die Operation erwägen. Die Indikation ergibt sich nicht nur aus der Größe des Bruchsackes, sondern v.a. aus derjenigen der Bruchpforte. Ist diese so

groß, daß Durchtreten und damit Inkarzeration von Darmschlingen befürchtet werden muß, soll man operieren. Der Operationszeitpunkt hängt von der Reponierbarkeit ab: irreponible Hernien müssen eiliger operiert werden als reponible. Inkarzerierte Hernien erfordern sofortige Korrektur. Ist die Bruchpforte so eng, daß außer Netzteilen nichts vorfallen kann, ist die Operation nicht erforderlich. Trotzdem wird sie von vielen Besitzern aus kosmetischen Gründen verlangt.

Operationstechnik □ Sie besteht nach Hautschnitt und Präparation des Bruchsackes in der »bedeckten« Reposition des Inhaltes bei intaktem innerem Bruchsack oder in der »offenen« Reposition nach Eröffnung oder Amputation desselben. Wichtig ist der sorgfältige Verschluß der Bruchpforte mit festen Chromcatgut- oder Dexonnähten, anschließend Hautnaht.

18.14.8 Krankheiten der Analbeutel

Die paarigen Analbeutel, deren Innenauskleidung die Analbeuteldrüsen bilden, können sich übermäßig füllen, und bei zu konsistentem Sekret können sich ihre Ausführungsgänge verstopfen. Dann müssen die Analbeutel durch manuellen Druck entleert werden, wenn nötig, nachdem der Inhalt durch Infusion eines Öls erweicht worden ist. Die Analbeutel können sich entzünden, dann wird ihr Sekret vermehrt, besonders übelriechend und eitrig. Weitere Symptome sind Juckreiz, der die Hunde zum »Schlittenfahren« (auf Anus am Boden herum rutschen) veranlaßt, und Schmerz und Aufschreien beim Versuch der Defäkation.

Die Behandlung des *Analbeutelempyems* besteht in der Entleerung und in der mittels Knopfkanüle vorgenommenen Infusion *(Abb. 18.30)* einer Sulfonamidsuspension (Supronal-Emulsion® Bayer) oder eine öligen antibiotischen Flüssigkeit (Panolog® Squibb); es können auch antibiotische Euterinjektoren verwendet werden.

Ist das Analbeutelempyem neben dem After nach außen durchgebrochen, so wird die *Analbeutelfistel* genau gleich behandelt. Zwei bis fünf Instillationen, jeden 2. Tag appliziert, führen fast stets zur Heilung. Chemisches »Veröden« der Analbeutel z. B. mit Lotagen® (Byk Gulden) o. ä. führt oft zu schmerzhaften Dauerentzündungen und ist abzulehnen. Chirurgische Analbeutelexstirpationen sind ausnahmsweise bei häufigen Rezidiven indiziert.

Operationstechnik □ Zwei sind möglich:
1. Lokalisation des Analbeutels durch Einführen einer Sonde oder einer gebogenen Moskitoklemme durch den Ausführungsgang, auch das Füllen des Analbeutels durch eine erstarrende

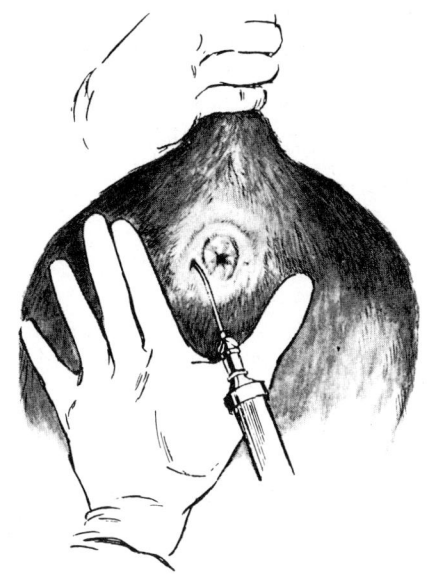

Abb. 18.30. Spülung der Analbeutel

Flüssigkeit (Vettec®, Anal-Sac.Procedure, Albrecht) wird empfohlen, Präparieren des möglichst intakt belassenen Analbeutels durch einen paraanalen Hautschnitt, danach Exstirpation und üblicher Wundverschluß.

2. Einführen eines Scherenschenkels in den Ausführungsgang, Spaltung desselben und des Analbeutels nach lateral, Herauspräparieren des so geöffneten Beutels (für Anfänger übersichtlicher) und Wundverschluß. Bei beiden Techniken muß Verletzung der Darmschleim-

haut und Durchtrennung des Sphincter ani unbedingt vermieden werden.

Perianalfisteln: Siehe Kap. 11.2.

Literatur

Bojrab, M. J., & A. A. Toomey, 1983: In: Bojrab, M. J. (Ed.): Current techniques in small animal surgery. **II.** Philadelphia: W. B. Saunders, 401.

Burrows, C. F., & C. E. Harvey, 1973: Perineal hernia in the dog. J. Small. Anim. Pract. **14:** 315.

Earley, T. D., & R. J. Kolata, 1983: In: Bojrab, M. J. (Ed.): Current techniques in small animal surgery. **II.** Philadelphia: W. B. Saunders, 405.

Engen, M. H., 1983: Manegement of rectal prolaps. In: Bojrab, M. J. (Ed.): Current techniques in small animal surgery. **II.** Philadelphia: W. B. Saunders, 184.

Hayes, H. M. Jr., G. P. Wilson & R. E. Tarone, 1978: The epidemiologic features of perineal hernias in 771 dogs. J. Amer. Anim. Hosp. Assn. **14:** 703.

Moltzen-Nielsen, H., 1953: Perineal Hernia. Proc. 15th Int. Vet. Congr. Stockholm, 971.

Orsher, R. J., & D. E. Johnston, 1985: Comp. Cont. Educ. **7:** 233.

Rosenhagen, C., 1978: Operationstechnische Variation zur Therapie der Perinealhernie. Tagungsbericht 24. Jahrestagung Fachgruppe Kleintierkrankheiten der DVG.

Rosenhagen, C., 1985: Diskussionsbemerkung. Reg. Arb. Tagung Nord, Fachgruppe Kleintierkrankheiten der DVG.

Schebitz, H., & W. Brass, 1985: Operationen an Hund und Katze. Berlin/Hamburg: Paul Parey.

Spreull, J. S. A., & A. L. Frankland, 1980: Transplanting the superficial gluteal muscle in the treatment of perineal hernia and flexure of the rectum in the dog. J. Small Anim. Pract. **21:** 265.

19 Leber- und Gallengangs-erkrankungen, Aszites

P. F. Suter

19.1 Untersuchungsgang und Spezialuntersuchungen

19.1.1 Leberinsuffizienz und klinische Symptome

Lebererkrankungen (Hepatopathien) können eine Vielfalt von Symptomen auslösen, weil die Leber als wichtigstes Stoffwechselorgan an vielen Körperfunktionen direkt oder indirekt beteiligt ist. Hepatopathien sind oft (bis zu 80 %) mit Erkran-kungen von Nieren, Magendarmkanal, Pankreas und Zentralnervensystem verbunden (STROMBECK, 1979). Die Leber zeichnet sich durch eine hohe Reservekapazität und ein großes Regenerations-vermögen aus. Vermutlich führt ein Großteil der Leberschäden nur zu subklinischen Störungen, die entweder spontan abheilen oder erst im Laufe der Zeit manifest werden. Klinische Symptome sind

erst zu erwarten, wenn bereits schwere oder ausgedehnte Leberschäden vorliegen. Erst eine Schädigung oder ein Ausfall von 70–80 % des funktionellen Lebergewebes führt zur *Leberinsuffizienz*. Der
damit einhergehende Leistungsverlust führt zu den
nachfolgend aufgeführten spezifischen und unspezifischen klinischen Symptomen und anomalen Laborbefunden. Je nach Art und Angriffspunkt der
Noxe und den hervorgerufenen Abwehrreaktionen
und kompensatorischen Mechanismen werden gewisse Leberfunktionen besonders schwer betroffen. Die zur Leberinsuffizienz führenden Ausfälle
können an einem oder mehreren der nachfolgenden Schwerpunkte angreifen:

1. *Schädigung der funktionellen Leberzellmasse.*
   Dadurch werden Eiweiß-, Fett- und Kohlenhy-
   dratmetabolismus, die Produktion von Wirkstoffen und zahlreichen Entgiftungs- und Ab-
   baufunktionen behindert;
2. *Beeinträchtigung des Gallengangsystems*, wodurch Exkretions- und Sekretionsfunktionen
   wie die Galleausscheidung betroffen werden;
3. *Veränderung der Blutzirkulation*, wodurch es zu
   Aszites oder zum Ausfall der Filter- und Entgif-
   tungsfunktionen und Enzephalopathie kommt;
4. *Schwächung des Leber-RES*, woraus Störungen
   der Abwehrfunktion hervorgehen.

Leberkrankheiten, die zu Leberinsuffizienz führen, können akut oder chronisch verlaufen. Subakute oder chronische Leiden können lange Zeit
subklinisch vorhanden sein, bevor Leberinsuffizienz mit klinischen Symptomen auftritt. Falls bei
Leberkrankheiten keine Heilung eintritt, kommt
es schließlich zu Leberfibrose oder Leberzirrhose
und damit zur irreversiblen terminalen Leberinsuffizienz.

Unspezifische Symptome von Leberkrankheiten:
Anorexie, Abmagerung, Durchfall, Erbrechen,
helle Fäzes (acholischer Stuhl), Fieber, Polydipsie,
Blutungsneigung, Anämie, dunkler Harn, Depres-
sion bis Koma, Schwäche, Bewegungsstörungen,
Störungen der Sensibilität, epileptische Anfälle.

Beim Vorliegen der nachfolgenden Symptome
(Leitsymptome) soll eine Hepatopathie in Betracht gezogen werden: *Ikterus, Lebervergrößerung, Leberverkleinerung, Leberdruckschmerz,
Bauchwassersucht* und *Acholie des Stuhles* (Fehlen
der Gallenfarbstoffe).

Man merke sich:

---

1. Das Vorliegen eines oder mehrerer der vorgenannten Leitsymptome ist nicht beweisend für eine Hepatopathie.
2. Das Fehlen der obigen Leitsymptome
   schließt eine Hepatopathie nicht aus.

19.1.2 Untersuchungsgang, Labor-befunde

Bei der *Anamneseerhebung* kommt folgenden
Punkten große Bedeutung zu: Impfungen (Hepatitis contagiosa canis, Leptospirose); Kontakte mit
anderen Hunden, Nutztieren oder Nagern (Leptospirose); Medikamentenverabreichung (Glukokortikoide, Halothan, Phenytoin, Primidone); allmäh-
liches oder unvermitteltes Auftreten von Symptomen; kontinuierliche Verschlimmerung von Symptomen oder spontane Remissionen; Art der Fütterung; Kotbeschaffenheit (graue Fäzes); Harnbeschaffenheit (dunkle Farbe); vermehrter Wasserkonsum; Körpergewichtsveränderungen; Bauchumfangsvermehrung; abnormes Benehmen nach
Fütterung (Aufregung, Depression). Bei der klinischen Untersuchung soll besonders auf Gelbver-
färbung der Schleimhäute, v.a. der Skleren geachtet werden, ferner auf Blutungsneigung, Lebervergrößerung und abdominalen Druckschmerz, Aszites und Unterbauchödeme.

Aufgrund der Anamnese und der klinischen Untersuchung wird entschieden, welche Art von
Suchprogramm und *Labor-Basis-Profil* erforderlich ist. Das Suchprogramm besteht aus einer *Mini-
maldatenbasis* (MDB), welche die Wahrscheinlichkeit des Bestehens einer Lebererkrankung erhöht
bzw. vermindert sowie ein Bild über eventuelle
gleichzeitige extrahepatische Organerkrankungen
(sekundäre Leberleiden) vermittelt. Die MDB variiert je nach den verfügbaren Untersuchungsmöglichkeiten und den Mitteln, die der Kunde aufzu-
wenden gewillt ist. Die MDB sollte umfassen:
Blutstatus; Blutsenkungsreaktion, Totalplasma-
proteine (in Albumine, Globuline und Fibrinogen
aufgetrennt); Harnstoff und Kreatinin; Blutglukose, Ikterusindex, Serumbilirubin; Plasmaenzym-
muster mit SALT (GPT), GLDH, alkalischer
Phosphatase (SAP), evtl. GGT und Harnstatus.

Die MDB objektiviert die klinischen Befunde,
gibt Auskunft über Schwere, Art, Reversibilität
oder Irreversibilität der Veränderungen; sie bildet
die Grundlage, anhand derer Verbesserungen
bzw. Verschlimmerungen und das Ansprechen auf
Behandlungsmaßnahmen bewertet werden. In vielen Fällen genügt die MDB, um eine Prognose zu
stellen und eine Therapie einzuleiten. In anderen
Fällen ist eine Erweiterung des Suchprogramms
erforderlich, um das Leiden den nachfolgenden
funktionellen Einheiten bzw. morphologischen
Strukturen zuzuordnen:

1. Leberparenchym (Hepatozyten, z.B. Leberzellnekrose);
2. Gallengangsystem (z.B. Cholangitis, Gallestauung);
3. Gefäßsystem (z.B. Zirrhose, portosystemische
   Shunts);

4. RES oder Abwehrsystem (Kupffer-Sternzelle);
5. Kombinationen der vorgehenden Systeme.

Mit der morphologischen und funktionellen Zuordnung gelingt es meistens, die Liste der möglichen Ursachen zu verkürzen und eine Prognose zu stellen.

Bei *Ikterus* soll man zunächst eine Hämolyse als Ursache auszuschließen versuchen. Sodann sollte der Ikterus der hepatischen oder cholestatischen Form zugeordnet werden. In einer Großzahl der Fälle gelingt dies bereits aufgrund des Basisprofils und der klinischen Symptome.

19.1.3 Serumenzymbestimmungen

Größte Bedeutung kommt den Serum- oder Plasma-Leberenzymbestimmungen zu. Die Serumenzymwerte steigen durch strukturelle Zellschädigung, durch Zellwandpermeabilitätserhöhung und/oder mikrosomale Enzyminduktion. I. d. R. kann man sich auf die Bestimmung der SALT (GPT, Serum-Alanin-Aminotransferase), GLD oder GLDH (Glutamat-Dehydrogenase) und SAP (Serum alkalische Phosphatase) beschränken. Zusätzliche Tests erhöhen die Spezifität der Aussage. SAST (GOT, Serum Aspartat Aminotransferase) und Gammaglutamyltransferase (GGT) werden gelegentlich zusätzlich ermittelt. Nach KRAFT et al. (1983) waren GLD in 84 %, SALT in 75 % und SAST in 25 % der Fälle von Leberzellnekrosen bei Hunden signifikant erhöht. Erhöhung der SAP zeigte 68 % und diejenige der GGT 50 % der Gallengangserkrankungen bei Hunden korrekt an. Die normalen Referenzbereiche waren SALT < 40–50 IU/l, GLD < 6 IU/l, SAP < 90 IU/l, SAST < 40 IU/l und GGT < 6 IU/l. Die Enzymwerte werden kaum oder nur wenig beeinflußt durch Geschlecht, mäßige Bewegung oder geringgradigen Streß. SAST-Werte können sich verdoppeln nach schwerer körperlicher Anstrengung. Welpen und junge Hunde (< 7 Monate) haben signifikant höhere SAP, SALT und GGT-Werte (KELLER et al., 1982).

SALT-Erhöhungen

SALT-Erhöhungen > 400 IU/l sind weitgehend spezifisch für akute oder chronische Leberzellnekrosen, hypoxische Schäden, Hepatitis und extrahepatische Gallengangsobstruktionen. Das Enzym liegt in hoher Konzentration im Leberzellplasma vor und kann schon nach milden Läsionen in großen Mengen ins Serum gelangen (KELLER, 1986). Ein normaler SALT-Wert spricht in der Mehrzahl der Fälle gegen eine akute hepatozelluläre Erkrankung. Eine kurzdauernde massive (> 400 IU/l) SALT-Erhöhung spricht für eine akute Lebernekrose durch Toxine oder Medikamente. Geringfü-

gige SALT-Anstiege (3–5 × erhöht) sind manchmal auf Glukokortikoidverabreichung, Enzyminduktion durch Medikamente oder Tumoren zurückzuführen. Die Halbwertszeit von SALT beträgt 2,5 h, weshalb sich bei vorübergehenden Läsionen die SALT-Werte rasch normalisieren sollten (KELLER, 1986). Bei massiven Läsionen muß bis zu 3 Wochen mit erhöhten SALT-Werten gerechnet werden, da während der Regenerationsperiode dauernd vermehrt SALT produziert wird.

GLD ist weitgehend leberspezifisch und kommt in hoher Konzentration in den Mitochondrien vor. Ein Anstieg des Serumspiegels > 6 IU/l ist ebenfalls ein zuverlässiges Merkmal für Hepatitis und Leberzellnekrose. Die GLD-Werte steigen langsamer als die SALT-Werte und können als Maß für den Schweregrad der Leberveränderungen betrachtet werden.

GOT oder SAST

Die *GOT oder SAST* gehört mit der LDH (Laktatdehydrogenase) zu den relativ unspezifischen Leberenzymen. SAST und SALT sind Aminotransferasen oder Transaminasen. SAST kommt auch in der Skelett- und Herzmuskulatur in beträchtlichen Mengen vor. Es handelt sich um ein sowohl im Zellplasma als auch in den Mitochondrien vorkommendes Enzym. Eine Erhöhung des Serumspiegels > 40 IU/l spricht nur bei gleichzeitigem SALT-Anstieg für einen Leberschaden. SAST tritt v. a. nach Unfällen oder starker körperlicher Belastung in erhöhten Mengen ins Serum über.

SAP-Bestimmungen

Die *SAP-Bestimmung* ergibt die Summe von 4 Isoenzymen verschiedenen Ursprungs. Trotzdem die SAP zu den multilokären mikrosomalen Enzymen gehört, ist bei erwachsenen Hunden (> 7 Monate) ein Anstieg auf über 190 IU/l in erster Linie Ausdruck einer cholestatischen Lebererkrankung, Glukokortikoidtherapie oder Leberneoplasie. SAP-Isoenzyme aus der Leber haben Halbwertszeiten von 66 bis 70 h. Die SAP-Erhöhung kommt durch erhöhte Produktion in den Gallengangsepithelien und Leberzellen und Regurgitierung in die Gefäße bei intra- oder extrahepatischer Cholestase oder proliferativen Entzündungsvorgängen zustande. Bei geringfügig erhöhten SAP-Spiegeln (< 5 × Normalwert) sollte man auch eine vermehrte SAP-Abgabe aus Knochen (Hyperparathyreose, Tumoren), Pankreas, Glandula sublingualis, extrahepatischen Neoplasmen von Weichteilorganen (Nebenniere, Gesäuge) und erhöhte Glukokortikoidspiegel erwägen. Ein gleichzeitiger Anstieg der SALT, GLD oder SAST bestätigt den Ursprung der SAP aus den Gallengangsepithelien. SAP kann, muß aber bei akuten Lebererkrankungen nicht erhöht sein, da nicht jede Leberläsion zu Cholestase Anlaß gibt, v.a.

solche nicht, die zentrolobulär ablaufen und bei denen SAP relativ langsam ansteigt. Fibrotische Prozesse in der Heilungsphase, proliferative Vorgänge in der Leberläppchenperipherie bei chronischen Hepatitiden oder Gewebekompression durch Neoplasmen können Abflußstörungen in den Gallengängen bewirken und damit zu SAP-Anstieg führen. In den letzteren Fällen ist SAP stärker und früher erhöht als die SALT oder GLD. Bei Frühstadien eines Ikterus, der ohne SAP-Anstieg einhergeht, ist ein hepatischer oder extrahepatischer Stauungsikterus wenig wahrscheinlich; v. a. ein extrahepatischer Ikterus geht meistens mit stark erhöhten SAP-Werten einher. Die SAP kann infolge medikamenteller Enzyminduktion innerhalb von Tagen stark ansteigen (Phenobarbital, Primidon und Phenytoin). Glukokortikoide bewirken einen SAP-Isoenzymanstieg (bis 40fach nach einer Woche). Dieses Isoenzym ist jedoch nicht nur bei einer endo- oder exogenen Glukokortikoidzufuhr erhöht.

GGT-Werte

Die *GGT-Werte* steigen an, weil Gallesäuren die GGT-Synthese in den Gallengangsepithelien stimulieren. GGT ist ein mikrosomales Enzym, das membrangebunden ist und normalerweise in großen Mengen in Pankreas- und Nierenzellen und nur in geringen Mengen in der Leber vorkommt (Keller, 1986). GGT steigt langsam an und deutlich erhöhte Serumwerte sind beim Hund ein gutes Indiz für Behinderungen im Galleabfluß (Kraft, 1983). GGT-Spiegel können bei Pankreatitis erhöht sein. Die *Cholinesterase* wird normalerweise in großen Mengen in der Leber synthetisiert und ans Plasma abgegeben. Ein Absinken unter Werte von 2500 IU/l darf als Anzeichen eines schweren Leberschadens gewertet werden. Anhaltend niedrige Werte sind prognostisch ungünstig.

Gelegentlich werden weitere Enzymtests herangezogen, wie z. B. die Bestimmung der Laktat-Dehydrogenase (LDH, n < 60 IU/l), ein mikrosomales multilokäres Enzym, oder die Sorbit-Dehydrogenase (SDH). Diese und weitere Enzymtests haben eine geringe klinische Bedeutung.

19.1.4 Untersuchung der exkretorischen und sekretorischen Leberfunktionen

In Fällen, wo Gallenfarbstoffe, SALT, GLD, SAP und GGT nur wenig oder kaum erhöht sind, in denen aber eine Leberfunktionsstörung trotzdem in Betracht gezogen werden muß, kann es sich um eine verminderte biochemische Aktivität oder eine Durchblutungsstörung handeln. Die Leberdurchblutung beeinflußt die Ausscheidung und/oder

Entgiftung einer großen Zahl von Substanzen, von denen einige diagnostische Verwendung als Clearancetests finden. Clearancetests geben Auskunft über die *funktionelle Masse der Leber.*

Bromsulfaleinprobe

Die *Bromsulfaleinprobe* (BSP, Bromthaleinprobe, Durchführung siehe 4.5.4) ist der Standard-Clearancetest. Eine Retention von über 5 %, 30 min nach einer intravenösen Verabreichung von 5 mg/kg KG Bromsulfalein bedeutet fast ausnahmslos das Vorhandensein einer Leberkrankheit. Allerdings sollen Werte zwischen 5–10 % wegen der unterschiedlichen Berechnungen in verschiedenen Labors vorsichtig interpretiert werden, bis man sich auf ein bestimmtes Labor eingestellt hat. Eine Verzögerung der BSP-Ausscheidung findet man bei Hepatitis, Fibrose, Lipidose, Diabetes mellitus, Toxikosen, Herzinsuffizienz, Pfortaderhochdruck und kongenitalen Anomalien der Pfortaderdurchblutung. Bei Ikterus (Bilirubin > 8,5 μmol/l) soll man von der BSP absehen, da Bilirubin die Aufnahme von BSP konkurrenziert. Falsche erniedrigte Retentionswerte sind bei Hypoalbuminämien, Aszites und nach Verwendung von Phenobarbital zu erwarten. Die Ergebnisse sind bei mäßigen Hypoalbuminämien nicht immer eindeutig (Hardy, 1983).

Bilirubin

Mit der *Bestimmung des Bilirubins* wird ebenfalls die Exkretionsfunktion der Leber geprüft. Die Gesamtmenge von unkonjugiertem (indirektem = freiem) und konjugiertem Bilirubin (direktem = Bilirubin-Diglukuronat, ergibt direkte van-den-Bergh-Reaktion) soll normalerweise 5,0 μmol/l (0,3 mg %) nicht übersteigen. Werte von 5,1–8,5 μmol/l (0,3–0,5 mg %) sind verdächtig für Ikterus infolge Leberschäden oder vermehrter Hämolyse. Ein erhöhter Bilirubinspiegel wird ab ca. 25–50 μmol/l als Ikterus klinisch erkennbar (siehe 19.3). Die separate Bestimmung von direktem und indirektem Bilirubin ist selten notwendig, da man aus den übrigen Werten der MDB dieselbe Information herauslesen kann.

Ikterusindex

Der sogenannte *Ikterusindex* bezieht sich auf die vermehrte Gelbfärbung des Blutplasmas bei Ikterus, welche gegen eine Vergleichsskala gewertet wird. Ein Wert unter 5 Einheiten kann als normal betrachtet werden. Der Ikterusindex erlaubt eine einfache qualitative Schätzung des Schweregrades des Ikterus.

Im Harn lassen sich *Bilirubin und Urobilinogen* mit einfachen Streifen- oder Tablettentests nachweisen. Bilirubin ist schon normalerweise in 20–60 % der normalen Hundeharnproben nachweisbar. Dieser Prozentsatz erhöht sich bei fieberhaften Erkrankungen und in konzentriertem Urin. Eine 2 +- bis 3 +-Bilirubinharnreaktion bei einem spezifischen Gewicht von 1035 oder weniger spricht für Ikterus. Hepatozellulärer und posthepatischer Ikterus verursachen frühzeitig Bilirubinurie. Bei Hämolyse tritt Bilirubinurie infolge eines hypoxischen Leberschadens und/oder durch renale tubuläre Produktion von Bilirubin aus Hämoglobin gelegentlich auf.

Harnurobilinogen stammt aus dem enterohepatischen Kreislauf des Bilirubins. Für den Urobilinogennachweis muß der Harn frisch sein oder zumindest vor Licht geschützt (Verhinderung der Oxydation) aufbewahrt werden. Ein Nachweis von Urobilinogen schließt einen totalen Gallengangsverschluß aus. Kann bei Ikterus mehrmals nacheinander kein Urobilinogen nachgewiesen werden, besteht Verdacht auf posthepatischen Stauungsikterus. Differentialdiagnostisch müssen Darmresorptionsstörungen, Polyurie und orale Antibiotikaverabreichung berücksichtigt werden. Ein ein- oder zweimaliger negativer Befund ist von geringer Bedeutung.

19.1.5 Andere wichtige Laboruntersuchungen

Viele Befunde der minimalen Labordatenbasis sind unspezifisch, weil zahlreiche andere Ursachen außer Leberläsionen zu denselben Resultaten Anlaß geben können. *Hypoalbuminämie* ($< 20\,g/l$) ist nur bei schwerer chronischer Leberinsuffizienz, v.a. portokavalen Shunts, Zirrhose oder Fibrose (Ausfall von 70–80 % des Leberparenchyms) zu erwarten. Der verzögerte Eintritt des Albuminspiegelabfalls beruht auf seiner Halbwertszeit von 12–23 d. Bei Hypoalbuminämie kann gleichzeitige *Erhöhung der Gamma- oder Betaglobuline* oder Austrocknung ein normales Totaleiweiß vortäuschen (Beta-1-Anstieg bei Neoplasmen, Beta-2-Anstieg bei Ikterus, Gamma-Globulinanstieg bei Ikterus und Zirrhose) (HARDY, 1983). Albumin ist bei Aszites erniedrigt durch Verluste in die Aszitesflüssigkeit. Ein Albuminabfall infolge Lebererkrankung bedeutet eine schlechte Prognose.

Fibrinogenmangel (Plasmaglobulin) ist eines der letzten Proteine, das bei Leberinsuffizienz absinkt.

Harnstoff kann deutlich erniedrigt ($< 3\,mmol/l$, 15 mg %) sein bei Zirrhose oder Pfortaderanomalien.

Blutglukosespiegel (nüchtern) können marginal erniedrigt sein.

Blutcholesterin ist v.a. bei akutem obstruktiven Ikterus erhöht.

Blutstatus: Bei chronischen Leberkrankheiten sind Targetzellen, Thrombozytopenien und leichte Anämien häufig. Bei Nekrosen, Entzündungen oder hämolytischem Ikterus sind Leukozytose und/ oder Monozytose zu erwarten. Blutsenkung kann bei Leberleiden verlangsamt sein.

Blutgerinnung: Da die Leber eine Großzahl der Gerinnungsfaktoren produziert (Faktoren I, II, V, VII, VIII, IX und X), kann es, v.a. falls zusätzlich vermehrt Gerinnungsfaktoren verbraucht werden (DIC, Vergiftungen), zu Blutungen kommen. Einige Gerinnungsstörungen sind durch mangelnden Abbau von aktivierten Gerinnungsfaktoren oder -inhibitoren bedingt. Spontanblutungen kommen aber außer bei akutem Leberversagen kaum vor. Eine marginal verlängerte Blutgerinnungszeit bei Leberschäden erhöht aber bei Biopsien das Risiko von Nachblutungen. Vitamin-K ist für die Synthese der Faktoren II, VII, IX und X erforderlich. Da bei obstruktivem Ikterus die Vitamin-K-Aufnahme aus dem Darm gestört ist, sind verlängerte Gerinnungszeiten zu erwarten. Ein Gerinnungsstatus vor Leberbiopsien ist empfehlenswert. Für die Klinik eignet sich der Quick-Test (Thromboplastinzeit nach Quick) oder die PTT (Partielle Thromboplastinzeit) (4.3.2, 4.3.3 und 16.8.1).

Zusätzlich zur Störung der Produktion spezifischer Proteine treten generelle Abnormitäten des Eiweißstoffwechsels auf, z.B. sind bestimmte Aminosäurespiegel im Blut erhöht, andere erniedrigt. Von größter Wichtigkeit bei chronischen oder schweren akuten Leberstörungen ist die Verminderung oder der Ausfall der Entgiftung toxischer intestinaler Eiweißabbauprodukte wie Ammoniak (NH_3) oder Merkaptane, die bei der Entstehung der Enzephalopathie beteiligt sind. Bei unklaren neurologischen Störungen und bei Verdacht auf Anomalien des Pfortaderkreislaufes ist der *Ammoniumtoleranztest* indiziert. Für diesen leberspezifischen Test muß das Blut zentrifugiert, gekühlt und nach Verständigung des Labors eingesandt werden. Die Blut-NH_3-Leerbestimmung ist für Hyperammonämie signifikant, falls Nüchtern-Blutspiegel von $80–120\,\mu g/dl$ oder höher nachgewiesen werden. Ein normaler NH_3-Spiegel ist nicht aussagekräftig. Serum-NH_3-Spiegel variieren von Labor zu Labor, weshalb man eine Vergleichsprobe eines normalen Hundes mitlaufen lassen sollte.

Ammoniumtoleranztest

Der *Ammoniumtoleranztest* sollte in allen verdächtigen Fällen durchgeführt werden (STROMBECK, 1979). Dazu wird den Hunden nach 12stündigem Fasten 100 mg/kg KG (maximal 3,0 g) NH_4Cl gelöst in 20–50 ml Wasser p.o. mit einer Spritze oder besser einer Magenschlundsonde eingegeben. Vor der NH_4Cl-Eingabe und 30 min danach werden je 5 ml heparinisiertes Blut entnommen. Ein NH_3-Spiegel über $200\,\mu g/dl$ nach 30 min oder dessen 2- bis 10facher Anstieg über den Ausgangswert hinaus spricht für Leberinsuffizienz oder portokavale Shunts, und ausnahmsweise für einen Enzymmangel im Ureazyklus. Außer Salivation oder Erbrechen nach Verabreichung zu konzentrierter Ammoniumchloridlösungen sind selbst bei schwer leberkranken Tieren kaum Komplikationen zu befürchten, obwohl NH_3-Werte von bis zu $1000\,\mu g/dl$ gemessen werden können. Der Ammoniumtoleranztest ist besonders wertvoll zum Nachweis von Pfortaderdurchblutungsstörungen, der BSP-Test ist etwas zuverlässiger für chronische Hepatitiden. Im Zusammenhang mit Hyperammonämie treten vor allem im Endharn vermehrt *Ammoniumuratkristalle* (Stechapfelkristalle s. *Abb. 4.15*) auf.

Serologische Untersuchungen können bei Leptospirose- oder Toxoplasmoseverdacht indiziert sein. Sie haben jedoch nur retrospektiven Wert.

19.1.6 Röntgenuntersuchung

Bei subakuten und chronischen Lebererkrankungen und bei unklaren Fällen ist eine abdominale Röntgenaufnahme in ventrodorsaler Richtung und rechter Seitenlage indiziert. Bei Aszites sollte man zur Elimination der Möglichkeit einer Leberstauung infolge Herzinsuffizienz oder Hohlvenenobstruktion auch Thoraxaufnahmen anfertigen. Die Röntgenaufnahmen lassen zwar nur wesentliche Vergrößerungen oder Verkleinerungen des Leberschattens und großknotige Veränderungen erkennen. Sie haben aber den Vorteil, daß sie zusätzliche Information über Aszites, Milz, Niere und Darm vermitteln. Mit Bariumkontrastbrei können

Abb. 19.1. Lebervergrößerung (Teckel); der mit Kontrastbrei gefüllte Magen ist dorsal verschoben

Lebervergrößerungen deutlicher sichtbar gemacht werden *(Abb. 19.1)*.

Die normale Lebergröße auf der Röntgenaufnahme wird am besten auf der rechten Laterolateralaufnahme beurteilt (SUTER, 1982). Der kaudoventrale Rand der normalen Leber sollte in eine Spitze auslaufen und höchstens geringgradig über den Rippenbogen hinausragen. Allerdings wechselt die Lage der Leber mit tiefer Ein- bzw. Ausatmung. Bei Hunden mit hochovalem Thorax sollte die Leber den Rippenbogen nicht erreichen. Durch die Lebervergrößerung werden die Leberränder abgerundet und v.a. Corpus- und Pylorusanteile des Magens nach kaudal und etwas dorsal verlagert, so daß auf dem laterolateralen Bild die Magenlängsachse nicht mehr parallel zu den Rippen verläuft *(Abb. 19.1)*. Die rechte Niere kann durch eine Vergrößerung des Lobus caudatus über den Rippenbogen hinaus nach kaudal verlagert werden. Falls der Magen auf der Leeraufnahme unsichtbar ist, kann 10–50 ml Bariumsulfatsuspension verabreicht werden. Nach COCKETT (1986) soll die Distanz von der Spitze des kaudal über den Rippenbogen hinausragenden Leberlappens bis zum kranialsten Punkt des Zwerchfells (= Leberlänge) normalerweise etwa das Fünffache der Wirbellänge von L_2 betragen.

Auf der Ventrodorsalaufnahme verdrängt eine Lebervergrößerung den Magenausgang nach links und kaudal. *Ursachen* für eine deutliche *generalisierte Lebervergrößerung* sind: Rechtsherzinsuffizienz (Stauungsleber), Leberverfettung (z. B. Diabetes), diffuse Infektionen und neoplastische Infiltration (z. B. Lymphosarkom).

Eine *abnorm kleine Leber* wird durch eine Annäherung v.a. des Pylorus und der kranialen Fle-

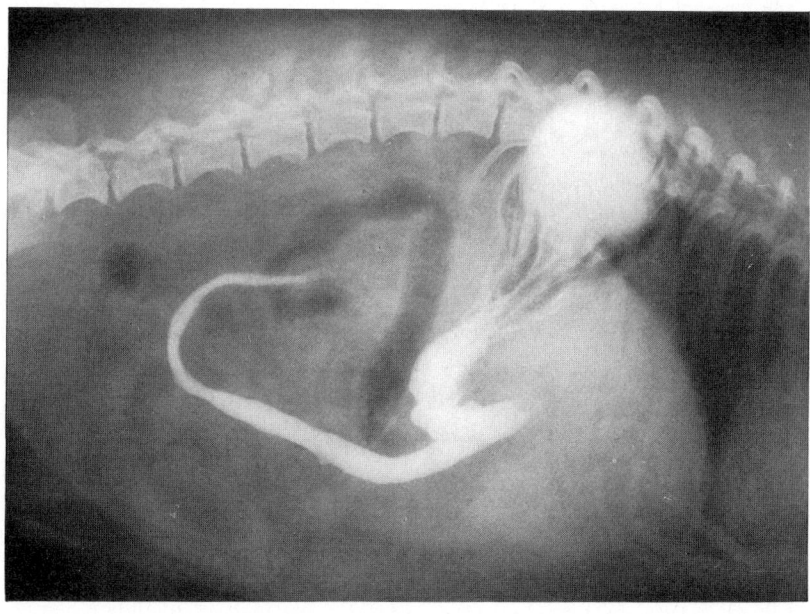

xur des Duodenums an das Zwerchfell angedeutet. *Ursachen für Leberverkleinerungen* sind: Pfortaderanomalien (Shunts), Leberfibrose, Zirrhose und Kachexie. Eine unregelmäßige, *höckrige Leberform* kann sowohl durch knotige Regeneration als auch durch primäre oder metastatische Tumoren bedingt sein. Um bei Verdacht auf Pfortaderanomalien die Diagnose zu sichern und die Möglichkeit einer chirurgischen Korrektur abzuklären, wird eine *Venographie der Pfortader* gemacht.

In den letzten Jahren haben *Ultraschalluntersuchungen* der Leber in entsprechend eingerichteten Kliniken zunehmende Bedeutung für die Erkennung von Tumoren, Abszessen, Zysten, Venenstauungen und Gallenblasenerkrankungen erlangt.

19.1.7 Leberbiopsie

In einem großen Teil der Fälle von Leberläsionen ist die Diagnose erst durch eine Leberbiopsie, Laparoskopie und/oder Laparotomie mit Biopsie zu erhalten. Bei diffuser Erkrankung kann eine Blindbiopsie vorgenommen werden. Bei Verdacht auf herdförmige Veränderungen ist eine Biopsie unter Sichtkontrolle (Laparotomie oder Laparoskopie) oder Ultraschallkontrolle vorzuziehen.

Leberbiopsie: Ziel der Biopsie ist, die vermutete Leberläsion zu bestätigen und sie einer der folgenden morphologisch definierten Krankheitsgruppen zuzuordnen: akute Nekrose, Hepatitis, Cholangiohepatitis, Leberverfettung (Steatose), chronisch aktive Hepatitis, Speicherkrankheit, Fibrose, Zirrhose oder Neoplasie. Mit dieser Zuordnung erhält

Abb. 19.2. Blinde Leberpunktion beim Hund. Tier in rechter Seitenlage; der Verlauf des Rippenbogens ist gekennzeichnet. Die Punktion erfolgt kaudal des Schaufelknorpels von der Linea alba aus, die Kanüle wird dabei mit Neigung nach lateral in dorso-kranialer oder dorsaler Richtung in die Leber eingeführt (Lettow)

man Anhaltspunkte über Reversibilität, Schwere, Prognose und z. T. auch Ursache des Leberleidens.

Kontraindikationen: Blutungsneigung, Gallestauung und Pfortaderhochdruck. Eine kleine Leber und Abszesse sind relative Kontraindikationen.

Für die Durchführung der laparoskopisch überwachten Leberbiopsie sei auf Geyer (1973) verwiesen. Diese Methode erfordert Narkose und eine teure technische Ausrüstung.

Zur *blinden Leberbiopsie*, welche die Vorteile eines bescheidenen instrumentellen und zeitlichen Aufwandes mit einer geringen Patientenbelastung vereinigt, bieten sich an:

1. das *mittelabdominale Verfahren* mit Einstich unmittelbar hinter dem Xyphoid (*Abb. 19.2;* Lettow, 1963 u. 1974);
2. verschiedene *rechtsseitige transthorakale Verfahren* (Feldman & Ettinger, 1976; Geisel & Fiebiger, 1984).

Leberbiopsien sollen nur von Klinikern mit ausreichender Erfahrung vorgenommen werden. Zur Probenentnahme dient das Leberbiopsiebesteck bzw. die Biopsienadel nach Menghini oder entsprechende Einweg-Biopsie-Sets (Hepafix®). Das Entnahmeprinzip besteht darin, die Menghininadel durch eine mit einem spitzen Skalpell gesetzte Hautperforationsstelle in Richtung Leber einzuführen. Gleichzeitig mit dem Einstechen in das Leberparenchym wird vermittels der aufgesetzten Spritze in der Nadel Unterdruck erzeugt und ein Gewebezylinder ausgestanzt. Durch den Unterdruck reißt beim anschließenden raschen Zurückziehen der Nadel der Gewebezylinder ab und wird im Kanülenlumen gehalten. Mit einer je nach Untersuchungsziel ausgewählten Fixierflüssigkeit (z. B. neutrales Formalin 5–10 % wird sodann der Gewebezylinder aus der Kanüle geschwemmt und dem Histologielabor zugeführt.

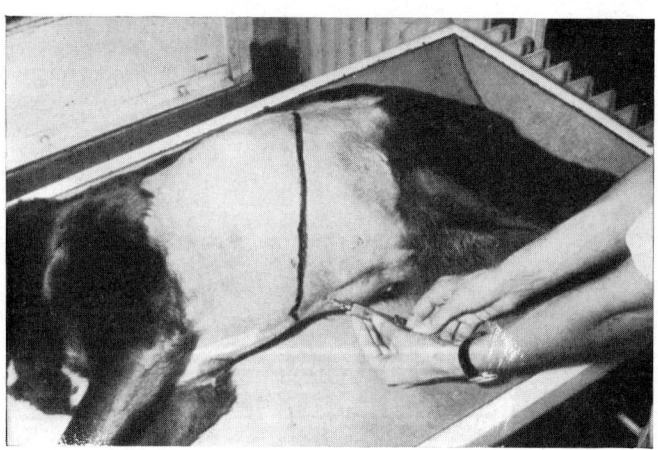

19.2   Behandlungsgrundsätze bei Leberinsuffizienz

Bei der Behandlung der Leberinsuffizienzen ist zu berücksichtigen, daß oft ein 70–80%iger Verlust der funktionellen Lebermasse vorliegt und ätiologische oder spezifische Behandlungen relativ selten möglich sind (spezifische Therapien werden jeweils bei den entsprechenden Krankheiten aufgeführt). Wegen der unterschiedlichen Prioritäten und Zielsetzungen ist zwischen der Behandlung akuter und chronischer Leberinsuffizienz zu unterscheiden.

Akute Hepatopathien

Bei *akuten Hepatopathien* geht es darum,
1. die Noxe auszuschalten,
2. durch symptomatische Maßnahmen den Hund so lange am Leben zu erhalten, bis die Leberregeneration einsetzt;
3. für die Leberregeneration günstige Bedingungen zu schaffen.

Chronische Hepatopathien

Bei *chronischen Hepatopathien* hingegen versucht man, die Ausfallserscheinungen zu vermindern oder zu kompensieren, indem man die Leber möglichst entlastet, um ein Fortschreiten der Krankheit, bzw. das Auftreten von Rezidiven zu verhindern. Des weiteren müssen primäre oder sekundäre extrahepatische Störungen behandelt werden. Aus der nachfolgenden Liste sollen die für das jeweilige Krankheitsbild als geeignet erscheinenden Maßnahmen ausgewählt werden:

1. Häusliche Ruhe oder Käfigruhe und Absetzen von Training und Arbeit haben wegen der Verbesserung der Leberdurchblutung eine allgemein günstige Wirkung.
2. Da Metabolisierung und Ausscheidung von Medikamenten herabgesetzt sein können, sollen alle Medikamente vorsichtig dosiert werden, dies gilt insbesondere für Diuretika, Antibiotika und Tranquilizer. Wegen möglicher Medikamentenallergien sind alle nicht unbedingt erforderlichen Medikamente abzusetzen. Kontraindiziert sind sedativ und antikonvulsiv wirkende Medikamente bei Enzephalopathie.
3. Bei Austrocknung, Erbrechen und Anorexie soll eine Flüssigkeitstherapie mit 0,45%iger NaCl- und 5%iger Glukoselösung oder Ringerlösung eingeleitet werden. Der Kaliumsubstitution (14 mmol KCl/500 ml Infusionslösung) ist besondere Beachtung zu schenken, da Hepathopathien zu primärem oder sekundärem K-Verlust neigen. Alkalisierende Infusionen sind wegen häufiger Alkalose und wegen der Verstärkung der NH_4-Wirkung zu vermeiden. Bei akuter Leberinsuffizienz muß die

eventuell bestehende Hypoglykämie sofort mit 20%iger Glukose- und 0,45%iger NaCl-Lösung behandelt werden (0,5 g Glukose pro kg KG).
4. Bei den meisten Hepatopathien werden gewöhnlich Antibiotika verabreicht. Dabei geht man von zwei Überlegungen aus: a) Sollen mit Antibiotika Infektionen bekämpft und dem Überwuchern der Leberflora vorgebeugt werden, da die RES-Funktion reduziert ist. Dazu werden parenteral verabreichte Antibiotika wie Penicillin, Ampicillin, Gentamicin, Cephalosporine oder Amoxicillin verwendet. Trotz potentieller Lebertoxizität werden vorsichtig dosierte Tetrazykline gut vertragen. b) Soll durch oral verabreichte Antibiotika die Entstehung der lebertoxischen Darmabbauprodukte, v.a. NH_3, vermindert werden. Zu diesem Zweck wird v.a. Neomycin 5–10 mg/kg KG alle 8 h oder Metronidazol (Flagyl®) 7,5 mg/kg KG 3× täglich p.o. verabreicht. Alternativmethoden zur oralen Antibiotikatherapie sind: a) Klistieren mit 10% Essigzusatz, mit Neomycin 15 mg/kg oder Povidone-J 1:10 (Betaisodona®, Betadine®) oder/und b) die orale Verabreichung von 2–4 ml Laktulose pro 10 kg KG 2–3× täglich. Die mit dem letztgenannten Präparat erzielbare Darm-pH-Absenkung reduziert vor allem die NH_3-Resorption. Methode a) wird vorwiegend bei akuter, Methode b) bei chronischer Leberinsuffizienz mit Hepatoenzephalopathie eingesetzt.
5. Glukokortikoide sind nur vorübergehend zur Schockbekämpfung bei akuten Hepatitiden anzuwenden. Bei gewissen chronischen Hepatitiden und Zirrhose (gesicherte Diagnose) können Glukokortikoide versuchsweise eingesetzt werden (Prednisolon 1–2 mg/kg KG). Die so behandelten Hunde sollen durch wiederholte Transaminasen- und SAP-Bestimmungen überwacht werden. Die besten Erfolge bei chronisch aktiver Hepatitis sind von einer Kombinationstherapie Prednisolon 0,5–1 mg/kg mit Azathioprine (Imuran®) 1 mg/kg KG über 1–2 Monate zu erwarten. Möglicherweise trägt die glukokortikoidbedingte Appetitzunahme zur Besserung bei.
6. Anabole Hormone. Kontraindiziert sind C_{17}-alkylierte Steroidhormone. Metenolon (Primobolan®) 5–20 mg/d oder Testosteronpräparate werden empfohlen.
7. Diät: Im Darm sollen möglichst wenig NH_3, Merkaptan, freie Fettsäuren und andere Toxine entstehen. Daher werden Nahrungsproteine auf ein Minimum von 2 g/kg KG/d oder 1 g pro 20 kcal KH reduziert. Kohlenhydrate sol-

len möglichst viel vom Kalorienbedarf decken (von 70–100 kcal/kg/d). Fette sollen max. 4–5 % vom Trockengewicht des Futters ausmachen. Unter den Proteinen sind hochverdauliche, hochwertige Eiweißträger, v.a. Hüttenkäse, Magerquark, den tierischen Proteinen vorzuziehen. Fette gebe man in Form von Ölen und Ceresmargarine. Von kommerziellen Fertigfuttern ist abzusehen wegen eventueller unverträglicher Zusätze. An deren Stelle sind Prescription Diet k/d oder i/d, bei Aszites auch h/d auf 4–6 Portionen verteilt zu füttern. Keine lipotropen Substanzen (Methionin, Cholin, Inositol) verabreichen außer bei nachgewiesenem Mangel (Fettleber). Multivit-

aminzusätze sind hingegen indiziert.

8. Umstritten in der Wirkung sind Leberextrakte und Hydrolysate (z. B. Prohepar®, Nordmark). Die sog. *Leberschutzpräparate* sind von fraglichem Wert und kontraindiziert bei Hepatoenzephalopathie.

9. *Choleretika (Cholagoga).* Dehydrocholsäure ist das klassische Choleretikum. Clanobutin (Bykhepar®) wurde vor einigen Jahren in die Tierheilkunde eingeführt.

10. Falls durch die Leberinsuffizienz begünstigte Ulzera in Magen oder Duodenum auftreten, wird Cimetidin 5–10 mg/kg 3–4 × täglich verabreicht.

19.3 Ikterus und Gallengangserkrankungen

Ikterus, Gelbsucht (Hyperbilirubinämie, Cholämie) ist ein Symptom, das bei verschiedenen Krankheiten auftreten kann. Man versteht unter Ikterus die Gelbfärbung von unpigmentierter Schleimhaut (Gingiva, Gaumen, Penis, Vulva), Skleren und Haut (Ohren) infolge Hyperbilirubinämie und Bilirubinablagerung im Gewebe, wozu der Serumbilirubinspiegel 25–50 μmol/l (1,5–3 mg %) übersteigen muß. Bilirubin entsteht durch Abbau des Hämoglobins im RES von Milz und Leber. Der Harnbilirubinanstieg erfolgt bei Hunden früher und ist sensibler als der Serumbilirubinanstieg. Ikterusintensität und Zeitpunkt des Auftretens bzw. Abklingens der Gelbfärbung fallen nicht zwangsläufig mit dem Höhepunkt des Bilirubinspiegels zusammen. Man unterscheidet *hämolytische* (prähepatische), *hepatozelluläre* (hepatische, parenchymatöse) und *cholestatische* (intra- oder posthepatische) Ikterusformen. Nach Unfällen oder Operationen kann Ikterus infolge von Leber-, Gallenblasen- oder extrahepatischen Gallengangsrissen und Resorption von Bilirubin aus der Bauchhöhle auftreten (Kap. 9.4.3).

Besonderheiten □ Die Nierenschwelle für Bilirubin ist sehr niedrig, weshalb nur massive Bilirubinabgaben aus Leberzellen zu Ikterus führen, d. h. Serumbilirubinspiegel kann bei Lebererkrankungen normal sein. Konjugiertes Bilirubin ist regelmäßig im Harn normaler Hunde nachweisbar und muß daher semiquantitativ, d. h. unter Berücksichtigung des spezifischen Gewichtes, bewertet werden (erhöhte Spiegel in verdünntem Urin sind bedeutungsvoller als solche in konzentriertem Urin). Obgleich unkonjugiertes Bilirubin wegen mangelnder Wasserlöslichkeit nicht über die Niere ausgeschieden werden kann, kommt es bei einem hämolytischen Ikterus rasch zu Bilirubinurie. Im proximalen Tubulus resorbiertes Hämoglobin

kann abgebaut und direkt als unkonjugiertes Bilirubin im Harn ausgeschieden werden.

Anamnese □ Fragen, ob Hund in Mittelmeerländern war (Babesiose), Unfall hatte, Giften ausgesetzt war oder Medikamente oder Bluttransfusionen erhielt; ob Harn dunkel und Kot orangerötlich oder hell, lehmfarben war. Bei Allgemeinuntersuchung auf Leber- und Milzvergrößerung, Leberschmerz und abdominale Massen achten.

MDB □ Mindestens Hämatokrit, besser vollständigen Blutstatus machen, da Anämien bei allen Ikterusformen auftreten können. Ikterusindex, besser Serumbilirubin, SALT und SAP bestimmen, ferner Harnstatus durchführen. Eventuell sind Röntgenbilder, Ultraschalluntersuchung, Leberbiopsie und/oder Probelaparotomie zur Abklärung erforderlich. *Cave:* »falsch« niedrige Bilirubinwerte können bereits nach 4 h auftreten, falls Probe dem Sonnenlicht ausgesetzt war. Proben sind unter Lichtabschluß im Kühlschrank bis 16 h lagerfähig. Azotämie stört Bilirubinbestimmung (Kraft & Dürr, 1981).

19.3.1 Hämolytischer Ikterus (Superfunktionsikterus)

Siehe auch Kapitel 16.5.

Bei Hämolyse entsteht ein Überangebot an Hämoglobinabbauprodukten, welche die Leber vorübergehend nicht zu verarbeiten vermag. Reine hämolytische Ikterusformen sind selten und v.a. bei autoimmunhämolytischen Anämien, Bluttransfusionszwischenfällen, Blutparasitosen und Intoxikationen anzutreffen. Für hämolytischen Ikterus sprechen: Blasse Schleimhäute, erniedrigter Hämatokrit und Hämoglobingehalt, Polychromasie,

Anisozytose und Sphärozytose der Erythrozyten, Monozytose, Leukozytose und ein Anstieg der Retikulozytenwerte nach 4–5 Tagen, dunkler Kot und Harn. Das indirekte Bilirubin kann anfänglich höher als das direkte Bilirubin sein. Die Leberenzyme sind anfänglich normal; LDH ist infolge Erythrozytenabbau erhöht. Bei der Blutuntersuchung ist besonders auf Blutparasiten (Babesiosen, Hämobartonellen) zu achten. Milzvergrößerung kommt bei autoimmunhämolytischer Anämie und Babesiose vor. Im Harn kann zu Beginn Hämoglobin vorkommen, dann steigen Bilirubin und Urobilinogen an.

Untersuchung □ Coombs-Test zur Diagnose autoimmunhämolytischer Anämien. Hämolytischer Ikterus kann bei Infektionen wie Leptospirosen einen hepatozellulären Ikterus verstärken.

Behandlung □ Siehe Kap. 16.3.3.2 und 16.5.3.

19.3.2 Hepatozellulärer oder parenchymatöser Ikterus

Entsteht, wenn die Bilirubinaufnahme aus den Lebersinus, dessen Konjugation und/oder Abgabe in die Gallenkanalikuli infolge einer Leberzellschädigung ungenügend werden.

Symptome □ *Für hepatozellulären Ikterus sprechen:* Abgeschlagenheit, Fieber, Erbrechen, Anorexie, evtl. Durchfall, Leberschmerz, Vergrößerung oder Verkleinerung der Leber. Die Milz ist oft normal. Der Verlauf kann akut oder chronisch sein. Hepatomegalie, Leberverkleinerung, Aszites, Hypoalbuminämie und Abmagerung können bei chronischem Verlauf eintreten.

MDB □ Blutstatus (selten Anämie, oft Leukozytose oder Leukopenie je nach Ätiologie); Bilirubinämie mit konjugiertem Anteil von >50%; SALT, GLD sind immer und SAP ist meistens auf das 2½- bis 30fache erhöht; hohe Bilirubinwerte in Harn, Urobilinogen meistens vorhanden.

Diagnosesicherung □ Leberbiopsie, Serologie. Die Anzahl der möglichen Ursachen ist derart hoch, daß eine ätiologische Abklärung ohne spezifische anamnestische Hinweise oft ergebnislos verläuft.

Mögliche Ursachen für hepatozellulären Ikterus
□ *Infektionen:* Hepatitis contagiosa canis, Leptospirose, Salmonellose, Toxoplasmose. *Entzündungen:* Chronische aktive (nekrotisierende) Hepatitis oder Pankreatitis, Leberfibrose, postnekrotische Zirrhose. *Intoxikationen:* Lebergifte, Organophos-

phate, Bakterien- und Pilztoxine, Pilzvergiftungen. *Medikamente:* Glukokortikoide, anabole Steroide, Tetrazykline, Halothan, Primidon, Phenylbutazon u. a. *Stoffwechsel- und degenerative Störungen:* Lipidose, Kupferspeicherkrankheit des Bedlington Terriers oder Dobermann Pinschers, Amyloidose. *Neoplasmen.*

Behandlung □ Siehe Kap. 19.2.

19.3.3 Cholestatischer Ikterus

Entstehung □ 1. *Intrahepatisch* durch Störung der Gallesekretion und Abflußbehinderung in den intrahepatischen Gallenwegen; 2. *extrahepatisch* (posthepatisch) durch Obstruktion der ableitenden Gallengänge. Liegt die Abflußstörung intrahepatisch, so spricht man von einem *intrahepatischen cholestatischen* oder *medizinischen Ikterus.* Kommt es zu einer extrahepatischen Behinderung des Gallenabflusses, was selten beobachtet wird, so liegt *Verschlußikterus,* auch *extrahepatischer* oder *chirurgischer cholestatischer Ikterus* genannt, vor.

Symptome □ Sie unterscheiden sich wenig von denjenigen des hepatozellulären Ikterus, nicht zuletzt, weil intrahepatische Cholestase bei beiden Störungen auftreten kann. Ikterus im Zusammenhang mit Ileus, Pankreaserkrankungen oder palpierbaren Massen im Bereiche der Leberpforte sprechen für extrahepatischen Ikterus. Falls der Kot lehmfarben (acholisch) ist, infolge fehlender Gallefarbstoffausscheidung in den Darm, das direkt reagierende Bilirubin 70–90% eines insgesamt hohen Bilirubinspiegels ausmacht und die SAP oder GGT massiv erhöht sind (bis 30fach) bei normalen oder mäßig erhöhten SALT- oder GLD-Serumspiegeln, soll ein extrahepatischer Ikterus in Betracht gezogen werden. Mehrmalige negative Harnurobilinogenbefunde deuten vollständigen Verschluß der Gallengänge an (Ausnahmen: Kap. 19.1.4).

MDB □ Siehe Kap. 19.3.2.

Diagnosesicherung □ Bei intrahepatischen Prozessen durch Leberbiopsie, bei extrahepatischen Prozessen durch Röntgenbefunde (Massen), Pneumoperitoneographie, Ultrasonographie und/oder Laparotomie (große gestaute Gallenblase und/oder Gallengänge, Schwierigkeit beim Auspressen der Gallenblase).

Ursachen □ Für akuten oder chronischen cholestatischen Ikterus. *Entzündungsprozesse:* akute oder chronische Leberzellschädigung mit Gallengangswucherung, Gallengangthromben, Atresie oder Sklerose der Gallengänge (Cholangiohepatitis). *Kompression oder Strikturen der Gallengänge:* Neoplasmen, Traumata, Abszesse oder massive Lymphadenopathie in der Leberpforte oder durch Pankreatitis oder Pankreasabszesse. *Obstruktionen durch Gallensteinleiden* (Cholelithiasis) und Gallenpröpfe, oder Verschluß der Choledochusöffnung durch intestinale Fremdkörper, Duodenitis, Parasiten oder Tumoren (sehr selten).

Behandlung □ Sie richtet sich nach Ursache und Lokalisation der Cholestase. Der medizinische Ikterus wird symptomatisch im Sinne der Leberinsuffizienz (Kap. 19.2) behandelt. Zusätzlich können Cholagoga (Choleretika), z. B. Cholestyramin oder Bykhepar®, gegeben werden. Bei extrahepatischen Ikterusformen wird man chirurgisch die Obstruktion zu beheben versuchen.

Komplikationen □ Aszites kann hepatischen und cholestatischen Ikterus begleiten.

19.3.4   Erkrankungen der Gallenblase und Gallengänge

Mit Ausnahme von Angaben über traumatische und spontane Rupturen der Gallenblase oder Gallengänge existieren kaum systematische Untersuchungen über Art und Häufigkeit der Gallengangleiden. Primäre Gallengangleiden sind selten, klinisch schlecht diagnostizierbar und verlaufen lange Zeit symptomlos. Falls Symptome auftreten, sind sie unspezifisch und anhand dieser Symptome kaum von mit Ikterus einhergehenden Leber- oder Pankreaskrankheiten abtrennbar.

Cholelithiasis
Gallensteinleiden sind sehr selten und machen nur in ca. 25 % der Fälle wahrnehmbare Beschwerden. Gallensteine werden meistens zufällig bei der Sek-

tion oder intra vitam auf Röntgenaufnahmen entdeckt, sofern sie genügend Mineralien enthalten, um röntgendicht zu sein (Mullowney & Tennant, 1982). Falls Beschwerden auftreten durch Entzündung und temporäre oder persistierende Gallengangsobstruktion, manifestieren sich diese als Abdominalschmerz, Erbrechen, Anorexie und rezidivierender extrahepatischer cholestatischer Ikterus.

Diagnosesicherung □ Röntgen, Ultrasonographie oder Probelaparotomie. Ausscheidungscholezystographie oder Cholangiographie sind Spezialkliniken vorbehalten, weil die Interpretation der Befunde schwierig ist. Bei Verdacht auf obstruktive Cholelithiasis wird am besten laparotomiert, dabei können Gallensteine und Gallenblase entfernt werden.

Komplikationen □ Gallensteine können zu Abszessen oder Spontanruptur der Gallengänge mit Peritonitis führen. Diese Patienten haben wegen verzögerter Diagnose eine schlechte Prognose.

Cholezystitis
Als primäre Erkrankung ist sie selten und klinisch schwer verifizierbar. Sekundäre Cholezystitis im Zusammenhang mit Leber- oder Darmerkrankungen wird meistens klinisch übersehen.

Idiopathische Gallenblasenvergrößerung
Eingedickte Galle, entzündliche Schwellungen oder Strikturen im Bereiche der Papilla duodeni werden manchmal bei Probelaparotomien gefunden. Mit Massage und Auspressen der Gallenblase wird oft ein Verschwinden der klinischen Symptome erreicht. Die Prognose ist vorsichtig zu stellen.

Gallengang- und Gallenblasenrupturen nach Traumata
Siehe Kap. 9.4.3.

19.4   Akute entzündliche und nichtentzündliche (toxische) Leberparenchymschäden und Lebernekrosen

Akute entzündliche und nichtentzündliche Lebererkrankungen können primär sein, wie bei Hepatitis contagiosa canis, oder sekundär, wie bei Darmaffektionen oder Pankreatitis. Sie gehen mit akuten funktionellen Ausfällen und Leberzellnekrose einher und führen zu einem Anstieg der Serumenzyme (Transaminasen). Ikterus kann vorkommen. Im Endeffekt führen einige zu Zirrhose oder Fibrose.

19.4.1   Akute Hepatitis

Akute Entzündungen mit oder ohne Leberzellnekrose und Leberverfettung werden relativ selten diagnostiziert.

Symptome □ Akutes Auftreten von Fieber, Anorexie, Schwäche, z. T. hochgradige Depression, Erbrechen, Durchfall, Leberpalpationsschmerz und eventuelle leichte Vergrößerung der Leber *bei vorher gesunden Hunden.* In schweren Fällen kann es zu *Komplikationen* wie Blutungsneigung (durch disseminierte intravaskuläre Koagulation), Schock-neigung, Hypoglykämie, akutem Leberkoma oder Aufregungszuständen (hepatozelluläre Enzephalopathie mit Hirnödem) kommen.

SALT, GLD und evtl. SAST sind deutlich bis massiv (30fach) erhöht; SAP kann normal oder geringfügig erhöht sein, Harn- und Serumbilirubin sind oft erhöht. Ferner kann es zu Leukozytose und Lymphopenie kommen.

Diagnosesicherung □ Sie kann klinisch, in Zweifelsfällen durch Leberbiopsie oder bei infektiösen Hepatitiden durch Erregernachweis oder Serologie erfolgen. Auch bei sorgfältiger Abklärung bleibt die Ätiologie meist ungeklärt. Bei geimpften Hunden sind nichtinfektiöse Ursachen und unspezifische Infektionen (Sekundärinfektionen) häufiger als spezifische Infektionen.

Ursachen □ Leptospirose (gleichzeitig mit Nierenaffektion), Salmonellose, Hepatitis contagiosa canis, Herpesvirusinfektionen; selten pyogene Infektionen (Leberabszesse), Septikämien (Tuberkulose), Babesiose, Leishmaniose, Toxoplasmose, systemische Mykosen und Parasitosen (Opisthorchis felineus). Die Leber des adulten Hundes beherbergt normalerweise eine kleine, aber konstante gemischte Bakterienflora, die unter anderem Clostridien einschließt. Nur in Streßsituationen, bei Unterbrechung der Blutzufuhr oder Immundefiziten treten damit verbundene Infektionen auf. Opisthorchis felineus kommt in Europa selten und fast nur in Mündungsgebieten großer Flüsse vor (Ansteckung efolgt beim Fressen von Fischabfällen).

Nichtinfektiöse Hepatitiden sind in der Mehrzahl der Fälle auf bakterielle Endotoxine oder Toxinwirkungen von Entzündungen und Infektionen anderer Organe, v.a. Pankreas, Magendarmkanal (v.a. Kolitis), Uterus oder Peritonitis zurückzuführen.

Behandlung □ Sie erfolgt symptomatisch. Unter den in 19.2 erwähnten Maßnahmen kommt den parenteral verabreichten Antibiotika besondere Bedeutung zu. Glukokortikoide sind kontraindiziert.

19.4.2 Toxische, metabolische, ischämische und durch Medikamente induzierte akute Leberschäden (nichtentzündliche Lebererkrankungen)

Die Anzahl der möglichen Hepatoxine ist praktisch unbegrenzt. Gut bekannt sind auch ischämische Schäden (z. B. bei hämolytischer Anämie, nach Traumata) oder metabolische Schäden, die durch Wirkstoffmängel eintreten können (Cholin, Methionin, Aminosäuren). Dazu kommen Schädigungen durch voraussehbar toxische Medikamente, die indirekten Schäden durch die Metabolisierung von Medikamenten und die idiosynkratischen Medikamentenreaktionen. Die *Wirkung der voraussehbar toxischen Medikamente* ist dosisabhängig, bei einem relativ hohen Prozentsatz der behandelten Hunde zu erwarten und i. d. R. experimentell abgeklärt. Zu dieser Art von Medikamenten gehören Krebstherapeutika wie Methotrexat, Tetrazykline, Chloroform, Novobiocin und gewisse Steroidabkömmlinge.

Neben voraussehbaren Medikamentenreaktionen gibt es sogenannte *Überempfindlichkeits- oder idiosynkratische Reaktionen,* die nur bei einem sehr kleinen Prozentsatz der Tiere auftreten und nicht voraussehbar sind. Diese toxischen Effekte sind nicht oder nur geringfügig dosisabhängig und experimentell nicht oder nur unregelmäßig reproduzierbar. Medikamente, die derartige Nebeneffekte hervorrufen, sind: Mebendazol, Primidone, Halothan, Methoxyfluoran, Phenytoin und Steroidabkömmlinge. Medikamente können ferner Enzyminduktionen bewirken.

Symptome □ Eines der häufigsten und auffälligsten Symptome hepatotoxischer Medikamente und Toxine ist Ikterus. Andere mögliche Anzeichen sind die zu Beginn dieses Kapitels aufgeführten Symptome sowie Leberverfettung. Subklinische, zufällig durch Laboruntersuchungen entdeckte Störungen sind ebenfalls möglich. Dabei kann es, ohne daß Besitzer oder Tierarzt etwas bemerken, zur allmählichen Ausbildung von Fibrose oder Zirrhose kommen, da einmal in Gang gesetzte nekrotische Prozesse auch nach Absetzen der Noxe fortschreiten können.

Diagnosesicherung □ Diese ist, von Ausnahmen abgesehen, nur anhand einer eindeutigen Anamnese möglich. Erschwerend wirkt, daß die Empfindlichkeit der Hunde für Toxine und Medikamente je nach Alter, Geschlecht, Nahrungszusammensetzung und vorbestehenden Störungen massiv schwanken kann.

Behandlung ☐ Die einzige spezifische therapeutische Maßnahme ist der sofortige Entzug von Medikamenten oder Stoffen, die lebertoxisch sein können. Im übrigen wird auf die symptomatischen Behandlungsmaßnahmen unter 19.2 verwiesen.

19.5 Chronische Hepatitiden, chronische degenerative oder toxische Hepatopathien und Folgekrankheiten (Lipidose, Leberzirrhose, Leberfibrose)

Alle Krankheiten dieses Kapitels haben einen chronischen Verlauf, ohne genau definierten Beginn, und führen häufig zu Leberinsuffizienz infolge Lipidose, Nekrose, Leberzirrhose oder Leberfibrose. Für die meisten dieser Hepatopathien gibt es in der Veterinärmedizin keine einheitlichen Definitionen und die versuchsweise von der Humanmedizin übernommenen Definitionen sind nur teilweise anwendbar (HARDY, 1983, 1986). Chronische Hepatitis beim Menschen wird klinisch definiert als eine über 6 Monate (3 Monate) bestehende Hepatopathie (v.a. erkennbar an erhöhten Transaminasen), bei Fehlen exogener Noxen (SIEGENTHALER, 1980). Diese Definition, abgesehen von der Zeitangabe, ist auch für die chronischen Hepatitiden des Hundes zutreffend. Darüber hinaus ist eine klinische Differenzierung der Hepatopathien v.a. in fortgeschrittenen Stadien schwierig. Vermutlich handelt es sich bei den chronischen entzündlichen und nichtentzündlichen Hepatopathien um unspezifische Veränderungen, die durch initiale, an der Leberzelle angreifende exogene Noxen eingeleitet werden. Als Folge der bei der Leberzellschädigung freigesetzten Faktoren (Antigene) und möglicherweise durch beim Hund nicht sicher nachgewiesene Autoimmunmechanismen kommt es, ohne weitere Einwirkung der ursprünglichen Noxe, zur Autoantikörperbildung gegen Membranantigene der Hepatozyten, zur mesenchymalen Zellproliferation und/oder zur ungeordneten Leberzellregeneration. Deren scheinbar unaufhaltsames Fortschreiten führt schließlich zu Zirrhose oder Fibrose (Tab. 19.1). Auch Verfettungen (Lipidosen) können als Folge chronischer Leberschäden auftreten. Den unaufhaltsamen progredienten Krankheitsverlauf versucht man durch genetische Veranlagung und ein Mißverhältnis zwischen (Immun-)Reaktion des Körpers und Schädigung durch die krankmachende Noxe zu erklären. Diese Auffassung wird durch die Beobachtung bestärkt, daß das Virus der infektiösen Hepatitis bei teilweise immunisierten Hunden eine chronische Hepatitis hervorrufen kann.

19.5.1 Chronisch-aktive Hepatitis (CAH = chronisch-aggressive Hepatitis) und chronisch-progressive Hepatitis (CPH)

Definition ☐ Die CAH des Hundes ist eine progressive, seltene chronische Hepatitis, die zu deutlichen klinischen Symptomen und häufig nach Leberinsuffizienz zum Tode führt. Die CPH hingegen ist eine relativ benigne, persistierende Hepatitis, mit geringer Tendenz zu Zirrhose oder Fibrose, die spontan abheilen kann. CAH des Menschen und die Krankheit, die beim Hund als CAH bezeichnet wird, unterscheiden sich in mehreren Punkten, insbesondere sind Autoimmunmechanismen beim Hund (noch) nicht nachgewiesen worden. Vielfach wird einfach aufgrund des Ansprechens auf Glukokortikoide auf eine CAH geschlossen.

Symptome ☐ Nach STROMBECK & GRIBBLE (1978) stehen Abgeschlagenheit, Anorexie und Schwäche im Vordergrund. Häufig sind Polyurie, Polydipsie, Ikterus, Abmagerung und Erbrechen. In fortgeschrittenen Fällen kommen Zirrhose oder Fibrose hinzu.

Laborbefund ☐ Im Mittel bis 15facher Transaminasenanstieg, fast immer auftretende verlängerte BSP-Ausscheidung, häufiger Bilirubin- und SAP-Anstieg, in ca. einem Drittel der Fälle Hypalbuminämie und γ-Globulinanstieg.

Die klinischen Symptome der CPH sind milder als diejenigen der CAH oder fehlen ganz. Nur die Enzymwerte sind verändert.

Diagnosesicherung ☐ Aufgrund von Anamnese, Transaminasenanstieg, Leberbiopsie und Verlaufsbeobachtung. Die Biopsie ist bei Therapieresistenz, zur Differenzierung von CPH und CAH (mit periportaler sog. Mottenfraßnekrose einhergehend) und für den Entscheid, ob Glukokortikoide angewendet werden sollen, erforderlich.

Ursachen ☐ Für CAP und CPH sind meistens unbekannt. Vermutet werden Infektionen (Adenovirose, Leptospirose), genetische Veranlagungen (Dobermann Pinscher, Hündinnen), Autoimmunreaktionen gegen Leberzellen, Allergene, Exotoxine und Medikamente. Die chronische Schädigungen auslösenden Medikamente sind vermutlich dieselben wie für die akuten Schädigungen.

Differentialdiagnose □ Chronische Cholangitis, portokavale Shunts, Lebergranulome und die rassetypischen Cu-Toxikosen (Bedlington Terrier, Dobermann Pinscher, s. CRAWFORD et al., 1985).

Prognose □ CPH hat eine günstige, CAH eine unbestimmte bis zweifelhafte Prognose, je nach Fortgeschrittensein der Leberveränderungen.

Behandlung □ Ein gewisser Prozentsatz der Hunde kann nach Elimination schädigender Faktoren und Behandlung mit Diät und Vitaminpräparaten genesen. Mit der Anwendung von Glukokortikoiden und immunsuppressiven Medikamenten warte man so lange, bis eine klinische Verschlechterung erkennbar wird. Sodann wird symptomatisch behandelt und Prednisolon 1–2 mg/kg KG verabreicht. Sobald Besserung eintritt, versuche man auszuschleichen. Eine Kombination von Prednisolon 0,5–1 mg/kg KG mit Azathioprin (Immuran®) 1 mg/kg KG wird von vielen Tierärzten bevorzugt. Bis zur Besserung können mehrere Wochen, evtl. Monate vergehen. In der Zwischenzeit muß auf Anzeichen von Knochenmarkdepression (Leukopenie) geachtet werden. Während der Prednisolonbehandlung werden Leberenzymbestimmungen zur Objektivierung einer Besserung unzuverlässig.

19.5.2 Steroid-Hepatopathie

Die Überempfindlichkeit der Leber für exogen verabreichte oder endogen im Übermaß produzierte Glukokortikoide (Cushing-Syndrom) ist spezifisch für den Hund. Ungefähr 75 % der Hunde reagieren mit erhöhten (2–4fach) SALT-Spiegeln nach 10–14tägiger Glukokortikoidbehandlung. Am auffälligsten ist der SAP-Spiegelanstieg, der das 10fache und mehr des Normalbereiches betragen kann.

Symptome □ Lebervergrößerung, Bauchumfangsvermehrung, Polydipsie und Polyurie treten nach 2–4 Wochen bei bis zu 50 % der Hunde auf. Die Leberenzyme, allen voran die SAP und SALT, aber auch die SAST sind deutlich erhöht. Die BSP-Retention ist verlängert. Im weiteren sind die für Streß typischen Blutbildveränderungen zu erwarten.

Diagnosesicherung □ Kann anhand der Anamnese und durch Biopsie der Leber (hydropische Leberzellveränderungen) erfolgen.

Prognose □ Günstig, falls keine anderen Glukokortikoidnebenwirkungen bestehen und es möglich ist, das Medikament abzusetzen.

Behandlung □ Klinisch sprechen die Hunde oft rasch auf den Entzug der Glukokortikoide an. Bis zur vollen Normalisierung der Leberenzymwerte können mehrere Wochen vergehen. Durch graduelles Absetzen der exogen zugeführten Glukokortikoide soll eine iatrogene Addison-Krise vermieden werden.

19.5.3 Kupferspeicherkrankheit des Bedlington Terriers

Es handelt sich um einen autosomalen, rezessiv vererbten Defekt in der Kupferausscheidung ähnlich der Wilson-Krankheit des Menschen, der zu einer lysosomalen Kupferakkumulation und fortschreitenden chronisch-aktiven Hepatitis führt (TWEDT et al., 1979). Die Krankheit ist weit verbreitet bei adulten Bedlington Terriern. Sie beginnt als latente Form bereits bei Welpen. Weiter kann sie während Streßperioden zu akuter, teils letaler Hepatitis führen, oder aber einen chronisch progressiven Verlauf nehmen, der oft mit mikro- oder makronodulärer Zirrhose und/oder Aszites endet. Bei einem Teil der latent erkrankten Hunde wird die Diagnose zufällig aufgrund erhöhter Leberenzymwerte gestellt.

Klinische Symptome □ Abgeschlagenheit, Lethargie, Anorexie, Erbrechen und in schweren akuten Fällen hepatozellulärer Ikterus und Exitus innerhalb 72 Stunden.

Komplikationen □ Hämolytischer Ikterus mit Hämoglobinämie und Hämoglobinurie. Für chronisch verlaufende Fälle sind Abmagerung, evtl. Aszites, gelegentlich Schübe von Anorexie und Erbrechen, sowie zunehmende Verkleinerung der Leber, die auch vielhöckrig sein kann, typisch. Bei einigen Hunden über 5–7 Jahren kann die Cu-Akkumulation spontan zum Stillstand kommen.

Laborbefund □ SALT oft, aber nicht immer erhöht. SAP steigt in fortgeschrittenen Fällen an. GGT ist normal.

Diagnosesicherung □ Leberbiopsie; Diagnose anhand von HE-Schnitten oder Spezialfärbungen (Rhodaninfärbung) (JOHNSON et al., 1984) und/oder quantitativer chemischer Cu-Bestimmung. Der normale Cu-Gehalt der Lebertrockensubstanz beträgt 91–377 μg/g. Bei Bedlington Terriern mit Cu-Toxikose ist der Cu-Gehalt auf das 5–50fache gesteigert.

Behandlung □ D-Penicillamin 125–250 mg/d pro Hund erhöht Kupferausscheidung, wird lebenslänglich, jeweils 30 min vor der Fütterung verabreicht. Dosis kann auf drei Portionen verteilt werden, falls Erbrechen auftritt. D-Penicillamin kann prophylaktisch angewendet werden. In akuten Krisen werden 1–2 mg/kg KG Prednisolon, 500–1000 mg Vitamin C und parenterale Flüssigkeit verabreicht.

19.5.4   Lipidosen der Leber, Leberverfettung (Steatose)

Infolge der zentralen Rolle der Leber im Fett- und Kohlenhydratstoffwechsel kommt es häufig sekundär, evtl. bereits physiologischerweise zu einer übermäßigen Fetteinlagerung in die Leberzellen. Diese kann harmlos und vorübergehend (einfache Speicherung) oder dauernd und mit Leberzelldegeneration verbunden sein. Für die Mobilisierung der Triglyzeride in der Leber ist das Vorhandensein von Cholin und seiner chemischen Vorstufe, das Methion, unerläßlich. Ein Mangel an diesen sogenannten lipotropen Substanzen ist bei Hunden ungewöhnlich und deren therapeutische Anwendung deshalb selten indiziert oder gar schädlich.

Symptome □ Bei einem Großteil der Hunde mit Lipidose bestehen außer Hepatomegalie keine klinischen Symptome, oder diese werden durch die der Hepatose zugrunde liegende Primärkrankheit wie beispielsweise Diabetes oder Fettsucht überdeckt. Lipidose erhöht das Risiko einer Leberruptur bei Unfällen. Bei schwerer, toxischer oder langdauernder Verfettung sind Lebersymptome und abnorme Laborbefunde (mittelgradiger Anstieg der SALT und der SAP auf das Drei- bis Fünffache des Normalen und eine BSP-Retention nach 30 min von 6–12 %) zu erwarten.

Diagnosesicherung □ Leberbiopsie.

Ursachen □ Primäre Lipidosen können durch Hungern, bakterielle Endotoxine, unausgeglichene Ernährung (zu viele Fette und zu wenig Proteine), Fettsucht, Entgleisungen im Fettstoffwechsel und Exotoxine (Tetrazykline) hervorgerufen werden. Wichtig sind sekundäre Lipidosen im Gefolge von Stoffwechselkrankheiten wie Diabetes mellitus oder Wachstumshormon- oder Glukokortikoidüberschuß.

Prognose □ Richtet sich nach dem Schweregrad der Lipidose, den Symptomen und der Ätiologie. Sie ist günstig bei den meisten nutriven und toxischen Lipidosen, d. h. wenn die Ursachen beseitigt

werden können.

Behandlung □ Das Ziel der Behandlung ist es, eine vollwertige Ernährung zu erzielen und die Lipidoseursachen möglichst auszuschalten. Daher ist besonders der Stimulierung der Nahrungsaufnahme und der Eliminierung von exogenen und endogenen toxischen Faktoren Beachtung zu schenken. Die Zufuhr von Darmbakterientoxinen kann zumindest vorübergehend durch orale Verabreichung von Chemotherapeutika wie Metronidazol (Flagyl® 7,5 mg/kg KG 3 × täglich), Antibiotika (Neomycin 10–20 mg/kg KG 3 × täglich) oder Laktulose reduziert werden (Kap. 19.2).

19.5.5   Leberzirrhose, Leberfibrose

Leberzirrhose und Leberfibrose sind Endstadien einer großen Zahl entzündlicher und nichtentzündlicher Hepatopathien. In der veterinärmedizinischen Literatur herrscht Uneinheitlichkeit bezüglich der Definitionen.

Definition □ Die für dieses Buch zutreffenden Definitionen sind: *Leberzirrhose* ist ein vorwiegend durch Leberzellnekrose eingeleiteter Umbauprozeß, der mit Parenchymregeneration, Bindegewebsneubildung und Umgestaltung der Zirkulation, jedoch ohne Restitution der normalen Architektur erfolgt. *Leberfibrose* geht vorwiegend mit Atrophie der Leberzellen, ohne wesentliche Ansätze von Parenchymregeneration und mit mäßiger Bindegewebsneubildung einher. Umbauvorgänge und Fibrosierung sind für die Kompression noch vorhandener normaler Parenchymbezirke, Gallengängen und Blutgefäßen verantwortlich.

Symptome □ Je nach Ausmaß und Dauer der Leberzirrhose oder Leberfibrose treten leichtere oder schwerere Symptome von Leberinsuffizienz auf (Kap. 19.1). Anfänglich kann bei Zirrhose Hepatomegalie oder eine grobknotige, tumorähnliche Leberform vorliegen. In den Spätstadien der Zirrhose und bei Fibrose ist die Leber häufig stark verkleinert. Bei Zirrhoseverdacht ist deshalb eine Röntgenaufnahme des Abdomens angezeigt. Die zu erwartenden Komplikationen sind in *Tabelle 19.1* aufgeführt. Auf Aszites wird in Kap. 19.6 eingegangen. Es ist zu beachten, daß mit zunehmender Zerstörung der Leberzellen die Transaminasenwerte abnehmen. Die Serum-Ammoniumwerte können, außer bei sekundären Shunts, normal, die BSP-Werte erhöht sein.

Diagnosesicherung □ Erfolgt anhand der Symptome in Verbindung mit Röntgen-, Biopsie und Laborbefunden. In Fällen mit kleiner Leber ist man aber auf eine unter Sicht (Laparotomie, Laparo-

Tab. 19.1. Zirrhose und Fibrose – Pathogenese und Komplikationen

Ursachen Noxen	Krankheiten Störungen	Endeffekte	Komplikationen
Exotoxine Medikamente	Leberzell- nekrose	*Leberzirrhose* grob- oder feinknotige biliäre Zirrhose mit Hepatomegalie oder kleiner Leber	*Chronische Leber- insuffizienz*
Infektion Autoimmun- mechanismen	akute/chron. Hepatitis		
Genetische Störungen des Stoff- wechsels	Hepatopathien Speicher- störungen		
Toxikosen Medikamente	Cholangitis Cholestase		Hypoalbuminämie Gerinnungsstörungen Thrombozytopenie Magenulzera
Ernährungs- fehler, Hunger, Stoffwechsel- störungen	Lipidose	Leberfibrose meistens kleine Leber	
Rechts- herzinsuffizienz; Perikardiale Tamponade	Stauungsleber		*Pfortaderhochdruck* a) Aszites b) Shunts *Hepatoenzephalopathie* a) Leberkoma b) Exzitation
Pfortader- durchblutungs- störung Shunts	Leberzell- atrophie		

skopie) durchgeführte Biopsie angewiesen.

Ursachen □ Die Ätiologie von Zirrhose und Fibrose sowie Vorstellungen über Pathogenese und
Komplikationen sind in *Tabelle 19.1* zusammengefaßt.

Prognose □ Die Leberzirrhose oder Fibrose hängt
davon ab, ob noch genügend regenerationsfähiges,

funktionelles Gewebe übriggeblieben ist und ob
die für die Veränderungen verantwortlichen Prozesse zu stoppen sind. In allen Fällen ist eine
ungewisse bis ungünstige Prognose angezeigt.

Behandlung □ Symptomatisch ausgerichtet; versuchen, Komplikationen wie Aszites oder Hypoalbuminämie unter Kontrolle zu bringen
(Kap. 19.2, 19.6).

19.6   *Zirkulationsstörungen der Leber, Leberstauung, Aszites, Hepatoenzephalopathie*

Die Leber gleicht einem Schwamm mit drei Gefäß-
systemen: Blutsystem, Lymphsystem und Gallen-
gangssystem. Die Leberarterie und Pfortader versorgen die Leber mit 25 % bzw. 75 % des Blutes.
Dieses Verhältnis variiert aber stark sowohl bei
gesunden als auch kranken Tieren. Sinkt der Pfort-
aderzufluß, so steigt der Zufluß durch die Leberarterie und umgekehrt. Der Blutdruck im Pfort-

adersystem hängt ab vom Druck in den Eingeweiden, dem Widerstand in der Leber und dem Druck
in der hinteren Hohlvene bzw. dem rechten Herzvorhof. Der normale Fluß des Pfortaderblutes wird
häufiger durch extrahepatische Faktoren, derjenige der Leberarterie durch intrahepatische Faktoren (z. B. Zirrhose) bestimmt. Pfortader und Leberarterie versorgen die Leber nutritiv und mit

Sauerstoff. Zudem werden der Leber durch das Pfortadersystem, Darmbakterien und sogenannte hepatrophische, d. h. »leberernährende«, portale Substanzen zugeführt. Es handelt sich in erster Linie um Insulin, ferner gastrointestinale Hormone und andere, z. T. noch unbekannte Substanzen, bei deren Abwesenheit die Leberzellfunktionen sich innerhalb von 4 Tagen vermindern und die Leberzellregeneration reduziert wird oder ausbleibt. Diese Störungen lassen sich experimentell durch die sogenannte Eck-Fistel, d. h. Anlegen eines Shunts zwischen Pfortader und hinterer Hohlvene, hervorrufen.

Nachfolgende Leberdurchblutungsstörungen spielen klinisch eine Rolle:

a) Die mechanische *Behinderung des Durchflusses des Pfortaderblutes durch die Lebersinusoide* (Leberkapillaren) führt zu Pfortaderhochdruck und Aszites;

b) die *Behinderung des venösen Abflusses* aus der Leber durch Drucksteigerung in der hinteren Hohlvene führt zur zentrolobulären Stauungsleber, zu Pfortaderhochdruck und Aszites;

c) ein *Umfließen der Lebersinusoide* durch das Pfortaderblut via erworbene Anastomosen oder kongenitale Shunts direkt in die hintere Hohlvene oder die Vena azygos führt zur Hepatoenzephalopathie und Leberatrophie;

d) eine *akute reduzierte Leberdurchblutung* durch die Arteria hepatica und die Pfortader führt zur akuten Lebernekrose, Überwucherung des Parenchyms durch die Lebereigenflora und zur akuten Leberinsuffizienz.

Relativ zu den Lebersinusoiden gibt es 3 Lokalisationen für das Auftreten von Durchflußstörungen:

1. eine Abflußbehinderung des venösen Blutes aus der Leber, z. B. durch Herzinsuffizienz, die als *extrahepatischer postsinusoidaler oder posthepatischer Block* bezeichnet wird;

2. eine Obstruktion der Lebersinusoide, die als *intrahepatischer (sinusoidaler) Block* bezeichnet wird;

3. eine Obstruktion der Pfortader vor ihrem Eintritt in die Leber, die als *prähepatischer Block* bezeichnet wird.

19.6.1 Pfortaderhochdruck und Aszites (Bauchwassersucht)

Unter Aszites versteht man die Ansammlung extrazellulärer Flüssigkeit in der freien Bauchhöhle. Vielfach wird mit dem Begriff »Aszites« ein seröser oder chylöser Erguß (Chylaszites) verbunden. Im weitesten Sinne werden unter Aszites aber auch entzündliche Ergüsse (Peritonitis), Blutungen (hämorrhagischer Aszites) und Ergüsse mit Harn oder Gallebeimengung verstanden. Die letzteren werden eingehend in Kap. 20.1 (Peritonitis) bzw. Kap. 9.4.3 (Abdominaltrauma) behandelt.

Aszites ist somit keine ätiologisch oder pathogenetisch einheitliche Krankheit, sondern Begleitsymptom oder Komplikation vieler Krankheiten. Die Entstehungsmechanismen sind entsprechend komplex und umfassen in wechselnden Kombinationen:

a) eine Abflußbehinderung in den Lebersinusoiden, wodurch vermehrt seröse Flüssigkeit und Lymphe produziert werden;

b) eine relative Überlastung oder Behinderung des Lymphabflusses aus der Leber bzw. dem Abdomen;

c) eine Erhöhung des Druckes im Kapillarnetz des Pfortadergebietes (Splanchnikus);

d) eine renale Natriumretention und Vermehrung von Aldosteron und des extrazellulären Flüssigkeitsvolumens;

e) Hypoalbuminämie;

f) eine erhöhte Permeabilität des Peritoneums bzw. der Kapillarwände.

Für die Differentialdiagnostik und Therapie spielt das Verständnis der Entstehungsmechanismen von Aszites eine entscheidende Rolle. In Verbindung mit Aszites können hepatische und extrahepatische Störungen wie beispielsweise die Ausbildung von intraabdominalen Shunts bei Pfortaderhochdruck, die Behinderung der Mobilisation der Blutreserve der Milz (Schockanfälligkeit) und/oder verminderte Nierendurchblutung auftreten.

Symptome □ Die symmetrische, weiche, mit der Körperstellung sich ändernde und bei der Atmung oft mit wellenartigen Bewegungen der Bauchwand einhergehende Bauchumfangsvermehrung ist charakteristisch. Beim stehenden Hund hat das Abdomen einen birnenförmigen Querschnitt. Wegen der oft langsam zunehmenden Flüssigkeitsansammlung entgehen diese Veränderungen vielen Besitzern. Bei Perkussion der einen Bauchwandseite mit dem Finger spürt man mit der flachen Hand auf der Gegenseite auftreffende Wellenbewegungen. Viele Hunde sind abgemagert (vorstehende Dornfortsätze); infolge der Flüssigkeitsansammlung hat sich aber ihr Körpergewicht nicht verändert. Je nach Menge und Ursache des Ergusses bestehen zusätzlich Tachypnoe, Schwäche, Kollapsneigung, Herzgeräusche, rascher und/oder kleiner Puls, Unterbauch- oder Pfotenödeme, Polydipsie und evtl. Fieber. Bei der Palpation sind die Organgrenzen schlecht definierbar, eventuell besteht Palpationsschmerz oder es lassen sich in der Flüssigkeit vergrößerte oder abnorme Organkonturen (Leber, Milztumore, Nieren) fühlen. Röntgenologisch besteht eine Abdomenvergrößerung mit meistens homogener Dichtezunahme,

Tab. 19.2. Aszites (Algorithmus)

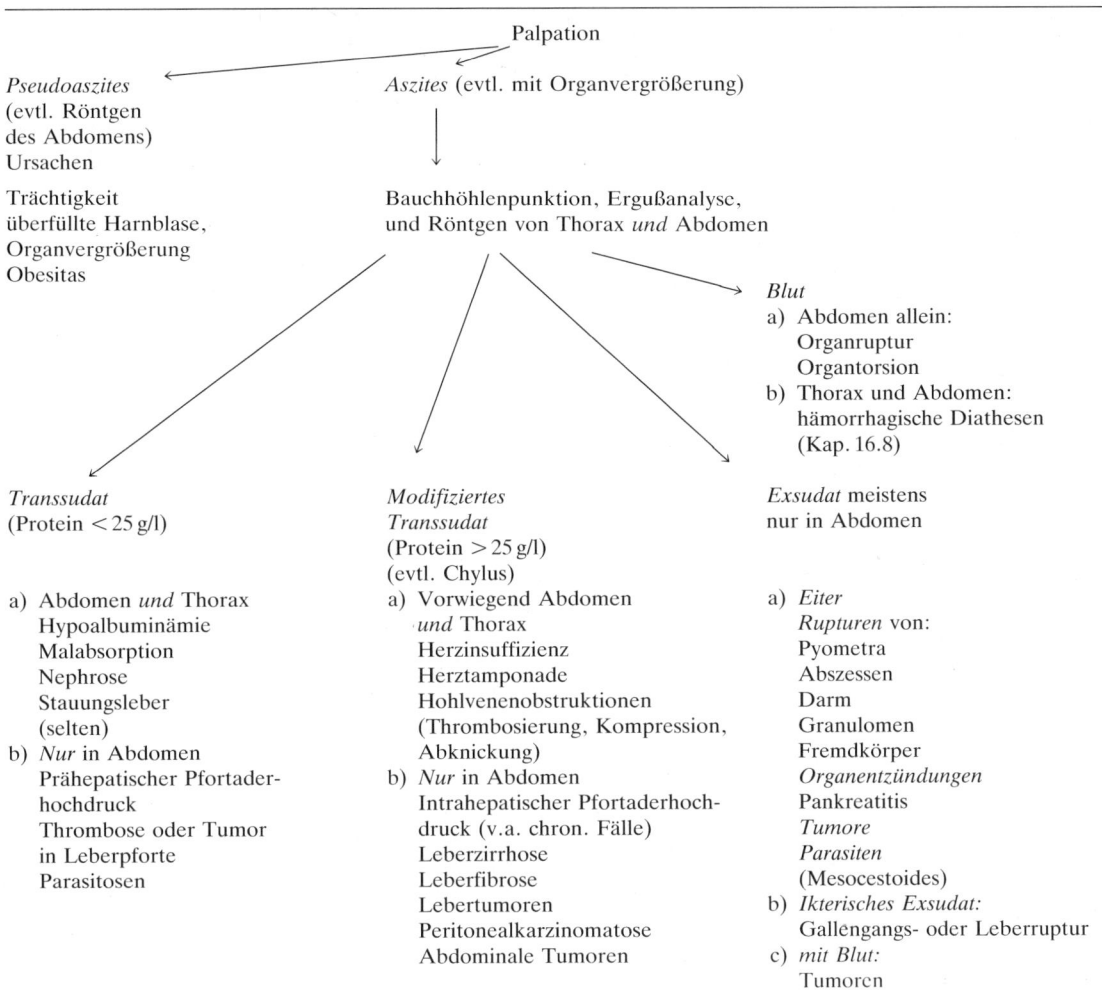

Palpation

Pseudoaszites
(evtl. Röntgen
des Abdomens)
Ursachen

Aszites (evtl. mit Organvergrößerung)

Trächtigkeit
überfüllte Harnblase,
Organvergrößerung
Obesitas

Bauchhöhlenpunktion, Ergußanalyse,
und Röntgen von Thorax *und* Abdomen

Blut
a) Abdomen allein:
   Organruptur
   Organtorsion
b) Thorax und Abdomen:
   hämorrhagische Diathesen
   (Kap. 16.8)

Transsudat
(Protein < 25 g/l)

a) Abdomen *und* Thorax
   Hypoalbuminämie
   Malabsorption
   Nephrose
   Stauungsleber
   (selten)
b) *Nur* in Abdomen
   Prähepatischer Pfortader-
   hochdruck
   Thrombose oder Tumor
   in Leberpforte
   Parasitosen

Modifiziertes
Transsudat
(Protein > 25 g/l)
(evtl. Chylus)

a) Vorwiegend Abdomen
   und Thorax
   Herzinsuffizienz
   Herztamponade
   Hohlvenenobstruktionen
   (Thrombosierung, Kompression,
   Abknickung)
b) *Nur* in Abdomen
   Intrahepatischer Pfortaderhoch-
   druck (v.a. chron. Fälle)
   Leberzirrhose
   Leberfibrose
   Lebertumoren
   Peritonealkarzinomatose
   Abdominale Tumoren

Exsudat meistens
nur in Abdomen

a) *Eiter*
   Rupturen von:
   Pyometra
   Abszessen
   Darm
   Granulomen
   Fremdkörper
   Organentzündungen
   Pankreatitis
   Tumore
   Parasiten
   (Mesocestoides)
b) *Ikterisches Exsudat:*
   Gallengangs- oder Leberruptur
c) *mit Blut:*
   Tumoren

Zwerchfellhochstand und Verwischung der serösen Organbegrenzungen.

Laborbefund ☐ Zusätzlich zu der diagnostisch entscheidenden, chemischen, bakteriologischen und zytologischen Ergußanalyse findet man im Einzelfall äußerst unterschiedliche Veränderungen von Blut- und Harnstatus. Da vielerlei Veränderungen der Plasmachemiewerte möglich sind, ist ein erweitertes Suchprofil von Vorteil.

Diagnosesicherung ☐ Sie kann sich schwierig gestalten und umfaßt je nach Ursache: Ergußzytologie, Leberbiopsie, Probelaparotomie, Pneumoperitoneographie, Druckmessungen in hinterer Hohlvene und Pfortader, Venographie oder EKG. In vielen Fällen ist eine Überweisung an eine Spezialklinik angezeigt.

Die Komplexität der Krankheit erfordert ein systematisches Vorgehen. Die Einzelbefunde werden erst im Zusammenhang mit anderen Befunden diagnostisch verwertbar. Ein Algorithmus, der sich auf die Ergußanalyse und die Röntgenuntersuchung stützt, ist in *Tabelle 19.2* aufgeführt.

Differentialdiagnose ☐ Sie umfaßt eine Reihe von normalen oder anomalen Zuständen, die man wegen ihrer Ähnlichkeit mit Aszites auch »Pseudoaszites« nennt. Es sind dies Fettsucht, Trächtigkeit, Mukometra, Pyometra, Harnblasenüberfüllung infolge Atonie oder Obstruktion, Cushing-Syndrom, schwere Fälle von Obstipation und große abdominale Tumoren oder Zysten.

Prognose ☐ Grundsätzlich vorsichtig bis zweifelhaft, da die Ursache nur in wenigen Fällen angehbar ist.

Behandlung ☐ Sie richtet sich nach der ermittelten Aszitesursache und gliedert sich in einen symptomatischen und einen ätiologischen Teil. Da fast ausnahmslos mehrere pathogenetische Faktoren zusammenwirken, müssen die bestehenden Probleme von mehreren Seiten her gleichzeitig angegangen werden. Die symptomatische Behandlung sucht die Flüssigkeitsbildung zu reduzieren, die Zirkulation zu verbessern und den Allgemeinzustand zu stützen. Grundsätzlich entferne man bei Transsudaten nur gerade soviel vom Erguß, als zur Diagnosestellung und Verbesserung der Atmung und Abdominaldurchblutung erforderlich ist. Eine rasche Drainage, wie sie bei Thoraxergüssen durchgeführt wird, hat Eiweißverlust, Eintrocknung und evtl. sogar Schock (Relaxierung der Splanchnikusvenengeflechte) und verminderte Nierendurchblutung zur Folge. Um den Aszites zu reduzieren, sind Spironolaktonpräparate 1–2 mg/ kg KG 2 × täglich den Saliuretika wie Furosemid oder Thiaziden vorzuziehen. Die Dosierung der letzteren ist an der unteren Grenze (0,25–0,5 mg/ kg KG) zu halten wegen Kaliumverlusten und Verminderung der Nierendurchblutung. Ferner ist natriumarm und kaliumreich (Obstsäfte, Bananen, Kartoffeln) zu füttern. Die Tiere sollen frei von Streß gehalten und nur wenig bewegt werden. Die Verabreichung von Anabolika, eine mehrmalige tägliche Fütterung mit kohlenhydratreichem Futter und einer geringen Menge (2 g pro kg KG pro Tag) von hochwertigem, hochverdaulichem Eiweiß (Eigelb, Magerquark, Hüttenkäse) und wenig Fette, ist bei Leberinsuffizienz von Bedeutung.

Ausgetrocknete Tiere erhalten sorgfältig dosierte Infusionen von NaCl-Glukoselösungen mit K-Zusatz.

Die weiteren *organspezifischen Behandlungsmaßnahmen* sind in den jeweiligen Kapiteln aufgeführt: Lebertherapie: Kap. 19.2. Nephrosebehandlung: Kap. 21.5.3. Mangelernährung und Malabsorption: Kap. 2.4 und 18.10. Herzinsuffizienz und kardiale Tamponade: Kap. 15.9. Peritonitis: Kap. 20.1. Alle im Zuge der obigen Therapien verabreichten Medikamente, die durch die Leber ausgeschieden werden, sind niedriger als normal zu dosieren.

19.6.2 *Portovaskuläre Anomalien, persistierender Ductus venosus, Hepatoenzephalopathie*

Die Leber kann die Entgiftung der aus dem Darm anfallenden Endotoxine, Eiweißabbauprodukte und Stoffwechselmetaboliten nur erfüllen, wenn

a) das Pfortaderblut die Lebersinusoide durchfließt, und
b) die Leberzellen voll funktionsfähig sind.

Das Pfortaderblut hat dazu noch die Aufgabe, die Leber mit Nährstoffen, Sauerstoff und Hormonen zu versorgen. Fehlen die Nährstoffe und Hormo-

ne, v.a. das Insulin, so verliert die Leber trotz normalem oder vermehrtem Zufluß von arteriellem Blut ihre große Regenerationsfähigkeit und atrophiert.

Während der Embryonalzeit umfließt das aus der Nabelvene und dem Splanchnikusgebiet stammende Blut größtenteils die Lebersinusoide über den Ductus venosus. 48 bis 72 h nach der Geburt schließt sich der Ductus venosus normalerweise. Das Pfortaderblut muß damit seinen Weg durch die Lebersinusoide nehmen. Aus unbekannten Gründen kann der Verschluß des Ductus venosus und die Blutumleitung in die Lebersinusoide unterbleiben, wodurch das Pfortaderblut weiterhin via Ductus venosus oder extrahepatische Anastomosen die Leber umfließt. Bei vielen erwachsenen Hunden bleiben fetal angelegte afunktionelle venöse Anastomosen zwischen Pfortader und hinterer Hohlvene oder Azygosvene bestehen. Kommt es später aus irgendeinem Grund zu Pfortaderhochdruck (Leberdurchflußstörung, Zirrhose, arteriovenöse Shunts), so können diese Anastomosen sich erneut öffnen, das Pfortaderblut an der Leber vorbeiführen und das weitere Ansteigen des Pfortaderdruckes verhindern.

Die an der Leber vorbeifließenden Nährstoffe, hepatotrophischen Substanzen und Abbauprodukte aus dem Darm führen zu einer Reihe von toxisch-metabolischen Störungen, v.a. im Zentralnervensystem (Hepatoenzephalopathie). Die Hepatoenzephalopathie (HEP) ist ein neuropsychiatrisches Syndrom, dessen Pathomechanismen nur teilweise bekannt sind (Fiebiger et al., 1985). Der ZNS-Metabolismus wird dabei verändert, die Reaktionen auf exo- und endogene Stoffe werden verstärkt und Toxine gespeichert. Einige anfallende Proteinabbauprodukte und freie Fettsäuren entfalten neurotoxische Effekte oder falsche Neurotransmitterwirkungen. Ammoniak, das sich in größerer Konzentration (Hyperammonämie) relativ einfach quantitativ im Plasma bestimmen läßt, wird stellvertretend als Maß für die vorhandenen neurotoxischen Substanzen verwendet.

Symptome ☐ Die klinischen Symptome werden i. d. R. durch exo- oder endogene Faktoren wie reichliche Eiweißaufnahme, Koprostase, Magenblutung, Darm-pH-Änderungen, Austrocknung, Infektionen, Medikamente wie Tranquilizer, usw. verstärkt oder ausgelöst. Damit erklärt sich das oft unvermittelte, rezidivierende Auftreten der Störungen v.a. nach der Fütterung. Von Depression und Koma über Drangwandern, Blindheit, Ataxien und Bösartigkeit bis zu epileptischen Anfällen finden sich alle Arten von zentralnervösen Störungen. Am häufigsten werden Hunde bis zum Alter von 3 Jahren von HEP befallen. Je mehr Pfortaderblut an der Leber vorbeigeleitet wird, um so früher treten neben neurologischen auch andere, auf die Leberzellatrophie zurückzuführende Störungen wie mangelnde Entwicklung, Anorexie, Abmagerung, Polydipsie, intermittierende Durchfälle und Uratsteine auf. Röntgenologisch fallen oft eine kleine Leber und/oder abnorm große Nieren auf.

Laborbefunde □ Mit Ausnahme der in nahezu allen Fällen nachweisbaren verzögerten BSP-Ausscheidung ist wenig oder nichts verändert. Typisch, aber nicht generell beweisend, ist ein mit klinischen Störungen einhergehender Blutammoniakanstieg über $80 \pm 47 \mu$g/dl. Ein normaler Blutammoniakspiegel schließt eine HEP nicht aus. Nebenbefunde sind ein niedriger Harnstoffspiegel (Mangel an Ureazyklusenzymen), Hypoproteinämie und Hypoalbuminämie, Hypoglykämie und das Auftreten von Ammoniumuratkristallen (Stechapfelkristalle) im Harn (in 30–40% der Fälle). Bei Dalmatinern sind häufig schon normalerweise Stechapfelkristalle nachweisbar.

Diagnosesicherung □ Sie erfolgt mittels Pfortader-Venographie, falls eine chirurgische Behandlung geplant ist. Mit der Injektion eines Röntgenkontrastmittels in eine der Pfortaderzuflüsse, ins Milzparenchym oder indirekt über die Arteria mesenterica cranialis gelingt es, den Shunt nachzuweisen (SUTER, 1982). Lokalisation (extrahepatisch oder intrahepatisch) und Morphologie der Shunts (ein einziges Gefäß oder ein Gefäßplexus) entscheiden über dessen Operabilität oder Nichtoperabilität. Extrahepatische, auf ein einziges Gefäß beschränkte Shunts sind relativ leicht, intrahepatische oder plexusförmige Shunts jedoch schwer oder nicht chirurgisch angehbar. Anamnese, das wiederholte Auftreten neurologischer Störungen nach der Fütterung, normale Leberenzymwerte und positive Ammoniumtoleranz- und BSP-Tests (Kap. 19.1) erlauben eine Diagnosestellung mit an Sicherheit grenzender Wahrscheinlichkeit ohne Pfortader-Venographie bei Hunden, für welche eine Chirurgie nicht in Frage kommt.

Prognose □ Sie hängt von der Lokalisation und Art des Shunts (siehe oben) und dem Grade der Leberatrophie ab. Erworbene Shunts (sekundär zu Leberzirrhose) mit Pfortaderhochdruck und eventuell Aszites haben eine ungünstige Prognose.

Differentialdiagnose □ 1. HEP, die durch Ureazyklusenzym-Mangel, Leberzellnekrose (Leberenzyme erhöht) oder relative Leberinsuffizienz mit momentan stark erhöhtem Anfall an Eiweißabbauprodukten (»Eiweißvergiftung«) hervorgerufen werden; 2. nichthepatisch bedingte Enzephalopathien, wie Urämie, hyperosmolares Syndrom bei Diabetes mellitus, Hypoglykämie und O_2-Mangel bei schweren Zirkulationsstörungen.

Behandlung □ Die totale oder partielle Ligierung des Shunts und die damit verbundene bessere Leberperfusion beheben die Symptome fast schlagartig (BREZNOCK, 1979). Es ist jedoch wichtig, daß nach dem Ligieren der Pfortaderdruck 30 cm H_2O nicht übersteigt, da andernfalls eine massive Splanchnikusstauung und Aszites oder Schock entstehen. Nicht operativ angehbare, wenig fortgeschrittene Fälle von HEP können bei guter symptomatischer Behandlung oft jahrelang überleben. Ein kooperativer Besitzer, der willig und fähig ist, über Jahre eine strikte Diätfütterung (Kap. 19.2) durchzuhalten, ist jedoch Voraussetzung.

In akuten Fällen mit ZNS-Symptomen infundiere man Glukoselösungen 10–25 % 0,5 g/kg KG und gebe, falls nötig, 2,5 mg Diazepam, i.v., evtl. L-Dopa 3–4 mg/kg (evtl. bis 10 mg/kg) 3 × täglich p.o. (FIEBIGER et al., 1985). Zur sofortigen Verminderung der Ammoniakaufnahme aus dem Darm eignen sich Einläufe mit 10 % Essig in Wasser oder 1 : 10–1 : 20 verdünnte Povidon-J-Lösung (Betadine®) (Fertigklistiere sind kontraindiziert). Durchfall soll nicht behandelt werden. Neomycin 5–10 mg/kg KG alle 8 h p.o. wird verwendet, um Urease-bildende Darmbakterien zurückzudämmen. Lactulose (β-1, 4-galactosid Fruktose) 2 × täglich 10–20 ml oder 1–2 % der Nahrung senkt Darm-pH, vermindert NH_4-Resorption und wirkt als Laxans (Dosis nach Stuhlbeschaffenheit titrieren). Unterstützende Maßnahmen wie Mineralstoff- und Vitaminzusätze, Vermeidung von Streß und allzuviel Bewegung sind ebenfalls einzuplanen.

19.7 Tumoren der Leber und des Gallengangsystems

An primären Lebertumoren kommen vor: Hepatozelluläre Karzinome (Hepatome), Cholangiokarzinome, Fibrome und Fibrosarkome, Hämangiome und Hämangiosarkome, sowie Hämartome. Sekundäre Tumoren (Metastasen) sind etwa zweimal so häufig wie primäre Lebertumoren und haben ihren Ursprung häufig in Organen des Abdomens (Milz, Pankreas, Nebenniere) oder aber in Lunge, Gesäuge oder Knochen. Auch beim abdominalen Lymphosarkom ist die Leber häufig mitbetroffen.

Symptome □ Die Leitsymptome von primären Lebertumoren sind Bauchumfangsvermehrung, Lebervergrößerung und höckerige Oberfläche.

Gelegentlich beschränken sich primäre Tumoren auf einen Leberlappen oder sind gestielt. Im übrigen sind alle in Kap. 19.1 aufgeführten Symptome möglich. Bei Lebermetastasen stehen die Symptome der Primärtumoren meistens im Vordergrund. Aszites ist relativ selten. Ikterus begleitet gelegentlich Cholangiokarzinome oder Metastasen. Lebertumoren rupturieren leicht bei Unfällen. Die knotige Regeneration bei Zirrhosen wird leicht mit Tumoren verwechselt.

Laborbefund □ Er ist äußerst vielfältig und kann jede andere Art von Leberkrankheit vortäuschen. Die Transaminasen- und AP-Werte, ferner die GGT, sind bei Karzinomen oft stark erhöht. Blutglukose und Albumine sind häufig erniedrigt, währenddem die γ-Globuline ansteigen können. Durch die veränderten Blutstaten werden häufig entzündliche Krankheiten vorgetäuscht. Abdominale und thorakale Röntgenaufnahmen sollen bei Tumorverdacht immer gemacht werden.

Diagnosesicherung □ Hierzu dienen Röntgenaufnahmen und in zweifelhaften Fällen eine Biopsie unter Laparotomie oder Laparoskopie. Die operative Behandlung von Tumoren, die sich auf ein bis zwei Leberlappen beschränken, ist möglich und öfters erfolgreich. Sie kann anläßlich einer diagnostischen Laparotomie vorgenommen werden. Um den Stiel des befallenen Leberlappen wird ein dikker Nahtmaterialfaden gelegt. Das Lappenparenchym wird entweder durch Anziehen des Fadens oder durch Daumen und Zeigefinger bis auf die Gefäße durchgequetscht. Dann werden die Gefäße in toto abgebunden. Noch blutende kleinere Gefäße werden separat ligiert nach Umstechung mit atraumatischer Nadel. Der Stumpf kann mit Netz übernäht werden. Die Nachblutungsneigung kann durch präoperative Verabreichung von Vitamin K und Hämostypticum Revici und durch Neuroleptanalgesie verringert werden. Die Antibiotikabehandlung soll bereits präoperativ eingeleitet werden.

19.8   Leberfunktionsstörungen unbekannter Genese (Amyloidose)

Leberamyloidose kommt vorwiegend als sekundäre Erkrankung vor, bei der im Verlaufe von chronischen Infektionen und Neoplasmen Amyloid (Kap. 21.5.2) in den Disseschen Räumen abgelagert wird. Es kommt dadurch zu Lebervergrößerung und Störungen in Durchblutung, Leberzell- und Gallengangsfunktion, die sich in abnormalen SALT- und SAP-Werten und BSP-Ausscheidungsverzögerung äußern. Die Diagnose kann nur aufgrund einer Biopsie gesichert werden. Die Behandlungsmöglichkeiten sind auf symptomatische Maßnahmen beschränkt.

Glycogenspeicherkrankheiten sind eine Gruppe von zum Teil selbstlimitierenden, vererbbaren Junghundekrankheiten, bei denen infolge spezifischer Enzymmängel das Leberglycogen nicht normal verwertet werden kann (HARDY, 1983). Der Glycogenaufbau und die Lebereinlagerung gehen normal vor sich. Die verschiedenen Arten von Enzymmängeln äußern sich als hypoglycämische Zustände zwischen den Fütterungszeiten und treten vorwiegend unter Streßbedingungen auf. Die Welpen sind mager, bleiben auch im Wachstum zurück und haben große Lebern. Es ist möglich, daß ein Teil der bei Jagdhunden auftretenden hypoglycämischen Schwächezustände mit Glycogenabbaustörungen verbunden ist. Den Hunden kann durch wiederholte Glukosegaben über die hypoglycämischen Krisen hinweggeholfen werden. Bei Hunden, die überleben, kommt es zur Spontanheilung. Die Diagnosesicherung erfordert Zusammenarbeit mit einem humanmedizinischen Speziallabor.

Literatur

COCKETT, P. A., 1986: Radiographic anatomy of the canine liver: simple measurements determined from the lateral radiograph. J. Small Anim. Pract. **27**: 577.

CRAWFORD, M. A., W. D. SCHALL, R. K. JENSEN & J. B. TASKER, 1985: Chronic active hepatitis in 26 Dobermann Pinschers. J.A.V.M.A. **187**: 1343.

FELDMAN, E. C., & S. J. ETTINGER, 1976: Percutaneous transthoracic liver biopsy in the dog. J.A.V.M.A. **169**: 805.

FIEBIGER, I., L. BUCSIS, H. J. FLASSHOF, W. KRAFT & R. PARRISIUS, 1985: Zum hepatoenzephalen Syndrom (HE) beim Hund und seiner Behandlung. Berl. Münch. Tierärztl. Wschr. **98**: 155.

GEISEL, O., & I. FIEBIGER, 1984: Die Leberbiopsie beim Hund. Indikationen und technische Durchführung sowie Möglichkeiten und Grenzen der histologischen Diagnostik. Report, Effems-Forschung für Kleintierhaltung, Nr. **19**, 11.

GEYER, S., 1973: Die laparoskopische Darstellung des Pankreas der Hunde. Tierärztl. Prax. **1**: 433.

HARDY, R. M., 1986: Chronic hepatic disease in dogs. In: KIRK, R. W. (Ed.): Current Veterinary Therapy. IX. Philadelphia: W. B. Saunders Co.

HARDY, R. M., 1983: Diseases of the liver. In: ELTINGER, S. E. (Ed.): Textbook of Veterinary Internal Medicine. Philadelphia: W. B. Saunders Co.

JOHNSON, G. F., S. R. GILBERTSON & S. GOLDFISCHER et

al., 1984: Cytochemical detection of inherited copper toxicosis of Bedlington Terriers. Vet. Pathol. **21:** 57.

Keller, P., 1986: Enzymaktivitäten in Organen, Zellfraktionen und Körperflüssigkeiten des Hundes unter spezieller Berücksichtigung klinisch-diagnostischer Aspekte. I. Teil. Schweiz. Arch. Tierhk. **128:** 1.

Keller, P., & L. Wall, 1982: Plasma-Enzymaktivitäten beim Hund: Einfluß von Alter und Geschlecht. Schweiz. Arch. Tierhk. **124:** 83.

Kraft, W., A. K. Ghermai, H. Winzinger & L. Knoll, 1983: Vergleich der Serumaktivitäten von AST, ALT, GLDH, AP und GGT in der Diagnostik von Lebererkrankungen des Hundes. Berl. Münch. Tierärztl. Wschr. **96:** 421.

Kraft, W., & U. M. Dürr, 1981: Kompendium der klinischen Laboratoriumsdiagnostik bei Hund, Katze und Pferd. Hannover: M. & H. Schaper.

Lettow, E., 1974: Lebererkrankungen beim Hund. Ein Überblick aus klinischer Sicht. Tierärztl. Prax. **2:** 321, 419.

Lettow, E., 1963: Die blinde Leberpunktion nach Menghini beim Hund. Berl. Münch. Tierärztl. Wschr. **76:** 273.

Mullowney, P. C., & C. T. Tennant, 1982: Choledocholithiasis in the dog; a review and a report of a case with rupture of the common bile duct. J. Small Anim. Pract. **23:** 631.

Siegenthaler, W., 1980: Differentialdiagnose innerer Krankheiten. Stuttgart: Georg Thieme.

Strombeck, D. R., 1979: Small Animal Gastroenterology. Davis, CA.: Stonegate Publishing.

Strombeck, D. R., & D. Gribble, 1978: Chronic active hepatitis in the dog. J.A.V.M.A. **173:** 380.

Suter, P. F., 1982: Radiographic diagnosis of liver diseases in dogs and cats. Vet. Clin. No. Am.: Small Anim. Pract. **12:** 153.

Twedt, D. C., I. Sternlieb & S. R. Gilbertson, 1979: Clinical, morphologic and chemical studies on copper toxicosis of Bedlington Terriers. J.A.V.M.A. **117:** 269.

20 Peritonitis, Bauchfellentzündung, Pankreatitis

P. F. Suter

20.1 Peritonitis

Peritonitis kann als lokale oder generalisierte und als aseptische oder septische Entzündung des Bauchfells auftreten. Ihr Verlauf kann akut sein, z. B. nach Darmruptur, oder chronisch (sterile Galleperitonitis). Nur in wenigen Fällen liegt eine primäre Peritonitis vor durch Ansiedlung hämatogen oder lymphogen verschleppter Keime (kavitäre oder Serosaform der Aktinomykose, Nokardiose oder Tuberkulose, s. Kap. 10). Sehr selten kommt es zu einer Peritonitis durch massive Ansammlung von Bandwurmlarven (Mesocestoides spp.) im Abdomen (Zestodiase; BARSANTI et al., 1979). Am häufigsten sind sekundäre Peritonitiden, die durch chemische, bakterielle, mechanische oder kombinierte Reize hervorgerufen werden, wobei diese schädigenden Reize von den Abdominalorganen oder von Traumata der Bauchwand ausgehen können. Bei Rupturen von Hohlorganen tritt häufig eine zunächst sterile chemische Peritonitis durch Austritt von Galle, Harn oder Magensaft ein. Zu bakteriellen Peritonitiden kommt es vor allem nach Darmrupturen, Darmnahtdehiszenz, durch Ausfließen von Eiter aus Pyometren, durch Prostatitis, retroperitoneale Infektionen oder durch Verletzungen der Bauchwand. Bei schwerer Schädigung der Darmwand im Verlaufe von Störungen der Blutversorgung (Strangulation, Invagination) können Endotoxine, Blut und zuletzt auch Bakterien nach einer Permeabilitätssteigerung durch die intakte Darmwand in die Bauchhöhle gelangen. Auch die bei schwerer Pankreatitis freigesetzten Enzyme und die bei Organentzündungen oder Abszessen entstehenden Exsudate rufen eine lokalisierte oder generalisierte Peritonitis hervor.

Die peritonealen Reaktionen sind milde, bleiben lokalisiert und heilen spontan ab, evtl. unter Hinterlassung einer lokalen Verklebung, wenn nur kleine Mengen Galle oder Harn in die Bauchhöhle gelangen. Ähnlich verhält es sich mit intraperitonealen kleinen Fremdkörpern wie Haaren, Handschuhpulver oder reizenden Medikamenten, die intraperitoneal gegeben werden. Es kommt übrigens auch nach jeder Laparotomie zu peritonitischen Veränderungen, evtl. gefolgt von Adhäsionen. Größere Mengen oder anhaltend abgegebener Harn oder Galle verursachen eine generalisierte und vorerst relativ milde verlaufende chemische Peritonitis. *Infektionen* oder *Exsudate* rufen, solange sie lokalisiert bleiben, unter Umständen nur geringe Störungen hervor, bewirken Verklebungen und eventuell einen lokalen Abszeß. Die Generalisierung einer Infektion ruft jedoch sofort schwere Allgemeinerscheinungen hervor. Die schwersten und sich rasch steigernden Störungen, die häufig im Schock und Tod enden, werden durch Kombinationen von chemischen und bakteriellen Reizen, z. B. durch infizierte Galle oder Mageninhalt und durch das gleichzeitige Vorhandensein von Blut und Bakterien bewirkt. Blutungen können für sich allein Störungen wie Schmerz oder Ileus bedingen. Sobald aber eine bakterielle Kontamination des Blutes eintritt, wird die Blutung zum Nidus einer Infektion, wobei die Virulenz und Pathogenität der vorhandenen Bakterien durch das Vorhandensein von Blut massiv gesteigert wird. Selbst harmlose Kommensalen entfalten unter diesen Umständen pathogene Wirkungen.

Septische Peritonitis

Die *septische Peritonitis* durch Darmbakterien wird einerseits durch gramnegative, v.a. coliforme Bakterien, und anderseits durch Anaerobe verursacht. Schock und Tod in den Frühstadien der Peritonitis werden hauptsächlich den coliformen Bakterien zugeschrieben. Die nach Überstehen des initialen Stadiums auftretenden intraabdominalen Abszesse sollen nach experimentellen Untersuchungen v.a. auf anaerobe Bakterien zurückzuführen sein.

Die bei Peritonitis ablaufenden pathologischen Mechanismen umfassen:

1. Vasodilatation der Serosagefäße am Ort der Schädigung;
2. erhöhte Kapillarwandpermeabilität;
3. Exsudation von Plasma und Fibrinabscheidung;
4. Austritt von Neutrophilen, Makrophagen, Lymphozyten und evtl. Erythrozyten in die Bauchhöhle.

Auf reflektorischem Wege und durch hormonelle Einflüsse (Katecholamine) tritt Ileus ein. Alle vorgenannten Prozesse wie Abkapselung, Verklebung, Abbau oder Verdünnung der den Reiz verursachenden Substanzen und Ruhigstellung des Darmes begünstigen eine Lokalisation der Schädigung und eventuelle Abheilung. Mißlingt die Begrenzung der Entzündungsprozesse, so kommt es im Gefolge der sich auf das gesamte Peritonäum ausbreitenden Entzündung zur Blutumverteilung zugunsten der Abdominalgefäße, zur Versackung des Blutes ins Splanchnikusgebiet, zu Flüssigkeitsverlusten ins Abdomen und in die gelähmten Darmschlingen und schließlich zu Schockerscheinungen. Damit werden sämtliche Organfunktionen in Mitleidenschaft gezogen. Es kommt im weiteren zu Hyperkaliämie, Hypokalzämie, Toxämie, Sepsis, metabolischer Azidose und schließlich zum Kreislaufversagen (MacCoy, 1977; Crowe et al., 1984).

Symptome □ Eine lokale Peritonitis kann unbemerkt vom Besitzer einzig mit etwas »mudern« verbunden ablaufen. Bei chronischer Peritonitis können Abmagerung und Freßunlust im Vordergrund stehen. Die septische Peritonitis hingegen geht mit Abgeschlagenheit, Schwäche, Austrocknung, hohem Fieber, das im Spätstadium in Untertemperatur übergeht, Erbrechen, und Schocksymptomen wie Tachykardie und Puls- und Atembeschleunigung einher. Das Abdomen kann vorerst aufgezogen und der Rücken aufgekrümmt sein, später ist das Abdomen mit Flüssigkeit und mit gasig oder durch Flüssigkeit aufgetriebene Darmschlingen gefüllt. Eine initiale Hyperperistaltik mit etwas Durchfall geht später in einen paralytischen Ileus über mit Fehlen der Darmgeräusche. In vielen, aber nicht allen Fällen, besteht Palpationsschmerz und die Hunde verharren bewegungslos, weil jede Bewegung Schmerz verursacht.

Zu den Erscheinungen der Peritonitis kommen eventuell noch die mit der Grundkrankheit zusammenhängenden Symptome hinzu.

Laborbefund □ Hämatokritanstieg, Leukozytose oder Leukopenie mit Linksverschiebung, toxische Neutrophilenveränderungen, Harnstoff- und Kreatininanstieg und Azidose.

Diagnosesicherung □ Bereits die Anamnese kann einen hohen Grad von Verdacht auf Peritonitis erwecken, wenn beispielsweise nach einer Darmoperation eine Nahtdehiszenz befürchtet werden muß. Die in der Praxis zur Verfügung stehenden diagnostischen Methoden sind: Röntgenuntersuchung, *Bauchhöhlenpunktion oder Lavage* (Kap. 9.4) und Probelaparotomie, wobei die letztere immer dann indiziert ist, wenn mit einem chirurgischen akuten Abdomen gerechnet werden muß. Als nichtinvasive Methode leistet die Röntgenuntersuchung für die Unterscheidung von *chirurgischem* und *medizinischem akuten Abdomen* (Kap. 9.4) und die Erkennung der Peritonitislokalisation und ihrer Ausdehnung gute Dienste. Beim Vorkommen von freiem abdominalen Gas muß, außer bei vorhergehender Laparotomie, immer an eine Darmruptur gedacht werden. Allerdings fehlt freies abdominales Gas oft bei Darmrupturen oder es kann Gas durch anderweitig ins Abdomen gelangte Bakterien gebildet werden. Bauchhöhlenpunktion oder Lavage erschweren oder verunmöglichen die Röntgeninterpretation, weshalb diese immer erst nach der Röntgenuntersuchung vorgenommen werden dürfen. Auch nach Laparotomien können die Röntgenbefunde durch das selbst noch nach 7–14 Tagen vorhandene Gas schwierig zu interpretieren sein, so daß man besser auf das Röntgen verzichtet und statt dessen eine Bauchhöhlenpunktion oder peritoneale Lavage vornehmen soll.

Röntgenbefund □ Für Peritonitis sprechen eine diffuse oder lokalisierte spinngewebe- bis milch-

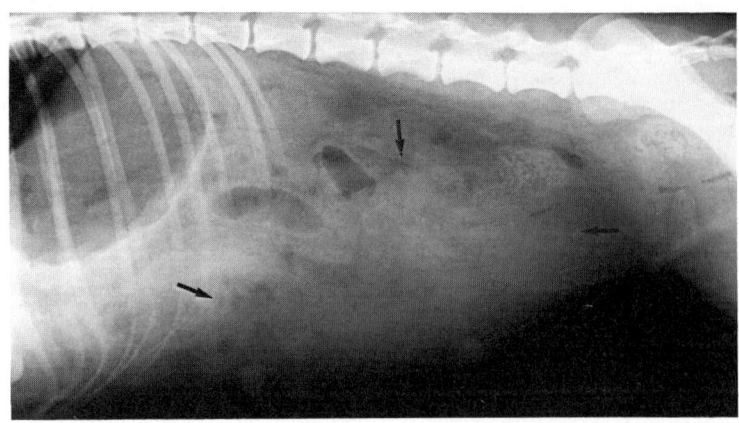

Abb. 20.1. Abdomenaufnahme einer Niederlaufhündin mit Peritonitis nach Scheidenperforation. Die mangelnde Detailerkennbarkeit und die granuläre Strukturierung im durch die Pfeile bezeichneten Bereich sprechen für das Vorhandensein von Exsudaten oder einer Blutung. Die gasgefüllten Darmschlingen sind verdächtig für Ileus

glasartige Verschattung (s. Abb. 23.5 b), in deren Bereich die Details der Serosenoberflächen von Darm und Organen undeutlich abgezeichnet sind oder ganz fehlen. Es fehlt der Kontrast zwischen den Organen und dem sie umgebenden Fett, was durch Akkumulation von Flüssigkeit, Exsudaten, Fibrin oder Blut bedingt sein kann. Zusätzliche Befunde sind Ileus oder Organveränderungen, wie Uterus- oder Prostatavergrößerung, die mit der auslösenden Grundkrankheit zusammenhängen. Anhand der Bauchregion, in der sich die Veränderungen konzentrieren, läßt sich oft eine Vermutungsdiagnose über die Peritonitisursache stellen (s. Abb. 20.1). Bei diffuser Peritonitis kann das Abdomen durch Flüssigkeitsansammlung ausgeweitet sein. Aszitesflüssigkeit erscheint homogener als das bei Peritonitis vorkommende fibrinreiche Exsudat und ist meistens über das ganze Abdomen verteilt und in großer Menge vorhanden. Eine Blutung oder karzinomatöse Ergüsse lassen sich röntgenologisch nur schwer oder gar nicht von Peritonitis unterscheiden.

Bauchhöhlenpunktion (Parazentese, Laparozentese) und peritoneale Lavage

Dies (Kap. 9.4) sind die Methoden der Wahl für die Diagnosesicherung. Die bei der Bauchhöhlenpunktion anfallenden Flüssigkeiten sind grobsinnlich, auf spezifisches Gewicht, Zell- und Eiweißgehalt und chemisch auf Harnstoff, Bilirubin, alkalische Phosphatase und evtl. Amylase zu untersuchen (z. T. lassen sich Schnelltests benutzen).

Transsudate (spez. Gewicht < 1017, negative Rivaltaprobe, Eiweißgehalt < 25 g/l und keine nennenswerten Zellbeimengungen, d. h. < 300/µl) sprechen für das Vorliegen von Aszites = Bauchwassersucht. Für weitere Informationen s. 19.6.

Auch für die sogenannten modifizierten Transsudate mit etwas höherem spez. Gewicht, Eiweiß- und Zellgehalt wird auf Kap. 19.6.1 verwiesen.

Exsudate (spez. Gewicht > 1022, positive Rivaltaprobe, Eiweißgehalt > 25 g/l, mit Fibrinflocken, Neutrophilen- oder/und Blutbeimengungen) sind typisch für Peritonitis. Exsudate sind auf das Vorhandensein von Bakterien, toxischen Neutrophilen, Darminhaltsstoffe (Pflanzenteile, Muskelfasern) usw. zu untersuchen. Bei Verdacht auf septische Prozesse kann es vorteilhaft sein, eine bakteriologische Untersuchung und ein Antibiogramm zu veranlassen. Typischen Eiter findet man am ehesten bei primärer Peritonitis (Nokardiose).

Differentialdiagnose □ Die Liste der möglichen Differentialdiagnosen ist fast unbegrenzt und umfaßt insbesondere alle Arten von akutem Abdomen wie Fremdkörperobstruktionen, Organentzündungen, Pyometra, Traumata, Hernien, Darminfektionen, Darmthrombosen, Milz-, Hoden- und Gekröseabdrehungen, geplatzte Tumoren, usw. Besonders wichtige, mit Peritonitis verbundene oder wie Peritonitis aussehende Krankheiten sind: Pankreatitis, Darmrupturen, Hepatitis und Leberabszesse, Pyometra, Blutungen, Perforationen der Bauchwand nach Traumata, Laparotomien oder Punktionen mit mangelhafter Asepsis, intraabdominale oder retroperitoneale Abszesse und diffuse abdominale primäre (Mesotheliom) oder sekundäre Tumoren (Hämangiosarkom usw.).

Prognose □ Ausschlaggebend sind Ausdehnung, Verlauf, Art und die Grundkrankheit, welche die Peritonitis auslöste. Eine generalisierte, akute, septische Peritonitis nach Magen- oder Darmperforation (insbesondere Enddarmperforation) hat eine ungünstige Prognose. Lokalisierte Peritonitiden können hingegen mit gutem Erfolg medizinisch oder chirurgisch saniert werden. Bei erfolgreich behandelten und chronischen Peritonitiden muß man immer, selbst nach Jahren noch, mit Komplikationen infolge Adhäsionen rechnen.

Behandlung □ Die Grundsätze, nach denen vorgegangen werden soll, sind:

1. Kreislaufauffüllung (s. Schockbehandlung, Kap. 9.2) mit Elektrolytlösungen oder Plasma, evtl. auch O_2-Zufuhr;
2. antibakterielle Behandlung;
3. Korrektur der Säure-Basen-Störungen und der Hypokalzämie;
4. Beseitigung oder Behandlung der Grundkrankheit durch medizinische oder, falls erforderlich, durch chirurgische Maßnahmen.

Bei chirurgischen Notfällen wie Magen-, Darmoder Pyometrarupturen müssen die medizinischen und chirurgischen Maßnahmen gleichzeitig erfolgen. In den übrigen Fällen, auch septischen Peritonitiden, soll man die Patienten zuerst medizinisch vorbereiten, um für die weiteren Maßnahmen wie Lavage oder Chirurgie möglichst günstige Voraussetzungen zu schaffen.

Kreislaufbehandlung □ In den meisten Fällen soll mit einer Infusion von Ringerlaktatlösung, die mit 2–5 % Glukosezusatz versehen wird, begonnen werden. Die verabreichte Menge und Einflußgeschwindigkeit richten sich nach dem festgestellten Austrocknungsgrad und der Nierenfunktion. In Fällen mit kardialen Schäden soll der zentralvenöse Druck überwacht werden, der 10 cm Wassersäule nicht übersteigen soll (Kap. 9.2). Bei mangelndem Ansprechen auf Flüssigkeitsersatz kann eine Bluttransfusion versucht werden. Flunixin meglumin (Finadyn®) 0,3–2,0 mg/kg i.m. soll bei toxischen Geschehen günstig wirken (Ford, 1985). Zur Kreislaufstützung können Etilefrin (Effortil®) oder Norfenedrin (Novadral®) verwendet werden.

Antibakterielle Behandlung □ Diese soll vorerst intravenös erfolgen mit Ampicillin, hohen Dosen Penicillin (120 000 IE/kg) kombiniert mit Kanamycin (7 mg/kg KG) 4 × täglich oder Gentamicin (2 mg/kg KG 3 × täglich) oder mit Cefalotin (30 mg/kg 3 × täglich). Bei Darmperforation wird Metronidazol, u. U. Clindamycinphosphat 5 mg/kg 3 × täglich gegen die Anaerobeninfektion eingesetzt. Später kann aufgrund einer bakteriologischen Untersuchung gezielt auf das bestgeeignete Antibiotikum umgestellt werden.

Säure-Basen-Störungen □ Der Praxis stehen die zur Blutgasbestimmung erforderlichen Geräte nur ausnahmsweise zur Verfügung. Man ist deshalb auf indirekte Symptome wie Hyperventilation, Austrocknungsgrad oder EKG-Veränderungen infolge Hyperkaliämie (Serum-K > 5,5 mmol/l) und auf die Anamnese (Art der Flüssigkeitsverluste) angewiesen. In leichten Fällen wird die Azidose durch die Ringerlaktatinfusion behoben. Bei mittelgradiger Azidose (HCO_3^--Defizit = 10 mmol/l)

werden 4–6 mmol/kg KG Na-bikarbonatlösung (4–6 ml einer 8,4%igen Lösung) zur Azidosekorrektur benötigt. Ein Viertel bis die Hälfte der Na-Bikarbonatlösung wird unverdünnt langsam i.v. verabreicht. Den Rest fügt man einer Infusionslösung zu (NaCl + Glukoselösung und nicht etwa Ringerlaktatlösung) und infundiert ihn über 3–4 h. Bei schwerer Azidose wird die Dosierung des Natriumbikarbonates auf 7–9 mmol/kg KG erhöht.

Da der Serumkalziumspiegel bei Peritonitis erniedrigt sein kann und die Na-bikarbonatinfusion diesen noch weiter senkt, soll man 5–30 ml Ca-Glukonat 10%ig langsam i.v. applizieren, um einer Myokardinsuffizienz durch Hypokalzämie vorzubeugen (MacCoy, 1977).

Bauchhöhlendrainage

Bauchhöhlendrainage kann ähnlich wie die Thoraxdrainage (14.7.1) intermittierend durchgeführt werden oder anläßlich einer Laparotomie erfolgen. Welche Methode man vorzieht, hängt davon ab, ob die Laparotomie zur Diagnosesicherung und Behebung des Grundleidens erforderlich ist.

Intermittierende Lavage

Intermittierende Lavage erfolgt mit einem ventral durch einen subkutanen Tunnel paramedian eingeführten fenestrierten Silicon- oder Silastic-Schlauch, durch den 3 × täglich Spülflüssigkeit appliziert und wieder abgesogen wird. Statt eines einzigen kann man 2 Schläuche durch separate abdominale Öffnungen einlegen. Den einen führt man bis in die linke und den anderen bis in die rechte Sublumbalregion vor. Daraufhin wird in Seitenlage Spülflüssigkeit durch den oberen Schlauch eingespritzt und vom unteren abgesogen. Nach einiger Zeit wird der Hund gewendet. Als Spülflüssigkeiten eignen sich: Zur Initialbehandlung 1 l Ringerlösung mit 10 ml Polyvidon-Iod Stammlösung (Betadine®, Betasisodona®) versetzt oder 1 : 1000 verdünnte 20%ige Chlorhexidinebigluconatlösungen (Hibitane®). Bei den Wiederholungsspülungen können Antibiotika wie Kanamycin-Penicillin- oder Kanamycin-Cephalosporin-Kombinationen zugesetzt werden. Die Drains können 2–3 d liegenbleiben. In der Regel verkleben die Schlauchöffnungen rasch, die Zirkulation der Spülflüssigkeit wird in der Folge ungenügend und somit nutzlos.

Die Bauchhöhlenlavage vermindert v.a. bei schweren Peritonitiden die Mortalität signifikant. Dieser Vorteil wird allerdings durch eine Zunahme späterer Verklebungen »erkauft«.

Chirurgische Behandlung □ Diese bezweckt die operative Sanierung des Grundleidens, die Drainage von Abszessen, die Entfernung von Fremdkörpern aus der Bauchhöhle und, in chronischen Fällen mit mechanischem Ileus, auch die Lösung von

Verklebungen oder Resektion von stenosierten Darmteilen. Verklebungen, die keine Obstruktion bedingen, sollten belassen werden. Für Details sei auf die Chirurgiehandbücher verwiesen. Die Laparotomie dient ferner zur Bauchhöhlenlavage unter Sichtkontrolle und zur Drainage. Bei lokaler Peritonitis können die Schlauchöffnungen gezielt an den Ort mit der stärksten Veränderung gelegt werden. Bei diffuser eitriger Peritonitis kann statt der Schlauchdrainage die Abdominalinzision nur partiell verschlossen werden (Crowe et al., 1984). Die verbleibende Öffnung wird mit Tupfern gut abgedeckt und ein Bauchverband angelegt. Die Tupfer und der Verband werden täglich mehrmals gewechselt und das Abdomen gespült. Sobald die Exsudatmengen abnehmen, wird nach 3–4 d die Bauchhöhle endgültig verschlossen. In den übrigen Fällen sollen vor der Naht neben der Operationswunde 1 bis 2 Siliconschläuche zur Drainage eingelegt werden.

Komplikationen □ *Adynamischer oder paralytischer Ileus* wird gelegentlich bei Peritonitis beobachtet. Zur Darmentlastung sollten Hunde mit Peritonitis einige Tage gar nicht oder nur mit geringen Mengen leichtverdaulicher Nahrung gefüttert werden. Statt völlig abzuheilen, kann die akute Peritonitis in eine chronische übergehen und zu Abszedierungen, Verklebungen, Ileus und chronischer Abmagerung führen. Die Symptome sind oft vage und uncharakteristisch und die Diagnose wird meistens erst anläßlich einer Laparotomie gestellt, weil auch Probepunktionen i. d. R. negativ ausfallen.

Intraabdominale Abszesse
Intraabdominale Abszesse bilden sich meistens in der Umgebung entzündeter Darmschlingen oder Organe, die mit Netz oder dem Mesenterium Verklebungen bildeten. Sie können infiziert oder steril sein. Palpatorisch imponieren sie oft als weiche, evtl. schmerzhafte Masse. Kleinere Abszesse können unter konservativer Behandlung abheilen. Größere Abszesse erfordern chirurgische Drainage oder in toto Exzision.

Adhäsionen sind unvermeidbar nach chirurgischen Eingriffen bei Peritonitis. Bevorzugt werden Mesenterium, Netz und Darmschlingen betroffen. Solange Adhäsionen nicht Strikturen des Darmlumens bedingen, werden i. d. R. keine oder nur vage Störungen bemerkt. Adhäsionen sollen nur chirurgisch angegangen werden, falls Ileus aufgetreten ist, da die Lösung von Verklebungen unweigerlich zu neuen Adhäsionen Anlaß gibt.

Literatur

Barsanti, J. A., B. D. Jones, W. S. Bailey & G. D. Knipling, 1979: Diagnosis and treatment of peritonitis caused by a larval cestode Mesocestoides spp. in a dog. Cornell Vet. **69**: 45.

Crowe, D. T., & J. Archibald, 1984: Abdominal wall and cavity. In: Archibald, J. (Ed.): Canine and Feline Surgery. Vol. 1. Santa Barbara: American Veterinary Publications Inc.

Ford, R. B., 1985: Life-threatening sepsis. In: Sherding, R. G. (Ed.): Medical Emergencies. New York, London: Churchill Livingstone.

Kirk, R. W., & S. I. Bistner, 1985: Handbook of Veterinary Procedures & Emergency Treatment. 4. Ed. Philadelphia: W. B. Saunders Co.

MacCoy, D. M., 1977: Peritonitis. In: Kirk, R. W. (Ed.): Current Veterinary Therapy. VI. Philadelphia: W. B. Saunders Co.

20.2   Pankreaserkrankungen, Erkrankungen der Bauchspeicheldrüse

Die Pankreaserkrankungen umfassen 4 Gruppen von Erkrankungen, die zu ganz verschiedenen klinischen Symptomen führen können:

1. *Nichtentzündliche Erkrankungen* wie Diabetes mellitus, erworbene oder vererbte (juvenile) Pankreasatrophien und relative Pankreasinsuffizienz infolge kalorischer oder/und Eiweißunterernährung. Diese Leiden bzw. ihre Folgen werden in 24.5 (endokrine Pankreaserkrankungen) und 18.11 (exokrine Pankreasinsuffizienz) behandelt;
2. *Entzündliche Erkrankungen*, die seltener sind als nichtentzündliche Erkrankungen und als akute ödematöse, akute hämorrhagische, chronisch rezidivierende, abszedierende oder chronisch persistierende Pankreatitis auftreten;
3. *Pankreastumoren*, welche als endokrin aktive Tumoren (Insellzelltumoren, Zollinger-Ellison-Syndrom, siehe Kap. 24.5.3) oder endokrin inaktive Tumoren auftreten können (s. 20.2.3);
4. *Folgen von Pankreaserkrankungen*, »Zirrhose«-Fibrose mit Atrophie und Zerstörung des exo- und/oder endokrinen Gewebes und entsprechenden klinischen Störungen.

20.2.1   Akute Pankreatitis, Bauchspeicheldrüsenentzündung

Bei der akuten Pankreatitis (P.) handelt es sich um eine mit enzymatischer Autodigestion einhergehende, multifaktoriell ausgelöste Bauchspeicheldrüsenentzündung, deren Verlauf durch zahlreiche Mechanismen modifiziert werden kann. Die akute P. kann in einer milde verlaufenden ödematösen (interstitiellen) oder schweren und oft tödlich verlaufenden hämorrhagisch-nekrotisierenden Form auftreten.

Am Beginn der P. steht die Aktivierung von intrazellulären Pankreasverdauungsenzymen, insbesondere die Aktivierung von Trypsinogen zu Trypsin, die vermutlich infolge Zellwandpermeabilitätserhöhung erfolgt und zur lokalen und systemischen Abgabe von Enzymen und zur Selbstverdauung des Pankreas führt.

Ursachen ☐ Mechanismen, welche zur Destabilisierung der Pankreaszellmembranen und Enzymaktivierung führen können, sind zahlreich und durch ein komplexes und nicht vollständig abgeklärtes Zusammenwirken verschiedener Faktoren gekennzeichnet (Hardy et al., 1980). Es gibt keine übersichtliche allgemeingültige Hypothese, die alle Aspekte des Zustandekommens der spontanen P. beim Hund zu erklären vermag. Vermutete und durch Beobachtungen und Experimente teilweise untermauerte begünstigende oder ätiologische Faktoren sind:

a) durch fettreiche Ernährung geförderte, übersteigerte Pankreassekretion;
b) Fettsucht, Bewegungsmangel und Hyperlipämie;
c) Obstruktionen und Ödeme der Pankreasausführungsgänge;
d) traumatische, spinal oder durch Schock induzierte Zirkulationsstörungen, Thrombosen und Ischämie des Pankreas;
e) Infektionen (Parvovirose, Toxoplasmose);
f) Fortleitung von in der Umgebung vorkommenden Entzündungen (Cholangitis, Duodenitis);
g) immunologische Vorgänge;
h) medikamentell induzierte Störungen der Pankreasfunktionen (Glukokortikoide).

Die Überwältigung von normalerweise in Pankreasgewebe und im Serum vorkommenden stabilisierenden Enzyminhibitoren und die am Entzündungsort vorherrschenden Zirkulationsstörungen beeinflussen Schweregrad und Ausdehnung der Zerstörungen.

Das durch die initiale Reaktion entstandene Trypsin aktiviert weitere Enzyme wie Chymotrypsin, Carboxypeptidasen, Lipase, Elastase und Nucleasen. Diese verursachen Ödeme und Nekrosen, greifen Gefäßwände an oder bauen Fettgewebe ab. Durch Gewebenekrosen werden Kinine, Kallikrein, Bradykinin, Myokard-depressiver Faktor und andere Entzündungsmediatoren freigesetzt, welche Allgemeinsymptome hervorrufen.

Symptome ☐ Je nach Schweregrad der Pankreasveränderungen kommt es zu leichten (ödematöse P.) oder schweren lebensbedrohlichen Symptomen (hämorrhagische P.). Die akute P. gleicht klinisch einer Vielzahl anderer Krankheitsbilder und ist daher nur unter Zuhilfenahme von Laborunteruchungen und Röntgenaufnahmen eindeutig zu diagnostizieren. Die verwirrende Vielfalt möglicher Symptome ist auf die verursachten Stoffwechselstörungen und Enzymtoxämie sowie die Mitbeteiligung des Magendarmapparates, der Leber und Niere zurückzuführen. Es treten auf: Plötzliche Anorexie, Erbrechen, leichter Durchfall, Ileus, Palpationsschmerz im Epigastrium, gespannte Bauchdecken, leichte gasige Auftreibung des Abdomens, »Gebetsstellung«, Fieber, Tachypnoe, rasch fortschreitende Dehydrierung, allgemeine Schwäche, Depression, schmutzige bis zyanotische Schleimhäute, Benommenheit, Oligurie, Kreislaufschwäche, hypovolämischer Schock und selten Tetanie (Hypokalzämie).

Laborbefund ☐ Bluteindickung, Plasmaproteine normal, evtl. anfänglich leicht erniedrigt; Serum lipämisch bis leicht ikterisch. Leukozytose mit Linksverschiebung und Monozytose; dazu anfängliche streßbedingte Eosino- und Lymphopenie. Harnstoff und Kreatinin können zuerst durch prärenale, später renale Faktoren erhöht sein. Zusätzlich können bestehen: Hyperlipidämie, Hypercholesterinämie, Hyperglykämie und Hypokalzämie. AP, SALT, Bilirubin und GLDH können als Anzeichen einer Leberbeteiligung leicht bis mäßig ansteigen.

Diagnosesicherung ☐ Sie stützt sich auf einen *Serum-Lipase-Anstieg* auf das drei- oder mehrfache des maximalen Normalwertes (250 IU/l) und auf die *Hyperamylasämie*, die nach 12 h ein Maximum erreicht. Serum-Amylasespiegel von über 3000–5000 IU/l sprechen für P.; verdächtig sind Werte zwischen 2000 und 3000 IU/l. Ein Serum-Lipase-Anstieg ist spezifischer als ein Serum-Amylase-Anstieg. Extrapankreatische Lipaseerhöhungen können durch Magenerkrankungen, solche der Amylase auch durch Darm- oder Nierenleiden verursacht sein. Lipase und Amylase fallen nach 5–6 d auf fragliche Werte ab. In Zukunft könnte die Bestimmung des Serumtrypsinogens mittels RIA diagnostisch eine Rolle spielen.

Bauchhöhlenpunktion: Exsudat mit einem hohen Amylasegehalt kann P. oder Darmperforation bedeuten.

Die *Röntgenaufnahmen* (v.a. Ventrodorsalaufnahmen) dienen einerseits dazu, die Ursachen eines akuten Abdomens, wie Trauma, Blutungen, Milzruptur, Peritonitis durch Ruptur eines Hohlorganes und Obstruktions- und Strangulationsileus zu erfassen, welche sofortige chirurgische Behandlung erfordern, und läßt anderseits morphologische Veränderungen, die durch eine hämorrhagische P. im Epigastrium hervorgerufen werden, erkennen (SUTER et al., 1972). Die Röntgenveränderungen sind jedoch nicht spezifisch für P., sondern für lokale Peritonitis und bestehen in: Verdichtungen und Verwischung der Details im kranialen rechten Abdomen, persistierendem gasigem oder Flüssigkeitsileus im Anfangsteil des Duodenum descendens, Verdickung und/oder gewelltem Aussehen der Wand des Duodenums oder Verlagerung seines Anfangsteiles nach rechts bzw. ventral, mäßiger Hepatomegalie, leeren Dünn- und Dickdarmschlingen und evtl. feinen fleckigen Verschattungen (verseiftes Fett) in Netz- und Mesenterialbereich. Falls nötig, können die duodenalen Veränderungen durch Gabe von 15–50 ml Bariumsuspension sichtbar gemacht werden (Aufnahmen 15–20 min später machen).

Differentialdiagnose □ Siehe Kap. 20.1.

Prognose □ Bei Anzeichen von Schock unter Mitbeteiligung von Leber und Niere ungünstig, sonst vorsichtig wegen Komplikationen. Ödematöse P. kann spontan abheilen.

Komplikationen □ Kaliumverluste, Herzinsuffizienz, Lungenödem, Pleuraerguß, akute Niereninsuffizienz, Verbrauchskoagulopathie, Diabetes mellitus, Pankreasfibrose, Pankreasabszesse.

Behandlung □ Die Ziele sind: Bestmögliche Stilllegung der exokrinen Sekretion, Aufrechterhaltung der Homöostase und Hemmung der Gewebezerstörung. Das erste Ziel wird durch absolute Flüssigkeits- und Nahrungskarenz für 4–6 d zu erreichen versucht. Zur Unterstützung dieses Zieles wurden früher Atropin 0,05 mg/kg/d oder andere Anticholinergika empfohlen. Der Nutzen von Anticholinergika bei völliger Nahrungskarenz ist jedoch zweifelhaft und kann evtl. sogar nachteilige Wirkungen wie Ileus haben (SCHAER, 1987). Man beginne mit der Fütterung, indem man vorerst mehrmals täglich 5 % Glukoselösung eingibt, sodann wird gekochter Reis mit Magerquark, Fleisch, Ei oder eine Spezialdiät wie Prescription Diet i/d mehrmals täglich in kleinen Mengen gefüttert. Anstatt Fett Ceres®-Margarine geben.

Die *Flüssigkeitstherapie* soll mengenmäßig dem geschätzten Flüssigkeitsverlust (Hämatokrit, Hautturgor) angepaßt werden. Es werden 50–90 ml/kg, bei Schockrisiko auch größere Mengen NaCl mit KCl Zusatz oder Ringerlösung verabreicht (Kap. 9.2).

Eine einmalige Gabe eines wasserlöslichen Glukokortikoids (Prednisolonsuccinat 6–20 mg/kg) ist bei Schock zulässig. Weitere Gaben sollten aber wegen der möglichen schädlichen Nebenwirkungen auf das Pankreas unterbleiben. Parenterale Antibiotikagaben zur Abschirmung gegen die pankreaseigene Clostridienpopulation sind wegen der bestehenden Gewebeischämie indiziert. Zur Schmerzbekämpfung kann Metamizol (Novalgin®) oder Glukagon 1 mg in der Infusion – im Bedarfsfall auch wiederholt – verabreicht werden.

Der Proteaseinhibitor Aprotinin (Trasylol®, Bayer) kann in einer Dosis von 5000–8000 IE/kg gegeben werden (teuer!).

Anmerkung □ Es kann in seltenen Fällen, bei Nichtbeachtung der Diätvorschriften oder aus anderen Gründen, zu Rezidiven der ursprünglichen P. kommen. Häufige Ursachen für Rezidive sind Abszesse oder Tumoren.

20.2.2 Chronische Pankreatitis

Die chronische Pankreatitis kommt als rezidivierende und als subklinische oder stumme persistierende interstitielle Pankreatitis vor. Beim Hund liegt meistens eine rezidivierende Form vor, die zu episodischen Verdauungsstörungen mit selbstlimitierendem Erbrechen und Durchfällen führt. Die meisten Hunde zeigen kaum Palpationsschmerz oder die übrigen schweren Störungen der akuten Pankreatitis. Die Laborwerte können in derselben Art verändert sein wie bei akuter Pankreatitis. In den meisten Fällen denkt man aber nicht an Pankreatitis, weshalb Serum-Amylase- und Lipase-Werte nicht spezifisch geprüft werden. Diese Fälle werden oft als Gastritis behandelt, um so mehr, als die Röntgenbefunde keine Veränderungen zeigen. Zwischen den einzelnen Episoden sind die Hunde völlig unauffällig. Abmagerung tritt erst auf, wenn es infolge eines fortschreitenden Parenchymverlustes und Ersatz durch Bindegewebe zur Pankreasfibrose oder Pankreaszirrhose gekommen ist. Die hervorstechenden Spätsymptome sind diejenigen einer Maldigestion infolge Pankreasatrophie (Kap. 18.11).

Diagnosesicherung □ Sie erfolgt anhand der Laborbefunde oder durch Laparotomie.

Differentialdiagnose □ Abszesse oder Zysten können sich infolge rezidivierender Pankreatitis oder als Folge von aus dem Darm oder Magen ausgewanderten Fremdkörpern entwickeln. Abszesse sind gelegentlich bei Neoplasien anzutreffen. Verklebungen im Pankreasbereich, mit oder ohne eitrige Entzündung, können Abszesse und Neoplasien begleiten. Gastroenteritiden und Cholangiohepatitiden müssen ebenfalls in Betracht gezogen werden.

Prognose □ Ungewiss, da es sich bei der rezidivierenden nichteitrigen Pankreatitis um ein Autoimmungeschehen ähnlich der chronisch aktiven Hepatitis handeln kann.

Behandlung □ Schwere Fälle werden wie akute Pankreatitis, leichte Fälle nur mit Diät behandelt. Eine Prophylaxe ist unbekannt.

20.2.3 Pankreastumoren (ohne endokrine Aktivität)

Tumoren des exokrinen Pankreas sind sehr selten. Es handelt sich meistens um Adenokarzinome, seltener um Adenome.

Symptome □ Solange die Tumoren klein sind, bleiben die Tiere symptomlos. Erst nachdem es zur kompressiven Obstruktion des Gallenganges, des Pylorus oder Duodenums oder zur Metastasierung in die Leber gekommen ist, treten Störungen auf. Es kann sich um episodische Anorexien mit Durchfall und Erbrechen handeln, die zu Abmagerung und Anämie führen und von Ikterus begleitet sein können, so daß man zuerst an eine Lebererkrankung denkt. In seltenen Fällen tritt Aszites auf, und/oder eine Masse kann im Oberbauch palpatorisch lokalisiert werden. In anderen Fällen kann es zu rezidivierender Pankreatitis oder zu Symptomen von Maldigestion kommen.

Laborbefund □ Er deutet in Richtung intrahepatischer oder extrahepatischer Cholestase (Kap. 19.3.3) oder ist ähnlich wie bei Pankreatitis. Anämie ist oft vorhanden.

Röntgenuntersuchungen □ Aufnahmen von Abdomen und Thorax können hilfreich sein, indem man bei fortgeschrittenen Fällen eine Masse des Pankreas vermuten kann aufgrund einer Verdrängung des Anfangsteiles des Duodenum descendens nach rechts. Gleichzeitig können Hepatomegalie, eine höckerige Leberoberfläche, lokale Peritonitisanzeichen (durch Carcinomatose) oder Lungenmetastasen gefunden werden.

Diagnosesicherung □ Sie erfolgt durch Probelaparotomie.

Behandlung □ Diese ist aussichtslos, nur Symptomenbekämpfung möglich.

Differentialdiagnose □ Multiple kleine Rundherde können durch Pankreaszellenhyperplasie bedingt und harmlos sein.

Literatur

HARDY, R. M., & G. F. JOHNSON, 1980: The Pancreas. In: Veterinary Gastroenterology. Hrsg.: N. V. ANDERSON. Philadelphia: Lea & Febiger, S. 621.

SCHAER, M., 1987: The diagnosis and treatment of acute pancreatitis in the dog and cat. Proceedings of the Am. Anim. Hosp. Assoc. 54th Meeting.

SUTER, P. F., & R. LOWE, 1972: Acute pancreatitis in the dog: a clinical study with emphasis on radiographic diagnosis. Acta Radiol. Suppl. **319**: 195.

21 Harnapparat

P. F. SUTER

21.1   Untersuchungsgang und Spezialuntersuchungen

Harnapparaterkrankungen können, je nach Lokalisation der Störung – in Nieren, ableitenden Harnwegen oder in Nieren und Harnwegen – zu Symptomen führen, die unterschiedliche Untersuchungs- und Behandlungsmethoden erfordern. Mit der Aufarbeitung des Falles sollen schrittweise Antworten auf die folgenden Fragen gefunden werden: Handelt es sich um eine *primäre* oder *sekundäre (symptomatische) Harnapparaterkrankung?* Liegt die Ursache in den Nieren oder in den ableitenden Harnwegen *(Tab. 21.1)?* Kann das Leiden in den Nieren anatomisch noch näher lokalisiert werden in Glomeruli, Tubuli, Nierenbecken oder Interstitium? Handelt es sich um ein akutes oder chronisches Geschehen? Ist es leicht und reversibel oder handelt es sich um eine irreversible Erkrankung? Welches ist die Ätiologie der Veränderung?

Infolge der Resevekapazität können Nierenerkrankungen lange Zeit bestehen, bevor klinische Störungen auftreten. Erst nachdem 66–75 % der funktionellen Nierenkapazität verlorengegangen ist, treten Symptome einer Niereninsuffizienz auf. Man unterscheidet einerseits zwischen Leit- und Begleitsymptomen, anderseits zwischen Nieren- und ableitenden Harnwege-Symptomen *(Tab. 21.1)*.

Symptome □ Anorexie, Erbrechen, Durchfall, Foetor ex ore, Schwächezustände, Mattigkeit, Abmagerung, vermehrter Durst, Austrocknung, stumpfes, struppiges Fell, Schmerzhaftigkeit der Rückenmuskulatur, Tenesmus, Lecken der Vulva, Fieber, Anämie, Gummikiefer, Knochenbrüchigkeit (fibröse Osteodystrophie), Gewebeverkalkungen, immunologische Inkompetenz, Hyperamylasämie, Hypertension, Ödeme, Ergüsse in seröse Höhlen (Hypoalbuminämie).

Nierenerkrankungen erfolgen häufig sekundär zu systemischen Erkrankungen wie Infektionen,

Immunerkrankungen oder Organerkrankungen z. B. der Leber.

Lokalisationsdiagnose □ Innerhalb des Harnapparates und zur Aufarbeitung sind hierzu verschiedene Harn- und Blutuntersuchungen, Röntgenleer- und Röntgenkontrastaufnahmen, Zystoskopie, Gewebebiopsien und zytologische Untersuchungen aus verschiedenen Harnapparatabschnitten erforderlich.

Zur Beurteilung des Harnapparates gehören die Ermittlung der Trinkgewohnheiten, des Wasserkonsums und die Beobachtung des *Harnabsatzes.* Rüden sollen ab ca. einem halben Jahr das Bein zum Harnabsatz heben und häufig Harn absetzen, dabei wird die Blase wegen des Markierverhaltens selten völlig geleert. Hündinnen setzen 2–4mal täglich Harn ab, etwas häufiger in der Läufigkeit. Die normale tägliche Harnproduktion variiert stark nach Wetterverhältnissen, Alter, Individuum und Fütterung und bewegt sich um 20–40 ml/kg KG/d. Die *tägliche Wasseraufnahme* variiert ebenfalls (25–60 ml/kg KG) und hängt von denselben Faktoren ab.

21.1.1   Pathologische Veränderungen des Harnabsatzes

Polyurie (> 50–60 ml/kg KG/d)

Absatz vermehrter Harnmengen ist meist die Ursache für *Polydipsie* (krankhaft gesteigerter Durst; Trinken bei jeder sich bietenden Gelegenheit) ist mit niedrigem spez. Harngewicht verbunden.

Pathogenese der Polyurie bei Nierenschädigung

Nephronverluste bedingen erhöhte Durchflußgeschwindigkeit des Primärfiltrates und damit verminderte Effizienz der Elektrolyt- und Wasserrückresorption. Tubulusschäden vermindern Elektrolytrückresorption. Schädigung in den Sammelrohren beeinträchtigen das Ansprechen auf antidiuretisches Hormon. Die im Tubuluslumen verbleibenden, osmotisch aktiven Substanzen üben einen sekundären Diureseeffekt aus. Polyurie kann unabhängig vom Serumharnstoffanstieg erfolgen und ist ein häufiges Frühsymptom der Niereninsuffizienz.

Polyurie/Polydipsie können auch neurogen (Hypothalamusschäden, psychisch), endokrin oder durch Organerkrankungen wie Hepatopathie bedingt sein, weshalb eine eingehende klinische Abklärung der Ursache erforderlich ist (Algorithmus in *Tab. 21.2* sowie Kap. 24).

Tab. 21.1. Symptome der Harnapparaterkrankungen

Leitsymptome	
Nierenerkrankungen	*Harnwegerkrankungen*
Urämiesyndrom	Hämaturie
Anurie, Oligurie	Blasenschmerz
Polydipsie, Polyurie	Dysurie, Harndrang
Proteinurie, Harnzylinder	Pollakisurie, Strangurie
Nierenverkleinerung	Blasendilatation
Unregelmäßige Nieren-	Harnverhalten
oberfläche	Harninkontinenz
Nierenvergrößerung	
Nierenschmerz	
Anämie	

Tab. 21.2. Klärung bei Polydipsie/Polyurie – Algorithmus

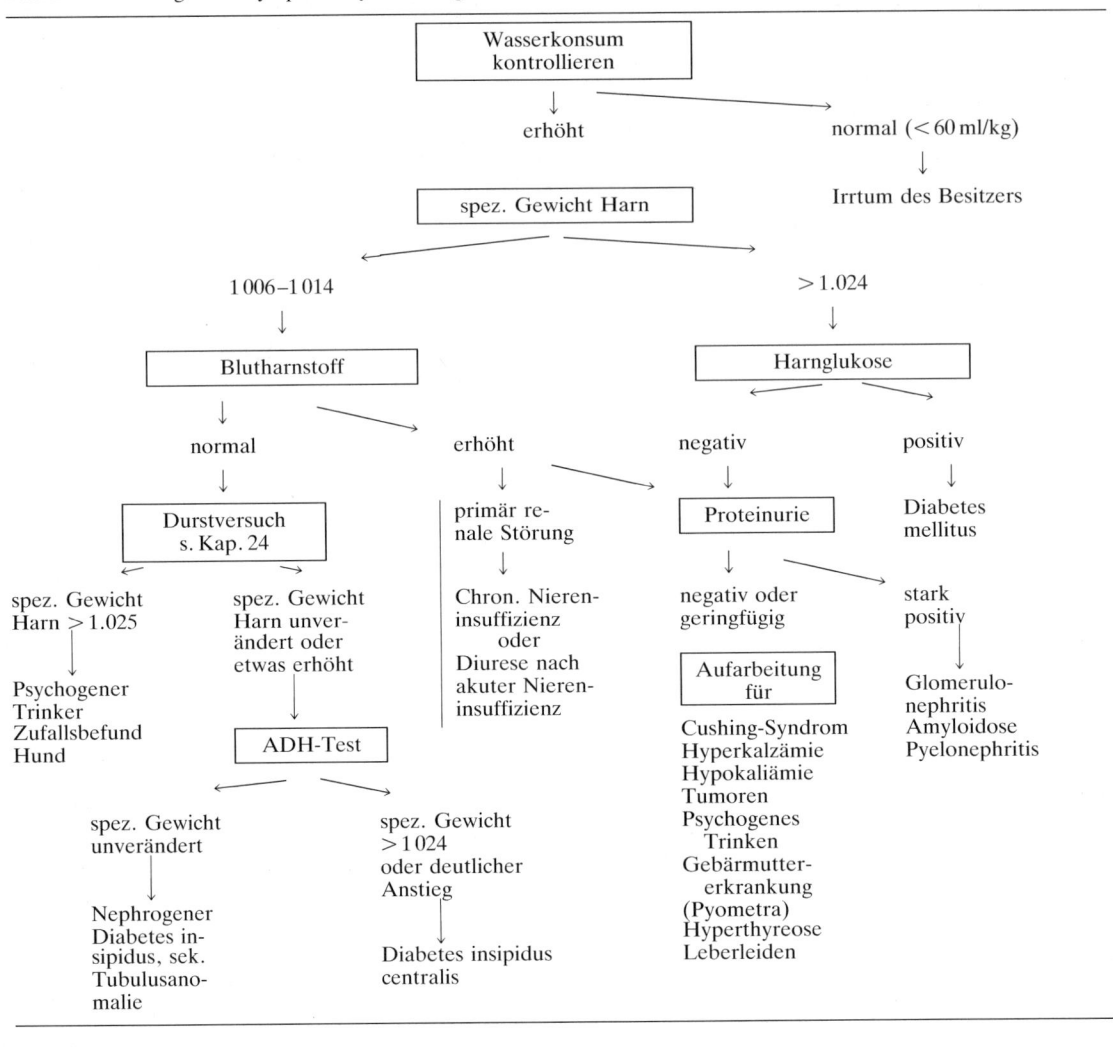

[ ] = Untersuchung von/auf

Anamnese auf salziges Futter und verabreichte Medikamente (Glukokortikoide, Diuretika, Bärentraubenblättertee, Gentamicin, Phenytoin, Östrogene, Vitamin D) überprüfen. Klinisch auf Fieber, Durchfall, Urämiesymptome, Lebergröße und endokrine Störungen (Pyometraanzeichen, Pankreas, Cushing-Syndrom) achten.

Oligurie (< 6 ml Harn/kg KG/d)

Pathologisch verminderte Harnausscheidung oder Anurie = fehlende Harnausscheidung nach schweren Flüssigkeitsverlusten, Hypovolämie, Schock, zu geringe Flüssigkeitszufuhr, akute Nephritis, toxische Reaktion auf Medikamente oder Gifte wie Oxalsäure, Sublimat, Arsen, Blei, Phosphor, Frostschutzmittel (Äthylenglycol).

Exkretorische Anurie

Unmöglichkeit, Harn abzusetzen (Harnröhrenobstruktion, z. B. Harnsteine). *Scheinbare Anurie* bei Ruptur von Blase oder Urethra.

Retentio urinae: Harnverhaltung, kein Harnabsatz.

Pollakisurie (auch Pollakiurie, Pollakurie)

Harndrang, Drang zu häufiger Harnentleerung, kann mit *Dysurie* oder *Strangurie* (Harnzwang, schmerzhafter Drang zum Harnlassen, evtl. tropfenweise und nach mehrmaligem Anstellen) verbunden sein. Es liegt keine pathologisch vermehrte totale Harnmenge vor. *Vorkommen* bei: Blasenentzündung, Prostata- oder Vaginalerkrankungen, Stenosen, Harnröhren- oder Blasensteinen, Blasentumoren. Geht mit verändertem Harnsediment einher, außer bei Harnröhrenkompression, Blasenverlagerung (in Perinealhernie oder Schenkelspalte), oder neurogener Störung. *Pollakisurie* auch bei vermindertem Fassungsvermögen der Blase, Kälte oder Feuchtigkeit; sollte nicht mit

Harnmarkieren der Rüden verwechselt werden. *Dysurie, Strangurie* soll von Tenesmus (Afterzwang) abgegrenzt werden.

Harnverhaltung (Ischurie, Retentio urinae)
Unfähigkeit, den gebildeten Harn zu entleeren infolge Lähmung, Spasmus (Ischuria spastica) oder Verlegung der Harnwege.

Ischuria paradoxica: Überlaufblase, Harnträufeln bei überfüllter Blase durch Blasenlähmung (falsche Inkontinenz) (Kap. 21.11).

Harninkontinenz, Harnträufeln (Incontinentia urinae)
Verlust der willkürlichen Kontrolle über den Harnabsatz (echte Inkontinenz). Vorkommen bei kastrierten Hündinnen, kongenitalen Mißbildungen wie ektopische Ureterenmündung, neurogene Ursachen wie Rückenmarksleiden oder Sphinkterschwäche (Kap. 21.11).

21.1.2 Harngewinnung

Sie kann auf 3 Arten erfolgen: Auffangen von *Spontanharn* in ein sauberes (möglichst steriles) Gefäß (Anfangsharn ungeeignet, da häufig mit Blut, Leukozyten, Bakterien und Zellen aus Urethra, Vagina bzw. Prostata kontaminiert).

Katheterisierung
Diese eignet sich besonders gut für die Harngewinnung bei Rüden, soll jedoch bei Hündinnen wegen des Blaseninfektionsrisikos nur vorgenommen werden, falls die Blasenpunktion (Zystozentese) nicht durchführbar ist. Für Rüden werden vorteilhaft graduierte humanmedizinische Rüschkatheter, Größen CH Nr. 6 bis Nr. 8 *(Abb. 1.18)* verwendet. Penisspitze mittels eines Desinfektionsmittels säubern und die ersten paar ml Harn nicht auffangen. Beim Einführen des Katheters Kathetergleitmittel verwenden und auf Reibegeräusche (Steine) und Widerstände achten. Gelegentlich muß an der Incisura ischiadica durch Druck von außen dem Katheter die Überwindung der engen Biegung erleichtert werden.

Vor dem Einführen des Katheters soll man die Distanz bis zur Blase abschätzen. Wird Katheter zu weit eingeführt, traumatisiert er die Blasenwand oder es kann sich eine Schlinge oder ein Knopf bilden. Bei Hündinnen kann »blind« mit dem behandschuhten Finger oder unter Sicht mit einem Scheidenspekulum *(Abb. 1.28)* oder einem geschlitzten Tubus *(Abb. 1.19)* mittels eines starren Katheters oder eines Rüschkatheters katheterisiert werden. Das Einbringen von Antibiotikalösungen in die Blase nach Beendigung der Katheterisierung, um Infektionen vorzubeugen, ist von

geringem Wert. Besser bewährt hat sich eine 1–3tägige orale Antibiotikabehandlung (Lees & Osborne, 1979).

Blasenpunktion (Zystozentese)
Sie eignet sich bei einer Mehrzahl der Fälle in idealer Weise zur Harngewinnung, da Verunreinigungen des Harnes durch die Urethra und Kontamination der Blase vermieden werden können. Voraussetzung ist eine genügende Blasenfüllung, damit sie palpierbar ist. Die Methode ist in Kap. 4.6.1 beschrieben.

Falls die Blase leer ist, wartet man oder verabreicht 2–4 mg/kg Furosemid. In 1–1½ h ist die Blase meist gefüllt. Das spez. Gewicht eines derart gewonnenen Harnes ist stark herabgesetzt.

21.1.3 Harnuntersuchung

(Siehe Kap. 4.6) Die wichtigsten Harnparameter sind: Farbe, Durchsichtigkeit, Geruch, pH (5–7,5), spez. Gewicht, Proteinurie und Sediment; Untersuchung im Nativpräparat oder Färbung mit Sedicolor (Dr. Molter, Heidelberg): Das *harnspez. Gewicht* bei normalen Hunden kann je nach den Umständen zwischen min. 1,001 bis max. 1,065 variieren. Es spielen eine Rolle: Hydratationszustand des Hundes, Trink- und Eßgewohnheiten, Umgebungstemperatur, Infusionen- und Medikamentenverabreichung. Die übliche Schwankungsbreite ist 1,015–1,034. Es darf von einer adäquaten Nierenfunktion gesprochen werden, falls nach kurzem Dürsten das spez. Gewicht auf über 1,025 ansteigt. Inadäquat (den Umständen nicht entsprechend) wird das spez. Gewicht, wenn es trotz Dürsten nicht über 1,015 ansteigt (oder bei Wasserbelastung nicht unter 1,008 absinkt). Diese verminderte renale Anpassungsfähigkeit wird als *Isosthenurie* oder *Harnstarre* bezeichnet und ist ein Leitsymptom der chronischen Niereninsuffizienz (Kap. 21.2).

Proteinurie (P.)
Vorkommen von Eiweiß im Harn. P. soll im Zusammenhang mit dem spez. Gewicht beurteilt werden. Eine leichte P. im verdünnten Harn ist bedeutungsvoller als eine leichte P. in Harn mit hohem spez. Gewicht. Serumidentische Proteine (v.a. Albumin) geraten in erster Linie durch glomeruläre Filtration in den Harn. Proteine, die eine normale Glomerulumwand durchdringen, werden von Tubuli fast quantitativ rückresorbiert. P. durch tubuläre Eiweißabgabe ist umstritten, hingegen kommt tubuläre P. durch pathologische Einschränkung der Resorption zustande. Die hochgradigen Proteinurien sind somit durch eine pathologisch erhöhte glomeruläre Permeabilität bedingt, insbesondere Auflockerung der Basalmembranstruktu-

ren, Auflagerungen am Glomerulum und Verschwellung der Deckzellfüßchen. *Hochgradige P.* entspricht > 1 g/100 ml, *leichtgradige P.* entspricht 300–900 mg/100 ml. Renale oder echte P. (Eiweiße stammen aus Nephron) müssen von unechter P., bei denen Proteine aus aufgelösten Leukozyten, Erythrozyten, Spermien, anderen Zellen oder aus Fibrin stammen, unterschieden werden. *Unechte P. = akzidentelle P. = extrarenale P.* treten auf bei: Nierenbecken-, Ureteren-, Blasen-, Prostata-, Uterus- und Harnröhrenentzündungen. Im weiteren gibt es gemischte P. (renale und extrarenale). Echte und unechte P. kann man einigermaßen durch Harnsedimentuntersuchungen (Kap. 4.6) unterscheiden. Milde P. und viel Sediment deuten auf unechte P. wie Erkrankung der ableitenden Harnwege, viel Eiweiß und wenig Sediment auf Nierenerkrankungen hin. Das Vorkommen von Harnzylindern deutet auf einen renalen Ursprung der P.

Leichte temporäre P. kann physiologisch oder extrarenal bedingt sein (starke Anstrengungen, Herzinsuffizienz, Diabetes mellitus, Fieber, Anämie, Unterkühlung, Allergien, Verbrennung, Austrocknung, Hämoglobinurie und Myoglobinurie). Der Grad der P. ist kein verläßliches Maß für die Schwere der Erkrankung. Falsch positive Proteinanzeige durch Streifentest in alkalischem Harn (pH > 8).

Starke P. tritt auf bei: Glomerulonephritis (akut und chronisch), Amyloidose, Nephrosen, Pyelonephritis, Infektionskrankheiten, Vergiftungen, Tumoren, Hydronephrose, Nephrolithiase, Immunerkrankungen. Bei der P. spielt auch Art der ausgeschiedenen Proteine eine Rolle. *Paraproteinurie:* Ausscheidung von monoklonal gebildeten (Immun)globulinen ohne Antikörperfunktion, z. B. beim Plasmazytom (Bence-Jones-Proteinurie, selten).

Die P. muß im Hinblick auf die klinischen Symptome (Ergüsse, Ödeme) und übrigen Laborwerte beurteilt werden (Plasmaeiweißspiegel, Albumin-/Globulinverhältnis, Serumharnstoff, Serumkreatinin, Serumlipase und -Cholesterin, Serumelektrophorese).

Harnzylinder (HZ)

HZ sind Eiweißausgüsse der distalen Harnkanälchen verbunden mit tubulären Schädigungen und Proteinurie. HZ sind unbeständig in alkalischem Harn. HZ sprechen für eine Nierenschädigung. Die Anzahl und Art der HZ (hyaline HZ, zelluläre HZ, Hämoglobin HZ, usw.) sind weder repräsentativ für den Schweregrad, noch spezifisch für die Art der Nierenschädigung. Fehlen HZ, so kann eine Nierenschädigung nicht ausgeschlossen werden. Vereinzelte HZ in unverändertem Urin sollen nicht als Anzeichen einer Nierenschädigung gedeutet werden. Es finden sich: Hyaline-HZ (normal und bei Albuminurie); zelluläre (granulierte) HZ bei Tubulusnekrose, Tubulusdegeneration; Erythrozyten-HZ bei Glomerulonephritis, Nierenblutung und Leukozyten-HZ bei Pyelonephritis.

Hämaturie (Blutharnen)

Beimengung roter Blutkörperchen oder Koagula im Urin. Man unterscheidet makroskopische, mit bloßem Auge gut wahrnehmbare *Makrohämaturie*, und nur mit den Streifentests oder mikroskopisch feststellbare *Mikrohämaturie*. Am besten wird Harnabsatz beobachtet, um Zeitpunkt festzustellen, in dem Harn am meisten Blut enthält, und um zu prüfen, ob das Blut nicht etwa aus der Vagina oder dem Präputium stammt. Dazu kann Harn zu Beginn und am Ende des Harnabsatzes aufgefangen werden. Blutbeimengung nur zu Beginn ist mit Blutung zwischen Blasenhals und Urethramündung vereinbar. Blutbeimengung vorwiegend am Schluß und ungleichmäßig verteilt deutet auf Blasenblutung hin. Gleichmäßige Hämaturie von Anfang bis Ende des Urinierens und Erythrozytenzylinder im Sediment lassen an eine Nierenblutung denken. Nierenblutungen sind selten, oft mit Proteinurie vergesellschaftet und meistens geringgradiger als Blutungen aus den ableitenden Harnwegen. Mikrohämaturie ist oft durch Zystozentese oder Katheterisierung bedingt. Blutungen, die unabhängig vom Harnabsatz erfolgen, stammen meistens aus Harnröhre, Präputium, Vagina, Uterus (Läufigkeit) oder Prostata. Wird Blase katheterisiert, so ist Blasenharn normal, ebenfalls normal ist Zystozenteseharn.

»Falsche« Hämaturie

Hämoglobinurie, Myoglobinurie, Porphyrie, Verfärbung des Harnes durch Arzneimittel.

Ursachen der Hämoglobinurie: Intravasale Hämolyse, Babesiose, Lorchelvergiftung, Unverträglichkeit von Bluttransfusionen.

Ursachen der Hämaturien

1. Aus Blase und Urethra stammend (in ca. 75 % aller Makrohämaturien), oft mit Dysurie und Palpationsschmerz verbunden: Blasen- und Urethrasteine, infektiöse oder medikamentöse (Cyclophosphamid-)Zystitis, Urethritis, Blasentumoren, Harnblasen- und Urethratraumata (Quetschungen, Risse).
2. Aus Niere stammend (in ca. 25 % aller Hämaturien): Überanstrengungen, Infektionen (Leptospirose, Septikämien, Toxämien), Koagulopathien (Dikumarol-Vergiftung), Traumata, Thrombosen, Neoplasmen, Pyelitis, Pyelonephritis, Glomerulonephritiden, Parasiten, Glomerulo- und Tubulonephrosen (Vergiftungen, Medikamente), starke venöse Stauung, Verbrauchskoagulopathie, Milztorsion und idiopathische renale Hämaturien.

Bilirubinurie
Siehe Kapitel 19.1.

Glykosurie
Bei hohem spez. Gewicht ($> 1,030$) und erhöhtem Blutglukosespiegel ($3,3–5$ mmol/l) $\rightarrow$ Diabetes mellitus; bei mittlerem spez. Gewicht und normalem Blutglukosespiegel $\rightarrow$ renale Glykosurie (Tubulusdefekt); bei erniedrigtem spez. Gewicht ($1,015–1,018$) und bei Harnstoffanstieg $\rightarrow$ akute Niereninsuffizienz. Falsch positive Resultate durch Vitamin C-Ausscheidung.

Ketonurie, Azetonurie
Siehe Kapitel 24.4, Diabetes mellitus).

Bakteriurie
Beimischung von Bakterien, nicht notwendigerweise Eitererregern, zum Harn. Bakterienvorkommen ist normal in Spontan- und Katheterharn. Ausschlaggebend ist die Bakterienzahl, die wiederum von der Art der Harngewinnung abhängt. Abnorm sind im Spontanharn 100000 Bakt./ml, verdächtig sind 1000–10 000 Bakt./ml in Mittelstrom- oder in Katheterharn von Rüden. Bei Hündinnen können Bakterienzahlen von 10000 bis 100000/ml normal sein. Geringere Zahlen sind als sekundäre Kontamination zu werten. Im Nativpräparat entspricht 1 Bakterium pro Ölimmersionsgesichtsfeld 10000 Bakt./ml oder mehr. Bakterien sollten in Zystozenteseharn fehlen. Bakterien sedimentieren bei Zentrifugation unter 3000 U/min kaum.

Pyurie
Eiterbeimischung zum Harn. In normalem Zystozenteseharn sollten weniger als 3 Zellen/Gesichtsfeld bei $400 \times$ Vergrößerung vorkommen. Pyurie kann von Entzündungen in Harnblase, Urethra, Niere, selten aus Ureter stammen. Eiter aus Prostata, bzw. Vagina oder Uterus, kann Pyurie verursachen. Pyurie ist oft, aber nicht immer, mit Bakteriurie oder Hämaturie verbunden.

21.1.4 Blutuntersuchungen, Blutchemie

Blutstatus
Nichtregenerative Anämie kommt bei chronischer Niereninsuffizienz vor und ist bedingt durch eine Kombination von Erythropoetinmangel (Erythropoese-stimulierender Faktor), reduzierter Lebensdauer der Erythrozyten und Abfall des Serumtransferrinspiegels. Hämaturien der Blase können zu leichten Blutungsanämien, selten zu schweren Anämien führen.

Leukozytose
Sie findet sich bei entzündlichen, infektiösen und immunbedingten Nephropathien. Bei den meisten Infektionen der ableitenden Harnwege sind keine oder nur geringfügige Veränderungen des weißen Blutbildes vorhanden, außer bei Infektionen der Submukosa und des umgebenden Gewebes. Akute und chronische Urämien gehen oft mit Lymphopenie einher.

Azotämie
Siehe auch Urämie, Kap. 21.2. Azotämie bedeutet Retention von stickstoffhaltigen Schlackenstoffen (Nichteiweiß-Stickstoff = Nichteiweiß-N, Rest-N) in Serum und Lymphe. Die wichtigsten Bestandteile des Rest-N sind Harnstoff-N, Aminosäure-N, N von Kreatin und Kreatinin und Harnsäure. Die Serumspiegel dieser endogenen Substanzen sind erhöht, wenn sie a) in der Leber (Harnstoff) oder im Muskel (Kreatinin) in vermehrter Menge produziert oder b) in der Niere vermindert ausgeschieden werden. Harnstoff und Kreatinin, die im Labor einfach zu bestimmen sind, dienen stellvertretend für die übrigen Rest-N-Substanzen zum Nachweis der Azotämie. Sie sind ungefähre Indizes für die glomeruläre Filtrationsrate (GFR), die ihrerseits abhängt von 1. prärenalen Faktoren wie Blutvolumen, Blutdruck und onkotischem Druck, 2. intrarenalen Faktoren wie Durchgängigkeit der Nierenarterien, Permeabilität der Glomeruluskapillarschlingen, dem unterstitiellen Druck und dem Druck in den Nierentubuli, 3. postrenalen Faktoren (Harnstauung). Eine Azotämie kann somit prärenal, primär renal oder postrenal hervorgerufen werden. Sie liegt vor, wenn die Serumharnstoffspiegel $7,1–8,3$ mmol/l (43 bis 50 mg%) und die Kreatininspiegel 133μmol/l ($1,5$ mg%) übersteigen. Da der Harnstoffspiegel durch extrarenale Störfaktoren (vermehrten Eiweißabbau, Hungern, Fieber, eiweißreiche Ernährung, Darmblutung, Glukokortikoide) stärker beeinflußt wird als der Kreatininspiegel (v.a. abhängig von vermehrtem Muskelabbau, starke Muskeltätigkeit), ist ein Serumkreatininspiegelanstieg eindeutiger als ein Serumharnstoffanstieg. Harnstoff wird in den Nierentubuli sezerniert und v.a. resorbiert (ca. 40 % des filtrierten Harnstoffes), was beim Kreatinin nicht der Fall ist.

Serumphosphatspiegel (Serum-P)
Seine Höhe wird durch das Verhältnis zwischen glomerulärer Filtrationsrate und tubulärer Rückresorption (gehemmt durch Parathormon) bestimmt und ist ein Maß für die verbleibende funktionierende Nierenmasse. Bei akuter Niereninsuffizienz steigt das Serum-P deutlich an. Bei chronischer Niereninsuffizienz bleibt der Serum-P zunächst normal (verminderte P-Filtration wird durch reduzierte P-Rückresorption in Tubuli ausgeglichen).

Erst bei schwerer oder terminaler Niereninsuffizienz steigt Serum-P. Fälle mit Serumharnstoffanstieg und normalem P haben eine bessere Prognose als solche, bei denen beide Werte erhöht sind. Normaler Serum-P ist 1,2–1,7 mmol/l (2,9–5 mg %). Bei Werten über 2,1 mmol/l muß mit Niereninsuffizienz gerechnet werden (Ausnahme: Jungtiere). Bei Serum-P über 3,23 mmol/l wird Prognose zweifelhaft.

Serumkalziumspiegel (Serum-Ca)

Er wird bei Niereninsuffizienz beeinflußt durch

1. eine verminderte renale 1,25-dihydroxycholecalciferol-Produktion (1,25-Vitamin D_3);
2. eine verminderte intestinale Ca-Resorption;
3. eine erhöhte Parathormonsekretion (erhöhte Ca-Mobilisierung aus Knochen und vermehrte tubuläre Ca-Reabsorption);
4. den P-Spiegel (hoher P senkt Ca-Spiegel).

Bei Niereninsuffizienz besteht somit v.a. Tendenz zu *Hypokalzämie. Hyperkalzämie* kann auftreten, falls a) die Niereninsuffizienz durch eine extrarenal bedingte Hyperkalzämie ausgelöst wurde; b) bei tertiärem Hyperparathyreoidismus; c) als Folge einer reduzierten glomerulären Filtrationsrate.

Serumkaliumspiegel (Serum-K)

Kalium wird glomerulär filtriert, im proximalen Tubulus reabsorbiert und im distalen Tubulus sezerniert. *Hyperkaliämie* kommt bei Oligurie und Anurie, also bei akuter Niereninsuffizienz und im Endstadium der chronischen Niereninsuffizienz vor. Azidose verstärkt den Serum-K-Anstieg. Ein erhöhter Serum-K-Spiegel führt ab etwa 8 mmol/l zu schweren kardialen Störungen. Im Verlaufe der chronischen Niereninsuffizienz bleibt der K-Spiegel lange Zeit normal und steigt erst terminal an.

Serumnatriumspiegel

Er ändert sich kaum im Verlaufe von Nierenerkrankungen. Ein vermehrter Na-Verlust geht mit polyurischer Niereninsuffizienz einher. Ein in urämischen Seren vorkommendes Hormon vermindert die Na-Rückresorption. Die vermehrte Na-Ausscheidung ist mit Wasser- und Volumenverlust verbunden, die ihrerseits über eine Herabsetzung der glomerulären Filtrationsrate die Harnstoff- und Na-Retention begünstigen.

Azidose

Akute wie chronische Niereninsuffizienz sind mit metabolischer Azidose verbunden, da infolge gestörter Tubulusfunktion die Bikarbonatrückresorption, die H-Ionen-Sekretion und die NH_4-Produktion abfallen. Die Azidose wird ferner durch die katabole Stoffwechsellage und den erhöhten Eiweißabbau verstärkt. Erbrechen reduziert jedoch die Azidose. Ausdruck der Azidose ist eine vermehrte und vertiefte Atmung. Bei Absinken des Blut-pH < 7 tritt der Tod ein.

21.1.5 Röntgenuntersuchung

Die *Röntgenuntersuchung* trägt außer bei akuten Nierenläsionen bei einem Großteil der Harnapparaterkrankungen durch einen positiven oder negativen Befund zur Fallabklärung, zur Objektivierung der Befunde und zur Unterscheidung von Nieren- und ableitenden Harnwegerkrankungen bei. Man kann die Nieren in etwa 50 % der Fälle röntgenologisch beurteilen, falls Magen und Kolon leer sind (Klistieren 4–12 h vor Aufnahmen erforderlich). Nativaufnahmen lassen Nierenvergrößerungen bzw. -verkleinerungen (normale Größe 2,5–3,5 × Länge des 2. Lendenwirbels), eine höckrige Oberfläche, Nierensteine oder Verkalkungen und Tumoren erkennen. Nativaufnahmen zeigen auch extrarenale sublumbale Veränderungen wie Blutungen oder Diskospondylitis, die mit ähnlichen Symptomen wie die Nierenerkrankungen einhergehen können.

Intravenöse oder Ausscheidungsurographie

Indikationen: Sichtbarmachen und Unterscheidung der Nieren von Massen in der Umgebung; qualitative Information über Nierenfunktion; bei Verdacht auf Zysten, Infarkte, Tumoren, einseitige Nierenerkrankung, Nierensteine, Pyelonephritis, Hydronephrose und Inkontinenz infolge ektopischer Ureterenmündung.

Relative Kontraindikationen der Ausscheidungsurographie: Austrocknung, Schockgefahr, Diabetes mellitus, schwere Herzinsuffizienz und Harnstoffwerte > 10–12 mmol/l. In allen derartigen Fällen muß zuerst das Grundleiden behandelt werden.

Kontrastmittel: Urografin® (Schering), Uromiro® (Heyden), Urovison® (Schering). Dosierung: 1,5–3 ml/kg KG, je nach Jodgehalt des Kontrastmittels (450–800 mg J pro kg KG). Maximaldosis 35 g gebundenes J pro Hund (große Hunde).

Vor der Injektion des Kontrastmittels sollen unruhige Hunde *leicht* sediert werden. Das Kontrastmittel kann über 3–5 min infundiert oder rasch intravenös injiziert werden. Im letzteren Fall können die Nieren ca. 8–12 s nach Ende der Injektion gut sichtbar gemacht werden. Für Routineuntersuchungen wird eine erste Röntgenaufnahme ventrodorsal (VD) 5–20 s nach Injektionsende angefertigt. Dann komprimiert man mit einem aufblasbaren Kissen und elastischen Binden die Ureteren, um das Kontrastmittel im Nierenbecken zurückzuhalten. Die Zweitaufnahme wird VD mit 8–10 min unmittelbar vor der Abnahme der Kompression gemacht. Dann folgt eine latero-laterale Aufnahme. Bei verzögerter Kontrastmittelausscheidung sollen weitere VD Aufnahmen nach 20–40 min gemacht werden. Die erste Aufnahme, 5–20 s nach Injektionsende, zeigt bevorzugt das Nierenparenchym (Nephrogramm). Die darauffolgenden Aufnahmen (Pyelogramme) erlauben v.a. eine Beurteilung von Nierenbecken- und Ureterenabnormitäten, z.T. auch von Blasenveränderungen.

Retrograde Urethrographie-Zystographie
Sichtbarmachung von Urethra und Harnblase mit jodhaltigen (positiven) Kontrastmitteln wie 5–10%igem Urovison®, Urovist® oder Urografin®; mit Luft (negativem Kontrast) oder Doppelkontrast (Luft und jodhaltige Kontrastmittel).

Indikationen für Zystographie □ Identifizierung der Harnblase und ihrer Integrität und Lage (Unfall, Hernie), Sichtbarmachen der Blasenschleimhaut bei Tenesmus oder therapieresistenter Hämaturie, Blasenstein- oder Tumorverdacht, sowie bei Verdacht auf Reflux in Ureteren (versikoureteraler Reflux).

Indikationen für Urethrographie □ Nachweis von Obstruktionen (Steinen, Kompression, Strikturen), Ruptur der Urethra, Veränderungen im Harnblasensphinkterbereich oder Verengung der Urethra im Prostatabereich; Reflux von Kontrastmittel in die Prostata bei Prostataabszessen oder Nekrosen von Prostatatumoren.

Durchführung der Zystographie und Urethrographie □ In allen Fällen (außer Notfällen) Hunde 12 h fasten und mildes Laxans 12–24 h zuvor verabreichen. Falls sich Kotmassen palpieren lassen, soll ein Klistier spätestens 2–4 h vor Beginn der Studie vorgenommen werden. Zur Kontrolle wird immer eine latero-laterale (LL) Leeraufnahme gemacht.

Pneumozystographie
Harnblase möglichst vollständig entleeren und mittels Harnkatheter und Injektionsspritze so lange Luft einbringen, bis Blase gut von außen tastbar ist. Falls Tenesmus besteht, werden je nach Größe des Hundes 3–10 ml Lidocain 2 % vor der Luftinjektion in die Blase injiziert. Es sollen 3 Aufnahmen gemacht werden: eine LL- und je eine VD-Schrägaufnahme mit 30° Links- bzw. 30° Rechtsneigung.

Positivkontrast-Zystographie
Verfahren wie bei Pneumozystographie, mit dem Unterschied, daß eine auf 5–10 % verdünnte jodhaltige Kontrastmittellösung in einer Menge von 5–10 ml/kg KG verwendet wird. *Vorteil:* Blase braucht nicht ganz entleert zu werden zur Studie, außer wenn Blutkoagula vorliegen.

Doppelkontrast-Zystographie
Sie ist die bevorzugte Methode zur Beurteilung der Harnblasenschleimhaut und zum Nachweis von Röntgenstrahlen-durchlässigen Fremdkörpern. Nach Blasenentleerung werden 5–10 ml unverdünntes Kontrastmittel in die Blase deponiert und nachfolgend eine Pneumozystographie vorgenommen. Vor der Aufnahme Hunde einmal über den Rücken drehen.

Urethrographie, evtl. verbunden mit Zystographie
Anstatt das Kontrastmittel direkt in der Blase zu deponieren, wird ein Foleykatheter (CH 8 oder 10 Fr) mit aufblasbarer Gummimanschette einige cm in die Harnröhre eingeführt. Dann werden 5–12 ml eines jodhaltigen 5%igen Kontrastmittels, evtl. mit etwas Lidocain 2 % vermischt, injiziert und sofort 3 Aufnahmen, wie bei der Zystographie, angefertigt. Die Harnblase wird außer bei Überfüllung vorgängig nicht entleert. Falls man die Blase beurteilen will, muß man aber eine nachfolgende 2. Aufnahmeserie machen nach Massage der Blase oder Drehen des Hundes, weil sonst die ungleichmäßige Kontrastmittelverteilung (Schlierenbildung) die Blasenbeurteilung stört.

Artefakte bei der Zystographie
Ungenügende Kontrastmittelfüllung der Blase läßt verstärkte Schleimhautfältelung erkennen und erschwert damit die Schleimhautbeurteilung. Blasendivertikel verschwinden bei zu praller Blasenfüllung. Blutkoagula in Blase, die vor einer Zystographie nicht entfernt werden, täuschen Tumoren vor. Luftblasen im Kontrastmittel (Urethrogramm) oder auf dem Kontrastmittel schwimmend (Zystogramm) täuschen Steine vor. In Blase haben Luftblasen die Tendenz, wandständig und wabenartig angeordnet aufzutreten, währenddessen Blasensteine eher im Zentrum liegen (tiefste Stelle).

> *Cave:* Zur Zystographie ist von der Verwendung von Kaliumjodatlösungen 10 % dringend abzuraten.

Nierenbiopsien (Osborne et al., 1972)
Sie sollen nur vorgenommen werden, wenn dadurch die Aussichten der Behandlung verbessert werden, z.B. zum Unterscheiden zwischen akuten, reversiblen und chronischen Erkrankungen. Es ist sinnlos, eine kleine Schrumpfniere zu biopsieren. Nierenbiopsien können 1. unter Sicht nach Laparotomie in der Flanke (sicherste Methode für Ungeübte), 2. mit der »Schlüssellochtechnik« (elegante Methode für Erfahrene), 3. perkutan (schwierig, weil Nieren schlecht fixierbar) oder 4.

unter Ultraschallkontrolle (teure Apparatur) durchgeführt werden. Bei der *Schlüssellochtechnik* wird mit dem durch einen Flankenschnitt eingeführten Finger die Niere fixiert und dann durch eine separate Öffnung mit einer Tru-cut-Nadel (Travenol) eine Biopsie in der Längsachse entnommen. Die Feinnadelaspiration (22- bis 25-G-Nadel) ist i. d. R. ungenügend, da die Proben zu klein sind, um die Gewebestruktur zu studieren. *Risiken:* Blutungen, Verschlechterung des Zustandes durch Anästhesie, Harnfistel, Infektionen. Die Risiken werden vermindert, indem die Niere gut fixiert wird und die Biopsienadel tangential zur Oberfläche und niemals tief ins Nierenmark oder gar in den Hilus oder das Nierenbecken vorgeführt wird. Es ist vorteilhaft, Patienten für Biopsien an Kliniken mit einer Ultraschallausrüstung zu überweisen.

Pneumoperitoneographie
(Injektion von Luft oder CO_2 ins Abdomen) hat kaum mehr gerechtfertigte Indikationen.

Ultraschalluntersuchungen
Diese sind schonend, nichtinvasiv und für die Diagnose von Nierenzysten, Hydronephrose und Tumormassen bestens geeignet. Für die sichere nichtinvasive Nieren- und Prostatabiopsie ist Ultraschallkontrolle unentbehrlich. Die Ultraschalluntersuchung leistet ausgezeichnete Dienste bei der Diagnose von Harnblasen- und Prostataveränderungen (Blasentumoren, Blasensteine, Blasenblutungen, Prostatazysten, Prostataabszesse, usw.). *Nachteile:* Teure Apparatur und viel Erfahrung erforderlich.

Zytologische Untersuchungen
Zytologische Untersuchungen des Harnsedimentes (Kap. 4.6) ohne und mit Färbung (Sedicolor®, Dr. Molter, Heidelberg) ermöglichen in vielen Fällen Hinweise auf entzündliche oder neoplastische Prozesse in der Blase oder Prostata.

21.2   Chronische Niereninsuffizienz (CNI)

Definition □ Unter *chronischer Niereninsuffizienz* (CNI) versteht man ein allmählich auftretendes klinisches Syndrom, das geprägt ist durch eine eingeschränkte Fähigkeit der Nieren, die harnpflichtigen Substanzen auszuscheiden, den Wasser-, Elektrolyt- und Säure-Basenhaushalt zu regulieren und die renalen endokrinen Funktionen zu erfüllen.

Nierenerkrankung bedeutet, daß ein pathologischer Prozeß in der Niere besteht. CNI tritt erst klinisch in Erscheinung, nachdem ca. 66–75 % der Funktionskapazität ausgefallen sind. Die Ursachen der CNI sind primäre renale Geschehen, die sich meistens über längere Zeit hinziehen und schließlich zur Endstadiumniere = Schrumpfniere (end stage kidney) führen. Die Erkrankung kann von Beginn an schleichend verlaufen und wird daher anfänglich oft nicht bemerkt. Die CNI geht häufig aus einer unbemerkt ablaufenden interstitiellen Entzündung unbekannter Ursache hervor oder ist die Folge einer Glomerulonephritis, Pyelonephritis, Amyloidose, Leptospirose, akuten tubulointerstitiellen Nephritis (Kap. 21.3), polyzystischen Niere, angeborenen Nierenerkrankung, Hyperkalzämie oder Hydronephrose. Nachdem ein fortgeschrittenes Stadium der Fibrose und des Funktionsverlustes eingetreten ist, kann die auslösende Ursache nicht mehr erkannt werden.

21.2.1   Pathogenese der CNI

Die CNI entwickelt sich über kontinuierlich ineinander übergehende Stadien zum Nierenversagen mit terminaler Urämie. Der fortschreitende Verlust von Nephronen wird durch die Hypertrophie und gesteigerte Funktion der verbleibenden Nephrone teilweise kompensiert. Daraus kann sich ein schubweises Fortschreiten der CNI, das von temporären Erholungsphasen unterbrochen wird, ergeben.

Das früheste Stadium der CNI ist das *Latenzstadium,* in dem die Krankheit ohne Symptome verläuft, weil die vorhandenen Nephrone für eine volle Funktion ausreichen. Sobald jedoch über 50 % der Nephrone ausgefallen sind, zeigt sich dies in einer geringfügig eingeschränkten Konzentrationsleistung und einer leicht verminderten glomerulären Filtrationsrate. Die Serumharnstoff- und Serumkreatininspiegel sind normal *(Stadium der vollen Kompensation).* Das Stadium der vollen Kompensation, das mit leichter Polydipsie verbunden sein kann, geht dann allmählich oder plötzlich, z. B. durch Streß verursacht, in das Stadium der *kompensierten Retention* über. Dieses Stadium ist durch leichten oder mittelgradigen Serumharnstoff- oder Serumkreatininanstieg (10–14 mmol/l bzw. < 220 µmol/l) und leichte klinische Urämiesymptome gekennzeichnet. Schließlich kommt es zur *fortgeschrittenen Niereninsuffizienz,* zuerst noch mit konservativ behandelbaren Symptomen (*dekompensierte Retention* = mäßige Urämiesymptome, Harnstoff 15–20 mmol/l, Kreatinin 200–400 µmol/l) und dann zur terminalen, oft nur noch durch Dialyse beeinflußbaren Urämie.

Bei der CNI stellt man eine erstaunliche Anpassung des restlichen Nierenparenchyms an die Erfordernisse des Gesamtorganismus fest. Nach der sogenannten »whole nephron theory« funktionieren in der Schrumpfniere im wesentlichen nur gesunde oder wenig geschädigte Nephrone. Die Leistung der verbleibenden Nephrone wird quantitativ (50–200%) gesteigert, d. h. es kommt zu einer massiven kompensatorischen Hypertrophie der Restnephrone. Die verminderte Zahl und nicht – oder nur kaum – eine spezifische Störung der Nierenfunktion ist die eigentliche Ursache der Niereninsuffizienz (Hodler & Vorburger, 1979). Die kompensatorischen Leistungen bei der CNI werden auf Kosten einer erhöhten glomerulären Durchblutung der verbleibenden Nephrone und einer Blutdruckerhöhung erbracht, die ihrerseits zu Proteinurie und Glomerulosklerose führen.

Die mit der Reduzierung der Anzahl der funktionierenden Nephrone einhergehende Verminderung der glomerulären Filtrationsrate (GFR) ist eines der Hauptkennzeichen der CNI. Mit der Abnahme der GFR muß ein zunehmend höherer Prozentsatz des Primärharnes ausgeschieden werden. Der Durchfluß gelöster Substanzen und das Filtratvolumen pro Nephron nehmen zu. Der erhöhte Gehalt des Filtrates an Elektrolyten und Harnstoff wirkt diuretisch. Damit geht das Vermögen, einen Gradienten zwischen Tubuli und Interstitium aufzubauen, verloren. Das Konzentrierungsvermögen der Niere, mit dem sie eine verminderte Wasseraufnahme oder einen vermehrten Wasserverlust (Erbrechen) ausgleichen kann, wird eingeschränkt. Es kommt zur *Zwangspolyurie* mit *Isosthenurie* (Harnstarre = spez. Gewicht 1,008 bis 1,012). Geringere Auswirkungen hat der Verlust der Fähigkeit der Niere, den Harn zu verdünnen. Die Neigung, bei CNI Wasser zu retinieren und Ödeme zu bilden, ist relativ gering. Mit der reduzierten GFR ist ferner eine verminderte Anpassungsfähigkeit verbunden, die Kochsalzausscheidung an eine erhöhte Aufnahme oder einen Mangel anzupassen.

Zwischen dem Abfall der GFR und der Harnstoff- bzw. Kreatininausscheidung besteht eine annähernd hyperbolische Beziehung, d. h. das Produkt aus GFR und Serumharnstoffkonzentration ist konstant. Bei abfallender GFR muß, zur gleichbleibenden Ausscheidung von Harnstoff, die Serumharnstoffkonzentration ansteigen. Nachdem ca. 70% der normalen GFR verlorengegangen ist, führt jeder weitere Verlust an Nephronen zu einem deutlichen Anstieg der Serumharnstoff- bzw. Kreatininspiegel. Bei einer erhöhten Harnstoffproduktion (vermehrter Eiweißkonsum oder Ge-

webeabbau) kann keine Anpassung der GFR mehr erfolgen, es kommt zum Serumharnstoffanstieg.

Die Funktion der Tubuli wird initial bei der CNI nur geringfügig durch anatomische Veränderungen eingeschränkt. Ferner ergeben sich Defekte v.a. in den Sammelrohren. Erst in den fortgeschrittenen Stadien machen sich tubuläre Defekte in einer gestörten Rückresorption von Wasser und Nährstoffen, in einer fehlenden Ausscheidung von harnpflichtigen Substanzen (z. B. Ammoniak) und in einer mangelnden Säure-Basen-Regulierungsfähigkeit (metabolische Azidose) bemerkbar.

Die Verminderung der endokrinen Nierenfunktion bei CNI äußert sich in einem Abfall der Erythropoetinproduktion und einer herabgesetzten Umwandlung von D_3 zu 1,25-Dihydroxy-Calciferol [1,25 $(OH)_2$-D_3]. Durch den Erythropoetinabfall, die Azidose und die Retention harnpflichtiger Substanzen tritt eine Knochenmarkinsuffizienz mit Anämie und evtl. Thrombozytopenie auf. Die Anämie wird zusätzlich durch eine verkürzte Lebensdauer der Erythrozyten (vermehrte Hämolyse) verstärkt. Die Verminderung der 1,25 $(OH)_2$-D_3-Produktion führt zum Abfall des Ca-Spiegels und induziert dadurch eine vermehrte Abgabe von Parathormon durch die Epithelkörperchen (sekundärer renaler Hyperparathyreoidismus). Der Abfall des Serumkalziums wird ferner durch eine verminderte renale P-Ausscheidung und einen P-Anstieg im Serum verstärkt. Die erhöhte Funktion der Epithelkörperchen verbessert zwar die P-Ausscheidung, bewirkt aber gleichzeitig auch einen vermehrten Knochenabbau (renale fibröse Osteodystrophie). Die Aufrechterhaltung der Ca-Homöostase erfolgt somit auf Kosten der Knochenmineralisierung.

21.2.2 Klinik der CNI

Anamnese □ Sie ist bei CNI unterschiedlich, je nachdem, ob die Hunde im Stadium der vollen Kompensation, der kompensierten Retention oder der dekompensierten Retention dem Tierarzt vorgeführt werden. Polyurie und Polydipsie sind oft erste Anzeichen eines Nierenproblems. Diese Symptome werden aber nicht selten von den Besitzern übersehen, bis ein Unvermögen, den Harn über Nacht zu halten (Nykturie), oder Inkontinenz eingetreten ist. In vielen Fällen zeigen sich die ersten Symptome im Anschluß an einen Streß, so z. B. eine körperliche Anstrengung mit Austrocknung, einen Unfall, eine Narkose oder eine extrarenale Erkrankung. Häufig werden gelegentliches oder andauerndes Erbrechen, wechselnder oder verminderter Appetit, Müdigkeit, glanzloses Fell, Abmagerung trotz befriedigender Freßlust oder/und gelegentlich Durchfall beobachtet.

Symptome ☐ Obgleich die Symptome im allgemeinen vom Stadium bzw. Schweregrad der CNI bestimmt werden, ist man oft über deren klinische Geringfügigkeit trotz des stark angestiegenen Serumharnstoffspiegels überrascht. Dies ist teils durch die sich bei allmählichem Verlust der Nierenfunktion entwickelnden renalen kompensatorischen Mechanismen, teils durch Anpassungsvorgänge bedingt.

Das in der kompensierten und dekompensierten Retentionsphase auftretende klinische Bild wird als *Urämie* (Harnvergiftung) bezeichnet. Die Azotämie ist nur eine Teilerscheinung der Urämie und kann die Auswirkungen der Niereninsuffizienz auf die Funktionen des Gesamtorganismus nur zu einem kleinen Teil erklären. Zusätzlich zum Harnstoff spielen zahlreiche andere retinierte toxische Substanzen wie Guanidin, Phosphate, Sulfate, Ammoniak, Indole, Amine usw. eine Rolle. Es gibt keine Einzelkomponente, die für sich allein alle Störungen zu erklären vermag.

Die *Urämie* ist gekennzeichnet durch Polyurie/Polydipsie und Austrocknungstendenz, welche durch Erbrechen oder/und Durchfall verstärkt wird. Im Endstadium der CNI kann es evtl. zur Anurie und urämischen Krise kommen. Der Mundgeruch ist häufig urämisch und in der Mundhöhle und an der Zungenspitze bestehen Ulzera und braune Beläge (urämische Stomatitis). Die Schleimhäute sind meistens verwaschen und blaß als Folge der bestehenden Anämie, die durch Blutverluste infolge Magenulzera und Bluterbrechen (urämische Gastritis) verstärkt werden kann. Durchfall tritt nur bei einem Teil der Urämiker auf und beruht auf Durchblutungsstörungen v.a. des Kolons. Erbrechen ist häufig und wird teils zentral, teils durch die bestehende Gastritis hervorgerufen. Oft besteht eine Hypothermietendenz.

Nervöse Störungen als Zeichen einer urämischen Enzephalopathie sind häufig und treten in unterschiedlicher Schwere als Depression, Benommenheit, Koma, Tremor, Pruritus, erhöhte Erregbarkeit, Tetanien oder als epileptische Anfälle auf (WOLF, 1980). Aber auch Gehirnnervenausfälle, Nystagmus oder Netzhautablösung sind möglich. Vereinzelt sind nervöse Störungen die ersten Urämiesymptome, die dem Besitzer auffallen, obgleich es sich bei den Fällen mit nervösen Störungen fast immer um terminale Fälle handelt.

Zusätzlich bestehen bei Urämie zahlreiche Organschädigungen, die selten klinische, aber um so häufiger subklinische Störungen verursachen, wie z.B. *renale fibröse Osteodystrophie* (Entmineralisierung des Skelettes, z.B. als lose Zähne und Gummikiefer auftretend = Entmineralisierung des Gesichtsschädels). Die depressive Wirkung der Toxine und der *metabolischen Azidose* auf die Herzmuskulatur und die Hyperkaliämie rufen myokarddepressive, bradykarde und arrhythmoge-

ne Effekte hervor. In bis zu 60 % der Urämiefälle besteht eine *arterielle Hypertension,* die häufig von einer Linkshypertrophie begleitet wird.

Weitere *subklinische Störungen* sind: Immundepression, Weichteilverkalkungen, Störungen der Wundheilung und Blutgerinnung, Insulinresistenz (erhöhter Serumglukosespiegel), endokrine Störungen (Sterilität), Pankreasstörungen (Hyperamylasämie), erhöhte Glukokortikoidempfindlichkeit, katabole Stoffwechsellage, Vitaminmangel, Eisenmangel, Störungen im Renin-Angiotensin- und Aldosteronsystem, Perikarditis und urämische Pneumonie.

Laborbefund ☐ *Blutstatus:* Normozytäre, normochrome Anämie, evtl. Leukozytose mit Lympho- und Thrombopenie. Harnstatus: blasse Urinfarbe, Isosthenurie, saures pH, leichte Proteinurie, inaktives Harnsediment, selten Harnzylinder und leichte Glykosurie. *Blutchemie:* Azotämie, Kreatininanstieg, erhöhte anorganische P-Spiegel (mittelschwere CNI P > 1,7 mmol/l, schwere CNI P > 2,4 mmol/l), marginale Hyperkaliämie und Hyperglykämie (> 8,2 mmol/l), leichte Hypokalzämie (selten Hyperkalzämie, Kap. 24.4), metabolische Azidose und evtl. Hyperamylasämie.

Röntgen ☐ *Röntgenologisch* und palpatorisch läßt sich eine verminderte Nierengröße (< 2,5mal die Länge des Wirbelkörpers von L_2) feststellen. Nur wenn die CNI sekundär bedingt ist (Hydronephrose, Tumoren), liegt eine Nierenvergrößerung vor.

Diagnosesicherung ☐ Isosthenurie, Azotämie, Anämie, Polyurie und die verminderte Nierengröße sind, wenn sie gleichzeitig vorkommen, weitgehend beweisend für CNI.

Differentialdiagnose ☐ Bei akuter Niereninsuffizienz (prä- oder postrenale Formen) fehlen i. d. R. Anämie, Polydipsie/Polyurie und Nierenverkleinerung, und es bestehen oft Anzeichen einer extrarenalen Grundkrankheit.

Glomerulonephritis geht mit starker Proteinurie, normaler Nierengröße und evtl. mit Anzeichen eines nephrotischen Syndroms einher (Hypoalbuminämie mit Hypercholesterinämie und Ödemtendenz). Bei Pyelonephritis findet man meistens ein aktives Harnsediment, Pyurie, eine unregelmäßige Nierenform, evtl. eine Blutleukozytose, leicht erniedrigtes spezifisches Gewicht und im Urogramm Veränderungen des Nierenbeckens und der Harnleiter. CNI muß ferner von Polydipsien ohne Harnstoffretention wie Diabetes insipidus centralis und renalis und vom psychogenen Trinken abgegrenzt werden *(Tab. 21.2).*

21.2.3   Behandlung der CNI

Die Ziele der Behandlung sind:

a) reversible Ursachen zu eliminieren oder zu behandeln;

b) die Diurese der verbleibenden Nephrone durch geeignete Maßnahmen zu optimieren (prärenale Faktoren normalisieren);

c) die Auswirkungen der Urämie auf die Organsysteme durch symptomatische Maßnahmen zu verringern.

Zu a) Nur in seltenen Fällen läßt sich die CNI ätiologisch behandeln (Pyelonephritis, Hyperkalzämie, Nierensteine).

Zu b) Prärenale Faktoren, die durch den Circulus vitiosus »Harnstoffanstieg → Erbrechen → Austrocknung → verminderte GFR → Harnstoffanstieg« entstehen, müssen durch Infusionen von Elektrolytlösungen (Mischinfusion = 0,45 % NaCl mit 2,5 % Glukose abwechselnd mit Ringerlaktatlösung) korrigiert und die Diurese wieder hergestellt werden. Symptomatisch sind zentral angreifende Antiemetika vom Phenothiazintyp (Kap. 21.3.4) zum Abstellen des Erbrechens zu verwenden. Cimetidin (Tagamet®) 5–10 mg/kg KG i.v. dient zur Behebung der Gastritis und senkt zusätzlich die Serumspiegel von Parathormon und Phosphor.

Zu c) Die Wahl der zu ergreifenden *symptomatischen Maßnahmen (Tab. 21.3)* zur Bekämpfung der Urämiefolgen richtet sich nach dem Schweregrad und dem Stadium der CNI.

I. Im *Stadium der vollen Kompensation* (kein Harnstoffanstieg) genügen die Maßnahmen 1 bis 4 *(Tab. 21.3).*

II. Im *Frühstadium der kompensierten Retention* (Harnstoff < 10–14 mmol/l, P normal) werden die Maßnahmen 1 bis 5 eingesetzt.

III. Bei *voll entwickeltem kompensierten Retentionsstadium* (Harnstoff 15–20 mmol/l, P 1,7–2,4 mmol/l) mit Anämie und Abmagerung sind die Maßnahmen 1 bis 8 einzusetzen.

Tab. 21.3. Maßnahmen zur Urämiebehandlung

1. *Schonung,* Vermeidung von Streß.
2. *Uneingeschränkte Trinkwasserzufuhr* (auch bei Nykturie!).
3. *Vermeidung nephrotoxischer Medikamente.* Reduzierung der Medikamentendosis oder Verlängerung der Dosisintervalle.
4. *Reichliche Vitaminversorgung* (B-Komplex, Vit. C).
5. *Verabreichung von Diätfutter* wie Prescription Diet k/d, Nephritis Diet®, Nephro Diät® usw. oder einer hausgemachten Diät *(Tab. 21.4).* Mit der Eiweißrestriktion soll vermieden werden, daß Eiweiß außer zur Bedarfsdeckung auch noch zur Deckung des Energiebedarfes herangezogen wird und der Harnstoffanfall sich dadurch erhöht.
6. *Verminderte P-Aufnahme* durch Diätfutter und durch Mittel, die im Darm P binden, wie Al (OH)$_2$ = Aluminiumhydroxid (Aludrox®) 30–90 mg/kg KG täglich als Tabletten oder Suspension. Damit wird der renale Hyperparathyreoidismus gemildert oder verhindert.
7. *Milderung der Anämie und Knochenmarkstimulierung* durch Anabolika wie Nandrolon decanoat (Deca-Durabolin®) 1–1,5 mg/kg/Woche oder Stanozolol (Strombaject®, Winthrop) 25–50 mg/Hund/Woche i.m. oder 0,5–2 Tabl. 2 × täglich p.o.
8. *Azidosebekämpfung* durch orale Gaben von Na-Bikarbonat 25–40 mg/kg KG/d; Einstellung des Harn pH auf 6–6,5 ist maßgebend für Dosis.

IV. Bei *dekompensierter Retention* (Harnstoff wesentlich > 20 mmol/l, P > 2,4 mmol/l) und schweren klinischen Symptomen ist der Patient entweder zu euthanasieren oder es kann während 2–3 d ein Diureseversuch mit Elektrolytinfusionen (Dosis = Ausgleich bestehender Verluste plus mehrfacher Tagesbedarf gemäß der vorbestehenden Polydipsie) zur Senkung des Harnstoffes, nebst der Behandlung mit Cimetidin und den Maßnahmen 1 bis 8, durchgeführt werden. Statt der k/d Diät soll vorübergehend ein u/d Prescription Diet® oder die Diät in *Tabelle 21.4* verwendet werden. Diuretika sind kontraindiziert.

Tab. 21.4. Nierendiät bei CNI

Nierendiät mit leichter Eiweiß- und Phosphatrestriktion (ausreichend für 10 kg KG)		Nierendiät mit starker Eiweiß- und Phosphatrestriktion (ausreichend für 10 kg KG)	
1	Ei gekocht, gehackt	2	Eier gekocht, gehackt
70–100 g	Hackfleisch mit Fett, leicht anbraten	½ Tasse	Reis oder Eierteigwaren in milde gesalzenem Wasser kochen
½ Tasse	Reis oder Eierteigwaren in ungesalzenem Wasser kochen	3 Teelöffel	Salatöl
1½ Teelöffel	Zucker oder Marmelade	¼ Teelöffel	kohlensauren Futterkalk
2 Stücke	Brot	1–2 Messerspitzen	Na-Bikarbonat (nach Abkühlen zufügen)
1 Teelöffel	kohlensauren Futterkalk	1 Messerspitze	Kochsalz
Zutaten mit ein wenig Milch vermischen, Vitamine zugeben und in 3 Portionen verabreichen		Zutaten mit Vitaminen vermischen und in 3 Portionen verabreichen	

Spezielle Maßnahmen

Bei fibröser Osteodystrophie kann nach Stabilisierung des Serum-P-Spiegels eine Ca- und Vitamin-D₃-Supplementierung durchgeführt werden (Ca-Laktat 200 mg/kg, Ca-Glukonat 250 mg/kg, Vitamin D₃ 10–20 I. E./kg) oder 1,25 Dihydroxycholecalciferol 0,25 μg alle 48 h).

Antibiotika sollen nur gezielt bei feststehender Infektion angewendet werden. Das Dosisintervall ist bei Penicillinen zu verfünffachen und bei Chloramphenicol zu verdoppeln, bei Aminoglykosiden und Tetrazyklinen (außer Doxycyclin) zu verzehnfachen und die Dosis zu halbieren (Dosierung *Tab. 21.8*). Von der Verwendung von Glukokortikoiden ist wegen ihrer katabolen Wirkung Abstand zu nehmen.

21.3 Akute Niereninsuffizienz (akutes Nierenversagen, ANI)

Definition □ Ausfall der exkretorischen Nierenfunktion, der sich innerhalb Stunden oder wenigen Tagen entwickelt, häufig mit Oligurie oder Anurie einhergeht und bei rechtzeitiger Behandlung oft reversibel ist.

21.3.1 Pathogenese der ANI

Die *akute Niereninsuffizienz* (ANI) tritt vorwiegend als Begleiterscheinung einer extrarenalen Störung oder Erkrankung (sekundäre Niereninsuffizienz) auf. Nur in wenigen Fällen ist die ANI primär renal (toxisch, infektiös) bedingt. Die *extrarenale ANI* wird am häufigsten durch *prärenale Ursachen (Tab. 21.5)* hervorgerufen. Die *postrenalen Ursachen* der ANI (Verschluß der ableitenden Harnwege, Harnblasenruptur) kommen weniger häufig vor. Die meisten prä- und postrenalen Störungen entwickeln sich zu renalen Schädigungen. Oft wirkt ein und dieselbe Noxe gleichzeitig prärenal und renal schädigend. Ferner kann eine postrenale Nierenschädigung über die damit verbundene Austrocknung sekundär noch zu einer prärenalen Schädigung führen. Trotz der vielen verschiedenartigen Ursachen der ANI ist der klinische Verlauf relativ uniform und durchläuft folgende 4 kontinuierlich ineinander übergehende Phasen:

a) Phase der Schädigung = latente Phase;
b) Phase der Oligurie oder Anurie (gelegentlich bleibt Harnvolumen normal oder kann erhöht sein) = Phase des manifesten Schadens;
c) Phase der Polyurie;
d) Phase der Restitution.

21.3.2 Klinik der ANI

Anamnese □ Sie ist äußerst vielgestalig *(Tab. 21.5)*. Die sorgfältige Anamneseerhebung ist manchmal der erste oder einzige Anhaltspunkt, der auf eine ANI oder deren Ursache hinweist. Die übrigen, dem Besitzer auffallenden Störungen außer evtl. Anurie und daß der Hund einen Buckel macht, sind atypisch und kommen auch bei chronischen Nierenerkrankungen vor.

Symptome □ Sie sind wie bei chronischer Niereninsuffizienz (Kap. 21.2.2), aber ohne Anämie, Abmagerung, Polydipsie/Polyurie und Verminderung der Nierengröße, die typischerweise bei ANI fehlen. In vielen Fällen sind die Anzeichen von Urämie aber nicht offensichtlich, weil das klinische Bild von den Symptomen der Primärstörung beherrscht wird. Manchmal werden die Urämiesymptome irrtümlicherweise der Grundkrankheit zugeschrieben. Hochverdächtig sind Oligurie und Anurie, aber diese sind nicht in allen Fällen (v.a. nicht in leichten Fällen) vorhanden. Manchmal befinden sich die Hunde auch bereits in der polyurischen Phase zum Zeitpunkt der Untersuchung. Einige Nierentoxine wie Gentamicin führen bereits initial zu Polyurie und Proteinurie. Schmerz in der Lendengegend oder im Abdomen ist gelegentlich vorhanden bei nephrotoxischer oder traumatischer postrenaler ANI. Bei bestehender Oligurie fällt auf, daß bei wiederholter Palpation die Blase immer gleich groß bleibt. Dies ist besonders auffällig bei Hunden, denen Elektrolytlösungen infundiert wurden. Hypothermie kann bei toxischer renaler ANI, Fieber bei entzündlicher ANI auftreten.

Ausgeprägte Urämiesymptome bei mittelgradig erhöhten Harnstoffspiegeln sprechen eher für eine ANI als für eine chronische Niereninsuffizienz.

Laborbefund □ Die im Blutstatus, Harnstatus und Chemogramm zu verzeichnenden Veränderungen hängen weitgehend von der Art, der die ANI auslösenden Grundkrankheit, ferner dem Schweregrad und der Phase der ANI ab.

▷ *Hämatokrit:* meistens normal; erhöht bei prärenaler und postrenaler ANI infolge Austrocknung.
▷ *Harnspezifisches Gewicht:* meistens 1,007 bis 1,018, kann aber bei prärenaler ANI über 1,025 ansteigen.
▷ *Proteinurie:* mild außer bei perakuter Glomerulonephritis und akuten Nephritiden.
▷ *Glykosurie:* gelegentlich vorhanden, z. B. Äthylenglykolvergiftung.
▷ *Hämaturie:* bei meisten renalen ANI vorkommend.

Tab. 21.5. Ursachen der akuten Niereninsuffizienz

Prärenale Ursachen (zirkulatorisch, ischämisch)	Primäre renale Ursachen (Nieren-parenchym- und v.a. Tubulus-schädigung, Tubulonephrose)	Postrenale Ursachen Harnrückstau
I. *Blutdruckabfall* – Schock – Blutverluste – Plasmaverluste Narkose – Herzinsuffizienz – Nebennierenrindeninsuffizienz II. *Volumenmangel* – Wasser- und Elektrolytverluste – Massives Erbrechen – profuse Durchfälle – Verbrennungen – Unterkühlung – Ileus – Sepsis – Peritonitis – Pankreatitis III. *Gefäßverschlüsse* – Thromboembolien – Endokarditis	I. *Endogene Toxine* – Ileus – Peritonitis – Lebererkrankung – Pankreatitis – Pyometra und Geburts-komplikationen – schwere Hämolyse (Speicherkrankheiten) II. *Exogene Toxine* – Schwermetallverbindungen (Hg, Pb, As, Cd, Thallium) – Äthylenglykol – Antibiotika: Aminoglykoside wie Gentamicin, Amphotericin B, Tetrazykline – Sulfonamide – Barbiturate – Zytostatika III. *Akute Nephritis* – Bakterielle Infektionen (Leptospirose usw.) – Pyelonephritis – Perakute Glomerulonephritis, Immunopathien – Vaskulitis – Medikamentenallergie – Virale Begleitnephritis bei Staupe oder HCC	I. *Obstruktive Uropathien* – Harnsteine in Urethra oder Ureteren – Kompression der Harnwege durch Abszesse, Tumoren, Granulome – Blasenlähmung – Prostataerkrankungen – Tumore in ableitenden Harnwegen – Traumata – Blutungen – Harnblasenverlagerung mit Inkarzeration III. *Ruptur der ableitenden Harnwege* (peritoneale oder retroperitoneale Harnresorption) – Blasenruptur – Harnleiterrupturen

▷ *Harnsediment:* inaktiv, d. h. ohne Anzeichen einer Entzündung in der Mehrzahl der Fälle; Ausnahmen sind akute Nephritiden. Hyaline Zylinder sind v.a. bei renaler ANI vorhanden. Das vermehrte Auftreten von Oxalat- oder sogenannten Hippuratkristallen spricht für eine Äthylenglykolvergiftung.

▷ *Serum-Harnstoff und Kreatinin:* können stark erhöht sein bei renaler und postrenaler ANI; bei prärenaler ANI häufig nur mäßig erhöht.

▷ *Serum-anorganisches P:* bei renaler ANI häufig erhöht ($>2,2$ mmol/l) (Ca gleichzeitig leicht erniedrigt); bei prärenaler ANI evtl. normal.

▷ *Serum-Kalium:* bei renaler und postrenaler ANI (Anurie) erhöht ($>5,5$ mmol/l), bei prärenaler ANI meistens normal.

▷ *Metabolische Azidose:* kann stark ausgeprägt sein bei renaler ANI; kann aber durch Erbrechen maskiert werden.

▷ *Serum-Natrium:* kann erhöht sein bei renaler ANI; ist evtl. erniedrigt bei postrenaler ANI.

Röntgen □ Die Röntgenuntersuchung dient v.a. zur Ermittlung postrenaler Ursachen der ANI

(Harnblasenruptur, Harnsteine, Prostataveränderungen). Eine normal große, normal geformte Niere spricht für ANI und gegen einen akuten Schub einer chronischen Niereninsuffizienz. Ein kleines Herz und schlechte Lungendurchblutung erwecken den Verdacht auf Hypovolämie oder Addison-Krankheit. Während der oligurischen Phase ist die Vornahme intravenöser Urographien kontraindiziert.

Diagnosesicherung □ In vielen Fällen kann aufgrund einer typischen Anamnese und/oder des Verlaufs die Diagnose ANI mit großer Wahrscheinlichkeit gestellt werden. In Zweifelsfällen ist eine Nierenbiopsie angezeigt.

Prognose □ Hängt davon ab, ob die Primärursache rechtzeitig behandelt werden kann, sowie von Art, Ausdehnung und Stadium der renalen Schädigung. Bei reinen prärenalen Schäden ist die Prognose gut wegen der relativ geringen Anfälligkeit der gesunden Hundeniere für Minderdurchblutung (Kap. 9.2).

Differentialdiagnose □ Die wichtigsten Differentialdiagnosen sind der akute Schub bei vorbestehender chronischer Niereninsuffizienz und die akute Dekompensation einer kompensierten chronischen Niereninsuffizienz.

21.3.3 Behandlung der ANI

Postrenale ANI
(Siehe Kap. 9.4.6 und 21.10.1).

Prärenale ANI
Eine rechtzeitige Behandlung des Blutdruckabfalles bzw. die Substitution des Volumenverlustes durch die bei akutem Schock und der Hypovolämie angezeigten Maßnahmen (Kap. 9.2) verhindert in den meisten Fällen das Auftreten renaler Schäden. Natürlich müssen gleichzeitig die der Austrocknung oder dem Schock zugrunde liegenden Ursachen korrigiert werden.

Bei fehlendem Ansprechen der ANI auf die erfolgte Behandlung der Grundkrankheit muß die Diagnose überprüft werden, da sich u. U. eine Komplikation in der Form einer primären ANI eingestellt hat.

Primäre renale ANI
Das Ziel der Behandlung ist, den Hund am Leben zu erhalten, bis der akute Nierenschaden soweit abgeheilt ist, daß die harnpflichtigen Substanzen wieder ausgeschieden werden können. Da das Erreichen dieses Zieles unsicher ist und meistens einen hohen Aufwand an Geld und Zeit beansprucht, sollte sich der Praktiker nach der notfallmäßigen Versorgung des Patienten überlegen, ob er den Fall nicht besser an eine Spezialklinik überweist. Zur Behandlung sind symptomatische und spezifische, gegen die Ursache(n) gerichtete Maßnahmen erforderlich. Die symptomatischen Maßnahmen umfassen:

a) Ausgleich der bestehenden Elektrolyt- und Volumendefizite (Seite 151);
b) Wiederherstellung des Säurebasengleichgewichtes;
c) Korrektur der Hyperkaliämie;
d) Wiederingangsetzung der Nierenfunktion;
e) Ausschwemmung der harnpflichtigen Stoffe;
f) Vorbeugung von Komplikationen, insbesondere der Hyperhydratation.

Behandlung der metabolischen Azidose (pH < 7,2)
Falls das Basendefizit bestimmt werden kann, gibt man NaHCO₃-Lösung gemäß nachstehender Formel:

$$\textit{Totale Menge NaHCO}_3 = 0{,}3 \times KG \times \textit{Basendefizit}$$
$$\textit{(in mmol/l)}$$

Falls kein Gerät zur Blutgasbestimmung zur Verfügung steht, verabreicht man vorerst einmal 1–2 mmol/l $NaHCO_3$ pro kg KG. Ein Drittel der Menge wird über 30 min i.v. injiziert, der Rest wird der Infusionslösung zugesetzt und langsam infundiert. Mit der Wiederherstellung des Säurebasengleichgewichtes kann meistens auch ein Absinken des Kaliumspiegels erreicht werden.

Behandlung der Hyperkaliämie
Verschiedene Methoden werden empfohlen (CHEW & DIBARTOLA, 1986; POLZIN & OSBORNE, 1985). Methoden 1 und 2 dienen zur Senkung des Kaliumspiegels.

1. Infusion von 1–2 mmol $NaHCO_3$ pro kg KG, um K^+ in den Intrazellulärraum zu verschieben. Diese Maßnahme genügt meistens für einige Stunden, muß dann aber evtl. wiederholt werden.
2. Alternative Methode: Altinsulin 0,5 I.E./kg KG wird i.v. verabreicht, gefolgt von Glucoselösung 10%ig 15 ml/kg KG (1,5 g Glukose/kg KG), ebenfalls langsam i.v. verabreicht.
3. Bekämpfung der Hyperkaliämiewirkung am Herzen: Calciumglukonat 10%ige Lösung wird über 10–20 min unter EKG-Kontrolle injiziert, bis die Veränderung des EKG sistiert (Gesamtdosis ca. 0,5–1 ml/kg KG).

Alle erwähnten Maßnahmen müssen unter ständiger Kontrolle des Allgemeinzustandes, des Körpergewichts (Überhydrierung vermeiden) und der Harnproduktion vorgenommen werden. Falls die Harnproduktion auf 0,5–2 ml/kg/h steigt, wird die Behandlung mit der Verabreichung von Ringerlaktat- oder Glukose-NaCl-Lösung in der erforderlichen Erhaltungsdosis fortgesetzt. Falls die Harnproduktion trotz Rehydrierung unter 0,5 ml/kg/h bleibt, müssen zusätzliche Maßnahmen zur Ingangsetzung der Niere getroffen werden.

21.3.4 Ingangsetzung der Nierenfunktion bei Anurie

Falls nach genügender Flüssigkeitsversorgung die Diurese unterbleibt, gibt man:

1. Furosemid (Lasix) 2 mg/kg KG i.v.
2. Dopamin 2–5 µg/kg KG/min i.v. in einer Infusionslösung (0,45 % NaCl in Glukoselösung 2,5 %) zur Erhöhung des renalen Blutdurchflusses.

Falls nach 1 h Effekt ausbleibt, wiederholt man Furosemid 4 mg/kg KG i.v. und verdoppelt die Dopamindosierung pro min. Falls Diurese eintritt, wird alle 8 h Furosemid 2 mg/kg verabreicht.

Alternative Methode

20- bis 25%ige Mannitollösung wird 1 bis 2 × im Abstand von 1 h in einer Dosierung von 1–2 ml/kg KG infundiert. Falls damit keine Diurese erzielt wird, hat Mannitol den Nachteil, daß es die Wasserretention fördert. Mannitol- und Furosemidbehandlung lassen sich kombinieren.

Zusätzlich zur Nierenbehandlung muß das *Erbrechen* abgestellt werden mit einem zentral angreifenden Antiemeticum, z. B. Meclozin (Peremesin®, Itinerol®) 20–40 mg/Tier rektal oder Thiethylperazin (Torecan®) 6,5 mg/10 kg KG i.v. oder als Suppositorien zu verabreichen. Ferner gebe man Cimetidine (Tagamet®) 10 mg/kg KG i.v. initial, gefolgt von 5 mg/kg KG alle 12 h zur Dämpfung der Hyperazidität des Magens. Obgleich eine parenterale Hyperalimentation dringend wäre, da sich die Tiere in einer katabolen Stoffwechsellage befinden, wird aus Kostengründen meistens nichts unternommen. Sobald Tiere Nahrung aufnehmen können, wird wie bei einer chronischen Urämie vorgegangen.

Aus Kostengründen oder wegen Aussichtslosigkeit wird von der peritonealen Dialyse meistens Abstand genommen (GRÜNBAUM, 1986; THORNHILL, 1983).

Behandlung der Ursachen

Alle nicht unbedingt erforderlichen Medikamente sind bei den ersten Anzeichen eines Nierenproblems abzusetzen. In allen Fällen von ANI, insbesondere aber bei infektiös bedingten Fällen, sind Antibiotika anzuwenden. Die Wahl richtet sich nach der vorliegenden Infektion, nach der Nierenverträglichkeit und nach dem Ausscheidungsmodus des Antibiotikums. Die Dosis oder das Dosisintervall sind entsprechend dem Schweregrad des Falles anzupassen (Kap. 21.2.3 und *Tab. 21.8*).

21.3.5 Äthylenglykolvergiftung (Frostschutzmittelvergiftung)

(Siehe Kap. 28.3). Falls die Hunde die akute, durch das Gift verursachte Azidose überleben, kommt es zur subakut verlaufenden ANI mit Urämie. In der akuten Phase beobachtet man Abgeschlagenheit, Depression, Inkoordination, Ataxie und Erbrechen, die in Paresen und Koma übergehen können. Etwa ab 6 h nach der Aufnahme des Giftes sind vermehrt Oxalatkristalle im Harnsediment nachweisbar (Kap. 4.6.5).

Nach etwa 24 h treten die Folgen des Harnstoffanstiegs und der Oligurie/Anurie auf. In diesem Stadium kommt eine Behandlung meistens zu spät. In der akuten Phase sind Magenspülungen vorzunehmen (Kap. 28.2). Als Alternative zu der im vorgenannten Unterkapitel genannten Therapie kann wie folgt vorgegangen werden:

1. Sofort 5,5 ml/kg KG einer 20%igen Äthylalkohollösung i.v. und gleichzeitig 8 ml/kg KG einer 5%igen NaHCO₃-Lösung intraperitoneal verabreichen.
2. Diese Maßnahme wird während des ersten Tages alle 4 h, am 2., evtl. 3. alle 6 h wiederholt.
3. Ringerlaktatlösung verabreichen zur Deckung der Flüssigkeitsverluste und des Erhaltungsbedarfes (Harnmenge bestimmen und zur Verhinderung der Hyperhydrierung Tiere wiegen).

Prognose □ Sie ist günstig, falls Hunde nach 12–16 h Anzeichen von Besserung zeigen.

21.4 Pyelonephritis

Definition □ Pyelonephritis (PN) ist eine durch Bakterien verursachte Entzündung des Niereninterstitiums und Nierenbeckens bei fakultativ sekundärem Befall der Tubuli, Gefäße und Glomeruli. Wegen des sekundären Befalles der Tubuli wird PN zu den tubulointerstitiellen Nierenerkrankungen gezählt. Meistens sind beide Nieren befallen.

Pathogenese □ Durch aszendierende, gelegentlich lymphogene und nur selten hämatogene Infektionen kommt es zu einer Pyelitis und meist zusätzlich zu einer multifokalen Nephritis. Aufgrund von Experimenten wird vermutet, daß v.a. Bakterien aus dem Darm, welche an den Schleimhäuten der Harnwege zu haften vermögen, PN hervorrufen können. PN kann ohne ersichtliche morphologische Abnormitäten auftreten = *primäre PN*. Meistens besteht jedoch eine mechanische oder funktionelle Disposition für das Haften der Infektion = *sekundäre PN* (Harnstauung, frühere Traumata, Endometritis, Zystitis, Prostatitis, oder Blasensteinbildung, welche den vesikoureteralen Reflux begünstigt). PN findet sich bei fast allen Hunden mit ektopisch mündenden Ureteren. Eine lymphogene Infektion wird bei PN, die eine Spondylitis begleitet, vermutet. Reflux von kontaminiertem Blasenharn bewirkt nur bei einem relativ kleinen Prozentsatz der betroffenen Nieren PN, woraus hervorgeht, daß neben mechanischen Faktoren noch andere Faktoren eine Rolle spielen. Vermutlich wird eine einmal eingetretene PN durch Autoimmunvorgänge unterhalten. Die Entzündungs- und Fibrosierungsvorgänge bei PN gestalten die Nierenoberfläche höckrig (narbige Einziehungen neben hypertrophierten Nierenbezirken).

Symptome □ PN kann subklinisch verlaufen. Stark verdächtig für akute PN, aber nicht immer vorhanden, sind: Polydipsie/Polyurie in Gegenwart von Fieber, Schmerz in der Nierengegend, Dysurie, Hämaturie und Proteinurie. Ferner bestehen Leukozytose, Bakteriurie (oft okkult) und evtl. Azotämie. Das Vorkommen von granulierten Harnzylindern ist hochverdächtig für PN. Bei chronischer PN stellen sich Abmagerung, starke PU/PD, Anorexie und Urämieanzeichen ein.

Diagnosesicherung □ Keine nicht invasive Spezialmethode ist genügend zuverlässig, um alle Fälle von PN erkennen zu lassen. Für die Praxis eignet sich die intravenöse Urographie. Mit ihr können fortgeschrittene Nierenbecken, Ureter- und Divertikeldilatation sichtbar gemacht werden. Auch Parenchymeinziehungen (Narben) werden damit besser sichtbar. Ein spontaner oder durch Blasenüberfüllung ausgelöster vesikoureteraler Reflux dient als indirekte Diagnoseerhärtung. Nur positive Nierenbiopsiebefunde sind für PN beweisend. Dasselbe gilt für den Nachweis von granulären Nierenzylindern und Bakterien im Urin.

Differentialdiagnose □ Nichtinfektiöse (durch Toxine verursachte) tubulointerstitielle Entzündungen, Niereninfarkte, Prostatitis.

Prognose □ Günstig bei Behebbarkeit der prädisponierenden Faktoren und in leichten Fällen. Ungünstig in fortgeschrittenen Fällen, da die antimikrobiellen Mittel im narbigen Gewebe nur ungenügende Spiegel erreichen.

Behandlung □ Die in *Tabelle 21.8* aufgeführten Antibiotika und Sulfonamide, evtl. in erhöhter Dosierung, müssen bis zur Sterilisierung des Harnes oft wochen- oder monatelang verabreicht werden. Antibiogramme sollten, wenn immer möglich, vor der Behandlung aus Zystozeseharn erstellt werden. Das Harn-pH soll dem Wirkungsoptimum des Antibiotikums angepaßt werden. Die Gabe eines Diuretikums verbessert die Antibiotikadiffusion in das Nierenmark. Nephrotoxische Antibiotika in reduzierten Dosen anwenden (Kap. 21.2.3). Bei einseitiger schwerer PN und Komplikationen wie Nierenbeckenabszessen ist die Nephrektomie zu erwägen. Ebenfalls sind alle prädisponierenden mechanischen Obstruktionen operativ zu sanieren.

Komplikationen □ Endstadiumniere, Nierenabszeß, Nierenbeckenabszeß, Nierenbeckensteinbildung, Septikämie, Diskospondylitis, Prostatitis.

21.5 Glomerulopathien, Glomerulonephritis, Nierenamyloidose, nephrotisches Syndrom

21.5.1 Glomerulopathie und Glomerulonephritis (GN)

Dies sind Sammelbegriffe für verschiedenartige Nierenerkrankungen, die mit Entzündungsvorgängen in den Glomerula und der Bowmanschen Kapseln (Nierenkörperchen) beginnen und später auch Tubuli, Interstitium und Gefäße erfassen.

Histologisch werden verschiedene Arten von GN unterschieden: *Membranöse GN* (Basalmembranverdickung infolge Ablagerung von Immunkomplexen), *membrano-proliferative GN* (Basalmembranveränderungen mit Proliferation der Mesangiumzellen), *mesangioproliferative GN* (Proliferation der Mesangiumzellen), *mesangiosklerosierende GN* (proliferierte Mesangiumzellen erscheinen geschrumpft). *Pathogenetisch* steht beim Hund die *Immunkomplex-GN* (Typ III-Immunreaktion) im Vordergrund (GN ohne faßbare Immunkomplexablagerung ist selten). Die primäre autoimmunbedingte *Antibasalmembran-GN* (Masugi-Nephritis) konnte beim Hund nur experimentell hervorgerufen werden. Bei der Immunkomplex-GN werden bei Antigenüberschuß extrarenal

gebildete zirkulierende Antigen-Antikörperkomplexe (Immunkomplexe), die der Phagozytose im RES entgehen, in den Glomerula abgelagert. Diese Immunkomplexe fixieren Komplement und ziehen damit neutrophile Granulozyten an. Letztere beginnen die Immunkomplexe zu attackieren, wobei durch die freigesetzten lysosomalen Enzyme die Glomerulumstrukturen geschädigt werden. Die proliferativen Entzündungsvorgänge der Mesangiumzellen werden durch ihr Unvermögen, phagozytierte Immunkomplexe abzubauen, hervorgerufen.

Die Antigenquellen für die in der Niere abgelagerten Immunkomplexe können nur in einer Minderzahl der GN-Fälle eruiert werden. Die Antigenbildung kann durch Neoplasien, Pyometra, bakterielle Sepsis, Leishmaniose, Hepatitis contagiosa canis, Pankreatitis und Autoimmunerkrankungen ausgelöst werden. In der Mehrzahl der Fälle liegt eine idiopathische GN vor. Vermutlich spielen auch kongenitale Immunprobleme eine Rolle. In den letzten Jahren wird die früher als selten geltende GN mit zunehmender Häufigkeit diagnostiziert. Häufigkeitsangaben in nicht selektioniertem Sektionsmaterial variieren zwischen 18–90 % (Müller-Peddinghaus et al., 1977).

Symptome ☐ GN kann längere Zeit subklinisch verlaufen, bis es durch den Proteinverlust und die zunehmende Funktionseinschränkung der Glomeruli und später der Tubuli zu Anorexie, Schwäche, Müdigkeit, Gewichtsverlust und Urämiesymptomen kommt. Als Folgen der sich durch den Albuminverlust (bis 20 g/d) einstellenden Hypoproteinämie werden Unterbrust- und evtl. Kopfödeme, Aszites oder Hydrothorax und Thrombozytopenie beobachtet. Im Gegensatz zu anderen schweren Nierenerkrankungen behalten die Nieren lange Zeit ihre normale Größe und glatte Oberfläche bei. Erst in fortgeschrittenen chronischen Stadien kommt es zur Schrumpfnierenbildung.

Laborbefund ☐ Im Vordergrund stehen Proteinurie, Mikrohämaturie und Hypoalbuminämie. Die Proteinurie ist besonders ausgeprägt bei den schweren membranösen GN-Formen (Freudiger, 1986). Das spezifische Gewicht des Harns bewegt sich um 1,025. Im Harnsediment sind keine oder nur wenige Entzündungszellen vorhanden. Im frischen Harn sind evtl. hyaline und wenige Erythrozytenzylinder nachweisbar. Ein Anstieg des Blutcholesterins und der Lipide ist häufig. Das Blutbild kann durch eine Primärkrankheit verändert sein. Relativ häufig findet man in schweren Fällen Hypoalbuminämie und Thrombozytopenie. Harnstoff, Kreatinin und anorganischer P bleiben lange Zeit normal oder sind nur geringfügig erhöht.

Diagnosesicherung ☐ Jede mittelgradige bis starke persistierende Proteinurie in der Abwesenheit von deutlicher Hämaturie und Entzündungsanzeichen im Harnsediment ist mit großer Wahrscheinlichkeit durch eine GN oder Nierenamyloidose bedingt. Das Vorliegen einer der vorerwähnten Primärkrankheiten verstärkt den Verdacht auf GN. Eine sichere Diagnose kann nur anhand einer Nierenbiopsie gestellt werden. Es ist nur sinnvoll, große oder normalgroße Nieren zu biopsieren. Da die fortgeschrittenen Stadien der GN sich kaum oder nicht von den fortgeschrittenen Stadien anderer Nephritiden unterscheiden lassen (Kap. 21.2).

Differentialdiagnose ☐ Pyelonephritis im Anfangsstadium, Nierenamyloidose.

Prognose ☐ Unbestimmt in leichten und mittelschweren Fällen und bei sekundärer GN. Ungünstig in fortgeschrittenen Fällen.

Behandlung ☐ Die ideale Therapie besteht in der Eliminierung der Grundkrankheit, was selten realisierbar ist. Am aussichtsreichsten ist nach unserer Meinung eine konservative Behandlung mit kör-

perlicher Schonung, Nierendiät, die, je nach Eiweißverlust, durch Zugaben von Eigelb oder Fleisch ergänzt wird, eine gute Vitaminversorgung und die Gabe von Anabolika (Kap. 21.2.3). Von fraglichem Wert sind die Heparintherapie 40–400 IE/kg 2 × täglich s.c. und die Verabreichung von Aspirin. In der Absicht, die Immunkomplexbildung zu hemmen, wurde die Anwendung von Glukokortikoiden oder Zytostatika empfohlen. Es gibt aber keine Beweise für die Wirksamkeit dieser Therapien. Empfohlen wird Prednisolon 0,5–1 mg/kg 2 × täglich für 2–4 Wochen, dann 1–2 mg/kg jeden 2. Tag. Falls Proteinurie, Harnstoff- und Kreatininspiegel sinken, kann man die Dosis im Verlauf von 8 Wochen auf 0,5 mg/kg/ d morgens reduzieren. *Glukokortikoid-Kontraindikationen:* Harnstofferhöhung (erhöhter Eiweißkatabolismus), Thromboembolismus, Magen-Darm-Ulzera, Infektionen, iatrogene Addison-Krankheit.

Cyclophosphamid wird an 4 aufeinander folgenden Tagen der Woche 1,5 mg/kg KG (Hunde > 25 kg) und 2,0 mg/kg (Hunde > 5 kg) und 2,5 mg/ kg (Hunde < 5 kg) gegeben. Azathioprin (Imurek®) kann täglich 2 mg/kg p.o. verabreicht werden. Nach Besserung wird nur noch jeden 2. Tag behandelt. Dabei kann Azathioprin und Prednisolon abwechselnd gegeben werden. Die Cyclosporinbehandlung befindet sich im Versuchsstadium.

Behandlung des nephrotischen Syndroms: siehe Kap. 21.5.3.

Komplikationen ☐ Nephrotisches Syndrom, Lungenthrombose.

21.5.2 Nierenamyloidose

Definition ☐ Nierenamyloidose ist eine nicht entzündliche, vorerst glomeruläre, später ischämische und tubuläre Störung, welche durch Ablagerung von Amyloid in den Nieren zustande kommt. Amyloid ist ein fibrillärer Protein-Polysaccharid-Komplex, der in verschiedenen Organen – beim Hund bevorzugt in den Nieren – abgelagert werden kann. Die Amyloidablagerung beginnt in den Glomeruli, bewirkt eine starke Proteinurie infolge Basalmembranveränderungen und kann zum nephrotischen Syndrom führen. Die Amyloidablagerung in den Gefäßen und Basalmembranen der Nierentubuli führt zu einer interstitiellen Nephritis, Verödung der Glomeruli und Niereninsuffizienz.

Die Amyloidbildung kann idiopathisch (am häufigsten), durch immunologische oder durch mit einer chronischen Grundkrankheit verbundene entzündliche, infektiöse oder neoplastische Prozesse zustande kommen.

Symptome □ Die klinischen und Laborveränderungen sind anfänglich die gleichen wie bei einer schweren Glomerulonephritis. In den fortgeschrittenen Stadien gleichen sie der Nephrose oder der chronischen Niereninsuffizienz. Die Niere ist anfänglich normal groß oder vergrößert, später verkleinert.

Diagnosesicherung □ Sie kann nur durch eine Nierenbiopsie erfolgen.

Prognose □ Ungünstig, da Verlauf progredient ist.

Behandlung □ Eine spezifische Therapie ist nicht bekannt. Es wurde versucht, die Amyloidfibrillen mit DMSO (Dimethylsulfoxid) zu lösen und eine Entzündungshemmung zu erzielen. Kontrollierte Ergebnisse liegen noch nicht vor.

21.5.3 Nephrotisches Syndrom

Definition □ Unter dem nephrotischen Syndrom (NS) versteht man ein Krankheitsbild, bei dem es infolge einer Glomerulopathie zu einer massiven Proteinurie, verbunden mit Hypoalbuminämie, Hypercholesterinämie, Ödembildung und Aszites kommt.

Ursache □ Die Hauptursachen beim Hund sind die Glomerulonephritis und Nierenamyloidose.

Pathogenese □ Infolge der erhöhten Permeabilität der Glomerulummembran kommt es zu Eiweißverlust, Hypoproteinämie (v.a. Albumin vermindert < 20 g/l) und damit zu einer Erniedrigung des onkotischen Druckes. Der verminderte onkotische Druck führt zur Bildung von Ödemen und Ergüssen in Körperhöhlen (v.a. Aszites) und zum Abfall des extrazellulären Flüssigkeitsvolumens. Damit vermindert sich die Nierendurchblutung, was zur Aktivierung des Renin-Angiotensinsystems und zur vermehrten Aldosteronausschüttung führt. In der Folge kommt es zur Salz- und Wasserretention und zu einem arteriellen Blutdruckanstieg.

Symptome □ Sie sind ähnlich wie bei Glomerulonephritis. Hinzu kommen Ödeme, Körperhöhlenergüsse und verschiedene Komplikationen. Im Vordergrund stehen periodische Durchfälle und eine erhöhte Blutgerinnungsneigung, welche v.a. zu Lungenthromboembolie führen kann. Die Ursachen dafür liegen in einem Ungleichgewicht zwischen gerinnungsfördernden (Fibrinogenzunahme) und gerinnungshemmenden Faktoren (Abfall von Antithrombin III) und weiteren Faktoren, wie Austrocknung, Infektionen, usw. Die Hypoalbuminämie fördert die Tendenz der Thrombozyten zu agglutinieren und bewirkt dadurch einen Thrombozytenabfall.

Diagnosesicherung □ I. d. R. ist die Diagnose aufgrund der Proteinurie leicht zu erbringen und kann durch eine Nierenbiopsie erhärtet werden.

Differentialdiagnose □ Malabsorption (alle Proteinfraktionen, nicht nur Albumin erniedrigt, zusätzlich bestehen Durchfallprobleme); Leberzirrhose (Kap. 19.5.5) und Rechtsherzinsuffizienz (Kap. 15.2.2).

Prognose □ Immer ungünstig.

Behandlung □ Siehe unter Glomerulonephritis. Zusätzlich verabreicht man Diuretika, bevorzugt Spironolakton (Aldactone®) 1 × 2 mg/kg KG 2 × täglich oder in zweiter Linie Furosemid (Lasix®) 2–4 mg/kg 2 × täglich. Man erreicht damit gleichzeitig Ödemausschwemmung und Blutdrucksenkung. Bei einer erhöhten Gerinnungstendenz werden 10–20 I. E./kg KG Heparin 2 × täglich s.c. und bei Thrombozytopenie 5–20 mg/kg KG Aspirin 1–2 × täglich p.o. verabreicht.

21.6 Kongenitale Nierenerkrankungen

In einer Mehrzahl der Fälle treten kongenitale Nierenerkrankungen familiär gehäuft bei Rassehunden auf, so daß man eine vererbbare Disposition teils vermuten, teils auch nachweisen kann. Nierenanomalien können aber auch durch intrauterine Fehlentwicklungen entstehen. Es ist bezeichnend, daß eine Reihe der bekannten Nierenanomalien sich allmählich entwickeln bei der Geburt scheinbar normalen Nieren. In *Tabelle 21.6* sind einige Rassen und die bei ihnen vorkommenden Anomalien zusammengefaßt.

Weitere Rassen, die von Nierenrindenhypopla-sie bzw. Dysplasie betroffen werden können: Deutscher Schäferhund, Alaskan Malamute, Keeshond, Deutsche Dogge, Dobermann Pinscher und Großpudel. Bei Cairn Terriers ist eine familiäre polyzystische Erkrankung der Niere und Leber beobachtet worden (McKenna et al., 1980). In den meisten Fällen ist der Erbgang unbekannt; es könnte sich z. T. auch um intrauterin erworbene Störungen handeln.

Tab. 21.6. Von Nierenanomalien betroffene Hunderassen

Rasse	Alter, in dem die Störung erkannt wird, sowie wichtigste Veränderungen
Cocker Spaniel	2 Monate bis 2 Jahre. Allmählich auftretende Verdünnung der Nierenrinde (progressive zystische glomeruläre Atrophie und Sklerose mit tubulärer Dilatation und Atrophie, Freudiger, 1965).
Beagle	Von Geburt an bestehende einseitige Nierenaplasie, ohne Symptome.
Norwegischer Elchhund	1–5 Jahre. Allmähliche progressive glomeruläre Atrophie, Sklerose und interstitielle Fibrose.
Pekinese, Shi Tzu, Lhasa Apso	6 Monate bis 2 Jahre. Reduzierte Anzahl Glomeruli und kleine oder nicht ausgereifte Glomeruli, dazu Fibrose im Interstitium des Markes.
Samoyede	Rüden unter einem Jahr, Hündinnen älter (5 Jahre) und weniger stark betroffen. Ähnlich wie bei Shi Tzu.

21.6.1 Zystennieren

Es handelt sich um eine relativ seltene, bei verschiedenen Rassen auftretende Mißbildung, die dadurch entsteht, daß zwischen den harnbildenden und harnableitenden Teilen des Nephrons die Verbindung fehlt. Die Zysten sind einige mm bis cm groß und multipel, selten größer und solitär. Es kommt über Jahre zur Kompression des funktionellen Gewebes. Evtl. kann man eine höckrige Niere palpieren und die Zysten im Urogramm oder mit Ultraschall nachweisen.

Symptome □ Die Störungen, welche bei erwachsenen Junghunden in Erscheinung treten, unterscheiden sich kaum von denjenigen bei chronischer Niereninsuffizienz (Kap. 21.2). Treten die kongenital bedingten Ausfälle hingegen bereits während der Wachstumsperiode auf, so können Minderwuchs und besonders schwere Fälle von fibröser Osteodystrophie beobachtet werden. Mit den klinischen Störungen sind oft Proteinurie, Hyperphosphatämie, Hyperkalzämie und z. T. Glykosurie verbunden. Vereinzelt wird auch über Retinaablösung (Spaniel) und renale Hypertension berichtet (Davenport et al., 1986).

Diagnosesicherung □ Anhand des meist jungen Alters, in dem die Niereninsuffizienz auftritt, und der Rasse kann bereits ein starker Verdacht geäußert werden. Die endgültige Diagnose kann nur histologisch gestellt werden.

Differentialdiagnose □ V. a. chronische interstitielle Nephritis.

Behandlung □ Siehe Kap. 21.2.3.

Prophylaxe □ Züchterische Maßnahmen.

21.6.2 Tubuläre Transportdefekte

Am besten bekannt ist der hereditäre Defekt der tubulären Zystinrückresorption, der bei Dackel- und Bassetrüden, z. T. auch beim Barsoi, zur Harnsteinbildung führt (Kap. 21.10). Mit dem Defekt der Zystinresorption ist ferner auch ein Verlust von Threonin, Serin und Lysin verbunden.

21.6.3 Renale Glykosurie

Es kommt in diesen sehr seltenen Fällen zum Auftreten von Glukose im Harn in Abwesenheit einer Hyperglykämie (Bovée et al., 1979). Behandlung ist nicht erforderlich.

21.6.4 Zystadenokarzinom mit nodulärer Dermatofibrose

Es handelt sich um eine familiäre, bislang nur bei älteren Deutschen Schäferhunden beobachtete, vermutlich autosomal dominant vererbte Krankheit. Es scheinen nur Nachkommen eines einzigen Rüden befallen zu werden (Krieger et al., 1985). Die Zystadenokarzinome können ein- oder beidseitig vorkommen und metastasieren.

Symptome □ Inappetenz, Erbrechen, Durchfall, Polydipsie, Hämaturie, Proteinurie und eine infolge des Vorhandenseins von Knoten vergrößerte Niere. Dazu bestehen Knoten, die in der Haut und Unterhaut bis zu 4 cm Durchmesser erreichen können. Da die Hunde diese Knoten belecken, entstehen Entzündungen und Phlegmonen. Röntgenologisch lassen sich die Knoten der Niere evtl. im Urogramm erkennen.

Laborbefund □ Blutleukozytose, evtl. leichte Anämie. Der Serumharnstoff ist oft normal, das Harnsediment ist nicht typisch verändert.

Diagnosesicherung □ Sie kann nur histologisch

erfolgen. Das gleichzeitige Vorkommen von Haut- und Nierenveränderungen bei einem Deutschen Schäferhund ist aber pathonomonisch.

Behandlung □ Keine.

21.7   Hydronephrose (obstruktive Uropathie)

Definition □ Unter Hydronephrose (Wassersackniere) versteht man eine irreversible Erweiterung des Nierenbeckens mit Parenchymschwund infolge Druckatrophie. Von entscheidender Bedeutung ist, daß die Niere bei einer partiellen oder totalen Obstruktion weiterhin Harn produziert. Dieser Harn wird zum Teil durch Venen, Lymphgefäße und das Interstitium resorbiert, zum Teil bewirkt

der Rückstau des sich ansammelnden Harnes, Dilatation des Nierenbeckens und der Nierentubuli. Das Nierenparenchym wird zwischen dem sich ausweitenden Nierenbecken und der nur langsam nachgebenden Nierenkapsel komprimiert *(Abb. 21.1)*, was zu Gefäßkompression, Minderdurchblutung und letztlich zu Gewebeatrophie und evtl. Nekrose führt. Die Glomeruli werden von diesem Geschehen erst zuletzt betroffen. Zusätzlich zu den in *Tab. 21.7* aufgeführten Ursachen kann eine partielle Obstruktion über einige cm Länge oder eine gestörte Ureterenperistaltik zu Hydronephrose führen. Häufig findet man keine Ursache (idiopathische Fälle).

Tab. 21.7. Ursachen von Hydronephrose (H)

Kongenitale H	Nierenbeckenkonkremente
Ureteratresie	Dioctyma renale (Riesen-
Nierenverlagerung	palisadenwurm)
Gefäßbedingte Ureter-	Harnblasenquetschung
abschnürung	Harnblasenverlagerung
Ektopische Ureteren-	Harnblasentumoren
mündung	Harnblasenlähmung
	Prostatakarzinome
Erworbene H	Prostatazysten
Ureterenobstruktion	Urethraobstruktionen
Harnkonkremente	
Strikturen	
Ureterenkompression	
Tumoren, Abszesse	
Versehentliche Ligierung	
der Ureteren bei	
Hysterektomie	

Symptome □ H. kann, v.a. wenn sie einseitig auftritt, völlig symptomlos verlaufen, bis dem Besitzer eine abdominale Masse auffällt. Beidseitige H. bewirkt früher oder später Symptome einer chronischen Niereninsuffizienz (Kap. 21.2.2) und Abdomenvergrößerung. Zu den Nierensymptomen hinzu kommen, je nach Verlauf und Ursache, die durch die Grundkrankheit evtl. hervorgerufenen Störungen wie sublumbale Schmerzen, Kolik, Dysurie, Hämaturie, usw. Bei Infektionen (Pyonephrose, Pyelitis) tritt Fieber auf.

Differentialdiagnose □ Polyzystische Nieren, Nierentumoren.

Diagnosesicherung □ Sie bereitet nur im Beginnstadium Probleme. Die Nierenbeckenausweitung und die Kompression und Atrophie des Gewebes lassen sich in einer Urographie darstellen. H. läßt sich auch durch Nierenpunktion nachweisen.

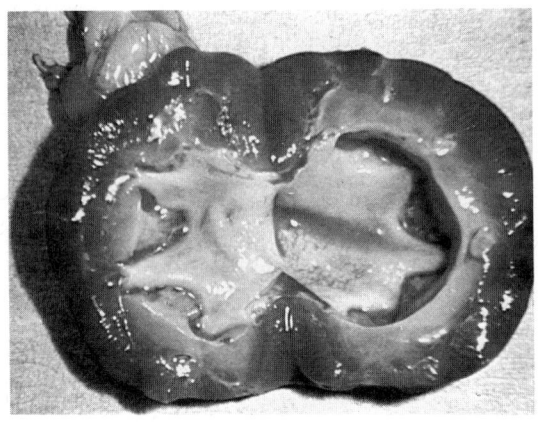

Abb. 21.1. Hydronephrose bei einem viermonatigen Keeshoundrüden mit Ureterenobstruktion durch Konkremente

Prognose □ Einseitige H. gut, da die gegenüberliegende Niere meistens hypertrophiert. Bei beidseitiger Hydronephrose spielt es eine Rolle, wie gut sich das noch verbleibende Nierenparenchym nach Behebung der Obstruktion zu erholen vermag. Dauerte letztere länger als 6–7 Tage, so tritt nur partielle Erholung ein. Bei totaler, längerdauernder Obstruktion wird die Niere zu einem uringefüllten Sack; bei verspäteter Behebung der Abflußbehinderung bleibt eine kleine atrophische Niere zurück.

Behandlung □ Wenn eruierbar, soll die Abflußbehinderung behoben werden. Bei einseitiger H. wird Nephrektomie durchgeführt. Es gibt keine

Behandlung bei fortgeschrittener Parenchymatrophie.

21.8   Nierentumoren

Primäre Nierentumoren sind selten. Sie machen nur 0,3–1,7 % aller Tumoren beim Hund aus. Am häufigsten sind Adenokarzinome (Lucke & Kelly, 1976). Sie kommen bei Rüden etwas häufiger als bei Hündinnen vor und treten vermehrt im Alter von 6–8 Jahren auf. Karzinome haben eine hohe Metastasierungstendenz, die v.a. die Lunge betrifft. Nephroblastome (embryonale Nephrome) sind ca. 4mal seltener als Karzinome und treten im ersten Lebensjahr auf. Sie sind ebenfalls sehr bösartig und haben eine hohe Metastasierungstendenz in die Lunge. Lymphosarkome sind relativ selten. Metastasierung von Tumoren in die Niere ist häufig *(Abb. 21.2)*. Nebennierentumoren wachsen häufig in die Niere ein.

Symptome □ Da die meisten primären Nierentumoren anfänglich symptomlos verlaufen, werden sie erst in fortgeschrittenen Stadien diagnostiziert. Einige Tumoren (ca. 20 %) führen zu Mikro- oder Makrohämaturie, die ohne die bei Zystitis meistens vorhandene Dysurie einhergeht. Bemerkenswert ist ferner, daß wegen des einseitigen Vorkommens der Tumoren Serumharnstoff und Kreatinin oft lange Zeit normal bleiben. Spezifisches Merkmal ist eine Nierenvergrößerung, die aber nur in etwa 20 % der Fälle bemerkt wird. Bei Nephroblastom ist dies das zuverlässigste Symptom (in ca. 65 % der Fälle). Zusätzlich bestehen unspezifische Symptome wie Anorexie oder Abmagerung. Es kann vorkommen, daß die Symptome der Lungenmetastasen die ersten Anzeichen eines bösartigen Geschehens sind. Nierenmetastasen verursachen selten klinische Symptome.

Diagnosesicherung □ Nur durch Nierenbiopsie oder Laparotomie zu erbringen, da Blutungen, Zysten, lokale Hyperplasien und Pyo- oder Hydronephrosen täuschend ähnlich aussehen können. Mit einer Urographie kann manchmal der Ver-

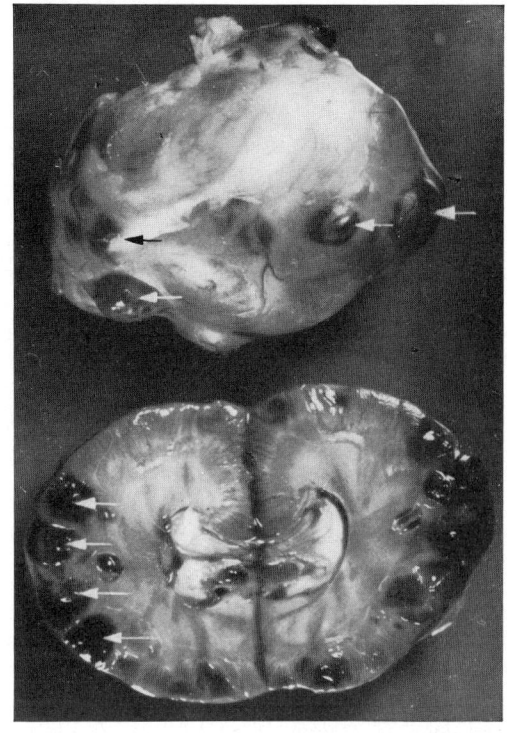

Abb. 21.2. Nierentumor. Hämangiosarkom (Diagnose Renk)

dacht auf einen Tumor bestärkt werden. Falls Lungenmetastasen zusammen mit einer renalen Masse auftreten, kann die Diagnose ebenfalls als gesichert angesehen werden.

Prognose □ Ungünstig, sobald Fernmetastasen aufgetreten sind, sonst vorsichtig.

Behandlung □ Möglichst frühzeitige Nephrektomie.

21.9   Entzündungen und Tumoren der ableitenden Harnwege, Ureteritis, Zystitis, Urethritis

Eine genaue anatomische Lokalisation von Entzündungen der ableitenden Harnwege (AHW) ist klinisch schwer durchführbar und für die Behandlung von geringer Bedeutung, weil oft alle Abschnitte der AHW betroffen sind. Die nachfolgen-

de Einteilung vermag daher den Erfordernissen der Praxis zu genügen:

1. *akute unkomplizierte* (primäre) AHW-Erkrankungen;

2. *akute komplizierte* (sekundäre) AHW-Erkrankungen;
3. chronische Entzündungen der AHW;
4. *Rezidive* (immer derselbe Mikroorganismus isoliert);
5. *Reinfektionen* (stets ein anderer Mikroorganismus isoliert).

Nach der *Harnbeschaffenheit* unterscheidet man katarrhalische, purulente und hämorrhagische Zystitisformen.

21.9.1   Akute Urethritis, Zystitis

Untersuchung □ Mit der klinischen Untersuchung soll zunächst der Ursprung der Symptome in den AHW lokalisiert und entschieden werden, ob es sich um ein primäres oder sekundäres Problem handelt, indem nach prädisponierenden Momenten gesucht wird. Die Anamnese erlaubt meistens eine Unterscheidung zwischen akuten und chronischen Zystitiden. Bei sekundären, chronischen oder komplizierten AHW-Erkrankungen ist vor einem Behandlungsversuch eine Allgemeinuntersuchung auf resistenzmindernde Krankheiten und eine genaue Abklärung mit Spezialmethoden (Zytologie, Röntgen, Ultraschall, Biopsie, Untersuchung von Prostata oder Gebärmutter) durchzuführen. Eine Behandlung derartiger Fälle ohne Berücksichtigung der möglichen strukturellen (Obstruktionen, Steine) und/oder funktionellen (Harnstase) prädisponierenden Momente führt zu Mißerfolgen, Rezidiven oder Reinfektionen.

Symptome □ Sie können gelegentlich fehlen oder es bestehen Harnabsatzstörungen: Strangurie (Harndrang), tropfenweiser Absatz (Dysurie), Pollakisurie oder evtl. Harninkontinenz. Harnblasenwand kann schmerzhaft sein und sich in chronischen Fällen verdickt und hart anfühlen. Die chronische Zystitis manifestiert sich entweder in einem protrahierten Verlauf oder als akute Schübe. Allgemeinstörungen fehlen, solange die Entzündung auf die Schleimhäute der AHW beschränkt bleibt (katarrhalische Entzündungen). Bei tiefen oder komplizierten Entzündungen treten manchmal ähnliche Symptome wie bei Nephritis auf. Entscheidend sind die *Harnbefunde*, wobei bei Urethritis v.a. der Anfangsharn, bei Zystitis der Endharn am stärksten grobsinnlich verändert sein kann. Es bestehen Hämaturie, Proteinurie (aufgelöste Zellen), Harnsedimentvermehrung, Pyurie und/oder Bakteriurie. Sehr häufig ist der Harn getrübt und/oder rötlich. Harn ist oft Nitrit-positiv. Diagnostisch entscheidend ist die Harnsedimentuntersuchung und Differenzierung der vorhandenen Zellen im Nativpräparat oder nach Anfärbung mit Sedicolor® (Dr. Molter, Heidelberg)

(Kap. 4.6.5). Das spez. Gewicht ist oft unverändert und das pH bleibt amphoter oder wird alkalisch. Nicht jede AHW-Entzündung geht mit Bakteriurie oder Pyurie einher. Die emphysematöse Zystitis wird v. a. bei Diabetes mellitus durch Glukose-vergärende E. coli verursacht.

Bei *akuten katarrhalischen AHW-Entzündungen* genügt es, beim ersten Auftreten klinisch auf Komplikationen zu untersuchen, den Harn zu analysieren und anschließend einen Therapieversuch zu machen (s. *Tab. 21.8*).

Bei *schweren, eitrigen, hämorrhagischen und/ oder chronischen bzw. rezidierenden AHW-Entzündungen* müssen die Untersuchungsergebnisse durch Urinkultur (möglichst quantitativ), Antibiogramme, Röntgenuntersuchungen (Leerbild gefolgt von Urethrozystogramm mit positivem Kontrastmittel oder Doppelkontraststudie, evtl. Urogramm) oder Ultraschalluntersuchung ergänzt werden. Harnsteine, Tumoren, bei Rüden Prostataveränderungen und bei der Hündin Gebärmutterleiden müssen unbedingt differentialdiagnostisch ausgeschlossen werden, da ähnliche Harnveränderungen vorliegen können. Viele Zystitis-Rezidiven sind durch eine Prostatitis bedingt, da bei Prostataleiden die antiinfektiöse Komponente des Prostatasekretes fehlen kann. Komplikationen wie Ulzerationen oder Wucherungen der Blasenmukosa, diffuse oder balkenförmige Wandverdickungen kommen bei langdauernden Fällen vor.

Diagnosesicherung □ Bei unkomplizierten AHW-Erkrankungen durch sofortiges Ansprechen auf die Behandlung. Bei rezidierenden oder komplizierten AHW sind es v.a. harnbakteriologische, Röntgenkontrast- und Ultraschalluntersuchungen, welche die auslösende Ursache anzeigen.

Ursachen und prädisponierende Momente

Hündinnen (insbesondere ältere kastrierte Hündinnen mit kurzer Urethra) sind häufiger betroffen als kastrierte Rüden, und diese wiederum seltener als unkastrierte Rüden. Frühere Traumata, Abwehrschwäche (IgA-Mangel), Sphinkterenschwäche und unvollständige Blasenentleerung begünstigen Infektionen. Von den möglichen Infektionswegen ist die aufsteigende Infektion die häufigste. Relativ selten sind deszendierende (nach einer Pyelonephritis), lymphogene oder hämatogene Infektionen und Einwanderung von Erregern aus der Umgebung. Aufsteigende Infektionen werden begünstigt durch: Obstruktionen der Urethra, ektopische Ureteren, Vaginitis, Pyometra (RENK, 1971), Blasenlähmungen, Verklebung der Blase mit Bauchdecke, Prostatitis, unvollständige Blasenentleerung infolge Blasendivertikeln oder Tumoren, Irritationen durch Harnsteine und Katheter (iatrogene Keimeinschleppung durch Katheterisierung spielt wichtige Rolle bei Hündin-

Tab. 21.8. Antimikrobielle Behandlung bei Harnapparatinfektionen (Ling, 1984; Chew & Dibartola, 1986; u. a.)

Antiinfektivum	Dosierung pro kg KG Applikationsart	Bevorzugtes Mittel bei Infektion mit	Optimales Harn-pH
Trimetoprim-Sulfamethoxazol	15 mg 2 ×/d p.o.	E. coli, Staph., Klebsiellen Proteus	7,5–8
Procain-Penicillin G Penicillin V	40 000 U 2 ×/d s.c., i.m. 10 mg 3 ×/d p.o.	Staph., Streptokokken, Proteus, evtl. E. coli	6–6,5
Ampicillin Amoxicillin	10 mg 3 ×/d p.o. 10 mg 3 ×/d p.o.	Staph., E. coli, Proteus, Staph., Streptokokken	5,5–6,5 *
Amoxicillinclavulanat Cloxacillin	15 mg 3 ×/d p.o. 10 mg 3 ×/d p.o.	resistente Staph.	*
Chloramphenicol**	40 mg 3 ×/d p.o.	Staph., Streptokokken	7,5–8
Tetrazyklin Doxycyclin	15 mg 3 ×/d p.o. 5 mg 3 ×/d p.o.	Pseudomonas, E. coli	6–7
Cephalexin	10 mg 3 ×/d p.o.	Klebsiellen	*
Gentamicin	2,5 mg 3 ×/d s.c.	Resistente Keime jeder Art	7,5–8
Spiramycin Tylosin	25 mg 2 ×/d p.o. 15 mg 3 ×/d p.o.	Mycoplasmen	* *
Nitrofurantoin	5 mg jeden Abend	Rezidivprophylaxe	6

* keine Angaben oder pH unwichtig
** Mittel der Wahl beim Vorliegen von Prostatitis

nen), endo- oder exogenen Glukokortikoidüberschuß, Diabetes mellitus und chemische Irritationen durch ausgeschiedene Medikamente (Zytostatika).

Ein Großteil der bei AHW-Infektionen beteiligten Bakterien stammen aus der unmittelbaren Umgebung (Vagina, Darm, Präputium). Es handelt sich um fakultativ pathogene gramnegative Keime (E. coli, Proteus, Klebsiellen, Pseudomonas) und z. T. Staphylokokken oder Streptokokken, die sowohl an der Schleimhaut haften als auch diese penetrieren können. Mykoplasmen spielen eine gewisse Rolle. Selten sind Parasiten (Capillaria plicata).

Differentialdiagnose □ Prostatitis, Harnsteine, Tumoren, Pyometra (offene), Hitze der Hündin, Präputialkatarrh, Fehldiagnose durch Kontamination bei Harnentnahme (Kap. 21.1.2).

Komplikationen □ Tiefe Blasenwandentzündungen (Nekrose) und Allgemeinstörungen mit Azotämie, Blasenlähmung, sekundäre Harnsteinbildung, emphysematöse Zystitis (Infektion mit glukosevergärenden E. coli bei Diabetes mellitus oder Infektion mit Gasbildnern). Reflux von Blasenharn in die Ureteren und Nieren während des Harnabsatzes ist häufig eine Folge von Entzündungen an den Ureterenmündungen. Vesikoureteraler

Reflux kann eine Pyelonephritisentstehung begünstigen.

Prognose □ Günstig für unkomplizierte Fälle und falls prädisponierende Momente korrigierbar sind.

Behandlung □ (Ling, 1984). *Unkomplizierte* Fälle mit Trimethoprim-Sulfakombination oder Penicillin behandeln *(Tab. 21.8)*. In *komplizierten Fällen* begünstigende Faktoren wie Harnsteine, Blasendivertikel, Entleerungsstörungen baldmöglichst beseitigen.

Zystitis infolge Capillaria plicata Befall wird mit Fenbendazol (Panacur®) 50 mg/kg während 3–5 d p.o. behandelt.

21.9.2 Behandlung von Rezidiven, Reinfektionen, chronischen AHW-Infektionen

Harn für Urinkultur und Antibiogramm entnehmen und Behandlung beginnen mit geeignet erscheinendem Breitspektrummedikament. Dann aufgrund der Erregerisolierung und des Antibiogrammes umstellen auf Medikament der Wahl *(Tab. 21.8)* für mindestens 14 Tage bis 3 Wochen. Falls keine klinische Besserung beobachtbar während der Behandlung, erneute Harnkultur anlegen. Ansonsten Harnkultur 3–5 d nach Absetzen der Behandlung. Weiterbestehen von erhöhten Leukozytenzahlen weniger als 8 d über das Behandlungsende hinaus ist unbedenklich. Es ist zu beachten, daß viele Antibiotika in 50–100fach konzentrierter Menge im Harn ausgeschieden werden und daher viele »resistente« Keime im Harn gehemmt oder abgetötet werden. Antibiotika sollen möglichst lange in der Blase zurückgehalten werden.

Bei chronischen, nichtinfektiösen Zystitiden: Blase entleeren und Spülung mit Argent. nitric. 20 ml Lösung 1 % gefolgt von NaCl-Lösung. Blasenspülungen mit Antibiotika sind von zweifelhaftem Wert, ebenso Mikro- oder Kurzwellenbehandlung bei chronischer Zystitis. *Lokalisierte chronische Zystitis:* befallene Stelle operativ entfernen.

Rezidivprophylaxe bei unkomplizierten multiplen Rezidiv- oder Reinfektionsfällen: Trimethoprim-Sulfa 6 mg/kg oder Nitrofurantoin 5 mg/kg jeweils abends nach dem letzten Hinausgehen.

Infektionen mit mehreren Keimen (ca. 20 % aller Fälle): Eine Infektion nach der anderen behandeln. Gewisse Antibiotika könnten sich bei Kombination gegenseitig hemmen.

Ansäuerung des Harnes bei Penicillinen und Tetracyclinen, ferner Staph.-, Proteus- und Pseudomonasinfektionen indiziert (Vit. C 0,4–1,5 g/d; Ammoniumchlorid oder Chloräthamin 100 mg/kg 2 × täglich; Methionin 0,6–3,0 g/d, im Futter oder im Anschluß daran geben).

Schmerzmittel: Metamizol (Novalgin®) 0,5 bis 2,5 g/Hund, Phenylbutazon 10 mg/kg 2 × täglich für 2–3 d.

Harnblasendivertikel. Aussackungen der Blasenwand, welche die Retention von Restharn begünstigt. *Behandlung:* Chirurgisch exzidieren.

21.9.3 Harnblasentumoren (HBT)

Gutartige, entzündliche Wucherungen und Polypen werden gelegentlich mit HBT verwechselt. HBT sind überwiegend primär und bösartig, aber selten metastatisch (Prostatatumoren) bedingt. Übergangsepithel-Karzinome überwiegen deutlich gegenüber Plattenepithel-Karzinomen, Leiomyomen und Fibromen.

Symptome □ Im Vordergrund stehen rezidivierende therapieresistente Hämaturie und Symptome von chronischer Zystitis. Inkontinenz oder Obstruktionen und Harnverhalten (besonders Hündin) werden durch Einwachsen der Tumoren in Blasenhals und Urethra hervorgerufen.

Diagnosesicherung □ Harnsedimentuntersuchung auf Tumorzellen, Röntgendoppelkontraststudien oder Probezystotomie. Gelegentlich palpatorisch fühlbare Massen.

Komplikationen □ Vesikoureteraler Reflux, Hydronephrose, postrenale Urämie.

Differentialdiagnose □ Chronische Zystitis, Blutgerinnungsstörungen, Vaginaltumoren, Urethratumoren, Harnblasensteine, Uterusstumpfabszesse oder Granulome nach Hysterektomie, Verwachsungen von Blase mit Bauchwand, Nierentumoren.

Prognose □ Ungünstig für bösartige Tumoren, v.a. solche im Blasenhals.

Behandlung □ Falls Tumor lokal abgrenzbar ist, chirurgische Exzision im gesunden Gewebe, evtl. müssen Ureteren reimplantiert werden. NIEMAND (1984) empfiehlt die Benutzung eines Thermokauters für gutartige Geschwülste.

Urethratumoren

Sie entstehen durch Implantation von Harnblasen- oder Prostatatumorzellen. Vorkommen ist selten. *Symptome:* Inkontinenz bei Hündin, Obstruktion beim Rüden. Falls keine Zytoskopie (Hündin) vorgenommen werden kann, ist lediglich eine Verdachtsdiagnose zu stellen.

Prognose □ fast immer ungünstig.

21.10 Blasen-, Nieren- und Urethrasteine, Urolithiasis, Harnkonkremente

Mit *Urolithiasis* wird eine Harnsteinbildung in Nieren, Ureteren oder Blase bezeichnet. Harnsteinbildung kann die Folge oder Ursache von chronischen Entzündungen der ableitenden Harnwege sein. Die Häufigkeit der Harnsteinentstehung ist von Rasse zu Rasse und Region zu Region verschieden. Sie hängt von genetischen, metabolischen, Umgebungs- und Fütterungsfaktoren ab.

Harnblasensteine sind die häufigsten Harnkonkremente. Sie reizen die Schleimhaut und führen bei Abgang via Urethra zu Harnwegobstruktionen bei Rüden. Es kommen vor: Mg-Ammoniumphos-

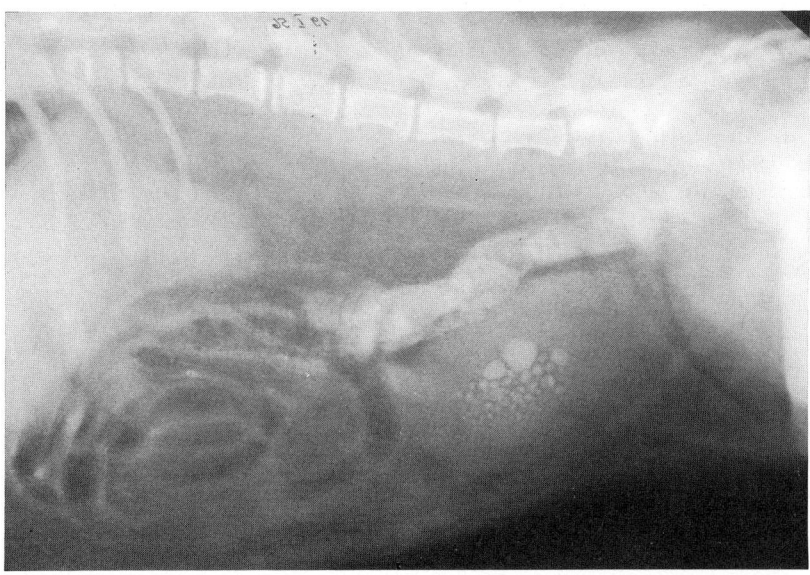

Abb. 21.3. Blasensteine und Blasengrieß (Pekinese)

phat- oder Struvitsteine (70–90 % aller Steine), Ca-Oxalatsteine (5–8 %); Ca-Phosphatsteine (1–3 %), Uratsteine (2–4 %), rasseabhängig), Zystinsteine (2–22 %, rasseabhängig, 95 % Rüden), Silikatsteine (1–3 %) und gemischte Steine (5–10 %).

21.10.1 Urolithiasis

Symptome □ Je nach Geschlecht verschieden, Harnröhrenobstruktionen sind auf Rüden beschränkt (lange, gebogene Urethra, Os penis). Dabei kommt es zu partiellem Sistieren des Harnabsatzes, schmerzhaftem, tropfenweisem Harnabsatz (Strangurie) oder Blasen- und Abdomendilatation nach totaler Obstruktion (Retentio urinae). Bei Bestehenbleiben der Urethraobstruktion kommt es innerhalb 48 h zur postrenalen Azotämie und zu schweren Allgemeinstörungen. Blasenrupturen infolge Urolithiasis sind beim Hund selten. Bei der Hündin fehlen Obstruktionen und Pollakisurie. Hämaturie im Anfangs- oder Endharn, Strangurie, Dysurie, Palpationsschmerzen und evtl. eine gespannte Blase stehen im Vordergrund. Blasensteine können auch lange Zeit unerkannt bleiben und zufällig, z. B. bei Cushing-Syndrom, entdeckt werden. Struvitsteine werden bei prädisponierten Rassen (Schnauzer) bereits im Welpenalter beobachtbar. Weitere Rassenprädispositionen sind: Dackelrüden und Bassetrüden (Zystinsteine), Dalmatiner (Uratsteine).

Harnstatus □ Mikrohämaturie bis schwerste Hämaturie, Entzündungsanzeichen, häufig alkalisches pH und Kristallurie (siehe Laborfachbücher und *Abb. 4.15–4.17*).

Diagnosesicherung □ Röntgenleerbild von Blase und Urethra ist bei röntgendichten Steinen Methode der Wahl *(Abb. 21.3)*. In unklaren Fällen und bei wenig mineralisierten Konkrementen können Urethro-Zystogramme mit positiven Kontrastmitteln oder Doppelkontraststudien durchgeführt werden (Luftblasen können Steine vortäuschen, sind sechseckig, haften an Blasenmukosa, währenddessen Steine überwiegend im Blasenzentrum sichtbar sind). Große Blasensteine lassen sich palpieren. Urethrasteine können durch Sondierungen mit Katheter oder Sonden hinter Os penis oder an Incisura ischiadica eruiert werden.

Prädispositionen und Ursachen □ Sie sind nicht völlig geklärt. Gesicherte Faktoren:

1. Harnübersättigung mit Mineralien infolge verminderter Wasserausscheidung, bedingt Ausfällung kristalloider Substanzen;
2. Harnstabilisatorendefizite;
3. endogener oder durch erhöhte Darmresorption bedingter vermehrter Anfall an Kristalloiden;
4. durch Bakterientätigkeit geförderte Bildung von Struvit in situ;
5. Harnstagnation;
6. genetisch bedingte Stoffwechselanomalien (Zystinsteine, Uratsteine). Andere Faktoren wie Vitamin-A-Mangel sind unklar.

Man unterscheidet *infektiöse* Steine (Struvitsteine) und *stoffwechselbedingte Steine* (Zystin-, Urat-, Silikat-Oxalatsteine).

Komplikation □ Nephrolithiasis, vesikoureteraler Reflux, Ureteritis und Pyelonephritis, Hydronephrose, Azotämie, chronische hypertrophe Zystitis (Balkenblase) bei partieller Urethraobstruktion durch Harnkonkremente.

Prognose □ Außer bei Bestehen von Komplikationen gut. Ohne Steinprophylaxe sind Rezidive häufig.

Behandlung □ Es muß unterschieden werden zwischen Notfallmaßnahmen, chirurgischer oder konservativer Steinentfernung und der Steinprophylaxe.

Notfallmaßnahmen □ Je nach Allgemeinzustand wird zuerst eine Blutprobe entnommen und Flüssigkeitstherapie eingeleitet oder mit der Beseitigung der Urethraobstruktion sofort begonnen. Dazu stehen zur Verfügung:

1. Retropulsionsmethode;
2. Einführung eines dünnen Katheters zur Blasenentlastung;
3. Steinzertrümmerung mit Ultraschallgerät;
4. Urethrotomie.

1. *Retropulsionsmethode:* Zurückbeförderung der Steine in die Blase, aus der sie durch Zystotomie entfernt oder mit konservativen Methoden aufgelöst werden können.
   a) Harnkatheter bis zum Stein einführen.
   b) Gleitmittel 1:1 verdünnt injizieren, um Widerstand zu verringern, evtl. Lokalanästhetikum zugeben, Lidocain (Xylokain 2%).
   c) Widerspenstigen Tieren Schmerzmittel, Spasmolytikum (Metamizol) oder Kurznarkotikum geben, z.B. Thiobarbiturat oder Inhalationsnarkose.
   d) Geeignete Zitzenkanüle oder Foley-Katheter in Penis einführen. 30–60-ml-Spritze mit warmer steriler NaCl-Lösung an Kanüle oder Katheter ansetzen. Mit Zeigefinger Urethra per rectum komprimieren, NaCl-Lösung injizieren, bis Urethra gedehnt, dann entweder distal Zitzenkanüle oder Katheter rasch entfernen, was Stein in Richtung Penis befördern soll, oder proximale Kompression mit Zeigefinger loslassen, was Stein gegen Blase schwemmt. Um Stein in Blase zu schwemmen, ist Foley-Katheter besser geeignet als Zitzenkanüle.
   e) Mehrmals wiederholen, bis Stein in Blase zurückbefördert ist (in ca. 80–90% der Fälle möglich).
   f) Harnblase entleeren und Steine später operativ entfernen.
2. *Blasenentlastung:* Ein dünner (No. 3) Harnkatheter, der gut mit Gleitmittel versorgt wird und durch den man unter Druck NaCl-Lösung einspritzt, kann gelegentlich am Stein vorbei in die Blase vorgeschoben werden. Damit läßt sich die Blase entleeren.
3. *Steinzertrümmerung mit Spezialsonde* zu Ultraschallgerät (Cavitron®, Fa. Albrecht) zur Zahnsteinentfernung (NIEMAND, 1984).

4. *Urethrotomie.* Schmerzausschaltung: Lokalanästhesie mit Tranquilizer, Epiduralanästhesie oder schonende Kurznarkose. Operationsfeld: siehe *Abb. 21.4.*
Einschnitt am kaudalen Ende des Penisknochens oder zwischen Sitzbein und Skrotum direkt über Stein oder Sondenende *(Abb. 21.5).* Indem man versucht, genau in der Mitte zu bleiben und mit einem einzigen Schnitt ins Urethralumen zu gelangen, verhindert man tagelange Nachblutungen. Entweder wird Öffnung unverändert belassen oder – falls man eine Urethra-Dauerfistel wünscht – vernäht man die Schleimhaut mit der Haut, oder es wird zu diesem Zwecke die von UEHLINGER entwickelte skrotale Dauerfistel verwendet.
Technik nach Uehlinger: Kastration, Resektion des größten Teiles der Skrotalhaut, Urethra in der hinteren Wundfläche aufsuchen und auf 3 cm Distanz eröffnen, Urethraschleimhaut mit 5/0 Chromkatgut oder anderem resorbierbaren Material (Dexon®, Vicryl®) durch eng gesetzte Einzelknopfnähte mit der Skrotalhaut vereinigen. Kein Katheter, Halskragen 2–3 Wochen als Schutz gegen Lecken. Nach einigen Monaten weist die Fistel noch ⅓ der ursprünglichen Länge auf. Vorteile = Urethra ist oberflächlich und im Skrotalbereich gut beweglich, das Corpus cavernosum urethrae ist hier nur minimal ausgebildet, die Skrotalhaut ist dünn, wenig behaart und ideal zur Vereinigung mit der Urethralschleimhaut geeignet, die Fistelöffnung liegt anatomisch sehr günstig und die Langzeitresultate sind hervorragend.
Die Besitzer sind darauf aufmerksam zu machen, daß die Hunde nach Urethrotomie bei Erregung oder beim Harnabsatz noch 14 Tage bis 3 Wochen bluten können.

Chirurgische Blasensteinentfernung
Sie ist die Methode der Wahl bei Rüden und Steinen, die der Auflösung widerstehen. Man soll von Operation nur absehen, falls das Narkoserisiko unverhältnismäßig groß ist, oder wenn Besitzer Operation ablehnt. In diesen Fällen kann in Verbindung mit einer permanenten Urethrafistel (s. oben) eine konservative Behandlung eingeleitet werden.

Zystotomie
Laparotomie in der Linea alba bei Hündinnen bzw. paramedian bei Rüden. Während der Operation großlumigen Dauerkatheter einlegen zum Abfließenlassen des Urins und zur Retropulsion von Steinen in der Urethra. Blase anzügeln mit Haltefäden und vor der Eröffnung gegen Bauchhöhle gut abdichten. Blasensteine mit Löffelchen entfernen. Grieß herausspülen. Vor dem zweischichtigen Blasenverschluß immer sorgfältig auf zurückge-

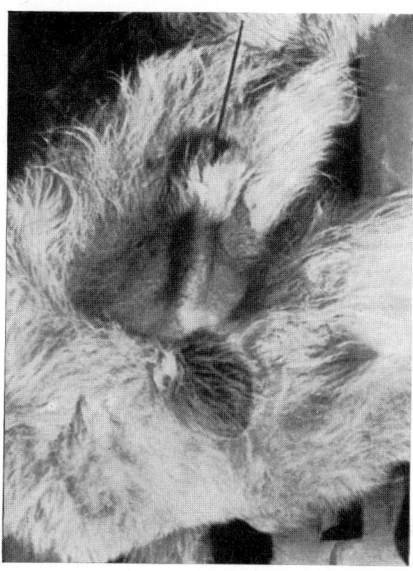

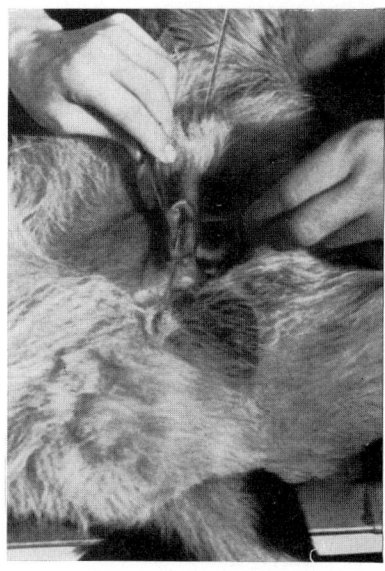

Abb. 21.4. Operation von Urethrasteinen, Operationsfeld rasiert, Metallsonde in Urethra eingeführt

Abb. 21.5. Operation von Urethrasteinen, Schnitt erfolgte auf die Sonde oder die Steine

bliebene Steine im Blasenhals prüfen. Falls wenige Steine vorliegen, soll die Zahl der entfernten Steine mit der auf dem Röntgenbild sichtbaren Zahl übereinstimmen.

Nachbehandlung und Harnsteinprophylaxe

a) Antimikrobielle Behandlung auf Zystitis *(Tab. 21.8)*, solange Steine vorhanden sind.

b) *Grundsätzliche Maßnahmen* treffen, indem prädisponierende Momente ausgeschaltet werden und die Übersättigung des Harnes mit steinbildenden Kristalloiden durch Anregung der vermehrten Wasseraufnahme vermindert wird. Dazu wird suppiges Futter 3 × täglich gegeben und dem Futter 1–10 g Kochsalz pro Tag auf unbegrenzte Zeit zugefügt (spez. Gewicht 1,020 anstreben). Bei Oxalatsteinen soll kein Kochsalz, sondern ein Diuretikum verabreicht werden. Frisches Wasser muß immer uneingeschränkt zur Verfügung stehen.

c) *Spezifische Maßnahmen* (von Steinart abhängig). Zu diesem Zweck müssen die Harnsteine oder das Harnsediment untersucht werden. Die chemische Harnsteinanalyse ist einfach und kostengünstig, aber ungenau (Analysenset, Merck, Darmstadt). Sie genügt für Routinefälle. Bei allen Rezidiven und in komplexen Fällen ist die Einsendung für die teurere Röntgendifraktionsmethode oder Infrarotspektroskopie angezeigt. Falls man kein Steinmaterial hat, kann versucht werden, im Harnsediment typische Kristalle nachzuweisen oder auf Struvitsteine zu behandeln, da diese 90–95 % der Fälle bei Nicht-Dalmatinern und den nicht für Zystinsteine prädisponierten Rassen ausmachen.

21.10.2 Behandlung von Struvitsteinen »Tripelphosphat« (Röntgendichte, infektiöse Steine)

Spezialdiäten wie Prescription Diet s/d- oder u/d-Typ (Hill's Pet Products) sind so zusammengesetzt, daß sie die Struvitlöslichkeit im Harn optimieren, den Durst anregen und die Aufnahme der Ausgangssubstanzen für die Struvitbildung, d. h. Proteinen, Phosphor und Magnesium limitieren. In Verbindung mit einer antimikrobiellen Therapie gelingt es in einem Zeitraum von 2–20 Wochen (Mittelwert 8 Wochen), bestehende Steine aufzulösen. Die Diät und antimikrobielle Behandlung soll 2 bis 3 Wochen über die Sichtbarkeit der Steine auf dem Röntgenbild hinaus gegeben werden. Anschließend wechsle man auf ein Nierendiätfutter wie k/d. Falls man das Futter selbst zusammenstellt, muß auf einen niedrigen Eiweiß- und Aschegehalt (Knochen, Mineralien) geachtet werden (Frischfutter, Proteingehalt ca. 2–6 %). Zusätzlich wird dem Futter täglich 1–10 g Kochsalz und ein harnansäuerndes Mittel (Vitamin C, Methionin oder Ammoniumchlorid, Dosierung: Kap. 21.9.2) beigemischt. Es wird ein Harn-pH von ca. 6,4 angestrebt. Die ureaseproduzierenden Bakterien (Staphylokokken, evtl. Proteus, E. coli) werden mit Ampicillin, Trimethoprim-Sulfapräparaten oder Antibiotika, die sich im Resistenztest als wirksam erwiesen, behandelt.

Mangelndes Ansprechen auf Behandlung nach 8 Wochen kann bedingt sein durch:

a) Besitzer befolgt Fütterungsanordnung und Medikamentenverabreichung nicht oder unzureichend;

b) Struvit-Mischsteine mit Kalziumgehalt (lösen sich langsamer auf);
c) Fehldiagnose (andere als Phosphatsteine);
d) fehlendes Ansprechen der Bakterien auf antimikrobielle Behandlung.

Falls Steindiät verabfolgt wird, sollten Serumharnstoff und P niedrig sein, das Harn-pH sollte sauer und das spez. Gewicht < 1,025 sein.

21.10.3 Behandlung metabolischer Steine

Ammoniumuratsteine

Meist nicht röntgendicht. Steine können, außer durch angeborene Störung im Transportsystem des Harnstoffes beim Dalmatiner, auch im Verlaufe von Hepatoenzephalopathien (Hyperammonämie) auftreten. Steinlöslichkeit wird durch pH-Anpassung nicht verbessert. Vorhandene Steine sollen chirurgisch entfernt und sekundäre Infektionen behandelt werden. Prophylaktisch wird Futter mit geringem Puringehalt (Pflanzen- und Eiereiweiß statt Innereien oder Fisch) oder die kommerzielle Prescription Diet® u/d (Hill's) verfüttert. Das Harnvolumen wird durch Salzen des Futters erhöht. Natriumbikarbonat (Dosierung ½ Teelöffel / 10 kg) reduziert NH_3-Bildung (pH auf ca. 7 einstellen). Mit dem Enzymhemmer Allopurinol (Epidropal®) 5–15 mg/kg 2 × täglich wird die Harnsäurebildung reduziert. Allopurinol muß lebenslänglich verabreicht werden.

Oxalatsteine

Ca-Oxalat ist röntgendicht, stachelige Formen. Vorhandene Steine müssen chirurgisch entfernt und Infektionen behandelt werden. Vermehrte Harnproduktion soll nicht durch Salzen des Futters, sondern durch Thiaziddiuretika (Esidrex®, Vetidrex® 3 × täglich 4 mg/kg p.o.) erzielt werden. Verfüttert wird eine an Oxalaten, Protein, Calcium und Natrium arme Diät (Prescription Diet u/d, Hill's); Bohnen, Kartoffeln und Schokolade vermeiden, Ballast zugeben. Vitamin-C-Gaben sind zu unterlassen. Uralyt® (Madaus) 1–2 × täglich 1–2 Tabletten, Vitamin-B_6- oder K-Citratgaben können versucht werden. Keine Harn-pH-Anpassung erforderlich.

Zystinsteine

Teilweise röntgendicht. Es ist möglich, vorhandene Steine durch Harnverdünnung (Salzgaben), proteinarme Fütterung (Prescription Diet® u/d, Hill's) und Alkalinisierung des Urins (pH 7,8, 2–3 × täglich ½ Teelöffel Na-Bikarbonat pro 10 kg) aufzulösen. Für die Prophylaxe wird Pre-

scription Diet k/d Hill's oder eine Protein-reduzierte Diät (Tab. 21.4) verwendet. In hartnäckigen Fällen kann D-Penicillamin (Metalcaptase®, Trolovol®, Cuprimine®) 10–30 mg/kg 2 × täglich mit Futter (Erbrechen!) oder α-Mercaptopropionylglycin 10 mg/kg/d verabreicht werden.

Kalziumhydrogenphosphat (Brauxit, Brushit, Apatit)

Bestimmung des Serum-Ca- und -P-Spiegels auf Hyperkalzämie infolge Hyperparathyreoidismus, Tumoren, Addison-Krankheit. Hyperkalziurie infolge renaler tubulärer Azidose geht ohne Serum-Ca-Anstieg einher. Behandlung durch Harnvermehrung (Kochsalzzugabe, Thiaziddiuretika) und Harnansäuerung (pH 5,5–6), Beeinflussung des Primärleidens und Orthophosphatpräparate 0,7–1 g/d. Zur Verminderung der Phosphatresorption verabreicht man Aluminiumhydroxid 30–90 mg/kg/d (Aludrox.®) im Futter oder Kompensam®.

Silikatsteine

Sehr selten, röntgendichte Steine. Steine müssen chirurgisch entfernt und Infektionen bekämpft werden. Mit Urinvolumenerhöhung durch Salzen des Futters und Vermeidung der Fütterung von silikatreichen Pflanzen kann Rezidivtendenz herabgesetzt werden.

21.10.4 Nierensteine (Nephrolithe)

Sie sind selten und kommen eher bei Hündinnen als bei Rüden vor (Abb. 21.6). Die Nierensteine bilden Ausgüsse des Nierenbeckens, welche allmählich den Harnabfluß behindern, das Nierenbecken dilatieren, das Parenchym komprimieren und durch Reizung eine Pyelitis unterhalten. Es handelt sich um Urat- (Dalmatiner) oder um Struvitsteine. Die Diagnose wird häufig zufällig bei einer Abdomenröntgenaufnahme gestellt, da Symptome entweder fehlen oder derart unklar sind, daß man eine bestimmte Diagnose nicht stellen kann. Am ehesten gleichen die Symptome und Laborbefunde denjenigen einer Pyelonephritis.

Prognose □ Unsicher, da es oft nicht möglich ist, die fortgeschrittenen narbigen Veränderungen oder Abszedierungen rückgängig zu machen.

Behandlung □ Unbedingt Urographie anfertigen, um einen Anhaltspunkt über die noch verbleibende Funktionsfähigkeit beider Nieren zu erhalten. Daraufhin mit antimikrobiellen Medikamenten (Tab. 21.8) versuchen, die Infektion unter Kontrolle zu bringen und diätetisch die Steine zu verkleinern. Nur als letzter Ausweg sollen Steine von der Flanke aus mittels eines von Pol zu Pol rei-

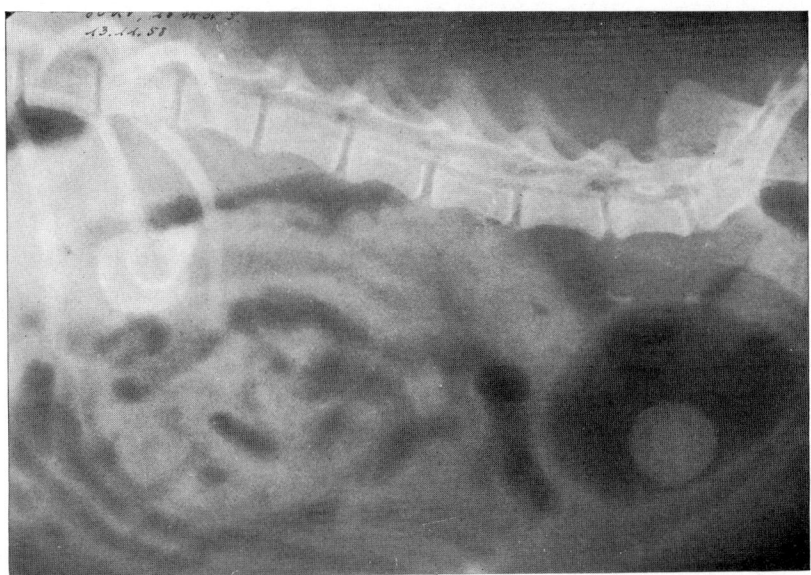

Abb. 21.6. Steine in Blase und Nierenbecken (Pekinese)

chenden Nierenlängsschnittes, der bis ins Nierenbecken reicht, entfernt werden. Unmittelbar vor
der Inzision werden die Nierenarterien mit gummi-
gepolsterten Arterienklemmen vorübergehend ab-

geklemmt. Die Nierennaht erfolgt mit 000 atraumatischem, resorbierbarem Nahtmaterial, so daß
das Nierenparenchym unter geringem Druck zusammengehalten wird. Anschließend werden die
abgeklemmten Nierengefäße langsam wieder geöffnet. Gegebenenfalls kann Niere mit Netz umhüllt werden, um Nachblutung zu verringern.

21.11   Harnabsatzstörungen, Harninkontinenzsyndrom (Incontinentia urinae), Harnverhalten (Retentio urinae), Reflexdyssynergie der Rüden (Dyssynergia urinae)

Bei den Harnabsatzstörungen geht es um verschiedene Syndrome, die genau definiert und spezifisch
behandelt werden müssen (Hauri, 1985).

Harnabsatzstörungen
Diese gliedern sich in:

1. *Urininkontinenz,* d. h. das unkontrollierte (unwillkürliche) Absetzen von Urin;
2. *Harnverhalten* (Retentio urinae);
3. *Inkoordination von Blasenkontraktion und
Harnröhrenrelaxation* (Reflex-Dyssynergie).

Allen gemeinsam ist, daß man sie nur verstehen
und diagnostizieren kann, wenn man die beteiligten anatomischen Strukturen und physiologischen
Vorgänge, welche den normalen Harnabsatz (Miktion) und das Zurückhalten des Urins (Kontinenz)
gewährleisten, versteht.

21.11.1 Harninkontinenz

Unfreiwilliges (unwillkürliches) Verlieren von

Harn. Verlust der Harnkontinenz kann durch ver-
schiedene, einzeln oder kombiniert auftretende
Läsionen bedingt sein, weil zur Erhaltung der
Harnkontinenz ein ungestörtes Zusammenspiel
von anatomischen und funktionellen Substraten
(Kontinenzfaktoren) erforderlich ist.

Kontinenzfaktoren
Die *Kontinenzfaktoren* sind:

a) Ureteren, welche in genügendem kranialen
Abstand vom Blasenhals (Beginn der Urethra)
in die Blase münden;
b) eine elastische, leicht dehnbare Blasenwand;
c) eine Blase, die nur unter willkürlicher Kontrolle kontrahiert und unter Stimulation der Beta-
rezeptoren die Blasenfüllung ohne Druckanstieg ermöglicht.
d) ein Blasenhals, der unter sympathischer Alpharezeptorenkontrolle den Harn in der Blase zurückhält;
e) eine Urethra, deren elastisches Bindegewebe in
Kombination mit der glatten Muskulatur, wel-

che unter parasympathischer und adrenerger Alpharezeptorenkontrolle steht, den Harnabfluß verhindert;

f) ein äußerer Harnröhrensphinkter (Sphincter urethrae externus, quergestreifte Muskulatur), welcher rasch auftretenden, abdominal ausgelösten Druckanstiegen in der Blase (z. B. Husten) mit einer Kontraktion begegnen kann;

g) eine normale anatomische Lage des Blasenhalses und der Urethra (keine Kaudalverlagerung, Malposition), welche die Wirksamkeit der Kontinenzfaktoren optimiert;

h) ein intaktes Nervensystem, welches die komplexen Reflexabläufe von Blasenfüllung und Entleerung mit der willkürlichen ZNS-Steuerung koordiniert.

Die Miktion erfordert das Zusammenspiel der parasympathisch gesteuerten (cholinergisch induzierten) Blasenmuskelkontraktionen mit der Relaxation der Blasenhals- und Urethramuskulatur. Bei der Auslösung der Miktion spielen die adrenergische sympathische Innervation und das willkürliche Nervensystem eine entscheidende Rolle.

Harnabsatzstörungen können neuromuskulär, anatomisch, hormonell, psychisch, iatrogen, traumatisch oder durch Kombination zweier oder mehrerer vorerwähnter Faktoren zustande kommen. In einigen Fällen kann die Ursache nur vermutet werden (idiopathische Fälle). Trotzdem kann man sie meist aufgrund der Symptomatologie und Miktionsanamnese erfolgreich behandeln.

Untersuchung □ Die meisten Harnabsatzstörungen lassen sich bereits aufgrund einer systematischen Miktions- und Allgemeinanamnese (Kastration, Unfälle) und der typischen Symptome diagnostizieren. In einigen Fällen hingegen müssen Spezialuntersuchungen (Röntgenuntersuchungen, Neurostatus, Therapieversuche und Harnröhrendruckmessung) eingesetzt werden.

Aufgrund der Ergebnisse sollen die Störungen einer der nachfolgenden Gruppen zugeordnet werden:

1. Sphinkter- oder Streßinkontinenz,
2. Zwangs- oder Urgeinkontinenz,
3. neurogene Inkontinenz,
4. Überlaufinkontinenz,
5. postoperative oder traumatische Inkontinenz,
6. psychische oder idiopathische Inkontinenzen bzw. Verhaltensstörungen.

Man soll in allen Fällen den Harnabsatz selbst beobachten und vorher sowie nachher die Blase palpieren. Dann sollen einerseits die *hormonellen* und andererseits in einer gründlichen Untersuchung alle *anatomisch* bedingten Inkontinenzursachen, wie Anomalien der Ureterenmündungen (Blase entleeren und mit Luft füllen; hierauf Ausscheidungsurographie machen und Lage der Ure-

terenmündungen auf Röntgenbild suchen), Urachusfisteln, segmentale Überlauf- oder »paradoxen« Inkontinenzen (Rückenmarksläsionen, Obstruktionen von Blase und Harnröhre) ausgeschlossen werden. Eine neurologische Untersuchung (Analreflexe, Nachhandreflexe, Sensibilität) sowie eine Harnuntersuchung bilden den Abschluß der klinischen Untersuchung.

21.11.2 Hormonell beeinflußbare Sphinkterinkontinenz

Harnträufeln ohne Blasenkontraktion infolge Tonusverlust von Blasenhals und/oder Urethra bzw. unfreiwilliger Urinverlust bei intraabdominellem Druckanstieg, im Schlaf oder beim Abliegen. Häufigste Inkontinenzform, die überwiegend bei mittelaltrigen bis alten kastrierten Hündinnen (s. Kap. 23.10.2) auftritt. Es bestehen meist keine weiteren Harnapparatprobleme, die Blase kann ganz entleert werden, neurologische Ausfälle fehlen. Selten bestehen zusätzliche hormonell bedingte Haut- und Haarveränderungen (Kap. 11.7). Die Diagnosesicherung erfolgt anhand eines Therapieversuches. Man vermutet, daß es durch den Östrogenausfall zu einer Verdünnung des Urethraepithels und zur Tonusabnahme des Periurethralgewebes infolge verminderter Venenfüllung und Erschlaffung kommt. Eine Kaudalverlagerung der gelockerten Blase (Malposition) und die damit verbundene Veränderung in der Ausrichtung der Urethramuskelfasern beeinträchtigt die Kompetenz der Urethra.

Behandlung □ Phenylpropanolamin p.o. (Dexatrim®, Sauter) 1,5 mg/kg 2 × täglich wirkt oft, wenn andere Mittel versagen (jedoch teuer!).

Oestrostilbene 1. Woche: 0,04–0,09 mg pro Hund p. o. (Dosierung steigern, bis Wirkung eintritt); 2. Woche: Tagesdosis auf ¾ bis zur Hälfte reduzieren; anschließend Dosis soweit reduzieren, bis Minimumdosis, bei der Kontinenz noch gewährleistet ist, erreicht wird. *Alpharezeptoren-Tonuserhöhung* mit Ephedrin: Initialdosis 1–1,5 mg/kg 1–3 × täglich, Maximaldosis 4 mg/kg täglich p.o.; nach Erreichen der Kontinenz wird Dosis sukzessive vermindert, bis Kontinenz gerade noch gewährleistet bleibt. Bei fehlendem Ansprechen auf *ein* Präparat sind Oestrostilbene und Ephedrin kombinierbar.

Anmerkung □ Pulsatilla D_4, 3 × täglich 5–10 Tropfen, evtl. zusammen mit Ephedrin, soll ebenfalls wirksam sein (keine eigene Erfahrung). Endoskopische Injektion von Teflon in die Harnröhre (ARNOLD et al., 1989) und operative Vorgehen sind beschrieben worden (HOBSON & BUSHBY, 1985). Bei Rüden können Androgene (Testoviron®-Depot), evtl. Primodian®-Depot (*Cave:* Östrogengehalt!*)*, versuchsweise angewandt werden.

21.11.3 Zwangs- oder Urgeinkontinenz

Willkürlich nicht unterdrückbare (unkontrollierbare) Blasenkontraktion (Hyperaktivität, Irritabilität) bei intaktem Sphinktersystem (Harndruck übersteigt den normalen Sphinkterdruck, oder massive afferente Impulse aus Blasenwand lösen im Rückenmark Miktion aus). Die Zwangsinkontinenz kann durch Entzündungen, Narben, Prostatazysten, Tumoren oder neurologisch, gelegentlich auch durch abdominale Massen oder idiopathisch bedingt sein. Die Tiere urinieren in der Wohnung. Blase füllt sich nicht. Es bestehen Pollakisurie und Strangurie, Harn evtl. verändert, Blase fühlt sich klein und hart an, u. U. verursacht Palpation Schmerzen.

Behandlung □ Muskulotrope Spasmolytika und/oder Cholinergica zur Blockierung postganglionärer cholinergischer Fasern wie Buscopan® 0,5–1,5 ml s.c. 1–3 × täglich oder 5–10 mg p.o. 2–3 × täglich, Librax®, Pro Banthin® oder Metamizol (Novalgin®) 0,25–1 g 1–3 × täglich; evtl. kann man einen Betarezeptorenstimulator wie Terbutalin (Bricanyl®) 2–5 mg/kg 2 × täglich zugeben. Atropin ist unwirksam bei Blasenproblemen. Zusätzlich muß das Grundleiden eruiert und behandelt werden.

21.11.4 Neurogene Inkontinenzformen

Sie können Blase, Harnröhre oder beide zusammen betreffen. Es besteht Unvermögen, v.a. bei voller Blase, den Urin willkürlich zurückzuhalten infolge einer Schädigung des oberen motorischen Neurons. Das Miktionszentrum wird autonom und bewirkt bei Erreichen eines gewissen Blasenfüllungszustandes eine unkontrollierte Blasenentleerung.

Symptome □ Ein Grundleiden, z. B. ein Diskusprolaps oder traumatische Rückenmarksschädigung kranial vom Sakralmark, liegt vor, das auch andere neurologische Ausfälle bewirkt. Ist nur die Blase betroffen, ergibt die Palpation eine mäßig gefüllte Blase, die sich bei Druck entweder nicht auspressen läßt oder aber spontan unvollständig entleeren kann. Zwischen den spontanen Entleerungen besteht Kontinenz. Sind Blase und Harnröhre oder ist überwiegend die Harnröhre betroffen, kommt es infolge teilweise offener Harnröhre

wegen Harnträufelns zu Pollakisurie nach ständiger Miktionsreizauslösung.

Behandlung □ Bei der Behandlung des Grundleidens wird symptomatisch die neurogen-spastische Blase wie die Zwangsinkontinenz mit Anticholinergika behandelt. Alpharezeptorenblocker wie Phenoxybenzamin können Auspressen der Blase erleichtern. Evtl. können efferente Nerven durchtrennt werden. Bei offener Harnröhre wird mit Alpharezeptorenstimulatoren behandelt (siehe Sphinkterinkontinenz, Kap. 21.11.2).

Komplikationen □ Zystitis, Urethritis.

21.11.5 Reflexdyssynergie und Hyperreflexie der Rüden

Symptome □ Funktionelle Obstruktion der Urethra der Rüden infolge Sphinkterspasmen oder unvollständiger bzw. inkoordinierter Erschlaffung der Sphinkteren der Urethra. Rüden nehmen Harnabsatzstellung ein, beginnen zu urinieren, plötzlich sistiert Harnabsatz. Trotz Pressen vermögen die Rüden ihre Blase nicht weiter zu entleeren. Bei einem späteren Harnabsatzversuch kann erneut Harn entleert werden, aber es kommt allmählich zur Blasenüberdehnung (s. auch Überlaufinkontinenz). Ein Harnkatheter kann ohne wesentlichen Widerstand in die Blase vorgeschoben werden. Die Prostatapalpation ergibt keine Veränderungen. Der Harn ist oft unverändert. Die Diagnose erfolgt durch Ausschluß morphologischer Obstruktionen. Die Ursache bleibt zumeist unbekannt. Es muß sich um eine Störung im Bereiche des unteren motorischen Neurons handeln. Gelegentlich können raumfordernde Prozesse im Sakralmarkbereich bestehen, die evtl. durch andere neurologische Ausfälle angezeigt werden.

Behandlung □ Alpharezeptorenblocker wie Phenoxybenzamin (Dibenylin®) 2,5–30 mg nach Wirkung auf 2–3 Dosen verteilt, wirken meistens günstig. Falls Alpharezeptorenblocker ungenügend oder unwirksam sind, kann Valium 2–10 mg (evtl. mehr) 2–3 × täglich allein oder kombiniert vor dem Ausführen verabreicht werden. Falls Harn verändert ist, muß eine entsprechende Behandlung erfolgen. Durchtrennung des N. pudendus kann als letzte Therapiemöglichkeit nach vorangegangenen Therapieversagern versucht werden.

21.11.6 Überlaufinkontinenzen (Inkontinenz auf Harnretention)

Definition □ Sammelbegriff für alle Inkontinenz- und Harnabsatzstörungsformen, welche mit einem signifikanten Resturin in der Blase einhergehen (Detrusoratonie, funktionelle Inkontinenz mit oder ohne Urethradenervation). Es handelt sich entweder um Schädigungen des unteren motorischen Neurons (Schädigungen im Bereich von Sakralmark und seiner Efferenzen), um eine Schädigung der Blasenwandganglien oder um sekundäre Muskelschäden nach massiver Blasenwandüberdehnung durch Harnabflußbehinderung.

Symptome □ Große, überdehnte atone Blase, die meistens auspreßbar ist. Spontanharnabsatz ist unmöglich oder erfolgt kraftlos und vermag Blase nicht zu entleeren. Bei Erreichen der Elastizitätsgrenze der Blasenwand tritt Inkontinenz ein (auch »paradoxe« Inkontinenz genannt). Meistens liegen entweder noch andere neurologische Symptome einer Kompression im Bereiche des Sakralmarkes bzw. der Cauda equina vor oder es handelt sich um zu spät erkannte infravesikale Obstruktionen (Urethrasteine, Tumoren, Prostataerkrankungen). Häufige Komplikationen sind Zystitiden, die schwerste hämorrhagische Formen erreichen können, und postrenale Stauungsurämie. Bei einer sich allmählich entwickelnden Obstruktion wird zunächst die Blasenwand durch Arbeitshypertrophie verdickt, es entwickelt sich eine sogenannte Balkenblase.

Prognose □ Sie ist immer vorsichtig zu stellen.

Behandlung □ Infravesikale Obstruktionen müssen diagnostiziert und beseitigt werden. Dekompressionen im Sakralbereich sind bei Wirbelsäulenveränderungen angezeigt. In allen Fällen ist eine konsequente Blasenentleerung über 1–2 Wochen oder länger durch Katheterisierung und Harnabsaugen durchzuführen, damit sich die Blasenwand erholen kann. Infektionen müssen mit Antibiotika oder Sulfonamiden bekämpft werden, wobei auch einer evtl. bestehenden postrenalen Urämie die nötige Beachtung geschenkt werden muß. Falls diese Maßnahmen teilweise oder ganz ohne Erfolg bleiben, ist eine cholinergische Stimulation mit Carbachol (Lentin®, Doryl®, Merck) oder Bethanechol (Urecholin®) sinnvoll (2–4 × 0,5 mg = ¼ Tabl. Doryl® im Abstand von ½–1 h verabreichen oder 0,6–0,25 mg = ¼–1 Ampulle Doryl® injizieren, Vorsicht wegen Abdominalkrämpfen). Zwischen den Dosierungen soll man Wirkung abwarten oder manuelles Auspressen versuchen. Bei geschädigten oder zerstörten Bla-

senganglienzellen kann kein Erfolg eintreten. Bei teilweisem Erfolg kann passive Entleerung durch Harnauspressen mit Verabreichung eines Alphablockers unterstützt werden.

21.11.7 Überlaufinkontinenzen nach chirurgischen Eingriffen (Prostatektomie, Hysterektomie)

Traumata (Beckenfrakturen) oder Prostataleiden, in deren Verlauf der Sphincter urethrae externus bzw. die Harnröhreninnervation geschädigt wurde. Behandlung ist selten möglich. 2–6 Wochen warten, Blase regelmäßig auspressen oder katheterisieren. Doryl® oder/und Dibenylin® einzeln oder kombiniert versuchsweise anwenden.

Differentialdiagnose □ Zu beachten sind bei allen Miktionsproblemen: mechanische Obstruktionen, Blasenverlagerungen in Becken oder Hernien hinein, Verhaltensstörungen (Markieren, Furcht, mangelnde Stubenreinheit, Nykturie), Dysurien infolge Zystitis oder Prostataleiden, Koliken und Tenesmen (Kotabsatzstörungen, Hodenentzündungen).

Literatur

ALLEN, T. A., & R. S. JAENK, 1985: Pyelonephritis in the dog. Comp. Cont. Educat. **7:** 421.

ARNOLD, S., & P. JÄGER et al., 1989: Treatment of urinary incontinence in 22 dogs by endoscopic injection of teflon. J. A. V. M. A. **194** (Artikel noch nicht publiziert worden).

BOVÉE, K. C., TH. JOYCE & B. BLAZER-JOST et al., 1979: Characterization of renal defects in dogs with a syndrome similar to the Fanconi syndrome in man. J.A.V.M.A. **174:** 1094.

CHEW, D. J., & S. P. DIBARTOLA, 1986: Manual of Small Animal Nephrology and Urology. New York: Churchill Livingstone.

DAVENPORT, D. J., S. P. DIBARTOLA & D. J. CHEW, 1986: Familiar renal disease in the dog and cat, in: Nephrology and Urology. Hrsg.: E. B. BREITSCHWERDT. New York: Churchill Livingstone.

FREUDIGER, U., 1986: Nieren und Harnwege. In: FREUDIGER, U., E.-G. GRÜNBAUM & E. SCHIMKE (Hrsg.): Klinik der Hundekrankheiten. Stuttgart: Gustav Fischer.

FREUDIGER, U., 1965: Die kongenitale Nierenrindenhypoplasie beim bunten Cocker Spaniel. Schweiz. Arch. Tierheilk. **107:** 647.

GRÜNBAUM, E.-G., 1986: Vergiftungen. In: FREUDIGER, U., E.-G. GRÜNBAUM & E. SCHIMKE (Hrsg.): Klinik der Hundekrankheiten. Stuttgart: Gustav Fischer, 975.

HAURI, D., 1985: Die Urininkontinenz. Schweiz. Rundschau Med. **74:** 397.

HOBSON, H. P., & P. BUSHBY, 1985: Surgery of the bladder. In: SLATTER, D. H. (Ed.): Small Animal Surgery. Vol. II. Philadelphia: W. B. Saunders Co.

Hodler, J., & C. Vorburger, 1979: Chronische Niereninsuffizienz und Urämie. In: Siegenthaler, W. (Hrsg.): Klinische Pathophysiologie. Stuttgart: Georg Thieme.

Krieger-Huber, S., & M. Faussner, 1985: Nierenkarzinom und noduläre Dermatofibrose mit erblicher Disposition – Eine »neue« Erkrankung beim Deutschen Schäferhund. Kleintier-Praxis 30: 235.

Lees, G. E., & C. A. Osborne, 1979: Urinary tract infections associated with the use and misuse of urinary catheters. Vet. Clin. North. America, Small Anim. Pract. 9: 713.

Lewis, L. D., & M. L. Morris, 1984: Small Animal Clinical Nutrition. Topeka, Kansas: Mark Morris Associates.

Ling, G. V., 1984: Treatment of urinary tract infections with antimicrobial agents. In: Kirk, Current Veterinary Therapy VIII. Philadelphia: W. B. Saunders Co.

Lucke, V. M., & D. F. Kelly, 1976: Renal carcinoma in the dog. Vet. Pathol. 13: 264.

McKenna, S. C., & J. L. Carpenter, 1980: Polycystic disease of the kidney and liver in Cairn Terriers. Vet. Pathol. 17: 436.

Moulton, J. E., 1978: Tumors in Domestic Animals. Berkeley, CA: Univ. of California Press.

Müller-Peddinghaus, R., & G. Trautwein, 1977: Spontaneous Glomerulonephritis in Dogs. I. Classification and Immunology. Vet. Pathol. 14: 1.

Müller-Peddinghaus, R., G. Kirpal, B. Schaefer & G. Trautwein, 1977: Untersuchungen über die Pyelonephritis des Hundes. Zbl. Vet. Med. B. 24: 198.

Osborne, C. A., D. G. Low & D. R. Finco, 1972: Canine and Feline Urology. Philadelphia: W. B. Saunders Co.

Osborne, C. A. (ed.), 1986: Canine Urolithiasis I. The Vet. Clin. North Amer. 16: No. 1.

Polzin, D. J., & C. A. Osborne, 1985: Diseases of the urinary tract. In: Davis, L. E. (Ed.): Handbook of Small Animal Therapeutics. New York: Churchill Livingstone.

Renk, W., 1971: Beziehungen von Veränderungen der Prostata und Metritiden zu den Entzündungen des Harnapparates beim Hund. Berl. Münch. Tierärztl. Wschr. 88: 210.

Riviere, J. E., 1985: Clinical management of toxicosis and adverse drug reaction. In: Davis, L. E. (Ed.): Handbook of Small Animal Therapeutics. New York: Churchill Livingstone.

Thornhill, J. A., 1983: Continuous ambulatory peritoneal dialysis. In: Kirk, R. W. (Ed.): Current Veterinary Therapy VIII. Philadelphia: W. B. Saunders Co.

Wolf, A. M., 1980: Canine uremic encephalopathy. J. Am. Anim. Hosp. Assoc. 16: 735.

22 Männlicher Geschlechtsapparat

P. Sterchi

Auf eine Erkrankung des männlichen Geschlechtsapparats weisen hin: Temperamentverlust, fehlende Decklust, Deck- und Zeugungsunfähigkeit, klammer Gang hinten und am Ansatz abstehende Rute, Verfettung, Erschlaffung des Bauches, Störungen im Kot- und Harnabsatz (evtl. Urinieren in Hockstellung), Veränderungen von Hoden, Penis und Vorhaut, Anzeichen von Feminisierung wie Vergrößerung von Zitzen und Milchdrüsen, Anziehen von anderen Rüden, Haarkleidveränderungen wie symmetrische Alopezien und Welpenhaar.

Daneben kommen auch Störungen vor, die sich in Hypersexualität äußern.

Untersuchung □ Sie kann u. U. aufwendig sein, benötigt man doch in vielen Fällen einen Röntgenapparat sowie Laboreinrichtungen für Blut- und Harnstatus und Spermauntersuchungen. Für die Katheterisierung der Rüden werden Rüsch-Ureter-Katheter Nr. 5–8 verwendet *(Abb. 1.18),* die bei allen Hunderassen passen, evtl. unter Applikation eines Gleitmittels (z. B. Paraffinöl).

22.1 Untersuchungsgang und Spezialuntersuchungen

22.1.1 Untersuchung

Betrachtung des Rüden auf Distanz im Stehen, in Bewegung und beim Harnabsatz im Hinblick auf Veränderungen in Habitus und Temperament, wenn möglich auch im Umgang mit anderen Rüden und Hündinnen. Beurteilt werden ferner Haarkleid und Bauchumfang, aus der Nähe Vorhaut, Hoden und Zitzen. Nun erst wird der Patient auf den Untersuchungstisch gestellt, um Vorhaut, Penis, Zitzen, Hoden (Zahl, Lokalisation, Größe, Symmetrie, Oberflächenbeschaffenheit, Konsistenz, Dolenz) und Nebenhoden zu palpieren. Die Prostata wird rektal mit dem Zeigefinger ertastet, am besten unterstützt durch die andere Hand, welche die Prostata (oder auch Blase) vom Bauch her dem untersuchenden Finger entgegendrückt. Beurteilung der Prostata im Hinblick auf Lage, Größe, Symmetrie, Oberflächenbeschaffenheit, Konsistenz, Dolenz und Abgrenzung nach vorne. Massage mit dem Finger zur Gewinnung von Prostatasekret. *Harnuntersuchung* zur Abgrenzung von Blasen- und Nierenleiden; *Blutstatus* zur Differenzierung von entzündlichen Veränderungen einerseits und neoplastischen, degenerativen und hyperplastischen Veränderungen andererseits; *Röntgenübersichtsaufnahme* des kaudalen Abdomens im latero-lateralen Strahlengang zur Darstellung der Prostata, wonach Blase und Urethra mit Kontrastmittel gefüllt werden können; negative Kontrastaufnahme erfolgt mit Luft, positive mit Ronpacon® (Nyegaard) oder Urografin® (Schering). Für die Urethrographie sind Foley-Katheter für Kinder bestens geeignet.

22.1.2 Spermagewinnung und -beurteilung

Zu einer vollständigen andrologischen Untersuchung gehören Beurteilung von Geschlechtsverhalten und Spermaqualität (Küpfer, 1985). Dies ist besonders wichtig bei Fruchtbarkeitsproblemen, nach schweren Allgemeinerkrankungen oder Erkrankungen der Genitalorgane, sowie nach Hormonbehandlungen wie z. B. Gestagenapplikation zur sexuellen Ruhigstellung.

Geschlechtsverhalten
Die Anamnese ist oft schwierig zu interpretieren. Bessere Information erhält man, wenn das Verhalten des Rüden gegenüber normal läufigen, wenn möglich bereits früher problemlos gedeckten Hündinnen beobachtet werden kann:

a) *Beurteilung der Libido* (Geschlechtstrieb), die normal, reduziert sein oder völlig fehlen kann (sog. *Anaphrodisie*).
b) *Beurteilung des Ablaufs* der Paarung mit normaler *Potentia coeundi* (Deckfähigkeit) oder *Impotentia coeundi* (Intromission des Penis erschwert oder unmöglich infolge Verhaltensstörungen oder Problemen im Genital- oder Bewegungsapparat). Paarungsstörungen seitens der Hündin: Kap. 23.5. Fehlendes »Hängen« des Rüden ist durch im Einzelfall schwer abzuklärende Ursachen bedingt; Konzeption kommt auch ohne »Hängen« zustande.

Geräte zur Spermagewinnung
Mindestens 3 Auffanggläser mit einer Öffnung von 4–7 cm (sog. Tulpengläser), Wasserbad von ca. 30 °C, Pasteurpipetten, Objektträger, Deckgläser, Mikroskop mit Phasenkontrastausrüstung; evtl. Zählkammer (Hämatozytometer) und Färbeeinrichtung. Sämtliche Glaswaren sollten nur vorgewärmt mit Sperma in Berührung kommen.

Spermagewinnung
Stimulierung des Rüden durch Manipulation am Penis, am besten in Anwesenheit einer läufigen Hündin. Gelingt die Spermagewinnung nicht, sollen weitere Versuche in einer anderen Umgebung, ohne Besitzer und/oder in Anwesenheit einer anderen Hündin, unternommen werden. Der Penis wird bis inklusive *Bulbus glandis* (Schwellkörper) ausgeschachtet, ringförmig hinter dem Bulbus gefaßt und rhythmisch leicht zusammengedrückt. Während der Vergrößerung von Penis und Bulbus führt der Rüde mit dem Becken evtl. heftige Such- und Intromissionsbewegungen aus. Nach der vollständigen Erektion beginnt er sich abzudrehen (entspricht der Phase des »Hängens«, die 10–15 min oder auch wesentlich länger dauern kann). Dieses »Umsteigen« wird unterstützt, indem die eine Hintergliedmaße über die Hand des Untersuchers gehoben wird. Der Penis ist nun nicht mehr nach kranio-ventral gerichtet, sondern nach kaudo-ventral abgeknickt.

Die Ejakulation geschieht in drei nicht deutlich voneinander getrennten Phasen. *Vor- und Hauptphase* dauern nur kurz und finden unmittelbar nacheinander statt. Für die Beurteilung wie auch für die künstliche Besamung sollte das Sperma der konzentrierten Hauptphase möglichst separat aufgefangen werden. Das Sperma der *Nachphase* ist großvolumig, verdünnt den Samen und kann die Spermienbeweglichkeit beeinträchtigen. Aufbewahrung des Spermas erfolgt bei ca. 30 °C.

Bei empfindlichen Rüden kann es ausnahmsweise vorkommen, daß das Sperma trotz sonst normaler Reaktion (Erektion und spürbare Urethrakontraktionen) teilweise oder vollständig retrograd, d. h. Richtung Harnblase ejakuliert wird.

Spermabeurteilung
Die Volumina schwanken stark in Abhängigkeit von Rasse, Entnahmebedingungen und Trennbarkeit der Phasen *(Tab. 22.1)*. Je nach Spermienkonzentration ist das Ejakulat transparent bis weiß. (*Oligospermie:* zu wenig Spermien, *Aspermie:* keine Spermien im Ejakulat.) Blutbeimengungen entstehen durch kleine Verletzungen der Penisschleimhaut oder Prostataerkrankungen, gelbliche und mißfarbene Beschaffenheit spricht für Entzündungen der Genitalorgane. Abschätzung der Spermienkonzentration aufgrund des Aussehens: je dichter, desto konsistenter und weißer. *Auszählen in der Zählkammer:* Verdünnung je nach Konzentration 1:20 bis 1:100 in physiologischer NaCl-Lösung mit ein paar Tropfen Formalin 38 %; die Konzentration variiert beträchtlich (Gesamtzahl

Tab. 22.1. Normalbefunde des Hundeejakulates (Küpfer, 1985)

	Menge in ml	Aussehen	Dichte (Spermien pro μl)	pH	bewegliche Spermien in %	abweichende Formen in %
Vorphase	0,2–3,0	transparent, evtl. leicht gelblich	keine bis einzelne	6,0–6,4		
Hauptphase	0,5–4,0	weiß, molkig bis milchig	2–5×10^5 (1–15×10^5)	6,0–6,8	70–90	$\leqq 20$
Nachphase	2–30	leicht getrübt bis transparent	einzelne bis keine	6,6–7,4		

der Spermien im Ejakulat bis 1 Mrd. und mehr). Die pH-Bestimmung gibt kaum relevante Information über die Spermaqualität, da das pH besonders in der Nachphase sehr unterschiedlich sein kann. Die Beurteilung der Beweglichkeit muß möglichst bald nach der Gewinnung erfolgen. Dazu wird ein kleiner Tropfen Sperma auf den Objektträger gebracht, mit Deckglas zugedeckt und unter dem Mikroskop bei 100–400facher Vergrößerung der Prozentsatz der beweglichen Spermien in dünner Schicht geschätzt. Der größte Teil der Spermien sollte sich vorwärts bewegen (*cave:* saubere, vorgewärmte Glaswaren). Bei der morphologischen Beurteilung bei 200–800facher Vergrößerung achte man auf die Einheitlichkeit der Spermienformen und schätze den Anteil anomaler Spermien. In kritischen Fällen Fixierung, Färbung und Einschikken der Ausstriche an ein spezialisiertes Institut.

Interpretation

Besonders hinsichtlich Menge und Konzentration soll vorsichtig interpretiert und die Untersuchung evtl. wiederholt werden. Weichen die Befunde mehrmals von den in *Tabelle 22.1* angegebenen Normalwerten deutlich ab, ist mit einer reduzierten Fertilität (Prozentsatz trächtiger Hündinnen und Wurfgröße) zu rechnen.

22.2 Störungen der Sexualität

22.2.1 Hypersexualität

Eine Steigerung des Geschlechtstriebes kann besonders bei jungen Rüden physiologisch sein. Äußert sie sich in unerwünschtem Verhalten wie vermehrter Aggressivität, Deckversuchen an Personen und Gegenständen, Harnmarkieren oder Streunen, soll kastriert werden. Lehnt der Besitzer dies ab, können Gestagene wie Chlormadinonazetat (CAP), z. B. Gestafortin®-Kristallsuspension (Merck, Bayer) oder Delmadinonazetat (DMA), z. B. Tardastren® (Syntex) oder Medroxyprogesteronazetat (MAP), z. B. Perlutex® (Leo) gegeben werden. Mögliche Nebenwirkungen sind Vergrößerung des Gesäuges und tumorartige Gebilde, die spontan wieder verschwinden (Braun et al., 1984).

Technik der Kastration

Von den verschiedenen Methoden, Rüden zu kastrieren, sei an dieser Stelle eine stellvertretend für alle anderen genannt: Allgemeinanästhesie oder Sedierung mit Epiduralanästhesie. Abtragen der dünnen, stärker pigmentierten Skrotalhaut mit der Schere, Abbinden des bedeckten Samenstranges unter Durchstechen desselben (um ein Abrutschen des Knotens zu verhindern) und Verschluß des Inguinalkanals mit dem gleichen Nahtmaterial; Hautnähte und Halskragen, die beide nach 10 Tagen entfernt werden.

22.2.2 Deck- und Zeugungsunfähigkeit

Impotentia coeundi (Deckunfähigkeit) und Impotentia generandi (Zeugungsunfähigkeit)
Die Gründe für diese Erscheinungsformen sind vielfältig und reichen von psychischen Ursachen über Mangelernährung, Kreislaufprobleme, Nachhandschwäche und endokrinen Störungen bis zu den Erkrankungen der Geschlechtsorgane. Deshalb benötigt man für die Diagnosestellung neben vollständiger Anamnese eine gründliche Untersuchung und Spermabeurteilung.

Bei Störungen mit unbekannter, klinisch nicht erfaßbarer Ursache (auch bereits bei Junghunden) kann eine Hormonbehandlung in Betracht gezogen werden.

Prognose □ Sie ist allerdings in den meisten Fällen, insbesondere denjenigen mit ungenügender Spermaqualität, zweifelhaft bis ungünstig.

Therapie □ Hypophysäres Gonadotropin, z. B. in Hypophysenextrakten oder Serum- und Chorion-gonadotropin, z. B. P. G. 600® (Nobilis) können sowohl Samenbildung wie auch Libido anregen, wenn sie über längere Zeit verabreicht werden. Androgene, z. B. Tonol® (Schering) mit Yohimbin können bei Libidomangel versucht werden.

22.3   Hoden, Nebenhoden und Skrotum

22.3.1   Abnorme Hodenentwicklung

Kryptorchismus (Maldescensus testes, Zurückbleiben der Hoden)

Die Hoden finden sich normalerweise spätestens ab der 9. Lebenswoche im Hodensack. Kryptorche Hoden, die ein- oder beidseitig vorkommen können, sind nicht oder nur teilweise deszendiert und liegen entweder inguinal oder abdominal. Als *retrahierten Hoden* bezeichnet man einen *Wander-* oder *Pendelhoden,* der wie beim Nager bald skrotal, bald inguinal oder abdominal liegt. Die Spermiogenese im kryptorchen Hoden ist gestört oder fehlt ganz, hingegen sind diese Hoden hormonal normal aktiv. Sie neigen ab etwa dem 8. Lebensjahr zu neoplastischer Entartung. Abdominale Torsion des Samenstranges oder Strangulation unter Einbezug von Dünndarmschlingen mit nachfolgendem Ileus sind relativ häufig.

Kryptorchismus ist meistens vererbt. *Anatomisch* ist er bedingt durch zu engen Leistenkanal, zu große Hoden, Verklebungen, zu kurzen Samenstrang, *hormonal* durch Fehlentwicklungen im Hypophysenvorderlappen. Bei einseitigem Kryptorchismus verläuft die körperliche und sexuelle Entwicklung normal.

Therapie □ Choriongonadotropin 300 IE / 10 kg 1 × wöchentlich bis zu 2 Monaten. Beim Menschen wird auch Gonadotropin-Releasing-Hormon, z. B. Kryptocur® (Hoechst) 50–300 µg 2–6 × im Abstand von 2–6 Tagen eingesetzt. Zusätzlich wird tägliche Massage in Richtung Skrotum empfohlen.

Prognose □ Sie bleibt dennoch ungewiß, die besten Erfolgsaussichten bestehen noch bei inguinaler Lage des Hodens. Kontraindiziert ist die Anwendung von Androgenen, da sie ein negatives Feedback auf die Gonadotropin-Freisetzung ausüben und vorzeitigen Epiphysenschluß bewirken.

Operative Versuche der Verlagerung des Hodens aus dem Inguinalkanal oder der Bauchhöhle in das Skrotum und *Orchipexie* (die Befestigung des Hodens am Skrotum) sind aus zuchthygienischen Gründen abzulehnen; solche Hoden bleiben auch nach dem Abstieg hypoplastisch.

Konsequenterweise sollte mit Rüden aus Würfen mit Kryptorchiden nicht gezüchtet werden.

Monorchismus und Anorchismus (Einhodigkeit und Fehlen der Hoden)

Monorchide Tiere entwickeln sich körperlich und sexuell normal; Fehlen von beiden Hoden führt zu eunuchoidem, adipösem Körperbau mit weiblichem Habitus. Monorchismus und einseitiger Kryptorchismus können klinisch schwierig auseinander zu halten sein.

Ektopische Hoden

Diese befinden sich extraabdominal (aber nicht im Hodensack) an einer Stelle, wo sie bei normalem Deszensus nicht hingelangen sollten, z. B. subkutan neben dem Penis. Wie kryptorche Hoden können sie später neoplastisch entarten. Bei Störungen werden sie entfernt.

22.3.2   Orchitis, Epididymitis und Funikulitis

Orchitis und Epididymitis (Hoden- und Nebenhodenentzündung) kommen meist kombiniert vor, eine seltene Komplikation ist die Funikulitis (Samenstrangentzündung). Die Erkrankung kann ein- oder beidseitig sein und entsteht aufgrund von Traumata, Infektionen der Harnwege und/oder Prostata oder hämatogen. Als Erreger kommen Bruzellen, Mykoplasmen, Streptokokken und Staphylokokken in Frage.

Akute Orchitis

Es handelt sich um eine Allgemeinerkrankung mit Fieber und Leukozytose, widerwilligem, steifem und schmerzhaftem Gang. Die Hunde liegen meist und stehen ungern auf. Die betroffenen Testikel sind prall vergrößert, vermehrt warm und sehr dolent. Gelegentlich kann Abszeßbildung, gefolgt von Nekrose auftreten.

Differentialdiagnose □ Skrotaldermatitis.

Chronische Orchitis

Hierbei resultieren ungleiche, vergrößerte oder verkleinerte (atrophische) sowie verhärtete und zystöse Hoden, die klinisch oft nicht von Hodenneoplasmen zu differenzieren sind.

Es scheinen auch selbständige chronische Epididymitiden mit Impotentia generandi vorzukommen.

Prognose ☐ Vermehrte Wärme und Entzündung führen meist innerhalb kurzer Zeit zu irreversiblen Schäden. Traumata bewirken leicht Bildung von Antikörpern gegen Spermien und Hodentubuli und damit u. U. Sterilität. Daher ist die Prognose auf Erhaltung der Zuchttauglichkeit immer vorsichtig zu stellen.

Therapie ☐ Breitband-Antibiotika (bei Bruzellose Kap. 10.18.2), ferner Analgetika-Antiphlogistika wie Phenylbutazon oder Glukokortikoide. Führt die Behandlung nicht zum Ziel, wird kastriert.

Bei Zuchtrüden empfiehlt sich eine Spermauntersuchung 2–3 Monate nach der Erkrankung.

22.3.3 Hodenneoplasmen

Recht häufig bei älteren Rüden ist einer oder sind beide Hoden neoplastisch vergrößert, knotig und evtl. hart. Gelegentlich entstehen Hodentumoren gleichzeitig an mehreren Stellen. Kryptorche und ektopische Hoden zeigen deutlich erhöhtes Risiko für Sertolizelltumoren und Seminome. Metastasierung in die regionalen Lymphknoten und in andere Organe (Leber, Lunge) ist selten. Die häufigsten Tumortypen sind:

Tumoren der Leydigschen Zwischenzellen
Diese Tumoren produzieren Androgene. Die kleinen, gut abgegrenzten, gelbkörperartigen Tumoren sind meist Zufallsbefunde, die selten maligne sind oder Feminisierung bzw. Prostatahyperplasie verursachen.

Seminome
Von Keimepithelzellen ausgehend, sind diese oft multipel, schmerzhaft und rasch wachsend. Sie erweisen sich gelegentlich als maligne, bilden aber kaum Metastasen und rufen selten Feminisierung hervor.

Sertolizelltumoren
Von Stützzellen der Samentubuli ausgehend, sind Sertolizelltumoren die spektakulärsten Hodenneoplasmen und meist bösartig (Karzinome). Sie produzieren Östrogen und können metastasieren. Der nicht befallene Hoden atrophiert. Durch die Feminisierung kommt es zu Libidoverlust und Anziehen anderer Rüden, die den Tumorträger als Hündin betrachten.

Äußerlich erschlaffen die Bauchdecken, an Schenkeln, Perinäum und Bauch breitet sich symmetrische Alopezie aus, evtl. tritt Pruritus auf. Der Penis kann verkleinert sein, das Präputium erschlafft, und die Zitzen werden größer. Selten hyperplasiert die Milchdrüse *(Gynäkomastie)*. Langdauernde, starke Östrogenausschüttung kann zu Anämie, später Leukopenie und Thrombozytopenie führen (Kap. 16.10.2). Prostatavergrößerung, Perianaldrüsentumoren und Perinealhernien werden bei Sertolizelltumoren, aber auch bei anderen Hodentumoren gehäuft beobachtet.

Auftreten von allen drei Tumortypen am gleichen Hund oder im gleichen Hoden ist möglich. Fibrome, Leiomyome und Chondrome oder metastatische Tumoren sind sehr selten.

Prognose ☐ Günstig.

Therapie ☐ Kastration.

22.3.4 Hodendegeneration und -atrophie

Degenerierte, hypoplastische und atrophische Hoden kommen bei verspätetem Deszensus, nach Orchitis, bei Hodentumoren und besonders im Alter vor. Das Ejakulat enthält keine, ggf. nur wenige bzw. mißgebildete Spermien.

Therapie ☐ Außer bei Tumoren Gonadotropine (Kap. 22.2.2). Die Hormontherapie ist aber meist erfolglos.

22.3.5 Erkrankungen des Skrotums

Skrotaldermatitis
Die wenig behaarte, dünne, stärker pigmentierte Skrotalhaut ist sehr empfindlich. Durch Lecken verschlimmern sich entzündliche Veränderungen rasch zu Ulzerationen und lokalen Nekrosen.

Therapie ☐ Antibiotika- und glukokortikoidhaltige Salben, Halskragen.

Varizen und Neoplasmen
Diese knotigen Venenerweiterungen der Skrotalhaut sowie Neoplasmen des Skrotums sind operativ schonend zu entfernen, ohne die Tunica vaginalis zu verletzen, sonst besteht Gefahr einer Orchitis oder gar Peritonitis.

22.4   Prostata

Die Prostata (Vorsteherdrüse) ist beim Hund die einzige akzessorische Geschlechtsdrüse von Bedeutung.

Symptome □ Diese entstehen vor allem durch ihre Vergrößerung. Defäkationsbeschwerden (Tenesmus, Konstipation) sind häufiger als Miktionsstörungen. Bei Entzündung kommt es zum Austritt von Blut und Eiter aus der Harnröhre unabhängig vom Harnabsatz, und die Palpation der Prostata ist schmerzhaft. Dazu gesellt sich oft abnormes Abstehen der Rute vom Anus mit typischer dorsaler Delle am Rutenansatz. Als Komplikation der vergrößerten Prostata kann ein- oder beidseitige Perinealhernie beobachtet werden. Ist die Prostata durch ihr Gewicht über den kranialen Beckenrand in die Bauchhöhle vorgefallen, kann sie rektal evtl. nur teilweise ertastet werden; Sicherheit gibt in diesen Fällen eine Röntgenaufnahme (Technik der palpatorischen und radiologischen Diagnostik: Kap. 22.1).

22.4.1   Prostatahyperplasie (oder -hypertrophie)

Darunter versteht man die primär nicht entzündliche Vergrößerung der Drüse durch einfache Proliferation der epithelialen und mesenchymalen Bestandteile. Hypersekretion und damit verbundene Sekretstauungen sowie sekundäre Entzündung und Infektion können zu Zystenbildung und Prostatitis führen (Kap. 22.4.2 und 22.4.3). Die Ätiologie der Prostatahyperplasie ist nicht genau bekannt, hängt aber sicherlich mit einem gestörten hormonellen Gleichgewicht zusammen. Wahrscheinlich kommt es durch vermehrte Gonadotropinausschüttung und damit vermehrter Androgenproduktion zur Vergrößerung des Organs. Die Ansicht, daß ein Östrogenüberschuß im Alter daran schuld ist, läßt sich nicht aufrechterhalten, rufen doch exogene Östrogene oder Sertolizelltumoren eine squamöse Metaplasie der Drüsenepithelien hervor, die nicht mit einer Vergrößerung der Prostata verbunden ist.

Symptome □ Diese ergeben sich durch die unschmerzhafte Vergrößerung und damit Raumforderung des Organs, das besonders bei der Defäkation in das Becken hineingepreßt wird und dadurch das Rektum nach dorsal verdrängt. Infolge von Tenesmus und Konstipation kann es zu Perinealhernien und Bildung von bilateralen Rektumdivertikeln kommen, in denen der Kot tagelang liegenbleibt und zur Verstärkung des Tenesmus Anlaß gibt. Miktionsstörungen bei Abknicken der Blase oder Vorfall der Blase und/oder Prostata in eine Perinealhernie können ebenfalls auftreten.

Differentialdiagnose □ Siehe *Tab. 22.2*. Tumoren sind selten, meist derb, höckerig und asymmetrisch; bei Prostatitis ist das Organ in der Regel schmerzhaft, es kommt zu Fieber, Allgemeinstörungen und Leukozytose; ferner müssen Prostatazysten, Erkrankungen des Dickdarmes wie chronische Kolitis, Koprostase, Megakolon, Dickdarmtumoren und Strikturen in Betracht gezogen werden.

Prognose □ Günstig, besonders wenn kastriert wird.

Tab. 22.2. Unterscheidungsmerkmale bei Prostataveränderungen

	Größe und Form	Konsistenz	Schmerz	Fieber	Blutveränderung
Hyperplasie	vergrößert, glatt oder höckerig	weich bis fest	nein	nein	nein
Zyste	oft stark vergrößert, glatt	weich fluktuierend, selten knöchern	nein*	nein*	nein*
Entzündung	vergrößert, glatt	prall	ja	ja	Leukozytose, Linksverschiebung
Abszeß	vergrößert, glatt, meist einseitig	prall fluktuierend	ja	häufig	Leukozytose, Linksverschiebung
Tumor	oft stark vergrößert, höckerig bis knollig, ein- oder beidseitig	fest bis derb	nein evtl.	nein evtl.	Leukozytose und Anämie in Spätstadien

* Vorkommend bei Sekundärinfektion

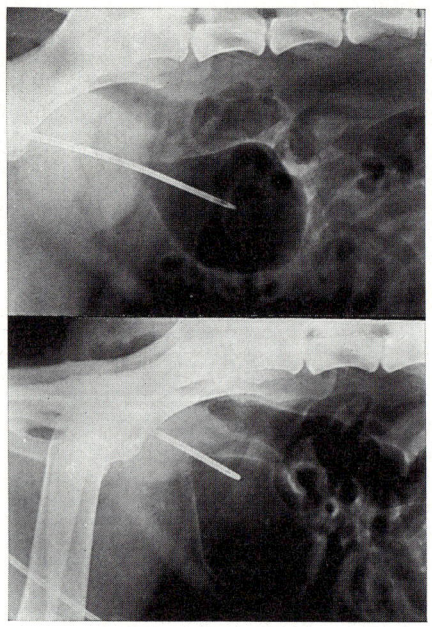

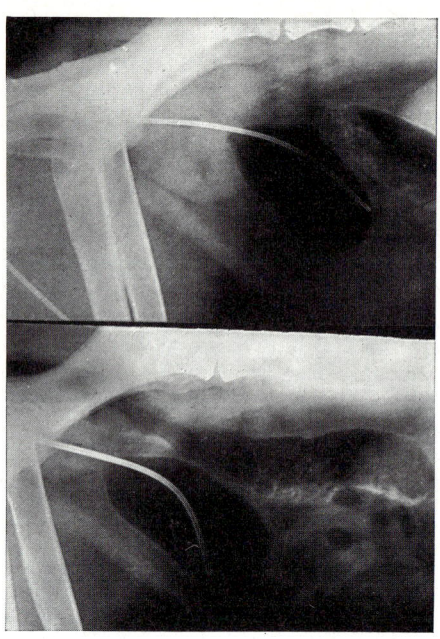

Abb. 22.1. Bei diesem 10jährigen Schäferhund war die Prostata 14 Tage nach der Kastration nahezu normalisiert (*oben* vor, *unten* nach der Operation) (LETTOW, 1966)

Abb. 22.2. Bei diesem 7jährigen Schäferhund hat sich die Prostatavergrößerung im Laufe von 5 Wochen völlig zurückgebildet (*oben* vor, *unten* 5 Wochen nach der Operation) (LETTOW, 1966)

Therapie □ Am besten wird kastriert; meist verkleinert sich die Prostata dadurch prompt *(Abb. 22.1* und *22.2)*. Weniger oder nur vorübergehend erfolgreich ist die Hormontherapie mit Gestagenen (Kap. 22.2.1), D-Chlormadinonacetat 1,5–2 mg/kg i.m. 2 × in 14 Tagen.

Bleibt besonders nach der Kastration der Erfolg aus, soll die Diagnose überprüft und der Patient evtl. an eine Spezialklinik überwiesen werden, wo unter Ultraschall biopsiert werden kann.

22.4.2 Prostatazysten

Zysten entstehen im Zusammenhang mit Prostatahyperplasie (Kap. 22.4.1). Sie können außerordentlich groß werden und verkalkte Wände bekommen. Die Symptome gleichen denjenigen der Hyperplasie oder des Prostata-Abszesses *(Tab. 22.2)*. Zysten sind palpatorisch und radiologisch (evtl. erst nach Pneumozystographie) von der Blase zu unterscheiden.

Prognose □ Günstig, kleinere Zysten verschwinden nach der Kastration spontan.

Therapie □ Kastration. Größere Zysten sind von ventral her (selten von perineal) zu eröffnen und entweder mit Silbernitrat 2 % zu veröden oder soweit wie möglich abzutragen, um erneute Zystenbildung zu verhindern. Infizierte Zysten wer-

den mit der Drainage- oder Marsupialisationstechnik angegangen (Kap. 22.4.3) und antibakteriell nachbehandelt.

22.4.3 Akute und chronische Prostatitis, Prostatitis suppurativa, Prostataabszesse

Die Infektion erfolgt meist aszendierend aus den Harnwegen, selten hämatogen oder lymphogen. Besonders bei der eitrigen Form und bei Abszessen sind Defäkation und Miktion gestört und schmerzhaft, bei der akuten Prostatitis bestehen Allgemeinstörungen (Fieber, Leukozytose). Abszesse sind rektal meist als schmerzhafte, einseitige Erweichungen mit glatter Oberfläche und Fluktuation feststellbar. Der Harn ist trübe, das Sediment enthält Eiter, Schleim, Epithelien und evtl. Blut, besonders am Ende der Miktion. Die Symptome der chronischen Prostatitis sind wenig ausgeprägt; meist wird der Rüde vorgestellt, weil entweder eitriges Sekret aus der Urethra abtropft oder der Harn verändert ist. Es kann Abmagerung bestehen, und die Prostata wird mehr und mehr derb, höckerig und narbig gefurcht.

Differentialdiagnose □ Prostatahyperplasie und -zysten, mit denen die Prostatitis vergesellschaftet sein kann, und Prostatatumoren *(Tab. 22.2)*.

Prognose ☐ Zweifelhaft bis günstig, je nach Antibiogramm.

Therapie ☐ Analgetisch-antiphlogistisch mit Phenylbutazon oder mit Glukokortikoiden und antibakteriell mit Trimethoprim-Sulfamethoxazol, z. B. Borgal® (Hoechst) oder mit geeigneten Antibiotika wie Erythromycin, Clindamycin, Chloramphenicol und evtl. Tetrazyklinen (Dosierungen: *Tab. 21.8*); Applikation von Gestagenen (Kap. 22.2.1). Bei Abszessen wird unter Ultraschallkontrolle oder operativ drainiert und gleichzeitig kastriert:

Allgemeinanästhesie oder Sedierung verbunden mit Epiduralanästhesie, Laparatomie in der Mediane bis an den kranialen Beckenrand, Abszeßpunktion und Anfertigen eines Antibiogramms. Weiteres Vorgehen:

1. *Abszeßentleerung* und Spülung mit Neomycin oder Betadine-Lösung. Wegen Peritonitisgefahr nicht durch das Rektum punktieren. Größere Abszesse werden drainiert oder marsupialisiert (KNECHT, 1979).
2. *Drainagetechnik:* Ein Katheter wird sowohl an der Abszeßwand wie an der Bauchwand vernäht und die Abszeßhöhle 2–3 Wochen lang mit Antibiotika oder Betadine-Lösung gespült.
3. *»Marsupialisationstechnik«* (Name von Marsupialia, zoologische Ordnung der Beuteltiere): Die Abszeßwand wird mit Chromcatgut in die Bauchwunde (selten in die Perinealwunde) eingenäht. Dann erst wird der Abszeß eröffnet und gespült, die Haut mit nicht resorbierbarem Nahtmaterial mit der Abszeßöffnung vernäht und die Abszeßhöhle während 2–3 Wochen gespült.

22.4.4 Prostatatumoren

Vorkommen selten und fast nie bei kastrierten Rüden. Es handelt sich nur ausnahmsweise um Adenome, meist sind es Adenokarzinome, die häufig in die sublumbalen Lymphknoten, Lendenwirbel und nahegelegenen Beckenknochen metastasieren. Für die Diagnose spricht eine derb-knollige, asymmetrische, wenig oder nicht schmerzhaf-

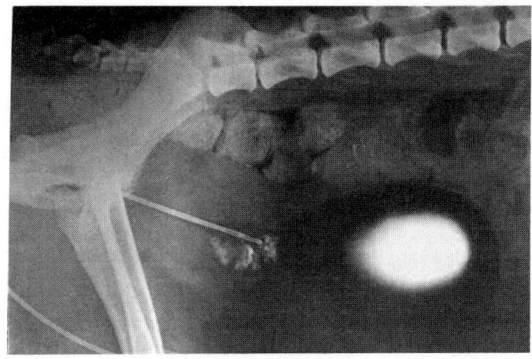

Abb. 22.3. Doppelkontrast der Blase mit Luft und Kontrastmittel, Eindringen von Kontrastmittel in die Prostata. Rektum durch vergrößerte Prostata nach dorsal gedrängt und eingeengt

te, mäßige Vergrößerung. Die Prostata ist oft gegen den Beckenboden nicht verschiebbar und gegen die Umgebung schlecht abzugrenzen. Ferner bestehen Defäkations- und Miktionsstörungen.

Röntgen ☐ Hier sprechen für Tumor: Unregelmäßige Begrenzung mit Vergrößerung der Prostata und der sublumbalen Lymphknoten, sowie lytische oder proliferative Veränderungen ventral an den letzten Lendenwirbeln und/oder am Os ileum. Das Eindringen von Kontrastmittel in die Prostata *(Abb. 22.3)* ist nicht diagnostisch und kann auch bei benignen Prozessen auftreten. Fehlen im Röntgenbild Anzeichen von Knochenmetastasen, sind Tumoren oft schwer gegen chronische Prostatitis und Hyperplasie abzugrenzen *(Tab. 22.2)*.

Prognose ☐ Ungünstig wegen Tendenz zur Metastasierung und Beeinträchtigung des Allgemeinzustandes.

Therapie ☐ Versuchsweise hormonell (Kap. 22.2.1) oder durch Kastration, falls die Diagnose unsicher ist. Ansonsten soll der Patient euthanasiert werden. Die Prostatektomie hat sich wegen der hohen Komplikationsrate nicht durchgesetzt. Technik: beschrieben bei BOJRAB, M. J., et al. (1983).

22.5 Penis und Präputium

22.5.1 Balano-Posthitis (sog. »Hundetripper«)

Bakterielle Entzündungen der Penisspitze (Balanitis) und der Vorhaut (Posthitis) durch Harn- und Smegmaretention im Präputialsack sind häufig und

scheinen viele Besitzer mehr zu stören als den Hund. Der Ausfluß ist eitrig oder blutig-eitrig (bei der ulzerösen Form) und erfolgt tropfenweise unabhängig vom Harnabsatz. Durch multiple Lymphfollikelschwellungen kann es zur Bildung stecknadelkopfgroßer Knötchen kommen *(follikuläre Balano-Posthitis)*.

Differentialdiagnose □ Prostatitis, Penisverletzungen, Fremdkörper und Tumoren.

Prognose □ Günstig, rezidiviert aber immer wieder.

Therapie □ Spülung des Präputialsackes mit H_2O_2 3 % oder Betadine-Lösung und anschließend Einbringen von antibiotika- und glukokortikoidhaltigen Ohr- oder Eutersalben; verklebte Haare an der Vorhautspitze müssen gekürzt werden. Ulzerationen und follikuläre Form betupft man mit Silbernitrat 2 %. Die Balano-Posthitis hört bei Kastration auf.

22.5.2 Verletzungen und Tumoren von Penis und Präputium

Penis- und Präputialverletzungen
Sie entstehen durch Bisse, Schläge oder Schnitte, dann auch durch gewaltsames Trennen beim Deckakt.

Therapie □ Allgemeinanästhesie, Kontrolle der meist erheblichen Blutung, Anlegen von dichten Einzelnähten mit resorbierbarem, atraumatischem Nahtmaterial Größe 0 bis 2-0, evtl. Dauerkatheter für eine Woche am Präputium befestigen, dazu antibiotische Versorgung und Halskragen.

Die seltene *Fraktur des Penisknochens* mit Blutung aus dem Penis und Krepitation heilt meist spontan; evtl. kommt »Schienung« mit einem Dauerkatheter, der für 2–3 Wochen an der Penisspitze fixiert wird, in Frage.

Tumoren an Penis und Präputium
Sie sind selten, meist handelt es sich um Karzinome, am Penis auch um Papillome.

Therapie □ Tumoren abtragen, evtl. Penisamputation.

Technik der Penisamputation □ Allgemeinanästhesie oder Sedierung und Epiduralanästhesie, Kathetereinlage, Entfernen der erkrankten Teile unter Schonung der Urethra und Einnähen derselben in die Wundspitze mit nicht resorbierbarem, atraumatischem Nahtmaterial Größe 3-0. Der Harnabsatz ist zu kontrollieren, evtl. muß über mehrere Tage katheterisiert werden.

Venerisches Sarkom (Sticker-Sarkom, transmissible venereal Tumor = TVT)
Dies wird beim Deckakt mit Epithelzellen übertragen und ist durch ein onkogenes Virus bedingt. Es kommt auch bei Hündinnen vor. Beim Rüden treten an der Präputial- und Penisschleimhaut blumenkohlartige Wucherungen auf, die selten ulze-

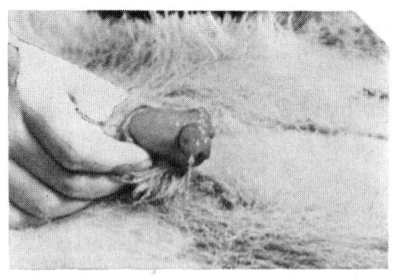

Abb. 22.4. Venerisches Sarkom (Sticker-Sarkom) transmissible venereal tumor = TVT)

rieren und in Skrotum, Perinäum oder in die regionalen Lymphknoten metastasieren können *(Abb. 22.4)*. Spontanremissionen durch Bildung humoraler Antikörper kommen nach 1–2 Monaten vor.

Therapie □ Röntgenbestrahlung (1500–2000 rad) oder Zytostatika, z. B. Zyklophosphamid (10 mg pro 10 kg 2 × täglich für 10 d) kombiniert mit Glukokortikoid und Antibiotikum. Operative Tumorentfernung mit Elektrochirurgie, um die Wiedereinpflanzung von Tumorzellen zu minimalisieren. Rezidive sind häufig und sollen wieder entfernt werden.

22.5.3 Phimose und Paraphimose, Penisprolaps

Phimose
Es handelt sich um eine angeborene oder durch Verletzung erworbene Verengung der Vorhautöffnung, die ein Ausschachten des Penis verhindert und damit zu Harnretention, schwerer Balano-Posthitis und Impotentia coeundi führt.

Therapie □ Allgemeinanästhesie, Durchtrennen des Präputiums dorsal mit geknöpfter Schere und Verschluß des V-förmigen Einschnitts auf beiden Seiten durch Vereinigung von Haut und Schleimhaut mit Einzelnähten. Halskragen für 10 Tage.

Paraphimose
So bezeichnet man die Strangulation der ausgetretenen Penisspitze oder der gesamten Glans penis durch die zu enge (phimotische) Vorhaut. Der strangulierte Teil wird durch die venöse Stauung ödematös vergrößert, blaurot verfärbt und kann gangränös werden.

Therapie □ Allgemeinanästhesie, Eichel mit Eis oder kalten Kompressen vorbehandeln, einfetten und versuchen, den geschwollenen Penis durch kontinuierlichen, ringförmigen Fingerdruck und Spreizen des Präputiums zu reponieren. Falls dies mißlingt, wird wie bei der Phimose die Vorhaut gespalten.

Penisprolaps

Dieser tritt selten auf, am ehesten bei Zwergrassen durch Trauma des Nervus pudendus internus oder Schädigung des Rückenmarks; soll auch bei Vergiftungen und Erschöpfungszuständen vorkommen. Sekundär stellen sich an der Schleimhaut ulzeröse und nekrotische Veränderungen ein.

Differentialdiagnose □ Paraphimose, Dauererektion des Penis durch Schwellkörperthrombosen.

Prognose □ Zweifelhaft bis ungünstig.

Therapie □ Antiphlogistisch, z. B. Phenylbutazon und Vitamin-B-Komplex. Bei Mißerfolg Penisamputation (Kap. 22.5.2).

Literatur

Bojrab, M. J., et al., 1983: Current Techniques in Small Animal Surgery. Philadelphia: Lea & Febiger.

Braun, U., et al., 1984: Gesäugeveränderungen beim Rüden nach Gestagenbehandlung. Berl. Münch. tierärztl. Wschr. **97**: 447.

Dobberstein, J., et al., 1985: Handbuch der speziellen pathologischen Anatomie der Haustiere. Begründet von E. Joest, Band IV. Berlin/Hamburg: Paul Parey.

Knecht, C. D., 1979: Diseases of the Canine Prostate Gland (Part II). Surgical Techniques. Compend. Cont. Educ. Pract. Vet. **1**: 426.

Küpfer, U., 1985: Spermagewinnung und Spermabeurteilung. Nicht publiziert.

Lettow, E., 1966: Erfahrungen mit der Kastration bei der Prostatahypertrophie des Hundes. Berl. Münch. tierärztl. Wschr. **79**: 86.

Rosenthal, R. C., et al., 1983: Infertility in the Male Dog. Compend. Cont. Educ. Pract. Vet. **5**: 983.

23 Weiblicher Geschlechtsapparat

H. Gehring · S. Arnold

23.1   Anatomie und Physiologie

H. GEHRING

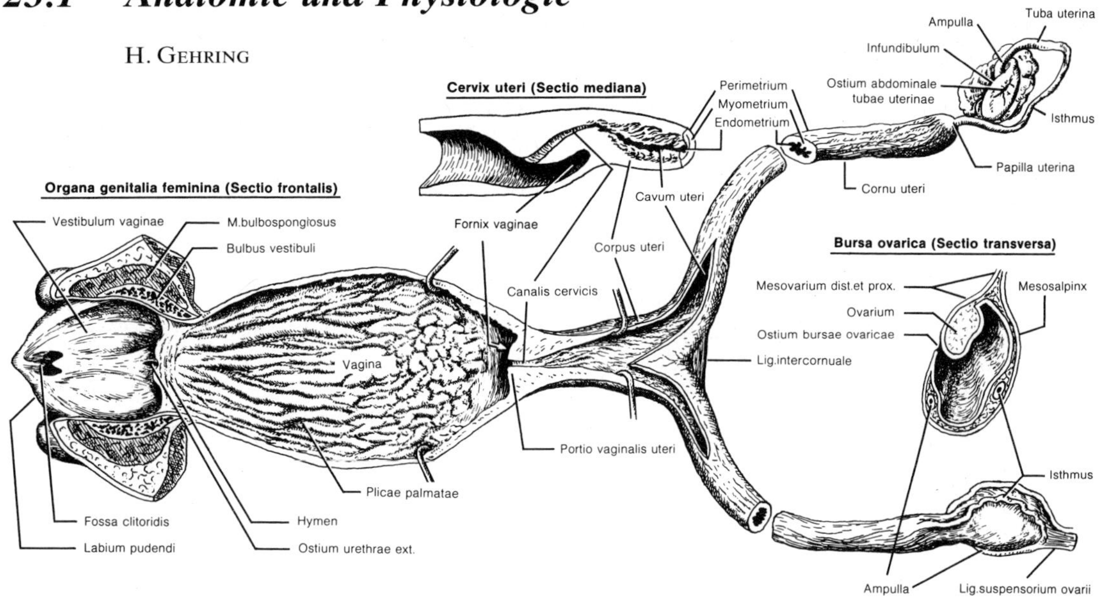

Abb. 23.1. Innerer Geschlechtsapparat der Hündin (aus: BUDRAS, K.-D., & W. FRICKE, 1987: Atlas der Anatomie des Hundes. Hannover: Schlütersche Verlagsanstalt

Der weibliche Geschlechtsapparat besteht aus dem *äußeren* (Vulva, Klitoris, Damm und Milchleiste) und dem *inneren*, dem eigentlichen Genitale (Vaginalrohr, Zervix, Uterus, Eileiter und Eierstock) *(Abb. 23.1)*.

23.1.2   Physiologie der Fortpflanzung

Die Funktion des weiblichen Genitale folgt einem komplizierten Mechanismus, der durch hormonale und nervale Impulse dirigiert wird. An der Steuerung sind das Großhirn, das Zwischenhirn und die Hypophyse wesentlich beteiligt. Aber auch Umweltreize, wie Gemeinschaftshaltung mit Rüden und Hündinnen, Fütterung, Klimaverhältnisse und Streßsituationen, können über das Großhirn auf den Zyklusablauf Einfluß nehmen.

Die Auslösung der Läufigkeit erfolgt vom Zwischenhirn. Dieses gibt *Freisetzungshormone* ab, die dann den Hypophysenvorderlappen (HVL) zur Bereitstellung von Follikelreifungshormon, dem FSH (Follikelstimulierungshormon – Folliclestimulating hormone) veranlassen. Die Follikelreifung bringt die Bildung und Freigabe der Östrogene (Follikelhormone) mit sich, die schließlich den Läufigkeitsprozeß in Gang setzen.

Die Östrogene bewirken am Uterus die Vorbereitung für die Paarung, und bei Erreichung ihres Optimums, gegen Ende des Proöstrus, initiieren sie die vermehrte Freigabe des Luteinisierungshormons (LH). Das LH leitet dann am Östrusbeginn die Eifreisetzung (Follikelsprung) und die Umwandlung der Follikel im Gelbkörper (Corp. lutea) ein. Das LH bremst die Östrogenausschüttung und stimuliert die Gelbkörper zur Bildung des Gelbkörperhormones, des Progesterons (Schwangerschaftshormon). Unter seiner Wirkung werden die befruchteten Eizellen in die Gebärmutter aufgenommen, der Muttermund verschlossen und die embryonale Entwicklung von der befruchteten Eizelle bis zum ausgewachsenen Fetus eingeleitet. Erst gegen Ende der Gravidität fällt der Progesteronspiegel ab und die Prolaktinbildung setzt ein.

Die *Erstläufigkeit* stellt sich zwischen dem 6. und 12. Lebensmonat ein und setzt Reifungsprozesse im Zwischenhirn und am Genitale voraus. Diese Reifungsprozesse erfolgen bei Zwerghundrassen früher als bei mittel- und großwüchsigen Rassen. Die Erstläufigkeit ist in ihrem Ablauf oft noch unregelmäßig, pendelt sich in der Folge aber auf die Norm ein, um im höheren Alter die Normität (in Zeit und Ablauf) wieder zu verlieren.

Die Läufigkeit dauert zwischen 3 und 4 Wochen und äußert sich in typischen Veränderungen am äußeren und inneren Genitale und im Verhaltensmuster der Hündin (s. 23.4). Dem Läufigkeitsfluor sind zunehmend Duftstoffe beigegeben, die die Geschlechtspartner anlocken. Es sucht aber nicht nur der Rüde die Hündin, sondern auch umgekehrt. Hündinnen werden unfolgsam und streunen. Die Hündin sucht zwar die Nähe des Geschlechtspartners, zeigt zunächst aber noch keine Deckbereitschaft.

Die **Geschlechtsreife** ist jedoch nicht mit der **Zuchtreife** gleichzusetzen. Die Zuchtreife wird rasseabhängig im Alter von 18 bis 24 Monaten erlangt. Die meisten Zuchtverbände haben die Zuchtreife ihrer Rassen im verbandsinternen Zuchtreglement festgelegt; grundsätzlich sollten Hündinnen jedoch erst in der zweiten Läufigkeit gedeckt werden.

Die Trächtigkeit dauert im Mittel 63 Tage. Schon ab dem 58. und bis zum 70. Trächtigkeitstag können, ohne jede Hilfeleistung, lebensfähige Welpen entwickelt werden. Mit der Geburtshilfe darf jedoch nur dann bis zum 70. Trächtigkeitstag abgewartet werden, wenn die Hündin vorher keine Geburtsvorbereitungen (Wehentätigkeit und/oder Abgang von Geburtsschleim) zeigt.

Unterbleibt eine Trächtigkeit, machen die Hündinnen eine Pseudogravidität durch, die entweder symptomlos verläuft, oder nach 4 bis 7 Wochen zur Mammaausbildung mit Laktation führt.

23.1.3   Anatomische Mißbildungen

Miß- und Fehlbildungen am Genitale der Hündin kommen relativ selten vor und betreffen vorwiegend die Scheide. So können Gewebsspangen und Membranen das Vaginalrohr durchziehen und den kranialen Scheidenabschnitt ganz oder teilweise vom kaudalen trennen (persistierende Müllersche Gänge).

Klinisches Bild ☐ Hier bleibt die Spangenbildung symptomlos oder behindert allenfalls den Geburtsvorgang. Falls Membranbildungen das kraniale Vaginalrohr abtrennen, führen sie zum Rückstau des Läufigkeitsfluors mit klinischen und diagnostischen Komplikationen.

Behandlung ☐ Gewebsspangen bedürfen nur bei Zuchthündinnen einer chirurgischen Behandlung; Membranbildungen müssen dagegen alsbald operativ entfernt werden. Der Eingriff erfolgt, je nach Befund, per vaginam oder nach Episiotomie. Anomalien am Uterus oder den Ovarien bleiben klinisch unauffällig und werden meist zufällig bei Bauchhöhlenoperationen diagnostiziert (Aplasie eines oder beider Uterushörner, Ovaraplasie, Zervix duplex).

Echte Zwitterbildung

Diese kommen (mit vollständig ausgebildeten weiblichen und männlichen Keimdrüsen) beim Hund nur selten vor; Pseudozwitter werden dagegen häufiger angetroffen. Beim Pseudozwitter findet sich eine verkleinerte Schamanlage mit übergroßer Klitoris, in die ein Penisknochen eingelagert sein kann; die Behaarung der distalen Schampartie ähnelt dann der Haarordnung des Präputiums. Ein Vaginalkanal ist nicht oder nur teilweise ausgebildet.

Differentialdiagnose ☐ Der von Niemand beschriebene »Klitorismus« als Folge langandauernder Androgenverabreichungen.

Behandlung ☐ Sie kann aus optischen Erwägungen erforderlich sein (Exstirpation der übergroßen Klitoris, evtl. auch der Kleindrüsen).

23.2   Untersuchungsgang

H. Gehring

23.2.1   Anamnesen

Der Anamnese kommt große Bedeutung zu und sollte nach einem bestimmten Schema erhoben werden. Allgemeinerkrankungen, gegenwärtige und zurückliegende, sind ebenso zu berücksichtigen wie gynäkologische Probleme (Läufigkeits- und Geburtsstörungen, Hormonbehandlungen). Kommt der Patient aus einem größeren Bestand, sind auch allgemeiner Gesundheitszustand, Haltung, Fütterung und gynäkologischer Status der übrigen Tiere zu erfassen.

Der erfahrene Untersucher wird auch auf den Tierbesitzer selbst eingehen, um den Aussagewert seiner Angaben einschätzen zu können. Gelegentlich werden unrichtige Angaben gemacht, nur um die eigene Zucht nicht zu belasten.

23.2.2   Adspektion

Das äußere Genitale wird auf Größe, Aussehen und Ödematisierung der Vulva, Farbe der Schleimhäute, Fluor (nach Menge, Farbe und Geruch) und dessen Umgebung (auf angetrocknetes Sekret, Haarverklebungen, Haut- und/oder Haarkleidveränderungen) untersucht. Beim Abdomen und Gesäuge sind Umfang und Füllung zu berücksichtigen. Lederartige Veränderungen oder Verhärtungen der Vulva und/oder Fluor außerhalb des Läufigkeitsstadiums und/oder symmetrischer Haarausfall, weisen auf hormonelle Störungen hin.

23.2.3   Palpation

Hinter dem Patient stehend, werden bei großen Hündinnen bimanuell, bei Zwerghunden mit einer

Hand, die Bauchdecke durchtastet, der Uterus und die Ovarien ausgemacht und ebenfalls abgetastet. Bei Zwerghunden sind die Uterushörner strohhalm- und bei großwüchsigen Hündinnen bleistiftstark. Nur wenn die Hündinnen nicht zu stark pressen, können am kranialen Ende der Uterushörner auch die Ovarien palpiert und größere Veränderungen (Zysten und Tumoren) diagnostiziert werden. Bei ängstlichen Hündinnen oder bei Schmerzzuständen im Abdominalbereich ist die Palpation von Uterus und Ovarien nicht möglich. Es muß dann erwogen werden, ob für diesen Zweck eine leichte Sedierung vertretbar ist. Werden Neubildungen im Perinatalbereich vermutet, kann eine vaginale und/oder rektale Palpation hilfreich sein. Palpation bei Trächtigkeitsnachweis: Kap. 23.7.1.

23.3   Spezialuntersuchungen

H. GEHRING

23.3.1   Röntgenuntersuchung

Bei einer sachgemäßen gynäkologischen Untersuchung kann auf die Röntgendiagnostik nicht verzichtet werden. Zur Verdeutlichung der Abgrenzung der Abdominalorgane kann ein Klysma und/oder eine Kontrastmittelverabreichung erforderlich sein. Differentialdiagnostisch sollte bei jeder Gebärmuttervergrößerung die Möglichkeit einer Gravidität (auch bei älteren Hündinnen) ausgeschlossen werden. Der Zusicherung des Tierbesitzers, daß eine Trächtigkeit ausgeschlossen werden kann, muß mit Vorsicht begegnet werden. Röntgenuntersuchung beim Trächtigkeitsnachweis: Kap. 23.7.1, bei der Geburtshilfe: Kap. 23.9.2.3.

23.3.2   Ultraschalluntersuchung

Die Ultraschalluntersuchung des weiblichen Genitale eröffnet neue und wertvolle diagnostische Möglichkeiten. Wegen der hohen Anschaffungskosten wird sich die Praxis zunächst noch mit der Röntgenuntersuchung bescheiden müssen. Die Ultraschalldiagnostik sollte schon heute in Spezialkliniken verfügbar sein und dürfte bald auch Einzug in die Praxis finden.

23.3.3   Mikrobiologische Untersuchung

(S. auch Kap. 23.4.) Neben Fütterungs- und Haltungsmängel und genetischen Faktoren müssen bei

23.2.4   Vaginale Inspektion

Bei der Inspektion werden zunächst die Labien manuell gespreizt, um die Beschaffenheit der Klitoris (Quellungszustand und Farbe der Schleimhaut) zu erfassen und vorhandenen Fluor erkennen und beurteilen zu können.

Zur Untersuchung des Vaginalrohres, der Zervix und des Zervinalkanales bedarf es eines geeigneten *Vaginoskops.* Der geschlitzte Plexiglastubus (in verschiedenen Größen) mit aufsteckbarem Handgriff und Kaltlichtquelle (Heyne) reicht für Praxisverhältnisse aus. Bei ruhigen Patienten und bei sachgemäßer Handhabung des angewärmten Vaginoskops wird sich in den meisten Fällen die Sedierung des Patienten umgehen lassen. Bei der Vaginoskopie ist hygienisches Vorgehen oberstes Gebot.

Reproduktionsstörungen vermehrt auch Genitalinfektionen angenommen und ausgeschlossen werden (MAYR-BIBRAK, 1980; WEBER et al., 1983). Zum Erregernachweis müssen die Proben an ein erfahrenes Speziallabor gesandt werden. Ein gleichzeitig angefertigter Resistenztest erleichtert die Therapie, verkürzt die Behandlungsdauer und senkt die Behandlungskosten. Als Untersuchungsmaterial kommen abgestorbene Früchte, Lochien oder Scheidentupfer in Frage, besonders bei oder nach Geburten oder zu Beginn der Läufigkeit.

23.3.4   Vaginalzytologische Untersuchung

Eine Beurteilung des Zyklus und/oder Eingrenzung der einzelnen Zyklusstadien ist nur mit der Zytodiagnostik sicher möglich. Sie kann und sollte auch unter Praxisverhältnissen ausgeführt werden.

Als Untersuchungsmaterial dienen Abstriche der dorsalen Vaginalschleimhaut, die ausgestrichen, fixiert und nach PAPANICOLOAU/SHORR oder mit Methlenblau nach BRASS-SCHÜTT gefärbt werden (KRAFT-DÜRR, 1975). Es wird empfohlen, die Proben ab dem 5. Läufigkeitstag in zweitägigem Abstand zu erheben.

23.3.5   Untersuchung auf Zuchttauglichkeit

Immer häufiger werden vom Tierarzt Zuchttauglichkeitsuntersuchungen vor Ankauf oder Zuchtmiete verlangt. Die zu untersuchenden Zuchttiere besitzen einen erheblichen Wert. Solche Untersuchungen erfordern (auch aus Regreßgründen!)

größte Sorgfalt, weshalb grundsätzlich alle zur Verfügung stehenden Untersuchungsmöglichkeiten ausgeschöpft werden sollten. Die Einzelbefunde sind den Auftraggebern schriftlich auszuhändigen. Mündliche Befunde sind im Streitfalle nicht beweiskräftig.

23.4   Normale Läufigkeit

H. Gehring

23.4.1   Zyklus

Der Zyklus der Hündin ist monöstrisch, d. h. zwischen zwei Läufigkeiten besteht eine anöstrische Ruhephase von 5–7 Monaten. Die individuelle Schwankungsbreite zwischen zwei Zyklen ist gering, doch können innerhalb der Rassen und von Tier zu Tier Schwankungen vorkommen. Einige Hunderassen, wie z. B. die afrikanischen Basenji und gewisse russische Laika-Rassen, werden nur einmal im Jahr läufig. Der normale Zyklus wird in vier Stadien unterteilt, die symptomatisch und endokrinologisch definiert sind und nahtlos ineinander übergehen: *Proöstrus* (Vorbereitungsstadium), *Östrus* (Eisprungstadium), *Metöstrus* (Nachbrunststadium) und *Anöstrus* (brunstloses Stadium).

23.4.1.1   Proöstrus
Klinisches Bild □ Der Proöstrus kündigt sich durch eine Vulvaschwellung an, dem dann blutiger Läufigkeitsfluor folgt, der sich gegen Ende des Proöstrus aufhellt und fleischfarben erscheint. Auch ist die Hündin in ihrem Verhalten verändert, es besteht noch keine Deckbereitschaft. Die Genitalschleimhaut ist ödematisiert, rosarot, gefältet, der Zervinalkanal mäßig geöffnet und der Uterus erscheint bei der Palpation tonsiert und geringgradig verdickt; am Ovar hat das Follikelwachstum eingesetzt.

Vaginalzytologisches Bild □ Zu Beginn des Proöstrus herrschen Erythrozyten, große kernhaltige verhornte Epithelzellen und polymorphkernige Granulozyten (blau) vor, die dann langsam an Zahl abnehmen. Gegen Ende der Proöstrus dominieren Erythrozyten und karyorhexische, azidophile (rote) kernlose Epithelzellen.
   Hormonell kommt es zu einem raschen Östrogen- und LH-Anstieg während sich das Progesteronniveau nur langsam erhöht.

Dauer □ 7–18 Tage (im Mittel 9 d).

23.4.1.2   Östrus
Klinisches Bild □ Die Ödematisierung der Vulva ist voll ausgebildet, der Läufigkeitsfluor geht mengenmäßig zurück und hellt noch weiter auf; es besteht Deckbereitschaft. Auch die Hyperanämie der Genitalschleimhaut schwächt sich ab, wird hellrosa, trocken und stärker gefältet; am Endometrum setzt Proliferation ein. Zwischen dem 9. und 12. Tag der Läufigkeit (letzte 2 Tage des Proöstrus und 1. bis 4. Tag des Östrus) kommt es zur Ovulation (Eifreisetzung) und zur Corpus-luteum-Ausbildung.

Vaginalzytologisches Bild □ Leukozyten und kernlose Epithelzellen sind weitgehend verschwunden. Im ersten Drittel des Östrus degenerieren auch die verhornten Epithelzellen, werden runzelig und färben sich azidophil. In dieses Stadium fällt die Ovulation. Sie kündigt sich durch Wiederauftreten einzelner Granulozyten an.

Hormonell □ Östrogene und LH fallen ab; das Progesteron steigt deutlich an.

Dauer □ 6–14 Tage.

23.4.1.3   Metöstrus
Klinisches Bild Die äußeren Läufigkeitserscheinungen klingen ab, das Verhalten der Hündin beginnt sich zu normalisieren, unabhängig, ob es zu einer Gravidität gekommen ist oder nicht. Die Ödematisierung des Genitale ist weitgehend abgeklungen, die Schleimhautfalten sind flach und feuchtglänzend. Am Ovar sind die Corpora lutea in voller Blüte. Bei ausgebliebener Gravidität setzt auch die Rückbildung und Reparation des Endometriums ein.

Vaginalzytologisches Bild □ Polymorphkernige Granulozyten erscheinen in großer Anzahl, verschwinden aber am Ende des ersten Metöstrusdrittels wieder und leiten im letzten Drittel zum Zellbild des Anöstrus über.

Hormonell □ Das Progesteron erlangt seine höchsten Werte, fällt dann aber wieder ab und überläßt dem Prolaktin das Feld.

Dauer □ 60–140 Tage.

23.4.1.4   Anöstrus
Klinisches Bild □ Das äußere und innere Genitale

sind zur Norm zurückgekehrt, ebenso das läufigkeitsbedingte, veränderte Verhalten der Hündin. Es besteht Geschlechtsruhe. Die Genitalschleimhäute sind normal durchblutet, glatt und feucht. Die Fältelung des Muttermundes ist radiär angeordnet und eng. Absonderungen sind nicht vorhanden. Palpatorisch sind strohhalmdicke, wenig tonisierte Uterushörner zu ertasten.

Vaginalzytologisches Bild □ Das Zellbild des An-

östrus wird beherrscht von überwiegend großen kernhaltigen Epithelzellen; kernlose Epithelzellen und polymorphkernige Granulozyten werden nur ganz gelegentlich angetroffen.

Hormonell □ Hier besteht Geschlechtsruhe, der aber ab Anöstrusmitte eine leichtgradige Östrogenanflutung für den nächsten Zyklus folgt.

Dauer □ im Mittel 90 Tage.

23.5   Decken und Deckstörungen

H. Gehring

23.5.1   Decken

Der optimale Decktermin ist eng mit dem Follikelsprung verknüpft. Die Eizellen werden innerhalb weniger Stunden abgestoßen und bedürfen bei der Hündin noch einer Nachreifung im Eileiter von 1 bis 2 Tagen, um die 2. Reifeteilung (Halbierung des Chromosomensatzes) zu erlangen. Werden die ausgereiften Eizellen nicht innerhalb von 20 bis 36 Stunden von befruchtungsfähigen Samenzellen erreicht, oder treffen die Samenzellen nicht auf befruchtungsfähige Eizellen, bleibt die Hündin leer. Nach Tsutsui & Shimizu (1975) sollen die Eizellen nicht nur 36, sondern bis zu 108 h nach der Ovulation befruchtungsfähig bleiben. Die Samenzellen bleiben im Eileiter der Hündin bis zu 7 Tagen befruchtungsfähig. Der Aktionsradius der Samenzellen ist (bei bekanntem Decktermin) kalkulierbar, nicht aber der Follikelsprung bzw. die Follikelsprünge. Wenngleich die Vaginalzytologie uns hierbei etwas weiter gebracht hat, bleibt der Ovulationspunkt nur mühsam und nicht sicher festlegbar. Die einzelnen Autoren bedienen sich bei der Ortung der Ovulation verschiedener Kriterien. Niemand (1984) legt sie zwischen den 9. und 12. Tag der Läufigkeit, Brass et al. (1975) orientieren sich an der Deckbereitschaft der Hündin und vermuten, daß sie am 1. bis 5. Tag derselben stattfindet (je nach LH-Maximum) und Rüsse (1983) verlegt sie in den 1. und 2. Tag des Östrus. In der Praxis empfiehlt es sich, die zu belegende Hündin zwischen dem 9. und 12. Tag der Läufigkeit täglich einem Rüden vorzustellen und auf Deckbereitschaft zu testen. Zeigt sie Deckbereitschaft, kann sie dann zwischen dem 2. und 4. Tag des Duldungsbeginns dem ausgewählten Deckrüden zugeführt werden. Mehrfaches Belegen (in 1–2tägigem Abstand) erhöht die Konzeptionsrate. Besteht bei der Hündin 3–4 Tage nach dem letzten Deckakt noch Deckbereitschaft, sollte nochmals gedeckt werden! Wird zusätzliche Sicherheit gewünscht, muß auch auf die Vaginalzytodiagnostik zurückgegriffen werden.

Rüsse (1983) weist darauf hin, daß die Ovulation in seltenen Fällen schon im Proöstrus, also verfrüht oder verspätet, gegen Ende des Östrus, eintreten kann. Die Folge daraus ist dann, daß die Hündin »leer bleibt« oder Einfrüchtigkeit zeigt, weil sie zu früh oder zu spät belegt worden ist.

23.5.2   Deckstörungen

Beim Hund kommen Deckstörungen nicht selten vor, insbesondere bei Zwerghundrassen. Diese kann auf mangelnde Decklust, aber auch auf Unerfahrenheit der Hündin, des Rüden oder beider zurückgehen. Sehr oft wird allerdings Unerfahrenheit mit dem falschen Decktermin verwechselt. Ist der Decktermin falsch gewählt, verweigert sich die Hündin dem Rüden, wehrt ihn ab und der Rüde ist dann verunsichert, ja verängstigt. Es ist abwegig, solche Hündinnen durch »Deckhilfen« zur Paarung bringen zu wollen. Viele Hunde vollführen ein ausgeprägtes »Vorspiel«, und wenn sie dabei gestört werden, reagieren sie mit Passivität oder gehen geschockt zur Aggression über. Dabei helfen dann auch keine Zwangsmittel, wie Festhalten und Maulkorb. Sie verursachen vielmehr nur ein bleibendes, gestörtes Deckverhalten. Das Vorspiel sollte aber auch nicht so lange geduldet werden, bis die Partner erschöpft sind. Eine kurze Trennung der Partner voneinander erleichtert anschließend den Deckakt oft sehr. Das Triebverhalten wird oft auch dadurch ruiniert, daß das triebgegebene »Hängen« in Unkenntnis oder gewollt abgebrochen werden soll und/oder beim ungewollten Deckakt keine Befruchtung stattfinden möge. Ein solcher »Trennungsversuch« verhindert die Konzeption nicht und kann zusätzlich zu gefährlichen Verletzungen führen.

Eine unerfahrene Hündin sollte, wenn möglich, mit einem erfahrenen Rüden, oder umgekehrt, gepaart werden. Dabei ist auch zu beachten, daß es bei den Hunden oft eine ausgesprochene »Partnerantipathie« gibt, d. h. eine Hündin weist einen

Rüden ab, während sie einen anderen duldet.

Sind bei der Hündin Mißbildungen festgestellt worden (wie Spangenbildung, Hymen oder verengter Vulvaeingang), müssen diese chirurgisch entfernt werden.

Von einer künstlichen Samenübertragung als Ausweichmaßnahme sollte nur Gebrauch gemacht

werden, wenn weder beim Rüden noch bei der Hündin Wesensschwäche vorliegt. Die Indikation zur Samenübertragung muß klar abgegrenzt werden und sollte nur der Zucht dienen! Die Indikation zur Samenübertragung ist insbesondere dann gegeben, wenn Unfallfolgeschäden vorliegen.

23.6   Künstliche Samenübertragung

H. Gehring

In der Praxis hat die künstliche Samenübertragung bisher nur eine begrenzte Bedeutung erlangt, obwohl sie längst praxisreif ist. Sie scheiterte bisher daran, daß die Hundezuchtverbände verschiedener Länder ihr aus ethischen, hygienischen oder wegen ungesicherter Identität des Samens ablehnend gegenüberstanden.

In den letzten Jahren hat sich in den Zuchtverbänden ein Meinungswechsel angebahnt. Die ursprünglichen Vorbehalte werden in zunehmendem Maße aufgegeben und die züchterischen Möglichkeiten erkannt und akzeptiert. Die durch die Quarantänebestimmungen einiger Länder aufgebauten Barrieren gegen eine Tollwuteinschleppung lassen sich durch den Spermatransfer tiefgefrorenen Samens umgehen und sind preisgünstiger zu bewältigen.

Die im Entstehen begriffenen Samenbanken werden in den nächsten Jahrzehnten sicherlich an Bedeutung zunehmen, wenn der Identitätsnachweis gewährleistet werden kann.

Die *Technik der Samengewinnung und Samen-* *übertragung* ist einfach und kann in der Praxis gut durchgeführt werden (Gehring, 1972). Der Samen wird durch Handmassage gewonnen und anschließend auf die Hündin übertragen. Die samenreiche Phase des Ejakulats wird in einem Becherglas aufgefangen und mit einer Seminette für Schweine (Byk Gulden), die über einen kurzen Gummischlauch mit einer 20-ml-Einmalspritze verbunden wurde, instilliert. Die Fraktionierung des Ejakulats hat sich sehr bewährt. Wird das Gesamtejakulat übertragen, ist die Samenmenge recht groß, die Spermendichte gering, und die Hündin preßt erfahrungsgemäß einen Teil des Ejakulats wieder heraus, auch wenn das Hinterteil der Hündin noch 5 Minuten fast senkrecht hochgehalten wird. Nach Gehring (1972) sind die Besamungserfolge gleich groß bei intrauteriner oder vaginaler Sameninfusion (um 80 % Befruchtung bei zweimaliger Insemination). Auf eine Samenübertragung mittels Spekulum wurde bewußt verzichtet.

Die künstliche Samenübertragung sollte jedoch nicht dazu mißbraucht werden, deckunlustige oder verhaltensgestörte Hündinnen oder Rüden über diesen Umweg zur Zucht zu verwenden.

23.7   Trächtigkeitsnachweis, Konzeptionsstörungen

H. Gehring

23.7.1   Trächtigkeitsnachweis

Die befruchtete Eizelle erreicht den Uterus zwischen dem 11. und 16. Tag p.c. Ein zuverlässiger, klinischer Graviditätsnachweis ist deshalb nicht vor Ablauf der dritten Trächtigkeitswoche möglich. Ein hormoneller Trächtigkeitstest (Nachweis) befindet sich zur Zeit im Erprobungsstadium. Nach der dritten Trächtigkeitswoche können die einzelnen Fruchtampullen (Ampullenstadium) palpatorisch durch die Bauchdecke ertastet werden. Bei ängstlichen Hündinnen, die bei der Palpation stark pressen, ist dieser Nachweis unsicher. Nach der 5. Trächtigkeitswoche verschwinden die Einschnürungen zwischen den einzelnen Fruchtampullen, und es bildet sich so das sogenannte

»Schlauchstadium« heraus. In diesem Stadium ist der Nachweis der Früchte wieder schwieriger und verlangt Umsicht.

In der 7. Woche wird die Gravidität offensichtlich. Neben der Umfangsvermehrung des Abdomens und Ausbildung der Gesäugeleisten können die ersten fetalen Bewegungen mit aufgelegter Hand wahrgenommen werden. Zu diesem Zeitpunkt beginnt die Kalkeinlagerung in die Skelette der Früchte, wodurch sie röntgenologisch auch erkennbar werden. Eine Aufnahme mit ventrodorsalem Strahlengang, wenn möglich mit leerem oder ausgeräumtem Dickdarm, gewährt Einblick in die Größenverhältnisse des mütterlichen Beckens und erlaubt es, Anzahl, Größen- und Lageverhältnisse der Welpen zu erkennen *(Abb. 23.2).* Die Frage der Tierbesitzer, ob die Röntgenstrahlen die Früchte in ihrer Entwicklung schädigen

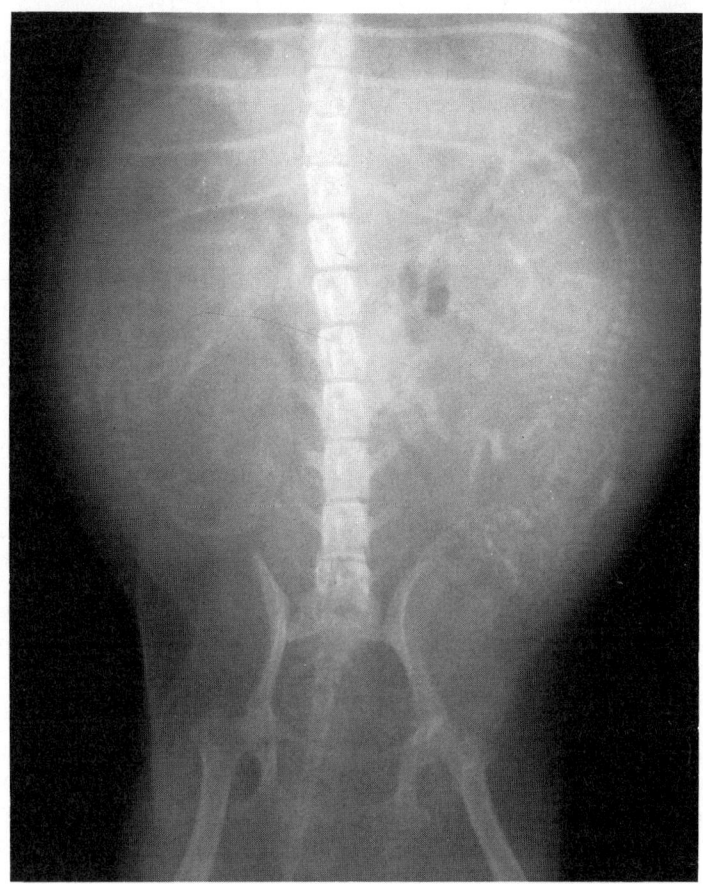

Abb. 23.2. Ventrodorsale Röntgenaufnahme einer trächtigen Hündin. Die verkalkten Skelette der Föten sind gut erkennbar. Anhand dieser Aufnahme können die Größenverhältnisse zwischen der Weite des Beckens der Mutter und dem Kopf des Föten beurteilt werden

können, ist verständlich. Die Erfahrung hat aber bisher keine schädigenden Einflüsse erkennen lassen. Die Röntgenuntersuchung kann auch bei Geburtsstörungen hilfreich sein.

Der routinemäßige vaginoskopische Trächtigkeitsnachweis, der noch immer empfohlen wird, ist abzulehnen, weil er meist nur nach Sedierung der Hündin möglich und deshalb risikoreich ist. In jedem Fall soll vorgängig geprüft werden, ob eine solche Prozedur vertretbar ist.

Muß differentialdiagnostisch eine Pyometra ausgeschlossen werden, so kann die vaginoskopische Inspektion angebracht sein. Bei Trächtigkeit erscheint die Vaginalschleimhaut blassrosa und eng gefältelt, die Zervix gequollen mit Schleimhautpfropf, bei einer Pyometra ist die Schleimhaut dagegen glatt, der Muttermund rot bis rotbraun verfärbt, und es sind meist Ausflußspuren zu erkennen. Zunächst sollte man eine Röntgenaufnahme machen oder noch besser eine Ultraschallun-

tersuchung vornehmen.

23.7.2 Reproduktionsstörungen bei der Hündin

Die Reproduktionsstörungen in der Hundezucht können verschiedener Art sein: Deck-, Konzeptions- und Störungen, hervorgerufen durch spezifische Genitalinfektionen.

23.7.2.1 Klärung von Konzeptionsstörungen

Die Klärung einer Konzeptionsstörung ist vielschichtig und bedarf der Untersuchung beider Partner. Bevor ein Verdacht angenommen oder ausgesprochen wird, ist ein ausführlicher Vorbericht aufzunehmen und dann eine gründliche Untersuchung der Hündin durchzuführen, wenn möglich auch des Rüden. Zum Rüden ist zu erfragen, ob er überhaupt schon mit Erfolg gedeckt hat, ob in jüngster Zeit von ihm Nachwuchs gezeugt wurde, wie der Deckakt bei der leergebliebenen Hündin abgelaufen ist, und ob und wie lange die Partner hingen. Erfragt sollte auch werden, ob der Rüde möglicherweise eine Allgemeinerkrankung mitgemacht hat. Lassen die Antworten den Verdacht zu, daß die Befruchtungsstörung vom Rüden ausgehen könnte, muß die Untersuchung des Rüden, einschließlich Spermauntersuchung, empfohlen werden. Wir konnten wiederholt Rüden ermitteln, die keinen befruchtungsfähigen Samen aufwiesen. Bei einigen von ihnen (z. B. Bullterrier) wurde ein Erbdefekt vermutet, da mehrere Rüden der gleichen Blutlinie unfruchtbar waren.

Das Sperma ist mikroskopisch im Nativpräperat (auf Anzahl und Beweglichkeit der Samenzellen) und gefärbt (evtl. mit Test-Simplets) auf Formveränderungen zu untersuchen (Kap. 22.1.2).

Bei der Hündin kommt dem Vorbericht noch größere Bedeutung zu. Es muß versucht werden, Klarheit darüber zu erhalten, ob die Hündin bereits trächtig war, ob lebensfähige Welpen geboren wurden. Ferner ist zu ermitteln: Anzahl und Verfassung der Welpen, Zeitpunkt und Anzahl der Deckakte, Geburtsablauf, Milchleistung, Welpenversorgung und Puerperiumsverlauf. Entsprach die neuerliche Läufigkeit der Hündin der Norm, wann und wie oft sie gedeckt wurde, ist folgendes zu klären: Werden im Bestand weitere Hündinnen gehalten, wie ist deren Fruchtbarkeitsstatus, deren Ernährung und Haltung, sind im Bestand in letzter Zeit Allgemeinerkrankungen, Fehlgeburten oder Infektionskrankheiten aufgetreten, hat ein Zukauf von Tieren stattgefunden?

Bei der anschließenden Untersuchung müssen alle Spezialuntersuchungen berücksichtigt werden.

23.7.2.2 Genitalinfektionen und Welpenverluste

Bei der Hündin können eine Reihe von spezifischen Genitalinfektionen vorkommen. Infektionen treten vermehrt nach Schwergeburten, pathologischem Puerperiumverlauf oder als Zwingerprobleme auf. Auch an spermale Infektionen ist zu denken. Werden trächtige Hündinnen zugekauft, insbesondere aus entfernten Gegenden, sind Komplikationen besonders häufig, da eine mangelnde Anpassung an das neue bakterielle und virale Umfeld besteht, wodurch es gehäuft zu fetalen Entwicklungsstörungen und/oder zur Geburt toter oder lebensschwacher Früchte kommen kann. Wir haben wiederholt solche Fälle beobachten können bei Importen.

Nach Mayr-Bibrack (1980) kommen Virusinfektionen (Orphan-, Coxsackieviren, Reo-, Rota-, Corona-, Arena (LCM)-, Parainfluenza (SV5)-, Leukose-, Parvo- und Adenoviren), pränatale, bakterielle Infektionen (E. coli, Salmonellen, Brucellen, Listerien., Chlamydien, Klebsiellen, Strepto- und Staphylokokken), Protozoen-Infektionen (Toxoplasmose) und Mykosen und Mykotoxikosen vor, die zu Embryopathien, Fetopathien, Aborten, Lebensschwäche der Neugeborenen oder zum Tod der Embryos führen können. Niemand (1984) beschreibt die beta-hämolisierende Streptokokken-Infektion, und in der eigenen Praxis konnten in den 70er und 80er Jahren mehrfach Genitalinfektionen mit beta-häm. E. coli, beta-häm. Streptokokken, Staphylokokken, Klebsiellen und Parvovirus nachgewiesen werden.

Die Bestandssanierung gelingt nur, wenn die Erreger nachgewiesen, im Antibiogramm getestet und (analog dem Test) ausreichend lang antibiotisch behandelt und die Stallungen gründlich gereinigt und mehrmals desinfiziert werden. Parvovirosen in Zuchtbeständen können nur über eine mindestens einjährige Zuchtpause, mehrfaches Durchimpfen aller Hunde des Bestandes (Verwendung von Lebendimpfstoff ist in einigen Ländern verboten, z. B. Schweiz) getilgt werden. Mayr-Bibrack (1980) weist auch auf die Gefahr embryonaler Entwicklungsstörungen hin, die durch Schutzimpfung des Muttertieres mit Lebendvakzinen während der Gravidität eintreten können. Gebietet die Seuchenlage in einem Zuchtbestand immunologische Maßnahmen, wird von ihr der Einsatz von Paramunitätsinducern empfohlen. Zuchttiere erhalten 24 h vor und kurz vor dem Deckakt je 1 ml Paramunitätsinducer s.c. (Duphapind®, Duphar) und trächtige Hündinnen während der Trächtigkeit dreimal je 1 ml. Bei der Gefahr von Welpensterblichkeit können auch die Welpen bald nach der Geburt und 24 h später nochmals 0,5 bis 1 ml Paramunitätsinducer s.c. erhalten.

23.8 Geburt und Geburtsstörungen

H. Gehring

23.8.1 Normale Geburt

Die herannahende Geburt kündigt sich durch eine Ödematisierung der Vulva, Ausweitung des Dammes und Aktivierung der Milchleisten, oft mit Milcheinschuß, an. Parallel dazu werden auch Veränderungen im Verhalten der Hündin deutlich. Sie wird unruhig, gereizt, hechelt und beginnt mit dem Nestbau. Die Körpertemperatur fällt 12 bis 24 h vor Geburtsbeginn meist auf 37 °C und darunter ab und die Futteraufnahme sistiert. Nach der Geburt steigt die Temperatur wieder auf 39 °C bis 39,3 °C an.

Eine vorzeitige Geburtsauslösung per vias naturales oder eine Synchronisierung der Geburt bei der Hündin, ist noch nicht sicher möglich und sollte nur in Ausnahmefällen vorgenommen werden. Die Geburtsauslösung ist mit dem Hypophysen-Hinterlappenhormon Hypophysin® oder dem synthetischen Oxytoxin-Hormon Orasthin® als Dauertropf durchzuführen. Dosis: 1–5 i. E.

Beim *Geburtsablauf* können drei Stadien unterschieden werden: *Eröffnungs-, Austreibungs- und Nachgeburtsphase.*

Eröffnungsphase

Die Eröffnungsphase dauert 3–12 Stunden und kündigt sich durch Abgang von dünnflüssigem Trächtigkeitsschleim an. Schleimspuren sind oft im Nest feststellbar. Zu diesem Zeitpunkt ist der weiche Geburtsweg bereits eröffnet und der Zervixkanal weitgehend verstrichen. Die Wehentätigkeit verläuft leicht, oft unsichtbar und in größeren Zeitabständen. In der Eröffnungsphase braucht die Hündin Ruhe! Manuelle oder medikamentelle Versuche, den Ablauf beschleunigen zu wollen, stören den weiteren Geburtsablauf und können eine Schnittentbindung erforderlich machen.

Austreibungsphase

In der Austreibungsphase tritt der Geburtsvorgang in sein akutes Stadium. Die Wehentätigkeit wird zunehmend kräftiger und steigert sich zu Preßwehen, d. h. die Bauchpresse wird eingesetzt, die oft mit Klagelauten einhergeht. Die Austreibung des ersten Welpen dauert meist länger. Er hat den Hymalring und das Vestibulum zu weiten und für die nachfolgenden Welpen den Geburtsweg zu bereiten (Wegbereiterfunktion).

Bevor der Welpe in der Vulvaöffnung sichtbar wird, tritt oft die Allantoisblase hervor. Springt diese oder wird von der Hündin aufgebissen, ergießt sich die klare, opalezierende Allantoisflüssigkeit heraus. Bei den nachfolgenden Welpen wird die Allantoisflüssigkeit grünlich bis rötlich. Oft bricht die Allantoisblase schon vorher im Geburtsweg.

Die Welpen werden in Kopf- oder Hinterendlage entwickelt. Bei Kopflage sind die Vorderextremitäten in Schulterbeugehaltung dem Kopf angelegt. Die Hinterendlage, bei der der Welpe mit vorgestreckten Hinterextremitäten und Schwänzchen im Geburtsweg erscheint, ist ebenfalls normal.

In den meisten Fällen befinden sich die entwickelten Welpen nicht im verschlossenen Amnionsack und sind so nur durch die Nabelschnur mit dem Mutterkuchen verbunden. Die geburtserfahrene Hündin beißt selbst den Amnionsack auf, befreit so den Welpen aus der Fruchthülle und beleckt zuerst den Kopf und dann den Körper. Zuletzt beißt sie auch die Nabelschnur durch und nabelt den Welpen ab. Ist die Hündin dagegen unerfahren und kümmert sich nicht um den Welpen, muß ein Geburtshelfer diese lebenswichtige

Aufgabe übernehmen. Dabei sollte er tunlichst darauf achten, daß die Eihülle über dem Kopf des Welpen eröffnet wird, um das Fruchtwasser schneller und besser abtupfen zu können, da sonst beim Einsetzen der Welpenatmung dieses in die Luftwege gelangt und seine Lebensfähigkeit beeinträchtigt. Die Amnionflüssigkeit ist normalerweise schleimig und von heller Farbe. Bei Mißfarbigkeit muß mit geschädigten und/oder lebensschwachen Welpen gerechnet werden.

Nach der Entwicklung eines Welpen legt die Hündin eine Erholungspause von 10–30 Minuten ein. Gegen Ende der Geburt werden die Erholungspausen länger, doch sollte sie 3 bis 4 h nicht überschreiten. Sind die Welpen in beiden Uterushörnern verteilt, erfolgt der Ausstoß abwechselnd aus beiden Hörnern.

Hat ein Welpe den Geburtsweg verlassen, folgt nach wenigen Preßwehen auch die dazugehörende Nachgeburt. Die Nachgeburten werden von der Hündin verschlungen, wenn sie nicht daran gehindert wird. Die Annahme, daß die aufgenommenen Nachgeburten die Laktation positiv beeinflussen würden ist wissenschaftlich nicht belegt. Wurden mehrere Nachgeburten von der Hündin aufgenommen, so können diese anschließend wieder erbrochen werden, was zu einer Beschmutzung des Nestes und Unterbrechung des Geburtsablaufes führt. Nicht selten geraten Hündinnenbesitzer in Aufregung, weil angeblich Nachgeburten zurückgeblieben sein sollen. In den meisten Fällen ist diese Aufregung unbegründet. Die betreffenden Nachgeburten gingen in einem vom Hundebesitzer unbeobachteten Augenblick ab und wurden von der Hündin aufgenommen.

Der normale Geburtsablauf dauert im Schnitt 6 bis 18 Stunden. Bei älteren Hündinnen und größeren Würfen verlängern sich die Erholungspausen und der Gesamtablauf.

Besteht der Verdacht einer Übertragung infolge Ein- oder Zweifrüchtigkeit, sollte eine Röntgenaufnahme in laterolateraler und ventrodorsaler Lage angefertigt werden, um beurteilen zu können, ob eine normale Geburt überhaupt noch erwartet werden kann. Bei Übertragung sind die Welpen meist sehr groß und können nur noch per Schnittentbindung entwickelt werden.

23.8.2 Geburtsstörungen

Wird eine Geburtsstörung vermutet, so ist zunächst anamnestisch abzuklären, ob sich die Hündin überhaupt im Partus befindet. Nicht selten wird von einem falschen Geburtstermin ausgegangen, insbesondere dann, wenn die Hündin mehrmals gedeckt worden ist. Auch wird die physiologische Schwankungsbreite der Tragzeit nicht berücksichtigt, die je nach Hündin und Anzahl von Früchten, zwischen 58 und 70 Tagen liegen kann.

Ergibt die nachfolgende Untersuchung, daß der Geburtsweg noch verschlossen und auch das Allgemeinbefinden der Hündin ungestört ist, sollte der spontane Geburtseintritt abgewartet werden. Ist dagegen der Geburtsweg eröffnet und das Allgemeinbefinden bereits reduziert, liegt eine akute Geburtsstörung vor, die kein weiteres Säumen zuläßt. Nach Abklärung der Störungsursache müssen die erforderlichen geburtshilflichen Maßnahmen unverzüglich erfolgen. Ätiologisch kommen in Frage: eine Trächtigkeitsintoxikation, eine Uterustorsion oder Uterusruptur, oft als Folge zu früh eingesetzter und/oder überdosierter Wehenmittel durch den Tierbesitzer.

Die Störungen, die den Geburtsvorgang oder -fortgang behindern, können vom Muttertier und/ oder von den Feten ausgehen.

23.8.2.1 Vom Muttertier ausgehende Geburtsstörungen

Primäre Wehenschwäche
Eine primäre Wehenschwäche ist zu vermuten, wenn trotz eröffneten Geburtsweges schon zum Partusbeginn keine oder eine nur schwache Wehentätigkeit zustande kommt, die den Welpenausstoß wegen ausbleibender Preßwehen nicht bewältigen kann.

Ursachen □ Wir sprechen von sieben Ursachen:
▷ Konstitutionsschwäche (vorausgegangene Krankheiten, hohes Alter, Fettleibigkeit)
▷ Gebärmutterüberladung oder Überladung eines Gebärmutterhorns
▷ Gebärmutterschäden (vorausgegangene Schwergeburt)
▷ Gebärmutterruptur und/oder Dauerspasmen nach Wehenmittelgabe bei uneröffnetem Geburtsweg
▷ Stoffwechselinsuffizienz »hypometabolic state« (Calcium, Glukose)
▷ Kurzfristig veränderte Unterbringung der Hündin (Klinikaufenthalt)
▷ Hormonelle Fehlsteuerung

Behandlung □ Siehe Geburtshilfe (Kap. 23.8.3).

Sekundäre Wehenschwäche
Bei der sekundären Wehenschwäche kommt die zunächst normale Wehentätigkeit im Verlauf der Geburt, meist gegen Geburtsende, allmählich zum Erlahmen. Die anfänglich 10 bis 40 Minuten betragenden Erholungspausen werden deutlich länger, bis die Wehentätigkeit schließlich ganz zum Erliegen kommt. Ursächlich ist die sekundäre Wehenschwäche auf eine physische und hormonelle Erschöpfung zurückzuführen. Diese kann durch Konstitutionsschwäche (Krankheit, Fettleibigkeit)

oder Bauchmuskelschwäche (durch Bewegungsmangel während der Trächtigkeit, Wurfgröße oder Wehenmittelabusus) begünstigt werden.

Behandlung □ Siehe Geburtshilfe (Kap. 23.8.3).

Zu enger knöcherner Geburtsweg
Absolute und relative Beckenenge kommen bei der Hündin nicht sehr häufig vor. Die *absolute Beckenenge* wird durch Aufzuchtfehler, schlecht verheilte Beckenfrakturen oder durch zu frühzeitige Zuchtverwendung von Junghündinnen bewirkt. Bei der *relativen Beckenenge* ist das Becken im Verhältnis zur Welpengröße (Kopfgröße bei brachiocephalen Rassen oder bei Einfrüchtigkeit) zu eng.

Klinisches Bild □ Der weiche Geburtsweg ist voll eröffnet und die Wehentätigkeit normal, trotzdem werden keine Welpen ausgetrieben. Bei der Palpation werden das Becken verengende Knochendeformationen konstatiert. Übergroße Welpen (durch Einfrüchtigkeit, Übertragzeit) werden zwar in den Beckenraum vorgetrieben, bleiben dann aber stecken, weil das Verhältnis Beckenweite zur Welpengröße ungünstig bzw. gestört ist (*Abb. 23.3*).

Zu enger weicher Geburtsweg
Der mangelhaft erweiterte weiche Geburtsweg kann die gesamte Länge des weichen Geburtswegs betreffen, insbesondere bei mangelhafter Eröffnung bzw. Ausweitung, bei Wehenschwäche, oder nur einzelne Abschnitte, wie z. B. Hymalring, Zervixring oder Vulvaschlitz. Die anatomischen oder echten Verengungen gehen meist auf Narbenstrikturen nach Schwergeburten, chirurgische Eingriffe (z. B. Episiotomie) oder selten auf Mißbildungen (Spangenbildungen) zurück.

Klinisches Bild □ äußert sich die Weichteilenge ähnlich wie die knöcherne, nur daß die Früchte das Becken passieren und dann im Geburtsschlauch stecken bleiben. Oft sind die festgekeilten Früchte von außen sicht- und palpierbar.

Behandlung □ Siehe Geburtshilfe (Kap. 23.8.3).

23.8.2.2 Von Feten ausgehende Geburtshindernisse
Sobald ein Welpe in den Geburtsweg eingetreten, der Geburtsweg normal ausgebildet und eröffnet und die Wehentätigkeit physiologisch ist, der Welpenausstoß jedoch unterbleibt, müssen Hindernisse seitens der Feten angenommen werden.

Diese Hindernisse können sein:

▷ Fehlerhafte Haltungen (Seitenkopf-, Kopf-

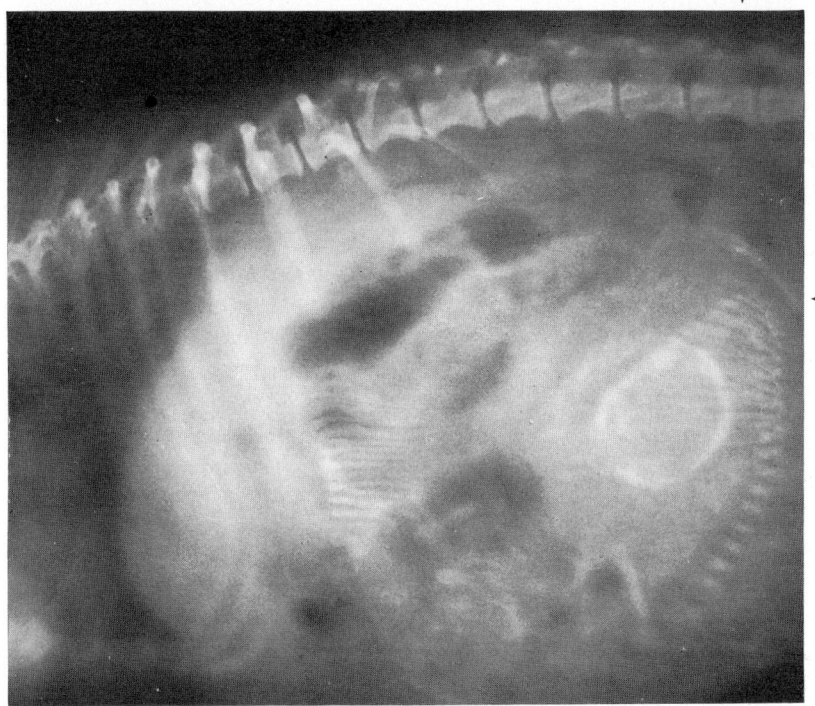

Abb. 23.3. Von einem übergroßen Welpen ausgehende Geburtsstörung. Es hat sich eine Haltungsabnormität entwickelt. Die Pfeile deuten auf die Knickstelle

brust-, Schulterbeuge- und Hüftbeugehaltung, s. *Abb. 23.4);*
▷ Querlage oder Lateroflexion in der Hüfte;
▷ Absolut zu große Welpen;
▷ Mißgebildete Welpen (Hydrozephalus oder Anasarka);
▷ Tote und aufgegaste Welpen.

***Behandlung*☐** Siehe Geburtshilfe (Kap. 23.8.3).

23.8.2.3 Vaginalprolaps

Der Vaginalprolaps ist als hormonelle Fehlsteuerung im Proöstrus und im Östrus aufzufassen. Betroffen sind vorwiegend großwüchsige Rassen, insbesondere bestimmte Blutlinien Deutscher Boxer. Dies bestätigt den Verdacht der Erblichkeit. Ätiologisch weitgehend ungeklärt ist der recht selten am Ende der Trächtigkeit oder bei der Geburt auftretende Vaginalprolaps. Es darf aber angenommen werden, daß auch dieser Prolaps hormonell bedingt ist.

Der Scheidenvorfall während des Geburtsvorgangs muß nicht unbedingt den Fortgang des Partus behindern. Die optische und psychische Wirkung ist jedoch für den Besitzer furchterregend.

Klinisches Bild ☐ Die Scheidenschleimhaut quillt

spontan an und ragt dann aus der Vulva hervor. Umfang und Form des vorgefallenen Konvoluts richtet sich nach der Ausdehnung der beteiligten Schleimhautpartien. Ist nur der Scheidenboden prolabiert, erscheint der Prolaps halbkugelförmig! Bei Mitbeteiligung der Seiten ist er drei- bzw. vierlappig, falls auch die Scheidendecke Anteil hat.

Das Schleimhautkonvulat, das zunächst fleischfarben aussieht, verändert sein Aussehen schnell und erheblich. Durch Verunreinigung und Belecken kommt es zur Verfärbung, Krustenbildung und Nekrosen.

Abb. 23.4. Haltungsanomalie bei einem Fötus (Richter/ Goetze)

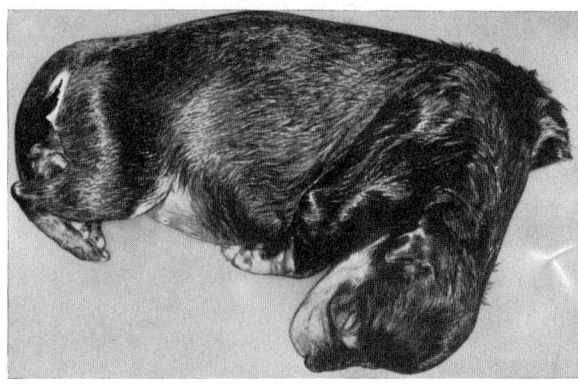

Behandlung □ Die Behandlung des Scheidenvorfalls hat sich nach dessen Umfang und dem Verhalten der Hündin zu orientieren. Beim Läufigkeitsprolaps kann eine konservative antiseptische und entzündungshemmende Therapie versucht werden, vorausgesetzt, daß die Hündin den Prolaps nicht zu sehr beleckt und dabei verletzt.

Die *Behandlung* des Prolapses vor und während der Geburt gestaltet sich schwierig und hat auch auf die Welpen Rücksicht zu nehmen. Muß die Hündin durch Kaiserschnitt entbunden werden, sollte aus ethischen und züchterischen Gesichtspunkten die Ovarhysterektomie durchgeführt werden.

23.8.3 Geburtshilfe

In der Geburtshilfe der Hündin können wir eine manuelle, medikamentelle, instrumentelle und eine chirurgische Hilfeleistung unterscheiden.

Manuelle Hilfeleistung

Für die manuelle Hilfeleistung muß der in den Geburtsweg eingetretene Welpe vom Geburtshelfer erreichbar sein. Behindert eine fehlerhafte Lage oder Haltung den Fortgang der Geburt, wird er diese, wenn möglich, korrigieren. Dazu geht er mit dem Zeigefinger ein und versucht mit gekrümmten Finger die Extremitäten oder den Kopf normgerecht zu berichten. Oft genügt schon die Berichtigung, um die Geburt wieder in Gang zu bringen. Hat der Geburtsweg in der Zwischenzeit seine Gleitfähigkeit durch Austrocknung verloren, muß diese durch Fruchtwasserersatzpräparate wiederhergestellt werden. Ist ein Fetus im Dammrohr eingekeilt und kann das Vestibulum nicht passieren, können folgende Handgriffe hilfreich sein: Mit dem Daumen und Zeigefinger der linken Hand wird der Fetus durch das Dammrohr fixiert (möglichst analwärts!) und dann schiebt die rechte Hand das Dammrohr soweit zurück, bis Welpenkopf oder -becken außerhalb des Vulvaspalts ist. Wenige Wehen und leichter Zug genügen dann, um den Fetus voll zu entwickeln.

Wird Zug angewendet, ist Vorsicht geboten. Es darf nur während der Wehen gezogen werden. Übermäßiger oder ruckartiger Zug am Kopf kann zu Halswirbelsäulen- bzw. Rückenmarksverletzung oder zu Extremitätenabriß führen. NIEMAND (1984) empfiehlt deshalb alternierende Zugrichtung und Zugstärke. Er umwickelt die Extremitäten des Fetus mit Verbandsgaze, um einen besseren Halt zu haben.

Medikamentelle Hilfeleistung

In der medikamentellen Geburtshilfe (Wehenregeneration) ist in den letzten Jahren ein Umdenkungsprozeß in Gang gekommen. Während die große Mehrheit der Geburtshelfer weiterhin Hypophysenhinterlappenhormone (Oxitocin) als Wehenmittel einsetzt, evtl. kombiniert mit einem Uterusrelaxans, gehen andere (RÜSSE et al., 1986) ganz davon ab, ja halten diese sogar für gefährlich, weil es zu einer Oxitocinüberdosierung kommen soll. RÜSSE bedient sich zur Wehenregulation der Oxitocin-Rezeptoren β_2 und der Opioidrezeptoren. So setzt die Münchener Schule in neuer Zeit bei Wehenschwäche β-Blocker Carazolol® (0,4 ml/kg KG) mit gutem Erfolg ein. Es muß abgewartet werden, wie sich diese Therapie auf die Dauer bewährt.

Die Mehrzahl der Geburtshelfer wird auch künftig bei Wehenschwäche das Hypophysenhinterlappenhormon Oxitocin (Orasthin®, Hypophysin®) verwenden. Dabei darf jedoch nicht übersehen werden, daß diese Hormone keine Allheilmittel gegen Wehenschwäche sind, auch nicht, wenn sie mit Spasmolytika kombiniert werden. Die Indikation dieser Mittel ist genau definiert und sollte auch nur bei dieser Problemlage eingesetzt werden. Wehenmittel können keine Geburtshindernisse überwinden. Der Geburtshelfer hat Geburtshindernisse zu beheben, und wenn ihm dies nicht gelingt, muß er die Geburt auf andere Weise zum Abschluß bringen, am besten durch Schnittentbindung. Es ist auch abwegig, bei noch verschlossenem Geburtsweg eine Geburt mit Wehenmittel vorzeitig einleiten zu wollen. Bei schon gestörtem Allgemeinbefinden der Hündin sollte mit Wehenmittel keine Zeit vergeudet werden.

Wehenmittel

Dies sind im eigentlichen Sinne die Hypophysenhinterlappenhormone Hypophysin® und Orasthin®. Pyridostigmin (Mestinon®) und Carbachol (Lenthin® -vet. Doryl®) sind keine Wehenmittel im eigentlichen Sinne und sollten deshalb auch nicht eingesetzt werden. Die Kombination der Wehenmittel Orasthin® oder Hypophysin® mit Spasmolytika, wie Propoxyphen (Eranthin® oder Monzal®), kann von Vorteil sein.

Sekalealkaloide, z. B. Ergometrin plus Ergocristin (Ergotren®), sind post partum zur Uteruskontraktion verwendbar, eignen sich aber nicht als Wehenmittel.

Sind die Geburtsvorbereitungen der Hündin angelaufen (unabhängig vom Trächtigkeitstag!) und kommt die Geburt nicht in Gang, so hat Schnittentbindung vor anderen Maßnahmen Vortritt.

Dosierung der Wehenmittel

Oxitocin (Orasthin®) wird 1–10 IE/Tier s.c. oder i.m. verabreicht. Wird Oxitocin mit Monzal® (15–45 mg/Tier) i.m. und/oder Calciumboroglukanat (3–10 ml/Tier) i.v. oder Glukose (5–20 ml/Tier) kombiniert, wird die Oxitocinwirkung verstärkt.

Befindet sich die Hündin in guter Verfassung und ist nur noch ein Fetus im Uterus, kann Orasthin i.v. oder Dauertropf von Vorteil sein. Die Geburt ist damit oft schon nach 20 bis 30 Minuten beendet, und der Milcheinschuß setzt ebenfalls sofort ein.

Instrumentelle Geburtshilfe

Beim heutigen Stand der Operationstechnik und den Narkosemöglichkeiten, speziell beim Hund, sollte die Indikation für instrumentelle Geburtshilfe (Zangen- oder Hakenextraktion und Fetotomie) der Vergangenheit angehören. Die instrumentelle Geburtshilfe ist, besonders beim unerfahrenen Geburtshelfer, zu risikoreich für das Muttertier, schädigt oder tötet die Welpen und vermittelt dem Tierbesitzer einen wenig vertrauensvollen Eindruck.

Chirurgische Geburtshilfe

Geburtshilfliche Operationen im engeren Sinne sind:

▷ Episiotomie (Dammschnitt)
▷ Sectio caesarea (Schnittentbindung)
▷ Sectio caesarea c. ovareohysterectomia (Schnittentbindung mit Extirpation der Eierstöcke und des Uterus).

Diese Operationen sind in Theorie und Praxis ausgereift und bedürfen, um erfolgreich sein zu können, nur der rechtzeitigen Vorstellung der Hündin und einer sachgerechten Operationsdurchführung.

Operationsmethoden (s. Lehrbücher der Chirurgie).

Der Erfolg chirurgischer Eingriffe in der Geburtshilfe hängt weitgehend von der Wahl des Narkosemittels ab, insbesondere bei Zwerghunderassen, bei denen das Geburtsgewicht eines Welpen $\frac{1}{20}$ bis $\frac{1}{18}$ des mütterlichen Körpergewichts ausmacht. Hündinnen in der Geburt reagieren anders, als nichtträchtige; sie scheiden das Narkosemittel langsamer aus und potenzieren damit die Narkosewirkung. Dieser Tatsache muß unbedingt Rechnung getragen werden, um so mehr, als der Narkotikumspiegel die Plazentaschranke durchbricht und die Welpen mehr oder weniger stark schädigt. Viele tote oder lebensschwache Welpen aus Schnittentbindungen sind in Wirklichkeit Narkoseopfer!

Seit mehr als einem Jahrzehnt begnügen wir uns bei geburtshilflichen Operationen mit l-Methadon (l-Polamivet®) 0,2 bis 0,3 ml/kg KG als Prämedikation, und diese reicht aus, um intubieren zu können. Oft verabreichen wir Halothane auch nur per Maske. Die verstärkte L-Methadonwirkung erklärt Rüsse (1984) damit, daß bei Geburtsstörungen die Opioid-Rezeptoren der Hündin durch die Streßsituation bereits teilweise von endogenen Opioiden abgedeckt sind.

Mit dieser Sedierung hat sich bei uns der Anteil der lebenden Welpen aus Schnittentbindungen deutlich erhöht (gegenüber den früheren Ergebnissen nach Kombinationsnarkosen), und wir stellen zusätzlich auch eine frühere und bessere Versorgung der Welpen durch die Mutterhündin fest, was von den Züchtern besonders geschätzt wird. Auch beruhigt den Chirurgen das Wissen, daß er diese Sedierung gut steuern und im Notfall, durch Einsatz des Antidots, sogar abbrechen kann. Als Antidot bevorzugen wir das Nalorphinhydrobromid-Präparat Lethidron® und verabreichen dieses in einer Dosis von $\frac{1}{10}$ bis $\frac{1}{15}$ der l-Polamivet-Dosis i.v. an die Mutterhündin und 0,1–0,3 ml den Welpen in die Nabelvene. Nach unserer Erfahrung ist die Wirkung von Lethidrone (Wellcome) überzeugender und der damit verbundene Nachschlaf kürzer als bei Lorfan® (Roche). Die Injektion des Antidots in die Halsvene der Welpen lehnen wir unter Praxisverhältnissen wegen des höheren Zeitaufwandes ab.

23.8.4   Mutterlose Welpenaufzucht

Die mutterlose Welpenaufzucht kann nicht nur durch den Verlust der Mutterhündin bei der Geburt erforderlich werden. Auch andere, von der Mutterhündin ausgehende Faktoren, wie Puerperalstörungen, Agalaktie, Mastitis, Allgemeinerkrankungen und/oder gestörtes Nestverhalten können zu dieser Aufzuchtmaßnahme zwingen.

Die Voraussetzungen für die früher sehr gefürchtete mutterlose Welpenaufzucht haben sich im letzten Jahrzehnt wesentlich gebessert. Neue Erkenntnisse und geeignete Ersatzmilchen haben die Erfolgsrate auf 60—80% gesteigert. Dieser Aufzuchterfolg kann jedoch nur erwartet werden, wenn der Welpenbetreuer fähig und willens ist, die vorgegebenen Aufzuchtaufgaben zu übernehmen und peinlichst genau zu erfüllen.

Es sollte versucht werden, den neugeborenen Welpen Kolostralmilch zukommen zu lassen, wenn diese auch nur in kleinen Mengen vorhanden ist. Steht keine Kolostralmilch zur Verfügung, müssen die Welpen mit Paramunitätsinducer Duphapint (R) oder durch Gammaglobulin geschützt werden. Fällt die Mutterhündin als Nestversorgerin aus, muß der Welpenbetreuer bemüht sein, den Abgang des Darmpeches zu bewerkstelligen, bevor dieser verhärtet. Zu diesem Zwecke wird die Analgegend des Welpen mittels eines angefeuchteten Wattebausches vorsichtig berieben, bis das Darmpech abgegangen ist; der Harnabsatz wird in gleicher Weise durch Bereiben der Scheide oder des Präputiums bewirkt.

Zur Ernährung sollten nur die im Handel befindlichen Ersatzmilchen, wie Milkodog (Selectavet/Dr. Fischer), Esbilak (Borden), Welpilac (Asid) Verwendung finden. Die Ersatzmilchen sind in der Zubereitung (Gebrauchsanweisung beachten!) einfach, in der Zusammensetzung ausgewogen und in der Art und Menge der Darreichung genau definiert. Milkodog enthält zusätzlich in jeder Milchpackung einen Gummisauger. Die noch immer empfohlenen Kuhmilchmixturen sollten dem Notfall vorbehalten bleiben.

Am 1. und 2. Lebenstag bereitet die Fütterung oft Schwierigkeiten. Die Welpen nehmen den Gummisauger und die Ersatzmilch zunächst nicht an. In solchen Fällen ist es zweckmäßig, die Milch in eine Einmalspritze zu füllen und diese dann tropfenweise den Welpen auf die Zunge zu träufeln. Die Welpen gewöhnen sich sehr schnell an die Ersatzmilch und den Gummisauger und nehmen sie hernach freiwillig an. Bei der Fütterung sind die Welpen in waagerechte Haltung zu bringen, damit sie keine Milch in die Luftröhre bekommen. Der Sauger soll in den ersten Wochen auch keine zu große Öffnung besitzen. Bei Verwendung von Plastikfläschchen kann der Milchfluß durch Druck auf die Flasche reguliert werden. In den ersten zwei Wochen werden die Welpen zweistündlich gefüttert, auch nachts! Ab der 3. bis 4. Lebenswoche kann auf die Nachtfütterung verzichtet werden. Nach jeder Fütterung muß für Kot- und Harnabsatz gesorgt werden, notfalls durch Klistier. Bei Welpen großwüchsiger Rassen kann ab der 4., bei Zwerghundewelpen ab der 5. bis 6. Lebenswoche, schrittweise auf gehaltvollere, feste Nahrung übergegangen werden. Des morgens wird ein gebundener Milchbrei (Kuhmilch mit Flocken) gekocht und am Tage 2 Fleischmahlzeiten (Hackfleisch), bei Zwerghundewelpen zerkleinertes, gekochtes Geflügelfleisch, angeboten. Mit 6, bei Zwerghundewelpen ab 8 Wochen, kann zur normalen Welpenfütterung übergegangen werden. Mit dem Zeitpunkt der Zufütterung von fester Nahrung muß frisches Trinkwasser bereitgestellt werden. Bei mutterloser Welpenaufzucht (aber nicht nur bei dieser!) kommt der Nesttemperatur große Bedeutung zu. Die Welpen sind deshalb in einem handelsüblichen Aufzuchtschrank oder einer Plastikkiste mit Heizquelle (Wärmflasche oder Heizkissen) unterzubringen. Als Lager eignet sich ein Fell oder noch besser eine waschbare Fellimitation. Die Nesttemperatur ist in den ersten 2 bis 3 Wochen konstant auf 30 °C zu halten und kann danach auf 23 bis 24 °C zurückgenommen werden. Eine Überwachung der Nesttemperatur ist wichtig, da die Welpen sonst austrocknen können, wobei besonders ihre haarlosen Bauchdecken gefährdet sind. Die Bauchdeckenepidermis fühlt sich dann ausgesprochen trocken an, verfärbt sich zunehmend blau, wird rissig und aus dem Nest dringen Klagelaute. Auch wird die Futteraufnahme eingestellt. Die Welpen sterben schließlich an Kreislaufzusammenbruch.

Bei der mutterlosen Welpenaufzucht muß deshalb diesem Symptomenkomplex große Beachtung geschenkt werden. Die Bauchdecken der Welpen, die normalerweise von der Mutterhündin laufend beleckt und damit auch angefeuchtet werden, sind deshalb stellvertretend von der Betreuerin täglich mehrmals mit einem Wattebausch zu bereiben und zu befeuchten.

23.9 Störungen im Puerperium, hypokalzämische Tetanie

H. Gehring

23.9.1 Normales Puerperium

Bei der normalen Nachgeburtsphase (Puerperium) der Hündin können wir eine pränatale Involutionsphase (Lockerungs- und Umbauphase an den Plazenten zur Vorbereitung der Geburt) und die eigentliche Nachgeburtsphase unterscheiden. Das eigentliche Puerperium umfaßt zeitlich die physiologischen Rückbildungsvorgänge am weiblichen Fortpflanzungsorgan, vom Austreiben des ersten Welpen bis zur vollständigen Wiederherstellung seines prägraviden Normalzustandes und dauert ca. 3–5 Wochen, je nach Konstitution der Mutterhündin, der Größe und Anzahl der Welpen und des Geburtsverlaufs.

Klinisches Bild □ Klinisch sind die Involutionsvorgänge der ersten 3–6 Tage post partum (p.p.) von einer leichten Erhöhung der Körpertemperatur (bis 39,3 °C) begleitet. Während sich die Körpertemperatur (Resorptionsfieber) schon nach wenigen Tagen wieder normalisiert, hält der Lochialfluß 3–4 Wochen an. Die Lochien sind zunächst geruchlos, flüssig mit kleinen Gewebsteilchen und von schwarz-grüner Farbe; oft enthalten sie Blutbeimengungen. Der Lochialfluß geht ab der zweiten Puerperalwoche, entsprechend dem Invalutionsfortgang, kontinuierlich zurück, wird schleimig, rötlich-braun und schließlich rötlich-weiß.

Die Rückbildungsvorgänge können palpatorisch kontrolliert werden. Verläuft das Puerperium normal, sind die Uterushörner entsprechend zurückgebildet, tonsiert und ohne Lochienansammlungen. Tägliche Temperaturkontrollen sind hilfreich.

23.9.1.1 Störungen im Puerperium

Unterbleiben die uterinen Rückbildungsvorgänge

wegen fehlender Nachwehen oder setzen sie nur zögernd ein, kann es zu Nachgeburtsblutungen mit Lochienstauung kommen, die dann den Nährboden für puerperale Intoxikation und/oder Infektion bilden.

Ätiologie ☐ Die Ätiologie der Puerperalstörungen ist vielgestaltig.

Uterusatonie

Ist eine Hündin physisch oder hormonell wegen einer Uterusüberladung, Schwergeburt, Konditionsschwäche und/oder Wehenmittelabusus erschöpft, bleiben die Nachwehen aus oder sind zu schwach, um den Involutionsablauf ausreichend zu induzieren. Es entsteht eine Uterusatonie.

Diagnose ☐ Hierbei bereitet die Uterusatonie keine Schwierigkeiten. Palpatorisch kann der flüssigkeitsgefüllte Uterus gut ausgemacht werden. Im fortgeschrittenen Stadium sind die Bauchdecken gespannt, und bei Lageveränderungen oder Druck auf die Bauchdecken entleert sich in kleinen Mengen grünlich-schwarze, übelriechende Lochialflüssigkeit.

Vaginoskopie ☐ Hierbei präsentiert sich ein weitgehend eröffneter Zervixkanal, aus dem Lochien hervortreten. Bei erhöhter Körpertemperatur und gestörtem Allgemeinbefinden sind toxische und infektiöse Komplikationen im Gange.

Behandlung ☐ Siehe Kap. 23.9.1.2.

Retinierte Früchte, Nachgeburtsverhaltung (retinierte Secundinae)

Bei Schwergeburten oder nach unsachgemäßem Wehenmitteleinsatz können Dauerverkrampfungen des Uterus oder der Zervix entstehen, die dann den Abgang der letzten Früchte und/oder der Nachgeburten verzögern bzw. verhindern. Die retinierten Früchte und Secundinae können anfänglich palpatorisch diagnostiziert werden. Sind die Bauchdecken bereits gespannt oder besteht gar ein »akutes Abdomen«, ist eine Palpation nur noch wenig hilfreich. Zur Sicherung der Diagnose, bleibt dann nur noch die *Röntgen-* und/oder *Ultraschalluntersuchung.*

Klinisches Bild ☐ Dies entspricht weitgehend dem der Uterusatonie. Bleiben die retinierten Früchte steril, so ist das Befinden symptomlos, und die Früchte mumifizieren. Oft werden diese später zufällig diagnostiziert oder als Ursache für das Leerbleiben der Hündin erkannt. Die *Symptomatik* der retinierten Secundinae ist ebenfalls davon abhängig, ob es zu einer Infektion gekommen ist. Unter sterilen Verhältnissen werden die Nachgeburten eingeschmolzen und gehen als Gewebsteil-chen mit den Lochien ab.

Behandlung ☐ Siehe Kap. 23.9.1.2.

Puerperale Infektion, puerperale Intoxikation

Uterusatonie, Lochialstauung, unsterile, retinierte Früchte oder Secundinae münden, wenn sie nicht rechtzeitig erkannt bzw. wenn sie unsachgemäß behandelt worden sind, in eine puerperale Intoxikation oder Infektion. Intoxikationen und Infektionen sind oft nur sehr schwer zu differenzieren oder kommen vergesellschaftet vor.

Klinisches Bild ☐ Hierbei verläuft die puerperale Infektion mit hochfieberhafter Körpertemperatur, übelriechendem, schwarz-braunem bis gelblichgrauem Lochialausfluß, stark gestörtem Allgemeinbefinden und »akutem Abdomen«, während bei der Intoxikation zunächst ein subakuter Verlauf mit Inappetenz, Erbrechen, Mattigkeit und Agalaktie zu erwarten sind. Kommt es aber zu Herz- und Kreislaufbeteiligung mit Dehydration, gestörtem Allgemeinbefinden und Temperaturabfall, wird der Zustand infaust.

Plazentanekrosen

Plazentanekrosen, die NIEMAND (1984) auch als Plazentageschwür bezeichnet, sollen vermehrt bei jüngeren, kleinwüchsigen Hündinnen auftreten. Sie sind vorwiegend an den Plazentaansatzstellen lokalisiert und stellen kleine, nekrotische Prozesse dar, die meist von frischen Sickerblutungen umsäumt sind.

Ätiologie ☐ Sie ist noch ungeklärt, doch scheinen sie häufig nach Schwergeburten und/oder als Folge von unsachgemäß angewendeten Wehenmitteln oder Sekalepräparaten aufzutreten. Nicht selten brechen diese Nekrosen in die Bauchhöhle ein. NIEMAND (1984) beschreibt sogar eine Hornquerruptur.

Diagnose ☐ Eine sichere Diagnose ist oft nicht möglich. Besteht jedoch der Verdacht einer Perforation, sollte eine Punktion der Bauchhöhle vorgenommen werden. NIEMAND betont auch den *diagnostischen Wert des Blutbildes:* Sehr hohes BSG, Leukozyten über 20 000 µl und Kernlinksverschiebung.

Das Allgemeinbefinden ist zunächst nicht oder wenig gestört. Es besteht geringfügiger Ausfluß; geruchlos, wäßrig-rötlich, evtl. sogar rot, je nach Blutbeimengung. Bei Perforationen ändert sich das Krankheitsbild schlagartig, wird perakut und kann von der puerperalen Sepsis nur noch schwer abgetrennt werden.

Behandlung ☐ Siehe Kap. 23.9.1.2.

Uterusruptur, Uterusperforation

Spontane Uterusrupturen kommen nur selten vor. Meist treten sie als Folge übermäßiger Wehentätigkeit bei bestehenden Geburtshindernissen, verschleppten Geburten, Wehenmittelüberdosierung und/oder nach Narbenbrüchen vorangegangener Schnittentbindungen auf, insbesondere dann, wenn die Hündin schon bei der nächsten Hitze wieder belegt worden ist. Zu Uterusrupturen kommt es während der Geburt. Sie führen fast ausnahmslos zum Sistieren der Wehentätigkeit und zum Abfall des Allgemeinbefindens. Die Bauchdecken werden gespannt, Pulsfrequenz und Körpertemperatur steigen an. Es manifestiert sich das Krankheitsbild des »Akuten Abdomens«.

Röntgenuntersuchung □ Hiermit ist zu klären, ob noch Früchte im Uterus verblieben und/oder in die Bauchhöhle geraten sind.

Behandlung □ Siehe Kap. 23.9.1.2.

Uterusvorfall

Uterusvorfälle kommen selten vor und treten dann fast ausschließlich p.p. auf. Es kann der Uteruskörper oder aber der Körper samt Zervix und Hörner vorfallen. Ein Uterusprolaps ist unschwer vom Scheidenvorfall zu unterscheiden. Die Ursache des Prolapses ist in überstarken Nachwehen zu sehen, die ihrerseits iatrogen durch Wehenmittelüberdosierung ausgelöst sein können.

Die Reposition des prolabierten Uterus ist meist nur chirurgisch möglich (und sinnvoll), wenn die vorgefallenen Uterusteile nicht bereits verletzt, hochgradig infiziert, nekrotisch und/oder die Ovarien und Eileiter nicht abgerissen worden sind. In der Mehrzahl der Fälle, insbesondere bei Rezidiven, wird die Ovario-Hysterektomie erforderlich sein.

Behandlung □ Siehe Kap. 23.9.1.2.

23.9.1.2 Behandlung der puerperalen Störungen

Die Behandlung der puerperalen Störungen hat sich grundsätzlich daran zu orientieren, ob der Uterus atonisch ist und Lochialflüssigkeit gestaut wird. *Atonie und Lochialstau* müssen zuerst angegangen werden. Bei größeren Lochialmengen ist eine Tonisierung des Uterus kaum zu erreichen. Es sollten deshalb die Lochien abgehebert und dann erst die Tonisierung versucht werden.

Zur *Tonisierung* eignen sich Wehenmittel (Oxitocin® oder Orasthin®) 1,5–4 IE 2–3 × täglich. Führen diese nicht zum Erfolg, können Sekalepräparate Ergometrin plus Ergocristin® (0,01 bis 0,05 mg/kg-Dosis nicht überschreiten!) eingesetzt werden. Die lokale Antibiotika- bzw. Sulfonamid-

therapie muß parenteral unterstützt und so lange fortgesetzt werden, bis die Körpertemperatur mehrere Tage normal geblieben ist. *Retinierte*, meist *aufgegaste Früchte* müssen durch Schnittentbindung, evtl. Hysterektomie entwickelt werden. Medikamentell oder instrumentell sind sie meist nicht zu entbinden. Bei *zurückgebliebenen Plazenten* kann versucht werden, diese durch vorsichtige Massage der Ansatzstellen zu mobilisieren und, so lange der Geburtsweg noch offen ist, durch Wehenmittel abzutreiben. Das Abnehmen der Nachgeburten durch Zangen erfordert eine Sedierung und ist sehr risikoreich. In allen Fällen ist ein ausreichender Antibiotikaschutz erforderlich.

Puerperale Infektionen oder Intoxikationen bedürfen der gleichen Behandlung wie Uterusatonie, nur müssen Herz- und Kreislauf noch größere Beachtung finden. Werden Infektionen oder Intoxikationen durch retinierte Früchte oder Plazenten kompliziert, bleibt zur Rettung der Mutterhündin nur noch die Ovario-Hysterektomie, vorausgesetzt, die Hündin ist bzw. kann noch operationsfähig gemacht werden.

Plazentanekrosen können spontan abheilen. In den meisten Fällen erfordern sie jedoch das gleiche Prozedere wie bei Uterusruptur oder Perforation. Intra operationem kann dann entschieden werden, ob nur der Defekt zu schließen oder eine Hysterektomie oder Ovario-Hysterektomie angezeigt ist. Eine Bauchhöhlenlavage ist stets erforderlich.

Geburtsverletzungen, Puerperalstörungen im weiteren Sinne

Diese stellen fast ausschließlich Drucknekrosen oder Zusammenhangstrennungen am weichen Geburtsweg dar und gehen auf unsachgemäße Geburtshilfe (manuell, medikamentell oder instrumentell) zurück. Je nach Art, Sitz und Umfang der Verletzungen gestalten sich auch die Krankheitsbilder.

Oberflächliche Verletzungen verlaufen oft ohne Störungen und heilen von selbst ab, tiefergehende bedürfen einer chirurgischen und antibiotischen Versorgung.

23.9.2 Puerperale Tetanie

Ätiologie □ Die Ätiologie der puerperalen Tetanie, die fälschlicherweise auch als Eklampsie bezeichnet wird, ist noch nicht vollständig geklärt. Als gesichert kann jedoch gelten, daß sie mit der Eklampsie der Frau nicht identisch ist.

Mehrere Faktoren scheinen an ihrem Zustandekommen beteiligt zu sein: eine Störung im Ca-Mg-Stoffwechsel, familiäre Disposition und Ernährungsmängel. Es ist auffällig, daß sie in den ernährungsmäßig kargen Nachkriegsjahren häufiger aufgetreten ist als gegenwärtig. Auch sind Zwerg- und mittelgroße Hündinnen (z. B. Pudel, Spaniel, Tekkel) häufiger betroffen als großwüchsige. Puerperale Tetanie steht in einem direkten Verhältnis zu hoher Milchleistung und tritt häufiger in der Hauptlaktation auf.

Die puerperale Tetanie wird vor und während der Geburt nur selten beobachtet. Hündinnen, die damit behaftet sind, bekommen die Anfälle fast nach jeder Geburt. Bei der Latatio falsa soll sie nicht auftreten.

Klinisches Bild ☐ Die puerperale Tetanie kündigt sich klinisch durch Unruhe, zunehmendes Hecheln, Speicheln, Muskelzittern und schließlich Vernachlässigung des Wurfes an. Dieser Zustand wird von Stunde zu Stunde akuter. Das Muskelzittern geht in tonisch-klonische Krämpfe über und bringt die Hündin in Seitenlage mit sägebockartiger Extremitätenhaltung und nach kaudal abgebogenem Kopf und Hals (Opisthotonus). Die Hündin kann sich aus der Seitenlage nicht mehr befreien. Der Blick ist dabei ängstlich, das Bewußtsein ungetrübt. Durch das frequente Hecheln und die Muskelkrämpfe steigt die Körpertemperatur kurzfristig auf Maximalwerte (42 °C bis unmeßbar!).

Prognose ☐ Wird der Tetanieanfall rechtzeitig bemerkt und tierärztlich versorgt, ist die Prognose günstig; bleibt er unerkannt, kann er innerhalb weniger Stunden zum Tode führen.

Behandlung ☐ Die Behandlungsmethoden sind uneinheitlich. Im akuten Anfall wird Ca-Mg-Lösung körperwarm (2,0–10,0 ml) Glukokortikoide und Glukose i.v. empfohlen. Neuroleptika, wie Valium®, Dominal® oder Combelen® setzen wir nicht ein wie wir auch vom Absetzen der Welpen Abstand nehmen. Das Fortnehmen der Welpen schafft neue zusätzliche Probleme. Die psychische Belastung der Hündin erhöht einerseits die Krampfbereitschaft, und andererseits stellen sich gerne Mastitiden ein. Die Welpen werden in der Entwicklung beeinträchtigt und/oder gehen verloren.

Unser *Behandlungsschema:* Im Anfall erhält die Hündin die Ca-Mg-Glukose- und Glukokortikoid-Therapie i.v. und bleibt bis zum Wirkungseintritt in unserer Obhut. In den folgenden Wochen (bis zum Abstillen) wird wöchentlich zweimal vorsorglich Calciumboroglukonat-Lösung (10–24 %!) 2,0–10,0 ml, evtl. kombiniert mit Glukokortikoiden, s.c. verabreicht. Der Kalzium-Injektion wird zur besseren lokalen Verträglichkeit 2–3,0 ml eines Lokalanästhetikums zugesetzt.

23.10 Diagnostische Aufarbeitung bei abnormer Läufigkeit

H. Gehring

23.10.1 Ausbleiben der Läufigkeit (Anöstrie)

Bleibt bei der klinisch gesunden und voll entwickelten Hündin die Läufigkeit aus, sollten Mißbildungen am Genitale ausgeschlossen und ein genauer Vorbericht erhoben werden. Die häufigste Ursache einer vollständigen oder teilweisen Anöstrie ist hormoneller Natur (ovarielle Inbalance). Kommt es nicht zum physiologischen Ovarialschub, verzögert sich auch die Geschlechtsreife. Diese verzögerte Geschlechtsreife kann rasse- oder familiär bedingt und/oder durch unsachgemäße hormonelle Manipulation (bei Östrusblockade, Konzeptions- und Nidationsverhütung!) verursacht sein. Eine Ovarialschwäche nach einer Trächtigkeit kann die anöstrische Phase ebenfalls verlängern.

Behandlung ☐ Bei züchterisch nicht genutzten Hündinnen erübrigt sich eine Behandlung. Niemand (1984) betont die Möglichkeit des Auftretens solcher Ovarinalbalance oder -schwäche auch bei der Nachkommenschaft.

Als Behandlungszeitpunkt empfiehlt Niemand (1984) den Frühling oder Herbst, in denen die Läufigkeit physiologisch eintritt, um damit die körpereigene Ovarialphase zu unterstützen. Wir verabreichen zunächst Östrogene (Progynon® 0,1–1,0) und warten 4 Wochen, ob eine echte Läufigkeit einsetzt. Unterbleibt diese, substituieren wir Choriongonadotropin (Prolan® wäßrig und ölig, āā 250 IE). Die HCG-Therapie wiederholen wir nach 3 Wochen mit erhöhter Dosis (1000–3000 I. E.).

Dieses Behandlungsschema kann nach einem halben Jahr nochmals angewendet werden, evtl. in abgewandelter Form: Intergonan® oder Anteron® 1000–5000 IE 2 × in 4–7tägigem Abstand. Die Behandlung erfordert Umsicht und sollte mit dem Tierbesitzer abgesprochen sein!

Prognose ☐ Diese ist vorsichtig zu stellen; die Mißerfolge liegen bei 50–60 %.

23.10.1.1 Anaphrodisie
Unter dem sogenannten »stillem Östrus« (Anaphrodisie) verstehen wir eine Läufigkeit, bei der die äußeren und psychischen Östrussymptome fehlen oder nur mangelhaft ausgebildet sind, während die hormonell-zyklischen Prozesse (Follikelreifung

und Ovulation) der Norm entsprechen. Die Duldung der Rüden kann vorhanden sein oder auch fehlen. Die *vaginal-zytologischen* und *vaginoskopischen Befunde* weisen ebenfalls auf funktionstüchtige Ovarien hin.

Behandlung ☐ Hierzu können Serumgonadotropine (PMS) Anwendung finden. Oft genügt jedoch schon die gemeinsame Haltung mit einem erfahrenen Rüden (Biologische Stimulation).

23.10.1.2 Verlängerte Läufigkeit (Daueröstrus)
Verlängerung der Proöstrusphase

Bei verlängerter Läufigkeit sind die Läufigkeitssymptome (klinisch und psychisch) nach drei Wochen nicht abgeschlossen, sondern bestehen Tage bis Wochen weiter. Das äußere Genitale bleibt ödematisiert, der Proöstrusfluor, blutig oder braunrot, hält an, kann mengenmäßig aber geringer sein. Die Attraktivität für den Rüden bleibt gleichfalls erhalten, der Rüde wird jedoch meist nicht geduldet.

Klinisches Bild ☐ Die verlängerte Proöstrusphase unterscheidet sich vom normalen Östrus. Die Vaginalschleimhaut ist gerötet, stärker ödematisiert, und die Zervix erscheint gefältelt. Das zytologische Bild weicht vom normalen Östrusausstrich ab. Es dominieren die basophilen Superfizialzellen, bei einer azidophilen Fraktion von weniger als 40 %. Die geringgradig hyperplastische Scheidenschleimhaut ist gefältelt und blaßrosa, bei mäßig vergrößerter Vulva.

Ätiologie ☐ Hierbei dürfte die fortbestehende Östrogenphase für die Störung verantwortlich sein. Durch das Ausbleiben des gonadotropinen Schubes stockt die Ovulation, und das Endometrium erreicht nicht den erforderlichen Sekretionsstatus.

Behandlung ☐ Bei Zuchttieren kann eine Therapie mit Choriogonadotropin zum Abbau der Östrogenphase und Progesteron zum Endometriumumbau eingeleitet werden. Manchmal kann auch die Prämedikation von kleinen Dosen Progynon® hilfreich sein. Wegen der Gefahr möglicher Endometriumkomplikationen (Hyperplasia glandularis cystica endometrii oder Pyometra) sollte die Hormontherapie überwacht und antibiotisch abgesichert werden. Es kommen auch Selbstheilungen vor.

Verlängerte Östrusphase

Im Gegensatz zur verlängerten Proöstrusphase läßt sich die verlängerte Östrusphase klinisch und vaginalzytologisch besser erfassen. Es besteht eine extrem lange Deckbereitschaft (ca. 14 Tage!) und ein blutig wäßriger bis schleimig-grauer Östrusausfluß. Im vaginalzytologischen Ausstrich der verlängerten Präöstrusphase beherrschen beim Daueröstrus azidophyle Zellformationen das Bild.

Ätiologie ☐ Auch bei der verlängerten Östrusphase wird eine hormonelle Inbalance im Sinne einer gestörten Östrogenfunktion vermutet. Die Ovulation kann, wie auch beim verlängerten Proöstrus, ausbleiben und eine glandulärzystische Hyperplasie auslösen.

Behandlung ☐ Die verlängerte Östrusphase wird therapeutisch mit Gestagenen und Choriongonadotropinen angegangen. Niemand (1984) warnt wegen Pyometragefahr vor Gestagenen und leitet die Behandlung mit Choriongonadotropin (Prolan®, Eklutan®, Prymogonyl® 100–300 mg) ein und erhöht bei Erfolglosigkeit die Dosis auf 300–5000 mg. Ist auch damit kein befriedigendes Resultat zu erzielen, greift auch er zum Gestagen, allerdings in Depotform als Kristallsuspension (Tardastrex® 0,5–10 mg, Gestafortin® 5–30 mg, Depot-Clinovir® 10–50 mg, Perlutex® 15–60 mg, Sedo-Metril® 0,5–2 ml). Als weitere Behandlungsmöglichkeit nennt Niemand Myleran® 1,25 mg/kg 2–3 × täglich (Höchstdosis 50 mg, evtl. Blutkontrollen), das die Follikel- und Gelbkörperfunktionen drosselt bzw. abblockt. Die Hormon- und Myleran-Therapie sollte antibiotisch abgestützt werden. Fällt das Allgemeinbefinden ab, muß die Hysterektomie oder Ovariohysterektomie durchgeführt werden.

Die unterbrochene Östrusphase

Als Läufigkeitsstörung ist auch die unterbrochene Östrusphase aufzufassen.

Ätiologie ☐ Diese ist noch ungeklärt, dürfte aber ebenfalls im hormonellen Bereich zu suchen sein.

Klinisches Bild ☐ Der klinisch normal angelaufene Zyklus sistiert unvermittelt in der Östrusphase. Rüden, die animiert wurden, werden abgewiesen, und es scheint, als wäre die Läufigkeit beendet. Der *vaginoskopische* und *vaginozytologische Befund* lassen vermuten, daß die Deckbereitschaft zu früh, d. h. schon im Proöstrus, eingesetzt hat. Nach Erreichen der Östrusphase, Stunden oder Tage später, kommt es zum echten Duldungsstadium, und die Hündin kann mit Erfolg gedeckt werden.

Behandlung ☐ In den meisten Fällen genügt schon ein Rüdenkontakt.

23.10.2 Kastration

Die Kastration der Hündin stellt einen irreversiblen Eingriff dar, der bei der heute ausgereiften Operationstechnik, ob als Ovario- oder Ovariohysterektomie, ohne größere Gefahr möglich, aber gelegentlich mit Nebenwirkungen behaftet ist. Als gravierendste Nebenwirkung hat die Incontinentia urinae (Harntröpfeln) (siehe Kap. 21.11.2) zu gelten. Sie tritt als Spätfolge, insbesondere bei größeren Hunden, auf und erreicht je nach Autor und Gegend eine Häufigkeit von 8 % bis 12 % und mehr. Die genaue Ätiologie ist noch ungeklärt. Es handelt sich vermutlich um ein multikausales Geschehen, bei dem unter anderem Hormonausfälle und Rassedisposition eine Rolle spielen. Als weitere Nebenwirkungen sind beobachtet worden: Übergewicht und Haarkleidbeeinträchtigungen. Das Übergewicht ist nahezu allen Kastraten eigen, während die Haarkleidveränderungen fast bei allen roten Langhaarteckeln und Spaniels befürchtet werden muß. Granulome oder Stumpfabszesse sind seltene Komplikationen, die bei einer fachgerechten Technik sehr selten auftreten. Das Auftreten von Pyometren wie auch von Stumpfpyometren wird durch eine sorgfältige beidseitige Ovariektomie vermieden. Wir halten es für angezeigt, den Eingriff erst nach Erlangen der Geschlechtsreife (nach dem 15. Monat) durchzuführen. Es gibt aber auch Argumente für eine frühere Kastration (siehe Kap. 23.13.1). In jedem Fall sollte aber der Tierbesitzer über die Vor- und Nachteile der Kastration bzw. des Kastrationsterminus aufgeklärt werden.

Behandlung □ Zur Behandlung der Harninkontinenz sind verschiedene Behandlungsmethoden beschrieben worden: Näheres s. Kap. 21.11.2.

23.10.3 Nidationsverhütung

Bei einer unerwünschten Paarung kann die Trächtigkeit durch Nidationsverhütung kupiert werden. Dazu eignen sich Östrogene in kleinster Dosierung (z. B. Östrodiolbenzoat 0,1–0,4 ml pro Tier). Wird die Hündin in den ersten 3 Tagen nach dem Decken vorgestellt, kann eine Injektion ausreichen, nach dem 5. Tag sind 3 Dosen je am 5., 6. und 8. bzw. 5., 7. und 8. Tag vor 0,1–0,2 ml/d erforderlich. Das Östrogen verändert das Milieu und die Eileiterbeweglichkeit und verzögert und/oder behindert dadurch die termingerechte Nidation der Zygoten. Vor der Behandlung sind die Tierbesitzer darauf aufmerksam zu machen, daß nach der Östrogengabe erneut Läufigkeitserscheinungen mit Deckbereitschaft auftreten können und/oder der Pyometrakomplex provoziert werden kann, besonders bei Junghündinnen in der 1. und 2. Hitze.

23.10.4 Aborte

Aborte kommen nur selten vor und/oder werden oft nicht bemerkt. Als Aborturschen sind beobachtet worden: Virusinfektionen (Staupe-, HCC- und Herpes-Virus), bakterielle Infektionen (Brucellose, Salmonellen, α-haemolytische Kokken und β-haemolytische E. coli), Protozoen (Toxoplasmen), Vergiftungen (Rattengifte auf Cumarin- und Thaliumbasis), schwere Allgemeinerkrankungen, Futterschäden, mechanische Schäden (Traumata), genetische oder hormonelle Veranlagung und iatrogene Manipulationen.

Klinisches Bild □ Ein Abort kündigt sich durch Unruhe, Nestsuche, wehenartiges Pressen und Scheidenausfluß, der wäßrig-blutig oder schmutzig-braunrot bis eitrig sein kann, an. Bei eitrigem Ausfluß liegt meist auch ein gestörtes Allgemeinbefinden vor.

Behandlung □ Solange der Ausfluß wäßrig oder schleimig-rot und das Allgemeinbefinden ungestört ist, kann eine Therapie mit hohen Gestagen-Dosen (z. B. Proluton®) versucht werden. Meist werden jedoch die Patienten erst mit gestörtem Allgemeinbefinden dem Tierarzt vorgestellt, so daß nur noch die Ovariohysterektomie bleibt.

23.10.5 Trächtigkeitsintoxikation

Brummer (1968) beschreibt komatöse Zustände bei graviden Hündinnen, die kurz vor, während oder bald nach der Geburt auftreten und dann oft letal ausgehen. Die Hündinnen sind oft in mäßigem Ernährungszustand bei gutem, meist zu eiweißreichem Futter. Das Allgemeinbefinden ist zunächst leicht, später hochgradig reduziert. Klinisch und labormäßig kommt der Verdacht eines Leber-Nierensyndroms auf.

Behandlung □ Der Therapieerfolg hängt weitgehend vom Behandlungszeitpunkt ab. Ist der Allgemeinbefund noch nicht akut, kann eine Glukose- und Elektrolytinfusionstherapie erfolgreich sein. Je nach Herz- und Kreislaufbefund bedürfen auch diese einer Stützung. Oft ist Antibiotikaeinsatz erforderlich.

23.10.6 Unterdrückung oder zeitliche Verschiebung der Läufigkeit

Eine zeitliche Verschiebung der Läufigkeit wird vor Reisen, Ausstellungen, Prüfungen, sowie zur Vermeidung von Belästigungen und wegen vorübergehender Gemeinschaftshaltung von Rüden und Hündinnen erforderlich, wobei eine Ausschaltung auf Dauer unerwünscht ist.

Die *zeitliche Östrusverschiebung* ist durch eine orale Gestagenbehandlung möglich und gibt über die Dauer der Verabreichung auch Sicherheit. Die orale Gestagenbehandlung sollte aber möglichst eine Woche vor Östrusbeginn einsetzen. Nebenwirkungen sind bei normaler Dosierung nicht zu befürchten. Bei bereits bestehendem Östrus (bis 3. oder 4. Tag) muß die Gestagendosis erhöht und das Risiko einer Gravidität oder eines Endometritis-Pyometrakomplexes in Kauf genommen werden. Für eine *medikamentelle Dauerblockade* empfiehlt NIEMAND (1984) folgendes Schema:

Erste parentale Gestagenverabreichung 3–6 Wochen vor der voraussichtlich nächsten Läufigkeit; zweite Injektion nach 4- und die 3. nach 5 Monaten;
Therapiewiederholung alle 5–6 Monate.

Er zieht Delvosteron® den anderen Gestagenpräparaten vor, weil dieses auch ohne größeres Pyometrarisiko in der Proöstrusphase eingesetzt werden kann. Bei der medikamentellen Dauerblockade sind folgende *Nebenwirkungen* beobachtet worden: Endometritis-Pyometrakomplex, Störungen im Haarkleid, Diabetes mellitus und übermäßiger Durst.

Für die Ausschaltung der Sexualfunktion auf Dauer sollte deshalb der Kastration der Vorzug gegeben werden.

Literatur

Brass, W., 1981: Kompendium der Kleintierkrankheiten, 2. Aufl., Hannover: M. & H. Schaper.

Brummer, H., 1968: Komatöse Zustände bei der graviden Hündin. Kleintierpraxis **13**: 169.

Budras, K.-D., & W. Fricke, 1987: Atlas der Anatomie des Hundes. 2. Auflage, Tafel 28 a. Hannover: Schlütersche Verlagsanstalt.

Gehring, H., 1971: Künstliche Besamung beim Hund. Kleintierpraxis **16**: 123.

Gehring, H., 1982: Diskussion über künstliche Besamung in der Hundezucht. Tagungsber. kynologische Arbeitstagung, Mannheim.

Mayr-Bibrack, B., 1980: Intrauterine Infektionen. Referatensammlung der Tagung der Schweizerischen Vereinigung für Kleintiermedizin.

Mayr-Bibrack, B., 1980: Infektionen des neonatalen Föten. Referatensammlung der Tagung der Schweizerischen Gesellschaft für Kleintiermedizin.

Mayr-Bibrack, B., 1981: Neue Bekämpfungsmethoden bei den Virusinfektionen des Hundes. 6. Kynologische Arbeitstagung, Sindelfingen. Berichtsheft.

Niemand, H. G., 1984: Geschlechtsapparat der Hündin. In: Niemand, H. G.: Praktikum der Hundeklinik. 5. Aufl., Berlin/Hamburg: Paul Parey.

Rüsse, M., 1984: Fortpflanzungsstörungen bei Hund und Katze. Hündin, Kap. 7. In: Schaetz, F., & W. Leidl (Hrsg.): Fortpflanzungsstörungen bei den Haustieren. 6. Aufl. Stuttgart: Ferdinand Enke.

Rüsse, M., 1985: Konzeption, Trächtigkeit, Geburt, Puerperium, Laktation und Mamma. Referatensammlung des Fortbildungskurses »Kleintierkrankheiten« St. Moritz.

Tsutsui, T., & T. Shimizu, 1975: Studies on the reproduction of the dog, 4. fertile period of ovum after ovulation. Jap. J. Anim. Reprod. **21**: 65.

Weber, A., 1983: Die wichtigsten bakteriellen Infektionen bei Hund und Katze: Klinik, Diagnose und ein Vorschlag zur Antibiotikatherapie. Prakt. Tierarzt **64**: 906.

23.11   Pyometra-Endometritis-Komplex

S. Arnold

23.11.1 Einführung

Pathologisch-anatomisch können die Uterusveränderungen bei der Hündin in drei Hauptgruppen unterteilt werden: *Pyometra* (= Eiteransammlung im Uterus), *chronische Endometritis* (= eitrige Endometritis ohne Sekretansammlung im Uteruslumen) und *glandulärzystische Hyperplasie des Endometriums* (= zystische Entartung der Uterindrüsen). Über Ätiologie und Pathogenese dieser Veränderungen herrscht Unklarheit. Aufgrund von experimentellen Untersuchungen und klinischen Beobachtungen ist davon auszugehen, daß verschiedene Faktoren ursächlich am Pyometra-Endometritis-Komplex beteiligt sind. Der Vergleich von Anamnese und Uterusveränderungen anhand klinischer Fälle läßt erkennen, daß ätiologisch grundsätzlich zwei Gruppen zu unterscheiden sind: Hündinnen mit normalem Brunstzyklus (»typische Pyometra«) und Hündinnen mit endokrinen Störungen (chronische Endometritis oder glandulärzystische Hyperplasie des Endometriums).

23.11.2 Typische Pyometra

Ursache □ Der typischen Pyometra liegt vermutlich ein rein infektiöses Geschehen zugrunde (BERCHTOLD, 1986). Gegen Ende des Östrus bzw. zu Beginn des Metöstrus aszendieren Bakterien durch die noch geöffnete Zervix ins Uteruslumen und verursachen eine Entzündung. Die ansteigende Progesteronkonzentration bewirkt einen Verschluß der Zervix und vermindert zugleich die

Resistenz des Endometriums gegen bakterielle Infektionen. Die Bakterien im Uterus vermehren sich und führen zu einer Endometritis mit einer Hypersekretion der Uterindrüsen. Allmählich füllt sich die Gebärmutter mit eitrigem Sekret. Toxine aus dem Uterusinhalt werden resorbiert und führen zu einer Toxämie. Die akute Phase der Entzündung verläuft klinisch inapparent, die Phase der Toxämie kann sich dagegen unterschiedlich manifestieren. Aus dem Uterusinhalt von Hündinnen mit Pyometra lassen sich meistens unspezifische Keime nachweisen (v.a. Escherichia coli, daneben aber auch Streptokokken, Staphylokokken, Klebsiellen, Pasteurellen und andere Bakterien).

In seltenen Fällen kann eine Pyometra auch als Komplikation einer Nidationsverhütung mit Östrogenen (v.a. bei Behandlung nach dem 15. Läufigkeitstag) oder nach Läufigkeitsverschiebung mit Depot-Gestagenen auftreten. Nach langjähriger Unterdrückung der Sexualfunktion bei Hündinnen mit Gestagenen wird jedoch häufiger das Bild der Mucometra beobachtet (= Ansammlung von bakteriologisch sterilem Schleim im Uterus).

Symptome □ Häufig kommt es zu einer Entleerung des Uterus, bevor sich andere Krankheitszeichen manifestieren (= offene Form der Pyometra). Solche Patienten werden deshalb dem Tierarzt wegen plötzlich auftretendem, eitrigem Scheidenausfluß vorgestellt. Daneben erwähnen viele Besitzer beiläufig, daß die Hündin seit einigen Tagen vermehrt Wasser trinke. Durch gezielte Befragung läßt sich bei Hündinnen mit »typischer Pyometra« eruieren, daß die letzte Läufigkeit normal gewesen und vor 4–10 Wochen beendet war. In der Mehrzahl der Fälle sind die Tiere bei gutem Allgemeinbefinden. Bei der Adspektion fällt auf, daß der Haarbüschel am ventralen Schamwinkel mit eitrigem Sekret verklebt ist. Wenn der Ausfluß penetrant riecht, werden die Hündinnen mitunter auch fälschlicherweise als Durchfallpatienten vorgestellt.

Nur in Einzelfällen verläuft die Pyometra mit schwerer Toxämie und führt zu fieberhaften Allgemeinstörungen, Apathie, Dehydration, Schock und prärenaler Urämie. Ebenso selten wird ausgeprägte Nachhandschwäche beobachtet. Dieser Verlauf tritt vorwiegend bei der geschlossenen Form der Pyometra auf.

Diagnose □ Mittels einer vaginoskopischen Untersuchung kann festgestellt werden, ob das eitrige Sekret aus der Zervix bzw. aus dem Uterus stammt. Die Vaginalschleimhaut ist normalerweise glatt und erscheint blaßrosa. Wenn die Gebärmutter dickwandig und prall mit Eiter gefüllt ist, kann sie palpatorisch leicht festgestellt werden. Ist sie aber dünnwandig und enthält nur wenig Flüssig-

keit, weicht der Inhalt bei der Palpation aus. Eine sichere Diagnose ist in diesen Fällen nur durch eine latero-laterale Röntgenaufnahme möglich (Abb. 23.5 a). Im kaudoventralen Abdomen bilden sich weichteildichte, gewundene Schlingen ab, welche zwischen Kolon und Harnblase nach kaudal ziehen.

Laborbefund □ Das weiße Blutbild zeigt die typischen Veränderungen einer chronischen Infektion, d.h. eine mittel- bis hochgradige Leukozytose mit Neutrophilie und Monozytose. Das rote Blutbild ist in der Regel unverändert. Die blutchemischen Werte sind in den meisten Fällen normal. Ausnahmsweise ist der Harnstoff erhöht.

In Einzelfällen führt die Pyometra zu einer schweren Toxämie und zu einer Knochenmarksdepression, die sich im peripheren Blutbild als Anämie und Leukopenie manifestieren kann. Die Toxine können außerdem zu Schocksymptomen und zu prärenaler Harnstofferhöhung führen. Solche Patienten werden mit hochgradig gestörtem Allgemeinbefinden vorgestellt.

Komplikationen □ Eine äußerst seltene Komplikation bei der Pyometra ist die eitrige Peritonitis, welche durch Spontanruptur des Uterus (Abb. 23.5 b), iatrogene Ruptur beim Palpieren oder durch eine über die Eileiter aszendierende Kontamination der Bauchhöhle zustande kommen kann. Klinisch zeichnen sich diese Fälle durch das Auftreten schwerer Allgemeinstörungen mit schmerzhaft aufgetriebenem Abdomen aus. Im weißen Blutbild fallen toxische Veränderungen der Neutrophilen auf (basophiles Zytoplasma mit vakuolären Einschlüssen (Kap. 17.1).

Behandlung □ Hündinnen, deren Allgemeinbefinden stark beeinträchtigt ist, sind unmittelbar nach Stabilisierung des Kreislaufes zu ovariohysterektomieren (s. Abb. 23.6). Bei Hündinnen, welche noch zur Zucht verwendet werden sollen, oder bei Tieren, welche eine Veranlagung für Kastrationsnebenwirkungen aufweisen (»Babyfell« bei Rassen mit langen, glänzenden Deckhaaren, Incontinentia urinae bei Hündinnen mit einem Körpergewicht von mehr als 20 kg), ist die konservative Therapie mit Prostaglandin F2α (PG F2α) in Erwägung zu ziehen.

PG F2α bewirkt eine Luteolyse, Öffnung der Zervix und Kontraktion des Myometriums. Voraussetzungen für die Behandlung mit PG F2α sind gutes Allgemeinbefinden und offene Form der Pyometra. In einer Dosierung von 20 mcg/kg KG wird PG F2α 3 × täglich i.m. appliziert. In dieser Dosierung sind keine Nebenwirkungen zu befürchten, und die Behandlungsdauer bis zur vollständigen Entleerung des Uterus beträgt 5–8 Tage (Arnold et al., 1988). Gleichzeitig wird ein Breitspek-

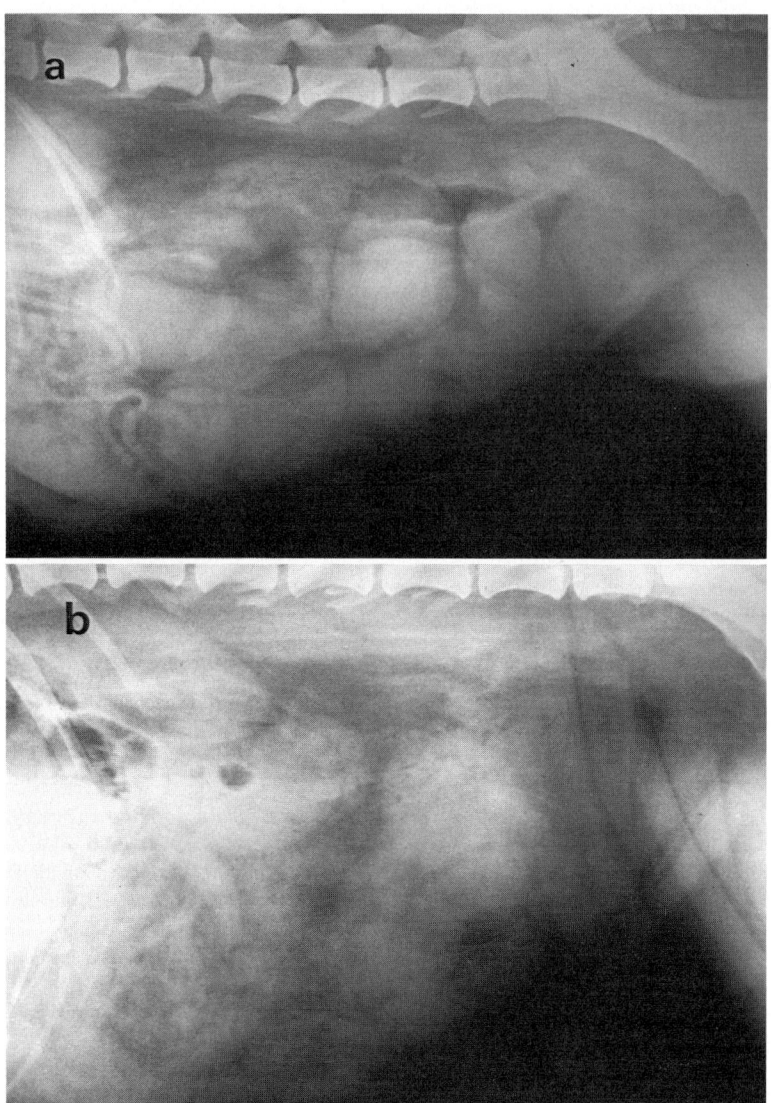

Abb. 23.5 a = Pyometra durch weichteildichte gewundene Gebilde angedeutet bei einer Hündin mit eitrigem
Scheidenausfluß und Polydipsie/Polyurie. *b* = Verwischte abdominale Detailzeichnung und granuläre Strukturierung infolge Pyometraruptur

Abb. 23.6 (unten). Vergrößerter Uterus einer Hündin
infolge Eiteransammlung im Lumen (Pyometra). Opera-
tionspräparat

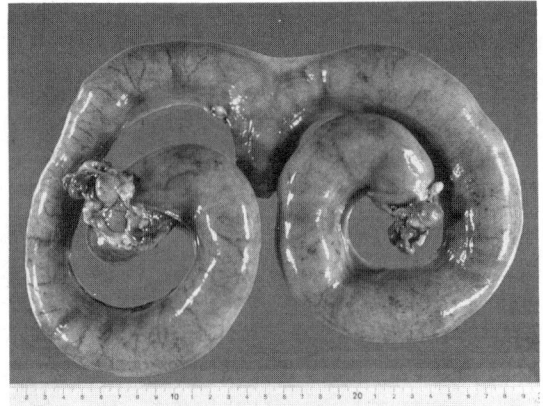

trumantibiotikum oder Chemotherapeutikum
während 3 Wochen p.o. verabreicht. Durch Dek-
ken der Hündin in der nächsten Läufigkeit kann
das Risiko des Pyometrarezidivs vermindert
werden.

Differentialdiagnose □ Deckverletzungen, Scheidentumoren mit lokaler Vaginitis der gegenüberliegenden Schleimhautpartien (mechanischer
Reiz) oder bakteriell bedingte Vaginitiden führen
ebenfalls zu eitrigem Scheidenausfluß und müssen
differentialdiagnostisch gegenüber Pyometra abgegrenzt werden. Durch eine vaginoskopische Un-

tersuchung werden aber die verschiedenen Krankheiten problemlos erkannt.

Bei Hündinnen wird häufig kurz nach der Läufigkeit die Fehldiagnose Pyometra gestellt. Eitriger Scheidenausfluß im frühen Metöstrus und eine gleichzeitige Uterusvergrößerung kann physiologisch sein und ist gegenüber einer Metropathie abzugrenzen. Zu Beginn des Metöstrus kommt es zu einer Desquamation des Scheidenepithels. Dieser physiologische Regenerationsvorgang ist mit einer Ausscheidung von Leukozyten verbunden und führt bei manchen Hündinnen zu deutlich sichtbarem, eitrigem Scheidenausfluß. Der ansteigende Progesteronspiegel bewirkt eine Proliferation des Endometriums und führt zu einer Vergrößerung des Uterus, so daß sich dieser unter Umständen sogar radiologisch nachweisen läßt. In solchen Fällen ist eine Untersuchung mittels Ultraschall angezeigt. Sonographisch kann unterschieden werden, ob eine geringgradige Uterusvergrößerung auf eine Wandverdickung oder auf eine Ansammlung von pathologischen Sekretmassen im Uteruslumen zurückzuführen ist.

Wird palpatorisch oder röntgenologisch eine Uterusvergrößerung festgestellt, ist immer auch eine normale Gravidität in Betracht zu ziehen.

23.11.3 Chronische Endometritis

Ursache □ Spontan oder iatrogen provozierte Entgleisungen der hormonellen Regelmechanismen führen zum Bild der chronischen Endometritis. Der Krankheitsverlauf wird durch bakterielle Besiedlung sekundär beeinflußt.

Symptome □ Betroffene Hündinnen werden wegen des abnormen Scheidenausflusses vorgestellt, der kurz nach vorangegangener Läufigkeit auftrat

Abb. 23.7. Glandulärzystische Hyperplasie des Endometriums. *Links* = Übersicht, Luteinzyste auf einem Ovar. *Rechts* = Uterushorn eröffnet, Endometrium von Zysten durchsetzt

und bereits Tage oder Wochen andauert. Meistens ist der Ausfluß geringfügiger als bei Pyometra. Qualitativ variiert er von blutig-serös, bräunlich-wäßrig bis zu schleimig-eitrig und ist häufig von Blutkoagula durchsetzt.

Hündinnen mit chronischer Endometritis haben meistens eine Vorgeschichte von Zyklusunregelmäßigkeiten (verlängerte oder undeutlich ausgeprägte Läufigkeit) und sind attraktiv für Rüden.

Die Vulva ist ödematisiert. Vaginoskopisch erscheint die Scheidenschleimhaut blaßrosa und hyperplastisch mit unterschiedlich deutlicher Felderung.

Das Allgemeinbefinden variiert individuell unterschiedlich stark, obwohl die Veränderungen am Uterus, im Gegensatz zu einer Pyometra, nur geringgradig erscheinen.

Vaginalzytologie □ Hierbei sind verhornte Superfizialzellen nachweisbar, was außerhalb der Läufigkeit auf das Vorliegen einer abnormen Östrogenvermehrung schließen läßt. Häufig äußert sich dieser Hyperöstrogenismus in einer bilateral symmetrischen Alopezie mit Hyperpigmentation im Flankenbereich und kaudal an den Oberschenkeln.

Behandlung □ Siehe Kap. 23.11.4.

23.11.4 Glandulärzystische Hyperplasie des Endometriums

Ursache □ Wie bei der chronischen Endometritis liegt auch diesem Leiden ein Ungleichgewicht der Sexualsteroide zugrunde, welche zu zystischer Entartung des Endometriums mit oder ohne bakterielle Besiedlung führt.

Symptome □ Klinisch präsentieren sich Hündinnen mit glandulärzystischer Hyperplasie des Endometriums gleich wie Tiere mit chronischer Endometritis.

Behandlung □ Die Ovariohysterektomie ist die

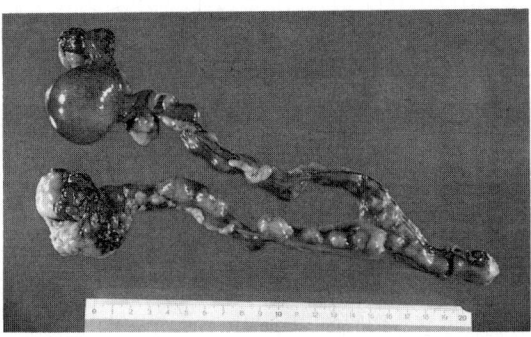

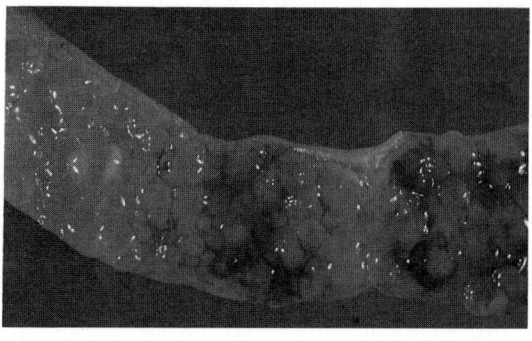

Therapie der Wahl sowohl bei glandulärzystischer Hyperplasie des Endometriums wie auch bei chronischer Endometritis. Da beide Formen mit abnormer Östrogeninkretion vergesellschaftet sind, ist vor der Operation unbedingt ein Blutstatus zu erheben. Chronischer Hyperöstrogenismus kann zu einer Schädigung des Knochenmarks und in der Folge zu nichtregenerativer Anämie, Thrombozytopenie und Leukopenie führen (Kap. 16.10.2), was unter Umständen die präoperative Verabreichung von Vollblut erforderlich macht.

Die Ovarien weisen regelmäßig Anzeichen von gestörter Funktion auf: zystisch entartete oder persistierende Follikel, zum Teil mit partieller Luteinisierung, allein oder zusammen mit Corpora lutea. Die Gebärmutterhörner messen 1–3 cm im Durchmesser und sind von derber Konsistenz (Abb. 23.7). Meistens ist kein oder nur sehr wenig Inhalt vorhanden. Die Uteruswand ist massiv verdickt. Bei glandulärzystischer Hyperplasie ist das Endometrium von 1–7 mm großen Zysten durchsetzt.

23.12   Erkrankungen von Vagina, Vestibulum und Vulva

S. Arnold

23.12.1 Bakteriell bedingte Vaginitis

Ursache □ Bakteriell bedingte Vaginitiden kommen vor allem bei virginellen Hündinnen (= *Junghundvaginitis*), selten bei Hündinnen post partum vor. Unspezifische Bakterien wie Staphylokokken, Streptokokken, Escherichia coli etc. sind ursächlich an dem Leiden beteiligt. Diese ubiquitären Keime gehören aber zur normalen Scheidenflora und können nur bei Hündinnen mit Abwehrschwäche zu einer Vaginitis führen. Resistenzmindernde Faktoren, welche das Angehen einer Infektion begünstigen, sind: ungenügende hygienische Verhältnisse, unausgewogene Fütterung, Unterversorgung mit Vitaminen, sowie Infektionskrankheiten (z. B. Staupe). In Zuchtbetrieben kann die Junghundvaginitis enzootisch auftreten.

Bei Hündinnen mit offener Form der Pyometra können die austretenden Sekretmassen sekundär zu einer Vaginitis führen.

Symptome □ Hündinnen mit Vaginitis zeigen eitrigen Scheidenausfluß, welcher individuell mengenmäßig stark variiert. Da Vulvovaginitiden häufig mit Juckreiz einhergehen, belecken bzw. benagen die Hündinnen auffallend oft und intensiv ihre Genitalregion. Vaginoskopisch erscheint die Scheide fleckig gerötet und ist von eitrigem Schleim belegt. In Ausnahmefällen können Vaginitiden zu leichtem, fieberhaft gestörtem Allgemeinbefinden führen.

Behandlung □ Bei Junghundvaginitis werden vorerst die begünstigenden Faktoren eliminiert: Bessere Hygiene, ausgewogene Fütterung, Verabreichen von Vitaminen (v. a. Vitamin A). Wenn der Scheidenausfluß nur geringgradig ist, erübrigen sich therapeutische Maßnahmen. Mit dem Eintritt der ersten Läufigkeit verschwindet die Vaginitis spontan.

Bei Vaginitiden, welche mit massivem, eitrigem Vaginalfluor einhergehen und mit starkem Juckreiz verbunden sind, ist eine Therapie erforderlich. Nach Einführen eines Gummischlauches wird das Vaginallumen mit einer milden, angewärmten Desinfektionslösung (z. B. verdünnte PVP-Jodlösung, Betadine®) mehrmals gespült. Anschließend wird eine Salbe mit antiphlogistischen, antimikrobiellen und analgetischen Eigenschaften (z. B. Corticutin®) intravaginal appliziert. Diese Behandlung wird täglich bis zum Verschwinden der Symptome wiederholt.

In Fällen mit fieberhaft gestörtem Allgemeinbefinden ist vor der Behandlung eine Tupferprobe zu entnehmen. Dazu werden die Labien gespreizt, ein Scheidenspekulum eingeführt, anschließend die Probe mit einem sterilen Watteträger entnommen und bakteriologisch untersucht. Entsprechend dem Resultat der Resistenzprüfung der nachgewiesenen Erreger wird die Hündin systemisch mit Antibiotika bzw. Chemotherapeutika behandelt.

23.12.2 Scheidenverletzungen

Ursache □ Scheidenverletzungen können durch den Deckakt oder durch unsachgemäße Geburtshilfe entstehen.

Symptome □ Vorerst äußern sich Scheidenverletzungen in blutigem Vaginalausfluß, der sich allmählich grün verfärben und übel riechen kann. Die Art des klinischen Bildes einer Scheidenverletzung hängt direkt von der Lokalisation und dem Ausmaß der Läsion ab. *Nicht perforierende Verletzungen* beeinträchtigen das Allgemeinbefinden nicht. Bei *perforierenden Verletzungen* im Bereich der kaudalen zwei Drittel der Scheide (retroperitoneal gelegen) kommt es infolge bakterieller Sekundärinfektionen oft zu schmerzhaften, phlegmonösen Schwellungen, die je nach Ausdehnung Harn- und Kotabsatz beeinträchtigen sowie zu fieberhaften Allgemeinstörungen führen können. Nach Perforation der Scheidenwand im kranialen Drittel (intraperitoneal gelegen) ist die Bauchhöhle eröffnet, und durch bakterielle Kontamination kann sich eine eitrige Peritonitis entwickeln.

Diagnose □ Scheidenverletzungen können vaginoskopisch problemlos erkannt werden. Mit einer Sonde kann festgestellt werden, ob die Bauchhöhle eröffnet ist. Im Zweifelsfall kann eine Röntgenaufnahme nach vaginaler Verabreichung eines wasserlöslichen Röntgenkontrastmittels hilfreich sein.

Therapie □ Bei nicht perforierenden Verletzungen empfiehlt sich eine Scheidenspülung mit einer milden Desinfektionslösung. In der Regel heilen die Läsionen schnell und problemlos ab. Bei perforierenden Verletzungen im retroperitonealen Bereich muß die Scheide wiederholt lokal behandelt werden (Kap. 23.12.1). Bei Verletzungen mit Perforation in die Bauchhöhle wird nach Laparotomie die Wunde verschlossen. Hündinnen mit perforierenden Verletzungen müssen systemisch mit Antibiotika versorgt werden.

23.12.3 Scheidenprolaps

Ursache □ Unter dem Einfluß von Östrogenen kommt es während der Läufigkeit zu einer Proliferation des Vaginalepithels, sowie zu einer Ödematisierung der Schleimhaut und des perivaginalen Bindegewebes. Diese physiologische Veränderung kann bei jungen Hündinnen vorwiegend großer Rassen zu einem Scheidenvorfall führen (= *Läufigkeitsprolaps*). Eine erbliche Veranlagung scheint vorhanden; besonders Doggen, Bernhardiner und Berner Sennenhunde – also vor allem große Hunderassen – neigen zu Scheidenvorfällen.

Außerhalb der Läufigkeit wird der Prolapsus vaginae nur in Situationen beobachtet, welche mit Hyperöstrogenismus einhergehen (Ende der Trächtigkeit, östrogenproduzierende Ovartumoren).

Symptome □ Besonders der ventrale Scheidenbereich kranial der Harnröhrenmündung neigt zur Hyperplasie. Ein Vorfall äußert sich als rosa kugeliges Gebilde, welches zwischen den Labien hervortritt. Fallen auch die seitlichen Scheidewände vor, hängt ein dreilappiges, kleeblattartiges Gebilde aus der Vulva *(Abb.23.8)*. Selten kommt es zu einem zirkulären Prolaps des Vaginalrohres, welcher sich als rosettenartiger Vorfall manifestiert. Der Zustand der Scheidenschleimhaut hängt von der Dauer des Vorfalls und von der jeweiligen Traumatisierung ab. Das vorgefallene Gewebe schwillt zusehends an, ist stark hyperämisiert und kann an der Oberfläche ulzerieren.

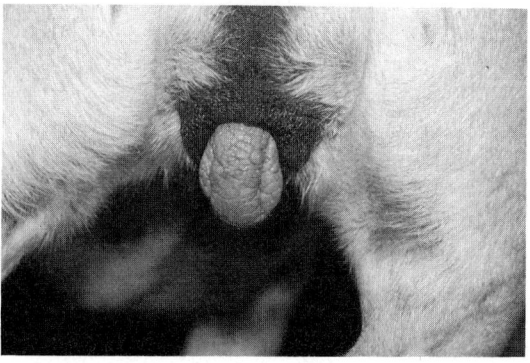

Abb. 23.8. Prolapsus vaginae während der Läufigkeit, dreilappig (Vorfall von ventralen und lateralen Anteilen der Scheidenwand)

Behandlung □ In leichtgradigen Fällen mit noch intakter Schleimhaut kann nach Reposition eine Ovariohysterektomie vorgenommen werden. Der abrupte Östrogenabfall führt zu einer raschen Rückbildung der Hyperplasie. Eine starke Hyperplasie der Schleimhaut kann vorgängig zur Reposition mit abschwellenden Eispackungen lokal behandelt werden. In Fällen, in denen sich der Vorfall nicht reponieren läßt oder bereits tiefgreifende Ulzerationen aufweist, muß das vorgefallene Gewebe reseziert werden. Dazu wird die Hündin in Allgemeinanästhesie in Rückenlage ausgebunden, wobei die Hinterbeine gestreckt nach vorne fixiert werden. Zur besseren Übersicht wird ein Harnkatheter in die Harnröhre eingeführt. Anschließend wird der Vorfall an der Basis mit U-Nähten abgesteppt und reseziert. In der Regel verheilen die Wunden rasch und komplikationslos.

Bei Scheidenvorfällen, die intra partum auftreten, muß der normale Geburtsablauf nicht zwangsläufig beeinträchtigt sein. Liegen allerdings bereits Veränderungen vor, ist eine Schnittentbindung angezeigt (siehe Kap. 23.8.3).

23.12.4 Scheidentumoren

Vor allem ältere Hündinnen werden mit Scheidentumoren vorgestellt. Es handelt sich meistens um benigne Tumoren (Leiomyome, Fibrome, Lipome), selten um maligne Karzinome oder Fibrosarkome. Gutartige Scheidentumoren treten einzeln oder multipel auf und sind oft polypenartig gestielt oder sitzen breitflächig der Scheidenwand auf.

Symptome □ Meistens werden Hündinnen mit Scheidentumoren wegen blutigem oder eitrigem Scheidenausfluß (lokale Vaginitis durch mechanische Irritation) vorgestellt. Bei kaudal gelegenen Tumoren fällt oft adspektorisch eine Umfangsvermehrung im perinealen Bereich auf. Je nach Lokalisation und Ausdehnung können sie auch Harn- und/oder Kotabsatzschwierigkeiten verursachen.

Behandlung □ Scheidentumoren werden operativ entfernt. (Lagerung der Hündin für die Operation: S. Kap. 23.12.3.) Kaudal lokalisierte, gestielte Tumoren können ohne Eröffnung des Vaginalrohres an der Basis ligiert und abgesetzt werden. Bei breitflächig aufsitzenden oder kranial gelegenen Tumoren ist eine Episiotomie unumgänglich.

Technik □ Nach Eröffnung des Vestibulardachs durch einen Schnitt in der Medianen des Perineums kann der Tumor unter Sichtkontrolle herausgelöst werden. Die Schleimhaut über dem Tumor wird eingeschnitten und die Geschwulst stumpf freipräpariert. Anschließend werden die Wundränder vernäht. Das Vestibulardach wird in drei Schichten verschlossen: Schleimhaut (kranial und im Lumen des Vaginalrohres beginnend, so daß die Schleimhaut lumenwärts eingestülpt wird), Subkutis, äußere Haut.

Eine Sonderform der Vaginaltumoren stellt das *Sticker-Sarkom* (= transmissibler venerischer Tumor, venerische Lymphosarkomatose) dar. Es handelt sich dabei um eine ansteckende Erkrankung, welche in südlichen Ländern vorkommt. Vorwiegend junge Hunde sind davon betroffen. Die Übertragung erfolgt beim Deckakt durch infektiöses Zellmaterial. Undifferenzierte Rundzellen beginnen in der Submukosa der Vagina zu wuchern und stellen sich wenige Wochen nach dem Deckakt als Knoten dar. Schließlich durchbrechen sie die Schleimhaut und proliferieren lumenwärts weiter. Durch die entstehenden Ulzera kommt es zu übelriechendem Scheidenausfluß. Das Sticker-Sarkom kann solitär oder multipel auftreten und äußert sich als Wucherung mit blumenkohlartig zerklüfteter Oberfläche. Beim Rüden sind die Geschwülste am Präputium und Penis lokalisiert. Metastasenbildung in den regionalen Lymphknoten, in Lunge, Leber, ZNS und anderen Organen kann selten nachgewiesen werden.

Diagnose □ Aufgrund der Anamnese und des Erscheinungsbildes der Wucherungen kann bereits eine Verdachtsdiagnose gestellt werden. Der endgültige Beweis für das Vorliegen eines Sticker-Sarkoms erfolgt durch mikroskopische Untersuchung von Biopsiematerial.

Behandlung □ Die Chemotherapie mit Vincristine (Oncovin®) ist die Therapie der Wahl (Richardson, 1981). Einmal wöchentlich werden 0,5 mg/m² Körperoberfläche streng i.v. verabreicht bis zum Verschwinden der Neubildungen (ca. 6 Wochen). Als Nebenwirkungen der Chemotherapie können Schwäche, Konstipation oder Leukopenie auftreten.

23.13 Erkrankungen der Milchdrüse

S. Arnold

23.13.1 Mammatumoren

Einführung 52% aller Neubildungen bei der Hündin gehen von der Milchdrüse aus. Histopathologisch werden sie eingeteilt in epitheliale Tumoren (benigne Adenome und maligne Adenokarzinome), mesenchymale Tumoren (benigne Fibrome, Chondrome, Osteome, Myoepitheliome) sowie deren maligne Formen (Fibrosarkome, Chrondrosarkome, etc.) und benigne und maligne Mischgeschwülste. Das Durchschnittsalter der betroffenen Hündinnen beträgt 9 Jahre. Bezüglich der Lokalisation der Tumoren besteht eine zunehmende Häufigkeit von den axillaren zu den inguinalen Mammakomplexen (62% der Mammatumoren entwickeln sich in den hintersten zwei Komplexpaaren). Bei Hündinnen, die regelmäßig scheinträchtig werden, ist das Mammatumorrisiko leicht vermindert. Trächtigkeiten haben keinen Einfluß auf die Mammatumorinzidenz. Wiederholte Behandlungen mit Progestagenen zur Unterdrückung der Läufigkeit dagegen erhöhen das Risiko. Durch Kastration einer Hündin vor der ersten Läufigkeit kann das Risiko für die Entstehung von Mammatumoren verglichen mit der Gesamtpopulation auf 15%, bei Kastration vor der zweiten Läufigkeit auf ca. 25% reduziert werden (Dorn et al., 1968). Für Hündinnen, die nach der zweiten Läufigkeit kastriert werden, ist das Mammatumorrisiko gleich groß wie für intakte Hündinnen.

Bei Rüden sind Geschwülste, die von der Mamma ausgehen, eine Seltenheit und treten fast ausschließlich im Zusammenhang mit hormonproduzierenden Hodentumoren (Sertolizelltumoren) auf.

Symptome □ Mammatumoren können einzeln oder multipel auftreten und variieren im Durchmesser von 0,5 bis 10 cm (s. *Abb. 23.9*). Bei der Palpation erweisen sie sich als nicht schmerzhafte Umfangsvermehrungen von meist derber Konsistenz mit glatter oder unregelmäßig höckriger Oberfläche. Tumoren im Bereich des hintersten Komplexpaares sind differential-diagnostisch gegenüber Inguinalhernien abzugrenzen. Bezüglich der Dignität der Neubildungen besteht häufig eine Diskrepanz zwischen der klinischen und histologischen Beurteilung. Im allgemeinen sind aber kleine, langsam wachsende Tumoren, welche von verschiebbarer Haut bedeckt sind und nicht fest auf der Bauch- bzw. Brustmuskulatur aufsitzen, als gutartig zu beurteilen. Kriterien für Bösartigkeit sind rasches Wachstum, Verwachsung mit der Bauchwand, Ulzeration der Haut über dem Tumor sowie plattenartig infiltrative Wachstumsformen. Ein sicheres Zeichen für Bösartigkeit ist das Vorhandensein von Lymphknoten- und/oder Fernmetastasen.

Metastasierung □ Vor allem Karzinome sowie der karzinomatöse Anteil von malignen Mischgeschwülsten tendieren zu Metastasenbildung. Mammatumore können hämatogen, lymphogen oder lymphohämatogen metastasieren. Nach hämatogener bzw. lymphogener Streuung siedeln sich die Tumorzellen in regionalen Lymphknoten (64 %), Lunge (53 %), Leber (13 %), Niere (11 %), Herz (11 %), Knochen (10 %) und vereinzelt in anderen Organen an (MOULTON, 1978). Nach lymphogener Ausbreitung findet man Metastasen entsprechend der Lymphdrainage entweder in den Axillarlymphknoten (kraniale 2 Komplexpaare) oder in den Inguinallymphknoten (kaudale 2 Komplexpaare). Beim mittleren Komplexpaar erfolgt der Lymphabfluß bei je der Hälfte der Tiere via Inguinal- oder Axillarlymphknoten.

Behandlung □ Tumoren, deren Durchmesser weniger als 1 cm beträgt, erfordern zunächst keine Behandlung. Sie sollen aber regelmäßig auf evtl. Vergrößerung hin kontrolliert werden. Größere oder schnellwachsende Geschwülste sind unverzüglich chirurgisch zu entfernen.

Vor der Operation soll die Hündin auf das Vorhandensein von Lymphknoten- und Lungenmetastasen untersucht werden. Dazu wird je ein links- und rechts-laterolaterales Röntgenbild des Thorax angefertigt. Bei seitlicher Lagerung des Tieres ist die Belüftung der unteren Lungenhälfte stark eingeschränkt. Die obere Lungenhälfte dagegen wird gut belüftet und infolgedessen ist der Unterschied in der Strahlendichte zwischen Tumorgewebe und Lungenparenchym größer. Deshalb bilden sich Metastasen in der oberen Lungenhälfte besser ab, und zwei seitliche Röntgenbilder des Thorax erlauben eine optimale Beurteilung des gesamten Lungenfeldes. Nur Metastasen, deren Mindestdurchmesser 0,5 cm übersteigt, sind im Röntgenbild eindeutig erkennbar. Sind keine Metastasen sichtbar, wird der Tumor unter Allgemeinanästhesie chirurgisch entfernt.

Einzeln auftretende, gut abgrenzbare Tumoren bereiten operationstechnisch keine Schwierigkeiten. Nach Vorbereitung des Operationsfeldes wird

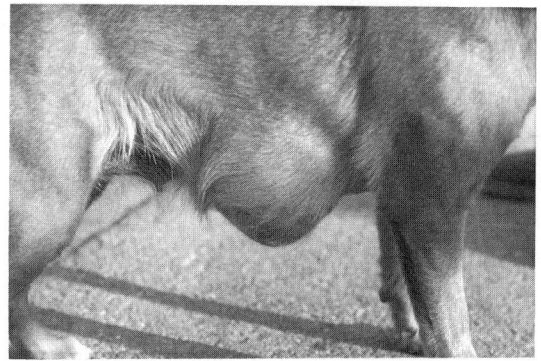

Abb. 23.9. Mammatumor

ein lanzettförmiger Hautschnitt um die Zitze geführt und anschließend der Tumor mitsamt dem zugehörigen Drüsenkomplex durch stumpfes Freipräparieren entfernt (= *einfache Mastektomie*). Vor Operationen, bei welchen nur das tumorös entartete Gewebe und nicht der gesamte Drüsenkomplex entfernt wird, ist abzuraten. Die Wundheilung ist dann oft verzögert und zudem ist mit einer erhöhten Rezidivgefahr zu rechnen.

Bei maligne scheinenden Tumoren (infiltratives Wachstum, Ulzerationen der Oberfläche, Geschwulst nicht verschieblich auf der Bauchwand) muß unbedingt großzügig operiert werden. Am stehenden Tier wird beurteilt, wieviel Haut maximal reseziert werden darf, so daß die anschließende Wundrandadaptation noch gewährleistet ist. Bei der Operation muß darauf geachtet werden, daß sowohl der Hautschnitt als auch das stumpfe Freipräparieren im gesunden Gewebe erfolgt. Falls die oberflächlichen Inguinallymphknoten vergrößert sind, werden diese mit entfernt (= *Blockexstirpation*).

Wenn in mehreren Drüsenkomplexen Mammatumoren vorhanden sind, ist die *Resektion der gesamten Milchleiste* indiziert. Falls beidseits mehrere Milchdrüsen betroffen sind, können in zwei Sitzungen beide Milchleisten entfernt werden. Die Resektion der zweiten Milchleiste soll aber erst erfolgen, wenn die Wunde der ersten Operation vollständig abgeheilt ist. Da das Entfernen einer ganzen Milchleiste für das Tier eine große postoperative Belastung bedeutet, sollte diese Maßnahme beim Vorliegen von Einzeltumoren unterlassen werden.

Kranial und kaudal der Mammakomplexe verlaufen häufig größere Blutgefäße, die separat ligiert werden müssen. Trotzdem kann es während der Operation zu erheblichen Blutverlusten kommen. Daher sollte vorher eine intravenöse Tropfinfusion mit Ringerlaktatlösung gesetzt werden. Wenn durch den Eingriff eine größere Höhle entsteht oder wenn die Blutungen nicht restlos gestillt werden können, empfiehlt sich das Einlegen eines Penrose-Drains. Mit resorbierbarem Nahtmaterial werden anschließend subkutane Raffungshäfte gesetzt, welche eine optimale Adaptation der Unterhaut erlauben. Die Haut wird durch Einzelknopfhäfte verschlossen.

Komplikationen und Rezidivrate □ Nach Exstirpation von Tumoren aus den kaudalen Mammakomplexen können sich postoperativ Serome oder Hämatome bilden. Diese Komplikationen sind meistens eine Folge von ungenügender Adaptation der Unterhaut durch die subkutane Raffungsnaht. Bei Seromen wird die Flüssigkeit durch Punktion mittels einer Kanüle abgesaugt und während einiger Tage ein Druckverband angelegt. Um die Resorption von Hämatomen zu fördern, läßt man 3 × täglich heiße Kompressen während ca. 15 Minuten einwirken.

Nach unvollständiger Exstirpation von malignen Geschwülsten kommt es zu Störungen der Wundheilung und die fortschreitende Wucherung von Tumorgewebe führt innerhalb von wenigen Tagen zu einer schwartigen Verdickung der Wundränder. In solchen Fällen ist die Prognose infaust und die Euthanasie angezeigt.

Rezidive sind neugebildete, histologisch gleichwertige Tumoren an derselben Stelle und treten in ca. 20 % der operierten Fälle auf (KÄLIN, SUTER & LOTT-STOLZ, 1985). Rund die Hälfte der rezidivierenden Tumoren werden als gutartig beurteilt, und eine Reoperation ist angezeigt.

Prognose □ Hündinnen, die an den Folgen von Mammatumoren eingehen, sterben in der Regel innerhalb der ersten zwei Jahre nach der Operation. Histopathologisch werden die Mammatumorbiopsien vielerorts in folgende vier Prognosegruppen eingeteilt: »*Günstig*« und »*vorsichtig*« für benigne Tumoren, »*zweifelhaft*« und »*ungünstig*« für maligne Geschwülste. Eine retrospektive Studie von KÄLIN, SUTER & LOTT-STOLZ (1985) über das biologische Verhalten von Mammatumoren ergab folgende Überlebensrate von Hündinnen 2 Jahre nach der Operation: Träger von Tumoren mit günstiger Prognose: 76 %, vorsichtiger Prognose: 70 %, zweifelhafter Prognose: 46 % und ungünstiger Prognose: 14 %.

23.13.2 Mastitis

Entzündungen des Gesäuges kommen vorwiegend bei laktierenden, seltener bei scheinträchtigen Hündinnen vor. Sie werden folglich vor allem im Anschluß an eine Geburt beobachtet.

Ursache □ Saugende Welpen verursachen Mikroläsionen im Zitzenbereich, welche die Aszension von Bakterien ins Drüsengewebe begünstigen. Aus dem Milchsekret von entzündeten Drüsenkomplexen können meistens ubiquitäre Keime (v.a. Staphylokokken spp., Streptokokken spp. und Escherichia coli) isoliert werden.

Symptome □ In der Regel ist nur ein einzelner Mammakomplex betroffen. Infizierte Milchdrüsen sind schmerzhaft geschwollen, gerötet und vermehrt warm. Säugende Hündinnen mit Mastitis bieten den Welpen das Gesäuge nur noch ungern oder gar nicht mehr an.

Klinisch kommen verschiedene Formen der Mastitis von leichtgradiger Schwellung bis zu schwerer, phlegmonöser Entzündung mit hochgradig fieberhaft gestörtem Allgemeinbefinden vor. Am häufigsten wird die akute Mastitis beobachtet, welche mit äußerst schmerzhafter Schwellung des betroffenen Komplexes einhergeht und zu hohem Fieber, Anorexie und Apathie führt. Aus dem infizierten Komplex läßt sich in der Regel blutiges bzw. blutig-eitriges Milchsekret ausmelken.

Behandlung □ Nach der Entnahme von Milchsekret für die bakteriologische Untersuchung wird unverzüglich mit einer systemischen Antibiotikatherapie begonnen. Am besten eignen sich gut diffundierende Breitspektrumantibiotika oder Chemotherapeutika (z. B. Sulfonamid/Trimethoprim-Kombinationen oder Ampicillin). Je nach Resultat des Antibiogramms muß das Medikament gegebenenfalls gewechselt werden.

Bei postpartalen Mastitiden müssen die Welpen vom Muttertier separiert werden, da Milchsekret mit hohem Keimgehalt eine tödlich verlaufende Sepsis bei saugenden Welpen verursachen kann.

Häufig führt die akute Mastitis zu einer eitrigen Einschmelzung des Gewebes. Solche Abszedierungen werden gespalten, die Höhle mit Desinfektionslösung gespült und drainiert. Meistens heilen sie komplikationslos aus. Selten kommt es zu einer eitrigen Einschmelzung und Demarkation eines ganzen Komplexes. In solchen Fällen ist die Mastektomie angezeigt.

23.13.3 Scheinträchtigkeit (Pseudogravidität, Lactatio falsa, Laktomanie)

Ursache □ Der Abfall des Progesteronspiegels im mittleren Metöstrus bewirkt einen Anstieg der Prolaktinkonzentration im Blut. Dies kann bei nicht graviden Hündinnen zum Bild der Scheinträchtigkeit führen. Vorwiegend sind Hunde kleiner Rassen (Dackel, Kleinpudel) betroffen.

Symptome □ Scheinträchtigkeit ist ein Syndrom, bestehend aus psychischen und physischen Veränderungen, die 4 bis 9 Wochen nach der Läufigkeit auftreten und zwei oder mehrere Wochen andauern. Das auffälligste Symptom ist das Anschwellen der Milchleisten mit leichtgradiger bis ausgeprägter Milchsekretion. Gleichzeitig können psychische Veränderungen von unterschiedlichem Ausmaß wie Nestbau, Verteidigen von Spielsachen, Aggressivität gegenüber dem Besitzer oder anderen Hunden, verminderte Lebhaftigkeit bis Apathie auftreten.

Behandlung □ Leichte Formen von Scheinträchtigkeit werden von den Hundebesitzern ohne weiteres akzeptiert und bedürfen keiner Behandlung. Das Auftreten von geringgradigen psychischen Veränderungen kann durch Ablenken der Hündinnen (z. B. häufiges Spazierengehen, Wegräumen von Spielsachen) weitgehend unterdrückt werden. Wenn Scheinträchtigkeit mit ausgeprägter Aggressivität oder Apathie einhergeht, ist eine Behandlung notwendig. Früher wurde Scheinträchtigkeit mit Progestagenen oder Östrogenen therapiert. Die Behandlungserfolge waren aber häufig unbefriedigend. Außerdem muß nach Applikation von Sexualhormonen außerhalb der Anöstrusphase mit einem erhöhten Risiko für die Entstehung einer Metropathie gerechnet werden. Seit kurzem wird der *Opiat-Antagonist Naloxon* (Narcanti®) zur Behandlung von scheinträchtigen Hündinnen empfohlen (GÜMBEL-AMMELOUNX & RÜSSE, 1984). Naloxon verhindert die Prolaktinsynthese und wird in einer Dosierung von 0,01 mg/kg KG 1–2 × täglich s.c. appliziert bis zum Verschwinden der Symptome. Die psychischen Veränderungen bessern sich nach den ersten Injektionen. Bis zur vollständigen Rückbildung der Milchdrüse dauert es rund eine Woche. Die wesentlichen Nachteile dieser Behandlung bestehen darin, daß das Medikament injiziert werden muß und teuer ist. Der direkte *Prolaktininhibitor Bromocryptin* (Parlodel®, Pravidel®, Sandoz) dagegen kann oral verabreicht werden in einer Dosierung von 0,01 mg/kg KG täglich. Behandlungserfolge bei der Anwendung von Naloxon entsprechen den Resultaten mit Bromocryptin. Bromocryptin kann allerdings zu Nausea führen (ARBEITER & WINDING, 1977). Es empfiehlt sich deshalb, 30 Minuten vor der Behandlung ein Antiemetikum (z. B. ein Dopaminantagonist, Paspertin®) p.o. zu verabreichen.

Bei schwerwiegenden Verhaltensstörungen ist die Ovarektomie in Erwägung zu ziehen.

Hündinnen, bei denen die Läufigkeit regelmäßig mit Depot-Gestagenen verschoben wird, entwickeln nur selten Scheinträchtigkeit.

Lokale Behandlungen gegen Scheinträchtigkeit haben eine fragliche Wirkung. Das Auftragen kühlender Salben oder das Anlegen kalter Umschläge irritiert die Hündin zusätzlich. Kontraindiziert ist das Ausmelken, da dadurch die Milchproduktion noch gefördert wird. Bei Hündinnen, die ihre Milch selbst ansaugen, empfiehlt sich das Anlegen eines Bauchverbandes.

Literatur

ARBEITER, K., & W. WINDING, 1977: Zur Behandlung der Lactatio sine graviditate und von Milchstauungen im Anschluß an die Geburt mit dem Antiprolaktin 2-Br-a-Ergocryptin. Kleintierpraxis **22:** 271.

ARNOLD, S., M. HUBLER, M. CASAL, A. FAIRBURN, D. BAUMANN, M. FLUECKIGER & P. RUESCH, 1988: Use of low dose prostaglandin for treatment of canine pyometra. J. Small Anim. Pract. **29:** 303.

BERCHTOLD, M., 1986: Gynäkologie. In: FREUDIGER, U., E.-G. GRÜNBAUM & E. SCHIMKE (Hrsg.): Klinik der Hundekrankheiten. Teil II. Stuttgart: Gustav Fischer Verlag.

DORN, C. R., D. O. N. TAYLOR, R. SCHNEIDER, H. H. HIBBARD & M. R. KLAUBER, 1968: Survey of animal neoplasms in Alameda and Contra Costa Counties, California. II. Cancer morbidity in dogs and cats from Alameda County. J. Nat. Cancer Inst. **40:** 307.

GÜMBEL-AMMELOUNX, CH., & M. W. RÜSSE, 1983: Die Behandlung der Scheinträchtigkeit (Laktomanie) der Hündin mit dem Opiat-Antagonisten Naloxon (Narcanti®). Kleintierpraxis **29:** 57.

KÄLIN, S., M. SUTER & G. LOTT-STOLZ, 1985: Mammatumoren beim Hund: Beurteilung, Prognose und biologisches Verhalten. Schweiz. Arch. Tierheilk. **127:** 205.

MOULTON, J. E. (Ed.), 1978: Mammary tumors of the dog. In: Tumors in domestic animals. 2nd Ed. Berkeley, Los Angeles, London: University of California Press.

RICHARDSON, R. C., 1981: Canine transmissible venereal tumor. Cont. Educ. **3:** 951.

SCHNEIDER, R., C. R. DORN & D. O. N. TAYLOR, 1969: Factors influencing canine mammary cancer development and postsurgical survival. J. Nat. Cancer Inst. **43:** 1249.

24   Endokrine Erkrankungen, Störungen der Drüsen mit innerer Sekretion

P. F. SUTER

Die hormonalen Sekretionsstörungen der Gonaden und der exokrinen Sekretion des Pankreas finden sich in den Kapiteln 22 (männlicher Geschlechtsapparat), 23 (weiblicher Geschlechtsapparat) und 18 (Verdauungsapparat).

24.1   Erkrankungen der Hypophyse

Das Hypothalamus-Hypophysen-System ist das zentrale Steuer- und Regelsystem der endokrinen Drüsen. Es stellt die Verbindung her zwischen dem Zentralnervensystem und dem Hormonsystem (Endokrinium). Der Hypothalamus, die Eminentia mediana im Bereich des 3. Hirnventrikels und die Neurohypophyse produzieren einerseits die Steuerungshormone (Releasing und Hemmungsfaktoren) des Hypophysenvorderlappens (HVL) und andererseits Hormone mit direkter Wirkung auf die peripheren Organe wie Oxytozin und Adiuretin (ADH = antidiuretisches Hormon).

Die Releasingfaktoren des Hypothalamus veranlassen den Hypophysenvorderlappen zur Abgabe der tropen und trophischen Hormone, welche die Körperorgane direkt beeinflussen, wie die Milchdrüse (Prolaktin) oder indirekt über endokrine Drüsen als Zieldrüsenhormone wirken, wie Schilddrüse oder Nebenniere.

Die wichtigsten Releasingfaktoren (RF) sind: Corticotropin-RF = CRH für ACTH-Produktion (Adrenokortikotropes Hormon), Thyreotropin-RF = TRH für die Produktion des thyreoideastimulierenden Hormons = TSH, Somatotropin-RF = SRH für die STH = Somatotropinproduktion (Wachstumshormon = GH = growth hormone). Die durch die peripheren endokrinen Drüsen produzierten Hormone bewirken meistens eine Hemmung (negative Rückkoppelung = neg. feedback) des Hypothalamus und der RF-Produktion bzw. der hypophysären Hormonproduktion. Damit steuern sie indirekt ihre eigene Hormonproduktion nach dem Bedarf des Körpers.

24.1.1 Hypophysenunterfunktion (Hypopituitarismus)

Hypophysenunterfunktion (Hypophyseninsuffizienz) kann mit dem Ausfall eines einzelnen Hormons (monotroper Ausfall) oder mehrerer Hormone (multitroper Ausfall) verbunden sein. Ausfall aller Hormone wird als Panhypopituitarismus (beim Menschen: Simmondsche Krankheit) bezeichnet. Monotroper (partieller) Hypopituitarismus mit TSH-, evtl. TRH-Ausfall, bewirkt sekundäre Hypothyreose (Kap. 24.3.3); ACTH- evtl. CRH-Ausfall, bewirkt sekundäre Nebenniereninsuffizienz (Kap. 24.2.2). Überproduktion eines Hormons oder hormonelle Behandlungen können neben spezifischen Hemmwirkungen auch »unspezifische« Hemmeffekte ausüben (Glukokortikoide hemmen TSH-Sekretion).

24.1.1.1 Multitrope Hormonausfälle
Thromboembolien, Traumata, hormonell inaktive Tumoren, Zysten und ähnliche kongenitale Mißbildungen bilden die Ursachen der multitropen Hormonausfälle. Vor allem bei invasiv wachsenden Tumoren werden Hypophyse und Hypothalamus betroffen. Hormonell aktive Tumoren können die Produktion eines für die Tumorzellen spezifischen Hormons erhöhen, z. B. ACTH und gleichzeitig die Produktion oder Abgabe anderer Hormone (TSH, ADH) vermindern (z. B. beim Nel-

son-Syndrom), wodurch komplexe und schwierig zu beurteilende Krankheitsbilder entstehen. Gleichzeitig können neurologische Ausfälle (Depression, Inkoordination) und Erblindung hinzukommen, da die meisten Hypophysentumoren nach oben in Richtung Zwischenhirn wachsen. Multitrope Hormonausfälle sind selten.

Adiposogenitales Syndrom (Morbus Fröhlich, Dystrophia adiposogenitalis)
Sehr seltene hormonale Störung infolge Tumoren (kraniale Pharyngiome), die die Hypophyse und den Hypothalamus betreffen. Gehen mit Fettsucht, Gonadenatrophie, Minderwuchs, Polyphagie, Polyurie und Polydipsie (Diabetes insipidus) einher.

Panhypopituitarismus
Alle HVL-Hormone fallen aus. Vorkommen selten.

Symptome □ Abmagerung und Dehydrierung (hypophysäre Kachexie), Alopezien, Gonadenatrophie, Hypothyreose und Atrophie der Nebennieren. Jungtiere wachsen nicht (Zwergwuchs).

Diagnosesicherung □ Durch Bestimmung der Hormonspiegel der hypophysenabhängigen Drüsen.

Hypophysenhinterlappen-Hormonausfälle
Siehe Kap. 24.1.3.

24.1.1.2 Wachstumshormonausfall
Ausfall des somatotropen Hormons oder der Wachstumsfaktoren äußert sich unterschiedlich beim Welpen oder beim adulten Hund.

STH-Mangel beim Welpen
Dieser verursacht hypophysären oder proportionierten Minder- oder Zwergwuchs. Vorkommen v.a. bei Deutschen Schäferhunden (autosomal rezessiv vererbt), sodann bei Spitzen und Zwergpinschern (Schawalder, 1978).

Symptome □ Oft mehr als ein Welpe pro Wurf betroffen. Ab ca. 2 Monaten bleiben Welpen im Wachstum zurück (proportioniertes Skelett) und behalten ihr welpenähnliches Aussehen bei *(Abb. 24.1)*. Am Körper entwickelt sich eine Alopezie und Hyperpigmentation. Die Welpenhaare bleiben an Kopf und distalen Gliedmaßen erhalten. Die Epiphysenfugen bleiben offen (bis zum Alter von 4 Jahren). Einige Hunde sind aggressiv, andere lebensschwach. Bei allen ist die Lebenserwartung verkürzt, die Gonaden bleiben unterentwickelt. Nach Eigenmann (1981) sind neben STH auch TSH, ACTH und TRH vermindert oder fallen großenteils aus.

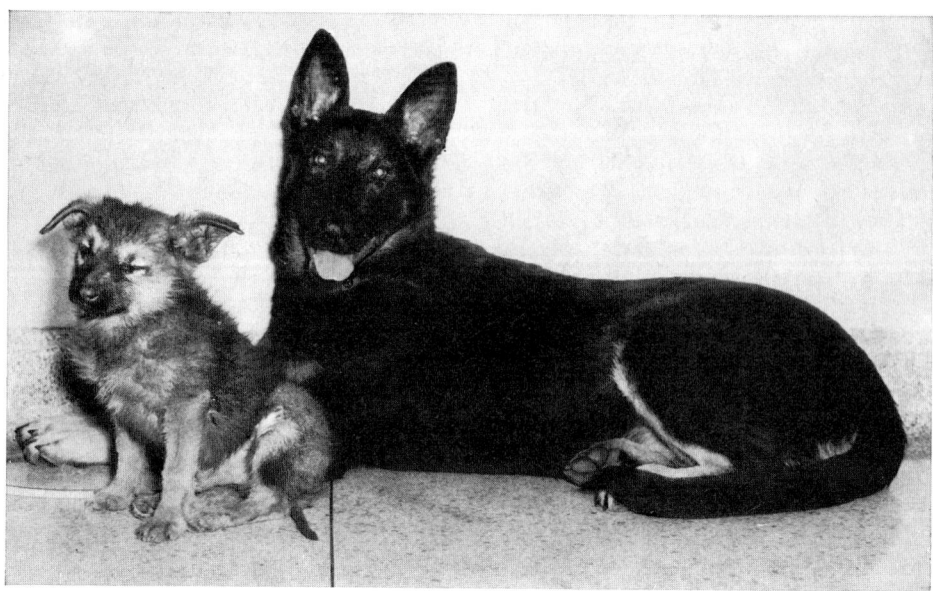

Abb. 24.1. Hypophysenbedingter Zwerg und normaler Hund des gleichen Wurfes (Schäferhund), fünf Monate alt. Gewicht des Zwergs 4 kg, des normalen Hundes 26 kg (JOEST)

Die Entwicklungsstörung beruht auf einer mangelnden Differenzierung der oropharyngealen Ektodermzellen in hormonproduzierende Zellen und auf Zystenbildung.

Diagnosesicherung □ Die Symptome sind typisch. Mit ACTH-Test, TSH-Test oder GH-Bestimmungen (genaueres s. EIGENMANN, 1981) wird Diagnose bewiesen.

Differentialdiagnose □ Andere Arten von Zwerg- oder Minderwuchs wie Hypothyreose, metabolischer Minderwuchs, kongenitale Herzfehler, Chondrodystrophie.

Prophylaxe □ Träger der Erbanlage von Zucht ausschließen.

Isolierter Wachstumshormonmangel beim erwachsenen Hund
Vorkommen □ Selten.

Symptome □ S. Kap. 11.7.5. Im Vordergrund stehen ausgedehnte Alopezie und Hyperpigmentation der Haut. Genaueres s. EIGENMANN et al., 1984.

24.1.2   Hyperfunktion der Hypophyse

Eine gesteigerte Hormonproduktion kann idiopathisch durch hormonell aktive Hypophysentumoren oder durch Behandlung mit Progestagenen (Hündin) bedingt sein.

Funktionelle ACTH-produzierende hypophysäre Adenome
Diese in der Adenohypophyse oder der Pars intermedia gelegenen Adenome verursachen das sekundäre Cushing-Syndrom (Morbus Cushing) (Kap. 24.2.1).

Akromegalie, hypophysärer Riesenwuchs (Hypersomatotropismus)
Wachstumshormonüberschuß (GH-Überschuß) beim erwachsenen Hund. Vorkommen wird beobachtet nach Progestagenmedikation zur Läufigkeitsunterdrückung und spontan bei Hündinnen während des Diöstrus (EIGENMANN et al., 1981). Sehr selten sind Adenohypophysenhyperplasie oder Adenome des HVL verantwortlich.

Symptome □ Sie werden durch Gewebezubildungen in den Haut- und Schleimhautfalten von Kopf und Hals verursacht. Sie äußern sich in einem veränderten (vergröberten) Aussehen und Störungen beim Einatmen (Stridor). Die Verdickung von Zunge, Gaumen- und Pharynxschleimhaut verengen die Atemwege. Durch Vergrößerung der Kiefer erweitern sich die Schneidezahnabstände. Ferner kommt es zu Polydipsie/Polyurie, leichter Ermüdbarkeit, Vergrößerung des Abdomens und Verdichtung des Haarkleides.

Blutchemie ☐ Leichte bis mittelgradige Hyperglykämie (nur bis 10 mmol/l) und Erhöhung der alkalischen Phosphatase.

Diagnosesicherung ☐ In den meisten Fällen sind Anamnese und klinische Erscheinungen typisch. In Zweifelsfällen müßte der GH-Spiegel bestimmt werden (näheres s. Eigenmann et al., 1981).

Prognose ☐ Günstig, solange keine Komplikationen bestehen.

Behandlung ☐ Absetzen der exogen zugeführten Progestagene oder Ovariohysterektomie bei spontaner Akromegalie.

Komplikationen ☐ Sekundärer Diabetes mellitus (Kap. 24.4.1).

24.1.3 Diabetes insipidus, Wasserharnruhr

Definition ☐ Ausscheidung von großen Mengen von hypotonem normalem Harn.

Diabetes insipidus (D.i.) ist ein Symptom und kann durch einen Mangel an antidiuretischem Hormon (ADH) oder verminderte Ansprechbarkeit der Nierentubuli auf ADH hervorgerufen werden. Man unterscheidet nach dem Sitz der Ursache folgende D.i.-Formen:

▷ *D.i. centralis* = D.i. neurohormonalis als Folge absoluten oder relativen ADH-Mangels (ADH-Freisetzung wird über Osmo- und Volumenrezeptoren gesteuert).
▷ *D.i. renalis* = nephrogener oder tubulärer D.i. als Folge einer fehlenden Ansprechbarkeit der Epithelzellen der distalen Tubuli und Sammelrohre auf normale oder erhöhte ADH-Blutspiegel. Es kommt damit nicht zu einer Permeabilitätserhöhung der Tubulusepithelien. Eine Rückdiffusion von Wasser aus den Tubuli ins Nierenmark unterbleibt.

Nach der Krankheitsentstehung wird der D.i. centralis unterteilt in:

▷ *idiopathische Form*, d.h. es lassen sich keine morphologischen Veränderungen nachweisen, welche die mangelnde ADH-Bildung oder -Abgabe erklären. Es könnte sich um ein Nichtansprechen der zentralen Osmorezeptoren auf einen Konzentrationsanstieg in der interstitiellen Flüssigkeit handeln.
▷ *symptomatische* (sekundäre, erworbene) Form, d.h. es liegen Läsionen wie Tumoren, Entzündungen oder traumatische Schäden im Hypothalamus (Bildungsort des ADH), im Verlaufe

der hypothalamisch-neurohypophysären axonalen Bahnen oder in der Neurohypophyse (Abgabeort) vor.

Vorkommen ☐ Selten, alle anderen Polydipsieursachen sind häufiger. D.i. tritt vermehrt bei älteren Hündinnen, weniger bei Rüden auf.

Symptome ☐ Polydipsie (Wasserkonsum > 100 ml/kg/d) und Zwangspolyurie (Harnmenge > 60 ml/kg/d), die sich oft unvermittelt einstellen. Kann der Patient kein Wasser aufnehmen, kommt es rasch zur Austrocknung, weil die Nieren die Wasserrückresorption nicht zu erhöhen und damit den Harn nicht zu konzentrieren vermögen. Der Harn ist wasserhell. Sein spezifisches Gewicht bewegt sich zwischen 1,001 bis 1,005 (Hyposthenurie). Anfänglich kann das spez. Gewicht auch höher sein. Die Hunde sind oft rastlos (auf Wassersuche) und urinieren im Hause. Es stellen sich Inappetenz, Abmagerung, Gewichtsabnahme und schließlich Somnolenz und Exitus infolge Kreislaufkollaps ein. Bei Hypothalamus- oder Hypophysentumoren können Seh- oder/und Verhaltensstörungen auftreten.

Laborbefunde ☐ Anzeichen von Bluteindickung wie Hämatokrit-, Na- und Plasmaproteinanstieg, Harnosmolalität unter 300 mosm/l. Bei normaler Hydratation sollen Harnstoff- und Kreatininspiegel normal sein.

Diagnosesicherung ☐ Sie erfolgt mittels Durst- oder Konzentrationsversuch und ADH-Testinjektion. Zunächst müssen morphologische Nierenschädigungen (chronische Niereninsuffizienz) Hypokaliämie, Hyperkalzämie und Hyperkortizismus ausgeschlossen werden. Mit dem Durstversuch soll *psychogene bzw. primäre Polydipsie* mit erhaltener Nierenkonzentrationsfähigkeit von einer Zwangspolydipsie infolge D.i. abgetrennt werden. Mit dem ADH-Test wird die Ansprechbarkeit der Niere auf exogenes ADH und damit die Möglichkeit einer ADH-Substitutionstherapie geklärt.

Durstversuch
Dieser Test ist zeitaufwendig und man sollte sich überlegen, ob derartige Fälle nicht besser an eine Spezialklinik zu überweisen sind.

1. Futterentzug für 12 h, Wasser ad lib., so daß bei Versuchsbeginn Wasser im Tränkebecken vorhanden ist (Hund in ausgeglichener Wasserbilanz).
2. Blase entleeren, Hund wiegen und Wasserbecken wegnehmen.
3. In 1–2stündigen Abständen Blase entleeren (spontan oder mit Katheter), harnspezifisches Gewicht bestimmen, Blutprobe entnehmen und

Hund wiegen. Graphik auf Millimeterpapier anfertigen.

4. So lange fortsetzen (gewöhnlich 6–8 h, max. 24 h), bis KG um wenigstens 5 % abgenommen oder das harnspezifische Gewicht ein Plateau erreicht hat oder die Serumosmolalität auf 350 mosm/l angestiegen ist.

Interpretation □ Wir sprechen von:

a) Harnspez. Gewicht ≥ 1,025, D. i. ist ausgeschlossen, es kann sich um einen psychogenen Trinker handeln.

b) Harnspez. Gewicht 1,010 bis 1,025, es kann ein partieller D. i. oder eine morphologische Niereninsuffizienz vorliegen.

c) Harnspez. Gewicht < 1,010, es liegt ein zentraler oder renaler D. i. vor.

ADH-Test

Durchführen in den Fällen b und c, indem anschließend an den Durstversuch 3–5 IE Lysin-Vasopressin = Lypressin (Postacton®) s.c. injiziert und über weitere 2–3 h der Harn gesammelt wird.

d) Ein Anstieg des harnspez. Gewichtes spricht für einen zentralen D. i.

e) Steigt das harnspez. Gewicht nicht an, wird nach 6 und 8 h erneut Harn gewonnen. Ist der Befund der gleiche, so liegt ein renaler D.i., ein Tubulusschaden oder eine psychogene Polydipsie (gewohnheitsmäßiger Vieltrinker) vor.

Prognose □ Gut bei nicht tumorös bedingtem, zentralem D.i., unsicher bei renalem D.i.

Behandlung □ Die Methode der Wahl ist die 2 × tägliche konjunktivale Verabreichung (auch nasal möglich) von 1–2 Tropfen des ADH-Analogs Desmopressin (Minrin®). Umständlicher ist ADH-Depot-Therapie (Pitressin® tannat) 2,5– I.E. s.c. oder i.m. reichen für 1–3 d. *Cave:* Wasserkonsum einschränken wegen Wasserintoxikationsrisiko. Bei partiellem, zentralem D.i. bewirkt Chlorpropamid (Diabetoral®, Diabinase®) 30–40 mg/kg 2 × täglich einen ADH-Wirkungsanstieg in der Niere.
Thiaziddiuretika, Richtdosis 2,5–5 mg/kg (Esidre®-K), vermögen ADH-Bedarf bei D.i. zu vermindern und können in einigen Fällen bei renalem D.i. und erworbener ADH-Resistenz eine gewisse Besserung bringen.

Psychogene Polydipsie wird behandelt, indem man graduell die Trinkwassermenge reduziert.

Komplikationen □ Gleichzeitig bestehender Hyperkortizismus oder Hyperthyreose wirken ADH-antagonistisch.

24.2   Nebennierenrindenerkrankungen

An der Nebennierenrinde (NNR) unterscheidet man funktionell und morphologisch drei Schichten:

a) Zona glomerulosa (arcuata) = äußerste Schicht, welche die Mineralkortikoide (Aldosteron) bildet und durch das Renin-Angiotensinsystem gesteuert wird.

b) Zona fasciculata = mittlere Zone, in der v.a. Kortisol gebildet wird.

c) Zona reticularis = tiefe Rindenschicht, in der Sexualsteroide gebildet werden.

Die mittlere und tiefe Rindenschicht werden hormonell durch die Hypothalamus/Hypophysenachse gesteuert (CRF und ACTH: Kap. 24.1). Die NNR-Hormone wirken durch negatives Feedback bremsend auf Hypothalamus und Hypophyse.

NNR-Erkrankungen können zu einem Mangel oder Überschuß an Kortisol, Sexualsteroiden und Mineralkortikoiden führen.

24.2.1   Hyperkortisolismus, Cushing-Syndrom, Nebennieren-Hyperfunktion, Hyperadrenokortizismus

Definition □ Cushing-Syndrom (CS) ist ein Krankheitsbild, das durch eine chronische Hyperkortisolämie ausgelöst wird. Kortisol hat ein breites Funktionsspektrum. In der Körperperipherie wirkt es katabol. Kortisol bewirkt Lipolyse, fördert die Glukoneogenese durch Proteinabbau und vermindert die periphere Glukoseassimilation. Als Gegenspieler des Insulins erhöht es den Blutglukosespiegel und wirkt diabetogen. In der Leber wirkt es anabol und induziert die Bildung von alkalischer Phosphatase. Kortisol ist ein potentes Immunsuppressivum, hemmt die Mitose im Lymphgewebe, fördert die Lymphozytendestruktion und bremst die Fibroblastenproduktion und die Entzündungsreaktion.

Nach der Lokalisation der Störungsursache unterscheidet man drei Arten des CS:

Primäres adrenales CS

Primäres adrenales CS infolge autonomer, vermehrter NNR-Funktion. Ursächlich handelt es sich um NNR-Adenome, NNR-Karzinome oder idiopathische NNR-Hyperplasien. Die Hormonüberproduktion bremst das Hypothalamus-Hypophysensystem. Bei einseitigen NNR-Tumoren atrophiert die normale NN. Das primäre CS tritt bevorzugt bei alten Hündinnen auf und macht etwa 10 % aller CS aus. Tumoren, welche die Zona glomerulosa zerstören, können einen Mineralokortikoidabfall und demzufolge Hyperkaliämien bewirken. Die häufige noduläre NNR-Hyperplasie führt zu keinen hormonellen Störungen.

Sekundäres CS = zentrales CS

Sekundäres CS = zentrales CS infolge vermehrter Inkretion von CRF (Corticotropin Releasing Factor) im Hypothalamus oder einer erhöhten ACTH-Abgabe durch Adenome des HVL und der Pars intermedia (Morbus Cushing). Die Adenome sind oft klein und verursachen deshalb kaum Kompressionserscheinungen. Eine erhöhte CRF-Inkretion glaubt man durch einen Ausfall im Feedback-Mechanismus erklären zu können. Unabhängig vom Ursprungsort der Störung kommt es zu einer NNR-Hyperplasie. Die zentralen CS-Fälle machen etwa 90 % aller Hyperkortisolämien aus.

Iatrogenes CS

Iatrogenes CS (tertiäres CS), welches durch langanhaltende hochdosierte Glukokortikoidbehandlung induziert wird.

Vorkommen □ CS ist eine der häufigsten endokrinen Störungen des Hundes und befällt bevorzugt ältere Kleinpudel, Dackel und Boxer.

Symptome □ Sie *(Abb. 24.2)* sind, mit wenigen Ausnahmen, bei denen Tumoren lokale Zerstörungen und Kompression der Umgebung verursachen, unabhängig von der Lokalisation der Ursache. Die Symptome sind Ausdruck eines unter Kortisolüberschuß geänderten Stoffwechsels, treten fast immer allmählich in Erscheinung und können vorwiegend ein Organsystem oder viele Organsysteme gleichzeitig betreffen. Es treten auf: Polydipsie/Polyurie (80–90 %), Lethargie, Lebervergrößerung, Hängebauch, Muskelschwäche und Muskelschwund, vermehrtes Hecheln, symmetrischer Alopezie und Hautatrophie (bis 90 %), Hodenatrophie, Anöstrie, vergrößerte Klitoris und Stammfettsucht mit Polyphagie (7 %). Alopezie, Hautverdünnung, Hyperpigmentation, vermehrte Fältelung, Auftreten von Akne, Mitessern (Komedonenbildung) und Hyperkeratose sind eher spät auftretende Symptome. Die Alopezien sind besonders häufig bei kleinen Hunderassen (Pudeln) und lokalisieren sich an der Ohrenbasis, ventral am Abdomen, kaudal an den Hinterbeinen und an den Flanken. Der Kopf und die distalen Extremitäten bleiben fast immer unverändert.

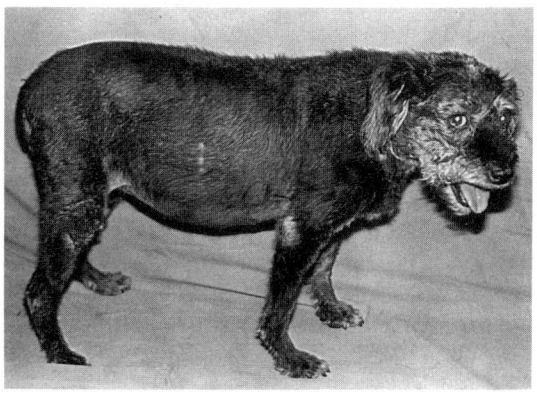

Abb. 24.2. Kastrierte 14jährige Schnauzerbastardhündin, die seit einem halben Jahr Polydipsie (4 l/d) und Polyphagie zeigte. In den letzten Wochen war ein Hängebauch, vermehrtes Hecheln und symmetrische Alopezie hinzugekommen. Die Leber war vergrößert und die Leberenzyme (alk. Phosphatase, GPT) waren stark erhöht. Mit dem Dexamethason-Screening und dem -Hemmtest wurde die Diagnose Cushing-Syndrom gestellt

Hautverkalkungen (Calcinosis cutis) sind nur in 10 % der Fälle vorhanden, aber pathognostisch für das CS. Die leichte Verletzlichkeit und die Immunsuppression fördern die Entstehung schlecht heilender Hautwunden. Kornea-Ulzera treten gehäuft auf. Vielfach bestehen okkulte Harnweginfektionen mit symptomlosen Struvitharnsteinen.

Blutbildveränderungen □ Eosinopenie, absolute Lymphopenie ($< 1000/\mu l$), relative Neutrophilie und evtl. Erythrozyten- und Thrombozytenvermehrung.

Blutchemieveränderungen □ Erhöhung der Serumspiegel der alkalischen Phosphatase, der Leberenzyme, Glukose und des Cholesterins. Der Harnstoff ist unverändert.

Harnveränderungen □ Spez. Gewicht 1,005 bis 1,012, kann aber durch Wasserentzug angehoben werden (Kortisol hemmt ADH-Wirkung auf Niere), Harnweginfektionen und gelegentlich leichte Glykosurie.

Röntgenbefunde □ Hepatomegalie (60–90 %), verminderte Knochendichte, Calcinosis cutis und Muskelverkalkungen, Organverkalkungen und Blasensteine (6 %). In etwa der Hälfte der NN-Tumoren sind diese röntgenologisch sichtbar und enthalten gelegentlich Verkalkungen. Die Lungen sollen in diesen Fällen nach Metastasen abgesucht werden.

Diagnosesicherung □ In typischen Fällen kann man anhand des klinischen Bildes, der Labor- und Röntgenbefunde eine definitive Diagnose stellen. In leichten Fällen soll man wegen der Risiken der NNR-suppressiven Behandlung mit Mitotane (o,p'-DDD) Hormontests durchführen.

Die Bestimmung der Ruhekortisolwerte im Plasma erlaubt nur in 50 % der Fälle, kranke Hunde mit »normaler« NNR-Funktion von Hunden mit CS sicher abzugrenzen, da die Werte stark überlappen. Dieses Problem ist v.a. auf die episodisch erfolgende Kortisolfreisetzung zurückzuführen, wodurch Spitzenwerte mit Tiefstwerten abwechseln.

Die normalen Kortisolspiegelwerte variieren von Labor zu Labor, weshalb man sich an den Normalbereich des Labors, das die Tests verarbeitet hat, halten soll. Die meisten Normalwerte bewegen sich zwischen $0,5–4\,\mu g/dl = 5–40\,ng/ml = 13–110\,nmol/l$).

Funktionstests zur Diagnosesicherung
Diese können einzeln (an verschiedenen Tagen) oder kombiniert durchgeführt werden.

1. *Zur Bestätigung eines CS*
   a) *Dexamethason-Screeningtest = Dexamethason-Hemmtest (niedrige Dosis) (bevorzugter Test):* Nach einer Blutentnahme zur Leerwertbestimmung wird $0,01\,mg/kg$ Dexamethason i.v. injiziert. Nach 8 h wird eine weitere Probe entnommen, die bei normalen Hunden eine Supprimierung der Kortisolspiegel unter $1\,\mu g/dl$ anzeigt. Bei CS-Hunden liegt der Kortisolspiegel im Bereich des Ausgangswertes.
   b) *ACTH-Stimulationstest:* Nach einer Blutentnahme zur Leerwertbestimmung wird $0,25\,mg$ ACTH (Synacten®) i.v. injiziert. Bei zentralem CS steigt in 90 % der Fälle der Kortisolspiegel nach 60–90 min auf mehr als das Dreifache.

2. *Zur Abgrenzung von NNR-Tumoren von zentralen CS-Fällen*
   c) *Dexamethason-Hemmtest (hohe Dosis) (bevorzugter Test):* Nach einer Blutentnahme zur Leerwertbestimmung wird $0,1\,mg/kg$ (evtl. $1\,mg/kg$) Dexamethason i.v. injiziert. Bei NNR-Tumoren tritt i. d. R. nach 3 und 8 h keine Kortisolspiegelerniedrigung ein. Bei zentralem CS sinken die Kortisolspiegel in 80 % der Fälle unter $1,5\,\mu g/dl$.
   d) *ACTH-Spiegelbestimmung:* Zuverlässigster Test, um NNR-Tumoren, welche die ACTH-Sekretion unterdrücken, von zentralem CS abzugrenzen (erhöhte ACTH-Spiegel). Diese Bestimmungen werden z. Zt. nur von wenigen Labors ausgeführt.

3. *Kombinierter Hemm-Stimulationstest* dient gleichzeitig zur Erkennung von CS-Fällen und zur Abgrenzung der NNR-Tumoren von zentralen CS-Fällen. Er ist der am einfachsten durchzuführende Test, aber mit Ungenauigkeiten und Interpretationsproblemen behaftet. Pro Probe werden je 3–5 ml EDTA- oder Heparinblut entnommen. Das Plasma soll sofort abzentrifugiert und gekühlt versandt werden.

Vorgehen
8.00 h   1. Blutprobe für Ausgangswert entnehmen und sofort $0,1\,mg/kg$ Dexamethason i.v. verabreichen (Hemmtest)

11.45 h   2. Blutprobe entnehmen und anschließend ACTH (Synacten®, Ciba) $0,25\,mg$ i.v. injizieren (Stimulationstest)

13.15 h   3. Blutprobe zur Bestimmung des Stimulationswertes entnehmen.

Interpretation □ Die 2. Blutprobe (Hemmtestprobe) sollte bei Hunden mit normaler NNR-Funktion einen auf unter 50 % des Ausgangswertes abgesunkenen Kortisolwert aufweisen. Bei NNR-Tumoren tritt in ca. 80 % kein Kortisolabfall ein. Bei zentralem CS tritt in ca. 80 % ein Kortisolspiegelabfall ein, der von geringerer Dauer ist als bei normalen Hunden. Die 3. Blutprobe (Stimulationswert) gibt Auskunft über die Sekretionskapazität der NNR. Die Kortisolspiegel steigen bei zentralem CS nach der ACTH-Verabreichung in 85–95 % auf über das Dreifache des Ausgangswertes. Bei normaler NNR-Funktion steigt der Kortisolspiegel nur auf das 2- bis 3fache an. NNR-Tumoren reagieren sehr unterschiedlich (teils Anstieg ca. 60 %, teils keine Reaktion).

Differentialdiagnose □ Diese sind wegen der zahlreichen möglichen Symptome und Komplikationen äußerst zahlreich und umfassen chronische Niereninsuffizienz, Diabetes mellitus, Diabetes insipidus, andere endokrin-bedingte Alopezien, Lebererkrankungen, Aszites, zentralnervöse Störungen, Muskelerkrankungen, Hautinfektionen.

Prognose □ Sie richtet sich nach Ursachen und vorhandenen Komplikationen. NNR-Tumoren haben eine ungünstige Prognose. In den übrigen Fällen ist bei 60–70 % eine Besserung und Lebensverlängerung möglich. Bei milden Störungen können einzelne Hunde ohne Behandlung über Monate überleben.

Behandlung von NNR-Tumoren
Kleine Tumoren operativ entfernen; bei großen invasiven Tumoren ist Euthanasie angezeigt. In Zweifelsfällen wird ein Behandlungsversuch mit O,p'-DDD = Mitotane (Lysodren®) gemacht.

Behandlung von NNR-Hyperplasie und zentrales CS

Behandlungsversuch mit Mitotane machen, welches zytotoxisch auf die Zona reticularis und fasciculata der NNR wirkt. Mitotane beeinflußt die Mineralkortikoidproduktion nur geringfügig.

Initialbehandlung □ 5 d lang unter sorgfältiger Beobachtung des Allgemeinbefindens und des Wasserkonsums 2 × täglich 1 mg/kg Hydrocortison und 25 mg/kg Mitotane p.o. mit Futter verabreichen. Dann Therapie für 3 d stoppen. Falls Wasserkonsum deutlich größer als 50 ml/kg geblieben ist, wird Mitotane und Hydrokortison für 2 weitere Tage gegeben. Dann beurteilt man Effekt während weiterer 3 d. Diese abwechselnden Perioden von Behandlung und Beobachtung werden wiederholt, bis die Polydipsie verschwunden ist, der Patient gebessert erscheint und die alkalische Serumphosphatase abgesunken ist. Dann wird eine 14tägige Behandlungspause eingeschaltet und mit der Dauerbehandlung begonnen.

Dauerbehandlung □ Lebenslänglich wird alle 14 d 50 mg/kg Mitotane auf 2 × verteilt p.o. verabreicht. Alle 6 Monate wird ein Differentialblutbild (Eosinophile, Lymphozyten) gemacht und die alkalische Phosphatase bestimmt. Diese Werte sollen normal ausfallen. Kommt es zu erneuten Anzeichen von CS, so wird das Dosisintervall des Mitotanes auf 12 oder weniger d reduziert. Spricht ein Patient auf die Therapie nicht mehr an, wird Mitotane an 2 aufeinanderfolgenden Tagen gegeben und für 3 d der Erfolg beobachtet. Dies wird solange wiederholt, bis die Symptome wieder unter Kontrolle sind. Treten während der Dauerbehandlung, infolge erhöhter Empfindlichkeit auf Mitotane, Addison-Symptome wie Abgeschlagenheit, Anorexie oder Muskelschwäche auf, so soll Mitotane vorübergehend abgesetzt werden und dann das Dosisintervall auf 3 Wochen verlängert werden. Es wird ferner empfohlen, mittels ACTH-Stimulationstests den Behandlungserfolg nach 6 Wochen und dann alle 6 Monate zu testen (kein oder nur geringer Kortisolanstieg 90 min nach ACTH-Injektion).

Alternative Behandlung □ Es wird mit Mitotane behandelt, bis die NNR zerstört ist, und dann der Patient als Addison-Fall behandelt.

Komplikationen der Mitotanebehandlung: Die Patientenbesitzer müssen über die therapeutischen Risiken informiert werden. Vereinzelt können plötzliche Todesfälle vorkommen. Gelegentlich tritt NNR-Insuffizienz (Addison-Krankheit) auf (Muskelschwäche, Anorexie, Durst und Erbrechen). Diese erfordert sofortiges Absetzen des Mitotanes und Verabreichung von Hydrokortison-

tabletten (1–2 mg/kg) 2 × täglich für 4 d, gefolgt von 0,5 mg/kg 2 × täglich für weitere 4 d. Die Mitotanebehandlung soll erst wieder aufgenommen werden, wenn sich erneute Anzeichen des CS (Polyurie/Polydipsie, usw.) einstellen.

In Fällen, bei denen mit der Glukokortikoidverabreichung nach 4–5 h keine Besserung eingetreten ist, muß nach Komplikationen außerhalb der NNR gesucht werden. Auch bei der selten erfolgenden totalen NNR-Nekrose sprechen die Patienten infolge des zusätzlichen Mineralkortikoidausfalles nicht auf Glukokortikoide an. In derartigen Fällen kann die Bestimmung des Serum-Na/K-Quotienten Aufschluß über die Natur der Störung geben (Behandlung: s. Morbus Addison).

Behandlung des iatrogenen CS (s. unter Morbus Addison).

Komplikationen von CS: Erhöhte Infektionsbereitschaft, Steroiddiabetes, Lungenthrombose, Hypertension, Hypothyreose, Muskelsteifheit (Pseudomyotonie), Invasion von Hypophysentumoren in den Hypothalamus und Thalamus oder von NNR-Tumoren in die hintere Hohlvene (Stauung der Nachhand, Lungenmetastasen), Osteoporosen.

Falls das CS durch das Auftreten eines Diabetes mellitus (Steroiddiabetes) kompliziert wird, soll der Patient zunächst mit Insulin eingestellt werden und erst dann mit einer Mitotanebehandlung begonnen werden.

24.2.2 Nebennierenrindeninsuffizienz, Morbus Addison, Hypokortizismus

Unter Hypokortizismus versteht man eine *Nebennierenrindeninsuffizienz (NNRI)*, die mit einem teilweisen oder totalen Ausfall der Hormonproduktion einhergeht, wobei sowohl die Glukokortikoide als auch die Mineralkortikoide und Androgene fehlen. Ausfallserscheinungen bei NNRI treten erst zutage, nachdem ca. 90 % der NNR zerstört sind. Die *primäre NNRI* wird als *Morbus Addison = Addison-Krankheit* bezeichnet. Von der manifesten NNRI läßt sich die latente Insuffizienz abgrenzen, bei der es nur nach besonderen Belastungen (Streß) zu Ausfallserscheinungen (Anpassungsstörungen) kommt. Diese Unterfunktionszustände werden auch als *Addisonismus* bezeichnet. In der Mehrzahl der NNRI-Fälle (90 %) bleibt die Ursache unbekannt (idiopathische NNRI). Vermutlich handelt es sich dabei um Autoimmunreaktionen. Daneben kann es durch Traumata, Infektionen, Tumoren oder Gefäßverschlüsse zu NNR-Nekrosen kommen. Letztere können auch iatrogen durch Überdosierung oder Überempfindlichkeit auf Mitotane (O,p'-DDD) ausgelöst werden. Bei der iatrogenen NNRI kommt es meistens zu einem *Hypokortisolismus*, d. h. nur die Glukokortikoide fallen aus.

Von *sekundärer NNRI* spricht man, wenn die Stimulation der NNR durch ACTH vermindert ist oder ausfällt. Spontane sekundäre NNRI ist sehr selten. Zu einer iatrogenen NNRI kommt es gelegentlich infolge plötzlichen Absetzens einer Glukokortikoid-Langzeitbehandlung. Durch die exogenen Glukokortikoide wird über den Rückkoppelungsmechanismus die ACTH-Sekretion gehemmt, und die NNR atrophieren. Dabei bleibt die Zona glomerulosa, die nicht unter ACTH-Kontrolle steht, weitgehend unbeeinflußt. Die Mineralokortikoidspiegel sind unverändert.

Vorkommen □ Die primäre NNRI ist eine seltene Störung, die bei jungen bis mittelaltrigen Hunden vorkommt und vorwiegend bei Hündinnen auftritt.

Die primäre NNRI führt zu einem Mangel an Mineralokortikoiden wie Aldosteron, Glukokortikoiden und z. T. auch Androgenen. Durch den Aldosteronmangel kommt es zu schweren Störungen des Elektrolyt- und Wasserhaushalts (Austrocknung), die ihrerseits zu Blutdruckabfall, Hypovolämie, Muskelschwäche, kardialen Störungen und Schock führen. Durch den Glukokortikoidmangel werden Kohlenhydrat-, Fett- und Eiweißstoffwechsel gestört und der Energiehaushalt beeinträchtigt. Die Folgen sind Funktionsausfälle des ZNS, des Magendarmkanals und der Nieren. Bei einer iatrogenen NNRI treten nur die durch den Hypokortisolismus verursachten Ausfälle auf.

Symptome □ Diese hängen vom Verlauf ab, nämlich chronisch-progressiv, episodisch oder aber unvermittelt und in schwerer Form auftretend (Addison-Krise = schwerste lebensbedrohliche Form). Oft wird die akute NNRI durch Belastungen (Streß) ausgelöst, nachdem sie subklinisch bereits längere Zeit vorher bestanden hatte. Die *initialen Symptome* sind Lustlosigkeit, mangelnde Freßlust, Abmagerung und leichte Ermüdbarkeit. In der *akuten Phase* treten auf: Schwäche, Erbrechen, Durchfall (manchmal blutig), Abdominalschmerz, Austrocknung, Hypovolämie mit Kreislaufschwäche, Arrhythmien, Brady- und Tachykardien, Stehunvermögen und Schock. Falls nicht sofort behandelt wird, gehen die Tiere ein. Im EKG können mit Hyperkaliämie vereinbarte Veränderungen wie Abnahme der P-Amplitude oder hohe spitze T-Wellen auftreten.

Laborbefunde □ Mittelgradige normochrome Anämie, die durch Hämokonzentration verdeckt sein kann; auffällig ist, daß trotz des gestreßten Zustandes weder Eosinophilen- noch Lymphozytenabfall auftreten.

Blutchemisch bestehen meistens Hyponaträmie, Hypochlorämie, Hyperkaliämie und evtl. Hyper-

kalzämie (in ca. 20 %). Das Na/K-Verhältnis ist < 25 (normal 33 : 1). Da es zur prärenalen Niereninsuffizienz kommt, bestehen Harnstoff- und Kreatininanstieg, evtl. P-Anstieg und ein mittleres harnspezifisches Gewicht (1,015–1,025) trotz Austrocknung. Die Blutglukose kann deutlich erniedrigt sein. Bei Hypokortisolismus fehlen Na/K-Veränderungen.

Röntgenbefund □ Auf Thoraxaufnahmen läßt sich in 50 % der Fälle ein kleines, spitzes Herz (Schockherz) und gering durchblutete Lungen erkennen.

Diagnosesicherung □ Es geht v.a. darum, die NNRI von Niereninsuffizienz, Pankreatitis und Magendarmproblemen abzugrenzen, was aufgrund der Elektrolytbestimmungen allein nicht immer möglich ist. Vor dem Behandlungsbeginn mit Glukokortikoiden sollte in *leichten Fällen* für die Kortisolbestimmung Blut entnommen, und nachfolgend 0,25 mg ACTH oder Corticotropin (Synacthen®) i.v. gegeben werden (ACTH-Stimulationstest). Nach 90 min wird nochmals Blut für die Kortisolbestimmung (stimulierter Wert) entnommen. Weniger als ein 2facher oder kein Kortisolspiegelanstieg sprechen für NNRI. Falsche Resultate ergeben sich evtl. bei glukokortikoid-induzierter iatrogener NNRI.

Prognose □ Sie ist bei rechtzeitiger Behandlung günstig.

Behandlung der schweren Fälle der Addison-Krankheit

1. *Plasma-Volumendefizit:* Mit NaCl 0,9 % 60 ml/kg/h während 2 h auffüllen. In den ersten 4–8 h wird eine Totalmenge Flüssigkeit verabreicht, die etwa 10–15 % des Körpergewichts entspricht. Nachdem das Volumendefizit ausgeglichen ist, wird 25 ml Glukose 50 % pro 500 ml NaCl 0,9 % zugegeben und von der Mischung ca. 100 ml/kg über 24 h injiziert. Man soll die Urinproduktion überwachen, damit bei verminderter Harnproduktion keine Wasserüberladung eintritt. Behandlung schwerer Hyperkaliämie: Kap. 21.3.

2. *Glukokortikoidbehandlung:* Wasserlösliche Formen von 100–200 mg Hydrocortison oder 50–100 mg Prednisolon oder 0,5 mg/kg Dexamethason (Dexadreson®) der ersten Infusion beigeben. Danach wird alle 6 h 20–50 mg Hydrocortisonacetat-Suspension oder 5–10 mg Prednisolonacetat-Suspension s.c. verabreicht. Man führt den ACTH-Stimulationstest am 2. oder 3. Tag morgens durch, wobei mit der Glukokortikoidverabreichung bis nach dem Test gewartet wird.

3. *Mineralokortikoidbehandlung:* Aldosteron (Aldocorten®) oder DOCA (Percorten®-M) wer-

den erst nach der Bestätigung der Elektrolytstörungen (Hyperkaliämie, Hyponatriämie) in einer Dosis von 0,01–0,02 mg/kg Aldocorten oder 1–2 mg/kg DOCA injiziert. Percorten-M wirkt für etwa 10 d. Der Hund kann in *leichten Fällen* statt mit DOCA sofort mit Fludrocortison (Astonin®, Florinef®) behandelt werden, falls er nicht länger erbricht. Die Dosis ist 0,01–0,03 mg/kg 2 × täglich, wobei man sich nach der Normalisierung der Na/K-Spiegel richtet.
Mit der Infusion von NaCl-Lösung und den Glukokortikoidinjektionen fährt man fort, bis die Hunde fressen, trinken und laufen können. Dies kann nach einigen Stunden oder erst nach 1–3 Tagen der Fall sein. Dann wird auf die Erhaltungstherapie umgestellt.
4. *Erhaltungstherapie: Glukokortikoide:* Hydrocortison 1 mg/kg KG oder Prednisolon 0,2 mg/kg KG (⅔ morgens, ½ abends). Viele Hunde kommen außer in Streßsituationen ohne Glukokortikoide aus. In Streßsituationen benötigen sie aber 5 mg/kg Hydrocortison oder 1 mg/kg Prednisolon.
Mineralokortikoide: Spätestens 10 d nach der DOCA-Injektion beginnt man mit der Fludrocortisonmedikation (s. oben) bzw. setzt sie fort. Pro 5 kg KG wird 1 g Kochsalz 2 × täglich ins Futter gegeben (Unterstützung der Fludrocortisonwirkung). Die Fludrocortisondosis muß individuell nach oben oder unten angepaßt werden aufgrund der Ergebnisse der Serum Na- und K-Bestimmungen (nach 1–2 d, danach wöchentlich kontrollieren, bis Hund eingestellt ist). Falls Hunde sich mit Fludrocortison nicht einstellen lassen, wird alle 10 d Percorten-M verabreicht (keine Salzzugabe erforderlich!).

Differentialdiagnose □ Neben Nierenerkrankungen, idiopathischer Hyperkalzämie und Neoplasmen müssen v.a. primäre Gastroenteritiden in Betracht gezogen werden. Durchfallerkrankungen können nicht nur mit Addison-ähnlichen Symptomen einhergehen, sondern auch mit Azidose, Hyponatriämie und Hyperkaliämie verbunden sein (Di Bartola et al., 1985).

Iatrogene NNRI
Eine wichtige Differentialdiagnose ist die *iatrogene NNRI* nach unvermitteltem Absetzen einer Glukokortikoid-Langzeitbehandlung. Die Symptome werden meistens durch eine Streßsituation ausgelöst, auf welche die atrophierte NNR nicht mit einer erhöhten Kortisolproduktion zu reagieren vermag. Das Absetzen der Glukokortikoidbehandlung kann mehrere Tage zurückliegen.

Symptome □ Iatrogene NNRI äußert sich gleich wie Addison-Krankheit (Kollaps, Schock), dazu bestehen Störungen einer auslösenden Grundkrankheit (z.B. Infektion, Pankreatitis) und evtl. noch ein durch die Glukokortikoidbehandlung hervorgerufener cushingoider Habitus. Elektrolytstörungen fehlen meistens.

Behandlung □ Sie erfolgt wie bei der Addison-Krankheit. Eine Behandlung mit Mineralokortikoiden entfällt jedoch. ACTH-Präparate sind nutzlos.

Prophylaxe □ Sie geschieht durch Ausschleichen am Ende einer Glukokortikoidbehandlung (allmähliche Reduzierung der Dosis, Glukokortikoide nur jeden 2. Tag geben). Dexamethason und andere langwirkende Glukokortikoide sollen nur ausnahmsweise zur Dauermedikation verwendet werden.

24.2.3 Erkrankungen des Nebennierenmarks, Phäochromozytom

Phäochromozytome sind sehr seltene, bei alten Hunden auftretende, gut- oder bösartige Tumoren des Nebennierenmarks oder anderer chromaffiner Gewebe, die Adrenalin und Noradrenalin (Katecholamine) produzieren.

Symptome □ Sie sind sehr variabel (Twedt, 1984): entweder Anorexie, Schwäche und Leistungsabfall oder paroxysmales Auftreten von Ängstlichkeit, Ruhelosigkeit, Hecheln, Atemnot, Husten, Zittern, Schwäche, Tachykardie, Nasenbluten, Polydipsie, Durchfall, dilatierten Pupillen und evtl. Kollaps.

Diagnosesicherung □ Bei Verdacht eines NN-Tumors und den vorerwähnten Symptomen ist der Patient an Spezialklinik zu überweisen.

Prognose □ Sie ist zumeist deshalb schlecht, weil die Karzinome die Tendenz haben, in die hintere Hohlvene und Leber einzuwachsen.

Behandlung □ Operative Tumorentfernung ist risikoreich und soll Spezialkliniken überlassen werden.

Differentialdiagnose □ Herzinsuffizienz, Respirationserkrankungen, neuromuskuläre Erkrankungen.

24.3 Erkrankungen der Schilddrüse

Die Schilddrüsen produzieren, speichern und sezernieren Thyroxin (T_4) und Trijodthyronin (T_3) in den Follikeln. T_4 ist die mengenmäßig dominierende Komponente der zirkulierenden Schilddrüsenhormone (ca. 95 %). Die physiologische Bedeutung des durch Monodejodierung aus T_4 gebildeten T_3 beim Hund ist unklar. Beim Menschen ist T_3 biologisch wirksamer als T_4. Ferner enthält die Schilddrüse die parafollikulären oder C-Zellen, welche Kalzitonin synthetisieren (Kap. 24.4).

Ein Charakteristikum des Hundes ist das Vorkommen von akzessorischem Schilddrüsengewebe, v. a. entlang der Trachea und im Gebiete der Herzbasis, das neoplastisch entarten kann.

Die *Schilddrüsenhormone* wirken sehr vielseitig auf den Stoffwechsel, auf das Wachstum und die Organentwicklung (Nerven-, Muskel- und Skelettsystem und die Reproduktionsorgane) und auf die Aktivität des sympathischen Nervensystems (Herzbeschleunigung, modulieren Antwort auf Katecholamine). Ganz allgemein wirken T_3 und T_4 durch Induktion der Synthese von allgemeinen und/oder spezifischen Messenger-RNS, regulatorischen Schlüsselenzymen, Hormonen und Rezeptoren. Sie erhöhen den Grundstoffwechsel, fördern die Bereitstellung von Glukose und die Eiweißsynthese und steigern den Fettstoffwechsel und die Konversion von Cholesterin in Gallesalze.

Im allgemeinen sind T_3 und T_4 an Trägereiweiße gebunden. Nur die freie Fraktion entfaltet ihre Wirkung an den Zielorganen. Die Schilddrüsenhormonsynthese und Schilddrüsengröße wird durch das Thyreoidea-stimulierende Hormon (TSH) reguliert. Die TSH-Produktion im HVL wird durch den im Hypothalamus gebildeten Thyreotropin-Releasing Faktor (TRH) angeregt und über ein vom Thyroxinspiegel im Blut abhängiges negatives Feedback gehemmt. Defekte in der Synthese von T_3 und T_4 können auf verschiedenen Stufen, wie Jodangebot, Thyreoglobulin- oder Enzymsynthese auftreten. Die *normale Schilddrüsenfunktion* wird *Euthyreose, die Überfunktion Hyperthyreose* und die *Unterfunktion Hypothyreose* genannt.

Unter gewissen Bedingungen wie Hungerzuständen, Fieber und bei Leber- oder Nierenerkrankungen wird Thyroxin in eine biologisch inaktive T_3-Form (»reverse-T_3«) umgewandelt, wodurch die Schilddrüsenhormonwirkung auf den Metabolismus gebremst wird (»euthyroid sick syndrome« = tiefes T_3-Syndrom).

24.3.1 Struma, Kropf

Als *Kropf* bezeichnet man jede nichtentzündliche bedeutende Vergrößerung der Schilddrüse. Diese kann auf einer Vermehrung der Anzahl Follikel und Vergrößerung der Follikelzellen oder der Follikel (Kolloidstruma) beruhen. Man spricht ferner von *Struma benigna* (hyperplastischen oder adenomatösen Veränderungen) und *Struma maligna* (bösartigen Tumoren, siehe Kap. 23.3.4).

Kropfentstehung

Man kann den Kropf als Kompensationsversuch des Schilddrüsen-Hypophysen-Funktionskreises auffassen, der durch einen tiefen Blut-Thyroxinspiegel ausgelöst wird (Aufhebung des negativen Feedback). Die qualitative oder quantitative ungenügende Hormonbildung bewirkt eine vermehrte TRF- und/oder TSH-Freisetzung. Diese bewirkt eine Hyperplasie oder/und Hypertrophie der Schilddrüse. Die hypertroph-hyperplastische Thyreoideareaktion kann zu einer Normalisierung der Hormonproduktion (Euthyreose) führen.

Bleibt jedoch die kropfauslösende Situation bestehen (schwerer Jodmangel, Aufnahme thyreostatischer Substanzen oder kongenitaler Enzymdefekt), so ist der Kropf mit Anzeichen von Hypothyreose verbunden. Ist die Hyperplasie der Schilddrüse Ausdruck einer unphysiologischen, nicht adaptiven Mehrleistung, d. h. Folge eines krankhaften Prozesses, so ist der Kropf mit Hyperthyreose verbunden = *hyperthyreote Struma.*
Endemischer Kropf (Thyreoideahyperplasie, Kropf der jungen Hunde)

Vor der Verwendung von jodiertem Kochsalz und Spurenelement-Mineralstoffmischungen kamen Strumen in Berggegenden, vor allem bei kochsalzfreier Fleischfütterung, gelegentlich vor. Hohe Kalziumgaben sollen dabei fördernd wirken (Niemand, 1984). Die Schilddrüsenvergrößerung kann ein- oder beidseitig sein. Sie ist leicht sicht- und tastbar und i. d. R. mit keinerlei Störungen verbunden (euthyreote Struma).

Behandlung □ Mehrere Monate 1 Tropfen Lugolsche Lösung verabreichen und Hundefertigfutter verwenden oder iodiertes Kochsalz dem Futter zusetzen. Bei Hunden über 2 Jahren bei einseitigem Kropf Strumektomie vornehmen.

Kropf der alten Hunde kann einseitig, gelegentlich beidseitig vorkommen. Es kann sich um Entzündungen, Zysten, kolloide Struma (glatte Oberfläche, eher jüngere Tiere), knotige, parenchymatöse Einlagerungen (Adenome, Struma nodosa parenchymatosa) oder um Tumoren handeln. Diese Kröpfe können mit oder ohne hormonelle Störungen einhergehen (Kap. 24.3.2) und durch lokalen Druck zu Störungen des Abschluckens und der Atmung führen (Kap. 24.3.4).

24.3.2 Hyperthyreose, Hyperthyreoidismus

Unter *Hyperthyreose* versteht man eine generalisierte Steigerung des Stoffwechsels, welche durch eine Schilddrüsenhormonüberproduktion zustande kommt. Hyperthyreose wird beim Hund, im Gegensatz zur Katze, selten diagnostiziert. Die Hyperthyreose tritt fast ausschließlich im Zusammenhang mit hormonproduzierenden Schilddrüsenadenokarzinomen auf. Andere Ursachen wie parenchymatöse Struma, ektopische Knotenstruma (im Mediastinum gelegen), hormonell aktive Adenome oder idiopathische adenomatöse Hyperplasien bei Junghunden sind ausgesprochen selten.

Hyperthyreotische Adenokarzinome machen nur etwa 20 % aller Schilddrüsenkarzinome aus und kommen bei alten Hunden (8–13 Jahre vor [Rijnberk et al., 1976]). Man trifft sie gehäuft bei Boxern, Golden Retrievern und Beaglen an. In einigen Fällen werden die Hunde wegen der durch den Tumor verursachten lokalen Störungen, wie Atemstörungen, Husten, Schluckstörungen und einer Masse am Halse, vorgeführt. Hormonell aktive Karzinome können aber auch klein sein (2–7 cm).

Symptome ☐ Polydipsie/Polyurie, Gewichtsverlust, Polyphagie, Schwäche und Müdigkeit treten auf, Hund bewegt sich ungern, sucht nach kühlem Platz, und es besteht eine gewisse Wärmeintoleranz. Weniger häufig, aber stark verdächtig sind: Erregbarkeit, Unruhe, Nervosität, ständiges Hecheln, übermäßiger Kotabsatz, Tremor, Muskelatrophie, Tachykardie, verstärkter Herzspitzenstoß und Anöstrus. Exophthalmus wird bei Hunden nicht beobachtet, jedoch können die Augen etwas hervorstehen. Blut- und Harnbefunde sind mit Ausnahme von Leukozytose i. d. R. unauffällig.

Diagnose ☐ Sie bereitet i. d. R. kaum Schwierigkeiten und beruht einerseits auf der sorgfältigen Palpation der Schilddrüsengegend und andererseits auf dem Nachweis eines erhöhten Thyroxinspiegels (> 6 µg/dl = 80 nmol/l). T_3-Bestimmungen sind wenig hilfreich. Überweisung an Spezialklinik für eine Schilddrüsenszintigraphie ist die Methode der Wahl.

Prognose ☐ Sie ist immer unsicher, außer für die idiopathischen Junghundehyperthyreosen, die spontan verschwinden.

Behandlung ☐ Thyreoidektomie. Weniger geeignet sind Radiojodbehandlung (Abschirmungsprobleme!), Zytostatika (Doxorubicin) und antithyreoidale Medikamente (Methimazole = Tapazol® Lilly; Propylthiourazil). Letztere zwei Therapien haben nur palliativen Effekt (Loar, 1986).

24.3.3 Hypothyreosen, Schilddrüsenunterfunktion

Hypothyreosen sind angeborene oder erworbene metabolische Erkrankungen infolge Fehlens von genügenden Mengen oder gestörter Verwertung von T_4 und T_3. Sie werden als *primäre Hypothyreosen* bezeichnet, wenn sie durch angeborene Abnormitäten, Entzündungen, Traumata oder degenerative bzw. neoplastische Veränderungen der Schilddrüse hervorgerufen werden. Symptome einer Hypothyreose stellen sich erst ein, nachdem ca. 90 % der Schilddrüse ausgefallen sind. Die *sekundären Hypothyreosen* entstehen indirekt durch Ausfall von TSH (evtl. TRF) und sind selten.

Angeborene Abnormitäten: Aplasie der Thyreoidea, sporadische Defekte in der T_3/T_4-Synthese, Jodmangel oder TSH-Mangel.

Infolge der maßgeblichen Beeinflussung des Wachstums durch die Schilddrüsenhormone äußern sich die durch ihren Ausfall hervorgerufenen Störungen sehr unterschiedlich beim Jungtier und beim adulten Hund.

Kongenitale Hypothyreosen

Kongenitale Hypothyreosen, z. B. durch Jodmangel oder Enzymdefekte hervorgerufen, werden selten diagnostiziert, da die Welpen tot oder lebensschwach geboren und häufig beseitigt werden. Die Welpen weisen eine ödematöse Haut und Kröpfe auf.

Hypothyreosen bei wachsenden Hunden

Hypothyreosen bei wachsenden Hunden kommen selten zur Beobachtung (angeborener oder erworbener Kretinismus; Medleau et al., 1985).

Symptome ☐ Diese sind: evtl. Struma, unproportionierter Zwergwuchs (verkürzte, verkrümmte Gliedmaßen, kurze Wirbelsäule und kurzer Gesichtsschädel), großer Kopf, große Augen und Zunge, Idiotie und evtl. symmetrische Alopezie. Die vorhandene periostale und enchondrale Knochenwachstumsstörung läßt sich röntgenologisch an einer fehlenden oder mangelhaften Anlage der Epiphysen und am stark verzögerten Epiphysenfugenschluß erkennen.

Hypothyreosen bei adulten Hunden

Die Hypothyreose gehört zu den häufigsten endokrinen Ausfällen des Hundes und tritt bevorzugt bei mittelaltrigen und alten Hunden auf. Zwergrassen werden selten betroffen, hingegen weisen Golden Retriever, Dobermann, Boxer und Beagle eine erhöhte Anfälligkeit auf.

Ursächlich überwiegen primäre Hypofunktionen, allen voran die *idiopathische Thyreoideaatrophie* (follikulärer Kollaps), ein nichtentzündlicher progressiver Verlust der Follikelepithelien und die

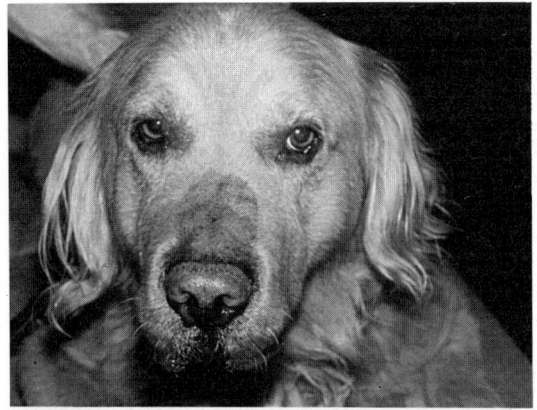

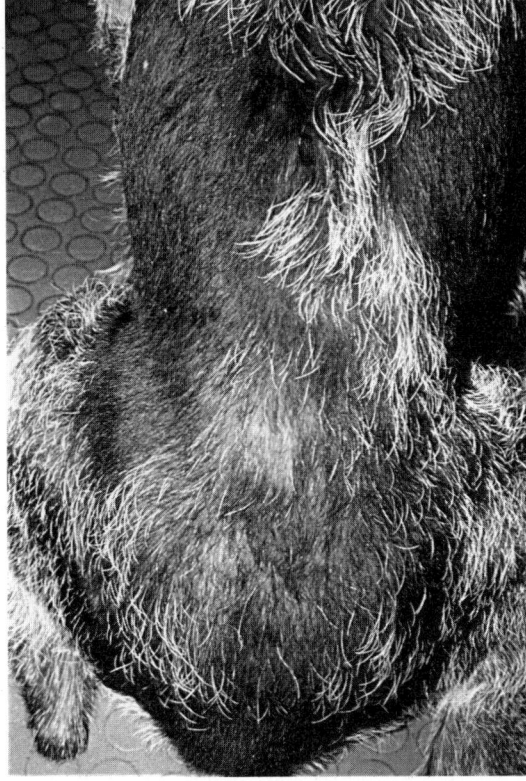

Abb. 24.3. a (oben). Golden Retrieverrüde, 5jährig, wurde an die Klinik überwiesen wegen Lethargie, Interesselosigkeit und »Traurigkeit«. Man beachte den traurig wirkenden Gesichtsausdruck infolge leichter Aufgedunsenheit und die Alopezie am Nasenrücken, welche durch Hypothyreose verursacht wurden

Abb. 24.3. b (unten). Mehr oder weniger symmetrische Haarkleidveränderung infolge Hypothyreose bei einem Deutschen Drahthaarrüden mit Bewegungsunlust und Interesselosigkeit an seiner Umgebung. Das schüttere Haarkleid mit mehr oder weniger symmetrischem, mottenfraßähnlichem Haarausfall und Hyperpigmentation der Haut und fehlenden Kratzspuren sind hochgradig verdächtig für einen endokrin bedingten Haarausfall

lymphozytäre Thyreoiditis. Bei der lymphozytären Thyreoiditis handelt es sich um eine z. T. genetisch beeinflußte Autoimmunerkrankung (Autoantikörperbildung gegen Schilddrüsenzellen). Selten sind andere primäre Hypothyreosen, z. B. infolge Neoplasien, Thyreoidektomie, oder Arzneimitteln (Jod, Lithium).

Sekundäre Hypothyreosen begleiten andere Hypophysenhormonausfälle wie ADH-Mangel oder Hypersekretionsfälle (Cushing-Syndrom).

Symptome □ Diese stellen sich immer erst allmählich ein, so daß der Krankheitsbeginn vielen Besitzern entgeht. Erst nachdem deutliche Störungen aufgetreten sind, suchen sie den Tierarzt auf. Im Vordergrund stehen einerseits Allgemeinstörungen wie Lethargie, vermehrtes Schlafbedürfnis, Interesselosigkeit, erniedrigte Körpertemperatur, erhaltene Freßlust mit Tendenz zu mäßiger Fettleibigkeit, evtl. etwas Polydipsie (z. T. vermehrte Wasserretention) und vermehrtes Wärmebedürfnis. Andererseits liegen Haut-, Unterhaut- und Haarveränderungen vor *(Abb. 24.3 a* und *b)*, wie struppiges, schütteres und glanzloses Haarkleid, aufgedunsenes, traurig wirkendes Gesicht (Myxödem), Atrophie der Epidermis und Verdickung der Dermis, follikuläre Hyperkeratose, vermehrter Haarausfall, vermindertes Nachwachsen der Haare, symmetrische Alopezien mit Hyperpigmentation der Haut, des Nasenrückens, an Schwanzansatz, Brust, Flanken und an den Schenkelinnenflächen. Die Haut fühlt sich kühl, schwammig und trocken an. Ferner tritt vermehrte Schuppung und Verstopfung der Follikelmündungen mit Keratinpfröpfchen (Komedonenbildung) auf.

Die Symptome haben die Tendenz, sich graduell zu verschlimmern. Zudem können neben den Hauptsymptomen eine verwirrende Vielfalt von Begleiterscheinungen auftreten wie Kopfschiefhaltung, Blepharoptose, Heiserkeit, Fazialislähmung (Neuropathie), Seborrhoe, brüchige Nägel, Verstopfung wechselnd mit Durchfall, steifer Gang, Zehenschleifen, Gelenkschmerzen und Schwellungen von Carpus oder Tarsus, Muskelnekrosen, Atherosklerose von Hirn- und Herzgefäßen, Reizbarkeit, Aggressivität, Aborte, Sterilität, Brunststörungen, Galactorrhoe und Hodenatrophie. Häufig finden sich auch Sinusbradykardie, ein schwacher Herzspitzenstoß, niedrige EKG-Ausschläge und ein weicher Puls. Bei Boxern und Dobermann-Pinschern ist Hypothyreose verbunden mit Herzinsuffizienz beobachtet worden.

Laborbefunde □ Leichte Anämie und Lymphopenie, erhöhtes Serumcholesterin (häufig, aber unspezifisch), Anstieg der Kreatininphosphokinase, Hyperlipoproteinämie und evtl. ein Anstieg der Leberenzyme.

Diagnosesicherung ☐ Sie erfolgt mittels Plasma T$_4$-Basalwertbestimmungen und mit dem TSH- (evtl. TRF-)Stimulationstest. Die T$_3$-, T$_4$-Plasmabasalwerte allein sind jedoch unzureichend für eine Diagnosesicherung, da durch systemische Erkrankungen, Arzneimittel (Diphenylhydantoin, Glukokortikoide, Phenylbutazon, Salizylate) und Hypoproteinämie die Basalwerte ebenfalls erniedrigt werden.

Vorgehen ☐ Blutprobe für Basalwert entnehmen (2–3 ml EDTA- oder heparinisiertes Blut sofort zentrifugieren und Plasma einsenden, Hämolyse vermeiden). Anschließend an Blutentnahme 10 IE TSH (Ambinon®, Thyreostimulin®, Organon) i.v. verabreichen. Nach 8 h, evtl. 4 h eine zweite Blutprobe erheben und gleich wie bei erster Probe vorgehen (Proben deutlich mit **1** und **2** markieren).

Interpretation ☐ T$_4$-Basalwerte bei euthyreoten Hunden = 1,5–3,6 µg/dl (20–60 nmol/l). Nach TSH-Stimulation erfolgt ein 2- bis 3facher Anstieg auf 3–6,2 µg/dl (39–80 nmol/l). Bei primärer Hypothyreose fehlt ein nennenswerter T$_4$-Anstieg. Die T$_4$-Basalwerte bei sekundärer Hypothyreose sind ähnlich wie bei primärer Hypothyreose, steigen aber nach dem TSH-Test etwas weniger als die Werte von euthyreoten Hunden. Thyreoiditis kann von Tag zu Tag starke Fluktuationen der Basalwerte verursachen, was Wiederholungsuntersuchungen notwendig machen kann. Szintigraphien können ebenfalls zur Diagnose von Hypothyreose beitragen. Eine weitere Möglichkeit ist die Biopsie der Thyreoidea oder von Hautveränderungen.

Bemerkung ☐ Die Plasma T$_4$-Konzentrationen variieren je nach dem Labor, welches die Analyse durchführt.

Prognose ☐ Sie ist überwiegend günstig.

Behandlung ☐ L-Thyroxin = Levothyroxin (Eltroxin®, Euthyrox®) 10–20 µg/kg KG (0,01–0,02 mg pro 1 kg KG) täglich morgens p.o. Kontrolle erfolgt nach 2 Monaten. Man entnimmt 24 h nach der letzten Medikation eine Blutprobe zur T$_4$-Basalwertbestimmung. Ein Wert von 1,5–2 µg/dl ist adäquat. Die Behandlung ist lebenslänglich durchzuführen. Bei großen Hunden mit niedriger Dosierung beginnen und evtl. Dosis steigern. Kleinen Hunden soll man von Anfang an die höhere Dosis verabreichen. Der Behandlungserfolg zeigt sich nach 7–10 d als erhöhte Lebhaftigkeit und nach ca. 5–6 Monaten in einem normalen Haarwachstum. Vorübergehend kann sich aber vermehrter Haarausfall einstellen.

Gründe für ein *ungenügendes Ansprechen* auf die Behandlung sind:

1. verfallene Thyroxintabletten;
2. Unterdosierung;
3. falsche Diagnose;
4. zentrales Cushing-Syndrom.

Überdosierung zeigt sich als Polyurie, Ruhelosigkeit, Hecheln, Tachykardie und EKG-Veränderungen.

Myxödem-Koma

Myxödem-Koma (Chastain et al., 1982) ist eine lebensbedrohliche, seltene, schwerste Form der Hypothyreose mit Koma, Untertemperatur, Hypotension und Bradykardie, die eine notfallmäßige Behandlung erfordert und eine schlechte Prognose hat.

24.3.4   Schilddrüsentumoren

Die Schilddrüsentumoren gehören zu den häufigsten Tumoren im Halsbereich. Von den klinisch feststellbaren Tumoren sind bis zu 90 % Karzinome. Sie zeichnen sich durch hohe Invasivität und Metastasierungstendenz in die lokalen Lymphknoten und die Lunge aus. In etwa 80 % der Fälle wird nur eine Seite betroffen. Die effektive Zahl der Schilddrüsentumoren ist bis zu 50 % höher als die, welche klinisch diagnostiziert wird. Die Mehrzahl der hormonell inaktiven Thyreoideaadenome und einige Karzinome verursachen keine Symptome oder werden wegen ihrer Kleinheit bei der Untersuchung übersehen. Thyreoideakarzinome kommen bevorzugt bei Golden Retrievern und Beaglen, Adenome bevorzugt bei Boxern vor. Die meisten Hunde werden erst vorgestellt, nachdem die Tumoren einen Durchmesser von 7 cm oder mehr erreicht haben.

Symptome ☐ Nur ca. 20 % der Thyreoideaadenokarzinome sind hormonell aktiv (Kap. 24.3.2). Ein kleinerer Prozentsatz – vorwiegend bilaterale Tumoren – führt zu Hypothyreose. Die Mehrzahl der Thyreoideaadenokarzinome und die Thyreoideaadenome lassen klinisch keine hormonelle Aktivität erkennen. Adenome sind meistens frei beweglich und können durch Zystenbildung rasch an Größe zunehmen. Karzinome sind höckrige, harte, evtl. schmerzhafte Massen, die überall am Hals zwischen Larynx und Thoraxeingang (evtl. auch an der Herzbasis) auftreten können. Vielfach sind sie mit der Haut oder der Unterlage verwachsen und verdrängen oder infiltrieren Trachea, Ösophagus und Gefäße. Besonders große Tumoren sind mit Anorexie, Abmagerung, Schluckbeschwerden, Atemnot, Husten oder Heiserkeit verbunden. Die regionalen Lymphknoten sind oft vergrößert. Bei Tumoren mit einem Durchmesser < 7 cm muß in 40–70 % der Fälle mit Fernmetastasen (v.a. hämatogen in Lunge) gerechnet werden. Bei größeren Adenokarzinomen erreicht der Metastasierungsprozentsatz 75–100 %.

Laborbefunde □ Anämie, beschleunigte Blutsenkung.

Diagnosesicherung □ Die klinischen Befunde erlauben meistens eine Diagnose, die durch den eventuellen Nachweis von Lungenmetastasen auf dem Röntgenbild erhärtet wird. Szintigraphien mit Technetium geben Auskunft über den Funktionszustand (Jodaufnahme) des Tumorgewebes und der normalen Schilddrüse.

Prognose □ Immer sehr vorsichtig stellen; große Tumoren haben eine infauste, Adenome eine gute Prognose.

Behandlung □ Thyreoideatumoren sind, falls keine Lungenmetastasen nachgewiesen werden, un-

verzüglich samt den vergrößerten Lymphknoten operativ zu entfernen. Die Entfernung einseitiger Tumoren führt kaum je zu Störungen. Werden beide Schilddrüsen entfernt, muß mit L-Thyroxin eine Substitutionsbehandlung durchgeführt werden. Diese hat den Vorteil, daß ektopisches Schilddrüsengewebe durch eine verminderte TSH-Sekretion nicht zur Proliferation angeregt wird. Für Hypokalzämien nach Entfernung beider Nebenschilddrüsen s. Kap. 24.4.

Behandlung mit radioaktivem Jod ist mit zu großen Risiken für die Umgebung verbunden. Über die Behandlung mit Zytostatika (Doxorubicin, Adriamycin®) liegen nur vorläufige Ergebnisse vor (Loari, 1986).

Differentialdiagnose □ Thyreoideazysten, hyperplastische Struma, ferner die seltenen C-Zellentumoren = sog. medulläre Schilddrüsentumoren (von Kalzitoninproduzierenden Zellen ausgehend) (Leav et al., 1976).

24.4 Störungen des Kalziumstoffwechsels und der Nebenschilddrüse (Parathyreoidea)

Kalzium (Ca) spielt im Stoffwechsel eine komplexe und zentrale Rolle, weshalb sein Serumspiegel in engem Bereich konstant gehalten wird durch Parathormon (Nebenschilddrüsen- oder Epithelkörperchenhormon), Vitamin D und durch Kalzitonin (aus den C-Zellen der Schilddrüse). Das Serum-Ca ist zu ca. 50 % an Eiweiß und an organische Säuren gebunden, d. h. biologisch inaktiv und nur zum Teil als freies, diffundierbares und biologisch aktives Ion (Ca^{++}) vorhanden. Ca ist unentbehrlich für die Integrität der Zellmembran, Regelung der Zellwandpermeabilität, Muskelkontraktion, Erregung der Neuronen, Impulsleitung, Blutgerinnung, Abgabe von Neurotransmittoren, Enzymaktivität, Hormonsekretion, intrazelluläre Übermittlung (Messenger) und die Integrität der Knochen.

Der vermehrte Gebrauch von chemischen Profilen in der Diagnostik hat dazu geführt, daß der Tierarzt häufiger mit Ca-Spiegel-Abweichungen konfrontiert wird. Für die Interpretation von Serum-Ca-Spiegeln, bei denen immer das Gesamt-Ca (biologisch aktives und inaktives Ca) bestimmt wird, ist es wichtig zu wissen, welche Faktoren für den Prozentsatz des freien (aktiven) Ca eine Rolle spielen. Bei Azidose ist der Prozentsatz des biologisch aktiven Ca vermehrt, bei Alkalose ist er vermindert. Die Albuminkonzentration bzw. das Serumeiweiß sind für die Interpretation der Ca-Serumwerte ebenfalls bedeutungsvoll. Bei Hypoalbuminämie wird ein erniedrigter Ca-Gesamtwert

gefunden. Der Serumspiegel des biologisch aktiven Ca bleibt jedoch normal, weil nur der Anteil des eiweißgebundenen Ca absinkt. Liegt ein verminderter Serum-Ca-Wert bei erniedrigtem Albuminwert vor, kann man den effektiven Gesamtwert bei normalem Albumingehalt mit einer Korrekturformel errechnen.

Korrigiertes Gesamt-Serum-Ca =

bestimmtes Ca − Albuminwert + 3,5
(Ca in mg/dl, Albumin in g/dl)

24.4.1 Hyperkalzämie-Syndrom

Ein erhöhtes Serum-Ca führt zu Störungen, die je nach der auslösenden Ursache (Grundkrankheit) etwas anders verlaufen.

Symptome □ Hyperkalzämie (Serum-Ca >3,2 mmol/l oder >11,5 mg/dl) führt zu Abgeschlagenheit, Anorexie, Erbrechen, Verstopfung, Muskelschwäche, Polyurie/Polydipsie. Bei langem Bestehenbleiben treten Verkalkungen in Niere, Gefäßen, Magen und Lunge (Elastin ist Kalziumfänger) auf.

Harnstatus: Erniedrigtes spezifisches Gewicht, evtl. Hypo- oder Isosthenurie (1,010) ohne Proteinurie.

EKG-Veränderungen: Verlängertes RP Intervall, verkürzte QT- oder ST-Segmente.

Bei Auftreten der erwähnten Symptome muß eine Klärung der möglichen Ursachen vorgenommen werden. Zuvor soll man aber prüfen, ob ein Laborirrtum vorliegt.

Ursachen □ Hämokonzentration, Hyperproteinämie; sekundärer renaler Hyperparathyreoidismus; Pseudohyperparathyreoidismus, maligne Hyperkalzämie; primärer Hyperparathyreoidismus; akute Niereninsuffizienz (Kap. 21.3); Addison-Krankheit (Kap. 24.2.2); Vitamin-D-Überdosierung; knochenauflösende Prozesse (Tumoren, multiples Myelom).

Die vorgenannten Ursachen führen über einen oder mehrere der nachfolgenden pathogenetischen Mechanismen zum Ca-Spiegel-Anstieg:

1. Steigerung der intestinalen Ca-Absorption;
2. Verminderung der renalen Ca-Sekretion;
3. Steigerung der Ca-Freisetzung aus dem Knochen.

Minimale Datenbasis □ Ca- und P-Serumspiegel, alkalische Phosphatase, Totalprotein, Albumin, Harnstoff/Kreatinin, Harnstatus, Blutstatus mit Differentialblutbild. Evtl. zusätzlich Skelett-, Thorax- und Abdomenröntgenbilder, Leberenzyme und bei vergrößerten Lymphknoten eine Biopsie derselben.

Behandlung □ a) Grundkrankheit behandeln; b) schwere Fälle von Hyperkalzämie (> 4 mmol/l) erfordern u. U. eine sofortige symptomatische Behandlung, bevor die auslösende Ursache feststeht. Ein Ca × P-Produkt über 60 mg/100 ml (bei gleichzeitigem Ca- und P-Anstieg) begünstigt Verkalkungen und muß sofort behandelt werden.

Symptomatische Behandlung:

1. NaCl 0,9 % mit K 10 mmol/l infundieren, 100–200 ml/kg, bis Austrocknung korrigiert ist und eine leichte Volumenüberladung eingetreten ist. Damit wird die Natriumauswaschung des Nierenmarks korrigiert und das Ca verdünnt.
2. Furosemid (Lasix®) Initialdosis 5 mg/kg i.v., gefolgt von weiteren 4 mg/kg alle 6–8 h i.v. oder p.o. verabreichen. Thiaziddiuretika dürfen nicht verwendet werden.

24.4.1.1 Tumorassoziierter oder Pseudohyperparathyreoidismus, maligne Hyperkalzämie

Durch außerhalb der Parathyreoidea in Tumorgewebe gebildete Polypeptide (Lymphokine, Osteoklastenaktivierender Faktor, Prostaglandine) und Vitamin-D-ähnliche Sterole kann eine Hyperkalzämie hervorgerufen werden, die mit der Tumorentfernung wieder verschwindet. Die Ca-Absorption im Darm und die Ca-Rückresorption in der Niere sind gesteigert. Die maligne Hyperkalzämie tritt in 10–40 % der mediastinalen Lymphosarkome auf. Sie kann aber auch durch unscheinbare Analbeuteltumoren bei der Hündin ausgelöst werden. Sie ist vermutlich die häufigste Hyperkalzämieursache.

Symptome □ Die Hyperkalzämie wird meistens zufällig im Blutchemieprofil von Hunden mit Anzeichen eines Lymphosarkoms entdeckt. Hyperkalzämiesymptome (s. Einleitung) können fehlen oder werden von den Störungen der Grundkrankheit überdeckt. Beispielsweise kann eine leichte Urämie mit unverhältnismäßig starker Polyurie und Proteinurie verbunden sein.

Laborbefunde □ Serum-Ca > 3,2 mmol/l, Serum-P erniedrigt; zusätzlich finden sich Veränderungen, welche von der Grundkrankheit hervorgerufen werden, z. B. Erhöhung der alkalischen Phosphatase (Lymphosarkom der Leber) und die Blutbildveränderungen. Gelegentlich verschleiert der Abfall des Serumalbumins den Ca-Spiegel-Anstieg.

Diagnosesicherung □ Diese erfordert eine sorgfältige Suche nach einem Tumor (Röntgen, Lymphknotenbiopsie, Knochenmarkpunktion, Leberbiopsie).

Prognose □ Sie hängt von Grundkrankheit ab.

Behandlung □ Es gibt drei Formen:
1. Symptomatisch behandeln (s. Einleitung);
2. hohe Glukokortikoiddosen (Prednisolon 2 mg/kg 2 × täglich) verabreichen;
3. Grundkrankheit angehen.

Differentialdiagnose □ Idiopathische Hyperkalzämie, Niereninsuffizienz, primärer Hyperparathyreoidismus, ausgedehnte Knochenauflösungen (z. B. Plasmozytom s. Kap. 17.3).

24.4.1.2 Primärer Hyperparathyreoidismus (HPTH)

Es handelt sich um eine primäre oder inadäquate, d. h. nicht durch eine Ca-P-Spiegelveränderung hervorgerufene Überfunktion der Nebenschilddrüse. Der Rückkoppelungsmechanismus durch den erhöhten Ca-Spiegel funktioniert nicht. Ursächlich handelt es sich um Adenome, Karzinome oder primäre Hyperplasien. HPTH ist sehr selten.

Symptome □ Sie können fehlen, oder es finden

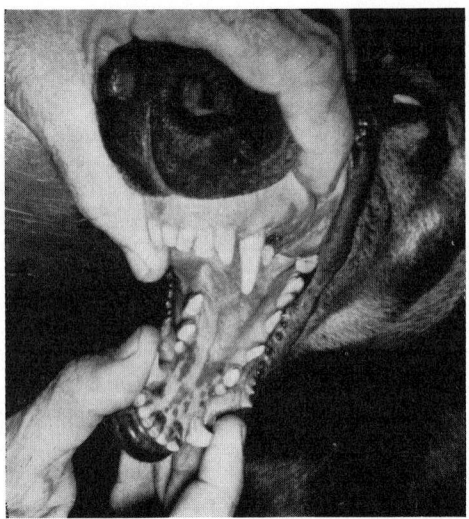

Abb. 24.4. Abnorme Biegsamkeit des Kiefers infolge gummiartiger Konsistenz, bedingt durch Osteodystrophia fibrosa (Joest)

sich Hyperkalzämiesymptome und Anzeichen von Knochenresorption und Ersatz des aufgelösten Knochens durch fibröses Gewebe (fibröse Osteodystrophie, *Abb. 24.4*), Knochenschmerz und evtl. Spontanfrakturen langer Röhrenknochen. Am ausgeprägtesten sind die Entkalkungen am Gesichtsschädel, wo Auftreibung der Kiefer (Hyperostose des Kopfes) und Zahnverlust vorkommen. Evtl. besteht Nierenverkalkung.

Laborbefunde □ Außer wenn Niere geschädigt wurde, besteht Hypophosphatämie und normaler Harnstoffspiegel.

Bemerkung □ Im Gegensatz zur malignen Hyperkalzämie bewirken Glukokortikoide keinen Abfall der Ca-Spiegel.

Behandlung □ Vergrößerte Nebenschilddrüse entfernen (symptomatische Behandlung s. Einleitung).

Komplikationen □ Hyperkalzämische Nephropathie; sekundärer renaler Hyperparathyreoidismus (s. Kap. 21.2.1) mit Hyperkalzämie tritt bei Urämie nur selten auf.

24.4.1.3   D-Hypervitaminose, Vitamin-D-Intoxikation

Durch Überdosierung von Vitamin-D-Präparaten kann es zu einem mäßigen Ca- und P-Anstieg bei normaler alkalischer Phosphatase im Serum kommen. Als Folge der Organverkalkungen treten zusätzlich zu den einleitend aufgeführten Hyperkalzämiesymptomen Durchfall und Erbrechen auf.

Behandlung □ Sie erfolgt symptomatisch (s. Einleitung), dazu gibt man Glukokortikoide (Prednisolon 0,5 mg/kg 2 × täglich).

24.4.2   Hypokalzämien, Hypoparathyreoidismus, Epithelkörperchen-Insuffizienz

Von schwerer Hypokalzämie spricht man, wenn der Blutkalziumspiegel dauernd unter 1,5 mmol/l ($<$ 6 mg/dl) absinkt. Das Parathormon spielt direkt und indirekt über das Vitamin-D-Hormon (1,25 Dihydroxycholecalciferol = 1,25 $(OH)_2D_3$) eine Schlüsselrolle in der Calcium-Homöostase. In der Niere fördern Parathormon und Hypophosphatämie die weitere Umwandlung des im Darm resorbierten und in der Leber hyroxylierten Vitamin D in das aktive 1,25 $(OH)_2D_3$ = Vitamin-D-Hormon.

Die Hauptwirkung des Vitamin-D-Hormons ist die Erhöhung der Ca-Absorption im Darm. Parathormon entfaltet seine Ca-spiegelsteigernde Wirkung einerseits am Knochen, indem es die Ca- und P-Mobilisation unter der permissiven Wirkung des Vitamin-D-Hormons fördert, und andererseits in der Niere, indem es die tubuläre Ca-Reabsorption begünstigt. Bei Parathormonmangel sinkt die renale Phosphatausscheidung und es kommt zu einer Hyperphosphatämie.

Die Regulation der Parathormonsekretion erfolgt über den Blut-Ca-Spiegel. Ein Absinken des Ca stimuliert die Parathormonsekretion, eine Erhöhung des Ca unterdrückt sie. Das Kalzitonin aus den C-Zellen der Thyreoidea dient der Feinregulierung des Ca-Spiegels, indem es die Entstehung einer überschießenden Hyperkalzämie über die Hemmung der Parathormonwirkung und der Ca-Absorption bremst.

Kommt es beispielsweise zu einem Absinken des Blut-Ca-Spiegels infolge verminderten Ca-Angebots in der Nahrung, so wird dadurch die Parathyreoidea stimuliert. Das Parathormon verbessert die Ca-Absorption im Darm und die Ca-Rückresorption in der Niere. Falls damit der Ca-Spiegel nicht normalisiert werden kann, wird Knochen abgebaut und es kommt zum nutritiven Hyperparathyreoidismus (*Abb. 24.4* und Kap. 25.1.3). Reagiert die Parathyreoidea nicht auf den Abfall des Blut-Ca, so kann sich dieser verschlimmern und zu neurologischer Übererregbarkeit führen.

24.4.2.1   Epithelkörperchen- oder Nebenschilddrüseninsuffizienz, Hypoparathyreoidismus

Als *Hypoparathyreoidismus* (HPT) bezeichnet man das verminderte oder fehlende Ansprechen der Nebenschilddrüse auf eine Erniedrigung des Ca-Blutspiegels. Infolge der mangelnden Parathormonsekretion gelingt es dem Körper nicht, den Ca-Blutspiegel wieder zu normalisieren und ein weiteres Absinken des Ca-Spiegels zu verhindern.

HPT ist eine seltene Krankheit. Sie tritt iatrogen 24–96 h nach beidseitiger Thyreoparathyreoidektomie auf. Der spontane HPT ist entweder durch eine idiopathische Unterfunktion (PETERSON, 1986) oder eine lymphozytäre (autoimmune?) Parathyreoiditis bedingt (SHERDING et al., 1980). Die bei HPT auftretenden Symptome lassen sich mit der auftretenden Hypokalzämie erklären.

Symptome □ Die meisten Symptome sind auf eine zentralnervöse oder neuromuskuläre Übererregbarkeit oder Tetaniebereitschaft zurückzuführen. Das Auftreten von Tetaniesymptomen ist meist episodisch und hängt nicht allein von den absoluten Ca-Blutspiegeln ab. Die Übererregbarkeit des Nervensystems wird durch eine Blutalkalose gesteigert und durch eine Blutazidose vermindert. Ein Anstieg der K- und P-Blutspiegel oder ein Abfall des Mg-Blutspiegels begünstigt den Eintritt von Tetanien. Die neuromuskuläre Übererregbarkeit zeigt sich in Zittern, Zuckungen, steifem Gang und scheinbaren Schwächeanfällen mit Gehunvermögen und evtl. tonischer Starre einer Gliedmaße. Die zentralen Störungen äußern sich in Apathie, Verwirrtheit, Ataxie, Aggressivität, vermehrtem Hecheln, tonischen Krämpfen oder als epileptiforme Anfälle ohne Bewußtseinsverlust und Harnabsatz. Dazu können Anorexie, Erbrechen, Polydipsie/Polyurie (psychisch bedingt?), Bauchschmerzen oder Hyperthermie auftreten. Der Krankheitsverlauf kann akut oder chronisch sein. Die symptomlosen Intervalle können Tage oder Wochen dauern.

Laborbefunde □ Niedriger Ca- und erhöhter P-Spiegel (> 2,2 mmol/l oder 6,6 mg/dl), normale Albumin- und Harnstoffspiegel.

Diagnosesicherung □ Sie erfolgt auf dem Ausschlußweg, da Hypokalzämien auch bei zahlrei-

chen anderen Krankheiten auftreten. Spezifisch wäre einzig die immunologische Bestimmung des Parathormonspiegels oder eine Biopsie der Parathyreoidea, die beide schwierig durchzuführen sind.

Nachfolgende *Hypokalzämie- und Tetanieursachen* sollen ausgeschlossen werden: Hypoalbuminämie, Malabsorption oder Störung der Ca- und Vitamin-D-Versorgung, Hypomagnesämie, akute Pankreatitis (Amylase bestimmen), akute oder chronische Niereninsuffizienz (Harnstoff- und Kreatininanstieg, Kap. 21.2.1) und Frostschutzmittelvergiftung (Äthylenglykol). Tetanien können bei vorbestehendem niedrigen Ca-Spiegel durch rasche Infusionen von Plasma- oder Bikarbonatlösungen provoziert werden. Die puerperale oder Gebärtetanie kann aufgrund der Anamnese ausgeschlossen werden.

Prognose □ Günstig.

Behandlung □ In *akuten Fällen* wird Ca-Gluconat 10%ige Lösung 0,5–1,5 ml/kg unter Überwachung der Herztätigkeit (Bradykardie) langsam i.v. infundiert. Die Dosis richtet sich nach dem Effekt. Ca-Borogluconat kann evtl. anschließend s.c. verabreicht werden. Die Ca-Injektionen müssen bis zur Normalisierung des Ca-Spiegels wiederholt werden. *Dauerbehandlung:*

1. Futter anreichern mit Ca-Präparaten (25 mg Ca/kg/d); pro 10–20 kg KG entspricht dies einer Dosis von 1 g Kalziumkarbonat ($CaCO_3$) oder 5,5 g Ca-Gluconat oder 4 g Ca-Laktat.
2. Dihydrotachysterol (A. T. 10) 0,01 mg/kg/d p.o. verabreichen.

Bei *idiopathischem und iatrogenem Hypoparathyreoidismus* kann die Behandlung häufig nach einigen Wochen abgesetzt werden. Dazu muß der Ca-Blutspiegel überwacht werden. Die Dauerbehandlung kann gelegentlich zu Hyperkalzämie führen.

24.5 Krankheiten des endokrinen Pankreas

24.5.1 Hyperglykämie, Diabetes mellitus, Zuckerkrankheit

Diabetes mellitus (Dm) ist ein Krankheitsbegriff für verschiedene Formen von Glukose-Stoffwechselstörungen. Deren gemeinsame Kennzeichen sind:

1. die Ausscheidung von Glukose im Harn bei pathologischer Hyperglykämie;
2. ein absoluter oder relativer Insulinmangel.

Pathogenese □ Die bei Dm beobachteten Symptome werden durch chronische Kohlenhydrat-, Eiweiß- und Fettstoffwechselstörungen hervorgerufen. Die Stoffwechselstörungen sind Folge

1. eines Insulinmangels (gestörte Insulinbildung oder Sekretion durch die B-Zellen des Pankreas);
2. eines Defekts in der Antwort der Zielorgane wie Muskel- oder Fettgewebe auf vorhandenes Insulin (relativer Insulinmangel, Insulinresistenz);

3. eines Vorkommens von zirkulierenden Insulin-antagonisten.

Der chronische Insulinmangel bewirkt Hemmung oder Aktivierung von Enzymen v.a. in der Leber, aber auch in der Peripherie. Eiweiß- und Fettbildung aus Glukose werden herabgesetzt. Die klinischen Folgen des Insulinmangels oder seiner fehlenden Wirkung auf die Zielorgane sind:

a) persistierende Hyperglykämie;
b) gestörte Glukosetoleranz;
c) Glykosurie.

Die Hyperglykämie wird postprandial durch eine verminderte Glukoseaufnahme und mangelnde Verwertung in Leber, Muskel- und Fettgewebe verursacht. Die Nüchternhyperglykämie ist durch eine gesteigerte Glukoneogenese (z. B. durch Eiweißabbau) und vermehrte Glukoseabgabe der Leber bedingt. Durch die Hyperglykämie wird die renale Glukoserückresorption überlastet. Mit dem Überschreiten der Nierenausscheidungsschwelle von 9,5–12 mmol/l (175–200 mg/dl) Glukose im Blut tritt Glykosurie auf. Die damit verbundene osmotische Diurese bewirkt Waser-, K-, Na- und Cl-Verluste. Insulinmangel vermindert ferner die tubuläre Na-Rückresorption und die K-Aufnahme in Leber- und Muskelzellen. Bei Insulinmangel kommt es ferner zur vermehrten Freisetzung freier Fettsäuren durch Enthemmung des Fettabbaus. Das Überangebot an Fettsäuren und eine gestörte Verwertung ihrer sauren Abbauprodukte bewirken eine Azidose und in schweren Fällen das Auftreten von Ketonkörpern im Blut (Ketoazidose) und im Urin.

Klassifizierung und Ursachen des Dm

Der Dm des Hundes ist keine einheitliche Erkrankung (Lettow et al., 1983). In Analogie zum Menschen kann der Dm des Hundes aufgrund der Insulinspiegel, des Nüchternblutzuckers und des Glukosetoleranztests und seiner Ursachen wie folgt klassifiziert werden:

1. *Idiopathische Dm-Formen*
a) *Typ I Dm = insulinabhängiger Dm = Insulin-mangeldiabetes.* Der Insulinbasisspiegel ist vermindert oder fehlt (häufige Dm-Form beim Hund). Er wird beim Menschen auch Jugend-diabetes genannt.
b) *Typ II Dm = insulinunabhängiger Dm.* Der Basisinsulinspiegel ist normal, evtl. erhöht, aber die Insulinantwort der Zielorgane fehlt. *Primärer Typ II Dm* ist beim Hund selten.

2. *Sekundäre Dm-Formen*
a) Insulinmangel ist die Folge einer *Pankreaserkrankung* (Nekrose, Fibrose, Tumoren, usw.).
b) *Nichtpankreatogene Dm-Formen* kommen durch Endokrinopathien (Steroid-Diabetes bei Cushing-Syndrom, Progesteron-induzierter Wachstumshormondiabetes der Hündin) oder durch exogene Hormonzufuhren zustande (Glukokortikoidbehandlung, Brunstunterdrückung). Primär besteht kein Insulinmangel, aber die kontrainsulinären Hormone erhöhen den Insulinbedarf durch Insulinresistenz (Eigenmann et al., 1981).

Vorkommen ☐ Dm ist neben der Hypothyreose die häufigste endokrine Störung (Morbidität 3–10‰). Dm tritt vornehmlich im mittleren bis fortgeschrittenen Alter auf. Bei Junghunden kommt ein Insulinmangel äußerst selten vor (Lettow et al., 1983). Unkastrierte Hündinnen werden etwa 4 × häufiger befallen als Rüden (Niemand, 1984). Brunstzyklus, exogene Hormonzufuhr und hormonelle Störungen (Cushing-Syndrom, Hypothyreose) spielen eine entscheidende Rolle bei der Dm-Auslösung (Eigenmann, 1983). Vielfach wurde auf eine Rassedisposition bei Pudeln, Dackeln, Drahthaar- und anderen Terriern sowie Spitzen hingewiesen (Niemand, 1984). Bei Keeshounds wurde die Erblichkeit des Dm nachgewiesen. Eine *erbliche Prädisposition* für den idiopathischen Dm muß angenommen werden. Sai et al. (1984) postulierten, daß der Typ I Dm durch eine Kombination von Umgebungseinflüssen, Erbfaktoren und Bildung von Autoantikörpern gegen die B-Zellen ausgelöst wird.

Klinischer Verlauf ☐ Aufgrund der Symptome unterscheidet man *unkomplizierte* Dm-Formen und *komplizierte schwere* Dm-Formen (diabetische Ketoazidose, hyperosmolares Syndrom und kombinierte Endokrinopathien). Dm kann durch andere Krankheiten ausgelöst werden. Sekundär werden bei Dm Herz, Nieren, Leber, Augen, Nervensystem und andere Organsysteme in Mitleidenschaft gezogen.

Erforderliche Datenbasis ☐ Da der Dm eine generalisierte Stoffwechselstörung darstellt, kann die *erforderliche Datenbasis* sehr umfangreich werden. Sie umfaßt: Blutstatus mit Differentialblutbild, Plasmaprotein, Harnstoff/Kreatinin, Glukose, alk. Phosphatase, SALT, SAST, LDH, K, Na, P, Lipide, Cholesterin, Harnstatus und evtl. eine Kotuntersuchung (bei exokriner Pankreasinsuffizienz). Die modernen Streifentests für Harnglukose- (Tes-Tape Lilly u.a.) und Blutglukose-Bestimmung (BM-Hämo-Glukotest mit Reflexionsphotometer Reflolux®, Boehringer, Mannheim) sind in jeder Praxis durchführbar.

Untersuchung ☐ An Spezialuntersuchungen werden u. U. benötigt: Glukosetoleranztest (für subklinische Diabetesformen). Insulinbestimmungen, Säure-Basen-Wertbestimmungen.

24.5.1.1 Unkomplizierter Dm

Symptome □ Polydipsie/Polyurie mit leichter bis mäßiger Austrocknung, Leistungsabfall, Müdigkeit, Polyphagie mit oder ohne Gewichtsverlust, glanzloses Haarkleid und Lebervergrößerung.

Laborbefunde □ Glykosurie bei hohem spezifischen Harngewicht, wiederholte Nüchternblutzuckerwerte > 8,2 mmol/l (150 mg/dl), erhöhte Leberenzymwerte, u. U. Cholesterin- und leichter Harnstoffanstieg und Lipämie. Ferner kann Leukozytose bestehen.

Diagnosesicherung □ Diese bereitet anhand von mehreren erhöhten Nüchternblutzuckerspiegeln und Glykosurie keinerlei Schwierigkeiten.

Bevor man eine Behandlung ins Auge faßt, sollte man anhand der Anamnese und der Symptome die Dm-Form zu eruieren versuchen. Traten bei einer Hündin die Symptome erstmals oder verstärkt im Interöstrus (luteale Phase) oder nach einer Gebärmuttererkrankung auf, liegen Anzeichen einer Akromegalie vor oder werden brunstunterdrückende Hormone (Progestagene) verabreicht, so liegt mit größter Wahrscheinlichkeit ein *Progestagen-induzierter Wachstumshormonüberschuß* vor. Dieser begünstigt das Auftreten von Insulinresistenz und stimuliert damit die B-Zellen zu vermehrter Insulinproduktion. Dadurch kann es letztlich zur B-Zellenerschöpfung und einer verminderten Insulinproduktion kommen. Derartige Fälle zeichnen sich durch eine erratische Reaktion auf die Insulinsubstitution und große Einstellungsschwierigkeiten aus. Hündinnen, auch solche, die Progestagene erhalten haben, sollten deshalb baldmöglichst kastriert werden.

Milde Diabetesfälle bei fetten alten Hunden können vereinzelt idiopathische Typ-II-Dm-Formen darstellen. Sie neigen nicht zu Ketoazidose und können durch Diät, Abmagerung und Insulinsubstitution (evtl. orale Antidiabetika) eingestellt werden.

Die übrigen Dm-Fälle bei Rüden oder kastrierten Hündinnen sind durch idiopathischen Insulinmangel bedingt und zeigen eine Tendenz zur Ketoazidoseentstehung. Selten sind Dm-Fälle durch Pankreasatrophien oder Pankreatitis bedingt. Ebenfalls selten sind die durch Cushing-Syndrom ausgelösten Dm-Fälle, die klinische Anzeichen eines Hyperadrenokortizismus aufweisen, sowie medikamentös ausgelöste Dm-Fälle (Glukokortikoidtherapie).

Prognose □ Bei unkompliziertem Dm ist sie gut; bei Hündinnen mit spontanem Dm ist die Prognose nach erfolgter Kastration gut, dagegen vorsichtig bei Progestagen-induzierten Dm. Ohne Behandlung, bei Junghunden und bei Eintreten von Komplikationen (Ketoazidose- und Nephropathie-risiko, erhöhte Infektionsanfälligkeit) ist die Prognose ungünstig.

Behandlung □ Vor Behandlungsbeginn muß man den Besitzer darüber aufklären, daß eine lebenslange Behandlung erforderlich sein wird. Ferner muß man sich davon überzeugen, daß der Besitzer imstande sein wird, Behandlung, Patientenüberwachung sowie Futter- und Insulindosisanpassungen durchzuführen.

a) *Fütterung und Haltung*
1. Entscheidend sind eine möglichst konstante *Zeit, Qualität* und *Quantität* der Fütterung. Die verabreichte Futtermenge soll gewogen werden. Von einer reinen Fleischfütterung ist wegen des Risikos eines Harnstoffanstiegs eher abzuraten. Am einfachsten ist die Verwendung eines Diätfutters mit hohem Rohfaseranteil (Prescription Diät r/d), dem 10–20 % Frischfleisch zugesetzt werden können. Dosiert wird nach Körpergewicht, d. h. 75 kcal/kg KG für kleine und ca. 55 kcal/kg KG für große Hunde. Die Vorstellung, es sollten möglichst wenig Kohlenhydrate und kein Zucker im Futter vorhanden sein, ist nicht gerechtfertigt (ca. 45 % Kohlenhydratgehalt ist erwünscht). Ein geringer Zuckeranteil wirkt sich für die abrupt einsetzende Insulinwirkung günstig aus. Eine sanfte Gewichtsreduktion mit entsprechender Anpassung der Insulinmenge ist empfehlenswert. Besitzern, die Futter selber zubereiten, wird empfohlen, ⅔ Fleisch, ⅓ kohlenhydrathaltige Nahrung und Gemüse zu verabreichen.
2. *Bewegung* senkt den Insulinbedarf, vergrößert jedoch den Hunger, was für die Behandlung berücksichtigt werden sollte. Streß und Krankheiten verschlimmern Dm und erfordern eine erneute Insulindosisanpassung.

b) *Insulineinstellung, Insulinsubstitution*
Für die Einstellung des diabetischen Hundes ist es erforderlich, mit den verschiedenen Insulinformen und ihren Wirkungszeiten vertraut zu sein (jede Insulinart wirkt etwas anders!) *(Tab. 24.1)*.

Die Wirkungszeiten zeigen starke individuelle Variationen. Die üblichen Mischungen von Schweine- und Rinderinsulin werden zunehmend

Tab. 24.1. Insulinarten

Insulinart	Wirkungs-		
	Beginn	Maximum	Dauer
Alt-Insulin (Actrapid)	15 min	2–4 h	4–8 h
Intermediäre Insuline (Rapitard)	3 h	8–12 h	12–20 h
Lente Insuline (Monotard)	3 h	8–12 h	18–24 h
Ultralente Insuline	–	14–20 h	18–36 h

Tab. 24.2. Vorgehen bei der Insulindosiseinstellung

Uhrzeit	Maßnahme
8:00	Blut und Harn für Glukosebestimmung (Nüchternblutzucker) entnehmen
8:15	Monotard (Lente Insulin) 1–1,5 IE/kg KG s.c. (nicht i.m.) mit Insulinspritze verabreichen
8:45	¼–⅓ der täglichen Futterration verabreichen
13:00	Blutzucker bestimmen
17:00	Blutzucker bestimmen (Zeit der erwarteten maximalen Insulinwirkung) und anschließend Rest der Futtertagesration verabreichen.
tags darauf 8:00	Ebenso verfahren wie am Vortag; Insulindosis dem Ergebnis anpassen usw.

weil vorübergehende Hypoglykämien (z. B. nachts) nicht angezeigt werden. Die Kontrolle des Wasserkonsums (max. 60 ml/kg/d), Gewichtskontrolle und Morgenurinkontrollen (zuerst täglich, später 2–3 × pro Woche, s. *Tab. 24.3*) sind die wichtigsten vom Hundebesitzer auszuführenden Überwachungsmaßnahmen.

Wird während der Einstellungsphase mit einer Dosis von 2,2 IE/kg/d die Glykosurie nicht verhindert, sollte man zur Vermeidung des Risikos, durch eine weitere Dosiserhöhung eine hypoglykämische Episode hervorzurufen, vorerst die nachfolgenden Möglichkeiten überprüfen:

▷ *Applikations- oder Dosierungsfehler*: i.m. statt s.c. injiziert, Rechenfehler, Suspension nicht aufgeschüttelt, Fehler bei Glukosespiegelbe-

Tab. 24.3. Anpassung der täglichen Insulindosis aufgrund der Glykosurie im Morgenurin

	Harnglukosebefund	Dosis in IE/10 kg KG
negativ	–	minus 1 IE
0,1–0,25 %	± bis +	keine (korrekte Einstellung)
0,5–1,0 %	++	erhöhen ½ IE
2,0 oder mehr	+++ bis ++++	erhöhen 1 IE

Anmerkung: Hundebesitzer sollen die Insulindosis nur erhöhen, falls Glykosurie > ++ ist.

Tab. 24.4. Insulindosisanpassung, falls Nachmittags-Blutglukosespiegel > 5,5–8,3 mmol/l (100–150 mg/dl)

Körpergewicht in kg	Insulin-Anpassung in IE
≦ 5	+ 1
10–20	+ 2
20–30	+ 3
30–40	+ 5
> 40	+ 7

durch semisynthetische oder gentechnologisch hergestellte Humaninsuline ersetzt, deren Wirkungszeiten meistens etwas kürzer sind. Ob die Insulindosiseinstellung ambulant oder während einer Hospitalisierung von 3–5 d erfolgen soll *(Tab. 24.2)*, hängt von den Umständen und der Einstellung des Tierarztes ab.

Ziele der Insulindosiseinstellung
Polyurie/Polydipsie und Ketonurie zum Abklingen zu bringen, das Körpergewicht zu stabilisieren, Hypoglykämien zu vermeiden, im Morgenurin eine Glykosurie von 0,1–0,25 % (± bis +) vorzufinden *(Tab. 24.3)*, einen Nüchtern-Blutglukosespiegel (Zeit der Maximalwirkung) von 5,5–8,3 mmol/l (100–150 mg/dl) zu erreichen *(Tab. 24.4)*. Die alleinige *Kontrolle der Glykosurie ist unzuverlässig,*

stimmung, abgelaufenes Verfallsdatum oder unsachgemäße Aufbewahrung des Insulins.
▷ *Periphere Insulinwirkung ungenügend:* Diätfehler, Hyperlipämie, Infektionen, Streßsituation, Trächtigkeit, Ende der Läufigkeit, Scheinträchtigkeit, Vorliegen einer zusätzlichen Endokrinopathie (Cushing-Syndrom), Medikamente verabreicht (Glukokortikoide).
▷ *Antikörperbildung gegen Insulin oder Insulinrezeptoren* (selten). Häufiger kommt es zu einem *beschleunigten Insulinabbau.* Man kann versuchsweise ein anderes Insulin verwenden.
▷ *Insulinresistenz.* Nachdem man o.a. Möglichkeiten erwogen und einen *Somogyi-Effekt* (s. unten) ausgeschlossen hat, kann die Insulindosis weiter erhöht werden. Insulinresistenz tritt vorwiegend bei Hündinnen mit progestageninduziertem Wachstumshormondiabetes auf. Diese Fälle erfordern eine sehr genaue Insulindosiseinstellung zur Schonung der noch verbleibenden B-Zellen. Man soll bei diesen Patienten – als einzige Ausnahme – einen glukosenegativen Morgenurin und einen Nachmittagsblutspiegel von 4–5,5 mmol/l (70–100 mg/dl) anstreben, da das Risiko einer schweren Hypoglykämie geringer ist als bei anderen Dm-Formen. Zur Behebung der Insulinresistenz sind die Hündinnen umgehend zu kastrieren, was den Insulinbedarf meistens stark senkt oder verein-

zelt aufhebt. Wegen des latent verbleibenden Dm-Risikos sind sie aber periodisch auf Hypoglykämie zu untersuchen.

Somogyi-Effekt (insulininduzierte Hypoglykämie, posthypoglykämische Hyperglykämie)

Bei stoffwechsellabilen Diabetikern kann es während der Insulintherapie, v.a. bei früher als normalem Eintritt der Insulinwirkung und Absinken des Blutglukosespiegels auf hypoglykämische Werte, zu einer massiven hormonalen Gegenregulation kommen. Diese wird durch eine Ausschüttung von Adrenalin, Glukagen, Glukokortikoiden und/oder Wachstumshormon gesteuert. In der Folge wird der Blutglukosespiegel erneut in die Höhe getrieben, was sich klinisch als reaktive morgendliche Hyperglykämie und Glykosurie äußert. Letztere wird dann fälschlicherweise als eine Notwendigkeit zur Insulindosiserhöhung angesehen (Feldman et al., 1982). Ein Somogyi-Effekt ist wahrscheinlich, wenn Anzeichen von Hypoglykämie auftreten, die Glykosurie aber trotzdem bestehenbleibt. Zur Abklärung wird während 12–24 h alle 4 h eine Blutglukosebestimmung vorgenommen und die Werte auf Millimeterpapier übertragen. Aus der Kurve läßt sich der Zeitpunkt der maximalen Insulinwirkung und die nachfolgende Hyperglykämie erkennen. Die Behandlung erfolgt, indem statt einer Erhöhung der Dosis diese um 50–75 % erniedrigt und evtl. auf 2 × verteilt, d. h. morgens und abends verabreicht wird. Die Fütterung muß entsprechend angepaßt werden, d. h. 4 × täglich (morgens, mittags, abends und vor der Schlafenszeit) erfolgen.

Komplikationen der Insulinbehandlung

(Besitzer mündlich und durch Merkblatt darüber informieren.) Eine Insulinüberdosierung oder mangelnde Futteraufnahme können am späten Vormittag oder nach 7 bis 8 h zu Hypoglykämien (Blutglukosespiegel < 2,8 mmol/l = 50 mg/dl) führen.

Symptome □ Hypoglykämie bewirkt zuerst Nervosität, Tremor, Abgestumpftheit, u. U. Herzfrequenzerhöhung, dann Nachhandschwäche, Bewußtlosigkeit (Synkope), evtl. mit Konvulsionen. Falls der Hundebesitzer die Frühsymptome wahrnimmt, soll er sofort Honig oder Glukosesirup auf das Zahnfleisch streichen oder Glukosepulver geben. Sobald sich der Hund erholt hat, erhält er für den Rest des Tages mehrmals kleine Futtermengen vorgesetzt. Am darauffolgenden Morgen wird die Insulindosis 1 IE/pro 10 kg KG reduziert. Tritt die Hypoglykämie in der Praxis auf, wird Blut zur Glukosebestimmung entnommen und nachfolgend 5–10 ml 50%ige Glukoselösung i.v. verabreicht.

24.5.1.2 Insulinbehandlung chirurgischer Patienten

Außer für die Kastration sollen diabetische Hunde vor chirurgischen Eingriffen zuerst voll eingestellt werden. Am Vortag der Operation normal füttern, dann um Mitternacht das nicht konsumierte Futter entfernen. Am Morgen des Operationstages wird nur die Hälfte der üblichen Insulindosis injiziert. Falls postoperativ eine starke Glykosurie besteht, wird Altinsulin nachgespritzt (ca. 20 % der üblichen Tagesdosis). Bei persistierender Inappetenz und Flüssigkeitsersatz wird je ¼ der üblichen Insulintagesdosis in 12 h Abstand verabreicht.

24.5.1.3 Behandlung mit oralen Antidiabetika

Falls ein Typ II Dm vermutet wird und die Blutglukose 11 mmol/l (200 mg/dl) nicht übersteigt, können orale Antidiabetika versuchsweise eingesetzt werden: Glipizid (Glibenese® Tabletten, Pfizer) 2 × täglich 0,25–0,5 mg/kg KG, Glibenclamid (Euglucon N®, Boehringer; Micronase®, Upjohn) 0,2 mg/kg KG (Schädigungen durch Langzeitgebrauch möglich, Nelson et al., 1986).

24.5.1.4 Komplizierte Dm-Formen

Diese sind durch schwere Allgemeinstörungen gekennzeichnet und können sich allmählich über Wochen oder unvermittelt unter dem Einfluß von Streß, einer Infektion usw. aus einem unkomplizierten Dm entwickeln.

Diabetische Ketoazidose

Ketoazidose entwickelt sich vorwiegend aus dem Insulinmangel-Dm, wenn gleichzeitig eine gesteigerte Glukagonaktivität vorliegt. Ein vermehrtes Angebot von freien Fettsäuren und eine stark erhöhte Betaoxydation in der Leber bewirken eine massive Ketosäurenbildung.

Symptome □ Ketoazidose muß vermutet werden, wenn bei einem Hund, der Polydipsie/Polyurie, Gewichtsverlust und Polyphagie gezeigt hatte, plötzlich Anorexie, Lethargie, Erbrechen, Austrocknung, Hecheln und beschleunigte Atmung auftreten. Neben Schwäche können sich Bewußtseinsstörungen oder Koma hinzugesellen. Der Atem hat bisweilen einen obstsauren Azetongeruch. Die Diagnose Ketoazidose wird durch den Nachweis von Glykosurie, Ketonurie und Hyperglykämie bestätigt. Die Behandlung der Ketoazidose ist zeitaufwendig und teuer. Der Praktiker soll deshalb die Überweisung an eine Spezialklinik erwägen.

Da die Ketoazidose gelegentlich durch andere Krankheiten ausgelöst wird (Pankreatitis, Pyometra, Infektionen, usw.), ist eine genaue Untersuchung und breite Labordatenbasis erforderlich. Damit unmittelbar anschließend an die Blutentnahme mit der Behandlung begonnen werden kann, soll ein Venenkatheter gelegt werden. An Laborwerten werden sofort benötigt: Hämatokrit, Plasmaprotein, Harnstoff und Blutglukose. Im späteren Verlauf kommen hinzu: Blutstatus, Differentialblutbild, Na, K, P, Blut pH, evtl. auch Blutgaswerte, Lipase und Amylase.

Behandlung □ Vier Schritte:
1. *Rehydrierung* mit NaCl 0,9 % oder Ringerlaktatlösung. Die Hälfte des aufgrund des Austrocknungsgrades geschätzten Flüssigkeitsdefizits wird in den ersten 2–4 h rasch i.v. infundiert. Das verbleibende Flüssigkeitsdefizit plus 60 ml/kg KG (Erhaltungsbedarf) zusätzlich der andauernden Verluste werden über die nächsten 24 h ausgeglichen. Falls zuerst NaCl 0,9 % gegeben wurde, stellt man in dieser 2. Phase auf Mischinfusion (0,45 % NaCl + 2,5 % Glukose) mit K-Zusatz (s. unten) oder auf Ringerlaktatlösung um. Die Umstellung kann auch erfolgen, sobald die Blutglukose auf 14 mmol/l (250 mg/dl) abgesunken ist.

2. *Ausgleich der Elektrolytverluste*
Mit NaCl 0,9 % wird dem Na-Verlust begegnet. Von größter Bedeutung ist ferner die Hypokaliämie. Es sollte deshalb baldmöglichst das Serum-K bestimmt werden. Die K-Substitution über die nächsten 24 h erfolgt nach folgenden Richtlinien: K-Spiegel 3–3,5 mmol/l erfordern 2–3 mmol/kg KG; K-Spiegel 2,5–3 mmol/l erfordern 3–5 mmol/kg KG; K-Spiegel unter 2,5 mmol/l erfordern 5–10 mmol/kg KG. Das KCl wird der Rehydrierungsflüssigkeit beigegeben. Es ist darauf zu achten, ob die Niere Harn produziert. Andernfalls kann Hyperkaliämie auftreten.

3. *Intramuskuläre Insulinbehandlung*
Diese hat den Vorteil gegenüber der Dauerinfusion oder der Bolusapplikation von Insulin, daß sie einfacher und sicherer zu applizieren ist (CHASTAIN et al., 1981):
▷ Anfangs-Blutglukosewert bestimmen
▷ Kristallines Insulin (Alt-Insulin Actrapid®) i.m. verabreichen, Hunde < 10 kg KG 2 IE; Hunde > 10 kg KG erhalten 0,25 IE/kg KG.
▷ Insulininjektion jede Stunde wiederholen mit 1 IE pro Hund unter 10 kg KG; 0,1 IE/kg für Hunde über 10 kg KG.
▷ Stündlich oder alle 2 h Blutglukose bestimmen.
▷ Sobald Blutglukose auf < 14 mmol/l (250 mg/dl) gefallen ist, injiziert man alle 6–8 h Alt-Insulin s.c. 0,5 IE/kg. Blutglukose 4 h nach der Insulinverabreichung bestimmen. Sobald dieser Wert bei 6–11 mmol/l (100–250 mg/dl) liegt und Hund normal er-

scheint, kann auf Monotardinsulin umgestiegen werden.
Bemerkung: Sobald ein Blutglukosespiegel von 14 mmol/l (250 mg/dl) erreicht worden ist, muß Glukose mit K-Zusatz (s. Punkte 1 und 2) infundiert werden.

4. *Azidosekorrektur*
Außer wenn Blut-pH auf < 7,1 abgefallen ist, kann man auf eine Bikarbonatlösungszufuhr verzichten. Andernfalls substituiert man mit Bikarbonatlösung so lange, bis ein Blut-pH von 7,25 erreicht ist.

Nichtketotisches hyperosmolares Koma
Bei schwerer Hyperglykämie (> 50 mmol/l) verbunden mit Na- und Harnstoffanstieg kann es bei Erreichen einer Plasmaosmolalität von > 350 mOsm/kg (normal 300 mOsm/kg) zu Hirnschädigungen und Koma kommen.

Symptome □ Unruhe, Ataxie, Nystagmus, Zukkungen, Konvulsionen, Hyperthermie und Exitus infolge respiratorischer Insuffizienz.

Laborbefunde □ Hohe Na- und Harnstoffwerte bei starker Glykosurie. *Keine Ketonurie bei relativem Insulinmangel.* Die Serumosmolalität läßt sich wie folgt errechnen:

Serumosmolalität = (in mOsm/kg)		
2 × (Serum K + Na) + (in mmol/l)	Blutglukose + (in mmol/l)	Harnstoff (in mmol/l)

Behandlung □ Sie ist die gleiche wie für Ketoazidose, aber Insulin ist nur zu verwenden, wenn durch Rehydrierung die Blutglukose zu wenig abfällt.

Differentialdiagnose zu Dm □ Nierentubulidefekt mit erniedrigter Glukoseausscheidungsschwelle = renale Glykosurie (kein Blutglukoseanstieg, harmlose Störung); Hyperadrenokortizismus = Cushing-Syndrom (Kap. 24.2.1).

24.5.2 Hypoglykämien

Die vermehrte Verwendung von Blutchemieprofilen hat die Zahl der Hypoglykämiediagnosen vermehrt (s. *Tab. 24.5*). Früher wurde man hauptsächlich auf Hypoglykämien (HK) aufmerksam, die Synkope oder Coma hypoglycämicum hervorriefen. Diese tritt auf, nachdem die Blutglukose auf 2,7 mmol/l (50 mg/dl) oder darunter gesunken ist. In leichten HK-Fällen fehlen Symptome oder es treten Unruhe, Muskelzittern, Ataxien oder Schwächeanfälle auf.

Tab. 24.5. Hypoglykämieursachen

a) *Spontan-HK, funktioneller Hyperinsulinismus*
   Keine Pankreasläsion: Neonatale HK bei Zwergrassen, Überanstrengung (Jagdhunde HK), Trächtigkeit, reine Fleischfütterung.

b) *Sekundäre HK* (symptomatische HK)
   Malabsorption, schwere Leberleiden, Addison-Krankheit, tumorinduzierte extrapankreatische HK, endotoxischer Schock, schwere Niereninsuffizienz, Hypothyreose.

c) *Leberenzymdefekte* und *Glykogenspeicherkrankheiten* (Van-Gierke-, Cori-Syndrom)

d) *Hyperinsulinismus*
   Endogene Insulinüberproduktion durch Tumoren (Insulinome), exogene Insulinüberdosierung; andere Medikamente (Tolbutamide, Salizylate, Phentolamin)

e) *Technische Fehler.* Abbau von Glukose, falls keine Fluoridröhrchen verwendet für Einsendungen.

24.5.2.1 Hyperinsulinismus, Insulinom

Hyperinsulinismus kommt durch ungesteuerte Hypersekretion der Betazellen zustande. Die häufigste Ursache sind Betazell-Tumoren (ca. 70–95 % Karzinome, 5–30 % Adenome). Sie sind selten und treten bevorzugt bei älteren Hunden (> 5–7 J.) großer Rassen auf.

Symptome ☐ Sie hängen davon ab, wie rasch und tief Blutglukose absinkt. Die Symptome treten bevorzugt kurz vor oder 2–3 h nach der Fütterung sowie nach Anstrengungen auf. Die Störungen beginnen mit Unruhe, Ängstlichkeit, Muskelzittern, Muskelsteifheit oder Bellen. In schwereren Fällen und nach Anstrengung kommen hinzu: Ataxien, Muskelschwäche, Einknicken in Nachhand, Kollaps, Synkope und evtl. Konvulsionen mit Ruderbewegungen und Koma. Oft ist der Appetit vermehrt und es besteht leichte Fettsucht.

Laborbefunde ☐ Während des Fastens kann oft, aber nicht immer (auch noch nach 48–72 h), eine HK (Blutglukose < 2,7 mmol/l = 50 mg/dl) nachgewiesen werden. Im Anfall kann Blutglukose bis auf 1,1 mmol/l abfallen. Die übrigen Laborwerte sind unauffällig.

Diagnosesicherung ☐ Da HK auch bei anderen Krankheiten vorkommen kann, soll der Insulinspiegel bestimmt werden, sobald durch Fasten der Blutglukosewert auf ca. 3,3 mmol/l (60 mg/dl) oder darunter gesunken ist. Dann wird die AIGR (**A**mended **I**nsulin **G**lucose **R**atio), d. h. der Insulin-Glukose-Quotient wie folgt errechnet:

$$\frac{\text{Seruminsulin (in } \mu U/ml) \times 100}{\text{Blutglukose (in mg/dl)} - 30}$$

Normalerweise ist der AIGR < 30–56, bei Insulinomen ist er größer als 30–56. Der Quotient ist aber stark laborabhängig (ZANESCO et al., 1986).

Prognose ☐ Immer vorsichtig stellen, da die Metastasierungstendenz in die Lymphknoten, Leber und Milz hoch ist.

Behandlung ☐ Zwei Formen:
1. Im akuten Anfall 5–10 ml Glukoselösung 50 % i.v. verabreichen.
2. Chirurgische Tumorresektion ist häufig mit Problemen verbunden. Tumoren können schwer auffindbar (sehr klein), multipel oder wegen anatomischer Verhältnisse nicht resezierbar sein. Durch Manipulation kann Pankreatitis entstehen (Infusion von 10%igem Dextran 40 und 2–3 d postoperatives Fasten sollen vorbeugend wirken). Um HK zu vermeiden, muß vor Operation und noch einige h danach Glukose 5 % infundiert werden.

Medikamentelle Behandlung kann auch bei bereits eingetretener Metastasierung ein befriedigendes palliatives Ergebnis bringen. Vorerst füttert man mehrmals täglich kleine Portionen von ⅓ fettem Fleisch mit ⅔ Kohlenhydraten. Bei Prodromalanzeichen von HK wird Glukosesirup p.o. gegeben. Der Effekt der Diät wird durch Prednisolon 0,5 mg/d noch verbessert. Falls diese Behandlung nicht oder nicht mehr wirkt, wird Diazoxide (Proglicem®) zur Insulinsekretionshemmung verabreicht. Man beginne mit 10 mg/kg KG auf mehrere Male verteilt und erhöhe die Dosis nach Bedarf (max. 30–40 mg/kg KG). Evtl. versuchsweise Diphenylhydantoin (Epanutin®, Phenhydan®) anwenden.

Komplikationen ☐ Durch langdauernde schwere HK kann Hirnrindennekrose, gefolgt von erworbener Epilepsie und Neuropathien entstehen. Ferner kann nach chirurgischer Tumorentfernung Diabetes mellitus auftreten.

Differentialdiagnose ☐ Tumorinduzierte HK (Insulinspiegel nicht erhöht; mittels Röntgenaufnahmen oder evtl. Probelaparotomie nach Tumor suchen); Jagdhunde-HK (Überanstrengung wenig trainierter, nervöser Hunde, kann mit Lungenödem verbunden sein), ferner die in *Tab. 24.5* aufgeführten HK-Ursachen.

24.5.3 Zollinger-Ellison-Syndrom

Definition ☐ Rezidivierende peptische Ulzera und übermäßige Magensäuresekretion, verursacht durch einen gastrinproduzierenden Nicht-Beta-Zell-Pankreasinseltumor (sehr selten) (HAPPÉ et al., 1980).

Symptome □ Anorexie, Erbrechen, Durchfall und Gewichtsverlust. Es bestehen Oesophagitis, eine verdickte Magenschleimhaut, Erosionen und Ulzera im Duodenum und Jejunum und Tumoren im Pankreas evtl. mit Metastasen in den regionalen Lymphknoten und der Leber.

Prognose □ Ungünstig.

Behandlung □ Tumorentfernung.

Literatur

Belshaw, B. E., 1983: Summary of Test Procedures, Notes on Small Animal Endocrinology Utrecht.

Chastain, C. B., & C. E. Nicholas, 1981: Low-dose therapy for diabetic Ketoazidosis in dogs. J.A.V.M.A. **178**: 561.

Chastain, C. B., C. L. Graham & M. G. Riley, 1982: Myxedema coma in two dogs. Canine Pract. **9**, 20.

Chastain, C. B., & V. K. Ganjam, 1986: Clinical Endocrinology of Companion Animals. Philadelphia: Lea & Febiger.

DiBartola, S. P., S. E. Johnson, D. J. Davenport et al., 1985: Clinicopathologic findings resembling hypoadrenocorticism in dogs with primary gastrointestinal disease. J.A.V.M.A. **187**: 60.

Eigenmann, J. E., 1981: Diagnosis and treatment of dwarfism in a German Shepherd dog. J.A.A.H.A. **17**: 798.

Eigenmann, J. E., & A. J. Venker-van Haagen, 1981: Progestogen-induced and spontaneous canine acromegaly due to reversible growth hormone overproduction: Clinical picture and pathogenesis. J.A.A.H.A. **17**: 813.

Eigenmann, J. E., 1983: Diabetes mellitus bei der Hündin. 1. Pathogenese und Klinik. Tierärztl. Praxis **11**: 361.

Eigenmann, J. E., 1983: Diabetes mellitus bei der Hündin. 2. Therapie. Tierärztl. Praxis **11**: 529.

Eigenmann, J. E., & D. F. Patterson, 1984: Growth hormone deficiency in the mature dog. J.A.A.H.A. **20**: 741.

Feldman, E. C., & R. W. Nelson, 1982: Insuline-induced hyperglycemia in diabetic dogs. J.A.V.M.A. **180**: 1432.

Happé, R. P., I. van der Gaag, C. B. H. W. Lamers et al., 1980: Zollinger-Ellison Syndrome in three dogs. Vet. Path. **17**: 177.

Leav, I., A. L. Schiller, A. Rijnberk et al., 1976: Adenomas and carcinomas of the canine and feline thyroid. Am. J. Pathol. **83**: 61.

Lettow, E., M. Opitz & H. Brieger et al., 1983: Juveniler Diabetes mellitus bei einem Hund. Kleintierpraxis **28**: 119.

Loar, A. S., 1986: Canine Thyroid Tumors. In: Kirk, R. W. (Ed.): Current Veterinary Therapy IX. Philadelphia: W. B. Saunders Co.

Medleau, L., J. E. Eigenmann, H. M. Saunders & M. H. Goldschmidt, 1985: Congenital hypothyroidism in a dog. J.A.A.H.A. **21**: 341.

Nelson, R. W., & E. C. Feldman, 1986: Canine diabetes mellitus. In: Kirk, R. W. (Ed.): Current Veterinary Therapy. IX: p. 1033. Philadelphia: W. B. Saunders Co.

Opitz, M., E. Lettow, H. Lopponow & V. Grevel, 1983: Erfahrungen mit der Lysodren-Behandlung des Cushing-Syndroms beim Hund (1). Tierärztl. Praxis **11**: 369.

Opitz, M., E. Lettow & V. Grevel, 1983: Erfahrungen mit der Lysodren-Behandlung des Cushing-Syndroms beim Hund (2). Tierärztl. Praxis **11**: 507.

Peterson, M., 1986: Hypoparathyroidism. In: Kirk, R. W. (Ed.): Current Veterinary Therapy. IX: p. 1039. Philadelphia: W. B. Saunders Co.

Rijnberk, A., & I. Leav, 1976: Thyroid tumors. In: Kirk, R. W. (Ed.): Current Veterinary Therapy. VI. Philadelphia: W. B. Saunders Co.

Saï, P., 1984: Physiopathologie des »Ilots diabétiques«: Perspectives thérapeutiques. Kongreßbericht. Paris: Congrès national annuel de la C.N.V.S.P.S.

Schawalder, P., 1978: Zwergwuchs beim Hund. Kleintierpraxis **23**: 3.

Sherding, R. G., D. J. Meuten, D. J. Chew et al., 1980: Primary hypoparathyroidism in the dog. J.A.V.M.A. **176**: 439.

Twedt, D. C., & S. L. Wheeler, 1984: Pheochromocytoma in the dog. Vet. Clinics North Am. **14**: 767.

Zanesco, S., & U. Freudiger, 1986: Der intravenöse Glucose-Toleranztest und Insulinantwort bei Hunden. III. Mitteilung: 3 Fälle von Insulinom und 1 Fall von extrapankreatischem Tumor bedingter Hypoglykämie. Kleintierpraxis **31**: 223.

25 Bewegungsapparat

W. D. PRIEUR · G. KÁSA · F. KÁSA

Die Gliedmaße bildet eine Funktionseinheit, in welcher die Erkrankungen eines Organs, sei es Knochen, Gelenk, Muskel oder Nerv, die anderen Organe in Mitleidenschaft zieht.

Einleitung

Knochenbau ☐ Der Knochen besteht aus Osteonen, deren Zellen ein engmaschiges Kollagennetz, mit Kalziumkristallen gefüllt, bilden. Dies erlaubt dem Knochen Druckkräfte bis $1200\,kg/cm^2$ und Zugkräfte bis $1000\,kg/cm^2$ auszuhalten. Sein Widerstand gegen quer auftretende oder Scherkräfte liegt um 10 % niedriger. Die Knochenbälkchen des spongiösen Knochens verlaufen in der Richtung der normalen Druck- oder Zugkräfte. Ändern sich diese (z. B. nach Osteotomie) passen sich durch

Umbau innerhalb weniger Monate die Trabekulae den neuen Kraftlinien an. Knochengewebe ist einem permanenten Umbau unterworfen, bei dem einzelne Osteone resorbiert und durch neue ersetzt werden. Normalerweise halten sich An- und Abbau die Waage. Bei verstärkter Belastung überwiegt der Anbau mit Knochenverstärkung, während mangelnde Belastung schnell zu vermehrtem Abbau mit Knochenatrophie führt.

Pathologische Veränderungen ☐ Knochenerkrankungen rufen unterschiedliche Veränderungen des Knochengewebes hervor, deren Definitionen im klinischen Sprachgebrauch oft inkorrekt verwendet werden. *Osteopenie* ist eine Verminderung der Gesamtknochenmasse (Knochenatrophie), während bei *Osteolyse* sich mehr oder weniger große Knochenbezirke auflösen und resorbiert werden. Bei *Osteomalazie* besteht eine gleichmäßige Verringerung des Mineralgehalts (Kalziumapatit) bei erhaltenem oder vermehrtem Kollagenfasergerüst. *Osteoporose* ist eine rarefizierende Verminderung von Osteoidgewebe und Mineralien. *Osteosklerose* ist eine Verdichtung des spongiösen Knochens, die röntgenologisch von der relativen Verdichtung eines Sequesters unterschieden werden muß, dessen normaler Apatitgehalt im Vergleich zu osteolytischem oder osteoporotischem Gewebe dichter erscheint. Unter *Osteodystrophie* wird eine gestörte Knochenentwicklung verstanden, bei der das Gewebe gleichzeitig osteoporotische, osteopenische oder osteosklerotische Bezirke aufweist.

25.1 Knochenwachstumsstörungen

Das Längenwachstum der Röhrenknochen findet in den zwischen Meta- und Epiphyse liegenden Physen (Epiphysenfugen) statt, wobei der Anteil der einzelnen Physen am Gesamtwachstum des Knochens sehr unterschiedlich ist. So trägt bei der Ulna die distale Physe 85 %, die proximale Physe nur 15 % zum Längenwachstum bei. Die Zunahme des Knochendurchmessers erfolgt von seiten des Periosts, Wachstum und Formbildung der Epiphysen erfolgt durch Gelenkknorpel, welcher für diesen Knochenabschnitt gleichzeitig Wachstumsknorpel ist. *Physenschädigungen* durch traumatische (Kap. 25.1.5), metabolische (Kap. 25.1.2) oder genetische (Kap. 25.1.1) Krankheiten beeinträchtigen das normale Längenwachstum des Knochens. Ist nur eine Physe geschädigt, wird, falls anatomisch möglich, fehlendes Längenwachstum durch die andere Physe desselben Knochens kompensiert. Auch Physen von anderen zu dieser Gliedmaße gehörenden langen Röhrenknochen versuchen durch vermehrtes Wachstum die Gliedmaßenlänge auszugleichen. Bei *partieller Physenschädigung* entsteht eine Knochenverkrümmung, um so ausgeprägter, je jünger das Tier zum Zeitpunkt der Schädigung war. An Ulna und Radius kann eine isolierte Physenschädigung eines Knochens das Wachstum beider Knochen beeinflussen und erhebliche Gliedmaßenverkrümmungen verursachen. Auch genetische und metabolische Störungen rufen Wachstumsschäden hervor, lassen sich aber selten differenzieren. Ob beim Menschen beobachtete dysplastische oder metabolische Erkrankungen beim Hund vorkommen, ist umstritten. Deswegen sollten humanmedizinische Krankheitsnamen wie »Möller-Barlow« etc. beim Hund vermieden werden.

25.1.1 Genetische Wachstumsstörungen

Osteochondroplasien und *Dysostosen* sind beim Hund wenig erforscht, da nur ein Bruchteil aller auftretenden Mißbildungen genetisch untersucht werden können. *Achondroplasie (Chondrodystrophie – Zwergwuchs)* ist eine Störung der Osteoblastenaktivität unbekannter Ursache mit frühzeitigem Altern der Chondrozyten des Säulenknorpels. Die herausgezüchtete *proportionierte Achondroplasie* bestimmter Hunderassen (z. B. Zwergpudel) muß von *achondroplastischem Zwergwuchs* unterschieden werden, bei dem ein gestörtes Längenwachstum bei normalem Dickenwachstum des Knochens eintritt. Neben speziell gezüchteten Rassen (Teckel, Basset etc.) kommen in Einzelfällen generalisierte Wachstumsstörungen (z. B. Alaskan Malamute) sowie auch isolierte achondroplastische Veränderungen der distalen Ulnaphyse (z. B. Sky-Terrier) vor. *Chondropathie* des Hundes *(Osteochondrosis dissecans)* ist nach OLSSON (1981) das klinisch relevante Endstadium einer besonders bei großen und schnell wachsenden Rassen auftretenden *Osteochondrose.* Die Ursache soll fehlende Hypertrophie der Säulenknorpelchondrozyten sein, wobei die Matrixverkalkung ausbleibt und somit nicht von subchondralen Gefäßen resorbiert werden kann. Die sich bildende dicke Knorpelschicht wird nicht ausreichend von der Synovia ernährt, hebt sich von der Unterlage ab und bildet eine Knorpelschuppe. Auch der bei großen Rassen (z. B. Deutsche Dogge) in der Ulnaphyse *verbleibende Knorpelkegel* wird von verschiedenen Autoren (OLSSON et al., 1981; LENEHAN & VAN SICKLE, 1985) zur Osteochondrose gezählt. Dieser führt zu Wachstumsstörungen die-

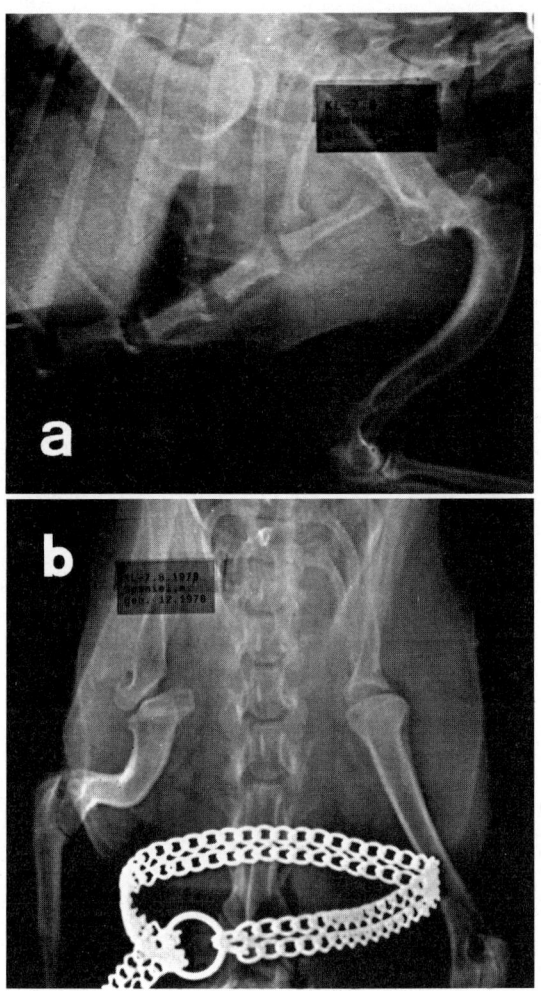

Abb. 25.1. Schultergelenkdysplasie bei einem Cocker-spaniel, 9 Monate. *a* = mediolaterale Aufnahme; *b* = a.p.-Aufnahme

ser Physe mit den daraus resultierenden Knochen-verkrümmungen.

Als *Dysplasien* werden alle Fehlentwicklungen von Organen, und nicht, wie vielfach üblich, allein die *Hüftgelenkdysplasie (Dysplasia acetabuli)* des Hundes bezeichnet. Sie sind angeboren (also schon bei Geburt vorhanden) oder entstehen während des Wachstums. Sie können an allen Knochen vorkommen und zu Gelenkmißbildungen führen: Schultergelenk (Pudel, Zwerghunde, *Abb. 25.1*), Ellbogengelenk (angeborene Ellbogenluxation), Hüftgelenk, Kniegelenk (Patellarluxation).

25.1.1.1 Hüftgelenkdysplasie
Die Hüftgelenkdysplasie umfaßt wahrscheinlich Erkrankungen unterschiedlicher Ursache, die bis-her nicht aufgegliedert werden konnten. Sie ist nicht, wie die Dysplasia coxae congenita des Men-

schen, angeboren, sondern tritt erst während des Wachstums auf. Die primär beim Deutschen Schä-ferhund vorkommende Form wird korrekter als Dysplasia acetabuli *(Abb. 25.2)* bezeichnet, weil zuerst eine Abflachung des kranialen Pfannenran-des beobachtet wird. Wieweit die vor allem bei der Dogge, Bernhardiner und Mastiff beobachtete Veränderung des proximalen Femurs mit Antetor-sion und Valgusstellung (Coxa valga antetorta; *Abb. 25.3*) mit der Dyplasia acetabuli identisch ist, ist ungeklärt. Klinisch sind die beiden nicht zu unterscheiden und treten zwischen dem 4. und 10. Lebensmonat auf.

Symptome □ Die Tiere zeigen verminderte Akti-vität, spontane Lahmheit mit Schwierigkeiten beim Aufstehen und verminderte Bewegung im Hüftgelenk. Passive Bewegung des Hüftgelenks ist schmerzhaft. Die Gelenkinstabilität verursacht das »Ortolani«-Zeichen, ein Schnappen oder Klick-Geräusch. Es wird hervorgerufen durch das Zu-rückgleiten des Femurkopfes in die Pfanne, nach Gliedmaßenabduktion, nachdem dieser durch Ad-

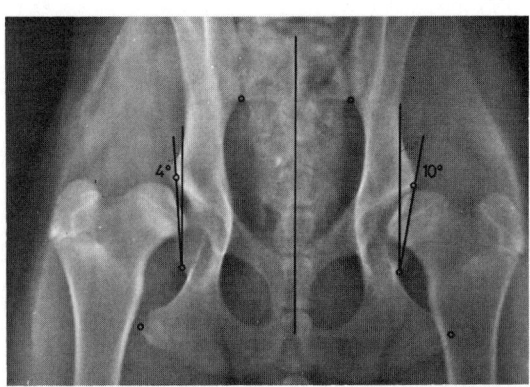

Abb. 25.2. Dysplasia acetabuli bei einem 10 Monate alten Schäferhund. Die normalen Retorsionswinkel der
Pfanne von 15–17° sind stark verkleinert, wogegen der
proximale Femur einen normalen Winkel zwischen
Schaftachse und Schenkelhalsachse (145°) und keine Anzeichen einer Antetorsion aufweist

Abb. 25.3. Hüftgelenksdysplasie mit Veränderungen am
proximalen Femur = Coxa valga antetorta bei einer
jungen Dogge mit Valgusstellung des Schenkelhalses.
*Hinweis auf Antetorsion ist der deutlich sichtbare Tro-
chanter minor. Lateralkrümmung des proximalen Femurs*

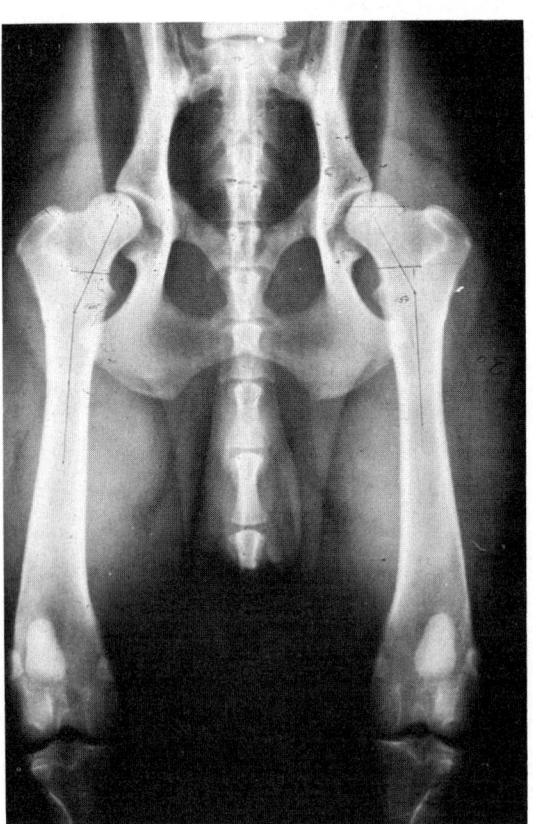

duktion des Femurs und kranialen Druck auf den
Trochanter subluxiert wurde. Der M. pectineus ist,
wie auch andere periartikuläre Muskeln, häufig
verdickt und schmerzhaft, weil die fortwährende
Muskelspannung zur Stabilisierung des lockeren
Gelenkes eine Kontraktur hervorruft.

Röntgenbild □ Folgende Veränderungen sind einzeln oder kombiniert sichtbar: Luxation, Subluxation, Abflachung der Gelenkpfanne, besonders ihres kranialen Randes, Valgusstellung des Schenkelhalses, Abflachung des Femurkopfes, Aus-
wärtskrümmung des proximalen Femur. Als Zeichen bereits eintretender Arthrose werden Osteophyten am kranialen und kaudalen Pfannenrand,
am Übergang von Femurkopf zum Schenkelhals,
sowie eine Sklerose des kranialen Pfannenrandes
sichtbar. Die z. T. schweren Hüftbeschwerden mit
Lahmheit, Bewegungsunlust, Einschränkung der
Gelenkbewegung, Muskelatrophie der Hinterhand
werden durch die sich im Laufe der Zeit verstärkende Koxarthrose verursacht. Die klinischen Beschwerden korrelieren häufig nicht mit dem
Schweregrad der arthrotischen Veränderungen auf
dem Röntgenbild.

Prognose □ Sie ist wegen der fortschreitenden
Osteoarthrose ungünstig. Viele Hunde zeigen allerdings trotz schwerer Koxarthrose wenig oder
keine klinischen Beschwerden.

Behandlung □ Sie soll, wenn möglich, die Gelenkmechanik verbessern und das Fortschreiten der
Arthrose verzögern, den Schmerz beseitigen und
die Gelenkbewegung verbessern. Die medikamentöse Therapie mit Analgetika (Salicylate, Butazolidine) richtet sich gegen die Schmerzen, die primär
durch die Kontraktur der Hüftmuskeln hervorgerufen werden. In schweren Fällen werden sie mit
vorsichtigen oralen Glukokortikoidgaben kombiniert. Intraartikuläre Injektionen von Glukokortikoiden, insbesondere in kristalliner Form, schädigen den Gelenkknorpel. Die Wirkung anderer
Präparate, wie Arteparon® oder Goldsalze, ist umstritten. Bei der operativen Therapie bringt die
Pectineusmyotomie durch Entspannung des kon-
trahierten Muskels kürzere oder längere Zeit
Schmerzverminderung. Operationen, die die Gelenkmechanik verbessern, wie *Beckenosteotomien,
intertrochantäre Femurosteotomie* oder Einsetzen
einer *Totalprothese,* bringen oft überraschende
Besserung. Von der Resektion des Femurkopfes
ist besonders bei schweren Hunden abzuraten,
weil die Instabilität der Hüfte damit vergrößert
wird.

25.1.2   Wachstumsstörungen mit vermutlich genetischer Ursache

25.1.2.1   Legg-Calvé-Perthes-Krankheit

Die Ätiologie der *Legg-Calvé-Perthes-Krankheit* (avaskuläre Femurkopfnekrose) ist unbekannt. Eine Prädisposition durch multiple Epiphysendysplasie wird angenommen, weil die Erkrankung bei bestimmten Rassen und in gewissen Blutlinien gehäuft auftritt und in 20 % der Fälle beidseitig vorkommt (SMITH, 1971; PAATSAMA et al., 1967; JEZYK, 1985).

Symptome □ Es kommt zu einer nichtentzündlichen, aseptischen Nekrose und Deformation des Femurkopfes und Schenkelhalses durch Störung der Vaskularisation der Femurkopfepiphyse, die in eine Koxarthrose übergeht. Befallen werden Zwergrassen, bevorzugt Terrier. Die Veränderungen treten mit etwa dem 5. Lebensmonat auf und sistieren nach dem 13. Lebensmonat. Wenn die Krankheit durch Lahmheit klinisch manifest wird, sind die Veränderungen des Femurkopfes meist schon weit fortgeschritten.

Röntgenbild □ Verbreiteter Gelenkspalt, Aufhellung der Epiphyse, Verschattung und Verdichtung des Schenkelhalses, später Rarefizierung von Kopf und Hals mit Verformung *(Abb. 25.4)*.

Behandlung □ Sie besteht in der Resektion von Femurkopf und Schenkelhals, ein bei kleinen Rassen unbedenklicher Eingriff. Rechtzeitig vorgenommen, bleibt selten eine auffällige Lahmheit zurück. Konservative Therapie mit Schmerzmitteln und strikter Bewegungseinschränkung kommt meist zu spät, da, wenn Lahmheit auftritt, genannte Veränderungen irreversibel sind.

25.1.2.2   Andere genetisch bedingte Wachstumsstörungen

Agenesie des Radius kommt vor und verursacht Mißbildung und Verkürzung der Vordergliedmaßen. Bei der sehr seltenen *Osteogenesis imperfecta tarda* zeigen die Tiere eine schwache Knochenstruktur der langen Röhrenknochen. Die dabei häufig entstehenden Spontanfrakturen führen zu Gliedmaßenmißbildung und Osteoporose. Osteogenesis·imperfecta tarda darf nicht mit dem alimentären Hyperparathyreoidismus verwechselt werden (JEZYK, 1985). *Polydactylie* ist eine häufige Mißbildung bei allen Hunderassen. Laterale und mediale Patellaluxationen siehe Kap. 25.3.4.

25.1.3   Metabolische Wachstumsstörungen

Stoffwechselstörungen treten entweder durch körpereigene (hormonelle) oder ernährungsbedingte Fehlsteuerungen auf. Mangel oder Überfluß an bestimmten Komponenten stören den Regelkreis. Die eigentliche Ursache ist oft schwer festzustellen, und vielfach unbekannt.

Knochenwachstumsstörungen treten durch Vitamin-D- und Vitamin-A-Störungen auf. Vitamin D3 (Cholecalciferol) wird im Darm resorbiert oder in der Haut aus ähnlichen Grundmolekülen aufgebaut. Es ist für die Calciumresorption im Darm, den Einbau in den Knochen und die osteoklastische Resorption von Calcium aus der Knochenmatrix notwendig. Durch Vitamin-D3-Mangel hervorgerufene *Rachitis* ist experimentell auslösbar, aber klinisch äußerst selten. Vitamin-D-Gaben sind weder zur Rachitis-Prophylaxe noch für Frakturheilung von Nutzen, sie scheinen im Gegenteil eine Mitursache der hypertrophischen Osteodystrophie zu sein. *Vitamin-A-Mangel* wurde bisher nur experimentell beim Hund hervorgerufen.

Selten ist auch die Hypervitaminose A beim Hund, im Gegensatz zur Katze, wo sie durch Verfütterung von Leber sehr häufig vorkommt und mit Mißbildung der langen Röhrenknochen, Schädelknochen und Wirbel einhergeht (KRONFELD, 1985).

Abb. 25.4. Legg-Calvé-Perthes-Krankheit bei einem 9 Monate alten Chihuahua mit zunehmender Lahmheit im rechten Hüftgelenk. Die Femurkopfnekrose wird durch die Entrundung des Femurkopfes infolge Kollaps der Knochenstrukturen angezeigt. Um Schmerzfreiheit zu erreichen, wurde eine Femurkopfresektion vorgenommen

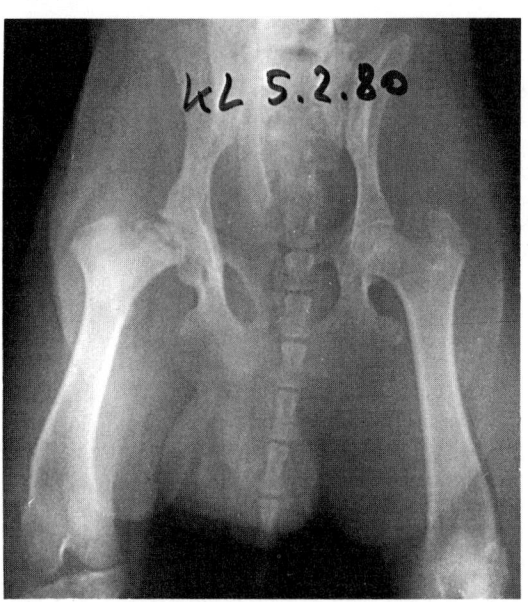

25.1.3.1 Hypertrophe Osteodystrophie

Die Erkrankung tritt vereinzelt schon ab dem zweiten, häufiger zwischen dem 3. und 6. Lebensmonat mit Lahmheit, schmerzhafter periostaler Verdichtung der Karpal-, Knie-, seltener der Tarsalgelenke auf. Mitunter ist sie mit Anorexie, Hinfälligkeit und wechselnden, febrilen Körpertemperaturen verbunden.

Röntgenbefund □ Physe normal bis verbreitert, in der Metaphyse irreguläre Verschattungen, manchmal bandförmige, parallel zur Physe verlaufende Aufhellungen, Periostverdichtung, manchmal mit knöchernen Auflagerungen *(Abb. 25.5)*.

Laborbefund □ Linksverschiebung der Granulozyten, Phosphor und alk. Phosphatase erhöht. Die Ansicht, diese Erkrankung sei eine der Möller-Barlowschen Krankheit des Menschen ähnliche Avitaminose C, wird von den meisten Autoren abgelehnt. Eine leichte metaphysäre Verdickung der genannten Gelenke ist bei großen, schnell wachsenden Hunderassen normal. Die pathologischen Verstärkungen und Abweichungen entstehen wahrscheinlich durch zu kalorien- und protein-

Abb. 25.5. Hypertrophe Osteodystrophie des rechten und linken Antebrachium einer 5 Monate alten Deutschen Dogge mit Schwellung und Schmerzen im distalen Metaphysenbereich. Man erkennt deutlich Verschattungen und periostale Knochenzubildungen am distalen und proximalen Radius und an der distalen Ulna. (Dept. of Radiology, Vet. Teaching Hospital, Michigan State University)

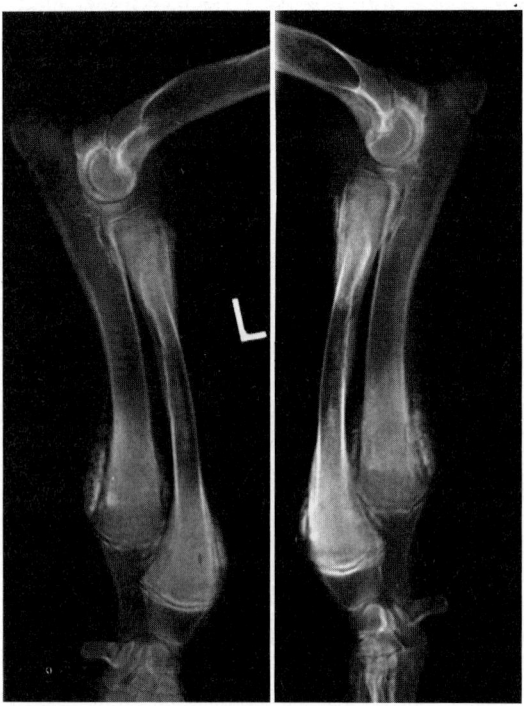

reiche Fütterung, verbunden mit hohen Vitamin-D- und Phosphorgaben.

Therapiemaßnahme □ Die wichtigste besteht in rigoroser Verminderung der Protein- und Kalorienzufuhr. Bei starker Lahmheit und Schmerzen gebe man zusätzlich Analgetika (Salicylate, Phenylbutazone). Die Krankheit heilt mit Physenschluß spontan aus und wäre problemlos, wenn sie nicht häufig mit dem Auftreten von Fehlstellungen des distalen Antebrachiums, distalen Femurs und der distalen Tibia infolge ungleichmäßigem Physenwachstum verbunden wäre. Durch Einsetzen von die Physe überbrückenden Klammern oder von Ulnaosteotomie kann eine Korrektur versucht werden. Werden diese Eingriffe aber zu spät, kurz vor Physenschluß, vorgenommen, korrigieren sich die Knochenverkrümmungen nicht mehr und können nur durch eine Osteotomie begradigt werden.

25.1.3.2 Genu valgum

Das *Genu valgum* (X-Bein) ist eine bei großen Hunderassen wie Dogge, Bernhardiner, Irischer Wolfshund, Mastiff, etc. vorkommende Deformation von Femur und Tibia *(Abb. 25.6)* mit: Antetorsions- und Valgusstellung des Schenkelhalses (z. T. Azetabulumabflachung); Auswärtsbiegung des proximalen Femur; Einwärtsrotation des distalen Femur, oft verbunden mit Hypoplasie des lateralen Kondylus, lateraler Patellaluxation, flacher Fossa patellaris und Auswärtsrotation der proximalen Tibia und Crista tibiae. Diese Veränderungen müssen nicht alle klinisch relevant sein. Sie werden mit etwa 5 Monaten meistens vom Besitzer beobachtet und sind mit 14 Monaten abgeschlossen. Die Tiere zeigen schleifenden Gang mit starker Gewichtsverlagerung. Femur und Tibia sind einwärts gebogen, bei gleichzeitiger Medialrotation des Knies und Valgus und Antetorsion des Schenkelhalses. Die gleichzeitige Auswärtsrotation der Tibia bringt das Tarsalgelenk in eine »hakkenenge« Stellung mit Auswärtsdrehen des Metatarsus und der Phalangen. Es besteht Muskelatrophie der Hintergliedmaßen und oft Kyphose. Die Krankheit wird, wenn die Hüftveränderungen dominieren, der Dysplasie (Coxa valga antetorta), wenn die Knieveränderungen dominieren, der lateralen Patellaluxation zugeordnet. Weil häufig Knorpelkegel in den Physen des lateralen Femurkondylus und im lateralen Teil der proximalen Tibia verbleiben, wird die Erkrankung von einzelnen Autoren als Osteochondrose bezeichnet. Dem klinischen Bild und der Pathogenese nach kann diese Krankheit der hypertrophen Osteodystrophie zugeordnet werden. Die Ursache ist unbekannt. Da sie praktisch nur bei schnell wachsenden, sehr großen Rassen vorkommt dürfte sie durch das Ziel der Züchter, immer größere und

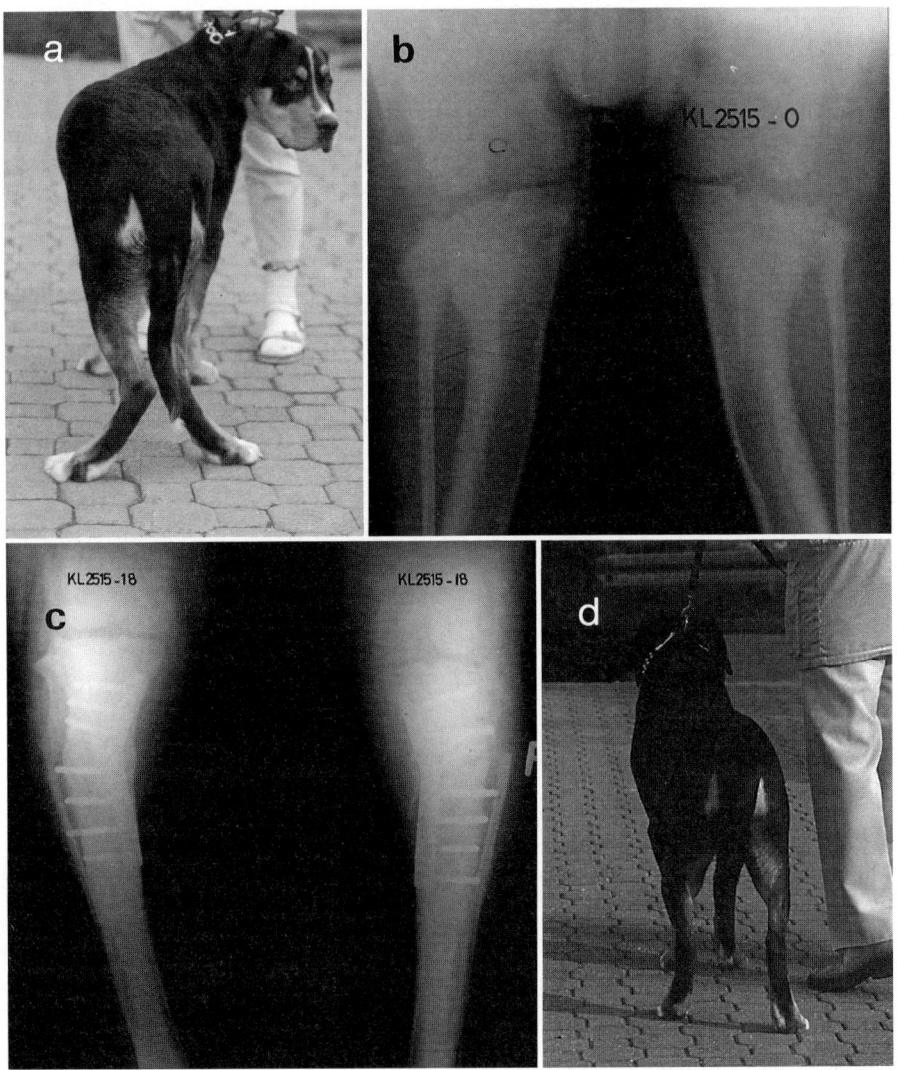

Abb. 25.6. Genu valgum, schwere X-Beinigkeit bei einem Großen Schweizer Sennenhund; *a* = Hintergliedmaßen mit stark ausgedrehten Pfoten; *b* = Auf der posterior-anterioren Röntgenaufnahme sind die Schrägstellung der Gelenkspalten, die Verkleinerung der lateralen Femurkondylen und laterale Abwinkelung in der Tibiadiaphyse gut erkennbar; *c* = Anterior-posteriore Kontrollaufnahmen: links 18 Wochen, rechts 8 Wochen nach der Korrekturosteotomie; *d* = Patient nach den Korrekturosteotomien. Er läuft beschwerdefrei, die Gliedmaßenstellung ist korrekt

schwerere Hunde zu züchten und das Wachstum durch große Kalorien- und Proteingaben im Futter zu beschleunigen, bedingt sein. Dabei übertrifft das Gewicht des Junghundes die natürliche Belastungsfähigkeit des sich in der Entwicklung befindenden Gliedmaßenskeletts.

Kommen die Tiere frühzeitig, ohne schwere Gliedmaßendeformation, zur Behandlung, genügt eine drastische Einschränkung des Kalorien- und Proteinangebots, eine Therapie, die selten vom Besitzer akzeptiert wird. Analgetika vermindern den Schmerz, vermehren aber den Bewegungsdrang des jungen Tieres und damit die biomechanische Belastung. Nach Physenschluß helfen nur knochenkorrigierende Eingriffe, die sich nach den vorliegenden Veränderungen richten müssen.

25.1.3.3 Alimentärer Hyperparathyreoidismus

Der alimentäre Hyperparathyreoidismus (juvenile Osteoporose, paper bone disease) tritt bei allen Karnivoren als Folge eines Phosphorüberschusses und Kalziummangels im Futter auf und wird durch ausschließliche Fleischfütterung verursacht. Die Verminderung des ionisierten Blut-Ca führt zur Hypertrophie der Nebenschilddrüse und hohem Parathormon-Blutspiegel. Zur Anhebung des

Blutkalziumspiegels muß das Kalziumdepot im Knochen abgebaut werden, was zur Verdünnung der Kortikalis führt. Klinisch werden Lahmheit, Spontanfrakturen, u. U. Durchfälle beobachtet.

Röntgenbefund □ Vollständige oder unvollständige Spontanfrakturen der langen Röhrenknochen, Kompressionsfrakturen der Wirbelkörper.

Behandlung □ Ruhigstellung (im Käfig etc.), Kalziumzufuhr (Kap. 24.4.2) und Ernährungsänderung, bei schweren Fällen Kalziumglukonatinfusionen. Die Krankheit darf nicht verwechselt werden mit dem renalen Hyperparathyreoidismus, der aufgrund chronischer Niereninsuffizienz mit vermehrter Phosphorretention und Störung des Vitamin-D-Stoffwechsels in der Niere entsteht.

25.1.4 Traumatische Wachstumsstörungen (Physenverletzungen)

Ein Trauma kann die Physe partiell oder total schädigen (Kap. 9.6.3.5 *Tab. 9.6, Abb. 9.25*). Partielle Schäden verzögern das Längenwachstum auf der betroffenen Seite, wodurch eine Verkrümmung des Knochens auftritt. Bei totaler Physenschädigung sistiert oder verzögert sich das Längenwachstum der Knochen. Das Ausmaß der Schädigung ist von dem verbleibenden Wachstumspotential des Knochens abhängig, welches bei langbeinigen Hunden wesentlich größer ist als bei kurzbeinigen.

25.1.4.1 Wachstumsstörungen am Antebrachium

Besonders häufig sind Wachstumsschäden am Antebrachium, da dessen Längenwachstum beim Radius 60–70 % von der distalen und 30–40 % von der proximalen Physe, und das der Ulna, bis zur Höhe des Ellbogengelenks gerechnet, zu 100 % von der distalen Physe erfolgt. Jede Schädigung einer dieser Physen verursacht eine Fehlentwicklung des Antebrachiums. Schädigung der Ulnaphyse verursacht eine Verkürzung der Ulna, welche eine Antekurvation des Radius mit Auswärtsrotation und Valgus von Karpus und Metakarpus und Gelenkinkongruenz im Ellbogen bewirkt (Radius-curvus-Syndrom mit Carpus valgus). Bei schnell wachsenden, langbeinigen Rassen (z. B. Afghane) entsteht dadurch eine sichelförmige Mißbildung des distalen Radius. Schädigung der Radiusphysen führt zur Verkürzung des Radius mit Ellbogeninkongruenz, partiellen Schäden der distalen Radiusphyse und Valgus- oder Varusdeformation im Radiokarpalgelenk. Nur eine operative Behandlung bringt Erfolg. Vor Abschluß des Physenwachstums kann

eine Ulnaosteotomie die Radiusmißbildung verhüten oder vermindern. Später müssen die Deformationen individuell durch Osteotomie korrigiert werden.

25.1.4.2 Abriß des Processus anconeus

Der Abriß des Processus anconeus (loser Processus anconeus) des Olekranon wird häufig bei heranwachsenden Tieren verschiedener Rassen beobachtet *(Abb. 25.7)*. Der bis zur 11. Lebenswoche rein knorplige Proc. anconeus wird von einem eigenen Ossifikationszentrum gebildet. An seinem Ansatz zum Olekranon findet sich eine streifenförmige knorplige Aufhellung (Physe), die bis zur 18.–24. Lebenswoche röntgenologisch sichtbar bleibt und dann verknöchert (beim Deutschen Schäferhund, Basset, Bernhardiner, Afghane, Vizla, Weimaraner, Pointer, Deutsch Drahthaar und Teckel nachgewiesen). Dadurch verliert der Proc. anconeus an Elastizität und kann in der Physe

Abb. 25.7. Isolierter Processus anconeus bei einem 17 Monate alten Deutschen Schäferhund; *a* = Auf dem in extremer Beugestellung aufgenommenen Röntgenbild des linken Ellenbogengelenkes ist ein isolierter Processus anconeus zu erkennen. Die sichtbaren Exostosen deuten auf eine Osteoarthritis hin; *b* = Zum Vergleich: die gesunde rechte Seite

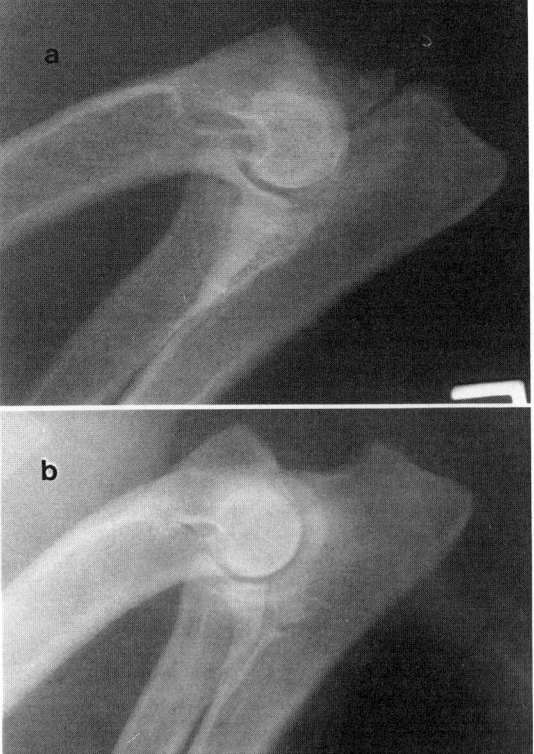

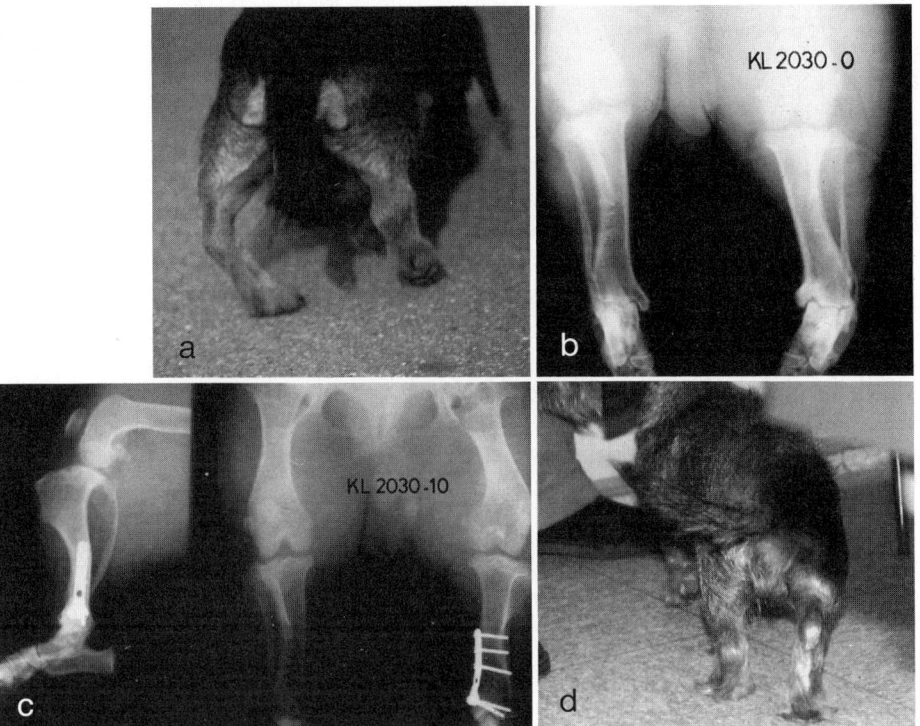

Abb. 25.8. Traumatisch bedingte Wachstumsstörung der distalen linken Tibia eines 2jährigen Teckels. Eine im Alter von 10 Wochen erfolgte traumatische Schädigung der distalen Tibiaepiphyse führte zu einem Wachstumsstillstand medial und hatte eine Varusfehlstellung zur Folge. *a* = Gut erkennbare Fehlstellung der linken Hintergliedmaße infolge medialer Knickung im Bereiche des Sprunggelenkes; *b* = Auf dem zugehörigen Röntgenbild ist die Varusdeformation der Tibia deutlich erkennbar; *c* = Tibiaaufnahmen nach Korrekturosteotomie; *d* = Der Patient nach der Korrekturosteotomie

durch auf den Ellbogen wirkende Traumata partiell oder völlig abgerissen werden. Die Heilung wird durch die in den Spalt eindringende Synovia verhindert und die daraus resultierende Ellbogeninstabilität und Gelenkmaus ist schmerzhaft und mit arthrotischen Veränderungen verbunden (van Sickle, 1975). Die Entfernung des losen Proc. anconeus nimmt den Schmerz, aber die verbleibende Instabilität ruft mehr oder weniger starke arthrotische Veränderungen hervor, worauf der Besitzer vor der Operation aufmerksam gemacht werden muß. Eine auf dem Röntgenbild sichtbare Physe rechtfertigt noch keineswegs die Resektion des Proc. anconeus, sondern nur folgende Veränderungen:

1. ein durch Osteolyse erweiterter Spalt,
2. die Verlagerung des Knochenstücks,
3. vorhandener Spalt im Alter von mehr als 7 Monaten.

25.1.5 Korrekturosteotomien bei Wachstumsstörungen

Die Durchführung von Korrekturosteotomien bei Wachstumsstörungen der Gliedmaßenknochen verlangt neben den notwendigen technischen Voraussetzungen und gutem operativen Können auch Erfahrung über die Auswirkungen des Eingriffs auf Gliedmaßenfunktion und Fortbewegung des Hundes. Die völlige anatomische Rekonstruktion eines mißgebildeten Knochens garantiert keineswegs die Wiederherstellung der normalen Gliedmaßenfunktion, da auch Muskeln und Bänder sowie andere Gliedmaßenknochen durch die Mißbildung beeinflußt wurden. Vorrangiges Ziel jeder Korrekturosteotomie ist die Wiederherstellung einer möglichst normalen Gelenkfunktion. Der Eingriff muß so geplant werden, daß die Knochensegmente sicher durch stabile Osteosynthese fixiert werden können und eine sofortige Bewegung und Benutzung der Gliedmaße möglich ist, um Folgeschäden durch Immobilisation zu vermeiden. Bei einer Osteotomie kann das distale Segment in drei verschiedenen Ebenen abgebogen, verschoben oder rotiert werden, sowie der Knochen unter Berücksichtigung der Weichteile verlängert und verkürzt werden *(Abb. 25.8).*

25.2 Knochenerkrankungen

25.2.1 Osteomyelitis (Ostitis, Osteitis)

Die Osteomyelitis ist eine infektiöse Entzündung von Periost, Kortikalis, Spongiosa, Endost und Medulla, und wird meist durch offene Knochen- oder Weichteiltraumata verursacht. Beim Hund sind hämatogene Infektionen selten. Wenige Tage nach Unfall oder postoperativ auftretende Temperaturerhöhungen auf 40 °C und mehr, sowie Schwellung, Schmerzhaftigkeit im Operationsgebiet und erhöhte Leukozytenzahlen sind typisch für eine *posttraumatische Osteomyelitis*. Therapeutisch werden hohe Dosen Breitspektrumantibiotika (Chloramphenicol, Gentamicin, Cephalosporine) gegeben. Tritt innerhalb von 12 Stunden keine wesentliche Besserung ein, muß die Wunde eröffnet, die Resistenz der vorhandenen Keime geprüft, eine gründliche Wundtoilette und Spülung vorgenommen und in eventuelle Hohlräume für einige Tage eine Redon-Spüldrainage eingelegt werden. Jeder Tierarzt, der Knochen- und Gelenkeingriffe vornimmt, sollte die Resistenz der in seiner Klinik vorkommenden Keime kennen und nicht durch zu niedrig dosierte prophylaktische Antibiotikagaben resistente Stämme züchten. Iatrogene, durch unsauberes Operieren oder Hospitalismus verursachte Osteomyelitiden sind wesentlich gefährlicher als durch Straßenkeime (offene Frakturen) hervorgerufene.

25.2.1.1 Akute posttraumatische Osteomyelitis

Ist die Osteomyelitis durch eine Osteosynthese verursacht, wird diese, falls sie absolut stabil ist, belassen. Instabile Osteosynthesen, besonders Cerclagen und Steinmann-Nägel werden entfernt und die Fraktur durch einen außerhalb des infizierten Knochens angebrachten Fixateur externe stabi-

lisiert. Ist offene Wundbehandlung möglich, wird eine solche angeraten.

25.2.1.2 Chronische posttraumatische Osteomyelitis

Inadäquate Behandlung führt zur chronischen posttraumatischen Osteomyelitis, die mit sequestrierenden, rarefizierenden Knochenveränderungen und möglicherweise mit einer infizierten Pseudarthrose einhergeht. Es kommt nicht zur Knochenheilung, sondern zu einer ausgedehnten Osteolyse und zur Fistelbildung mit rötlich-serösem Sekret *(Abb. 25.9)*.

Die Behandlung ist operativ und muß durchgeführt werden, ehe durch die Immobilisation eine Frakturkrankheit entsteht. Der Knochen wird freigelegt und nekrotischer Knochen abgetragen, die Fragmente stabil fixiert und Defekte mit autologer Spongiosa aufgefüllt. Die Wunde wird nur soweit geschlossen, damit die Transplantate an Ort und Stelle halten. Nach Resistenzprüfung wird eine gezielte, hochdosierte Antibiotikabehandlung durchgeführt. Die Behandlung der chronischen posttraumatischen Osteomyelitis ist mühsam, zeitraubend und oft enttäuschend.

25.2.1.3 Akute hämatogene Osteomyelitis

Die akute hämatogene Osteomyelitis der Welpen kommt nach Nabelinfektionen vor und befällt zuerst Spongiosa und Physe, später Kortex und Gelenke. Die Behandlung erfolgt mit hohen Dosen

Abb. 25.9. Osteomyelitis des linken Humerus bei einem Deutschen Schäferhund 1 Jahr nach Osteosynthese *(a)* Der Knochen erscheint osteoporotisch und ein Sequester ist sichtbar; *b* und *c* = Nach Entfernung des Sequesters und darauffolgender Heilung (T. BRADEN, Michigan State Univ.)

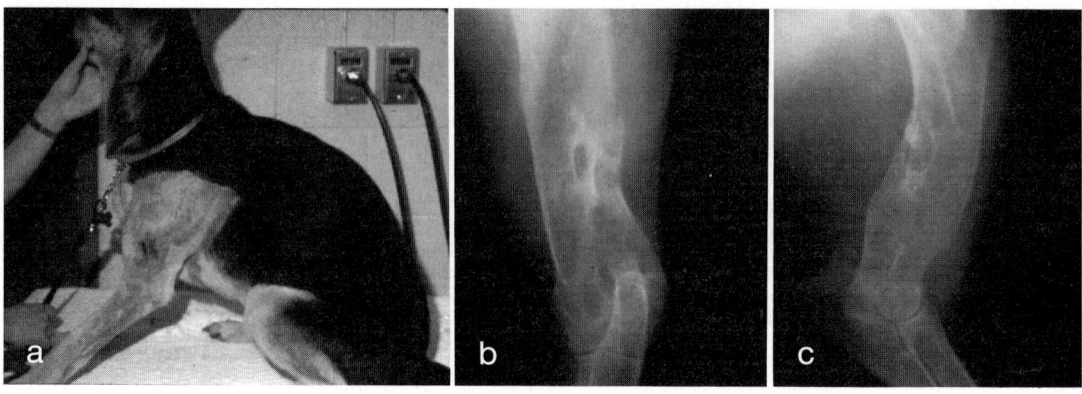

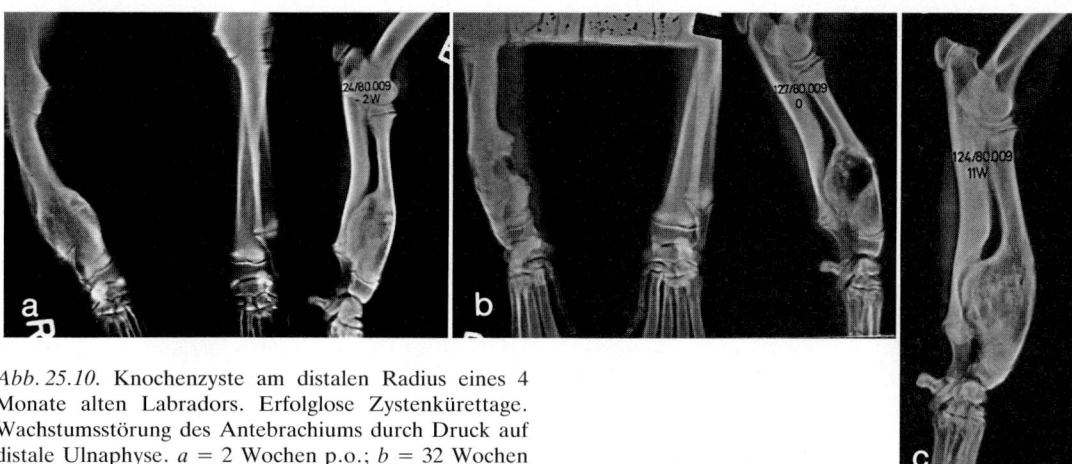

Abb. 25.10. Knochenzyste am distalen Radius eines 4 Monate alten Labradors. Erfolglose Zystenkürettage. Wachstumsstörung des Antebrachiums durch Druck auf distale Ulnaphyse. *a* = 2 Wochen p.o.; *b* = 32 Wochen p.o. (P. Weber, Biel)

bakterizider Antibiotika (z.B. Cephalosporine). Sind Gelenke verdickt, werden diese eröffnet und gespült. Die Prognose ist im allgemeinen gut. Eine hämatogene Brucella-Osteomyelitis kommt an Wirbelkörpern vor (Kap. 10.16.2).

25.2.1.4 Mykotische Osteomyelitis
Mykotische Osteomyelitiden sind in Europa selten. Aspergillen können neben anderen Organen die Knochen befallen und tumorähnliche Veränderungen oder Fistelbildung hervorrufen. Die Diagnose muß durch Kulturen oder serologisch gesichert werden, die Behandlung ist spezifisch (Kap. 10.21).

25.2.2 Knochenzysten und Knochentumoren

25.2.2.1 Knochenzysten
Dies sind blasenförmige Knochenauftreibungen *(Abb. 25.10)*, die solitär an einem Knochen oder polyostisch bevorzugt an den Metaphysen der langen Röhrenknochen auftreten und bei denen ein dünner Knochenmantel einen mit seröser Flüssigkeit gefüllten und bindegewebig ausgekleideten Hohlraum umschließt. Die Knochenzysten werden problematisch, wenn sie schmerzhafte Veränderungen des umgebenden Gewebes oder Spontanfrakturen des geschwächten Knochens hervorrufen.

Die *subperiostale Knochenzyste* entsteht aus einem subperiostalen Hämatom, dessen Wand kalzifiziert. Die *aneurismatische Zyste* ist ein zystenähnlicher, mit frischem oder geronnenem Blut gefüllter Hohlraum, der durch Knochenresorption in der Umgebung eines arteriovenösen Shunts entsteht.

Behandlung □ Eröffnen der Zyste, Kürettage und Ausfüllen mit autologer Spongiosa *(Abb. 25.10)*.

25.2.2.2 Knochentumoren
Knochentumoren sind beim Hund in der Mehrzahl maligne Neoplasmen mit großer Metastasierungstendenz. Am häufigsten treten Osteosarkome auf, vorwiegend bei großen Hunderassen, z.B. Doggen, Berner Sennenhunden, Boxern, Schäferhunden etc. *(Abb. 25.11)*, im Bereich der Metaphyse oder selten in verheilten, bzw. in Heilung begriffener Frakturen.

Symptome □ Sie äußern sich zunächst in lokaler Lahmheit und Schmerz. Das Allgemeinbefinden wird anfangs nicht in Mitleidenschaft gezogen, verschlechtert sich aber nach Auftreten starker Schmerzen und Metastasen.

Behandlung □ Die *konservative Therapie* maligner Neoplasmen, insbesondere von Osteosarkomen, mit Zytostatika ist wenig aussichtsreich. Die *operative Therapie* besteht in unverzüglicher Amputation. Es besteht praktisch immer Metastasierung. Die Ausräumung von umschriebenen Osteosarkomen und die Auffüllung des Defekts mit Knochenzement kann für einige Zeit erfolgreich sein *(Abb. 25.11)*. Dies ist auch bei benignen Tumoren, wenn der Knochen nur partiell verändert ist, möglich. Bei multiplem Myelom *(Abb. 17.6 und 17.7)* kann die Lebenszeit bei Behandlung mit Melphalon (Alkeron) oder Cyclophosphamid (Endoxan), beides in Kombination mit Glukokortikoiden, die Lebenserwartung beträchtlich verlängern. Generell sollen die Patienten zur Behandlung, falls wenig Erfahrung mit der Chemotherapie maligner Tumoren besteht, an Spezialkliniken überwiesen werden.

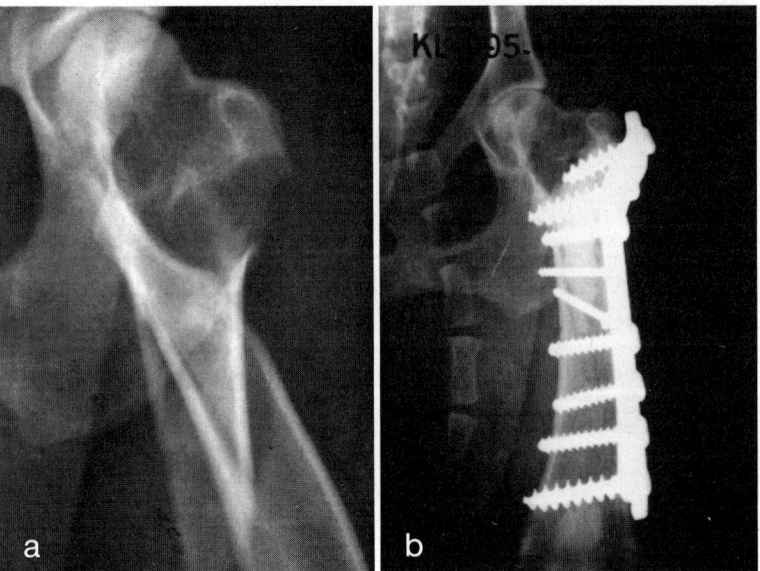

Abb. 25.11. Osteosarkom im proximalen Femur eines 13jährigen Chow-Chow. *a* = Röntgenaufnahme vor der Operation zeigt eine pathologische Fraktur im Bereiche der proximalen Diaphyse; *b* = Postoperative Röntgenaufnahme, nachdem das tumoröse Gewebe exizidiert und der Defekt mit Knochenzement gefüllt worden war. Zur Stabilisierung wurde eine Plattenosteosynthese vorgenommen

25.2.3 Knochenkrankheiten unbekannter Genese

Bei einer Anzahl klinisch bedeutsamer Erkrankungen ist die Ätiologie noch unbekannt.

25.2.3.1 Eosinophile Panostitis

Es handelt sich um eine schmerzhafte Erkrankung der langen Röhrenknochen, besonders häufig bei Deutschen Schäferhunden, im Alter von 5–12 Monaten, sehr selten bis zu zwei Jahren.

Symptome □ Sie zeigen sich in Schüben von Lahmheiten wechselnden Grades, die oft von einer Gliedmaße auf die andere überspringen, wobei die Tiere bewegungsunlustig und appetitlos sein können. Die Palpation der Knochenoberfläche nach vorsichtigem Seitwärtsschieben der entspannten Muskeln ist besonders am Humerus schmerzhaft. Die Körpertemperatur ist normal bis erhöht und die Laborwerte bis auf gelegentliche Eosinophilie unauffällig.

Röntgenbefund □ Zu erkennen sind granuläre, trabekelähnliche Verschattungen in der Medulla, fleckenartige Verschattungen um die Foramina

nutricia und verminderter Kontrast zwischen Medulla und Kortex und evtl. eine Periostreaktion. Veränderungen treten an Humerus, Femur und Radius u. a. im mittleren Diaphysendrittel und an Ulna und Tibia im proximalen Drittel auf *(Abb. 25.12).*

Die Krankheit heilt häufig innerhalb von 1–3 Monaten von selbst aus, vereinzelt können Lahmheitsschübe bis zum Alter von 18 Monaten auftreten.

Behandlung □ Man verabreicht Analgetika gegen die Schmerzen (z. B. Aspirin). Sprechen die Tiere darauf nicht an, können Glukokortikoide in niedriger Dosis verabreicht werden.

25.2.3.2 Kranio-mandibuläre Osteopathie

Es handelt sich um eine hyperostotisch-sklerotische Knochenveränderung, die im Alter von 4–10 Monaten besonders beim Schotten- und West-Highlandterrier vorkommt *(Abb. 25.13).* Die sich ausbreitenden schmerzhaften Ablagerungen an den Knochen um das Kiefergelenk blockieren dieses nach einiger Zeit infolge der kompakten, zugebildeten Knochenmassen. Das Öffnen des Fanges ist eingeschränkt und schmerzhaft, wie auch die Palpation des Kiefergelenks. Es treten Fieberschübe bis zu 40 °C von 3–4tägiger Dauer auf. Röntgenologisch sind Verschattung des Kiefergelenks, Sklerosierung und später Knochenzubildungen der Schädelknochen (Unterkiefer, Jochbein, Schläfenbein) sichtbar. Der Zustand verschlimmert sich häufig bis zum Physenschluß im Alter von 11–13 Monaten, später kommt es oft zur spontanen Regression der Knochenverdichtungen und Auflagerungen.

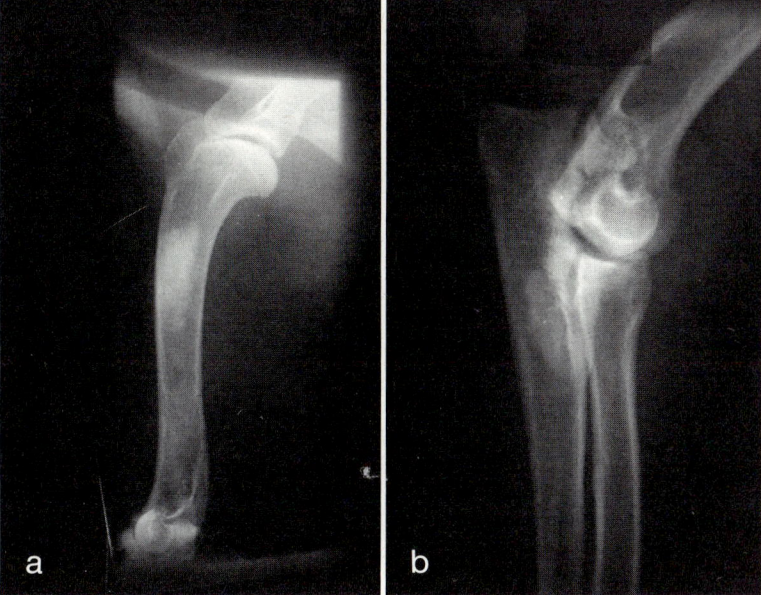

Abb. 25.12. Panostitis des Humerus *(a)* und der Ulna *(b)* eines Deutschen Schäferhundes. Charakteristisch sind die verdichteten wolkigen Bezirke im Markraum. Gleichzeitig besteht ein isolierter Proc. anconeus und ein isolierter Proc. coronoideus

Behandlung □ Man gibt symptomatisch Analgetika und Glukokortikoide, um dem Tier die Nahrungsaufnahme zu ermöglichen und um eine Stabilisierung des Zustands zu erreichen. Chirurgische Eingriffe sind zwecklos.

25.2.3.3 *Hypertrophe Osteopathie*
Bei dieser auch unter den Namen pulmonäre Osteoarthropathie, Akropachie bekannten Krankheit *(Abb. 25.14)* entstehen bilaterale, symmetrisch zackige, periostale Knochenauflagerungen, beginnend an den Phalangen und Metakarpalia, später auch an den Diaphysen von Radius und Tibia, mit Ausnahme der Gelenkbereiche. Sie tritt

beim Hund als Folge von chronischen Lungenveränderungen (Lungen-Abszesse, Lungentumoren), aber manchmal auch bei Blasenneoplasmen (Rhabdomyosarkom), bei Ösophaguserkrankungen (Spirocerca sanguinolenta) und selten bei Dirofilaria-immitis-Befall auf. Die Hunde werden wegen Lahmheit und schmerzhafter Gliedmaßenverdickung vorgestellt. Der typische Röntgenbefund und die Primärveränderung sichern die Diagnose. Pathogenetisch handelt es sich wahrscheinlich um neurovaskuläre Reflexe, die eine mangelhafte Oxygenierung des Periosts hervorrufen.

Behandlung □ Sie besteht in chirurgischer Entfernung der Krankheitsursache (Lungen- oder Blasentumor), was gelegentlich möglich ist.

Abb. 25.13. Zwei Fälle von kraniomandibulärer Osteopathie. *a* = Unterkiefer eines 9monatigen West Highland Terriers mit massiver periostaler palisadenartiger Knochenzubildung; *b* = Infolge einer massiven Knochenzubildung ist bei diesem 11monatigen West Highland Terrier die Bulla ossea vergrößert und in eine solide Struktur umgewandelt worden. In diesem Falle ist es nur zu einer geringgradigen periostalen Reaktion an der Mandibula gekommen. (A. PADGET & U. MOSTOSKY)

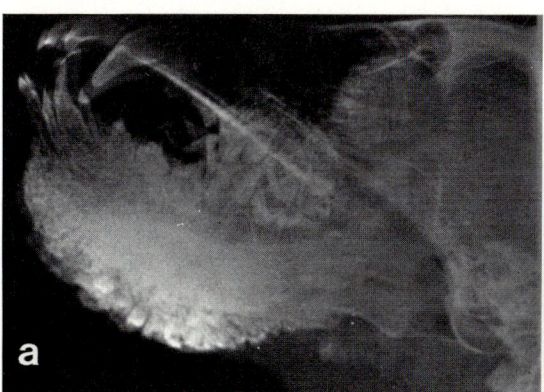

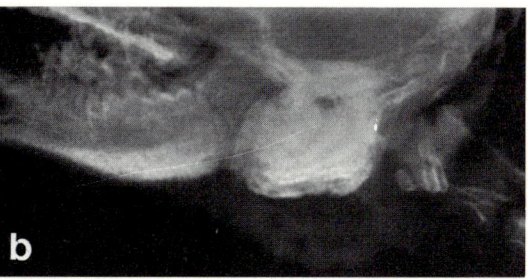

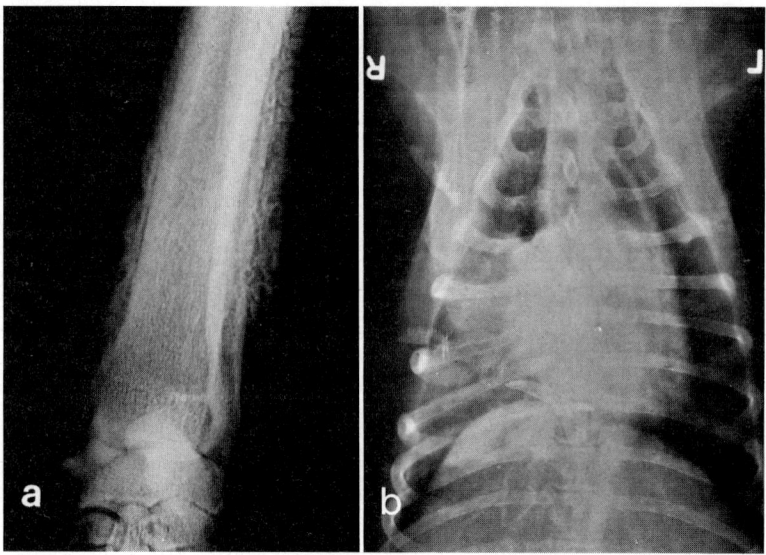

Abb. 25.14. Hypertrophe Osteopathie (pulmonäre Osteoarthropathie oder Akropachie) bei einem 5jährigen Mischling. *a* = Palisadenartige periostale Knochenzubil- dung, welche die Gelenksgegend verschont; *b* = Thorax- bild mit Bronchial-Karzinomatose. (Tierklinik am Kai- serberg)

25.3   Gelenkkrankheiten

25.3.1   Infektiöse Arthritis

Sie entsteht durch Traumata (Kap. 9.6.3.2) oder am häufigsten iatrogen als Folge unsauberer ope- rativer Eingriffe (Punktion, Arthrotomie). Häma- togene Arthritiden sind seit Einführung der Anti- biotika selten geworden. Die seltene Brucella-ca- nis-Infektion ruft hämatogen Arthritiden hervor, die vor allem Ellbogen-, Knie- und Tibiotarsal- Gelenk befallen.

Die lysosomalen Enzyme der Bakterien, aber auch der Leukozyten, schädigen die Matrix des hyalinen Knorpels. Das in der Gelenkhöhle ver- bleibende Fibrin und der sich unter Zerstörung des Knorpels ausbreitende Pannus führen nach Abhei- lung der Infektion meistens zu fibrinösen Ver- wachsungen, Einlagerungen von Faserknorpel, Verkalkungen und Ankylose.

Behandlung ☐ Diese Entwicklung ist nur durch *frühzeitiges rigoroses Eingreifen* zu verhindern. Wenn ein Tier mit Lahmheit, verdickten, schmerz- haften Gelenken, Fieber und Apathie vorgestellt wird und wenn im Vorbericht Gelenkpunktion, Injektion oder Trauma besonders erwähnt werden, darf keine Zeit mit hinhaltender Therapie vergeu- det werden. Das Gelenk wird nach aseptischer Vorbereitung sofort ausreichend, wenn möglich an zwei Stellen, eröffnet, auf Keime und ihre Resi- stenz geprüft und mit steriler Ringerlösung gründ- lich gespült, bis jedes Fibringerinnsel entfernt ist,

weil von diesem ausgehend die Infektion neu auf- flammen kann. Das Gelenk wird nicht verschlos- sen, sondern mit Vaseline-Tupfern und einem saugfähigen Verband abgedeckt. Keine Antibioti- ka ins Gelenk geben, sondern Breitspektrum-Anti- biotika in hoher Dosierung parenteral oder oral für zwei Wochen verabreichen. Eine ausreichende an- tibiotische Konzentration in der Synovia wird durch hohe parenterale Dosen von Penicillin G (40000–60000 IE/kg KG) i.v. alle 6 h oder 2 × täglich) erreicht. Es kann auch zusammen mit Gentamicin oder Kanamycin gegeben werden. Ausreichende Gelenkspiegel lassen sich auch durch orale oder parenterale Gaben von Tetracy- clin, Phenoxymethyl-Penicillin, Cloxacillin, Ampi- cillin, Cephalosporin und Erythromycin erzielen (Carb, 1981). Nach 24 h erfolgt erneute Spülung. Sind keine Koagula mehr vorhanden, kann ein Verband angelegt werden, der leichte Gelenkbe- wegungen erlaubt, sonst erneute Spülung vorneh- men. Die Wunde läßt man p.s. unter Verband abheilen.

25.3.2   Arthrose

Diese degenerative Gelenkerkrankung beginnt mit Schäden an Knorpel und Synovialis, die im wei- teren Verlauf zunehmen und sich auf andere Gelenkteile, Knochen, Bänder, fibröse Kapsel, ausdehnen, bis das Gelenk deformiert und ganz oder teilweise seine Funktion eingebüßt hat *(Abb. 25.15)*.

Die Einteilung in primäre oder sekundäre Arthrose ist ätiologisch begründet. Bei der *primären Arthrose* lassen sich offensichtliche, abnorme Belastungen nicht nachweisen. Sie wird normalerweise bei älteren Tieren beobachtet. *Sekundäre Arthrose* entsteht durch Schädigung der Gelenkmechanik

mit Überbelastung bestimmter Knorpelbezirke infolge dysplastischer oder traumatischer Veränderungen (Arnoczky & Lipowitz, 1985) und tritt bei Tieren jeden Alters, vorzugsweise bei 2–4jährigen auf. Die Schädigung von Knorpel, Synovialis und letztlich die anatomische Veränderung verläuft progressiv und wird durch einander beeinflussende mechanische, metabolische, infektiöse und immunologische Faktoren verstärkt. In einem Circulus vitiosus beeinflussen und verstärken sich die Veränderungen an Synovialis und Gelenkknorpel gegenseitig. Der Gelenkknorpel verliert an Elastizität und Gleitfähigkeit durch Schädigung des Kollagenfasergewebes und der Chondrozyten und durch Verlust an Proteoglykanen und Wasser. Die Knorpelabbauprodukte ihrerseits, zusammen mit den anderen Noxen, schädigen die Synovialmembran, welche sich verdickt, fibroplastisch proliferiert und mehr und mehr ihre Fähigkeit als Schutz- und Stoffwechselorgan des Knorpels verliert. Diesen Veränderungen schließen sich Sekundärschäden,

Abb. 25.15. Intraoperative Aufnahmen von Kniegelenken mit chronischer Arthrose. *a* = Wegen Kniegelenksschmerzen, die auf einen nicht diagnostizierten Kreuzbandriß zurückzuführen waren, hatte man intraartikulär Glukokortikoide verabreicht. Damit hatte man eine vorübergehende symptomatische Besserung erreicht, gleichzeitig aber einer Verschlimmerung der Gelenkveränderungen (»Kortisongelenk«) Vorschub geleistet. *b* = Arthrose infolge Kreuzbandriß; *c* = medio-laterales Röntgenbild einer Gonarthrose infolge Kreuzbandriß. *d* = Kaudo-kraniale Aufnahme einer beidseitigen Gonarthrose infolge Kreuzbandriß

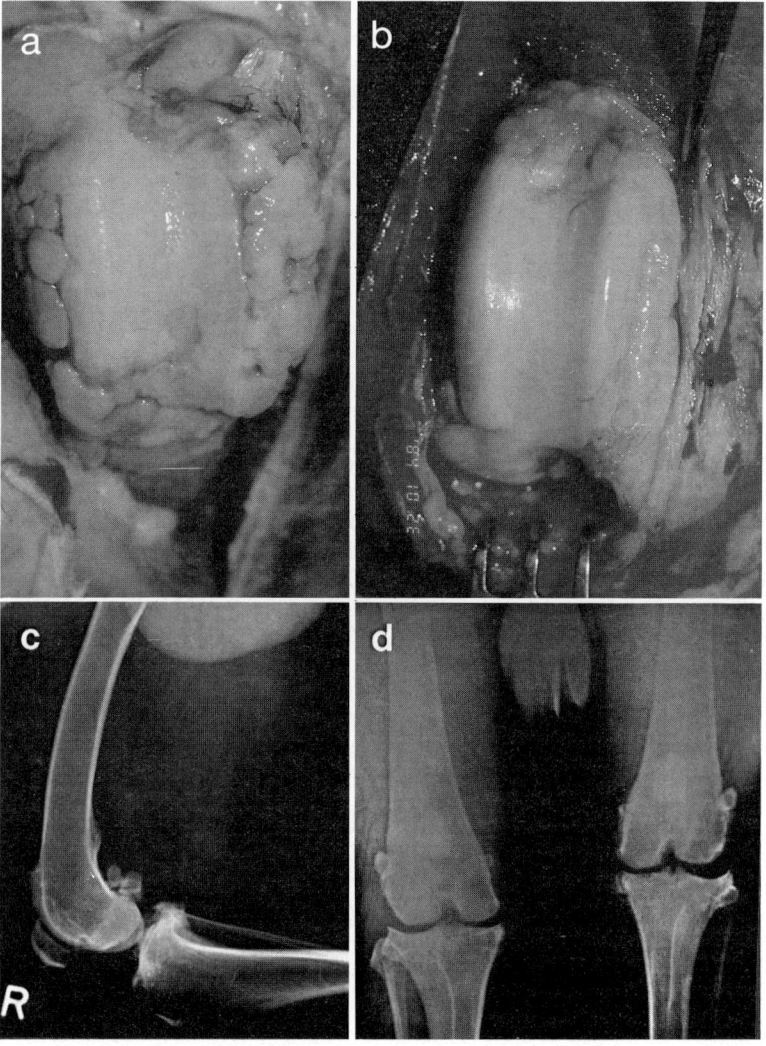

wie Sklerosierung des subchondralen Knochens, Verdickung und Schrumpfung der Gelenkkapsel sowie Osteophytenbildung an. Die Diagnose stützt sich auf die klinischen und radiologischen Gelenkveränderungen und Synoviaveränderungen (Leukozytenzahlen um 5000/µl, leichte Trübung, u. U. Gelbfärbung).

Behandlung □ Man gebe Analgetika und nicht steroide Entzündungshemmer (Aspirin, Butazolidine) zur symptomatischen Schmerzbehandlung. Vorsicht bei Einsatz von Glukokortikoiden ist geboten; diese können zwar überraschende symptomatische Besserung ergeben, begünstigen jedoch auf die Dauer die Knorpelzerstörung. Intraartikuläre Injektionen von kristallinen Glukokortikoiden sind besonders gefährlich *(Abb. 25.15)*. Mucopolysaccharid-Polyschwefelsäureester-Präparate und Hyaluronidate (Natrium-Hyaluronicum) sollen die Veränderungen und das klinische Bild für einige Zeit günstig beeinflussen. In speziellen Fällen helfen chirurgische Eingriffe, wie Osteotomien, Arthrodesen oder Prothesen.

Prophylaxe □ Sie besteht in rechtzeitiger, korrekter Behandlung von Gelenkschäden, wie bei Kreuzbandriß, losem Processus anconeus, Patellaluxation, Osteochondrosis dissecans.

25.3.3 Immunreaktive Arthropathien

Immunreaktive Arthropathien (siehe auch Kap. 8.3) werden durch Antigen-Antikörperreaktionen der Synovialis verursacht, bei denen Sekundärzellen und Matrix des Gelenkknorpels durch lysosomale Enzyme, Enzyme aus der entzündeten Synovialis sowie direkte Antikörperreaktion geschädigt werden. Sie verlaufen entweder mit oder ohne Erosion der Knorpeloberfläche.

25.3.3.1 Immunreaktive Arthropathien ohne Erosionen

Nicht erosive Arthropathien sind beim Hund häufiger als erosive Arthropathien und treten auch im Zusammenhang mit Lupus erythematodes (Kap. 8.3.1), Pyometra, Dirofilariosis, bakterielle Endokarditis und Pilzinfektionen als villäre Synovitis mit Plasmazell- und Granulozyteninfiltration mit sekundärer Gelenkknorpeldegeneration auf.

Behandlung □ Siehe Kap. 8.3.1.

25.3.3.2 Erosive immunreaktive Arthropathien

Sie bewirken Kollagenfaserdenaturierung des Knorpels und des Gelenkhalteapparats (Bänder, Kapsel), was lockere Gelenke mit Subluxation oder Luxation verursacht. Da diese Erkrankung der rheumatischen Arthritis des Menschen ähnelt, wird sie in der amerikanischen Literatur als *rheumatische Arthritis* bezeichnet, obwohl der Rheumafaktor nur in etwa 25 % der Fälle nachzuweisen ist. Sie ist selten und befällt vorzugsweise kleine Hunderassen von 1–8 Jahren (meist unter 4 Jahren). Diese zeigen einige Tage Lahmheit, Gelenkverdickung, Temperaturen von 39,5 °C. Außer den Leukozyten sind die Laborwerte normal. Der Coombs-Test ist negativ. Nach einigen Tagen verschwinden die Symptome; Tage, Wochen oder Monate später treten sie erneut auf. Mit dem Fortschreiten der Erkrankung werden die Symptome und die Röntgenbefunde auffälliger.

Behandlung □ Eine spezifische Therapie ist unbekannt. Gegeben werden Analgetika, vorzugsweise Aspirin, sowie orale Glukokortikoide. Intraartikuläre Glukokortikoide bringen zwar dramatische Besserung, beschleunigen aber die Gelenkzerstörung. Falls nur ein Gelenk betroffen ist, hilft Arthrodese.

25.3.4 Spezielle Gelenkerkrankungen

25.3.4.1 Mediale Patellaluxation

Sie ist das augenfälligste Zeichen einer Fehlentwicklung der ganzen Gliedmaße. Die *mediale Patellaluxation (Abb. 25.16)* kommt bei Hunden aller Rassen vor, prädestiniert sind Zwergrassen, wie Yorkshire-Terrier und Zwergpudel. Art und Ausmaß der Mißbildungen sind unterschiedlich und umfassen: verminderte Antetorsion und Varusfehlstellung des proximalen Femur, Auswärtsrotation des Femur, Medialverlagerung der Quadrizepsmuskeln, Hypoplasie der medialen und Hyperplasie des lateralen Femurkondylus mit Abflachung der Trochlea, Einwärtsrotation und Valgus der Tibia, Verlagerung der Crista tibiae nach medial und Einwärtsstellung der Zehen.

Klinische Einteilung der Patellaluxation
Grad I
Normale Bewegung bis auf gelegentliche Episoden einer habituellen Patellaluxation, bei der die Gliedmaße oft mit deutlichen Schmerzzeichen getragen wird. Strecken der Gliedmaße durch Patient oder Besitzer führt zu Reposition. Die Patella kann bei Streckung der Gliedmaße mit den Fingern nach medial luxiert werden und gleitet selbständig zurück.

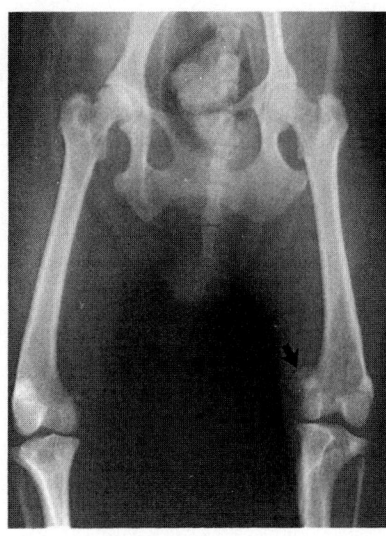

Abb. 25.16. Patellaluxation nach medial bei einem Reh-
pinscher. Eine Medialrotation der linken proximalen Tibia ist deutlich erkennbar

Grad II

Genu varum, Zehen einwärts rotiert, häufige Luxation während Bewegung mit Tragen der Gliedmaße. Sind beide Gliedmaßen betroffen, werden
sie benutzt, aber Strecken der Kniegelenke wird
vermieden. Es besteht Rotationsinstabilität des
Knies bis etwa 30° und Einwärtsrotation der Crista
tibiae beim Strecken. Die Patella kann bei gestrecktem Gelenk luxiert werden und verbleibt in
luxierter Stellung; flache Trochlea.

Röntgenbefund □ Hier besteht leichte Varusstel-
lung des distalen Femur und leichter Valgus der
proximalen Tibia mit Osteophytenbildung am
Trochlearand.

Grad III

Genu varum mit Einwärtsrotation der distalen
Gliedmaße. Bei einseitiger Luxation wird die betroffene Gliedmaße getragen; bei beidseitiger Luxation erfolgt Bewegung mit kurzen Schritten bei
abgebeugten Knien. Der M. quadriceps kann Gelenke nicht strecken. Deutliche Rotationsinstabilität 30° bis 60°. Einwärtsrotation der Crista tibiae
und Tibia. Die Medialluxation der Patella ist
schwierig zu reponieren und reluxiert sofort wieder. Die Trochlea ist sehr flach; u. U. besteht eine
vordere Schublade (Dehnung oder Riß des vorderen Kreuzbandes).

Röntgenbefund □ S-förmige Verkrümmung des
distalen Femur, proximale Tibia mit schrägstehen-
dem Gelenkspalt.

Grad IV

Laufen wie bei Grad III, sehr junge Hunde hüpfen. Genu varum mit gebeugtem Knie, Patella läßt
sich nicht reponieren (Ectopia patellae). Anstelle
der Trochlea ist eine runde Erhebung zu fühlen.
Die Crista tibiae ist um 60°–90° nach medial gedreht.

Röntgenbefund □ Die Veränderung ist noch ausgeprägter als in Grad III.

Behandlung □ Mit der chirurgischen Behandlung
lassen sich selten alle Veränderungen korrigieren;
Ziel ist, eine möglichst normale Gliedmaßenfunktion zu erreichen. Stabilisierung des Gelenkes erfolgt durch Kapselraffung oder Kapselüberlap-
pung. Bei medialer Verlagerung der Tuberositas
tibiae bei Grad I bis Grad III soll eine Transposition der Crista tibiae nach lateral erfolgen. Wenn
nötig ist eine mediale Desmotomie und Sulcusvertiefung vorzunehmen. Bei Quadrizepsverlagerung
Ablösen des Muskelansatzes bis zur Femurmitte,
Lösen der Verwachsungen mit der Gelenkkapsel.
Bei Grad IV ist die Verlagerung der Tuberositas
tibiae nicht möglich. Hier ist die proximale Tibia-
und u. U. die distale Femurosteotomie einschließlich Trochleavertiefung und Kapselplastik erforderlich. Wurde die Gliedmaße für längere Zeit
hochgetragen, sollte auf eine Quadrizepskontrak-
tur geachtet werden. Ist eine solche eingetreten,
besteht kaum Aussicht, eine annähernd normale
Gliedmaßenfunktion ohne Arthrodese zu erreichen.

Abb. 25.17. Beidseitige laterale Patellaluxation (Pfeile)
bei einem Husky

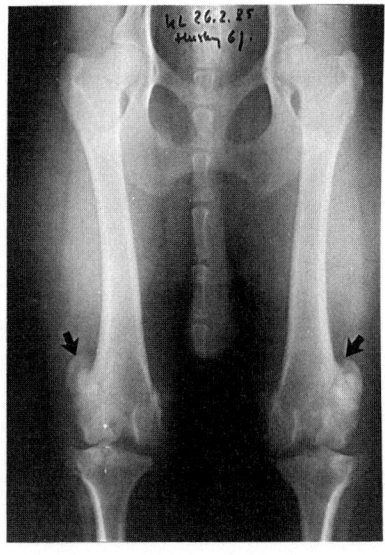

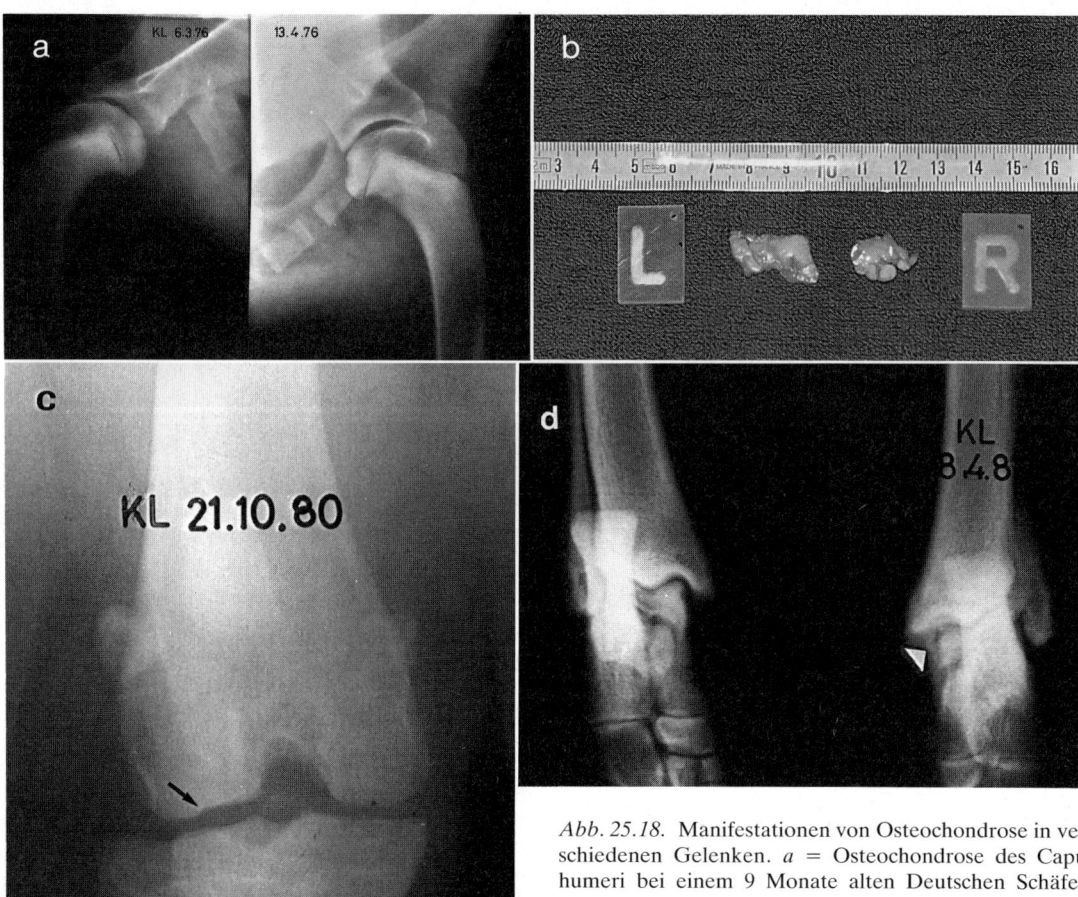

Abb. 25.18. Manifestationen von Osteochondrose in verschiedenen Gelenken. *a* = Osteochondrose des Caput humeri bei einem 9 Monate alten Deutschen Schäferhund. Die Läsionen sind als Vertiefungen und Entrundungen am kaudalen Humeruskopf erkennbar; *b* = Die anläßlich der Operation entfernten, abgelösten Knorpelstücke; *c* = Osteochondrotische Veränderungen des lateralen Femurkondylus (Pfeil) bei einem 1½jährigen Riesenschnauzer; *d* = Schwere osteochondrotische Läsion des medialen Caput tali (Pfeil) bei einem 1½jährigen Labrador.

25.3.4.2 Laterale Patellaluxation

Diese tritt bei kleinen und mittelgroßen Rassen auf, ist aber in Zusammenhang mit Genu valgum (Kap. 25.1.4) primär eine Erkrankung sehr großer oder schwerer Rassen. Die Luxation tritt beidseitig auf *(Abb. 25.17)*. Klassifizierung, wie bei medialer Luxation, wobei Grad IV extrem selten ist. Besteht keine ausgesprochene Einwärtsrotation des Femur, wird die Luxation je nach Ausmaß mit Kapselraffung Sulcusvertiefung und medialer Transposition des Tuberositas tibiae korrigiert. Sonst müssen je nach Ausmaß und Typ der Mißbildung Osteotomien durchgeführt werden.

25.3.4.3 Osteochondrosis dissecans

(Kap. 25.1.1) Diese Veränderung kommt im Alter von 4–8 Monaten einseitig oder beidseitig am proximalen und distalen Humerus, an der Ulna als Ablösung des Proc. coronoideus, an den distalen Femurkondylen und am Talus vor. Die Therapie aller Formen besteht in der Entfernung der Knor-

pelschuppe mit Kürettage oder besser Anbohren des sklerotischen subchondralen Knochens mit einer Anzahl 1–2 mm weiter Löcher, um die Bildung von Faserknorpel zu beschleunigen. Die Operation soll umgehend durchgeführt werden, ehe die abgelöste Schuppe zur Gelenkmaus geworden ist und eine degenerative Gelenkerkrankung auftritt.

Osteochondrosis dissecans am Humeruskopf

Diese wird fast nur bei großen Hunderassen beobachtet und ist in etwa 50 % der Fälle bilateral *(Abb. 25.18 a, b)*. Klinisch wird Schulterlahmheit, Verkürzung des Schrittes und Schmerzauslösung bei extremer Streckung des Schultergelenkes beobachtet.

Röntgenbefund □ Es findet sich eine dellenförmige Aufhellung an der kaudo-dorsalen Fläche des Humeruskopfes.

Osteochondrosis dissecans der Trochlea humerii

Es treten Lahmheit und Schmerz durch tiefe Palpation der medialen proximalen Kollateralbandinsertion oder Anspannung dieses Bandes durch Lateralrotation des Antebrachiums nach Abwinkelung des Karpalgelenkes um 90° auf.

Röntgenbefund □ Auf a.p.-Aufnahme des distalen Humerus ist der Defekt am medialen Rand der Trochalea unter dem Ansatz des med. Kollateralbandes sichtbar. Diese Gelenkerkrankung ist in einem hohen Prozentsatz (Angaben bis 100 %) mit Ablösung des Proc. coronoideus verbunden.

Ablösung des Proc. coronoideus ulnae

Es handelt sich nach OLSSON um eine Form der Osteochondrose und ist klinisch schwer zu diagnostizieren. Die Tiere zeigen Schmerz, u. U. Gelenkeffusion. Gelenkuntersuchungsbefund ist wie bei Osteochondrosis des distalen Humerus. Röntgenologisch ist die Ablösung selten direkt sichtbar, sondern erst nachweisbar, wenn Osteophyten am kranialen Rand des Radiusköpfchens erscheinen. Die Diagnose wird durch Arthrotomie bestätigt.

Bei jeder Operation der distalen Humerusosteochondrose sollte der Proc. coronoideus inspiziert werden.

Osteochondrosis dissecans des distalen Femur

Diese tritt meistens auf der medialen Fläche des lateralen Kondylus, seltener auf dem medialen Kondylus auf (Abb. 25.18 c). Klinisch besteht mittelgradige bis schwere chronische Lahmheit. Schmerzauslösung ist schwierig. Auf a.p.- oder Schrägaufnahmen des Kniegelenks kann die Ablösung als Abflachung und eine subchondrale Sklerose sichtbar gemacht werden.

Osteochondrosis dissecans des Talus

Sie betrifft den medialen Rollhöcker und besteht oft beidseitig (Abb. 25.18 d). Lahmheit und Gehen mit kurzen Schritten auf der erkrankten Seite sind oft mit Effusion des Gelenkes verbunden. Beugen und Strecken des Tibiotarsalgelenkes ist schmerzhaft. Röntgenologisch ist der Defekt auf a.p.- und lateralen Aufnahmen sichtbar und kann leicht mit einer Fraktur verwechselt werden.

25.4   Muskelerkrankungen

25.4.1   Primäre und sekundäre Myopathien

Primäre Myopathien treten in Zusammenhang mit Autoimmunerkrankungen, sowie Myasthenia gravis, Myositis eosinophilica und Glukokortikoidüberdosierung auf, sowie infolge von neurogenen oder Durchblutungsstörungen, die, wie die *Volkmannsche Kontraktur,* traumatischen Ursprungs sind (*Frakturkrankheit,* Kap. 9.6.1.5).

25.4.1.1   Myasthenia gravis

Dies ist eine Autoimmunerkrankung, die sich auf die Acetylcholinrezeptoren der neuromuskulären Synapsen auswirkt (Kap. 8.3.2). Klinisch zeigt sich schnelle Ermüdung nach geringen Anstrengungen.

25.4.1.2   Myositis eosinophilica

Ob die Myositis eosinophilica (Kap. 18.3.3) eine eigene Erkrankung oder nur eine spezielle Form der unten beschriebenen *Polymyositis* ist, bleibt umstritten. Beide treten vermehrt beim Deutschen Schäferhund auf und sind Autoimmunerkrankungen.

Symptome □ Schwellung der Mm. temporales, Mm. masseteres und Mm. pterygoidei sowie Exoph-

thalmus, Lidödem, Nickhautvorfall mit partiellem oder totalem Trismus. Die Krankheit verläuft in Schüben von 10–20 Tagen und führt zur progressiven Atrophie der genannten Muskeln.

Behandlung □ Es erfolgt eine orale oder parenterale Glukokortikoidbehandlung.

25.4.1.3   Polymyositis

Sie befällt ausgewachsene junge Tiere, überwiegend Deutsche Schäferhunde. Die Tiere zeigen schnelle Ermüdung mit steifem, aber koordiniertem Gang; sie können nach Anstrengung kollabieren, sich aber nach wenigen Minuten erholen. Die Muskeln sind bei Palpation schmerzhaft. Bei der Futteraufnahme werden oft vergebliche Schluckversuche beobachtet. Die Reflexe sind jedoch normal. Die Laboruntersuchungen ergeben deutliche Enzymerhöhung von CK (Kreatin-Kinase), LDH und Aldolase. Bariumkontraststudien zeigen oft Ösophaguserweiterung.   Differentialdiagnostisch kommt Myasthenia gravis in Betracht.

Behandlung □ Glukokortikoidgaben bewirken innerhalb von 1–2 Tagen Besserung (im Unterschied zu Myasthenia gravis). Sie müssen gegeben werden, bis die Ösophagusdilatation verschwunden ist und die Serumenzymwerte normal sind. Weil

Rückfälle auftreten können, sind regelmäßige Enzymkontrollen (alle 2–3 Monate) angebracht (Averill, 1974).

25.4.2 Traumatische Muskelerkrankungen

Durch Traumata können bestimmte Muskeln oder Muskelgruppen bzw. ihre Nerven geschädigt werden und zu klinischen Problemen führen.

25.4.2.1 Kontraktur des M. infraspinatus

Die Kontraktur des M. infraspinatus ist durch Dystrophie dieses Muskels verursacht und wird vor allem bei aktiven Jagdhunden beobachtet. Bei der dadurch entstehenden Schulterlahmheit führen die Tiere die Vordergliedmaße bogenförmig nach außen vor. Die Kontraktur rotiert die Gliedmaße nach außen (Supination) und kann vom Patienten nicht mehr einwärts rotiert (pronatiert) werden. Die Atrophie des M. infraspinatus läßt Spina und kaudalen Skapularand sichtbar werden. Der kontrahierte Muskel ist schmerzfrei.

Behandlung □ Sie erfolgt durch partielle Resektion des sehnigen Muskelteils (nach Tenotomie kann die Sehne erneut verwachsen). Sie stellt die normale Funktion der Gliedmaße wieder her.

25.4.2.2 Kontraktur des M. quadriceps

Nach Femurfrakturen kann als Teil der Frakturkrankheit eine Kontraktur des M. quadriceps eintreten und Knie und Tarsalgelenk in überstreckter Stellung blockieren. Die Ablösung der proximalen Insertionen oder eine Z-Plastik der Patellarsehne vermag in Einzelfällen die Blockade zu beseitigen. Meist verhilft nur eine Kniearthrodese im normalen Standwinkel zu einer eingeschränkten, aber ausreichenden Gliedmaßenfunktion.

25.4.2.3 Riß des M. gracilis

Bei aktiven Rennhunden, insbesondere Greyhounds tritt durch partiellen Riß des M. gracilis eine eigroße Schwellung an der Innenseite des Oberschenkels auf (dropped muscle). Dieser Riß füllt sich mit Narbengewebe und heilt bei entsprechender Schonung aus. Häufig kommt es zu Rezidiven, wenn das Tier im Rennbetrieb bleibt.

25.4.2.4 Myositis ossificans

Myositis ossificans ist eine umschriebene Ossifikation in Muskeln, die dem Periost aufliegen und wird öfters am Oberschenkel beobachtet. Histologisch handelt es sich um ossifizierende periostale Hämatome und verkalktes Bindegewebe (nicht um verkalkendes Muskelgewebe), die zur Lahmheit führen. Im Vorbericht lassen sich Traumata nachweisen. Bestehen starke Symptome, hilft die chirurgische Entfernung des veränderten Gewebes.

25.5 Erkrankungen der Schleimbeutel, Sehnen und Sehnenscheiden

25.5.1 Schleimbeutel (Bursae synoviales)

Diese sind mit Endothel ausgekleidet und mit einer synoviaähnlichen Flüssigkeit gefüllte Bindegewebespalten, welche zwischen Knochen und Sehnen, Bändern oder Muskeln liegen, um Reibung und Druck zu vermindern. Nach Traumatisierung des umgebenden Gewebes oder septischen Infektionen, z. B. nach Punktionen, kann es zu entzündlicher Verdickung und starker Füllung der Bursa kommen. Akute oder chronische Entzündung – letztere werden auch Hygrome genannt – werden gehäuft an folgenden Schleimbeuteln beobachtet:

1. *Schleimbeutel des M. ext. carpi radialis* über der proximalen Karpalknochenreihe ruft u. a. bei Greyhounds nach Rennen starke Lahmheit hervor.

2. *Kalzifizierung des Schleimbeutels über dem Trochanter major des Femur* verläuft klinisch ohne Beschwerden, führt aber auf Röntgenaufnahmen zu Fehlinterpretationen.

25.5.2 Falsche Schleimbeutel

Diese treten als Folge von chronischem Druck auf Knochenvorsprünge auf. Es bildet sich dadurch ein aus granulomatösen Kollagenfasern bestehender, mit einer schleimigen Flüssigkeit gefüllter Beutel. Über diesem »Hygrom« ist die Haut meist verschiebbar. Die meisten Hygrome werden lateral am Ellbogen beobachtet. Sie dürfen nicht mit einer Bursitis des unter dem M. triceps liegenden echten Schleimbeutels verwechselt werden. Andere finden sich über der Protuberantia occipitalis bei jungen Hunden oder am Kalkaneus, besonders bei Doggen.

Behandlung □ »Hygrome« sollen nicht aus kosmetischen Gründen entfernt werden, da eine totale chirurgische Resektion meistens eine lange dauernde Wundheilungsstörung hervorruft. Glukokortikoidinjektionen können eine eitrige Entzündung begünstigen. Bei kleinen akuten »Hygromen« hilft häufiges steriles Aspirieren der Flüssigkeit. Chronische Hygrome mit verdickten Wänden, die auf die Aspiration nicht angesprochen haben, werden eröffnet und drainiert.

25.5.3   Entzündliche Erkrankungen der Sehnen und Sehnenscheiden

Diese treten auf stumpfes Trauma oder chronische Überbelastung auf und rufen Schmerzen mit Lahmheit hervor.

Besonders die *proximale Bizepssehne* im Sulcus intertubercularis kann entzündet sein (Bizepssehnentendinitis), wobei die Diagnose oft nur gestellt werden kann, wenn auch lokale Schwellung oder Schmerz vorhanden sind. Tritt Besserung der Schulterlahmheit nach einer Infiltration des Sulcus mit 20–40 mg Prednisolon ein, beweist dies die Richtigkeit der Diagnose. Für mindestens 14 Tage soll der Hund so wenig wie möglich bewegt werden. Falls erforderlich, kann nach drei Wochen die Injektion wiederholt werden.

Besondere Formen von Tendinitiden treten bei Rennhunden auf und rufen chronische Lahmheiten hervor. Sie lokalisieren sich besonders am Ansatz des M. flexor carpi ulnaris, in der Sehne am Os accessorium oder in den Ansätzen der tiefen Zehenbeuger an den Phalangen und in der Achillessehne.

Behandlung □ Um die Bildung von zu starkem Narbengewebe zu vermeiden, soll die Gliedmaße durch Käfigruhe oder Verbände für 6–8 Wochen ruhiggestellt werden. Werden Glukokortikoidinjektionen zur Entzündungshemmung angewendet, so muß die Ruhigstellung verlängert werden, da sich die Heilungszeit verzögert (JOHNSTON, 1985).

Literatur

ARNOCZKY, S. P., & A. J. LIPOWITZ, 1985: Degenerative joint disesase. In: SLATTER, D. H. (Ed.): Textbook of Small Animal Surgery. Philadelphia: W. B. Saunders Co.

AVERILL, D. R., 1974: Polymyositis in the dog. In: KIRK, R. W. (Ed.): Current Veterinary Therapy. V. Philadelphia: W. B. Saunders Co.

ERICKSON, F., et al., 1978: Congenital defects in dogs. Veterinary Practice Publishing Company, reprinted for Ralston Purina Company.

JESYK, P. F., 1985: Constitutional disorders of the skeleton in dogs and cats. In: NEWTON, C. D., & D. M. NUNAMAKER (Eds.): Textbook of Small Animal Orthopedics. Philadelphia: J. B. Lippincott Company.

JOHNSTON, D. E., 1985: Bursitis/Tendinitis. In: NEWTON, C. D., & D. M. NUNAMAKER (Eds.): Textbook of Small Animal Orthopaedics. Philadelphia: J. B. Lippincott Company.

KRONFELD, D. S., 1985: Nutrition in Orthopaedics. In: NEWTON, C. D., & D. M. NUNAMAKER (Eds.): Textbook of Small Animal Orthopaedics. Philadelphia: J. B. Lippincott Company.

LENEHAN, T. M., & D. C. STRICKLE, 1985: Canine osteochondrosis. In: NEWTON, C. D., & D. M. NUNAMAKER (Eds.): Textbook of Small Animal Orthopaedics. Philadelphia: J. B. Lippincott Company.

OLSSON, S.-E., & L. AUDELL, 1979: Development and pathology of the canine acetabular rim. A study with special reference to hip dysplasia and the radiographic appearance of an "ossicle" at the acetabular rim. In: Proceedings of Symposium on Osteoarthrosis and Canine Hip Dysplasia Helsinki, 1978.

OLSSON, S.-E., 1978: Osteochondrosis: A growing problem to dog breeders. Gaines Progress.

OLSSON, S.-E., 1981: Pathophysiology, morphology and clinical signs of osteochondrosis (chondrosis) in the dog. In: BOJRAB, M. J. (Ed.): Pathophysiology in Small Animal Surgery. Philadelphia: Lea and Febiger.

PAATSAMA, S., et al., 1967: Legg-Perthes disease in the dog. J. Small Anim. Pract. 8: 215.

VAN SICKLE, D. C., 1975: Ununited anconeal process. In: Selected Orthopedic Problems in the Growing Dog, Monograph of the Amer. Anim. Hospital Assoc. 12: 10.

SMITH, K. W., 1971: Legg-Perthes disease. Vet. Clin. No. Am. 1: 479.

26 Neurologische Erkrankungen

J. ARNDT

26.1 Neurologischer Untersuchungsgang und Spezialuntersuchungen

26.1.1 Signalement (Rasse, Alter, Geschlecht, Haarfarbe) und Anamnese

Eine gründliche und gewissenhaft aufgenommene Anamnese ist eine der wichtigsten Voraussetzungen zur Einordnung neurologischer Ausfallerscheinungen und sollte unbedingt protokolliert werden. Das erste Ziel der neurologischen Untersuchung ist die Lokalisierung der neurologischen Störung *(topische Diagnose);* die Ätiologie hat hier zurückzutreten. Die anamnestische Befunderhebung erfordert neben angemessen großem Zeitaufwand geschickte und gezielte Befragung des Tierhalters, da Beobachtungen und Berichte häufig unpräzise und vage sind. So muß der Vorbericht ›Anfall‹ z. B. in Verlaufsform, Dauer, Häufigkeit und Typ genauestens präzisiert werden.

26.1.2 Fragenkatalog zur neurologischen Untersuchung

Frage nach dem Haupt- und nach dem/den Nebenproblem(en), die den Tierhalter veranlaßten, zum Tierarzt zu gehen: Seit wann besteht das Problem? Ist es allmählich oder plötzlich aufgetreten? Ist es früher bereits aufgetreten, wurde es behandelt, wie wurde es behandelt, bestehen zeitliche Intervalle der Störungen? Bestehen begleitende Allgemeinstörungen wie Erbrechen, Diarrhoe, Polydipsie, Polyurie, vermehrter oder verminderter Appetit? Wurde Pruritus – lokalisiert oder generalisiert – beobachtet? Treten Atembeschwerden in Ruhe oder bei Belastung auf? Sind Veränderungen im Benehmen des Tieres, wie Apathie, Unsauberkeit, Aggressivität, Veränderungen im Schlafrhythmus, in der Bewegung oder der Körperhaltung aufgetreten? Welcher Art waren die Anfälle (Dauer, Prodromalstadium, Erholungsphase), waren sie vergesellschaftet mit Muskelzuckungen, Bewußtseinsverlust, Salivation, Kot- und Urinabsatz? Wurden Taubheit, Blindheit, Geruchsverlust, vorübergehend oder permanent, beobachtet? Frühere Unfälle (auch anscheinend harmloser Natur), Auslandaufenthalte, überstandene Infektionskrankheiten, Vergiftungen, andere Allgemeinerkrankungen? Hat das Tier die Möglichkeit, Gifte, Haushaltprodukte, Hauspflanzenteile, landwirtschaftliche oder industrielle Produkte aufzunehmen? Welche Schutzimpfungen, und wann wurden diese durchgeführt? Erhält der Hund irgendwelche Medikamente? Welche anderen Tiere werden im Haushalt gehalten? Sind ähnliche Erkrankungen bei Eltern-/Geschwistertieren beobachtet worden? Wie

sind die Fütterungsgewohnheiten (rohes Fleisch, Schlachtabfälle, Zusätze)?

Das Signalement der Patienten ist besonders wichtig bei neurologischen Erkrankungen wegen des hohen Prozentsatzes von neurologischen Störungen, für die bestimmte Rassen besonders anfällig sind *(Tab. 26.1).*

26.1.3 Klinische Allgemeinuntersuchung

Berücksichtigung hämatologischer und/oder blutchemischer Parameter. Zur Differenzierung zwischen einer primären und sekundären Neuropathie sind insbesondere Herz- und Kreislaufsystem (z. B. Störung der zerebralen Blutversorgung), Harnapparat (z. B. Urämie) und Respirationssystem (z. B. Hypoxien) gründlich zu untersuchen.

Laboruntersuchung im Rahmen einer minimalen Datenbasis (MDB):

a) Blutstatus einschl. Differentialblutbild;
b) Blutglukose, Blutkalzium;
c) Leberenzyme (GPT, AP, BSP, GLDH) und evtl. Ammoniak;
d) Harnstatus, Harnstoff, Kreatinin.

26.1.4 Spezielle neurologische Untersuchung

Der Neurostatus soll zunächst zu einer *topischen Diagnose* (Kap. 26.2) und anschließend zur Abklärung der *Ätiologie* führen, die ihrerseits Grundlage der *Prognose* und *Therapie* ist.

a) **Allgemeine Beobachtungen, Verhaltensmuster:** Depression, Aggression, Bewußtseinsverlust, Übererregbarkeit, Stupor, Koma, Somnolenz und Anoia (Schwachsinn) deuten auf Störungen im Großhirn oder Hirnstamm hin.

b) **Beurteilung des Ganges** auf: Paresen, Ataxien, Kreisbewegung, Dysmetrie und propriozeptive Defizite. Prüfung im Stand, Schritt und Lauf auf »griffigem« Boden unter Berücksichtigung der rassetypischen Gangeigenheiten und bei Treppauf- und Treppabsteigen. Überprüfung einerseits auf mechanische Störungen der Knochen, Muskulatur oder Gelenke und andererseits auf motorische, sensorische oder propriozeptive neurologische Störungen.
Motorische Störungen werden durch *Kleinhirnschäden* (Verlust der koordinierten Bewegung), Schäden in einzelnen *Rückenmarksegmenten* oder der *peripheren Nerven* (Parese,

Tab. 26.1. Prädispositionen für Nervenerkrankungen

Rasse	übliches Erkrankungsalter	Art der Erkrankung
Afghane	6–9 Monate	Myelopathie der Afghanen
Beagle	3–9 Monate	Glykoproteinose (Laforasche Krankheit), Gangliosidosis, globoidzellige Leukodystrophie
	1–3 Jahre alte Tiere oder	Epilepsie
	2. Lebenshälfte	Diskopathie
Basset	6–9 Monate	Glykoproteinose
Boston Terrier	von Geburt an	Hydrozephalus
	erste 6 Monate	Myelodystrophie durch Wirbelsäulenanomalie (Hemivertebra)
	2. Lebenshälfte	Tumoren (Gliome, hypophysäre Adenome)
Border-Collie	6–9 Monate	Ceroid-Lipofuszinose
Boxer	2. Lebenshälfte	Tumoren (Gliome, Meningeome), Adenome der Hypophyse oder Hypophysentumoren
Bulldoggen	erste 6 Monate	Myelodysplasien infolge Spina bifida, Meningozelen, Myeloschisis
Cairn-Terrier	6–9 Monate	Globoidzellige Leukodystrophie
Chihuahua	von Geburt an	Hydrozephalus
	6–9 Monate	
Chow-Chow	von Geburt an	Kleinhirnatrophie Demyelinisationserkrankung, Aggressivität
Cocker-Spaniel	6–9 Monate	Lipidosis
	2. Lebenshälfte	Diskopathie, Aggressivität (roter Cocker)
Collie	ab 1. Lebensjahr	Degenerative Kleinhirn-, Hirnstamm- und Wirbelsäulenerkrankungen, Atrophie der Retina und des N. opticus
Dalmatiner	von Geburt an	Taubheit
Deutsch Kurzhaar	6–9 Monate	Gangliosidosis
Deutscher Schäferhund	1.–3. Jahr	Epilepsie
	2. Lebenshälfte	Degenerative Myelopathie, fibrokartilaginäre Embolie
Doberman,	3–6 Monate	Vestibuläre Erkrankungen
Pinscher	6–10 Monate	Narkolepsie
	2. Lebenshälfte	Zervikalwirbelabnormitäten
Dogge	1. Lebenshälfte	Zervikalwirbelabnormitäten
(deutsche, dänische)	erwachsene Tiere	Fibrokartilaginäre Embolie
	2. Lebenshälfte	Diskopathie, akute Polyradikuloneuritis
Engl. Bullterrier	von Geburt an	Sakrokokzygeale Malformation
Engl. Setter	von Geburt an	Taubheit
Foxterrier	1. Lebensjahr	Progressive Ataxie
Irish-Setter	1.–3. Jahr	Epilepsie, Quadriplegie
Jack-Russel-Terrier	1. Jahr	Hereditäre Ataxie
Kerry-Blue-Terrier	1. Jahr	Abiotrophie des Kleinhirns
Lhasa Apso	von Geburt an	Lissenzephalie, Retinaatrophie, Atrophie des N. opticus
Pekingese	erwachsene Tiere	Diskopathie
Pudel	von Geburt an	Hydrozephalus
	3–6 Monate	Lipidosis, Glykoproteinose, globoidzellige Leukodystrophie, Demyelinisationserkrankungen
	bis 12 Monate	Hypoglykämie
	erwachsene Tiere	Atlantoaxiale Subluxation, Diskopathie
Samojede	1. Lebensjahr	Kleinhirnatrohie
Schnauzer	erwachsene Tiere	Fibrokartilaginäre Embolie
Scotch-Terrier	6 Monate – 3 Jahre	»Schottenkrampf«
Weimaraner	von Geburt an	Spinale Dysraphie

Tab. 26.1. (Fortsetzung)

Rasse	übliches Erkrankungsalter	Art der Erkrankung
Westhighland- White-Terrier	3–6 Monate 3–6 Monate	Globoidzellige Leukodystrophie, »Little white shaker disease« (Palmer)
Yorkshire-Terrier Grundsätzlich neigen brachiozephale Hunderassen zu: Zwerg-(Toy)-Rassen zu:	3–6 Monate	Gangliosidosis Rückenmarkskompression infolge Mißbildungen der Wirbelsäule Atlantoaxialer Subluxation, Hydrozephalus, okzipitale Dysplasie

Paralyse), durch *Großhirnschäden* (kontralateraler Verlust der willkürlichen Bewegungskontrolle) oder *Hirnstammläsionen* (ipsilaterale Störungen) verursacht.

Sensorisch bedingte motorische Störungen betreffen oft die Tiefensensibilität und äußern sich durch Ataxien. Vorrangig handelt es sich um Ausfälle der *sensiblen Bahnen des Rückenmarks* (spinale Ataxien) und der *peripheren Nerven*. Die Ausfälle sind selten in den sensiblen Bahnen des Großhirns oder Hirnstammes lokalisiert.

Ataxien gehören zu den häufigsten Bewegungsstörungen. Es sind nichtspastische, komplexe Störungen der Bewegungskoordination und des Zusammenspiels einzelner Muskelgruppen. Sie äußern sich in torkelndem Gang, unsicherer Stellung, Hyper-, Hypo-, Dysmetrie. Sie werden durch Störungen des Kleinhirns, des vestibulären Apparats sowie der sensiblen Bahnen von Hirnstamm und Rückenmark hervorgerufen und führen zu Stellungsanomalien.

c) **Stellungsanomalien** werden durch Störung der *Tiefensensibilität* oder der *Propriozeption* (vom Muskel selbst empfangener Reiz) hervorgerufen. Mit den nachstehenden Untersuchungen werden die propriozeptiven Bahnen der zerebralen und zerebellären Zentren sowie der peripheren Nerven geprüft. Bei zerebralen Störungen ist der Ausfall kontralateral, bei zerebellären Störungen ist die Korrektur der Stellungsanomalie mit Ataxie verbunden. Bei den vestibulären Störungen (Gleichgewichtsstörungen) fällt das Tier um oder überrollt sich beim Korrekturversuch. Da die Prüfung propriozeptiver Reflexe sowohl von der Kooperationsbereitschaft des Tieres als auch von der Geschicklichkeit des Untersuchers abhängt, ist die Durchführung mehrerer Tests erforderlich.

1. **Korrekturreaktionen:** Der Hund versucht unphysiologische Gliedmaßenstellungen wie Fußen auf der Dorsalfläche der Pfoten oder Überkreuzen der Gliedmaßen sofort zu korrigieren. Eine gestörte Korrekturreaktion kann schon auftreten, bevor motorische Ausfälle beobachtbar sind.

Stellreaktion = Ein Vorderlauf wird in Richtung eines Gegenstandes (Tischkante) oder, bei großen Hunden, über ein am Boden befindliches Hindernis (Schwelle, Randstein) geführt *(Abb. 26.1)*. Dieser Test dient der Prüfung des taktilen Reizes (mit verbundenen Augen) oder des visuellen Reizes (mit unverbundenen Augen). Normal ist das spontane Aufheben der Pfote bei der Berührung des Gegenstandes. Bei negativem Ausfall des Tests = Ausfall in der frontalen Cortex, im Hirnstamm, im Halsmark oder in den peripheren Nerven.

2. **Unterstützungsreaktionen:**

Hüpfreaktion = Hund wird horizontal gehalten, 3 Gliedmaßen werden nacheinander aufgehoben, so daß das Tier jeweils nur noch auf einem Lauf fußt *(Abb. 26.2)*. Bei großen Hunden wird ein Lauf aufgehalten und der Hund seitwärts gedrängt, bis er hüpft. Im Normalfall hüpft der Hund, um die Stützfunktion des Beines zu erhalten. An diesem Test sind viele Strukturen des ZNS beteiligt = Hirn, Kleinhirn, Hirnstamm, Rückenmark und periphere Nerven.

Auffußreaktion = Der hinter den Vordergliedmaßen gehaltene und vom Boden abgehobene Hund wird langsam zu Boden gelassen. Normal ist eine Kaudalbewegung der Hintergliedmaßen beim Erreichen des Bodens, anomal eine asymmetrische oder hypermetrische Bewegung.

Bewertung der Ausfälle nach folgender Skala:

Keine Reaktion	0
Schwache Reaktion	1
Normale Reaktion	2

Falls die Korrekturreaktionen und die Unterstützungsreaktionen normal sind, braucht man in den meisten Fällen die anderen Reaktionen nicht mehr zu prüfen.

Kriterien der Beurteilung: Ist die initiale Reaktion nach Verbringen der Gliedmaße in eine unphysiologische Körperstellung normal, so heißt dies, daß die sensiblen Anteile normal sind. Ist die motorische Antwort durch die Korrektur der unphysiologischen Körperstellung vermindert, so kann eine segmentale Rückenmarksstörung oder Muskelerkrankung vorliegen. Ist sie vermehrt, liegt die Störung im Kleinhirn.

3. **Tonische Nackenreaktionen:** Der Hund wird auf den Tisch gestellt und der Kopf bei gestrecktem Hals angehoben.

Normal = Leichte Streckung der Vordergliedmaße bei gleichzeitig geringer Beugung der Hinterläufe.
Wird der Kopf nach unten gebeugt, antwortet der Hund mit einer Halbflexion der Vorder- und Extension der Hintergliedmaße. Wird der Kopf rotiert, antwortet der Hund mit einer Flexion der Gliedmaße der Gegenseite. Während der Ausführung dieses Te-

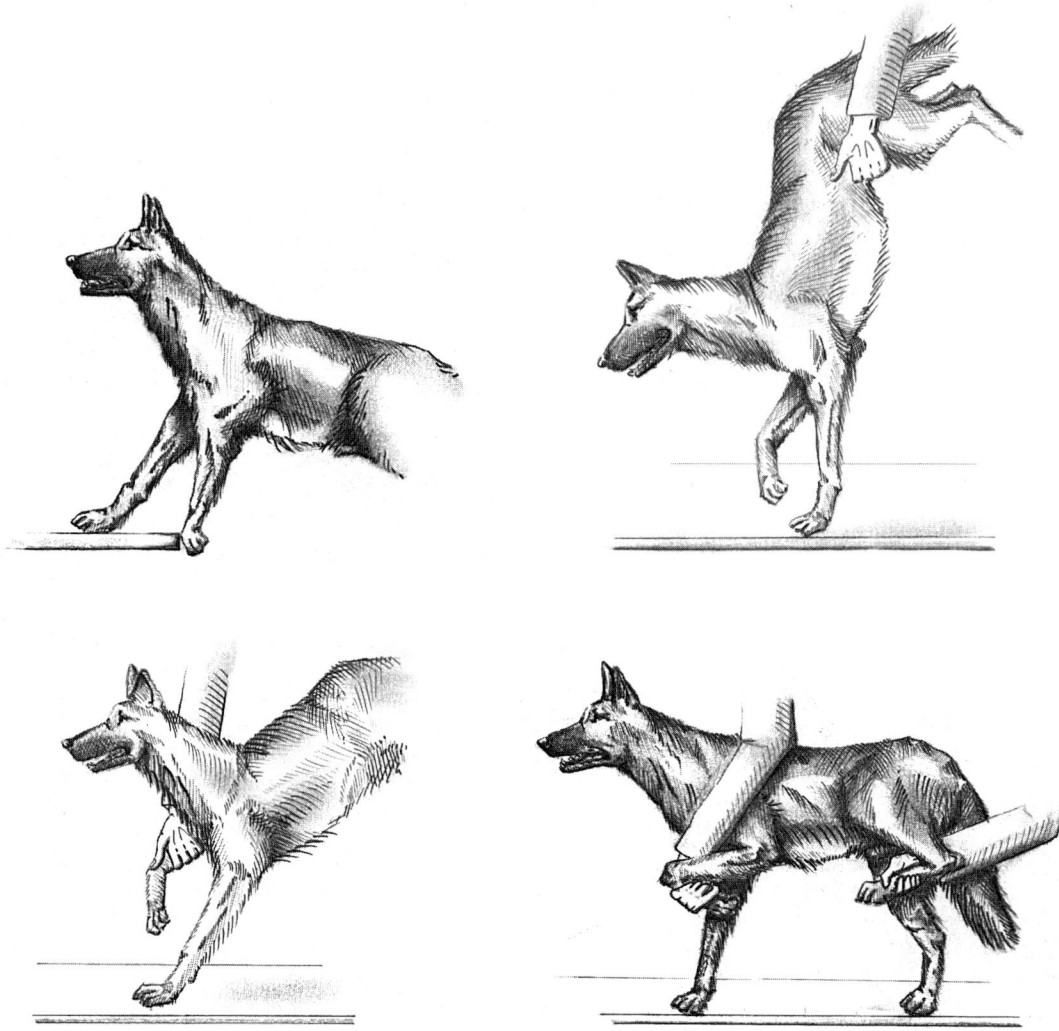

Abb. 26.1. Stellreaktion: Der Hund wird gehalten und die Dorsalfläche einer Pfote an die Tischkante (einen Randstein) geführt. Normal: Bei verbundenen Augen Normalfußung nach Berühren der Tischkante (taktiler Test). Bei unverbundenen Augen Normalfußung nach Erkennen des Hindernisses (visueller Test)

Abb. 26.2. Hüpfreaktion: 3 Gliedmaßen werden nacheinander aufgehoben und der Hund, auf einem Bein fußend, nach vorn und rückwärts geschoben. Normal: Hund versucht zu hüpfen, um die Stützfunktion des Beines zu erhalten

Abb. 26.3. Schubkarrenprobe: Hund wird mit dem Hinterteil aufgehoben und, auf den Vorderläufen fußend, nach vorwärts und rückwärts geschoben. Normal: Hund versucht symmetrische Laufbewegung mit waagerecht gehaltenem Kopf

Abb. 26.4. »Halb stehen – halb gehen«: Vorder- und Hintergliedmaßen der gleichen Seite werden aufgehoben und der Hund vorwärts und rückwärts geschoben. Normal: Hund versucht die Gliedmaßen senkrecht zur Körperachse zu bringen

stes sind die Augen des Hundes auf ein Objekt fixiert. Ausfall der Reaktion bei Störung des Hirnstamms oder des kranialen Halsmarks. Willentliche Unterdrückung bei erregten Hunden ist möglich. Eine übermäßige Reaktion findet sich bei Kleinhirnstörungen. Dieser Test dient außerdem dazu, den Muskeltonus und die Schmerzempfindung im Halsbereich zu prüfen.

4. **Koordinationsreaktionen:**
Schubkarrenprobe = Hund mit dem Hinterteil aufheben und, nur mit den Vordergliedmaßen fußend, vorwärts und rückwärts laufen lassen *(Abb. 26.3)*.
Normal = symmetrische Laufbewegung bei normal gehaltenem Kopf.
Störung = Schwäche in den Vordergliedmaßen, asymmetrische Bewegung, Stolpern, hängender Kopf, Berühren des Untergrundes mit der Nase.
Geprüft werden: Periphere Nerven des Plexus brachialis, Halsmark, Hirnstamm und Großhirnrinde.
»Halb stehen – Halb gehen« = Vorder- und Hinterlauf der gleichen Seite anheben und den Hund nach vorn und rückwärts verschieben *(Abb. 26.4)*.
Normal = Der Hund versucht, die Gliedmaßen senkrecht zur Körperachse zu bringen und bei Bewegungszwang symmetrisch zu bewegen.
Störung = Die Gliedmaßen können den Körper nicht tragen.
Der Test dient der Prüfung der funktionellen Einheit zwischen motorischem Cortex und Rückenmark.

5. **Richtungs- und Aufrichtreaktion:** Der Hund wird an der Hüfte aufgehoben und, mit dem Kopf nach unten, schwebend über dem Boden gehalten.
Normal = Der Hund versucht den Kopf anzuheben und in einen Winkel von etwa 45° zur Horizontalen zu bringen. Bei alleiniger Prüfung des Gleichgewichtssinnes werden dem Hund die Augen verbunden.
Der Test dient der Prüfung der Koordination zwischen Gesicht, Gleichgewicht und Muskelreaktion. Bei Ausfall Störung in der frontalen Cortexregion oder dem vestibulären Apparat.

26.1.5   Hirnnerventests

Bei den Hirnnerventests wird ein sensibler Hirnnerv (HN) gereizt, um eine motorische Antwort zu erhalten. Es werden somit immer zwei Nerven geprüft *(Tab. 26.2)*. Wichtige Hinweise auf Hirnnervenschäden: s. *Tab. 26.11*.

26.1.6   Prüfung der Sinnesorgane

Gehör ☐ Erzeugung von Geräuschen unterschiedlicher Lautstärke und Tonfrequenz ohne visuelle Wahrnehmung durch den Hund. Fehlende Reaktion bei Störungen im Bereich der Ohren, HN VIII, Temporallappen und des Mittelhirns (Kerne HN III, IV). Erbliche Disposition beachten!

Geschmackssinn ☐ Auftragen von süßen, bitteren oder sauren Substanzen auf die Zunge des Hundes. Die Prüfung ist schwer objektivierbar. Störungen bei Ausfällen des HN V (Ast N. lingualis), VII, IX.

Gesichtssinn ☐ Führen des Hundes gegen ein Hindernis im abgedunkelten und hellen Raum. Reflexprüfung: s. *Tab. 26.2*. Augenuntersuchung mit Spaltlampe und Ophthalmoskop. Bei Blindheit ohne Augenveränderungen = Ausfälle des HN II, der Sehbahn oder der Okzipitallappen. Störungen von HN III, IV, VI und VIII verursachen Nystagmus oder Strabismus.

26.1.7   Prüfung der spinalen Reflexe

Die Prüfung der spinalen Reflexe dient der Lokalisierung von Nervenschäden im Rückenmark oder in den peripheren Nerven aufgrund des segmentalen Aufbaues des peripheren Nervensystems. Allgemein hat sich eine Unterscheidung in **UMN-Symptome** (**U**pper **M**otor **N**euron = Schädigung des oberen motorischen Neurons) und **LMN-Symptome** (**L**ower **M**otor **N**euron = Schädigung des unteren motorischen Neurons) durchgesetzt.

Unter **UMN** faßt man die supranukleären motorischen Anteile des Zentralnervensystems zusammen, die durch absteigende Trakts im Rückenmark das LMN kontrollieren. Das UMN ist für die willkürliche Bewegung, den Muskeltonus und die Haltung verantwortlich. Charakteristika einer UMN-Schädigung sind: *Parese* oder *Paralyse, erhöhte Reflexaktivität* = Hyperreflexie, *milde Muskelatrophie, normaler* bis *erhöhter Extensor-Muskeltonus, gestörte Propriozeption* und *verminderte Wahrnehmung von Oberflächen- und Tiefenschmerz.*

Unter **LMN** versteht man ein efferentes Neuron, welches die motorische Ganglienzelle eines spinalen Segmentes mit einem Muskel verbindet. Die meisten Muskeln werden durch Nerven aus mehreren Segmenten innerviert.

Symptome einer LMN- oder infranukleären Schädigung sind: Paralyse des Muskels (schlaffe Lähmung), fehlende oder verminderte Reflexaktivität, rasche und schwere Muskelatrophie, fehlender Muskeltonus, Anästhesie kaudal der betroffenen segmentalen Region und Hyperästhesie im Bereiche des betroffenen Segmentes.

Tab. 26.2. Hirnnerventests (vereinfacht)

Tests	Ausführung der Tests	normale Reaktion	getestete Reflexbogen und Region
Drohreflex Alternative Tests: Stellreaktion und Verhalten in unbekannter Umgebung, Pupillarreflex	Rasches Annähern einer Hand gegen das Auge von vorn und von der Seite	Lidschluß	Sensibel: HN II, Retina, primäre Sehbahn Motorisch: HN VII
Kornealreflex Alternative Tests: Orbicularis-oculi-Test	Leichtes Berühren der Kornea mit einer Feder oder Sonde	Lidschluß	Sensibel: Pons HN V Motorisch: HN VII
Orbicularis-oculi-Reflex	Beklopfen des Orbitalrandes	Lidschluß	Sensibel: HN V, Pons Motorisch: HN VII
Pupillarreaktion Alternativer Test: Drohreflex	Beleuchtung beider Augen durch eine Lichtquelle (Otoskop): Pupillenverengung = direkte Reaktion. Belichtung nur eines Auges – gleichzeitige Pupillenverengung des anderen Auges = indirekte (konsensuelle) Reaktion. Untersuchung möglichst im abgedunkelten Raum!	Erst Erweiterung, dann Verengung beider Pupillen	Sensibel: HN II, Retina, Mesenzephalon Motorisch: HN III
Schluckreflex Alternativ: Abschlucken von Wasser oder Futter beobachten	Reizung des Zungengrundes mit Holzspatel oder Finger (Zuhalten der Nasenlöcher)	Schluckbewegung	Sensibel: HN IX, X, Medulla oblongata Motorisch: HN IX, X
Prüfung auf Lagenystagmus Alternative Tests: Haltung beobachten	Bewegung des Kopfes bei gestrecktem Nacken in unterschiedlichen Richtungen	keine Augenbewegungen	Sensibel: HN VIII, vestibuläre Anteile, Cerebellum, Medulla oblongata Motorisch: HN III, IV, VI
Hautsensibilität am Kopf, sensibler Trigeminusanteil (N. maxillaris)	Taktile Reizung der Kopfhaut rostral vom Auge und der Nasenschleimhaut	Abwehrbewegung als Reflex oder willentlich	Sensibel: HN V, Pons Motorisch: HN VII und andere Nerven
Motorischer Ast des Trigeminus (N. mandibularis)	Fang passiv öffnen	Mäßiger Widerstand gegen Öffnen des Fanges, Fang kann total geschlossen werden	Sensibel: HN V Motorisch: HN V, Pons Auf Muskelatrophie von Kaumuskulatur achten

Treten *UMN-Symptome* auf, liegt die vermutete Rückenmarkschädigung zentralwärts (supranukleäre Schädigung) von der Lokalisation des getesteten Reflexbogens. *Treten LMN-Symptome* auf, so liegt die Schädigung entweder im Rückenmarksegment (graue Substanz) des geprüften und ausgefallenen Reflexes (nukleär oder infranukleäre Schädigung) oder in den zugehörigen Nerven (radikulär). Der Ausfall eines Reflexes kann auch durch Schädigung eines sensiblen afferenten Teils des Reflexbogens zustande kommen *(Tab. 26.3)*.

Reflexe sind die unwillkürliche Antwort auf einen Muskel-, Sehnen-, Haut- oder Drüsenreiz. Sie werden durch Stechen, Kneifen oder Klopfen ausgelöst. Eine ungestörte Reflexantwort kann nur von Hunden erhalten werden, die sich in einem entspannten Zustand befinden. Zwangsmaßnahmen (Maulkorb, zugebundener Fang o. ä.), Unruhe im Untersuchungsraum (gleichzeitige Untersuchung anderer Tiere) verändert oder unterdrückt die Reaktion des zu untersuchenden Tieres und verfälscht das Prüfungsresultat. Die zu untersuchende Gliedmaße muß in eine entspannte, natürliche Stellung verbracht werden. So ist ein Patellarsehnenreflex bei gestreckter Gliedmaße genausowenig möglich wie ein Zwischenzehenreflex bei abgebeugtem Lauf. Mit einem Reflexhammer wird auf den zu untersuchenden, leicht gedehnten Mus-

Tab. 26.3. Charakteristika von Rückenmarksschäden

Parameter	UMN-Schäden	LMN-Schäden
Motorische Funktion	Parese, Störung der willkürlichen Bewegung	Parese oder Paralyse, fehlende Muskelkraft, Erschlaffung der Gliedmaßen
Reflexe	Normale bis übersteigerte Reflexe	Hypo-, Areflexie
Muskelatrophie	Kaum Atrophie. Nur nach längerer Unterbrechung Inaktivitätsatrophie, die teilweise reversibel ist	Rasche Muskelatrophie durch Degeneration der Muskelfasern und Zerstörung der motorischen Endplatte
Muskeltonus	Normal	Vermindert oder erloschen
Elektromyogramm	Keine Veränderung	Entartungserscheinungen, Fibrillationen
Sensible Veränderungen	Verminderte Propriozeption, verminderter Oberflächen- und Tiefenschmerz	Anästhesie des innervierten Gebietes, Parästhesie oder Hyperästhesie der angrenzenden Gebiete

kel ein kurzer trockener Schlag gegeben *(Abb. 26.5). Hyperreflexie,* eine übersteigerte oder eine mehrmalige Reflexantwort, ist ein Zeichen des *Fortfalls der Hemmfunktion* des *UMN* infolge Rückenmarksschädigung zentral des getesteten Reflexbogens. *Areflexie* und *Hyporeflexie* sind Zeichen von *LMN-Schäden* im getesteten Rückenmarkssegment oder bedingt durch Erkrankung des Erfolgsorgans.

Eine übersteigerte Reflexaktivität ist ein zuverlässigeres Symptom als eine fehlende Reflexantwort, die auch infolge von Einschüchterung vorkommen kann.

Die in *Tab. 26.4* zusammengestellten Reflexe werden für die Lokalisation von Rückenmarkserkrankungen am häufigsten verwendet. Die Reflexreaktionen sind wie folgt zu bewerten (Skala der Reflexantworten): fehlend (Areflexie) (0), vermindert (1), normal (2), verstärkt (Hyperreflexie) (3 oder 4).

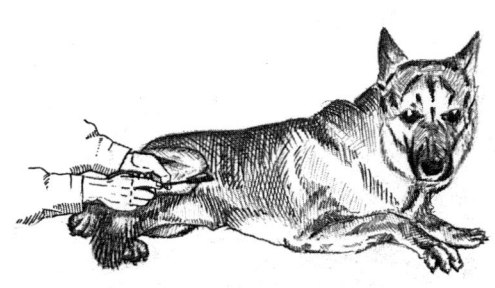

Abb. 26.5. Reflexprüfung (hier am Beispiel des Patellarreflexes): Hund in Seitenlage, mit einem Reflexhammer wird auf die leicht gedehnte Sehne des M. quadriceps ein kurzer trockener Schlag gegeben. Kontraktion des M. quadriceps und Nach-vorne-Schnellen des Unterschenkels

Tab. 26.4. Häufig getestete Rückenmarksreflexe

Reflex	Ausführung	Normale Reaktion	Angesprochener Muskel und Nerv	Lokalisation des getesteten Reflexbogens im Rückenmarksegment	Bemerkungen
Patellarreflex, Quadrizepsreflex	Schlag auf Kniescheibenband bei leicht gebeugtem Knie	Strecken des Kniegelenks	M. quadriceps N. femoralis	L_3–L_6	Zuverlässiger Reflex
Achillessehnen- oder Gastrocnemiusreflex	Schlag auf Achillessehne, nahe Gastrocnemius, bei leicht gespannter Sehne	Kontraktion	M. gastrocnemius N. ischiadicus	L_5–L_7, S_1	Deutlich verändert bei Schädigung

Tab. 26.4 (Fortsetzung). Häufig getestete Rückenmarksreflexe

Reflex	Ausführung	Normale Reaktion	Angesprochener Muskel und Nerv	Lokalisation des getesteten Reflexbogens im Rückenmarksegment	Bemerkungen
Flexorreflex Vordergliedmaße	Kneifen der Zwischenhaut oder Zehen bei gestreckter Gliedmaße	Anziehen des Beines	Alle Beuger	C_6–Th_1	Diese Reflexe dürfen nicht mit Sensibilitätsprüfung verwechselt werden
Flexorreflex Hintergliedmaße	dto.	dto.	dto.	L_6–S_1	
Extensorreflex Vordergliedmaße	Leichtes Spreizen der Zehen, Pressen der Ballen und Streichen über Fußsohlen	Strecken der Gliedmaße	Alle Strecker	C_6–Th_1	Bei gesundem Hund schwer auslösbar
Extensorreflex Hintergliedmaße	dto.	dto.	dto.	L_4–S_1	
Trizepsreflex	Schlag auf Sehne am Muskelübergang bei leicht gebeugtem Ellbogen	Kontraktion	M. triceps brachii N. radialis	C_7–Th_1	Bei gesundem Hund schwer auslösbar
Bizeps- und Brachialisreflex	Ellbogen leicht gestreckt umfassen, Finger auf Sehnenansatz und Muskelbauch. Leichter Schlag auf Finger oder Muskel	Kontraktion	M. biceps brachii	C_6–C_8	Schwer auslösbar, daher nur verstärkte Reaktion beurteilbar
Pannikulusreflex*	Stichreizung der Haut zwischen dorsalem Lumbosakralbereich und Vorderbrust	Hautkontraktion der Muskeln im Bereich der Einstichstelle	Mm. cutanei trunci	C_7–Th_1	
Anal-/Vulva-/ Penisreflex	Berühren von Anus und Vulva bzw. Penis	Kontraktion von Anus, Vulva oder Erektion des Penis	Nn. sacrales M. bulbocavernosus N. pudendus	S_1–S_3	

Pathologische Reflexe
Reaktionen nur bei schweren Rückenmarkschäden

Reflex	Ausführung	Normale Reaktion			
Massenreflex	Schlag auf den Trochanter major	Streckung und Kontraktion der Oberschenkelmuskulatur ist ein Zeichen eines UMN-Schadens			
Gekreuzter Extensorreflex	Kneifen der Zwischenzehenhaut	Extension der direkt oder diagonal gegenüberliegenden Gliedmaße am liegenden Hund ist ein Zeichen einer UMN-Schädigung			
Kratzreflex	Zartes Berühren der Haut an der Seitenbrust	Auslösung besonders starker Kratzreaktion			

* Der Pannikulusreflex ist besonders bedeutungsvoll zur Lokalisierung von Rückenmarkschäden im Thorax- und Lendenbereich. Er fällt aus, wenn die Läsion kranial von der gereizten Stelle liegt. Er kann verstärkt sein (Hyperästhesie), falls die Reizung im Bereich des geschädigten Segmentes erfolgte. Kranial der geschädigten Stelle ist er normal.

26.1.8   Prüfung der Sensibilität und Schmerzreaktionen

Wegen möglicher Verängstigung erfolgt die Prüfung des Oberflächen- und Tiefenschmerzes am Ende der neurologischen Untersuchung. Sie geben Auskunft über das Ausmaß eines Rückenmarkschadens und sind prognostisch bedeutungsvoll.

Oberflächenschmerz □ Kneifen oder Stechen der Haut und der Zwischenzehenpartien systematisch von kaudal nach kranial. In allen Bereichen muß bei normaler Sensibilität eine willkürliche Abwehrreaktion oder Drehen des Kopfes erfolgen. Lokale Hypersensibilität tritt auf bei Nervenwurzelkompression im betreffenden Dermatombereich.

Eine ausgedehnte oder generalisierte Hypersensibilität kann bei Meningitis oder Neuritis auftreten. Hyposensibilität ist kaudal von Rückenmarksläsionen vorhanden und tritt bei Bewußtseinsstörungen auf.

Tiefenschmerz □ Reizung der Schmerzrezeptoren in tiefen Geweben (Periost, Gelenkapparat) durch intensives Bekneifen der Phalangen mit Peans oder massiven Druck auf die Karpal-/Tarsalgelenke.

Zur Interpretation der Schmerzreaktionen gehört die Berücksichtigung des Zustandes der Propriozeption und der motorischen Ausfälle. Rückenmarkskompressionen mit propriozeptiven Defiziten und Parese oder mit Paralyse haben eine gute Prognose, solange der Oberflächenschmerz auslösbar ist. Bei Verlust des Oberflächenschmerzes und noch vorhandenem Tiefenschmerz wird die Prognose zweifelhaft bis ungünstig. Sind weder Oberflächen- noch Tiefenschmerz auslösbar, muß eine ungünstige Prognose gestellt werden.

26.1.9   Autonomes (vegetatives) Nervensystem

Vom Willen unbeeinflußt, durch Reflexmechanismen gesteuerte Aktivitäten. Verantwortlich für Herzfunktion, Atmung, Kreislauf, Peristaltik, sexuelle Erregung, Defäkation. Störungen bei Ausfällen im Kerngebiet des Thalamus, dem zerebralen oder spinalen Mark. Verbindung mit den peripheren Nerven = N. vagus und N. sympathicus.

Okulokardialer Reflex (Aschner-Reflex) = reflektorische Bradykardie durch Druck auf den Bulbus eines Auges.

26.1.10 Spezialuntersuchungen

Die klinisch-neurologische Untersuchung wird durch nachstehende Spezialuntersuchungen ergänzt:

Liquoruntersuchung □ Sie ist die wichtigste neurologische Zusatzuntersuchung (Kap. 4.9).

Röntgenleer- und Röntgenkontrastuntersuchung des Schädels □ Leeraufnahmen sind lateral und ventrodorsal oder dorsoventral zu machen. Wirbelsäulenaufnahmen und Myelogramme: s. Kap. 27.1.

Elektrophysiologische Untersuchungen □ Sie dienen der Erfassung und Lokalisation von Schäden peripherer Nerven, der Höhenlokalisation von Rückenmarksschäden, der Unterscheidung myogener und neurologischer Ausfälle und der Lokalisation von Hirntraumata oder degenerativer Prozesse.

Elektromyogramm (EMG) □ Dies ist eine Aufzeichnung von Muskelaktionspotentialen mittels Oberflächenelektroden. Gemessen werden die Summenpotentiale synchron entladender Muskelfasern. Hiermit sind Nachweis und Lokalisation eines peripheren Nervenschadens innerhalb von 5 Tagen zuverlässig möglich.

Elektroenzephalogramm (EEG) □ Hiermit erfolgt eine Aufzeichnung von Hirnaktionsströmen und deren Potentialschwankungen in uni- oder bipolarer Ableitung.

Elektrophysiologische und andere physikalische Zusatzuntersuchungen, wie Echoenzephalographie, Szintigraphie etc., dürften auch in Zukunft nur größeren Kliniken und Spezialinstituten vorbehalten bleiben.

26.2   Interpretation der diagnostischen Ergebnisse

Obwohl schon die Anamnese erste Hinweise auf den Ort einer neurologischen Veränderung geben kann, ist das erste Ziel des neurologischen Untersuchungsgangs und der Spezialuntersuchungen das Stellen einer *topischen Diagnose*. Folgende Fragen sollten aufgrund der Untersuchungsergebnisse geklärt sein:

1. Liegt eine primäre oder sekundäre (symptomatische) neurologische Störung vor?
2. Welcher Art ist die Störung? Verhaltensstörung, Anfallsleiden, Bewußtseinsstörung, Koma, Gleichgewichtsstörung mit Ataxien, Bewegungsstörung, Parese – Paralyse?
3. Welcher Teil des Nervensystems ist betroffen?

a) das Gehirn und/oder die Hirnnerven (Störung kranial vom Foramen occipitale),
b) das Rückenmark und dessen Häute,
c) die peripheren Nerven,
d) die Muskulatur und/oder die neuromuskuläre Übertragung (Myasthenia gravis).
4. Welche Strukturen des Gehirns, Rückenmarks oder der peripheren Nerven sind betroffen?
5. Ist die Erkrankung auf eine unifokale, multifokale oder eine generalisierte Veränderung zurückführbar?
6. Lassen sich die Störungen (z. B. Bewegungsstörung) einer UMN- oder LMN-Schädigung zuordnen?
7. Gibt es Hinweise für die folgenden Ätiologien (DAMNIT)?
D (degenerativ)
A (anatomische, angeborene Anomalie)
M (metabolisch)
N (neoplastisch)
I (infektiös, inflammatorisch)
T (traumatisch, toxisch)

Die Verlaufsform neurologischer Erkrankungen gestattet gewisse Rückschlüsse auf die Ätiologie. Plötzlich und in voller Stärke auftretende Symptome sprechen am ehesten für ein Trauma oder eine Thrombose. Allmählich fortschreitende und generalisierte Störungen machen degenerative Erkrankungen wahrscheinlich. Allmählich fortschreitende, lokalisierte Störungen sprechen für Tumoren. Akuter Beginn mit Fieber ist charakteristisch für Infektionen oder Entzündungen. Eine wechselnde Intensität der Störung ist vor allem bei metabolischen Erkrankungen anzutreffen.

Lokalisation von Ataxien

Ataxien entstehen vorwiegend durch Schäden des Kleinhirns, des vestibulären Apparats oder des Rückenmarks, selten durch Großhirndefekte.

a) *Ataxie* mit *propriozeptiven Defiziten* und/oder *Bewußtseinsstörung* (Überköten, negative taktile Reaktion etc.), aber ohne Parese oder Paralyse, spricht für Großhirnprobleme.
b) *Symmetrische Ataxie* mit Dysmetrie, *Nystagmus und Tremor* des Kopfes spricht für zerebellären Ursprung (Kleinhirnataxie).
c) *Ataxie* mit *Kopfschiefhaltung,* abnormem Gang, Stellungsanomalien und der Tendenz, nach einer Seite zu fallen, spricht für eine einseitige vestibuläre Ataxie. Diese kann 1. peripher lokalisiert, d. h. z. B. im Innenohr, falls gleichzeitig ein Horner-Syndrom (Ptosis, Enophthalmus und Miosis), Otitis und/oder Facialisparese bestehen, oder 2. zentralen Ursprungs sein.

Tab. 26.5. Charakteristika und Lokalisation von Hirnerkrankungen

Verhalten	Körperhaltung	Bewegung	Propriozeption	Lokalisation mitbetroffene Hirnnerven	Hirnregion
Verändertes Verhalten, Depression, Schläfrigkeit, Krämpfe	Normal	Normal bis schwache Hemiparese, kontralateral	Evtl. kontralaterale Defizite		Hirnrinde (Cortex)
Verändertes Verhalten, Depression, Schläfrigkeit	Normal	Normal, teils Hemi- oder Tetraparese	Evtl. kontralaterale Defizite	HN II	Zwischenhirn (Thalamus, Hypothalamus)
Depression, Stupor, Koma	Normal, ggf. Dreh- und Fallbewegung	Hemi- oder Tetraparese, Ataxie	Ipsi- oder kontralaterale Defizite	HN III–HN XII	Hirnstamm (Mittelhirn, Medulla oblongata)
Depression	Veränderte Kopfhaltung, Fallbewegung	Hemiparese, Ataxie	Ein- oder beidseitige Defizite	HN VIII, bei Nystagmus auch HN V, VII	Zentrales vestibuläres System, Medulla oblongata
Normal	Kopfschiefhaltung	Normal, gelegentlich Ataxie	Normal, etwas unbeholfen	HN VIII, II, evtl. Horner-Syndrom, Nystagmus	Peripheres vestibuläres System (Labyrinth, Ohr)
Normal	Normal	Tremor, Dysmetrie, Ataxie	Normal		Kleinhirn

Tab. 26.6. Lokalisation fokaler Störungen

Art der Schädigung	Ausgefallenes System	Ort der Schädigung
Greif- und Beißverlust	Masseter und Zungenmuskulatur	HN V, XII, Pons, Medulla oblongata
Abnorme Kopfhaltung, Nystagmus, Gleichgewichtsstörung	Vestibuläres System	Innenohr, Kleinhirn, Medulla oblongata
Überschlagen	Vestibuläres System	Medulla oblongata, Kleinhirn
Schielen	Vestibuläres System, Augenmuskulatur	HN III, IV, VI, Mittelhirn, Medulla oblongata
Kreisbewegungen: mit Gleichgewichtsstörungen ohne Gleichgewichtsstörungen	Vestibuläres System Limbisches System	Innenohr, Medulla, Kleinhirn Frontallappen, rostraler Thalamus
Kopf- und Augenhaltung nach einer Seite Zwangsbewegungen (Manegebewegungen)	Limbisches System dto.	Frontallappen, rostraler Thalamus dto.
Opisthotonus	UMN	Kleinhirn, Mittelhirn
Psychische Störungen, Aggression, Beißlust	Limbisches System	Frontallappen, Cortex, Thalamus
Schläfrigkeit, Semikoma, Koma		Frontallappen, Pons, Hypothalamus
Fehlende Wach-/Schlafreaktion		Hypothalamus
Kopf- oder Intentionstremor	Kleinhirnsystem	Kleinhirn
Hypo-/Hyperthermie	UMN	Hypothalamus
Herzfrequenz, Respirationsstörungen, Erbrechen	UMN	Medulla oblongata
Polyurie, Polyphagie		Hypothalamus, Hypophysenbereich

Bei *Ataxie* mit *breitem Gang* und *schwingendem Kopf,* evtl. auch Manegebewegung, ist an eine zentrale vestibuläre Störung (Hirnstamm) zu denken.

d) *Ataxie mit Bewegungsstörungen,* Parese oder propriozeptiven Defiziten (sensible Ataxie) in der Vor- und/oder Nachhand, ohne Störungen der Kopfbewegung oder -haltung haben ihren Ursprung im Rückenmark.

Charakteristika von Rückenmarksschäden: s. *Tab. 26.3.*

Charakteristika und Lokalisation von Hirnerkrankungen: s. *Tab. 26.5.*

Lokalisation fokaler Störungen: s. *Tab. 26.6.*

26.3   *Verhaltensstörungen*

Verhaltensstörungen äußern sich in: Aggressivität, Schreckhaftigkeit, Schläfrigkeit, Verblödung, Zwangsbewegungen, Polydipsie, Polyphagie, Urin- und Kotabsatz im Haus, »Schwanz- und Pfotenbeißen«, »Sternengucken«, Kratzzwang, Orientierungsstörungen.

Bei der Beurteilung der Verhaltensstörungen ist die Differenzierung zwischen neurologischen und psychischen Ausfällen (»Untugenden«, Erziehungsfehler etc.) von erheblicher Bedeutung. Besonderer Wert ist auf die Beobachtungen des Tierhalters, aber auch auf die Lebens- und Umweltbedingungen des Tieres zu legen.

Ätiologie □ Die Ursachen der Verhaltenstörungen sind sehr vielgestaltig, es muß an folgende angeborene oder erworbene Krankheiten gedacht werden: Speicherkrankheiten, Hydrozephalus, Enzephalitis, Meningitis, metabolische Erkrankungen, Ödeme, Toxikosen, Traumata und Tumoren.

26.3.1 Speicherkrankheiten

Definition □ Durch intrazellulären Enzymmangel entstehende massive Anhäufung von Stoffwechselprodukten (Lipide, Glykogene, Glykoproteine, Mukopolysaccharide), die Atrophie der Nervenzellen verursacht. Speicherkrankheiten sind selten und auf gewisse Rassen beschränkt (s. *Tab. 26.1*).

26.3.1.1 Lipidosen
GM₁-Gangliosidosis (Morbus NORMAN-LANDING): Durch Beta-Gangliosidasemangel entstehende Hirnschädigung, die mit Verblödung, Erblindung, Taubheit, Ataxien einhergeht. Mehrmals beim Beagle beobachtet.
GM₂-Gangliosidosis (Morbus TAY-SACHS): Durch Hexoaminidasemangel entstehende Hirnschädigung. Verblödung, Erblindung (Amaurosis), Krampfbereitschaft. Beim Deutsch-Kurzhaar und Pudelpointer beobachtet.
Sphingomyelinidosis (NIEMANN-PICK-Disease): Sphingomyelinasemangel. Aggressivität, Verblödung. Beim Pudel beobachtet.
Globoidzellige Leukodystrophie (Morbus KRABBE): Stoffwechselstörung der Hüllsubstanzen der Nervenzellen. Verdrängung des weißen Markes durch Makrophagen (Globoid-Zellen). Sphingomyelinasemangel. Ataxien, Lähmungen bis Tetraplegien. Progressiver Verlauf, beginnend zwischen dem 2. und 6. Lebensmonat bei Cairn- und Westhighland-White-Terriern und Beagles.

26.3.1.2 Lipofuszinosis
Einlagerung von Lipofuszin (Pigment) in die Ganglienzellen von Hirn und Rückenmark. Ceroid-Lipofuszinmangel. Bösartigkeit, Parakinesien, Ataxie. Beim Engl. Setter, Chihuahua, Teckel, Cocker-Spaniel beobachtet.

26.3.1.3 Glukoproteinosis
(Morbus LAFORA)
Einlagerung von Glukoproteinen (LAFORA-Körperchen) in die Nervenzellen der Großhirnrinde,

des Kleinhirns und des Thalamus. Glukoproteinasemangel. Myoklonus-Epilepsie der Basset und Pudel. Die Anfälle werden häufig erst in der 2. Lebenshälfte beobachtet und enden im Status epilepticus.

26.3.1.4 Glykogen-Speicherkrankheit
(POMPE's Disease)
Glykogeneinlagerung durch Störung des Glykogenabbaus oder gesteigerter Glykogen-Synthese. Alpha-Glykosidasemangel. Psychische Störungen.

Prognose und Therapie □ Vorsichtig bis infaust. Mit Ausnahme der Glykogen-Speicherkrankheit und der LAFORA-Epilepsie tritt der Tod häufig innerhalb des 1. Lebensjahres ein. Eine wirksame Therapie ist unbekannt. Behandlungsversuche mit Vitamin-A- und -E-Präparaten. Symptomatische Behandlung bei der LAFORA-Epilepsie.

26.3.2 Hydrozephalus

Definition □ Durch Hypersekretion, verminderte Resorption oder Abflußbehinderung vermehrte Ansammlung von Liquor cerebrospinalis in den Ventrikeln (Hydrocephalus internus) oder im Subarachnoidalraum (Hydrocephalus externus).

Symptome bedingt durch progressiven Ausfall von Hirnfunktionen infolge Druckatrophie des Gehirns und ballonartiger Schädelauftreibung mit offenen Fontanellen bei wachsenden Hunden.

26.3.2.1 Kongenitaler Hydrozephalus
Dies ist die häufigste Form von Hydrozephalus, tritt vorwiegend bei Klein- und Zwerghunden auf, verläuft oft symptomlos und betrifft u.a. die telenzephalen Ventrikel.

26.3.2.2 Erworbener Hydrozephalus
Er entsteht bei Welpen durch Infektionen der Plexus chorioidei, bei älteren Tieren durch Meningitis, Traumata, Tumoren und Infektionen (Toxoplasmose).

Symptome □ Welpen zeigen verzögerte Entwicklung und Lernfähigkeit. Erhöhte Reizbarkeit bis Aggressivität, Manegebewegungen, epileptische Anfälle, gelegentlich auch Ataxien (selten) und propriozeptive Defizite werden vor allem zu Beginn beobachtet. Terminal kommen Depression, Stupor und Koma vor.

Diagnose □ Röntgenuntersuchung, evtl. Pneumoventrikulographie, Ventrikelpunktion, Elektroenzephalographie.

Prognose □ Vorsichtig beim kongenitalen Hydrozephalus; infaust bei akut progressivem Verlauf.

Therapie □ Beim traumatischen oder infektiösen Hydrozephalus und bei Welpen, die erst ab 3 Monaten Symptome zeigen, kann Dexamethason 0,04 mg/kg KG 2 × täglich für 4 d, dann 0,03 mg/kg für 4 d, dann 0,02 mg/kg für 4 d, dann 0,01 mg/kg für 2 Wochen p.o. gegeben werden. Mannit-Sorbit-Infusionen und operative Drainage durch Verweilkatheter sind versucht worden.

Differentialdiagnose □ Lissenzephalie (Hirn mit verminderten oder fehlenden Hirnwindungen) und zerebrale Hypoplasie oder Atrophie: Konnatale Fehlbildung des Groß- und Kleinhirns. Virusinfektionen (Herpesvirus) während der fetalen Entwicklung sind nicht ausgeschlossen. Neben Verhaltensstörungen taumelnde oder torkelnde Bewegungen, Koordinationsstörungen, Kopfzittern.

26.3.3   Infektionskrankheiten

Bakterielle Enzephalitis, Meningitis

Als primäre Enzephalitis und/oder Meningitis sehr selten, gelegentlich im Gefolge einer generalisierten Bakteriämie oder Fokalerkrankung (Endokarditis, Spondylitis etc.). Erreger: Pasteurellen (P. multocida), Staphylokokken (S. aureus, S. epidermis), Salmonellen, E. coli, Proteus und Pseudomonas werden gelegentlich bei der eitrigen Meningoenzephalitis isoliert (OLIVER & LORENZ, 1983).

Diagnose □ Liquorstatus und bakteriologische Untersuchung des Liquor cerebrospinalis.

Therapie □ Der Erfolg jeder antibiotischen Behandlung hängt von der Fähigkeit des Präparates ab, die Blut-Liquorschranke zu überwinden. Präparate der Wahl:

Penicillin G   20 000 IE/kg KG alle 4 h;
Ampicillin   50 mg/kg KG alle 6 h;
Chloramphenicol 50 mg/kg KG alle 4–6 h.

Intravenöse initiale Injektion, Weiterbehandlung p.o.
    Aminoglykoside (Gentamicin) überwinden die Blut-Liquorschranke nur schwer, sind aber mit Ampicillin kombinierbar (Achtung: Vestibularschäden durch Gentamicin!).
Listeriose Kap. 10.18.3.
Leptospirose Kap. 10.11.

26.3.3.1   Virusenzephalitiden
Tollwut

(Kap. 10.7) Diffuse Meningoenzephalitis. Gelegentliche postvaccinale Reaktion: diffuse Meningoenzephalomyelitis.

Aujeszkysche Krankheit (Pseudowut)
Siehe Kap. 10.8.

Staupe
(S. Kap. 10.3.) Zerebrale Form im Anschluß an die akute systemische Erkrankung, vor allem in Form von Verhaltensstörungen, tonisch-klonischen Krämpfen. Nervale Störungen können selbst Jahre später noch auftreten.

Prognose □ Sie ist meistens schlecht.

Impfstaupe
Ca. 14 Tage nach Impfung Auftreten von Fieber, Abgeschlagenheit und Anorexie, gefolgt von Verhaltensstörungen, Ataxie und/oder Krämpfen.

Prognose □ Diese ist ungünstig.

Hepatitis contagiosa canis
Siehe Kap. 10.5.

Sonstige Virusinfektionen
Togavirus, Bunyavirus.

26.3.3.2   Protozoeninfektionen
Toxoplasmose
Siehe Kap. 10.19.1.

Piroplasmose (Babesiose)
Siehe Kap. 10.20.1.

26.3.3.3   Mykotische Meningoenzephalitis
(Kap. 10.21)

Erreger □ Cryptococcus neoformans, Blastomyces dermatitides, selten Candida albicans und Aspergillus. Nachweis durch Liquoruntersuchung, evtl. Anreicherung in Nährlösungen und Kultur.

Therapie □ Amphotericin B. Zur Überwindung der Blut-Liquorschranke intravenöse Applikation. 50 mg Amphotericin B, gelöst in 10 ml sterilem Aqua dest. auf 240 ml 5 % Glukose-Lösung.

Anfangsdosis: 1,1 ml/kg KG (0,22 mg/kg) (1. Tag)
3. Tag   1,65 ml/kg KG (0,33 mg/kg)
5. Tag   2,2 ml/kg KG (0,4 mg/kg)

weiter 3 × wöchentlich bei letzter Dosis bis max. 12 Injektionen. Die Injektion muß streng langsam i.v. (über 3–5 min) erfolgen. Blutharnstoffkontrolle vor und während der Behandlung.
    Die Lösung bleibt bei dunkler Lagerung im Kühlschrank stabil.

Nebenwirkungen □ Temperaturerhöhungen, Erbrechen und Gewebsnekrosen an der Injektionsstelle. Die Instillation in den Liquorraum ist in schweren Fällen möglich: 5 ml Liquor cerebrospinalis werden entnommen und, mit 10—20 mg wäßriger Hydrocortison-Lösung vermischt, langsam instilliert. Nach 10 min abermals Entnahme von 5 ml Liquor, der mit 0,2 (bis 0,5) mg Amphotericin B versetzt, langsam instilliert wird. Wiederholung 2- bis 3mal wöchentlich bis zu einer Maximaldosis von 10–15 mg.

26.3.4 Disseminierte granulomatöse Meningoenzephalitis (entzündliche Retikulose)

Die Erkrankung ist mit massiver Anhäufung von histiozytenähnlichen Zellen an den Blutgefäßwänden des Hirns, besonders in der weißen Substanz von Groß- und Kleinhirn, verbunden.

Ätiologie □ Unbekannt.

Prognose □ Infaust.

Therapie □ Nur symptomatisch (Glukokortikoide).

26.3.5 Idiopathische eitrige, auf Glukokortikoidtherapie ansprechende Meningitis

Ungeklärte eitrige Meningitis, die vor allem bei jungen Hunden auftritt (MERIC et al., 1985). Es handelt sich möglicherweise um eine immunbedingte Erkrankung.

Symptome □ Es kommt zu unvermittelt auftretenden Schmerzen und Steifheit in der Halswirbelsäule, die mit Abgeschlagenheit, Anorexie und Fieber einhergehen. Dazu können Stehunvermögen, Ataxie, propriozeptive Defizite oder Erblindung kommen. Es besteht ferner eine Leukozytose im Blut. Der Lupustest ist selten positiv.

Diagnose □ Deutliche Eiweiß- und Neutrophilenvermehrung im Liquor. Schlagartige Besserung auf Glukokortikoidbehandlung und fehlendes Ansprechen auf Antibiotikagaben.

Prognose □ Sie ist meistens günstig, außer bei verschleppten Fällen.

Behandlung □ Glukokortikoide (Dexamethason 1–2 mg/kg i.v., gefolgt von Prednisolon p.o. 2 × tägl. 0,5 mg/kg) über einen bis mehrere Monate (ausschleichende Dosierung).

26.3.6 Metabolische Erkrankungen

Sekundäre Enzephalopathie durch Organerkrankungen oder Stoffwechselstörungen.

26.3.6.1 Hypoglykämie

(Kap. 24.5.2) Blutglukose: < 2,5 mmol/l (50 mg%). Glukoseoxydation ist die primäre Energiequelle des Gehirns. Das ZNS ist nicht befähigt Glycogen zu speichern, und Insulin spielt für den Eintritt von Glukose ins Gewebe keine Rolle. Plötzlicher Blutglukoseabfall erzeugt Kollaps oder epileptiforme Anfälle, während ein allmählicher Abfall eher Schwäche oder Koma verursacht.

Ursachen □ Bei Welpen Mangelernährung, schwerer Parasitismus, gastrointestinale Abnormitäten, bei Adulten u. a. Hyperinsulinismus (Inselzelltumoren). Insulinüberdosierung.

Diagnose □ Blutglukose (nüchtern) < 2,5 mmol/l (50 mg%).

Notfallbehandlung □ 2–4 ml/kg Ca-Glukonat langsam i.v. Evtl. auch Diazepam und bei Verdacht auf Hirnödem Glukokortikoide geben. Weitere Maßnahmen: Kap. 26.4.

26.3.6.2 Hypokalzämie

(Kap. 24.4.2) Absinken des Blutkalziumspiegels unter 0,18 mmol/l (7 mg%) bewirkt Erhöhung der neuromuskulären Erregbarkeit bis zur Spontandepolarisation. Es kommt zu Nervosität, Ruhelosigkeit, intermittierenden Muskelzuckungen, generalisierten Krämpfen und Tetanie.

Ursachen □ Geburtseklampsie, Hypoparathyreoidismus (nach Schilddrüsenentfernung), terminale Niereninsuffizienz, Proteinverlust: Enteropathie und schwere Alkalose.

Diagnose □ Serumkalziumspiegel.

Notfallbehandlung □ 5–10 ml Ca-Glukonatlösung verdünnt langsam i.v. Weitere Maßnahmen: Kap. 24.4.

26.3.6.3 Hyperkalzämie

(Kap. 24.4.1) Blutkalziumspiegel über 3,13 mmol/l (12,5 mg%) bewirkt Depression der Reflexe und Muskelreaktion, verbunden mit Muskelschwäche, außerdem Nierenschädigung mit Polyurie.

Ursachen □ Pseudohyperparathyreoidismus, Vitamin-D-Intoxikation, Adenome der Parathyreoidea.

Diagnose und Therapie □ Kap. 24.4.2.

26.3.6.4 Hyperkaliämie
(Kap. 24.2.2) Blutkaliumspiegel über 5,1 mmol/l (19,9 mg%) bewirkt Schwächezustände, Parästhesien, schlaffe Lähmung, Bradykardie und EKG-Abnormitäten.

Ursachen □ Addison-Krise und Urämie (Kap. 21.2.2).

26.3.6.5 Hypokaliämie
Blutkaliumspiegel unter 3 mmol/l (11,73 mg%) bewirkt Muskelschwäche durch Hyperpolarisation der Muskelmembranen, evtl. Paralyse.

Ursachen □ Diuretikabehandlung, Erbrechen und Durchfall mit Alkalose und Überdosierung von Mineralokortikoiden.

Notfallbehandlung □ Kaliumhaltige Infusionen *(Tab. 9.4).*

26.3.6.6 Urämie
(Kap. 21.2.2) Erhöhung des Blutharnstoffspiegels, Kreatinin bewirkt: Verwirrtheit, Krampfneigung, Bewußtlosigkeit, Koma.

Ursache □ Terminale Niereninsuffizienz.

26.3.6.7 Cushing-Syndrom, Hyper-aldosteronismus
(Kap. 25.2.1) Durch Hyperaktivität der Nebennierenrinde verursachte erhöhte Kortison-/Aldosteronausschüttung, verbunden mit Hypernatriämie, Hypokaliämie, Hypomagnesiämie und Alkalose.

Symptome □ Muskelschwäche, Muskelschmerzen, paroxysmale Lähmungen.

26.3.6.8 Hepatoenzephalopathie
(Kap. 19.6.2) Blutammoniumspiegel > 120 µg/dl.

Ursachen □ Akute oder chronische Leberinsuffizienz, angeborener oder erworbener portokavaler Shunt (Zirrhose). Im Darm gebildete toxische Substanzen (Ammoniak, Aminosäuren etc.) gelangen in den großen Kreislauf.

Symptome □ Episodische Depression, Müdigkeit, Antriebsschwäche, Tremor, Bewußtseinsverlust, Koma, Krämpfe, Blindheit, vestibuläre Störungen, Aggressivität.

Diagnose und Behandlung □ Kap. 19.6.2.

26.3.7 Toxikosen

Die meisten exo- oder endogenen Toxine durchbrechen nach einiger Zeit die Schutzmechanismen des Gehirns und führen zu Ausfallerscheinungen des ZNS.

a) **Bakterientoxine**
   Botulismus (s. Kap. 10.16.2). Toxin verursacht LMN-Symptome: Ataxie, Parese bis Paralyse der Gliedmaßen-, Hals- und Schultermuskulatur. Gleichzeitig bestehen Bulbärsymptome mit Schluckunfähigkeit und Kaumuskellähmung). *Diagnose* und *Behandlung* s. Kap. 10.16.2.
   Tetanus (s. Kap. 10.17). Schreckhaftigkeit und Lichtempfindlichkeit lösen Extensoren-Rigidität in Kopf-(Ohren-), später Hals- (Opisthotonus), Gliedmaßen- und Stamm-Muskulatur (Rutenstellung) aus. »Sägebockstellung«. *Diagnosesicherung* aufgrund der Symptome. *Behandlung* s. Kap. 10.17.

b) **Organische Toxine**
   Neben vielen *Insektengiften*, die vorwiegend allergische Reaktionen hervorrufen, auch Wasserkröten-, Eidechsen- und Schlangengifte. Die Toxine werden angesprüht (Wasserschildkröte – Bufo marinus LINN) oder durch Biß in den Kreislauf gebracht. Lokale Irritation. Salivation, Konvulsion, Lähmung.
   Zeckenparalyse Weibliche Zecken können ein Neurotoxin produzieren, das durch Blockade der Azetylcholinwirkung eine mit Ataxie beginnende aufsteigende Parese der Nachhand bewirkt. Vereinzelt treten Paralysen auf und es kann evtl. zu Tod durch Atemlähmung kommen. Die Behandlung besteht in der Entfernung aller Zecken, worauf sich der Zustand innerhalb 24 h normalisiert.

c) **Chemische Gifte**
   aa) Arzneimittelintoxikationen können sich als Depression oder Stimulation äußern.
      Strychnin: Unruhe, Angst, tonische Krämpfe bis Tetanie. Nachweis im Urin.
      Barbiturate, Tranquilizer: Nachlassen der Reflexe, Koma.
      Reserpin (Alkaloid von Rauwolfia serpentina): Verhaltensstörung mit »irrem Blick« und erhöhter Schreckhaftigkeit. Gelegentlich Krämpfe.
      Antibiotika, vor allem Aminoglykoside können Schwächezustände hervorrufen.
      Anthelminthika: mögliche ZNS-Stimulation.
   bb) Sonstige Gifte (Kap. 28):
      Metaldehyde (Delicia®-Schneckentod und andere Schneckenkörnerpräparate, Hartspiritus): 1–2 h nach Giftaufnahme taumelnder Gang, Unruhe, Schreckhaftigkeit, Hyperästhesie. Später progressive to-

nisch-klonische Krämpfe. Tetraparese mit parallelem Ausstrecken aller Gliedmaßen nach hinten.

Phosphorsäureester (PSE) (Antiparasitika wie Cyflee® und Flohhalsbänder sowie Schädlingsbekämpfungsmittel): Häufig perakute Verlaufsform. Tonisch-klonische Krämpfe mit Nachhandparalyse.

Alkylphosphatase (E 605®): Tremor, Krämpfe. Nachhandlähmung.

Thioharnstoff – Antu (Rattan®): Unruhe, Verhaltensstörung, Apathie, Durchfall, Lungenödem.

Thallium (Zelio®): Apathie, Durchfall, taumelnder Gang, Muskelzittern, Ataxie, Parese der Nachhand, »heisere Stimme« durch Stimmbandlähmung, dazu Haarausfall.

Äthylenglykol (Glysantin): Somnolenz, Erregung, Ataxie, Durchfall, Nierenversagen (Kap. 21.3.5).

Blei (Farbengrundlagen, »Burowsche Mischung«): Polyneuritis. Erregungs- und Angstzustände, Opisthotonus oder Depression und Parese.

Chlorierte Kohlenwasserstoffverbindungen (DDT, HCC-Insektizide): Hyperästhesie, Schreckhaftigkeit, klonische Krämpfe, Lähmungen.

Helvellasäure (Lorchel): Unruhe.

Kohlenmonoxyd (Auspuffgase, defekte Öfen): Somnolenz, Bewußtlosigkeit, Koma, Taubheit (stationär!).

Phenole (Desinfektionsmittel): Motorische Unruhe, Lähmungen.

Quecksilberverbindungen (Fieberthermometer!): Ataxie, Muskelzittern.

Zinkphosphid (Rattengift): Apathie, Ataxie.

26.3.8 Traumatisch bedingte Störungen

Siehe Kap. 9.5.

26.3.9 Tumoren des ZNS

Je nach Lokalisation und Ausbreitung der Tumoren können alle Formen von Verhaltensstörungen, von der Aggressivität bis zum Koma, auftreten. Sie sind vor allem im fortgeschrittenen Alter zu erwarten. Tumoren entfalten ihre Wirkung durch Nervengewebezerstörung, Kompression von Gewebe, Zirkulationsbehinderung (Ödeme) von Blut und Liquor.

a) *Primärtumoren* zeichnen sich durch langsames Wachstum und chronisch-progressiven Verlauf der Symptome aus.

   aa) **Ektodermaler Ursprung:** Astrozytome, Ependymome, Gliablastome, Medullablastome, Hypophysenadenome.

   bb) **Mesodermaler Ursprung:** Meningeome, Retikulozellsarkome.

b) *Sekundärtumoren* (Metastasen extrakranialer Tumoren) und Knochentumoren des Schädels können zu akut verlaufenden Störungen führen.

26.4 Anfallsleiden
Epileptiforme Anfälle und Konvulsionen

Definition □ Epileptiforme Krämpfe sind abnorme elektrische Entladungen von Neuronenverbänden in Großhirn, Cortex und Thalamus (epileptischer Fokus), die sich ausbreiten können. Jedes Hirn ist grundsätzlich »epilepsiefähig«, wenn die Krampfschwelle durch endogene (Fieber, Glukosespiegel) oder exogene Faktoren (Gifte, Medikamente) durchbrochen wird. Epileptiforme Krämpfe treten entweder in generalisierter oder partieller Form auf. Nicht jeder epileptische Fokus muß zu motorischen Anfällen führen, es können auch viszerale oder Verhaltensstörungen auftreten.

Generalisierte Anfälle

Diese zeichnen sich durch tonisch-klonische Krämpfe unterschiedlicher Schwere und Anfallshäufigkeit aus. Dazu können Bewußtseinsverlust, Halluzinationen, Harn- und Kotabsatz, Salivation und Wesensänderungen kommen. Schwere generalisierte Formen werden »**Grand-mal**«-**Anfälle** genannt.

Symptome □ Diese sind Hinstürzen, erst tonische, dann klonische Krämpfe und schließlich Laufbewegungen, Kaubewegungen, vermehrte Salivation, Mydriasis, zeitweise Zyanose, bedingt durch Atemstillstand. Grand-mal-Anfälle können bei fehlender Erholungsphase oder bei Bestehenbleiben der tonischen Krämpfe in den lebensgefährlichen **Status epilepticus** übergehen. Besonders bei den generalisierten, seltener bei den partiellen Anfällen laufen epileptiforme Krämpfe in vier Stadien ab, die jedoch nicht alle in jedem Fall beobachtbar sind:

1. **Prodromalphase:** Dem eigentlichen Anfall Stunden bis Tage vorhergehende »Anfallsvorbereitungszeit«.
   Kennzeichen: Unruhe, Bewegungsdrang, Verkriechen der Tiere.
2. **Aura:** Kurz vor Beginn des Anfalls suchen die Tiere die Nähe des Menschen, zeigen eventuell abnorme Reaktionen oder verstecken sich.
3. **Iktus:** Der eigentliche Krampfanfall von kurzer Dauer (2—5 Minuten) bei der *primären* (»echten«, idiopathischen) Epilepsie und langer Dauer bei der *sekundären Epilepsie* (metabolische Störungen, Vergiftungen, Neoplasien). Anschließend folgt die
4. **postiktale Phase** (Erholungsphase): Kann mit oder ohne Bewußtseinstrübung und Verhaltensstörungen verlaufen und Minuten, mehrere Stunden oder einige Tage dauern.

Partielle oder fokal bedingte Anfälle

Sie sind die Folge eines lokalisierten erworbenen Schadens vor allem im motorischen Kortex (Tumor, Trauma, Infektion).

Symptome □ Fokale elektrische Entladungen mit kurzen Kontraktionen einzelner Muskelgruppen; tonisch-klonische Krampfbewegungen eines Beines, Verbiegen des Rückens usw., können vergesellschaftet sein mit Verhaltensveränderungen und Halluzinationen (»Fliegenschnappen«, Schwanzbeißen, Raserei, Angstzustände = *psychomotori-*

sche Anfälle) oder gelegentlich vegetative = viszerale Störungen wie Salivation oder Durchfall. Der partielle epileptiforme Anfall kann in seltenen Fällen in einen generalisierten Anfall übergehen (Jackson-Anfall).

Aus therapeutischen Gründen sollte man primäre (idiopathische) von sekundären Epilepsien unterscheiden.

26.4.1 Primäre (idiopathische) genuine Epilepsie

Diese Form zeigt keine strukturell erfaßbaren Veränderungen im Gehirn, keine Allgemeinstörungen und keine Blut- und Liquorveränderungen. Die Diagnose erfolgt auf dem Ausschlußweg.

26.4.2 Sekundäre Epilepsie

Sie kann intra- oder extrakranial bedingt sein und erfordert eine kausale Therapie, weshalb eine genaue ätiologische Klärung äußerst wichtig ist.

Intrakranielle Ursachen für Epilepsien: Traumata, Tumoren und Entzündungen des Hirns und seiner Häute (Enzephalitis, Meningitis, Meningoenzephalitis). Allgemeinstörungen können fehlen. Signifikant sind neurologische Defizite und Liquorveränderungen.

Tab. 26.7. Ursachen sekundärer epileptiformer Anfälle

Intrakranielle Ursachen	Metabolische Störungen	Extrakranielle Ursachen Toxikosen	Ernährungs- und kardiogene Störungen
Fokale Ursachen: Trauma (Kap. 9) (kontralaterale Quetschung nach Commotio) mit Hämatom Thrombose Tumoren	Hypoglykämie Hypokalzämie schwere Alkalosen Urämie Hepatopathien ▷ portokavale Shunts ▷ Zirrhose Hyperthermie	**Vergiftungen:** Metaldehyd Phosphorsäureester Mexaform/Enterovioform Strychnin chlorierte Kohlenwasserstoffe	Thiaminmangel Adams-Stokes-Anfälle schwere Arrhythmien
Diffuse Ursachen: kongenitale Störungen ▷ Hydrozephalus ▷ Lissenzephalus ▷ lysosomale Störung (Kap. 28.3)		**Medikamente:** Xylocain Insulinüberdosierung Neostigmin Endotoxine bei Organ- und systemischen Erkrankungen	
Infektionen ▷ Staupe ▷ Toxoplasmose ▷ Enzephalitis			
Entzündungen			
Traumafolgen (Hirnödem)			
Hydrozephalus			
Parasitosen			

Extrakranielle Ursachen für sekundäre Epilepsien: Metabolische Störungen (Kap. 26.3.6), Vergiftungen (Kap. 26.3.7), Medikamentenwirkungen (Insulin, Neostigmin, Xylocain etc.), Ernährungsmängel (Thiamin-Mangel) und kardiovaskuläre Störungen. Ursachen sekundärer epileptiformer Anfälle: s. *Tab. 26.7.*

Diagnose ☐ Blutchemische Untersuchungen, Liquoruntersuchung, Schädelröntgenbilder, Neurostatus mit systematischem Ausschlußverfahren und Berücksichtigung von Rasseprädisposition (Schnauzer, Pudel, Teckel usw.).

Differentialdiagnose ☐ Fünf Ursachen:
Kataplexie: Plötzlich auftretende kurzfristige generalisierte schlaffe Lähmung ohne Bewußtseinsverlust.
Narkolepsie: Plötzlich auftretender transienter Kollaps mit Schlafverhalten.
Synkope: Kollaps mit Bewußtlosigkeit durch vorübergehende zerebrale Hypoxie oder Glukosemangel. Selten Krämpfe, postiktale Erholungsphase fehlt vor allem in Anfangsstadien, keine klinischen Anzeichen anderweitiger ZNS-Störungen.
Hyperthermie (Hitzschlag).
Tetanien (Eklampsie) s. Kap. 23.9; Tremor: Kap. 26.6.2.1.

Schottenkrampf (Scotch-Terrier, Cairn- und Sealham-Terrier, Rauhhaarteckel): Hunde gehen 10 bis 100 m normal, fangen mit Hinterläufen zu hoppeln an, bleiben stehen und fallen um. Nach einiger Zeit spontane Erholung und Wiederholung der Störung. Erkrankung beginnt mit etwa 6 Monaten, Steigerung bis zum 1. Lebensjahr.

Ursache ☐ Neurotransmittermangel (Serotonin). Strukturelle Veränderungen im Gehirn und neurologische Defizite fehlen.

Greyhound-Krampf: Muskelspasmus beider Hinterläufe. Neuromuskulärer Übertragungsfehler.

Prognose ☐ Die primäre (idiopathische) genuine Epilepsie ist unheilbar, aber meistens medikamentös kontrollierbar. Die Prognose der sekundären Epilepsie ist von der Ätiologie abhängig.

Behandlung ☐ Die sekundäre Epilepsie ist kausal, die primäre nur symptomatisch behandelbar, da es

sich um familiäre z. T. vererbliche Prädispositionen handelt.

a) *Notfallbehandlung beim Status epilepticus*
Infusionskanüle legen und Blut für Blutstatus, Glukose, Harnstoff, Kreatinin und Kalzium entnehmen. Hierauf bei liegender Kanüle *Diazepam* (Valium®) 0,25–0,5 mg/kg KG bis zum Wirkungseintritt injizieren. Falls keine Wirkung innerhalb 5 Minuten, Wiederholung der Injektion (bis 3 ×). Dann Glukoseinfusion (Dosis: 2–25 ml Glukose 50 %; Chrisman, 1982). Bei Wirkungslosigkeit Phenobarbital (2–4 mg/ kg KG) i.v. geben und evtl. wiederholen bis zum Narkoseeintritt. Intubation und O_2-Zufuhr erforderlich.

b) *Langzeitbehandlung*
Nur einleiten, wenn die Besitzer über Zweck, Dauer und Ziel aufgekärt wurden und kooperativ sind. Nach Schwartz-Porsche (1984) sind sowohl *Phenobarbital* (Luminal®) 4–6 (10) mg/ kg KG täglich auf zweimal verteilt als auch *Primidone* (Mylepsinum®) 35—50 (100) mg/kg KG täglich in Einzelgaben oder auf zweimal verteilt geeignet. Der wirksame Bestandteil des Primidons ist sein Hauptmetabolit Phenobarbital. Phenobarbital wirkt depressiv auf die Großhirnrinde, wird enteral gut resorbiert (80 %) und ist lange wirksam (Plasmahalbwertzeit nach Frey 50 bis 70 h). Erst nach 1–2 Wochen wird ein Konzentrationsplateau erreicht, während dieser Periode ist noch mit Anfällen zu rechnen (Schwartz-Porsche, 1984). Anfängliche Nebenwirkungen, die in Kauf genommen werden müssen: Müdigkeit, Apathie, Ataxie, Polyphagie und Polydipsie. Die Tierhalter sind insbesondere darüber aufzuklären, daß frühzeitiges Absetzen der Präparate die Rückfallneigung erhöht.
     Andere Antikonvulsiva: *Phenytoin* (Epanutin®, Zentropil®) 20–35 mg/kg KG 3 × tägl., *Carbamazepin* (Tegretal®) 10–20 mg/kg KG haben für sich allein keine ausreichende Wirkung und sollen bestenfalls zur Kombinationstherapie verwendet werden. Nach Brass (1975) eignen sich die Gestagene *Delmadinon* (Tardastrex®) und *Chlormadinon* (Gestafortin®) zur begleitenden Behandlung der Epilepsie. Dosis: 1 mg/kg KG in 4wöchigem Abstand.

26.5 *Bewußtseinsstörung, Stupor und Koma*

Definition ☐ *Koma* ist ein Zustand tiefer, durch äußere Reize nicht beeinflußbarer Bewußtlosigkeit. Der Zustand beginnt mit Benommenheit, Desorientiertheit, Delirium, Präkoma.
     Stupor ist ein Zustand von Bewußtseinsstörung,

der durch einen starken Stimulus unterbrochen werden kann.

Lokalisation der Störung ☐ Ein Ort für die Störung ist die von der Medulla oblongata bis in das

Mittelhirn reichende Formatio reticularis, die von den aszendierenden sensorischen Bahnen der Sinnesorgane stimuliert wird und ihrerseits Impulse an die Frontallappen weitergibt. Bewußtseinsstörungen sind somit auf eine abnorme Funktion der Hirnrinde oder durch Ausfälle in der Formatio reticularis bedingt. Die Läsionen können diffus verteilt sein, wie bei Hirnödem und metabolischer oder toxischer Enzephalopathie, oder durch Kompression und Destruktion im rostralen Hirnstammbereich zustande kommen.

Die sorgfältige neurologische Untersuchung unter Einbeziehung des Hirnnervenstatus, insbesondere der Pupillenreaktion und Augenbewegung, und der spinalen Reflexe bildet die Grundlage für die Diagnose und Lokalisation der Störung. Mit Ausnahme einseitiger Kompressionen des Hirnstamms, die zu Hemiparese Anlaß geben können, besteht Tetraparese. Diese ist mit Extensorenrigidität verbunden, falls die rostralen Hirnstammteile komprimiert oder zerstört wurden. Bei diffusen kortikalen Läsionen sind Pupillenweite und Augenbewegungen unverändert, aber der Hund sieht nicht. Bei bilateralen Kompressionen bzw. Zerstörung der rostralen Hirnstammanteile sind die Pupillen oft etwas erweitert und reaktionslos, es besteht ein ventrolateraler Strabismus, die Tiere können eventuell sehen.

Zum Ausschluß von metabolischen und toxischen Enzephalopathien sind blutchemische Untersuchungen erforderlich. Hilfreiche neurologische Untersuchungen sind:

a) die *Liquoruntersuchung* (keine Punktion bei Verdacht auf Hirnödem, weil sonst eine Herniation durch das Foramen occipitale eintreten kann) und
b) das *Elektroenzephalogramm*.

Ursachen
Primäre, konnatale Störungen (Hirngewebestörungen)
Kompression bei Hydrozephalus s. 26.3.2 oder Endstadium lysosomaler Speichererkrankungen s. 26.3.1.

Eine Zwischenstellung zwischen primären und sekundären Störungen nimmt die **Narkolepsie** ein, eine idiopathische, Minuten bis Stunden dauernde, anfallsweise Schlafsucht mit Muskeltonusverlust auch in den Wachzeiträumen. Auslösung durch Erregung, beim Spiel, Fressen etc. Spontane Erholung nach einiger Zeit. Störung im Bereich der Neurotransmittersubstanzen, eventuell zusammen mit Hepatoenzephalopathie auftretend.

Prognose □ Sie ist günstig.

Therapie □ Methylphenidat-HCL (Ritalin®) 0,25 mg/kg KG p.o.

Sekundär bedingte Bewußtseinsstörungen
Infektionen mit besonders schwerem Verlauf können mit meningitischen Symptomen (Schmerz bei Kopf- und Halspalpation, Halsmuskelrigidität) verbunden sein.
Hypoglykämie Kap. 26.3.6.
Hyperglykämie mit erhöhter Plasmaosmolalität bei Diabetes mellitus nach der Formel:

$$2 \times (Na^+ + K^+)\,(mmol/l) + \frac{Serumglukose\,(mg/dl)}{18}$$

$$+ \frac{Harnstoff\,(mg/dl)}{2,8} = Osmolalität\ (> 310\ mOsm/kg)$$

Urämie infolge terminaler Niereninsuffizienz mit Retention harnpflichtiger Substanzen (Azotämie) sowie Störung des Elektrolyt- und Säure-Basen-Haushaltes (Azidose) – Coma uraemicum.
Hypoxie des Gehirns durch zerebrovaskuläre oder kardiogene Störungen, Narkoseschäden, Cyanid-, CO-Vergiftung.
Hyperthermie (Hitzschlag) und Temperaturerhöhung über 42°C.
Intoxikationen Kap. 26.3.7.
Metabolische Störungen, Hepatoenzephalopathie Kap. 26.3.6 – Coma hepaticum.
Tumoren Kap. 26.3.9.
Traumata Kap. 9.4.

Hirnödem
Hirnödem ist eine häufige Komplikation und ein Syndrom von Hirnkompressionen, Traumata, metabolischen Störungen, Status epilepticus, diabetischem Koma, Hydrozephalus und Hepatoenzephalopathie. Hirnödem ist vielfach mit erhöhtem Hirndruck und Koma verbunden, es kann vasogen, d.h. durch Expansion des extravaskulären Flüssigkeitsraumes, oder zytogen, d.h. intrazellulärer Wasseraufnahme, eintreten. Drucksteigerungen innerhalb des Schädels werden, außer durch Ödeme, auch durch raumfordernde Prozesse, Blutungen und Abflußstörungen der Zerebrospinalflüssigkeit verursacht. Sie führen einerseits zu Degeneration und Tod der Neuronen, andererseits zur Herniation des Gehirns durch das Foramen occipitale.

Prognose □ In jedem Fall vorsichtig. Schlecht bei fehlender Reaktion und Mydriasis 24 Stunden nach erfolgter Behandlung.

Behandlung von Koma
Notfälle
Jedes Koma ist als lebensbedrohlicher Notfall anzusehen. An Sofortmaßnahmen sind einzuleiten: Blutstillung bei Verletzungen, Beseitigung von Luftwegsobstruktionen (Intubation mit O_2-Versorgung). Laufende Temperaturkontrolle. Flüssig-

keitsersatz bei Schockzuständen (nicht bei Hirnödem). Beseitigung kardialer Störungen.

Hirnödem und Hirnkompression: Die Behandlung wird unterteilt in symptomatische und spezifische (gegen Ursache gerichtete) Maßnahmen.

1. Dexamethason (0,5–2 mg/kg KG täglich). Bei frischem Ödem nach Trauma: 2 mg/kg KG sofort i.v., Wiederholung nach 4–6 h; anschließend 0,25 mg/kg KG i.v. oder i.m. alle 8–12 h.
2. Hyperosmotische Lösungen, Mannitol 25%ig (Osmofundin®) 1,0–1,5 g/kg KG i.v. im Tropf über 30 min. Wiederholung dieser Dosis ist nach 4 h möglich. Kontraindiziert bei Hypovolämie.
3. Diuretika, Furosemid (Lasix®) 1–3 mg/kg KG i.v., evtl. mehrmals täglich und mit Dexamethason kombiniert, verabreichen.

4. Hypokapnie (verminderter PCO_2) durch kontrollierte Hyperventilation erzeugt Vasokonstriktion und Verminderung des intrakranialen Drucks.
5. Nichtnarkotische Analgetika zur Schmerzbekämpfung (Aspirin, Acetaminophen, Phenylbutazon).

Langzeittherapie
Eine möglichst kausalbezogene Langzeittherapie muß an die Notfalltherapie anschließen. Zur Verbesserung der zerebrovaskulären Zirkulation eignen sich: Meclofenoxat-HCL (Helfergin®) 200 mg/10 kg KG täglich p.o., Piracetam (Nootrop®, Normobrain®) 400 mg täglich p.o., Instenon-Kps.®, Euphyllin® 5–10 mg/kg KG 2 × täglich p.o.

26.6   Gleichgewichtsstörungen und Ataxien

Definition □ Störung der Bewegung und Orientierung im Raum (Gleichgewichtsstörung) bzw. Störung der Bewegungskoordination und des geordneten Zusammenwirkens der Muskelgruppen (Ataxie). *Ataxien* können mit und ohne Gleichgewichtsstörungen auftreten. Grundsätzlich soll daher unterschieden werden zwischen vestibulären Störungen mit Ataxien und sensorischen Ataxien infolge Ausfalls der propriozeptiven Signale von den Gliedmaßen. Eine exakte Zuordnung der vestibulären Störung zum zentralen (Hirnstamm und Cerebellum) oder peripheren (Innenohr und HN VIII) vestibulären System sollte aus Gründen der Prognose und Therapie immer versucht werden.

Symptome bei vestibulären Störungen
1. *Kopfschiefhaltung* und *Manegebewegungen* in Richtung zur Schädigung, Orientierungsverlu-
ste, Störungen des Gleichgewichts mit Überrollen und Umfallen auf die geschädigte Seite und evtl. Taubheit.
2. Ophthalmologische Störungen in Form von Nystagmus (rhythmische oszillierende Augenbewegungen durch Störung des Ruhetonus), nämlich
   a) horizontaler Nystagmus,
   b) vertikaler Nystagmus,
   c) rotierender Nystagmus und/oder
   d) induzierter Nystagmus (Nystagmus nur, wenn Kopf auf und ab oder seitwärts bewegt oder die Lage des Tieres verändert wird).
   Dazu können Strabismus und, bei peripheren vestibulären Schädigungen, Horner-Syndrom (Enophthalmus, Ptosis, Miosis) kommen.
3. Leichte bis schwere assymmetrische Ataxien. Unterscheidungsmerkmale der vestibulären Störungen: *Tab. 26.8.*

Tab. 26.8. Unterscheidungsmerkmale der vestibulären Störungen

Für zentrale vestibuläre Störung im Hirnstamm oder Zerebellum sprechen	Für periphere vestibuläre Störung im Labyrinth, Innenohr und HN III sprechen
Vertikaler und induzierter Nystagmus Ausfälle von HN V und/oder VI Ipsilaterale Hemi- oder Quadriparese Verhaltensstörungen Propriozeptive Defizite mit Stellungsanomalien Zeichen zerebellärer Störung: Hypermetrie, Ataxie, Zittern, Kopftremor und Intentionstremor bei normalen kranialen Reflexen, bodenweites Stehen, Nystagmus gering, eher Tremor und evtl. erhöhter Streckmuskeltonus und Opisthotonus	Horner-Syndrom (Verlauf der sympathischen Innervierung über Innenohr) Fazialislähmung (Fazialisnerv verläuft durch Innenohr) Milde asymmetrische Ataxie ohne Stellungsanomalien Horizontaler und rotierender Nystagmus, unbeeinflußt durch Änderung der Kopfstellung

26.6.1 Periphere vestibuläre Störungen

Sie gehören zu den häufigsten vestibulären Ausfallerscheinungen und werden vor allem im Zusammenhang mit Mittel- oder Innenohr-(Labyrinth-) Entzündungen beobachtet. Seltener sind Traumata und Toxikosen infolge Überdosierung bzw. Überempfindlichkeit gegen Aminoglykoside (Langzeittherapie). Letztere sind mit Taubheit verbunden.

Innen- und Mittelohrinfektionen (Kap. 12.2): In jedem Fall von Gleichgewichtsstörungen müssen die Ohren sorgfältig auf Anzeichen von Entzündung, Perforation des Trommelfells, Schmerz und Verlust des Hörvermögens untersucht werden, da Mittelohrentzündungen häufig auf das Innenohr übergreifen.

Symptome ☐ Kopfschiefhaltung, Kopfschütteln, Ausfluß aus dem Gehörgang und Schmerz sind Anzeichen von Otitis media, die bei Innenohrerkrankungen durch die in *Tab. 26.8* aufgeführten neurologischen Symptome vermehrt werden. Röntgenaufnahmen sind in jedem Fall zur Dokumentierung von Knochenzerstörungen und Abszedierung der Bulla ossea indiziert. In vorbehandelten Fällen ist eine bakteriologische Untersuchung und Resistenzprüfung vorteilhaft.

Prognose ☐ Sie ist immer vorsichtig zu stellen, da Dauerschäden, wie Kopfschiefhaltung und Taubheit, möglich sind.

Behandlung ☐ Akute Fälle: Breitspektrumantibiotika (Chloramphenicol 50 mg/kg KG alle 8 h, Ampicillin 10 mg/kg KG i.v. oder 20 mg/kg KG p.o. alle 6 h, Cephalosporin 10 mg/kg KG i.v., i.m. alle 8–12 h) unter Zusatz von Dexamethason 1 mg/kg KG über 5–7 d.

In therapieresistenten Fällen: Trepanation der Bulla tympanica.

Differentialdiagnose ☐ *Idiopathisches Vestibulärsyndrom* tritt plötzlich auf bei älteren Hunden und kann spontan nach 7–10 Tagen wieder verschwinden. Es wurde irrtümlich als »Schlaganfall« bezeichnet. Vestibulärsyndrom bei Welpen, das sich z. T. spontan zurückbildet oder zur Taubheit führen kann, wurde bei Dobermann und Schäferhund beschrieben. Neoplasmen von peripheren Nerven oder Knochen können zu langsam sich entwickelnden peripheren vestibulären Ausfallerscheinungen führen.

Taubheit
Kongenitale Taubheit ist häufig rassebedingt (Dalmatiner, Cocker-Spaniel, Bullterrier, Irish-Setter), kann aber auch Folge eines Hydrozephalus sein.

Erworbene Taubheit ist Folge von Innenohrinfektionen, Enzephalitiden, Traumata, Tumoren.

Taubheit als Folge der Senilität kann plötzlich auftreten und, für kurze Zeit, teilreversibel sein.

Ursache ☐ Nervale Degeneration und vaskuläre Sklerosierung.

Taubheit durch ototoxische Präparate (Aminoglykoside) ist irreversibel.

Therapie ☐ Kongenitale Taubheit ist irreversibel, erworbene Taubheit ist kausal zu behandeln. Senile Taubheit: Geriatrika, Vitamin B_1, B_6, B_{12}.

26.6.2 Zentrale vestibuläre Erkrankungen

Sie werden in 3 Gruppen eingeteilt:
a) hervorgerufen durch Virusinfektionen in utero oder in der neonatalen Periode;
b) genetische oder andere Mißbildungen;
c) degenerative Läsionen, sogenannte Abiotrophien.

26.6.2.1 Kleinhirn- oder zerebelläre Erkrankungen
Eine der Hauptfunktionen des Kleinhirns ist die Koordination der Muskelgruppen des Körpers.

Symptome ☐ Kleinhirnschäden rufen vor allem hervor: Ataxie und Inkoordination von Kopf und Gliedmaßen, ausfahrende, das Ziel verfehlende Bewegungen, Wackeltremor des Kopfes und gelegentlich Hypotonie.
Tremor wird nach Intensität in grob-, mittel- und feinschlägigen Tremor und nach der Qualität in Ruhe- und Intentionstremor unterteilt.
Ruhetremor: Frieren, Angst, Unruhe. Die Ursche dieses Tremors kann intra- oder extrakraniell sein.
Intentionstremor (kinetischer Tremor): bei willkürlicher Bewegung und Erregung auftretend, ist besonders gut am Kopf zu beobachten beim Trinken oder Fressen. Im Gegensatz zum Ruhetremor ist er stets intrakraniell, d. h. zerebellär bedingt.
Zerebelläre Ataxien sind Bewegungsstörungen, vergesellschaftet mit Taumeligkeit, Tremor, Dys-, Hyper- oder Hypometrie. Bei diffuser Schädigung liegt bilaterale, evtl. symmetrische und spastische Ataxie vor. Die Symptome werden bei Welpen erst anläßlich der ersten Gehversuche bemerkt.

Lokalisationszeichen zerebellärer Störungen
Im rostralen Lappen: Opisthotonus, Dehnung und Streckung der Vordergliedmaßen bei Flexion der Hintergliedmaßen und Tonuserhöhung der Streckmuskeln.
Im kaudalen Lappen: Hypotonie, Hypermetrie, Intentionstremor.

Im flocculonodulären Lappen: Taumeligkeit, Gleichgewichtsstörung, Tremor oder pendelnder Nystagmus.

In den Pedunkeln: Paradoxe vestibuläre Syndrome wie Kopfbeugung zu der dem Schaden gegenüberliegenden Seite, Nystagmus in Richtung der Schädigung.

In den Kleinhirnkernen: Mydriasis, teilweise Vorfall des 3. Augenlides.

Ursachen □ Wir sprechen von drei:

a) *Neonatale Syndrome* wie Virusinfektionen (u. a. Herpesvirus) mit zerebellärer Hypoplasie oder Mißbildung des Kleinhirns. Letztere sind selten und wurden bei Drahthaar-Foxterrier und Irish-Setter (Kleinhirndysplasie) sowie beim Chow-Chow (Kleinhirnhypoplasie und Veränderung an den Purkinje-Fasern) beobachtet. Abiotrophien können ebenfalls neonatal auftreten.

b) *Postnatale Syndrome* umfassen die *Abiotrophien,* d. h. degenerative Läsionen vor allem der Purkinje-Zellen und die sogenannte *okzipitale Dysplasie der Zwergrassen.*

   Abiotrophie verursacht vorzeitige Gewebsalterung der Kleinhirnrindenzellen und in der extrapyramidalen Kerne und führt im Alter von 9–16 Wochen zu beginnender Ataxie mit Versteifung der Lendenwirbelsäule und Kopftremor. Krankheitsdauer: 3–6 Monate. Tod durch Muskelatrophie. Beobachtet bei Kerry-Blue, Gordon-Setter, Labrador, Golden-Retriever, Samojede.

   Okzipitale Dysplasie ist die Bezeichnung für eine Vergrößerung des Foramen magnum, die mit einer Verkürzung des 1. Halswirbels einhergeht und mit Hydrozephalus verbunden sein kann. Die Mißbildung kann symptomlos verlaufen oder zu Halsschmerzen, Wesensveränderungen und Ataxie führen. Eine Behandlung der kongenitalen Läsionen ist nicht bekannt.

c) *Erworbene zerebelläre Erkrankungen* sind i. d. R. multifokal und können bei Virusinfektionen (Staupe, HCC), Toxoplasmose, Traumata, Toxikosen, Vitamin-B-Mangel, Tumoren (Meningeome, Medulloblastome), Mykosen, Parasitosen und Speicherkrankheiten (Kap. 26.3.1) auftreten. Zerebellitis unbekannter Ursache wurde meist bei hellfelligen Hunden beschrieben. Es bestand ausgeprägter Nystagmus und Tremor.

Behandlung □ Kausaltherapie der erworbenen Erkrankungen und evtl. symptomatische Therapie mit Sedativa.

26.7   Hirnstammerkrankungen

Der Hirnstamm (Truncus cerebri) besteht aus dem Mittelhirn, Zwischenhirn, Pons und Medulla oblongata. Er beherbergt die Kerne der meisten Hirnnerven (III–XII), so daß Hirnstammerkrankungen mit Störungen der Hirnnerven, unter anderem auch des zentralen vestibulären Systems, einhergehen. Hirnnervenausfälle sind bei der Lokalisierung von Läsionen innerhalb des Hirnstamms oft hilfreich. Pons und Mittelhirn enthalten die für die Erregungsfähigkeit wichtige Formatio reticularis. Hirnstammläsionen im Bereich von Medulla oblongata bis Mittelhirn können Paresen hervorrufen (UMN-Symptome, Kap. 26.1.7). Der Hirnstamm enthält mehrere lebenswichtige Zentren, so das Atemzentrum.

26.7.1   Fokale Hirnstamm-erkrankungen

Ein gemeinsames Merkmal aller Hirnstammerkrankungen ist Parese mit propriozeptiven Ausfällen *(Tab. 26.9).* Entsprechend der Lokalisation der Läsion ist die Parese unilateral (Hemiparese), bilateral (Quadriparese) oder betrifft nur Vorder- oder Hintergliedmaßen. Mit Hirnstammläsionen können neben den Hirnnerven auch Anteile des vestibulären Systems betroffen sein, was sich in Ataxien oder Stellungsanomalien äußern kann. In Nachbarschaft zu den vestibulären Kernen liegen die Kerne der HN VII (N. facialis), HN V (N. trigeminus) und HN VI (N. abducens), so daß bei der zentralen Fazialislähmung gleichzeitig Trigeminuslähmung und/oder vestibuläre Störungen auftreten können.

Rostrale Mittelhirnverletzungen äußern sich durch persistierende, übersteigerte Kreisbewegungen zur Seite der Läsion hin und in der Unmöglichkeit, den Schaden durch Prüfung der kranialen Nerven zu lokalisieren.

Der *mediale longitudinale Faszikulus* zieht von der Medulla über die Pons zum Mittelhirn und verbindet das vestibuläre System mit den Kernen der Nn. oculomotorius, trochlearis und abducens. Um eine Blockade dieses Faszikulus zu erkennen, eignet sich die *Ohr-Wasser-Probe:* Einem i. d. R. komatösen Tier wird lauwarmes Wasser in den Gehörgang instilliert. Ein nicht geschädigtes Tier reagiert mit Nystagmus. Fehlen Augenreaktionen, liegt die Störung im medialen longitudinalen Faszikulus. Folge der Faszikulusblockade sind respiratorische Störungen (Atemzentrum – Medulla) und Veränderungen der Herzrate.

Tab. 26.9. Symptomatik der Hirnstammläsionen

Hirnregion	Kerne	Symptome
	Hypothalamus	Verlust wichtiger Regulationsvorgänge: Wärmeregulation, Wach-Schlafregulation, Appetit, Durst, Elektrolyt- und Wasser-Haushalt, Genitalfunktion, Blutdruck, Verlust der Bildung des Releasing-Faktors zur Produktion der HVL-Hormone
	Hypophyse	Verlust endokriner Funktionen
Dienzephalon (Zwischenhirn)	Thalamus	Empfindungsverlust sensorischer Reize aus der Umwelt (Angst, Schmerz), Verlust der Psychoreflexe (Flucht, Abwehr)
	Subthalamus	Bewußtseinsstörung
	HN I (N. olfactorius)	Störung des Geruchssinns
	HN II (N. opticus)	Sehstörungen und fehlender Pupillarreflex, Mydriasis, Miosis
Mesenzephalon (Mittelhirn)	HN III (N. oculomotorius)	Verlust des Pupillarreflexes, Miosis, Mydriasis, Strabismus
	HN IV (N. trochlearis)	Strabismus
	Nucleus ruber	»Pyramidenbahnsyndrom«: Haltungs- und Intentionstremor, Verlust von Muskeltonus und der Muskeleigenreflexe
	Aquaeductus mesencephali	Hydrozephalus
Metenzephalon (Nachhirn)	Pons, HN V (N. trigeminus)	Hypo- oder Hyperästhesie einer oder beider Gesichtshälften, Kaustörungen
	Formatio reticularis	Herzfrequenz- und Respirationsstörungen, Störungen des Bewußtseinsgrades
Myelenzephalon	Medulla oblongata HN VI (N. abducens)	Strabismus
	HN VII (N. facialis)	Veränderung des Gesichtsausdrucks, Störung der Speicheldrüsenfunktion, »Fazialisparese«
	HN VIII (N. vestibularis) (N. cochlearis)	Gleichgewichtsstörungen, Manege-, Rollbewegungen
	HN IX (N. glossopharyngicus)	Störung des Nies- und Abschluckreflexes, Geschmacksverlust, Empfindungslosigkeit des kaudalen Zungenbereichs
	HN X (N. vagus)	Innervierungsstörung des Eingeweidesystems thorakal und abdominal, Larynxlähmung
	HN XI N. accessorius)	Innervationsstörung des Trapezius, Sternocephalicus und Brachiocephalicus
	HN XII	Störung der Zungenbewegung

Lokalisierende Zeichen erheblicher Schädigung von Medulla und Pons sind:

1. **Kaudales Fossa-Syndrom:** Stupor und Koma mit Hemi- oder Quadriparese infolge intrakranieller Druckerhöhung mit Unterbrechung des Liquorflusses.
2. **Das Pons-Kleinhirn-Winkelsyndrom** mit unilateraler Störung der kranialen Nerven V, VI, VII, VIII und zerebellärer Ataxie. Ursache sind Tumoren in der kaudalen Fossa und des Plexus choroideus des 4. Ventrikels.

Ursachen □ *Degenerative Störungen:* Zirkulationsstörungen (Embolie, Hämorrhagie), chronische Hepatoenzephalopathie, chronische Neuropathie, Demyelinisationserkrankungen wie die hereditäre rezessive Ataxie der Jack-Russel-Terrier und Fox-terrier mit Demyelinisierung der dorsolateralen und ventromedialen Stränge. Beginn mit 3–6 Monaten, zunächst Dysmetrie und milde Ataxie, später Bewegungsunfähigkeit. Therapie unbekannt. Speicherkrankheiten: Kap. 26.3.1.

Anatomische Anomalien: Kongenitale Malformation des Foramen occipitale. Hydrozephalus (Kap. 26.3.2). *Myelopathie der Afghanen:* Ataxie zunächst der Hintergliedmaßen, dann auf Vordergliedmaßen übergehend. Beginn mit 3–6 Monaten.

Prognose □ Vorsichtig bis infaust.

Therapie □ Vitamine B_1, B_6 und B_{12}.
Metabolische Störungen: Akute und chronische Hypoglykämie, akute und chronische Hepatopathie. Speicherkrankheiten.

Neoplastische Erkrankungen: Primärtumoren: Meningeome, Gliome, Neurofibrome der kranialen Nerven. Sekundärtumoren: Lymphosarkome, Osteosarkome, Metastasen.
Infektionen und entzündliche Erkrankungen: Virusinfektionen (Staupe, Tollwut, Pseudowut und HCC). Bakterielle Meningoenzephalitis und Abszesse. Rickettsiose, Toxoplasmose.
Traumata: Herniation des Gehirns unter das Tentorium osseum, akute Schädeltraumata mit Hämatomen und Hirnödem.
Toxische Störungen: Blei- und Schwermetallvergiftung, Hexachlorophen-Vergiftung.

Diagnose □ Sie erfolgt aufgrund der lokalisierenden Symptome, Hirnnervenstatus und ergänzender blutchemischer und Liquoruntersuchungen.

Therapie □ Kap. 26.3.

26.8   Diffuse und multifokale Rückenmarkerkrankungen

Diese Erkrankungen beziehen häufig zerebrale oder zerebelläre Strukturen in den Krankheitsprozeß ein und gehen mit und ohne Störungen der neuromuskulären Übertragung einher.

Symptome □ Sie zeigen sich in gestörter Fortbewegung, Schwäche, Ataxie, Hemiparese oder Hemiparalyse, Quadriparese oder Quadriparalyse.
UMN-Zeichen (Kap. 26.1.7) infolge Störungen vorwiegend in der weißen Substanz des Rückenmarks sind verbunden mit eingeschränkter willkürlicher Bewegung, verstärkten spinalen Reflexen, spastischer Parese und paradoxen Reflexen.
LMN-Zeichen (Kap. 26.1.7) infolge Störung in der grauen Substanz des Rückenmarks oder der peripheren Nerven sind verbunden mit fehlender willkürlicher Bewegung, fehlender oder verminderter spinaler Reflexantwort, rasch auftretender Muskelatrophie; meist ohne Störung der Schmerzempfindung.

Diagnose □ Sie erfolgt unter Zuhilfenahme von Liquor- und Röntgenuntersuchung, evtl. Myelographie und Elektromyographie.
Die Zuordnung der Ausfälle zu den UMN- oder LMN-Störungen bereitet besonders bei Halsmarkschäden mitunter Schwierigkeiten. Bei Quadriplegie können Ausfälle an den Hintergliedmaßen früher als an den Vordergliedmaßen auftreten.

26.8.1   Ursachen von diffusen UMN-Schäden im Hirnstamm oder im Zervikalmark

a) **Degenerative Erkrankungen:** Kap. 26.3.
b) **Infektionen, entzündliche Veränderungen:** Staupe-Myelitis, bakterielle Myelitis und Meningoenzephalitis, Toxoplasmose.
c) **Diffuse degenerative Myelopathie** insbesondere des alten Deutschen Schäferhundes (Schäferhund-Lähme, Schäferhund-Syndrom). Ab ca. 7. Lebensjahr beginnende progressive Ataxie und Nachhandschwäche bis Parese infolge diffuser Demyelinisierung der thorakalen Abschnitte des Rückenmarks. Keine Geschlechtsdominanz. Die Erkrankung kann sich über Jahre langsam verschlechtern. Beginnende *klinische Erscheinungen:* Nachschleifen der Zehen und Abreiben der Haare auf der dorsalen Fußfläche.

Diagnose □ Es gibt typische klinische Zeichen bei Rassedisposition. Röntgenologisch und myelographisch unauffällig. Im Liquor Eiweißvermehrung und normale Zellzahl.

Prognose □ Sie ist ungünstig.

Therapie □ Palliativ mit Phenylbutazon-, Glukokortikoid- und Vitaminpräparaten (B$_1$, B$_6$, B$_{12}$); v.a. pflegerische Maßnahmen.
d) **Toxikosen:** Kap. 26.3.7.

26.8.2   Diffuse LMN-Erkrankungen (periphere, infranukleäre Symptome)

Diese Erkrankungen betreffen die spinalen Motorneurone oder deren Axone (ventrale Nervenwurzel, peripheren Nerven) und die motorische Endplatte. Läsionen des Motorneurons und der motorischen Endplatte sind schmerzlos. Diffuse LMN-Erkrankungen vermögen jedoch auch sensible Störungen zu verursachen. Erkrankungen der motorischen Endplatte sind oft schwer von Muskelerkrankungen abzugrenzen.

26.8.2.1   Akute LMN-Erkrankungen Polyradikuloneuritis (Coon-Hound-Paralyse)
Sie ist ähnlich dem Landry-Guillain-Barré-Syndrom des Menschen. Vermutlich allergische Neuritis unbekannter Ursache. Zuerst beobachtet bei

Hunden, die von Waschbären gebissen wurden. Selten auch nach Tollwut-Vakzination beobachtet. Vorkommen bei Hunden über 6 Monaten.

Symptome □ Sie äußern sich durch: Nachhandschwäche, gefolgt von Ataxie bis Quadriplegie innerhalb von 24–48 h; Hirnnerven-Defizit mit Fazialislähmung; Kau- und Bellbeschwerden sind selten; völliges Erlöschen spinaler Reflexe bei erhaltener oder verstärkter Schmerzperzeption; Respirationsstörungen; Defäkation, Harnabsatz und Schwanzbewegung bleiben erhalten.
Im Elektromyogramm bestehen erhebliche Fibrillationspotentiale.

Prognose □ Sie ist im allgemeinen günstig, spontane Besserung nach 3–6 Wochen.

Therapie □ Nur unterstützende und vorbeugende Therapie gegen Festliegen etc. Glukokortikoide bestenfalls in den ersten 72 h anwenden. Heildauer: 3–6 Monate.

Differentialdiagnose □ *Botulismus* (Kap. 10.14): Durch das Toxin von Clostridium botulinum entstehende Blockade der neuromuskulären Übertragung. Klinische Symptome ähnlich der Zeckenparalyse, dazu Atemlähmung, Bulbärparalyse. Hirnnervendefizite, selten Denervationszeichen im EMG.

Diagnose □ Sie ergibt sich aus dem Vorbericht (Aufnahme von verdorbener Nahrung, Dosennahrung!) sowie einem Toxin-Nachweis im Blutserum. *Aminoglykosid-Vergiftung:* Paralyse infolge parenteraler Überdosierung oder kumulativer Erhöhung des Serumplasmaspiegels durch aminoglykosidhaltige Antibiotika (Kanamycin, Neomycin, Gentamycin, Streptomycin u. a.).

26.8.2.2 Chronische progressive LMN-Erkrankungen

Diese Erkrankungen umfassen progressive Degeneration der motorischen Neurone im Rückenmark und den Hirnstammkernen sowie Muskelatrophien nach Parese und Paralyse infolge von Innervationsstörungen der Muskelfasern.

Spinale Muskelatrophie des englischen Spaniels

Atrophie der langen Rücken- und der Beckengürtelmuskulatur. Polygenetische Erbkrankheit, wurde 1979 erstmals in den USA beschrieben. Klinische Erscheinungen ab 4. Lebensmonat, Krankheitsdauer 4–6 Monate, führt zu Tetraparese, Atemlähmung und Tod.

Prognose □ Sie ist infaust.

Therapie □ Eine Therapie ist unbekannt.

Paralyse der schwedischen Lapplandhunde Stockardsche Paralyse

Paraplegiesyndrom bei Bastarden zwischen Deutschen Doggen und Bernhardinern im Alter von 11–14 Wochen.

Polyneuritiden

Sie haben unterschiedliche Ursachen: Ernährungsstörungen, Vitamindefizite, Hypoglykämie, Hyperglykämie, Urämie, Hypothyreose, Schwermetallvergiftungen und Autoimmunerkrankungen.

Chronische progressive oder relapsierende Polyneuritis

Idiopathische Neuritis der adulten Hunde, die an einer Gliedmaße beginnt und sich langsam bis zur Quadriparese ausweitet. Häufig unter Mitbeteiligung der kranialen Nerven und sensible Ausfälle in Spätstadien. Ursache unbekannt. Diagnosesicherung durch Muskel- bzw. Nervenbiopsie. Prognose ungünstig. Keine wirksame Therapie.

Immunbedingte diffuse Rückenmarkerkrankung

Lupus erythematodes. Klinisches Bild gleicht der Kompressionsmyelopathie (Schmerz, Ataxie bis Parese).

Diagnose □ Sie wird gestellt durch Lupus- und ANA-Tests (Kap. 8.1).

Differentialdiagnose □ Diffuse Muskelerkrankungen und Erkrankungen im Bereich der motorischen Endplatten: Kap. 8.3.2 und Kap. 25.4.1.

26.9 Paresen, Paralysen und Ataxien infolge fokaler Rückenmarkerkrankungen (FR)

Definition ☐ Begrenzte Läsionen, die auf einzelne und auch auf mehrere angrenzende Rückenmarksegmente beschränkt sind. FR gehören zu den häufigsten Rückenmarkerkrankungen und sind für einen Großteil der neurologisch bedingten Bewegungsstörungen verantwortlich. Da sie zu einem großen Teil medizinisch oder chirurgisch behandelbar sind, müssen sie durch eine sorgfältige klinische Aufarbeitung einerseits von Skelett- und Muskelschäden, andererseits von metabolischen und zentralnervösen Schäden abgegrenzt werden.

Symptome ☐ In *Tab. 26.11* sind u. a. aufgelistet:

a) Bewegungsstörungen infolge spastischer Lähmungen (UMN-Symptom) oder Paresen, Paralysen und Hyperreflexie kaudal von der Läsion (LMN-Symptomatik).
b) Sensorische Störungen: Hyperästhesie im Bereich der Läsion (Pannikulusreflex!), Hypo- oder Analgesie kaudal davon.
c) Störung der Propriozeption wie Stellungsanomalien, Ataxie, Dys-, Hyper- oder Hypometrie kaudal von der Läsion.
d) Folgen der gestörten Innervation wie Inaktivitätsatrophie von Muskelgruppen.
e) Ausfälle des autonomen Nervensystems wie Harn- oder Kotabsatzprobleme.

Die meisten Ausfälle finden sich **kaudal** von der Schädigung, mit Ausnahme des Schiff-Sherington-Phänomens (Kap. 9.4), wo Symptome auch kranial der Läsion auftreten. In allen Fällen sind Eintritt und Verlauf der Symptome für die Ermittlung der Ursache der Störung von großer Bedeutung.

Diagnose ☐ Sie erfolgt nach folgenden Untersuchungen: Spinale Reflexprüfung, Röntgenuntersuchung einschließlich Myelographie (Kap. 27.1), Elektromyographie.

26.9.1 Ätiologie fokaler Rückenmarkerkrankungen

Degenerative Veränderungen
1. *Spondylosis deformans* und *Spondylarthrosis deformans:* Kap. 27.3. Neurologische Ausfälle sind nur bei wenigen Hunden festzustellen (Schmerzzustände, Ataxie, Parese bis Paralyse, selten Horner-Syndrom = Ptosis, Enophthalmus und Miosis).
2. *Spinale durale Ossifikation* (Pachymeningitis ossificans): Kap. 27.3.
3. *Verknöcherung des Ligamentum longitudinale*

ventrale: Kap. 27.2. Symptomatik ähnlich der Spondylosis deformans.
4. *Osteochondromatose* (multiple osteokartilaginäre Exostosen): Gutartige Knorpelproliferation an Stellen mit enchondraler Ossifikation. Neurologische Ausfälle: Starke Spondylose und damit verbundene Nerven- oder Rückenmarkkompression (Kap. 27.3).
5. *Diskusprolaps vom Typ I und II* (Kap. 27.2).

26.9.2 Mißbildungen der Wirbelsäule und/oder des Rückenmarks

Spina bifida
Angeborener mangelhafter oder fehlender Schluß der Wirbelbögen mit oder ohne divertikelartiger Ausstülpung der Meningen oder des Rückenmarks (Meningozele, Myelomeningozele) wird besondes im kaudalen Lendenwirbelsäulenbereich beobachtet. Rassedisposition: Bulldoggen.

Symptome ☐ Diese können fehlen, oder sie betreffen besonders die Nachhand, Kot- und/oder Harninkontinenz. Evtl. besteht eine Depression im Bereich des Defektes.

Diagnose ☐ Sie erfolgt nach Röntgenuntersuchung (evtl. fehlen Dornfortsätze) und Myelographie.

Prognose ☐ Sie ist vorsichtig zu stellen.

Therapie ☐ Verschluß der Meningozele, evtl. operativer Versuch der Abdeckung des Defektes mit homologem Knochenmaterial.

Hemivertebrae (Schmetterlingswirbel)
Störung in der Fusion der linken und rechten Ossifikationszentren der Wirbel. Bewirkt z. T. Einengung des Wirbelkanals und kompressive Myelopathie. Beobachtet vor allem bei brachiozephalen Rassen.

Diagnose ☐ Röntgenuntersuchung mit Myelographie vornehmen.

Prognose ☐ vorsichtig.

Behandlung ☐ Chirurgische Dekompression mit Plattenstabilisation.

Verbiegungen der Wirbelsäule
Sie (Kap. 27.3.3) sind nur selten mit Kompressionsmyelopathie verbunden.

Blockwirbelbildung
(Fusion zweier oder mehrerer Wirbel): Kap. 27.3.3. Kompressionsmyelopathie ist selten.

Spinales Dysrhaphie-Syndrom
(Sammelbezeichnung für Schließungsprozeß-Störungen der Neuralplatten). Dazu gehört auch die Syringomyelie (abnorme Hohlräume im Rückenmark). Seltene Entwicklungsstörung des Rückenmarks und des Zentralkanals u.a. bei Weimaranern.

Symptome □ Im Alter von 3–6 Wochen setzen Gehbeschwerden ein, Tiere hüpfen symmetrisch »wie Hasen«, sitzen breitbeinig. Normale Schmerzempfindung, aber verminderte spinale Reflexe und posturale Reaktionen. Kopf und Vordergliedmaßen sind normal.

Differentialdiagnose □ Sekundäre Einschmelzungsvorgänge durch Traumata, Infektionen.

Prognose □ Ungewiß.

Behandlung □ Keine.

Sinus-Dermoid
Epidermale Hautinvagination in den Sinus occipitalis bei Rhodesian Ridgeback.

Behandlung □ Chirurgisch, nur bei neurologischen Ausfällen.

Stenose des Lumbosakralkanals
(Lumbosakrale Spondylopathie): Kap. 27.2.4.

Zervikales Wobbler-Syndrom
Kap. 27.2.4.

Atlantoaxiale Subluxation
Kap. 27.2.3.

26.9.3 Neoplastische Veränderungen des Rückenmarks

Vorwiegend in der 2. Lebenshälfte zu beobachtende Ausfälle im Bild einer allmählich entstehenden progredienten kompressiven Myelopathie. Die klinischen Erscheinungen sind ähnlich der degenerativen Myelopathie oder des Diskusprolaps Typ II. *Primärtumoren: Medulläre Tumoren* (Gliome, Ependymome) sind selten, etwas häufiger sind *extramedulläre* Tumoren Neurofibrome, Neurofibrosarkome, Meningeome. Neurofibrome und Neuri-

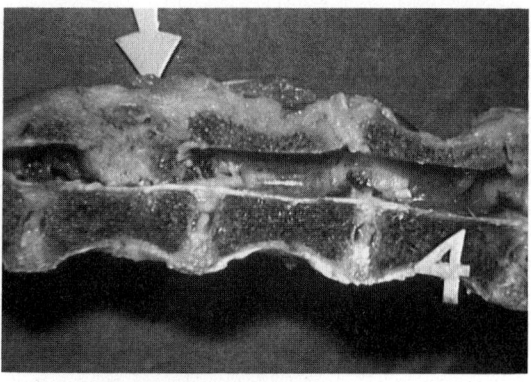

Abb. 26.6. Knochenmetastase eines Mammatumors mit Invasion des Wirbelkanals. Klinische Symptome: Nachhandparese und starke Schmerzen im Bereich von Lendenwirbel 6

nome irritieren die Nervenwurzeln und sind mit Schmerzen verbunden. Im Bereich des Plexus brachialis oder lumbosacralis erzeugen Tumoren häufig Monoparesen durch Kompression des Rückenmarks und symmetrische neurologische Ausfälle kaudal des Tumors. Meningeome erzeugen eine langsame, aber progressive Kompression mit erheblicher Schmerzhaftigkeit. Beobachtet werden auch Metastasen maligner Mamma-, Prostata- und Knochentumoren *(Abb. 26.6)* sowie Lymphosarkome. Neurologische Ausfälle reichen von Anzeichen einer kompressiven Myelopathie bis zur Spontanfraktur der Wirbelsäule.

Differentialdiagnose □ Es müssen vor allem Diskusprolapse und Knochentumoren der Wirbelsäule (Kap. 27.4) in Betracht gezogen werden. Knochentumoren sind meistens sehr schmerzhaft.

Diagnose □ Röntgenuntersuchung (gelegentlich Ausweitung des Wirbelkanals, selten Knochenzerstörungen), Myelographie ist meistens erforderlich *(Abb. 26.7)*.

Prognose □ Je nach Art, Größe und Lokalisation vorsichtig bis infaust.

Therapie □ Operative Tumorentfernung ist nur bei Meningiomen und Nervenwurzeltumoren (Neurinomen) erfolgreich durchführbar.

26.9.4 Infektion und entzündliche Erkrankungen der Wirbelsäule

Diskospondylitis: Kap. 27.3.2.

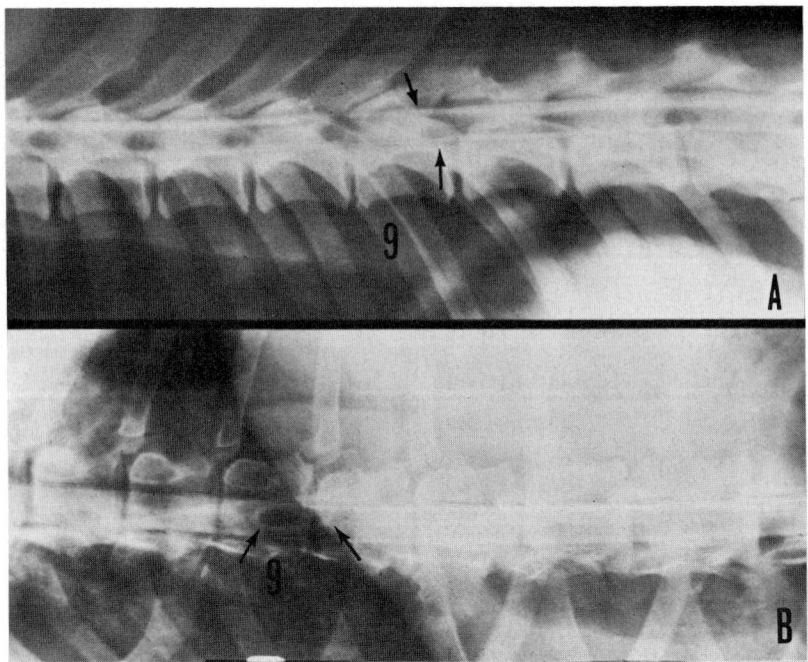

Abb. 26.7. Meningiom des Rückenmarks eines 4jährigen Labradors mit plötzlich aufgetretener Nachhandparalyse. Klinisch wurde eine Fraktur oder ein Diskusprolaps vermutet. Nachdem in der Leeraufnahme keine Veränderungen gefunden worden waren, machte man eine Myelographie, welche im Bereiche von T_9 eine Kontrastmittelaussparung im Subarachnoidalraum anzeigte (Pfeile, *Abb. B*). Der Füllungsdefekt befand sich eindeutig innerhalb der Dura mater, jedoch außerhalb der Rückenmarksubstanz, weshalb man derartige Füllungsdefekte als intradural-extramedullär bezeichnet. In der lateralen Aufnahme *(Abb. A)* erscheint der Subarachnoidalraum verdünnt. Der Tumor wurde chirurgisch entfernt, worauf sich der neurologische Zustand normalisierte. Die prognostischen Vorteile der Myelographie, welche nicht nur Tumoren abzuzeichnen vermag, sondern auch deren Lokalisation relativ zur Dura mater angibt, werden durch diesen Fall eindeutig belegt (Aufnahme: SUTER)

26.9.5   Vaskuläre Störungen

Fibrokartilaginöse Embolisierung des Rückenmarks

Verschluß spinaler Gefäße durch Faserknorpelmaterial, gefolgt von ischämischer nekrotisierender Myelopathie. Obwohl der Ablauf dieser Störung noch unbekannt ist, wird angenommen, daß bei gewissen Diskusprolapsen Faserknorpelmaterial in den Plexus venosus gerät und retrograd in die Spinalvenen gelangt. Diese Genese der arteriellen Thrombosen bleibt ungeklärt.

Symptome □ Nach kurzer Schmerzphase (1–2 h) kommt es häufig zur ein-, evtl. beidseitiger Paralyse. Symptome sind ähnlich wie bei Trauma oder akutem Bandscheibenvorfall, gehen aber ohne Hyperästhesie im Schadensbereich einher. Lokalisiert vornehmlich in der kaudalen Lendenwirbelgegend (LMN-Symptome), selten im Halsbereich. Prädestiniert sind v.a. große Rassen jeden Alters.

Diagnose □ Man stellt eine Ausschlußdiagnose aufgrund der klinischen Symptomatik (Fehlen von Schmerz, lateralisierte Ausfälle), Röntgenbild (selten degenerative Veränderungen der Zwischenwirbelscheiben, sonst negativ), Myelographie zeigt evtl. lokale Schwellung.

Prognose □ Sie ist vorsichtig bis infaust.

Behandlung □ Bekämpfung der Ödeme und Entzündung durch Dexamethason (2 mg/kg KG i.v., Wiederholung nach 6 h, danach 0,1 mg/kg KG 2 × täglich für 3 d). Kommt es zu keiner Besserung innerhalb von 5–6 d, oder schreitet die Paralyse fort, ist Euthanasie indiziert.

Differentialdiagnose □ Spontane Rückenmarksblutung infolge von Koagulopathien und Traumata (Kap. 9.5.2).

26.10 Erkrankungen der peripheren Nerven und Monoparesen

Das periphere Nervensystem besteht aus den Gehirnnerven und den spinalen Nerven. Sie stellen die Verbindung von der Peripherie (Haut, Muskel) zum Zentrum (Hirn, Rückenmark) her mittels sensibler (afferenter) Bahnen (zum Zentrum hin) und motorischer (efferenter) Bahnen (vom Zentrum weg). Die Ganglien der spinalen Nerven liegen in der grauen Substanz des Rückenmarks. Die motorischen Neurone (LMN) innervieren die willkürliche und unwillkürliche Muskulatur. Das UMN-System, dessen Ganglienzellen sich in der Hirnrinde, den Basalganglien und dem Hirnstamm befinden, kontrolliert die motorische Aktivität des LMN-Systems. Schädigungen im Bereich der peripheren Nerven, den Reflexbögen oder der Erfolgsorgane können mannigfaltige Ausfallerscheinungen sensibler oder motorischer Natur verursachen:

1. *Lähmungserscheinungen:* Ataxie, Parese, Paralyse, Anästhesie.
2. *Erregungserscheinungen:* Muskeltremor, Hyperästhesie. Monoparesen oder Monoparalysen werden durch Läsionen des LMN (**L**ower **M**otor **N**euron) verursacht und äußern sich als Funktionsausfall einer einzigen Gliedmaße.

26.10.1 Erkrankungen der Hirnnerven (kraniale Nerven)

Symptome □ Sie sind zusammengestellt in *Tab. 26.10.*

Diagnose □ Hierzu sind erforderlich: Klinische Allgemeinuntersuchung und Untersuchung von Maulhöhle, Nase, Ohren und Augen, Hirnnervenstatus, evtl. Röntgenuntersuchung des Kopfes.

Mandibular-Paralyse (Unterkieferlähmung)
Idiopathische Trigeminus-Neuritis mit unvermittelter bilateraler Paralyse der Kaumuskulatur infolge Demyelinisierung und axonaler Degeneration des N. trigeminus.

Symptome □ Kiefer hängt herunter. Hund hat Mühe, Futter und Wasser aufzunehmen, evtl. Abschluckschwierigkeiten, Speicheln und Dehydrierung.

Diagnose □ Es zeigt sich ein typisches klinisches Bild bei Fehlen weiterer allgemeiner und neurologischer Ausfälle, insbesondere Schmerz.

Differentialdiagnose □ Tollwut, Myositis der Kaumuskulatur.

Prognose □ Sie ist gut, Spontanheilung erfolgt nach 2–3 Wochen.

Behandlung □ In schweren Fällen Flüssigkeits- und Nahrungssubstitution durch Magensonde. Pharyngostomie. Palliative Behandlung gegen Muskelatrophie (künstliche Kieferbewegungen), weiche Bandage des Fanges, evtl. Prednisolon 2 mg/kg/d.

Idiopathische Fazialisparalyse
Klinisch ähnlich der humanen Fazialis-Neuritis (BELL-Phänomen). In der Humanmedizin wird eine Herpesvirus-Infektion vermutet.

Symptome □ Diese sind: plötzliche Unfähigkeit des Augenlidschlusses, Bulbusrotation nach oben im Schlaf, häufiger ein- als beidseitig. Ausbildung der klinischen Erscheinungen erreicht in ca. 7 Tagen ihren Höhepunkt. Spontanheilung erfolgt innerhalb 3–6 Wochen.

Diagnose □ Es zeigt sich das typische klinische Bild bei fehlender Otitis, fehlenden vestibulären und anderen neurologischen Ausfällen.

Differentialdiagnose □ Otitis interna oder media.

Behandlung □ Es ist keine spezifische Therapie nötig. Hingegen soll man auf die Austrocknung der Kornea achten und Augentropfen verwenden.

Hemifazialisspasmus
Selten. Spasmus der Gesichtsmuskeln, vermutlich durch Neuritis oder Trauma hervorgerufene Überempfindlichkeit des N. facialis.

Symptome □ Blepharospasmus, spastisches Aufrichten der Ohren, Abbiegen der Nase zur verkrampften Seite hin, evtl. einseitiges Horner-Syndrom. Der Spasmus kann in Lähmung übergehen.

Prognose und Behandlung □ Sie ergeben sich wie bei idiopathischer Fazialisparese.

Larynxparalyse, Stimmband- bzw. Kehlkopflähmung (Röhren)
Ein- oder beidseitige Paralyse der Larynx-Muskulatur verursacht eine inspiratorische Dyspnoe mit Flattergeräuschen. Bei beidseitiger Paralyse sind die Störungen ausgeprägter und mit inspiratorischer Dyspnoe, evtl. Zyanose und Kollaps, bei Bewegung verbunden.

Ursache □ Läsion des N. recurrens (Ast des N. vagus) infolge einer chronischen Polyneuritis, als Operationszwischenfall bei Verletzung des N. vagus und seltene Folge einer retropharyngealen In-

Tab. 26.10. Symptomatik der Läsionen peripherer Hirnnerven

Symptome	Geschädigter Nerv	Bemerkungen und Ätiologie
Hyposmie	N. olfactorius	Beeinträchtigung durch chronische Rhinitis. Nasale Tumoren, Infektionen und Traumata
Blindheit unterschiedlicher Grade, Miosis, Mydriasis	N. opticus HN II	Orbitales Trauma, Orbitalabszeß, Tumoren
Ventrolateraler Strabismus, Mydriasis. Oku-lomotorius-Lähmung: einseitige Ptosis, Bul-bus nach unten außen verdreht, Mydriasis bei absoluter Pupillenstarre	N. oculomotorius HN III N. trochlearis HN IV	meist Paresen, seltener Paralyse des N. oculo-motorius. Orbitalläsionen. NH-III-Lähmun-gen sind oft zentral bedingt (Kerngebiets-läsion)
Lähmung der Kaumuskulatur mit Herunter-hängen des Unterkiefers, Anästhesie der Schläfenregion, der Augen, Augenlider, Ohren, Nase und/oder Oberkiefer je nach be-troffenem Ast	N. trigeminus HN V	Atrophie der Mm. masseter und temporalis, Parese als OP-Komplikation (zu lange Maul-sperre) und Sport-Unfall möglich. Idiopathi-sche Mandibularparese (Trigeminusneuritis), Tumoren im Kleinhirnbrückenwinkel
Strabismus in Richtung medialer Augen-winkel	N. abducens HN VI	Orbitaltrauma, Orbitalabszeß, Hirnstamm-tumoren
Abnorme Kopfhaltung, Lähmung der Ge-sichtsmuskeln, Asymmetrie des Gesichts, Herabhängen der Lefzen mit vermehrter Sali-vation, Bewegungslosigkeit der Ohren, feh-lender Lidschlagreflex	N. facialis HN VII	Idiopathische Fazialisparalyse, Traumata (auch thermische Schädigungen), Kleinhirn-brückenwinkeltumor, Otitis media
Kopfschräghaltung, Manegebewegungen, Nystagmus, Verlust des Schwimmvermögens, Rollbewegung zur erkrankten Seite, Taubheit	N. vestibulocochlearis HN VIII	Otitis media und interna, evtl. Mitbeteiligung der vestibulären Kerne und Medulla, idiopa-thische Vestibulärerkrankungen, Kleinhirn-brückenwinkeltumor, Enzephalitis
Abschluckstörungen, Verschluckpneumonie, verminderter Schluckreflex	N. glossopharyngicus HN IX	Traumata, Tumoren, idiopathisch in den mei-sten Fällen
Abschluckstörungen, evtl. Megaösophagus, Tachykardie, Magendilatation, Nahrungser-brechen	N. vagus HN X	Operationstrauma, meist idiopathisch
Atrophie der Mm. trapezius, sternocephalicus und brachiocephalicus	N. accessorius (spina-ler Anteil) HN XI	Selten klinisch diagnostiziert
Halbseitige Zungenlähmung mit Atrophie zur Seite der Läsion, vermehrter Speichelfluß, Belecken von Nase gestört. Nahrungs- und Flüssigkeitsaufnahme vor allem vom Boden erschwert	N. hypoglossus HN XII	Traumata, Hirnstammtumoren

fektion. Vererbte Larynxparalyse bei Bouvier de Flandre nachgewiesen.

Diagnose □ Sie erfolgt nach Laryngoskopie.

Prognose und Behandlung □ Kap. 14.3.

Paralyse des Pharynx und des N. hypoglossus
Sie zeigen sich durch Zungenlähmung und Ab-schluckbeschwerden und haben häufig zerebrale Ursachen (Kap. 18.4).

26.10.2 Erkrankungen der Spinal-nerven

Symptomatik der Läsionen spinaler Nerven: *Tab. 26.11* und *26.12.*

Diagnose □ Besonders im Bereich der Spinalner-ven ist die Lokalisation einer Schädigung, die Un-terscheidung neurogener von myogenen Paresen und die Differenzierung einer Mono- von einer Polyneuropathie von großer Bedeutung für Pro-

Tab. 26.11. Symptomatik der Läsionen spinaler Nerven

Betroffene Rückenmarksegmente	LMN-Symptome infolge Läsion in der grauen Rückenmarksubstanz der Spinalnerven oder Nervenwurzeln	UMN-Symptome infolge Unterbrechung der Rückenmarkbahnen
Halsmark C_1–C_5 (HW 1 – HW 4)		Gehstörung oder spastische Lähmung der Vorder- und Hintergliedmaße. Evtl. Atemlähmung. Hypalgesie kaudal der Läsion. Hyperreflexie aller 4 Gliedmaßen, Störung von Haltungs- und Stellreflexen
C_5–C_6 (HW 4–HW 5)	Zwerchfell-Lähmung durch Ausfall des N. phrenicus	Keine Störungen im Kopfbereich wie Kopfhaltung, Tremor usw. und Gehstörung aller 4 Gliedmaßen. HN normal
Hals-Brustmark C_6–Th_2 (HW 5 – BW 2)	Schlaffe Lähmung der Vordergliedmaßen und hypotone Muskulatur, Hyporeflexie oder Areflexie der Vordergliedmaßen infolge Schädigung der Neurone des Plexus brachialis. Nickhautvorfall. Ptosis oder Miosis bei Schäden von Th_1–Th_3 (gleichseitiges Horner-Syndrom)	Spastische Lähmung der Hintergliedmaßen und/oder Ataxie. Reduzierte oder erhaltene Schmerzempfindung. Nur Zwerchfellatmung
Brust-Lendenmark Th_3–L_3 (BW 2 – LW 3)	Keine LMN-Symptome	Gehstörung, Ataxie oder spastische Lähmung der Hintergliedmaßen. Ausfall des Pannikulusreflexes kaudal der Schädigung. SCHIFF-SHERINGTON-Phänomen bei akuten Traumata (Paralyse der Hintergliedmaßen und Streckkrampf der Vordergliedmaßen). Darm- und Blasenentleerung nur reflektorisch möglich
Lenden-Schwanzmark L_4–S_1, LW 4	Gleichseitige schlaffe Lähmung im Bereich der Hintergliedmaßen, evtl. Caudaequina-Syndrom; Hypo- oder Areflexie der Hintergliedmaßen	Spastische Lähmung kaudal der Läsion. Darm- und Blasenentleerung nur reflektorisch möglich
Schwanzmark S_1–S_3, LW 5	Darm- und Blasenlähmung. Keine Schwanzbewegung. Ausfall der analen und perianalen Reflexe	

gnose und Therapie. Die spinalen Reflexprüfungen (Kap. 26.1.7) unter Einbezug des Pannikulusreflexes, den Sensibilitätsprüfungen und der Prüfung der Propriozeption erlauben eine vorläufige Lokalisierung, welche durch die Röntgenuntersuchung (im Bereich der Vordergliedmaßen auch Halswirbelsäule einbeziehen), evtl. auch durch Elektromyographie (EMG) oder Nervenbiopsie ergänzt wird (die beiden letzteren Untersuchungen sind Spezialkliniken vorbehalten).

Erkrankungsursachen spinaler Nerven

1. **Mononeuropathie** (nur ein Nerv betroffen)
   Traumata sind häufigste Ursachen der neurologischen Ausfälle (Frakturen, Quetschungen, Prellungen, Biß- und Schußverletzungen). Seltener sind *Tumoren* der Gliedmaßen.
2. **Polyneuropathie** (mehrere Nerven betroffen)
   Infektionen und Neurotoxinwirkungen: Tetanus: Kap. 10.17; Botulismus: Kap. 10.16.2;

Zeckenparalyse: Kap. 26.3.7.
Myasthenia gravis: Kap. 8.3.
Metabolische und toxische Neuropathien: Kap. 26.3.
Polyradikuloneuritis (Coonhund-Paralyse): Kap. 26.8.2.
Chronische progressive Polyradikuloneuritis: Kap. 26.8.2.

Neuropathien des Plexus brachialis

Nichttraumatische Polyneuropathie mit Muskelschwäche und Schmerz im Bereich des Plexus brachialis. Mögliche Ursachen sind systemische oder lokalisierte Infektionen, Allergie oder Autoimmunerkrankungen. Beim Menschen als Impfreaktion oder Reaktion auf körperfremdes Eiweiß beschrieben.

Symptome □ Es kommt zu Erbrechen, Gesichtsödemen, ausgebreiteter Urtikaria und späterer Plexus-brachialis-Neuropathie.

Tab. 26.12. Erkrankungen der spinalen peripheren Nerven

Symptome		Geschädigter Nerv	Segment	Bemerkungen
Mehrere Nerven	Einzelne Nerven			
Plexus pectoralis (Plexus brachialis) **Schädigungen:** Leitsymptom »hängende Schulter« mit Überköten, dorsal schleifender Pfote bei Schädigung mehrerer Nerven, selten nur ein Nerv geschädigt	Atrophie der Mm. supraspinatus und infraspinatus. Vermehrte Abduktion von Ellbogen und Humerus bei Bewegung, sonst kaum merkliche Bewegungsstörung	N. suprascapularis innerviert Streckmuskeln des Schultergelenks	C_6–C_7	Quetschungen der Schulter, Skapularfraktur, Tumoren des Plexus brachialis, Abriß des Plexus brachialis
	Abgeschwächter oder fehlender Schulterbeugereflex, Analgesie laterale Schulter	N. axillaris, Beuger der Schulter	$C_{6/7}$–C_8	s. oben
	»Kußhandstellung«, fehlende Stützfunktion, fehlender Streckreflex, Dorsalfußung, Hypästhesie dorsaler Pfote und Vorarm	N. radialis, Strecker von Ellenbogen, Karpus und Zehen	$C_{7/8}$–$Th_{1/2}$	Humerusfrakturen, besonders gelenknahe Frakturen zum Ellbogengelenk
	Verminderte Beugung im Ellbogengelenk. Hyposensibilität der Haut im medialen Humerusbereich	N. musculocutaneus, einige Flexoren des Ellenbogens	$C_{6/7}$–C_8	
	Bewegungsunfähigkeit im Carpus, Hypästhesie an der Volarfläche der Pfote	N. medianus, N. ulnaris, Beuger von Karpus und Zehen	C_8, Th_1–Th_2	
	Miosis, Ptosis, Enophthalmie	Fasern des N. sympathicus, Dilatator der Pupillen	Th_1, Th_2, Th_3	Nicht zum Plexus brachialis gehörig, aber führt durch den Plexus brachialis
Plexus lumbosacralis **Schädigungen:** Isolierte Läsionen sind häufiger als Läsionen, die den ganzen Plexus betreffen	Geschwächte Abduktion, Spagatstellung und Spreizen der Hinterläufe auf glatten Böden	N. obturatorius	L_4–C_6	Kaum Bewegungsstörung
	Verlust der Stützfunktion des Knies und des Patellarreflexes. Atrophie des Quadrizeps, Analgesie der Innenseite der Gliedmaßen	N. femoralis, Strecker des Kniegelenks	L_3–L_6	starke Bewegungsstörung
	Überköten, fehlender Streckreflex. Atrophie der Unterschenkelmuskulatur. Stützfunktion erhalten, Analgesie distal vom Knie außen	N. ischiadicus, Strecker der Hüfte, Beuger des Knies	L_6–S_2	schwere Bewegungsstörung
	Überstrecken im Tarsalgelenk und Dorsalfußen, Verlust der Sensibilität dorsal an Pfote	N. peronaeus, Beuger des Fersengelenks, Strecker der Zehen	L_6–S_2	schwere Bewegungsstörung
	Verlust des Streckreflexes, »Durchtreten« im Tarsalgelenk	N. tibialis, Strecker des Fersengelenks, Beuger der Zehen	L_6–S_2	schwere Bewegungsstörung
	Verlust der motorischen Funktionen des Afterschließmuskels, des Penis bzw. der Vulva	N. pudendus N. pelvinus	S_1–S_2	

Behandlung ☐ Bei *Ausriß der Nerven des Plexus brachialis im Rückenmark:* Amputation der geschädigten Gliedmaße bei Kleinhunden. Bei *Abriß einzelner Nerven* oder *Nervendurchtrennung* im Frakturbereich kann Nervennaht mit anschließender Ruhigstellung der Gliedmaße versucht werden. Bei *partiellen Lähmungen* des Schultergeflechts können Sehnenverlagerungen, z. B. des M. flexor carpi radialis an die Sehne des M. extensor digitalis communis, vorgenommen weren (Da-

vid, 1977). Analoge Eingriffe sind möglich an den Hintergliedmaßen. Operative Dekompression bei spinaler oder peripherer Kompression. In anderen Fällen symptomatisch mit Analgetika, Antipyretika, Vitaminen (B_1, B_6, B_{12}), physikalische Therapie (Wärme, Reizstrom-, Interferenzstrom-, Ultraschall-, Laser-, Magnetfeldtherapie) oder krankengymnastische Übungen zur Verhinderung der Muskelatrophie versuchen.

26.11 Hyperästhesien und Parästhesien

Hyperästhesien
Hyperästhesien oder *Hyperalgesien* sind Zustände vermehrter Wahrnehmung sensibler Reize bei nur wenig oder überhaupt nicht beeinträchtigter Motorik, die bis zur Automutilation (Selbstverstümmelung) führen können.

Die Lokalisation des nervalen Schadens kann erhebliche Schwierigkeiten bereiten, da periphere Nerven, kortexilläre Strukturen, Thalamus mit Hirnstamm und sensorische Rückenmarkbahnen beteiligt sein können.

Diagnose ☐ Diese erfordert eine gründliche Anamnese und neurologische Untersuchung mit kranialem und spinalem Nervenstatus. Dazu Schmerzreizung durch Kneifen, Stechen etc., um mögliche Headsche Zonen zu lokalisieren (Hyperästhesie bestimmter Hautregionen), die sensorisch aus den gleichen Rückenmarkssegmenten innerviert werden wie einzelne erkrankte Organe.

Ursachen ☐ Wir sprechen von sieben:

1. Lokale Nervenläsionen infolge *Traumata.*
2. *Kongenitale sensorische Neuropathien bei Jung-*

aber auch die fehlende Deckbereitschaft (»Wegbeißen durch die Hündin«). Rassedispo-
3. *Infektionskrankheiten:* Aujeszkysche Krankheit, Staupe.
4. *Tumoren der peripheren Nerven,* insbesondere Neurofibrome und Meningeome.
5. *Toxische Reizungen,* besonders Arzneimittelunverträglichkeiten und Überdosierungen. *Neurotoxine:* Tetanus, Botulismus.
6. *Allergien.*
7. *Endokrine Störungen* sind mögliche Ursachen des Hyperästhesie-Syndroms (Schwanzjagen, Kopfreiben).

Differentialdiagnose ☐ Hauterkrankungen, Otitis, Wundheilungsstörungen, Langeweile, psychische Störungen, Haltungsstörungen.

Therapie ☐ Sie sollte möglichst kausalbezogen erfolgen. Eine Therapie muß häufig aufgrund von Versuch und Irrtum herausgefunden werden. Symptomatisch werden Tranquilizer, Narkotika, Glukokortikoide, Mineralstoffzugaben, Vitamin (B_1-, B_6-, B_{12}-, E-Präparate), Schutzkragen und Verbände zum Schutz gegen Automutilation bei gleichzeitiger Sedation eingesetzt.

26.12 Psychische Erkrankungen und Unarten

Sie zählen zu den am schwersten faßbaren neurologischen Ausfallerscheinungen.

a) *Neurosen:* »Wesensschwäche«, anomale Erlebnisreaktionen, Angst, mangelnde Schußfestigkeit, abnormes Fluchtverhalten, panische Menschenscheu, Depressionen, anomale Unterwürfigkeit, Hyperkinesien, mangelnde Stubenreinheit, Beißen in Schwanz und Pfoten.
b) *Vermehrte Aggressivität* ist eine pathologische Verhaltensweise, die mit Beißwut gegen andere Tiere und Menschen einhergeht. Eine Sonderform der Aggressivität ist die Hypersexualität,

aber auch die fehlende Deckbereitschaft (»Wegbeißen durch die Hündin«). Rassedisposition: Roter Cocker-Spaniel, roter Langhaarteckel, Chow-Chow.
c) *Idiotie:* Höchster Schwachsinnsgrad mit Orientierungsverlusten, fehlendes Lernverhalten, unkontrollierte Reaktionen.

Diagnose ☐ Sie ist letztlich eine Ausschlußdiagnose anderer neurologischer Störungen.

Differentialdiagnose ☐ Hyerästhesien: Kap. 26.11; Tollwut-Enzephalitis: Kap. 10.17.

Ursachen □ Störungen im Sozialverhalten der Tiere durch Erziehungs- oder Haltungsfehler besonders in der Sozialisierungsphase von Welpen. Hirnorganische Störungen im Limbischen System, bei Hyperkinesien Störung im Katecholamin-System des Hirns. Idiotie: Sie ist häufig amaurotisch (konnatal, erblich), metabolisch (Gangliosidose: Kap. 26.3.1) oder degenerativ durch kompressive Enzephalopathie (Hydrozephalus: Kap. 26.3.2), aber auch durch toxische Störungen bedingt.

Therapie □ *Neurosen:* Psychotherapeutische Langzeitbehandlung mit medikamentöser Unterstützung (Sedapon®, Valium®, Vetranquil®).
Angstzustände: Tranquilizer (s. o.) und »Desensibilisierung« durch wiederholtes Vorspielen der auslösenden Situation.
Hyperkinesien: Dextroamphetamin (Dexamin®, Mefa-Dexamin-R®) 0,2–1,3 mg/kg KG p.o.
Aggressivität: Bei vorwiegender Hypersexualität Minderung durch Cyproteron (Androcur®) 12,5–50 mg 1- bis 2mal täglich, Gestagene (Gestafortin®, Tardastrex®) 1,5–2 mg/kg KG i.m. oder Kastration. Versuch mit Fluphenazindecanoat (Dapotum®) 0,3–2 ml i.m. 1- bis 3mal monatlich.

Präfrontale Lobotomie, olfaktorische Traktotomie und stereotaktische Operationsmethoden sind beschrieben, wobei nur letztere gewisse Chancen haben, der »letzte Ausweg« zu sein. Idiotie: Therapie unbekannt, Euthanasie.

Literatur

Baessler, H., 1961: Die Reflexuntersuchung beim Hund. Arch. exp. Vet.-Med. **15:** 100.

Bilser, Th., & E. Dahme, 1983: ZNS-Tumoren bei Hund und Katze: Klassifizierung und Versuch einer Korrelation von Klinik und Neuropathologie. Vortrag 29. Jahrestag der DVG. Hannover.

Blakemore, W. F., 1980: Neurolipidosis: Examples of Lysosomal Storage Diseases. Vet. Clinics of North America: Small Animal Practice **10:** 81.

Brass, W., 1981: Kompendium der Kleintierkrankheiten. 2. Aufl. Hannover: M. & H. Schaper.

Braund, K. G., 1980: Encephalitis and Meningitis. Vet. Clinics of North America, Small Animal Practice. **10:** 71.

Chrisman, C. L., 1980: Vestibular Diseases. Vet. Clinics of North America: Small Animal Practice, **10:** 103.

Chrisman, C. L., 1982: Problems in Small Animal Neurology. Philadelphia: Lea & Febiger.

Dahme, E., & E. Kaiser, 1983: Neuronale Speicherkrankheiten bei Hund und Katze. Vortrag 29. Jahrestagung DVG. Hannover.

De Lahunta, A., 1983: Veterinary Neuroanatomy and Clinical Neurology. 2nd ed. Philadelphia: W. B. Saunders Co.

Duncan I. D., 1980: Peripheral Nerve Disease in the Dog and Cat. Vet. Clinics of North America. Small Animal Practice, **10:** 177.

Eigenmann, J. E., 1984: Metabole und endokrine Ursachen von neurologischen Erkrankungen. Kleintierpraxis **29:** 179.

Fankhauser, R., H. Luginbühl & W. J. Hartley, 1963: Leukodystrophie vom Typus Krabbe beim Hund. Schweiz. Arch. Tierheilk. **105:** 198.

Fankhauser, R., & M. Vandevelde, 1981: Epilepsie, Klinik und Neuropathologie. tierärztl. praxis **9:** 245.

Fankhauser, R., & M. Vandevelde, 1981: Zur Klinik der Tumoren des Nervensystems bei Hund und Katze. Schweiz. Arch. Tierheilk. **123:** 553.

Fenner, W. R., 1984: Treatment of central nervous system infections in small animals. J. A. V. M. A. **185:** 1176.

Foutz, A. S., M. M. Mitler & W. C. Dement, 1980: Narcolepsy. Vet. Clinics of North America. Small Animal Practice. **10:** 65.

Frauchiger, E., & R. Fankhauser, 1949: Die Nervenkrankheiten unserer Hunde. Bern: Hans Huber.

Hoerlein B. F., 1978: Canine Neurology. 3rd ed. Philadelphia: W. B. Saunders Co.

Holliday, T. A., 1980: Seizure Disorders. Vet. Clinics of North America. Small Animal Practice. **10:** 3.

Meric, S. M., V. Perman & R. M. Hardy, 1985: Corticosteroid-Responsive Meningitis in ten dogs. J. A. A. H. A. **21:** 677.

Oliver, J. E., & M. D. Lorenz, 1983: Handbook of Veterinary Neurologic Diagnosis. Philadelphia: W. B. Saunders Co.

Palmer, A. C., 1976: Introduction of *Animal Neurology*. 2nd ed. Oxford, London: Blackwell Scientific Publication.

Schwartz-Porsche, D., 1984: Epilepsie – Diagnose, Differentialdiagnose und Therapie. Kleintierpraxis **29:** 67.

Schwartz-Porsche, D., E. Trautvetter & W. Göbel, 1981: Erfahrungen mit einer blutspiegelkontrollierten Epilepsietherapie beim Hund. Kleintierpraxis **26:** 197.

Siegmund, O. H., & C. M. Fraser, 1979: The Merck Veterinary Manual. 5th. ed. Rahway, N. J. USA: Merck & Co. Inc.

Trautvetter, E., & M. Bob, 1982: »Epilepsie«-Anfallskrankheiten. tierärztl. praxis **10:** 501.

Vandevelde, M., 1980: Primary Reticulosis of the Central Nervous System. Vet. Clinics of North America. Small Animal Practice. **10:** 57.

Vandevelde, M., 1980: Degenerative Diseases of the Spinal Cord. Vet. Clinics of North America. Small Animal Practice. **10:** 147.

Vandevelde, M., & R. Fankhauser, 1987: Einführung in die veterinärmedizinische Neurologie. Berlin/Hamburg: Paul Parey.

Voith, V. L., & P. L. Borchelt, 1985: Fears and Phobias in Companion Animals. The Compendium of Continuing Education, **7:** 209.

Wouda, W., M. Vandevelde & U. Kihm, 1981: International hydrocephalus of suspected infectious origin in young dogs. Zbl. Vet. Med. A **28:** 481.

27 Wirbelsäulenerkrankungen

P. F. SUTER

27.1 Untersuchungsgang

Die Bedeutung der Wirbelsäulenerkrankungen besteht darin, daß sie eine Großzahl von Rückenmarksläsionen, insbesondere Rückenmarkskompressionen, hervorrufen *(Tab. 27.1)*.

27.1.1 Klinische Untersuchung

Symptome □ Spinale Ausfälle wie Bewegungsstörungen, Verkrampfung, Parese, Paralyse und Schmerzzustände der Körpermuskulatur, Ataxien, Stellungs- und Haltungsanomalien. Gelegentlich werden bei WS-Verkrümmungen auch Atmung, Kreislauf, Kot- und/oder Harnabsatz beeinträchtigt.

Erkrankungen □ Bei den Erkrankungen der Wirbelsäule spielen Rassedisposition und Alter eine wichtige Rolle. Mißbildungen der Wirbel beispielsweise treten gehäuft bei Bulldoggen, Typ I Diskus-

prolapsie bei Dackeln, Pudeln, Cocker Spaniels und Pekinesen, und Typ II Diskusprolapse bei Deutschen Schäferhunden und Dobermann Pinschern auf. Bei der Anamneseerhebung ist es wichtig zu wissen, ob die Möglichkeit eines Traumas besteht und ob sich die Ausfälle allmählich und progressiv entwickelten oder plötzlich auftraten. Man erkundige sich ferner nach früheren ähnlichen Episoden, nach evtl. verabreichten Medikamenten und nach dem Impfstatus. Im Hinblick auf *kongenitale Erkrankungen* ist es wichtig zu erfragen, ob Wurfgenossen oder Hunde aus früheren gleichen Paarungen bereits an ähnlichen Symptomen erkrankt sind.

Vor der Erhebung eines speziellen Neurostatus, wie in Kap. 26 beschrieben, muß in jedem Fall eine kurze *Allgemeinuntersuchung* durchgeführt werden.

Allgemeinuntersuchung □ Sie dient dazu, Grundkrankheiten, die zu sekundären WS-Erkrankungen führen können (Infektionen, Metastasen, Stoffwechselstörungen), zu erfassen. Für die Auswahl der bestgeeigneten Behandlung ist es ferner wichtig zu wissen, ob und welche Organkrankheiten (Herz, Niere, Leber) vorbestehen, da es sich bei den Patienten vielfach um alte Hunde handelt. Aus den vorgenannten Gründen ist es häufig angezeigt, eine Blut- und Harnprobe für eine minimale Labordatenbasis zu entnehmen.

Neurostatuserhebung □ Hierbei ist besonders auf Gang, Ataxien, Stellungsanomalien, spinale Reflexe, tonische Nackenreaktion, Reaktionen auf Biegung und Überstrecken des Halses, auf Tiefensensibilität, Sensibilitäts- und Schmerzreaktionen (Kap. 26.1) zu achten.

27.1.2 Röntgenuntersuchung

Der Röntgenuntersuchung kommt bei allen WS-Erkrankungen größte diagnostische Bedeutung zu. Voraussetzungen für eine befriedigende Qualität der Röntgenaufnahmen sind: ein leistungsfähiges Röntgengerät (Leistungen 100 kV/200–300 mA) mit einer schwenkbaren Röntgenröhre und einem Streustrahlenraster, gute Patientenlagerung, eine einwandfreie Röntgentechnik, saubere Dunkelkammerarbeit und genügend Zeit. Außer bei gelähmten Hunden und solchen mit reduziertem Allgemeinzustand verhindern Schmerz und Spasmus häufig eine einwandfreie Lagerung. Man soll daher zum Röntgen Diazepam (Valium®) zur Muskelrelaxation oder eine Kombination von Tranquilizern und Schmerzmitteln bzw. eine Vollnarkose zur Schmerzstillung verwenden. Zur Vermeidung von Verzeichnungen und Überlagerungen, v.a. der Zwischenwirbelräume, soll die WS abschnittsweise, gestreckt, unter Vermeidung von Verkanten und mit dem Wirbelkanal parallel zur Unterlage verlaufend (Schaumgummi unterlegen, Sandsäckchen zwischen Beine) geröntgt werden. Vor der Röntgenuntersuchung soll der mutmaßliche Sitz der WS-Erkrankung anhand des Neurostatus möglichst genau ermittelt werden, da man sonst nicht nur unnötige Röntgenaufnahmen macht, sondern auch durch rein zufällig entdeckte WS-Veränderungen (Mißbildungen der Wirbelkörper, alte Bandscheibenvorfälle, usw.) irregeführt werden kann. Bei Verdacht auf Diskusprobleme, Mißbildungen und Knochentumoren und in unklaren Fällen röntge man die gesamte Wirbelsäule in laterolateraler (LL) Projektion und mache anschließend noch Ventrodorsalaufnahmen (VD) (sorgfältig umlagern!) von den mußmaßlich veränderten WS-Regionen. VD-Aufnahmen erhöhen die Verläßlichkeit der Diagnosen. *Bei Verdacht auf WS-Frakturen oder Luxationen sollen die Hunde möglichst wenig umgelagert werden.* Man macht deshalb vorerst eine LL-Übersichtsaufnahme zur Orientierung und exponiert dann aufgrund des Befundes die noch erforderlichen zusätzlichen VD-Aufnahmen. Falls man die Röntgenröhre schwenken kann, sollen bei Wirbelfrakturen die VD-Aufnahmen mit horizontalem Strahlengang, d.h. ohne Umlagerung des Hundes exponiert werden.

Bei Problemen, die sich auf den Halsbereich und die Vordergliedmaßen beschränken, macht man je eine LL-Aufnahme mit Zentrierung auf C_3 bis C_4 und auf den Hals-Thoraxübergang; bei kleinen Hunden genügt eine LL-Aufnahme. Bei Zwergrassen mit Verdacht auf atlanto-axiale Mißbildungen (Abriß des Lig. apicis dentis, Mißbildung des Epistropheuszahns) und bei Deutschen Doggen und Dobermann Pinschern usw., bei denen Wirbelkanalverengung und Malartikulation (sog. Wobbler-Syndrom) vermutet wird, sind *Aufnahmen mit ventral abgebeugtem Hals (Streßaufnahmen [Abb. 27.7 a])* angezeigt. Bei Verdacht auf Wobbler-Syndrom kann eine zusätzliche Aufnahme mit *Überstreckung* nach dorsal angezeigt sein. Bei Rückenschmerzen und/oder motorischen Ausfällen der Nachhand soll grundsätzlich die ganze Lenden- und Thorax-WS ab Th_1 geröntgt werden. Für LL-Halsaufnahmen unterlege man den Fang mit einem Sandkissen und übe *leichten* (!) Zug am Kopf aus. Für die VD-Aufnahmen der kaudalen Halswirbel wird die Röntgenröhre etwa 10° in kaudaler Richtung abgewinkelt. Für Atlas- und Epistropheusaufnahmen winkelt man die Röntgenröhre etwa 10° nach kranial ab. Gezielte VD-Aufnahmen vom Dens des Epistropheus erhält man, wenn bei maximal geöffnetem Fang der Röntgenzentralstrahl parallel zum Gaumendach und senkrecht auf die Kassette eingestellt wird. Bei Ausfällen im Bereiche der Cauda equina können LL-Streßaufnahmen (gebeugt und überstreckt) des Lumbosakralgelenkes nötig sein.

Röntgenindikationen □ Verifizierung von kompressiven Rückenmarkläsionen und deren Abgrenzung von nicht-kompressiven (primären) spinalen Läsionen. Falls eine primäre spinale Läsion vermutet wird, ist Liquor cerebrospinalis-Untersuchung (Kap. 4.9) angezeigt, bevor geröntgt wird.

Interpretation □ Es muß davon ausgegangen werden, daß man aufgrund von röntgenologisch sichtbaren Knochenveränderungen und Verkalkungen indirekt auf Läsionen des nicht sichtbaren Rückenmarkes, der Rückenmarksnerven, seiner Hüllen und Gefäße schließen kann. Diese Voraussetzung ist wichtig, da man immer wieder schwere WS-Veränderungen antrifft, die mit geringen oder ohne spinale Ausfälle einhergehen.

Die Interpretation der Röntgenbilder soll systematisch erfolgen:

1. Bildqualität beurteilen;
2. Wirbelabschnitte aus Distanz auf Krümmung, Knickung und Rotation der Dornfortsätze (Ventrodorsalaufnahmen) ansehen;
3. Anzahl, Länge, gegenseitige Lagerung, Form, Umrandung, Exostosen, Brückenbildungen und Röntgendichte der Wirbelkörper beurteilen;
4. Zwischenwirbelräume auf gleichmäßige Weite, verkalkten Inhalt, Vorhandensein und Parallelität der Wirbelendplatten (Wirbelepiphysen) prüfen;
5. Foramina intervertebralia auf Größe, Form und subtile Verschattungen absuchen;
6. Weite und Begrenzung des Wirbelkanals beurteilen und auf Duraverknöcherungen achten;
7. Gleichmäßigkeit der Distanzen zwischen kranialen und kaudalen Gelenkfortsätzen beachten;
8. Dorn- und Transversalfortsätze durchgehen;
9. auf Weichteilveränderungen der umgebenden Muskulatur, des Thorax und der Sublumbalregion achten (Invasion von Weichteilprozessen in den Wirbelkanal).

Infolge fehlender oder überzähliger Rippen oder durch Verschmelzen von Lendenwirbeln untereinander oder mit dem Kreuzbein (Sakralisation) kommt es zu Variationen in der Anzahl der Thorax- und Lendenwirbel. Diese Variationen müssen berücksichtigt werden, sonst kann es, falls ein chirurgischer Eingriff geplant wird, zu folgenschweren Irrtümern wie Dekompression einer unveränderten Region kommen.

27.1.3   Myelographie

Die Myelographie benötigt Erfahrung und genügend Zeit für die Durchführung und Interpretation der Studie. Falls man wenig Erfahrung besitzt und nicht selber WS-Chirurgie betreibt, sollte man die Durchführung der Myelographie Spezialisten überlassen.

Indikationen □ S. oben.

Gegenindikationen □ Meningitis, Myelitis.

Röntgenkontrastmittel □ Iohexol (Omnipaque®, Schering, Nyegaard) oder Iopamidol (Iopamiro®; Solutrast®, Byk Gulden; Niopam®; Isovue®) sind neue, nicht-ionische Kontrastmittel, welche Metrizamid (Amipaque®) weitgehend ersetzt haben.

Dosierung □ *Subokzipitale (Cysterna magna) Injektion*: Bei Läsionen der Hals-WS 0,2 ml/kg KG; bei Läsionen der Lenden-WS 0,4 ml/kg KG. *Injektion im Lendenbereich (L_{4-5} oder L_{5-6})*: 0,3 ml/kg

KG. *Narkose-Prämedikation*: Atropin 0,5 mg/ 10 kg KG i.v. (keine Phenothiazinabkömmlinge oder Ketamin verwenden). *Narkoseeinleitung*: Thiobarbiturat 4 % (Surital®, Penthotal®) nach Effekt (3–4 ml/10 kg KG) i.v. *Narkoseunterhaltung*: Endotracheale Intubation und Verabreichung von Halothan-O_2- oder Methoxyfluran-O_2 Gemisch, evtl. mit Lachgaszusatz. Nach der Kontrastmittelinjektion Hund 1 h unter Narkose halten und vor dem Aufwachen Diazepam (Valium®) 5–10 mg i.v. verabreichen (verhindern von Krämpfen).

Injektionstechnik □ Spinalpunktionskanülen 18 bis 22 G, 5–8 cm lang mit kurzgeschliffener Spitze (Kanülen möglichst nur einmal verwenden). *Subokzipitale Injektion* (Kap. 4.9, Liquorgewinnung). Nadelschliff bei Punktion nach kaudal richten. Liquor frei abtropfen lassen, evtl. auffangen und sofort untersuchen, falls Verdacht auf eine Myelitis oder Meningitis klinisch nicht sicher ausgeschlossen werden konnte. Kein Kontrastmittel injizieren, falls eine Entzündung besteht oder der abtropfende Liquor blutig ist. Das körperwarme Röntgenkontrastmittel wird langsam injiziert, danach die Kanüle sofort entfernt und der Hund in eine Schräglage von ca. 10° (Kopf hoch, Nachhand tief gelagert) gebracht. Nach 2 min wird Hund über den Rücken gedreht und die Halswirbelsäule geröntgt (LL und VD). Ohne Behinderung erreicht das Röntgenkontrastmittel die Cauda equinae nach 5–10 min. Durch Rotation des Patienten zwischen den Aufnahmen wird der Subarachnoidalraum gleichmäßiger gefüllt.

Die *lumbale Punktion* erfolgt in Seiten- oder sternaler Lagerung. Nach Palpieren der Darmbeinschaufeln taste man sich zum 5. Dornfortsatz vor, und führe die Spinalnadel parallel zu dessen kranialem Rand ein. Mit der Nadelspitze werden die Wirbelbögen nach dem Foramen interarcuale abgetastet, dessen zähe Faszie man durchstößt, um in den Wirbelkanal zu gelangen. Dura mater und Rückenmark werden durchstochen (an Zuckung bemerkbar), bis Nadelspitze den Boden des Wirbelkanals erreicht hat oder Liquor cerebrospinalis abfließt (nur in Seitenlage). Vom Boden des Wirbelkanals wird die Kanüle langsam 1–5 mm zurückgezogen, bis Spinalflüssigkeit abtropft. In 25–40 % der Fälle unterbleibt der spontane Abfluß von Liquor. In diesen Fällen wird der Sitz der Kanülenspitze durch eine Testinjektion von 0,5–1 ml Kontrastmittel und sofortige Röntgenaufnahme geprüft. Zeigt diese den richtigen Sitz der Kanüle, wird körperwarmes Kontrastmittel langsam injiziert. Mit Kanüle und Mandrin in situ wird erste Aufnahme gemacht, dann wird Kanüle entfernt, und die restlichen Bilder werden angefertigt.

Es werden je nach Größe des Hundes 1–3 *LL-Aufnahmen des Lenden-Brustbereiches* gemacht, der Hund um 90° gedreht und dieselben Regionen

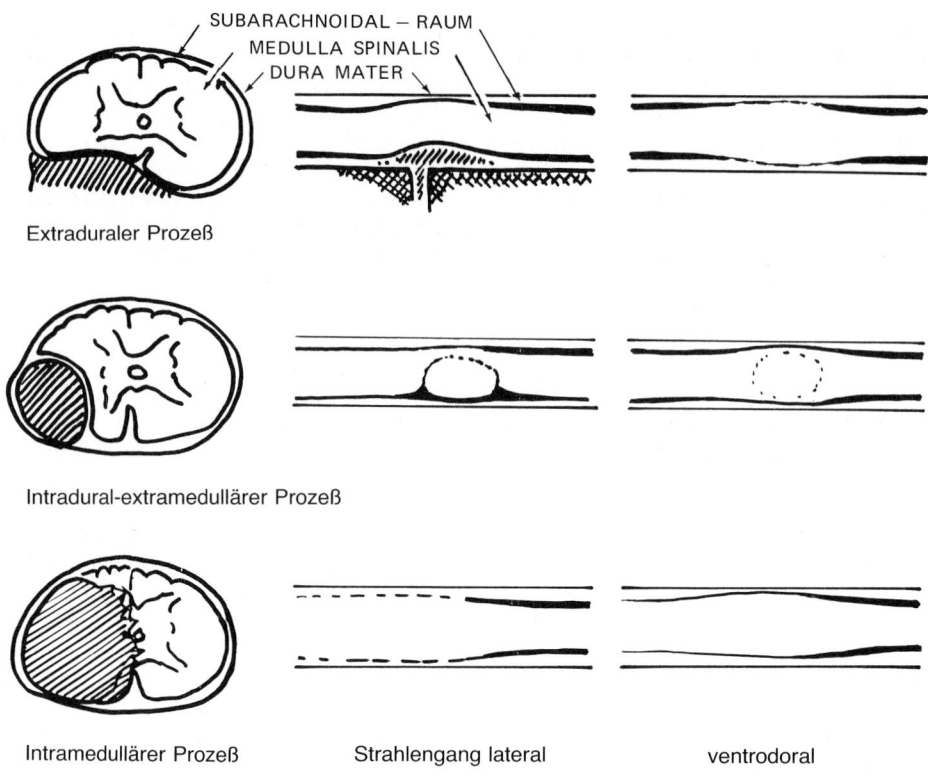

SUBARACHNOIDAL – RAUM
MEDULLA SPINALIS
DURA MATER

Extraduraler Prozeß

Intradural-extramedullärer Prozeß

Intramedullärer Prozeß   Strahlengang lateral   ventrodoral

Abb. 27.1. Interpretationsschema der Myelogramme

VD geröntgt. Schließlich werden noch eingeblendete Detailaufnahmen vom Bereich, in dem die Kompression vermutet wird, gemacht. Im *Hals- oder Lendenbereich* sind evtl. Streßaufnahmen erforderlich (Kap. 27.1, Leeraufnahmen). Falls man anschließend nicht operiert, läßt man den Hund mit hochgelagertem Kopf aufwachen.

Komplikationen □ Diese sind seit der Verwendung der neuen Kontrastmittel (Iohexol, Iopamidol) viel seltener geworden. *Anzeichen von Komplikationen:* Abfließen von Blut = Kanüle zu tief und seitlich in venösem Sinus sitzend; Epidurale Injektion = geringe epidurale Konstrastmittelmengen sind harmlos und nicht immer vermeidbar, bei großen Mengen wird Untersuchung meist wertlos; Spasmus während der Kontrastmittelinjektion = Narkose nicht tief genug; Stimulation oder Aussetzen der Atmung = harmlos, kurze Zeit manuell beatmen; Konvulsionen beim Aufwachen = zu hohe Kontrastmitteldosis oder Abfluß des Kontrastmittels ins Gehirn, besonders bei subokzipitaler Injektion nicht immer vermeidbar (Behandlung mit Valium 5–20 mg intravenös, oder langwirkende Barbiturate langsam bis zum gewünschten Effekt injizieren); Luftblasen im Subarachnoidalraum = vorher Luft nicht aus Spritze entfernt; vorzeitiger

Abbruch der Kontrastmittelsäule = zu wenig Kontrastmittel injiziert oder Kontrastmittelverlust in den Epiduralraum. Blockierung des Kontrastmittels in Hals- oder Thoraxbereich durch pathologische oder physiologische Kompressionen erfolgt besonders bei subokzipitaler Injektion. Einseitige Kontrastmittelverteilung ist durch Abkrümmung der Wirbelsäule während der Aufnahmen oder Unterlassung der Umlagerung zwischen den Aufnahmen bedingt.

Interpretation □ Die Beurteilung der oft subtilen Veränderungen erfordert Erfahrung und systematisches Vorgehen. Folgende Kriterien sind bedeutungsvoll:

1. Verteilung des Kontrastmittels zwischen Subarachnoidal- und Epiduralspalt,
2. Variationen in Durchmesser und Röntgendichte des Subarachnoidalraumes,
3. Verlagerung des Rückenmarkes,
4. Eindellungen oder Ausweitungen des Rückenmarkes,
5. Füllungsdefekte im Subarachnoidalraum,
6. Füllung des Zentralkanals (meist bedeutungslos),
7. Ausbreitung des Kontrastmittels in der Rückenmarkssubstanz.

Ein girlandenartiges Anheben der Kontrastmittellinie über jedem Zwischenwirbelspalt sowie eine inhomogene Verteilung sind meist durch epidurale Injektion bedingt. Starke Verdünnung des Subarachnoidalraumes über mehrere Wirbel hinweg ist oft ein Zeichen eines Ödems. Eine lokal begrenzte Verengung des Subarachnoidalraumes mit Verschiebung und Eindellung des Rückenmarkes sprechen für extradurale raumfordernde Prozesse wie Diskusprolaps, Hämatom, Zyste, extradurale Tumoren, Wirbelexostosen, Verdickung des Lig. flavum oder Wirbelverschiebung.

Lokale Ausweitung des Subarachnoidalraumes, verbunden mit einem lokalen Füllungsdefekt, wird entweder durch eine Gasblase oder durch einen intraduralen-extramedullären Tumor verursacht (Meningiom, Schwannom). Spindelförmige Ausweitung des Rückenmarkes und Verdünnung oder Blockierung des Subarachnoidalraumes sind durch intramedulläre Tumoren oder Rückenmarksödem bedingt. In *Abb. 27.1* sind die wichtigsten Veränderungen schematisch dargestellt.

27.2 Rückenmarkskompressionen durch Wirbelsäulenerkrankungen

Die Mehrzahl der spinalen Funktionsausfälle ist durch lokalisierte kompressive Prozesse bedingt, welche durch WS-Veränderungen verursacht werden. Die unmittelbaren Folgen der Kompression können eine *Querschnittsläsion* des Rückenmarkes (RM), eine *Reizung der Meningen* und/oder eine *Irritation der Spinalnervenwurzeln* sein. Da die Meningen sehr gut mit Nervenendigungen versorgt sind, resultiert jede Irritation in Schmerz und reflektorisch ausgelösten Muskelspasmen.

Symptome ☐ Klinisch äußert sich eine Reizung der Meningen oder der Spinalnervenwurzeln im Halsbereich in einer Versteifung des Halses, in Beuge- oder Überstreckungsschmerz und in schweren Fällen auch als Opisthotonus. Im Brust-Lendenbereich führt die Meningenirritation zu einer Aufkrümmung des Rückens, klammem Gang und zu Schmerzäußerungen bei der Palpation.

Die durch Kompression entstehenden *Querschnittsläsionen* können partiell oder total sein. Bei einer *partiellen Querschnittsläsion* sind noch ungeschädigte Nervenfasern im Bereiche der Läsion vorhanden. Klinisch äußert sich dies in Parese oder Paralyse und erhaltener Schmerzempfindung kaudal der Läsion. Bei der *totalen Querschnittsläsion* sind alle Nervenfasern, aszendierende und deszendierende, unterbrochen und es kommt klinisch zu einem totalen Ausfall der willkürlichen Motorik (Paralyse) und der Schmerzempfindung. Die klinisch relevanten kompressiven Schäden betreffen vorwiegend die weiße Substanz. Kompressive Schäden der grauen Substanz sind nur im Bereiche der zervikalen und lumbosakralen Anschwellungen bedeutungsvoll.

Die Querschnittsläsionen kommen durch direkte mechanische Effekte und durch vaskuläre Schädigungen zustande. Die dorsale Verschiebung des RM z.B. durch einen Diskusvorfall führt wegen der Enge des Wirbelkanals zu einer Einklemmung des RM und damit auch zu einer Kompression der dorsalen RM-Anteile. Die Kompression führt zu einem Nervenfaserfunktionsausfall und zur distalen Demyelinisierung (Wallersche Degeneration).

Die vaskulären Effekte, ausgelöst durch subdurale und extradurale Blutungen, bestehen in Vasospasmen, Gefäßdurchtrennung, Gefäßendothelschäden und Thrombosierung, venösen Abflußstörungen, Ischämie, Ödemen, Blutungen ins RM und Myelomalazie (Rückenmarkserweichung). Vasospasmen der RM-Gefäße bewirken ein kraniales oder kaudales sekundäres Fortschreiten der hämorrhagischen Myelomalazie in nicht direkt betroffene Regionen. Systemischer Blutdruckabfall bei Traumata kann die Durchblutungsstörungen des RM verstärken oder aufrechterhalten.

Die *Folgen der Kompression* des RM hängen neben dem Ausmaß der Kompression v.a. von der Lokalisation (Höhe) und dem Entwicklungstempo ab. Bei schlagartigem Auftreten der Kompression sind die Ausfälle bedeutend schwerer als bei einer Kompression gleichen Umfangs, die allmählich auftritt. Bei rascher Kompression überwiegen die vaskulären Effekte. Bei allmählich sich entwickelnden Kompressionen vermag das RM dank kompensatorischer Prozesse die normale Funktion lange aufrechtzuerhalten. Die mechanischen Effekte und milde klinische Symptome stehen im Vordergrund.

Röntgenuntersuchung ☐ Sie spielt bei RM-Kompressionen eine wichtige Rolle (s. Einleitung), da man aufgrund der WS-Veränderung die RM-Läsionen oft lokalisieren kann.

Diagnose ☐ Aufgrund der klinischen Ausfälle, der Anamnese und der Röntgenuntersuchung lassen sich viele RM-Kompressionen mit genügender Genauigkeit diagnostizieren. In den übrigen Fällen muß, falls eine erfolgversprechende Chirurgie oder die Prognosestellung es erfordern, eine Myelographie gemacht werden. Deren *Hauptindikationen* sind Fälle mit negativen Leerröntgenbild und Fälle, in denen Widersprüche zwischen klinischem- und Röntgenbefund bestehen.

Differentialdiagnose □ Kompressive Rückenmarksleiden sind abzugrenzen von: *Mengingitis* (aseptische Meningitis der jungen Hunde, septische Meningitis), granulomatöse Enzephalomyelitis, *Myelitiden* (Toxoplasmose, Staupe, Tollwut, postvakzinale Lähmungen), angeborene Myelopathien der Junghunde; *Thrombosen, Blutungen* und *fibrokartilaginöse Embolie* (ohne vorherige Kompression), *Myelopathie* alter Schäferhunde, *Polyneuropathien*, akute Polyneuritis = Coonhound-Paralysis, Neuropathie bei Diabetes mellitus oder Hypothyreose, *Muskelerkrankungen*, wie ischämische Myopathie (Thrombose), und *Myasthenie*.

Prognose □ Der Schweregrad bzw. das Ausmaß der spinalen Schädigung und deren Dauer sind ausschlaggebend für die Prognose.

Der Schweregrad der RM-Schädigung läßt sich aufgrund der Symptome einigermaßen abschätzen und in die folgenden *5 klinischen Kategorien der Rückenmarksschädigungen* einreihen:

1. Spinale Hyperästhesie oder propriozeptive Defizite, evtl. mit Verspannung der Muskulatur, aber *ohne* motorische Ausfälle.
2. Milde Parese, mit oder ohne initiale Hyperästhesieperiode auftretend. Der Hund läuft noch herum.
3. Parese, Hund will nicht mehr gehen.
4. Paralyse, aber ohne Verlust der Hautsensibilität in den gelähmten Gliedmaßen.
5. Paralyse, zudem fehlen Hautsensibilität sowie tiefe Schmerzempfindung.

Für kompressive Läsionen der Kategorien 1 und 2 sind die Heilungsaussichten 40–90%. Bei Fällen der Kategorien 3 und 4 ist die Prognose vorsichtig bis zweifelhaft (20–30% Heilung) zu stellen, in Kategorie 5 muß bei den meisten Hunden mit einem ungünstigen Verlauf gerechnet werden. Mit zunehmender Dauer und Intensität der initialen RM-Läsion und bei raschem Eintritt der spinalen Ausfälle verschlechtern sich die Prognosen entsprechend. Mit einer baldmöglichst erfolgenden Dekompression (innerhalb 24–48 h in Kategorien 3 und 4; innerhalb 4–5 h bei Schäden der Kategorie 5) können die Heilungsaussichten verbessert werden.

Behandlung □ Die Behandlungsziele sind:
1. möglichst baldige Behebung der mechanischen Kompression durch dekompressive oder stabilisierende Maßnahmen;
2. Unterbrechung des durch die vaskulären Schä-

den in Gang gesetzten Circulus vitiosus im RM;
3. Förderung der reparativen Vorgänge im RM;
4. Vermeidung und Bekämpfung von Komplikationen wie Dekubitus oder Zystitiden durch gute pflegerische Maßnahmen.

Für die *Wahl der Behandlungsmethode* spielen eine Rolle: Dauer, Schweregrad, Lokalisation und Ursache der Kompression, Einstellung und Erfahrung des Tierarztes, die in der betreffenden Praxis zur Verfügung stehenden Therapieverfahren und, last but not least, die Entscheidung des Besitzers. Mit zunehmendem Schweregrad der initialen Schädigung wird die Erholungsdauer immer länger, und die Ansprüche an die Pflege werden wegen der auftretenden Komplikationen immer größer.

Hunde mit RM-Schäden der Kategorien 1 und 2 sollten vorerst konservativ behandelt werden, d. h. es soll Käfigruhe und ein Minimum an Bewegung angeordnet werden. Schmerzmittel und entzündungshemmende Medikamente sind nur bei starken Schmerzen und Verspannung der Muskulatur indiziert, da sich die Tiere sonst vorzeitig und zu stark bewegen. Die empfohlenen Medikamente sind: Prednisolon 0,5–1 mg/kg KG 1 × täglich; Dexamethason 0,1–0,2 mg/kg KG 1 × täglich; Aspirin 50 mg/kg KG 2 × täglich oder Phenylbutazone 10 mg/kg KG 2 × täglich. Diese Medikamente sollen baldmöglichst abgesetzt werden. Je nach Ursache beträgt die Heilungsdauer 2–8 Wochen. Bei persistierenden oder rezidivierenden starken Schmerzzuständen trotz fachgerechter Behandlung soll dem Besitzer Akupunktur oder ein dekompressiver und/oder stabilisierender operativer Eingriff vorgeschlagen werden.

Hunde mit RM-Schäden der Kategorien 3 und 4 sollen entweder sofort einer chirurgischen RM-Dekompression und/oder Stabilisierung (immer bei Traumata) zugeführt werden, oder es können vorerst für maximal 48 h konservative Maßnahmen (wie bei Diskusprolaps) durchgeführt werden, z. B. Ruhigstellung, Verabreichung von 10–20%iger Mannitollösungen je 1 gr/kg KG Mannitol (= 5–10 ml/kg) i.v. über eine Dauer von 20 min, 2–3 × hintereinander in Intervallen von 20–30 min (evtl. am 2. Tag wiederholen) und Dexamethasongaben je 1–2 mg/kg KG 2–3 × täglich parenteral während 2–3 d. Verbessert sich der Zustand, kann abgewartet und mit einer reduzierten Prednisolondosis weitergehandelt werden. Bleibt der Zustand unverändert oder verschlechtert er sich, soll unverzüglich eine operative RM-Dekompression vorgenommen werden.

Bei Patienten mit RM-Schädigungen der Kategorie 5 soll sofort Behandlung mit Mannitollösung und Dexamethason eingeleitet und dann die chirurgische Dekompression vorgenommen werden. Obgleich bei chirurgischen Eingriffen länger als 5 h nach dem Eintritt der Kompression noch vereinzelte Erfolge zu verzeichnen sind, so wird doch durch eine verzögerte Operation die Erholungsdauer unverhältnismäßig verlängert.

Von größter Wichtigkeit bei para- und tetraplegischen Hunden ist eine weiche Lagerung, mehrmaliges tägliches Umlagern großer Hunde (außer bei Frakturen und Luxationen) und das tägliche 3–4malige Auspressen oder Katheterisieren der Blase (keine Verweilkatheter anwenden wegen der hohen Infektionsgefahr). Der Stuhl soll jeden 2. Tag entleert werden.

Maßnahmen von fraglichem Wert in der Behandlungs- und Erholungsphase sind Vitamin-B-Komplex, B$_6$, B$_{12}$, und strichninhaltige Präparate (Vertebran® u. a.), ferner der Einsatz von Ultraschall- oder Mikrowellengeräten, oder das Elektrisieren (Faradisieren).

Nachweisbar günstig wirkt die physikalische Therapie, insbesondere das tägliche »Schwimmen« in warmem Wasser oder im Strudelbad, die Massage der Muskulatur und eine passive Bewegung der Gliedmaßen. Günstig wirkt ferner häufiges Bewegen auf Rasen, wobei man den Patienten durch Unterziehen einer Gurte oder eines Handtuches unter den Leib Gehhilfe verleiht. Solche Bemühungen über Wochen und Monate resultieren oft in einer teilweisen Heilung, wobei die Tiere wieder selbständig Harn und Kot absetzen und sich paretisch oder etwas ataktisch fortbewegen können. Bei Hunden mit Querschnittsläsionen zwischen Th$_{10}$ und L$_2$ beobachtet man gelegentlich die Entwicklung einer »Reflexmotorik« der Hinterbeine (fehlende Koordination zwischen Vor- und Nachhandbewegung beim Gehen) (Vandevelde & Fankhauser, 1987).

27.2.1 Diskopathie, Diskushernie, Diskusprolaps = Bandscheibenvorfall

Definition □ Diskopathie bedeutet Bandscheibenschaden und ist ein Sammelbegriff für Veränderungen in der Bandscheibe (Disci intervertebrales), die v.a. durch Gewebealterung (selten durch Traumata) zustande kommen und zu Bandscheibenvorfällen (Diskusprolapse) führen können. In bezug auf die Ätiologie der Diskopathien bei Hunden muß nach Hansen (1952) unterschieden werden zwischen einer vorzeitig stattfindenden *chondroiden Metaplasie* des Nucleus pulposus = *Hansen-Typ-I-Degeneration*, wie sie bei chondrodystrophoiden Rassen vorkommt, und einer *fibroiden Metaplasie*, wie sie bei der normalen Alterung der übrigen Rassen stattfindet = *Hansen-Typ-II-Degeneration*. Bei den chrondrodystrophoiden Rassen (Dackel, Pekinese, Springer Spaniel, Pudel) tritt eine Austrocknung, Degeneration, Nekrose und Verkalkung des Nucleus pulposus schon

im jungen bis mittleren Lebensalter ein. Der mit den degenerativen Vorgängen verbundene Elastizitätsverlust der Bandscheiben führt zu erhöhtem Druck und Verschleiß im Diskus, zur Degeneration, Auffaserung und später zum Einreißen des Anulus fibrosus (Faserknorpelringes) und Eindringen von Nucleus-pulposus-Material in den Anulus fibrosus. Die Folgen sind entweder eine Vorwölbung der Bandscheibe über die Wirbelkörperränder in den Wirbelkanal hinein *(Diskushernie, Diskusprolaps)* oder ein gelegentlich explosiver Austritt von z. T. verkalktem Nucleus-pulposus-Material durch Risse des Anulus fibrosus in den Wirbelkanal hinein *(Diskusextrusion, Diskusruptur)*. Die Diskusruptur (Typ-I-Prolaps) erfolgt gehäuft bei chrondrodystrophoiden Rassen. Die Diskushernie (Typ-II-Prolaps) kommt ebenfalls gehäuft bei chrondrodistrophoiden Rassen vor, wird aber gelegentlich auch bei anderen Rassen, insbesondere Schäferhunden und Dobermann Pinschern, angetroffen. Im Hals- und Lumbalbereich bleibt das prolabierte Material häufig vom Bandmaterial des Lig. longitudinale dorsale der WS überdeckt. Im Bereiche der Brustwirbel (Th$_1$ bis Th$_{10}$) verhindert das Lig. conjugale costarum den Vorfall von Bandmaterial.

Bandscheibenvorfälle bei chondrodystrophoiden Rassen treten vermehrt im Alter von 4 bis 6 Jahren auf. Gelegentlich werden auch ältere Hunde, selten jüngere betroffen. Bei den übrigen Rassen treten Bandscheibenprobleme, wenn überhaupt, erst ab etwa 10 Jahren auf.

Lokalisation der Bandscheibenvorfälle
a) Zwischen 2. Halswirbel und Th$_1$; etwas über 50 % betreffen C$_{2-3}$;
b) zwischen Th$_{10}$ und L$_6$; etwa 70 % liegen zwischen Th$_{12}$ und L$_2$ (s. *Abb. 27.2*);
c) kaudal von L$_6$ endet das RM; Vorfälle im Bereiche von L$_7$–S$_1$, die mit Instabilität gekoppelt sein können, betreffen Spinalnerven und die Cauda equina (Kap. 27.2.4).

Anamnese □ Oft berichten die Besitzer, daß die Hunde nicht mehr Treppen hinauf laufen, ins Auto oder auf ihren gewohnten erhöhten Liegeplatz springen können. Manchmal sind die Hunde hochempfindlich, wenn sie berührt oder aufgehoben werden. Derartige Episoden können sich nach vorübergehender spontaner Besserung wiederholen. In anderen Fällen beobachten die Besitzer schlagartige Lähmungen, evtl. begleitet von einem Aufschrei beim Treppenlaufen oder Hochspringen.

Symptome □ Im Vordergrund stehen die klassischen Symptome einer RM-Kompression, wie sie allgemein in der Einleitung zu Kap. 27.2 beschrieben wurden. *Zervikale Diskusprolapse* sind infolge Irritation der Meningen und/oder Spinalwurzeln

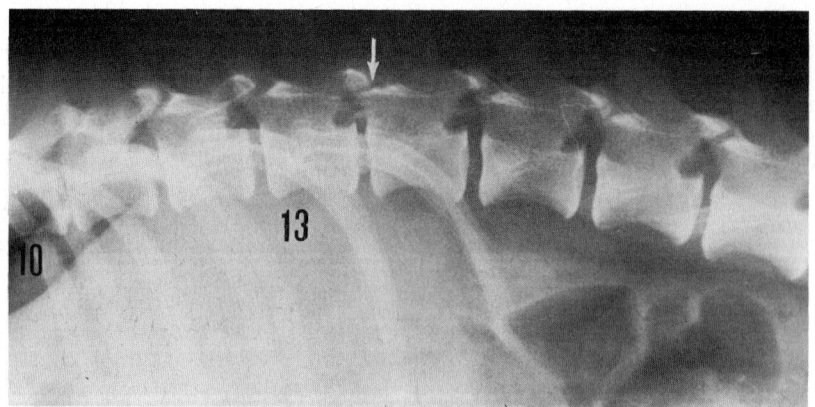

Abb. 27.2. Akuter Diskusprolaps zwischen T_{13} und L_1 bei einem 5jährigen Teckel mit Rückenschmerzen und Nachhandparese. Die typischen Veränderungen sind: Verengter Zwischenwirbelraum, kalkige Verschattung im Foramen intervertebrale, verringerte Distanz zwischen kranialen und kaudalen Gelenkfortsätzen von T_{13} bzw. L_1 (weißer Pfeil, vgl. vorhergehende und nachfolgende Distanzen zwischen Gelenkfortsätzen). Ein Rest verkalkten Diskusmaterials befindet sich im verengten Zwischenwirbelraum. Geringfügige Verkalkungen in lumbalen Zwischenwirbelräumen. Die am Rande sichtbare Verengung des T_{10}–T_{11}-Zwischenwirbelspaltes ist trotz des sichtbaren Kalkschattens ohne klinische Bedeutung, da das zugehörige Foramen intervertebrale unverschattet erscheint

häufig extrem schmerzhaft, und die Hunde wehren sich gegen jedes passive Bewegen des oft steif und tief gehaltenen Kopfes. Wurzelschmerzen können durch Ausstrahlung in die Vordergliedmaßen zu Lahmheit führen. *Thorakolumbale Diskusprolapse* werden durch einen aufgekrümmten Rücken, Schmerzäußerung beim Betasten des Thorakolumbalbereiches, Ataxien, Paresen oder Paralysen mit

Abb. 27.3. Verkalkung der Bandscheiben (a) und Vorfall (verkalkt) (b) in den Lendenmarkkanal (Aufnahme: POBISCH)

Nachschleifen der Hinterhand angezeigt. Harn- und Kotverhaltung oder Harnlaufenlassen mit Kotinkontinenz sind anfänglich häufig, können sich aber manchmal spontan korrigieren. In seltenen Fällen kann es zur Tetraplegie und Tod kommen.

Diagnosesicherung □ Die Röntgendiagnose ist von größter Bedeutung für die Bestätigung der Diagnose. Bei chondrodystrophoiden Rassen ist das verkalkte und vorgefallene Detritusmaterial des Nucleus pulposus entweder über dem unscharf begrenzten Foramen intervertebrale, d. h. frei im Wirbelkanal *(Abb. 27.2)*, oder innerhalb des halbkugelig vorquellenden Anulus fibrosis sichtbar. Bei chondrodystrophoiden Hunden weist ein Großteil aller Zwischenwirbelscheiben Verkalkungen *(Abb. 27.3)* und/oder eine beginnende Dorsalverlagerung von Diskusmaterial auf. Diese Veränderungen sind für die vorliegenden Symptome meist ohne Belang, stellen aber eine latente Bedrohung dar. Da jedoch prolabiertes Diskusmaterial noch lange im Wirbelkanal sichtbar bleiben kann, nachdem die akuten Symptome abgeklungen sind, müssen zum sicheren Nachweis eines akuten Geschehens noch mindestens eines der folgenden indirekten Röntgenzeichen vorhanden sein:

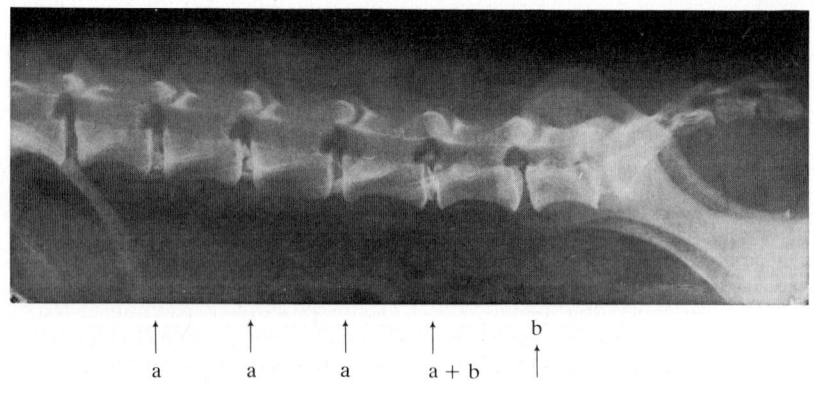

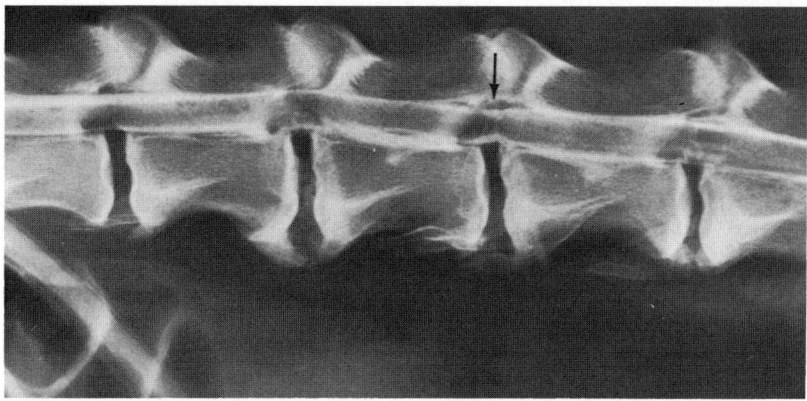

Abb. 27.4. Subakut auftretender Diskusprolaps, soge-
nannter Typ-II-Prolaps, bei einem 8jährigen Deutschen
Schäferhund. Die bestehende Nachhandschwäche entwickelte sich über 6 Wochen. Bei Typ-II-Vorfällen sind
die Röntgenleeraufnahmen häufig nicht diagnostisch verwertbar, da weder eine nennenswerte Diskusverkalkung
noch eine Verengung des Zwischenwirbelraumes vorhanden ist. Auf diesem Myelogramm erkennt man eine
Verengung des Rückenmarkes, die durch eine geringe
ventrale und eine massive dorsale Eindellung (Pfeil)
hervorgerufen wurde. Die dorsale Eindellung war durch
dorsal verlagertes Diskusmaterial verursacht

a) ein leerer oder verengter Zwischenwirbelraum,
b) ein teilweise entleerter Zwischenwirbelraum,
c) ein verminderter Abstand zwischen den dorsa-
    len Gelenkfortsätzen *(Abb. 27.2)*.

Bei nicht-chondrodystrophoiden Rassen sind diese
indirekten Röntgenzeichen i. d. R. die einzigen
nachweisbaren Veränderungen.

In ungefähr 25 % der Diskusvorfälle bei chondrodystrophoiden Rassen sieht man keine diagnostisch verläßlichen Röntgenveränderungen. Die
Mehrzahl der Typus-II-Vorfälle der großen Hunderassen ist in Übersichtsaufnahmen nicht diagnostizierbar. Bei der Beurteilung von verengten Zwischenwirbelräumen denke man daran, daß C_{2-3},
C_{6-7}, $Th_{9-10, 10-11, 11-12}$ und $L_{4-5, 5-6}$ schon normalerweise enger sind als die benachbarten Zwischenwirbelräume. Bei unklarer Diagnose, rezidivierenden Fällen und bei Inaussichtnahme einer chirurgischen Therapie (Fenestrierung, Dekompression)
ist eine Myelographie für die eindeutige Lokalisation der Operationsstelle angezeigt. Die Myelographie ist bei negativen Übersichtsaufnahmen zur
Operationsstellenlokalisation unentbehrlich *(Abb.
27.4)*.

Differentialdiagnose □ Vgl. *Tab. 27.1* RM-Kompressionen.

Prognose □ Vgl. Abschnitt über RM-Kompression. Jedes Rezidiv verschlechtert die Prognose.

Behandlung □ Es wird auf die im Abschnitt RM-
Kompression festgelegten allgemeinen Grundsätze
und die speziellen konservativen Maßnahmen verwiesen (Einleitung zu Kap. 27.2).

Die *chirurgische Dekompression* hat in den letzten Jahren bei gelähmten Hunden die übrigen
Methoden, wie konservative Behandlung, Strek-
kung der WS in Narkose und Fenestrierung, in den
Hintergrund gedrängt. Voraussetzung für gute Erfolge sind: möglichst frühzeitige Operation (mit
Ausnahme von Kompressionen der Kategorien 1
und 2, die nach 2–3 Wochen noch operiert werden
können), eine präzise Schadenslokalisation und
eine einwandfreie Narkose sowie eine chirurgische
Technik, die iatrogene RM-Schäden zu vermeiden
vermag. Die WS-Chirurgie gehört in geübte Hände. Man sollte daher, falls man die notwendige
Ausbildung und Übung nicht besitzt, die geeigneten Fälle an Spezialisten überweisen.

In Frage kommen folgende dekompressive Methoden: Laminektomie (Entfernung des Wirbelbogens), Hemilaminektomie (einseitige Entfernung
des Wirbelbogens), Entfernung eines Teiles des
Wirbelkörpers (Spondylektomie) und Diskekto-
mie (ventral slot). Die letztgenannten 2 Methoden
kommen v.a. in der Halswirbelsäule zum Einsatz,
wo die Laminektomien schwierig durchzuführen
sind. Für diese Techniken wird auf die chirurgischen Fachbücher verwiesen (SCHEBITZ & BRASS,
1985).

Die *Fenestration* allein ist keine adäquate dekompressive Behandlung (VANDEVELDE & FANK-
HAUSER, 1987). Die Fenestration von ventral kann
als alleinige Methode bei zervikalen Diskushernien
der Kategorien 1 und 2 (Einleitung zu Kap. 27.2)
angewandt werden. In allen übrigen Fällen soll die
Fenestration mit Laminektomie kombiniert eingesetzt werden. Man erreicht damit in erster Linie
eine Verminderung der Rückfallquote. Bei thora-
kolumbalen Bandscheibenvorfällen fenestriert
man von Th_{11-12} bis L_{3-4}, bei zervikalen Fällen von
C_{2-3} bis C_{5-6}. C_{6-7} und Th_{10-11} sind schwierig zu
erreichen (KORNEGAY, 1986).

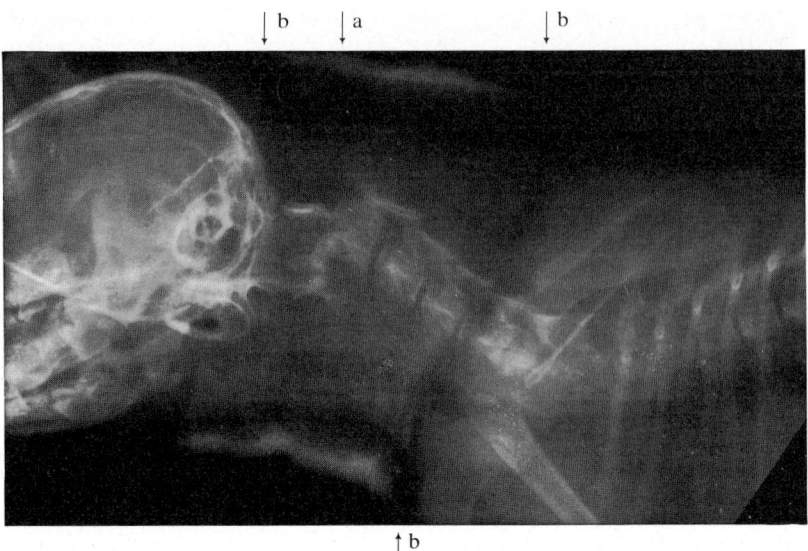

Abb. 27.5. Wirbeldislokation mit Bruch des Dens und Dorsal-Verschiebung des Epistropheus um fast einen Wirbelkörper (a). Grenze des Streckverbandes (b). Keine Ausfallerscheinungen, lebte noch 5 Jahre

Nachbehandlung □ Diese ist die gleiche wie bei anderen RM-Kompressionen. Bei übergewichtigen Hunden ist eine Reduktion des Körpergewichts angezeigt. Anabolika zur Beschleunigung des Muskelaufbaus werden ebenfalls empfohlen. Bei nicht mehr behebbarer Paralyse kann bei kleinen Hunden wie Teckeln ein Wägelchen, auf dem das Hinterteil angeschnallt wird, Verwendung finden (KOPF & PUNZET, 1978).

Abb. 27.6. Wirbelluxation, Nachhandparalyse

27.2.2 Luxationen, Frakturen, Luxationsfrakturen der WS

Die häufigsten Ursachen für WS-Traumata sind Autounfälle und Stürze aus großer Höhe. Bei Junghunden kann zur WS-Verletzung ein Sturz vom Stuhl ausreichen *(Abb. 27.5)*. In den meisten Fällen ist die traumatische Ursache der RM-Läsion an anderen, gleichzeitigen Verletzungen (Kopf, Gliedmaßen, innere Organe) erkennbar, oder der Unfall wurde vielleicht beobachtet. Es kann aber auch vorkommen, daß die Hunde gelähmt aufgefunden werden.

Symptome □ Diese hängen, wie auch Folgezustände, zum großen Teil von der Lokalisation und dem

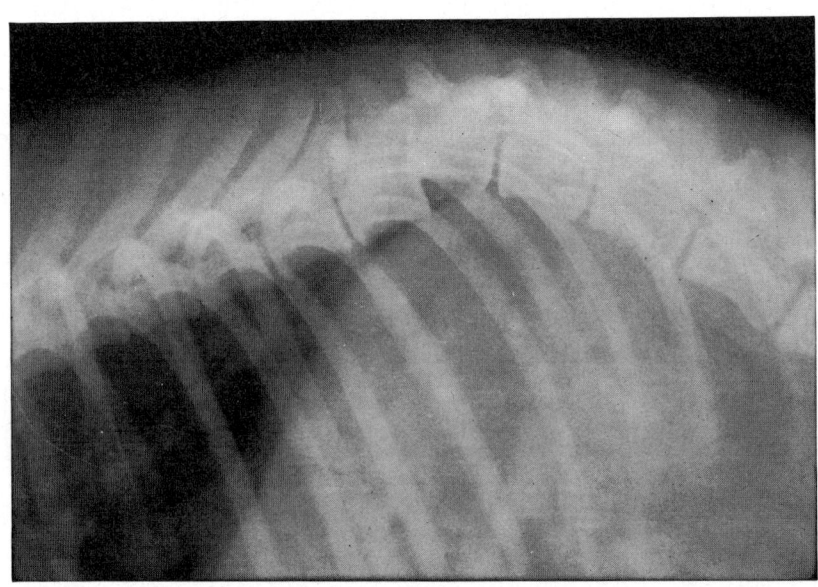

Ausmaß der jeweiligen RM-Schädigung ab (Kap. 9.5.2).

Diagnose ☐ Sie kann teils bereits klinisch, teils nach einer Röntgenuntersuchung *(Abb. 27.2)* oder evtl. erst nach einer Myelographie gestellt werden (Vorsichtsmaßnahmen bei Umlagerung beachten, Kap. 27.1).

Röntgenuntersuchung ☐ Traumata der Wirbelsäule sind gelegentlich schwierig zu erkennen, v.a. Distorsionen; aber selbst Luxationen und Frakturen, die nur mit leichten Wirbelverschiebungen einhergehen oder nachträglich in die ursprüngliche Lage zurückgleiten, können unentdeckt bleiben. Die Verläßlichkeit der Röntgendiagnose wird erhöht durch eine systematische Suche nach folgenden Veränderungen:

1. Unvermittelte Richtungsänderung, Knicken oder Rotation der Wirbelkörper oder Dornfortsätze (Ventrodorsalaufnahme);
2. Verkürzung eines Wirbelkörpers und evtl. Verdichtung der Wirbelspongiosa;
3. verengter Zwischenwirbelspalt (traumatischer Diskusprolaps);
4. veränderte Form, unregelmäßiger Begrenzung des Wirbelkanals oder freie Knochenfragmente des Wirbelkörpers;
5. Asymmetrie der Wirbel, v.a. der Gelenkfortsätze;
6. Frakturen von Quer- oder Dornfortsätzen.

Abb. 27.7. Atlantoaxiale Dislokation bei einem Kleinpudel, welche durch eine Rauferei verursacht wurde. Vgl. den stark vergrößerten Abstand zwischen dorsalem Atlasbogen und Epistropheus *(Abb. A)*, mit der normalen Distanz *(Abb. B)*, die nach der Stabilisierung mit dickem Kunststoffnahtmaterial aufgenommen wurde. Im Epistropheus erkennt man deutlich das zur Verankerung des Fadens gebohrte Loch. Die Fixierung am Atlas erfolgte vermittels Durchziehen des Fadens durch das Wirbelloch und um den dorsalen Atlasbogen herum. Die Steifheit in der Vorhand und Schmerzhaftigkeit im Hals konnten durch die Operation behoben werden

Prognose ☐ Es gelten die gleichen Kriterien wie für die anderen akuten RM-Kompressionen (s. Einleitung zu Kap. 27.2 und 9.5.2). Es ist zu beachten, daß für einige Stunden nach dem Unfall die Schmerzempfindung oft nicht zuverlässig beurteilbar ist. Damit kommt bei der Frühbeurteilung dem Röntgenbefund entscheidende Bedeutung zu. Bei Verschiebungen, die ein Drittel oder mehr des Wirbelkanaldurchmessers betragen *(Abb. 27.6)*, ist die Prognose ungewiß bis ungünstig. Allerdings soll eine ungünstige Prognose niemals auf den Röntgenbefund allein gestützt werden *(Abb. 27.5)*. In Zweifelsfällen haben sich die nachfolgenden Erfahrungssätze bewährt:

Paralyse und Schmerzempfinden vorhanden = maximal 8 Tage bis Euthanasie warten; Paralyse und etwas Schmerzempfinden = bis zu 3 Wochen warten; Paralyse und zunehmendes Schmerzempfinden und Nachlassen der Lähmung = mindestens 3 Monate warten. Ferner ist zu beachten, daß nachträgliche Kompressionsschäden infolge Kallusbildung eintreten können.

Behandlung ☐ Bei schweren spinalen Ausfällen, Wirbelverschiebungen und -instabilität sind alleinige konservative Maßnahmen wie Anlegen eines Stützkorsetts (steifer Verband mit Einlagen von Gipsbinden usw.) für 4 Wochen unzureichend. Sie müssen möglichst rasch (innerhalb Stunden) nach dem Trauma durch chirurgische Dekompression und interne Stabilisation mit Platten, Nägeln oder Verdrahtung angegangen werden. Für die Techniken wird auf Schebitz & Brass, 1985, verwiesen. Für die Nachbehandlung halte man sich an die einleitend zum Kap. 27.2 gemachten Ausführungen.

Atlanto-axiale Subluxation und Mißbildungen bei Zwergrassen

Bei Zwergrassen, insbesondere Chihuahuas, Pekinesen oder Zwergpudeln kann es im Zusammenhang mit einer kongenitalen Hypoplasie oder Separation des Zahn des Epistropeus und/oder Einreißen bzw. Schwäche der ligamentösen dorsalen atlanto-axialen Verbindung zu einer partiellen

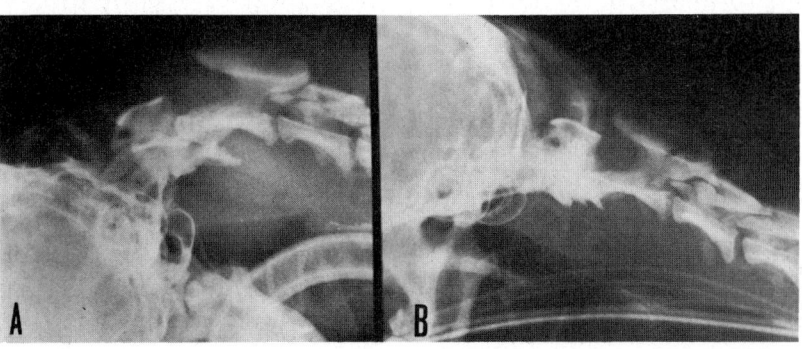

oder totalen Dislokation zwischen Atlas und Epistropheus mit RM-Kompression kommen. Die klinischen Erscheinungen treten spontan und progredient oder akut nach Unfällen (Hängenbleiben unter Möbeln, Beißereien) auf und sind klinisch nicht von Diskusprolapsen zu unterscheiden.

Röntgen □ LL-Röntgenaufnahme mit leicht abgebeugtem Kopf (größte Vorsicht beim Abbeugen) zeigt anomale Knickung zwischen Atlas und Axis. Die normalerweise geringe Distanz zwischen dorsalem Atlasbogen und Dornfortsatz des Epistropheus ist auf das doppelte bis dreifache vergrößert *(Abb. 27.7).*

Frakturen des Epistropheus-Zahnes können ähnliche klinische Erscheinungen hervorrufen *(Abb. 27.5)*. Falls eine Epistropheusfraktur in LL- oder VD-Aufnahme nicht einwandfrei zu diagnostizieren ist, »naxo-okzipitale« Aufnahme durch geöffneten Fang in Rückenlage machen.

Prognose □ Bei schweren Fällen immer vorsichtig stellen.

Behandlung □ In leichten Fällen wurde von GIL-MORE (1982) mit einer Halsbandage innerhalb 12 Wochen eine Heilung erzielt. In allen schweren Fällen muß eine chirurgische Stabilisierung erfolgen, indem mit Hilfe von Draht oder nichtresorbierbarem Nahtmaterial der Dornfortsatz des Epistizieren ist, »naso-okzipitale« Aufnahme durch geöffneten Fang in Rückenlage machen.

27.2.3   Kompressionssyndrom der kaudalen Halswirbelsäule (Stenose des Wirbelkanals, zervikale Spondylopathie Canine Wobbler-Syndrom, Ataxie-Syndrom)

Insbesondere bei Rüden großer oder mittelgroßer Rassen vorkommende, mit Ataxien einhergehende Nachhandschwäche infolge chronischer progressiver oder rezidivierender Kompression des Rückenmarks im kaudalen Halsbereich. Das Syndrom ist unter verschiedenen Bezeichnungen, u. a. auch als »Spondylolisthesis«, beschrieben worden (JAGGY & LANG, 1986).

Befallen werden Deutsche Doggen und Dobermannpinscher im Alter von 6 Monaten bis zu 8 Jahren, ferner Barsois und andere Rassen im Alter von 5–8 Jahren. Die Erscheinungen beginnen mit Mühe beim Aufstehen und leicht ataktischem, vorsichtigem Gang, bei Junghunden oft irrtümlicherweise dem raschen Wachstum zugeschrieben. Über Wochen oder Monate steigern sich die Ausfallserscheinungen zur deutlichen Nachhandschwä-

che, mit weitem, schwankendem Gang und gelegentlicher Steifheit des Halses und der Vordergliedmaßen. Der unsichere Gang kann durch rasches Wenden sichtbar gemacht werden. Die meisten Hunde zeigen ungestörtes Allgemeinbefinden oder leichte Apathie.

Die spinalen Reflexe der Nachhand sind häufig übersteigert und die Korrekturreaktionen herabgesetzt.

Es handelt sich um ein Syndrom (durch mehrere Ursachen bedingt), das mit Deformation der kaudalen Halswirbelkörper (C_5–C_7), nach kranial sich verengendem, konischem Wirbelkanal (Wirbelkanalstenose); erhöhter gegenseitiger Verschieblichkeit der Wirbel (Subluxation) beim Abbeugen oder Überstrecken des Halses; Degeneration und Prolaps des Diskus; Exostosenbildung an Wirbelkörpern, Vorragen der Gelenkfortsätze oder vorquellen des verdickten Lig. flavum in den Wirbelkanal, einhergehen kann. Als gemeinsame Ätiologie werden ein durch überreiche Fütterung übersteigertes Wachstum und eine genetische Prädisposition vermutet.

Diagnose □ Röntgenuntersuchung und Myelographie sind unerläßlich *(Abb. 27.8)*. Die Subluxation wird oft erst durch Abbiegen und Überstrecken des Halses (Streßaufnahmen) klar erkennbar.

Differentialdiagnose □ Diskopathie, Traumata, degenerative Myelographie, aseptische suppurative Meningitis.

Prognose □ Meist zweifelhaft, ungünstig in allen schweren Fällen.

Behandlung □ Konservative Behandlung mit Glukokortikoiden zur Verminderung lokaler Ödembildung ist meist nur vorübergehend erfolgreich. Die Wahl der chirurgischen Dekompressionsmethode richtet sich nach der Hauptursache. Bei Dorsalkompression und Wirbelkanalstenose muß eine Laminektomie vorgenommen werden (schwierig!). Bei Diskusprolapsen wird durch Entfernung eines zapfenförmigen Knochenstückes samt Diskus eine ventrale Dekompression angestrebt. Für die Stabilisierung luxierender Wirbel sind sowohl Verschraubung als auch Ankylose propagiert worden. Züchter sollten auf die mögliche Erblichkeit aufmerksam gemacht werden.

Prophylaxe □ Restriktive Fütterung rasch wachsender Junghunde.

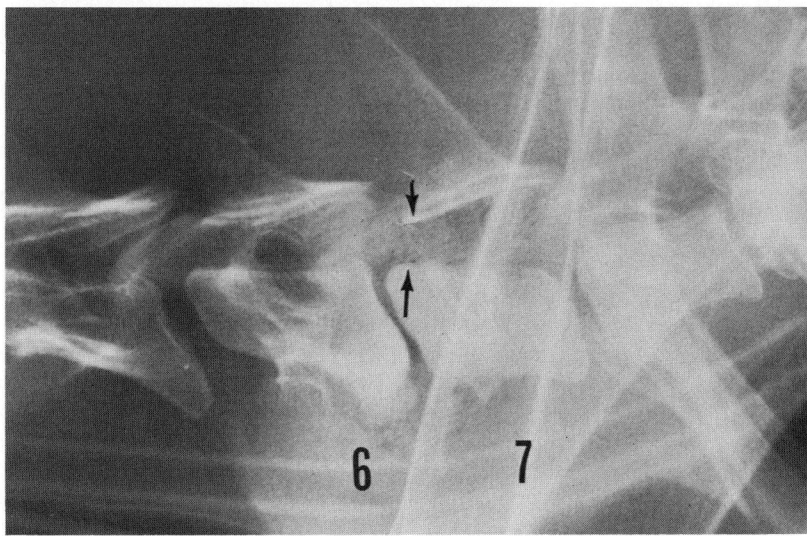

Abb. 27.8. Zervikale Spondylopathie (Wobbler-Syndrom) bei einem 4jährigen Dobermann mit langsam sich verschlechternderAtaxie aller 4 Gliedmaßen und Nachhandschwäche. Die Veränderungen sind: Leicht deformierte Halswirbelkörper C_6 und C_7, verengter Wirbelkanal (Pfeile) und kollabierter Zwischenwirbelspalt C_{6-7}. Die bestehende Verdickung im Bereiche des Ligamentum interarcuale (flavum) läßt sich auf dem Übersichtsbild nicht erkennen. Mittels Myelographie wurde ein Diskusprolaps nachgewiesen, der zur Verschlechterung der vorbestehenden Wirbelkanalstenose beitrug. Der chirurgischen Dekompression von ventral (Spondylektomie) ist oft nur ein Teilerfolg beschieden

27.2.4 Instabilität im Lumbosakralbereich, Stenose des Lumbosakralkanals, Cauda-equina-Syndrom

Definition □ Kompression der Cauda equina bzw. einzelner im Bereiche von L_6–S_1 abgehender Nervenwurzeln durch Verengung des Wirbelkanals oder/und Instabilität im Lumbosakralgelenk, die von Sekundärreaktionen in Bändern, Diskusapparat oder Wirbelkörpern begleitet sein können. Betroffen werden vorwiegend Hunde großer Rassen, überwiegend Deutsche Schäferhunde im Alter von 2 bis 8 Jahren. Vereinzelt kommen Stenosen des Wirbelkanals bei kleinrassigen Hunden vor. Durch Ausfälle v.a. in den Nn. ischiadici, pudendi, pelvici oder/und coccygei treten sensible, motorische oder vegetative Störungen auf.

Symptome □ Diese äußern sich in *intermittierend oder progredient* auftretenden Problemen (JAGGY et al., 1987) und werden nachfolgend in abnehmender Häufigkeit aufgeführt: Hyperalgesie im Lumbosakralbereich, Stützbeinlahmheit evtl. mit Zehenschleifen, Schwäche beim Aufstehen, Schmerzäußerung und/oder Zusammensacken bei Druckausübung auf Sakrum, Rutenlähmung, vermehrtes Lecken evtl. bis zur Automutilation im Ruten-, Perianal- oder Penisbereich, Harnabsatzstörungen (Harnträufeln, Reflexdyssynergie), verminderter Analtonus und selten auch Kotabsatzstörungen. Die vorgenannten Symptome können einzeln oder in den verschiedensten Kombinationen beobachtet werden. Sie können durch vermehrte Bewegung verstärkt und durch Ruhe vermindert werden. Die Ausfälle können langsam oder unvermittelt auftreten und sich über Wochen oder Monate hinziehen. In einem geringen Prozentsatz sind die Reflexe gesteigert (ca. 20 %) bzw. vermindert (15 %).

Diagnose □ Anhand der Symptome und der Röntgenübersichtsaufnahmen (Wirbelkanalstenose, Ventralverschiebung von S_1 gegenüber L_7, Knochenveränderungen) lassen sich etwas mehr als die Hälfte der Fälle diagnostizieren. In den übrigen Fällen sind Streßaufnahmen (vermehrte Biegung bzw. Überstrecken des Lumbosakralgelenkes) und Myelographie erforderlich.

Tab. 27.1. Kompressive spinale Prozesse durch Wirbelsäulenveränderungen

Diskushernien
Wirbelfrakturen
Wirbelluxationen
Zervikale Spondylopathien
Atlanto-axiale Luxationen
Lumbosakrale Instabilitäten
Stenosen des Lumbosakralkanals
Wirbelmißbildungen
(Keilwirbel = Hemivertebrae)
Tumoren der Wirbelsäule

Differentialdiagnose □ (S. Liste unter RM-Kompressionen in *Tab. 27.1.*) Zusätzlich muß an Osteoarthrosen des Hüftgelenks, Spondylitis und Prostataerkrankungen gedacht werden.

Prognose □ Meistens günstig, falls eine chirurgische Dekompression durchgeführt wird und keine Komplikationen vorliegen.

Behandlung □ Dorsale Laminektomie im L_6–S_2-Bereich. Die konservative Behandlung mit Ruhigstellung und entzündungshemmenden Mitteln kann bei leichten Fällen im Anfangsstadium durchgeführt werden, führt aber selten zu Dauererfolgen.

27.3   Nicht-raumfordernde Prozesse der Wirbelsäule

27.3.1   Spondylosis deformans, Spondylopathia deformans, ankylosierende Spondylose, Spondylopathie

Definition □ Spornschnabel- oder brückenförmige Exostosen an der ventralen, manchmal lateralen, selten dorsolateralen Seite der Wirbelsäule mit degenerativen Prozessen im Diskus. Diese Knochenbalken gehen im Laufe der Zeit ohne erkennbare Abgrenzung in die Spongiosa des Wirbels über. Es kann gleichzeitig auch zur Verknöcherung der Bänder der kleinen Wirbelgelenke (Spondylarthrose) kommen, die evtl. mit Rückenschmerzen verbunden ist.

Spondylosis deformans
Die Spondylosis deformans wird bei allen Hunderassen, vermehrt jedoch bei großen Rassen, v.a. aber Boxern gefunden. In der Regel stellt Spondylosis deformans einen Zufallsbefund dar *(Abb. 27.4, Tab. 27.1)*, der keinen oder nur einen geringen Einfluß auf die körperliche Leistungsfähigkeit hat. Schmerzen, gespannter Gang, Parese beobachtet man, wenn röntgenologisch Aufhellungsbezirke (Osteoporose, aseptische Nekrose) in den Exostosen oder den benachbarten Wirbeln gefunden werden. Diese Veränderungen können mit Spondylitis oder Osteomyelitis der Wirbel verwechselt werden. Radikuläre Schmerzen können entstehen, wenn die Exostosen Druck auf die aus den Foramina intervertebralia austretenden Nerven ausüben oder wenn es an den betroffenen Wirbeln gleichzeitig zu einer Diskopathie kommt. Frakturen brückenförmiger Exostosen sind sehr schmerzhaft und meist nicht heilbar. Die größte Bedeutung kann die Spondylosis deformans am Übergang L_7–S_1 haben, wo sie Ausdruck einer Instabilität des Sakrums sein kann.

27.3.2   Verknöcherungen der Dura mater spinalis

Verknöcherungen der Dura mater spinalis oder

des *Lig. longitudinale ventrale* finden sich häufig auf Röntgenbildern von alten Rüden großer Rassen im Lenden- und seltener im hinteren Halsbereich.

Knocheneinlagerung in die Dura mater spinalis ist kein entzündlicher, sondern ein metaplastischer Prozeß, daher ist die Bezeichnung Pachymeningitis ossificans irreführend. Fibrotische Veränderungen, Ödem, Gliose und Malazie können gelegentlich in Nervenwurzeln und im Rückenmark, in der Nähe der Verknöcherungen, vorkommen. Die fortschreitende Lähmung, besonders diejenige des alten Schäferhundes (6–11jährig) und anderer großer Hunderassen, wurde in der Vergangenheit fast immer zu Unrecht mit der röntgenologisch und pathologisch feststellbaren Duraverknöcherung in Verbindung gebracht. Die Mehrzahl der Hunde mit Duraverknöcherungen ist symptomlos.

Behandlung □ Zwecklos.

27.3.3   Diskospondylitis, Osteomyelitis und Abszesse der Wirbelkörper

Definition □ Diskospondylitis ist eine meist chronisch verlaufende Infektion von Bandscheibe, Wirbelepiphyse und angrenzendem Wirbelkörper, die sich in die Sublumbalmuskulatur ausdehnen und mit Schmerzen, Paresen, Abmagerung und Fieberschüben verbunden sein kann. Ursachen sind oft unbekannt oder es handelt sich um wandernde Fremdkörper wie Ähren von Gräsern, Infektionen mit Nocardiaarten, Brucella canis oder Pilzen. Manchmal bilden sich Fistelgänge, die in subkutanen Abszessen enden, oder es kommt auf lymphogenem Wege zu einer Pyelonephritis.

Diagnose □ Die meisten Fälle können aufgrund des Röntgenbefundes *(Abb. 27.9, Tab.27.1)* erkannt werden. Liquoruntersuchung, Blutstatus, Blutkultur oder Kultur einer Biopsie und Serologie bei Bruzelloseverdacht vervollständigen die Untersuchung. Geringe periostale Aufrauhungen am Ansatz der Zwerchfellpfeiler an L_3 und L_4 sollen nicht mit Osteomyelitis verwechselt werden.

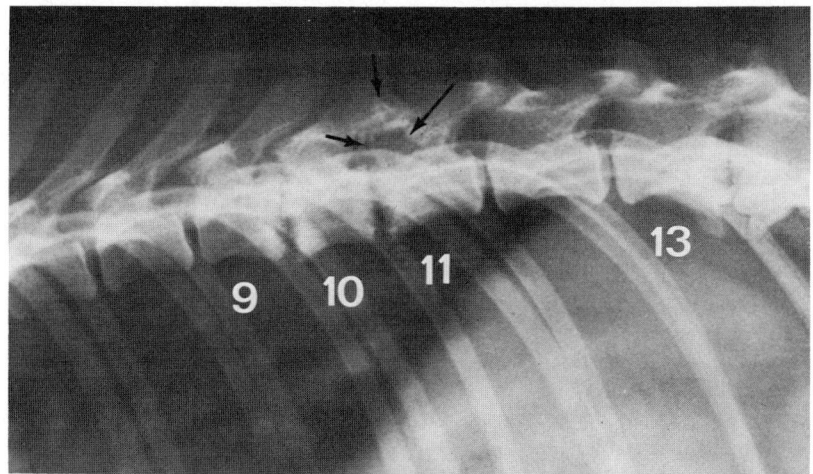

Abb. 27.9. Thorakale Wirbelsäule eines 9 Jahre alten Kleinpudels mit ausgedehnter Diskospondylitis zwischen T_9–T_{10}–T_{11} und T_{13}–L_1. Der Pudel hatte Rückenbeschwerden während mehrerer Wochen, die vorerst als Diskushernie diagnostiziert wurden. Die typischen Veränderungen sind: Wirbelepiphysen arrodiert, Zwischenwirbelräume unscharf begrenzt, Wirbelkörper von T_9 und T_{10} verkürzt, ventrale Wirbelkörperzacken beginnen unmittelbar am Zwischenwirbelraum. Die ventralen Wirbelkörperzacken an T_{13} und L_1 sind vom Zwischenwirbelspalt zurückgesetzt = typisch für Spondylose (Spondylopathia deformans). Gleichzeitiges Vorkommen von Spondylose und Diskospondylitis ist nichts Ungewöhnliches. Die osteolytischen Veränderungen im Wirbelbogen von T_{11} (Pfeile) sind ein Hinweis auf die ungewöhnlich hohe Aggressivität der Diskospondylitis. Mikrobiologisch konnte kein Erreger isoliert werden; jedoch sollte man in derartigen Fällen serologisch auf Brucella canis untersuchen

Differentialdiagnose ☐ Diskopathie, Kompressionssyndrom der kaudalen Halswirbelsäule, Instabilität des Lumbosakralbereichs.

Prognose ☐ Immer vorsichtig stellen, da Heilung sehr lange Zeit erfordern kann und Rückfälle häufig sind.

Behandlung ☐ Fistelgänge operativ angehen oder Curettage der veränderten Zwischenwirbelscheiben vornehmen. In allen Fällen soll versucht werden, aus dem entfernten Gewebe den Erreger zu isolieren und ein Antibiogramm zu machen. Bis zum Vorliegen des Antibiogrammes wird mit Ampicillin, Chloramphenicol oder Tetrazyklinen behandelt; nachher verwendet man ein erregerspezifisches Antibiotikum während mindestens 4 Wochen bis mehreren Monaten. Behandlung der Bruzellen: Kap.10.18.2.

Tab. 27.2. Röntgenologische Unterscheidung von Spondylopathia deformans (Spondylosis) und Diskospondylitis – Osteomyelitis der Wirbelkörper

	Veränderungen bei Spondylopathia deformans	Veränderungen bei Diskospondylitis – Osteomyelitis
Zwischenwirbelräume	unverändert oder nur leicht verengt, deutlich abgegrenzt	meist verengt, unscharf begrenzt
Wirbelendplatten	unverändert oder verdichtet	mit Knochenzerstörungen, Rand unregelmäßig
Wirbelkörper	Dichte und Länge unverändert, ventrale Anlagerungen von Knochen mit glatter Oberfläche	ventrale periostale Aufrauhungen, Osteolyse, Sklerosierung, Verkürzung
Randexostosen	zurückgesetzt von Endplatte, ventrale Zacken wachsen aufeinander zu, verschmelzen zu Knochenplatten, seitliche Randwülste häufig	Veränderungen erfassen Endplatte, gesamter ventraler Wirbelkörper einbezogen, Verschmelzen von Wirbelkörpern, Randwülste arrodiert
Umgebende Weichteile	unverändert	ödematös, verdichtet

27.3.3 Wirbelsäulenverkrüm-
mungen

Wirbelsäulenverkrümmungen können angeboren sein, z. B. zusammen mit Wirbelsäulenmißbildungen vorkommen, oder erworben sein (Traumata, Spontanfrakturen). Man unterscheidet: *Lordose* = ventrale Verkrümmung, am häufigsten *(Abb. 27.10)*;

Kyphose = dorsale Verkrümmung, selten;
Skoliose = laterale Verkrümmung selten, gelegentlich in Verbindung mit der Lordose. Gelegentlich gehen Wirbelsäulenverkrümmungen mit Rükkenmarkskompressionssyndromen einher. Es kann aber Jahre dauern, bis spinale Ausfälle auftreten. Schwere WS-Verkrümmungen können mit Organverlagerungen im Thorax- oder Beckenbereich verbunden sein und mechanisch zu Atem-, Kreislauf- oder Kotabsatzstörungen führen.

Behandlung □ Chirurgische Dekompression bei spinalen Ausfallserscheinungen.

Knickbildung und Verdrehung der Rute (Korkzieherrute)

Diese sind relativ häufig bei brachyzephalen Rassen und durch Verwachsungen oder Stellungsanomalien der Wirbel bedingt. Beim Dachshund werden Rutenfehler autosomal rezessiv vererbt und in 0,56–2,21 % aller Hunde angetroffen (FRITSCH & OST, 1983).

Behandlung □ Versuch der Begradigung durch Biegen oder Brechen und Verband *sollten sich auf erworbene Fälle beschränken.*

Prophylaxe □ Durch züchterische Maßnahmen.

Ringelrute und überzogene Rute

Diese beruhen, wie wir sie häufig bei Deutschen Schäferhunden und drahthaarigen Terriern beobachten, nicht auf Mißbildungen des Knochens, sondern auf Verkürzung der Sehnen oder auf zu starkem Sehnen- oder Muskelzug.

Behandlung □ Operation mit ganzer oder teilweiser (je nach Stärke der Ringelbildung) Entfernung eines über 2 bis 2½ Wirbelkörper reichenden Sehnenstückes, und zwar am kranialen Beginn der Rundung. Wenn das Hochziehen der Rute nicht allzu stark ist: auf beiden Seiten 1–2 Sehnenfasern stehen lassen. *Abb. 27.11* bis *Abb. 27.13* zeigen das Freipräparieren eines dorsal liegenden Sehnenstückes mit einer Schere.

Block- und Übergangswirbelbildungen

Diese geben selten Anlaß zu spinalen Ausfällen und haben daher den Charakter von Zufallsbefunden. Die einseitige Sakrilisation des L_7 mit S_1 geht gelegentlich mit einer Rotation des Beckens und Subluxation des Hüftgelenkes (sogenannte einseitige »Hüftgelenksdysplasie«) einher. Es wird vermutet, daß Keil-, Block- und Übergangswirbelbildungen vererbbar sind. Keilwirbel können nach Jahren zu Ausfällen führen *(Abb. 27.14)*.

Abb. 27.10. Lordose (Teckel). Kotabsatzbeschwerden durch gleichzeitig bestehende Prostatahypertrophie (a)

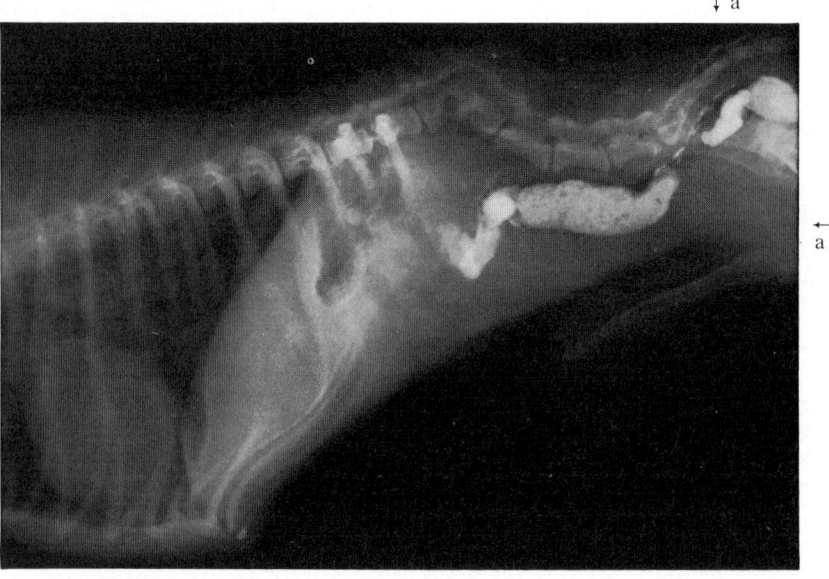

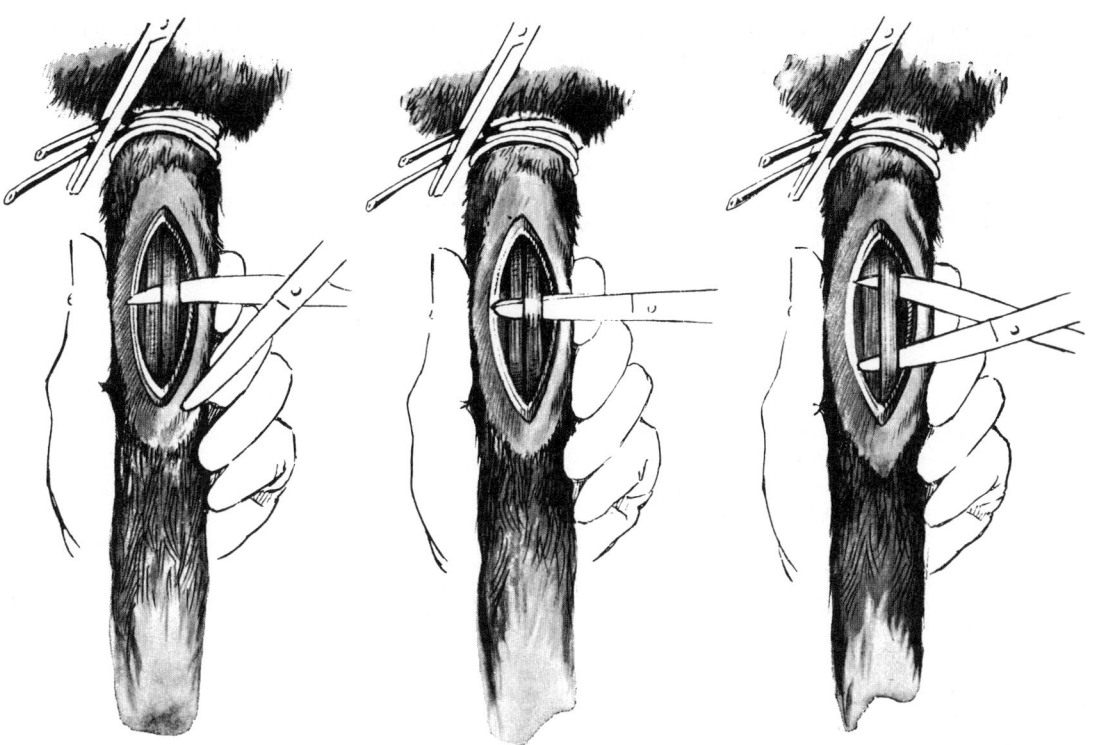

Abb. 27.11. Korrektur einer Ringelrute (Unterstechen der Sehnenstränge)
Abb. 27.12. Korrektur einer Ringelrute (Einführen einer

geschlossenen Schere in den Stichkanal)
Abb. 27.13. Korrektur einer Ringelrute (Spreizen der Schere, dadurch Freipräparieren der Sehne)

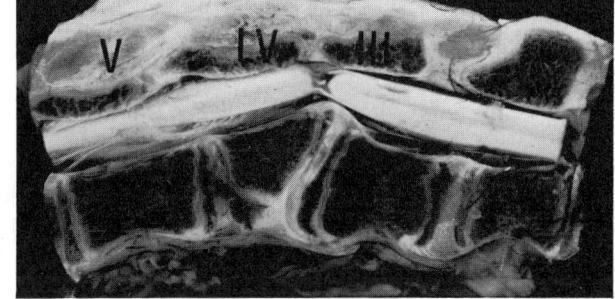

Abb. 27.14. Der IV. Lendenwirbel ist als Keilwirbel ausgebildet und hat das Rückenmark durchtrennt (Aufnahme: Schiefer)

27.4   Tumoren der Wirbelsäule

Tumoren kommen vorwiegend bei älteren Hunden (ab 6–8 Jahren) vor. Es handelt sich um Osteosarkome, Osteochondrosarkome, Knochenmetastasen und gelegentlich um multiple Myelome. Vereinzelt dringen Weichteiltumoren via Zwischenwirbellöcher oder nach Zerstörung des Knochens in den Wirbelkanal ein *(Abb. 26.6)*. Von den Tumoren sind die kartilaginösen Exostosen abzugrenzen, die in seltenen Fällen zu Symptomen führen können.

Symptome □ Durch Expansion in den Wirbelkanal und Kompression des Rückenmarks oder nach Spontanfrakturen des geschwächten Knochens (multiples Myelom) kommt es zu allmählich, seltener plötzlich auftretenden spinalen Ausfällen (Schmerz, Hyperästhesie, Bewegungsunlust, Ataxien, Bewegungsstörungen, Parese, Paralyse). Die Symptome richten sich nach Lokalisation und Größe der Läsion.

Diagnose □ In seltenen Fällen sind Tumoren als Auftreibungen von außen faßbar. In der Mehrzahl der Fälle lassen sie sich auf dem Leerröntgenbild als lytische Prozesse oder seltener als sklerosierende Läsionen erkennen. Außer bei Metastasen und Myelomen *(Abb. 17.6a, b* und *17.7)* wird meistens nur ein Wirbel befallen (entzündliche Prozesse dehnen sich oft auf benachbarte Wirbel aus). Da Tumoren im Anfangsstadium schwer erkennbar sind, ist man zumeist auf die Darstellung der Kompression durch eine Myelographie angewiesen. In seltenen Fällen ist der Liquor verändert (Eiweißvermehrung).

Differentialdiagnose □ Gutartige Rückenmarkkompressionen *(Tab. 27.1)* und Osteomyelitiden.

Prognose □ Fast immer ungünstig.

Behandlung □ Kann kurzzeitig palliativ durch Schmerzmittel und Verabreichung von Glukokortikoiden (Ödemminderung) erfolgen.

Literatur

FRITSCH, R., & P. OST, 1983: Untersuchungen über erbliche Rutenfehler beim Dachshund. Berl. Münch. Tierärztl. Wschr. **96:** 444.

GILMORE, D. R., 1982: Nonsurgical management of four cases of atlanto-axial subluxation in the dog. J.A.A.H.A. **20:** 93.

HANSEN, H. J., 1952: A pathologic anatomic study on disk degeneration in dogs. Acta Orthoped. Scand. (Suppl.), 11.

JAGGY, A., & J. LANG, 1986: Zervikale Spondylopathie (»Wobbler-Syndrom«) beim Hund. Schweiz. Arch. Tierheilk. **128:** 385.

JAGGY, A., J. LANG & P. SCHAWALDER, 1987: Cauda-equina-Syndrom beim Hund. Schweiz. Arch. Tierheilk. **129:** 171.

KOPF, N., & G. PUNZET, 1978: Laufwagen als Trainingsgerät für querschnittgelähmte Hunde. Konstruktion und Erfahrungen. Kleintierpraxis **23:** 243.

KORNEGAY, J. N., 1986: Intervertebral Disk Disease. In: Scientific Proceedings of the American Animal Hospital Association. New Orleans, 410.

MORGAN, J. P., N. ACKERMAN, C. S. BAILEY & R. R. POOL, 1980: Vertebral tumors in the dog: A clinical, radiologic and pathologic study of 61 primary and secondary lesions. Vet. Rad. **21:** 197.

OLIVER, J. E., & M. D. LORENZ, 1983: Handbook of Veterinary Neurologic Diagnosis. Philadelphia: W. B. Saunders Co., S. 16.

RAFFE, M. R., & C. D. KNECHT, 1980: Cervical vertebral malformations. J.A.A.H.A. **16:** 881.

SCHEBITZ, H., & W. BRASS, 1985: Operationen an Hund und Katze. Berlin/Hamburg: Paul Parey.

VANDEVELDE, M., & R. FANKHAUSER, 1987: Einführung in die veterinärmedizinische Neurologie. Berlin/Hamburg: Paul Parey.

28 Vergiftungen

H. G. NIEMAND

28.1   Allgemeines

28.1.1   Informationszentren für Vergiftungsfälle

Telefondienst (Tag und Nacht)
Bundesrepublik Deutschland
Berlin: (030) 3 03 54 66/22 15-4 36
Berlin: Universitätsklinik (030) 3 02 30 22
Bonn: Universitätskinderklinik (02221) 22 01 08/ Zentrale 22 70 61
Braunschweig: Med. Klinik (0531) 6 22 90/Zentrale 69 10 71
Bremen: Zentralkrankenhaus (0421) 4 97 52 68/ 4 97 36 88
Freiburg: Universitätskinderklinik (0761) 2 01 43 61/ Zentrale 20 11
Hamburg: II. Med. Abt. Krankenhaus Barmbek (040) 6 38 53 45/3 46/Zentrale 63 85-1
Homburg (Saar): Universitätskinderklinik (06841) 16 22 57/16 28 46
Kiel: Universitätsklinik (0431) 5 97 32 68/Zentrale 5 97-1
Koblenz: Städtische Krankenanstalten Kemperhof (0261) 4 60 21
Ludwigshafen (Rhein): Städtische Krankenanstalten (0621) 50 34 31/Zentrale 50 31
Mainz: II. Med. Universitätsklinik (06131) 1 91- 19 24 18/19 27 41/2 23 33

München: Klinikum Rechts der Isar (089) 41 40- 22 11/22 40
Münster: Med. Univ. Klinik (0251) 8 36 67/Zentrale 8 31
Nürnberg: Med. Klinik der Städtischen Krankenanstalten (0911) 3 98 24 11/Zentrale 30 41

Belgien:
Brüssel: (02) 45 45 45 oder (02) 49 29 29

Dänemark:
Kopenhagen: (3011-01) 37 66 33

Frankreich:
Lyon: (9133)78/609950-78/84 74 11 App. 253

Österreich:
Wien: (0222) 43 68 98

Schweiz:
Zürich: Notfälle (01) 2 51 51 51
          Nicht dringende Anfragen (01) 2 51 66 66

28.1.2   Giftnachweis

Einsenden an entsprechende Institute = tote Ganztiere, sonst am besten Leber. Vom lebenden Hund = Urin, auch 20 ml Vollblut (nicht Serum) oder Erbrochenes (RAUDONAT, mündl. Mitt.).

28.1.3 Allgemeines

»Vergiftung« ist keine Diagnose.
Vergiftung als Diagnose nur, wenn

a) Giftaufnahme gesehen oder
b) Gift nachgewiesen worden ist, zusätzlich
c) klinische Erscheinungen und Symptome für ein bestimmtes Gift übereinstimmen. Natürliche, plötzliche und heftig auftretende Krankheiten werden von Tierbesitzern, aber auch von Tierärzten häufig fälschlicherweise als Vergiftungen angesprochen.

Vergiftungen (absichtlich oder alimentär) sind viel seltener, als allgemein angenommen wird! Urämie, akute Nephritiden, Hepatopathien, Hepato-Nephritiden, Gastroenteritiden, Ileus (Inkarzeration, Volvulus, Strangulation, Torsio ventriculi, gelegentlich auch obturierende Fremdkörper und Darminvagination), Parvovirose, Staupe, Leptospirose, Toxoplasmose, Endoparasitenbefall, kardiale Insuffizienz, Pyometra und vom Besitzer nicht beobachtete Unfälle führen häufig zu Verwechslungen.

28.2 Vorgehen bei Vergiftungen

Ausschaltung, schnellste Ausscheidung oder Neutralisation des Giftes auf mechanischem Weg (Magenspülung, Erbrechen, Abführen – beide Maßnahmen nur innerhalb der ersten Stunden nach Giftaufnahme –, Klistier), durch physikalische Maßnahmen (Ab- oder Adsorption), chemische Reaktionen (Oxydation, Reduktion, Ausfällung, Herbeiführung von Unlöslichkeit, Verdrängen von den Zellen und ähnliches) muß Hauptgrundsatz jeder Vergiftungsbehandlung sein, wenn der Patient rechtzeitig vorgestellt wird. Erst danach erfolgt die symptomatische Behandlung der erkrankten Organe, insbesondere der großen Parenchyme.

Besonders wichtig □ Giftquelle und Art des Giftes ermitteln. Nach Aufnahme vergifteter Tiere kann noch Vergiftung bei solchen erfolgen, die Thallium oder Zinkphosphid gefressen haben. Zur *Magenspülung* werden benötigt: Magenschlauch mit möglichst zwei seitlichen Öffnungen an einem Ende, Beißröhrchen. Neben Erbrechen (Apomorphin) wichtigste Maßnahme kurz nach Giftaufnahme.

28.2.1 Arzneimittel zur Therapie von Vergiftungen

An Arzneimitteln sollen immer vorrätig sein:

Analeptika
Pentetrazol (Cardiazol®, Crotethamid Cropropamid (Micoren®), Prehtcyamid (Respirot® buccal, Ciba-Geigy) zur besseren Belüftung der Lunge bei Rauch-, Kohlenmonoxyd-, Kohlendioxyd- und Leuchtgasvergiftung.

Antidotum Thallii
Heyl® = Eisen (III)-hexacyanoferrat-(II)

Indikation □ Es handelt sich um akute, subakute und chronische Thalliumvergiftung.

Dosierung □ 100 mg/kg p.o. mit Flüssigkeit. Vorsicht = färbt stark. Wirkung durch Überführung des im Darm befindlichen Thallium in komplexe Bindung. Die neuentstandene unlösliche Thalliumverbindung wird nicht wieder resorbiert, sondern ausgeschieden (s. auch Dithizon).

Apomorphinum hydrochloricum
Dosierung □ 0,01–0,04 mg/kg s.c. oder i.m., bestes Emetikum. Bei Gefahr eines Kreislaufkollapses gleichzeitig Norfenefrin (Novadral®) injizieren.

Atropinum sulfuricum, Obidoxim (Toxogonin®)
Dies sind beste Mittel gegen Vergiftung mit Phosphorsäureesterpräparaten. Toxogonin immer zusammen mit Atropin.

Tab. 28.1. Anteil der verschiedenen Gifte in 5 Jahren in eigener Praxis

Pestizide	Medikamente	Nahrungsmittel Chemikalien
53 %	38 %	9 %

Tab. 28.2. Gifte in der Reihenfolge der häufigsten Vergiftungsursache in eigener Praxis

Pestizide	Medikamente	a) Nahrungsmittel b) Chemikalien
Cumarinderivate Thallium Phosphorsäureester Metaldehyd	Mexaform-S Streptomyzin	a) Lorchel b) Metaldehyd Glysantin

Dosierung □ Atropin = 1 % = 0,05–0,5 ml = 0,05–0,1 mg/kg s.c. oder i.m., Toxogonin 0,5–2,5 mg/kg i.v. nach Wirkung = Aufhebung der Miosis und des Speichelflusses beobachten. Gegebenenfalls muß die vielfache tödliche Dosis verabreicht werden.

BAL
Siehe Dimercaprol.

Bemegrid (Eukraton®)
Hebt zu einem gewissen Teil die Wirkung von Barbitur und anderen Schlafmitteln, nicht von Morphin und seinen Derivaten, auf.

Dosierung □ 5–100 mg/Tier i.v., am besten als Zusatz zur Infusion.

β-Rezeptorenblocker
Bei Tachykardien und tachykarden Herzrhythmusstörungen. Methylprazol (Disorat®-10) 1–10 mg je nach Größe des Hundes 1–3 × täglich. Carazolol (Suacron® vet.) 2–10 mg s.c.

Calcium – EDTA
Calcium edetat, acidum edeticum (Calcium Vitis, Calcium edetat – Heyl®)
Dies tauscht Kalzium gegen die resorbierten toxischen Schwermetallionen aus und bildet ungiftige, rasch ausscheidbare Verbindungen. Vorwiegend bei Blei-, Eisen-, Chrom-, Kupfer- und Quecksilbervergiftungen.

Dosierung □ 15–20 mg/kg i.v. am besten als Zusatz zur Infusion. Nicht bei gleichzeitiger Nephritis oder Digitalisierung verabreichen.

Calcium gluconicum
Zur Abdichtung der Zellmembran, besonders bei Antu-Vergiftung. Auch Thenalidin mit Kalzium (Sandosten®-Calcium). Nicht bei digitalisierten Hunden.

Carbo medicinalis »Merck«
Granulat oder Tabletten, bestes Absorbens.

Cropropamid und Crotethamid (Micoren®)
Zur Behebung von Atemdepressionen, Sauerstoffmangelzuständen.

Dosierung □ 0,2–2,0 ml langsam i.v., auch als Zusatz zur Infusion.

Dimercaprol, Dithioglycerin, BAL (Sulfactin®)
Dies bildet stabile Verbindungen mit Schwermetallen, die dadurch entgiftet und ausgeschieden werden können. Wirksam gegen Arsen, Quecksilber, Antimon, Wismut, Kupfer, Nickel, *nicht gegen* Eisen, Blei, Thallium, Selen oder Cadmium.

Dosierung □ 1–2 mg/kg i.m. alle 8 h (evtl. 4 h).

Diphenyldiocarbazon (Dithizon®)
Kauf bei Merck, Abtlg. Chemikalien. Ausschwemmen des Thallium aus dem Körper durch Bildung komplexer nicht resorbierbarer Thalliumverbindungen.

Dosierung □ 1mal täglich 20–70 mg/kg p.o., in akuten Fällen auch 2–3mal täglich in niedriger Dosis. Vorsicht = färbt stark.

DPTA, Calcium-Trinatriumpentetat der Diäthylentriaminpenta-Essigsäure
(Ditripentat®-Heyl)
Antidot bei Blei-, Zink-, Cadmium-, Eisen-, Mangan- und Chromvergiftungen.

Dosierung □ 20 mg/kg i.v. als Infusion.

Eisen (III)-hexacyanoferrat-(II)
Siehe Antidotum Thallii Heyl®.

Epinephrin/Adrenalin (Suprarenin®)
1 : 1000 – 1 mg/ml bei Kreislaufkollaps, nicht bei Schock. Siehe auch Levarterenol.

Dosierung □ 0,05–0,5 ml langsam i.v. besser als Infusion.

Glukokortikoide (Prednisolon, Dexamethason)
Möglichst in Wasser gelöste für Sofortwirkung, z. B. Prednisolon (Solu-Decortin®-H).

Kalium permanganicum
1 : 1000 als Oxydationsmittel zur Magenspülung bei Alkaloidvergiftungen zusammen oder nach Spülung mit Carbo medicinalis-Aufschwemmung.

Dosierung □ 50–300 ml p.o.

Thionin (Katalysin®)
(Auch Methylenblau oder Ascorbinsäure) i.v. oder i.m. bei Rauch-, Kohlenmonoxyd- und Leuchtgasvergiftung, zusätzlich Micoren®.

Kohle
Siehe Carbo medicinalis.

Levallorphan (Lorfan®)
Antidot gegen alle Morphinderivate.

Dosierung □ 0,1–1 mg/kg i.v. Dosierung nach Wirkung oder ca. ¹⁄₁₀ der Morphindosis. Erste Anzeichen des Aufwachens nach 2 min.

Levarterenol (Noradrenalin)
Bei Kreislaufkollaps. Im Schock vermeiden.

Präparate: Arterenol®-Hoechst. (Vorsicht bei Halothannarkose.)

Dosierung □ 0,1–1,0 mg pro Dosis s.c., i.m., i.v., in Notsituationen auch intrakardial, am wirksamsten für Dauer als Zusatz zur Infusion.

Lobelin (Lobelin »Ingelheim«)
Schnellstes und stärkstes Mittel zur Erregung des Atemzentrums.

Dosierung □ 1–10 mg/Hund s.c., i.m., i.v.

Lorfan®
Siehe Levallorphan.

Macrodex® und Rheomacrodex®
Auch mit Sorbit. Blutersatzmittel zur Kreislaufauffüllung bei Schock.

Mannit
Mannitol-Lösung 20–25%ig. Anurieprophylaxe, Vermeidung und Therapie des Hirnödems. Präparate: Mannit-Lösung 10% oder 20% salvia®, Mannitol-Lösung Hameln, Osmofundin® Braun.

Dosierung □ 1–2 g/kg i.v. als Infusion.

Pyridostigminbromid (Mestinon®)
Antidot bei Atropin-Überdosierung (milder wirksam als Prostigmin®).

Dosierung □ 0,5–3 mg pro Dosis s.c., i.m., i.v.

Micoren®
Siehe Cropropamid, Crotethamid.

Naloxon (Narcanti®)
Neonatal-Winthrop, teuer. Antidot gegen alle Morphinderivate.

Dosierung □ 0,01 mg/kg i.v., i.m., s.c.

Natriumthiosulfat (S-hydril®)
10%, 10 ml Ampullen. Antidot bei Schwermetall-, Nitrogas- und Kohlenoxydvergiftung.

Dosierung □ 1,0–10 ml i.v.

Neostigmin (Prostigmin®)
Antidot gegen Curare-Überdosierung. Außerdem bei Antropinüberdosierung.

Dosierung □ 0,125–2,5 mg/kg s.c., i.m., i.v., je nach Indikation.

Noradrenalin
Siehe unter Levarterenol.

Obidoxim (Toxogonin®)
Cholinesterase-Reaktivator. Antidot bei Alkylphosphat-(Phosporsäureester)-Vergiftung, nicht bei Carbamat-Vergiftung. *Unwirksam bei:* Diazinon, Dimethoat, Endothion, Formothion, Malathion, Trichlorphon.

Dosierung □ 3–5 mg/kg langsam i.v. (Infusion); nur nach vorheriger Verabreichung von Atropin.

Paraffinum liquidum
Perorale Verabreichung bei Vergiftungen mit »Meta«-Trockenspiritus.

Penicillamin (Metalcaptase®)
Antidot bei Blei-, Kupfer-, Quecksilber- und Zinkvergiftungen.

Dosierung □ 100–300 mg 1–4mal täglich.

Prehtcyamid, Respirot® (Ciba-Geigy)
Atemstimulanz (buccal, nasal), Barbituratnarkose, Asphyxia neonatorum.

Dosierung □ 0,1 ml/kg auf Zunge oder in die Nase. Welpen 1–3 Tropfen in die Mundhöhle.

Prostigmin®
Siehe Neostigmin.

Pyridostigmin
Siehe Mestinon®.

Pyridoxin Vitamin B_6 (Hexobion®, Benadon®)
Antidot bei Crimidin®- und Castrix®-Vergiftung (Chlordimethylaminomethylpyrimidin).

Respirot®
Siehe Prehtcyamid.

Sulfacin® Homburg
Siehe Dimercaprol.

Toxogonin®
Siehe Obidoxin.

Thionin
Siehe Katalysin®, auch Methylenblau oder Ascorbinsäure zur Rückgängigmachung der Methämoglobinbildung.

28.3   Alphabetisches Verzeichnis der Gifte

Äthylenglykol

(bekanntester Vertreter: Glysantin) (Kap.21.3)
Vergiftungsquelle: Auflecken dieses Frostschutzmittels.

Symptome □ Sie treten sehr schnell auf. Erbrechen (auch blutig), Durchfall, Speicheln, Müdigkeit, Ataxie, tetanische Krämpfe (Hypokalzämie), Somnolenz, Nierenstörungen, die sich innerhalb von Stunden verschlechtern, Protein ++++, Zylinder +++, Anurie. Die Prozesse konnten in einigen Fällen trotz intensivster Therapie und Kenntnis des Vergiftungsgrundes weder aufgehalten noch eine Urinproduktion in Gang gebracht werden. Auf Äthylenglykolvergiftung weist die sonst kaum zu beobachtende schwerste Proteinurie und die rapide Verschlechterung hin.

Prognose □ Oft infaust wegen massiven Kalziumoxalatausfalls in den Nieren.

Therapie □ Mittel der Wahl Alkohol p.o., zusätzlich Infusion von Glukose mit Alkohol, Zitrat und Mannit oder Sorbit. Außerdem Magenspülung mit Kaliumpermanganat, Infusionen (literweise) am besten bei liegenden Blasenkatheter mit Zusatz von Kalzium EDTA und löslichen Glukokortikoiden. Kalziumglukonat, Thenalidin (Sandosten®-Calcium), 40%igen Traubenzucker, Rheomacrodex®, Procain (Novovain®), Kochsalz langsam i.v. geben. Auch Tropfinfusion s.c. nach Hyaluronidase-Vorinjektion (Kinetin®) von Traubenzuckerlösung, Rheomacrodex® mit Sorbit oder Mannit-Lösung. 10 % oder 20 % salvia, zusätzlich Furosemid (Lasix®) zur Diureseanregung.

Nachweis □ Kalziumoxalatkristallanhäufung im Urin.

Alkylphosphate – Phosphorsäureester

Bekanntester Vertreter ist E 605. Unter anderem sogenannte »ET«-Mittel, Präparate verschiedenster Zusammensetzung, meist mit hoher Toxizität. Wirkung durch Blockierung der Cholinesterase. Letale Dosis je nach Mittel sehr verschieden.

Tab. 28.3. Wirkstoffe, die am häufigsten zu Vergiftungen führen, mit ihren Hauptkrankheitsmerkmalen

Wirkstoff	Hauptvertreter	Erbrechen	Speicheln	Durchfall	Proteinurie	Zylindrurie	Hämaturie	Miosis	Nervale Erscheinungen	Besonderes
Cumarin-Derivate	Racumin®	∅	∅	∅	+++	∅	+++	∅	∅	Wirkungszeit nach 4–9 Tagen
Alkylphosphate	E 605®	+	+++	+	∅	∅	∅	+++	Tremor Krämpfe Lähmung	Bradykardie
Thioharnstoff »Antu«	Rattan®	+	+	+	+	+	∅	∅	Unruhe Apathie	Atemnot Lungenödem
Thallium	Zelio®	+++	∅	∅-+	++	++	∅	∅	Apathie	Haarausfall
Metaldehyd	Delicia® Schneckentod Hartspiritus	+	+	∅	+	+	∅	∅	Schreckhaft Krämpfe Parese sehr starke Temperaturerhöhung	
Äthylenglykol	Glysantin	++	++	++	++++	+++	∅	∅	Erregung Ataxie Somnolenz	infaust
Helvellasäure Lorchel	Pilzpulver	+	∅	∅	+-+++	+-+++	Hämoglobinurie	∅	Unruhe	Ikterus
(Vioform) Entobex	Mexaform®-S	∅	∅	∅	+	∅	+++	∅	∅-+	heute selten
Broxychinolin Vioform	Entero-Vioform® (Mexaform®-S)	∅	∅	∅	∅	∅	∅	∅	Krämpfe	
Crimidin (Pyrimidinderivate)	Castrix®	++	++	+	∅	∅	∅	∅	Krämpfe	Tachykardie
Zinkphosphid	Delica® Giftweizen	++	∅	+++ blutig	++	+	∅	∅	Apathie Schlaf	Schock Lungenödem

Symptome □ Sie zeigen sich nach einer Latenzzeit von 10 bis 20 min nach Giftaufnahme; zu Beginn Defäkation, Zittern, Benommenheit, Taumeln, Speicheln, Erbrechen, Miosis, Bradykardie, Darmkrämpfe, Durchfall, Muskelzuckungen, Ataxie, Krämpfe, Lungenödem, Koma.

Behandlung □ Sofort 0,5–5 mg Atropin i.v. langsam, kann nach 10 bis 30 min ein- bis mehrmals wiederholt werden, bis Bradykardie, Speicheln oder Zittern zurückgehen. Nach erster Injektion Magenspülung mit Kohlesuspension.

Am besten zusätzlich – aber nur wirksam nach vorheriger Gabe von Atropin – Obidoxim (Toxogonin®) 3–5 mg langsam! i.v. Toxogonin ist unwirksam bei Vergiftung mti Carbamaten wie Diazion, Endothion, Formothion, Malathion und Trichlorphon. Unter Umständen künstliche Beatmung nach Intubation. Bei Lungenödem Furosemid (Lasix®), 40%ige Traubenzuckerlösung, Kalzium, Aderlaß (Vena jugularis). Strophanthin. Serum-Cholinesterase-Behringwerke (teuer) zusätzlich zur Infusion.

Diagnose □ Bestimmung der herabgesetzten Cholinesteraseaktivität im Blut. Auf Alkylphosphatvergiftung weist der Symptomkomplex (Speicheln, Miosis, Bradykardie) hin.

ANTU

(Thioharnstoffderivate = Alphanaphthylthioharnstoff). Vergiftungsquelle = Rattenbekämpfungsmittel. Letale Dosis: 80–100 mg/kg = junger Hund, 10–50 mg/kg = erwachsener Hund.

Symptome □ Bei jungen Hunden oder bei Aufnahme mit vollem Magen ist die toxische Wirkung geringer, bei leerem Magen aber meist bald Erbrechen durch Schleimhautreizung und dadurch Entfernen eines Teils des Giftes. Wirkungseintritt ca. 20–30 min nach Giftaufnahme. Man beobachtet Atemnot, Lungenödem, Flüssigkeitsergüsse in die Brusthöhle und Zyanose. Zu Beginn gesteigerter Durst, Unruhe, Speichelfluß. Außerdem Erbrechen und Durchfall (auch blutig), kleiner, frequenter Puls, große Mattigkeit, Apathie, schwankender Gang, punktförmige und flächenhafte Blutungen in die Subkutis, stark zyanotische Schleimhäute, Somnolenz, in der Agonie Austritt von weißer, schaumiger Flüssigkeit aus Mund- und Nasenhöhle.

Auf ANTU-Vergiftung weist der Symptomkomplex Atemnot und Lungenödem hin.

Behandlung □ Ruhe, möglichst tragen. Entleeren der Flüssigkeitsergüsse, Lasix® i.v. und s.c., Aderlaß (am geeignetsten V. jugularis) und gleichzeitig 40%ige Traubenzuckerlösung i.v. (gegen Lungenstauung), Eukodal®, Glukokortikoide, Natrium-

thiosulfat (10%ig), Kalziumpräparate i.v. Auch bei schwersten Erscheinungen häufig Heilung.

Arsen

Vergiftungsquellen: Arsenik, arsenige Säuren, Arsenfarbstoffe, Arsenverbindungen als Insektenvernichtungsmittel, Pflanzenschutzmittel und Rattengifte, außerdem Überdosierung oder allzu lange Verabreichung von Liquor Kalii arsenicosi = Fowlersche Lösung. *Letale Dosis:* = 30–70 mg/kg.

Symptome □ Wirkungseintritt erfolgt ca. 15–60 min nach Aufnahme. Speicheln, Erbrechen, unstillbare, meist blutige Durchfälle, Harn: Proteinurie, Epithelien, Zylinder, Hämaturie, Oligurie bis Anurie. Ikterus, Harnstofferhöhung im Blut, Exsikkose, Herzschwäche, Anämie, allgemeine Schwäche. Kollaps, auch tonisch-klonische Krämpfe.

Prognose □ Sie ist vorsichtig zu stellen, weil Spätschäden. Für Arsenvergiftung gibt es keinen typischen Symptomenkomplex. Hinweis durch genaue Anamnese.

Behandlung □ Möglichst bald nach Giftaufnahme Apomorphin, Magenspülung, anschließend Tierkohleaufschwemmung zusammen mit Magnesia usta. Dimercaprol (Sulfactin®) 5%ig 1–2 mg/ 2–3mal täglich i.m., Mannitlösung 10 % oder 20 % salvia, Rheomacrodex® mit Sorbit bei Oligurie und Anurie, Glukokortikoide, notfalls Pentetrazol (Cardiazol®), Crotethamide und Cropropamide (Micoren®), Koffein, 15%ige Kochsalzlösung, Norfenefrin (Depot-Novadral®), Vitamin-B-Komplex.

Nachweis □ Chemischer Nachweis im Urin.

Atropin

Vergiftungsquellen: Iatrogene Überdosierung, spielerisches Verschlucken herumliegender atropinhaltiger Arzneimittel, Knabbern an Tollkirschen (Beeren oder Blätter). Atropinvergiftung ist wegen maximaler Pupillenweite und Mundtrokkenheit nicht zu übersehen. Therapeutische Dosis von 0,5–3 mg nicht überschreiten.

Symptome □ Trockenheit der Mundschleimhaut, Schluckstörung, Pupillenerweiterung und -starre! Tachykardie, Hyperthermie, Unruhe, Erregungszustände. Ataktische Bewegungen, Krämpfe, übergehend in Muskelschwäche, Apathie, Bewußtlosigkeit und Koma.

Behandlung □ Nach peroraler Aufnahme von Atropin sofort Magenspülung mit Kalium permanganicum mit gut gleitend gemachter Sonde (Schleimhaut trocken), anschließend Tierkohle-

Tab. 28.4. Wirkungsweise häufiger Gifte und ihre Therapie

Wirkung	Wirkstoff	Therapie	Verboten
Blockierung der Prothrombinwirkung	Cumarin-Derivate Pindon	Vitamin K_1 (Konakion®) Bluttransfusion	
Cholinesterase-Hemmung	Alkylphosphate (Phosphorsäureester)	Atropin PAM-Bayer Toxogonin® Merck Künstl. Beatmung	Milch, Öl, Alkohol verboten
Blockade von SH-Gruppen von Zell-enzymen	Thioharnstoff	Lasix®, Aderlaß, Eukodal®, Kalzium Glukokortikoide	
Schermetallgift, Blockade von Zellenzymen	Thallium	Dithizon 1–3 × tgl. 20–70 mg/kg Vitamin B_{1-6-12}, Reducdyn®, Glukokorti-koide, Infusionen	
Acetaldehydbildung, dadurch Azidose	Metaldehyd	Magenspülung mit Natrium-karbonat, Infusionen mit Traubenzucker, Barbiturate, Phenylbutazon	Rizinusöl verboten
Ausfällung von Kalziumoxalat	Äthylenglykol	Magenspülung mit Kalium-permanganat, Infusionen literweise mit Kalzium-EDTA als Zusatz	
hämolytisch hepatotoxisch Einwirkung auf Hämatopoese	Helvellasäure	Infusionen Leberschutz, Reducdyn®, Vitamin K_{1-3-}, B-Komplex, Antibiotika, Glukokortikoide	
Blutung, Blase	Entobex	Epsilon-Aminocapronsäure® und Glukokortikoide	
epileptogen Hirnödem	Vioform Broxychinolin	Vitamin B_6 und Glukokortikoide Infusion Mannit, Sorbit Epsilon-Aminocapronsäure Vitamin-B-Komplex, Luminal	
	Crimidin	Antidot: Vitamin B_6 Ruhe, Vermeiden von Licht und akustischen Reizen, Luminal	
Fermentsysteme in Zellen werden blockiert	Zinkphosphid	Magenspülung mit Kaliumpermanganat Schock-Therapie Glukokortikoide, bei Lungenödem – Lasix®	Rizinusöl verboten

aufschwemmung, bei Krämpfen notfalls kurz wirksame Narkotika (z. B. Methitural [Thiogenal®], Thiamylal [Surital®] i.v.), Xylazin (Rompun®) und Diazepam (Valium®) wegen ihrer zusätzlichen muskelkrampflösenden Wirkung. Apomorphin nur, wenn Magenspülung nicht durchführbar. Als Antidot in leichten Fällen Pyridostigmin (Mestinon®) 10–60 mg, sonst Neostigmin (Prostigmin®) 2–20 mg, jedoch Vorsicht! Wiederholung nach 30 bis 90 min, bis Mundschleimhaut feucht wird. Sauerstoffbeatmung. Bei Tachykardie: β-Rezeptorenblocker; bei Hyperthermie: Versuch mit Phenylbutazon.

Nachweis □ Vergiftungsbild typisch.

Barbiturate

Vergiftungsquellen: Überdosierung von Narkosemitteln, spielerische Aufnahme von Schlaftabletten. Nach Anwendung zum Einfangen von entlaufenen oder verwilderten Hunden (in Fleisch eingepackt).

Symptome □ Tiefer Schlaf, Bewußtlosigkeit, Koma, sehr flache Atmung, Zyanose, frequenter, kaum fühlbarer Puls. Typisch für Barbituratvergiftung ist der ohne vorhergehende Erkrankung plötzlich auftretende Schlafzustand.

Behandlung ☐ Bei Narkoseüberdosierung: Sauerstoff, künstliche Beatmung, Noradrenalin, Norfenefrin (Depot-Novadral®). Möglichst keine Weckmittel, mehrmals täglich Liegeseite wechseln, Injektion von Ringer-Laktatlösung (Hartmann-Lösung), Mannitlösung 10 % bis 20 % salvia, Rheomacrodex® mit Sorbit, nur in bedrohlichen Situationen Prehtcyamid (Respirot®) buccal, auch nasal (Ciba-Geigy), Pentetrazol (Cardiazol®) oder Bemegrid (Eukraton®), deren Wirkung beim Hund nach eigenen Erfahrungen nicht sehr ausgeprägt sind. Auskühlung vermeiden. Beim Menschen bessere Wirkung.

Nachweis ☐ In Blut und Urin.

Barium
Vergiftungsquellen = lösliche Bariumverbindungen (Bariumchlorid, Bariumkarbonat, Antimyon-Rattengift). Verwechslungsmöglichkeiten mit Röntgenkontrastmittel. Nur geschlossene Packung bekannter Firmen kaufen.

Letale Dosis ☐ 10–25 mg/kg.

Symptome ☐ 30–60 min nach Aufnahme werden beobachtet – blutiger Durchfall, Erbrechen, ataktische Bewegungen, Nephritis, Bradykardie, später Parese. Keine *typischen* Symptome.

Behandlung ☐ Magenspülung mit Natriumsulfat, evtl. Apomorphin. Natrium- oder Magnesiumsulfat als Abführmittel. 15%ige Kochsalzlösung, Infusionen®, Atropin.

Nachweis ☐ Im Urin, bei Anurie im Blut.

Bienenstiche
Auch Hornissen-, Hummel- oder Wespenstiche. Aufstöbern von Nestern im Wald, Schuppen, Dachböden und an ähnlichen Orten, Fangen und Verschlucken der Stechimmen.

Symptome ☐ Kratzen und Lecken an den Stichstellen wegen der örtlichen Reizwirkung, Unruhe, Umherlaufen, Wälzen, Exantheme, Hautrötung, Pulsbeschleunigung, Muskelzittern, Benommenheit, Kreislaufschwäche, Erbrechen, Krämpfe, Kollaps. Bei Stichen in den Rachen Schwellung, bei mehreren Stichen Atembehinderung. Meist ungefährlich. (Ich behandelte einen Schäferhund mit 200 bis 300 Bienenstichen, der einen Tag später eine Ausbildungsprüfung bestand.) In der Literatur auch Berichte über Todesfälle bei kleinen Hunden durch einen oder wenige Bienenstiche.

Anamnese ☐ Benehmen des Hundes. Auffinden eines Stachels.

Behandlung ☐ Kalzium-Antihistamin-Präparate, z. B. Thenalidin (Sandosten®-Calcium), auch Glukokortikoid-Präparate, Prednisolon (Solu-Decortin®-H), besonders intensiv bei vielen Stichen, hauptsächlich bei Hornissen und bei Stichen in die Rachengegend (auch i.v.), Kreislaufmittel Nor-Adrenalin (Arterenol®), Adrenalin (Suprarenin®), Norfenefrin (Depot-Novadral®), gegebenenfalls zusätzlich Analeptika Pentetrazol (Cardiazol®), Crotethamide und Cropropamide (Micoren®), u. U. auch Tracheotomie. Bei Krämpfen Xylazin (Rompun®), Diazepam (Valium®).

Blei
Vergiftungsquellen: Bleistaub (bleiherstellende oder bleiverarbeitende Industrie, Altwarenhändler, Bleiacetat, Ablecken von aufs Fell geratener Mennige).

Letale Dosis ☐ 200–350 mg/kg.

Symptome ☐ Angstzustände, Bellen, Speicheln, Erbrechen, Durchfall, teils mit schweren Koliken, Schock, Koma, Verstopfung, Abmagerung, Schwäche, Muskeltremor, Krampfzustände, motorische Unruhe, struppiges Haar, Parese der Nachhand, basophil getüpfelte Erythrozyten, Anämie, meist kein Bleisaum. Proteinurie und Epithelien.

Röntgenaufnahme ☐ Gelegentlich Bleistücke im Magen. Außer Anamnese keine *typischen* Symptome für Bleivergiftung.

Behandlung ☐ Magenspülung mit Kohle und anschließend Calcium-EDTA, DTPA (Ditripentat®) oder Natriumcalciumedetat (Chelintox®, Hausmann), auch Natriumsulfat. Gegen Darmspasmen Spasmolytika, Atropin, Camylofin (Avacan®), Hyoscin-N-Butylbromid (Buscopan®) bei gleichzeitig bestehenden Krämpfen Phenobarbital (Luminal®). Auch Xylazin (Rompun®) oder/und Diazepam (Valium®) wegen ihrer gleichzeitigen, spasmolytischen Wirkung. Glukokortikoidpräparate. Bei Lähmungen Vitamin-B-Komplex, besonders Vitamin B 12 in hohen Dosen. Penicillamin (Metalcaptase®).

Nachweis ☐ In Blut und Urin.

Botulismus
Sehr starkes, neurotropes Toxin von Clostridium botulinum, vgl. Kap. 10.16.2. Vergiftungsquellen: Konserven von Fleischwaren, aber auch von Gemüse und Früchten. Gelegentlich auch dickschichtige Räucherwaren (Schinken, Wurst und ähnliches).

Symptome ☐ 12 bis 48 h nach Aufnahme des vergifteten Nahrungsmittels Inappetenz, Salivation,

Tab. 28.5. Phanchinon und Clioquinol. Toxische Wirkung beim Hund und Arzneispezialitäten

toxische Erscheinungsformen	Blasenblutung Strangurie	Krämpfe epileptiform – tonisch/klonisch einzelne Gliedmaßen	
Generic name	Phanchinon Phanchon Phanquinon	Clioquinol, Cliochinol Chlorojodochin Chlorojodoquin	Broxychinolin
chemische Bezeichnung	Phenantrolinchinon	Jod-chlor-hydroxy-chinolin	Dibromhydroxychi-nolin
Arzneimittel	Entobex® (aus dem Handel gezogen) Mexaform®-S Mexase®	Vioform® Mexaform®-S Mexase®	Intestopan®
	nur nach Anwendung bei Durchfall	Bradex-Vioform® (ablecken) Combiase® Diaront® Entero-Vioform®	

Schluckbeschwerden, Obstipation, Herzbeschwerden, Apathie, Benommenheit, ataktische Bewegungen, Parese bis Paralyse der Hals- und Schultermuskulatur. Mydriasis, Episkleritis, Keratitis, Ulcera corneae, Iritis als Folge Miosis und Strabismus, Bei Botulismus *keine typischen* Symptome.

Behandlung □ Abführmittel, Rizinusöl, hohe Einläufe, zusätzlich Pyridostigmin (Mestinon®) oder Neostigmin (Prostigmin®), Vitamin-B-Komplex, Vitamin B 12. Glukokortikoide zusammen mit Chloramphenicol. Botulismuserum.

Nachweis □ Verfütterung oder Injektion von Futter oder Mageninhalt an weiße Mäuse, die mit typenspez. Serum geschützt wurden.

Broxichinolin
Dibromhydroxychinolin: *Tab. 28.5* Vergiftungsquellen: Arzneimittel, Dysentro®, Dysentrocym®, Intestopan®, Sandoin®. Wahrscheinlich kaum Vergiftungserscheinungen, weil es vom Hund kaum resorbiert wird.

Symptome □ Siehe Clioquinol.

Behandlung □ Siehe Clioquinol.

Calciferol (Vitamin D₂)
Siehe Cholecalciferol.

Carbamate
Vergiftungsquellen: Insektizide oder Herbizide, Cholinesterasehemmstoffe mit geringer Toxizität.

Symptome □ Auftreten von Erbrechen, Miosis, Tachykardie, Arrhythmie, Kolik.

Behandlung □ Atropin (Toxogonin® kontraindiziert). Herzglykoside, β-Rezeptorenblocker, Sedativa nach Atropingabe meist unnötig.

Chlordimethylaminomethylpyrimidin (Castrix)
Vergiftungsquellen: Rodentizide.

Symptome □ Latenzzeit 30–60 min. Erbrechen, Durchfall, Speicheln, Durst, Schreckhaftigkeit, Unruhe, Muskelzuckungen und -zittern, auch tonisch-klonische Streck- und Schreikrämpfe, äußere Reize verstärken die Erregung, Übergehen in Schlafzustand, Exitus durch Atemlähmung. Typisch ist plötzliches Auftreten mit gastrointestinalen Erscheinungen, danach Krämpfe.

Behandlung □ Bis 25 mg/kg Pyridoxin-Vitamin B_6 (Hexobion®, Benadon®), zusätzlich Phenobarbital (Luminal®), Diazepam (Valium®), Xylazin (Rompun®).

Chlorierte Kohlenwasserstoffe
Vergiftungsquellen: Insektizide. Schlecht wasser-, also gut fettlöslich, auch perkutane Resorption. Sehr wenig giftig für Hunde. Meist Vergiftung durch Ablecken nach Einreiben mit öliger Lösung, gelegentlich nach Zimmerdesinfektion mit Sprays oder Nebulatoren. Lösungsmittel verstärken oder komplizieren die krankhaften Erscheinungen. Letale Dosis je nach Mittel sehr verschieden.

Symptome □ 2–10 h nach Aufnahme, Unruhe, Salivation, Darmkrämpfe, Durchfall, Hyperalgesien, Hyperästhesie, Nystagmus, Schreckhaftigkeit, Gleichgewichtsstörungen, tonisch-klonische Krämpfe, Tremor, Trismus, Opisthotonus, äußere Reize verstärken die Erregung, erhöhte Körpertemperatur, Atemnot, Kollaps.

Keine typischen Symptome, Hinweis meist durch Anamnese.

Behandlung □ Beruhigungsmittel, z. B. Diazepam (Valium®), gleichzeitig Entspannungsmittel, auch Phenobarbital (Luminal®-Natrium), bei sehr starken Krämpfen Kurznarkotika, Kalzium i.v., Glukokortikoide. Magenspülung bei peroraler Vergiftung, anschließend Kohlesuspension, salinische Abführmittel. Abwischen oder Abbürsten bei Hautverunreinigungen im Schlafzustand wegen der Hyperästhesie; Vitamin-B-Komplex, besonders Riboflavin, Antibiotika, Phenylbutazon bei hohen Temperaturen. *Cave:* Kreislaufmittel (Sympathico- und Adrenomimetika) wegen der Gefahr von Herzrhythmusstörungen. Keine Fette oder Öle (fettlöslich!).

Nachweis □ Im Blut.

Clioquinol (Chlorojodochin, Chloroiodoquin, Cliochinol, Jodchlorhydroxychinolin)

Siehe *Tab. 28.5*. Vergiftungsquellen: Arzneimittel vor allem Vioform®, weiterhin Bradex-Vioform®, Combiase®, Entero-Vioform®, Mexaform®-S, Mexase®.

Symptome □ Salivation, tonisch-klonische Krämpfe, auch Krampf einer Gliedmaße im Anfall, Urinieren und Defäkation. Typisch ist Entstehen nervaler Erscheinungen im Zusammenhang mit Durchfall. Anamnese deutet auf Arzneimittelaufnahme. Bei gleichzeitiger Blasenblutung und obigen Symptomen ist Diagnose erwiesen.

Behandlung □ Nach Anregung von PÜSCHNER: Nikotinsäureamid (Nicobion®) zusammen mit Vitamin B6 und Glukokortikoiden. Bei Erfolglosigkeit Mannit-Lösung 20 % salvia-Infusion, sonst 50%igen Traubenzucker, Epsilon-Aminocapronsäure, Glukokortikoide, Primidon (Mylepsinum®), Diazepam (Valium®).

Crimidin®
Siehe Chlordimethylaminomethylpyrimidin.

Dicumarol
Siehe Kap. 16.9. Vergiftungsquellen: Rattenbekämpfungsmittel der Gruppen Cumachlor, Cumaphen (Warfarin®), Cumatetralyl, Cumafuryl, Wirkung über Blockierung der Prothrombinbildung in der Leber, dadurch Aufhebung der Gerinnungsfä-

higkeit des Blutes, außerdem Schädigung der Blutkapillarwände. Die subchronische Toxizität (mehrmalige Aufnahme von kleinen Mengen an verschiedenen Tagen) ist erheblich größer (die Prognose vorsichtiger stellen) als die akute Toxizität einer einmaligen Dosis. Vergiftung durch Aufnahme vergifteter Ratten oder Mäuse unwahrscheinlich, obwohl Hunde sehr empfindlich sind.

Letale Dosis □ Sie ist je nach Mittel verschieden und bewegt sich zwischen 10–150 mg/kg.

Symptome □ 2 d nach Giftaufnahme Prothombinzeit verlängert. Höhepunkt der Symptome nach 5–6 d. Details: Kap. 16.9. Als Spätfolge Leberschäden.

Diagnose □ Typische Symptome, Anamnese und Quicktest.

Behandlung □ Phytomenadion/Vitamin K1 (z. B. Konakion®), je nach Größe des Hundes und Schwere der krankhaften Erscheinungen 2–15 Ampullen zu 10 mg, Vitamin K1 führt im Gegensatz zum Menschen erst nach extrem hohen Dosen (100–150 mg/kg/i.v.) zu leichter Hämolyse. Bei i.v.-Verabreichung müssen vorher zur Vermeidung von unangenehmen Nebenerscheinungen unbedingt Glukokortikoide i.v. zusätzlich verabreicht werden. Schluckthrombin (Topostasin®, Velyn®) 3stündlich ein Beutel (BAUER, B.), schwere Fälle Bluttransfusionen, Epsilon-Aminocapronsäure ist kontraindiziert.

Dimethylbipyridilium
Siehe Paraquat.

Diquat
Siehe Paraquat.

Dinitrophenol und Dinitrokresol (Karbolineum)
Vergiftungsquelle: Imprägnierungsmittel für Holz, Insektenbekämpfungsmittel, Unkrautmittel (sogenannte Gelbspritzmittel; benetzt Pflanzen aber keine Getreidehalme).

Letale Dosis □ = 25–60 mg/kg. Resorption auch durch die Haut.

Symptome □ Latenzzeit 1–3 d, Unruhe, Temperaturerhöhung bis 40 °C. Erhöhte Atem- und Herzfrequenz, Dyspnoe, Erbrechen, Oligurie, Proteinurie. Erregungs- und Lähmungszustände, Krämpfe, Gelbfärbung von Organen und Haut. Typisch ist die Temperaturerhöhung, die sonst vorwiegend bei Metaldehydvergiftung gesehen wird, bei ihr fehlt die Gelbfärbung.

Behandlung ☐ Magenspülung mit 5%iger Natriumbikarbonatlösung, anschließend Glauber-Bittersalz-Lösung als Abführmittel (kein Rizinusöl). Aderlaß (Vena jugularis), anschließend 40%iger Traubenzucker, Mannit-Lösung 10% oder 20% salvia, Rheomacrodex® mit Sorbit, Lasix®, Strophanthin bei Lungenödem, Sauerstoffbeatmung, Thenalidin (Sandosten®-Calcium i.v., wenn vorher kein Strophanthin), Furosemid (Lasix®), Thionin (Katalysin®). Bei Erregung und Krämpfen: Diazepam (Valium®), auch Phenobarbital (Luminal®). Gegen Fieber Phenylbutazon.

Prognose ☐ Vorsichtig stellen, wenn 24 h überwunden, Prognose günstig. Nachkontrolle von Leber und Niere.

Fleischvergiftung
Siehe Kap. 10.12. Vergiftungsquellen: Mit Salmonellen oder E. coli infiziertes Fleisch. Beim Hund als Aasfresser selten mit schweren Symptomen. Wenn bei Hunden und Besitzern gleichzeitig = Diagnoseerleichterung. Junghunde mit Durchfall vom Hundehandel.

Symptome ☐ Kein spezifisches Krankheitsbild. Durchfall, gelegentlich blutiges Erbrechen, meist leichte Proteinurie, geringe Apathie.

Behandlung ☐ Bei Fieber Chloramphenicol p.o., bei Erbrechen parenteral; Meclozin (Peremesin®-Supp.) gegen Erbrechen.

Fluor
Vergiftungsquellen: Schädlingsbekämpfungsmittel (Ratten, Mäuse, Schaben, Käfer). Chronische Vergiftungen sind möglich durch Medikamente, Trinkwasser- und Futterverschmutzung in der Nähe von Fluor verarbeitenden und Aluminium-Fabriken (Kryolith-Staub). Letale Dosis Natriumfluorid = 0,2–0,5 g/kg. Medikamente: (Ossin® = 1 Dragee = 40 mg F) Indikationen: Primäre Osteoporose, Knochenmetastasen.

Symptome ☐ Lokale Ätzwirkung: Speicheln, Erbrechen, Durchfall (nach Aufnahme der Stoffe wird im Magen die ätzende Fluorsäure frei). Resorptive Fluorwirkung beruht auf Kalziumentzug = fibrilläre Muskelzuckungen, Muskelzuckungen (wie bei Tetanie [Eklampsie] der säugenden Hündinnen), Apathie, Bewußtlosigkeit, Atemstörungen, Tod. Spätschäden in Niere und Leber, Urinkontrolle, aPh- und GPT-Bestimmung. Keine typischen Symptome außer fibrillären Muskelzuckungen.

Prognose ☐ Weitgehend infaust.

Behandlung ☐ Neutralisieren des Fluors, durch Kalzium überführen in unlösliches Kalziumfluorid. Sofort Kalziumglukonat i.v., auch bei starken tetanischen Erscheinungen s.c. Hyaluronidasevorgabe (nur Calcium gluconicum s.c., andere Kalziumverbindungen bewirken schwerste Nekrosen). Kalzium-Magnesium-Lösungen streng i.v., peroral Kalkwasser oder Schlämmkreide. Infusionen. Bei Muskelzuckungen Diazepam (Valium®). Später symptomatisch Spasmolytika (Avacan®) Hyoscin-N-butylbromid (Buscopan®), Kochsalzlösung 15%ig i.v., Norfenefrin (Depot-Novadral®). Reinigen der Hautstellen, auch die der Hundebesitzer, die mit Erbrochenem in Berührung gekommen sind (Kalkwasser).

Nachweis ☐ In Blut und Urin.

Glykol
Siehe Äthylenglykol.

Glysantin
Siehe Äthylenglykol.

Igelit
Es handelt sich besonders um Weichigelit, durch das in ihm enthaltene toxische Trikresylphosphat. Vergiftungsquellen: Knabbern an oder Verschlucken von Igelitteilchen; Aufnahme von Fett, das längere Zeit auf Igelit gelegen hat.

Symptome ☐ Erbrechen, Durchfall; später tänzelnder Schritt, bei Stufen schlechte Abschätzung der Entfernung (zu weites Springen), in Lähmung übergehend.

Behandlung ☐ Abführmittel (Glauber- und Bittersalze), kein Rizinusöl! Später Tierkohle, 15%ige Kochsalzlösung, bei nervalen Störungen Vitamin B_{12} in hoher Dosierung, Vitamin-B-Komplex, Vitamin E (100–300 mg tägl. p.o.), bei Tänzeln = Diazepam (Valium®).

Karbolineum
Siehe Phenol, Dinitrophenol.

Kohlendioxyd (Kohlensäure-CO_2)
Vergiftungsquellen: Gärkeller, Ziegel- und Kalkbrennereien, Hefe-, Zucker- und Mineralwasserfabrikation, in Getreide- und Grünfuttersilos.

Symptome ☐ Zuerst Exzitation, später Müdigkeit, Ataxie, Somnolenz, Bradykardie, Kollaps, Zyanose, Mydriasis. Typisch ist der Vorbericht.

Behandlung ☐ Frische Luft, besser künstliche Sauerstoff-Beatmung, Lobelin, intrakardial Adrenalin (Suprarenin®), Thionin (Katalysin®) Diazepam (Valium®), Pentetrazol (Cardiazol®), Crotethamid (Micoren®). Infusionen = Elomel®-2 salvia, Natriumbikarbonat-Lösung 8,4% salvia als Zusatz zur Behebung der Azidose.

Kohlenmonoxyd (CO)
Vergiftungsquellen: Leuchtgas, Auspuffgase von Autos in Garagen, durch schadhafte Öfen, Rauchvergiftung.

Symptome □ Müdigkeit, Mattigkeit, Zyanose, Somnolenz, Erbrechen, Erregung, Koordinationsstörungen, Krämpfe, Bewußtlosigkeit, Koma, Tod (auch nach Tagen). Bei Unterbrechung dieser Entwicklung Dyspnoe, Husten, Bronchitis, auch Bronchopneumonie, Herz- und Kreislaufschwäche, Rekonvaleszenz meist mehrere Wochen mit Husten, Körperschwäche und gelegentlicher Taubheit oder anderen Schädigungen des ZNS.

Diagnose □ Typischer Vorbericht.

Behandlung □ Sofort frische Luft, Sauerstoff (Überdruckbeatmung), auch verbunden mit CO_2-Zuführung; Methylenblau, besser Thionin (Katalysin®) i.v. Pentetrazol (Cardiazol®) oder Crotethamide und Cropropamide (Micoren® i.m.), Oxycodon (Eukodal®), Levometadon (L-Polamivet®) i.v., wenn möglich auch Aderlaß und nachfolgende Bluttransfusion. Antibiotika in Verbindung mit Glukokortikoiden bei Bronchitiden oder Bronchopneumonien. Bei Taubheit vor allem Vitamin B_{12} in hoher Dosierung, zusätzlich Vitamin-B-Komplex und Vitamin E. Bei vermutetem Hirnödem Mannitlösung 10%, 20% salvia®-Infusion, Rheomacrodex® mit Sorbit.

Kreuzotterbiß
Einzige in der BR Deutschland vorkommende Giftschlange. Vergiftungsmöglichkeit in Wäldern, Weiden und Wiesen, besonders in der Nähe von Gräben. Typischer Vorbericht, schneller Wirkungseintritt, rapide Verschlechterung.

Symptome □ Kratzen und Beißen an der Bißstelle, Erbrechen, Unruhe, zunehmende Kreislauf- und allgemeine Schwäche, Lungenödem und später Lähmung.

Behandlung □ Bei Biß in die Extremitäten: Abbinden, immer breit öffnen und ausbluten lassen, auch Zehenamputation erwägen. Analeptika, Kreislaufmittel, Antibiotika, Tetanusserum. Umspritzen mit 1–2%iger Kaliumpermanganatlösung ist unwirksam. Immer Versuch von polyvalenten Antiserum-Gaben (Apotheke, nächstes Krankenhaus) s.c. um die Bißstelle und i.v., 0,5 ml/kg, 2.–4. Injektion nach jeweils 5–10 h, dann noch 4 d einmal täglich.

Leuchtgas
Siehe Kohlenmonoxyd.

Lorchel
Wirkung durch Helvellasäure. Wird beim Kauf meist als Morchel angeboten. Vergiftungsquellen = Saucen oder kleinste Reste vom Mittag- oder Abendessen. Hund ist äußerst empfindlich gegen die in Lorcheln befindliche Helvellasäure. Spuren der Substanz genügen zur Vergiftung.

Prognose □ Vorsichtig stellen. Typisch ist die Hämoglobinurie.

Symptome □ Motorische Unruhe, Erbrechen, Hämoglobinurie ++, Hämoglobinämie +++, Ikterus, Herzschwäche, Urin-Proteinurie + bis +++, Zylinder + bis +++.

Nachweis □ Klinische Symptome typisch.

Behandlung □ Magenspülung kommt meist zu spät. Glukokortikoide i.v., Antibiotika (wegen der Gefahr zusätzlicher Infektionen), Reducdyn®, 15%ige Kochsalzlösung, Mannit-Lösung 10%, 20% salvia®, Rheomacrodex® auch mit Sorbit bei Gefahr beginnender Anurie. Norfenefrin (Depot-Novadral®), Atropin.

Maiglöckchen
Vergiftungsquellen: Austrinken des Wassers aus Blumenvasen mit Maiglöckchen bei starkem Durstgefühl (Nephritis, Diabetes mellitus oder Diabetes insipidus): s. unter Meerzwiebelpräparate.

Meerzwiebelpräparate
Vergiftungsquellen: Mäuse- und Rattenbekämpfungsmittel (in der BR Deutschland kaum verwendet). Hunde erbrechen Herzglykoside häufig bald nach der Aufnahme.

Symptome □ Tagelanges, schwer stillbares Erbrechen, Durchfall, Herzschwäche, Tachykardie (anfangs Bradykardie), Extrasystolen, unregelmäßige Atmung, Zyanose, Oligurie-Anurie, keine typischen Zeichen. Diabetes mellitus, Niereninsuffizienz. Insulin- und Kortikosteroidtherapie steigern die Krankheitserscheinungen.

Behandlung □ 15%ige Kochsalzlösung, Meclizin (Peremesin®-Supp.), Ulcumel®, Metoclopramid (Paspertin®), Infusionen, Luminal®-Natrium, Atropin s.c. bei Bradykardie, β-Rezeptorenblocker bei Tachykardie, Prokainamid bei Extrasystolen, Kreislaufstützung.

Metaldehyd (»Meta«-Hartspiritus)
Vergiftungsquellen: Meist auf Campingplätzen.

Aufnahme aus Spieltrieb oder Abschlucken bei Zuwerfen (Verwechslung mit Würfelzucker). Schneckenbekämpfungsmittel. Böswillige Vergiftung.

Letale Dosis ☐ 300–500 mg/kg.

Prognose ☐ Vorsichtig stellen.

Symptome ☐ Meist nach ½–1 h Speichelfluß, Erbrechen, Gastro-Enteritis; nach weiteren 1–3 h Beginn mit Parese der Nachhand, Taumeln, Grätschen der Beine, Hinlegen mit gegrätschten Gliedmaßen, dabei schreckhaft, erhöhte Temperatur, meist zwischen 41 °C und 42 °C, gesteigerte Reflexerregbarkeit, Dyspnoe, Lungenödem, tonisch-klonische, auch epileptiforme Krämpfe mti Opisthotonus, Trismus, Nystagmus, Nephritis, Somnolenz, Koma. Tod kann innerhalb von 24 h eintreten. Typisch ist die Temperaturerhöhung und das Grätschen der Extremitäten.

Behandlung ☐ Apomorphin, Magenspülung mit Natriumbikarbonatlösung, anschließend Kohlesuspension. Als Beruhigungsmittel Phenobarbital (Luminal®-Natrium), Diazepam (Valium®), zusätzlich Kalzium i.v., Infusionen mit Laktat- oder Natriumbikarbonat-Zusatz, gegen das Fieber Phenylbutazon.

Diagnose ☐ Symptome typisch, Metaldehyd in Harn oder Mageninhalt nachweisbar.

Mexaform®-S
Siehe Phanchinon, jetzt rezeptpflichtig.

Morcheln
Nicht giftig, siehe Lorcheln.

Morphin und seine Derivate
(Methadon Polamidon®, Polamivet®, Dextromoramid [Palfium®].) Vergiftungsquellen: Überdosierung.

Symptome ☐ Somnolenz, Bewußtlosigkeit, Koma, Atemlähmung.

Behandlung ☐ Sofort Levallorphan (Lorfan®), Nalorphin (Lethidrone®), Naloxon (Narcanti®, Neonatal) langsam i.v. bis zum Aufwachen. Falls i.v. nur schwer möglich, intrakardial.

Östrogene
Vergiftungsquellen: Arzneimittel, z.B. Cyren®, Depofemin®, Depot-Östromon®, Progynon®, Sexocretin®, u.a.

Symptome ☐ Blutungen infolge meist irreversibler Knochenmarkschädigungen, Agranulozytose, Anämie, Thrombozytopenie.

Behandlung ☐ Langdauernder Versuch mit Trasylol®-Infusionen, Glukokortikoide, Bluttransfusionen, Androgene (Kap. 16.10).

Paraquat
Vergiftungsquellen: Herbizid, Unkrautvernichtungsmittel, Resorption auch durch intakte Haut (Pfotenballen!). $LD_{50} = 30$–70 mg/kg.

Symptome ☐ Latenz bis zu 7 Tagen, dann stürmischer Verlauf, auch plötzliche Todesfälle. Lungenparenchymschäden mit Ödem und Blutungen, Lebernekrose, Gastro-Enteritis, Anämie, Niereninsuffizienz, Myokarditis.

Behandlung ☐ Magenspülung, anschließend Kohle, hohe Darmeinläufe, tägliche hohe Glukokortikoidgaben. Intensive Diurese.

Nachweis ☐ Im Urin.

Phanchinon (Phanchon, Phanquinon)
Siehe *Tab. 28.5.* Vergiftungsquellen: Arzneimittel, z.B. Entobex®, Mexaform®-S, beide in manchen Staaten aus dem Handel gezogen, Mexase®.

Symptome ☐ Latenz 1–3 Tage. Hämaturie (Blasenblutung), Strangurie, in hoher Dosis auch nervale Erscheinungen. Die Blutung im Zusammenhang mit oder nach Durchfall ist typisch. Aufnahme von Hunden ohne Durchfall = keine klinischen Erscheinungen (Brass, mündliche Mitteilung).

Behandlung ☐ Epsilon-Aminocapronsäure zusammen mit Glukokortikoiden und Kalzium i.v. Möglichst vor Einsetzen der Blutung, Erfolg schneller. Bei nervalen Erscheinungen und wenn mit ihnen gerechnet werden muß, siehe Clioquinol.

Phenol
Vergiftungsquellen: Imprägnieren des Holzes von Zwingern mit phenolhaltigen Mitteln und sofortiges Belegen mit Hunden. Sehr empfindlich sind Welpen. Letale Dosis für erwachsene Hunde 0,3–1,0 ml.

Symptome ☐ Erbrechen, motorische Unruhe, Bewußtlosigkeit, Krämpfe, Temperaturabfall, Tod kann sehr schnell eintreten.

Behandlung ☐ Abreiben der Haut mit Alkohol, innerlich Milch und Öl, kein Paraffin liquid. Glukokortikoide, Analeptika, Kreislaufmittel, Infusionen auch mit Mannit oder Sorbit, Diazepam (Valium®), künstliche Beatmung.

Nachweis ☐ Im Urin.

Phosphor

Styxan- und einige Styx®-Präparate: Nur auf dem Lande Vergiftungsursache. Letale Dosis 0,01–0,1.

Symptome □ Meist sofort Erbrechen, Durchfall, Koliken, Herz- und Kreislaufschwäche, Schock, Tod.

Behandlung □ Eine Behandlung kommt i. d. R. zu spät.

Diagnose □ Erbrochenes riecht nach Knoblauch und phosphorisiert im dunklen Raum.

Behandlung □ Magensonde, Kohleaufschwemmung, anschließend 100–500 ml Natrium-Thiosulfatlösung 10 %, Kalziumglukonat i.v., symptomatisch. Keine Fette oder Öle. Phosphorsäureester siehe Alkylphosphate.

Pindone

Wirkungsgleich mit Cumarinderivaten, s. Dicumarol.

Quecksilber

Vergiftungsquellen: Saatbeizmittel, Blattfungizide. Falsche Einreibung gegen Läuse mit »grauer Salbe« (nur unter das Halsband reiben). Letale Dosis 0,05–0,3.

Symptome □ Speicheln, Erbrechen, Durchfall, Nephritis, Apathie, Gingivitis necroticans. Tremor, Ataxie, Anurie, Urämie. Keine typischen Erscheinungen.

Behandlung □ Magenspülung mit Natriumbikarbonatlösung, parenteral Dimercaprol (Sulfactin Homburg® = 0,5–2 mg/kg/i.m.), auch Natriumthiosulfat (z. B. S-Hydril®), Kalzium-Präparate, EDTA; Mannit-Lösung 10 %, 20 % salvia, Rheomacrodex® mit Sorbit; bei Tremor-Diazepam (Valium®).

Nachweis □ Im Urin.

Rauchvergiftung

Siehe Kohlenmonoxyd.

Strychnin

Vergiftungsquellen: Köder für Mäuse-, Ratten-, Dachs- und Fuchsbekämpfung. Tod meist schon vor Behandlungsmöglichkeit. Letale Dosis: p.o. = 0,5–0,8 mg/kg je nach Magenfüllung.

Symptome □ Krämpfe, die besonders auf Reize von außen ausgelöst werden, Streckkrampf, Dauerkrampf, Atemlähmung. Typisch sind Krämpfe und ihr plötzliches Auftreten.

Behandlung □ Muskelrelaxantien-Diazepam (Valium®), Xylazin (Rompun®), auch Barbiturate in Verbindung mit Tranquilizern. Wenn i.v.-Injektion nicht möglich, intraperitoneal, besser intrapleural, auch intrakardial.

Diagnose □ Sie erfolgt aufgrund von typischem Vergiftungsbild.

Sulfonamide

Weil Hunde Sulfonamide nicht zu azetylieren vermögen, kaum toxisch. Debenal® (Sulfadiazin, Sulfapyrimidin) zeigt gelegentlich chronische Toxizität.

Symptome □ Keratitis sicca, gelegentlich auch Hämaturie.

Behandlung □ Keratitis sicca (Kap. 13.3.2). Bei Hämaturie: 14 Tage aussetzen, danach Weiterbehandlung mit halber Dosis.

Thallium

Vergiftungsquellen: Mäuse- und Rattenbekämpfungsmittel. Letale Dosis: Ca. 15 mg/kg. Vergiftung auch nach Aufnahme vergifteter Beutetiere möglich.

Symptome □ 1–24 h nach Giftaufnahme können beobachtet werden: Mattigkeit, Erbrechen, Freßunlust, Durchfall, d. h. Erbrechen bei erhaltener Lustigkeit und erhaltenem Spieltrieb spricht gegen Thalliumaufnahme. Später Exsikkose, Durst, Obstipation, Meteorismus, starke Proteinurie, Zylindrurie, auch Hämaturie, hohe Hämatokrit-, Erythrozyten- und Hämoglobinwerte, taumelnder Gang, Muskelzittern und -zuckungen, ataktischer Gang, Parese der Nachhand, heisere Stimme (Stimmbandlähmung), rapide Abmagerung, verminderte Hautelastizität, Rötung der Haut an Übergangsstellen von Schleimhaut zur Haut (Mund, Auge, After), an der Lippenschleimhaut Rhagaden. An den Hinterschenkelinnenflächen, Achsel, am Skrotum zuerst Pusteln, später Krustenbildung, Nagelbettentzündung, auch Intertrigo, Haarausfall am ganzen Körper (vorher graues Haar wächst wieder dunkel nach!), Verhärten der Zehenballen, Abstoßen der Hornhaut, Herzschwäche, Tachykardie, Herzrhythmusstörungen verbunden mit Dyspnoe und Husten, Herzmuskeldegeneration; kleiner, weicher Puls, EKG = multifokale Extrasystolen, QT-Verlängerung, ST-Streckenveränderungen und T-Wellenüberhöhungen (Kap. 15.4), Nephritis und Leberschäden.

Erscheinungen seitens des Magen-Darm-Kanals und Mattigkeit meist sofort nach Giftaufnahme (Ausnahme unterschwellige Dosen), dann erfolgen Erkrankungen von Niere und Leber, nach acht Tagen auch von Nerven und Haut (Haarausfall).

Prognose □ Immer vorsichtig stellen. Wenn zwei bis drei Wochen überstanden sind, ist die Prognose günstiger. Typisch sind zu Beginn Erbrechen mit Apathie, später Haarausfall und Effloreszenzen an Umschlagstellen von Schleimhaut zur Haut.

Behandlung □ Kurz nach Aufnahme Apomorphin, anschließend Magenspülung mit 10–50 ml Natrium- oder Kaliumjodid 1 %. Dithizon (Diphenylthiocarbozon) 1mal täglich 20–70 mg/kg p.o.; Eisen (III)-hexacyanoferrat-(II) (Antidotum Thallii-Heyl®) 100 mg/kg p.o. täglich mit Flüssigkeit oder Futter. Färbt sehr stark! In akuten Fällen auch 2–3mal täglich Natriumthiosulfat, Infusionen, Mannitlösung 10 %, 20 % salvia®, Rheomacrodex® mit Sorbit, Vitamin-B-Komplex, Vitamin B_{12} und E in hohen Dosen, Glukokortikoid-Präparate zusammen mit Antibiotika. Bei Herzerkrankung Glykoside, bei Tachykardie β-Rezeptorenblocker.

Nachweis □ Im Urin, z. B. Farbtest nach Fitzeck.

Thioharnstoffe
Siehe ANTU.

Trikresylphosphat
Siehe Igelit.

Vioform
Siehe Broxochinol.

Vitamine
A-Hypervitaminose
(Retinol-Hypervitaminose). Vergiftungsquellen: Alimentär durch zu große Gaben von Leber im Futter, iatrogen durch zu hohe Vitamin-A-Verordnung.

Symptome □ Bewegungsstörungen, allgemeine Schmerzhaftigkeit, Wachstumsstörungen, Osteophyten an Wirbelsäule und großen Gelenken, dünne Kortikalis, schuppiges, stumpfes Fell.

Behandlung □ Vitamin A absetzen. Keine Leberfütterung, vermehrte Kalziumkarbonat- oder -laktatgaben.

D-Hypervitaminose
Vergiftungsquellen: Iatrogen durch zu hohe Vitamin-D-Dosierung (Vitamin-D-Gaben sind heute bis auf wenige Ausnahmen unnötig). Überhöhte oder zu lange Fütterung von Leber und Seefischen.

Symptome □ Erbrechen, Appetitlosigkeit, Durst. Bei langer Verabreichung erhöhter Vitamin-D-Gaben: Verkalkung von Niere, Lunge, Herz mit Husten, Kurzatmigkeit und Atemnot, Nephritis, Azotämie bis Urämie, Wachstumstillstand, Knochenabbau, Lahmheit. Auch Anbau schlecht mineralisierten Knochens.

Behandlung □ Vitamin-D-Gaben beenden, keine Leber- und Fischfütterung (Kap. 24.4).

Zinkphosphid
Bei Gegenwart von Säure: Bildung von giftigem Phosphorwasserstoff. Vergiftungsquellen: Köder mit Mäuse- und Rattenbekämpfungsmitteln. Vergiftung auch nach Aufnahme vergifteter Beutetiere möglich.

Symptome □ Durchfall, meist blutig, Erbrechen, Kolik, Proteinurie, Nephritis, Ikterus, Hepatitis, schnelle flache Atmung, später Atemnot, Zyanose, Lungenödem, Ataxie, Krämpfe, Bewußtlosigkeit, Tod, der sehr schnell erfolgen kann.

Prognose □ Sehr vorsichtig stellen, weil häufig Spätschäden (Niere/Leber). Besonders gefährlich bei vollem Magen oder gleichzeitiger Futteraufnahme. Typisch ist höchstens Schnelle und Schwere der eintretenden Erscheinungen.

Behandlung □ Magenspülung mit Natriumbikarbonatlösung, später Kohlesuspension, Glauber- und Bittersalz zum Abführen, kein Rizinusöl. Kalzium- oder Natriumthiosulfat i.v., Thionin (z. B. Katalysin®), Methylenblau, Askorbinsäure, auch Versuch mit Dithion (siehe Thallium), mehrmals täglich. Künstliche Beatmung. Infusionen: Mannit-Lösung 10 %, 20 % salvia®, zusätzlich Natriumbikarbonat- oder Natriumbikarbonat-Lösung salvia.

Nachweis □ Im Blut und Urin.

Literatur

Altmann, M., 1979: Giftpflanzen – Gifttiere. München, Bern, Wien: BLV-Verlagsgesellschaft.

Bauer, B., 1972: Therapie der Cumarinvergiftung bei Hunden mit einer Kombination von Vitamin K_1 und einem Schluckthrombin. Kleintierpraxis 17: 207.

Braun, W., & A. Dönhardt, 1975: Vergiftungsregister. Stuttgart: Georg Thieme.

Lammers, H., 1961: Zur Toxizität der Rodentidide auf Cumarinbasis für den Hund unter besonderer Berücksichtigung des Tomorin (Geigy). Tierärztl. Umschau 16: 309.

Püschner, H., & R. Fankhauser, 1969: Neuropathologische Befunde bei experimenteller Vioform-Vergiftung der weißen Maus. Schweiz. Arch. Tierheilk. 111: 371.

29 *Anhang*

P. F. SUTER

29.1   Referenzbereiche und Umrechnungsfaktoren von konventionellen zu SI-Einheiten und Umrechnung von Gewicht auf Körperoberfläche etc.

Tab. 29.1. Referenzbereiche einiger Labornormalwerte für den Hund

Substanz	Einheit	Median-wert	Maximalwerte (Minimalwerte)	Umrechnungsfaktoren SI-E in mg/dl	mg/dl in SI-E
Gesamt-eiweiß	g/l	65	75		
Albumin	g/l	30	41 (25)		
Hämoglobin	mmol/l	9,94	11,8	1,611	0,621
Glucose	mmol/l	5,2	5,9 (4,2)	18,02	0,055
Bilirubin gesamt	µmol/l	1,8	5,3	0,058	17,1
Harnstoff	mmol/l	6,5	8,3 (2,5)	6,006	0,166
Kreatinin	µmol/l	67,0	100,0	0,001	88,4
Cholesterin	mmol/l	5,8	8,0	37,7	0,02
Triglyzerid	mmol/l	0,6	1,8	87,5	0,01
Ammoniak	µg/dl	120			
Natrium	mmol/l	150,0	155,0 (140)	2,3	0,435
Kalium	mmol/l	4,6	5,5 (4,1)	3,91	0,256
Chlorid	mmol/l	112,5	119 (93)	3,545	0,282
Calcium	mmol/l	2,5	3,2 (2,0)	4,01	0,25
Phosphor an.	mmol/l	1,5	2,4 (0,8)	3,10	0,323
Magnesium	mmol/l	0,9	1,1	2,43	0,411
Eisen	µmol/l	24,0	50,0	5,585	0,179
Alk. Phtase	U/l	30	160		
AST (GOT)	U/l	25	50		
ALT (GPT)	U/l	40	74		
GLDH	U/l	4	9		

Tab. 29.1 (Fortsetzung). Referenzbereiche einiger Labornormalwerte für den Hund

Substanz	Einheit	Median-wert	Maximalwerte (Minimalwerte)	Umrechnungsfaktoren SI-E in mg/dl	mg/dl in SI-E
Gamma-GT	U/l	2	6		
LDH	U/l	95	250		
Kreat. kinase	U/l	70	150		
Amylase	U/l	840	1750		
Lipase	U/l	60	280		

Tab. 29.2. Normalwerte

Körpertemperatur	38,3–38,8	
Atemzüge pro Min. in Ruhe	10 –30	
Pulsrate pro Min. in Ruhe		
Große Rassen	70	–110
Mittlere Rassen	80	–130
Kleine Rassen	90	–160
Welpen 2–6 Mo.	90	–210

Tab. 29.3. Umrechnung von Gewicht auf Körperoberfläche*

$$KO \text{ in } m^2 = 10,1 \; \frac{KG^{2/3} \text{ in g}}{10^4}$$

5 kg	0,3 m²	30 kg	0,96 m²
10 kg	0,46 m²	35 kg	1,07 m²
15 kg	0,6 m²	40 kg	1,17 m²
20 kg	0,74 m²	45 kg	1,26 m²
25 kg	0,85 m²	50 kg	1,36 m²

* Ettinger, S. J., 1975: Textbook of Veterinary Internal Medicine. Philadelphia: W. B. Saunders Company, S. 146

Tab. 29.4. Umrechnungen von U. S.-Maßen, Gewichten und Temperatur

1 grain	= 65	mg	1 U. S. pint	= 0,573 l	
15,4 grains	= 1	g	1 U. S. quart	= 0,946 l	
1 ounce	= 28,35	g	1 fluid ounce	= 28,4 ml	
1 lb	= 453	g			
	= 0,453	kg			
2,2 lb	= 1	kg			

$$°C \text{ to } °F = (°C) \left(\frac{9}{5} \right) + 32$$

$$°F \text{ to } °C = (°F - 32) \cdot \left(\frac{5}{9} \right)$$

Tab. 29.5. Haushaltsmaße

1 Tropfen	ca.	0,06 ml
16 Tropfen	ca.	1 ml
1 Teelöffel	ca.	5 ml
1 Eßlöffel	ca.	15 ml
1 Teetasse	ca.	180 ml
1 U. S. measuring cup	ca.	240 ml

29.2   Dosierungsempfehlungen für Medikamente

Die Liste erhebt keinen Anspruch auf Vollständigkeit. Bei Markenpräparaten ist immer der Beipackzettel zu konsultieren für Dosierungen und Gegenanzeigen. Man bedenke, daß die höhere Dosierung i. d. R. für kleinere Hunde (< 10 kg), die niedrige Angabe für Hunde über 40 kg gilt. Ferner ist zu bedenken, daß bei Obesitas, Schwäche, Austrocknung und Schäden der großen parenchymatösen Organe wie Leber oder Niere im allgemeinen eine Dosisreduktion oder Verlängerung des Behandlungsintervalles erwogen werden sollte. Weite Dosisintervalle können durch starke individuelle Variationen der Wirkung bedingt sein.
Antibiotikadosierungen s. *Tab. 21.8.*

Kurzname Generic name	Handelsname	Dosierung Hauptindikationen	Kontraindikationen, Vorsichtsmaßnahmen, Komplikationen
Acenocoumarol	Sintrom	1–5 mg/kg p. o. Dosierung Gerinnungswerten anpassen. 2 d *vor* Absetzen von Heparin Behandlungen beginnen	Bei Trauma und vor Operationen absetzen
Acepromazin = Acetylpromazin	Sedalin Ventranquil	0,05–0,1 mg/kg i. v., i. m., s. c. 0,5–2 mg/kg p. o. Tranquilizer	Schock, Umkehr der Adrenalin-Wirkung
Acetazolamid	Diamox Glaupax	5–10 mg/kg p. o. 3–4 × tägl. Glaukom Karboanhydrasehemmer	Schwere Niereninsuffizienz
Acetylcystein Granulat, Ampullen	Fluimucil Muco Sanigen	50–200 mg/Hund p. o. 2–3 × tägl. oder lokal als Aerosol, Mukolyse	Bei lokaler Anwendung nicht mit Ampicillin mischbar
Acidophilus Bakterien Stoffwechselprodukte	Acidophilus-Zyma	½–1 Eßlöffel 3× tägl.	
Acid. acetosalicylicum	Aspirin u. a. mehr	50 mg/kg p. o. 2× tägl., 25–35 mg/kg 3× tägl. Für Gelenkleiden usw. 10 mg/kg p. o. 1–2× tägl. Hemmung der Thrombozytenaggregation 3 mg/kg p. o. 1× tägl. chron DIC	Magenulzera
ACTH = Corticotrophin = Tetracosactid	Acethropan Cortrosyn Synacthen	2 IE/kg od. 0,2 mg/kg i. m., s. c. tägl. 0,25 mg 20 IE/Hund, ACTH Test	
Adrenalin, Epinephrin Lösung 1 : 1000 bzw. 1 : 10 000	Suprarenin Isopto-Epinal	0,1–0,5 mg/10 kg KG (1–5 ml 1 : 10 000) (0,1–0,5 ml 1 : 1000) i. v., s. c., i. m. allergischer Schock	langsam evtl. verdünnt 1 :10 i. v. Immer auch Kreislauf auffüllen
Aktivkohle (Carbo medicinalis)		50–100 mg/kg p. o. oder 1–2 Eßlöffel pro 10–15 kg in 200 ml Wasser mit Magensonde eingeben bei Vergiftung	
Albendazol	Valbazen	Kein Handelspräparat für Kleintiere 25–50 mg/kg 2× tägl. für 5 d, Lungenwürmer	
Aldosteron	Aldocorten	0,01–0,02 mg/kg/d i. v., NN-Rindeninsuffizienz Mineralokortikoid	

Kurzname Generic name	Handelsname	Dosierung Hauptindikationen	Kontraindikationen, Vorsichtsmaßnahmen, Komplikationen
Allopurinol	Zyloric Epidropal Allopuril	Initial 10–15 mg/kg 2× tägl.; Erhaltungsdosis 4–10 mg/kg/d Uratsteine	
Aluminiumhydroxid Suspension Kapseln	Aludrox Alu-Cap	30–90 mg/kg/d mit Mahlzeiten 2–10 ml, 2–4× tägl. Hemmung von P-Resorption, Antazidum	
Aminocapronsäure s. Epsilon-Amino- capronsäure p-Aminomethyl- benzoesäure	Gumbix	25–150 mg/Hund i. m., i. v.; bis 200 mg/Hund p. o. Hämostyptikum	
Aminophyllin oder Theophyllin- Ethylendiamin	Euphyllin Aminophyllin	6–11 mg/kg p. o. 3× tägl.; 3–5 mg/kg i. v., i. m. Bronchodilatator	
Amitraz	Tactic	8 ml in 1 l Spüllösung alle 1–2 Wochen behandeln, 3–6× total Demodikose	Lösung nicht ablecken lassen
Ammoniumchlorid		100–200 mg/kg 2× tägl. p. o. Harnansäuerung	
Amoxicillin	Clamoxyl Amoxypen	20 mg/kg 2× tägl. p. o. 5–7 d Breitbandpenicillin	
Amoxicillin Clavulansäure-potenziert	Synulox	12,5–25 mg/kg 2× tägl. p. o. 5–7 d	
Amphotericin B	Ampho-Moronal Fungizone	0,15 mg/kg in 20–100 ml Glucose 5 % langsam i. v. jeden 2. d für 3 Wochen. Dann 0,2–0,25 mg/kg für 3 Wochen Antibiotikum bei Systemmykosen	Streng i. v. geben. Leber- und Nierentoxizität, Harnstoffspiegel kontrollieren Totaldosis 8–10 mg/kg nicht überschreiten
Ampicillin	Amblosin Binotal Penbritin Ampital Ampi-Sleecol	10–20 mg/kg 3–4× tägl. p. o., i. m., i. v., s. c. Breitbandpenicillin	
Apomorphin		0,01 mg/kg i. v., 0,04 mg/kg i. m.	Kreislaufinsuffizienz
Aprotinin	Inhibin Trasylol Aprotinin	5000–8000 IE/kg i. v. Proteaseninhibitor	
Ascorbinsäure	Vitamin C Cebion	100–500 mg/d p. o. Für Harnansäuerung obige Dosis 3× tägl. mit Futter geben	
L-Asparaginase	Crasnitin	400 IE/kg oder 10 000–20 000 IE/m² KO i. p. 1×/Woche, Zytostatikum	
Atropin Atropin. sulfuric.		– 0,05 mg/kg alle 6 h s. c.; bis 0,1 mg/kg für Narkoseprämedikation	

Kurzname Generic name	Handelsname	Dosierung Hauptindikationen	Kontraindikationen, Vorsichtsmaßnahmen, Komplikationen
Atropin Atropin, sulfuric.		– 0,02–0,1 mg/kg bei Bra- dykardien – 0,05 mg/kg i. v. und 0,15–1 mg/kg s. c. alle 6 h oder nach Bedarf bei Phosphorsäurevergiftung (Alkylphosphate)	
Aurothioglucose	Aureothan	Testdosis 1–5 mg/Dosis i. m. in 1. Woche gefolgt von 2–10 mg in 2. Woche Harn- und Blutstatus ma- chen. Falls unverändert 1 mg/kg/Woche, später auf 1 mg/kg/Monat reduzieren Pemphigus, Polyarthritis	Nierenschäden, Leukopenie Thrombozytoponie
Aurothiomalat-Na	Tauredon	s. Aureothan	s. Aureothan
Azaperon	Stresnil	0,5–2,0 mg/kg i. m. Neuroleptikum	
Azathioprine	Imurek Imuran	1,35–2,5 mg/kg p. o. oder 50 mg/m² KO p. o. Zytostatikum	
BAL s. Dimercaprol			
Benzetimid	Spasmentral	0,075–0,15 mg/10 kg (0,5–1 ml/10 kg) s. c., i. m. Anticholinergikum	
Benzoylperoxid	Akne-Aid-Lotion Benoxyl, Pan Oxyl	äußerlich, Hautinfektionen	
Bethanecholchlorid	Urecholine	5–25 mg 3× tägl. p. o. Cholinergikum	
Betamethason	Betnovate Betnesol	0,03–0,05 ml/kg i. m. Glukokortikoid	
Bismuthpräparate (Subnitric. Subcar- bonic etc.)		0,3–3,0 g 4–6× tägl. p. o.	
Bromhexin-HCL	Bisolvon	2–8 mg/Hund s. c., i. m. 2× tägl.; 3× tägl. p. o.	
Bromhexin-HCL mit Sulfadiazin	Bisolvonamid	1 Tablette/8 kg p. o.	
Bromsulphalein		Nur für Testzwecke 5 mg/kg i. v.	Allergien streng i. v. geben
Bunamidine	Scoloban	25–50 mg/kg p. o. Nahrungsentzug 3 h vor und nach Anwendung, Bandwurmmittel	
Buscopan-Butylscopola- min siehe Hyoscin-N-bu- tylbromid			
Busulfan	Myleran	4 mg/m² p. o. 0,1 mg/kg p. o.	
Butanol und Acid. citric.	Haemostypticum Revici	2,5–10 ml/Hund i. m., i. v. 1–2× tägl.	
Butazolidin siehe Phenylbutazon			
Butizid	Saltucin	1–5 mg/Hund p. o. 2–3× tägl. Saluretikum	

Kurzname Generic name	Handelsname	Dosierung Hauptindikationen	Kontraindikationen, Vorsichtsmaßnahmen, Komplikationen
Calciumpräparate orale s. Kalziumpräparate			
Calciumchlorid 10 %ige Lösung		1–2 ml i. v., intracardial ventrikuläre Asystolie	Herzaktion überwachen, streng i. v. geben
Calciumgluconat 10 %ige Lösung		0,5–1,5 ml/kg i. v. 150–200 mg/kg p. o. 3× tägl. Hypokalzämien	s. oben
Calcium-EDTA Ca-Na-EDTA (Edetinsäure)	Calcium-Vitis Calciumedetat-Heyl	15–25 mg/kg i. v. 1–3× tägl., dann reduzieren über 5 d Kann nach Verdünnung mit Glucose 5 % auf 10 mg/ml s. c. gegeben werden Vergiftungen	
Captopril	Lopirin	0,5–2 mg/kg 3× tägl. p. o. Herzinsuffizienz ACE-Hemmer	Nierenfunktion überwachen
Carazolol	Suacron (vet) Conducton	2–10 mg/kg s. c. Extrasystolen Beta-Rezeptorenblocker	
Carbenicillin-Na	Microcillin	15 mg/kg 3× tägl. i. v.	
Carbachol	Doryl Lentin Carbachol	½–1 Tablette (1–2 mg)/ Hund p. o. 2–4× im Abstand von ½–1 h oder 0,06–0,25 mg/Hund s. c. Parasympatikomimetikum Blasenatonie	Salivation Bradykardie Erbrechen Durchfall
Carbamazepin	Tegretal	10–20 mg/kg p. o. Antiepileptikum	Nur in Kombination mit Primidon 5 mg/kg p. o. verwenden
Carbo medicinalis siehe Aktivkohle			
Carbazochrom	Adrenoxyl	0,5–3 mg/kg s. c., i. m., 1–3 Tabletten 1–3 × tägl. p. o., Haemostyptikum	Nicht mit Vit. kombinieren
Carisoprodol	Sanoma	175–350 mg/Hund p. o. Myotonolytikum	
Cephalexin	Keflex Cefaseptin Ceporexin	30 mg/kg 2× tägl. p. o., s. c., i. v., Antibiotikum	
Cephalotin	Keflin Cepovenin	35 mg/kg 3× tägl. i. m., i. v. Antibiotikum	
Chinidinsulfat	Optochinidin Chinidin Kinidin Duriles	Initial 8 mg/kg p. o. 3–4× tägl. später bis 20 mg/kg steigern 3× tägl. Antiarrhythmikum	Herzinsuffizienz zuerst digitalisieren Bradykardie
Chlorambucil	Leukeran	2–8 mg/m² p. o. jeden 2. d oder 0,2 mg/kg/d p. o., Zytostatikum	
Chloramphenical	Paraxin Chloromycetin	25–50 mg/kg 3× tägl. p. o., s. c., i. m. Antibiotikum	Knochenmarkdepression

Kurzname Generic name	Handelsname	Dosierung Hauptindikationen	Kontraindikationen, Vorsichtsmaßnahmen, Komplikationen
Chlordiazepoxid-clidinium	Librax	5–10 mg/Hund/d p. o. Stabilisierung von viszero-motorischer Funktion; Colitis	
Chlormadinonacetat	Gestafortin	1,5–2 mg/kg i. m. Gestagen, Antiandrogen	
Chlorhexidin	Hibitan	Antiseptikum äußerlich 0,05–1%ige Lösung	
Chlormezanon	Muskel-Trancopal	100–200 mg/Hund p. o. 2–3× tägl. Myotonolytikum	
Chloroquin	Resochin	50–250 mg/Hund p. o. Antirheumatikum	
Chlorpromazin	Megaphen Largactil	1–3 mg/kg i. m. alle 6 h 3 mg/kg p. o. Tranquilizer	Schockgefährdung, Umkehrwirkung von Kreis-laufmitteln
Chlortalidon	Hygroton	25–100 mg/Hund p. o. 2× tägl., Diuretikum	
Chlortetracyclin	Aureomycin	20 mg/kg 3× tägl. p. o. Antibiotikum	Zahnverfärbung bei Jungtieren
Chlorthiazid s. Hydrochlorthiazid			
Chondroitin-Sulfat Na.	Condrosulf	1–2 Kapseln tägl. p. o. Gelenkleiden	
Choriongonado-trophin (HCG)	Pg 600 Prolan E Primogonyl	30–60 IE/kg s. c., 1× pro Woche Gondotropes Hormon	
Cimetidin	Tagamet	5–10 mg/kg 4× tägl. p. o., s. c.	
Clindamycin-phosphat	Sobelin Dalacin	Notfälle 5 mg/kg 3× tägl. i. v., i. m.	
-Palmitat	Sobelin	3 mg/kg 4× tägl. p. o. Anaerobeninfektion	
Clotrimazol	Canesten	äußerlich oder 60 mg/kg p. o. Antimykotikum	
Cloxacillin-Na	Gelstaph Orbenin	10 mg/kg 4× tägl. p. o., s. c., i. v. Antibiotikum	
Codein	Codipect Codein	Schmerz: 2 mg/kg 4× tägl. s. c. Husten: 1–5 mg/Hund p. o. 4× tägl.	
Coffein		0,1–0,5 mg/Hund p. o., i. m. Analeptikum	
Colekalziferol	Vi-De-3 Vigantol	30 IE/kg p. o. für 10 d Vitamin D_3	Nicht überdosieren, Gefäß- und Gewebeverkalkungen
Colestyramin	Quantalan	1–2 g/kg p. o. 2–3 tägl. Cholagogum	
Colistin	Colimycin	1 mg/kg i. m. 4× tägl. Antibiotikum	
Cortison s. Hydrocortison			
Cropropamid und Crotethamid = Prethcamid	Micoren	0,2–2 ml/Hund i. v. Respirotonikum	Krampfanfälle

Kurzname Generic name	Handelsname	Dosierung Hauptindikationen	Kontraindikationen, Vorsichtsmaßnahmen, Komplikationen
Cyclophosphamid	Cyclostin Endoxan	50 mg/m² p. o. oder 1,5 mg/kg Hd > 25 kg KG 2 mg/kg Hd 5–24 kg KG 2,5 mg/kg Hd < 5 kg KG an 4 von 7 d über 3 Wochen Zytostatikum	Leukopenie Blutbild kontrollieren Cystitis
Cyclosporin-A	Sandimmun	versuchsweise 10 mg/kg i. m. 2× tägl. für 5–10 d Immunsuppressivum bei Pemphigus über 5 Wochen geben 1. Woche 25 mg/kg 2. Woche 20 mg/kg 3. Woche 15 mg/kg 4. und 5. Woche 10 mg/kg	Blutbild kontrollieren
Cyproheptadin	Nuran	0,5–1 Tablette/Hund p. o. 3× tägl. Appetitanreger	
Cyproteron	Androcur	1 mg/kg tägl. p. o. 2× tägl. während 5 d/Monat Antiandrogen, Prostatahypertrophie 12,5–50 mg/Hund 1–2× tägl. bei Aggressivität	
Depotform		0,5–3 ml/Hund i. m.	
Cythioate	Cyflee	3 mg/kg p. o. 2× pro Woche	
Dapson s. Diaphenylsulfon			
Delmadinonacetat	Tardastren	1,5–2 mg/kg s. c., i. m. Gestagen	
Desmopressin	Minrin	1–2 Tropfen tägl. konjunktival	
Desoxycortonacetat DOCA Desoxycortonpivalat	Percorten Percorten-M	1–5 mg/Hund s. c. alle 24 h oder 25–100 mg/kg von Depotpräparat alle 3 Wochen Mineralokortikoid	Herzinsuffizienz, Ödeme
Dexamethason	Decadron, Millicorten, Fortecortin	0,025–0,05 mg/kg s. c., p. o. Entzündungshemmung	Polydipsie und Polyurie
Dexamethasonphosphat, wasserlöslich	Dexadreson	– initial 0,5–2 mg/kg i. v. und Wiederholung nach 4 h bei Rückenmark- und Hirnödem, dann 0,25 mg/kg p. o. 2× tägl. für 2–3 d – 0,2–0,4 kg s. c., p. o. Immunsuppression – bis 5 mg/kg i. v. evtl. wiederholt nach 4 h bei Schock	Hepatopathie NNR-Atrophie Hecheln Muskelschwund Resistenzminderung Pankreatitis
Dextran	Makrodex	10–20 ml/kg i. v. d	Gerinnungsstörung
Dextromoramid	Palfium Jetrium	0,1–0,5 mg/kg i. m. oder Mischspritze mit Acepromazin 1–13 mg/Hund mit Atropin Analgetikum	Atemdepression Bradykardie

Kurzname Generic name	Handelsname	Dosierung Hauptindikationen	Kontraindikationen, Vorsichtsmaßnahmen, Komplikationen
Diäthylcarbamazin	Longizid Banocide Dicarbamin	50–100 mg/kg p. o. bei Ascariden für 10 d 20 mg/kg p. o. für 10 d bei Spirocercose – 6,6 mg/kg p.o. tägl. Herzwurmprophylaxe	Sterilität bei Rüden bei Langzeitgebrauch
Diäthylstilböstrol		– 1. Woche 0,04–0,1 mg/ Hund/d p. o. steigern bis Wirkung eintritt; 2. Woche auf ¾ reduzie- ren; max. 1 mg/Hund pro d Harninkontinenz	Knochenmarkschädigung
Diamidin, Diminazen	Berenil	4–5 mg/kg i. m. 1 bis 2× in 5 d Abstand Babesiose	Wegen Nebeneffekten aus Handel gezogen in der Bundesrepublik Deutsch- land
Diaphenyl- sulfon	Dapson	Initial 1 mg/kg p. o. 2–4× tägl. Erhaltungsdosis 0,3–6 mg/kg nach Effekt	
Diazepam	Valium	– 0,05–0,25 mg/kg p. o. s. c., i. v. Appetitanregung, Beru- higung – 0,5–2 mg/kg i. v. bei Sta- tus epilepticus evtl. wie- derholt	
Diazoxid	Proglycem	5–13 mg/kg p. o. 3–4 × tägl. Insulinom	
Diclofenamid		5–10 mg/kg 3× tägl. p. o. Antiglaukomatosum	
Digitoxin	Digimerck Digimed	Initial 0,05 mg/kg p. o. 2× tägl. dann 0,03 mg/kg p. o. 2× tägl. Herzinsuffizienz mit Niereninsuffizienz	Anorexie, Erbrechen
Digoxin	Lanicor Lenoxin	– Digitalisierung s. Kap. 15.9 oder – initial 0,006–0,011 mg/kg 2× tägl. p. o., i. v. dann nach Effekt Kardiakum	s. oben und Kap. 15
Dihydrostreptomy- cin s. Streptomycin			
Dihydrocodeinon Hydrocodon	Dicodid	5 mg/Hund 4× tägl.	
Dihydroergocornin, -cristin und -kryptin	Hydergin	0,1–1 mg/Hund i. v. Schockbehandlung	
Dihydrotachysterol	A. T. 10	0,03 mg/kg/d p. o. 2 d, dann 0,01–0,02 mg/kg/d Hypokalzamien	
Dimenhydrinat	Dramamine Vomex	25–50 mg/Hund 3× tägl. Reisekrankheit	
Dimercaprol	Sulfactin (BAL)	1–2 mg/kg i. m. 3× tägl.	

Kurzname Generic name	Handelsname	Dosierung Hauptindikationen	Kontraindikationen, Vorsichtsmaßnahmen, Komplikationen
(BAL)		evtl. häufiger, Vergiftungen	
Dimetindenmaleat	Fenistil	1–4 mg/Hund i. v. 1–2× tägl. Antiallergicum	
Diphenoxylat	Reasec	¼–1 Tablette (2,5 mg)/ Hund oder 0,05–0,1 mg/kg 1–3× tägl. p. o. oder 6–25 Tropfen 1–2× tägl. p. o. Antidiarrhoikum	
Diphenylhydantoin s. Phenytoin			
Diphenylhydramin Diphenhydramin	Benadryl	0,5–1 mg/kg i. m., i. v. oder – 2–4 mg/kg 3× tägl. p. o. Respirationserkrankungen – 0,5–2 mg/kg 3× tägl. i. v. bei Allergien	
Diphenylthiocarbazon	Dithizon	20–70 mg/kg p. o. 3× tägl. über 5 d Antidot, Thallium	
Disophenol	Ancylol	7,5–10 mg/kg s. c. 2× in Abstand v. 14 d, Hakenwürmer, Spirocercose	
Dithiazaninjodid	Telmid, Dizan	– 20 mg/kg p. o. 2× in 10 d Abstand bei Spirocercose, Nematoden – 4–11 mg/kg tägl. für 7–10 d gegen Mikrofilarien von Herzwürmern	Achtung, verfärbter Stuhl
Dobutamin	Dobutrex	250 mg in 1 l Glucose 5 %, davon 2,5 µg/kg/min i. v. (0,01 ml/kg/min i. v.	
Domperidon	Motilium	0,1–0,2 mg/kg 3–4 tägl. p. o. 0,5–1 mg/kg suppos. Gastrokinetikum	
Dopamin HCL	Dopamin Giulini, Dopamin Nattermann	40 mg in 500 ml Ringerlaktatlösung davon 2–8 µg/kg/min i. v. Schock Sympathikomimetikum	
Doxapram	Dopram	5–10 mg/kg i. v., Welpen 1–5 mg/kg s. c. Atemstimulans	
Doxorubicin	Adriblastin	30 mg/m² KO i. v. 1× in 3 Wochen Zytostaticum	Blutbild Veränderungen Herzmuskelschäden
Doxycyclin	Vibramycin	4–10 mg/kg p. o. für 7–10 d, Antibiotikum	Nicht vor Zahnwechsel
Droperidol + Fentanyl	Thalamonal Innovar (vet)	s. Kap. 6.4 Neuroleptanalgesie	
Drostanlon	Masterid	30–100 mg/Hund i. m. in 10 d Intervall. Androgen	
Edetinsäure	EDTA-Lösung	15–25 mg/kg in 300–500 ml i. v. Kalziumkomplexbildner	langsam infundieren

Kurzname Generic name	Handelsname	Dosierung Hauptindikationen	Kontraindikationen, Vorsichtsmaßnahmen, Komplikationen
Edrophonium	Tensilon	0,1–0,2 mg/kg i. v. oder 2 mg/Hund i. v. Test bei Myasthenia gravis	
Eisen-Dextran	Myofer	10 mg/kg i. m. (auf Fe bezogen)	
Eisen(III)-hexa- cyanoferrat (II)	Antidotum Thalli-Heyl	50–100 mg/kg p. o. Thalliumvergiftung	
Eisensulfat		100–200 mg/Hund p. o.	
Enfluran	Ethrane	S. Kap. 6.4.5	
Enilconazol Econazol	Imaverol	äußerlich 5–10 mg/kg in 5–10 ml NaCl 0,9 % 2× tägl. Nasenspülung bei Aspergillose Hautpilzbehandlung s. Kap. 11.3	
Ephedrin	Ephetonin	Initial 1–1,5 mg/kg p. o. 1–3× tägl. nach Effekt evtl. steigern bis max. 4 mg/kg/d; dann reduzieren bis gerade noch wirksam für Harn- inkontinenz Sympathikomimeticum 5–15 mg/Hund p. o. 2× tägl., Bronchodilatation	Epileptische Anfälle
Epinephrin s. Adrenalin			
Epsilon-Amino- capronsäure	Epsilon-Amino- capronsäure	0,8–4 g/Hd i. v. alle 4 h Antifibrinolytikum	langsam infundieren
Erythromycin	Erythrocin	10 mg/kg 3× tägl. p. o. Antibiotikum	
Estradiol	Progynon	s. Oestradiolbenzoat	
Etilefrin	Effortil	1–10 mg/Hd. s. c., i. m., 1–4× tägl. Antihypotonicum	Herzrhythmusstörungen
Etomidat	Hypnomidate	1 mg/kg i. v. (in Kombina- tion mit Fentanyl) Hypnotikum	
Fenbendazol	Panacur	20–30 mg/kg p. o. für 5 d Entwurmung Helminthen	
Fentanyl	Fentanyl	0,02–0,05 mg/kg i. m., i. v., s. c. Analgeticum, Anästhesieeinleitung	
Fluanison-Fentanyl	Hypnorm	2–5 mg/kg i. m., s. c. Anästhetikum, Neuroleptikum	
Flucytosin	Ancotil	100–175 mg/kg 3× tägl. p. o. Pilzinfektionen	
Fludrocortison	Florinef Astonin-H	0,01–0,08 mg/kg/d p. o. nach Effekt Addisionkrankheit Mineralokortikoid	
Flunixin	Finadyn	0,7–2 mg/kg p. o. 0,3 mg/kg i. m. Entzündungshemmer	Magenulzera

Kurzname Generic name	Handelsname	Dosierung Hauptindikationen	Kontraindikationen, Vorsichtsmaßnahmen, Komplikationen
Fluorcytosin s. Flucytosin			
5-Fluorouracil	Fluoro-uracil Fluroblastin Efudix	5 mg/kg i. v. alle 5–7 d oder 200 mg/m² i. v. für 3 d; dann 100 mg/m² i. v. jeden 2. d bis Anzeichen von Toxizität, dann 200–400 mg/m² i. v. 1× pro Woche Zytostatikum	
Fluphenazin- decanoat	Dapotum D	0,3–2 ml/Hund 1–3× pro Monat i. m. Aggressivität	
Folsäure	Folsan	1–5 mg/Hd p. o., i. m. Vitamin, Antianämikum	
Fominoben	Noleptan	1 Dragee, 1–3× tägl. Antitussivum, Broncholy- ticum	
Furosemid	Lasix Dimazon (vet)	2,5–5 mg/kg p. o., i. v., i. m., s. c. 1–3× tägl. in 4–8 h Intervall Diureticum, Saluretikum	Nocturia
Gentamicin	Refobacin Veta Gent Logenta Gentasun	2 mg/kg 3× tägl. i. m., s. c. Antibiotikum	Niereninsuffizienz

Glucagon	Glucagon	– 0,1–1 mg/Hund i. m.,
		  s. c.
		– 0,03 mg/kg i. v. für Glu-
		  kosetoleranztest	

Glycopyrrolat Glycopyrronium- bromid	Robinul	0,01 mg/kg i. m., s. c. Parasympathikomime- tikum Anticholinergikum	
Gonadotropin- Releaseinghormon (Gonadorelin)	Kryptokur Decapeptyl Relisorm-L	50–300 µg/Hund s. c., i. m. 2–6× im Abstand von 2–6 d Hypothalamushormon Kryptorchismus	
Griseofulvin (mikronisiert)	Fulcin S Likuden	10–25 mg/kg 2× tägl. p. o. mit Fett für 6 Wochen Dermatomycosen	Trächtigkeit (Mißbildungen) Erbrechen evtl. Initialdosis halbieren
Haloperidol	Haldol	0,5–2 mg/kg i. m. Neuroleptikum, Dopaminantagonist	
Halothan	Fluothan	s. Kap. 6.4.5	

Heparin	Norheparin
	Liquemin
		– 50–150 IE/kg alle 4–6 h
		  i. v. oder initial 200 IE/kg
		  i. v., gefolgt von 200 IE/
		  kg s. c. oder 500 IE/kg
		  s. c. 3× tägl.
		  Thrombosen
		– 5–10 IE/kg 2× tägl. s. c.
		  Glomerulonephritis
		– 1000 IE in 100 ml Frisch-
		  blut i. v. oder 100–150
		  IE/kg s. c. 2× tägl. bei
		  DIC
			Spontanblutungen

Kurzname Generic name	Handelsname	Dosierung Hauptindikationen	Kontraindikationen, Vorsichtsmaßnahmen, Komplikationen
Hexamethylentetra- min s. Methenamin			
Na-Hyaluronicum Hyaluronate	Hyalovet 20	2 ml pro Gelenk Arthrosen	
Hyaluronidase	Kinetin	1 Amp. s. c. an Ort von In- fusion vorgeben	
Hydralazin	Slow-Apresolin	0,55–1 mg/kg p. o. 3× tägl. Vasodilatator Arterien	
Hydrochlorthiazid	Vetidrex Esidrex	2–4 mg/kg s. c., p. o. 2× tägl.	Elektrolytstörungen K-Verluste

Hydrocortison
Tabletten
		– 4 mg/kg p. o. 2× tägl.
		  Entzündungshemmung
		– 0,5–1 mg/kg/d p. o., Sub-
		  stitutionstherapie	

Wasserlösliche Form (succinat)	Solu-Cortef Hydrocortison Upjohn	– 50 mg/kg i. v. 2–3× Schock	
Hydroxyurea (Hydroxycarbamid)	Hydrea	Initial 30 mg/kg p. o. für 5–7 d dann 20 mg/kg tägl. p. o. Polyzythämie Zytostatikum	
Hydroxyprogesteron		5–50 mg/Hund i. m. pro Woche	
Hyoscin-N- butylbromid und Metamizol	Buscopan comp.	0,5–1,5 ml/Hund s. c., i. m. 1–3 × tägl. max. 0,8 ml/10 kg Durchfälle	Ileus, Glaukom
Imidocarb	Imizol	6 mg/kg i. v. 1–2× im Ab- stand von 14 d Babesiose	
Immunglobulin- lösung	Stagloban	0,2–0,4 ml/kg s. c., i. m.	Allergien
Indometacin	Indocid, Amino	1 mg/kg p. o. über 8–10 d Antiphlogistikum	Magenulzera
Inidoxin	Toxogonin	0,5–2,5 mg/kg i. v. Infundieren, immer Atro- pinvorgabe Organophosphatvergif- tungen	langsam injizieren unwirksam bei Carbamat- vergiftung
Insulin		s. Kap. 24.5	
Isoniazid (INH)	Neoteben, Rimifon Isozid	5–10 mg/kg p. o. tägl. über 1–2 Monate, Tuberkulo- statikum	
Isoprenalin- Isoproterenol	Isuprel Aludrin	0,01–0,04 µg/kg/min Infus. i. v. als Bronchodilatator 15–30 mg/Hund p. o. Beta-Sympathikomime- tikum	
Isofluran	AErrane Forene	s. Kap. 6.4.5 Inhalationsnarkose	
Ivermectin	Ivomec	0,2 mg/kg (200 µg/kg) s. c. Räude, Capillaria aerophila 0,25 mg/kg p. o. für 2 Wo- chen, Mikrofilarizid bei Herzwürmern	Momentan nicht registriert für Hunde. Vorsicht bei collieartigen Rassen, To- desfälle!

Kurzname Generic name	Handelsname	Dosierung Hauptindikationen	Kontraindikationen, Vorsichtsmaßnahmen, Komplikationen
	Heartgard 30	0,006 mg/kg 1× pro Monat, Herzwurmprophylaxe	nicht registriert in der Bundesrepublik Deutschland
Kaliumchlorid-Lösung		– 0,5 ml/Hund intra-kardial, Defibrillierung max. 10 mmol/h od. 40 mmol/Hd/d bei i. v. Infusion, zur Kaliumsubstituierung	
Kaliumchlorid	KCL-retard	0,5–3 g/Hund p. o.	
Kaliumjodat-lösung		10–25 Tropfen/Hund p. o.	
Kaliumpräparate (Karbonat, Zitrat)	Kalinor	0,5–3 g p. o. pro d über Tag verteilen, Kaliumsubstituierung	
Kaliumpermanganat		50–300 ml/Hund zur Magenspülung bei Vergiftungen mit Alkaloiden oder äußerlich Spülungen	
Kalkpräparate:			
Kalziumkarbonat (Schlämmkreide)		1 g/10 kg p. o.	
Kalziumglukonat		5,5 g/10 kg p. o.	
Kalziumlaktat		4,0 g/10 kg p. o.	
Kanamycin	Kantrex	7 mg/kg i. m., s. c., 4× tägl. Antibiotikum	Niereninsuffizienz Dosisintervalle verlängern oder Dosis reduzieren
Kaopectat		1–2 ml/kg p. o. alle 2–6 h	
Ketamin	Ketanest Ketalar Vetalar (vet)	Sedation s. Kap. 6.4.2 10–30 mg/kg s. c., i. m. Narkotikum	
Ketokonazol	Nizoral	7,5–10 mg/kg p. o. über 2–5 Wochen Dermatomykosen	
Knorpelextrakt	Rumalon	1–2 ml i. m. 2× pro Woche Arthrosen	
Lactulose	Duphalac Laevilac	5–45 ml/Hund p. o. 3× tägl. Laxans Hepatoenzephalopathie 2 ml/10 kg alle 8 h bis zum Erfolg bei Verstopfung	
Lebertran		1 Eßlöffel/10 kg/d im Futter	
Levamisol	Citarin (vet)	– 7,5–10 mg/kg p. o., s. c. für 2 d Anthelminthikum, Angiostrongylus und Crenosoma – 10 mg/kg p. o. für 6–10 d Mikrofilarizid bei Herzwürmern – 2,2 mg/kg p. o. 3× pro Woche Immunmodulator	Hunde sind empfindlicher als andere Tierarten

Kurzname Generic name	Handelsname	Dosierung Hauptindikationen	Kontraindikationen, Vorsichtsmaßnahmen, Komplikationen
Levarterenol s. Norepinephrin			
Levodopa	Larodopa Brocadopa	75 mg/Hund p. o. ZNS-Traumen	
Levomethadon s. Methadon			
Levothyroxin s. Thyroxin			
Lidocain ohne Adrenalin (Epinephrin)	Xylocain	s. Kap. 15.9.4. 1–2 mg/kg i. v. als initialer Bolus 1–2× gefolgt von Dauertropf 30–50 µg/kg pro min kardiale Extrasystolen	Krämpfe bei Überdosierung
Lincomycin	Albiotic Lincocin	15 mg/kg p. o. 3× tägl. 10 mg/kg i. v., i. m. 2× tägl.; Antibiotikum Pyodermien	
Lindan (HCH)	Jacutin	äußerlich, Antiparasitikum	
Lipidthrombo- plastin	Tachostyptan	2,5–20 ml/Hund i. m. 1–3× tägl.	
Lithiumcarbonat		11–13 mg/kg p. o. 2× tägl. Knochenmarkdepression	
Lithiumcitrat	Litarex Dumex	12 mg/kg p. o. 2× tägl. s. oben	
Lobelin		1–10 mg/Hund i. v., s. c., i. m. Atemstimulans	
Loperamid	Imodium	0,04 mg/kg p. o. 2× tägl. Darmmotorik- regulator	
Lypressin s. Oxytocin			
Magnesium Chlorid gesättigte Lösung		10–30 ml/Tier i. v. Euthanasie	
Magnesiumhydroxid		5–30 ml p. o. Antazidum	
Magnesiumsulfat	Bittersalz	8–25 g/Hund p. o. Laxans	
Magnesiumsulfat gesättigte Lösung		10–30 ml/Tier i. v. Euthanasie	
Mannitol 20–25 % Lösung	Mannit-Lösung Osmofundin	1–2 g/kg i. v. Über 15–30 min infundie- ren nach 4–6 h wiederho- len, Rückenmarktrauma, Hirnoedem Osmotherapeutikum	
Mebendazol	Telmin Mebenvet	22 mg/kg p. o. mit Futter an 3–5 aufeinander folgenden Tagen; Nemato- den, Anthelminthikum, Haken- und Peitschen- würmer	selten Leberschäden

Kurzname Generic name	Handelsname	Dosierung Hauptindikationen	Kontraindikationen, Vorsichtsmaßnahmen, Komplikationen
Meclofenoxat- HCL	Helfergin	20 mg/kg p. o. tägl. Hirndurchblutungs- verbesserung	
Meclozin	Itinerol B 6 Peremesin	20–40 mg/Hund als Supp. Antiemetikum	
Medroxyprogesteron- acetat (MPA)	Perlutex, Depot Provera, Clinovir Depot, Sedo-Metril	20–60 mg/Hund i. m., s. c., alle 3 Wochen s. Packungs- prosp.	Diabetes mellitus
Medroxyprogesteron	Clinovir	Tabletten 5–10 mg/Hund p. o. für 5–8 d danach Dosis reduzieren Gestagen, Hautpsychosen	Pyometrarisiko
Megestrolacetat	Megestin Ovalan Ovaban Ovarid Niagstin	1–2 mg/kg p. o. über 8–14 d Hautpsychosen 2–4 mg/kg über 8 d dann Dosis halbieren, Verhaltensstörungen Für Brunstunterdrückung s. Packungsprospekt	Läufigkeit
Meglumin- Antimonat	Glucantime	50–100 mg/kg i. v. 2 × 10 Injektionen im Ab- stand von 14 d Erste 3 Injektionen 50 mg/ kg Leishmaniose	Vorsicht Injektionsschäden
Menadion s. Phytomenadion			
Mesterolon	Proviron	5–25 mg/Hund p. o. 1–2× tägl.	
Mesterolon + Vit. E	Tonol	1 Kapsel 1–3× tägl. Prostatahypertrophie	
Metamucil (Psyllium- Mucilloid)	Metamucil	2–10 g/Hund p. o. 1–2× tägl. unters Futter mischen Laxativ, Darmregulans	
Metamizol-Na (Novaminosulfon- Na, Noramido- pyrin-methan- sulfonat-Na)	Novalgin Vetalgin Sulfonovin	0,25–2 g/Hund i. v., s. c. od. 0,5–3 g/Hund p. o. auf 2–3× verteilt Antipyretikum, Analge- tikum	langsam i. v. injizieren
Metenolon	Primobolan Depotform	1–5 mg/Tier p. o. tägl. 20–100 mg/Tier v. Depot- form s. c., i. m. alle 2 Wo- chen, Anabolikum	
Methadon (Levomethadon)	Polamivet L-Polamidon	0,5 mg/kg i. v., i. m. evtl. alle 12 h wiederholen. Narkoseanalgetikum	
Methenamin- mandelat (Hexamethylen- tetramin-mandelat)	Urotropin Hiprex Aci-stertil	10 mg/kg p. o. 4× tägl. Urologikum, Harndesinfi- ziens	
Methicillin		20 mg/kg i. m., i. v. 4× tägl. Antibiotikum	
Methimazol Thiamazol	Tapazol Thiamazol	5–10 mg/Hund p. o. 3× tägl. Dosierung nach Wirkung. Thyreostatikum	Anorexie, Lethargie

Kurzname Generic name	Handelsname	Dosierung Hauptindikationen	Kontraindikationen, Vorsichtsmaßnahmen, Komplikationen
DL-Methionin		0,2–1 g/Hund p. o. 3× tägl. Harnansäuerung	Nicht bei Leberschäden u. Hepatoenzephalopathie
Methitural	Thiogenal	30–50 mg/kg i. v. Kurznarkotikum	
Methohexital	Brevimytal	10 mg/kg i. v. Narkose	
Methotrexate (Amethopterin)	Methotrexat	2,5 mg/m² p. o., i. v., i. m. 0,06 mg/kg p. o. tägl. od. 0,3–0,8 mg/kg i. v. 1× pro Woche Zytostatikum	Blutbildveränderungen Zystitis
Methoxyfluran	Metofane Pentrane	s. Kap. 6.4.5.	
Methylphenidat	Ritalin	0,25 mg/kg p. o., Narkolepsie	
Methylprednisolon	Depot-Medrate Urbason-Depot Medrol	1 mg/kg i. m. alle 2 Wochen	Nebennierenrindenatrophie s. unter Prednisolon
Methyltestosteron	Testosid, Syndren	0,5 mg/kg p. o. tägl. max. 30 mg/Hund/d	
Methylthioninchlorid	Katalysin	bis 5 mg/i. v. Vergiftungen Antidot Met. Hb-Bildung	
Methylthiourazil	Thyreostat Methiocil	0,1–0,2 g/Hund p. o. Thyreostatikum	Thiamazol hat geringere Nebeneffekte
Methyridin	Dekelmin Farmintic Promintic	200 mg/kg p. o. Anthelminthikum (Filaroides osleri, 4 Wochen geben)	
Metildigoxin	Lanitop	Initial 0,02 mg/kg/d p. o. dann 0,01 mg/kg/d p. o.	Dosis individuell anpassen, Hypokaliämie, Hyperkalzämie
Metoclopramid	Paspertin	0,2–0,4 mg/kg p. o., s. c. 4× tägl. Dopaminantagonist, Peristaltikanreger, Antiemetikum	
Metomidat	Hypnodil	10–15 mg/kg i. v., i. m.	
Metronidazol	Flagyl Clont	50 mg/kg in 2 Dosen p. o. während 5 d Giardienbefall 15–50 mg/kg p. o. tägl., 1 Woche Anaerobeninfektion	
Minocyclin	Minocin Klinomycin	4–10 mg/kg p. o., am 1. Tag 2× tägl., dann 1× tägl.	s. Tetrazykline
Mitotan (0,p-DDD)	Lysodren	initial 50 mg/kg/d p. o. (15–10 d) bis zum Effekt, dann jede 2. Woche 50 mg/kg s, auch Kap. 24.2.1. Zytostatikum NNR-Tumoren	Erbrechen, Schwäche Addison'sche Krankheit
Morphin-HCl		– 0,1 mg/kg s. c., i. m. nach Bedarf wiederholen, Herzinsuffizienz mit Lungenödem	
Morphin-HCl		– 0,2–1,0 mg/kg s. c., i. m. nach Bedarf, Analgetikum	

Kurzname Generic name	Handelsname	Dosierung Hauptindikationen	Kontraindikationen, Vorsichtsmaßnahmen, Komplikationen
Nalorphin (Levallorphan)	Lethidrone	0,05–0,1 mg/kg i. v., i. m., s. c. od. 10 % d. Morphindosis Morphinantagonist	
Naloxon	Narcan Narcanti	– 0,01–0,04 mg/kg i. v., i. m., s. c. evtl. Wiederholung nach 3–4 min Morphinantagonist – 0,3 mg/kg/hr i. v., Schocktherapie	
Nandrolondecanoat	Deca-Durabolin Anabolin Laurabolin	10–50 mg/Hund s. c., i. m. alle 1–3 Wochen 1× Anabolikum	bei Junghunden Dosisminderung wegen vorzeitigem Physenverschluß
Nandrolon phenylpropionat	Durabolin	10–30 mg/Hd s. c., i. m. 1–2× pro Woche Anabolikum	s. oben
Naproxen	Naprosyn Apranax Proxen	Initial 5 mg/kg p. o. dann 2 mg/kg p. o. tägl. Entzündungshemmer	
Natamycin	Pimafucin	Lokaltherapeuticum Ohren, Nase gegen Pilze Fungizid	
Natriumbicarbonat Na-hydrogencarbonat		25–50 mg/kg p. o. bis Harn-pH 6–6,5 (ca. 2–3× tägl. Azidosebekämpfung	
Na-bicarbonat 8,4 %ig (1 ml = 1 mmol) (Lösung) Na-hydrogencarbonat 8,4 % (Lösung)			

HCO$_3$-Defizit in mmol/l		erforderliche Dosis in ml HCO$_3$/kg
5 10 15	Blut pH 7.2 oder kleiner	1–3 i.v. 4–6 i.v. 7–9 i.v.

Azidosebekämpfung

Kurzname Generic name	Handelsname	Dosierung Hauptindikationen	Kontraindikationen, Vorsichtsmaßnahmen, Komplikationen
Natriumcalciumedetat	Chelintox	½–⅛ Amp./d i. m.	Maximal 20 d
Natriumjodid 20 %ige Lösung		2 ml/10 kg p. o., i. v., 2× tägl.	Iodismus
Natriumsulfat	Glaubersalz	10–25 mg/kg p. o. Laxativ	
Natriumthiosulfat	S-hydril 10 %	100 mg–1 g (1–10 ml) Hund i. v. 1–3× tägl. nach Bedarf; 80–330 mg/Hund p. o. 3× tägl., Vergiftungen Schwermetalle, Cyanide, Kohlenoxyd	Verfalldatum beachten
Neomycin	Bykomycin	20 mg/kg p. o. 2–4× tägl. 4 mg/kg i. v., i. m., s. c. 3× tägl.	Niereninsuffizienz

Kurzname Generic name	Handelsname	Dosierung Hauptindikationen	Kontraindikationen, Vorsichtsmaßnahmen, Komplikationen
Neostigmin	Prostigmin	0,125–2 mg/kg s. c., i. m. oder 12–45 mg (große Hunde) p. o. 1,5–7,5 mg (kleine Hunde) p. o. pro d auf 2–3× verteilt Myasthenia gravis	
Nicethamid	Coramin Cormed	8–30 mg/kg i. v., i. m., s. c. Analeptikum	Krampfbereitschaft
Niclosamid	Yomesan Mansonil	150 mg/kg p. o. nach Fasten, nach 2–3 Wochen wiederholen, Bandwurmmittel, unzureichend gegen Echinokokken	
Nitratsalbe	Isoket	0,5–1,5 cm Strang auf dünne unbehaarte Hautstelle auftragen, Herzinsuffizienz	
Nitrofurantoin	Furadantin	4 mg/kg p. o. 3× tägl. Harnantiseptikum	unwirksam in saurem Milieu
Nitroscanat	Lopatal	50–100 mg/kg p. o. Anthelminthikum	
Norepinephrin Noradrenalin	Arterenol 1 : 1000 Levarterenol	0,05–0,5 ml/Hund s. c., i. m. oder besser in i. v. Infusion pro min 22 µg/kg infundieren bis zum Effekt; Sympathomimetikum, Vasokonstriktor	
Norfenefrin	Novadral	2–10 mg/Hund s. c., i. m. Vasoconstriktans	
Normethadon u. Epinephrin	Ticarda	5–15 Tropfen/Hund p. o. 2–3× tägl. Antitussivum	
Novalgin s. Metamizol			
Novobiocin		10 mg/kg p. o. 3× tägl. Antibiotikum	
Nystatin	Moronal	100'000–500'000 IE/Hund p. o. 4× tägl. Fungistatikum	
Obidoxim	Toxogonin	0,5–2,5 mg/kg i. v. nach Wirkung, Antidot bei Organophosphatvergiftungen	langsam injizieren
Oestradiol- benzoate		max. 3 × 0,1 mg/10 kg s. c., Nidationsverhütung	Knochenmark- depression
Oestrostilbene s. Diäthylstilb- oestrol			
Orciprenalin- Isoprenalin	Alupent	0,01–0,04 m/kg s. c., i. m. 4–6× tägl. od. 0,1 µg/kg/min i. v. als Infusion oder 0,1–0,4 mg/kg p. o. 4–6× tägl. Beta-Sympathikomimetikum	

Kurzname Generic name	Handelsname	Dosierung Hauptindikationen	Kontraindikationen, Vorsichtsmaßnahmen, Komplikationen
0,p-DDD siehe Mitotane			
Orgotein	Palosein Peroxynorm	5 mg/Hd s. c. 1× pro Woche Antiphlogisticum	
Oabain s. K-Strophantin			
Oxacillin-Na	Cryptocillin	11–22 mg/kg p. o. 3× tägl. Antibiotikum	
Oxfendazol	Systamex Synanthic	10 mg/kg/d p. o. Anthelmintikum	
Oxycodon	Eukodal	1–20 mg/Hund s. c., i. m. Analgetikum	
Oxymorphon	Numorphan	0,1–0,2 mg/kg s. c., i. m., i. v. Analgetikum	
Oxytetracyclin	Terramycin	20 mg/kg p. o. 3× tägl. 7 mg/kg i. m. 2× tägl. Antibiotikum	Bei Welpen nicht vor Zahnwechsel verwenden
Oxytocin Vasopressin s. auch Desmopressin	Syntocinon Orasthin Pitressin Tannat	– 0,25–1 IE i. m., i. v.; Wiederholung nach 15–30 min Wehenschwäche – 2,5–5 IE/Hund s. c. alle 3 d Diabetes insipidus	
Pancuronium	Pavulon	0,06 mg/kg i. v. Muskelrela- xans	
Pankreasenzyme Pankreatin	Pankreon forte Pankreatan, Panzynorm Pankreatinpulver-Merck	1400–5600 mg/Mahlzeit = 1–3 Dragée/Hund 3 g pro 100 g Futtertrocken- substanz zur Vorverdau- ung, Exokrine Pankreasin- suffizienz	
Papaverin	Panergon	3–6 mg/kg s. c. 1–2× tägl. Spasmolytikum	
Paracetamol	ben-u-ron	125 mg/Hund p. o. 1–2× tägl.	
Paramunitäts- inducer	Pind-Orf Duphapind	1 ml/Hund über 2 Wochen	
Parathormon	Parathormon	5–40 USP-E. s. c., i. m., i. v. 2× tägl.	
D-Penicillamin	Trolovol Metalcaptase Cuprimin	10–20 mg/kg p. o. 2× tägl. Zystinsteine 125–250 mg/Hund p. o. auf 3× verteilt pro Tag, Anti- dot Schwermetallvergiftun- gen (Chelatbildner)	
Benzathine Peni- cillin-G	Penadur	40'000 IE/kg i. m. alle 5 d Antibiotikum	
Na- od. K Penicillin-G		40'000–120'000 IE/kg i. v. s. c. 4× tägl. 40'000 IE/kg p. o. (nicht mit Futter verabreichen)	keine alten wäßrigen Lö- sungen verwenden
Phenoxymethyl- penicillin Penicillin V	Beromycin	100–500 mg/Hd p. o. 3× tägl. (10 mg/kg)	

Kurzname Generic name	Handelsname	Dosierung Hauptindikationen	Kontraindikationen, Vorsichtsmaßnahmen, Komplikationen
Procain-Penicillin-G		20'000 IE/kg s. c., i. m.	
Pentamidine	Lomidin	Initial 2 mg/kg i. v.; im Verlauf von 15–20 Injektionen auf 4 mg/kg steigern. Vorteilhafterweise als Infusion geben langsam i. v. Leishmaniose	streng i. v. geben
Pentetrazol	Cardiazol	20–100 mg/Hund s. c., i. m., p. o. 2–4× tägl.	Krampfbereitschaft
Pentobarbital	Narcoren Vetanarkol Nembutal	20–35 mg/kg i. v. nach Wirkung, als Narkotikum 2,0–4,0 mg/kg i. v., Sedierung 80 mg/kg i. v., Euthanasie	
Phagenlysat v. Staphylokokken	Staphag-Lysat	1. Woche 0,1–0,25 ml/Hund s. c. wöchentlich Dosis um 0,1–0,25 ml steigern bis zur Erhaltungsdosis 0,5–2 ml/ Hund	Nicht registriert in der Bundesrepublik Deutschland und der Schweiz
Pethidin	Dolantin	10 mg/kg i. v., i. m., 3× tägl. Analgetikum	
Phenamidine	Oxopirvedin	15 mg/kg s. c. 1×; evtl. nach 48 h wiederholen Babesiose	
Phenobarbital	Luminal	– Initial 2–6 mg/kg i. v. bis zum Effekt, Status Epilepticus, Krämpfe Erhaltungsdosis 2 mg/kg p. o. 2× tägl., Epilepsie – 2 mg/kg p. o. 2× tägl. Sedativum	
Phenoxybenzamin	Dibenzyline Dibenzyran	0,25–0,5 mg/kg p. o. 3–4× tägl. Alphablocker	
Phenprocoumon	Marcoumar Marcumar	Initial 1–5 mg/kg p. o., dann Erhaltungsdosis nach Ausfall der Gerinnungstests adaptieren Antikoagulans	Gerinnungsstörung
Phenylbutazon = Butazolidin	Butazolidin	Initial 10 mg/kg p. o. 2× tägl. für 2–3 d; dann 5 mg/ kg p. o. 2× tägl. Antiphlogistikum	Knochenmarkschäden Leukozytenhemmung
Phenylephrin-HCl	Neosynephrin	0,15 mg/kg i. v. Vasokonstriktans	
Phenylpropanolamin	Dexatrim	1,5 mg/kg p. o. 2× tägl. Harninkontinenz Sympathikomimetikum	
Phenytoin	Epanutin Dilantin Zentropil	– 5–40 mg/kg p. o. 3× tägl. Antiepileptikum – 50–100 mg/Hund i. v. (max. Dosis 24 mg/kg) initial, dann 3–5 mg/kg p. o. 3× tägl. Antiarrhythmikum	

Kurzname Generic name	Handelsname	Dosierung Hauptindikationen	Kontraindikationen, Vorsichtsmaßnahmen, Komplikationen
Phytomenadion (Vit. K_1) Phyllochinon	Konakion	Initial 0,5–2 mg/kg i. v. od. 5–10 mg/Hund i. v. (30–50 mg Prednisolon vor- spritzen), dann 1–2 mg/kg p. o. 2× tägl. Antidot Cu- marole	Allergieerscheinung bei i. v. Applikation
Pindolol	Visken	0,01 mg/kg i. v. 3–4× tägl. 0,03–0,1 mg/kg p. o. 3–4× tägl. Betarezeptorenblocker	
Pipazetat	Selvigon	4–40 mg (3–30 Tropfen) pro Hund p. o. 3× tägl. Antitussivum	
Piperazin	Escovermin Piperoverm Vermicompren	150–250 mg/kg p. o. über 3 d Wiederholung alle 3 Wo- chen Anthelmintikum	
PMSG s. Serum- gonadotropin			
Piracetam	Nootrop Normobraïn	400 mg/Hund/d Hirnleistungsstörung alter Hunde	
Plasmaexpander:		*Volumensubstitution*	
Polypeptide Gelatinederivate	Haemaccel Gelafundin	10–20 ml/kg/d i. v.	
Dextran MG 60′000–70′000	Makrodex	10–20 ml/kg/d i. v.	Gerinnungsstörungen möglich bei hohen Dosen
Dextran MG 40′000	Rheomakrodex	5–10 ml/kg/d i. v.	
Hydroxyethylstärke in isot. NaCl-Lösung	HAES-steril 10 %	10–20 ml/kg/d i. v.	
Polividon-Jod oder Povidon-Jod	Betaisodona Braunol Betadine	äußerlich 1 : 10 bis 1 : 50 verdünnt	
Polymyxin-B		2 mg/kg i. m. 2× tägl. Antibiotikum	
Praziquantel	Droncit	5 mg/kg (1 Tablette pro 10 kg) p. o. Bandwurm- mittel	
Prazosin	Minipress	1 mg pro 15 kg p. o. 2–3× pro d Blutdrucksenkung bei Herzinsuffizienz Vasodila- tator arteriell u. venös	
Prednisolon wasserlöslich (Succinat)	Solu-Decortin-H Ultracorten-H Hostacortin H solubile	– 0,5–1 mg/kg i. v., i. m., 2× tägl. Allergien – 5–10 mg/kg i. v. wieder- holen nach 1, 3, evtl. 6 h, Schock	mit Breitspektrum- antibiotikum abschirmen
Prednisolon (Prednison) Tabletten	Decortin-H Hostacortin-H (Decortin)	– Ladedosis 0,5–1 mg/kg p. o. 2× tägl; Erhaltungs- dosis 1–2 mg/kg jeden 2. d Entzündungshemmung	Infektiöse Erkrankungen mit Breitspektrumantibioti- kum evtl. abschirmen, Po- lydipsie, Polyurie, Hepato-

Kurzname Generic name	Handelsname	Dosierung Hauptindikationen	Kontraindikationen, Vorsichtsmaßnahmen, Komplikationen
		– Ladedosis 2–4 mg/kg p. o. Erhaltungsdosis 2–4 mg/kg p. o. jeden 2. d, Immunsuppression, – 0,25 mg/kg/d p. o. Substitutionstherapie	pathie, Hecheln, Muskelschwund
Prethcamid	Micoren	0,1 ml/kg auf Zunge Atemstimulans	
Primidon	Mysoline Mylepsin Mylepsinum	10–25 mg/kg p. o. 2× tägl. je nach Wirkung Epilepsie	
Procainamid	Novocamid Pronestyl	10–12 mg/kg p. o. 4× tägl. 100 mg/Hd Bolus i. v. dann Infusion 10–40 µg/kg pro min oder 11–22 mg/kg i. m. 3× tägl. Antiarrhytmikum	AV-Block, Bradykardie
Proligeston	Delvosteron	20 mg/kg s. c. s. Packungsprospekt Gestagen	Diabetes mellitus
Promazin	Protactyl	2,4–4,4 mg/i. v., i. m. Tranquilizer	
Promethazin-HCl	Phénergan	0,2–1 mg/kg s. c., p. o. 2–3× tägl. Neuroleptikum, Antiemetikum	
Propionyl-promazin	Combelen	0,1–0,3 mg/kg i. v. s. c. i. m. Tranquilizer	Epilepsie Myelographie
Propranolol	Dociton Inderal	0,04–0,06 mg/kg i. v. 3× tägl. 0,2–1 mg/kg p. o. 3× tägl. Betarezeptorenblocker	Myokarddepression
Propylthiourazil	Thyreostat II	10–25 mg/Hund p. o. Thyreostatikum	besser Thiamazol verwenden
Prothipendyl	Dominal	2,5–10 mg/kg i. m. nach Wirkung, Antiallergikum Neuroleptikum	
Pyrantel-Base	Banminth Helmex	15 mg/kg p. o. 1×, nach 3 Wochen wiederholen, Anthelminthikum, Spul- und Hakenwürmer	
Pyridostigmin-bromid	Mestinon	0,1–3 mg/Hund s. c., i. m. 2–3× tägl.; 5–30 mg/Hund p. o. 2–3× tägl. Parasympathikomimetikum, Myasthenia gravis	
Pyridoxin Vitamin B$_6$	Benadon Hexobion	50–300 mg/Hd. p. o., s. .c.	
Pyrimethamin	Daraprim	initial 1 mg/kg p. o. für 3 d dann 0,25–0,5 mg/kg p. o. Toxoplasmose	
Quinidin s. Chinidin			

Kurzname Generic name	Handelsname	Dosierung Hauptindikationen	Kontraindikationen, Vorsichtsmaßnahmen, Komplikationen
Ranitidin	Zantic	1–2 mg/kg p. o. 2× tägl. H_2-Rezeptorenblocker	
Reserpin	Serpasil	2,5–5 mg/kg s. c. 2× tägl. Antihypertonicum/Antispasmolytikum	
Riboflavin Vit. B_2		10–30 mg/Hund p. o.	
Rifampicin	Rimactan Rifa	10 mg/kg/Hd p. o. Antibiotikum	
Rutin Rutosid	Birutan	50–100 mg/Hd. p. o. 2–3× tägl. Antihämorrhagikum	
Salazosulfapyridin Sulfasalazin	Azulfidin Salazopyrin	3–6 mg/kg p. o. 3–4× tägl. evtl. bis 15 mg/kg Kolitis, Antiinfektivum	Keratitis sicca
Serum-Gonado tropin (PMSG)	Anteron Intergonan	200–2000 IE s. c., i. m. über 3–4 d	
Silymarin	Legalon	35–70 mg/Hund 1–3× tägl. Hepatikum	
Beta-Sitosterin	Sitosterin Delalande	0,9–1,8 g/Hund (½–1 Beutel) p. o. 1–3× tägl. Prostatamittel	
Somatotropin	Grorm Nanormon	5 IE/Hund i. m. jeden 2. d	
Spiramycin	Rovamycin Selectomycin Suanovil (vet)	20–50 mg/kg p. o. auf 3–4× verteilt oder 15–25 mg/kg i. m., s. c. Antibiotikum	
Spironolacton	Aldacton	1–2 mg/kg p. o. 2× tägl. Diuretikum Aldosteronantagonist	
Stanazolol	Strombaject	25–50 mg/Hund i. m. 0,5–2 Tabletten p. o. 2× tägl.	
Stiboclucanat-Natrium	Pentostam	10–30 mg/kg i. v. (max. 50 mg/kg) 2× 10 Injektionen im Abstand von 10 d Leishmaniose	
Streptokinase	Kabikinase Streptase	Initial 250'000 IE/Hund i. v., dann 100'000 IE/Hund über 5–6 d, Antithrombotikum Fibrinolytikum	Allergisierung
Streptomycin		10–15 mg/kg s. c., i. m. Antibiotikum	Gehörschädigung
Strophantin	K-Strophantin Braun Kombetin	0,02–0,03 mg/kg i. v. verteilt auf 2–4 Einzeldosen im Abstand v. ½ h. Einleitung von rascher Digitalisierung b. Herzinsuffizienz	Bradykardie, Hypokaliämie Hyperkalzämie
Sulfonamide			
Sulfadiazin	Debenal	Initial 220 mg/kg p. o. dann 110 mg/kg p. o. 2× tägl.	
Sulfadimethoxin	Madribon Fanasil	25–50 mg/kg p. o., i. m., i. v.	
Sulfaguanidin		150–200 mg/kg p. o.	

Kurzname Generic name	Handelsname	Dosierung Hauptindikationen	Kontraindikationen, Vorsichtsmaßnahmen, Komplikationen
Sulfamerazin	Sulfamerazin	50 mg/kg p. o., i. m., s. c.	
Sulfasalazin s. Salazosulfapyridin			
Sulfathiazol	Cibazol Eleudron	60 mg/kg p. o. 6× tägl.	
Tannin albuminat	Tannalbin	½–1 Tablette/Hund p. o. 3–6× tägl., 0,03–0,1 g/kg p. o. Antidiarrhoikum	
Terbutalin	Bricanyl	2–5 mg/kg s. c., p. o. 2× tägl. Broncholytikum Beta-Sympathikomime- tikum	
Testosteron s. auch Methyltesto- steron	Durateston Primodian Testoviron	1–2 mg/kg s. c., i. m. Androgen	
Tetanus-Antiserum		1000–3000 IU/kg. i. v.	Allergie, zuerst Testdosis, 0,1 ml i. v. geben
Tetracyclin	Hostacyclin Achromycin	20 mg/kg p. o. 3× tägl. 1 mg/kg i. v., i. m., s. c., 2× tägl. Antibiotikum	
Tetramisol s. Levamisol			
Thenalidin mit Kalzium- glukonat-laktobionat	Sandosten-Ca	0,5–10 ml i. v. 1–3× tägl.	langsam spritzen, Herz auskultieren
Theophyllin s. Aminophyllin			
Thiabendazol	Thibenzole	– 50 mg/kg p. o. für 3 d Wiederholung in 1 Monat, Anthelminthi- kum, Filaroides	Erbrechen
	Minzolum Tiabenzol	– 10–20 mg/kg p. o. auf 2× verteilt 5–7 Wochen Rhinitis mycotica	
Thiarcetamid-Na Thiacetarsamid	Caparsolat	2,2 mg/kg i. v. 2× tägl. an 2 aufeinanderfolg. Tagen evtl. vorgängig mit Aspirin vorbehandeln Dirofilariose	in der Bundesrepublik Deutschland und der Schweiz nicht registriert Nieren- und Leberschäden, Lungenthrombose, perivas- kuläre Reizungen
Thiamin Vitamin B$_1$	Benerva, Betabion	10–20 mg/Hund p. o.	
Thiamylal	Surital	10–20 mg/kg i. v. nach Ef- fekt Kurznarkotikum	streng i. v., max. Konzentration 4 %
Thiethylperazin	Torecan	6,5 mg/10 kg i. v. oder Suppos. nach Wirkung Antiemetikum	
Thiopental	Pentothal Trapanal	20–30 mg/kg i. v. Kurznar- kosen	

Kurzname Generic name	Handelsname	Dosierung Hauptindikationen	Kontraindikationen, Vorsichtsmaßnahmen, Komplikationen
Thiotepa	Thio	0,5 mg/kg i. v. tägl. Für 10 d, oder 9 mg/m² i. v. od. intracavitär auf einmal oder 2–4 d verteilt Zytostatikum	Blutbildkontrolle
Tinidazol	Simplotan	150 mg/Hund p. o. 1× tägl. für 2–4 d Anaerobier- oder Giardieninfektion	
Tilidin	Valoron	¼–1 Kapsel/Hund 2–4× tägl. starkes Analgetikum	
Thromboplastin	Clauden	5–20 ml i. v., i. m. Gerinnungsstörungen	
Thrombin	Topostasin Stäbchen	500–1500 NIHE/Hund p. o. 3–6× tägl. lokales Hämostyptikum	
L-Thyroxin = Levothyroxin	Eltroxin Novothyral	0,025 mg/kg p. o., Dosis anpassen nach Wirkung	
Thyrotrophin (TSH)	Ambinon	5–10 IE pro Hund i. v. Test für Thyreoideafunktionsdiagnostik	
Triamcinolon Tabletten	Vetalog Delphicort Volon	0,05–0,1 mg/kg p. o. für 7 d Hautaffektionen Glukokortikoid	
TRH (Protirelin)	Thyroliberin TRH Ferring TRH Roche	Test 0,2 mg/Hd. i. v., Test für Thyreoideafunktion	
Trichlormethiazid	Esmarin	1–4 mg/Hund p. o. 1–2× tägl. Saluretikum	
Triflupromazin	Psyquil	0,25–0,5 mg/kg i. m. 0,5–1 mg/kg p. o. 1–2× tägl. Antiemetikum, Tranquilizer	Schockgefahr
Trimethoprim + Sulfadiazin	Tribrissen Triglobe	15–30 mg/kg (bezogen auf beide Substanzen) p. o. 1–2× tägl.	
Trimethoprim + Sulfadimidin	Vetanium	siehe oben	
Trimethoprim + Sulfadoxin	Borgal	15 mg/kg (bezogen auf beide Substanzen) i. m., s. c.	
Trimethoprim + Sulfamethoxazol	Bactrim Eusaprim	15 mg/kg 2× tägl., oder 30 mg/kg 1× tägl., p. o. (bezogen auf beide Substanzen)	
Trofosfamid	Ixoten	2–3 mg/kg p. o. Zytostatikum	
TSH s. Thyrotropin			
Tylosin	Tylan	10–25 mg/kg 3× tägl. evtl. Prämix für Schweine einsetzen, Maximaldosis bei Kolitis 60–80 mg/kg	
Verapamil	Isoptin	0,1–0,3 mg/kg i. v.; Maximaldosis pro Hund 5 mg 0,5–1 mg/kg p. o. 3× tägl. Vasodilatans	

Kurzname Generic name	Handelsname	Dosierung Hauptindikationen	Kontraindikationen, Vorsichtsmaßnahmen, Komplikationen
Vetrabutin-HCl	Monzal	10–50 mg/Hund i. m., 20–100 mg als suppos. Partusverkürzung	
Vinblastin	Velb	3 mg/m² i. v. 1× pro Woche 0,1–0,5 mg/kg i. v. 1× pro Woche Zystostatikum	
Vincristin	Oncovin Vincristin	0,025–0,05 mg/kg oder 0,5 mg/m² i. v. 1× pro Woche Zytostatikum bei Immunthrombozytopenie	
Vitamin A Retinol	Arovit Vogan	400 IE/kg p. o. für 10 d	
Vitamin B$_{12}$ Cyanocobalamin	Berubi	100–200 µg/Hund s. c., p. o.	
Vitamin D s. Cholecalciferol		30 IE/kg p. o. für 10 d	
Vitamin E Tocopherol		400 mg/Hund p. o.	
Warfarin-Na	Coumadin	initial 0,25 mg/kg p. o. 1–2 × tägl., sobald Gerinnungswerte verdoppelt auf Erhaltungsdosis ca. 0,05–0,1 mg/kg/d gehen, Antikoagulans, Thrombose	Blutungsneigung
WHO-Lösung	Normolytoral Tarisit	Ad libitum p. o. anbieten Austrocknung, Durchfall, Elektrolytersatz	
Wismut(-nitrat, -gallat, -carbonat)		0,3–3,0 g/Hund p. o. (½–2 Teelöffel) Antidiarrhoikum	
Wurmmittel s. *Tab. 18.7*			
Xylazin	Rompun	1 mg/kg i. v. 1–2 mg/kg s. c., i. m. Sedativum-Analgetikum	

29.3 *Arzneimittelübersicht*

Diese Liste erhebt keinen Anspruch auf Vollständigkeit. Die Angaben ändern von Land zu Land. Eine Reihe der aufgeführten Präparate sind in der Bundesrepublik Deutschland, der Schweiz oder Österreich nicht zugelassen (Arzneimittelgesetze beachten für Beschaffung aus dem Ausland).

Handelsname	Firma	Generic name / Kurzname
Acethropan (Depot)	Hoechst	ACTH-Corticotrophin
Acidophilus-Zyma	Zyma	Stoffwechselprodukte von Acidophilus Bakterien
Aci-steril	Heyl	Methenamin
Adrenoxyl	Nordmark	Cabazochrom
Adriblastin	Farmitalia	Doxorubicin

Handelsname	Firma	Generic name / Kurzname
AErrane	BOC	Isofluran
Akne-Aid-Lotion	Stiefel	Benzoylperoxyd
Albiotic	Upjohn	Lincomycin
Albothyl	Byk Gulden	Kondensationsprodukt aus sulfoniertem Metakresol u. Formaldehyd
Aldactone	Boehringer Mannheim, Searle	Spironolacton
Aldocorten	Ciba	Aldosteron
Allopurinol	Siegfried	Allopurinol
Alu-Cap Kapseln	Kettelhack-Riker	Aluminiumhydroxid
Alucol	Wander	Aluminiumhydroxid, Mg-hydroxid
Aludrin	Boehringer Ingelheim	Isoprenalin
Aludrox	Wyeth	Aluminiumhydroxid
Alupent	Boehringer Ingelheim	Orciprenalin Isoprenalin
Ambinon	Organon	Thyrotrophin
Amblosin	Hoechst	Ampicillin
Aminophyllin	Promonta	Theophyllin u. Aethylendiamin
Amipaque	Schering	Metrizamid
Amoxypen	Grünenthal	Amoxicillin
Ampho-Moronal = Amphotericin B	Heyden	Amphotericin B
Ampi-Sleecol	Albrecht	Ampicillin
Amuno	MSD	Indometacin
Amynin	Iffa-Merieux	Eiweißlösung
Anabolin	Amino (CH)	Nandrolon
Ancylol	Cyanamid-Lederle	Disophenol
Androcur	Schering	Cyproteron
Ancotil	Roche	Flucytosine
Anovlar 21	Schering	Norethisteronazetat Aethinylöstradiol
Anteron	Schering	Serum-Gonadotropin-PMSG
Antidotum Thalii-Heyl	Heyl	Eisen(III)-hexa-cyanoferrat (II)
Anvitoff	Knoll	Tranexamsäure
Apomorphin Woelm	Woelm Pharma	Apomorphin
Apranax	Syntex	Naproxen
Apresolin s. Slow-Apresolin	Ciba	Hydralazin
Arovit	Roche	Retinol, Vitamin A
Arterenol	Hoechst	Noradrenalin Levarterenol
Arumalon	Robapharm	Extrakt aus Knorpelgewebe u. Medulla ossis rubra
Aspririn	Bayer	Acetylsalicylsäure
Astonin-H	Merck	Fludrocortison
A. T. 10	Bayer	Dihydrotachysterol

Handelsname	Firma	Generic name / Kurzname
Atropinum sulfuricum	Thilo, Cascan	Atropinsulfat
Augmentan	Beecham	Amoxicillin Clavulansäure
Aureomycin	Lederle	Chlortetrazyklin
Aureothan	Byk Gulden	Aureothioglukose
Avacan	Asta	Camylofin
Avil	Albert Roussel	Pheniramin
Azulfidine	Pharmacia	Salazosulfapyridin = Sulfasalizin
Babylax	Dentinox	Glyerin
Bactisubtil	Merrell Pharma	keimfähige Sporen des Bacillus I P 5832
Bactrim	Roche	Trimethoprim Sulfamethoxazol
BAL		Dimercaprol
Baldrian-Dispert	Lyssia	Trockenkonzentrat aus Radix Valerianae
Banminth Paste	Pfizer	Pyrantelpamoat
Baycillin	Bayer	Propicillin
Bellergal	Sandoz	Ergotamin L-Hyoscyamin Phenobarbital
Benadon	Roche	Pyridoxin/Vitamin B_6
Benadryl	Parke-Davis	Diphenhydramin
Benerva	Roche	Thiamin, Vitamin B_1
Benoxyl 20 Lotion	Stiefel	Benzoylperoxyd
ben-u-ron	bene Arzneimittel	Paracetamol
Bepanthen	Roche	Panthenol
Berenil	Hoechst	Diamidin n. zugelassen Bundesrepublik Deutschland
Beriplast	Behring	Blutgerinnungsfaktoren Gewebeklebung f. Blutungen
Beromycin	Boehringer Ingelheim	Phenoxymethylpenizillin
Berubi	Heyl	Cyanocobalamin Vit. B_{12}
Betabion	Merck	Thiamin, Vitamin B_1
Betadine	Mundipharma	Polyvidon-Iod Povidon-Iod
Betaisodona	Mundipharma	Polyvidon-Iod Povidon-Iod
Betnesol Betnovate	Glaxo	Betamethason
Bifex	Bayer	Apacarb
Biloptin Solu-Biloptin	Schering	Natriumiopodat
Binotal	Bayer	Ampicillin
Birutan	Merck	Rutin/Rutosid
Bisolvon	Thomae Boehringer Ingelheim	Bromhexin-HCL
Bisolvonamid	Boehringer Ingelheim	Bromhexin + Sulfonamid
Bonamine	Pfizer	Meclozine
Borgal	Hoechst	Trimethoprim + Sulfadoxin
Braunol	Braun Melsungen	Polividon-Iod Povidon-Iod

Handelsname	Firma	Generic name / Kurzname
Brevimytal	Lilly	Methohexital
Bricanyl	Astra Chemicals	Terbutalin
Brocadopa	Merckle	Levodopa
Bromural	Knoll	Bromisoval
Broncho-Noleptan	Thomae	Bromhexin u. Feminoben
Buscopan composit.	Boehringer Ingelheim	Hyoscin-N-butylbromid und Metamizol
Butazolidin		Phenylbutazon
Bykohepar	Byk Gulden	Clanobutin-Na
Cadimun Pind	WDT	Paramunitätsinducer
Calciumedetat-Heyl	Heyl	Edetinsäurepräparat (Ca-Na$_2$-EDTA)
Calcium-Vitis	Neopharma	Edetinsäure
Calmerphan-L	Siegfried	Dextromethorphan
Calo-Pet	Chassot	Vitamin-Mineralstoff Ergänzungsfutter
Canesten	Bayer	Clotrimazol
Caparsolate	Abbot	Thiacetarsamide-Na
Cardiazol	Knoll	Pentetrazol
Caricid	Cyanamid-Lederle	Diethylcarbamazin
Cebion	Merck	Ascorbinsäure
Cedur	Boehringer Mannheim	Bezafibrat
Cefaseptin	Chassot	Cefalexin
Ceporexin	Hoechst/Glaxo	Cefalexin
Cepovenin	Hoechst/Glaxo	Cefalotin
Cerumenex	Mundipharm	Mundidol (Cerumenolyticum)
Chelintox	Hausmann	Natriumcalciumedetat mit Vit. C
Chinin	Cascan	Chininum- HCl
Chinidin-Duriles	Astra	Chinidin
Chondrosulf	IBSA	Na-Chondroitin-Sulfat
Cibazol	Ciba	Sulfathiazol
Citarin	Bayer	Levamisol
Clamoxyl	Beecham	Amoxicillin
Clauden	Luitpold	Thromboplastin
Clinovir	Upjohn	Medroxyprogesteron
Clont	Bayer	Metronidazol
Codeinum phosphoric Compretten	Cascan	Codeinum phosphoricum
Codipront	Mack	Codein u. Phenyl-Toloxamin
Colistin-parenteral Tabletten	Grünenthal	Colistin
Combelen	Hoechst	Propionyl-Promazin
Comital	Bayer	Phenytoin und Methylphenobarbital, mit Phenobarbital
Comital L		
Conducton	Klinge	Carazolol
Coramin	Ciba	Nicethamid
Cormed	Schwarzhaupt	Nicethamid
Corsodyl	ICI	Chlorhexidin Mundwasser

Handelsname	Firma	Generic name / Kurzname
Cortexilar (vet)	Grünenthal Veterinaria	Paramethason Flumethason, Dimethylsulfoxyd
Cortrosyn	Organon	ACTH, Corticotrophin Tetracosactid
Coumadin	Merrell	Warfarin Natrium
Crasnitin	Bayer	L-Asparaginase
Cryptocillin	Hoechst	Oxacillin
Curarin-Asta	Asta	Tubocurarin
Cyclostin	Farmitalia	Cyclophosphamid
Cyflee	Cyanamid Boehringer Ingelheim	Cythioat
Daktar	Janssen	Miconazol
Dapotum D	Heyden	Fluphenazindecanoat
Dapson	Saarstickstoff-Fatol	Diaphenylsulfon Sulfonyldianilin
Debenal	Bayer	Sulfadiazin Sulfamerazin
Decadron	MSD	Dexamethason
Deca-Durabolin	Organon	Nadrolon decanoat
Decapeptyl	Ferring	Gonadorelin
Decortilen	Merck	Prednyliden
Decortin-H	Merck	Prednisolon
Decortin	Merck	Prednison
Dekelmin	ICI	Methyridin
Delphicort Kristallsuspension	Lederle	Triamcinolon
Delta-Butazolidin		Phenylbutazon und Prednisolon
Delvosteron	Gist-Brocades	Proligeston
Depot-Clinovir	Upjohn	Medoxyprogesteron
Depot-Medrate	Upjohn	Methylprednisolon
Depot-Acethropan	Hoechst	Corticotrophin
Depo Novadral	Gödecke	Norfenefrin
Dexadreson	Vemie, Nobilis	Dexamethason
Dexatrim	Sauter	Phenylpropanolamin
Diamox	Lederle	Azetazolamid
Dibenzyran	Röhm-Pharma	Phenoxybenzamin
Dibenzylin	Smith Kline & French	Phenoxybenzamin
Diclofenamid	Mann	Diclofenamid
Diffusom	Chassot	Hyaluronidase
Digimed	Trommsdorff	Digitoxin
Digimerck	Merck	Digitoxin
Dimazon (vet)	Hoechst	Furosemid
Disorat 10	Boehringer Mannheim	Metipranolol
Dithizon	Merck Abt. Chemikalien	Diphenylthiocarbazon
Ditripentat (DTPA)	Heyl	Calcium-Trinatriumpentetat
Dobutrex	Lilly	Dobutamin
Dociton	ICI-Pharma	Propanolol
Dolantin	Hoechst	Pethidin

Handelsname	Firma	Generic name / Kurzname
Dominal	Boehringer Ingelheim	Prothipendyl
Dona 200 S -Retard-Dragees. compositum	Opfermann	D-Glucosaminsulfat
Dopamin -Giulini, Dopamin	Giuliani Pharma	Dopamin
-Nattermann	Nattermann	Dopamin
Dopram-V	Albrecht Willow Francis	Doxopram-HCl
Doryl	Merck	Carbachol
Dramamine	Searle	Dimenhydrinat
Droncit	Bayer	Praziquantel
Duoprim	Coopers	Trimethoprim-Sulfadoxin
Duphalac	Duphar	Lactulose
Duphapind	Salesbury Lab.	Paramunitätsinducer
Durabolin	Organon	Nandrolon-phenylpropionat
Durateston	Vemie	Testosteronproplonat -isocapronat -decanoat
Durenat	Bayer-Schering	Sulfametoxydiazin
Ectoral	Pitman-Moore	Fenchlorphos
EDTA-Lösung	Hameln	Edetinsäure (EDTA)
Effortil	Boehringer Ingelheim	Etilefrin
Eftapan	Merckle	Eprazinon
Efudix	Roche	5-Fluorouracil
Ekluton	Vemie	Choriongonadotropin (HCG)
Elohäst	Hormonchemie	Polyhydroxyethylstärke
Eltroxin	Glaxo	L-Thyroxin
Emtryl	Specia	Dimetridazol
Endoxan	Asta	Cylophosphamid
Entereo Teknosal	Taco	Siliciumdioxid
Epanutin	Parke Davis	Phenytoin
Epidropal	Fresenius	Allopurinol
Epigen	Therapogen	Rinderepiphysenextrakt
Epsilon-Amino- capronsäure	Roche	Epsilon-Aminocapronsäure
Ergotren	Merck	Ergometrin Ergocristin
Erycinum	Schering	Erythromycin
Erythrocin	Abbot	Erythromycin
Escovermin	Streuli	Piperazin
Esidrex	Ciba	Hydrochlorothiazid
Esmarin	Merck	Trichlormethiazid
Ethrane	Abbott	Enfluran
Eukodal	Merck	Oxycodon
Eulipos	Boehringer Mannheim	Dextrothyroxin
Euphyllin	Byk Gulden	Theophyllin Aethylendiamin
Eusaprim	Wellcome	Trimethoprim- Sulfamethoxazol

Handelsname	Firma	Generic name / Kurzname
Felden	Pfizer	Piroxicam
Fenistil	Zyma	Dimetinden maleat
Fentanyl	Janssen	Fentanyl
Ferrofolsan	Kali-Chemie	Ferroglukonat Folsäure
Fibrospum	Promonta	Fibrinschaum Thiomersal
Finadyn	Schering Tad Pharmazeut. werk	Flunixin-Meglumine
Flagyl	Rhône-Poulenc	Metronidazol
Florinef	Squibb	Fludrocortison
Fluimucil 100/200	Inpharzam	Acetylcystein
Fluoro-uracil	Roche	5-Fluorouracil
Fluroblastin	Farmitalia	5-Fluorouracil
Forene	Abbot	Isofluran
Fortecortin Fortecortin-Kristallsuspension	Merck	Dexamethason
Frieso-Gent	Coopers	Gentamicin
Fucidin	Leo Boehringer Ingelheim	Fusidinsäure
Fulcin S	ICI Pharma	Griseofulvin
Fungizone	Squibb	Amphotericin B
Furadantin	Röhm Pharma	Nitrofurantoin
Furosemid 40 Stada	Stada Chemie	Furosemid
Gabiotan	Albrecht	Biotin
Gelafundin	Braun Melsungen	Gelatine-Plasmaexpander
Gentasun	Albrecht	Gentamicin
Gestafortin	Merck	Chlormadinonacetat
Gingicain M	Hoechst	Tetracain Benzalkoniumchlorid, Frigen
Gingisan	Chassot	Chlorhexidin zur Gingivapflege
Glaupax	Dispersa	Acetazolamid
Glucagon	Lilly	Glucagon
Glucantime	Rhône-Mérieux	Meglumin-Antimonat
Granicarbon	Streuli	Sulfaguanidin
Grorm	Serono	Somatotropin
Gumbix	Kali-Chemie	p-Aminomethylbenzoesäure
Haemaccel	Behring Institut	Polypeptid-Plasmaexpander
Haemostypticum Revici	Schwarzhaupt	n-Butanol Acid. citrium
HAES-steril 10 %	Fresenius	Hydroxyäthylstärke in isot. NaCl-Lösung
Haldol	Janssen	Haloperidol
Helfergin	Promonta	Meclofenoxat-HCL
Hetrazan	Lederle	Diethylcarbamazin
Hexobion	Merck	Pyridoxin Vitamin B_6
Hibitan	ICI	Chlorhexidin
Hiprex	Riker 3M	Methenaminmandelat
Hostacortin	Hoechst	Prednison

Handelsname	Firma	Generic name / Kurzname
Hostacortin H		Prednisolon
Hostacortin H solubile	Hoechst	Prednisolonsuccinat
Hostacyclin	Hoechst	Tetracyclin
Hyalovet	F. I. D. I. A. s. p. A. Abano Terme	Natrium hyaluronicum
Hydergin	Sandoz	Dihydroergocornin Dihydroergocristin Dihydroergokryptin
Hydrea	Squibb	Hydroxyurea
Hydrocorton	MSD	Hydrocortison
Hygroton	Geigy	Chlortalidon
Hypnomidate	Janssen	Etomidat
Hypnorm	Janssen	Fluanison und Fentanyl
Imaverol	Janssen	Enilconazol
Imizol	Wellcome Coopers	Imidocarb
Imodium	Janssen	Loperamid
Impletol	Bayer	Procain Coffein
Imuran Imurek	Wellcome	Azathioprin
Inderal	ICI	Propranolol
Indocid	MSD	Indometacin
Inhibin		Aprotinin (Proteaseninhibitor)
Intergonan	Vemie	Serum-Gonadotropin (PMSG)
Isoket-Salbe	Schwarz, Liestal (CH)	Nitratsalbe
Isoptin	Knoll	Verapamil
Isozid	Saarstickstoff-Fatol	Isoniazid
Isuprel	Winthrop	Isoprenalin
Itinerol B_6	Galenica Vetret.	Meclozin
Ivomec	MSD Ag Vet.	Ivermectin
Ixoten	Degussa	Trofosfamid
Jacutin	Hermal	Lindan
Jatropur	Röhm Pharma	Triamteren
Jetrium	Hek Ampullen in Deutschland nicht im Handel	Dextromoramid
Kabikinase	Kabivitrum	Streptokinase
Kalinor-retard P	Nordmark	Kaliumchlorid
Kantrex	Bristol	Kanamycin
Kaopectate N Suspension	Upjohn	Neomycin, Kaolin, Pektin
Keflex	Lilly	Cephalexin
Keflin	Lilly	Cephalotin Na
Ketalar Ketanest Ketavet	Parke Davis	Ketamin
Kinetin	Schering	Hyaluronidase
Kinidin Duriles	Astra	Chinidin
Klinomycin	Cyanamid-Lederle	Minocyclin
Kombetin	Boehringer Mannheim	k-Strophantin

Handelsname	Firma	Generic name / Kurzname
Konakion	Roche	Phytomenadion, Vitamin K_1
Kontexin	Leo	Phenylpropanolamin-HCl
Kryptokur	Hoechst	Gonadotropin-Releasing-Hormon
Laevilac	Atmos	Lactulose
Lanicor	Boehringer Mannheim	Digoxin
Lanitop	Boehringer Ingelheim	Metildigoxin
Largactil	Rhône-Poulenc	Chlorpromazin
Larodopa	Roche	Levodopa
Lasix	Hoechst	Furosemid
Laurabolin	Vemie Nobilis	Nandrolonlaurat
Legalon	Madaus	Silymarin
Lenoxin	Wellcome	Digoxin
Lethidrone	Wellcome	Nalorphinhydrobromid
Leukeran	Wellcome	Chlorambucil
Librax	Roche	Chlordiazepoxid und Clinidium
Librium	Roche	Chlordiazepoxid
Likuden-M	Casella-Riedel	Griseofulvin
Lincocin	Upjohn	Lincomycin
Lipo-Merz	Merz & Co.	Etofibrat
Liquemin	Roche	Heparin
Litarex	Dumex	Lithiumcitrat
Lobelin »Ingelheim«	Boehringer Ingelheim	Lobelin-HCl
Logenta	Iffa Mérieux	Gentamicin
Lomidin	Rhône-Poulenc	Pentamidine
Longizid	Chassot	Diäthylcarbamazin
Lopatol	Ciba-Geigy	Nitroscanat
Lopirin	Squibb	Captopril
Lotagen s. Albothyl		
Luminal	Bayer	Phenobarbital
Lysodren	Bristol Lab.	o, p, D. D. D. oder Mitotane
Madribon	Roche	Sulfadimethoxin
Macrodex	Schiwa Pharmacia	Plasmaexpander Dextrane
Mansonil (vet)	Bayer	Niclosamid
Marcoumar Marcumar	Roche	Phenoprocoumon
Masterid	Grünenthal	Drostanolon
Medrate Medrol	Upjohn	Methylprednisolon
Megaphen	Bayer	Chlorpromazin
Megestat	Bristol	Megestrolacetat
Mercaptyl	Knoll	D-Penicillamin
Mestinon	Roche	Pyridostigminbromid
Metalcaptase	Heyl	Penicillamin
Metamucil	Searle	Mucilago plantaginis
Methotrexat	Lederle	Methotrexat

Handelsname	Firma	Generic name / Kurzname
Micoren	Geigy	Crotethamid Cropropamide
Millicorten	Ciba	Dexamethason
Minipress	Pfizer	Prazosin
Minocin	Lederle	Minocyclin
Minrin	Ferring	Desmopressin
Minzolum	MSD	Thiobendazol
Monocortin	Grünenthal	Paramethason
Monzal	Thomae	Vetrabutin-HCl
Moronal	Heyden	Nystatin
Motilium	Janssen	Domperidon
Muco Sanigen Granulat	Beecham-Wülfing	Acetylcystein
Muskel Trancopal	Winthrop	Chlormezanon
Mylepsinium, Mylepsin	ICI Pharma	Primidon
Myleran	Wellcome	Busulfan
Myofer 100	Hoechst	(Eisen[III]-hydroxid)- Dextran Eisen-Dextrankomplex
Mysoline	ICI	Primidon
Nanormon	Hormonchemie	Somatotropin
Naprosyn	Syntex	Naproxen
Narcan	Du Pont de Nemours	Nalaxon
Narcanti	Winthrop	Nalaxon
Narcoren	Iffa-Mérieux	Pentobarbital
Natriumfluorid 25 Baer	Dr. Baer	Natrium fluoratum
Nembutal	Abott	Pentobarbital
Neosynephrin	Winthrop	Phenylephrin
Neoteben	Bayer	INH, Isoniazid
Niagestin	Novo	Megestrolacetat
Nizoral	Janssen	Ketokonazol
Noleptan	Thomae	Fominoben
Nootrop	UCB	Piracetam
Normabraïn	Casella-Riedel	Piracetam
Normolytoral	Gebro, Fieberbrunn, Österreich	WHO-Lösung
Novadral retard	Gödecke	Norfenefrin
Novalgin	Hoechst	Metamizol Dipyrone
Novocamid	Hoechst	Procainamid
Novothyral	Merck	Levothyroxin Liothyronin
Nuran	Frosst-Pharma	Cyproheptadin
Oncovin	Lilly	Vinca Alkaloide Vincristin, Vinblastin
Optochinidin retard	Boehringer Mannheim	Chinidin-bisulfat
Orasthin	Hoechst	Oxytocin
Orbenin	Beecham	Cloxacillin
Osmofundin	Boehringer Mannheim	Mannitol Lösung
Ospolot	Bayer	Sultiam
Ossin	Grünenthal	Natriumfluorid
Otiprin	Chassot	Ohrentropfen

Handelsname	Firma	Generic name / Kurzname
Otriven	Ciba	Xylometazolin Nasentropfen
Ovalan	Chassot	Megestrolacetat
Oxopirvedine	Rhône-Poulenc Mérieux	Phenamidine (in der Bundesrepublik Deutschland nicht zugelassen)
P. G. 600	Nobilis	Choriongonadotropin (HCG)
Palfium	Janssen	Dextromoramid
Palosein siehe Peroxinorm	Grünenthal	Orgotein
Panacur Suspension	Hoechst	Fenbendazol
Panalog	Ciba-Geigy	Nystatin, Neomycin, Thiostrepton, Triamcinolon
Panergon	Mack-Pharma	Papaverin
Pankreatan forte	Brunnengräber	Pankreasenzympräparat
Pankreoflat	Kali-Chemie	Pankreatin, Amylase, Protease, Dimethylpolysiloxan
Pankreatinpulver	Merck	Pancreasenzympräparat
Pankreon 700	Kali-Chemie	Pankreasenzym Präparat
Panzynorm forte	Nordmark Knoll	Pankreatin, Lipase, Trypsin Chymotrypsin, Amylase, Pepsin Aminosäurenhydrochloride
Paraxin	Boehringer Mannheim	Chloramphenicol
Parlodel	Sandoz	Bromocryptin
Paspertin	Kali-Chemie	Metoclopramid
Penbritin	Beecham	Ampicillin
Pentostam	Wellcome Foundation, Fa. Coopers	Stiboglucanat-Natrium
Pentothal	Dtsch. Abbott Boehringer Ingelheim	Thiopental
Penthrane	Abbott	Methoxyfluran
Percorten Percorten M (Depot)	Ciba	Desoxycorten DOC-pivalat
Peremesin	Heyden Squibb	Meclozin
Perlutex	Boehringer Ingelheim Leo	Medroxyprogesteronacetat
Peroxinorm	Grünenthal	Orgotein
Perphyllon	Homburg Degussa	Etofyllin, Theophyllin Papaverin, Atropin
Persantine	Boehringer Ingelheim	Dipyridamol
Pevaryl	Cilag	Econazol
Pevet	Cilag	Econazol
Phénergan	Rhône-Poulenc	Promethazin-HCl
Pimafucin	Basotherm	Natamycin
Piperazin-Paste	Wirtschaftsgenossenschaft dtsch. Tierärzte	Piperazincitrat
Pitressin Tannat	Parke-Davis	Vasopressin-tannat
Polamivet L-Polamidon	Hoechst	Methadon
Ponstan	Parke Davis	Mefenaminsäure
Pravidel	Sandoz	Bromocriptin

Handelsname	Firma	Generic name / Kurzname
Predni F-Tablinen	Sanorania	Dexamethason
Primobolan Depot	Schering	Metenolon
Primodian	Schering	Testosteronönanthat Oestradiolvalerianat
Primogonyl	Schering	Choriongonadotropin (HCG)
Proglycem	Essex Pharma	Diazoxid
Progynon	Schering	Estradiol
Prolan E	Bayer	Choriongonadotropin (HCG)
Proluton Depot	Schering	Hydroxyprogesteron
Pronestyl	Squibb	Procainamid
Prostigmin	Roche	Neostigmin
Protactyl	Wyeth	Promazin
Protirelin	Roche, Ferring	TRH
Provera	Upjohn	Medroxyprogesteron
Proxen	Syntex	Naproxen
Proviron	Schering	Mesterolon
Psyquil	Heyden	Triflupromazin
Quantalan	Bristol	Colestyramin
Reasec	Janssen	Diphenoxylat
Reducdyn	Nordmark	Citiolen, Cystein, Fructose
Reducto	Temmler	Dinatrium-hydrogenphosphat-dihydrat, Kaliumdihydrogen-phosphat
Refobacin	Merck	Gentamicin
Relisorm-L	Serono	Gonadorelin
Resochin	Bayer	Chloroquin
Retardon	Chassot	Sulfarerinum
Rheomacrodex	Schiwa Hausmann (CH)	Plasmaexpander Dextrane
Rifa	Grünenthal	Rifampicin
Rimactan	Ciba	Rifampicin
Rimifon	Roche	INH, Isoniazid
Ritalin	Ciba	Methylphenidat
Robinul	{ Brenner D } { Robins CH }	Glycopyrroniumbromid
Rompun	Bayer	Xylazin
Rota-TS	Chassot	Trimethoprim, Sulfadimidin
Rovamycine	Rhône-Poulenc	Spiramycin
Rumalon	Robopharm	Knorpelextrakte
Salazopyrin	Pharmacia	Sulfasalazin
Saltucin	Boehringer Mannheim	Butizid
Sandimmun	Sandoz	Ciclosporin-A
Sandosten-Calcium	Sandoz	Thenalidin Kalziumglukonatlaktobionat
Sanoma	Heilit	Carisoprodol
Scherisolon-Kristallsuspension	Schering	Prednisolon
Scoloban	Wellcome	Bunamidin-HCl
Sedalin	Chassot	Acepromazin
Sedo-Metril	Albrecht	Medroxyprogesteronacetat-MPA
Selectomycin	Grünenthal	Spiramycin

Handelsname	Firma	Generic name / Kurzname
Serpasil	Ciba	Reserpin
S-hydril	Laves	Natriumthiosulfat
Simplotan	Pfizer	Tinidazol
Sintrom	Ciba-Geigy	Acenocoumarol
Sitosterin Delalande	Delalande	Sitosterin
Slow-Apresolin 50	Ciba	Hydralazin
Sobelin	Upjohn	Clindamycin
Solu Cortef	Upjohn	Hydrocortisonsuccinat
Solu-Decortin H	Merck	Prednisolonsuccinat
Solu-Medrol	Upjohn	Methylprednisolon
Spasmentral	Janssen	Benzetimid
Stagloban	SHL Hoechst	Immunglobulinkonzentrat
Staphag Lysate	Delmont Lab. Swarthmore USA	Phagen-lysierte Staphylokokken
Streptase	Behringwerke	Streptokinase
Strombaject	Winthrop	Stanozolol
Strychninum nitricum „Buchler"	Buchler	Strychnin
Suacron (vet)	Boehringer Mannheim	Carazolol
Suanatem	Iffa Mérieux	Spiramycin u. Metronidazol
Suanovil (vet)	Vemie	Spiramycin
Suigonan (vet)	Vemie	Serum- u. Choriongonadotropin (PMSG/HCG)
Sulfactin	Homburg	Dimercaprol
Suprarenin	Hoechst	Adrenalin-Epinephrin
Surital	Parke Davis	Thiamylal
Surolan	Janssen	Miconazol, Polymyxin-B, Prednisolon
Synulox	Beecham	Amoxicillin, Clavulansäure – potenziert
Synacten	Ciba	Corticotropin, ACTH
Synantic	Syntex	Oxfendazol
Syntocinon	Sandoz	Oxytocin
Systamex	Wellcome	Oxfendazol
Tacholiquin	bene-Arzneimittel	Tyloxapol
Tachostyptan	Hormon-Chemie	Lipidthromboplastin
Tagamet	Smith-Kline	Cimetidin
Taktic	FCB Ltd Hauxton GB	Amitraz
Tannalbin	Nordmark	Tanninalbuminat
Tardastren	Synthex	Delmadinonacetat
Tarisit	Byk Gulden	WHO-Lösung
Tauredon	Byk Gulden	Aurothiomalat-Na
Tegretal	Geigy	Carbamazepin
Telmid	Lilly	Dithiazianinjodid
Telmin	Janssen	Mebendazol
Tensilon	Roche	Edrophonium
Tensolvet	Albrecht	Heparin-Na, Mentholsalbe
Terramycin	Pfizer	Oxytetrazyklin
Testoviron-Depot	Schering	Testosteronpropionat und Testosteronenatat

Handelsname	Firma	Generic name / Kurzname
Tetraseptin	Chassot	Tetracyclin-HCl
Thiamazol	Henning, Berlin Globopharm	Thiamazol (Methimazol)
Thibenzole (vet)	Merck, Sharp & Dohme Therapogen Werk	Thiabendazol
Thiogenal	Merck	Methitural
Thiotepa	Lederle	Thiotepa
Thybon	Merck	Liothyronin
Thyreostat	Herbrand	Methylthiouracil
Thyroliberin 200	Merck	TRH, Protirelin
Ticarda	Hoechst	Normethadon-Epinephrin
Tiguvon	Bayer	Fenthion
Tomanol	Byk Gulden	Phenylbutazon
Tonol	Schering	Mesterolon, Tocopherol Yohimbin, Strychnin, Magnesiumnicotinat
Tonophosphan	Hoechst	Toldimfos
Topostasin	Roche	Thrombin
Torecan	Sandoz	Thiethylperazin
Toxogonin	Merck	Inidoxin Obidoxim
Trapanal	Byk Gulden	Thiopental
Trasylol	Bayer	Aprotinin, Kallikrein-Inaktivator
TRH	Ferring, Roche	Protirelin
Tribrissen	Wellcome	Trimethoprim Sulfadiazin
Triglobe	Astra Chemicals	Trimethoprim Sulfadiazin
Trolovol	Bayer/Degussa	D-Penicillamin
Tylan 50 Tylan 200	Elanco, Lilly	Tylosin
Tylenol	Johnson & Johnson	Paracetamol
Ulcumel	Mack	Procainglukosid Phenobarbital Atropin
Ultracorten-H	Ciba	Prednisolon wasserlöslich
Uralyt	Madaus	Inhaltsstoffe verschiedener Pflanzen Magnesium phosphoric
Uralyt-U	Madaus	Hexakaliumhexanatriumpentacitrat
Urbason	Hoechst	Methylprednisolon
Urecholin	MSD	Bethanecholchlorid
Uro-Pet	Chassot	DL-Methionin
Urovison und Urovison R	Schering	Natrium und Megluminamidotrizoat
Valbazen	Smith Kline	Albendazol
Valium	Roche	Diazepam
Valoron N	Gödecke	Tilidin
Varidase	Lederle	Streptokinase, Streptodornase
Velbe	Lilly	Vinblastin
Vermicompren	Merck	Piperazin
Vertebran	Rentschler	Dihydroergocristin, Atropin Strychnin, Coffein, Prednison, Procain
Vetalar	Parke-Davis	Ketamin
Vetanium	Albrecht	Sulfadimidin-Trimethoprim

Handelsname	Firma	Generic name / Kurzname
Vetaraxoid	Pfizer	Prednisolon Hydroxzin
Vetidrex	Ciba	Hydrochlorothiazid
Vetranquil (vet)	Albrecht	Acepromazin
Vibramycin	Pfizer	Doxycyclin
Vigantol	Merck	Colecalciferol
Visken	{ Sandoz / Wander Pharma	Pindolol
Vogan	Merck	Retinol, Vitamin A
Volon	Heyden	Triamcinolon
Vomex	Endopharm	Dimenhydrinat
Xylocain	Astra	Lidocain
Yomesan	Bayer	Niclosamid
Zantic	Glaxo	Ranitidin
Zentropil	Nordmark	Phenytoin
Zyloric	Wellcome	Allopurinol
Zymafluor	Zyma	Natriumfluorid

Zusätzliche Literatur

1987: Rote Liste, Editio Cantor, Verlag, D-7960 Aulendorf.

1987: Die Liste Pharmindex IMP Kommunikationsgesellschaft mbH. Am Forsthaus Gravenbruch 9, D-6078 Neu-Isenburg 2.

1988: Arzneimittelkompendium der Schweiz. 2 Bd. Verlag Documed AG, CH-4000 Basel.

29.4   Sachverzeichnis

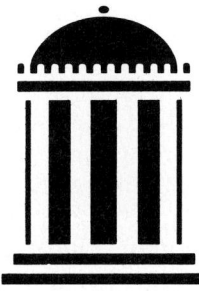

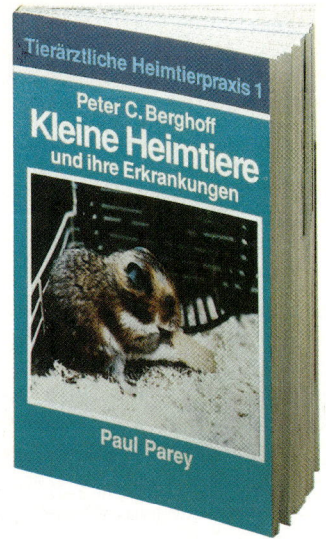

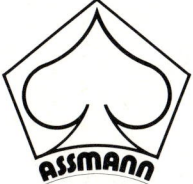
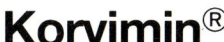
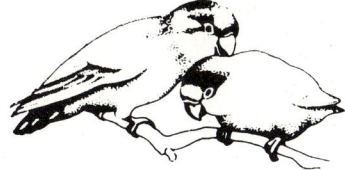
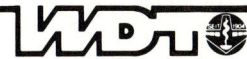

Berliner und Münchener Tierärztliche Wochenschrift

Herausgegeben von W. Bisping, Hannover; H. Eikmeier, Gießen; M. Merkenschlager, München; H.-J. Sinell, Berlin; H.-J. Wintzer, Berlin.
Schriftleitung: H.-J. Sinell, Berlin
Redaktion: H. O. Schmidtke, Havetoft (Veröffentlichungssprache: Deutsch. Zusammenfassung in Deutsch und Englisch).

Diese älteste, monatlich erscheinende Fachzeitschrift für den deutschen Tierarzt berichtet durch Veröffentlichungen führender Wissenschaftler des In- und Auslandes über alle Gebiete der tierärztlichen Tätigkeit. Als Mittlerin zwischen Wissenschaft und Praxis wendet sie sich an jeden praktischen Tierarzt und darüber hinaus an die in Forschung und Lehre stehenden Wissenschaftler, den studentischen Nachwuchs sowie an die in Verwaltung oder Behörden tätigen Veterinärmediziner. Die veröffentlichten Originalarbeiten haben stets eine deutsche und englische Zusammenfassung. Ein umfassender Referatenteil, Nachrichten aus dem Hochschulwesen, Berufsfragen, Tierseuchenberichte, Gesetze, Verordnungen und Bekanntmachungen sowie Personalien und tagesgeschichtliche Ereignisse aus dem tierärztlichen Leben runden den vielseitigen Inhalt der Zeitschrift ab.

1989: Band 102
Erscheinungsweise: monatlich.
Umfang je Heft 36 Seiten zzgl. Umschlag.
Preis pro Band: DM 348,–
zzgl. Versandkosten.

Studenten und Praktikanten in nicht vollbezahlter Stellung erhalten gegen entsprechenden Nachweis auf das Jahresabonnement eine Ermäßigung von 20 Prozent auf den Abonnementspreis.

Journal of Veterinary Medicine Zentralblatt für Veterinärmedizin

Series A: Animal Physiology, Pathology and Clinical Veterinary Medicine.

This Journal contains articles in physiology, endocrinology, biochemistry, pharmacology, internal medicine, surgery, genetics, animal breeding, obstetrics and gynecology, andrology, animal nutrition and feeding, general and special pathology excluding infectious and parasitic diseases.
A supplement series "Advances in Veterinary Medicine" is being published in irregular sequence.

Series B: Infectious Diseases, Immunology, Food Hygiene, Veterinary Public Health.

This journal includes reports on topics in epidemiology, pathogenesis, diagnostic techniques, laboratory methods, application of chemotherapy and vaccines to infectious and parasitic diseases. It is of equal importance to the researcher, teacher, pharmaceutical industry, and governmental institutions. The Journal of Veterinary Medicine Series B is unique in its complete coverage of all aspects of veterinary microbiology and parasitology.
A supplement series "Advances in Veterinary Medicine" is being published in irregular sequence.

Hrsg. Prof. Dr. DDr. h. c. A. Mayr, München; Prof. Dr. E. Scharrer, Zürich; Prof. Dr. Dr. h. c. H. Spörri, Bassersdorf

Erscheinungsweise: Reihe A und B jährlich 10 Hefte, die jeweils einen Band bilden. Jedes Heft umfaßt etwa 5 ½ Druckbogen à 16 Seiten. Abonnementspreis 1989:
Reihe A DM 998,–, Reihe B DM 998,–, jeweils zzgl. Versandkosten.
Reihe A: ISSN 0931-184X
Reihe B: ISSN 0931-1793

Berlin und Hamburg

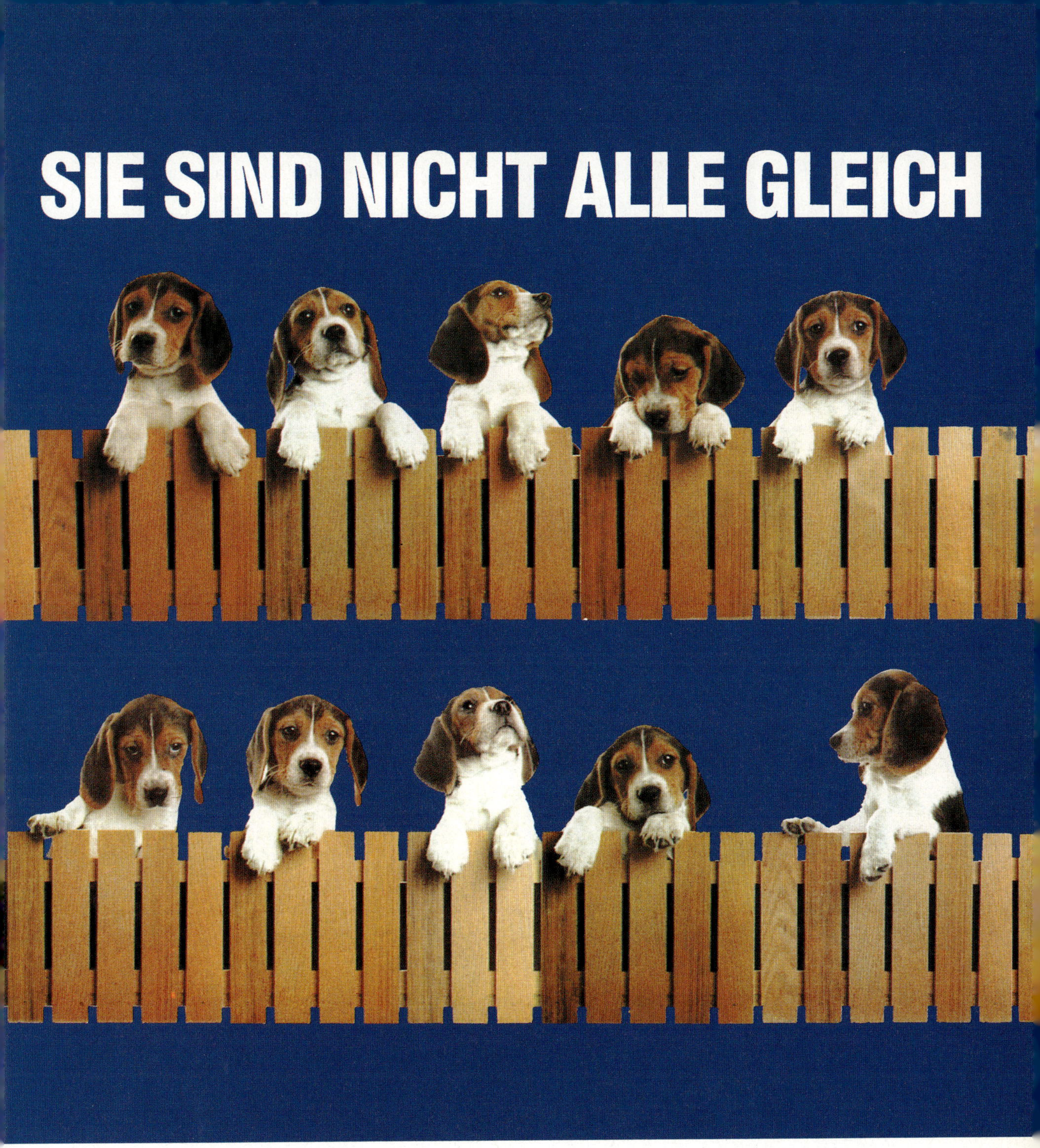

SIE SIND NICHT ALLE GLEICH

Lassen Sie die Welpenimpfung gegen Parvovirose nicht zum Glücksspiel werden

- Einige sind noch durch maternale Antikörper geschützt
- Andere brauchen dringend Schutz
- Enduracell CPV schützt sie alle gegen Parvovirose — trotz maternaler Antikörper

Die fortschrittliche Parvoviroseimpfung

Enduracell® CPV
Parvovirose-Lebendimpfstoff für Welpen ab der 6. Lebenswoche

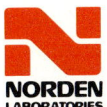

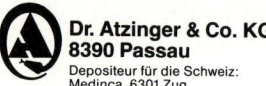
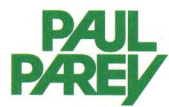
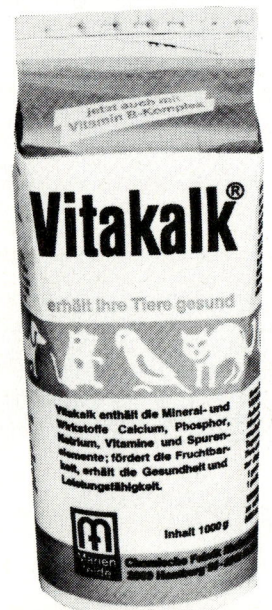
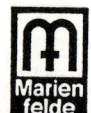
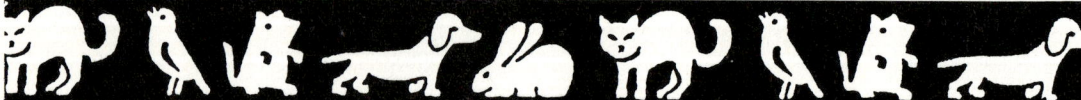

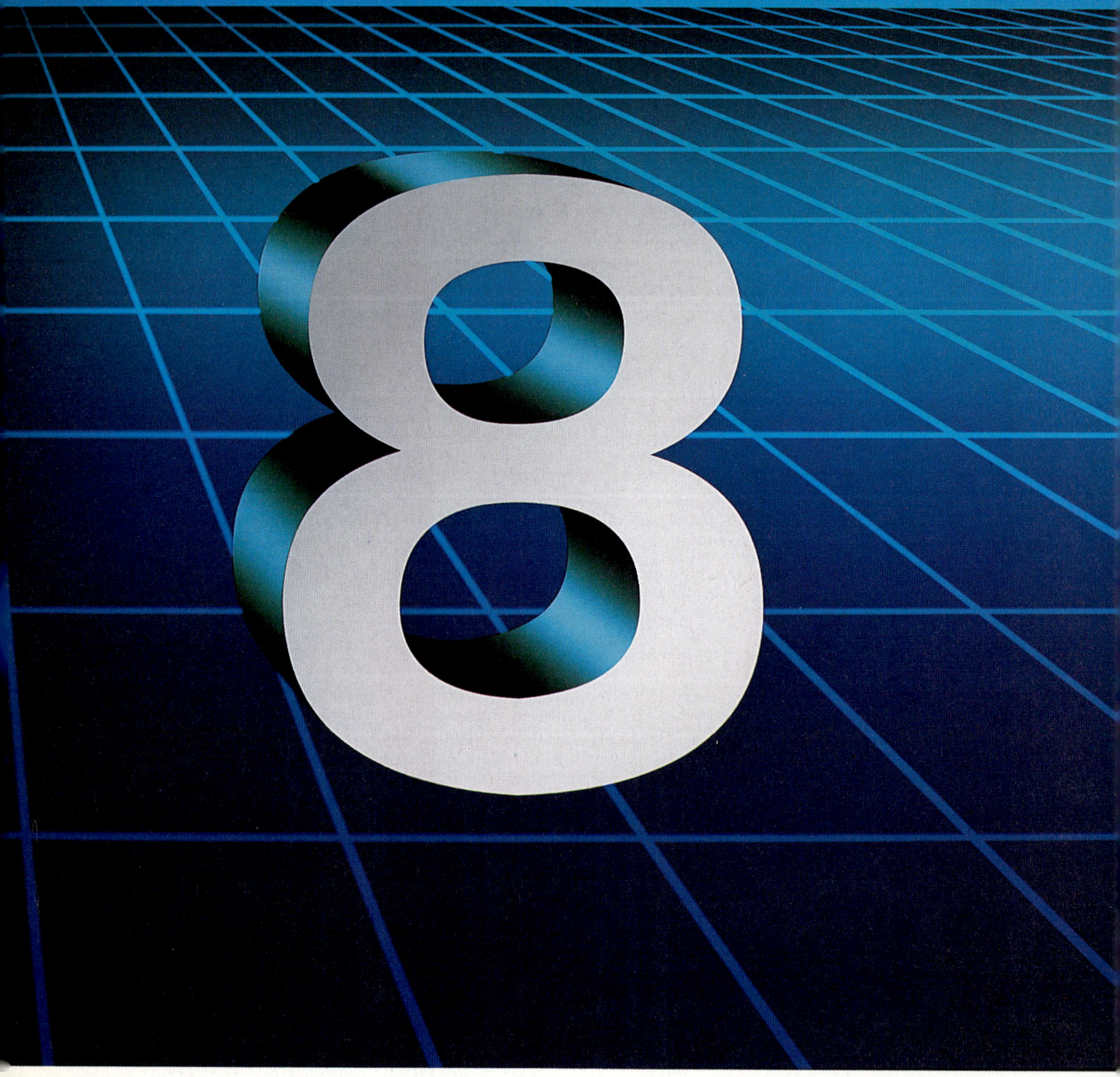

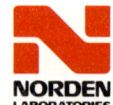

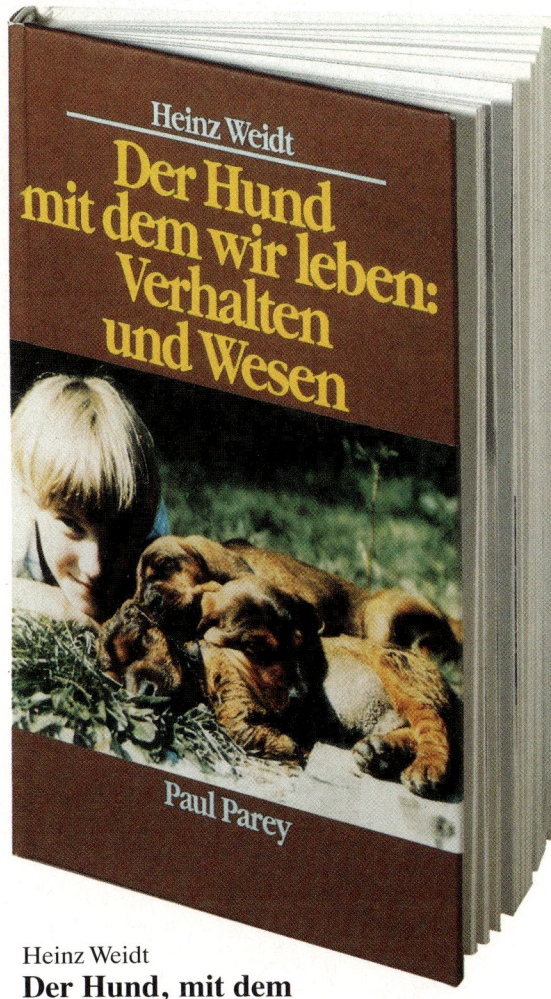
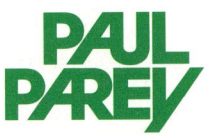

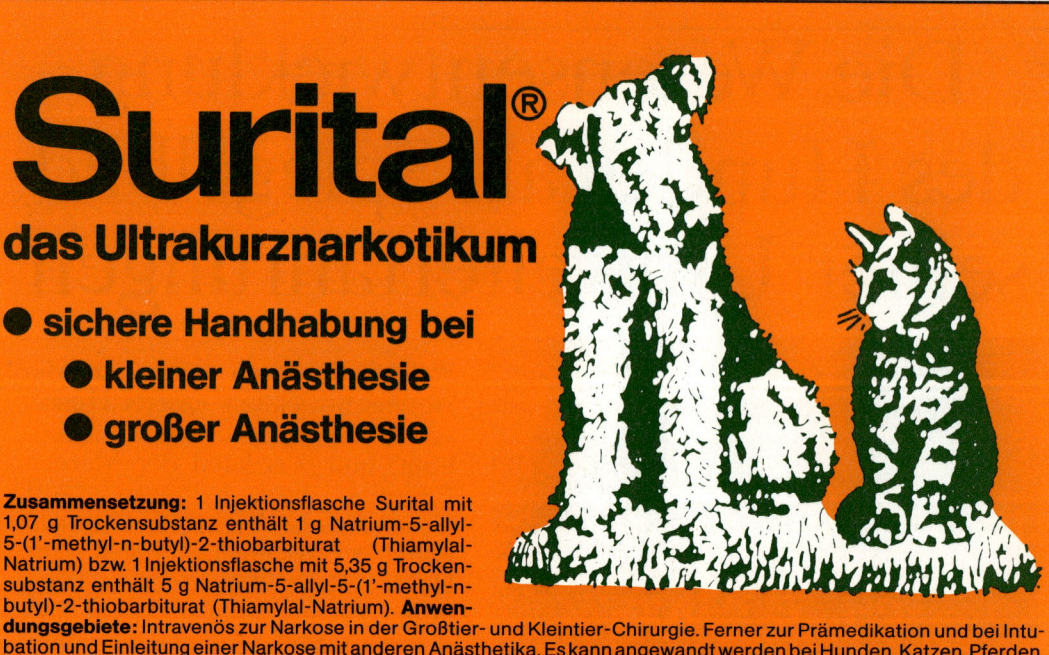
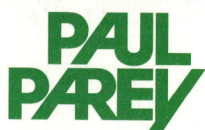

Wurmlos glücklich.

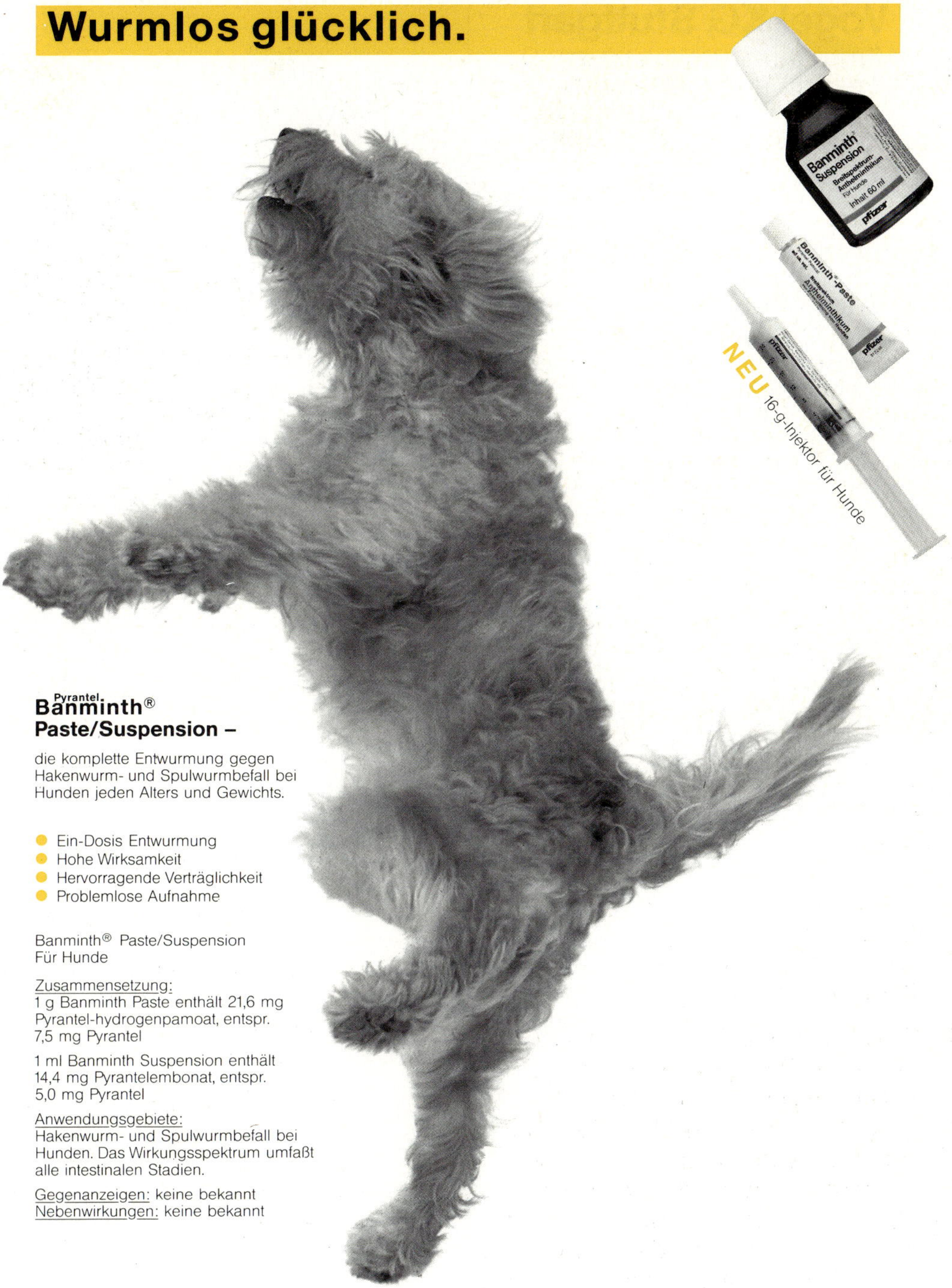

Pyrantel. Banminth®
Paste/Suspension –

die komplette Entwurmung gegen
Hakenwurm- und Spulwurmbefall bei
Hunden jeden Alters und Gewichts.

- Ein-Dosis Entwurmung
- Hohe Wirksamkeit
- Hervorragende Verträglichkeit
- Problemlose Aufnahme

Banminth® Paste/Suspension
Für Hunde

Zusammensetzung:
1 g Banminth Paste enthält 21,6 mg
Pyrantel-hydrogenpamoat, entspr.
7,5 mg Pyrantel

1 ml Banminth Suspension enthält
14,4 mg Pyrantelembonat, entspr.
5,0 mg Pyrantel

Anwendungsgebiete:
Hakenwurm- und Spulwurmbefall bei
Hunden. Das Wirkungsspektrum umfaßt
alle intestinalen Stadien.

Gegenanzeigen: keine bekannt
Nebenwirkungen: keine bekannt

NEU 16-g-Injektor für Hunde

Pfizer GmbH, Karlsruhe

pfizer